H.P. Wolff • T.R. Weihrauch

Internistische Therapie

Inhalt

H.P. Wolff • T.R. Weihrauch (Hrsg.)

Internistische Therapie 2018 • 2019

22. Auflage

Herausgegeben von: T. R. Weihrauch

Mit Beiträgen von:

H.-C. Diener
J. Duyster
M. Girndt
V. Hach-Wunderle
D. Häussinger
U. C. Hoppe
C. M. Kirchmaier
H. Lode
E. Märker-Hermann
C. M. Niederau
T. Poralla
K. Rasche
M. Ruß
W. A. Scherbaum
H. Schinzel
M. Schott
R. Stahlmann
P. A. Thürmann
R. Voltz
M. R. Weihrauch
T. R. Weihrauch
A. Welz-Barth
R. R. Wenzel
E. Windler
B.-C. Zyriax

ELSEVIER

ELSEVIER
Hackerbrücke 6, 80335 München, Deutschland
Wir freuen uns über Ihr Feedback und Ihre Anregungen an: books.cs.muc@elsevier.com
ISBN 978-3-437-41654-5
eISBN 978-3-437-18040-8

Wichtiger Hinweis für den Benutzer
Ärzte/Praktiker und Forscher müssen sich bei der Bewertung und Anwendung aller hier beschriebenen Informationen, Methoden, Wirkstoffe oder Experimente stets auf ihre eigenen Erfahrungen und Kenntnisse verlassen. Bedingt durch den schnellen Wissenszuwachs insbesondere in den medizinischen Wissenschaften sollte eine unabhängige Überprüfung von Diagnosen und Arzneimitteldosierungen erfolgen. Im größtmöglichen Umfang des Gesetzes wird von Elsevier, den Autoren, Redakteuren oder Beitragenden keinerlei Haftung in Bezug auf jegliche Verletzung und/oder Schäden an Personen oder Eigentum, im Rahmen von Produkthaftung, Fahrlässigkeit oder anderweitig, übernommen. Dies gilt gleichermaßen für jegliche Anwendung oder Bedienung der in diesem Werk aufgeführten Methoden, Produkte, Anweisungen oder Konzepte.

Für die Vollständigkeit und Auswahl der aufgeführten Medikamente übernimmt der Verlag keine Gewähr.
Geschützte Warennamen (Warenzeichen) werden in der Regel besonders kenntlich gemacht (®). Aus dem Fehlen eines solchen Hinweises kann jedoch nicht automatisch geschlossen werden, dass es sich um einen freien Warennamen handelt.

Bibliografische Information der Deutschen Nationalbibliothek
Die Deutsche Nationalbibliothek verzeichnet diese Publikation in der Deutschen Nationalbibliografie; detaillierte bibliografische Daten sind im Internet über http://www.d-nb.de/ abrufbar.

18 19 20 21 22 5 4 3 2 1

Um den Textfluss nicht zu stören, wurde bei Patienten und Berufsbezeichnungen die grammatikalisch maskuline Form gewählt. Selbstverständlich sind in diesen Fällen immer Frauen und Männer gemeint.

Planung: Uta Lux, München
Projektmanagement: Sibylle Hartl, Valley
Redaktion: Susanne C. Bogner, Dachau
Herstellung: Sibylle Hartl, Valley
Satz: abavo GmbH, Buchloe
Druck und Bindung: Drukarnia Dimograf Sp. z o. o., Bielsko-Biała, Polen
Umschlaggestaltung: SpieszDesign, Neu-Ulm
Titelfotografie: Adobe Stock/Fotolia

Aktuelle Informationen finden Sie im Internet unter **www.elsevier.de**

Vorwort

„Denn man muss nicht nur selber als Arzt das Richtige tun, sondern auch dafür sorgen, dass der Kranke in seiner Umgebung und die ganzen Umstände dabei mithelfen."

Hippokrates 460–370 v.Chr.

Mit der 22. Auflage der „Internistischen Therapie" sollen den unter Handlungszwang stehenden Ärztinnen und Ärzten erneut in bewährter Weise wissenschaftlich begründete Behandlungsstandards zur Verfügung gestellt werden.

Wie üblich im 2-Jahres-Rhythmus liegt nun die neue Auflage für 2018/2019 vor, die in allen Teilen umfassend überarbeitet und auf den neuesten Stand gebracht wurde. Die Beiträge wurden mit den aktuellen Leitlinien (Stand Sommer 2017) der Deutschen Gesellschaft für Innere Medizin (DGIM) sowie mit internationalen Leitlinien abgeglichen, wodurch eine evidenzbasierte Vorgehensweise und ein schneller Zugang zu relevanten Informationen ermöglicht werden[1]. Ebenso wurden die „Klug-entscheiden-Empfehlungen" der DGIM berücksichtigt. Die Inhalte des Buchs geben aber nicht nur die Leitlinienempfehlungen wieder. Es fließt vielmehr auch das Expertenwissen der Autoren mit ein, was die hohe Qualität der Texte auszeichnet.

Neu aufgenommen wurde ein Beitrag zum Thema Mikrobiom: Welche Rolle spielt die unterschiedliche Zusammensetzung des individuellen Mikrobioms für die Entstehung von Autoimmunerkrankungen, den Metabolismus, Allergien u.a. bis hin zu Krebserkrankungen?

Die Nutzung des Werks über den Online-Zugang www.innere-medizinwelt.de bietet dem Leser zusätzliche Nutzungsoptionen und liefert präzise Informationen zu jeder medizinischen Fragestellung. Durch die intelligente Verknüpfung von Inhalten erhält der Leser Zugriff auf zahlreiche zusätzliche Tabellen sowie weitere, für den Kontext relevante Quellen: von Laborwerten über das Roche Lexikon Medizin und eine umfassende Medikamentendatenbank bis hin zu Abbildungen, Leitlinien und Algorithmen.

Für wertvolle inhaltliche Vorschläge unserer Autoren und von aufmerksamen, kritischen Lesern sind wir dankbar.

Autorinnen und Autoren sowie Herausgeber danken dem Elsevier Verlag , besonders Frau Uta Lux, Frau Sibylle Hartl und Herrn Daniel Tiemann, sowie der Redakteurin Frau Susanne Bogner erneut für die ausgezeichnete Teamarbeit und das Verständnis für unsere Vorschläge und Wünsche. Ohne diese Voraussetzungen wäre das pünktliche Erscheinen der „Internistischen Therapie" zur Jahrestagung 2018 der Deutschen Gesellschaft für Innere Medizin nicht erreichbar gewesen.

Herzlichen Dank den Autorinnen und Autoren, dass sie durch ihre fachliche Kompetenz, ihren hohen persönlichen Einsatz, ihre Bereitschaft zur Teamarbeit, ihre Zuverlässigkeit und wichtige Verbesserungsvorschläge das vorliegende Werk weit über ihren eigenen Bereich hinaus mitgestaltet haben.

Düsseldorf, im März 2018
Prof. Dr. med. Thomas R. Weihrauch

[1] Weitere Informationen zu den Leitlinien sind unter der Adresse www.awmf.org zu finden.

Vorwort der 1. Auflage

Mit dem vorliegenden Buch haben die Herausgeber und Autoren eine pragmatisch orientierte und zugleich wissenschaftlich begründete Darstellung der Therapie innerer Krankheiten versucht.

Die Auswahl des Stoffes berücksichtigt unter bewußtem Verzicht auf Vollständigkeit nur die in Praxis und Klinik häufigeren und dringlichen therapeutischen Indikationen. Die Darstellung will besonders für den unter Handlungszwang stehenden Arzt eindeutige, detaillierte und unmittelbar anwendbare Behandlungsrichtlinien in einer knappen, übersichtlichen Form vermitteln. Zahlreiche Tabellen sollen diagnostische und therapeutische Schnellinformationen liefern.

Pharmaka und Therapieverfahren mit breiter Indikation werden in einleitenden Spezialkapiteln ausführlicher behandelt. Den Kapiteln der Organkrankheiten sind kurze Hinweise zur Ätiopathogenese, klinischen Symptomatik und Differentialdiagnose als Grundlage der therapeutischen Rationale und Indikation vorangestellt. Die Therapieempfehlungen berücksichtigen neben geeigneten Pharmaka, Indikationen, Kontraindikationen, Nebenwirkungen, Sofort- und Dauermaßnahmen auch besonders das stufenweise Vorgehen vor und nach Klinikeinweisung bei Notfällen. Der Auswahl der Präparate lagen die persönlichen Erfahrungen der Autoren zugrunde; sie stellt keine Wertung dar. Mit der kurzen Darstellung der Technik wichtiger diagnostischer und therapeutischer Eingriffe soll auch dem weniger Geübten eine Hilfestellung in Notsituationen gegeben werden.

Herausgeber und Autoren sind sich bewußt, daß sie mit ihren Beiträgen nur z.T. das erreicht haben, was ihnen vorschwebte. Für die Übermittlung von Kritik und Anregungen wären sie daher besonders dankbar.

Das Buch entstand in enger, z.T. täglicher Zusammenarbeit von derzeitigen und ehemaligen Angehörigen der beiden Mainzer Medizinischen Universitätskliniken und Ärzten der Deutschen Klinik für Diagnostik in Wiesbaden. Ihnen allen sei für ihre engagierte und geduldige Mitarbeit herzlich gedankt. Dem früheren Mitarbeiter der I. Med. Universitätsklinik Mainz, Herrn Hein-Jürgen Nord, jetzt University of South Florida, Tampa, möchten wir unseren Dank sagen für seine Hilfe bei der Vorbereitung des Notfall-Kapitels. Ein besonderer Dank gebührt auch dem Verlag Urban & Schwarzenberg für die entgegenkommende und schnelle Verwirklichung unseres Vorhabens.

Mainz, im März 1975

Prof. Dr. med. H.P. Wolff

Dr. med. T.R. Weihrauch

Herausgeber- und Autorenverzeichnis

Herausgeber:

Prof. Dr. med. Thomas R. Weihrauch, FFPM
Medizinische Fakultät, Gastroenterologie
Heinrich-Heine-Universität Düsseldorf
Hauptstr. 15
50859 Köln
E-Mail: weihrauch@uni-duesseldorf.de

Autoren:

Prof. Dr. med. Hans-Christoph Diener
Klinik für Neurologie und Westdeutsches Kopfschmerzzentrum
Universitätsklinikum Essen (AöR)
Universität Duisburg-Essen
Hufelandstr. 55
45147 Essen
E-Mail: hans.diener@uk-essen.de

Prof. Dr. med. Justus Duyster
Klinik für Innere Medizin I
Schwerpunkt Hämatologie, Onkologie und Stammzelltransplantation
Universitätsklinikum Freiburg
Hugstetter Str. 55
79106 Freiburg
E-Mail: direktion-med1@uniklinik-freiburg.de

Prof. Dr. med. Matthias Girndt
Klinik für Innere Medizin II
Martin-Luther-Universität Halle-Wittenberg
KfH Nierenzentrum Halle
Ernst-Grube-Str. 40
06120 Halle (Saale)
E-Mail: matthias.girndt@medizin.uni-halle.de

Prof. Dr. med. Viola Hach-Wunderle
Gefäßzentrum – Sektion Angiologie
Krankenhaus Nordwest
Steinbacher Hohl 2–26
60488 Frankfurt/M.
und

Praxis für Innere Medizin/Gefäßkrankheiten
Fahrgasse 89
60311 Frankfurt/M.
E-Mail: Hach-Wunderle@t-online.de

Prof. Dr. med. Dieter Häussinger
Medizinische Universitätsklinik
Gastroenterologie, Hepatologie und Infektiologie
Heinrich-Heine-Universität Düsseldorf
Moorenstr. 5
40225 Düsseldorf
E-Mail: haeussin@uni-duesseldorf.de

Univ.-Prof. Dr. med. Uta C. Hoppe
Universitätsklinik für Innere Medizin II
Kardiologie, Internistische Intensivmedizin und Notaufnahme
SALK – Paracelsus Universität Salzburg
Müllner Hauptstr. 48
5020 Salzburg
Österreich
E-Mail: u.hoppe@salk.at

Priv.-Doz. Dr. med. Carl M. Kirchmaier
Sektion Innere Medizin I
DKD HELIOS Klinik Wiesbaden
Aukammallee 33
65191 Wiesbaden
E-Mail: carl.kirchmaier@helios-kliniken.de

Prof. Dr. med. Hartmut Lode
RCCOS
Charité Berlin
Reichsstr. 2
14052 Berlin
E-Mail: haloheck@zedat.fu-berlin.de

Prof. Dr. med. Elisabeth Märker-Hermann
HELIOS Dr. Horst Schmidt Kliniken Wiesbaden
Innere Medizin IV (Rheumatologie, Klinische Immunologie, Nephrologie)
Ludwig-Erhard-Str. 100
65199 Wiesbaden
E-Mail: Elisabeth.Maerker-Hermann@helios-kliniken.de

Dr. med. Christoph M. Niederau
Labor Dortmund Leopoldstraße GbR
Medizinisches Versorgungszentrum
Leopoldstr. 10
44147 Dortmund
E-Mail: christoph.niederau@labor-dortmund.de

Prof. Dr. med. Thomas Poralla
Medizinische Klinik I
St. Joseph Krankenhaus Berlin Tempelhof
Wüsthoffstr. 15
12101 Berlin
E-Mail: med.klinik1@sjk.de

Prof. Dr. med. Kurt Rasche
HELIOS Universitätsklinikum Wuppertal
Universität Witten/Herdecke
Bergisches Lungenzentrum – Klinik für Pneumologie, Allergologie, Schlaf- und Beatmungsmedizin
Heusnerstr. 40
42283 Wuppertal
E-Mail: kurt.rasche@helios-kliniken.de

Dr. med. Martin Ruß
Kardiologische Praxis/Kardiologische Belegabteilung am Klinikum Traunstein
Maxplatz 12
83278 Traunstein
E-Mail: martin.russ@posteo.de

Univ.-Prof. Dr. med. Werner A. Scherbaum
Universitätsklinikum Düsseldorf
Heinrich-Heine-Universität Düsseldorf
Moorenstr. 5
40225 Düsseldorf
E-Mail: scherbaum@uni-duesseldorf.de

Prof. Dr. med. Dr. phil. nat. Helmut Schinzel
Gerinnungspraxis am CardioCentrum Mainz
Wallstr. 3 – 5
55122 Mainz
E-Mail: helmut.schinzel@t-online.de

Univ.-Prof. Dr. med. Matthias Schott
Funktionsbereich Spezielle Endokrinologie
Endokrines Tumorzentrum am UTZ/Comprehensive Cancer Center
Universitätsklinikum Düsseldorf
Moorenstr. 5
40225 Düsseldorf
E-Mail: Matthias.Schott@med.uni-duesseldorf.de

Prof. Dr. med. Ralf Stahlmann
Institut für Klinische Pharmakologie und Toxikologie
Charité – Universitätsmedizin Berlin
Garystr. 5
14195 Berlin
E-Mail: ralf.stahlmann@charite.de

Prof. Dr. med. Petra A. Thürmann
Philipp Klee-Institut für Klinische Pharmakologie
HELIOS Klinikum Wuppertal
Universität Witten/Herdecke
Heusnerstr. 40
42283 Wuppertal
E-Mail: petra.thuermann@helios-kliniken.de

Prof. Dr. med. Raymond Voltz
Zentrum für Palliativmedizin
Universitätsklinikum Köln (AöR)
Kerpener Str. 62
50924 Köln
E-Mail: raymond.voltz@uk-koeln.de

Priv.-Doz. Dr. med. Martin R. Weihrauch
Innere Medizin, Hämatologie
und internistische Onkologie
MVZ der Uniklinik Köln
Kerpener Str. 62
50937 Köln
E-Mail: martin.weihrauch@uni-koeln.de

Prof. Dr. med. Thomas R. Weihrauch, FFPM
Medizinische Fakultät, Gastroenterologie
Heinrich-Heine-Universität Düsseldorf
Hauptstr. 15
50859 Köln
E-Mail: weihrauch@uni-duesseldorf.de

Prof. Dr. med. Annette Welz-Barth
Klinik für Geriatrie (Akutgeriatrie)
Klinik für Geriatrische Rehabilitation
Klinikverbund St. Antonius und St. Josef
Petrus-Krankenhaus
Carnaper Str. 48
42283 Wuppertal
E-Mail: annette.welz-barth@cellitinnen.de

Univ.-Doz. Dr. med. René R. Wenzel
Abteilung für Innere Medizin
Kardiologie – Nephrologie – Dialyse – Zentrallabor
Tauernkliniken GmbH
A.ö. Krankenhaus Zell am See
Akademisches Lehrkrankenhaus der
Universitätskliniken Innsbruck, Graz, Wien und Salzburg
Paracelsusstr. 8
5700 Zell am See
Österreich
E-Mail: rene@rrwenzel.at

Prof. Dr. med. Eberhard Windler
Präventive Medizin
Universitäres Herzzentrum Hamburg
Universitätsklinikum Hamburg-Eppendorf
Martinistr. 52 – N26
22543 Hamburg
E-Mail: windler@uke.uni-hamburg.de

Priv.-Doz. Dr. oec. troph. Birgit-Christiane Zyriax
Präventive Medizin und Ernährung
Institut für Versorgungsforschung in der Dermatologie und bei Pflegeberufen (IVDP)
Universitätsklinikum Hamburg-Eppendorf
Martinistr. 52, O56
20246 Hamburg
E-Mail: bzyriax@uke.uni-hamburg.de

Mitarbeiter der 22. Auflage:

Dr. med. Jürgen Heinz
Klinik für Innere Medizin I
Schwerpunkt Hämatologie, Onkologie und Stammzelltransplantation
Universitätsklinikum Freiburg
Hugstetter Str. 55
79106 Freiburg
E-Mail: juergen.heinz@uniklinik-freiburg.de

Dr. med. Brigitte M. Lobnig
Klinik für Endokrinologie, Diabetologie und Rheumatologie
Universitätsklinikum Düsseldorf
Heinrich-Heine-Universität Düsseldorf
Moorenstr. 5
40225 Düsseldorf
E-Mail: lobnig@med.uni-duesseldorf.de

Dr. med. Benedikt C. Ostendorf
Klinik für Endokrinologie, Diabetologie und Rheumatologie
Universitätsklinikum Düsseldorf
Heinrich-Heine-Universität Düsseldorf
Moorenstr. 5
40225 Düsseldorf
E-Mail: Ostendorf@med.uni-duesseldorf.de

Dr. phil. nat. Daniele Pillitteri
FB Haemostaseologie/Angiologie
DKD HELIOS Klinik Wiesbaden
Aukammallee 33
65191 Wiesbaden
E-Mail: Daniele.Pillitteri@helios-kliniken.de

Dr. med. Thomas Rotthoff
Klinik für Endokrinologie, Diabetologie und Rheumatologie
Universitätsklinikum Düsseldorf
Heinrich-Heine-Universität Düsseldorf
Moorenstr. 5
40225 Düsseldorf
E-Mail: Rotthoff@med.uni-duesseldorf.de

Autoren der Vorauflagen

In den vorangegangenen Auflagen waren folgende Autoren für die genannten Fachgebiete verantwortlich:

Prof. Dr. med. **S. Abdelhamid,** Wiesbaden; Endokrinium, 1.–3. Auflage 1975–1981.

Prof. Dr. med. **H.-J. Beyer,** Mainz; Krankheiten von Hypothalamus und Hypophyse, Krankheiten der Nebenschilddrüse, Krankheiten der Nebenniere, Erektile Dysfunktion, Über- und Unterernährung, Diabetes mellitus, Hypoglykämien, 4.–14. Auflage 1983–2003.

Prof. Dr. med. **A. Distler,** Berlin; Arterielle Hyper- und Hypotonie, 1.–15. Auflage 1975–2005.

Prof. Dr. med. **E. Erdmann,** Köln; Herz, 13.–19. Auflage, 2000–2013.

Prof. Dr. med. **K. Ewe,** Mainz; Magen-Darm-Trakt, Leber, Pankreas und Gallenwege, 1.–10. Auflage 1975–1995.

Prof. Dr. med. **R. Ferlinz,** Ober-Olm; Antituberkulöse Therapie, 5.–12. Auflage, 1985–1998.

Prof. Dr. med. **J. Fischer †,** Mainz; Blutbildendes und retikuläres System, Onkologie, 1.–4. Auflage 1975–1982.

Dr. med. **W. Fischer,** Mainz, Duisburg, Göttingen-Wede; Onkologie, 2.–4. Auflage, 1977–1983.

Prof. Dr. med. **E. Fuchs,** Wiesbaden; Allergische Krankheiten, Atemorgane, 1.–7. Auflage 1975–1989.

Prof. Dr. med. **H.-U. Gerbershagen,** Mainz; Schmerz, 9.–12. Auflage 1992–1998.

Prof. Dr. med. **E. Hecking †,** Bochum; Künstliche Ernährung, Gicht und Hyperurikämie, 5.–14. Auflage 1985–2002.

Prof. Dr. med. **F. Hertle †,** Bad Ems; Atemorgane, Allergische Krankheiten, 1.–4. Auflage 1975–1983.

Prof. Dr. med. **D. Höffler,** Darmstadt, Antibiotikatherapie, 1.–14. Auflage 1975–2002.

Prof. Dr. med. **J. Jahnecke,** Bonn; Immunsuppressive Therapie, peripheres Gefäßsystem, 1.–4. Auflage 1975–1983.

Prof. Dr. med. Dr. h. c. **H. Just,** Freiburg; Herz, 1.–12. Auflage 1975–1998.

Priv. Doz. Dr. med. **L. Kanz,** Freiburg; Blutbildendes und lymphatisches System, 9. Auflage 1992–1993.

Prof. Dr. med. **H. Köhler,** Homburg/Saar; Notfälle, 1.–7. Auflage 1975–1989; Störungen des Wasser- u. Elektrolythaushaltes 8.–17. Auflage 1991–2008; Nieren und Harnwege, 5.–17. Auflage, 1985–2008; Säure-Basen-Haushalt 8.–10. Auflage 1991–1995.

Prof. Dr. med. **G. J. Kremer,** Mainz, Oberhausen; Ernährung und Stoffwechsel, 1.–11. Auflage 1975–1997.

Prof. Dr. med. **F. Krück †,** Bonn; Elektrolyt- und Säure-Basen-Haushalt, 1.–8. Auflage 1975–1991.

Prof. Dr. med. **E.-M. Lemmel,** Homburg/Saar; Rheumatischer Formenkreis, 1.–14. Auflage 1975–2002.

Prof. Dr. med. **K. Mainzer,** Hamburg; Onkologie, 1. Auflage 1975.

Prof. Dr. med. **K. Mann,** Essen; Endokrinium; 13.–19. Aufl., 2000–2013.

Prof. Dr. med. Dr. med. vet. Dr. h. c. **K.-H. Meyer zum Büschenfelde,** Mainz; Immunsuppressive Therapie, Arzneimitteltherapie bei Lebererkrankungen, Erkrankungen der Leber, 5.–12. Auflage 1985–1998.

Prof. Dr. med. **W. Ohler,** Mainz; Antithrombotika und Fibrinolysetherapie, Hämostase, 1.–13. Auflage 1975–2000.

Prof. Dr. med. **M. Philipp,** Landshut, Psychopharmakatherapie, 8.–16. Auflage 1990–2006.

Prof. Dr. med. **T. Philipp,** Essen; Arterielle Hyper- und Hypotonie, 4.–19. Auflage 1982–2012, Diuretikatherapie, 6.–17. Auflage 1986–2008.

Prof. Dr. med. **P. Pfannenstiel,** Mainz; Endokrinium, 1.–13. Auflage 1975–2000.

Prof. Dr. med. **J. Preiß,** Saarbrücken, Erbrechen, Onkologie, 5.–16. Auflage 1983–2006.

Dr. med. **W. Quarz,** Wiesbaden, Immenhausen; Antiinfektiöse Pharmakotherapie (Antituberkulöse Therapie), 1.–5. Auflage 1975–1985.

Prof. Dr. med. **H.-P. Schuster,** Hannover; Grundlagen der Notfall- und Intensivtherapie, 8.–12. Auflage 1990–1998.

Prof. Dr. med. **J. Schrezenmeir,** Kiel; Diabetes mellitus und Hypoglykämien, 1.–13. Auflage 1975–2000.

Prof. Dr. med. **P. M. Shah,** Frankfurt am Main, Antibiotikatherapie, Antivirale Therapie, Antimykotische Therapie, Antiparasitäre Therapie, Infektionskrankheiten, 12.–16. Auflage 1998–2006.

Prof. Dr. med. **H. Steppling,** Münster, Atemorgane, 7.–18. Auflage 1988–2010.

Prof. Dr. med. **T. R. Weihrauch,** Düsseldorf, Infektionskrankheiten 1.–7. Auflage 1975–1988, Magen-Darm-Trakt, 11.–17. Auflage 1996–2008, Spezielle-pharmakologische Aspekte 10.–14. Auflage 1994–2002.

Prof. Dr. med. **H. J. Weis,** Bamberg; Diarrhö, Obstipation, Magen-Darm-Trakt, Erkrankungen des Pankreas, Erkrankungen der Gallenblase und Gallenwege, 1.–14. Auflage 1975–2002.

Prof. Dr. med. **K. Werdan,** Halle/Saale; Grundlagen der Notfall- und Intensivtherapie, 13.–20. Auflage 2000–2014.

Prof. Dr. med. **H. P. Wolff** †, Mainz, München; Nieren und Harnwege; 1.–4. Auflage 1975–1983, und Diuretikatherapie, 1.–5. Auflage 1975–1984.

Prof. Dr. med. **J. Wollenweber,** Wiesbaden; Peripheres Gefäßsystem, 2.–14. Auflage 1977–2002.

Prof. Dr. med. **H. Wollschläger,** Amberg; Herz, 12. Auflage 1998.

Abbildungsnachweis

Der Verweis auf die jeweilige Quelle befindet sich bei allen Abbildungen und Tabellen im Werk am Ende des Legendentextes in eckigen Klammern. Alle nicht besonders gekennzeichneten Grafiken und Abbildungen © Elsevier GmbH, München.

E118	© W. Kohlhammer GmbH, Stuttgart
F772-002	Leitlinie der Deutschen Atemwegsliga und der Deutschen Gesellschaft für Pneumologie und Beatmungsmedizin zur Diagnostik und Therapie von Patienten mit chronisch obstruktiver Bronchitis und Lungenemphysem (COPD), Pneumologie 2007, Vol. 61 (5), Georg Thieme Verlag KG
F820-002	Hoeper MM. Diagnostik und Therapie der pulmonalen Hypertonie. In: Der Kardiologe, Vol.(3), Springer 2010
F843-001	Encke A, Hass S, Sauerland S et al. S3-Leitlinie Prophylaxe der venösen Thromboembolie, VASA 2009;38 Suppl. 76:1–131, Verlag Hans Huber
F844-001	Bienholz A. KDIGO-Leitlinien zum akuten Nierenversagen. In: Der Nephrologe, Vol. 8 Issue 3, Springer 2013
F845-001	Aletaha D et al. 2010 Rheumatoid arthritis classification criteria: An American College of Rheumatology/European League Against Rheumatism collaborative initative. In: Arthritis & Rheumatology, Vol. 62 Issue 8, John Wiley and Sons 2010
F846-001	Krüger K. S1-Leitlinie der DGRh zur sequenziellen medikamentösen Therapie der rheumatoiden Arthritis 2012. Zeitschrift für Rheumatologie, Vol. 71 Issue 7, Springer 2012
F847-001	Kellerer M, Danne T. Praxis-Leitlinie der Deutschen Diabetes-Gesellschaft. Diabetologie und Stoffwechsel, Vol. 5 Issue S02, Thieme 2010
F291-001	Hach-Wunderle V. et al. Interdisziplinäre S2-Leitlinie, Diagnostik und Therapie der Venenthrombose und der Lungenembolie. Verlag Hans Huber, Vol 39, Suppl 78, Aug 2010
G414	Wehling M. Klinische Pharmakologie, 2. Auflage, Thieme 2011
G415	Lehnert H, Werdan K. Innere Medizin – essentials, 4. Auflage, Thieme 2006
G416	Lorenz J. Checkliste XXL Pneumologie, 3. Auflage, Thieme 2009
G417	Buerke M. Herzinsuffizienz und kardiogener Schock. In: Burchardi H et al. Die Intensivmedizin, 9. Auflage, S. 504, Springer 2004
G418	Müller-Werdan U. Anaphylaktischer Schock. In: Marx G et al. Die Intensivmedizin, 12. Auflage, S. 1291, Springer 2014
L106	Henriette Rintelen, Velbert
P048	Prof. Dr. med. Annette Welz-Barth, Klinikverbund St. Antonius und St. Josef, Petruskrankenhaus, Wuppertal
P048/L106	Prof. Dr. Annette Welz-Barth, Ärztliche Direktorin im Klinikverbund St. Antonius und St. Josef Petrus-Krankenhaus, Wuppertal; Henriette Rintelen, Velbert
P049	Prof. Dr. med. Kurt Rasche, Klinik für Pneumologie, Allergologie, Schlaf- und Beatmungsmedizin, HELIOS Klinikum Wuppertal
T088	Deutsche Diabetes Gesellschaft, Bochum
T797	Dr. Dietrich Garlichs, Deutsche Diabetes Gesellschaft (DDG)

W854	Deutsche Gesellschaft für Kardiologie – Herz- und Kreislaufforschung e.V., Düsseldorf
W315	Deutsche Hochdruckliga DHL®, Deutsche Gesellschaft für Hypertonie und Prävention, Heidelberg
W854/ W315-001	Deutsche Gesellschaft für Kardiologie und Deutsche Hochdruckliga e.V. DHL: Leitlinien für das Management der arteriellen Hypertonie, 2013
W1024	Global Initiative for Chronic Lung Disease, Inc.
X315-001	© ÄZQ, BÄK, KBV und AWMF 2013 (Quelle: Nationale VersorgungsLeitlinie Asthma – Kurzfassung, 2. Auflage, Version 5, zuletzt geändert: August 2013, S. 16)

Inhaltsverzeichnis

I Allgemeine Behandlungsverfahren

1 Grundlagen der Symptomtherapie

1.1 Fieber

T.R. Weihrauch

Definition Überschreitung der Körpertemperatur durch zentrale Verstellung des Sollwerts.

Messung Die Körpertemperatur kann rektal, axillär, oral (sublingual) oder aurikulär (Tympanometrie) gemessen werden und beträgt bei **gesunden Erwachsenen** 36,0–37,6 °C (rektal 36,6–37,6 °C, oral 36,4–37,2 °C, aurikulär bis 37,6 °C, axillar bis 37 °C [Nachteil: manipulierbar]).

Wird bei Tachypnoe oral gemessen, kann die Temperatur sogar bis zu 3 °C (im Mittel 0,93 °C) niedriger als bei rektaler Messung liegen, speziell bei hohem Fieber also falsch niedrig sein.

Klassifikation des Fiebers 37,7–37,9 °C = subfebrile Temperatur; 38,0–38,5 °C = mäßiges Fieber; 38,6–40,4 °C = hohes Fieber, ab 40,5 °C (auch: 41,5 °C) = extremes Fieber (Hyperpyrexie).

Physiologie Die Körpertemperatur ist individuellen Schwankungen unterworfen und variiert außerdem aufgrund physiologischer Faktoren, z.B. tageszeitlich (morgens 0,5 °C niedriger als abends), oder bei sportlicher Betätigung. Bei Frauen erhöht sie sich nach der Ovulation sowie im ersten Trimenon der Schwangerschaft durchschnittlich um 0,5 °C. Zu den physiologischen Folgen von Fieber gehören

(1) erhöhter Grundumsatz (um ca. 10 % je 1 °C),

(2) vermehrte Perspiratio insensibilis (ca. 300–500 ml/m² KOF täglich je 1 °C),

(3) Pulsbeschleunigung (um ca. 10 Schläge/min je 1 °C).

Ätiologie und Pathogenese Der Hypothalamus reguliert bei Fieber den Sollwert in engen Grenzen, sodass die Körpertemperatur 41 °C fast nie überschreitet. Der Fieberreaktion kommt über eine immunmodulierende Wirkung wahrscheinlich eine Bedeutung bei der Überwindung einer Infektion zu (Aktivierung von Lymphozyten und Neutrophilen, Bildung von Akute-Phase-Proteinen).

Fieber ist Zeichen einer Reaktion des Körpers auf Bakterien, Viren, Pilze sowie immunologischer Prozesse und entsteht als Folge sequenzieller Vorgänge: Exogene Pyrogene wie bakterielles Lipopolysaccharid induzieren die Bildung und Freisetzung der endogenen Pyrogene (Proteine) Interleukin-1 (IL-1) sowie Tumornekrosefaktor (TNFα) und Interleukin-6 (IL-6) des Monozyten-Makrophagen-Systems. Diese Pyrogene werden auch als Akute-Phase-Zytokine bezeichnet; sie greifen in die Regulation des Temperaturzentrums ein und führen dadurch zu Fieber: IL-1 gelangt systemisch zum Thermoregulationszentrum im Hypothalamus und induziert dort die Bildung von Prostaglandin E_2 (PGE_2). PGE_2 als lokaler Mediator führt zu einer Sollwertverstellung im Thermoregulationszentrum. Durch Wärmekonservierung (Vasokonstriktion) und Wärmeproduktion (Muskelzittern und gesteigerter Metabolismus in der Leber) kommt es zum Anstieg der Körpertemperatur, es entsteht – zentral vermittelt – Fieber. Die antipyretische Wirkung von z. B. Acetylsalicylsäure und anderen Cyclooxygenasehemmern liegt in der Hemmung der PGE_2-Bildung im Hypothalamus. Wahrscheinlich wird jedoch bei hohen Plasmaspiegeln der Akute-Phase-Zytokine auch außerhalb der Blut-Hirn-Schranke PGE_2 gebildet, das ebenfalls Fieber induziert.

Differenzialdiagnose und Therapieindikationen Ursachen erhöhter Körpertemperatur: Infektionen viraler, bakterieller, parasitärer oder mykotischer Genese, maligne und hämatologische Erkrankungen, Kollagenosen, Erkrankungen des Zentralnervensystems, kardiovaskuläre Erkrankungen, Erkrankungen des endokrinen Systems, Erkrankungen aufgrund physikalischer oder chemischer Einflüsse, Medikamente (drug fever), Störungen im Wasserhaushalt, Traumen oder operative Eingriffe.

Bei fehlenden anderen Hinweisen auch an selbstinduziertes oder habituelles („konstitutionelles") Fieber („Pseudofieber") denken. Fieber unklarer Genese (engl. fever of unknown origin [FUO]) ist definiert als Temperaturen > 38,3 °C, die seit mindestens 3 Wochen bestehen und trotz mehr als einwöchiger stationärer Diagnostik nicht abgeklärt werden konnten. Heute bezeichnet man auch andere fieberhafte Zustände als FUO: nosokomiales Fieber unklarer Ursache (im Krankenhaus aufgetreten), neutropenisches Fieber unklarer Ursache (Neutropenie ohne klinischen Fokus und ohne Erregernachweis).

Ätiologie des klassischen FUO:

(1) Infektionen: ca. 25 %.

(2) Malignome: ca. 10–15 %.

(3) Kollagenosen/Autoimmunopathien/Sonstiges: ca. 40 %.

(4) Ungeklärt: ca. 20–25 %.

Typ und Höhe des Fiebers können aufschlussreiche diagnostische Hinweise geben. Zudem ist der Verlauf der Fieberkurve ein wichtiges Kriterium für die Effektivität der angewandten Therapie, insbesondere der Behandlung mit Antibiotika.

! WICHTIG

Die routinemäßige Anwendung fiebersenkender, v. a. medikamentöser Maßnahmen ist bei allen Fällen, in denen die Ursache des Fiebers unklar ist, nicht indiziert. Pneumonien und rezidivierende Pyelonephritiden können durch unkritische Antipyretikagaben verkannt werden, was zu einem verspäteten Beginn einer adäquaten antibiotischen Behandlung führen kann. Da Fieber nur selten ein Risiko für den Patienten darstellt, den Patienten meist in seinem Befinden nur gering beeinträchtigt und die Abwehrmechanismen möglicherweise günstig beeinflussen kann, fiebersenkende Pharmaka sparsam verwenden. Es gibt jedoch Situationen, in denen temperatursenkende Maßnahmen von vitaler Bedeutung sein können: bei Hitzschlag, maligner Hyperthermie, Grand-Mal-Epilepsien und anderen ZNS-Erkrankungen, bei koronarer Herzkrankheit (KHK) und Herzinsuffizienz, bei älteren Patienten (**cave:** Hypotonie, Verwirrtheit) sowie in der Schwangerschaft. Ein schädlicher Einfluss einer Fiebersenkung auf die Infektionsabwehr ließ sich bisher nicht nachweisen.

Therapie

Spezielle Behandlung der ursächlichen Erkrankung

Siehe entsprechendes Organkapitel.

Symptomatische, nichtmedikamentöse Maßnahmen

(1) Übermäßig wärmende Bekleidung und Decken entfernen.

(2) Orale zusätzliche Flüssigkeitszufuhr zur Prophylaxe einer Dehydratation.

(3) Kühlung: Maßnahmen zur Abkühlung wie Wadenwickel oder „cold packs" sind nicht sehr effektiv und subjektiv unangenehm, wenn der Temperatursollwert noch erhöht ist. Sie verstärken dann noch die periphere Vasokonstriktion und den Schüttelfrost. Darüber hinaus war in Studien die Kombination von Kühlung und Antipyretika der alleinigen Antipyretikagabe nicht überlegen. Mit Ausnahme einer bestehenden Kontraindikation gegen Antipyretika sind periphere Kühlungsmaßnahmen bei Fieber daher nicht indiziert.

! WICHTIG

Bei Hyperthermie, bei der der Temperatursollwert nicht verstellt ist, sind Kühlungsmaßnahmen weiterhin indiziert. Bei Verdacht auf Medikamentenfieber Abbruch der Behandlung, Normalisierung der Körpertemperatur meist innerhalb von 24–48 h (auch abhängig von der Halbwertszeit des jeweiligen Medikaments).

Pharmakotherapie

Antipyretika haben ihren Angriffspunkt im Thermoregulationszentrum im vorderen Hypothalamus und hemmen dort die IL-1-induzierte PGE_2-Freisetzung. Ziel der antipyretischen Medikation ist die Normalisierung des Temperatursollwerts mit konsekutiver Normalisierung der Körpertemperatur. Applikation möglichst vor Erreichen des Fiebergipfels, um die mit der kritischen Entfieberung einhergehende Kreislaufbelastung zu vermeiden. Bei hoch fieberhaften Patienten Gabe der Antipyretika kontinuierlich alle 4–6 h, um starke Temperaturschwankungen zu vermeiden.

(1) **Acetylsalicylsäure** (auch gepuffert bzw. als Brauseformulierung): 0,5 g alle 4–6 h p. o.

(2) **p-Aminophenolderivate:** Paracetamol 0,5 g alle 4–6 h p. o. bzw. rektal.

(3) **Ibuprofen:** 0,2–0,4 g alle 6–8 h p. o.

1.2 Schmerz

H.C. Diener

Definitionen Schmerz ist nach der Definition der Internationalen Gesellschaft zum Studium des Schmerzes (IASP) ein unangenehmes Sinnes- und Gefühlserlebnis, das mit aktueller oder potenzieller Gewebeschädigung verknüpft ist oder mit Begriffen einer solchen Schädigung beschrieben wird. Im Folgenden werden einige für die Nomenklatur wichtige Begriffe erklärt.

1

(1) **Allodynie:** Schmerzauslösung durch Reize, die normalerweise keinen Schmerz verursachen (z. B. Berührung oder Temperatur).

(2) **Analgesie:** fehlende Schmerzempfindung bei physiologisch schmerzhaften Reizen.

(3) **Dysästhesie:** unangenehme oder abnorme Empfindungen, entweder spontan entstehend oder provozierbar, z. B. durch Berührung.

(4) **Hyperästhesie:** verstärkte Empfindung auf schmerzhafte und nichtschmerzhafte Reize (Schwellenerniedrigung).

(5) **Hyperalgesie:** verstärkte Schmerzempfindung auf einen physiologisch schmerzhaften Reiz.

(6) **Hyperpathie:** verstärkte Reaktion auf Reize, v. a. wiederholte Reize bei erhöhter Schwelle.

(7) **Neuralgie:** Schmerz im Versorgungsgebiet eines oder mehrerer Nerven.

(8) **Neuropathie:** Funktionsstörung oder pathologische Veränderung eines Nervs (Mononeuropathie), verschiedener Nerven (Mononeuropathia multiplex) oder distal und bilateral (Polyneuropathie).

Akuter Schmerz tritt im Rahmen eines akuten Ereignisses, z. B. eines Traumas, einer Operation, einer entzündlichen Nervenläsion oder bei der Migräne, auf.

Von einem **chronischen Schmerz** spricht man je nach Definition bei einer ununterbrochenen Schmerzdauer von 3–6 Monaten und Beeinträchtigungen auch ohne Nachweis einer morphologischen Schädigung

(1) auf kognitiv-emotionaler Ebene durch Störungen von Befindlichkeit, Stimmung und Denken,

(2) auf der Verhaltensebene durch schmerzbezogenes Verhalten,

(3) auf der sozialen Ebene durch Störung der sozialen Interaktion und Behinderung der Arbeit,

(4) auf der physiologisch-organischen Ebene durch Mobilitätsverlust und Funktionseinschränkungen.

Therapie

Grundlagen der medikamentösen Schmerztherapie

Akuter Schmerz wird mit Schmerzmitteln (▶Tab. 1.1) in adäquater Dosis, **chronischer Tumorschmerz** nach dem Stufenschema der WHO therapiert (▶Tab. 1.2). **Neuropathi-**

Tab. 1.1 Nichtopioidanalgetika und zentral wirksame Analgetika ohne opioidähnliche Wirkung [G414] (mit freundlicher Genehmigung von Thieme)

Arzneimittel (Beispiel)	Dosierung (mg)	Dosierungsintervalle	Bemerkungen	UAW Kontraindikationen (K)
Acetylsalicylsäure	500–1.000	6- bis 8-stdl.	Wirkt auch entzündungshemmend	Gastrointestinale Schmerzen (UAW) Ulkus, Asthma, Blutungsneigung (K)
Paracetamol	500–1.000	6- bis 8-stdl.	Wirkt antipyretisch. Unwirksam bei Rückenschmerzen	Leberschäden (K)

Tab. 1.1 Nichtopioidanalgetika und zentral wirksame Analgetika ohne opioidähnliche Wirkung [G414] (mit freundlicher Genehmigung von Thieme) *(Forts.)*

Arzneimittel (Beispiel)	Dosierung (mg)	Dosierungs-intervalle	Bemerkungen	UAW Kontraindikationen (K)
Metamizol	500	5- bis 6-stdl.	Wirkt auch spasmolytisch	Allergie, Schock (i. v.), Agranulozytose (UAW)
Ibuprofen	400–600	6- bis 8-stdl.	Nichtsteroidales Antirheumatikum	Gastrointestinale Schmerzen (UAW) Ulkus (K)
Diclofenac	50–100	8-stdl.	Wie Ibuprofen	Wie Ibuprofen
Celecoxib (Celebrex®)	100	12-stdl	COX-2-Hemmer, Osteoarthrose, rheumatoide Arthritis	Magenschmerzen, Hautreaktion, Ödeme (UAW), Ulkus, entzündl. Darmerkrankung, KHK, Schlaganfall (K)
	200	24-stdl.		
Etoricoxib (Arcoxia®)	60 90 120	24-stdl. 24-stdl. 24-stdl.	Arthrose, rheumatoide Arthritis, akute Gichtarthritis	Magengeschwür, Hautreaktion, Ödeme (UAW), Hypertonie, KHK, Schlaganfall (K)

Tab. 1.2 Stufenschema der WHO [G414] (mit freundlicher Genehmigung von Thieme)

Medikamentengruppe		Kommentar
1. Nichtopioidanalgetika	+	Zusätzlich zur kausalen Therapie
2. Nichtopioidanalgetika + mittelpotente Opioide		Additive Therapie invasive Therapie
3. Nichtopioidanalgetika + starke Opioide		Je nach individueller Gegebenheit

sche Schmerzen werden mit Antikonvulsiva, trizyklischen Antidepressiva oder selektive Serotonin- und Noradrenalin-Wiederaufnahmehemmern (SRNI) behandelt.

Medikamentöse Schmerztherapie

Nichtopioidanalgetika

(1) **Acetylsalicylsäure** (ASS): gut wirksames Analgetikum für den zeitlich begrenzten Einsatz, Antiphlogistikum und Antipyretikum; kann auch i. v. appliziert werden.

(2) **Paracetamol:** mäßig wirksames Analgetikum und Antipyretikum ohne antiphlogistische Wirkung. Relativ gute Verträglichkeit, keine Toleranz- und Abhängigkeitsentwicklung, geringe therapeutische Breite. Paracetamol kann bei akuten Schmerzen und Durchbruchschmerzen auch parenteral appliziert werden (Perfalgan®).

(3) **Metamizol:** hohe analgetische Potenz, wirkt außerdem antiinflammatorisch, fiebersenkend und spasmolytisch. Zu Unrecht wegen der extrem seltenen Agranulozytosen (1:20.000) in Misskredit geraten. Bei zu rascher i. v. Gabe kann ein Schock provoziert werden. Indikationsgebiete: viszerale Schmerzen, Schmerzen bei malignen Tumoren und Patienten mit Kontraindikationen für NSAR.

(4) **Nichtsteroidale Antirheumatika (NSAR):** besonders geeignet zur Behandlung von Knochen-, Gelenk- und Muskelschmerzen (Polyarthritis, Lumbago). Peripherer und zentraler (spinal und am Hirnstamm) Ansatzpunkt. Indometacin, Diclofenac, Naproxen und Ibuprofen sind in ihrer analgetischen Wirkung vergleichbar. Die freiverkäuflichen NSAR Ibuprofen und Diclofenac haben dasselbe UAW-Profil (vorwiegend gastrointestinal) wie die verschreibungspflichtigen NSAR. NSAR sollten bei älteren Patienten mit vaskulären Erkrankungen oder Risikofaktoren nicht über längere Zeit gegeben werden.

(5) **Hemmer der Cyclooxygenase-2 (COX-2):** Analgetische und antiphlogistische Wirkung entsprechen denen der NSAR, jedoch weniger UAW im oberen Magen-Darm-Trakt. Zugelassen sind der präferenzielle COX-2-Hemmer Meloxicam sowie die selektiven COX-2-Hemmer Celecoxib und Etoricoxib. Kontraindikationen gemäß aktueller Empfehlungen der europäischen Arzneimittelagentur EMEA: ischämische Herzkrankheit und Schlaganfall (alle noch im Handel befindlichen COX-2-Hemmer), zusätzlich hoher Blutdruck für Etoricoxib. Diese Arzneimittel immer in der tiefstmöglichen Dosis und für so kurze Zeit wie möglich verwenden. Die Substanzen erhöhen den INR-Wert bei Patienten, die mit Vitamin-K-Antagonisten antikoaguliert werden.

Opioidanalgetika

Opioidanalgetika binden spezifisch an Opiatrezeptoren zentraler schmerzleitender Strukturen. Einige Opioide wie Morphin wirken am Rezeptor ausschließlich als Agonisten. Buprenorphin ist ein partieller Agonist mit zusätzlichen opioidantagonistischen Eigenschaften. Opioide sollten für schwere Schmerzzustände (nozizeptiver Schmerz), für neuropathische Schmerzen (2. Wahl) oder für chronische, sonst nicht therapierbare Schmerzen reserviert bleiben. Wichtigste Indikation für Opioide: Behandlung von postoperativen sowie Tumor- und Deafferentierungsschmerzen. Zu den wichtigsten zentral wirksamen Analgetika ▶ Tab. 1.3. Abhängigkeit und Toleranzentwicklung werden offenbar bei einer ausschließlichen Bedarfsmedikation bei Schmerzspitzen gefördert. Es sollte daher ein möglichst gleichmäßiger Spiegel der Medikamente durch Gabe in festen Zeitintervallen bzw. durch Gabe retardierter Präparate (z. B. transdermale Systeme) erreicht werden. Opioide haben keine organspezifische Toxizität. Bei gleichzeitiger Gabe von Benzodiazepinen kann sich eine bedrohliche Störung des Atemantriebs entwickeln. Zu Beginn der Opioidtherapie kann es zu Übelkeit und Erbrechen kommen. Hier sind Antiemetika wie Dimenhydrinat und Triflupromazin hilfreich. Hauptproblem bei längerer Anwendung von Opioiden ist die Obstipation (Behandlung ▶ Kap. 1.4.5). Zusätzlich ist das nicht unerhebliche Abhängigkeitspotenzial zu berücksichtigen. Allerdings wird bei Tumorpatienten die Abhängigkeitsgefahr gelegentlich überschätzt und diesen Patienten dann eine wirksame Schmerztherapie vorenthalten.

Tab. 1.3 Zentral wirksame Analgetika (Opioide) [G414] (mit freundlicher Genehmigung von Thieme)

Substanz	Name (Auswahl)	Appl.-Form	Dosis	Bemerkung
Schwach wirksame Opioide				
Dihydrocodein	DHC®	oral ret.	2–3 × 60–180 mg	Schwaches Opioid, max. 240 mg, starke Obstipation
Tramadol	Tramal®	oral	6 × 50–100 mg 3 × 100–300 mg	Schwaches Opioid, Obstipation selten, bei Beginn starke Emesis und Sedierung
	Tramal long®	oral ret.		
	Tramundin®	oral ret.		
Tilidin + Naloxon	Valoron®	oral	6 × 50–100 mg 2–3 × 100–200 mg	Keine Spasmen der glatten Muskulatur
	Valoron ret.	oral ret.		
Pentazocin	Fortral®	oral	6–8 × 180 mg	Partialagonist, keine Dauertherapie, Psychosen, Orthostase
		i. m.	6–8 × 30 mg	
Pethidin	Dolantin®	oral, i. v., s. c.	6–8 × 300 mg	Keine Spasmen der glatten Muskulatur, keine Dauertherapie, Partialagonist

Tab. 1.3 Zentral wirksame Analgetika (Opioide) [G414] (mit freundlicher Genehmigung von Thieme) *(Forts.)*

Substanz	Name (Auswahl)	Appl.-Form	Dosis	Bemerkung
Stark wirksame Opioide (BtM-pflichtig)				
Morphin	MST Mundipharma ret®	oral ret.	3 × 10–400 mg	Standardopioid
	M long®	oral ret.	2 × 10–800 mg	
	Capros®	oral ret.	2 × 800 mg	
	Severedol®	oral	10–60 mg	
	MSR Mundipharma®		4 × 10–400 mg	
	MSI Mundipharma®	rektal	⅓ orale Dosis	
		i. v., s. c.	⅓ orale Dosis	
		epidural	1/10 orale Dosis	
		intrathekal	1/30 orale Dosis	
Piritramid	Dipidolor®	i. v., i. m.	3 × 15 mg	Zur postop. Schmerztherapie, kaum Orthostase
		rektal	3 × 100 mg	
Buprenorphin	Temgesic®	sublingual	3–4 × 0,3–1,5 mg	Partialagonist
		i. v., i. m., transdermal	3–4 × 0,3–1,5 mg	Max. 5 mg/d
Fentanyl	Fentanyl transdermal®		Ab 25 µg/h	Anwendungsvorschriften beachten
Tapentadol	Palexia®	oral, retard als Lösung	Initial 50 mg, bis 2 × 200 mg	Nicht mit SSRI kombinieren (RR-Anstieg)
Oxycodon	Oxygesic®	oral, retard Supp.	2 × 10–400 mg	
Oxycodon plus Naloxon	Targin®	oral	5 mg/2,5 mg Retardtabletten 10 mg/5 mg 20 mg/10 mg 40 mg/20 mg alle 12 h	Soll weniger Obstipation bewirken

Schwach und mittelstark wirksame Opioide

(1) **Codein:** in vielen analgetischen Mischpräparaten enthalten. Begrenzte analgetische Potenz. Bei Patienten mit primären Kopfschmerzen wie Migräne kann es medikamenteninduzierte Dauerkopfschmerzen hervorrufen.

(2) **Dihydrocodein** hat in retardierter Form eine ausreichende Halbwertszeit, führt aber sehr häufig zu Obstipation.

(3) **Tramadol** in retardierter Form wird gut toleriert, auch rektal und i. v. applizierbar.

(4) **Tilidin:** in Kombination mit dem Opioidantagonisten Naloxon nicht BtM-pflichtig. Es sollte bei chronischen Schmerzen in der retardierten Form eingesetzt werden.

(5) **Pentazocin** und **Pethidin** spielen nur in der postoperativen Analgesie eine Rolle. Beide haben eine zu kurze Wirkungsdauer und können zu Halluzinationen führen (BtM-pflichtig).

(6) **Tapentadol** (Palexia retard®) wirkt als Opioid und als Noradrenalin-Wiederaufnahmehemmer. Zugelassen für die Behandlung starker chronischer Schmerzen bei Erwachsenen. Die Initialdosis beträgt 50 mg, die Dosissteigerung bis zur Erhaltungsdosis von 2 × 100 bis 2 × 200 mg muss langsam erfolgen.

Stark wirksame Opioide

(1) **Morphin:** liegt in Form oraler Retard-Präparate vor, mit denen die Morphingabe auf 2–3 Tagesdosen verteilt werden kann. Bei Schmerzspitzen kann Morphinlösung zusätzlich gegeben werden. Für Patienten mit Schluckstörungen gibt es ein Granulat.

(2) **Buprenorphin:** Partialantagonist (höhere Dosen sind nicht besser wirksam), wird relativ gut toleriert; auch als transdermales System verfügbar.

(3) **Fentanyl** steht zur transdermalen Applikation zur Verfügung. Umstellung von oralem Morphin auf Fentanyl gemäß Anwendungsvorschriften.

(4) **Oxycodon:** ähnlich gute analgetische Wirkung wie Morphin. Steht auch als Kombinationspräparat mit Naloxon zur Verminderung der Obstipation zur Verfügung (Targin®).

Bei Patienten, bei denen mit einer oralen Opiatgabe keine ausreichende Schmerzlinderung erzielt werden kann, kommt eine kontinuierliche intrathekale oder epidurale Morphingabe infrage. Diese Art der Schmerztherapie soll aber nur bei Personen durchgeführt werden, bei denen Schmerzen durch Metastasen im Abdomen und in den unteren Extremitäten (Syringomyelie, spinaler Tumor, traumatischer Querschnitt) bestehen. Die Applikation erfolgt entweder über ein subkutan liegendes Reservoir oder bei Langzeittherapie über eine computergesteuerte subkutane Pumpe.

Additive Schmerztherapie (Ko-Analgetika)

Antidepressiva

Trizyklische Antidepressiva (TCA) und einige selektive Serotonin-Noradrenalin-Wiederaufnahmehemmer (SNRI) sind auch analgetisch wirksam. Reine Serotoninwiederaufnahmehemmer (SSRI) haben eine gute antidepressive, aber keine schmerztherapeutische Wirkung. Die Wirkung der Thymoleptika erfolgt über die Hemmung zentraler aszendierender Schmerzimpulse. Zusätzlich erfolgt zentral und im Rückenmark eine Faszilitation schmerzhemmender absteigender Systeme, die Schmerzsignale abschwächen. Thymoleptika werden als Monotherapie bei Spannungskopfschmerz und chronischem posttraumatischem Kopfschmerz eingesetzt. Als Adjuvans oder als Monotherapie sind sie bei neuropathischen Schmerzen unterschiedlicher Genese (Deafferentierungsschmerz, Polyneuropathie, postzosterischer Brennschmerz) indiziert. Hierzu zählen auch Schmerzsyndrome, bei denen eine Schmerzkomponente einen neuropathischen Charakter aufweist (z. B. Tumorschmerz, chronischer Rückenschmerz mit Radikulopathie oder epidurale Fibrose).

Bei Patienten mit gleichzeitig bestehenden Schlafstörungen (entweder durch die Schmerzen oder unabhängig davon) eher sedierende Thymoleptika wie Amitriptylin, Amitriptylinoxid und Doxepin vor dem Zubettgehen einsetzen (▶ Tab. 1.4). Bei Antriebsminderung und depressiver Verstimmung kommen antriebssteigernde Thymoleptika wie Imipramin, Clomipramin, Duloxetin oder Venlafaxin in Dosierungen morgens und mittags zum Einsatz. Bei gleichzeitig bestehender Depression erfolgt eine Aufdosierung bis in antidepressiv wirksame Bereiche. Wichtig bei der Auswahl des Antidepressivums sind auch das Nebenwirkungsprofil und die Kontraindikationen. Dazu gehören bei den trizyklischen Antidepressiva das Engwinkelglaukom, kardiale Erregungsleitungsstörungen, obstruktive Blasenentleerungsstörungen, schwere Leberfunktionsstörungen und eine erhöhte Krampfbereitschaft.

Tab. 1.4 Additive Schmerztherapie mit Antidepressiva

Substanzen	Evidenz	Startdosis	Zieldosis	Besonderheiten
TCA (Serotonin, NA)	PZN (↑↑) PNP (↑↑) PTN (↑) STR (↑)	10–25 mg 0–0–1	50–75 mg (150 mg)	**Cave:** AV-Block Grad II/III, Glaukom, Prostata-adenom, Hypotension
Amitriptylin				
Nortriptylin				
TCA (NA)	PZN (↑) PNP (↑)	10–25 mg 1–0–0	50–75 mg (150 mg)	Wie Amitriptylin
Desipramin				
Maprotilin				
SSRI	PNP (↔)	–	–	Wenig UAW
Citalopram				
Fluoxetin				
Paroxetin				
SNRI				UAW: Übelkeit, Erbrechen
Venlafaxin	PNP (↑↑)	37,5 mg 1–0–1	50–75 mg (150 mg)	
Duloxetin	PNP (↑)	60 mg 1–0–1	60 mg (120 mg)	

Abkürzungen: NA = Noradrenalin, PNP = Polyneuropathie, PTN = posttraumatische Neuralgie, PZN = postzosterische Neuralgie, SNRI = Serotonin-Noradrenalin-Wiederaufnahmehemmer, SSRI = selektiver Serotonin-Wiederaufnahmehemmer, STR = Stroke, TCA = tri- bzw. tetrazyklisches Antidepressivum.

Evidenzstufen:

↑↑ Aussage zur Wirksamkeit wird gestützt durch mehrere adäquate, valide klinische Studien (z. B. randomisierte klinische Studien) bzw. durch eine oder mehrere valide Metaanalysen oder systematische Reviews. Positive Aussage gut belegt.

↑ Aussage zur Wirksamkeit wird gestützt durch zumindest eine adäquate, valide klinische Studie (z. B. randomisierte klinische Studie). Positive Aussage belegt.

↔ Es liegen keine sicheren Studienergebnisse vor, die eine günstige oder ungünstige Wirkung belegen. Dies kann bedingt sein durch das Fehlen adäquater Studien, aber auch durch das Vorliegen mehrerer, aber widersprüchlicher Studienergebnisse.

Beim Einsatz von Antidepressiva in der Schmerztherapie sind folgende Punkte zu beachten:

(1) Dem betroffenen Patienten muss erklärt werden, dass die Antidepressiva zur Schmerztherapie – u. a. zur Stärkung der körpereigenen Schmerzhemmung– und nicht primär zur antidepressiven Behandlung eingesetzt werden.

(2) Die meisten Beipackzettel von Antidepressiva enthalten keine Hinweise auf die schmerztherapeutische Wirkung.

(3) Dosierung sehr niedrig beginnen und angepasst an die UAW sehr langsam steigern. Ist ein ausreichender Effekt erzielt, auf ein retardiertes Präparat umstellen.

(4) Die schmerztherapeutische Dosis beträgt zwischen 10 und 50 % der antidepressiv wirksamen Dosis.

(5) Patienten zu Beginn der Behandlung auf die zunächst sehr unangenehmen, meist anticholinergen UAW (▶ Tab. 1.4) hinweisen.

(6) Patienten darauf aufmerksam machen, dass die schmerzlindernde Wirkung meist mit einer zeitlichen Verzögerung von einigen Tagen bis zu 2 Wochen eintritt. In dieser Zeit werden die UAW geringer.

(7) Die modernen selektiven Serotonin-Wiederaufnahmehemmer sind schmerztherapeutisch nicht wirksam (z. B. Fluoxetin, Citalopram, Paroxetin), ebenso wenig wie die modernen selektiven MAO-Hemmer (Moclobemid).

(8) Einige Serotonin-/Nordadrenalin-Wiederaufnahmeinhibitoren sind schmerztherapeutisch wirksam (Duloxetin, Venlafaxin, Mirtazapin).

Neuroleptika

Neuroleptika selbst haben keine eigenständige analgetische Wirkung. Ihre Hauptwirkung in der adjuvanten Schmerztherapie ist sedierend und anxiolytisch. Sie werden in der adjuvanten Schmerztherapie bei chronischen neurogenen oder Tumorschmerzen zur Distanzierung vom Schmerz und zur Verminderung der Toleranzentwicklung von Analgetika zeitlich begrenzt eingesetzt und eignen sich auch zur Behandlung von Agitiertheit und Verwirrtheit unter Opioiden.

Antikonvulsiva

Carbamazepin (Tagesdosis 400–1.000 mg), **Gabapentin** (Tagesdosis 1.600–2.400 mg) und **Pregabalin** (Lyrica®, Tagesdosis 300–600 mg) sind in Deutschland zur Behandlung neuropathischer Schmerzen zugelassen (▶Tab. 1.5). Carbamazepin inhibiert Natrium- und Kaliumströme. Da nicht nur neuronale Natriumkanäle, sondern auch Ionenkanäle anderer Organe blockiert werden, ergeben sich Kontraindikationen z. B. bei Herzrhythmusstörungen (AV-Block Grad II und III). Pregabalin ist zur Behandlung peripherer Neuropathien und als Antiepileptikum bei fokalen Anfällen zugelassen. Wie Gabapentin ist Pregabalin ein GABA-Analogon ohne sichere Wirkung am GABA-Rezeptor, es verringert die Freisetzung mehrerer unterschiedlicher Neurotransmitter und wirkt schmerzlindernd, angstlösend und entkrampfend.

Tab. 1.5 Additive Schmerztherapie mit Antikonvulsiva

Substanzen	Evidenz	Startdosis	Zieldosis	Besonderheiten
Gabapentin	PZN (↑↑) PNP (↑↑) CRPS(↑) PHAN (↑) RM (↑) MIX (↑) CANC (↑)	300 mg 0–0–1	1.200–2.400 mg (3.600 mg)	Wenig NW. Problem: Gewichtszunahme, Ödeme. Keine Interaktionen
Pregabalin	PZN (↑↑) PNP (↑↑)	75 mg 1–0–1	300 mg (600 mg)	Wenig NW, keine Interaktionen, lineare Plasmakonzentration, schneller Wirkeintritt
Carbamazepin	PNP (↑)	100–200 mg 0–0–1	600–1.200 mg (1.400 mg)	Effektiv bei Trigeminusneuralgie häufige NW: Blutbildveränderungen, Leberschäden, Hyponatriämie, Medikamenteninteraktionen wegen Enzyminduktion
Oxcarbazepin	Diabetische PNP (↑)	300 mg 1–0–1	600–2.400 mg	Hyponatriämie, Hautausschläge
Lamotrigin	RM (↑)	25 mg 0–0–1	100–200 mg	Extrem langsame Aufdosierung, Exanthem, Insomnie

Abkürzungen: CANC = neuropathischer Tumorschmerz, CRPS = komplexes regionales Schmerzsyndrom, MIX = gemischtes Kollektiv, NW = Nebenwirkungen, PHAN = Phantomschmerz, PNP = Polyneuropathie, PZN = postzosterische Neuralgie, RM = Rückenmarkläsion.

Evidenzstufen:

↑↑ Aussage zur Wirksamkeit wird gestützt durch mehrere adäquate, valide klinische Studien (z. B. randomisierte klinische Studien) bzw. durch eine oder mehrere valide Metaanalysen oder systematische Reviews. Positive Aussage gut belegt.

↑ Aussage zur Wirksamkeit wird gestützt durch zumindest eine adäquate, valide klinische Studie (z. B. randomisierte klinische Studie). Positive Aussage belegt.

Bei der Verwendung der meisten anderen Antikonvulsiva handelt es sich um individuelle Heilungsversuche. So hat sich **Oxcarbazepin** (Tagesdosis 600–2.400 mg), bislang nur für die Epilepsietherapie zugelassen, in mehreren kleinen Studien bei Patienten mit Trigeminusneuralgie, diabetischer Polyneuropathie und postzosterischer Neuralgie als gut wirksam und verträglich erwiesen. Vorteile im Vergleich zu Carbamazepin sind das bessere kognitive Nebenwirkungsprofil und die fehlende Autoinduktion bei sonst vergleichbarem Nebenwirkungsprofil. Lediglich die Inzidenz einer Hyponatriämie ist unter Oxcarbazepin höher (etwa 23 %) als unter Carbamazepin. Für bestimmte Schmerzzustände (z. B. Trigeminusneuralgie) sind auch **Phenytoin** (Tagesdosis 300 mg) und **Lamotrigin** (Tagesdosis 200 mg) als Reservemedikamente zu betrachten. Hauptnachteil von Lamotrigin ist, dass es zur Vermeidung allergischer Hautreaktionen nur langsam eindosiert werden darf (Erhöhung um 25 mg alle 2 Wochen).

Wesentlich sind die folgenden allgemeinen Behandlungsregeln:

(1) Bei Carbamazepin, Gabapentin und Pregabalin muss die Dosis langsam einschleichend erhöht werden. Optimal ist ein Zeitraum von 4 Wochen bis zum Erreichen der Enddosis.

(2) Unter Carbamazepin treten zu Beginn sehr unangenehme UAW auf, über die der Patient aufgeklärt werden muss (Schwindel, Müdigkeit, Ataxie, Doppelbilder).

(3) Valproinsäure ist in der Schmerztherapie nur wenig wirksam.

(4) Clonazepam (Rivotril®) ist zu stark sedierend und wird deswegen auf Dauer meist nicht toleriert.

Antikonvulsiva werden bei neuropathischem Schmerz mit attackenförmiger Verstärkung oder triggerbarer Komponente, typischen Neuralgien (Trigeminusneuralgie, postzosterische Neuralgie, radikuläre Schmerzen mit attackenförmiger Komponente, Polyneuropathie) eingesetzt. Carbamazepin soll in retardierter Form gegeben werden.

Kortikosteroide

Cortison kann relativ großzügig bei Tumorerkrankungen mit schlechter Prognose eingesetzt werden. Langzeit-UAW sind besonders zu beachten beim Einsatz gegen benigne und Gelenkschmerzen. Hier ist eine sorgfältige Nutzen-Risiko-Abwägung notwendig. Die Wirkung ist multifaktoriell. Neben einer analgetischen Wirkung bei Knochenmetastasen haben Kortikosteroide einen positiven Effekt auf Stimmung und Appetit. Sie können auch durch ihre antiödematöse Wirkung die Kompression schmerzsensibler Strukturen verringern. Weitere Einsatzgebiete sind zerebrale Tumoren (durch die Reduktion des Hirnödems nimmt der Kopfschmerz ab) und die Behandlung des Status migraenosus.

Nichtmedikamentöse Schmerztherapie

(1) **Physiotherapie und Trainingstherapie:** Schmerz führt häufig zu Inaktivität und damit sekundär zu Fehlhaltung, Muskelhypotrophie und Gelenkimmobilisation. Je nach Intensität der Schmerzen sind Physiotherapie und Trainings-/Bewegungstherapie bei fast allen Arten von chronischem Schmerz sinnvoll. Ausdauersportarten wie Jogging, Rudern, Schwimmen und Radfahren haben eine günstige Wirkung auf viele chronische Schmerzen.

(2) **Kognitive Verhaltenstherapie:** Versuch, dem Schmerzkranken die Kontrolle über seinen eigenen Schmerz zu ermöglichen. Der Patient soll lernen, seine eigene wahrgenommene Hilflosigkeit und Hoffnungslosigkeit sowie Vermeidungs- und Durchhaltestrategien zu überwinden, und aktive Strategien erlernen, den Schmerz oder seine Konsequenzen auf die Stimmung und die Aktivitäten des täglichen Alltages positiv zu beeinflussen.

(3) **Stressbewältigungstraining:** Hier geht man davon aus, dass belastende Alltagssituationen, die mit Stress und Hektik verbunden sind, bestehende Schmerzen verstärken oder – z. B. bei Kopfschmerzen – Migräneanfälle auslösen können. Der Patient soll lernen, Stress auslösende Situationen zu erkennen und zu vermeiden.

1

(4) **Relaxationstraining** (Progressive Muskelrelaxation nach Jacobson): Bei dieser Entspannungstechnik werden nacheinander bestimmte Muskelgruppen isometrisch angespannt und danach wieder aktiv entspannt. Zur Behandlung von Schmerzzuständen (z. B. chronische Rückenschmerzen) hat sich die progressive Muskelrelaxation in vielen kontrollierten Studien als wirksam erwiesen. Dies ist für das autogene Training nicht der Fall.

(5) **Biofeedbacktraining:** Mithilfe von Biofeedback werden physiologische Vorgänge, die üblicherweise nicht bewusst wahrgenommen werden, mit akustischen oder optischen Signalen gekoppelt und so dem Bewusstsein zugänglich. Vasokonstriktionstraining zur Therapie der Migräne, EMG-Biofeedback bei chronischen Rückenschmerzen.

(6) **Transkutane elektrische Nervenstimulation** (**TENS**): Bei der TENS wird mithilfe kleiner Stimulatoren eine elektrische Reizung afferenter, nicht schmerzleitender Fasern durchgeführt. Gereizt wird dabei entweder direkt über dem Schmerzareal oder über dem peripheren Nerv, der das Schmerzareal innerviert. 30–50 % aller Patienten mit chronischen Schmerzen berichten über eine Schmerzlinderung.

(7) **Akupunktur:** Prospektive kontrollierte Studien zur Akupunktur zeigen in den meisten Fällen nur einen Effekt, der dem Placeboeffekt entspricht. Sie ist allerdings für verschiedene Indikationen, z. B. chronische Rückenschmerzen und Kniegelenksarthrose, wirksamer als die sog. „standard medical care"-Bedingung. Ein Therapieversuch ist gerechtfertigt bei rheumatischen Schmerzen, Arthrose, Lumbago und chronischem Spannungskopfschmerz.

Medikamentöse und nichtmedikamentöse Therapieverfahren sollten bei der Therapie chronischer Schmerzen in einem multimodalen und interdisziplinären Behandlungsansatz kombiniert werden.

Grundlagen der invasiven Schmerztherapie

(1) **Diagnostische und therapeutische Blockaden:** Diagnostische Blockaden mit Lokalanästhetika in unterschiedlicher Konzentration sind besonders beim Übergang vom akuten zum chronischen Schmerz hilfreich, um sympathisch unterhaltene Schmerzen von Schmerzen, die über myelinisierte Fasern vermittelt werden, zu differenzieren. Therapeutische Blockaden kommen bei akutem Herpes zoster und beim komplexen regionalen Schmerzsyndrom in Betracht. Neurolytische Blockaden mit Alkohol oder Phenol werden fast ausschließlich bei durch Opioide nicht beeinflussbaren Schmerzen bei malignen Tumoren eingesetzt. Diese Methode kann verwendet werden zur Destruktion peripherer Nerven, zur intrathekalen chemischen Rhizotomie und bei der Blockade des Plexus coeliacus im Rahmen maligner Tumoren des oberen abdominalen Abschnitts (z. B. Pankreaskarzinom) und des Plexus hypogastricus superior bei malignen Tumoren des kleinen Beckens. Destruierende Neurolysen müssen nach Möglichkeit bei benignen Schmerzen vermieden werden, da als Spätfolge eine Kausalgie resultieren kann. Die ganglionäre lokale Opioidanalgesie (GLOA) erfolgt mit 0,03 mg Buprenorphin in 2 ml NaCl 0,9 % am Ganglion cervicale superior beim akuten Herpes zoster im Gesichtsbereich und am Ganglion stellatum beim komplexen regionalen Schmerzsyndrom der oberen Extremität.

(2) **Neurochirurgische Techniken** der Schmerztherapie sollten nur zum Einsatz kommen, wenn alle konservativen Therapieverfahren nicht ausreichend wirken, die Schmerzursache objektiviert werden kann (maligner Tumor, Metastasen etc.) und eine Schmerzakzentuierung durch psychische Faktoren oder eine Begleitdepression ausgeschlossen ist. Bei der Rückenmarkstimulation (Spinal cord stimulation, SCS) werden über epidurale Elektroden die Hinterstränge des Rückenmarks gereizt, um nozizeptive Afferenzen zu hemmen. Bleibt eine konservative Schmerztherapie ohne Erfolg, kann die Rückenmarkstimulation bei therapierefraktärer Angina pectoris, pAVK oder beim „Falied-Back-Surgery"-Syndrom eingesetzt werden. Bei anderen Indikationen kann sie im Rahmen eines individuellen Heilversuchs durchgeführt werden. Die offene oder perkutane Chordotomie, die mehrere Seg-

mente oberhalb der Schmerzregion durchgeführt werden muss, kommt fast ausschließlich bei therapieresistenten einseitigen Schmerzen im Rahmen von Malignomen zum Einsatz. Dies gilt auch für die „dorsal root entry zone coagulation" (DREZ). Dabei werden mehrere Läsionen im Bereich des Hinterhorns in Höhe der betroffenen Segmente sowie ober- und unterhalb gesetzt. Infraläsionelle Paraplegie- und Phantomschmerzen sprechen auf DREZ-Läsionen nicht an und bilden ebenso wenig eine Indikation wie postherpetische Schmerzen.

1.3 Pulmonale Symptome

1.3.1 Husten

T.R. Weihrauch

Vorbemerkung Häufigstes Symptom einer Atemwegserkrankung, die überall zwischen Larynx und Alveolen lokalisiert sein kann. Daneben kann er Symptom einer Herzinsuffizienz (▶ Kap. 13.2), einer gastroösophagealen Refluxkrankheit (▶ Kap. 17.2.1) mit nächtlicher Aspiration oder durch zerebrale Prozesse bedingt sein. Er kann als trockener Reizhusten bestehen oder mit Sekretion und Expektoration einhergehen, chronisch sein oder ein akutes Krankheitsbild begleiten. In den meisten Fällen kann kurz dauernder, erkältungsbedingter Husten mit Selbstmedikation (Sekretolytika, Inhalation, ätherische Öle etc.) abgemildert werden.

Therapie

Kausale Therapie

Vor jeder symptomatischen Maßnahme zur Bekämpfung des Hustens sollte die Ursache geklärt und, wo möglich, spezifisch behandelt werden:

(1) Ausschalten chronisch-toxischer Einwirkungen wie Rauchen, Staub etc., z.B. bei chronischen Bronchitikern.

(2) **Antibiotikatherapie,** wenn bakterielle Infekten vorliegen (▶ Kap. 16.4).

(3) Broncholytika und schleimhautabschwellende/entzündungshemmende Therapie bei Asthma bronchiale oder obstruktiver Bronchitis (▶ Kap. 16.2, ▶ Kap. 16.3). Evtl. hier Ausschalten von Allergenen, Hyposensibilisierung.

(4) Operation oder Bestrahlungstherapie von Tumoren der Lunge und des Mediastinums.

(5) Therapie bei nichtpulmonalen Ursachen s. spezielle Organkapitel (kardiovaskulär: Lungenembolie, Herzinsuffizienz; thorakale Pleuritis, Pleuraerguss, Zwerchfellreizungen; gastrointestinal: gastroösophagealer Reflux, Ösophagustumoren; neurologisch: Hirntumoren, u.a. neurologische Erkrankungen; psychogen: Neurosen).

Symptomatische Therapie

Pharmakotherapie

(1) **Antitussiva:** Medikamente zur Unterdrückung des Hustens durch Dämpfung des Hustenzentrums und/oder der sensiblen Rezeptoren („Hustenrezeptoren") im Bronchialtrakt. *Indikationen:* trockener Reizhusten, heftiger, quälender, produktiver Husten. Hierbei sollte der Husten allerdings nicht völlig unterdrückt werden. Es empfiehlt sich nicht, Sekretolytika in Kombination mit Antitussiva zu geben. Sekretolytika allein können häufig schon quälenden Husten durch Sekretverflüssigung mildern.

(2) **Codein:** sehr gute antitussive Wirkung, in höheren Dosen i. d. R. auch zur Unterdrückung sehr starken Hustens ausreichend. Gleichzeitig besteht eine atemdepressorische, leicht analgetische und sedative Wirkung. *UAW:* Nausea und Obstipation. Kontraindikationen (Ateminsuffizienz, akuter Asthmaanfall, Schlafapnoesyndrom) beachten! *Dosierung:* 1- bis 3 × 50 mg/d p. o., Retardform morgens und abends je 1 Kps.

- **Dihydrocodein:** dem Codein ähnlich wirkende Substanz. 3 × 10–30 mg/d oder 20 mg als Retardform zur Nacht.
- **Dextromethorphan** 15–30 mg (= 15–30 ml) alle 6–8 h, nach den Mahlzeiten, bei Bedarf zusätzlich eine Dosis vor dem Schlafengehen. In den USA gegenüber Codein bevorzugt. Anwendungsbeschränkung: eingeschränkte Leberfunktion. *UAW:* Müdigkeit, Übelkeit, Schwindel. Wechselwirkungen mit anderen Medikamenten beachten.

(3) **Expektoranzien (Sekretolytika).**

Physikalische Therapie

(1) Inhalation mit Aerosolen: wirksame Maßnahme zur Sekretolyse bzw. Broncholyse (▶Kap. 16.11.3.1).

(2) Insbesondere zur Unterstützung der Therapie chronischer Bronchial- oder Lungenerkrankungen dienen krankengymnastische Maßnahmen oder Vibration des Thorax (▶Kap. 16.11.3.2).

1.3.2 Atemnot

R. Voltz

Definition Atemnot hat ein Patient dann, wenn er sagt, dass er Atemnot hat. Dieses subjektive Gefühl korreliert nicht mit der objektiven Wahrnehmung von Schwere, Tiefe oder Anstrengung der Atmung. Dabei verwenden Patienten unterschiedliche Ausdrücke wie Kurzatmigkeit, Luftnot, erschwertes Atmen. Die Atemnot wird als refraktär bezeichnet, wenn sie sich trotz Behandlung der zugrunde liegenden Grunderkrankung (z. B. Herzinsuffizienz, COPD, Tumorerkrankung) nicht bessert. Atemnot ist ein häufiges Symptom bei fortgeschrittenen unheilbaren Erkrankungen, wobei die Prävalenzzahlen je nach Literatur und Stadium der Erkrankung variieren (COPD 90–95 %, Herzinsuffizienz 60–88 %, Tumorerkrankung 10–70 %, AIDS 11–62 %). Zu unterscheiden ist auch im zeitlichen Verlauf eine konstante Atemnot von Atemnotattacken, wobei letztere meist insgesamt weniger als 10 min dauern. Mit Atemnot einher geht fast immer ein Gefühl der Angst oder der existenziellen Bedrohung.

Ätiologie Eine Vielzahl internistischer Erkrankungen kann das Symptom Atemnot auslösen, z. B.

(1) Lungenerkrankung: COPD, Lungenembolie, Pneumonie.

(2) Atemwegserkrankung: Stenose, Entzündung.

(3) Kardiale Erkrankung: Herzinsuffizienz, Herzinfarkt.

(4) Tumorerkrankung: Lungentumor, -metastasen, Lymphomatosis carcinomatosa, maligner Pleuraerguss.

(5) Therapiefolgen: Strahlenfibrose, Lungenresektion.

(6) Neurologische Erkrankung: ALS.

(7) Kachexie.

(8) Raumforderung im Abdomen.

(9) Psychologische Faktoren: Angst, ungelöste Probleme.

Dabei ist die Entstehung der Atemnot ein komplexes Zusammenspiel physiologischer, psychologischer, sozialer und ökologischer Faktoren, durch eine enge Bindung an das limbische System ist die emotionale Mitbeteiligung verständlich.

Klinik Leitsymptom ist die Schilderung des Patienten als erschwerte, mühsame, belastende Atmung, wobei fast immer Angst im Sinne eines Teufelskreises mit Atemnot assoziiert ist. Auch die Angst vor Ersticken ist sehr häufig und muss thematisiert werden. Außerdem überträgt sich Atemnot rasch auf den Arzt, umgekehrt kann eine ruhige Haltung beruhigend wirken.

Diagnostik Zur Verlaufsdokumentation der Intensität der Atemnot eignet sich die numerische Skala (NRS 0–10). Letztendlich zählt allein die Selbsteinschätzung des Patienten. Objektive Parameter wie Atemfrequenz, Sauerstoffgehalt des Bluts, Messwerte der Lungenfunktion zeigen keine gute Korrelation zum subjektiven Erleben der Atemnot, dienen aber der weiteren diagnostischen Einordnung der Ursachen.

Körperliche Untersuchung:

(1) Atemfrequenz, Atemtiefe, Zyanose an Lippen und Zunge, Stridor, Fieber, Schwitzen, Tachykardie, Tachyarrhythmie,

(2) Perkussion und Auskultation der Lunge zum Ausschluss eines Ergusses, einer Pneumonie und einer Obstruktion,

(3) abdominale Untersuchung (Meteorismus, Aszites, Tumor),

(4) Untersuchung der Beine zum Ausschluss tiefer Beinvenenthrombose.

Weiterführende internistische Diagnostik (s. entsprechende Kapitel): Röntgen-Thorax, Sonografie, Blutgasanalyse, Labor, Lungenfunktion.

Differenzialdiagnose Veränderungen von Atemrhythmus oder Atemtiefe können eine Begleiterscheinung verschiedener internistischer Situationen sein, z. B. bei Schmerzen, Fieber, Anämie, Azidose oder psychischer Hyperventilation. Ebenso kommt es im Rahmen des physiologischen Sterbevorgangs zu einer Veränderung des Atemmusters (sog. Cheyne-Stokes-Atmung). Diese Veränderungen des Atemmusters müssen nicht zwingend mit dem subjektiven Gefühl der Atemnot einhergehen.

Therapie

Behebung der Ursachen

Wichtigste Maßnahme ist selbstverständlich die Behebung der Ursachen soweit möglich (s. relevante Organkapitel), z. B. durch Antibiotika bei Pneumonien, Antiobstruktiva bei Bronchospasmus, Pleurapunktion bei Pleuraergüssen, Transfusion bei Anämie, Diuretika bei Herzinsuffizienz u. a.

Allgemeine Maßnahmen

Da Atemnot immer mit Emotion – insbesondere Angst – einhergeht, ist ein besonnenes und aktives Beruhigen wesentlich. Ausführliche Information über Ursachen, Maßnahmen und den erwarteten Verlauf (z. B. relativ kurze Dauer einer Atemnotattacke) kann sehr beruhigend wirken. Bei rezidivierenden Atemnotattacken ist eine vorausschauende Behandlungsplanung essenziell, sodass die Betroffenen rasch wissen, wie sie sich verhalten müssen. Ebenfalls als sehr hilfreich wird ein Luftzug um die Nase herum empfunden. Dies ist ein wesentlicher Teil der oft applizierten Sauerstoffgabe. Patienten mit Atemnot zur Bewegung anhalten (und sei es nur der Gang zur Toilette), da trainierte Oberschenkelmuskeln nachweislich das Symptom Atemnot lindern.

Nichtpharmakologische Interventionen

Hilfreich für den Luftzug im Gesicht können Ventilatoren, auch Handventilatoren, sein. Ein Rollator, ein Stock oder eine andere Unterstützung beim Gehen kann effektiv Atemnot lindern. Physio-Atemtherapie führt ebenfalls zu einer Besserung. Entspannungsübungen können ein wesentlicher Beitrag zum Coping sein. Neuere Daten zeigen auch, dass neuromuskuläre elektrische Stimulation der Oberschenkelmuskeln zur Atemnotlinderung beitragen kann, wobei diese erst nach ca. 4–6 Wochen regelmäßiger Anwendung (3- bis 5-mal/Woche für je 10–30 min) wirksam wird. Insbesondere für COPD-Patienten kann eine pulmonale Rehabilitation hilfreich sein.

Pharmakologische Interventionen

Benzodiazepine

Benzodiazepine kommen v. a. dann zum Einsatz, wenn der Teufelskreis Angst–Atemnot eher auf der Seite der Angst durchbrochen werden soll. Insbesondere kommen schnell wirksame und anxiolytisch wirksame Benzodiazepine wie Lorazepam zum Einsatz.

Sauerstoffgabe

Diese ist insbesondere bei nachgewiesener oder vermuteter klinischer Hypoxämie, z. B. in der Langzeittherapie der COPD, sinnvoll. Allerdings sollte Sauerstoff nicht unkritisch gegeben werden, insbesondere nicht bei refraktärer Atemnot. Bei progredienter Tumorerkrankung ist die Sauerstoffgabe meist ein Reflex, wo eventuell einfach ein Handventilator viel wirksamer wäre. Dieser würde auch das „Angebundensein“ des Patienten vermeiden helfen. Insofern Sauerstoff zunächst probatorisch geben und anschließend überprüfen, ob er wirklich die Atemnot lindert.

Opiate

Zwar können parenteral in höherer Dosis gegebene Opiate bei opioidnaiven Patienten relativ rasch zur Atemdepression führen, jedoch ist es wahrscheinlich eben diese dämpfende Wirkung am Atemzentrum, die insbesondere bei Patienten mit weit fortgeschrittenen Erkrankungen und Atemnot sehr hilfreich sein kann, um das Symptom Atemnot zu lindern. Inzwischen haben mehrere prospektive Studien nicht nur bei Tumorerkrankungen, sondern auch bei COPD und chronischer Herzinsuffizienz eine statistisch, aber auch klinisch signifikante Wirkung von Opiaten nachweisen können, ohne dass es zu einer klinisch relevanten Atemdepression gekommen wäre. Eine möglicherweise opioidbedingte Reduktion der Atemfrequenz führt eher zu einer Ökonomisierung der Atmung und somit zur besseren Sauerstoffsättigung im Blut. Für die Verwendung schnell wirksamer Opiate bei sog. Atemnotattacken gibt es bisher keine gute Evidenz. Meist sind diese vorbei, bevor die Opiate anfluten können. Selbstverständlich sollte die Dosis der Opiate möglichst gering sein (z. B. retardiertes Morphin 1 × 10 mg/d) und nach Bedarf gesteigert werden.

! WICHTIG

Wesentliche Empfehlungen der S3-Leitlinie Palliativmedizin des Onkologischen Leitlinienprogramms 2015 (http://leitlinienprogramm-onkologie/Palliativmedizin.80.0.html):

(1) Nichtmedikamentös: Allgemeinmaßnahmen (z. B. Atemübungen, Entspannung), Ventilator (Luftzug), Gehhilfen (z. B. Rollator).

(2) Medikamentös: Mittel der ersten Wahl ist ein Opiat (Empfehlungsgrad A, Evidenzgrad 1a).

(3) Sauerstoff bei nicht hypoxämischen Patienten ist nicht indiziert (Empfehlungsgrad A, Evidenzgrad 1a).

1.4 Gastrointestinale Symptome

1.4.1 Erbrechen

M.R. Weihrauch

Ätiologie und Pathogenese

(1) Erbrechen durch Störungen verschiedener Art im Bereich des gesamten **Verdauungstrakts** – vom Pharynx bis zum Rektum, einschließlich Leber, Pankreas und Gallenwegsorgane – wie Entzündungen, mechanische Hindernisse oder toxische Reizungen.

(2) **Zentrales Erbrechen:** Ursachen sind Reizungen des Brechzentrums in der dorsolateralen Formatio reticularis bzw. der Chemorezeptortriggerzone (CTZ) in der Area postrema des IV. Ventrikels oder eine Vestibularisreizung (s. u.) entweder mechanisch (Commotio, intrakranielle Druckerhöhung), toxisch (Emetika wie Morphin oder Apomorphin, Digitalisintoxikation, Zytostatika, endogen-toxisch) oder durch zerebrale Hypoxie (zerebrale Anämie oder Blutung).

(3) Erbrechen durch **Vestibularisreizung** (Bewegungskrankheit, Menière-Symptomenkomplex).

(4) **Schwangerschaftserbrechen** (in seiner eigentlichen Ursache noch weitgehend ungeklärt).

(5) **Psychogenes Erbrechen:** über das limbische System Einflüsse auf Brechzentrum und CTZ. Antizipatorisches Erbrechen bei Chemotherapie wird so ausgelöst (s. u.).

Zytostatikabedingtes Erbrechen Das therapiebedingte Erbrechen ist zeitlich zu differenzieren:

(1) Einsetzen vor Therapiebeginn – **antizipatorisches Erbrechen** (Erwartungserbrechen als konditionierte Erfahrung früherer Therapien) – spricht auf Antiemetika nur bedingt an, i. d. R. durch Psychopharmaka zu beeinflussen, selten ganz zu beherrschen. Der Patient muss daher schon beim ersten Zyklus vor „schlechten Erfahrungen" bewahrt werden.

(2) **Akutes Erbrechen:** abhängig von der emetogenen Potenz, der Dosis des Zytostatikums (▶ Tab. 1.6) und der Konstitution des Patienten. Frauen neigen häufiger zu Erbrechen als Männer, junge Patienten mehr als ältere, nach langjährigem höherem Alkoholkonsum kann der Brechreiz fast vollständig verschwinden. Beginn des akuten Erbrechens ist 1–6 h nach Applikation, i. d. R. nicht länger als 48 h anhaltend.

(3) **Verzögertes Erbrechen:** häufig nach Cisplatin, setzt nach 12–24 h ein und hält mehrere Tage an. Vermutlich vermittelt durch Substanz P.

Beim akuten Erbrechen wird die sensible CTZ in der Area postrema aktiviert, die wiederum die Stimuli an das Brechzentrum leitet, das in der lateralen medullären Formatio reticularis lokalisiert ist. Die CTZ kann sowohl direkt über das kapilläre Blut als auch über vagale Afferenzen aus dem Gastrointestinaltrakt erregt werden. Beim antizipatorischen Erbrechen nimmt das limbische System Einfluss. Die Genese des verzögerten Erbrechens ist noch nicht geklärt.

Tab. 1.6 Emetogene Potenz der wichtigsten Zytostatika und Antikörper

Emetogene Potenz	Zytostatika
Sehr schwach	Bleomycin, Busulfan, Chlorodeoxyadenosin, Fludarabin, Vinblastin, Vinorelbin
Schwach	Taxane, Mitoxantron, Topotecan, Etoposid, Premetrexat, Methotrexat, Mitomycin, Gemcitabin, Cytarabin, 5-Fluorouracil, Bendamustin, Bortezomib, Cetuximab, Trastuzumab

1

Tab. 1.6 Emetogene Potenz der wichtigsten Zytostatika und Antikörper *(Forts.)*

Emetogene Potenz	Zytostatika
Mittel	Carbo-/Oxaliplatin, Doxo-, Dauno-, Epi- und Idarubicin, Irinotecan, Cyclophosphamid, Ifosfamid, Melphalan
Hoch	Cisplatin, Streptozotocin, Cyclophosphamid (>1.500 mg/m²), Carmustin, Dacarbazin Jede Hochdosistherapie

Therapie

Beim akuten, nur kurzfristigen Erbrechen, wie es nach Ernährungsfehlern, Alkoholexzessen etc. vorkommt, oder bei der morgendlichen Übelkeit mit gelegentlichem Erbrechen in der Frühschwangerschaft erübrigt sich eine Behandlung bzw. besteht diese lediglich in der Verordnung leicht verdaulicher Nahrungsmittel. Wenn Übelkeit oder Erbrechen jedoch ausgeprägt und lang anhalten, das allgemeine Befinden erheblich beeinträchtigen und evtl. zu Störungen im Elektrolyt- und Wasserhaushalt führen, ist eine Therapie notwendig.

Kausale Therapie

Internistische oder chirurgische, evtl. neurochirurgische Behandlung der ursächlichen Erkrankung: s. Spezialkapitel.

Symptomatische Therapie

Sie dient der Unterstützung der spezifischen Behandlung und wird allein nur dort angewandt, wo eine ursächliche Therapie nicht möglich ist.

Ernährung

Es muss zunächst vor allem auf ausreichende Flüssigkeits- und Elektrolytzufuhr geachtet werden. Falls diese oral nicht möglich ist, sind u. U. Infusionen erforderlich (▶Kap. 19.12, ▶Kap. 19.13). Im Allgemeinen soll bei akut einsetzendem Erbrechen (v. a. vonseiten des Verdauungstrakts) jegliche Nahrungsaufnahme zunächst für einige Stunden unterlassen werden, um dann im Anschluss nur Tee und – wenn dieser toleriert wird – trockene, leicht verdauliche Nahrungsmittel (z. B. Zwieback, gesalzene Kräcker) in häufigen, kleinen Mahlzeiten aufzunehmen.

Medikamentöse Behandlung

(1) **Antihistaminika** (H_1-Rezeptorantagonisten) mit ausgeprägter zentralnervöser Hemmwirkung finden als Antiemetika Verwendung. Bei Bewegungskrankheit ist eine Prophylaxe ca. 1 h vor Antritt der Reise zu empfehlen. Antihistaminika wirken unterschiedlich stark sedierend. Im ersten Trimenon einer Schwangerschaft nur bei strenger Indikation bedingt erlaubt (▶Kap. 12.5 [▶Tab. 13.3]). *Haupt-UAW:* Schläfrigkeit, Mundtrockenheit, selten Sehstörungen. *Kontraindikationen:* Blasenentleerungsstörungen, Glaukom. Schwangerschaft (▶Kap. 12.5). Interaktionen mit Sedativa, Tranquillanzien, Alkohol → gesteigerte Schläfrigkeit.

Dimenhydrinat (Vomex A®) findet besonders Anwendung bei der Therapie der Bewegungskrankheit, aber auch bei anderen Formen des Erbrechens. *Dosierung:* 1 Depot-Drg. im Abstand von 8–10 h oder 1 Supp. 3- bis 4-mal/d oder 1–2 Amp./d i. v. oder i. m. (Depot-Drg. 0,2 g, 1 Supp. 0,15 g, 1 Amp. i. v. 0,065 g in 10 ml, 1 Amp. i.m. 0,1 g in 2 ml).

(2) **Phenothiazine:** zentral dämpfende Mittel aus der Gruppe der Neuroleptika. Durch Blockierung von Dopaminrezeptoren in der Area postrema beeinflussen sie wirksam Er-

brechen verschiedener Genese mit Ausnahme der Bewegungskrankheit. Nur piperazinsubstituierte Chlorpromazinverwandte, z. B. Decentan®, sind auch dort wirksam. Zum Teil beträchtliche *UAW:* Sedierung, Störungen von Vegetativum und extrapyramidalem System, allergische Hauterscheinungen, Agranulozytose u. a. Im ersten Trimenon einer Gravidität nur bei strenger Indikationsstellung bedingt erlaubt. Interaktionen mit Sedativa/Tranquillanzien, Alkohol, Anticholinergika und Dopaminantagonisten (s. u.).

- **Perphenazin** (Decentan®) als Antiemetikum auch zur Therapie der Bewegungskrankheit geeignet. *Dosierung:* 4–8(–12) mg/d p. o. Bei ambulanten Patienten Tagesdosis von 12 mg nicht überschreiten.
- **Fluphenazin** (Lyogen®). *Dosierung:* 1–2 mg/d (1 Tbl. – 1 mg, 1 Amp. bis 1 mg). Bei ambulanten Patienten Tagesdosen von 2 mg nicht überschreiten.

(3) **Scopolamin** (Scopoderm® TTS): Anticholinergika wie Scopolamin (M-Cholinorezeptorantagonist) sind besonders wirksam in der Prophylaxe von Übelkeit und Erbrechen vestibulären Ursprungs (Reise- bzw. Seekrankheit). *Dosierung:* 1 Membranpflaster etwa 4–6 h oder am Abend vor Reiseantritt. Die Wirkung hält bis zu 3 Tage an. *UAW* wie bei dieser Substanzklasse bekannt, Wirkungsverstärkung durch Interaktion mit Alkohol.

(4) **Dopaminantagonisten:** Antiemetika mit zentraler Blockierung des Dopamin(D_2)-Rezeptors und zusätzlicher peripherer antiemetischer Wirkung durch Steigerung der gastrointestinalen Motilität bei hypotonen Funktionsstörungen des Magen-Darm-Trakts. *UAW:* dyskinetisches Syndrom (Antidot: Biperiden [Akineton®]). Interaktionen mit Digoxin, Cimetidin (Absorption ↓), Levodopa, Paracetamol, verschiedenen Antibiotika, Lithium (Absorption ↑).

- **Metoclopramid** (Paspertin®) wirkt in hoher Dosierung auch am 5-HT_3-Rezeptor (s. u.); *Dosierung:* 2–3 × 10 mg/d rektal oder 3 × 5–10 mg/d p. o., als Tropfen 3 × 30 Tr./d; wenn nötig, 1–3 × 10 mg/d i. m. oder i. v.
- **Alizaprid** (Vergentan®) 2–3 × 50 mg i. v.
- **Domperidon** (Motilium®): nur peripher wirkender D_2-Antagonist, daher ohne zentralnervöse UAW; Dosierung 3 × 10–20 mg p. o.

(5) **Serotonin(5-HT)-Antagonisten (Setrone):** selektiv wirkende Substanzen, die den 5-HT_3-Rezeptor an der Area postrema blockieren, aber wahrscheinlich auch an Rezeptoren im Gastrointestinaltrakt eine serotoninantagonistische Wirkung haben, ohne die UAW der Dopaminantagonisten (keine Dyskinesien; gelegentlich Flush, Kopfschmerzen, Obstipation, Sedierung, Hypotension). Hohe antiemetische Potenz, besonders für die Strahlen- und Zytostatikatherapie.

Substanzen: Ondansetron (Zofran®, Zofran Zydis®), Tropisetron (Navoban®), Granisetron (Kevatril®), Dolasetron (Anemet®), Palonosetron (Aloxi®); Dosierung ▶ Tab. 1.7.

Tab. 1.7 Äquivalenzdosen der 5-HT_3-Antagonisten

	HZW (h)	Rezeptoraffinität (pKi log-Skala)	i. v.	per os
Ondansetron	4,0	8,4	8–16 (–32) mg	8–16 (–32) mg
Tropisetron	9,0	8,7	5 mg	5 mg
Granisetron	9,0	8,9	2 mg	2 mg
Dolasetron	7,3	7,6	100 mg	200 mg
Palonosetron	40,0	10,5	0,35 mg	Nicht verfügbar

(6) **Neurokinin-1(NK1)-Rezeptorantagonisten:** Tachykinine, besonders ein Peptid „P“, binden an den NK1-Rezeptor und potenzieren die Emesis besonders unter Chemotherapie. Rezeptorantagonisten können diesen Einfluss unterbinden. Der orale NK1-Rezeptorant-

1

agonist **Aprepitant** (Emend®) kann die Wirkung von 5-HT_3-Antagonisten und Dexamethason deutlich verstärken.

(7) **Dexamethason** potenziert die Wirkung der Setrone deutlich und sollte bei stark emetogenen Zytostatikaapplikationen mit diesen kombiniert werden.

Behandlung bei zytostatikabedingtem Erbrechen

Ziel der Therapie ist der Zustand ohne Übelkeit! Aufgrund der Vielzahl gut wirksamer Antiemetika ist dies bei konsequenter Therapie bei ca. 60–80 % aller Patienten zu erreichen. Nausea/Emesis bei tumorkranken Patienten führt zu einem nicht tolerablen Verlust an Lebensqualität, sodass Antiemetika großzügig eingesetzt werden sollten. Die wichtigsten Substanzen sind 5-HT_3-Antagonisten, Steroide und NK1-Rezeptorantagonisten.

Die antiemetische Therapie richtet sich nach der emetogenen Potenz der verwendeten Zytostatika und der subjektiven Empfindlichkeit des Patienten. Bei den sehr schwach emetogenen Zytostatika (▶ Tab. 1.6) ist i. d. R. keine Therapie notwendig.

Die Begleittherapie richtet sich nach der emetogenen Potenz der verwendeten Zytostatika, dabei ist zu berücksichtigen, dass durch die Kombination mehrerer mittelgradig emetogener Zytostatika die Gesamttherapie hoch emetogen sein kann!

Jeder Patient mit Nausea/Erbrechen wird beim nächsten Zyklus mit der höheren Gruppentherapie behandelt (MASCC-Richtlinien ▶ Tab. 1.8).

Tab. 1.8 MASCC[1]-Richtlinien zur Therapie von Emesis/Nausea (Perugia 2004)

Risikogruppe	Patienten (%)	Akutes Erbrechen	Verzögertes Erbrechen
Hoch	>90	5-HT_3-Antagonisten + Dexamethason + Aprepitant (Einzeldosis)	Dexamethason + Aprepitant (Tag 2 + 3)
Moderat	30–90	5-HT_3-Antagonisten + Dexamethason (Einzeldosis)	Orales Dexamethason (1. Wahl), 5-HT_3-Antagonisten (alternativ)
Niedrig	10–30	Zum Beispiel Dexamethason	Keine präventiven Maßnahmen
Minimal	<10	Keine präventiven Maßnahmen	Keine präventiven Maßnahmen

[1] Multinational Association for Supportive Care in Cancer. June 2004.

(1) **Gering emetogene Chemotherapie** (z. B. Taxan-Monotherapie): **Dexamethason** (2 × 8 mg/d Tag 1 bis 2), evtl. **Metoclopramid** 4 × 30 Tr./d (8–10 mg) p. o. oder als Kurzinfusion prophylaktisch kurz vor der Chemotherapie (alternativ Alizaprid), bei extrapyramidalen UAW: **Dimenhydrinat** (Vomex®), **Domperidon** (Motilium®). Sollte trotzdem Übelkeit auftreten, muss beim nächsten Zyklus ein **Setron** (mit Dexamethason) angewendet werden.

(2) **Moderat emetogene Chemotherapie: Dexamethason** 2 × 8 mg/d p. o. Tag 0 bis Tag 2 und ein **Setron** der 2. Generation vor Therapie.

(3) **Hoch emetogene Chemotherapie: Setrone, Dexamethason** 8–20 mg als Kurzinfusion vor Therapie und 1- bis 2 × 8 mg/d an beiden Folgetagen. Zusätzlich **Aprepitant** (Emend®) 120 mg Tag 1, je 80 mg Tag 2 und 3. **Lorazepam** (Tavor®) 1–2 mg i. v. (p. o.) kann bei antizipatorischem Erbrechen hilfreich sein.

Applikation und Dosierung der 5-HT_3-Antagonisten und weitere Informationen:

- Alle Setrone der 2. Generation sind in oraler und intravenöser Form verfügbar und in beiden Formen gleich wirksam. Das Setron der 3. Generation (Palonosetron) ist nur i. v. verfügbar.
- Grundsätzlich sollte die orale Gabe 30 min vor der Therapie durchgeführt werden.

- Setrone der 2. Generation wirken gering bei der verzögerten Form des Erbrechens, wiederholte Gaben sind wenig wirksam. Besser ist die Gabe von Palonosetron wegen seiner längeren HWZ und größeren Rezeptoraffinität oder ein Versuch mit Metoclopramid und Dexamethason bzw. ein Versuch mit Dimenhydrinat (Vomex®) und Dexamethason.
- *UAW:* Kopfschmerzen, Obstipation, leichte Flush-Symptomatik.
- Äquivalenzdosen ▶ Tab. 1.7. Ondansetron liegt auch als Sublingualform vor (Zofran Zydis®), diese Form dient nur der einfachen Applikation, es findet keine bukkale Resorption statt.

Bei protrahierter Übelkeit nach platinhaltiger oder Hochdosischemotherapie empfiehlt sich bei stationären Patienten zusätzlich **Alizaprid** (Vergentan®) 6 Ampullen (6 × 50 mg) über 24 h als Dauerinfusion zu geben.

1.4.2 Singultus

T.R. Weihrauch

Ätiologie und Pathogenese Multifaktoriell, vom gelegentlichen „idiopathischen" Schluckauf bei raschem Trinken von eisgekühlten Getränken bis zum Singultus bei Malignomen der Speiseröhre. Ursachen im Einzelnen: **psychische** Erkrankungen, **zentralnervös** (Alkoholintoxikation), infektiös-toxisch (z. B. bei Meningitis, Enzephalitis), tumorbedingt (z. B. Hirnstammtumoren) sowie zerebrovaskuläre Insulte (Schädel-Hirn-Trauma) und **peripher** ausgelöst (zervikale, mediastinale, pleuropulmonale, ösophageale und abdominale Tumoren, Entzündungen und Verdrängungen wie thorakales Aortenaneurysma, Achalasie und Magendistension [opulentes Mahl, Gastroparese, maligne Magenausgangsstenose u. a.]).

THERAPIE

Die weitaus häufigste Manifestation ist der **passagere Schluckauf,** der mit „Hausmitteln" zu beenden ist. Beim **persistierenden Schluckauf,** der durch Allgemeinmaßnahmen nicht zu beseitigen ist, richtet sich die Therapie nach der zugrunde liegenden Erkrankung (entsprechende Diagnostik durchführen!).

Allgemeine Maßnahmen

Beim harmlosen gelegentlichen Schluckauf allgemeine Maßnahmen wie Atemanhalten, Bauchpresse und/oder 1 Teel. trockenen Zucker schlucken, psychische Ablenkung.

In hartnäckigen Fällen Vagusreizung durch pernasales Einführen einer Magensonde und Reizung der Pharynxhinterwand durch mehrmaliges Drehen der Sonde für ca. 30 sec oder direkte Gaumenmassagen mit weichem Katheter am Übergang vom weichen zum harten Gaumen. Bei Verdacht auf Singultus durch Magendilatation (z. B. Blutung oder postoperativ) Sonde zur Entlastung im Magen platzieren.

Medikamentöse Therapie

Die Therapie ist weitgehend empirisch: Prokinetika und Protonenpumpenhemmer sollen durch Beschleunigung der Magenentleerung und Hemmung der Säuresekretion den afferenten Reiz unterdrücken. Baclofen als Reflexbogenhemmer soll durch GABAerge Wirkung die zentrale Erregbarkeit und Auslösbarkeit des Schluckaufreflexes herabsetzen. Häufig liegt eine gastroösophageale Refluxkrankheit vor.

(1) **Motilitätswirksame Medikamente: Metoclopramid** 3–4 × 10 mg/d bzw. **Bromoprid** oder **Domperidon.** Wirkung durch Motilitätssteigerung (Magenentleerung!) und zentralen Angriffspunkt.

(2) **Psychopharmaka: Triflupromazin** 20 mg i. m. oder 5–10 mg i. v., anschließend 1 Supp. bei Bedarf; **Haloperidol:** 3 × 5 mg p. o.

(3) Andere: **Valproat:** Antikonvulsivum besonders bei neurogenem Schluckauf: 20 mg/kg KG auf 2–4 Tagesdosen verteilt für eine Woche! **Amitriptylin** 3 × 10–20 mg/d; **Baclofen** 2 × 5 bis 3 × 30 mg/d.

(4) **Omeprazol** 20 mg/d.

In einer nichtkontrollierten Studie über 6 Monate besserte die Dreierkombination Cisaprid (30 mg/d), Omeprazol (20 mg/d) und Baclofen (45 mg/d) den Schluckauf signifikant. Da Cisaprid nicht mehr im Handel ist, könnte Metoclopramid bzw. Domperidon (s. o.) eine Alternative sein.

Operative Therapie

Als Ultima Ratio kann eine ein- oder beidseitige Durchtrennung des N. phrenicus (Ausschaltung der efferenten Strecke des Reflexes) notwendig werden, wenn der fortschreitende Kräfteverfall des Patienten es erfordert. Allerdings ist diese Maßnahme nicht immer erfolgreich; außerdem besteht die Gefahr einer kompletten Zwerchfellparese mit konsekutiven respiratorischen Problemen.

> **! WICHTIG**
> Bei Wiederauftreten von lang anhaltendem Schluckauf (>48 h) Suche nach einer zugrunde liegenden Erkrankung veranlassen.

1.4.3 Dysphagie

D. Häussinger

▶ Kap. 17.2.

1.4.4 Diarrhö

D. Häussinger

Definition Eine Diarrhö bei mitteleuropäischer Kost wird definiert durch mehr als drei wässrig-ungeformte Stühle pro Tag und ein Gesamtstuhlgewicht über 250 g/d. Von etwa 9 l Flüssigkeit, die normalerweise durch den oberen Gastrointestinaltrakt fließen, gelangen nur 1,5 l durch die Bauhin-Klappe in das Zökum, nur 100–200 ml werden pro Tag mit dem Stuhl ausgeschieden. Im Dünndarm ist die Wasserrückresorption an Natrium- und Glukoseresorption gekoppelt, was therapeutisch zu beachten ist.

Ätiologie und Pathogenese Man unterscheidet 4 Hauptursachen:

(1) **Osmotische Diarrhö** (durch schwer resorbierbare und osmotisch aktive Substanzen im Darmlumen): Bei Einnahme von Lactulose, Magnesiumsulfat, gastrokolischer Fistel oder Kurzdarmsyndrom beträgt die Stuhlmenge meist 500–1.000 ml/d. Der Durchfall sistiert, wenn der Patient fastet bzw. den schwer resorbierbaren Stoff nicht mehr einnimmt. Die Messung der Stuhlosmolalität ergibt eine Differenz über 40 mval zur doppelten Summe von Natrium und Kalium im Stuhl (= osmotische Lücke).

(2) **Sekretorische Diarrhö** (durch intestinale Wasser- und Elektrolytsekretion): Enterotoxine (Shigellen, Staphylococcus aureus, Clostridium perfringens, Vibrio cholerae etc.), Gastrin (Zollinger-Ellison-Syndrom), Kalzitonin, Serotonin (Karzinoid), kongenitale

Chlorid- und Natriumdiarrhö, VIP (Vipom), Laxanzien (Bisacodyl, Anthranoide, Rizinus etc.) sowie sezernierende villöse Adenome führen zu Stuhlmengen über 1 l/d, auch bei Fasten des Patienten. Es besteht keine osmotische Lücke zwischen Stuhlosmolalität und der doppelten Summe von Natrium und Kalium im Stuhl.

(3) **Exsudative Diarrhö:** Morphologische Schleimhautveränderungen mit Exsudation (von Schleim, Protein und Blut) bestehen z. B. bei Sprue, Morbus Whipple, bakteriellen Infektionen mit Mukosainvasion, z. B. enteropathogene E. coli, Amöben, Shigellen, aber auch bei Strahlenenteritis, Kollagenosen, Dünndarmlymphom, Morbus Crohn, Colitis ulcerosa, kollagener Kolitis, Amyloidose. Diagnostik durch Endoskopie mit Biopsie und Nachweis der Erreger im Stuhl.

(4) **Hypermotile Diarrhö:** Eine gestörte intestinale Motilität mit Diarrhö aus extraintestinaler Ursache besteht bei Karzinoid, Hyperthyreose, Diabetes mellitus mit Neuropathie, Reizdarmsyndrom (irritables Kolon, IBS) mit erhöhter Motilität und Sensitivität des Darms. Bei Sklerodermie und Amyloidose besteht oft Hypomotilität.

Klinik Einteilung in akute und chronische Diarrhö sowie in entzündliche und nichtentzündliche Diarrhö. Eine entzündlich bedingte Diarrhö besteht mit hoher Wahrscheinlichkeit, wenn Erbrechen, Fieber, Bauchkrämpfe und Blut im Stuhl vorliegen. Ein hämolytisch urämisches Syndrom (HUS) kann durch enterohämorrhagische E. coli (Serotypen 0157:H7; 0140:H4) in 10–25 % ausgelöst werden. Nichtentzündlich bedingte Diarrhöen durch toxinbildende Bakterien verursachen kein Fieber, kein Blut und keine Leukozyten im Stuhl (▶Tab. 1.9).

Tab. 1.9 Ursachen akuter Diarrhöen

Ohne Entzündung	Mit Entzündung
• Rotavirus • Norwalk-Virus (Norovirus) • Lamblien • Staphylococcus aureus • Clostridium perfringens • E. coli enterotoxisch (ETEC) • Vibrio cholerae • Bacillus cereus	• Shigellen • Salmonellen • Campylobacter • Amöben • Yersinien • Clostridium difficile • E. coli enteroinvasiv (EIEC) • E. coli enterohämorrhagisch (EHEC)

1.4.4.1 Akute infektiöse Diarrhö (Dauer < 2 Wochen)

Ätiologie und Pathogenese Häufigste Ursachen sind akute Gastroenteritiden (bakterielle Nahrungsmittelvergiftung) durch Bakterien im Darm (z. B. Salmonellen, Shigellen, E. coli [enterotoxinbildende E. coli häufigste Ursache der **Reisediarrhö!**] , Proteus, Pyocyaneus, Yersinia enterocolitica, Campylobacter jejuni, Chlamydien; Inkubationszeit mehrere Stunden bis Tage) **oder** durch in der Nahrung gebildete Toxine, die mit dem Essen aufgenommen werden (z. B. Toxine von Staphylokokken, Bacillus cereus und Clostridien; Inkubationszeit wenige Stunden). Daneben zahlreiche andere bakterielle (Typhus, Paratyphus, Cholera), virale (Noroviren [Norwalk-like Viren] bis zu 50 % der nichtbakteriellen Diarrhöen bei Erwachsenen, Rotaviren, Astroviren, Adenoviren), antibiotikainduzierte (Clostridium difficile), parasitäre (Amöben, Lamblien), allergische (Nahrungsmittelunverträglichkeit) und medikamentöse Ursachen (Laxanzien, Zytostatika, Antibiotika, Digitalisüberdosierung).

Klinik Die Symptomatik wird durch Art und Schwere der Noxe bestimmt. 90 % sind leichte Verlaufsformen der akuten Gastroenteritis mit Nausea, Erbrechen, Temperaturen < 38,5 °C und breiigen bis wässrigen Diarrhöen von kurzer (2- bis 3-tägiger) Dauer.

Diagnostik Bei akuter Diarrhö ergibt die Diagnostik oft keine eindeutige Ursache und ist bei unkomplizierten Verläufen entbehrlich.

1

> **! WICHTIG**
> Bei schwerer Beeinträchtigung des Allgemeinbefindens, Temperaturen >38,5 °C und/oder blutigem Stuhl bzw. Dehydratationszeichen mit Kollapsneigung ist die sofortige differenzialdiagnostische Abklärung als Grundlage für eine kausale Therapie durchzuführen. Richtlinien für das praktische Vorgehen ▶ Tab. 1.10.

1.4.4.1.1 Unkomplizierte akute Diarrhö

Therapie

Ziel: Aufrechterhaltung eines normalen Elektrolyt- und Wasserhaushalts, Besserung der Diarrhö.

(1) **Antidiarrhoika:**

- Bei stärker ausgeprägten Diarrhöen Opioide (**Loperamid,** z. B. Imodium akut® Kps., Imodium akut lingual®), die keine zentralen UAW mehr haben (▶ Tab. 1.10). Vorteil: schneller Wirkungseintritt. Bei relativer Überdosierung Obstipation und Benommen-

Tab. 1.10 Praktisches Vorgehen bei akuter Diarrhö

Ambulante Behandlung ohne eingehende Diagnostik, wenn Fieber < 38,5 °C, keine Zeichen der Dehydratation, kein Blut im Stuhl. Wenn unter symptomatischer Behandlung kein Rückgang der Krankheitssymptome innerhalb 1 Woche eintritt, dann fachärztliche Untersuchung, evtl. **Klinikeinweisung.**	
Diese auch bei	
1.	Auftreten einer Durchfallserkrankung innerhalb von 48 h nach Rückkehr aus subtropischen, tropischen oder verseuchten Gebieten (Ausschluss einer Cholera) oder
2.	Bei Fieber > 38,5 °C, Zeichen der Dehydratation und/oder blutigen Durchfällen
Diagnostisches Vorgehen (nur bei schwer verlaufender Diarrhö)	
1.	**Laboruntersuchungen:** Blutbild, Elektrolyte, harnpflichtige Substanzen, Säure-Basen-Haushalt, CRP, 3 Blutkulturen bei Sepsis
2.	**Stuhlbeschaffenheit:** Erbsbreistuhl bei Salmonellose, Reiswasserstuhl bei Cholera, blutig-eitriger Stuhl bei Ruhr und Colitis ulcerosa, schaumiger Stuhl bei Gärungsdyspepsie
3.	**Mikrobiologische Stuhldiagnostik:** Salmonellen, Shigellen, Campylobacter, Wurmeier, Noro-, Rotaviren, bei schweren Immundefekten (z.B. AIDS) auch Cryptosporidium parvum; Stuhldirektpräparat für Leukozyten, Lamblien, Amöben; PCR-Diagnostik
4.	**Serodiagnostik:** Salmonellen, Shigellen, Campylobacter, Yersinien (IgM, IgA), Clostridium difficile (Toxin A und B), Amöbenantikörper nach Tropenaufenthalt
5.	**Darmbiopsien** zum Ausschluss von Morbus Whipple und Lambliasis (Duodenum), Amöbiasis (Kolonulkusrand)
Therapie	
1.	**Diät:** wenige Restriktionen, viel Flüssigkeit (3–4 l/d)
2.	**Rehydratation:** Elotrans®, Oralpädon®, 1 Btl. auf 200 ml Wasser, 4–6 Btl./d oder WHO-Trinklösung: 2 l Wasser mit NaCl (7 g), $NaHCO_3$ (5 g), KCl (3 g), Glukose (40 g), noch besser mit 100 g Maisstärke pro 2 l
3.	**Antidiarrhoika:** Imodium® Startdosis 4 mg (2 Kps.), 1 Kps. nach jedem wässrigen Stuhlgang, bis zu 6 Kps./d, Tiorfan® 3 × 100 mg/d
4.	**Unterstützende Maßnahmen:** Adsorbenzien, Spasmolytika
5.	Antibiotika (▶ Tab. 1.11) nur bei schwer verlaufender Diarrhö

heit. *Kontraindikationen* (mögliche Verschlechterung): Subileus, Obstipation, blutige Diarrhö, schwere toxische Verlaufsformen.
- Antisekretorisch wirksam ist auch der Enkephalinasehemmer **Racecadotril** (Tiorfan®) Kps. 3 × 100 mg/d für maximal 7 Tage beim Erwachsenen. *UAW:* Kopfschmerzen, Übelkeit und allergische Reaktionen.

(2) **Orale Rehydratation:** Kohlenhydrate fördern die Resorption von Natrium und Wasser und verringern so den Elektrolyt- und Flüssigkeitsverlust und die Diarrhö (▶Tab. 1.10). Bei akutem Brechdurchfall und Dehydratation parenterale Ernährungstherapie.

(3) **Diät:** Da die Resorptionsfunktion des Dünndarms bei infektiöser Diarrhö meist intakt ist, Nahrungsaufnahme dem Krankheitszustand anpassen und nur wenige Restriktionen auferlegen (bei Übelkeit, Erbrechen, Bauchkrämpfen, Appetitlosigkeit), keine strengen Restriktionen bei normalem Appetit. In jedem Fall jedoch ausreichend trinken (s. [2]).

(4) **Unterstützende Maßnahmen: Adsorbenzien** (Entero-Teknosal® 4–8 Essl./d). **Spasmolytika** bei stärkeren abdominalen Beschwerden (Buscopan® 3 × 1–2 Drg./d).

! WICHTIG

Adsorbenzien können die Resorption anderer Medikamente beeinträchtigen.

Darmantiseptika sind wegen fehlender therapeutischer Wirkung nicht indiziert. Die Wirksamkeit oraler Bakteriensubstitution (Probiotika, speziell Lactobacillus- und Saccharomyces-Stämme) ist bei dieser Indikation noch nicht ausreichend belegt. Antibiotika sind bei leichten Verlaufsformen (kein Fieber, kein Blut im Stuhl) nicht indiziert, da sie die Ausscheidung pathogener Keime wie Salmonellen verlängern. Ausnahmen: Patienten mit Immunschwäche (AIDS, Transplantierte) bzw. künstlicher Herzklappe sollten frühzeitig mit Antibiotika behandelt werden.

1.4.4.1.2 Schwer verlaufende akute Diarrhö

Kinder, alte Menschen und resistenzgeminderte Personen sind durch eine infektiöse Diarrhö besonders gefährdet. Bei schweren Durchfällen, die mit Fieber > 38,5 °C, Exsikkose und blutigen Diarrhöen einhergehen, müssen die Diagnose der Ursache und des Erregers angestrebt und eine entsprechende Antibiotikatherapie durchgeführt werden (▶Kap. 27.1.9, ▶Tab. 1.11). Elektrolyt- und Wassersubstitution müssen, falls erforderlich, parenteral erfolgen, außerdem stationäre Einweisung.

Therapie

(1) **Parenterale Substitution:** Lösungen entsprechend dem geschätzten Verlust unter Kontrolle von Hämatokrit, Serumelektrolyten und Säure-Basen-Haushalt infundieren. Die Infusionsmenge richtet sich nach den enteralen Verlusten und der oral verabreichten Flüssigkeitsmenge.

(2) **Antibiotische Therapie:** ▶Tab. 1.11. Ciprofloxacin, Azithromycin oder Trimethoprim-Sulfamethoxazol sind bei den meisten infektiösen Durchfällen wirksam.

Tab. 1.11 Antibiotische Therapie bei bakteriellen Darmerkrankungen

Erreger	Medikament	Dosierung (pro Tag)	Anwendungsdauer (Tage)
Salmonella typhi/ paratyphi	1. Ciprofloxacin	2 × 500 mg p.o	14
		2 × 400 mg i.v	14
	2. Ceftriaxon	1 × 2 g i.v.	14

1

Tab. 1.11 Antibiotische Therapie bei bakteriellen Darmerkrankungen *(Forts.)*

Erreger	Medikament	Dosierung (pro Tag)	Anwendungsdauer (Tage)
Salmonella enteritidis/typhimurium	1. Ciprofloxacin	2 × 500 mg p. o.	5-7
	2. Ceftriaxon	1 × 2 g i. v.	5-7
Shigella	1. Azithromycin	1 × 500 mg p. o.	3
	2. Ciprofloxacin	2 × 500 mg p. o.	3-5
Yersinia (ohne Bakteriämie)	1. Ciprofloxacin	2 × 500 mg p. o.	5-7
	2. Co-trimoxazol	2 × 160/800 mg p. o.	5-7
Campylobacter	1. Azithromycin	1 × 500 mg p. o.	3
	2. Ciprofloxacin	2 × 500 mg p. o.	3
E. coli (ETEC, EIEC)	1. Co-trimoxazol	2 × 160/800 mg p. o.	5
	2. Ciprofloxacin	2 × 500 mg p. o.	5
	3. Rifaximin	3 × 200 mg	3
E. coli (EHEC)	Möglichst keine Antibiotika		
Entamoeba histolytica	1. Metronidazol	10 mg/kg/d (max. 3 × 800mg) i. v. oder oral	10
	plus Paromomycin	3 × 500 mg p. o.	10
Giardia lamblia	1. Metronidazol	2 × 1 g	5
	2. Tinidazol	1 × 2 g	4
Clostridium difficile	1. Vancomycin	4 × 250 mg p. o. (nur!)	10
	2. Metronidazol	3 × 400 mg p. o.	10
	3. Fidaxomicin (v. a. bei Rezidiven)	2.200 mg p. o.	10
	4. Rifaximin	3 × 200 mg p. o.	10
Vibrio cholerae	1. Doxycyclin	1 × 300 mg p. o.	1
	2. Ciprofloxacin	2 × 500 mg p. o.	3
	3. Azithromycin	1 × 1 g	1

1.4.4.1.3 Reisediarrhö

Ätiologie und Pathogenese Erreger: enterotoxische E. coli (50 %), Shigellen, Campylobacter, Salmonellen, Yersinien, Lamblien, Amöben. Übertragung meist durch Leitungswasser, Eiswürfel, Salate, ungeschälte Früchte etc.

Therapie

Ciprofloxacin 2 × 500 mg/d oral über 5 Tage. Wichtig ist eine gute orale Rehydratation, am besten mit Elektrolyt-Glukose-Lösungen (Elotrans®, in den Tropen bei Apotheke WHO oral Rehydration Formula). Bei hoher Stuhlfrequenz (> 5/d) **Loperamid** (2–6 × 2 mg/d).

Prophylaktisch am besten nur gekochte Nahrungsmittel, geschälte Früchte („Cook it, peel it or forget it") und in Flaschen abgefüllte Getränke zu sich nehmen. Bei kurzem Aufenthalt (< 10 Tage) prophylaktische Gabe von Ciprofloxacin (1 × 500 mg/d) möglich.

1.4.4.2 Antibiotikaassoziierte Diarrhö

Unter der Gabe von Antibiotika treten bei 2–20 % der Patienten Diarrhöen auf, sowohl schon nach wenigen Stunden als auch bis zu 2 Monate danach. Pathophysiologische Ursachen: sekretorische oder osmotische Diarrhö, Stimulation der Peristaltik, toxische Wirkung auf die Darmschleimhaut und Störung der bakteriellen Standortflora.

Therapie

Absetzen der Antibiotika. Keine besondere Therapie.

1.4.4.2.1 Segmental hämorrhagische Diarrhö

Besonders nach oraler Einnahme von Penicillin kann es zu blutigen Diarrhöen mit starken Leibschmerzen kommen. Endoskopisch imponiert eine segmental hämorrhagische Kolitis mit Ödem, Schleimhauteinblutungen und gelegentlich Ulzerationen. Als Erreger konnte inzwischen Klebsiella oxytoca identifiziert werden.

Therapie

Absetzen der Antibiotika und symptomatische Therapie.

1.4.4.2.2 Pseudomembranöse Kolitis

Fast alle Antibiotika, besonders häufig aber Clindamycin, verändern die Zusammensetzung der normalen Darmflora, sodass Clostridium difficile überwuchern und durch sein Toxin die Schleimhaut schädigen kann. Ein besonders aggressiver Toxinbildner ist der Ribotyp 027. Typisch sind weißliche Pseudomembranen aus nekrotischer Mukosa und Fibrin als Bedeckung von Ulzera mit Granulozyteninfiltrationen. Prädisponiert sind Patienten mit schlechtem Allgemeinzustand, konsumierenden Erkrankungen bei gleichzeitiger Zytostatika- oder immunsuppressiver Therapie.

Leitsymptome und -befunde Wässrige, gelegentlich blutige Durchfälle, abdominale Krämpfe, Tenesmen und Fieber. Dehydratation, Elektrolytverlust, Leukozytose, BSG-Erhöhung, intestinaler Eiweißverlust. Diese Symptome treten i. d. R. 2–28 Tage nach Beginn der Antibiotikatherapie und bis 3 Wochen nach dem Absetzen ein.

Komplikationen Toxisches Megakolon, Perforation, Sepsis. Die Letalität ohne adäquate Therapie ist hoch.

Diagnose Rektoskopie, Koloskopie: weißlich-gelbliche Plaques. Nachweis der Clostridium-difficile-Toxine A und B durch Immunoassays zur Sicherung der Diagnose, Kultur, PCR.

Therapie

(1) **Infusions- bzw. Transfusionsbehandlung:** Ringer-Laktat-Lösung mit 10–20 mmol/L Kalium. Bei Bedarf Substitution von Blut oder Plasma (blutige Diarrhö, exsudative Enteropathie).

(2) **Absetzen der vorher verabreichten Antibiotika,** wenn es das Grundleiden gestattet.

(3) **Vancomycin®** Enterocaps (Mittel der Wahl): 4 × 250 mg/d oral in gleichmäßigen Zeitabständen oder **Metronidazol** 3 × 400 mg/d oral über 10–14 Tage.

Bei Therapieversagen oder wiederholten Rezidiven Therapieversuch mit Rifaximin (p. o.), Fidaxomicin (p. o.), Nitazoxanid (p. o.) Tigecyclin (i. v.). Im Falle von multiplen Rezidiven kann Patienten nach erfolgter Rezidivtherapie eine Stuhltransplantation angeboten werden.

Die Behandlung muss so lange fortgesetzt werden, bis der Stuhl erregerfrei ist und/oder die Diarrhöen sistieren. Unter der Vorstellung des Wiederaufbaus der Darmflora Gabe von **Probiotika,** z. B. Lactobacillus-Stämmen, oder **Saccharomyces boulardii** (Perenterol®) 3 × 2 Kps./d über 2 Wochen als Versuch; erste placebokontrollierte Studien haben einen positiven Trend gezeigt. Der therapeutische Effekt wird aber noch kontrovers beurteilt. Rezidive sind möglich und müssen wiederum nach dem angegebenen Schema behandelt werden. Hierbei konnte zusätzlich gegebenes Probiotikum das Risiko weiterer Rezidive senken.

> **WICHTIG**
> Kontrolle der Hör- und Nierenfunktion, insbesondere bei zusätzlicher Gabe anderer neuro- oder nephrotoxischer Medikamente. Relativ kontraindiziert bei vorbestehenden Schäden der Nn. vestibularis und cochlearis.

1.4.4.3 Chronische Diarrhö (Diarrhö > 2 Wochen)

Die chronische Diarrhö ist keine Krankheit, sondern ein Symptom, dem verschiedene Störungen oder Erkrankungen zugrunde liegen können.

Ätiologie und Pathogenese Die häufigsten Ursachen sind funktionelle Störungen (irritables Kolon, Reizdarmsyndrom: 20 % der Bevölkerung leiden darunter, Frauen:Männer 2:1, Ursache unbekannt, psychosoziale und genetische Faktoren, aber auch Auftreten nach akuter Diarrhö, pathophysiologisch veränderte gastrointestinale Motilität und erhöhte Darmsensitivität gegenüber Dehnungsreizen, z. B. durch Blähungen = Hyperalgesie). Weitere Ursachen: organische Dünn- und Dickdarmerkrankungen (Malabsorptionssyndrome, bakterielle Fehlbesiedelung, Sprue, Laktoseintoleranz, Morbus Whipple, Kurzdarmsyndrom, Karzinome, Divertikulitis, Colitis ulcerosa, Morbus Crohn, kollagene, lymphozytäre und ischämische Kolitis) sowie Postgastrektomiesyndrome, Medikamente (Laxanzien, Antibiotika, Zytostatika, Digitalis), Maldigestionssyndrome (z. B. Pankreasinsuffizienz), hepatobiliäre Erkrankungen, Nahrungsmittelallergien (Milch, Fisch, Obst), endokrin-metabolische Störungen (Hyperthyreose, Morbus Addison, Karzinoidsyndrom, Diabetes mellitus), Infektionen (Amöben, Lamblien).

> **WICHTIG**
> Nach heutigem Wissensstand führt Candida albicans nicht zu chronischen Diarrhöen (pathogen nur in Plattenepithelien, nicht in der Darmmukosa).

Klinik: Leitsymptome und -befunde Abhängig von Art, Schwere und Verlauf der Grunderkrankung. Wichtig für eine gezielte Therapie ist die Erkennung des Grundleidens. Beim irritablen Kolon/Reizdarm können Diarrhö und Obstipation entweder jeweils dominieren oder auch abwechseln. Die Beschwerden bessern sich kurzzeitig nach Defäkation.

Diagnostische Hinweise Stuhl auf pathogene Keime (diagnostisches Vorgehen ▶ Tab. 1.10) und Parasiten (Würmer, Lamblien) sowie okkultes Blut prüfen. Rektoskopie mit Biopsie (Amyloidose, Colitis ulcerosa), Ileokoloskopie mit Biopsie (Morbus Crohn, kollagene und lymphozytäre Kolitis), MRT-Sellink, virtuelle Kolografie, Gastroskopie mit Dünndarmbiopsie (Sprue, Morbus Whipple), Doppelballonendoskopie, Sonografie, ERCP, H_2-Atemtest, Chromogranin, Pankreaselastase im Stuhl, Serotonin, 5-Hydroxyindolessigsäure, Gastrin.

Stuhlbeschaffenheit: breiig-wässrig mit Blut- und/oder Eiterbeimengung bei Colitis ulcerosa, Rektumkarzinom; Schleimauflagerung bei Reizdarmsyndrom; Fettstühle bei Malabsorptions- und Maldigestionssyndromen; schaumig-flüssig-sauer bei intestinaler Gärungsdyspepsie (Kohlenhydratmalabsorption); faulig-stinkend-alkalisch bei intestinaler Fäulnisdyspepsie.

Paradoxe Diarrhö bei Kotstein (fäkale Impaktion): Dünner Darminhalt umfließt den Kotballen und entleert sich durch den reflektorisch dilatierten Analsphinkter (bes. im Alter oder als Medikamenten-UAW, z. B. Medikamente gegen Morbus Parkinson). **Therapie:** digitale Ausräumung.

THERAPIE

Symptomatische Therapie

(1) Allgemeinmaßnahmen, Diät, Flüssigkeits- und Elektrolytzufuhr sowie Adsorbenzien: ▶ Kap. 1.4.4.1.

(2) **Antidiarrhoika:** Imodium® (3 × 1–2 Kps./d), Imodium lingual®, Lop-Dia® Tropfen.

(3) **Parasympatholytika:** Buscopan® (3 × 2 Drg./d). Kontraindikationen ▶ Kap. 17.5.1.

(4) **Irritables Kolon (irritable bowel syndrome, IBS):** bei hohem Leidensdruck Psychotherapie und Gabe von Antidepressiva (trizyklische Antidepressiva, Serotoninantagonisten/5-HT_3-Rezeptorantagonist Alosetron ▶ Kap. 11).

Kausale Therapie

Therapie des Grundleidens der Diarrhö (▶ Tab. 1.11). Bei mikroskopischer Kolitis mit den beiden Unterformen lymphozytäre und kollagene Kolitis kann neben symptomatischen Maßnahmen (z. B. Loperamid) ein Versuch mit Budesonid (3 × 3 mg/d für 8–12 Wochen) unternommen werden. Ansprechrate: 70–80 %.

1.4.4.4 Diarrhö bei AIDS-Patienten

Ätiologie und Pathogenese Rund 50 % der AIDS-Patienten erkranken an Durchfall, wobei neben den üblichen pathogenen Bakterien wie Salmonellen etc. opportunistische Erreger wie Zytomegalievirus, Cryptosporidium, Microsporidia, Isospora und Mycobacterium spp. beobachtet werden. Bei einigen Patienten kann keine bakterielle Ursache gefunden werden (AIDS-Enteropathie).

Klinik Starke Durchfälle, häufig mit hohem Fieber und Bauchschmerzen einhergehend.

> **! WICHTIG**
> Bei jedem AIDS-Patienten müssen die gleichen diagnostischen Erwägungen und Maßnahmen durchgeführt werden wie üblich. Verliert der Patient bei Diarrhö ungewollt mehr als 10 % seines Gewichts, spricht man vom Wasting-Syndrom.

Diagnostik Außer den üblichen Stuhlkulturen Stuhlausstriche auf Mykobakterien, Cryptosporidien und Isospora belli untersuchen. Koloskopie mit Biopsie auf Zytomegalievirus.

THERAPIE

Neben einer erregerspezifischen Therapie kommt der Immunrekonstitution durch Einleitung oder Anpassung der antiretroviralen Kombinationstherapie (cART) eine entscheidende Bedeutung zu. Rund 60 % der Patienten sprechen auf **Loperamid** (6–12 mg/d) an, wenn eine opportunistische Infektion vorliegt. Bei einigen Patienten ist zusätzlich der Einsatz von **Tinctura opii** und/oder **Octreotid** s.c. erforderlich. Bei Erregernachweis, aber auch ungezielt bei fehlendem Keimnachweis und entsprechendem klinischem Schweregrad, **Ciprofloxacin** 2 × 500 mg/d bis zum Sistieren der Durchfälle.

1

1.4.5 Obstipation

D. Häussinger

Definition Nach den ROM-III-Kriterien: Innerhalb von 6 Monaten vor Diagnosestellung müssen in 3 Monaten mindestens zwei Kriterien vorhanden sein wie: Stuhlentleerung weniger als 3-mal/Woche; bei mindestens 25 % der Defäkationen starkes Pressen, Gefühl der unvollständigen Entleerung, manuelle Unterstützung der Stuhlentleerung (Bauchmassage), harter Stuhl, Gefühl der anorektalen Obstruktion oder Blockade. Weicher Stuhl liegt ohne den Einsatz von Laxanzien kaum vor. Die Kriterien eines Reizdarmsyndroms dürfen nicht erfüllt sein. Die chronische Obstipation ist ein Symptom, keine Krankheit per se, mit stark subjektivem Leidensdruck desjenigen, der sich für obstipiert hält und über „zu selten, zu schwer, zu hart, zu wenig Stuhlgang" klagt. Wichtig ist daher eine genaue Anamnese! Unterschieden werden die „Slow-transit-Obstipation" (kologen = Reizdarm) und die anorektale Obstipation (funktionelle oder morphologisch-organische Entleerungsstörung).

Ätiologie und Pathogenese Die Obstipation hat meistens funktionelle, seltener organische Ursachen. Sie ist häufig Bestandteil funktioneller Bauchbeschwerden, speziell des Reizdarms (▶Kap. 17.4). Im Alter zunehmend, leiden Frauen 2- bis 3-mal häufiger als Männer an Obstipation.

(1) **Funktionelle Ursachen:** schlackenarme Kost, zu wenig orale Flüssigkeitsaufnahme (< 2 l/d) bei Rückgang des Durstgefühls im Alter, wenig körperliche Bewegung bei vorwiegender Tätigkeit im Sitzen, Unterdrücken des Stuhlgangs, z. B. Hast im Berufsleben, Schmerzen im After (Analfissur). Stress, Angst, Ärger, Depression und Schmerzen beeinflussen Darmmotilität und Menge der Nahrungsaufnahme (Anorexie, Bulimie, Laxanzienmissbrauch zur Gewichtsabnahme). Bei manchen Patienten, meist Frauen, ist die reflektorische Erschlaffung des anorektalen Kontinenzorgans beim Pressen gestört („Anismus"). Als Manifestation im Sinne eines irritablen Kolons/Reizdarms (IBS) können Obstipation und Diarrhö entweder jeweils dominieren oder auch abwechseln. Die Beschwerden bessern sich kurzzeitig nach Defäkation (▶Kap. 1.4.4.3).

(2) **Medikamente:** Opiate, Loperamid, Antazida (Aluminiumhydroxid, Kalziumkarbonat), Sedativa, Psychopharmaka, Anticholinergika, Anti-Parkinson-Mittel, Diuretika, Eisenpräparate.

(3) **Gastrointestinalerkrankungen:** Reizdarmsyndrom, Divertikulose, Hernie, Kolontumor, Stenose (entzündlich oder durch Kompression von außen), Megakolon mit aganglionärem Segment (Morbus Hirschsprung), Analfissur, Rektozele, innerer vorderer Prolaps des Rektums.

(4) **Andere Systemveränderungen und Erkrankungen:** endokrine Erkrankungen wie Diabetes mellitus, Hypothyreose, Hyperparathyreoidismus, Morbus Addison; Schwangerschaft, Hyperkalzämie, Hypokaliämie, Urämie, Amyloidose, Sklerodermie, multiple Sklerose, Morbus Parkinson, autonome Polyneuropathie, Querschnittslähmung, intestinale Pseudoobstruktion.

Klinik Oft verläuft die Obstipation ohne Beschwerden. Erst das Bewusstsein realer oder eingebildeter „zu seltener oder zu geringer Stuhlentleerung" bzw. die Angst, sich innerlich zu vergiften (Horror autotoxicus), wird zum krankmachenden Faktor. Häufig werden Beschwerden wie allgemeines Unwohlsein, Völlegefühl, Appetitlosigkeit, Leibdruck und/oder -schmerz, Blähungen darauf zurückgeführt. Bei chronischer Obstipation kann eine paradoxe Diarrhö auftreten durch fäkale Impaktion (Fäkolith, digitale Ausräumung! Meist bettlägerige Patienten mit Exsikkose).

> **! WICHTIG**
> Bei erstmaligem Auftreten einer chronischen Obstipation im Erwachsenenalter ohne fassbare Ursache Ausschluss eines kolorektalen Karzinoms.

Diagnostik Die genaue Anamneseerhebung ist die wichtigste Maßnahme bei Obstipation! Rektal-digitale Untersuchung (Sphinkterrelaxation beim Pressen; fäkale Impaktion); Blut im Stuhl (Haemoccult®-Test). Ultraschall des Abdomens. Prokto- und Koloskopie. Anorektale Manometrie, Defäkografie (Rektozele, Rektumvorderwandprolaps), Transitmessung (Hinton-Test).

Therapie

Ansatzpunkte für eine **kausale Behandlung** ergeben sich bei den organischen Ursachen, Medikamenten etc., wie sie unter Ätiologie und Pathogenese genannt sind.

Basistherapie

(1) Bei **unkomplizierter** chronischer Obstipation hat sich das folgende **Therapieschema** bewährt, ohne dass alle Maßnahmen wissenschaftlich untermauert sind:

- Morgens vor dem Aufstehen Bauchmassage entlang des Dickdarms.
- Bahnung des gastrokolischen Reflexes: auf nüchternen Magen 1 Glas kaltes Wasser trinken.
- Zum Frühstück: Vollkornbrot, Bohnenkaffee und 2 Essl. Leinsamen (ganz oder geschrotet) oder Weizenkleie (vorher einweichen).
- Versuch einer Darmentleerung auch bei fehlendem Stuhldrang (mindestens 5 min) täglich (ohne aber zu stark zu pressen) nach dem Frühstück (Konditionierung bei Stuhlpropulsion durch gastrokolischen Reflex).
- Körperliche Bewegung besonders bei Patienten mit sitzender Tätigkeit (morgendliche Gymnastik, Weg zum Arbeitsplatz ganz oder teilweise zu Fuß).
- Übrige Mahlzeiten schlackenreich (Gemüse, Obst, Salate, Vollkornbrot), ferner Joghurt und Quark. Ausreichend trinken (2 l/d).
- Je nach Erfolg zum Frühstück, evtl. zusätzlich auch zur Abendmahlzeit, 2 Essl. Leinsamen oder Weizenkleie oder Leinsaat 2–3 Essl. mit reichlich Flüssigkeit.

Wenn nach 2 weiteren Tagen keine ausreichende Stuhlentleerung erfolgt, sind folgende Maßnahmen sinnvoll:

- Lokale Entleerungshilfe durch kleinen Einlauf, z. B. Mikroklist® und weitere, konsequente Befolgung der o.g. 7 Punkte.
- Weiter ärztliche Ermunterung und Führung des Patienten.
- Wenn Laxanzien trotz dieser Maßnahmen nicht vermieden werden können, sollte ihre Applikation nur jeden 2. oder 3. Tag erfolgen.

Das Konzept soll dem Patienten erläutert werden, und er soll es mindestens 2 Wochen konsequent einhalten. Danach Rücksprache. Der Circulus vitiosus, der durch die Laxanzien in Gang gesetzt wird (Laxanzien – Entleerung – Obstipation – Laxanzien), muss unterbrochen werden. Viele Menschen halten einen täglichen Stuhlgang für physiologisch notwendig zur „Entgiftung und Entschlackung", was zu Laxanzienabusus führt. Aufklärung ist hierbei die wichtigste Therapie!

(2) Bei Kaliummangel (Serumkalium < 3,5 mmol/L [< 3,5 mval/L]) kaliumreiche Nahrungsmittel, Kaliumchloridpräparate (▶ Kap. 19.12.6).

(3) Bei **spastischer** Obstipation (IBS) mit ungenügender Wirkung der Basistherapie zusätzlich Versuch mit **Parasympatholytika** oder **Spasmolytika.**

(4) Bei **rektaler** Verstopfung (Dyschezie) mit ungenügender Wirkung der Basistherapie zusätzlicher Versuch mit Glyzerin-Supp. (Glycilax®) oder kleinen Einläufen (Microklist®) oder Suppositorien, die CO_2 im Rektum freisetzen (Lecicarbon®). Beim „Anismus" Versuch mit Biofeedback. Volle Hüftbeugung beim Pressen zum Stuhlgang erleichtert die rektale Entleerung.

1

Laxanzientherapie

! WICHTIG

Chronischer Laxanzienabusus kann zu intestinalen Verlusten von Na^+, K^+, Ca^{2+}, H_2O (Osteoporose, Hypokaliämie, Exsikkose), evtl. auch zur Schädigung der myenterischen Neurone führen! Daher möglichst nur kurzfristigen Einsatz anstreben.

Indikationen

(1) Bettlägerige, besonders ältere Patienten mit Obstipation,

(2) Patienten, die Pressen beim Stuhlgang vermeiden sollen (nach Myokardinfarkt, apoplektischem Insult, großen Hernien),

(3) Patienten mit schmerzhaften Analläsionen (z. B. Analfissur, perianale Thrombose),

(4) Entleerung vor Kolonkontrasteinlauf und Koloskopie,

(5) während der Therapie mit obstipierenden Substanzen, z. B. Opiattherapie bei chronischen Schmerzzuständen,

(6) schwere Obstipation mit verlangsamtem Transit.

Kontraindikationen

(1) Mechanischer Ileus

(2) Verdacht auf perforierende oder abszedierende Prozesse im Abdomen

(3) Colitis ulcerosa mit gleichzeitiger Stuhlverstopfung

(4) Erhebliche abdominale Beschwerden unklarer Ursache

Wirkstoffe und Präparate

Viele Menschen benutzen Laxanzien ohne ärztlichen Rat und Kontrolle. Da sie oft mit chronischer Obstipation und den Nebenwirkungen von jahrzehntelangem Laxanzienabusus zur Behandlung kommen, wird hier auf die Pharmakotherapie näher eingegangen. An das optimale Laxans werden hohe Anforderungen gestellt wie rein kolotrope Wirkung, keine Metabolisierung, bekanntes Wirkprofil, Atoxizität und fehlende Absorption, fehlende Interaktionen, steuerbare Dosierung mit entsprechender Wirkungsintensität, tägliche Defäkation eines weichen Stuhls, kein Gewöhnungseffekt, einfache Dosierbarkeit, Akzeptanz durch alle Patienten, guter Geschmack und einfache Einnahme. Nur wenige Laxanzien erfüllen diese Forderungen!

(1) **Quell- und Ballaststoffe:** immer mit viel Flüssigkeit (> 2 l/d) einnehmen. *Kontraindikationen:* Verengungen im Magen-Darm-Trakt und Ileus können hier zu fäkaler Impaktion führen. *Präparate:* Leinsamen, Weizenkleie 2 × 1–2 Essl./d; Plantago ovata (Mucofalk® Apfel/Orange/Pur-Granulat; Metamucil® Orange) 1–2 Btl./d; *UAW:* Meteorismus.

(2) **Osmotisch wirkende Substanzen:** Dazu gehören Lactulose, Sorbitol, Lactitol, die eine vermehrte Darmgasbildung als UAW haben, und **Polyethylenglykol,** das UAW-frei ist. *Präparate:* **Lactulose** (Bifiteral® Sirup 20–40 ml/d, Laxofalk Granulat® 1–2 Btl./d); **Lactitol** (Importal® 1 Btl./d); Polyethylenglykol (Movicol® 2–3 Btl./d); **Sorbitol** (Yal®, 1–2 Flaschen/d rektal).

(3) **Stimulierende Substanzen:** Dazu gehören Bisacodyl, Phenolphthalein und die Anthrachinone mit ihren Glykosidderivaten aus Senna, Faulbaumrinde, Rhabarberwurzel und Aloe. *Präparate:* **Bisacodyl** (Dulcolax® Drg. 5 mg; Supp. 10 mg; Mediolax® Tbl. 10 mg). Linaclotid (Constella®) 290 µg 1 x/d zur Therapie der schweren Obstipation bei Reizdarmsyndrom. Der Chloridkanalaktivator **Lubiproston** Kps. (2 × 24 µg/d bei chronischer Obs-

tipation, 2 × 8 µg/d bei Frauen mit Reizdarm und chronischer Obstipation) ist nur in der Schweiz und in den USA zugelassen. Abführmitteltees sind meist Substanzgemische von Anthrachinonderivaten, die ungenau dosiert mit Teelöffel in heißem Wasser unterschiedlich lange extrahiert werden. Sie werden daher nicht empfohlen.

(4) **5-Hydroxytryptamin-Rezeptorantagonisten: Prucaloprid** (Resolor® Tbl., 1–2 mg/d).

(5) **µ-Rezeptorantagonisten: Methylnaltrexon** (Relistor®, gewichtsabhängig 8 mg [38–61 kg KG] bzw. 12 mg [62–114 kg KG] s. c. jeden 2. Tag), indiziert bei opioidinduzierter Obstipation.

> **! WICHTIG**
> Vor dem Einsatz der Anthrachinone wurde wiederholt gewarnt und ihr Einsatz vom Deutschen Bundesinstitut für Arzneimittel und Medizinprodukte auf Kurzzeitgebrauch beschränkt. Sie sind kontraindiziert in Schwangerschaft und Stillzeit. Phenolphthalein wird bis zu 15 % im Darm absorbiert, dessen Epithel so weit zerstört werden kann, dass eine eiweißverlierende Enteropathie auftritt. Paraffinöl kann am Darmepithel eine Fremdkörperreaktion auslösen und zur Malabsorption von fettlöslichen Vitaminen und Medikamenten führen. Bei Bettlägerigen kann durch Regurgitation und Aspiration eine Lipidpneumonie ausgelöst werden. Rizinusöl ist ein sehr starkes Abführmittel, das zu Durchfall, Bauchschmerzen und Elektrolytstörungen führt. Anthrachinone, Phenolphthalein, Paraffinöl und Rizinusöl werden daher nicht mehr empfohlen.

Laxanzien-Stufentherapie

Die folgenden Stufen der Therapie sollten jeweils 2 Wochen auf ihre Wirksamkeit getestet werden, wobei der Patient jeden 3. Tag einen kleinen Einlauf, z. B. mit Mikroklist®, Yal®, erhalten kann. Muss auf die nächste Stufe übergegangen werden, sollen die Präparate in den vorangehenden Stufen weiter verabreicht werden.

Voraussetzungen: Ausschluss organischer Ursachen entsprechend Ätiologie und Pathogenese und Versagen der Basistherapie:

(1) **Ballaststoffe:** Weizenkleie oder Leinsamen, 2–4 Essl./d in Flüssigkeit, evtl. Mucofalk® 1–2 Btl./d mit viel Flüssigkeit (> 2 l/d) „titrieren“, bis Stuhl weich und geformt ist.

(2) **Lactulose:** Bifiteral® Sirup (20–40 ml/d) oder Laxofalk® Granulat (1–2 Btl./d). Bei starken Blähungen unter Lactulose Ersatz durch Movicol® (2–3 Btl./d).

(3) **Bisacodyl** (Dulcolax® 5 mg) 1–2 Tbl./d oder ein Suppositorium 10 mg/d.

(4) **Natriumpicosulfat** (Laxoberal®) 5–20 Tr./d oral.

1.5 Neuropsychiatrische Symptome

1.5.1 Unruhe

R. Voltz

Definition Unruhe bezeichnet die motorische Unruhe mit und ohne mentale Beeinträchtigung. Unruhe mit Verwirrtheitssyndrom ist meist Zeichen eines deliranten Syndroms.

Ätiologie

(1) Unzureichend behandelte körperliche Beschwerden (Schmerzen, Atemnot, Übelkeit, Harnverhalt),

(2) psychosoziale Ursachen (Angst, unerledigte Geschäfte),

(3) Medikamente (z. B. antriebssteigernde Antidepressiva oder SSRI, Amphetamine, paradoxe Reaktion auf Benzodiazepine).

Klinik: Leitsymptome Komplexe, wenig steuerbare Bewegungen.

Differenzialdiagnosen Restless-Legs-Syndrom (▶Kap. 27.6), Akathisie (Unfähigkeit, sitzen zu bleiben; Nebenwirkung von Neuroleptika), Dystonie, Dyskinesie.

Therapie

Allgemeine Maßnahmen

Selbst Ruhe zu behalten und nicht durch Übertragung und Gegenübertragung die Situation noch zu verschlechtern, ist die erste wesentliche Maßnahme. Ebenso hilft die Anwesenheit vertrauter Personen wie Angehörige. Es kann auch eine ruhige Atmosphäre durch andere Maßnahmen wie bekannte Musik geschaffen werden. Selbstverständlich ist es essenziell, die Ursache der motorischen Unruhe herauszufinden und entsprechend zu behandeln.

Spezielle Therapie

Sollte die zugrunde liegende Ursache nicht behoben werden können, sind folgende Medikamente indiziert:

(1) Bei leichter und mittelgradiger Unruhe
- **Lorazepam** (z.B. Tavor® Expidet, 0,5–2,5 mg p.o.),
- **Midazolam** (Dormicum®, 2,5–5,0 mg s.c. oder p.o. bei Bedarf oder 1–2,5 mg i.v. bei Bedarf oder 10–60 mg/d in subkutaner Spritzenpumpe).

(2) Bei ausgeprägter Unruhe:
- **Prothipendyl** (Dominal®, 40–80 mg p.o.),
- **Pipamperon** (Dipiperon®, 20–80 mg p.o.),
- **Melperon** (Eunerpan®, 25–50 mg p.o.),
- **Levomepromazin** (z.B. Neurocil®, 10–50 mg 4-stdl. per os oder s.c., wirkt sehr stark sedierend, als Tropfen gut dosierbar).

(3) Bei Halluzinationen, Albträumen, paranoiden Symptomen (Verdacht auf delirantes Syndrom): **Haloperidol** (Haldol®; bei älteren Patienten 0,5–1 mg p.o.oder s.c. 6-stdl., bei jüngeren Patienten bis 10 mg p.o. oder s.c., bei ausgeprägtem Delir bis 6–15 mg/d).

1.5.2 Angst

R. Voltz

Krankheitssymptome, diagnostische Unsicherheit oder die Diagnose einer schwerwiegenden Erkrankung führen fast automatisch zu Zukunftsängsten, nicht nur bei den Patienten, sondern auch bei ihren Angehörigen. Dies ist normal und sollte direkt angesprochen werden. Unausgesprochene Ängste sind fast immer belastender als die Realität. Angst kann auch vorhanden sein, wenn aus rein medizinischer Sicht eigentlich ein „banales“ Problem vorliegt.

Ätiologie Angst kann multifaktoriell ausgelöst sein. Auslöser: u.a. körperliche, insbesondere nicht kontrollierte Symptome wie Schmerzen oder Atemnot, diagnostische oder therapeutische Maßnahmen oder anstehende Therapieentscheidungen, Medikamente wie Steroide, Metoclopramid, Theophyllin oder Entzug von Medikamenten oder Alkohol, schwere Herz- oder Lungenerkrankungen sowie hirnorganische Veränderungen, metabolische Veränderungen wie Hypoglykämie oder Sepsis. Ängste können aber auch im Rahmen von psychiatrischen Erkrankungen wie Angststörung, Depression, Demenz oder psychotischen Symptomen vorkommen.

Klinik Leitsymptom ist offensichtlich geäußerte Angst oder ein Panikzustand. Indirekte Zeichen sind Schlafstörung, innere Unruhe, Gespanntheit, auch wiederholte Arztbesuche oder wiederholte Nachfragen gleichen Inhalts. Die sympathomimetische Mitreaktion kann zu Schweißausbruch, Tachykardie oder Tachypnoe führen, auch zu Übelkeit, Erbrechen oder einem Kloßgefühl im Hals. Insbesondere bei psychiatrischen Erkrankungen kann es auch zur Angst vor der Angst kommen.

Therapie

Allgemeine Maßnahmen

Die meisten Ängste lassen sich durch begleitende Gespräche, proaktives Zugehen auf die Betroffenen und Erläuterung der Situation gut lindern. Ein multiprofessionelles Herangehen einschließlich z. B. des Seelsorgers bei spirituellen Ängsten ist zu bedenken. Körperlicher Kontakt wie z. B. bei Pflegemaßnahmen kann ebenfalls angstlösend wirken.

Spezielle Therapie

Als unterstützende Maßnahmen können anxiolytische Medikament verwendet werden, z. B. akut Benzodiazepine wie **Lorazepam** (Tavor®) 0,5–10 mg/d oder alternativ sedierende Neuroleptika wie **Prodipendyl** oder **Levomepromazin.** Ist der Sympathotonus besonders störend, können auch z. B. Betablocker zum Einsatz kommen.

1.5.3 Depression

R. Voltz

Menschen mit schweren somatischen Erkrankungen haben im Vergleich zur Allgemeinbevölkerung zwei- bis vierfach häufiger ein depressives Syndrom, wobei die Prävalenz mit Zunahme der Erkrankung noch weiter deutlich ansteigen kann. Klinisch wichtig ist, ein depressives Syndrom von einer „physiologischen" Traurigkeit zu unterscheiden und andererseits nicht eine Depression als natürliche Begleiterscheinung einer schweren Erkrankung anzunehmen. Depressive Syndrome sind als Begleiterkrankung internistischer Erkrankungen krankhafte Zustände, die ebenfalls gut behandelt werden können.

Ätiologie Ursachen: biologische Ursachen, von verschiedenen metabolischen Störungen (Hyperkalzämie, Nephropathie, Hepatopathie) über endokrine Störungen (Hypothyreoidismus) bis hin zu Pathologien im ZNS (Hirnmetastasen, Blutungen, Infarkt), internistisch verwendete Medikamente wie Chemotherapeutika, Steroide oder Interferon, psychologische Ursachen wie psychischer oder körperlicher Stress, körperliche Behinderung, Beeinträchtigung des Körperbilds, Verlust von wesentlichen Funktionen sowie psychosoziale Stressoren wie Einsamkeit und fehlende Unterstützung. Es gibt ein individuell unterschiedliches Risiko, ein depressives Syndrom bei internistischen Erkrankungen zu entwickeln. Dazu gehören eine entsprechende psychiatrische Voranamnese, schwere körperliche Symptome, mangelnde soziale Unterstützung, ein dominantes Selbstwertgefühl oder ungelöste psychosoziale Probleme.

Klinik: Leitsymptome Laut dem „Diagnostic and statistical manual of mental disorders" (DSM-IV) müssen fünf oder mehr der folgenden Symptome während einer 2-Wochen-Periode vorhanden sein, und es muss sich eine Änderung des bisherigen Verhaltens, Gefühlslebens oder der Leistungsfähigkeit ergeben:

(1) niedergedrückte Stimmungslage fast den ganzen Tag, beinahe jeden Tag, subjektiv oder objektiv wahrgenommen,

(2) deutlich vermindertes Interesse oder Freude bei allen oder beinahe allen Aktivitäten fast den ganzen Tag, beinahe jeden Tag,

(3) Gewichtsverlust ohne Diät oder Gewichtszunahme (mehr als 5 % des Körpergewichts in einem Monat) oder Veränderung des Appetits, beinahe jeden Tag,

(4) Schlaflosigkeit oder übersteigertes Schlafbedürfnis, beinahe jeden Tag,

(5) psychomotorische Unruhe oder Verlangsamung, beinahe jeden Tag,

(6) Verlust der Energie, beinahe jeden Tag,

(7) Gefühl der Wertlosigkeit oder ausgeprägte und unangemessene Schuldgefühle, beinahe jeden Tag,

(8) verminderte Fähigkeit, zu denken oder sich zu konzentrieren, oder Entscheidungsunfähigkeit, beinahe jeden Tag,

(9) wiederkehrende Todesgedanken, Suizidgedanken ohne spezifischen Plan oder Suizidversuch oder konkrete Planung eines Suizids.

Diagnostische Hinweise Bei schweren internistischen Erkrankungen kann die Grunderkrankung bereits einige Symptome eines depressiven Syndroms nach DSM-IV verursachen. In diesem Fall ergibt sich der Hinweis auf ein depressives Syndrom vor allem in einem ausführlichen diagnostischen Gespräch: gedrückte Stimmungslage, nicht schwingungsfähig, nicht auslenkbar, Perspektivlosigkeit, Schuldgefühle, Versagensgefühle, Interessensverlust, Entscheidungsambivalenz, Hoffnungslosigkeit, Einengung der Gedanken. Häufig ist ein depressives Syndrom mit einem Angstsyndrom verbunden.

Therapie

Allgemeine Maßnahmen

Wesentlich für den Erfolg der Behandlung ist eine tragende Arzt-Patient-Beziehung, der Betroffene muss sich wertgeschätzt und angenommen fühlen. Selbstverständlich müssen reversible organische Ursachen diagnostiziert und möglichst behoben werden. Psychotherapeutische Ansätze im Sinne von Verhaltenstherapie, aber auch Aufarbeiten belastender Erlebnisse und psychosozialer Spannungen können bereits die Symptome lindern. Die medikamentösen Therapiemaßnahmen dürfen immer nur Teil eines Gesamtplans sein, wobei die Dosierung so gering wie möglich, jedoch ausreichend hoch sein muss. Die Auswahl des Medikaments sollte an den vorherrschenden Zielsymptomen ausgerichtet sein. Mögliche Medikamenteninteraktionen (z. B. rasche Plasmaspiegelerhöhung von trizyklischen Antidepressiva unter Metoclopramid oder Cimetidin) müssen beachtet werden. Die SSRI haben gegenüber den klassischen trizyklischen Antidepressiva v. a. bei älteren Menschen wegen geringerer vegetativer und kardiomuskulären Nebenwirkungen einen Vorteil.

Medikamentöse Therapie

(1) Bei ängstlich agitierten Symptomen eher sedierende Antidepressiva:

- **Amitriptylin** (Saroten®, 25–50 [–150] mg/d)
- **Doxepin** (Aponal®, 25–50 [–150] mg/d)
- **Mirtazapin** (Remergil®, 15–45 mg/d)

(2) Sedierung nicht erwünscht:

- Citalopram
- Sertralin
- Paroxetin
- Venlafaxin
- Duloxetin

(3) Bei ausgeprägter Angstsymptomatik zusätzlich:

- **Lorazepam** (Tavor®, 2–3 × 0,5–1 mg/d)
- **Alprazolam** (Tafil®, 0,25–2 mg/d)

Leitlinienempfehlungen

! WICHTIG

Wesentliche Empfehlungen der S3-Leitlinie Palliativmedizin des Onkologischen Leitlinienprogramms 2015 (http://leitlinienprogramm-onkologie.de/Palliativmedizin.80.0.html):

(1) Aktives Screening notwendig.

(2) Differenzialdiagnosen: u.a. Anpassungsstörung, Depressivität, Trauer.

(3) Therapie nach Schweregraden (leicht–mittel–schwer), Psychotherapie und medikamentös.

(4) Behandlung auch bei schlechter Prognose/kurzer Lebenszeit.

(5) Medikation: keine klare Überlegenheit eines Wirkstoffs (Auswahlkriterium: prioritäres Medikament des Anwenders mit den besten Erfahrungen); v. a. Citalopram, Mirtazepin, Sertralin.

1.5.4 Suizidalität/Todeswünsche

R. Voltz

Wird eine schwerwiegende Erkrankung diagnostiziert und schreitet diese sogar unaufhaltsam weiter fort, ist es fast normal, dass sich Patienten fragen „Muss ich jetzt sterben?“. Insbesondere bei längerem Leidensweg ist es ebenfalls häufig, dass sich Menschen wünschen, dieses Leid sei möglichst bald vorbei. Dieser Todeswunsch kann sich auch im Sinne eines Tötungswunschs weiter entwickeln, bis hin zur Suizidalität. Da diese Gedanken bei schwer Erkrankten häufig sind, sollten sie auch proaktiv vom behandelnden Arzt angesprochen werden. Aktiv diese Dinge anzusprechen, ist für die Betroffenen oft sehr entlastend. Der behandelnde Arzt braucht keine Sorge zu haben, dadurch die Situation zu verschlechtern.

Ätiologie Der Wunsch nach einem vorzeitigen Tod bei schwerer Krankheit ist oft eine „gemeinsame Endstrecke“ und sowohl mit dem Vorhandensein eines depressiven Syndroms (▶ Kap. 1.5.3) als auch dem Gefühl der Hoffnungslosigkeit als zwei unabhängige Variablen vergesellschaftet. Als wesentliche Risikofaktoren für beide Syndrome gelten die Krankheitsprogression, unbehandelte oder nicht ausreichend behandelte Symptome wie Schmerzen, eine infauste Prognose sowie auch psychische Faktoren wie Kontrollverlust, Hilflosigkeit, vorbestehende Psychopathologie, früherer Suizidversuch oder Alkohol- oder Substanzmissbrauch.

Klinik Das präsuizidale Syndrom ist gekennzeichnet von einer zunehmenden Einengung der Lebenssituation mit Perspektivlosigkeit, dominierend depressiven und hoffnungslosen Gedanken, Rückzug aus tragenden Kontakten zu anderen Personen, Einengung der Wertewelt sowie aktiv intendierte oder passiv sich aufdrängende Suizidvorstellungen oder Suizidfantasien.

THERAPIE

Allgemeine Maßnahmen

Todeswünsche und Suizidalität direkt ansprechen. Dies vermindert das Risiko, dass ein Suizid tatsächlich ausgeführt wird. Das Kontaktangebot sollte empathisch, tolerant und nicht überängstlich oder moralisierend sein.

Spezifische Therapiemaßnahmen

Psychotherapeutisch sollte ein empathisches Kontaktangebot mit Akzeptanz der Schilderungen bestehen und der emotionale Ausdruck gefördert werden. Zu achten ist auf mögliche Gedanken der Gegenübertragung wie „Wenn ich an Ihrer Stelle wäre, würde ich mich auch umbringen". Diese sind nicht hilfreich und verhindern die Suche nach Ursachen und Lösungen. Sind mögliche Risikofaktoren identifiziert, sollten sie soweit wie möglich reduziert werden. An medikamentöser Therapie kommen niedrig dosierte sedierende Antidepressiva eventuell kombiniert mit niederpotenten Neuroleptika oder Benzodiazepinen zum Einsatz. Beim Einsatz von anxiolytischen, weniger sedierenden Benzodiazepinen, z. B. Lorazepam, kann es in Einzelfällen zu einem Kontrollverlust kommen.

Beihilfe zur Selbsttötung

Wird von einem Schwerkranken die Bitte auf Tötung auf Verlangen ausgesprochen, kann dies vielfältige Bedeutungen haben, von einem Hilfeschrei über Manipulation, Ruf nach Aufmerksamkeit, Gefühl der letzten Kontrolle bis hin sogar zur Manifestation eines Lebenswunschs. Diese Wünsche müssen aufgenommen und im Gespräch gemeinsam mit dem Patienten genauer untersucht werden. Dabei steht heutzutage eine Vielzahl multiprofessioneller Hilfsangebote bis hin zur Palliativ- und Hospizbegleitung zur Verfügung. Sollte die Situation weiterhin subjektiv unerträglich sein, steht für schwerkranke und sterbende Patienten die Möglichkeit der palliativen Sedierung zur Verfügung. Die rechtliche Situation hierbei ist in Deutschland folgendermaßen geklärt: Verbot der Tötung auf Verlangen (aktive Sterbehilfe). Während für jeden Bürger die Assistenz zum Suizid strafrechtlich keine Folgen hat (außer wenn sie geschäftsmäßig durchgeführt wird), ist sie für einen Arzt nicht erlaubt (Beschluss des Ärztetags Juni 2011). Die sog. passive Sterbehilfe, also das Zulassen des Sterbens durch Nichtbeginnen oder Beendigung lebenserhaltender Maßnahmen, ist in Deutschland erlaubt und ethisch vertretbar. Indirekte Sterbehilfe (erlaubter Einsatz z. B. schmerzlindernder Medikation bei Inkaufnahme eines vorzeitigen Lebensendes) ist bei korrektem palliativmedizinischem Vorgehen in der Praxis nicht relevant.

> **! WICHTIG**
> Wesentliche Empfehlungen der S3-Leitlinie Palliativmedizin des Onkologischen Leitlinienprogramms 2015 (http://leitlinienprogramm-onkologie.de/Palliativmedizin.80.0.html): Sterbe- bzw. Todeswunsch mit Empathie und Gesprächsbereitschaft begegnen, explorieren und Ursachen eruieren.

1.5.5 Akuter Schwindel

H.C. Diener

Ätiologie, Pathogenese und Klinik Schwindel ist Ausdruck einer Orientierungsstörung des Menschen im Raum. Es besteht ein Eigen- oder Umweltbewegungsgefühl mit Drehen oder ein Kippgefühl. Meistens ist Schwindel von vegetativen Erscheinungen wie Übelkeit, Erbrechen, Herzklopfen, Schwitzen und Angst begleitet. Schwindel, der durch Störungen der Gleichgewichtsorgane und/oder des Hirnstamms hervorgerufen wird, geht mit einer Fallneigung im Stehen und Unsicherheit im Gehen einher.

Ursachen Ursachen des **akuten Schwindels** nach ihrer Häufigkeit:

(1) Der **benigne paroxysmale Lagerungsschwindel** tritt aus völliger Gesundheit heraus zumeist frühmorgens beim Aufwachen bei der ersten Lageänderung auf. Der heftige *Drehschwindel* ist begleitet von Übelkeit und Erbrechen. Er klingt meist innerhalb einiger Sekunden, spätestens nach 1 min langsam ab und wird meist im Laufe des Tages etwas besser.

(2) Bei der **Menière-Krankheit** tritt der Schwindel attackenweise auf und geht mit Übelkeit, Erbrechen, Schwitzen, Herzklopfen und Blässe, einem Druckgefühl auf dem Ohr, einer Hörminderung während der Attacke und einem Tinnitus einher. Die einzelnen Attacken dauern Stunden, selten Tage.

(3) Beim akuten **Labyrinthausfall,** meist im Rahmen einer Neuritis vestibularis, besteht ein heftiger, über Tage anhaltender Drehschwindel mit Fallneigung im Sitzen und Stehen zur Seite des betroffenen Ohrs. Es besteht ein horizontaler Nystagmus mit Hauptschlagrichtung zur nicht betroffenen Seite.

(4) **Durchblutungsstörungen** der hinteren Schädelgrube (z. B. Wallenberg-Syndrom) führen neben Drehschwindel zu Ataxie und anderen fokalen neurologischen Ausfällen.

Schwindel kann auch subakut als **UAW zentral wirksamer Medikamente** wie Antikonvulsiva, Tranquilizer und Schlafmittel, aber auch unter Antihypertensiva auftreten.

Chronischer Schwindel tritt bei Störungen der visuellen (Nystagmus), vestibulären (bilateraler Vestibularisausfall) oder propriozeptiven Afferenzen (schwere Polyneuropathie) auf. Er kann auch Ausdruck einer zentral-vestibulären oder zerebellaren Erkrankung sein (Tumor, Multiple Sklerose, Ischämie, Systemdegeneration).

Der **phobische Schwindel** tritt im Stehen und beim Gehen auf, ist situationsgebunden und geht mit Angst und vegetativen Begleitsymptomen einher. Häufig wird er durch externe Stimuli provoziert (Treppen, große leere Räume, Kaufhaus, Restaurant).

Therapie

(1) *Benigner paroxysmaler Lagerungsschwindel:* Lagetraining z. B. nach Brandt (Sitzen auf der Bettkante, rasche Seitenlagerung für 30–60 sec, 10-mal wiederholen) oder Lagerung nach Semont oder Epley. Keine medikamentöse Behandlung.

(2) *Akute Menière-Attacke:* parenterale Gabe von Antiemetika wie **Metoclopramid** (Paspertin®). Zusätzlich **Kalziumantagonisten** (Flunarizin, Sibelium® 10 mg, Cinnarizin, Stutgeron® 3 × 25 mg) oder **Neuroleptika** (Sulpirid, Dogmatil® 3 × 50 mg). Zur Vorbeugung weiterer Attacken **Betahistin** (Aequamen®, Vasomotal® 3 × 24–48 mg/d oder intratympanale Installation von Kortikosteroiden.).

(3) *Akuter Labyrinthausfall* bei Neuritis vestibularis: medikamentöse Behandlung nur über 3–4 Tage analog der Menière-Attacke, danach Absetzen der Medikamente (Rekompensation wird durch Medikamente behindert) und krankengymnastische Übungsbehandlung mit Gleichgewichtstraining. **Prednison** 100 mg/d über 5 Tage.

(4) Behandlung vertebrobasilärer Durchblutungsstörungen ▶ Kap. 27.1.4, ▶ Kap. 27.1.5.

(5) Bei Medikamentenintoxikation Absetzen oder Reduktion der Medikamente.

(6) Bei phobischem Schwindel Aufklärung, Förderung der Eigendesensibilisierung, Verhaltenstherapie, Krankengymnastik (Schwindeltraining).

2 Grundlagen der Ernährung

B.-C. Zyriax

2.1 Kriterien einer gesunden Ernährung

2.1.1 Ernährung, Lebensstil und Lebenserwartung

Eine geeignete Ernährung und ein körperlich aktiver Lebensstil sind wesentliche Voraussetzungen für die Gesunderhaltung und ein langes, selbstbestimmtes Leben. Sie erhöhen die Lebensqualität und verschieben chronische Erkrankungen ins höhere Lebensalter. Eine Fülle von Studien zeigt, dass sich durch eine gesundheitsförderliche Ernährung, regelmäßige Bewegung und Rauchverzicht das Risiko für Krebs, aber auch für Herz-Kreislauf-Erkrankungen, drastisch reduzieren und die Lebenserwartung um mehr als ein Jahrzehnt steigern lassen. Die dramatische Zunahme der Adipositasprävalenz könnte allerdings die in vielen Industrieländern bisher kontinuierlich gestiegene Lebenserwartung konterkarieren. Tatsächlich leben Adipöse Grad I (BMI 30–35 kg/m²) im Vergleich zu Normalgewichtigen 2–4 Jahre, Patienten mit Adipositas Grad III (BMI 40–45 kg/m²) sogar 8–10 Jahre kürzer.

! WICHTIG

Ein gesundheitsförderlicher Lebensstil senkt nachweislich Krebs- und Herz-Kreislauf-Erkrankungen, erhöht Lebenserwartung und Lebensqualität.

Grundlegende Veränderungen im Ernährungs- und Bewegungsverhalten innerhalb weniger Generationen haben zum rasanten Anstieg des Körpergewichts in allen Altersgruppen und Bevölkerungen geführt. Als wesentliche Ursachen für die drastische Zunahme des Übergewichts weltweit gelten der vermehrte Konsum energiedichter Lebensmittel, insbesondere tierischer Produkte, zuckerhaltiger Getränke, Fast Food sowie die Zunahme der Portionsgrößen, der übermäßige Verzehr von Snacks anstelle fester Mahlzeiten, der Preisverfall bei Lebensmitteln, aber auch der Rückgang des Umfangs und der Intensität körperlicher Aktivität. In Deutschland hat das mittlere Körpergewicht seit 1960 um 15 kg zugenommen, wobei die Muskelmasse deutlich abgenommen hat. Im Alter von 50 Jahren sind jede zweite Frau und zwei von drei Männern übergewichtig. Ernährungsabhängige Krankheiten und krankheitsbedingte Essstörungen verursachen Kosten von rund 60 Milliarden Euro jährlich.

! WICHTIG

Etwa 75 % aller heute behandelten Erkrankungen sind primär ernährungs- und lebensstilbedingt.

Eine falsche, einseitige Lebensmittelauswahl geht mit einer verminderten Nahrungsqualität und damit einem Mangel an essenziellen Nährstoffen einher. In Deutschland zeigt mindestens jeder vierte stationär eingewiesene Patient Zeichen einer Mangelernährung, was Kosten von 5 Millarden Euro jährlich verursacht. Eine besondere Bedeutung kommt einem normalen Körpergewicht vor Eintritt in die Schwangerschaft und der optimalen Nährstoffversorgung während der Schwangerschaft zu (fetale Programmierung).

2.1.2 Aktuelle Ernährungssituation und Risikogruppen

Die Ernährungssituation der erwachsenen Bevölkerung lässt sich wie folgt charakterisieren (Nationale Verzehrsstudie NVS II 2008 [www.was-esse-ich.de]):

(1) **Energie:** Etwa ein Drittel aller Männer und Frauen überschreitet den Richtwert für die tägliche Energiezufuhr bei mittlerer körperlicher Aktivität.

(2) **Fett:** Bei drei Viertel der Männer und Frauen liegt der Fettkonsum deutlich über den empfohlenen 30 % an der Gesamtenergie.

(3) **Versteckte Fette:** Mehr als zwei Drittel der täglichen Fettaufnahme werden in versteckter Form (Fleisch, Wurst, Käse, Sahne, Süßwaren, Gebäck, frittierte Speisen) aufgenommen.

(4) **Kohlenhydrate:** Mehr als jede zweite Frau und zwei Drittel der Männer erreichen die erwünschte Kohlenhydrataufnahme von mindestens 50 % an der Energiezufuhr nicht.

(5) **Mono- und Disaccharide:** Etwa die Hälfte der Kohlenhydrate wird in Form rasch resorbierbarer Zucker zugeführt.

(6) **Ballaststoffe:** Bei mehr als zwei Drittel der Männer und drei Viertel der Frauen liegt die Aufnahme an Ballaststoffen deutlich unter dem Richtwert von 30 g/d.

(7) **Proteine:** Die Proteinversorgung ist im Bevölkerungsdurchschnitt mehr als ausreichend. Wesentliche Proteinquellen sind Lebensmittel tierischen Ursprungs, die zugleich *gesättigte Fettsäuren*, *Cholesterin* und *Purine* (▶ Kap. 29, Tab. 29.11) liefern.

(8) **Alkohol:** Bei etwa einem Viertel der Männer und einem Sechstel der Frauen liegt die tägliche Alkoholaufnahme oberhalb des als gesundheitlich verträglich angesehenen Richtwerts von 20 g für Männer bzw. 10 g für Frauen.

(9) **Vitamine:** Bei den meisten Vitaminen entspricht die Zufuhr den Referenzwerten für die Nährstoffzufuhr, deutlich darunter liegt die Aufnahme von **Vitamin D** (junge Erwachsene, Senioren) und **Folsäure** (Gebährfähige sowie ältere Menschen).

(10) **Mineralstoffe:** Kritisch ist die Versorgung mit **Jod** (ohne Jodsalz), **Eisen** (Gebährfähige) und **Kalzium** (weibliche Heranwachsende, Senioren), während die Aufnahme an **Kalium, Magnesium** und **Zink** über den Referenzwerten liegt. Die Zufuhr an **Natrium** (Kochsalz) ist deutlich erhöht!

! WICHTIG

Eine Unterschreitung der Referenzwerte erlaubt nicht zwangsläufig den Rückschluss auf einen Mangel. Zur Beurteilung der adäquaten Nährstoffversorgung des Individuums müssen zusätzlich geeignete anthropometrische, biochemische und klinische Kenngrößen herangezogen werden.

2.1.3 Empfehlungen der Fachgesellschaften

2.1.3.1 Die 10 Regeln der Deutschen Gesellschaft für Ernährung (DGE) zu einer vollwertigen Ernährung

(1) **Lebensmittelvielfalt genießen:** Lebensmittelvielfalt nutzen und abwechlungsreich essen. Überwiegend pflanzliche Lebensmittel wählen.

(2) **Gemüse und Obst – nimm „5 am Tag“:** mindestens 3 Portionen Gemüse und 2 Portionen Obst am Tag.Dazu gehören auch Hülsenfrüchte wie Linsen, Kichererbsen und Bohnen sowie (ungesalzene) Nüsse.

(3) **Vollkorn wählen** bei Getreideprodukten wie Brot, Nudeln und Mehl.

(4) **Mit tierischen Lebensmitteln die Auswahl ergänzen:** Täglich Milch/-produkte, 1- bis 2-mal pro Woche Fisch. Nicht mehr als 300–600 g Fleisch pro Woche.

(5) **Gesundheitsfördernde Fette nutzen:** Pflanzliche Öle bevorzugen. Versteckte Fette meiden.

(6) **Zucker und Salz einsparen:** Mit Zucker gesüßte Lebensmittel/Getränke meiden. Zucker und Salz sparsam einsetzen. Anteil salzreicher Lebensmittel senken.

(7) **Am besten Wasser trinken:** 1,5 l pro Tag; Wasser und kalorienfreie Getränke bevorzugen.

(8) **Schonend zubereiten:** Lebensmittel so lange wie nötig und so kurz wie möglich in wenig Wasser und wenig Fett garen. Braten, Grillen, Backen und Frittieren meiden.

(9) **Achtsam essen und genießen:** Sich Pausen für die Mahlzeiten nehmen und Zeit für das Essen lassen.

(10) **Auf Gewicht achten und in Bewegung bleiben:** täglich mindestens 30–60 min moderate Bewegung und Sport. Alltag aktiv gestalten.

Zur visuellen Umsetzung der Richtlinien stehen in der Praxis drei Modelle zur Verfügung:

(1) DGE-Ernährungskreis (www.dge.de)

(2) Dreidimensionale Ernährungspyramide (www.dge.de)

(3) Aid-Pyramidenkonzept (www.aid.de/ernaehrung/ernaehrungspyramide.php)

Das Rationalisierungsschema 2004 der Berufs- und Fachverbände fasst wesentliche Kostformen (Vollkost, leichte Vollkost) sowie Besonderheiten der Ernährung bei bestimmten Erkrankungen zusammen und kann zur Orientierung im klinischen Alltag herangezogen werden (www.dgem.de/materialien.htm).

2.1.3.2 DACH-Referenzwerte für die Nährstoffzufuhr

Die **DACH-Referenzwerte** der Ernährungsfachgesellschaften aus Deutschland (**D**, DGE), Österreich (**A**, ÖGE) und der Schweiz (**CH**, SVE) für die Nährstoffzufuhr sollen die nutritiven Referenzwerte (Empfehlungen, Schätzwerte und Richtwerte) für die Erhaltung und Förderung der Gesundheit und der Lebensqualität im Sinne der WHO und FAO sicherstellen (www.dge.de). Die 2015 aktualisierten Vorgaben zielen darauf ab, nährstoffspezifische Mangelkrankheiten und Mangelsymptome, aber auch eine Überversorgung (Energie, Fett) zu verhindern. Alters- und Geschlechtsunterschiede, besondere Lebenssituationen (Heranwachsende, Schwangerschaft, Stillzeit, Ältere) sowie durchschnittliche Zubereitungs- und Garverluste werden berücksichtigt.

> **! WICHTIG**
> Die Referenzwerte beziehen sich nicht auf die Versorgung von Kranken und Rekonvaleszenten und müssen nicht mit jeder einzelnen Mahlzeit, sondern im Wochendurchschnitt erreicht werden.

Energie- und Nährstoffdichte

Ein zentrales Problem der Ernährung in westlichen Industrieländern besteht in einer zu hohen Energiezufuhr bei häufig nicht befriedigender Bedarfsdeckung mit einzelnen Nährstoffen. Wesentliche Ursache dafür ist der vermehrte Konsum stark verarbeiteter Lebensmittel mit hohem Fett- und/oder Zuckergehalt. Die **Energiedichte** (kcal pro 100 g) wird maßgeblich vom Wassergehalt bestimmt. Beispielsweise ist die Energiedichte von Fruchtsalat deutlich geringer als von Fruchtjoghurt (▶ Kap. 29, ▶ Tab. 29.12, Tab. 29.13).

> **! WICHTIG**
> Zwischen der Energiedichte der Nahrung und der Prävalenz der Adipositas besteht ein positiver Zusammenhang!

Die **Nährstoffdichte** eines Lebensmittels ist das Verhältnis von Nährstoffgehalt bezogen auf die Energie. Anhand der Nährstoffdichte lässt sich die Qualität eines Lebensmittels und somit der gesundheitliche Wert beurteilen.

Nährstoffdichte = Nährstoffgehalt (µg, mg, g in 100 g)/Energiegehalt (kcal pro 100 g).

Je höher die Nährstoffdichte, umso günstiger das Verhältnis zwischen Nährstoff- und Energiegehalt. Da der Energiebedarf in den Industriegesellschaften abgenommen hat, der Bedarf an essenziellen Nährstoffen, z. B. Vitaminen, nicht, sollten Lebensmittel mit hoher Nährstoffdichte bevorzugt werden: Obst, Gemüse, Salat, Vollkornprodukte und fettarme Milchprodukte sowie mageres Fleisch und magerer Fisch. Beispielsweise ist die Nährstoffdichte für Kalzium in einem fettreduzierten Schnittkäse höher als im vollfetten Produkt.

> **! WICHTIG**
> Für bestimmte Zielgruppen (Heranwachsende, Schwangere, Ältere) ist eine hohe Nährstoffdichte der Kost wichtig!

Empfehlungen für die Zufuhr von Energie

Der tägliche Energiebedarf ergibt sich aus **Grundumsatz, Arbeitsumsatz** (Muskelarbeit), der nahrungsinduzierten Thermogenese und dem Bedarf für spezielle Lebenssituationen

(Wachstum, Schwangerschaft, Stillzeit). Der Grundumsatz korreliert eng mit der fettfreien Masse. Männer haben aufgrund des höheren Muskelmasseanteils einen um etwa 10 % höheren Grundumsatz. Der Grundumsatz kann bei gleichem Alter, Geschlecht und Körpergewicht erheblich variieren.

! WICHTIG

Die fettfreie Masse nimmt mit dem Alter ab. Bei gleich bleibender Ernährung (Energiezufuhr) kommt es dadurch zwangsläufig zum Gewichtsanstieg. Das gilt insbesondere angesichts der sinkenden körperlichen Aktivität mit dem Alter.

Empfehlungen für die Zufuhr an Makronährstoffen

Der **Brennwert** von Protein und Kohlenhydraten beträgt 17 kJ/g (4 kcal/g), der von Alkohol 29 kJ/g (7 kcal/g) und der von Fett 39 kJ/g (9 kcal/g). Für den gesunden Erwachsenen wird eine **Verteilung der Makronährstoffe** bzgl. der Energiezufuhr wie folgt empfohlen: 10–15 % Protein, 30 bis max. 35 % Fett unter Berücksichtigung der Energiezufuhr und Fettqualität sowie mindestens 50 % Kohlenhydrate, insbesondere komplexe Kohlenhydrate.

Proteine tierischer Herkunft wie aus Eiern, Milch, Fleisch und Fisch tragen zur Versorgung mit allen 9 essenziellen Aminosäuren bei. Die Qualität pflanzlicher Proteinträger kann durch deren Kombination, z. B. Mais und Bohnen, deutlich erhöht werden. Aufgrund der generell guten Proteinversorgung in Deutschland spielt dieser Sachverhalt selbst in der vegetarischen Ernährung jedoch keine Rolle. Die Proteinaufnahme gesunder Erwachsener sollte bei 0,8 g/kg KG/d liegen.

! WICHTIG

Die Aufnahme von tierischem Protein ist mit der Zufuhr an Fett, gesättigten Fettsäuren, Cholesterin und – abgesehen von Milch und Ei – Purinen verknüpft (▶ Kap. 29, Tab. 29.11).

Nahrungsfette enthalten essenzielle Fettsäuren (Linolsäure, α-Linolensäure) und fettlösliche Vitamine (A, D, E). Der Brennwert von Fett ist allerdings mehr als doppelt so hoch wie der von Kohlenhydraten und Proteinen, weshalb die Gesamtfettzufuhr bei bestehendem Übergewicht max. 30 % der Energiezufuhr (60–80 g) betragen sollte. Der Anteil **gesättigter Fettsäuren** (wesentliche Quellen: Milchprodukte, Käse, Fleisch, Wurst) sollte wegen des erhöhten Arterioskleroserisikos möglichst unter 7 %, die Zufuhr an trans-Fettsäuren unter 1 % der Gesamtenergie liegen. **Mehrfach ungesättigte Fettsäuren** (Sonnenblumenöl, Maiskeimöl) senken nachweislich das LDL-Cholesterin, können in größeren Mengen aber auch die Lipidperoxidation begünstigen, die Zufuhr ist deshalb auf max. 10 % der Gesamtenergie zu beschränken. Das Verhältnis **Linolsäure** (n-6; Sonnenblumenöl, Maiskeimöl) zu **α-Linolensäure** (n-3; Rapsöl, Leinöl) sollte möglichst auf 5:1 reduziert werden, da beide Fettsäuren um gemeinsame Enzymsysteme konkurrieren. Die übrige Fettzufuhr kann durch **einfach ungesättigte Fettsäuren** (Olivenöl, Rapsöl) abdeckt werden. Beim gesunden Erwachsenen sollte die Aufnahme an **Nahrungscholesterin** (tierische Lebensmittel) nicht mehr als 300 mg/d betragen.

! WICHTIG

Ein hoher Fettkonsum, insbesondere in Form gesättigter Fette, geht mit zahlreichen Gesundheitsrisiken einher (www.dge.de/modules.php?name=St&file=w_leitlinien).

Kohlenhydrate sollten mehr als 50 % der täglichen Nahrungsenergie liefern. Zu bevorzugen sind dabei Lebensmittel mit komplexen Kohlenhydraten wegen des hohen Gehalts an Vitaminen, Mineralstoffen, sekundären Pflanzenstoffen und Ballaststoffen. Lebensmittel mit einem höheren Anteil an rasch resorbierbaren Kohlenhydraten (Mono- und Disaccharide, raffinierte oder modifizierte Stärke [Maltodextrine], Sirup) enthalten i. d. R. keine essenziellen Nährstoffe und haben eine höhere Blutzucker steigernde Wirkung. Die Effekte der Kohlenhydrate auf den Blutzucker werden üblicherweise mithilfe des **glykämischen Indexes** (**GI**) erfasst.

! WICHTIG

Die Berücksichtigung des GI bietet in der Praxis eine Orientierungshilfe bei kohlenhydratreichen Lebensmitteln. Verschiedene Studien konnten zeigen, dass ein niedriger GI mit einem geringeren Risiko für chronische Krankheiten einhergeht. Allerdings sind die Erkenntnisse überwiegend nicht mit harten Evidenzgraden abgesichert (www.dge.de/modules.php?name=St&file=w_leitlinien).

Ballaststoffe beeinflussen Obstipation, Cholesterinspiegel und Blutzucker günstig und scheinen im gewissen Umfang vor Dickdarmkrebs, Diabetes mellitus und Herz-Kreislauf-Erkrankungen zu schützen. Mindestens 30 g Ballaststoffe sollten täglich aufgenommen werden.

! WICHTIG

Wegen der unterschiedlichen Effekte der einzelnen Ballaststoffkomponenten sollte mindestens die Hälfte der Ballaststoffaufnahme durch Vollkornprodukte erfolgen, der Rest aus frischem Obst und Gemüse.

Alkohol ist durch eine hohe Energiedichte von 29 kJ/g (7 kcal/g) charakterisiert. Insbesondere bei chronischem Alkoholkonsum ist ernährungsphysiologisch die ungünstige Wirkung auf die Absorption und Ausscheidung essenzieller Nährstoffe (z. B. B-Vitamine) im Darm hervorzuheben. Der schädliche Effekt eines chronischen Alkoholkonsums (Fettleber, Leberzirrhose, Krebs) überwiegt die mögliche koronarprotektive Wirkung. Als derzeit akzeptable Mengen an Alkohol gelten für gesunde Frauen 10 g/d und für gesunde Männer 20 g/d. 20 g Alkohol entsprechen 0,5 l Bier oder 0,25 l Wein oder 0,06 l Weinbrand.

! WICHTIG

In Bezug auf das Suchtpotenzial und bestimmte Tumorerkrankungen kann keine Alkoholdosis als gesundheitlich unbedenklich bezeichnet werden (▶Kap. 2.1.4.2, ▶Kap. 29, Tab. 29.14). Das gilt auch für den Alkoholkonsum in der Schwangerschaft.

Mikronährstoffe

Sie umfassen Vitamine, Mengen- und Spurenelemente. **Vitamine** werden in fettlösliche (A, D, K, E) und wasserlösliche (B-Vitamine, C, Biotin, Folat und Pantothensäure) Vitamine unterschieden. Zu den **Mengenelementen** zählen Natrium, Chlorid, Kalium, Kalzium, Phosphor, Magnesium und Schwefel. Eisen, Jod, Fluorid, Zink, Selen, Kupfer, Mangan, Chrom, Molybdän, Kobalt und Nickel gehören zur Gruppe der **Spurenelemente.** Der Bedarf an Mikronährstoffen ist individuell sehr unterschiedlich und wird insbesondere von Alter, Geschlecht und besonderen Lebenssituationen bestimmt.

! WICHTIG

Um den Verlust von Mikronährstoffen, insbesondere Vitaminen, möglichst gering zu halten, sollten Obst und Gemüse nicht lange gelagert und erst unmittelbar vor der Zubereitung gewaschen und klein geschnitten werden. Kurze Garzeiten bei niedrigeren Temperaturen und die Mitverwendung der Garflüssigkeit sollten bevorzugt werden.

Menschen mit polymorphen Formen zentraler Stoffwechselgene reagieren unterschiedlich auf die gleiche Nahrung. Daher sollten im Idealfall Nährstoffempfehlungen die individuelle genetische Basis berücksichtigen (Nutrigenomics). Allerdings sind mehrere tausend Gene an der Regulation der Stoffwechselvorgänge beteiligt und können mit unzähligen Nahrungsinhaltsstoffen interagieren. Die Vorgänge sind zu komplex, um eine individualisierte Ernährungsempfehlung auf Basis der genetischen Ausstattung auf absehbare Zeit möglich erscheinen zu lassen.

2.1.3.3 Alternative Ernährungsformen und Außenseiterdiäten

Für die Gewichtsabnahme spielt die Energiebalance die entscheidende Rolle. Außer durch körperliche Aktivität lässt sich der Energieverbrauch nicht regulieren. Für keine der vielen propagierten Abnahmediäten ließ sich ein Vorteil zeigen. Die Wahl der Methode sollte sich am aktuellen Ernährungsstatus, an individuellen Gesundheitsrisiken und den Wünschen des Patienten orientieren (▶ Kap. 25.1). Für die nachhaltige Gewichtsreduktion ist die generelle Umstellung der Ernährungs- und Lebensgewohnheiten unabdingbar.

> **! WICHTIG**
> Ernährungsformen, die als Dauerkost empfohlen werden, müssen den tatsächlichen Bedarf an Energie und essenziellen Nährstoffen decken.

Die unkontrollierte langfristige Anwendung bestimmter Außenseiterdiäten kann durch einseitige Lebensmittelauswahl zu schweren Mangelerscheinungen, Essstörungen und wesentlichen gesundheitlichen Beeinträchtigungen führen. Diäten nach *Atkins* oder *Mayo*, die *Fit-for-Life-Diät* oder die streng durchgeführte *Makrobiotik* erfüllen nicht die Kriterien einer gesundheitsförderlichen Ernährung.

> **! WICHTIG**
> Ernährungsformen, die als empfehlenswert gelten, orientieren sich wie die **Vollwerternährung** an einer **ovo-lacto-vegetabilen Kost.**

Mehr als 1 Mio. Deutscher ab dem 14. Lebensjahr sind Vegetarier, doppelt so viele Frauen wie Männer. Die Vorteile einer überwiegend vegetarisch ausgerichteten Ernährung zeigen sich in der **asiatischen** und **mediterranen** Kost mit niedriger Prävalenz an Herz-Kreislauf-Erkrankungen und bestimmten Krebsarten sowie in den Interventionsprogrammen nach **Ornish** (Lifestyle Heart Trial; ▶ Kap. 2.1.4.1).

> **! WICHTIG**
> Die beste Evidenz für eine Gesundheitsförderung besteht für eine kalorienbeschränkte pflanzliche ballaststoffreiche Ernährung arm an rotem Fleisch, tierischem Fett und Alkohol.

2.1.3.4 Kennzeichnung von Lebensmitteln

Verpackte Lebensmittel müssen nach der **Lebensmittel-Kennzeichnungsverordnung** bestimmte Ernährungsinformationen enthalten. Die **Reihenfolge der Zutaten** richtet sich nach ihrem Anteil. Meist finden sich Angaben zum Energiegehalt (Brennwert) und zu den Makronährstoffen. Die sog. **GDA-Kennzeichnung** (GDA = Guideline Daily Amount) stellt eine Selbstauskunft der Industrie über kritische Inhaltsstoffe wie den *Energiegehalt* sowie Mengen an *Zucker, Fett, gesättigten Fettsäuren* und *Natrium* (Kochsalz) pro 100 g bzw. pro Portionsgröße dar. Die Nährwertangaben werden zusätzlich prozentual in Beziehung zum durchschnittlichen Tagesbedarf einer erwachsenen Frau (2.000 kcal) gesetzt. Das erlaubt allerdings keine Aussagen bzgl. der Deckung des Bedarfs anderer Bevölkerungsgruppen in Abhängigkeit von Alter, Geschlecht oder körperlicher Aktivität. Eine weitere Kritik besteht darin, dass Portionsgrößen oft zu gering kalkuliert werden. Die vereinfachte Kennzeichnung in Form des **Ampelchecks** der Verbraucherzentralen wurde vom Europäischen Parlament abgelehnt (www.ampelcheck.de).

2.1.4 Prävention und Therapie chronischer ernährungsbedingter Erkrankungen

Herz-Kreislauf-Erkrankungen (40 %) und Malignome (25 %) sind für zwei Drittel aller Todesursachen verantwortlich. Bevor sich die Krankheiten bei vorgegebener genetischer Prädisposition manifestieren, durchlaufen sie oft jahrzehntelang beschwerdefreie Stadien. Ergebnisse von Migrationsstudien konnten früh zeigen, dass sich bei Übernahme vergleichsweise ungünstiger Ernährungsgewohnheiten das Risiko für koronare Herzkrankheit (KHK) oder Darmkrebs bei Auswanderern im Vergleich zum Heimatland deutlich erhöht. Umgekehrt lassen sich durch eine gesundheitsförderliche Ernährung, Normalgewicht, regelmäßige Bewegung und Rauchverzicht mehr als drei Viertel aller kardiovaskulären und etwa ein Drittel aller Krebserkrankungen vermeiden. Übergewicht, Fehlernährung und Bewegungsmangel verursachen darüber hinaus ganz wesentlich die Entstehung von Diabetes Typ 2 und die Entwicklung einer nicht-alkoholischen Fettleber.

2.1.4.1 Ernährung und kardiovaskuläre Risikofaktoren

Mehr als 80 % aller kardiovaskulären Ereignisse lassen sich bereits durch Veränderungen der Ernährungs- und Lebensstilgewohnheiten vermeiden bzw. wesentlich hinauszögern. Von einem gesunden Lebensstil profitieren Patienten unabhängig von der Höhe des genetischen Risikos. Die alleinige medikamentöse Therapie von Risikofaktoren kann dagegen selbst bei optimaler Behandlung nur etwa jeden zweiten Herzinfarkt oder Schlaganfall verhindern. Die hohe Wirksamkeit der Lebensstilintervention lässt sich einerseits mit der frühen gleichzeitigen Beeinflussung aller zentralen Risikofaktoren wie Fettstoffwechselstörungen, Hypertonie und Diabetes mellitus Typ 2 erklären, andererseits scheinen die Effekte einer gesunden Ernährung großteils eigenständig zu sein, gehen also über die messbare Beeinflussung der Risikofaktoren hinaus. Ernährungsfaktoren beeinflussen beispielhaft Entzündungsprozesse, das Darmmikrobiom (▶Kap. 2.1.4.3) und die Länge der Telomere als Marker für Langlebigkeit.

> **! WICHTIG**
> Die Wirkung diätetischer Maßnahmen ist nicht allein an Cholesterin oder Blutdruck abzulesen und darf aus diesem Grund nicht mit dem Effekt von Medikamenten auf einzelne Risikofaktoren verglichen werden.

Übergewicht, insbesondere **zentrale Adipositas,** geht mit einem deutlich erhöhten kardiovaskulären Risiko einher. Vom frühen Erwachsenenalter an steigt bei Männern und Frauen parallel zum Körpergewicht der **Taillenumfang** bzw. der **Taillen-Hüft-Quotient** (Waist-to-hip-Ratio [WHR]) kontinuierlich an. Allerdings zeigen Populationsstatistiken, dass Taillenumfang und WHR seit vielen Jahren überproportional zum BMI wachsen! Der Anstieg der zentralen Adipositas ist mit der Reduktion körperlicher Aktivität, vermehrtem Stress und veränderten Essmustern assoziiert. Mehrfach ungesättigte Fettsäuren (pflanzliche Öle, Nüsse) wirken ggf. einer zentralen Adipositas entgegen, Alkohol erhöht den Taillenumfang.

> **! WICHTIG**
> Ungünstige Essmuster, Bewegungsmangel und Stress scheinen die Entwicklung der zentralen Adipositas zu fördern.

Tab. 2.1 Empfehlungen bei metabolischem Syndrom

Dyslipidämie	Insulinresistenz/Diabetes mellitus	Hypertonie
Reduktion von Gewicht und Taillenumfang		
Ballaststoffreiche pflanzliche Kost ↑		
Fettzufuhr ↓, gesättigte Fettsäuren ↓, trans-Fette ↓		
Ungesättigte Fettsäuren ↑		
Mono- und Disaccharide ↓		Kalium ↑ Kalzium ↑
Cholesterin ↓		Kochsalz ↓ Alkohol ↓
Phytosterole ↑		
Regelmäßige körperliche Aktivität ↑ Stress ↓		

Die Basis einer herzgesunden Ernährung sollten Obst, Gemüse, Hülsenfrüchte und Vollkornprodukte darstellen. Obst und Gemüse liefern wenig Kalorien bei hoher Nährstoffdichte und wirken ebenso wie Hülsenfrüchte und Getreideprodukte aus Vollkorn durch ihren größeren Ballaststoffanteil sättigend (▶ Tab. 2.1). Der Konsum fettreicher tierischer Lebensmittel sollte wegen der Kaloriendichte und des hohen Gehalts an gesättigten Fettsäuren und Cholesterin zugunsten von mageren Produkten und Fisch deutlich reduziert werden.

! WICHTIG

Sowohl die vegetarische, streng fettarme Ernährung (< 10 % Fett, Ornish-Diät) als auch die Mittelmeerkost sind hinsichtlich der Senkung des Herz-Kreislauf-Risikos evidenzbasiert.

Der Blutdruck wird wesentlich vom Körpergewicht, insbesondere von einer zentralen Adipositas, bestimmt. Unabhängig davon können aber blutdrucksenkende Effekte durch eine Ernährung erzielt werden, die reich an Obst, Gemüse (Kalium) und fettarmen Milchprodukten (Kalzium) ist (DASH-Trial, ▶ Tab. 2.1). Etwa 25 % der Bevölkerung sind salzsensitiv, in Abhängigkeit von der Ethnität. Sollte eine Kochsalzrestriktion in Erwägung gezogen werden (▶ Kap. 29, Tab. 29.7), eignen sich neben Kräutern Salze auf Kaliumbasis. Blutdrucksteigernd wirkt sich Alkohol aus.

! WICHTIG

Viele Fertigprodukte, aber auch Brot, tragen erheblich zur täglichen Salzaufnahme bei! 80 % der Salzzufuhr stammt aus verarbeiteten Lebensmitteln.

Die Manifestation des **Typ-2-Diabetes** lässt sich bei den meisten Patienten mit Übergewicht und Insulinresistenz durch Lebensstilintervention vermeiden oder zumindest für Jahre hinausschieben. Selbst bei *neu* aufgetretenem Diabetes besteht die Chance der Normalisierung der Stoffwechsellage durch Änderungen des Lebensstils. Wesentliche evidenzbasierte Maßnahmen umfassen eine moderate Gewichtsabnahme (mindestens 5 % des Körpergewichts), täglich mindestens 30 min Sport, eine Reduktion der Zufuhr an Fett (< 30 % der Energiezufuhr), insbesondere an gesättigten Fetten (< 10 % der Energiezufuhr), sowie eine höhere Aufnahme an Ballaststoffen (> 15 g/1.000 kcal, ▶ Tab. 2.1; www.deutsche-diabetes-gesellschaft.de/leitlinien/evidenzbasierte-leitlinien.html, www.dgem.de, Leitlinie Ernährung und Diabetes).

2

> **WICHTIG**
>
> Die Manifestation des Typ-2-Diabetes kann nachweislich durch moderate Lebensstilintervention vermieden oder zumindest hinausgezögert werden.

Die stärkste Senkung des Gesamt- und **LDL-Cholesterinspiegels** wird durch eine Reduktion der gesättigten Nahrungsfette (fettes Fleisch, Wurstwaren, Vollmilchprodukte) und der trans-ungesättigten Fettsäuren (sog. trans-Fette in Fast Food, Fettgebackenem, verarbeiteten Lebensmitteln) erzielt (▶Tab. 2.1). Ein zusätzlicher Effekt lässt sich durch den Austausch gesättigter gegen ungesättigte Fette (Oliven-, Raps-, Sonnenblumenöl, Diätmargarine) und durch eine ballaststoffreiche Kost erreichen. Die beschriebenen Maßnahmen können bei sehr konsequenter Befolgung eine Senkung des LDL-Cholesterins unter 2,58 mmol/L (< 100 mg/dl) bewirken; unter Praxisbedingungen wird meist nur eine Reduktion um bis zu 15 % erreicht. Durch den Zusatz von **Pflanzensterinen** (▶Kap. 25.5) in Margarine oder Joghurt kann eine additive Cholesterinsenkung von 10–12 % erzielt werden (▶Tab. 2.1). Für den Einsatz von Knoblauch, Artischockenextrakten und anderen Alternativen gibt es keinen Wirksamkeitsnachweis.

> **WICHTIG**
>
> Motivierte Patienten profitieren von einer streng vegetarischen fettarmen Ernährung mit einer Senkung des LDL-Cholesterins um bis zu 30 % (Ornish-Diät)! Bei Patienten mit stark erhöhtem kardiovaskulärem Risiko konnte das Risiko für Herzinfarkt oder Schlaganfall unter einer mediterranen Ernährung um etwa 30 % reduziert werden (PREDIMED Trial).

Omega-3-Fettsäuren als Inhaltstoffe einer geeigneten Ernährung (z. B. in fettreichem Seefisch) oder in Kapselform senken erhöhte Triglyzeride, reduzieren das Risiko für Arrhythmien, hemmen die Thrombozytenaggregation und reduzieren die Mortalität an Herz-Kreislauf-Erkrankungen.

Die JELIS-Studie konnte sowohl in der Primär- als auch in der Sekundärprävention eine Reduktion kardiovaskulärer Ereignisse um knapp 20 % durch Zusatz von 1 g Omega-3-Fettsäuren nachweisen. In der GISSI-Studie zeigte sich eine dramatische Senkung kardiovaskulärer Ereignisse und der Mortalität bei Patienten mit KHK. Diese Ergebnisse konnten in einigen neueren Studien mit Supplementen nicht mehr beobachten werden, möglicherweise aufgrund einer optimierten Statintherapie oder der morgendlichen Einnahme auf nüchternen Magen. Bei erhöhten **Triglyzeriden** muss die Dosis an Fischöl häufig 3 g/d betragen. Außerdem sollte die Zufuhr an Alkohol sowie an Mono- und Disacchariden (rasch resorbierbaren Kohlenhydraten) eingeschränkt werden (▶Tab. 2.1). Für **α-Linolensäure** als pflanzliche Omega-3-Fettsäure (z. B. in Leinöl, Rapsöl, Walnüssen) hat die Lyon Heart Study eine drastische Senkung des Herz-Kreislauf-Risikos bei Patienten nach Herzinfarkt gezeigt (▶Tab. 2.1).

> **WICHTIG**
>
> Eine pauschale Verwendung von Nahrungsergänzungsmitteln ist in der kardiovaskulären Prävention nicht empfehlenswert.

Für antioxidative Vitamine in Form von Supplementen gibt es keine Evidenz für eine Reduktion der Morbidität und Mortalität von Herz-Kreislauf-Erkrankungen (▶Kap. 2.3). Die generelle, nicht spezifisch indizierte Verwendung von Nahrungsergänzungsmitteln kann in Abhängigkeit von Dosis und Vitamin unter Umständen sogar die Mortalität erhöhen, wie eine Metaanalyse von 47 Studien mit 180.938 Probanden zu den Vitaminen A, D sowie Betakarotin und Selen gezeigt hat (relatives Risiko für die Gesamtmortalität 1,05 [Konfidenzintervall 1,02–1,08]).

2.1.4.2 Ernährung und Krebserkrankungen

Ernährungsfaktoren spielen aufgrund ihrer komplexen Interaktion mit vielen Stoffwechselprozessen eine herausragende Rolle in der Karzinogenese. Etwa ein Drittel aller Krebserkrankungen lässt sich auf Ernährungs- und Lebensstilfaktoren zurückführen. Bei manchen Krebsarten wie dem Kolonkarzinom liegt der Prozentsatz deutlich höher.

> **! WICHTIG**
> Der Zusammenhang zwischen Ernährung und Krebsrisiko ist zwar stark, aber so komplex, dass die Mechanismen in den meisten Fällen nicht genau bekannt sind.

Offenbar gibt es direkte Effekte von Nahrungsfaktoren, z. B. auf Magen oder Dickdarm, sowie indirekte über Metabolite, z. B. auf Organe wie Brust, Prostata oder Niere. Während die Datenbasis für den Einfluss der Ernährung auf Krebsarten des Gastrointestinaltrakts vergleichsweise gut ist, ist sie für viele andere Karzinome noch unzureichend oder inkonsistent (▶ Kap. 29.1, Tab. 29.14). Möglicherweise macht die Interaktion von Nahrungsfaktoren die Zusammenfassung zu Ernährungsmustern notwendig, um die Aussagekraft zu verbessern.

> **! WICHTIG**
> So heterogen wie die Ätiologie unterschiedlicher Malignome ist, sind die Einflüsse der Ernährung.

In der Regel wird mit dem Zusammenhang von Ernährung und Krebs die Zufuhr potenziell schädlicher Substanzen wie Lebensmittelzusatzstoffen oder Rückständen assoziiert, nicht aber Menge und Auswahl der Nahrungsmittel. Lange Zeit überschätzt wurde der Stellenwert von Vitaminen in der Krebsprophylaxe. Wichtiger für die Krebsprävention sind möglicherweise Nahrungsfaktoren wie sekundäre Pflanzenstoffe, die bestimmte Mechanismen der Krebsentstehung beeinflussen können. Derzeit gibt es allerdings keine direkten nutritiven Schutzfaktoren mit überzeugender Evidenz, auch wenn eine überwiegend pflanzlich basierte Kost mit einem vergleichsweise geringeren Krebsrisiko assoziiert ist. Gesichert wirksam sind dagegen Vermeidungsstrategien (rotes und bearbeitetes Fleisch sowie Alkohol) neben Lebensstilfaktoren wie körperliche Aktivität und Beibehalten eines normalen Körpergewichts.

Die Datenlage bzgl. des Einsatzes von Nahrungsergänzungsmitteln in der Krebsprävention ist kontrovers und der Nutzen für die allgemeine Bevölkerung nicht belegt. Beispielsweise erhöht Betakarotin als Supplement das Risiko für Lungenkrebs bei Rauchern, während es als Bestandteil von Lebensmitteln das Risiko für Lungenkrebs senkt. Eine höhere Kalziumaufnahme insgesamt reduziert vermutlich das Darmkrebsrisiko, Kalziumsupplemente erhöhen aber möglicherweise das Risiko für kardiovaskuläre Ereignisse. Gleichwohl gibt es Situationen, in denen der Einsatz von Nahrungsergänzungsmitteln sinnvoll ist (▶ Kap. 2.3).

> **! WICHTIG**
> Die Evidenz für den Nutzen von Nahrungsergänzungsmitteln in der Prävention von Krebserkrankungen fehlt.

Die derzeit als gesichert geltenden Lebensstilempfehlungen zur Krebsprophylaxe wurden durch Expertengremien der American Cancer Society und des World Cancer Research Fund (WCRF, 2007, Original: www.wcrf.org) veröffentlicht und durch kontinuierliche Aktualisierungen (CUP-Reports) ergänzt. Die detaillierten Berichte fassen die Datenlage für die wesentlichen Krebserkrankungen zusammen und unterscheiden zwischen klar überzeugender, wahrscheinlicher, möglicher und unzureichender Evidenz für einen kausalen Einfluss von Ernährungsfaktoren auf das Krankheitsgeschehen (▶ Kap. 29, Tab. 29.14).

Die zentralen Empfehlungen zur allgemeinen Krebsprävention umfassen:

(1) **Einhalten eines niedrigen, stabilen Körpergewichts lebenslang:**

Der BMI sollte zwischen 21 und 23 kg/m² liegen.

(2) **Regelmäßige, möglichst tägliche körperliche Aktivität:**

Mindestens 30 min/d moderat aktiv sein, vergleichbar mit schnellem Gehen. Mit steigender Fitness sollte der Anteil der körperlichen Aktivität auf mindestens 60 min/d moderate Aktivität oder 30 min/d Sport erhöht werden.

(3) **Reduktion des Konsums energiedichter Lebensmittel:**

Meidung von Fast Food, zuckerhaltigen Getränken und anderen energiereichen Nahrungsmitteln.

(4) **Überwiegend pflanzliche Kost verzehren:**

600 g Obst und nicht stärkehaltiges Gemüse (Blattgemüse, Brokkoli, Auberginen, Chinakohl, Karotten, Sellerieknollen, Steckrüben und Kohlrabi) täglich,

Ballaststoffzufuhr von mindestens 25 g/d (Hülsenfrüchte, Vollkornbrot).

(5) **Reduktion des Konsums an Fleisch und Wurstwaren:**

pro Woche maximal 300 g rotes Fleisch (Rind, Schwein, Lamm). Davon sollte möglichst wenig verarbeitet (gesalzen, gepökelt, geräuchert) sein.

(6) **Alkoholverzicht bzw. nur sehr geringe Mengen:**

Alkohol meiden. Höchstmengen pro Tag: 20 g für Männer, 10 g für Frauen.

(7) **Reduktion des Aufnahme von Kochsalz:**

Reduktion salzhaltiger verarbeiteter Lebensmittel. Salzkonsum < 5 g (2 g Natrium) täglich.

(8) **Vermeidung der Aufnahme von Aflatoxinen:**

kein Verzehr von verschimmelten Lebensmitteln.

(9) **Deckung des Nährstoffbedarfs über Lebensmittel:**

keine Empfehlung für Nahrungsergänzungsmittel in der Krebsprävention.

> **! WICHTIG**
> Rauchverzicht, möglichst geringer Alkoholkonsum, ein niedriges, lebenslang stabiles Körpergewicht und regelmäßige Bewegung sind mit dem geringsten Krebsrisiko assoziiert. Die Basis der Ernährung sollte pflanzlich mit möglichst niedriger Zufuhr von rotem Fleisch und Fleischprodukten (Wurst) und verarbeitetem (Gepökeltes, Geräuchertes) sein.

Die Empfehlungen zur Krebsprophylaxe sind weitgehend deckungsgleich mit den Pfeilern der allgemeinen Prävention und insbesondere der von Herz-Kreislauf-Erkrankungen und Diabetes mellitus Typ 2. Das mag im Beratungsgespräch ein wichtiges Argument sein, um Patienten zu Lebensstiländerungen zu motivieren.

Aufgrund einer unzureichenden Datenlage werden die genannten Empfehlungen zur Ernährung für die Krebsprävention auf Patienten mit oder nach durchstandener Krebserkrankung übertragen. Patienten mit einer aktuellen Krebserkrankung profitieren von einer professionellen ernährungstherapeutischen Begleitung in Zusammenhang mit gezieltem Kraft- und Ausdauertraining. Nach durchgemachter Krebserkrankung können insbesondere Ausdauersportarten das Risiko für Rezidive nachweislich reduzieren.

Zentrales Ziel der diätetischen Maßnahmen ist es, den Ernährungszustand Krebskranker zu verbessern. Das bedeutet nicht notwendigerweise eine Gewichtszunahme, aber die Vermeidung von Mangelernährung! Für Patientinnen nach Mammakarzinom wurde gezeigt, dass eine Gewichtszunahme die Prognose verschlechtert. Besondere Probleme des krebskranken Patienten wie Appetitverlust, Übelkeit, Erbrechen, Müdigkeit, Obstipation, Mundtrockenheit, verändertes Geschmacksempfinden und gastrointestinale Beschwerden müssen individuell berücksichtigt werden.

2.1.4.3 Ernährung und Mikrobiom

Das Mikrobiom (Mikroflora, Mikrobiota) Erwachsener besteht aus bis zu 100 Billionen Einzellern im Darmkanal. Ernährungsfaktoren spielen eine zentrale Rolle im Hinblick auf die Diversität des Mikrobioms. Eine Störung der Symbiose zwischen Darm und Mikrobiom leistet der Entstehung von Erkrankungen Vorschub, während sich umgekehrt bereits bestehende Krankheiten auf die Zusammensetzung der Darmflora auszuwirken scheinen. Bisherige Studienergebnisse weisen darauf hin, dass eine ungünstige Zusammensetzung der Darmflora mit dem Auftreten von chronisch entzündlichen Darmerkrankungen (Colitis ulcerosa, Morbus Crohn), Reizdarmsyndrom, rheumatoider Arthritis, Allergien und Asthma, aber auch mit Adipositas, Diabetes mellitus, metabolischem Syndrom und bestimmten Krebserkrankungen assoziiert ist. Darüber hinaus haben die Darmbakterien über die Darm-Hirn-Achse möglicherweise einen Einfluss auf die Entstehung von Essstörungen, Appetit und Energiehaushalt sowie Veränderungen in der Reaktion auf Stress und psychische Erkrankungen. Der Informationsweg verläuft dabei in beide Richtungen.

Bei einer fleischreichen Ernährung dominieren vor allem Bakterien, die Fette und Proteine aufspalten können, bei einer pflanzlichen Kost vermehren sich vor allem Bakterien, die Kohlenhydrate und Faserstoffe abbauen können. Auch wenn bisher kaum gezielte Ernährungsempfehlungen gegeben werden können, scheint insbesondere eine pflanzliche, ballaststoffreiche Ernährung charakterisiert durch einen vermehrten Konsum an Hülsenfrüchten, Gemüse, Obst und Vollkornprodukten günstige Effekte auf das Mikrobiom auszuüben. Beim Umstellen von einer Kost tierischen Ursprungs auf eine eher vegetarische Ernährungsweise verändert sich die Zusammensetzung des Mikrobioms innerhalb eines Tages. Protektive Bakterien wie Faecalibacterium prausnitzii, Lactobazillen und Bifidobakterien stabilisieren die Mukosabarriere, reduzieren Entzündungsprozesse und fördern die Immunität. Schädliche Bakterien begünstigen hingegen die Entstehung von Entzündungsmediatoren oder bilden Toxine.

Insbesondere bei bereits bestehender Erkrankung muss bedacht werden, dass nicht nur Ernährungsfaktoren, sondern auch eine Vielzahl an Medikamenten wie Antibiotika, orale Antidiabetika, Betablocker oder Statine die Zusammensetzung der Darmflora beeinflussen, aber auch umgekehrt das vorhandene Mikrobiom die Verfügbarkeit und damit das Ansprechen auf Arzneimittel erhöhen oder herabsetzen kann. Weitere Forschung ist notwendig, um die zugrundeliegenden Mechanismen zu erklären und individuell gezielte Empfehlungen zur Auswahl der geeigneten Ernährung geben zu können. Das gilt auch für die zukünftigen Möglichkeiten des Stuhltransfers, der bei einigen Indikationsgebieten bereits vielversprechende Erfolge zeigen konnte. Obwohl der fäkale Mikrobiomtransfer i. d. R. gut vertragen wird, kann eine Übertragung von unentdeckten Erregern nicht ausgeschlossen werden. Hinzu kommt die Problematik, dass die Mehrheit der Stuhlspender nicht die geeigneten Voraussetzungen erfüllt.

2.2 Osteoporoseprävention

In der Altersgruppe der über 50-Jährigen sind 24 % der Frauen, aber auch 6 % Männer von Osteoporose betroffen. Angesichts der demografischen Entwicklung kommt der Primärprävention der Osteoporose eine wachsende Bedeutung zu. Zentrale Maßnahmen umfassen eine adäquate Ernährung, Vermeidung von Untergewicht (BMI < 20 kg/m²), Rauchverzicht, genügende Sonnenexposition und ausreichende Bewegung. Eine ausgeprägte Gewichtsreduktion ist mit einer Zunahme des Risikos für proximale Femurfrakturen assoziiert.

Ein wesentliches diätetisches Ziel ist die ausreichende Versorgung mit Kalzium. Die DGE empfiehlt für Erwachsene nach Erreichen der maximalen Knochenmasse (Peak Bone Mass) eine tägliche Zufuhr von 1.000 mg Kalzium, um die Knochenmasse stabil zu halten und eine negative Knochenbilanz zu vermeiden.

Für Heimbewohner konnte gezeigt werden, dass eine tägliche Supplementierung mit 1.200 mg Kalzium und 800 IU Vitamin D_3 zu einer Senkung nichtvertebraler Frakturen, insbesondere proximaler Femurfrakturen, führt. Für jüngere Menschen oder Patienten mit ausreichender Kalzium- und Vitamin-D-Versorgung ist die Datenlage inkonsistent. Laut DVO-Leitlinie 2014 (www.dv-osteologie.org/) kann ein erhöhtes kardiovaskuläres Risiko durch Kalziumsupplemente nicht ausgeschlossen werden. Die Gesamtzufuhr aus Nahrungskalzium und Supplementen sollte deshalb 2.000 mg/d nicht überschreiten. Bei ausreichender Versorgung mit Vitamin D genügt schon eine Tageszufuhr von 1.000 mg Kalzium, die gut durch kalziumreiche Lebensmittel gedeckt werden kann. Mit zunehmendem Alter kommt es allerdings zu einem Rückgang der Kalziumabsorptionsrate.

! WICHTIG

Prinzipiell kann eine ausreichende Kalziumzufuhr durch die gezielte Auswahl kalziumreicher Lebensmitteln wie Milch, Käse, Brokkoli, Grünkohl, Rucola und kalziumreiches Mineralwasser sichergestellt werden (▶ Tab. 2.2).

Durch den Verzehr von 3 Portionen Milchprodukte (200 ml fettarme Milch und 150 g fettarmen Naturjoghurt und 1–2 Scheiben Emmentaler) und 200 g Brokkoli werden z. B. 1.000 mg Kalzium aufgenommen. Auch Patienten mit Laktoseintoleranz vertragen häufig Milchprodukte wie Joghurt und gereiften Käse ohne abdominale Beschwerden. Kalziumreiche Mineralwässer (> 150 mg/L) können eine Alternative sein. Durch die Verteilung der Kalziumzufuhr auf mehrere Mahlzeiten lässt sich die intestinale Absorptionsrate erhöhen.

Tab. 2.2 Lebensmittel mit hohem Kalziumgehalt (in Anlehnung an GU Nährwert Kalorien Tabelle, 2014/2015)

Lebensmittel (verzehrbarer Anteil)	Kalziumgehalt (mg/100 g bzw. mg/100 ml)
Milch, Milchprodukte	
Milch, Joghurt, 1,5 % Fett	123
Speisequark, mager	92
Emmentaler, 45 % Fett i.Tr.	1.029
Gouda, 40 % Fett i.Tr.	800
Edamer, Butterkäse, 30 % Fett i.Tr.	800
Camembert, 30 % Fett i.Tr.	600
Gemüse	
Brokkoli	58
Grünkohl	212
Spinat	117
Mangold	103
Kohlrabi	68
Lauch	63
Kalziumreiches Mineralwasser	
z. B. Römerquell Niederau, Contrex, Eptinger, St. Margareten, Adelbodner	42–57
Sonstige Lebensmittel	
Feige, getrocknet	190
Haselnüsse	225

Alkohol, Kochsalz (NaCl) und Proteine mit hohem Anteil an schwefelhaltigen Aminosäuren (tierische Produkte) steigern dosisabhängig die renale Kalziumausscheidung.

! WICHTIG

Fleisch und Wurstwaren weisen nicht nur einen hohen Gehalt an schwefelhaltigen Aminosäuren, sondern auch ein ungünstiges Kalzium-Phosphat-Verhältnis auf. Das gilt auch für viele Fertiggerichte und Cola.

Für eine optimale Kalziumwirkung ist eine adäquate Vitamin-D-Versorgung notwendig. Neben der Regulation der Kalziumhomöostase beeinflusst Vitamin D die Muskelkontraktion und die Koordination und damit das Sturzrisiko. Bei ausreichender UVB-Exposition wird eine alimentäre Vitamin-D-Zufuhr nicht als notwendig angesehen. Die verbreitete Verwendung von Hautcremes mit Lichtschutzfaktor setzt den Beitrag der Eigensynthese allerdings herab. Die DGE empfiehlt für Jugendliche, Erwachsene und Ältere bei fehlender körpereigener Synthese eine tägliche Vitamin-D-Aufnahme von 20 µg (800 IE). Zur Vitamin-D-Versorgung tragen neben Lebertran nur wenige Lebensmittel wie Hering, Lachs, Makrele, Thunfisch sowie Eigelb, Speisepilze und mit Vitamin D angereicherte Margarine in nennenswerter Menge bei. Milch- und Milchprodukte liefern lediglich Spuren des Vitamins.

! WICHTIG

Im Alter nimmt die Fähigkeit zur Vitamin-D-Synthese in der Haut deutlich ab, weshalb insbesondere bei älteren Menschen mit geringem Appetit, eingeschränktem Bewegungsverhalten und wenig Aufenthalt im Freien sowohl die Versorgung mit Kalzium als auch der Vitamin-D-Status häufig unzureichend sind. Vitamin-D-Supplemente sollten im Rahmen einer Hauptmahlzeit eingenommen werden.

Begleitend zu diätetischen Maßnahmen kommt der körperlichen Aktivität eine wesentliche Rolle im Rahmen der Osteoporoseprävention zu. Druck und Zug auf den Knochen durch Belastung und muskuläres Training stimulieren den Knochenstoffwechsel. Darüber hinaus werden Kraft und Koordinationsfähigkeit gefördert und damit das Sturzrisiko reduziert.

2.3 Nahrungsergänzungsmittel und Functional Food in der Krankheitsprophylaxe

Das Angebot an Nahrungsergänzungsmitteln, angereicherten Lebensmitteln und Functional Food ist vielfältig und expandiert. Das versprochene Mehr an Gesundheit bedarf aber der kritischen Betrachtung.

2.3.1 Nahrungsergänzungsmittel

Nahrungsergänzungsmittel sind Lebensmittel, die dazu bestimmt sind, die allgemeine Ernährung zu ergänzen. Sie stellen ein Konzentrat von Vitaminen, Mineralstoffen oder anderen Stoffen mit ernährungsspezifischer oder physiologischer Wirkung dar und werden in dosierter Form – meist als Tabletten, Kapseln oder Pulver – in den Verkehr gebracht. Anders als bei Medikamenten bedarf es keiner streng wissenschaftlichen Zulassungsprüfung, der Wirksamkeitsnachweis des jeweiligen Produkts muss also nicht durch klinische Studien belegt sein. Nach der Health-Claims-Verordnung müssen gesundheitsbezogene Angaben neuerdings belegt und zugelassen werden.

WICHTIG

Mehr als ein Viertel aller Erwachsenen nimmt regelmäßig ein oder mehrere Supplemente ein. In der Altersgruppe über 50 Jahren verwenden knapp die Hälfte der Frauen und nahezu jeder dritte Mann derartige Produkte.

Ein wesentliches Argument für die Nutzung von Nahrungsergänzungsmitteln ist der angeblich rückläufige Nährstoffgehalt in Obst und Gemüse. Diese Behauptung ist wissenschaftlich allerdings nicht haltbar. Wegen der höheren Konzentrationen an Inhaltsstoffen sollten saisonale Obst- und Gemüseangebote genutzt werden. Nahrungsergänzungsmittel sind daher i. d. R. weder notwendig noch sollte deren Verwendung als Freibrief für eine ungesunde Lebensweise dienen.

Möglicherweise beruht der gesundheitsförderliche Effekt einer obst- und gemüsereichen Kost weniger auf dem Gehalt an Vitaminen und Mineralstoffen, sondern auf bisher nicht identifizierten Inhaltsstoffen oder erklärt sich durch den reduzierten Konsum fettreicher tierischer Nahrungsmittel im Rahmen einer eher pflanzlich orientierten Ernährungsweise. Eine Steigerung des Obst- und Gemüsekonsums ist nicht zuletzt vor dem Hintergrund der zunehmenden Prävalenz des Übergewichts sinnvoll.

WICHTIG

Der tägliche Vitamin- und Mineralstoffbedarf kann bei Gesunden ganz überwiegend durch eine adäquate, ausgewogene Ernährung auf der Basis einer obst- und gemüsereichen Kost abgedeckt werden.

Für viele Inhaltsstoffe von Nahrungsergänzungsmitteln fehlen Vorgaben zu den Höchst-, aber auch zu den Mindestmengen. Einige Multivitaminpräparate enthalten hohe Konzentrationen an Nährstoffen, sodass es v.a. in Kombination mit dem regelmäßigen Verzehr angereicherter Lebensmittel, z. B. ACE-Getränken, durchaus zur Überdosierung kommen kann. Bei anderen Supplementen ist die Zufuhr an Mikronährstoffen – z. B. Kalzium und Magnesium – so gering, dass kein sinnvoller Beitrag zur Versorgung geleistet wird. Nahrungsergänzungsmittel können darüber hinaus die Wirkung von Medikamenten verstärken oder reduzieren; das sollte mit Patienten thematisiert werden.

WICHTIG

Die unkontrollierte Verwendung von Nahrungsergänzungsmitteln kann zu Überdosierung gerade in Kombination mit anderen Präparaten oder angereicherten Lebensmitteln führen.

Die exakte Beurteilung des Versorgungsstatus durch einen Vergleich von empfohlener Zufuhr (Referenzwerte) und tatsächlichem Nahrungsverzehr ist nur schwer möglich. Einerseits ist die Erfassung von Mikronährstoffen nicht zuletzt aufgrund des unüberschaubaren Angebots an angereicherten Lebensmitteln über Verzehrsprotokolle äußerst schwierig, andererseits kann der individuelle Bedarf erheblich variieren. Eine zuverlässige Bestimmung des Nährstoffstatus setzt deshalb entsprechende klinische laborchemische Untersuchungen voraus.

WICHTIG

Die pauschale Verwendung von Vitaminen und Mineralstoffen kann in Abhängigkeit von Dosis und Vitamin unter Umständen sogar gefährlich sein. Zu Nebenwirkungen kann es durch Interaktionen bei gleichzeitiger Aufnahme von Medikamenten kommen (u. a. Kalzium und Antibiotika [Tetrazykline], Eisen und L-Thyroxin, hoch dosierte Vitamine und Chemotherapeutika).

Eine Metaanalyse aus 47 Studien mit 180.938 Probanden zu antioxidativen Vitaminen (C, E, A, Betakarotin) und Selen zeigte eine Erhöhung der Gesamtmortalität (relatives Risiko 1,05 [Konfidenzintervall 1,02–1,08]). Sowohl Betakarotin als auch Vitamin A und mehr als

400 IU Vitamin E waren allein oder in Kombination mit einem höheren Mortalitätsrisiko assoziiert, während für Vitamin C und Selen global weder ein Nutzen noch negative Effekte gezeigt werden konnten.

Supplementierungen mit Vitamin E, C und Betakarotin allein oder in Kombination scheinen auch nicht vor kardiovaskulären Ereignissen zu schützen, in einigen Studien war die koronare Mortaliät sogar erhöht. Folsäure allein oder in Kombination mit Vitamin B_6 und B_{12} führte in kontrollierten randomisierten Studien zwar zur Senkung der Homocysteinspiegel, nicht aber zu einer Reduktion der kardiovaskulären oder der Gesamtmortalität. Inwieweit Supplementierungen mit Vitamin D Herz-Kreislauf-Erkrankungen vorbeugen können, bedarf der Beweisführung. Unter Monogabe von Selen kam es in einer großen Studie zum nichtsignifikanten Anstieg der Zahl an Diabetikern.

! WICHTIG

Der Nutzen von antioxidativen Vitaminen, Folsäure oder Selen zur Prävention kardiovaskulärer Ereignisse ist nicht belegt.

Der Einsatz von Nahrungsergänzungsmitteln in der Krebsprophylaxe ist ebenfalls nicht gesichert. Multivitaminpräparate scheinen Frauen nicht vor Krebs zu schützen und bei Männern das Risiko für eine fortgeschrittene oder tödlich verlaufende Prostatakrebserkrankung möglicherweise zu erhöhen.

! WICHTIG

Supplementierungen mit Betakarotin erhöhen bei Rauchern nachweislich das Lungenkrebsrisiko.

Der in epidemiologischen Studien vermutete Schutz vor Prostatakarzinom durch Vitamin E und Selen – allein oder in Kombination – konnte in zwei großen Interventionsstudien nicht bestätigt werden. Das Risiko für Prostatakrebs war tendenziell sogar erhöht. Für einen protektiven Effekt von Vitamin C auf das Krebsrisiko besteht keinerlei Evidenz. Für Supplementierungen mit Folsäue, Vitamin B_6 und B_{12} war in Interventionsstudien kein Schutz vor Krebserkrankungen zu erkennen. Bei Frauen mit erhöhtem Alkoholkonsum scheint allerdings ein niedriger Folatstatus das Risiko für Brustkrebs deutlich zu erhöhen. Dass dies durch Folsäuresupplementierung korrigiert werden kann, konnte allerdings nicht gezeigt werden. Für den möglicherweise bestehenden protektiven Effekt von Vitamin D auf verschiedene Krebsarten, insbesondere Mamma- und kolorektales Karzinom, sind die Evidenzen nicht ausreichend. Es ist derzeit auch nicht auszuschließen, dass höhere Dosierungen antioxidativer Vitamine in Form von Supplementen bei bestimmen Tumorarten die Progression und Metastasierung sogar verstärken.

! WICHTIG

Für die Einschätzung der Effekte von Supplementen in der Prävention chronischer Krankheiten besteht erheblicher Forschungsbedarf. Die Gratwanderung zwischen Nutzen und Risiko kann eng sein und hängt nicht zuletzt von der Höhe des Ausgangsspiegels ab.

Neben isolierten oder kombinierten Vitamin- und Mineralstoffsupplementen werden Nahrungsergänzungsmittel auch als Gemüse- und Obstextrakte angeboten. Schlussfolgerungen zur gesundheitlich relevanten Wirkung der Extrakte in Pulver- oder Saftform werden häufig aus Studien mit Obst und Gemüse übernommen und durch Erfahrungsberichte ergänzt. Soweit überhaupt dokumentiert, bezieht sich der wissenschaftliche Nachweis i. d. R. nur auf Surrogatparameter wie Plasmaspiegel ausgewählter Vitamine oder oxidativen Stress.

Omega-3-Fettsäuren: Älteren Studien zufolge gehört der Einsatz von Omega-3-Fettsäuren zu den erfolgversprechenden Ansätzen. Diese Ergebnisse konnten allerdings in einigen neueren Untersuchungen mit Omega-3-Supplementen nicht mehr beobachtet werden, möglicherweise aufgrund einer optimierten Statintherapie oder der morgendlichen Einnahme auf nüchternen Magen. Studien mit höherem Fischkonsum zeigen dagegen einen protektiven Effekt, der sich möglicherweise auf der Reduktion des Konsums an tierischen Lebensmitteln wie rotem Fleisch und Wurstwaren beruht.

! WICHTIG

In bestimmten Situationen und Bevölkerungsgruppen kann eine gezielte Ergänzung der Nahrung mit einzelnen Nährstoffen präventiv durchaus sinnvoll sein.

Hierzu zählt z. B. die ausreichende Versorgung mit Folat und Eisen bei gebärfähigen Frauen, die Verwendung von Kalzium- und Vitamin-D-Präparaten bei älteren Menschen (▶ Kap. 2.2), die Versorgung von Vegetariern mit Eisen und Vitamin B_{12} sowie eine gezielte Supplementierung bei Nahrungsunverträglichkeiten. Problematisch kann darüber hinaus die Versorgung mit Jod sein. Durch die Verwendung von jodiertem Speisesalz insbesondere zur Herstellung von Brot und Wustwaren sowie die Bevorzugung jodreicher Lebensmittel lässt sich die Versorgungssituation zumindest deutlich verbessern. Grundsätzlich sollte die Einnahme von Nahrungsergänzungsmitteln individuell mit dem Arzt abgestimmt sein und die Dosierungen nicht über den Nährstoffempfehlungen der DGE liegen.

2.3.2 Functional Food

Als Functional Food (funktionelle Lebensmittel) werden Nahrungsmittel bezeichnet, die über den Nährwert des Produkts hinaus durch zusätzliche Inhaltsstoffe einen positiven Effekt auf die Gesundheit haben sollen. Im Gegensatz zu Nahrungsergänzungsmitteln werden sie nicht in Form von Kapseln oder Pulver, sondern als Lebensmittel angeboten.

Gesundheitsbezogene Aussagen müssen belegt und zugelassen sein (Health-Claims-Verordnung). Hierfür hat die Europäische Behörde für Lebensmittelsicherheit (EFSA) 2012 eine Liste mit über 200 wissenschaftlich anerkannten gesundheitsbezogenen Aussagen veröffentlicht. Zu Functional Food zählen z. B. Lebensmittel, die mit Omega-3-Fettsäuren oder Pro-/Präbiotika angereichert sind.

„Funktionelle Lebensmittel", neuartige Lebensmittel, die im Sinne der Novel-Foods-Verordnung entsprechen bzw. neuartige Zutaten enthalten, sind grundsätzlich nicht frei verkehrsfähig, sondern müssen ein europäisches Genehmigungsverfahren durchlaufen. Zu den Produkten, deren Wirksamkeit und Sicherheit bereits durch die Zulassung nach der Novel-Foods-Verordnung nachgewiesen wurden, gehören die Phytosterine (Phytosterole). Über die Zulässigkeit von Angaben zur Reduktion eines Krankheitsrisikos entscheidet die EU-Behörde im Einzelfall. Hierzu muss der Hersteller einen wissenschaftlichen Nachweis hinsichtlich der Wirkungsweise erbringen.

Probiotika

Probiotika sind lebende Mikroorganismen, die nach oraler Aufnahme in ausreichender Menge in den Darm gelangen, um gesundheitliche Effekte erzielen zu können. Probiotika werden vor allem fermentierten Milchprodukten zugesetzt, da sie die Anreicherung einer ausreichenden Zahl probiotischer Bakterien erlauben. Einer Metaanalyse von 34 randomisierten, placebokontrollierten Humanstudien zufolge lässt sich das Risiko für akute Durchfälle durch Probiotika bei Kindern um 57 % und bei Erwachsen um 26 % senken. Eine etablierte Indikation ist die Einleitung und der Erhalt einer Remission bei Colitis ulcerosa. Einige, aber nicht alle Studien konnten zeigen, dass Probiotika hinsichtlich der Prävention und Therapie von Allergien und atopischen Erkrankungen effektiv sind. Bestimmte Probiotika können bei der Behandlung des Reizdarmsyndroms hilfreich sein. Für die tumorprotektive Wirkung von Probiotika fehlt bisher der Nachweis aus Humanstudien.

Präbiotika
Ein Präbiotikum ist ein selektiv fermentierbarer Nahrungsbestandteil, der die Zusammensetzung und/oder die Aktivität der gastrointestinalen Mikroflora spezifisch so beeinflusst, dass daraus ein Nutzen für Gesundheit und Wohlbefinden resultiert. Im engeren Sinn erfüllen nur unverdauliche, aber von der Darmflora fermentierbare Kohlenhydrate, z. B. Inulin und Oligosaccharide, die Definition. Eine positive Beeinflussung der Darmflora durch Präbiotika konnte in einigen Studien gezeigt werden. In einzelnen Untersuchungen fand sich ein hypolipämischer Effekt von Präbiotika, der sich möglicherweise durch die Ballaststoffeigenschaften der Substrate erklären lässt. Unklar ist, ob sich dadurch das Arterioskleroserisiko senken lässt. In einigen Arbeiten wurden günstige Wirkungen von Präbiotika bei allergischen bzw. atopischen Erkrankungen beschrieben.

Phytosterine
Ein zugelassener Zusatzstoff von Functional Food im Rahmen der Novel-Foods-Verordnung sind Phytosterine. Pflanzensterine beeinträchtigen im Darm die Absorption des Nahrungscholesterins sowie des über die Galle ausgeschiedenen Cholesterins. Der Effekt scheint primär auf der Kompetition mit Cholesterin auf den Mizellen im Dünndarm und am Aufnahmemechanismus für Cholesterin der Enterozyten zu beruhen. Die cholesterinsenkende Wirkung der Phytosterine ist bereits seit langem bekannt und begründete deren Einsatz in der Therapie der Hypercholesterinämie. Im Rahmen einer cholesterinbewussten Ernährung kann durch den täglichen Verzehr von 2 g Pflanzensterinen eine cholesterinsenkende Wirkung von etwa 15 % erreicht werden. Das Ausmaß der Cholesterinreduktion hängt dabei u. a. von den Ausgangswerten und genetischen Faktoren ab. Mittlerweile steht eine breite Palette von Functional Food wie Margarine, Joghurt oder Milch zur Verfügung, die mit Pflanzensterinen angereichert sind. Wirksamkeit und Sicherheit derartiger Produkte wurden in zahlreichen Studien belegt. Phytosterinhaltige Produkte können mit Statinen kombiniert werden. Für Schwangere, Stillende und Kinder unter 5 Jahren kann der Einsatz derartiger Produkte aufgrund besonderer Ernährungsbedürfnisse unter Umständen nicht zweckmäßig sein.

Omega-3-Fettsäuren
Seit einiger Zeit sind mit Omega-3-Fettsäuren angereicherte Lebensmittel, u. a. Eierschecken, Getränke, Joghurt und Brot, auf dem Markt. Hinsichtlich der Sicherheitsaspekte erfüllen Omega-3-Fettsäuren die Anforderungen an funktionelle Lebensmittel. Allerdings ist die aufgenommene Menge bei Anreicherung von Lebensmitteln nicht kontrollierbar. Außerdem stellt sich die Frage, ob die Anreicherung von Produkten wie Eiern zur Prävention von Arteriosklerose und KHK der geeignete Weg ist.

> **! WICHTIG**
> Der Einsatz von Functional Food kann in ausgewählten Zielgruppen und im Rahmen einer gesundheitsförderlichen Ernährung sinnvoll sein.

2.4 Ernährungsberatung in der Praxis

In der Ernährungsberatung ist i. d. R. davon auszugehen, dass der zu Beratende die Änderung der Ernährungsgewohnheiten weniger euphorisch aufnimmt als der Berater. Das Ernährungsverhalten Erwachsener ist das Ergebnis jahrzehntelanger Prägung. Erste Geschmacksvorlieben und das Risiko für Übergewicht werden sehr wahrscheinlich bereits im Mutterleib geprägt. Daneben bestimmen kulturelle Normen und soziale Zugehörigkeit die tägliche Lebensmittelauswahl. Kriterien einer optimalen Ernährung orientieren sich deshalb nicht zwangsläufig am Gesundheitswert. Die Umstellung der Verzehrsgewohnheiten wird meist in erster Linie mit einer Einengung der Verhaltensspielräume gleichgesetzt – konkret dem Verzicht auf vertraute Nahrungsmittel, Genuss und Rituale. Das gilt insbesondere, wenn der zu erwartende Nutzen einer Verhaltensänderung nicht zeitnah erlebbar ist.

2.4.1 Stellenwert der Ernährung aus Patientensicht

Die wissenschaftliche Bewertung von Gesundheitsrisiken und deren gesellschaftliche Wahrnehmung liegen weit auseinander. Das Gesundheitsrisiko einer ungeeigneten Ernährung wird in der Bevölkerung erheblich unterschätzt. Faktoren in der Verantwortung Dritter wie Stress, Radioaktivität, Lärm oder Unfälle rangieren weit vor Nahrungsmitteln und Getränken. Deren Gefahr wird ohnehin vornehmlich in Rückständen von Pflanzenschutzmitteln, Tierarzneimitteln, verdorbener Nahrung oder gentechnischen Veränderungen gesehen und weniger in Auswahl und Menge der Nahrungsmittel. Entschuldigend mag angeführt werden, dass die Medien den Bürger permanent mit den unterschiedlichsten Standpunkten zu richtiger Ernährung konfrontieren.

> **! WICHTIG**
> Der prädiktive Wert eines gesundheitsförderlichen Lebensstils wird vom Patienten i. d. R. ignoriert oder zumindest erheblich unterschätzt.

Ohnehin ist das Bewusstsein für Eigenverantwortung in der heutigen Medizin den primär medikamentös ausgerichteten Behandlungsansätzen gewichen. Zielsetzung des Beratungsgesprächs ist es daher, den Patienten umfassend über Chancen eines gesundheitsförderlichen Lebensstils aufzuklären und für mehr Eigenverantwortung zu sensibilisieren.

2.4.2 Grundlagen einer professionellen Ernährungsberatung

Qualifizierte Ernährungsberatung umfasst die individuell bedarfsgerechte, produktneutrale und fachliche Anleitung des Ratsuchenden mit dem Ziel nachhaltiger Verhaltensänderung.

Das erfordert nicht nur fundiertes Fachwissen, sondern auch Kenntnisse in der Nahrungsauswahl und -zubereitung, um Empfehlungen in konkrete Lebensmittel übersetzen und unter Berücksichtigung des individuellen Bedarfs gezielt motivieren zu können. Knappe Ressourcen führen im Beratungsalltag oft zum Versuch, Patienten mit globalen Ratschlägen zur Verhaltensänderung „zu überreden". Fehlende Nachhaltigkeit kann daher auch das Ergebnis einer unprofessionellen Ernährungsberatung widerspiegeln.

> **! WICHTIG**
> Eine professionelle Ernährungsberatung beruht weniger auf Wissensvermittlung als auf dem gezielten Coachen des Patienten unter Berücksichtigung individueller Präferenzen!

Die Bezeichnung „Ernährungsberater" ist in Deutschland nicht geschützt, weshalb die DGE gemeinsam mit anderen Berufs- und Fachverbänden Qualitätskriterien definiert hat. Ernährungsfachkräfte wie Ökotrophologen oder Diätassistenten können nur mit gültiger Zusatzqualifikation Beratungen nach § 20 Absatz 1 und 2 bzw. § 43 des Sozialgesetzbuchs (SGB) V mit Krankenkassen abrechnen. Das gilt auch für Ärzte mit gültigem Fortbildungsnachweis gemäß des Curriculum Ernährungsmedizin der Bundesärztekammer oder des Instituts für Qualitätssicherung in der Ernährungstherapie und -beratung e. V. (QUETHEB).

2.4.3 Die Lotsenfunktion des Arztes

Die Ernährungsberatung kann **primärpräventiv** oder **therapeutisch** erfolgen. Ernährungstherapie muss, präventive Ernährungsberatung sollte in Kooperation zwischen Arzt und nichtärztlichem Fachpersonal (Ernährungsberater, Psychologen, Fitnesstrainer) erfolgen. Die interdisziplinäre Zusammenarbeit ist häufig erforderlich, weil Medikation, fehlende körperliche Aktivität, Tabakkonsum oder mangelnde Stressbewältigung den Erfolg der Ernährungsberatung erschweren können.

> **! WICHTIG**
> Qualifizierte Ernährungsberatung setzt Teamarbeit voraus!

Wesentliche ärztliche Aufgaben im Rahmen der interdisziplinären Kooperation:

(1) Indikationsstellung zur Ernährungsberatung bzw. -therapie

(2) Definition des Therapieziels

(3) Motivationsanschub beim Patienten

(4) Einbeziehung von nichtärztlichem Fachpersonal

(5) Kontinuierliche Überprüfung des Beratungserfolgs

(6) Adaptation des Therapiekonzepts entsprechend dem Erfolg

2.4.4 Checkliste für das qualifizierte Beratungsgespräch

(1) **Vertrauen schaffen, Wünsche abklären:** Die Beweggründe des Patienten für die geplante Lebensstiländerung müssen ausgelotet und ernst genommen werden (motivierende Gesprächstechniken). Motive, die geeignet sind, neuen Verhaltsweisen den Weg zu bereiten, sollten vom Berater verstärkt werden.

> **! WICHTIG**
> Intrinsische Motivation ist die Basis für die angestrebte Verhaltensmodifikation!

(2) **Soziales Umfeld berücksichtigen:** Ernährung ist ein soziales Geschehen. Zwangsläufig führen die vom Patienten angestrebten Veränderungen zur Auseinandersetzung mit dem privaten oder beruflichen Umfeld. Gegebenenfalls müssen Partner oder Familie in die Beratung einbezogen werden.

> **! WICHTIG**
> Verhaltensmodifikation erfordert vom Patienten die aktive Auseinandersetzung mit dem sozialen Umfeld!

(3) **Einzel- oder Gruppenberatung:** Bei schweren Erkrankungen oder Stoffwechselstörungen ermöglicht nur die Einzelberatung das Eingehen auf individuelle Gegebenheiten. Gruppenberatungen (max. 12–15 Teilnehmer) müssen stärker strukturiert sein, gelten aber als erfolgversprechend, da der Effekt der Gruppendynamik genutzt werden kann, z. B. bei Indikationen wie Adipositas.

> **! WICHTIG**
> Einzelberatung berücksichtigt individuelle Bedürfnisse, Gruppenschulungen profitieren vom Erfahrungsaustausch und von gegenseitiger Motivation!

(4) **Dokumentation der Ernährungsgewohnheiten:** Eine sorgfältige Ernährungsanamnese ist die Basis der Beratung. Ein Ernährungsprotokoll – möglichst über Tage geführt, um

Gewohnheiten in der Woche und am Wochenende zu erfassen – sollte folgende Aspekte beinhalten: Wann, warum, wo, was und wie viel wurde in welcher Zeit gegessen und getrunken?

Ein Auswiegen der Nahrungsmittel ist i. d. R. nicht notwendig, oft reichen Angaben in handelsüblichen Maßen, z. B. 1 großes Glas Vollmilch, 2 Esslöffel Zucker, 1 kleine Scheibe Vollkornbrot etc. Die Protokolle können qualitativ oder quantitativ mittels teils im Internet verfügbarer Software ausgewertet werden. Auch das Fotografieren von Mahlzeiten kann im weiteren Verlauf der Beratung dazu beitragen, die tägliche Ernährung zu dokumentieren.

> **! WICHTIG**
> Oft hat schon das Ausfüllen des Protokolls einen disziplinierenden und edukativen Effekt.

(5) **Ernährungsfehler aufdecken:** Das Ernährungsprotokoll ist das entscheidende Instrument, um Ernährungsfehler aufzudecken.

Häufige Probleme im Essverhalten sind
- fehlende Kenntnisse über den Kaloriengehalt (Konsum energiedichter Lebensmittel),
- schnelles Essen (fehlendes Sättigungsgefühl),
- permanentes Snacken statt regelmäßiger Mahlzeiten (unterschätzte Nahrungszufuhr),
- Kompensation von Langeweile, Frustration und Stress durch Essen,
- Essen als soziales Bedürfnis (Einladungen, Restaurantbesuch, Buffet),
- unkontrolliertes Essen nebenbei (Fernsehen, Computer).

(6) **Realistische Ziele definieren:** Die Ernährungsumstellung sollte in kleinen Schritten erfolgen, um Überforderungen zu vermeiden und so langfristig erfolgreich sein zu können. Beispielsweise ist es unrealistisch, eine Gewichtsabnahme von 20 kg anzustreben statt sich zumindest zunächst eine von 3 bis maximal 5 kg vorzunehmen.

> **! WICHTIG**
> Erfolg motiviert den Patienten zum Weitermachen!

(7) **Zwischenziele aushandeln:** Veränderungen im Essverhalten müssen in Zwischenschritten mit dem Patienten ausgehandelt und abgesprochen werden. Ist z. B. der Verzehr fettreicher Käsesorten zu hoch, kann nach Präferenz die Menge reduziert, auf fettärmere Sorten ausgewichen oder auf den Fettaufstrich darunter verzichtet werden.

> **! WICHTIG**
> Vereinbarte Zwischenziele müssen überprüft und notfalls korrigiert werden.

(8) **Verbote sind tabu:** Verbote bestimmter Nahrungsmittel führen bei Überschreiten solch rigider Vorsätze zum Zusammenbruch der Verhaltenskontrolle nach dem Alles-oder-Nichts-Prinzip. Statt der Forderung „nie wieder Schokolade zu essen" ist es also sinnvoller, „eine Tafel pro Woche freizugeben".

> **! WICHTIG**
> Selbstkontrolle des Essverhaltens ist notwendig. Eine flexible Kontrolle ist erfolgversprechend, wohingegen eine rigide Kontrolle den Misserfolg vorprogrammiert. Ernährungsfehler sind erlaubt, müssen aber bei nächster Gelegenheit kompensiert werden.

(9) **Rückfallprophylaxe und Kontrollen:** Rückfälle bei der Umstellung des gewohnten Ernährungsverhaltens sind normal und kein Grund, aufzugeben. Diese Tatsache kann nicht früh genug mit dem Patienten besprochen werden.

WICHTIG

Regelmäßige Kontrollen dienen der Motivation und bieten die Chance, Maßnahmen zu korrigieren.

2.5 Enterale und parenterale Ernährung

2.5.1 Ethische Aspekte der künstlichen Ernährung

Eine adäquate Ernährung ist die Grundvoraussetzung für die menschliche Existenz. Wenn ein Patient nicht ausreichend essen darf, kann oder will oder eine schwere Erkrankung vorliegt, kann eine klinische Ernährungstherapie indiziert sein. Ein schlechter Ernährungszustand insbesondere des kritisch Kranken ist mit einer höheren Komplikationsrate, vermehrten Infektionen, längerer Verweildauer im Krankenhaus und erhöhter Sterblichkeit assoziiert. Umgekehrt kann eine nicht indizierte oder fehlerhafte Durchführung der Ernährungstherapie zu wesentlichen Komplikationen führen. Vor dem Einsatz der künstlichen Ernährung muss daher prinzipiell die Frage beantwortet werden, ob das, was heute therapeutisch maximal möglich ist, tatsächlich für den Betroffenen anzustreben und medizinisch optimal ist. Das gilt insbesondere bei dementen, sehr alten, pflegebedürftigen oder unheilbar kranken sowie sterbenden Menschen (http://www.dgem.de/sites/default/files/PDFs/Leitlinien/S3-Leitlinien/s-0032-1332986.pdf).

WICHTIG

Die Entscheidung für oder gegen die Durchführung einer künstlichen Ernährung kann in Einzelfällen zur Gratwanderung zwischen ärztlicher Therapiefindung und Patientenautonomie werden.

Leitlinien der höchsten Entwicklungsstufe (S3 nach AWMF; www.awmf.org) zur künstlichen Ernährung der Deutschen Gesellschaft für Ernährungsmedizin (DGEM; www.dgem.de) und der European Society for Clinical Nutrition and Metabolism (ESPEN; www.espen.org) können als Informations- und Entscheidungshilfe dienen. Die seit April 2013 sukzessive erschienene DGEM-Leitlinie zur „Klinische Ernährung" fügt die Komponenten enterale und parenterale Ernährung zusammen und reflektiert das aktuelle Wissen auf dem Gebiet der künstlichen Ernährungstherapie bei spezifischen Krankheitsbildern (www.dgem.de/leitlinien).

2.5.2 Ziele und Auswahl des geeigneten Verfahrens

Die künstliche Ernährung kann **enteral** (Trinknahrung, Sondenkost), **parenteral** oder in Kombination erfolgen. Ziele und Wahl des Verfahrens hängen sowohl von Art und Schwere der Erkrankung oder Operation ab als auch vom Ernährungszustand des Patienten und vom aktuellen Krankheitsstadium. Während in der *Geriatrie* oder bei *Tumorpatienten* die frühzeitige Vermeidung einer Mangelernährung sowie die Erhaltung von Funktionalität und Lebensqualität im Vordergrund stehen, können Maßnahmen einer therapeutisch ausgerichteten Intervention Ernährungszustand und Krankheitsverlauf günstig beeinflussen.

Bei schweren akuten Erkrankungen orientieren sich die Ziele am Stadium der Erkrankung:

(1) **Akute Phase:** Stabilisierung der Vitalfunktionen, Flüssigkeits- und Elektrolytsubstitution.

(2) **Postaggressionsphase:** Verminderung von gestörter Glukoseverwertung, Lipolyse, Fettoxidation und gesteigertem Proteinkatabolismus.

(3) **Anabole Phase:** Aufbau von Energiereserven sowie Funktions- und Strukturelementen.

Tab. 2.3 Stufenschema der Ernährung (nach Valentini L et al. 2013)

Stufe	Form der Ernährung oder des Ernährungssupports
I	Normale Kost Sonderkostformen Anreicherung von Speisen (Makro-, Mikronährstoffe Diätberatung
II	I und orale bilanzierte Diäten (OBD)
III	II und supplementierende enterale/parenterale Ernährung
IV	Enterale Ernährung
V	Enterale Ernährung und parenterale Ernährung
VI	Parenterale Ernährung und minimale enterale Ernährung
VII	Parenterale Ernährung

Hauptziele des Ernährungssupports sind die Ausschöpfung der oralen (Rest-)Kapazität zur Nahrungsaufnahme und die Wahl des möglichst natürlichen Ernährungszugangs (▶ Tab. 2.3; www.dgem.de/Leitlinien Terminologie). Es besteht heute Konsens darüber, dass die enterale Ernährung (EE) gegenüber der parenteralen Ernährung (PE) bevorzugt werden sollte. Im Vergleich zur PE stellt die EE die physiologischere Form der Nahrungsaufnahme dar. Mittels frühzeitiger EE kann die Barrierefunktion der Darmmukosa durch Versorgung der Epithelien mit luminalen Nährstoffen aufrechterhalten werden. Infektiöse Komplikationen, Stoffwechselentgleisungen und Wundheilungsstörungen treten seltener auf. Das Therapieverfahren ist im Vergleich zur PE kostengünstiger. Lediglich ausgeprägte Störungen der gastrointestinalen Funktion oder schwere Stoffwechselentgleisungen stellen Kontraindikationen dar.

2.5.3 Ermittlung des Ernährungsstatus

Zur Abschätzung des Risikos einer Mangelernährung stehen verschiedene Methoden im klinischen und ambulanten Bereich zur Verfügung. Bei einem BMI < 18,5 kg/m², einem ausgeprägten Gewichtsverlust (≥ 10 % in den letzten 3–6 Monaten), einem BMI < 20,0 kg/m² und einem ungewollten Gewichtsverlust von > 10 % in den letzten 3 Monaten und/oder einer Nahrungskarenz von voraussichtlich mehr als 7 Tagen besteht akuter Handlungsbedarf. Weitere Aussagen zum Ernährungsstatus ermöglichen die bioelektrische Impedanzanalyse, Handkraftmessungen oder Laborparameter, z. B. Serumalbumin und der Kreatinin-Größe-Index. Als Screeningmethode für Mangelernährung haben sich darüber hinaus Ernährungsscores wie der validierte Subjective Global Assessment (SGA), der von der europäischen Gesellschaft für Ernährungsmedizin empfohlene Nutritional Risk Score (NRS), der auch für ältere Patienten validierte Minimental Nutritional Assessment Score (MNA) oder das Malnutrition Universal Screening Tool (MUST) bewährt (www.dgem.de/screening).

! WICHTIG

Es ist schwierig, einen Verlust an Zellmasse wieder auszugleichen. Deshalb profitieren alle Patienten – insbesondere geriatrische – von einer zeitgerechten, bedarfsadaptierten künstlichen Ernährung.

2.5.4 Bestimmung des Energiebedarfs

Zur Vermeidung der schwerwiegenden Folgen sowohl einer Hyperalimentation als auch einer Malnutrition ist die korrekte Bestimmung des Energiebedarfs vor Beginn jeder künstlichen Ernährung notwendig. In der klinischen Praxis begrenzt die notwendige apparative Ausstattung allerdings häufig den Einsatz der indirekten Kalorimetrie (Messung der Sauerstoffaufnahme durch den Organismus) zur Berechnung des tatsächlichen Energieverbrauchs. Vereinfacht lässt sich der Ruheenergieumsatz (REE = resting energy expenditure) Gesunder nach der Formel von Harris und Benedict in Kilokalorien pro Tag berechnen. Der Grundumsatz Gesunder kann allerdings nur mit einer Genauigkeit von ± 20 % geschätzt werden. Die ermittelten Harris-Benedict-Werte ermöglichen daher lediglich eine grobe Orientierung und werden mit einem individuell festgelegten Faktor je nach Aktivitätsgrad (bettlägerig/nicht bettlägerig) oder krankheitsbedingten Metabolismus multipliziert. Als Faustformel gilt ein Grundumsatz von ca. 25 kcal/kg KG/d für jüngere Erwachsene und von etwa 20 kcal/kg KG/d für Ältere. Bei vielen Erkrankungen bleibt der Energieumsatz im Bereich des Standardgrundumsatzes (± 10 %). Zur klinisch relevanten Steigerung des Ruheenergieumsatzes um 40–80 % kommt es dagegen bei Sepsis, Trauma und Verbrennungen. Bei kritisch Kranken kann der Energieumsatz schwanken und folgt häufig einem phasischen Verlauf mit Anstieg, Höhepunkt und langsamen Abfall.

! WICHTIG

Bei Adipositas oder Mangelernährung wird der Grundumsatz durch das reale Körpergewicht und nicht durch das Standardkörpergewicht bestimmt.

2.5.5 Anpassung der Nährstoffzusammensetzung

Bei Gesunden wird ein Nährstoffverhältnis von mindestens 50 % Kohlenhydrate, 15–20 % Protein und maximal 30 % Fett angestrebt. In Abhängigkeit von krankheitsspezifischen Stoffwechselbedürfnissen muss die Nährstoffrelation bei Kranken variiert werden (www.dgem.de/leitlinien).

Bedarf an Proteinen Stickstoffbilanzuntersuchungen zufolge liegt der Proteinbedarf gesunder Erwachsener unabhängig von Alter und Geschlecht bei 0,8 g/kg KG/d. Das Ziel der Ernährungstherapie bei kritisch Kranken besteht in der Minimierung des Verlusts fettfreier Körperzellmasse. Hierfür kann es erforderlich sein, die Proteinzufuhr auf 1,2–1,5 g/kg KG/d (z. B. bei schwerer akuter Pankreatitis) zu steigern (www.dgem.de; Leitlinie Pankreas). In Ausnahmefällen (Verbrennungspatienten ohne Nieren- und Leberinsuffizienz, kritisch Kranke mit dialysepflichtiger Niereninsuffizienz) muss mitunter eine Aufnahme von bis zu 2,5 g/kg KG/d zur Erlangung einer positiven Stickstoffbilanz angestrebt werden. Bei mangelernährten Patienten ist eine Anpassung der Proteinzufuhr auf > 1,5 g/kg KG/d sinnvoll. Für Patienten mit akuter Niereninsuffizienz, Prädialyse oder schweren Leberfunktionsstörungen wird eine niedrigere Proteinzufuhr empfohlen (www.dgem.de; Leitlinien Leber und Pankreas).

Bedarf an Kohlenhydraten **Glukose** ist das zentrale Substrat des Energiestoffwechsels. Der Einsatz von *Glukoseaustauschstoffen* (Xylit, Sorbit, Fruktose) ist wegen der bedrohlichen Komplikationen bei nicht diagnostizierter hereditärer Fruktoseintoleranz heute auf *Xylit* beschränkt. In der Routine kann allerdings auf Xylit verzichtet werden, zumal Dosislimitationen streng beachtet werden müssen und das Monitoring aufwändig ist.

Bei normaler Stoffwechselleistung können beim Erwachsenen ca. 4–5 g Glukose/kg KG/d oxidiert werden. In der Regel sollte die Zufuhrrate je nach Indikation bei 3,0–3,5 g/kg KG/d liegen. Bei kritisch Kranken wird auch durch höhere Zufuhrraten an exogenen Kohlenhydraten die endogene Glukoseproduktion nicht weiter reduziert, wodurch das Risiko für eine **Hyperglykämie** steigt. Für diese Patienten sollte eine initial niedrige Kohlenhydratzufuhr von 1–2 g/kg KG/d gewählt werden. Dies gilt besonders für Patienten mit ohnehin erhöhtem Hyperglykämierisiko (Diabetes, Sepsis, Steroidtherapie). Außerdem ist bei einer PE zu beachten, dass die Glukosetoleranz im Alter abnimmt. Die einzige Kontraindikation zur Kohlenhydratzufuhr ist die andauernde Hyperglykämie mit einem Insulinbedarf > 6 IE/h. Prinzipiell ist die Einhaltung einer Normoglykämie anzustreben (Blutglukosespiegel: 4,44–6,11 mmol/L [80–110 mg/dl]), zumindest sollte jedoch ein Wert < 8,05 mmol/L (< 145 mg/dl) erreicht werden.

! WICHTIG

Eine Glukosezufuhr von mehr als 4–5 g Glukose/kg KG/d führt zur Lipogenese (Leberverfettung mit Funktionsstörungen)!

Bedarf an Fetten Lipidemulsionen ermöglichen die Zufuhr einer hohen Energiedichte mit isoosmolaren Lösungen und sind damit auch über mehrere Tage **periphervenös verträglich.** Ohne Fettemulsionen kommt es unter totaler PE nach etwa 7 Tagen zum nachweisbaren Mangel an **essenziellen Fettsäuren** (Linolsäure, α-Linolensäure).

Für den kritisch Kranken mit unzureichender Nahrungszufuhr stellen die endogenen Fettreserven die Hauptenergiequelle dar. Der daraus resultierende gesteigerte **Lipidkatabolismus** kann auch durch parenterale Gabe von Kohlenhydraten nicht verhindert werden. Ein adäquater Fettanteil (25–40 % der Nichtproteinkalorien in Abhängigkeit vom Krankheitsbild) verhindert hohe Glukoseinfusionsraten und reduziert das Risiko für *Hyperglykämien* und eine *hepatische Steatose*. In besonderen Stoffwechselsituationen kann auch ein höherer Anteil sinnvoll sein.

Triglyzeride sind in der künstlichen Ernährung die mengenmäßig wichtigsten Fettsäureverbindungen. **Sojaölbasierte Emulsionen** können zur Deckung des Energie- und Nährstoffbedarfs dienen. Durch **Mischlösungen** von Sojaöl mit MCT-Fetten oder Olivenöl kann die überwiegend als überhöht angesehene Zufuhr an Polyenfettsäuren mit reinen Sojaölemulsionen vermieden werden. Emulsionen auf Basis von **Fischöl** bieten möglicherweise zusätzliche antiinflammatorische Effekte, zum klinischen Einsatz können derzeit aber noch keine eindeutigen Empfehlungen gegeben werden.

! WICHTIG

Eine unter Lipidinfusion auftretende Hypertriglyzeridämie kann i. d. R. durch Verringerung der Dosis reduziert werden. Lediglich bei schwerer Hyperlipidämie ist die Gabe von Fettemulsionen kontraindiziert.

Bedarf an Wasser, Elektrolyten, Vitaminen und Spurenelementen Die Flüssigkeitsberechnung zur EE muss die zusätzliche Trinkmenge und die Flüssigkeiten in der Trink- und Sondennahrung des Patienten berücksichtigen. Für Erwachsene mit normalem Volumenstatus sollte die Zufuhr ca. 30–40 ml/kg KG/d (bei Fieber höher) betragen. Bei parenteral ernährten Patienten sind neben der PE auch die orale und enterale Flüssigkeitszufuhr sowie ggf. eine weitere Infusionstherapie zu berücksichtigen.

! WICHTIG

Der Flüssigkeitsstatus muss engmaschig überprüft werden, um eine Hyper- bzw. Hypohydratation zu vermeiden. Bei Patienten mit außergewöhnlichen Flüssigkeitsverlusten (Diarrhö) oder gestörtem Wasserhaushalt (Schock, Sepsis, Niereninsuffizienz) muss der Bedarf individuell ermittelt werden.

Der Bedarf an **Mikronährstoffen** (Vitaminen und Spurenelementen) orientiert sich an den allgemeinen Empfehlungen der Fachgesellschaften zur oralen Ernährung. Bei eingeschränkter Resorptionsleistung muss ggf. parenteral substituiert werden. Aufgrund der eingeschränkten Möglichkeit zur Feststellung des individuellen Bedarfs erfolgt die Substitution i. d. R. standardisiert. In speziellen Krankheitssituationen (Knochenmarktransplantation, Dialyse) kann ein Mehrbedarf bestehen.

Die **Elektrolytzufuhr** ist in der PE eng mit der Flüssigkeitszufuhr gekoppelt. Vor Beginn einer PE sollte eine Bestimmung von Serumelektrolytkonzentrationen (Na^+, K^+, Ca^{2+}, Mg^{2+}, Phosphat) erfolgen. Angaben zur Standardelektrolytzufuhr stellen Orientierungswerte dar und gelten für Patienten mit normaler Leber-/Nierenfunktion sowie normalen Elektrolytkonzentrationen. Bei verändertem Elektrolythaushalt (chronische Diarrhö, rezidivierendes Erbrechen, Niereninsuffizienz) oder Erkrankungen mit verminderter Zufuhrempfehlung (Natrium bei Hypertonie und Herzinsuffizienz) ist eine individuelle Elektrolytzufuhr erforderlich.

> **! WICHTIG**
> Im Verlauf der PE muss die Elektrolytzufuhr entsprechend regelmäßig durchzuführenden Laborkontrollen angepasst werden.

Ballaststoffe Ballaststoffe spielen in der oralen Ernährung eine wichtige Rolle. Die Verwendung ballaststoffhaltiger Trink- und Sondennahrung kann die Häufigkeit von Diarrhöen und die Notwendigkeit der Einnahme von Laxanzien reduzieren. Insbesondere in der Langzeittherapie bei Patienten mit normaler Verdauungs- und Resorptionsfunktion ist der Einsatz ballaststoffreicher Standardlösungen in der EE deshalb sinnvoll. Bei sondenernährten älteren Menschen tragen Ballaststoffe zur Normalisierung der Darmfunktion bei.

2.5.6 Enterale Ernährung – Indikation, Zugangswege und Substrate

Bei funktionierendem Gastrointestinaltrakt und stabiler Stoffwechsellage sollte die EE (Trinknahrung, Sondenkost) gegenüber der PE bevorzugt werden. Bei unzureichender oraler Zufuhr kann Trinknahrung als Supplement – in Form energiereicher Zwischenmahlzeiten – sinnvoll sein. Die **Diät-Verordnung** unterscheidet die industriell hergestellten Nahrungen in **vollbilanzierte Nahrungen** (bedarfsdeckende Nährstoffzufuhr auch bei ausschließlicher Ernährung) und **teilbilanzierte Nahrungen** (als ergänzende Ernährung).

Die Substrate der EE stehen als niedrig-, normo- und hochkalorische sowie als stoffwechseladaptierte Trink- und Sondennahrung zur Verfügung. Die Zusammensetzung kann **hochmolekular** (nährstoffadaptiert entsprechend einer normalen Kost) oder **niedermolekular** (chemisch definiert mit hydrolysierten Nahrungsproteinen) sein. Soweit verträglich sollten hochmolekulare Substrate verwendet werden.

Die Verabreichung der Sondenkost erfolgt über geeignete **Sondensysteme.** Die Wahl des Zugangswegs (nasogastral, nasojejunal, PEG gastral, Jet-PEG, endoskopische perkutane Jejunostomie [EPJ], Feinnadel-Katheder-Jejunostomie [FKJ]) und der geeigneten Substrate hängt von Grunderkrankung, Ernährungszustand, gastrointestinaler Funktion und voraussichtlicher Verweildauer der Sonden ab. **Komplikationen** der EE können gastrointestinal bedingt (Erbrechen, Diarrhö), nahrungsbedingt (Applikationsfehler, zu kalte Sondennahrung), sondenbedingt (Infektionen, Dislokationen) oder metabolisch bedingt (Störungen im Elektrolyhaushalt, Hyperglykämie, Dumping-Syndrom) sein.

Zu den absoluten **Kontaindikationen der EE** zählen Ileus, Blutungen, Perforationen oder Peritonitits sowie akute metabolische Entgleisungen und unstillbares Erbrechen.

> **! WICHTIG**
> Selbst zubereitete Sondennahrung (homemade) ist im Vergleich zur industriell hergestellten oft nicht bilanziert, schlecht sondengängig und oft nicht hygienisch einwandfrei.

2

2.5.7 Parenterale Ernährung – Indikation, Zugangswege und Substrate

Trotz hochwertiger und kompletter Infusionslösungen bleibt die intravenöse Nährstoffzufuhr ein **unphysiologischer** Vorgang, der wichtige körpereigene Regulationsmechanismen umgeht und tief in die Homöostase eingreift. Eine PE ist dann sinnvoll, wenn eine EE kontraindiziert oder nicht ausreichend ist.

Prinzipiell unterscheidet man:

(1) **Totale parenterale Ernährung** (TPE): Die Zusammensetzung ist zur langfristigen Ernährung geeignet, ohne dass es zu Mangelerscheinungen kommt.

(2) **Partielle parenterale Ernährung** (PPE): vorwiegend in Ergänzung zur enteralen Ernährung und in Umstellungsphasen (enteraler Kostaufbau).

Die Applikation der Nährlösungen erfolgt über einen **zentralvenösen Katheter** oder kurzfristig (max. 7–10 Tage) über einen **periphervenösen Zugang.** Der Zustand des Patienten, die Zusammensetzung der Infusionslösung und die Dauer der PE entscheiden über den Zugangsweg.

Bei **hoher Osmolarität** (> 800 mosm/L) der Nährlösungen ist die Applikation über zentrale Venenkatheter erforderlich. Hierzu können verschiedene Infusionssysteme eingesetzt werden. Die Verwendung von Gesamtnährlösungen (alle Komponenten der PE in einem einzigen Behältnis) anstelle von Mehrflaschensystemen wird aus hygienischen Gründen empfohlen.

Zu den wesentlichen **Komplikationen** der PE gehören neben Infektionen im Bereich des venösen Zugangs das Refeeding-Syndrom, ausgeprägte Hyperglykämien, Hypoglykämien, Hypertriglyzeridämien und eine Leberverfettung. Unter Langzeit-PE können zusätzlich spezielle Komplikationen wie Osteoporose und Osteomalazie auftreten.

Absolute oder relative **Kontraindikationen** stellen ein funktionierender Gastrointestinaltrakt, die Terminalphase, zumindest die ersten 12–24 h der Akutphase einer Erkrankung und ein Zustand direkt nach Operation oder Trauma dar.

> **! WICHTIG**
> Ein einschleichender Beginn der PE unter exakter Stoffwechselkontrolle und eine kontinuierliche, überwachte Zufuhr sind günstig.

2.5.8 Künstliche Ernährung im außerklinischen Bereich

Unter Beachtung bestimmter Voraussetzungen kann die künstliche Ernährung auch im ambulanten Bereich, z. B. zu Hause (Home-Care-Konzept) oder in Pflegeeinrichtungen, als heimparenterale Ernährung (HPE) oder als supplementäre Trinknahrung (ONS) durchgeführt werden. Bei der Heim-EE oder -PE handelt es sich um medizinisch etablierte Verfahren, die eine entsprechende Organisation und Logistik voraussetzen (Ernährungsteams, Patiententraining). Verschiedene Darreichungsformen und Applikationsmöglichkeiten erleichtern die Umsetzung im ambulanten Bereich (http://www.dgem.de/sites/default/files/PDFs/Leitlinien/S3-Leitlinien/073-021l_S3_K%C3%BCnstliche_Ern%C3%A4hrung_ambulant_2014-04.pdf).

2.5.9 Monitoring der künstlichen Ernährung

Durch ein sorgfältiges Monitoring und den Einsatz von Ernährungsteams kann das Risiko von Komplikationen minimiert werden (http://www.dgem.de/sites/default/files/PDFs/Leitlinien/S3-Leitlinien/073-022l_S3_%C3%9Cberwachung_bei_k%C3%BCnstlicher_Ern%C3%A4hrung_2013-10.pdf). Parameter und Zeitabstände einer Stoffwechselüberwachung richten sich primär nach Grunderkrankung und Begleitrisiken des Patienten sowie der Länge der Intervention. Insbesondere in der Anfangsphase der künstlichen Ernährung sind engmaschige Kontrollen erforderlich, das gilt insbesondere für die PE. Unter einer PE sollten Indikation und Toleranz einer enteralen Substratzufuhr immer wieder überprüft werden.

Literatur

Valentini L et al. Leitlinie der Deutschen Gesellschaft für Ernährungsmedizin (DGEM). DGEM-Terminologie in der Klinischen Ernährung. Aktuel Ernahrungsmed 2013; 38: 97–111.

3 Grundlagen der Notfall- und Intensivtherapie

M. Ruß

3.1 Indikationen zur Intensivmedizin

Notfallmedizin heute ist nicht mehr nur das möglichst rasche Transportieren des akut kritisch Kranken in das nächstgelegene Krankenhaus mit Aufrechterhaltung der Vitalfunktionen, sondern vielmehr die Erkennung des Risikopatienten sowie bereits der Beginn einer effizienten Diagnostik und einer – möglichst kausalen – Therapie!

Behandlung, Überwachung und Pflege von Patienten, bei denen die für das Leben notwendigen vitalen oder elementaren Funktionen von Atmung, Kreislauf, Homöostase und Stoffwechsel lebensgefährlich bedroht oder zerstört sind, mit dem Ziel, diese Funktionen zu erhalten, wiederherzustellen oder zu ersetzen, um Zeit für die Behandlung des Grundleidens zu gewinnen. Diese Definition impliziert, dass der Patient nach erfolgreicher Intensivbehandlung auch ohne Intensivtherapie mit zufriedenstellender Lebensqualität weiterleben kann.

Die amerikanischen Intensivmedizinischen Gesellschaften (Task Force of the American College of Critical Care Medicine, Society of Critical Care Medicine) empfehlen die **Aufnahme von Patienten auf die Intensivstation** bei folgenden Erkrankungen/Befunden:

(1) **Erkrankungen:**

- **Herz-Kreislauf-Erkrankungen:**
  - Akuter Myokardinfarkt mit Komplikationen.
  - Kardiogener Schock.
  - Komplexe Arrhythmien.
  - Akute kongestive Herzinsuffizienz mit respiratorischer Insuffizienz und/oder der Notwendigkeit zur hämodynamischen Unterstützung.
  - Hypertensiver Notfall.
  - Akute Koronarsyndrome, insbesondere mit Arrhythmien, hämodynamischer Instabilität oder persistierender Symptomatik (alternativ „Chest Pain Unit").

- Herzstillstand.
- Perikardtamponade oder -konstriktion mit hämodynamischer Instabilität.
- Dissezierendes Aortenaneurysma.
- AV-Block III°, AV-Block II° mit klinischer Symptomatik.

- **Lungenerkrankungen:**
  - Akute respiratorische Insuffizienz mit Beatmungspflichtigkeit.
  - Lungenembolie mit hämodynamischer Instabilität.
  - Patienten auf einer Intermediate Care Station mit Verschlechterung der Lungenfunktion.
  - Notwendigkeit einer intensivpflichtigen Bronchialtoilette.
  - Massive Hämoptysen.
  - Respiratorische Insuffizienz mit der Notwendigkeit zur sofortigen Intubation.
- **Neurologische Erkrankungen:**
  - Akuter Apoplex mit Bewusstseinstrübung. Alternativ „Stroke Unit".
  - Metabolisches, toxisches oder anoxisches Koma.
  - Intrakranielle Blutung mit Gefahr der Einklemmung.
  - Akute Subarachnoidalblutung.
  - Meningitis mit Bewusstseinstrübung oder respiratorischer Beeinträchtigung.
  - ZNS- oder neuromuskuläre Erkrankungen mit zunehmender Verschlechterung der neurologischen oder pulmonalen Funktion.
  - Status epilepticus.
  - Vasospasmus.
  - Patienten mit schwerem Schädeltrauma.
  - Hirntote oder möglicherweise hirntote Patienten als potenzielle Organspender.
- **Intoxikationen:**
  - Hämodynamische Instabilität.
  - Beträchtliche Bewusstseinstrübung mit inadäquatem Atemwegsschutz.
  - Krämpfe.
- **Gastrointestinale Erkrankungen:**
  - Lebensbedrohliche Blutungen mit Hypotension, Angina, anhaltender Blutung oder mit Begleiterkrankungen.
  - Fulminantes Leberversagen.
  - Schwere Pankreatitis.
  - Ösophagusperforation mit oder ohne Mediastinitis.
- **Endokrine Erkrankungen:**
  - Diabetische Ketoazidose, kompliziert durch hämodynamische Instabilität, Bewusstseinstrübung, respiratorische Insuffizienz oder schwere Azidose.
  - Thyreotoxikose oder Myxödemkoma mit hämodynamischer Instabilität.
  - Hyperosmolarer Zustand mit Koma und/oder hämodynamischer Instabilität.
  - Andere endokrine Störungen wie Nebennierenkrisen mit hämodynamischer Instabilität.
  - Ausgeprägte Hyperkalzämie mit Bewusstseinstrübung und der Notwendigkeit zur hämodynamischen Überwachung.
  - Hypo- oder Hypernatriämie mit Krämpfen, Bewusstseinstrübung.
  - Hypo- oder Hypermagnesiämie mit hämodynamischer Beeinträchtigung oder Arrhythmien.
  - Hypo- oder Hyperkaliämie mit Arrhythmien oder Muskelschwäche.
  - Hypophosphatämie mit Muskelschwäche.
- **Postoperative Situationen,** die eines hämodynamischen Monitorings/einer Atemunterstützung oder intensiver Pflege bedürfen.
- **Septischer Schock** mit hämodynamischer Instabilität; Notwendigkeit eines hämodynamischen Monitorings; Notwendigkeit zur Intensivpflege; Blitzschlag; Beinahe-Ertrin-

ken; Hypo-/Hyperthermie; neue/experimentelle Therapieansätze mit möglichen Komplikationen.
- **Suizidalität und mögliche Suizidalität.**

(2) **Krankheitsbefunde:**
- **Vitalfunktionen:** Puls akut < 40/min oder > 150/min; systolischer Blutdruck < 80 mmHg oder 20 mmHg unter dem für den Patienten üblichen Wert; mittlerer arterieller Blutdruck (MAP) < 60 mmHg; diastolischer Blutdruck > 120 mmHg; Atemfrequenz > 35/min.
- **Laborwerte** (erstmalig festgestellt): Serumnatrium < 110 mmol/l (< 110 mval/l) oder > 170 mmol/L (> 170 mval/L); Serumkalium < 2,0 mmol/L (< 2,0 mval/L) oder > 7,0 mmol/L (> 7,0 mval/L); paO_2 < 6,65 kPa (< 50 mmHg); pH < 7,1 oder > 7,7; Serumglukose > 44,4 mmol/L (> 800 mg/dl); Serumkalzium > 3,74 mmol/L (> 15 mg/dl); toxische Spiegel von Medikamenten oder anderen chemischen Substanzen bei einem hämodynamisch oder neurologisch beeinträchtigten Patienten.
- **Bildgebung** (erstmalig festgestellt): zerebrale Blutung, Kontusion oder Subarachnoidalblutung mit Bewusstseinstrübung oder fokalneurologischen Zeichen; Ruptur von Darm, Harnblase, Leber, Ösophagusvarizen oder Uterus mit hämodynamischer Instabilität; disseziierendes Aortenaneurysma.
- **EKG:** ST-Strecken-Elevationsmyokardinfarkt (STEMI) mit komplexen Arrhythmien, hämodynamischer Instabilität oder kongestiver Herzinsuffizienz; anhaltende Kammertachykardie oder Kammerflimmern; AV-Block III° mit hämodynamischer Instabilität. Alternativ „Chest-Pain-Unit".
- **Körperliche Untersuchungsbefunde** (erstmalig festgestellt): seitendifferente Pupillen bei einem bewusstlosen Patienten; Verbrennungen > 10 % der Körperoberfläche; Anurie; Atemwegsobstruktion; Koma; anhaltende Krämpfe; Zyanose; Perikardtamponade.

Seit Einführung der hochaktiven antiretroviralen Therapie (HAART) hat sich die Prognose der **HIV-/AIDS-Patienten** deutlich verbessert, sodass diese durchaus von einer intensivstationären Behandlung profitieren können. Ähnliches gilt für onkologische Erkrankungen.

Entsprechend der oben zitierten Empfehlung ist die **Rückverlegung eines Intensivpatienten** auf die Intermediate Care Station (Wachstation, IMCU) bzw. Allgemeinstation möglich, sobald sich sein Zustand stabilisiert hat und die Notwendigkeit zur Intensivüberwachung, -therapie und -pflege nicht mehr gegeben ist. Auch der Patient, dessen Zustand sich verschlechtert hat und bei dem keine aktiven Interventionen mehr geplant sind, kann auf die Intermediate Care Station/Allgemeinstation zurückverlegt werden.

3.2 Allgemeine Techniken der Notfall- und Intensivmedizin

3.2.1 Lagerung

Die Wahl der richtigen Lagerung hängt im Einzelfall vom Bewusstseinszustand des Patienten sowie vom Vorliegen von Kreislauf- und Atemstörungen ab.

Es gelten folgende **allgemeine Grundregeln:**

(1) **Stabile Seitenlagerung** bei jedem bewusstlosen, noch nicht intubierten Patienten zur Aspirationsprophylaxe und zum Freihalten der oberen Luftwege. Die Seitenlagerung ist nach endotrachealer Intubation nicht mehr obligat: Der Trachealtubus garantiert freie Atemwege, die blockierende Tubusmanschette verhütet Aspirationen.

(2) **Flache Rückenlagerung** bei Patienten mit Atem- und Kreislaufstillstand zur kardiopulmonalen Reanimation sowie bei Patienten im nichtkardiogenen Schock. Bei Volumenmangelschock können die Beine angehoben („Schocklage") oder eine leichte Schräglagerung mit gesenktem Oberkörper (max. 15°) und angehobenen Beinen hergestellt werden.

(3) **Oberkörperhochlagerung** bei allen Patienten mit Atemnot, mit offenkundigen Störungen der Atemtätigkeit oder respiratorischer Insuffizienz bzw. mit Zeichen von Herzinsuffizienz oder kardiogenem Schock. Bei akutem kardialem Lungenödem kann eine Lagerung in sitzender Position erforderlich werden. Patienten mit akutem Abdomen ebenfalls mit leicht angehobenem Oberkörper lagern, gleichzeitig können zur Entspannung der Bauchdecken die Beine in den Hüftgelenken und Knien angebeugt und diese Lage durch entsprechende Kissen fixiert werden. Alle beatmeten Patienten sollten zur Prophylaxe einer beatmungsinduzierten Pneumonie mit angehobenem Oberkörper (45°) gelagert werden.

(4) Bei allen Patienten mit akuten intrakraniellen Erkrankungen werden zur Senkung des intrakraniellen Drucks Kopf und Oberkörper – nicht nur der Kopf! – leicht hochgelagert (15–30°).

(5) **Bauchlagerung** bei Patienten mit ARDS: In Abhängigkeit von Hämodynamik und Übung des Pflegeteams sollte die Bauchlagerung bei Patienten mit ARDS frühzeitig erwogen werden, da hierdurch häufig eine relevante Verbesserung des Gasaustauschs erreicht werden kann.

3.2.2 Venöser Zugang

! WICHTIG

Die sichere Beherrschung der unterschiedlichen Gefäßpunktionen ist als „Conditio sine qua non“ in der Notfall- und Intensivmedizin anzusehen. Der venöse Zugang ist für jeden **Notfallpatienten** obligat. In der Regel reicht ein periphervenöser Zugang, bei **Akutkranken** und **Intensivpatienten** gibt es für das Legen eines zentralen Venenkatheters sichere und mögliche Indikationen.

(1) **Sichere Indikationen für das Legen eines zentralvenösen Katheters** (ZVK):

- Unmöglichkeit, einen anderen Venenzugang zu finden.
- Applikation von Medikamenten und Infusionen, die nur zentralvenös verabreicht werden dürfen (parenterale komplette Ernährung, Chemotherapeutika).
- Messung des zentralvenösen Drucks und der zentralvenösen Sauerstoffsättigung.
- Einlegen eines PAK oder einer passageren Schrittmachersonde.
- Dialysekatheter. Bei Dialyskathetern sind V. femoralis und V. jugularis interna die bevorzugten Gefäße, bei einem BMI > 28 kg/m^2 sollte lediglich die V. jugularis interna verwendet werden.

(2) **Mögliche Indikationen für das Legen eines ZVK:**

- Sichere Zufuhr von hochwirksamen, für den Patienten essenziellen Substanzen (z. B. Katecholamine) mittels Infusomaten oder Spritzenpumpen.
- Medikamente, die keinesfalls paravenös laufen dürfen (z. B. Zytostatika).
- Häufige Blutentnahmen bei schlechten peripheren Venenverhältnissen.

Zugangswege für die Anlage eines ZVK sind V. subclavia, V. jugularis interna (seltener V. jugularis externa) und V. femoralis (sog. zentrale Venenpunktion) und V. cubitalis (seltener V. cephalica) als sog. peripher eingeführter ZVK. Nachteile des peripher eingeführten ZVK sind häufigere Phlebothrombosen (V. cubitalis: 2,5–5 %; V. jugularis interna bzw. V. subclavia < 1 %). Die Anlage eines ZVK wird meist über die Seldinger-Technik vorgenommen.

! WICHTIG

Muss möglicherweise eine Fibrinolysetherapie im weiteren Krankheitsverlauf durchgeführt werden, ist kritisch zu prüfen, ob nicht ein peripherer Zugang ausreicht.

Dokumentation und Überwachung

(1) Jeder Gefäßzugang sollte bzgl. der folgenden Kriterien überwacht und deren Veränderung dokumentiert werden:
- Datum und Uhrzeit der Anlage.
- Richtige Lage? Röntgenologische Kontrolle und Dokumentation der Katheterspitze: In 10–20 % ist mit einer Fehllage des Katheters zu rechnen.
- Geeignete Fixation des Katheters?
- Anzeichen für Paravasat?
- Periphere Ischämie bei arteriellen Kathetern (▶Kap. 3.2.3)?
- Kathetermaterialschäden?
- Infektions- und Thrombosezeichen?

! WICHTIG

Die Indikation für einen zentralvenösen Katheter muss täglich (!) überprüft werden. Besteht sie nicht mehr, muss der Katheter entfernt werden!

(2) Da Infektionen die häufigste Komplikation von Gefäßzugängen darstellen, muss man bei Anlage und Verbandswechsel streng auf die korrekte Einhaltung der **hygienischen Richtlinien** achten. Konnten diese in einer Akutsituation nicht eingehalten werden, sollte man den jeweiligen Katheter nach Stabilisierung des Patienten neu anlegen.

(3) **Infektionen** bei liegendem ZVK können bei allen Zugangswegen auftreten, abhängig von Liegedauer, Grundleiden, Immunstatus des Patienten, aseptischem Vorgehen bei Anlage und Pflege und begleitender Antibiotikatherapie. Bei unklarem, anhaltendem Fieber stets an die Möglichkeit einer Kathetersepsis denken! Bei V. a. katheterinduzierte Sepsis muss die Katheterspitze nach Ziehen des ZVK mikrobiologisch auf pathogene Keime und deren Resistenz untersucht werden. Gleichzeitig müssen Blutkulturen aus einer anderen Vene entnommen werden, da nur so eine Besiedlung des Katheters ausgeschlossen werden kann. Katheterbedingtes Fieber geht nach Entfernen des ZVK i. d. R. innerhalb von 24 h zurück.

(4) Prophylaxe katheterassoziierter Infektionen (▶Kap. 3.10.2).

3.2.2.1 Periphere Venenpunktion

Punktionsort (http://www.nejm.org/multimedia/medical-videos#qs=%3Fdescription%3Dvideosinclinicalmedicine%26searchType%3Dfigure%26page%3D2):

Von den Ellenbeugevenen kann die **V. basilica/V. cubitalis** zum Legen eines ZVK benutzt werden, ihre Punktion ist am einfachsten und praktisch komplikationslos. Da die V. cubitalis über die medial gelegene V. basilica und die V. axillaris direkt in die V. subclavia führt, lässt sich der Gefäßkatheter i. d. R. leicht bis in die V. cava superior vorschieben, während die lateral am Arm gelegene **V. cephalica** wegen ihrer nahezu rechtwinkligen Einmündung in die V. subclavia häufig das weitere Vorschieben des Gefäßkatheters verhindert und deshalb weniger geeignet ist.

! WICHTIG

Durch eine liegende Kunststoffkanüle darf der Stahlmandrin nicht wieder eingeführt werden: Eine geknickte Kanüle kann dadurch perforiert oder abgeschert werden! Fehlplatzierte Infusionsnadeln zunächst belassen, um bei einer erneuten Stauung und Punktion einen größeren Blutaustritt zu verhindern. Falls eine notfallmäßige Substitution großer Volumina notwendig ist, v. a. bei akuten und massiven Blutungen, ist die Infusion über ≥ 2 großlumige Verweilkanülen (Größe 16 G oder größer) Methode der Wahl.

Risiken und Komplikationen Hauptnachteile sind die bei längerer Verweildauer häufig eintretende Thrombophlebitis und die Infektionsgefährdung. Nachteile des **in der V. cubitalis liegenden ZVK** sind die relativ hohe Rate an Phlebothrombosen der katheterführenden Vene (2,5–5 % der Fälle, bei V.-subclavia- und V.-jugularis-Katheter < 1 %) sowie die Belästigung des Patienten durch die teilweise Immobilisierung des betroffenen Arms. Katheterassoziierte Infektionen können durch entsprechende Hygienemaßnahen, insbesondere die Entfernung nicht mehr verwendeter Katheter und Kanülen, nahezu vollständig vermieden werden!

3.2.2.2 Vena jugularis externa

Beim **reanimationspflichtigen Patienten** bietet sich die V. jugularis externa als einer der beiden bevorzugten Zugänge (▶ Tab. 3.1) wegen des raschen Wirkungseintritts injizierter Medikamente an. Die Vene verläuft sichtbar am Hals vom Kieferwinkel über den M. sternocleidomastoideus nach kaudal und mündet nicht mehr sichtbar in den Venenwinkel.

Punktionstechnik: Bei der Punktion wird der Kopf des flach liegenden Patienten überstreckt und zur Gegenseite gedreht. Hilfreich ist die Oberkörpertieflage oder eine Erhöhung des intrathorakalen Drucks durch entsprechende Atmung/Beatmung. Die Punktion erfolgt mit straff gezogener Haut. Nach erfolgreicher Punktion steigt das Blut meist nur verzögert in der Kanüle auf, was bei der Beurteilung der korrekten Katheterlage zu berücksichtigen ist.

Tab. 3.1 Entscheidungshilfe für die Gefäßwahl bei zentralvenöser Punktion

Kriterium	Bevorzugtes Gefäß	Erläuterung
Respiratorische Insuffizienz, künstliche Beatmung	V. jugularis interna	Geringeres Pneumothoraxrisiko
Gerinnungsstörung	V. femoralis oder V. jugularis externa	Unmittelbare Kompression einer fehlpunktierten Arterie möglich
Schock, Hypovolämie	V. subclavia	Offenes Lumen durch bindegewebige Fixierung, knöcherne Leitstrukturen
Bevorstehende OP	V. jugularis interna, V. subclavia oder V. femoralis	Beachtung des voraussichtlichen OP-Gebiets und der intraoperativen Zugänglichkeit
Chronische obstruktive Lungenerkrankung, Emphysem	V. jugularis interna	Geringeres Pneumothoraxrisiko
Reanimation	V. femoralis	Zur Punktion keine Unterbrechung der Reanimation notwendig
	V. jugularis externa	Rascher Wirkungseintritt der injizierten Pharmaka
Hämodialyse (CVVH)	V. jugularis interna, V. femoralis (bis BMI < 28 kg/m²)	Großvolumige Katheter, keine Beeinträchtigung des venösen Abstroms aus dem Arm im Falle einer späterern Shunt-Anlage

3.2.2.3 Zentrale, thoraxnahe Venen

Die Punktion erfolgt im Allgemeinen in **Seldinger-Technik;** diese ist wegen der Erstpunktion mit einer kleinkalibrigen Nadel, der Abdichtung der Gefäß- und Hautpunktionsstelle durch den Katheter und der Möglichkeit einer Anlage von Mehrlumenkathetern vorteilhaft. Durch einen zu tief eingelegten Führungsdraht ausgelöste Rhythmusstörungen sistieren i. d. R. nach Rückzug des Drahts. Primärer Punktionsort sollte die rechte Seite sein, weil hier die Pleurakuppel tiefer steht, der Ductus thoracicus links mündet und die Punktion für einen Rechtshänder einfacher ist.

Vena subclavia

(http://www.nejm.org/multimedia/medical-videos#qs=%3Fdescription%3Dvideosinclinicalmedicine%26searchType%3Dfigure%26page%)

(1) **Hauptvorteile:** grundsätzlich einfache Punktionstechnik und die Tatsache, dass die V. subclavia auch bei schwerer Hypovolämie und im Volumenmangelschock aus anatomischen Gründen nicht kollabiert, sondern aufgespannt und gut punktierbar bleibt; weiterhin sehr geringes Infektionsrisiko und angenehm für den Patienten.

(2) **Komplikationen:** Pneumothorax, Hämatothorax bei Verletzung der A. subclavia, Infusionsthorax bei Perforation der Venenwand.

(3) **Punktionstechnik:** Als knöcherne Leitstrukturen dienen Schlüsselbein, Manubrium sterni und 1. Rippe. Zur Punktion werden der Patient in Kopftieflage gebracht (bessere Gefäßfüllung, Vermeidung einer Luftembolie), die Arme an den Körper angelegt und der Kopf zur Gegenseite gedreht. Die V. subclavia verläuft zwischen 1. Rippe und Schlüsselbein zum Sternoklavikulargelenk. Der Einstich zum infraklavikulären Zugang erfolgt 1–2 cm unterhalb des Schlüsselbeins, etwas medial der Medioklavikularlinie. Nach Lokalanästhesie wird die Nadelspitze unter dem Schlüsselbein unter ständigem leichtem Knochenkontakt flach, in einem Winkel von 30° zur Körperoberfläche, in Richtung auf das Sternoklavikulargelenk geführt. Nach Überwinden eines Widerstands (Lig. costoclaviculare) trifft man in 4–6 cm Tiefe auf die Vene, gekennzeichnet durch schlagartiges Aspirieren venösen Blutes. Je nach verwendeter Technik wird nun der Katheter oder der Führungsdraht eingeführt. Je nach Körpergröße beträgt die Kathetereinführungslänge rechts 10–15 cm und links 14–18 cm. Die sonografische Kontrolle erleichtert die sichere Kanülierung des Gefäßes.

Vena jugularis interna

(http://www.nejm.org/multimedia/medical-videos#qs=%3Fdescription%3Dvideosinclinicalmedicine%26searchType%3Dfigure%26page%3D2)

(1) **Vorteile:** Bei der Anlage des V.-jugularis-Katheter finden sich die wenigsten Fehllagen. Durch Verwendung eines Taschendopplers oder durch ultraschallgesteuerte Punktion (B-Mode) gelingt eine primäre Punktion in mehr als 95 %.

(2) **Hauptkomplikation:** Verletzung der A. carotis.

(3) **Punktionstechnik:** Lagerung des Patienten wie zur V.-subclavia-Punktion. Orientierungspunkte sind die palpable A. carotis, der sternale und klavikuläre Bauch des M. sternocleidomastoideus und die V. jugularis externa. Mit der linken Hand werden die A. carotis in Höhe des Kehlkopfs getastet und die Kanüle etwa 1 cm lateral der Arterie im Kreuzungsbereich der schräg verlaufenden V. jugularis externa mit dem M. sternocleidomastoideus in einem Winkel von etwa 45° eingestochen. Zielrichtung für die vorzuschiebende Kanüle ist der mediale Rand des klavikulären Anteils des M. sternocleidomastoideus. In 2–4 cm Tiefe findet sich die V. jugularis interna, die besonders leicht und unbemerkt durchstochen wird. Eine Blutaspiration ist dann beim Zurückziehen der Nadel möglich. Die größenabhängigen Einführungslängen der Katheter betragen rechts 12–15 cm und links 14–17 cm.

3.2.2.4 Vena femoralis

Gelingt keine periphere Venenpunktion, empfiehlt sich in Notfallsituationen die Kanülierung der V. femoralis.

(1) **Vorteile:** Vene kollabiert kaum im Schock, andere Maßnahmen an Kopf und Oberkörper des Patienten werden nicht behindert.

(2) **Risiken und Komplikationen:** kaum Risiken. Bei einer Fehlpunktion lässt sich die Blutung nach Kanülenentfernung durch längere Kompression (etwa 10 min) sicher beherrschen. Aufsteigende Infektionen oder Thrombosierungen mit der Gefahr einer Lungenembolie als Komplikation einer Punktion der V. femoralis treten erst bei längerer Liegedauer auf und sind für die Akutversorgung ohne große Relevanz.

(3) **Punktionstechnik:** Die Punktion erfolgt etwa 1 cm *medial* der gut tastbaren A. femoralis, 3 cm unterhalb des Leistenbands, schräg in kranialer Richtung. Bei adäquater Punktion lässt sich dunkles, nach Absetzen der Spritze nicht-pulsierendes Blut aspirieren. Gelingt dies nicht, sollte die Kanüle unter Sog in das Gefäß zurückgezogen werden, da gelegentlich die Vene durch den Druck der Nadel kollabiert und das Gefäß durchstochen worden ist. Bei Verwendung längerer Katheter sollte die Katheterspitze in Nabelhöhe liegen.

3.2.3 Arterielle Punktionen

(1) **Punktionsorte:** A. radialis, A. femoralis und A. ulnaris.

(2) **Indikationen** zur arteriellen Kanülierung in der Intensivmedizin:
- Kontinuierliche Blutdruckmessung (Kreislaufinstabilität).
- Häufig erforderliche Blutgasanalysen (Beatmung, Störungen des Säure-Basen-Haushalts).
- Kontinuierliche arteriovenöse Hämofiltration und Hämodialyse (A. femoralis).
- Intraaortale Ballongegenpulsation bei kardiogenem Schock (A. femoralis).
- Invasive Messung des HZV mittels Pulskonturanalyse.

(3) **Punktionstechnik:** Die Punktion der *A. radialis* erfolgt bei leicht überstrecktem Handgelenk medial des Processus styloideus radii, unter palpatorischer Kontrolle, in einem Winkel von 30° zur Haut. Die Durchblutung der Hand muss regelmäßig klinisch kontrolliert werden.

Die **A. femoralis** wird – ähnlich der V. femoralis – ungefähr 3 cm unterhalb des Leistenbands nach palpatorischer oder sonografischer Kontrolle punktiert.

3.2.4 Venendruck und zentralvenöse Sauerstoffsättigung ($ScvO_2$)

Während die Notwendigkeit einer kontinuierlichen arteriellen Blutdruckmessung unstrittig ist, wird der Nutzen der Druck- und Sauerstoffsättigung in den zentralen Venen und den Pulmonalvenen immer wieder diskutiert. Wird der jeweilige Parameter mit Klinik und Krankheitsverlauf beurteilt, erleichtern diese Parameter die Entscheidung zur Volumen-, Vasopressor und Inotropikasteuerung. Eine alleinige Steuerung der Hämodynamik anhand absolut gebrauchter Druckparameter führt häufig zu inadäquater Therapie.

(1) Ein **erniedrigter zentraler Venendruck** (ZVD; evtl. bis auf negative Werte) zeigt eine Hypovolämie an.

(2) Ein **erhöhter ZVD** bedeutet Hypervolämie oder Rechtsherz- bzw. Globalherzinsuffizienz. Weitere Ursachen eines erhöhten Venendrucks sind mechanische Hindernisse im kleinen Kreislauf (Lungenembolie, Perikardtamponade) oder eine Zunahme des intrathorakalen Drucks (Husten, Pressen, Spannungspneumothorax, Hämatothorax, Überdruckbeatmung).

> **! WICHTIG**
> Für die Beurteilung von linksventrikulärem Füllungsdruck und linksventrikulärer Funktion ist der ZVD nicht geeignet.

(3) **$ScvO_2$:** Die zentralvenöse Sauerstoffsättigung in der V. cava superior kann diskontinuierlich oder – mittels spezieller Katheter – kontinuierlich bestimmt werden. Eine $ScvO_2$

<0,60 (<60 %) spricht für eine verstärkte Gewebesauerstoffausschöpfung infolge eines beträchtlich erniedrigten HZV.

3.2.4.1 Klinische Beurteilung des zentralen Venendrucks

Der Venendruck kann aufgrund der Inspektion grob abgeschätzt werden. Wenn bei aufrechter Körperhaltung die Halsvenen kollabieren, kann man annehmen, dass der ZVD nicht über 15 cmH_2O liegt. Umgekehrt führt ein erhöhter ZVD zur Füllung der V. jugularis externa im Liegen über den oberen Rand des M. sternocleidomastoideus hinaus sowie zu einer auch im Sitzen und bei Inspiration bestehen bleibenden Venenfüllung.

3.2.4.2 Zentrale Venendruckmessung

Exakte Werte erhält man durch die Messung des ZVD. Als ZVD gilt unter klinischen Bedingungen der Druck im klappenlosen oberen Hohlvenensystem (V. cava superior oder Vv. brachiocephalicae). Die Normalwerte liegen zwischen 4 und 12 cmH_2O. Wegen dieses weiten Normalbereichs und der Abhängigkeit von der äußeren Markierung des Bezugspunkts (rechter Vorhof) sind weniger Absolutwerte, sondern v.a. Veränderungen des ZVD aussagekräftig. Zur zentralen Venendruckmessung ist ein ZVK mit einem Drucksensor erforderlich. Als Bezugsebene dient die Höhe des rechten Vorhofs. Bei flach liegenden Patienten ist dies der Übergang von den oberen zwei Fünftel zu den unteren drei Fünftel des sagittalen Thoraxdurchmessers in Sternummitte. Exakte, reproduzierbare Messwerte sind nur bei Horizontallage und ruhiger Atmung möglich.

Die rechts- und linkskardialen Füllungsdrücke (ZVD, PAOP) galten lange Zeit als Goldstandard zur Evaluation eines Flüssigkeitsbedarfs bei verschiedenen Schockzuständen. Verschiedene Studien der letzten Jahre haben jedoch gezeigt, dass die Füllungsdrücke nur wenige Rückschlüsse auf den tatsächlichen Volumenbedarf des Patienten erlauben. So kann ein hoher ZVD bei normalem Volumenstatus und eingeschränktem HZV (z. B. kardiogener Schock) ebenso wie bei normalem HZV und Volumenüberladung (z. B. dekompensierte Niereninsuffizienz) vorliegen. Andererseits kann bei hohem HZV der ZVD trotz Normovolämie niedrig sein, während ein niedriger ZVD bei normalem HZV auf einen Volumenmangel hinweist. Weiterhin hat die Compliance insbesondere des linken Ventrikels einen beträchtlichen Einfluss auf die ermittelten Füllungsdrücke. Möglicherweise ermöglichen Pulskonturanalysegeräte (wie z. B. das PiCCO-System) durch die Bestimmung der Pulsdruckvariation (pulse-pressure variation) eine bessere Abschätzung des Volumenbedarfs.

Beim beatmeten Patienten wird dies dadurch erschwert, dass sich der positive inthrathorakale Druck in unterschiedlichem Maß zum gemessenen ZVD addiert.

Zusätzliche Hinweise auf einen eventuellen Flüssigkeitsbedarf ergeben sich durch die Variabilität des ZVD im Respirationszyklus und das Verhalten auf eine Volumengabe, entweder als Infusion oder als „Leg-Raising-Test“:

(1) Ein Abfall des ZVD während der Inspiration ist ein guter Prädiktor für einen Anstieg des HZV nach Volumengabe. Bei fehlender Variabilität des ZVD unter Beatmung ist nicht davon auszugehen, dass sich durch Gabe von Volumen das HZV ändert.

(2) Forcierte Volumengabe („fluid challenge“): Hierbei wird innerhalb weniger Sekunden die Menge an Volumen appliziert, die den ZVD um 2 mmHg ansteigen lässt. Hat dies einen Anstieg des HZV von mindestens 0,3 l/min zur Folge, ist von einem Volumenbedarf auszugehen. Eine einfache Möglichkeit, einen eventuellen Volumenbedarf zu prüfen, ist das Anheben der Beine oder des Betts am Fußende; bei Volumenmangel zeigt sich kein Anstieg des ZVD, wohl aber des arteriellen Blutdrucks.

Alternativ stellt die Echokardiografie eine einfache Möglichkeit zur Evaluation des Volumenstatus sowohl des rechten als auch des linken Ventrikels dar.

3.2.5 Pulmonalarterienkatheter (PAK)

! WICHTIG
Voraussetzungen für ein effizientes und sicheres Arbeiten mit dem PAK sind adäquates Erlernen der Technik, Sorgfalt bei der Messung und Erfahrung bei der Interpretation der Daten!

3.2.5.1 Einsatzmöglichkeiten

▶ Kap. 3.3.2.2.

Der Pulmonalarterien-Einschwemmkatheter (Swan-Ganz®-Thermodilutionskatheter; PAK) ermöglicht die Messung der pulmonalarteriellen Drücke, des pulmonalkapillären Verschlussdrucks (pulmonalkapillärer Okklusionsdruck, PCOP), der Drücke im rechten Vorhof und Ventrikel, des HZV (Herzindex) sowie die Bestimmung der O_2-Sättigung in den herznahen Venen, im rechten Vorhof und rechten Ventrikel und in der Pulmonalarterie. Darüber hinaus lassen sich systemischer und Lungengefäßwiderstand(-Index), Schlagvolumen(-Index) sowie rechts- und linksventrikuläre(r) Schlagarbeit(-Index) berechnen. Damit ist bei kritisch Kranken eine umfassende hämodynamische Überwachung möglich, einschließlich der Bestimmung des erniedrigten systemischen Gefäßwiderstands zur Schweregradbestimmung des septischen Schocks sowie der Diagnosestellung einer pulmonalen Hypertonie (z. B. bei ARDS), Perikardtamponade, Pericarditis constrictiva (Dip-Plateau-Phänomen, enddiastolischer Druckangleich in rechtem Vorhof, rechtem Ventrikel, Pulmonalarterie und Pulmonalkapillare) und eines Ventrikelseptumdefekts nach Herzinfarkt (O_2-Sättigungssprung rechter Vorhof–Pulmonalarterie).

Der Einsatz des PAK in der Intensivmedizin ist sehr umstritten, da einerseits die Korrelation des PAOP mit dem Volumenbedarf gering ist und zum anderen keine Studie einen Überlebensvorteil zeigen konnte.

Wir halten den Einsatz des PAK dennoch indiziert zur Steuerung der Balance zwischen Volumen- und Katecholamintherapie bei schwer kranken Patienten mit

(1) kardiogenem Schock,

(2) schwerer Sepsis und septischer Kardiomyopathie.

Der Swan-Ganz®-Bipolar-Pacing-Katheter ermöglicht die simultane Elektrostimulation.

Weiterentwicklungen des Pulmonaliskatheters erlauben die Messung der rechtsventrikulären Auswurffraktion sowie der rechtsventrikulären Volumina (hilfreich z. B. bei Rechtsherzinfarkt zur Diagnosesicherung und Therapiesteuerung; z. B. REF-Katheter® der Fa. Edwards) und die kontinuierliche Bestimmung der gemischtvenösen O_2-Sättigung und des HZV (z. B. Vigilance®-System der Fa. Edwards).

3.2.5.2 Technik

Für die Einführung des PAK eignen sich V. subclavia, V. jugularis interna, V. femoralis und V. mediana cubiti/V. basilica. Eine Einführung über die V. femoralis ist nur unter Durchleuchtung möglich.

Vor dem Einführen Druckwandler an das proximale Ende des distalen Lumens (Austrittsöffnung an der Katheterspitze) und des proximalen Lumens (Austrittsstelle 30 cm proximal der Katheterspitze) anschließen, alle Katheterlumina sorgfältig mit 0,9-prozentiger NaCl-Lösung spülen, Gerät eichen („Nullebene" in Höhe der mittleren Axillarlinie) und Ballon durch Aufblasen auf Dichtigkeit prüfen.

Den Katheter (5–8 F) mit desuffliertem Ballon über eine – passende – Schleuse einführen und in der Vene vorschieben. Nach Passage der Schleuse Ballon nach ca. 15 cm aufblasen und die Druckkurve am Monitor beobachten. Nach dem Passieren der Trikuspidalklappe zeigt sich eine rechtsventrikuläre Druckkurve mit Nullrückgang in der frühen Diastole; anschließend – nach dem Passieren der Pulmonalklappe – erscheint auf dem Monitor der Pulmonalisdruck mit diastolischen Werten deutlich über null. Beim weiteren Vorschieben mit dem aufgeblasenen Ballon verkeilt sich der Ballon in einem Ast der A. pulmonalis in Verschlussdruckposition („Wedge-Position"), die Druckkurve nimmt eine vorhofdruckähnliche Form in Höhe des diastolischen Pulmonalisdrucks an (pulmonalkapillärer Verschlussdruck, Wedge-Druck). Erscheint bei Desufflation des Ballons wiederum die Pulmonalisdruckkurve, hat der Katheter seine gewünschte Position erreicht, in der er bis zu einigen Tagen belassen werden kann. Er sollte dabei in der Zone 3 nach West – in der unteren Lungenhälfte – liegen, in der pulmonalarterieller und pulmonalvenöser Druck höher sind als der alveoläre Druck und damit keine Obstruktion der Lungengefäße erfolgt (wichtig für den Rückschluss von pulmonalkapillärem Druck auf den linksatrialen und linksventrikulär-enddiastolischen Druck). Schließlich Lage des Katheters mit einer Röntgenaufnahme kontrollieren und dokumentieren. Bei den täglichen Kontrollen zeigt der adäquate Kurvenverlauf den richtigen Sitz des Katheters und die Intaktheit des Messsystems an. Die HZV-Messung erfolgt nach den Angaben des Herstellers.

3.2.5.3 Komplikationen

Diese ergeben sich einerseits aus der Punktion einer Zentralvene (Punktionskomplikationen [0,4–11 %], Thrombose [0,5–3 %], Infektion [1 % katheterassoziierte Bakteriämien]), andererseits durch das Passieren des Herzens und das Platzieren des Katheters im Lungenkreislauf (Rhythmusstörungen [5–69 % geringfügig; 0,3–3 % schwerwiegend], Knotenbildung [ca. 0,7 %], Verletzung von Trikuspidal- und Pulmonalklappe, Perforation des rechten Herzens mit Perikardtamponade, Herzwandthrombosen, Lungenembolie/-infarkt infolge des zu lange aufgeblasenen Ballons [0,06–0,3 %], Ruptur einer Pulmonalarterie [0,1–0,2 %]).

3.2.6 Harnblasenkatheter

Für die Katheterdrainage der Harnblase gibt es in der Notfall- und Intensivmedizin zwei Indikationsbereiche:

(1) **Pflege des Patienten mit Harnblasenentleerungsstörungen,** insbesondere des Bewusstlosen.

(2) **Kontrolle der Diurese** zur Bilanzierung des Flüssigkeitshaushalts, zur Überwachung der Zirkulation und zur genauen Bilanzierung bei der Osmotherapie im Rahmen der Behandlung des Hirnödems. In Abhängigkeit von der Krankheitsschwere sollte mindestens 2-mal täglich eine Zwischenbilanz der Ein- und Ausfuhr erstellt werden. Bei jeglichen V.a. einen Schockzustand sollte die Stundendiurese aufgezeichnet werden. Eine Stundendiurese > 100 ml/h deutet auf ausreichend stabile Kreislaufverhältnisse hin, sodass evtl. Katecholamine reduziert werden können!

Meist wird für die kurz- und mittelfristige Blasenkatheterisierung der transurethrale Zugangsweg und bei länger dauernder Harndrainage der suprapubische Zugang favorisiert. Zur **Prophylaxe von Harnwegsinfekten** muss die Katheterisierung bzw. suprapubische Blasendrainage unter aseptischen Bedingungen durchgeführt werden. Bei Anwendung der als Einzelset erhältlichen streng geschlossenen Harnableitungs- und -sammelsysteme sind nosokomiale Harnwegsinfektionen relativ selten geworden. Der Wechsel des Katheters bzw. der Blasenpunktionsfistel erfolgt nicht routinemäßig, sondern nur bei Bedarf (wenn der Katheter nicht mehr durchgängig ist). Neben der sorgfältigen Katheterisierung, dem geschlossenen Harndrainagesystem und einer möglichst kurzen Liegedauer der Katheter wirkt ein ausreichender Harnfluss einer Infektion entgegen.

! WICHTIG
Keine Antibiotikaprophylaxe!

3.2.7 Magensonde

Die Magensonde hat diagnostischen, prophylaktischen und therapeutischen Wert:

(1) Der Mageninhalt gibt Aufschluss über Vorkommen und Schwere einer Blutung oder Art einer peroralen Intoxikation (Giftnachweis).

(2) Art und Menge des Magensekrets können Informationen über einen duodenogastrischen Reflux liefern und hilfreich bei der Diagnostik eines beginnenden Ileus sein.

(3) Die Messung des Magensaft-pH gibt Aufschluss über die Effizienz der Stressulkusprophylaxe.

(4) Mittels spezieller Magensonden (Tonometriesonden) lässt sich der sog. intramukosale pH-Wert bzw. der pCO_2-Wert bestimmen (fakultativ). Sie zeigen eine beginnende Mikrozirkulationsstörung im Splanchnikusgebiet an (z. B. in der Frühphase einer Sepsis oder eines Schockgeschehens).

(5) Die rechtzeitige Entleerung des Magens verhindert Erbrechen und Aspiration bei Magen-Darm-Atonie sowie eine weitere Giftresorption bei peroraler Intoxikation.

(6) Die Magensonde ermöglicht die Spülung des Magens, die Zufuhr von Antazida und anderen Pharmaka sowie die Durchführung einer gastralen Sondenernährung.

Magensonde im Kühlschrank aufbewahren, da sie sich im starren Zustand leichter einführen lässt. Magensonde mit Gleitmittel (Xylocain®-Gel) bestreichen und durch Nase oder Mund einführen. Den Kopf des Patienten dabei nach vorn beugen. Da der Abstand vom Naseneingang zum unteren Ösophagussphinkter 38–48 cm (nach Körpergröße) und von der Zahnreihe zum Mageneingang 32–42 cm (nach Körpergröße) beträgt, nasogastrale Sonde 55–60 cm und orogastrale Sonde 50–55 cm weit vorschieben. Das entscheidende „Druckhindernis" für die Sonde, das beim wachen Patienten durch Schlucken überwunden werden kann, ist der obere Ösophagussphinkter (Ruhedruck von 60–100 mmHg). Bei Beatmungspatienten sollte keine Tubusentblockung erfolgen. Die schwierige Einführung der Magensonde ist gelegentlich dadurch bedingt, dass die Sonde auf die Epiglottis stößt und dieses Hindernis nicht überwinden kann. In diesen Fällen kann die Sonde durch Einlegen der Hand in den Mund mit dem Mittelfinger ertastet und über die Epiglottis oder den lateral gelegenen Recessus piriformis in den Ösophagus geleitet werden. Lage der Magensonde durch Aspiration und dann durch Einblasen von ca. 10 ml Luft bei gleichzeitiger Auskultation über dem Epigastrium kontrollieren. Im Zweifelsfall ist eine Röntgenkontrolle hilfreich.

! WICHTIG
Elektrolytverluste über die Sonde bei der Gesamtbilanzierung berücksichtigen und entsprechend korrigieren, insbesondere weil der Magensaft sehr kaliumreich ist: Magensaft enthält ca. 10 mmol/L (10 mval/L) K^+ und je nach pH-Wert 40–100 mmol/L (40–100 mval/L) Na^+ und 70–120 mmol/L (70–120 mval/L) Cl^-.

3.3 Monitoring des Notfall- und Intensivpatienten

3.3.1 Monitoring-Konzepte

Adäquates Monitoring dient dazu,

(1) eine kontinuierliche Patientenüberwachung zu gewährleisten,

3

(2) frühzeitig korrekturbedürftige Normabweichungen von Patientenvariablen zu erkennen,

(3) die Wirksamkeit von Therapiemaßnahmen zu überprüfen.

Zur frühen Erfassung unerwünschter Abweichungen (z. B. des Atemwegswiderstands bei beatmeten Patienten, des Blutdrucks, der Herzfrequenz) können obere und untere Alarmgrenzen des überwachten Parameters festgelegt werden.

> **! WICHTIG**
> Bei der Einstellung der Überwachungsgrenzen ist darauf zu achten, Fehlalarme weitestgehend zu vermeiden, da diese sowohl beim Patienten als auch bei den Pflegekräften Stress verursachen. Weiterhin stellen die Alarme eine beträchtliche Lärmquelle auf der Intensivstation dar.

3.3.1.1 Präklinische Notfallmedizin

Die präklinische Notfallmedizin entwickelt sich zunehmend von einer „Load-and-Go"- zu einer „Stay-and-Play"-Disziplin. Mit der Ausweitung der therapeutischen Bemühungen nimmt auch die Notwendigkeit zum präklinischen Monitoring im Rettungsdienst zu (▶ Tab. 3.2).

Das bei den verschiedenen Transportbeatmungsgeräten verfügbare Monitoring variiert aufgrund der Bauart erheblich, der **Beatmungsdruck** wird aber bei allen eingesetzten Ventilatoren überwacht. Hiermit lassen sich ein abgeknickter Tubus, der mit Sekreten verklebte Beatmungsfilter, die Diskonnektion und der sich entwickelnde Spannungspneumothorax rechtzeitig erkennen. Die **Kapnometrie** (Infrarot-Absorptionsspektrometrie der exspiratorischen CO_2-Konzentration) ist eine Ergänzung des Monitorings zur Kontrolle der Tubuslage, zur Überwachung von Ventilation und Luftwegen während eines Transports und ggf. zur Beurteilung der Effektivität einer kardiopulmonalen Reanimation. Auf-

Tab. 3.2 Patientenüberwachung im Rettungsdienst

Tab. 3.2 Patientenüberwachung im Rettungsdienst
Kernmonitoring (Minimalstandard)
• Überwachung des Patienten durch Notarzt und Rettungssanitäter/Rettungsassistent • Inspektion, Perkussion und Auskultation • Nichtinvasive Blutdruckmessung • EKG-Monitoring/EKG-Defibrillator-Einheit • Pulsoxymetrie: periphere Sauerstoffsättigung – anzustreben ≥ 96 % – und Pulsfrequenz • „Stix"-Laboranalytik (z. B. Glukose)
Bei beatmeten Patienten zusätzlich
• Beatmungsdruck • Kapnometrie (sehr wünschenswert)
Erweitertes Monitoring
• Blutgasanalyse, Säure-Basen-Status • Weitere Laborparameter (z. B. Hb/Hkt, Troponin I, Elektrolyte) • Interhospitaltransfer: invasive arterielle Blutdruckmessung • Körpertemperatur

grund der Störanfälligkeit v. a. bei peripherer Vasokonstriktion sollte die Tubuslage nach Umlagerung des Patienten stets klinsch (Auskultation) geprüft werden.

Mit transportablen Geräten lässt sich bereits präklinisch eine Basis-Labordiagnostik (Blutgasanalyse, Säure-Basen-Status, Elektrolyte, Hb/Hkt, Blutzucker, Laktat, Troponin I etc.) durchführen. Mögliche Indikationen ergeben sich z. B. bei der kardiopulmonalen Reanimation zur Bestimmung des Säure-Basen-Status, bei beatmeten Patienten zur Steuerung der Ventilation und bei Patienten mit Verdacht auf ein akutes Koronarsyndrom zur Sicherung der Diagnose (Troponin I). Die **invasive kontinuierliche arterielle Blutdruckmessung** ist im Wesentlichen dem Interhospitaltransfer vorbehalten. Die Messung der **Körpertemperatur** mittels Infrarot-Tympanon-Thermometrie liefert verlässliche Ergebnisse, ist praktikabel und kann in Einzelfällen relevante Zusatzinformationen liefern (z. B. Ausmaß der Unterkühlung); bei Verwendung konventioneller Temperatursonden rektal und ösophageal ist dagegen die Messungenauigkeit in der präklinischen Notfallsituation meist recht hoch. Bei Anwendung einer therapeutischen Hypothermie nach Reanimation bei Kammerflimmern ist eine verlässliche kontinuierliche Messung der Körperkerntemperatur, z. B. über einen ZVK, sowohl in der Kühlungs- als auch in der Wiedererwärmungsphase obligat!

3.3.1.2 Notfall- und Intensivstation

Auf der **Notfall- und Intensivstation** stehen effiziente und risikoarme Monitoringverfahren für die Kurz- und Langzeitüberwachung des kritisch Kranken zur Verfügung (▶ Tab. 3.3).

Im Einzelnen sollten – falls erforderlich – verfügbar sein:

(1) **Kontinuierliches Monitoring und Anzeige:**
- Elektrokardiogramm.
- Direkt gemessene Druckwerte: arteriell, zentralvenös, pulmonalarteriell, Atemwege, intrakraniell,
- Körpertemperatur.
- Atemfrequenz und Atemzugvolumen.
- Arterielle O_2-Sättigung.
- Endexspiratorische CO_2-Konzentration.

Tab. 3.3 Patienten-Monitoring auf der Notfall- und Intensivstation

1. Klinische Beurteilung durch Ärzte und Pflegepersonal
2. Monitoring des Herz-Kreislauf-Systems
   - EKG
   - Blutdruck (nichtinvasiv, invasiv)
   - ZVD (▶ Kap. 3.2.4)
   - Pulmonaliskathetermessungen (▶ Kap. 3.2.5, ▶ Kap. 3.3.2.2)
   - transthorakale/transösophageale Echokardiografie (▶ Kap. 3.3.2.3)
3. Oxygenation
   - Pulsoxymetrie
   - Intermittierende arterielle Blutgasanalyse
4. Ventilation (bei beatmeten Patienten; ▶ Kap. 3.3.3, ▶ Kap. 3.4).
   - Intermittierende arterielle Blutgasanalyse
   - Kapnometrie fakultativ
   - Diskonnektionsalarm
   - Stenosealarm
   - Inspiratorische O_2-Konzentration
5. Perfusion des Gastrointestinaltrakts: intramurale gastrale pH/pCO_2-Tonometrie (fakultativ)
6. Zentrales und peripheres Nervensystem, Skelettmuskulatur (▶ Kap. 3.9.5).
7. Nierenfunktion (▶ Kap. 3.3.4).
8. Körpertemperatur (▶ Kap. 3.3.5).
9. Laborbasisprogramm (▶ Kap. 3.3.6).

(2) **Häufige Messung und Anzeige**

- des nichtinvasiv gemessenen Blutdrucks,
- des Herzzeitvolumens (HZV),
- der inspiratorischen O_2-Konzentration.

(3) **Speicherung, Wiederfindung und Reproduktion** von Kurveninformation und Daten.

(4) **Berechnung, Speicherung, Wiederfindung und Reproduktion** abgeleiteter hämodynamischer und respiratorischer Variablen, z. B. Gefäßwiderstände, rechts-/linksventrikuläre Schlagarbeitsindices, Atemwegscompliance, alveoloarterielle Gradienten, Shuntverhältnisse, O_2-Transport und O_2-Verbrauch.

(5) **Optional:**

- Kontinuierliches Monitoring von HZV, systemischem Gefäßwiderstand und zentral-/gemischtvenöser O_2-Sättigung.
- Endexspiratorische CO_2-Konzentration: Sie gibt nur einen Anhalt für den pCO_2; je kürzer die Exspirationszeit (hohe Atemfrequenz, hohes Inspirations-Exspirations-Verhältnis), desto größer die Abweichung vom tatsächlichen pCO_2! Ein sinnvoller Einsatz ergibt sich bei pulmonalen Erkrankungen.

(6) **Trendanalysen** der aufgezeigten Parameter sollten bei Bedarf verfügbar sein, ebenso wie der dokumentierte Zeitverlauf vor Einsetzen des Alarms.

(7) Wünschenswert sind weiterhin **Online-Analysen,** z. B. die Mehrkanal-EKG-Analyse von ST-Strecken-Änderungen.

Während sich Funktionseinschränkungen und Schäden an Lunge, Herz-Kreislauf-System, Nieren und Leber gerätetechnisch und laborchemisch gut quantifizieren lassen, ist der Intensivmediziner bei der Beurteilung der **zerebralen Situation** primär auf die klinische Untersuchung sowie das EEG und sekundär auf die bildgebenden Verfahren angewiesen.

Bei der **hämodynamischen Überwachung** kann ein Basismonitoring (Monitor-EKG, invasiv-kontinuierliche Blutdruckmessung, Diurese, Pulsoxymetrie und ZVD) von einem erweiterten Monitoring bei hämodynamisch instabilen und kritisch herzkranken Patienten unterschieden werden. Zu diesem **erweiterten hämodynamischen Monitoring** zählen v. a. der Einsatz des PAK inkl. Thermodilution (▶Kap. 3.2.5, ▶Kap. 3.3.2.2) und der transthorakalen/transösophagealen Echokardiografie (▶Kap. 3.3.2.3).

Das HZV lässt sich auch mit weniger invasiven Verfahren (Doppelindikatordilution [COLD]; arterielle Pulskonturanalyse [PiCCO®, Vigileo®]; transösophageale Dopplermessung; Impedanzkardiografie; Lithium-Dilution [LiDCO]; partielle CO_2-Rückatmung [NICO-Monitoring]) bestimmen. Diese Verfahren liefern weiterhin abgeleitete Informationen über das intrathorakale Blutvolumen als Parameter der kardialen Füllung/Vorlast, das totale zirkulierende Blutvolumen und das extravaskuläre Lungenwasser. Bisher konnte eine Letalitätssenkung kritisch Kranker hierdurch jedoch ebenso wenig gezeigt werden wie für das Monitoring mit dem PAK.

3.3.2 Herz-Kreislauf-System

Die Kontrolle der einzelnen Parameter sollte in Abhängigkeit von Erkrankung und Therapie anfänglich fortlaufend oder engmaschig wiederholt und später in größeren Zeitabständen erfolgen.

3.3.2.1 Herzfrequenz und Blutdruck

(1) **Herzfrequenz und -rhythmus** sollten ständig über den EKG-Monitor überwacht werden.

(2) Die **periphere Pulsfrequenz** kann getrennt registriert werden, um ein Pulsdefizit oder beim Schrittmacherpatienten eine Asystolie zu erfassen. Eine fortlaufende Pulsregistrie-

rung ist über einen fotoelektronischen Transmissionsrezeptor (am Ohr oder Finger) möglich. Sie erfolgt heute i. d. R. im Rahmen der Pulsoxymetrie.

(3) Die **fortlaufende intraarterielle Blutdruckmessung** in der A. femoralis ist bei instabilem Blutdruck und im Schock obligat. Die Blutdruckmessung in kleineren Arterien, z. B. der A. radialis, ist insbesondere bei Vasokonstriktion nicht ganz so zuverlässig, in den meisten Fällen aber Zugang der Wahl für die kontinuierliche arterielle Druckmessung (oberflächlicher Verlauf des Gefäßes, daher leicht zu finden und zu kanülieren; Kanülierung schmerzarm; meist ausreichender Kollateralkreislauf und damit geringe Gefahr einer distalen Ischämie; ▶ Kap. 3.2.3). Unblutige Druckmessungen sind außerhalb von Schocksituationen mit den modernen Messapparaturen in Notfall- und Intensivmedizin zuverlässig möglich.

(4) Der **ZVD** lässt sich zwar kontinuierlich registrieren, meist genügt jedoch die regelmäßige Kontrolle nach dem oben beschriebenen Verfahren (▶ Kap. 3.2.4), um die Volumenzufuhr sicher zu steuern.

3.3.2.2 Pulmonalarterienkatheter

Der Einsatz des **Pulmonalarterien-Einschwemmkatheters** (▶ Kap. 3.2.5) wird von den intensivmedizinischen Gesellschaften bei folgenden Indikationen empfohlen:

(1) Akuter Myokardinfarkt mit progressiver Hypotension, kardiogenem Schock oder mechanischen Infarktkomplikationen.

(2) Rechtsherzinfarkt mit Hypotension.

(3) Schwere oder progressive kongestive Herzinsuffizienz.

(4) Pulmonale Hypertonie: zur Diagnostik und zur Steuerung der Vasodilatatorentherapie.

(5) Schock, bei ausbleibender Besserung auf die Gabe von Volumen oder Vasopressoren.

(6) Kardiochirurgische Eingriffe bei Hochrisikopatienten, v. a. mit klinisch relevanter linksventrikulärer Dysfunktion.

(7) Gefäßchirurgische Eingriffe.

(8) Aortenchirurgie bei Patienten mit linksventrikulärer Dysfunktion oder signifikanter koronarer Herzkrankheit (KHK).

(9) Polytrauma.

(10) Septischer Schock, ohne Ansprechen auf Volumengabe und niedrig dosierte Gabe von inotropen/vasopressorischen Pharmaka.

(11) Verschiedene Formen der respiratorischen Insuffizienz.

Kritisch angemerkt werden muss allerdings, dass diese Empfehlungen auf Expertenmeinungen und nicht auf Ergebnissen evidenzbasierter Studien beruhen. Eine Verbesserung der Prognose im Sinne einer Letalitätssenkung bei Einsatz des PAK-Monitorings konnte bisher für keine der Indikationen in kontrollierten Studien aufgezeigt werden.

3.3.2.3 Echokardiografie (TTE/TEE)

Die transthorakale (TTE) und – bei eingeschränkten Untersuchungsbedingungen in 10–30 % der Fälle – die transösophageale Echokardiografie (TEE) bieten anatomische, funktionelle und hämodynamische Online-Informationen innerhalb von 10–20 min: Bei 50 % der untersuchten Patienten werden zusätzliche Informationen erhalten, mit therapeutischen Konsequenzen in 17–60 % und Indikationsstellungen zur OP in bis zu 29 %. Daher sollten alle hämodynamisch instabilen Intensivpatienten frühzeitig eine Echokardiographie erhalten.

Als wesentliche Indikationen gelten:

(1) Hypovolämie/verminderte Vorlast als Ursache anhaltender Hypotonie: links-/und rechtsventrikuläres Cavum klein, Vorhöfe klein, V. cava kollabiert.

(2) Systolische Dysfunktion: vergrößerter linker Ventrikel mit eingeschränkter Auswurffraktion.

(3) Diastolische Dysfunktion: E/A-Verhältnis < 0,75, e/e′ > 12–15.

(4) Perikardtamponade: Ergussflüssigkeit, „Swinging heart".

(5) Messung des HZV: cw-Doppler.

(6) Linksventrikulärer Infarkt und Myokardischämie: regionale Kontraktionsstörungen.

(7) Rechtsventrikulärer Infarkt: dilatierter, hypokinetischer rechter und kleiner linker Ventrikel.

(8) Stumpfe und perforierende Herzverletzungen.

(9) Lungenembolie: dilatierter, hypokinetischer rechter Ventrikel, Trikuspidalinsuffizienz und pulmonale Hypertonie, evtl. Thrombusnachweis in Pulmonalarterie.

(10) Vitien: Klappenstenosen (Druckgradienten, Klappenöffnungsflächen) und -insuffizienzen; akute Mitralinsuffizienz nach Myokardinfarkt.

(11) Endokarditis: Klappenvegetationen.

(12) Dissezierendes thorakales Aortenaneurysma: Dissektionsmembran, wahres und falsches Lumen, begleitende(r) Aorteninsuffizienz und Perikarderguss.

(13) Ulzerierte Aortenplaques: flottierende Läsionen.

(14) Intrakardiale Shunts: offenes Foramen ovale, Ventrikelseptumdefekt nach Myokardinfarkt.

(15) Thromben und Tumoren: Vorhofthromben, Myxome, Ventrikelthromben nach Myokardinfarkt.

Die **Risiken der TEE** sind selbst bei mehrstündigem Einsatz z. B. perioperativ oder in maximaler Flexionsstellung gering. Bei schwieriger Platzierung eines Pulmonaliskatheters ist die Einschwemmung unter TEE-Führung eine Alternative zur Durchleuchtung.

3.3.3 Atmung und Beatmung

Eine gestörte Atmung ist an **Atemtyp, Atemtiefe** und **Atemfrequenz** zu erkennen. Weitere Hinweise ergeben sich aus Bewusstseinslage, Hautfarbe (Zyanose), physikalischer Untersuchung (abnormes Atemgeräusch/keine Atemgeräusche, feuchte und trockene Rasselgeräusche, verlängertes Expirium), Blutgasen und **Säure-Basen-Status** sowie der **Röntgenuntersuchung** des Thorax.

Eine Störung der Ventilation lässt sich bei bewusstseinsgetrübten Patienten oft durch einfache Reklination des Kopfs, Absaugen und Einlegen eines **oropharyngealen (Guedel-)** oder **nasopharyngealen (Wendl-)Tubus** beseitigen. Die Überwachung der arteriellen Sauerstoffsättigung auf transkutanem Weg mittels **Pulsoxymetrie** ist heute für die Intensivmedizin obligat und in der Notfallmedizin äußerst hilfreich. Reichen diese Maßnahmen nicht aus oder ist akut ein Atemstillstand eingetreten, muss der Patient **endotracheal intubiert** werden (▶ Kap. 3.4.2). Meist wird man die technisch einfachere orotracheale Intubation durchführen; die Indikation zur primären nasotrachealen Intubation ist selten (Gesichtsverletzung, Operationen im HNO- oder MKG-Bereich).

Bei fehlender Expertise zur Intubation stellen Larynxmasken in der Akutsituation eine Alternative zur Intubation dar.

3.3.4 Nierenfunktion

Die **Urinausscheidung** lässt sich am besten mit einem Dauerkatheter erfassen. Notwendigkeit und Nachteile der Katheterisierung müssen sorgfältig gegeneinander abgewogen werden. Beträgt die Urinproduktion < 500 ml/24 h oder < 20 ml/h, spricht man von **Oligurie**, bei Werten < 100 ml/24 h von **Anurie** (▶ Kap. 19).

Ein akutes Nierenversagen wird definiert als Verschlechterung der Nierenfunktion innerhalb von 48 h mit einem absoluten Anstieg des Serum-Kreatinins um ≥ 0,3 mg/dl (≥ 26,4 µmol/L), einem prozentualen Anstieg des Serum-Kreatinins um ≥ 50 % (auf das 1,5-Fache des Ausgangswerts) oder eine Verminderung der Urinausscheidung auf < 0,5 ml/kg/h über mehr als 6 h.

Ein ANV kann prä-, intra- oder postrenale Ursachen haben (▶ Tab. 3.4).

Tab. 3.4 Differenzialdiagnose des akuten Nierenversagens

Lokalisation	Ursachen	Urinstix	Sedimentanalyse	Urinosmolalität in mosmol/kg	Fraktionelle Natriumausscheidung in %
Prärenal	Exsikkose Fieber Diuretika ACE-Hemmer Herzinsuffizienz Schock • Septisch • Kardiogen • Volumenmangel • Anaphylaktisch, NSAR, Ciclosporin, Tacrolimus	Keine Proteinurie, ggf. geringe Spuren	Wenige hyaline Zylinder möglich	›500	›1
Intrarenal	Tubuläre Schädigung, Ischämie	Leichte bis moderate Proteinurie	Pigmentierte granuläre Zylinder	‹350	›1
	Nephrotoxine (Aminoglykoside, i. v. Kontrastmittel, Chemotherapeutika)	Leichte bis moderate Proteinurie	Pigmentierte granuläre Zylinder	›350	›1
	Akute interstitielle Nephritis	Leichte bis moderate Proteinurie, Hb, Leukozyten	Leukozyten und Leukozytenzylinder, Eosinophile und eosinophile Zylinder, Erythrozyten	‹350	›1
	Akute Glomerulonephritis	Leichte bis moderate Proteinurie, Hb	Erythrozyten und Erythrozytenzylinder, dysmorphe Erythrozyten	›500	›1
Postrenal	Obstruktion der ableitenden Harnwege	Keine Proteinurie, ggf. geringe Spuren	Kristalle, Leukozyten und Erythrozyten möglich	‹350	›1

Bei Oligo- oder Anurie sollte zunächst der Urinkatheter geprüft, angespült und ggf. neu gelegt werden. Bei unauffälligem Katheter folgt die sonografische Untersuchung zum Ausschluss eines postrenalen Nierenversagens.

Akute Folgen des Nierenversagens sind Hyperkaliämie, Urämie (Perikarditis!), Volumenüberladung und metabolische Azidose. Reichen konservative Maßnahmen zur Normalisierung des Kaliums (▶Kap. 19.1, „Therapie der Komplikationen") und der metabolischen Azidose nicht aus, sollte frühzeitig eine Dialyse durchgeführt werden. Hierbei scheint kein Unterschied zwischen intermittierender und kontinuierlicher venovenöser Dialyse zu bestehen. Bei hypotonen Patienten scheint die kontinuierliche Dialyse besser verträglich; dies konnte in Studien bisher jedoch nicht belegt werden.

3

Durch Bestimmung von Kreatinin, Elektrolyten und Harnstoff im 24-h-Sammelurin lassen sich weitere wichtige Berechnungen durchführen (z. B. Kreatinin-Clearance, Elektrolytbilanz, Eiweiß- und Stickstoffbilanz).

3.3.5 Körpertemperatur

Die rektale und vesikale Temperatur entspricht der Kerntemperatur des Körpers. Der Vergleich mit der Hauttemperatur gibt Aufschluss über eine Kreislaufzentralisation (▶Kap. 1.1). Die Körperkerntemperatur kann über Thermosonden im Rektum oder integriert in den Harnblasenkatheter kontinuierlich am Monitor überwacht oder aber auch repetitiv mit üblichen elektronischen Thermometern gemessen werden.

3.3.6 Labormonitoring

Laboruntersuchungen und ihre Kontrollen können nur teilweise schematisch festgelegt werden, weil sie sich nach Art und Verlauf der Erkrankung richten müssen.

Zu unterscheiden sind

(1) Schnelltests,

(2) ein Laborbasisprogramm, das bei allen Notaufnahmepatienten sowie täglich bei Intensivpatienten zu bestimmen ist und

(3) weiterführende Laborprogramme, die diskriminiert angeordnet werden.

Die gebräuchlichen **Schnelltests** erleichtern oft die Differenzialdiagnose und erlauben in manchen Fällen eine Kontrolle der Behandlung. Mit kombinierten Teststreifen lassen sich im Urin Glukose, Ketonkörper, Eiweiß, pH und Blut innerhalb von 1–2 min bestimmen. Mit Blutzuckerteststreifen kann man sofort zwischen hypo- und hyperglykämischen Zuständen unterscheiden. Schnelltests für Troponin T und I erlauben innerhalb von 15 min die Verdachtsdiagnose „akutes Koronarsyndrom" (s. u.).

Die Bestimmung der natriuretischen Peptide (BNP, NT-proBNP), die als Schnelltest quantitativ zur Verfügung stehen, erlaubt mit hoher Sensitivität und Spezifität zwischen kardialen und nichtkardialen Ursachen der Luftnot zu unterscheiden, unabhängig von einer erhaltenen oder reduzierten linksventrikulären Pumpfunktion. Neben den wertvollen diagnostischen Informationen weisen erhöhte natriuretische Peptide auch auf eine schlechte Prognose bei Patienten mit Sepsis und septischen Schock hin.

Die Schnelltestbestimmung von Procalcitonin kann helfen, zwischen bakteriellen und anderen entzündlichen Erkrankungen zu unterscheiden und so unnötige Antibiotikagaben zu vermeiden bzw. die Therapiedauer zu verkürzen.

Anders als die Schnelltests sind die Analysen des Basisprogramms sowie die Zusatzuntersuchungen an ein Labor gebunden, sollten jedoch jederzeit verfügbar sein. Komponenten eines typischen **Notfallprogramms** sind Blutbild bzw. Differenzialblutbild, Natrium, Kalium, Kreatinin, Harnstoff, Blutzucker, Thrombozyten, Thrombinzeit (INR), partielle

Thromboplastinzeit (PTT), CK, CK-MB, ASAT (GOT), Serumeiweiß, Lipase, Blutgasanalyse, Säure-Basen-Status, Laktat.

Weiterführende Laborprogramme beinhalten Fibrinogen und Fibrinspaltprodukte als wichtige Parameter zu Diagnostik und Therapie bei **disseminierter intravasaler Koagulopathie** (DIC; im Rahmen von Sepsis und Multiorgandysfunktionssyndrom [MODS]), sonstigen Gerinnungsstörungen, Venenthrombose und Lungenembolie. Zur laborchemischen Diagnose einer **Sepsis** scheint das Prokalzitonin (> 0,5 µg/L [> 0,5 ng/ml]: Infektion sehr wahrscheinlich) derzeit der geeignetste Marker zu sein. Beim **akuten Koronarsyndrom** (▶Kap. 13.1.5, „Leitsymptome und Befunde") werden nicht nur bei akutem Myokardinfarkt, sondern auch bei instabiler Angina pectoris erhöhte Troponin-T- (Cut-off-Wert > 0,1 µg/L [> 0,1 ng/ml]) und Troponin-I-Spiegel (Cut-off-Wert testverfahrenabhängig) gefunden. Erhöhte Troponinwerte sind allerdings erst ab 3 h nach Einsetzen des ischämisch bedingten Thoraxschmerzes nachweisbar. Der maximale Serumspiegel findet sich bei Troponin T nach 24 h, bei Troponin I nach 12–48 h; eine Normalisierung erfolgt innerhalb von 10–14 Tagen. Erhöhte Troponinwerte sind u. U. auch nachweisbar bei akuter Linksherzdekompensation, Perimyokarditis, Lungenembolie, septischer Kardiomyopathie und traumatischer Herzverletzung. Erhöhte Werte ohne kardiale Ursache sind v. a. für Troponin T bei Patienten mit (höhergradiger) Niereninsuffizienz beschrieben worden.

Elektrolytstörungen können i. d. R. schnell erfasst werden. Die Entwicklung einer ionisierten Hypomagnesiämie korreliert bei Intensivpatienten mit erhöhten Diuretika-, Sepsis- und Sterblichkeitsraten.

3.4 Intubation und Respiratortherapie

An dieser Stelle können nur die Grundprinzipien der Indikation und Durchführung einer Beatmung besprochen werden. Insbesondere beim hypoxischen respiratorischen Versagen sollte die hoch dosierte nasale Sauerstoffgabe („high-flow" mit mindestens 10 L O_2) ausgeschöpft werden, bevor eine assistierte oder kontrollierte Beatmung begonnen wird.

3.4.1 Indikationen zur Intubation und Beatmung

Die Indikation zur Beatmung sollte vorrangig von Pathogenese und Schweregrad der respiratorischen Insuffizienz abgeleitet werden.

In der Inneren Medizin können prinzipiell 3 Hauptmechanismen unterschieden werden, die zu einer **Beatmungsbedürftigkeit** führen können:

(1) **bronchiale Obstruktion** bei Asthma bronchiale und akuter Exazerbation eines chronisch obstruktiven Syndroms,

(2) **pulmonale Insuffizienz** bei Linksherzinsuffizienz, Schock, Pneumonie, Sepsis, Intoxikationen, Aspiration, Pankreatitis und

(3) **Störung des mechanischen Atemantriebs** bei zentralnervösen und neuromuskulären Erkrankungen.

Eine **Intubation** ist **indiziert,** falls unter nichtinvasiver Atemunterstützung (O_2-Insufflation, Maskenbeatmung) eine bedrohliche Zunahme der respiratorischen Insuffizienz auftritt, erkennbar am klinischen Bild, an den Blutgasen und atemmechanischen Messgrößen:

(1) Hypoxie (paO_2 < 7,32–7,98–9,31 kPa [< 55–60–70 mmHg]) und Hyperkapnie ($paCO_2$ > 6,65 kPa [> 50 mmHg]) trotz Therapie (maximales FiO_2 unter Maskenbeatmung, FiO_2 = 0,4–0,5) zunehmend.

(2) Arterielle Sauerstoffsättigung länger als 20 min < 80 % oder progredienter Abfall unter 80 % (Pulsoxymetrie).

(3) Zunahme von Angst, Atemnot, muskulärer Erschöpfung und Hyperventilation (> 30 Atemzüge/min) trotz laufender Therapie; paradoxe Atembewegungen.

(4) Zunehmende psychische Alteration (z. B. Somnolenz, Verwirrtheit, Desorientiertheit).

(5) Arterielle Hypotonie (< 70 mmHg) und zunehmende Tachykardie.

(6) Umschlagen einer Tachykardie in eine Bradykardie oder Auftreten sonstiger schwerwiegender Arrhythmien.

3

(7) Lungenmechanik: Vitalkapazität < 10–15 ml/kg; Ein-Sekunden-Kapazität < 10 ml/kg; maximale inspiratorische Muskelkraft als Sog < 25 cmH_2O; Totraumvolumen V_D/Atemzugvolumen V_T > 0,60; alveolär-arterielle O_2-Differenz ($AaDO_2$) < 53,2 kPa (> 400 mmHg; FiO_2 = 1,0); Tachypnoe > 30/min.

3.4.2 Vorgehen bei orotrachealer Intubation

! WICHTIG

Bei der Notfallintubation ist der Patient wegen der ungewissen Nahrungskarenz immer als nicht nüchtern und somit als aspirationsgefährdet anzusehen. Daher muss immer eine leistungsfähige Absaugvorrichtung griffbereit sein! Obligat (außer bei kardiopulmonaler Reanimation) ist die Anlage eines venösen Zugangs.

Zur orotrachealen Intubation Kopf des Patienten unter leichter Überstreckung im Atlantookzipitalgelenk mit einem Kissen oder einer Decke etwa 8–10 cm erhöht lagern (außer bei V. a. Halswirbelkörperfraktur), um sowohl Mund, Pharynx, Larynx und Trachea in annähernd eine Achse zu bringen. Falls die Kreislaufverhältnisse dies zulassen, Oberkörper des Patienten 30–45° erhöht lagern, um die Gefahr einer passiven Regurgitation zu mindern. Diese Position erleichtert auch eine blind-nasale Intubation bei dyspnoeischen Patienten. Vorhandene Zahnprothesen entfernen. Während der gesamten Intubationsvorbereitung sollte der spontan atmende Patient durch O_2-Insufflation unter hohem Flow mittels einer dicht sitzenden, transparenten Gesichtsmaske präoxygeniert werden. Als Intubateur hinter dem Kopf des Patienten sitzen oder stehen. Als Rechtshänder mit der linken Hand das Laryngoskop an der rechten Mundseite bis zur Plica glossoepiglottica einführen und dabei die Zungenweichteile zur linken Seite der Mundhöhle drängen. Dann das gesamte Laryngoskop unter leichter Betonung der Spitze des Laryngoskopspatels anheben (evtl. unter Sicht absaugen), Stimmritze darstellen und den mit Xylocain®-Gel gleitfähig gemachten Tubus (Ø 7,5–9 mm) unter Sicht und ohne Widerstand mit der rechten Hand in die Trachea einführen. Anschließend Abdichtungsmanschette mit 5–10 ml Luft aufblasen, bis unter Überdruckbeatmung keine Luft mehr neben dem Tubus aus der Trachea entweichen kann. Nach endotrachealer Absaugung kann die richtige Tubuslage durch Insufflation von Luft mit dem Beatmungsbeutel unter gleichzeitiger Auskultation beider Lungenober- und -unterfelder überprüft werden. Danach einen Guedel-Tubus einlegen, der zusammen mit dem endotrachealen Tubus fixiert werden kann. Die durchschnittliche Distanz der Tubusspitze bis zur vorderen Zahnreihe beträgt bei Männern etwa 23 cm, bei Frauen 21 cm; bei der nasotrachealen Intubation müssen etwa 4 cm hinzugerechnet werden.

Zur Intubation je nach Vigilanz und Kreislaufstabilität des Patienten eine Analgosedierung mit ggf. notwendiger Muskelrelaxation durchführen. Diese Kurznarkose sollte beim ansprechbaren Patienten aus der Gabe eines Kurzzeithypnotikums (z. B. **Etomidat** 5–10 ml = 10–20 mg [0,15–0,3 mg/kg KG] i. v., Nachinjektion von 0,1 mg/kg KG) und der Injektion eines kurz wirksamen Opiats (z. B. **Fentanyl** 2–10 ml = 0,1–0,5 mg i. v.) bestehen. Der anfängliche Verdacht einer erhöhten Sterblichkeit nach Einsatz von Etomidat bei polytraumatisierten und Sepsispatienten konnte in einer aktuellen Studie zwar nicht bestätigt werden, bis zur endgültigen Klärung des Stellenwerts von Etomidat bei Sepsis kann alternativ

Ketamin (2 mg/kg KG) eingesetzt werden. Eine vollständige Relaxation ist durch die Applikation eines nicht depolarisierenden Muskelrelaxans erzielbar, z. B. **Cisatracurium** 0,1 mg/kg KG i. v. oder **Suxamethonium** 1–1,5 mg/kg KG i. v.

Da durch die mittlerweile auf den meisten Intensivstationen verfügbaren Videolaryngoskope primäre Fehlintubationen aufgrund der besseren Larynxdarstellung reduziert werden, sollten diese bevorzugt eingesetzt werden. Wichtig ist, dass zum jeweiligen Laryngoskopspatel der passende Führungsstab für den Tubus verwendet wird.

! WICHTIG

Nach Intubation die Atemluft über den Tubus oder den Respirator anfeuchten (Verwendung von „künstlichen Nasen" oder Respiratorverneblern).

3.4.3 Durchführung der maschinellen Beatmung

3.4.3.1 Methoden

Vorbemerkungen Die technischen Möglichkeiten moderner Respiratoren gestatten eine große Variabilität wählbarer Beatmungs- und Atmungsmuster mit dem Ziel einer individuellen, pathophysiologisch orientierten Anpassung des Respirators an den einzelnen Patienten. Die Möglichkeiten reichen von der Unterstützung einer reinen Spontanatmung über die assistierte bis hin zur komplett kontrollierten künstlichen Beatmung.

Die verschiedenen Beatmungsmuster als Variationsmöglichkeiten der apparativen Beatmung und assistierten Spontanatmung, die weitgehend miteinander kombiniert werden können, lassen sich in **Variationen der Steuerung und Kontrolle des Beatmungszyklus** und **Variationen im Druck-Volumen-Fluss-Zeitlauf** einteilen.

Muster der Steuerung und Kontrolle der Beatmung

(1) **Kontrollierte Beatmung:** Beatmungsfrequenz und Beatmungszyklus werden komplett vom Gerät kontrolliert.

(2) **Assistierte Beatmung:** Der Patient löst die Inspiration aus und bestimmt damit die Atemfrequenz (Triggerung). Das Gerät übernimmt den weiteren Beatmungszyklus.

(3) **Assistierte/kontrollierte Beatmung:** Das Gerät liefert eine einstellbare Zahl an Beatmungszyklen (Sicherheitsfrequenz). Der Patient kann zusätzlich Beatmungszyklen triggern.

(4) **Augmentierende Beatmungsformen** (Atmung mit unterstützten oder „augmentierten" Spontanatemzügen):

- **SIMV** (synchronisierte intermittierende maschinelle Ventilation, synchronized intermittent mandatory ventilation): Der Patient kann spontane Atemzüge zwischen die Beatmungszyklen einschalten, wobei Art und Anzahl der maschinellen Beatmungszyklen einstellbar sind.
- **IA** (inspiratorische Assistenz) oder **ASB** (assistance spontaneous breathing): Die spontane Inspiration des Patienten wird durch einen vom Respirator gelieferten Gasfluss oder Druck unterstützt.

Muster des in- und exspiratorischen Druckablaufs und des Atemzeitverhältnisses

(1) **IPPV** (intermittent positive pressure ventilation): Überdruck in den Atemwegen nur in der Inspirationsphase, in der Exspiration Druckausgleich zum atmosphärischen Druck.

(2) **PEEP** (positive endexpiratory pressure): Herstellen eines positiven Atemwegsdrucks am Ende der Exspiration.

(3) **CPPV** (continuous positive pressure ventilation): Beatmung mit kontinuierlichem, d. h. sowohl in- als auch exspiratorischem, Überdruck in den Atemwegen.

(4) **CPAP** (continuous positive airway pressure): Spontanatmung mit kontinuierlichem Überdruck in den Atemwegen.

(5) **IRV** (inversed ratio ventilation): Beatmung mit umgekehrtem Atemzeitverhältnis: Inspiration zu Exspiration 1:1 bis 3:1.

(6) **BIPAP** (biphasic airway pressure): Modifikation einer druckkontrollierten Beatmungsform mit rhythmischer Schaltung eines niedrigen bzw. normalen und eines hohen PEEP-Niveaus. Sie erlaubt auf beiden Niveaus die Spontanatmung des Patienten. Die spontanen Atemzüge können zusätzlich noch unterstützt werden, mit Reduzierung der maschinellen Atemzüge bei zunehmender Eigenleistung. So lässt sich ein fließender Übergang von der vollständig kontrollierten Beatmung bis zur Entwöhnung mit demselben Beatmungsmodus erreichen. Besonders zur Behandlung milderer Formen der respiratorischen Insuffizienz geeignet.

(7) **PRVC** (pressure-regulated volume control): druckkontrollierte Beatmungsform mit einem dezelerierenden inspiratorischen Fluss. Die Höhe des Inspirationsdrucks über dem PEEP-Niveau wird vom Beatmungsgerät automatisch von Atemzug zu Atemzug neu eingestellt, um ein vorgegebenes Atemzugvolumen (AZV) zu gewährleisten. Die Beatmungsform automatisiert die klinische Praxis, die bei druckkontrollierter Beatmung den Beatmungsspitzendruck je nach Größe des gewünschten AZV modifiziert. Bei PRVC ist das AZV der primäre Einstellparameter, der damit die sekundäre Anpassung des Druckniveaus erzwingt. PRVC kombiniert die physiologischen Vorteile einer druckkontrollierten Beatmungsform mit der Sicherheit einer ausreichenden Ventilation. Eine sichere obere Druckgrenze sollte nicht überschritten und frühzeitig durch Alarme angezeigt werden.

(8) **„Open Lung Concept“:** druckkonstantes, zeitgesteuertes Beatmungskonzept, bestehend aus alveolären Recruitment-Manövern und anschließendem Offenhalten der Lunge mittels lungenprotektiver Beatmung (AZV ≤ 6 ml/kg KG; hoher PEEP).

3.4.3.2 Stufenplan beim Einsatz von Atemhilfen und Beatmung

(1) Indikationsstellung.

(2) Festlegen des Atem- und Beatmungswegs.

(3) Stufenplan für das gewählte Behandlungskonzept:

- Stufe A: Atemtherapie – Physiotherapie.
- Stufe B: Stufenplan für die Beatmung:
  - Phase 1: „High Flow“ Sauerstoff mit 10 l/min.
  - Phase 2: unterstützte (augmentierte) Spontanatmung als intermittierende (IMV-), druckunterstützte (PSV-), BIPAP-Beatmung.
  - Phase 3: druckkontrollierte Beatmung (PC, PRVC) mit Eröffnung atelektatischer Lungenareale und Offenhaltung durch angepassten PEEP, BIPAP.
  - Phase 4: PC wie oben, aber mit verlängerter Inspirationszeit, „intrinsic PEEP“, Versuch der Bauchlagerung, „down with the good lung“.
- Stufe C: alternative Beatmungsmethoden:
  - Permissive Hyperkapnie: keine Beatmungsform, sondern Akzeptanz einer CO_2-Retention, solange der pH > 7,2 ist, bei gleichzeitiger druck- und atemzugvolumenlimitierter, lungenschonender, aber zur alveolären Hypoventilation führenden Beatmung, v. a. bei ARDS.
  - Stickstoffmonoxid (NO) oder Prostazykline.
  - Extrakorporale Oxygenierung und CO_2-Elimination an Membranen (extrakorporale Membranoxygenierung [ECMO], extrakorporale CO_2-Elimination [$ECCO_2R$], auch „interventional lung assist [ILA]“, intravaskuläre Oxygenierung [IVOX]).
  - Intratracheale Ventilation.

Der Erfolg der einzelnen Stufen muss kurzfristig (30–60 min) evaluiert werden. Bei Verschlechterung muss zügig die nächste Therapiestufe begonnen werden.

(4) Entwöhnung durch Verfahren der Phasen 1 und 2.

3.4.3.3 Wahl und Einstellung des Beatmungsmusters

Wahl des Beatmungsmusters Bei der Wahl des Atem- und Beatmungsmusters konkurrieren Vor- und Nachteile von erhaltener Spontanatmung, die im Einzelfall gegeneinander abgewogen werden müssen:

(1) **Erhaltene Spontanatemzüge:**
- Hauptvorteile: weitgehend erhaltener physiologischer Atemvorgang. Koordination der Atemmuskulatur bleibt trainiert.
- Hauptnachteile: Atemarbeit muss geleistet und damit verbundener Energiebedarf aufgebracht werden. Ermüdung der Atemmuskulatur mit Problemen in der Entwöhnungsphase.

(2) **Nichtinvasive Beatmung:** Versuch, die Vorteile der Spontanatmung und der kontrollierten Beatmung zu verbinden. Bei spezifischen Indikationen, z. B. bei akuter Exazerbation einer chronisch-obstruktiven Lungenerkrankung.

(3) **Assistierte/kontrollierte protektive Beatmung:**
- Hauptvorteile: Reduktion von Atemarbeit und damit verbundenem Energiebedarf. Erholung einer erschöpften Atemmuskulatur.
- Hauptnachteile: völlig unphysiologischer Atemvorgang. Bei Langzeitbeatmung Störung der Koordinationsfähigkeit der Atemmuskulatur mit Problemen in der Entwöhnungsphase durch Atemmuskeldesintegration.

Einstellung des Beatmungsmusters

(1) Wir empfehlen, die maschinelle Beatmung von Beginn an, spätestens jedoch nach initialer Stabilisierung, entsprechend den Kriterien einer lungenschonenden Ventilation durchzuführen. d. h., es sollte ein Tidalvolumen von 6 ml/kg des berechneten Körpergewichts bei einem maximalen Inspirationsdruck von 30 cmH_2O bei einem FiO_2 von 1,0, der im Verlauf der Blutgassituation angepasst werden sollte, erreicht werden. Das Körpergewicht wird wie folgt berechnet: Männer: 50 + 0,91 × (Größe [in cm] – 152,4), Frauen: 45,5 + 0,91 × (Größe [in cm] – 152,4); in der Praxis: Normalgewicht = Körpergröße in cm – 100. Generell sollte hierbei eine druckkontrollierte Beatmung durchgeführt werden. Dieses ursprünglich von Patienten mit ARDS stammende Beatmungsregime konnte auch bei Patienten ohne akute Lungenschädigung zu Beatmungsbeginn die Entwicklung eines beatmungsinduzierten Lungenschadens im Vergleich zum bisherigen Beatmungsstandard (AZV 10–12 ml/kg KG) deutlich reduzieren.

(2) Da bei druckkontrollierter Beatmung das AZV nicht direkt einzustellen ist, nähert man sich dem angestrebten AZV durch Variation der Parameter PEEP, Spitzendruck und Inspirations-Exspirations-Ratio (I:E-Ratio) an, wobei hier zwischen den Blutgaskontrollen nur kleine Veränderungen an den Einstellungen durchgeführt werden sollten. Im Konzept der lungenschonenden Beatmung ist der PEEP kein primärer Zielwert; es ist jedoch offensichtlich, dass durch die Limitierung des Spitzendrucks ein kontinuierlicher positiver Druck in den Alveolen notwendig ist, um ein endexspiratorisches Kollabieren der Alveolen zu vermeiden. Dieser endexspiratorische Druck auf dem Niveau der Alveolen wird als „Gesamt-PEEP" bezeichnet und kann näherungsweise durch eine kurze Beatmungspause am Ende der Exspiration („exspiratory hold") mit den meisten Beatmungsgeräten gemessen werden. Der Gesamt-PEEP ist abhängig vom PEEP am Beatmungsgerät („extrinsischer PEEP"), von der Compliance der Alveolen, der Resistance des Bronchialsystems, der Beatmungsfrequenz und der I:E-Ratio („intrinsischer PEEP"). Hoher PEEP, hohe Atemfrequenz und hohe I:E-Ratio wurden und werden noch häufig als Zeichen einer „sehr invasiven Beatmung" verstanden und zu vermeiden versucht; dies ist jedoch meist nur durch

Steigerung des Beatmungsspitzendrucks bzw. des AZV möglich. Ziele einer kontrollierten Beatmung sind jedoch die Oxygenierung und der CO_2-Abtransport unter Minimierung der pulmonalen Schädigung durch die Beatmung selbst, sodass hohe Atemfrequenzen (bis 30/min und darüber), eine hohe I:E-Ratio und ein hoher PEEP wichtige Hilfsmittel einer lungenschonenden Beatmung sind. In Abhängigkeit des FiO_2 ergeben sich folgende Anhaltswerte für den (extrinsischen) PEEP:

- FiO_2 0,3 → PEEP 5 cmH_2O
- FiO_2 0,4 → PEEP 5–8 cmH_2O
- FiO_2 0,5 → PEEP 8–10 cmH_2O
- FiO_2 0,6 → PEEP 10 cmH_2O
- FiO_2 0,7 → PEEP 10–14 cmH_2O
- FiO_2 0,8 → PEEP 14 cmH_2O
- FiO_2 0,9 → PEEP 14–18 cmH_2O
- FiO_2 1,0 → PEEP 20–24 cmH_2O

! WICHTIG

Die kontrollierte Beatmung ist stets unphysiologisch! Ziel ist ein Beatmungsmuster mit geringstmöglicher Lungenschädigung, keine Nachahmung der physiologischen Atmung.

(3) Eine kontrollierte Beatmung mit hohem PEEP, hoher I:E-Ratio und hoher Atemfrequenz begünstigt zunächst die Oxygenierung des Bluts auf Kosten einer alveolären Hypoventilation, die bei schwerer Lungenschädigung zur Retention von CO_2 und konsekutiv zur pH-Erniedrigung führen kann. Dies kann bis zu einem pH von > 7,2 akzeptiert werden (permissive Hyperkapnie), ist jedoch bei Patienten mit erhöhtem intrakraniellem Druck kontraindiziert. Zudem können durch den hohen Gesamt-PEEP kollabierte Alveolen für die Beatmung rekrutiert werden, sodass die alveoläre Hypoventilation verbessert wird und zunehmend CO_2 abgeatmet werden kann. Eine Langzeitbeatmung bei schwer geschädigter Lunge ist nur möglich, wenn es gelingt, einen Anteil der Alveolen zu eröffnen bzw. offen zu halten, der sowohl die Oxygenation als auch eine ausreichende CO_2-Abatmung gewährleistet, ohne hierdurch eine weitere Lungenschädigung zu verursachen.

(4) Eine Intensivierung der supportiven Therapie in Bezug auf die Kreislaufsituation (Katecholamine, Volumengabe, Diurese) ist hierdurch auf Dauer nicht notwendig, jedoch ist insbesondere zu Beginn der Beatmung darauf zu achten, dass kein Volumenmangel besteht. Die kontrollierte Beatmung ist trotz der Fortschritte der letzten Jahre keine Therapie der Grunderkrankung, die zur Ateminsuffizienz geführt hat; eine optimale Beatmung verlängert jedoch das Zeitintervall, das für die Therapie der Grunderkrankung zur Verfügung steht.

Wir empfehlen zur Einstellung der Beatmung folgendes Grundmuster:

- Druckkontrollierte Beatmung
- Atemfrequenz 30/min
- PEEP 10–15 cmH_2O
- Inspiratorischer Beatmungsdruck 30 cmH_2O
- I:E-Ratio 1:1
- FiO_2 1,0

Durch meist nur geringe Variation des PEEP und der I:E-Ratio unter Beibehaltung des inspiratorischen Spitzendrucks von maximal 30 cmH_2O kann mit diesen Grundeinstellungen schnell das angestrebte Tidalvolumen von 6 ml/kg KG (bezogen auf das Normalgewicht) erreicht werden.

(5) Bietet der Patient unter dieser Einstellung eine Sättigung von > 90 % und klinisch den Eindruck einer ausreichenden Beatmung, kontrolliert man nach 10–15 min die Zielgrößen der Beatmung:

- paO_2 entsprechend der Altersnorm, zumindest aber >7,98 kPa (>60 mmHg); SaO_2 ≥0,90 (≥90 %),
- pH >7,2 bzw. $paCO_2$ >3,99 kPa (>30 mmHg) und <6,38 kPa (<48 mmHg; Ausnahme: ausgeprägte chronische respiratorische Azidose).

(6) In Abhängigkeit vom paO_2/pH- bzw. $paO_2/paCO_2$-Verhältnis sollten die I:E-Ratios und der PEEP gesteuert werden: Bei *hohem paO_2 und pH <7,2 oder progredientem Anstieg des $paCO_2$* sollte ein eher niedriger PEEP und eine I:E-Ratio ≤1, bei *niedrigem paO_2 und niedrigem $paCO_2$* ein eher hoher PEEP und eine I:E-Ratio von 1 eingestellt werden. Bei *hohem paO_2 und niedrigem $paCO_2$* können die Beatmungsdrücke – PEEP und Spitzendruck – insgesamt reduziert werden. Am schwierigsten gestaltet sich die Beatmungseinstellung bei *niedrigem paO_2 und hohem $paCO_2$;* hier sollte man zunächst versuchen, durch Steigerung des PEEP bis zu einer I:E-Ratio von 1 die Oxygenation zu verbessern. Gelingt dies, kann eine zwischenzeitliche Hyperkapnie (permissive Hyperkapnie) akzeptiert werden, solange der pH >7,2 beträgt. Der pH-Wert ist der limitierende Faktor der permissiven Hyperkapnie. Dennoch erlaubt der Verlauf des $paCO_2$ eine wertvolle Einschätzung der alveolären Ventilation, da ein progredienter Anstieg des $paCO_2$ nach Erschöpfung der Pufferkapazität einen Abfall des pH zur Folge hat. Eine Rekrutierung ehemals verschlossener Alveolen, die sich durch erhöhte Tidalvolumina bei unveränderter Respiratoreinstellung zeigt, führt im Verlauf der Beatmung auch zu einer besseren Elimination des CO_2. Dieser Effekt eines hohen Gesamt-PEEP ist häufig erst nach mehreren Stunden zu beobachten.

Die Schädigung, die durch hohe Sauerstoffkonzentrationen (FiO_2) verursacht wird, ist geringer einzuschätzen als die, die durch ein hohes Tidalvolumen und hohe inspiratorische Spitzendrücke verursacht wird. Für die Langzeitbeatmung sollte der FiO_2 jedoch <0,65 liegen.

(7) **Verschlechterung des Patienten im Verlauf der Beatmung:** Tritt eine Verschlechterung der Beatmungssituation ein, ist zu klären, ob dies durch eine Störung der Atemwege (Verlegung durch Schleim, Sekret) oder durch eine Zunahme der Lungenschädigung (Exazerbation der Infektion, Zunahme des ARDS) verursacht wurde. Eine Verlegung der Atemwege kann durch Auskultation sowie Analyse der Flusskurven am Respirator diagnostiziert werden; hier zeigt sich insbesondere in der Exspiration ein oszillierender Fluss. In diesem Fall sollte endobronchial abgesaugt werden. Ergibt sich kein Anhalt für eine Verlegung der Atemwege, ist von einer Verschlechterung des alveolären Recruitments auszugehen; in diesem Fall sollte die Beatmung mit dem Ziel einer Erhöhung des Gesamt-PEEP intensiviert werden. Intensivierte Absaugmanöver, auch bronchoskopische Absaugmanöver oder eine bronchoalveoläre Lavage, sind in diesem Fall wenig erfolgversprechend und führen eher zur Verschlechterung der Beatmungssituation, da gleichzeitig der Surfactant geschädigt wird bzw. Alveolen durch Wegfall des PEEP kollabieren. Eine alleinige Erhöhung des FiO_2 hat ebenfalls nur eine temporäre Verbesserung des SaO_2 zur Folge, ohne dass sich die Situation der für den Gasaustausch zur Verfügung stehenden Alveolen verändert.

Bei Patienten mit ARDS sollte frühzeitig und für mindestens 16 h/d die Bauchlage des Patienten angestrebt werden. Die relativ neuen Verfahren der inhalativen Therapie mit Stickoxid bzw. Prostazyklin senken bei ARDS und pulmonaler Hypertonie anderer Genese den Lungengefäßwiderstand und bessern die Lungenfunktion, konnten bisher jedoch die Sterblichkeit des ARDS nicht senken.

(8) **Manöver zur Wiedereröffnung kollabierter Alveolen („Recruitment-Manöver"):** Bei Patienten mit schwerem ARDS können durch kurzeitiges Anheben des inspiratorschen Beatmungsdrucks und/oder des PEEP kollabierte Alveolen wiedereröffnet werden. Hierbei ist auf Beeinträchtigungen des Kreislaufs durch die Veringerung der Vorlast zu achten. Zudem sollte der PEEP entsprechend hoch eingestellt werden, um den positiven Effekt auf die Beatmung möglichst lange zu erhalten.

3.4.3.4 Begleitende Maßnahmen zur Beatmungstherapie

(1) **Befeuchtung der Atemgase und Vernebelung** (▶ Kap. 3.4.2).

(2) **Atemgymnastik und physikalische Therapie.**

(3) **Endotracheales Absaugen:** Dies kann am intubierten und nichtintubierten Patienten entweder peroral, leichter aber durch die Nase geschehen, unter kontinuierlichem EKG-Monitoring (ausgeprägte Bradykardie bis Asystolie möglich), nach ausreichender Präoxygenierung, ggf. unter Oberflächenanästhesie mittels Spray. Die Indikation zur endotrachealen Absaugung ergibt sich aus der Unfähigkeit des Patienten, angesammelten Schleim selbstständig abzuhusten. **Tipp:** Die Routineabsaugung ist kein unerlässlicher, in regelmäßigen Abständen durchzuführender Bestandteil einer jeden „guten" Beatmungstherapie (Gefahr von Infektion, Schleimhautverletzung, Bradykardie, Hypoxie). Akzeptiert sind als Indikationen deutlich vermehrte auskultierbare und sichtbare Sekretansammlungen, durch Verschleimung verursachte Veränderungen des Exspirationsflusses, Materialgewinnung für mikrobiologische Untersuchungen, Absaugung nach Sekretmobilisation durch ausgiebige atemgymnastische Atemtherapie und vor Extubation.

(4) Die **fiberoptische bronchoskopische Absaugung** kommt bei Erfolglosigkeit der endotrachealen Absaugung bei besonders zäher Verschleimung und zur Wiedereröffnung von verlegten Atemwegen zum Einsatz.

(5) Die **Bronchoskopie** hat neben dem therapeutischen auch einen wichtigen diagnostischen Wert bei der Suche nach Erregern.

(6) Die **bronchoalveoläre Lavage (BAL)** erweitert das diagnostische Spektrum in semiquantitativer Hinsicht (Mikrobiologie, Zytologie, Zytokinbestimmungen).

3.4.3.5 Volumenmanagementstrategie bei Beatmung

Im Vordergrund des Volumenmanagements steht zunächst die hämodynamische Stabilität, d. h., insbesondere bei der Beatmung aufgrund eines Schockgeschehens steht die dem jeweiligen Schockmuster angepasste Volumentherapie im Vordergrund (▶ Kap. 3.5.2, ▶ Tab. 3.11, ▶ Kap. 26.1.1). Bei primärer akuter Lungenschädigung, z. B. im Rahmen einer Pneumonie und ohne Gewebehypoperfusion, scheint eine eher restriktive Gabe von Flüssigkeit (ausgeglichene Volumenbilanz nach 7 Tagen) einer liberalen Strategie (kumulative Bilanz nach 7 Tagen ca. +6 l) in Bezug auf Lungenfunktion, Beatmungszeit und Verweildauer auf der Intensivstation überlegen zu sein.

3.4.3.6 Sedierung während der Beatmung

Patienten müssen während der Beatmung ausreichend analgosediert werden, aber nur so weit, als unbedingt erforderlich ist. Vor allem nach der Stabilisierung der ersten Tage sollten die Patienten zumindest stets erweckbar und ansprechbar sein. Diese Sedierung nach Bedarf kann durch intermittierende i. v. Bolusgaben oder durch kontinuierliche i. v. Zufuhr der Medikamente erreicht werden. Die kontinuierliche vegetative Abschirmung mit **Clonidin** oder **Dexmedetomidin** kann als Basis einer Analgosedierung dienen.

Die Sedierungstiefe sollte in regelmäßigen Abständen (3-mal/d) anhand eines Scores objektiviert werden. Hierzu ist von den derzeit gebräuchlichen Scores der RASS-Score (Richmond Agitation Sedation Scale) am besten evaluiert (▶ Tab. 3.5).
Die Analgosedierung sollte so eingestellt werden, dass Patienten einen Score von –2 erreichen. Zeigt sich eine Verbesserung der Beatmungssituation, kann versucht werden, den Patienten täglich vollständig aufwachen zu lassen. Hierdurch können Beatmungsdauer und Weaning-Phase verkürzt werden.

Die Analgosedierung sollte nach vorgegebenen Zielen erfolgen und in Abhängigkeit dieser Ziele modifiziert werden:

Tab. 3.5 Richmond Agitation Sedation Scale (RASS)

Score	Bezeichnung	Beschreibung
+4	Ankämpfend („combative")	Ankämpfend oder gewalttätig, aktuelle Gefährdung für die Belegschaft
+3	Starke Agitation („very agitated")	Zieht an oder entfernt Katheter oder zeigt aggressives Verhalten gegenüber der Belegschaft
+2	Agitiert („agitated")	Häufige unwillkürliche Bewegungen oder Patient-Ventilator-Dyssynchronizität
+1	Ruhelos („restless")	Ängstlich oder unruhig, jedoch keine aggressiven oder unkontrollierten Bewegungen
0	Wach und ruhig	
−1	Schläfrig („drowsy")	Nicht vollkommen wach, verzögertes Erwachen (>10 sec), dann Augenkontakt auf Ansprache
−2	Leichte Sedierung („light sedation")	Kurzes Erwachen (<10 sec) mit Augenkontakt auf Ansprache
−3	Moderate Sedierung („moderate sedation")	Jegliche Reaktion, jedoch kein Augenkontakt auf Ansprache
−4	Tiefe Sedierung („deep sedation")	Keine Reaktion auf Ansprache, aber jegliche Reaktion auf physische Stimuli
−5	Nicht erweckbar („unarousable")	Keine Reaktion auf Ansprache oder physische Stimuli

Vorgehen:
1) Patient beobachten. Ist der Patient wach und ruhig (Score 0)? Zeigt er ein ruheloses oder agitiertes Verhalten (Score +1 bis +4 entsprechend den oben gelisteten Kriterien)?

2) Ist der Patient nicht wach, soll er mit lauter Stimme beim Namen genannt und aufgefordert werden, die Augen zu öffnen und in Richtung des Untersuchers zu blicken. Falls notwendig, einmalige Wiederholung der Aufforderung.
- Patient hat Augen geöffnet und Augenkontakt; dieser wird für mehr als 10 sec aufrechterhalten (Score −1).
- Patient hat Augen geöffnet und Augenkontakt, jedoch für weniger als 10 sec (Score −2).
- Jede Reaktion des Patienten außer Augenkontakt (Score −3).

3) Wenn der Patient nicht auf Ansprache reagiert, soll er zunächst an der Schulter gerüttelt und, bei fehlender Reaktion, am Sternum gerieben werden.
- Patient zeigt jegliche Reaktion (Score −4).
- Patient zeigt keine Reaktion auf Ansprache oder physische Stimulation (Score −5).

Fühlt sich der Patient offensichtlich nicht wohl, erfolgen zunächst eine kurze Anamnese und der Versuch einer nichtpharmakologischen Intervention, z. B. eine Veränderung der Lagerung, Verdunklung des Raums, Absaugen bei Tracheostoma etc. Führt dies nicht zum Ziel, erfolgt die aktive Evaluation der Schmerzen des Patienten mithilfe einer Schmerzskala (z.B. Visuelle Analogskala [VAS]). Dies ist wichtig, da in einer Studie gezeigt werden konnte, dass 70 % der Patienten, die intensivmedizinisch behandelt wurden, Schmerzen als unangenehme Erinnerung angeben, während ärztliches und pflegerisches Personal zu 70–90 % die Meinung vertraten, dass diese Patienten schmerzfrei gewesen seien.

Für die Analgesie stehen insbesondere **Opiate** zur Verfügung. Hierbei ist **Morphin** i. v. (Einmalgabe 2–5 mg alle 5–30 min, Tagesdosis: 100 mg bis 2–3 mg/kg KG; Erhaltungsdosis 30–60 mg/24 h bzw. 30–70–100 µg/kg KG/h) Analgetikum der Wahl bei akutem Myokardinfarkt und Lungenödem. Nachteile bei der Analgosedierung sind Histaminfreisetzung und konsekutive Hypotonie, die die Anwendung bei hämodynamisch instabilen Patienten erschweren, und die im Vergleich zu anderen Opioiden geringe analgetische Potenz und lange Halbwertszeit.

(1) Für die analgetische Therapie bieten sich an:

- **Fentanyl** i. v.; Einmalgabe 1–10 µg/kg KG; 100–200 µg 1- bis 2-stdl.; Erhaltungsdosis 1–2(–6) µg/kg KG/h.
- **Sufentanil** i. v.; Einmalgabe 0,7–2 µg/kg KG; Erhaltungsdosis 0,2–0,7(–1,0) µg/kg KG/h. Vorteil gegenüber anderen Opioiden ist die zusätzliche sedierende Wirkung.
- **Remifentanil** i. v.; Einmalgabe 0,7–2 µg/kg KG; Erhaltungsdosis 1,5–18 µg/kg KG/h. Vorteil: sehr kurze Halbwertszeit.
- **S-Ketamin** 0,2–0,5(–1,5) mg/kg KG/h ist ein stark analgetisches, aber nur schwach hypnotisches Analgetikum, das aufgrund der damit verbundenen unangenehmen Traumerinnerungen und deliranten Erregungen nur in Kombination mit Propofol oder einem Benzodiazepin angewendet werden soll. Vorteile der Kombination Ketamin/Midazolam bzw. Ketamin/Propofol sind eine nur geringe Beeinträchtigung der Darmmotorik, die gute Kooperationsfähigkeit mit dem analgosedierten Patienten und die Einsatzmöglichkeiten bei hypotoner Kreislaufregulation und bronchialer Obstruktion. Bei Vorliegen einer pulmonalen Hypertonie, einer KHK, einer arteriellen Hypertonie und einer intrakraniellen Druckerhöhung ist besondere Wachsamkeit beim Einsatz von Ketamin geboten bzw. ist dieser kontraindiziert. Sind die Schmerzen kontrolliert, erfolgt die Analyse der Agitation und Angst bzw. der Sedierung mithilfe einer Sedierungsskala (RASS).

(2) Für die akute Sedierung bietet sich die intermittierende Bolusgabe von **Midazolam** (2–5 mg alle 10–15 min) an.

(3) Für die kontinuierliche Sedierung stehen zur Verfügung:

- **Midazolam** 0,01–0,2 mg/kg.
- **Propofol** 0,8–4 mg/kg KG/h. Bei längerer Anwendung (> 5 Tage) ist bei bis zu 50 % der Patienten die Entwicklung einer Toleranz oder einer erhöhten Clearance zu beobachten. Regelmäßig Blutfettspiegel kontrollieren, da etwa 20 % der Patienten eine Hypertriglyzeridämie (> 500 mg/dl) entwickeln. Hersteller-Anwendungsbeschränkung von 7 Tagen.
- **γ-Hydroxybuttersäure** (Somsanit®) i. v. 10–20 mg/kg KG/h. Vorteile: kardiovaskuläre Stabilität auch bei katecholaminpflichtigen Patienten, Erhaltung der Kooperativität des gering sedierten Patienten in der Entwöhnungsphase, schlafregulative Wirkung und nur geringe Inzidenz deliranter Syndrome. **Cave:** Hypernatriämie.
- **Clonidin** i. v. 1–3 µg/kg KG/h; als Analgosedierung-Basismedikation in niedriger Dosierung: 0,3–1,0 µg/kg KG/h (günstige Beeinflussung des Opiat- und Narkosemittelverbrauchs). Ein Ausschleichen des Medikaments ist notwendig.
- **Dexmedetomidin** (Dexdor®) i. v. 0,2–1,4 µg/kg KG/h ist ein selektiver α_2-Rezeptoragonist. Seine Wirkung beruht auf der Bindung an α_2-Rezeptoren im Gehirn und einer dadurch hervorgerufenen Dämpfung der Aktivität des sympathischen Nervensystems.

Ist eine Sedierung mit einem Sedativum allein nicht möglich, können diese Sedativa kombiniert werden, wobei sich insbesondere die Kombination mit Clonidin anbietet.

Letzter Schritt ist die Evaluation eines Delirs mithilfe des CAM-ICU (▶ Kap. 3.6.2). Wird ein Delir diagnostiziert, erfolgt eine antipsychotische Therapie mit Haloperidol oder DHBP. Die adäquate Erkennung und Behandlung einer deliranten Erregungslage führt häufig zur Einsparung von Sedativa.

(1) **Haloperidol:** 2–5 mg i. m. alle 10–20 min oder 5 mg p. o. bzw. per Magensonde. Aufgrund der möglichen Verlängerung der QT-Zeit gibt der Hersteller keine Empfehlung mehr zur intravenösen Gabe! Sollte im Einzelfall die intravenöse Gabe (2–5 mg i. v. alle 20 min) notwendig sein, muss eine kontinuierliche EKG-Ableitung gewährleistet sein.

(2) **Risperidon** 1–2 mg/d p. o., **Quetiapin** 25–50 mg/d p. o.

(3) **Muskelrelaxanzien** sollten frühzeitig eingesetzt werden, wenn eine Kontrolle der Beatmung nicht zu erreichen ist, insbesondere bei hochgestelltem Zwerchfell, eingeschränkter Thoraxcompliance oder wenn der Patient gegen die Beatmungsmaschine ankämpft. Die Relaxierung muss keineswegs immer eine Langzeitrelaxation sein, vielmehr genügt manchmal schon die intermittierende Gabe für 1–2 h, gelegentlich 12–48 h, damit dann eine Beatmung auch ohne dauerhafte Relaxation befriedigend durchgeführt werden kann.

Die Therapieziele sollten mindestens einmal täglich evaluiert werden. Bei konstanten Befunden im Zielbereich sollte versucht werden, die Dosis täglich um 10–25 % reduzieren. Zudem sollte ein tägliches Aufwachen des Patienten erwogen werden.

3.4.4 Entwöhnung von der Beatmung (Weaning off) und Extubation

Die Mehrheit aller Patienten bedarf nur einer kurzzeitigen Unterstützung durch ein Beatmungsgerät und kann problemlos entwöhnt werden. Bei Problempatienten kann die Weaning-Phase allerdings bis zu 40 % und mehr der Gesamtbeatmungszeit betragen. Das Vorgehen nach einem standardisierten Entwöhnungsprotokoll im Vergleich zum Weaning nach individuellen Entscheidungen reduziert die Beatmungsdauer und führt zu einer höheren Erfolgsrate.

(1) **Voraussetzungen für den Beginn der Entwöhnung:**
- Ursache für Beatmung ist gebessert oder beseitigt.
- Gasaustausch: $paO_2/FiO_2 > 200$ bei PEEP $\leq$ 5 mbar.
- Herz-Kreislauf-System stabil (keine Unterstützung durch Vasopressoren).
- Patient wach.
- Atemminutenvolumen < 15 l/min.
- $f/V_t < 105$ (f = Atemfrequenz/min; V_t = Atemzugvolumen = Tidalvolumen in l).

(2) **Versuch der Spontanatmung:** druckunterstützte Beatmung (7 mbar) oder T-Stück für 30 min:
- Versuch der Spontanatmung erfolgreich (gute Toleranz): Extubation.
- Versuch der Spontanatmung nicht erfolgreich (schlechte Toleranz): ventilatorischer Support mit erneutem graduellem Entzug entsprechend oben: Versuch der Spontanatmung 1-mal/d mit druckunterstützter Beatmung < 8 mbar oder T-Stück für 2 h: bei guter Toleranz Extubation, bei schlechter Toleranz weiter wie oben.

(3) **Probleme im Weaning** (Erschöpfung der Atemmuskulatur, septische Enzephalopathie, vermehrter Ventilationsbedarf; Critical-Illness-Neuropathie und -Myopathie) zeigen sich beim Patienten als Schwitzen, Nasenflügelatmen, Zyanose, Tachypnoe, Tachykardie, paradoxe abdominale Atmung, interkostale, suprasternale und supraklavikuläre Einziehungen, trachealer Deszensus und als erhöhte Aktivität des M. sternocleidomastoideus.

(4) **Vorsichtsmaßnahmen in der Weaning-Phase:**
- Bei Patienten, bei denen das Offenhalten der Atemwege nicht gewährleistet ist, sollte die reguläre Extubation so lange hinausgezögert werden, bis ein Luftstrom am entblockten Cuff vorbei eindeutig nachweisbar ist.
- Absaugen von Schlund- und Trachealsekret und Präoxygenierung vor der Extubation.
- Engmaschige Beobachtung und Überwachung aller Patienten in der unmittelbaren Postextubationsperiode.

(5) **Tracheostomie:** Die Tracheostomie erleichtert die Entwöhnung des Patienten von der Beatmungsmaschine. Da bisher kein Erfolg einer frühen (d. h. vor dem 10. Beatmungstag) gegenüber einer späteren Tracheostomie gezeigt werden konnte, bietet sich eine Tracheostomie nach ca. 10 Tagen bzw. nach einem frustranen Extubationsversuch an, wenn die Ursache des Versagens nicht kurzfristig behoben werden kann (prolongierter Infekt, schwere obstruktive oder restriktive Lungenerkrankung). Die Treacheotomie sollte als perkutane Dilatationstracheotomie durchgeführt werden.

3.5 Schock

3.5.1 Grundlagen

Definition, Klassifikation, MODS Schock ist ein Zustand, der zu einer tief greifenden und ausgedehnten Reduktion der effektiven Durchblutung und/oder zu einer schweren Beeinträchtigung essenzieller Zellfunktionen lebenswichtiger Organe führt, zunächst reversibel (Multiorgandysfunktionssyndrom [MODS]) und schließlich – falls prolongiert – mit irreversibler Zellschädigung und Tod. Die Reduktion der effektiven Gewebeperfusion kann dabei hervorgerufen werden durch eine Abnahme der Herzleistung, Störungen der Makro- und Mikrozirkulation mit verminderter Perfusion, eine kritische Abnahme des Blutvolumens sowie eine Beeinträchtigung der O_2-Aufnahme in der Lunge und der O_2-Abgabe im Gewebe. Zur Einschränkung essenzieller Zellfunktionen kommt es im Gefolge exogener Intoxikationen, einer endogenen Überschwemmung mit Mediatoren (z. B. reaktive O_2-Verbindungen, Zytokine) oder endokriner/metabolischer Krisen. Entsprechend den primär schockauslösenden Störungen unterscheidet man verschiedene **Schockformen** (▶ Tab. 3.6).

Der Schock – v. a. in seiner prolongierten Form– führt zum prognosebestimmenden **Multiorgandysfunktionssyndrom (MODS)**. Die Organfunktionsstörung während der manifesten Schockphase wird als „Organ im Schock" bezeichnet, die persistierende Organschädigung nach Behebung des Schockzustands als „Schockorgan". Wesentliche **Organdysfunktionen** sind: Lungenödem und ARDS; akutes Nierenversagen; septische Enzephalopathie, Neuropathie und Myopathie des kritisch Kranken; septische Kardiomyopathie, Myokarddepression bei nichtkardiogenen Schockformen und systemischen Inflammations-Reaktions-Syndromen (SIRS), autonome Dysfunktion; bakterielle/Endotoxin-Darmtranslokation, Ileus, submuköse Darmblutungen, erosive Gastritis, Stressulkus(blutung), akalkulöse Cholezystitis, Pankreatitis; ischämische Hepatitis, intrahepatische Cholestase, „Schockleber"; disseminierte intravasale Koagulopathie (DIC), Verdünnungsthrombozytopenie; Stoffwechseldysfunktion; Immunparalyse („compensatory anti-inflammatory response syndrome", CARS), sekundäres Antikörpermangelsyndrom.

Tab. 3.6 Die verschiedenen Schockformen und ihre Pathogenese

Wesentlicher pathogenetischer Faktor	Bezeichnung
Verminderung des zirkulierenden Blutvolumens	Hämorrhagischer/hypovolämischer/traumatischer Schock bei Verlust von Blut, Plasma, Extrazellulärflüssigkeit[1, 2]
Störung der kardialen Förderleistung	Kardiogener Schock (▶ Kap. 13.1.2)[2]: • Bei myokardialer Pumpstörung • Bei massiven Herzrhythmusstörungen
Obstruktion des Blutflusses	Extrakardial-obstruktiver Schock: • Schock bei Lungenarterienembolie • Schock bei Herztamponade • Aortendissektion
Zirkulationsstörung und toxin-/mediatorinduzierte Zytotoxizität	Septischer Schock (▶ Kap. 26.1.1)[1, 3], SIRS[4]-Schock[1, 3]
Hypovolämie, Vasotonusverlust, mediatorinduzierte Zytotoxizität	Anaphylaktischer/anaphylaktoider Schock
Akuter Vasotonusverlust	Neurogener Schock[3]

[1–3] Zusammenspiel mehrerer Schockursachen bei spezifischen Schockformen:
[1] Myokarddepression
[2] Mediatorinduzierte Zytotoxizität
[3] (Relative) Hypovolämie
[4] Systemisches Inflammations-Reaktions-Syndrom (sepsisähnliches Schockgeschehen nichtinfektiöser Genese)

Dieses komplexe, prognosebestimmende, von Patient zu Patient variierende MODS kann auch nach Schockstabilisierung persistieren; es ist derzeit therapeutisch nur überwiegend symptomatisch angehbar.

Klinik Klinische **Leitsymptome und -befunde** der schockbedingten Minderdurchblutung sind:

(1) Blasse, kaltschweißige Haut (neurogene, septische und anaphylaktische Schockbilder können anfänglich und unter adäquater Volumentherapie mit einer warmen, trockenen Haut einhergehen).

(2) Trübung des Sensoriums.

(3) Tachykardie.

(4) Arterielle Hypotonie (systolische Werte < 90 mmHg) mit kleiner Blutdruckamplitude. Normale arterielle Blutdruckwerte sprechen nicht gegen einen bestehenden Schockzustand, da der Blutdruckabfall anfänglich durch die Kreislaufzentralisation abgefangen werden kann. Weiterhin können initial hypertensive Blutdruckwerte bestanden haben.

(5) Oligo-Anurie.

(6) Subtile Zeichen der zerebralen Minderperfusion, z.B. nestelnder Patient, Unruhe, Lageänderungen, inadäquates Nachfragen, etc.

Diagnostische Hinweise Die Diagnose Schock ist durch die typische Symptomatik meist rasch zu stellen. Häufig bereitet jedoch die Erkennung der Schockursache Schwierigkeiten, insbesondere weil der protrahierte Schock, gleich welcher Genese, einen uniformen, sich perpetuierenden Charakter annimmt. Zu diagnostischen Hinweisen ▶ Tab. 3.7.

Eine Laktaterhöhung ist sowohl diagnostisch als auch prognostisch relevant.

Tab. 3.7 Differenzialdiagnose verschiedener Schockformen

Schockform	(Fremd-)Anamnese	Körperlicher Befund	Technische Untersuchungsbefunde
Kardiogener Schock	Z.n. Myokardinfarkt, schwere Herzkrankheit (KHK, Myokarditis, Kardiomyopathie, Herzfehler)	Infarktschmerz, Rhythmusstörungen, Zeichen der Herzinsuffizienz (Lungenödem), Herzauskultation	EKG, Herzkatheter, Echo, CK, CK-MB, Troponin, Laktat, Rö-Thorax
Extrakardial-obstruktiver Schock	Immobilisierung, Z. n. Operation, Morbus embolicus, Dialysepatient, arterielle Hypertonie	V. a. Lungenembolie, V. a. Venenthrombose, V. a. Perikardtamponade, V. a. Aortendissektion, Zyanose, Tachykardie, Dyspnoe	EKG, Echo, Gefäßdoppler, Blutgase, Fibrinspaltprodukte (D-Dimere), Laktat, CT, NMR.
Septischer Schock	Symptome der bakteriellen Infektion, Operationen, Katheterismus (Gefäße, Blase), chron. Hämodialyse, Immundefizienz, Diabetes mellitus, maligne Erkrankung, Kortikosteroid- und Zytostatikatherapie	Fieber, Schüttelfrost, starkes Schwitzen, warme Peripherie, Blutungsneigung, Bewusstseinstrübung, Pneumonie/ARDS, Gerinnungsstörungen (sekundär)	Meist Leukozytose und Linksverschiebung; Mikrobiologie: nur jede dritte Blutkultur positiv (je 50 % grampositiv/-negativ); Procalcitonin; Gerinnungsparameter; EKG; Fokussuche: Rö-Thorax, Echo, Sonografie, CT, NMR; ggf. PAK-Monitoring

Tab. 3.7 Differenzialdiagnose verschiedener Schockformen *(Forts.)*

Schockform	(Fremd-)Anamnese	Körperlicher Befund	Technische Untersuchungsbefunde
Hämorrhagischer/ hypovolämischer/ traumatischer Schock	Durchfall, Erbrechen, Teerstuhl, hämorrhagische Diathese, Antikoagulanzienbehandlung, Trauma, Ulkusleiden, Extrauteringravidität.	Kollabierte Venen, äußere oder innere Blutung (rektale Untersuchung, Magensonde)	Hb und Hkt, Elektrolyt- und Gerinnungsparameter, EKG, Echo
Anaphylaktischer Schock	Sofortreaktion, meist iatrogen: Medikamente (Penicillin!), jodhaltige Rö-Kontrastmittel, Seren, Plasmaersatzmittel, Lokalanästhetika, Testallergene, Insektenstich.	Juckreiz, Urtikaria, Atemnot, Bronchospasmus	–
Neurogener Schock	Medikamente (Sedativa, Hypnotika, Narkotika, Antihypertensiva), Schlaganfall, Rückenmarkstraumatisierung, Sympathektomie.	Meist ausgeprägte Bewusstseinstrübung, anfänglich warme Peripherie	(Giftnachweis)
Intoxikationsschock	Anamnese, Tablettenreste	Koma, Hypothermie, Hypovolämie, Rhythmusstörungen	Giftnachweis

CT: Computertomografie; Echo: Echokardiografie; NMR: Kernspintomografie; PAK: Pulmonaliskatheter

Für die Diagnostik und Prognoseabschätzung des kardiogenen Schocks wurden mit dem „Cardiac Power (CP)" und dem auf die Körperoberfläche bezogenen „Cardiac Power Index (CPi)" Parameter evaluiert, die bisher die beste Korrelation eines hämodynamischen Parameters mit der Mortalität zeigen konnten. Berechnung: CP [in W] = HZV × MAP × 0,0022 bzw. CPi = HI (Herzindex) × MAP × 0,0022. So determiniert ein CP ≤ 0,53 W mit einer Sensitivität und Spezifität von jeweils 0,66 die intrahospitale Mortalität beim kardiogenen Schock.

Allgemeine Schocktherapie

Behandlungsziele

(1) Rasche **Behebung der Schockursache.**

(2) **Beseitigung der Schocksituation:** Werden die aufgeführten Zielkriterien (▶ Tab. 3.8) erreicht, kann von einer stabilisierten Herz-Kreislauf-Situation ausgegangen werden.

(3) **Differenzialdiagnose** der unterschiedlichen Schockformen (sehr wichtig!).

(4) Neben der notwendigen **symptomatischen Behandlung** baldmöglichst kausale Therapiemaßnahmen anstreben (s. a. bei den speziellen Organkapiteln)!

(5) Frühzeitige **Prophylaxe und Therapie des MODS** (s. a. bei den speziellen Organkapiteln)!

Tab. 3.8 Zielkriterien der Herz-Kreislauf-Therapie bei Schock

Zielkriterium	Angestrebter Wert
Mittlerer arterieller Blutdruck	≥ 65 mmHg; evtl. höhere Werte bei Koronarkranken und vorbestehender arterieller Hypertonie
Herzindex	≥ 2,5 l/min/m². Bei ausreichender Diurese können auch niedrigere Werte akzeptiert werden. Keinesfalls sollten bei klinischer Stabilisierung höhere Zielwerte auf Kosten einer Steigerung der Katecholamine angestrebt werden
Optimierung der Sauerstoffversorgung	• Hb ≥ 4,35 mmol/L (≥ 7,0 g/dl) • Arterielle O_2-Sättigung > 0,92 (> 92 %) • Anzustreben: Normalisierung des Serumlaktats (< 2,2 mmol/L)

Allgemeine Behandlungsmaßnahmen und deren Monitoring

(1) **Flache Lagerung.** Ausnahmen: Bei ausgeprägter kardialer Insuffizienz und bei Blutungen im Bereich von Kopf und Respirationstrakt Oberkörper um 20–30° anheben.

(2) **Venöser Zugang** (ZVK, ▶ Kap. 3.2.2).

(3) **Sauerstoffzufuhr:** 4–6–10 l O_2/min und – falls erforderlich – frühzeitig Respiratorbehandlung einleiten (▶ Kap. 3.4).

(4) **Überwachung der Vitalfunktionen** (▶ Tab. 3.2, ▶ Kap. 3.3).

(5) **Wichtige Laboruntersuchungen** (▶ Kap. 3.3.6): Bei Verdacht auf hämorrhagischen Schock sofort Blutgruppe bestimmen und Blut kreuzen lassen! Die regelmäßige Kontrolle von Blutbild, Thrombozyten und Gerinnungsparametern (Verbrauchskoagulopathie), Elektrolyten und Blutgasanalyse, Serumkreatinin und -laktat ist zur Überwachung des Schocks besonders wichtig. Bei Verdacht auf septischen Schock wiederholt Entnahme von Blutkulturen! Bei kardiogenem Schock schnellstmöglich klären, ob ein akuter Myokardinfarkt dafür verantwortlich ist (EKG, Troponin, Echokardiografie). In diesem Fall ist die Wiedereröffnung des Infarktgefäßes die mit Abstand wichtigste Therapiemaßnahme, die durch weitere diagnostische Erwägungen nicht verzögert werden darf!

(6) **EKG, Röntgenaufnahmen** von Thorax und Abdomen.

(7) **CT-Thorax/Abdomen:** bei unklarem Herd für einen septischen Schock frühzeitige Bildgebung zur Focussuche; als Angio-CT des Thorax auch zum Ausschluss einer akuten Lungenarterienambolie.

(8) **Neurologische Untersuchung.**

(9) **Blasenkatheter** (▶ Kap. 3.2.6).

(10) Schmerzen, Angina pectoris bei akutem Koronarsyndrom und Stress sollten schnellstmöglich mit Morphin, Nitraten und Sedierung beseitigt werden.

(11) **Volumenzufuhr** (Ausnahme: kardiogene Schockzustände). Da dynamische Parameter rein statischen Werten (ZVD, PAOP) vorziehen sind, sollte ein „fluid challenge" oder ein „Leg-Raising-Test" (▶ Kap. 3.2.4.2) durchgeführt werden. Bei positivem Ergebnis sollte die Volumengabe fortgesetzt werden, wobei eine echokardiografische Kontrolle des rechten Ventrikels und der V. cava erfolgen sollte. Zeigt sich unter Volumengabe keine Besserung, erfolgt keine weitere Volumenzufuhr, sondern die Gabe von Noradrenalin, bei schlechter Pumpfunktion ggf. in Kombination mit Dobutamin(▶ Kap. 3.5.1, „Substanzprofile").

(12) Der **Einsatz vasoaktiver Substanzen mit positiv inotroper Wirkung** richtet sich nach der Beeinträchtigung des Gefäßsystems bei den spezifischen Schockformen:

- Bei **septischem Schock** ist die mediatorbedingte Vasodilatation neben der Myokarddepression für das hämodynamische Schockgeschehen verantwortlich; demzufolge sind Volumensubstitution und vasopressorische/positiv inotrope Substanzen primäre

therapeutische Ansatzpunkte. Bei **anaphylaktischem** und **neurogenem Schock** dominiert die Vasodilatation; Volumensubstitution und vasopressorische Substanzen stehen therapeutisch im Vordergrund.
- Beim **kardiogenen bzw. hypovolämischen Schock** kommt es dagegen sekundär zur reaktiven Vasokonstriktion und damit zur Nachlasterhöhung, als Folge der primären Pumpfunktionseinschränkung des Herzens bzw. des intravaskulären Volumenverlusts. Während bei der dekompensierten Herzinsuffizenz primär eine Nachlastsenkung zur Entlastung des Herzens indiziert ist (systemischer Gefäßwiderstand von ca. 800 dyn × sec × cm^{-5} anstreben; Normalwert 1.100 ± 200), wofür Vasodilatatoren sowie die positiv inotrope Wirkung von Dobutamin geeignet sind, ist im kardiogenen Schock aufrund der meist niedrigen Blutdruckwerte die Gabe von Dobutamin meist nicht ausreichend bzw. die Anwedung von Nachlastsenkern nicht möglich. Hier sollte ebenfalls Noradrenalin zur Stabilisierung eingesetzt werden. Im Fall des hypovolämischen Schocks steht die Volumensubstitution im Vordergrund, auch hier kann Noradrenalin zur schnellen Stabilisierung hifreich sein.

(13) **Vermeidung thromboembolischer Komplikationen und der disseminierten intravasalen Koagulopathie (DIC):** Bei Fehlen von Kontraindikationen können initial 2.500–5.000 IE **Heparin** und anschließend eine kontinuierliche niedrig dosierte Heparingabe zur Thromboseprophylaxe verabreicht werden. Die frühzeitige Heparingabe zur Prophylaxe einer Verbrauchskoagulopathie ist wahrscheinlich wirkungslos.

(14) **Pufferung:** Die Bedeutung der Puffertherapie einer metabolischen Azidose im Schock wurde lange überschätzt. Bei adäquater Volumen- und Schocktherapie bessert sich der Säure-Basen-Status i. d. R. von selbst. Nur eine extreme Azidose (pH < 7,0) ist sicher kardiodepressorisch. Indiziert scheint **Natriumbikarbonat** bei ischämisch-hypoxisch bedingten Azidosen nur bei arteriellen pH-Werten < 7,1. Eine Blindpufferung ist kontraindiziert, die Wahl der Dosis (initial 50 mmol bzw. 1 mval/kg KG) erfolgt im Weiteren nach der Analyse des Säure-Basen-Status. Die Therapie muss durch wiederholte Blutgasanalysen überwacht werden.

(15) Die induzierte milde Hypothermie („Cooling") mit einer Körperkerntemperatur von 32–34 °C für 24 h mindert die neurologischen Defizite und führt zu einer Verbesserung des Überlebens nach kardiopulmonaler Reanimation infolge von Kammerflimmern. Bei Asystolie oder pulsloser elektrischer Aktivität sollte eine Kontrolle der Körperkerntemperatur bei 36 °C erfolgen.

Volumentherapie

Allgemeine Aspekte

Zur Volumentherapie stehen kristalloide und kolloidale Lösungen (▶ Tab. 3.9), Humanalbumin und Erythrozytenkonzentrate zur Verfügung.

Kristalloide Lösungen stellen derzeit den Volumenersatz der 1. Wahl dar und haben Humanalbumin (5 % und 20 %) bei der Volumentherapie weitgehend ersetzt (Ausnahme: Hypalbuminämie < 25 g/L bzw. Gesamteiweiß < 40–45 g/L).

Während Kristalloide und kolloidale Lösungen (v. a. Hydroxyethylstärke, HES) über lange Zeit als gleichwertige Volumenersatzmittel angesehen wurden, zeigen neuere Studien eine Überlegenheit in Bezug auf eine geringere Nierenschädigung und Sterblichkeit für die kristalloiden Lösungen. Auch der den kolloidalen Lösungen zugeschriebene schnellere und bessere Volumeneffekt hat sich nicht bestätigt, daher sollten diese bei Intensivpatienten nicht mehr eingesetzt werden.

Das aktuelle Konzept der Volumentherapie basiert auf dem Prinzip der Hämodilution: Bei einem Hkt von 0,30 (30 %) liegt eine maximale Sauerstofftransportkapazität ohne Gefahr einer Gewebshypoxie vor. Während der primären Volumentherapie – in der initialen Phase der Hypovolämie – ist aus diesem Grund ein Hb-Wert von 6,23–7,17 mmol/L (10–11,5 g/

dl) bzw. ein Hkt von 0,30–0,35 (30–35 %) als ausreichend anzusehen. Nachfolgend – bei Normovolämie, erzielt durch Volumensubstitution – ist eine **Substitution von Erythrozytenkonzentraten** erst ab Hb-Werten <4,36–5,61 mmol/L (<7,0–9,0 g/dl) indiziert.

Tab. 3.9 Charakteristika von Volumenersatzlösungen

Kristalloide Lösungen	
0,9-prozentige Kochsalz-Lösung, Ringer-Laktat-Lösung	Geeignet für kurzzeitige Plasmaexpansion. Ungefähr 25 % des Volumens verweilen für eine Stunde im Intravasalraum
5-prozentige Glukose-Lösung	Intravasale Verweildauer deutlich kürzer. **Sollte nicht zur Plasmaexpansion verwendet werden!**

Volumentherapie bei spezifischen Schockformen

(1) Hypovolämischer Schock (▶ Kap. 3.5.2.3).

(2) Septischer Schock (▶ Kap. 3.5.2.2, ▶ Kap. 26.1.1).

(3) Anaphylaktischer Schock (▶ Kap. 3.5.2.4).

(4) Schock bei Intoxikationen (▶ Kap. 3.5.2.5).

(5) Neurogener Schock (▶ Kap. 3.5.2.6).

(6) Schock bei Rechtsherzinfarkt (▶ Kap. 3.5.2.1, ▶ Tab. 3.11).

Therapie mit vasopressorischen und positiv inotropen Substanzen

Allgemeine Aspekte

Je nach Schockform sind Substanzen mit vasopressorischen und/oder positiv-inotropen Eigenschaften erwünscht (▶ Kap. 3.5.1, „Substanzprofile“). Eine entsprechende Differenzialtherapie lässt sich aufgrund der unterschiedlichen Wirkprofile mit Katecholaminderivaten (Dobutamin, Dopamin), Katecholaminen (Noradrenalin, Adrenalin), Phosphodiesterase-III-Hemmstoffen (Enoximon, Milrinon, Amrinon) und dem Kalziumsensitizer Levosimendan durchführen. Neben den Auswirkungen auf den Gesamtkreislauf werden zunehmend die Effekte der einzelnen Substanzen auf die regionale Zirkulation (Splanchnikus-, Magenmukosa-, Nierenperfusion) und den Stoffwechsel (Laktat) bei der Präparatewahl berücksichtigt (▶ Tab. 3.10). Das **Ansprechen auf die Therapie** manifestiert sich als klinische Besserung und hämodynamische Stabilisierung, Rückgang des MODS, Anstieg der eingeschränkten Diurese, Abnahme des Serumlaktats und Anstieg des erniedrigten Magenmukosa-pH/pCO_2.

Bei nicht ausreichendem Erfolg können die Substanzen auch kombiniert werden; die Auswahl sollte sich dabei nach der primären hämodynamischen Schockschädigung und den Wirkprofilen der Pharmaka richten. Die Entwicklung einer Katecholamintoleranz im prolongierten Schock innerhalb von Stunden erfordert ggf. höhere Dosierungen als angegeben.

Tab. 3.10 Wirkprofil von Katecholaminen und Katecholaminderivaten

Substanz	HZV	Positiv inotrop	RR	Vasopressorisch	Splanchn.-Perfusion	pHi	Ren. Perf.	Laktat
Noradrenalin	↑	+	↑	+	↑, (←→)	↑		↓
Dobutamin	↑	+	←→	Ø	↑↑, (←→)	↑↑, (←→, ↓)		↓
Adrenalin	↑	+	↑	+	↓↓	↓		↑

Zusammenstellung anhand von Literaturdaten. pHi: Magenmukosa-pH; Ren. Perf.: renale Perfusion

Substanzprofile

(1) **Dobutamin** (2,5–20 µg/kg/min) wirkt infolge der β_1-Adrenozeptorstimulation positiv inotrop und steigert das HZV, im mittleren Dosisbereich ohne wesentliche Zunahme der Herzfrequenz und ohne Nachlasterhöhung. Vereinzelt kommt es eher zu einer teils unerwünschten Nachlastsenkung mit Anstieg der Herzfrequenz. Der myokardiale Blutfluss wird durch Dobutamin stärker gesteigert als durch Dopamin, der pulmonalarterielle Druck durch Dobutamin nicht erhöht, wohl aber durch Dopamin.

(2) **Noradrenalin** (0,02–0,1–0,5 µg/kg/min) wirkt über die β_1-Adrenozeptorstimulation positiv inotrop und bewirkt über die α-Adrenozeptorstimulation einen Anstieg des systemischen Gefäßwiderstands mit Vasokonstriktion und Nachlasterhöhung. Es resultiert eine Blutdruckstabilisierung, bei leichtem Anstieg des HZV. Aufgrund seiner sehr ausgewogenen Wirkung hat sich Noradrenalin zunehmend als Katecholamin der Wahl im Schock herausgestellt.

(3) **Adrenalin** (0,02–0,1–0,5 µg/kg/min) ist ein potenter α-, β_1- und β_2-Adrenozeptoragonist. Bei der kardiopulmonalen Reanimation wird v. a. die vasokonstriktorische α-Adrenozeptorwirkung genutzt. Im Schock steigert Adrenalin – eingesetzt nach unzureichender Wirkung von Dobutamin, Noradrenalin und Dopamin – das HZV und stabilisiert den Blutdruck. Aufgrund des UAW-Profils (Sinustachykardie, Arrhythmogenität, Verschlechterung der Splanchnikusperfusion, Laktatanstieg) sollte es möglichst bald nach hämodynamischer Stabilisierung reduziert, ab- oder umgesetzt werden.

(4) **Dopamin** sollte aufgrund des ungünstigeren Wirkungsprofils im Vergleich zur Kombination aus Noradrenalin und Dobutamin nicht mehr zur Behandlung des Schocks eingesetzt werden!

(5) Der Kalziumsensitizer **Levosimendan** bindet bei ansteigenden Kalziumspiegeln – wie sie während der Systole gefunden werden – an Troponin C. Diese Bindung führt zur Steigerung der Kontraktilität der Herzmuskelzelle. Levosimendan beeinflusst nicht die Diastole. Weiterhin kann die Substanz zusätzlich über eine durch die Öffnung der Kaliumkanäle vermittelte Vasodilatation die Vor- und Nachlast des Herzens senken; häufig ist daher eine Volumengabe zur Wiederherstellung einer optimalen Vorlast notwendig. Indikationsgebiete für Levosimendan sind die schwere dekompensierte Herzinsuffizienz (keine Bolusgabe! 0,1 µg/kg/min für 1 h, danach in Abhängigkeit vom Blutdruck 0,05–2 µg/kg/min), allerdings ohne günstigere Wirkung als Dobutamin, und der kardiogene Schock bei Versagen der alleinigen Therapie mit Katecholaminen. Als UAW sind Kopfschmerzen und asymptomatische Blutdruckabfälle berichtet worden.

(6) **Phosphodiesterase-(PDE-)Hemmstoffe:** Bei fehlendem Ansprechen auf Katecholamine, insbesondere bei kardiogenem Schock nach Herzoperationen, kann eine Therapie mit PDE-III-Hemmern (Enoximon, Milrinon, Amrinon) begonnen werden. Sie steigern β_1-adrenozeptorunabhängig (Umgehung der Katecholamintoleranz) die Kontraktionskraft des Herzens und führen zu einer teils andauernden Vasodilatation. Empfohlene Dosierungen: **Enoximon**: kontinuierliche Infusion von 2,5–10 µg/kg/min; **Milrinon**: 0,375–0,75 µg/kg/min; **Amrinon**: 5–10 µg/kg/min. In Kombination mit Adrenalin können PDE-Hemmer bei herzchirurgischen Patienten die rechtsventrikuläre Funktion verbessern. Aufgrund der teilweise ausgeprägten Hypotonie sollte auf eine Bolusgabe verzichtet werden.

! WICHTIG

Die Gabe von Levosimendan als auch von PDE-Hemmern muss unter sorgfältigem Kreislaufmonitoring erfolgen, da initial eine relative Hypovolämie infolge der Vasodilatation ggf. durch Volumengabe ausgeglichen werden muss. Gegebenenfalls ist auch die kurzfristige Gabe von Noradrenalin erforderlich, um den initialen Blutdruckabfall abzufangen.

Nachteilig für die Steuerung ist die im Vergleich zu Katecholaminen lange Halbwertszeit der PDE-Hemmer. Als wichtige UAW gilt die Thrombozytopenie, insbesondere nach Gabe von Amrinon. Die Infusion von Milrinon sowie Enoximon während kardiochirurgischer Eingriffe hatte in randomisierten Studien keine signifikante Thrombozytopenie zur Folge.

Therapie mit vasopressorischen und positiv inotropen Substanzen bei spezifischen Schockformen

(1) *Hypovolämischer Schock:* ▶ Kap. 3.5.2.3.

(2) *Septischer Schock:* ▶ Kap. 3.5.2.2, ▶ Kap. 26.1.1. Derzeit am meisten favorisiert werden Noradrenalin und Dobutamin: Noradrenalin gelangt zum Einsatz, wenn die Kreislaufschädigung mit Vasodilatation das Schockgeschehen dominiert (SVR $< 800\,dyn \times s \times cm^5$ KOF). Bei niedrigem HI kann die zusätzliche Gabe von Dobutamin erwogen werden.

(3) *Kardiogener Schock:* ▶ Kap. 3.5.2.1, ▶ Kap. 13.1.2. Dobutamin als Inotropikum und Noradrenalin als Vasopressor gelten als Substanzen der Wahl. Bei dominantem Vorwärtsversagen des Herzens mit ausgeprägter arterieller Hypotonie kommen Adrenalin und ggf. Levosimendan zum Einsatz.

(4) *Anaphylaktischer Schock:* ▶ Kap. 3.5.2.4.

(5) *Schock bei Intoxikationen:* ▶ Kap. 3.5.2.5.

(6) *Neurogener Schock:* ▶ Kap. 3.5.2.6.

3.5.2 Schockformen

3.5.2.1 Kardiogener Schock

▶ Kap. 13.1.2. Die folgenden Empfehlungen basieren auf der S3-Leitlinie „Infarktbedingter kardiogener Schock – Diagnose, Monitoring und Therapie".

Therapie

(1) Zur *vasodilatatorischen Vor- und Nachlastsenkung* dient in erster Linie **Nitroglyzerin.** Der Einsatz ist auf die Fälle beschränkt, wo es bei noch normalem oder lediglich gering erniedrigtem Blutdruck zu einem Abfall des HZV aufgrund eines Anstiegs des peripheren Widerstands kommt. Nitroglyzerin wird in einer Dosierung von 0,3–6,0 mg/h gegeben. Tachykardie und Blutdruckabfall können den Einsatz limitieren. Problematisch kann die Nitroglyzerinzufuhr bei bereits vorbestehend eingeschränktem Gasaustausch sein, da mit einer Erhöhung des intrapulmonalen Rechts-links-Shunts (Qs/Qt) mit Verschlechterung der Oxygenation und Erhöhung der alveolo-arteriellen Sauerstoffpartialdruckdifferenz zu rechnen ist, bedingt durch eine Hemmung der hypoxischen pulmonalen Vasokonstriktion.

(2) *Hämodynamische Steuerung im kardiogenen Schock:* Ziel der Therapie des kardiogenen Schocks ist die Etablierung einer ausreichenden Zirkulation unter maximaler Entlastung des Herzens, insbesondere durch Senkung der Nachlast und unter minimaler Therapie mit Katecholaminen. Außer im Fall eines myokardinfarktbedingten kardiogenen Schocks (s. u.) sollte nach Diagnose des kardiogenen Schocks ein hämodynamisches Monitoring durchgeführt werden. Hier sind drei verschiedene Konstellationen möglich:

- **MAP < 50 mmHg:** Hier ist zunächst keine Nachlastsenkung möglich, da eine weitere Absenkung des Blutdrucks eine Verschlechterung der bereits sehr kritischen Situation zur Folge hat. Als alleinige Therapie steht hier zunächst die Kreislaufunterstützung mit Katecholaminen (Dobutamin für die Inotropie, Noradrenalin für die Vasokonstriktion); diese Konstellation ist häufig im bereits protrahierten kardiogenen Schock anzutreffen. Häufig zeigt sich schon ein erniedrigter systemischer Gefäßwiderstand (SVR) als Zeichen der Aktivierung der Transmitterkaskaden mit schlechter Prognose. Levosimendan oder ggf. PDE-Hemmer können hier nur additiv gegeben werden.

- **MAP 50–70 mmHg:** Hier sollte anhand des SVR entschieden werden, ob zunächst die Nachlast weiter gesenkt wird (SVR > 1.000 dyn × sec × cm^{-5}) oder ob zunächst eine Steigerung der Inotropie und der Vasokonstriktion notwendig ist (SVR < 800 dyn × sec × cm^{-5}). Steht die Nachlastsenkung im Vordergrund, steht Levosimendan als Alternative zur Verfügung, bei bereits niedrigem SVR kommt es nur als Therapieerweiterung infrage.
- **MAP > 70 mmHg:** Hier besteht möglicherweise bereits Spielraum für eine Nachlastsenkung mit Nitraten. Kommt es zum Abfall des Blutdrucks, sollte zunächst evaluiert werden, ob dies nicht durch Gabe von Volumen ausgeglichen werden kann. Besteht kein Volumenmangel, reicht meist eine niedrig dosierte Gabe von Dobutamin aus, um den Kreislauf zu stabilisieren. Aufgrund der inodilatativen Eigenschaften von Levosimendan kommt es in dieser Konstellation auch als alleinige Therapie in Betracht.

Angestrebt wird ein CP > 0,6 W (dies entspricht einem MAP von 65 mmHg bei einem SVR von 850 dyn × sec × cm^{-5} und einem HZV von 5 l/min) unter minimalem Einsatz von Katecholaminen. Abhängig von Echokardiografie und hämodynamischen Messungen kann auch im kardiogenen Schock, insbesondere nach Vasodilatation, die Gabe von Volumen notwendig sein. Hierbei kommt es darauf an, einerseits den Frank-Starling-Mechanismus optimal zu nutzen, andererseits jedoch eine Überwässerung zu vermeiden.

(3) Bei nicht ausreichendem Erfolg der medikamentösen Therapie kann der Einsatz eines maschinellen Kreislaufunterstützungssystems bei folgenden Indikationen hilfreich sein:

- therapierefraktäres myogenes Pumpversagen oder anhaltende myokardiale Ischämie in Vorbereitung auf eine Herzkatheteruntersuchung und ggf. PCI,
- zur Überbrückung der Zeitspanne bis zur notfallmäßigen OP bei instabilen Patienten mit einer mechanischen Herzkomplikation (akute Mitralinsuffizienz, Ventrikelseptumruptur),
- als Bridging bis zur Herztransplantation bei ausgewählten Patienten mit irreversiblem Schock.

(4) Bei *kardiogenem Schock infolge Herzinfarkt* ist die perkutane Koronarintervention (Koronardilatation mit Stent-Implantation, PCI) das Verfahren der Wahl, in ausgewählten Fällen (Koronarbefund: schwere koronare Dreigefäßerkrankung, Ventrikelseptumdefekt, Papillarmuskelruptur) auch die notfallmäßige aortokoronare Bypass-Operation. Nur mit diesem Vorgehen lässt sich die erschreckend niedrige 12-Monate-Überlebensrate von 35 auf 50 % anheben.

- Im Rahmen eines akuten Myokardinfarkts können unterschiedliche Formen des kardiogenen Schocks auftreten (▶ Tab. 3.11).
- Bei Hinterwandinfarkt kommt es in 35–50 % gleichzeitig zu einem *Rechtsherzinfarkt,* mit einem überproportional hohen Schockanteil und einer Hypotonierate von 40 %. Hinweise darauf sind ST-Strecken-Hebungen in den rechtspräkordialen Ableitungen V_{3R} und V_{4R}. Der Rechtsherzinfarkt – charakterisiert durch einen Schockzustand (Hypotonie, niedriges Herzzeitvolumen) ohne Lungenstauung – lässt sich echokardiografisch als großer, hypokinetischer rechter Ventrikel erkennen. Vorgehen der Wahl bei Rechtsherzinfarkt mit oder ohne begleitenden Schock ist die Akut-PCI. Bei Rechtsherzinfarkt ist das HZV in besonderem Maß von einer ausreichenden Vorlast abhängig, sodass meist eine Volumengabe notwendig ist; die Gabe von Nitroglyzerin oder Diuretika kann durch Senkung der Vorlast schwere Hypotonien auslösen.

Tab. 3.11 Differenzialdiagnose des kardiogenen Schocks bei akutem Myokardinfarkt [G317] (with kind permission from Springer Science and Business Media)

Erhöhter Pulmonalkapillardruck	Niedriger Pulmonalkapillardruck
• **Primäre Pumpstörung des linken Ventrikels bei ausgedehntem Infarkt (80 %):** – Schocksymptomatik bereits bei Aufnahme vorhanden oder Entwicklung in den folgenden Tagen. – Fakultativ: (neu auftretender) 3./4. Herzton. – Häufigste Schockursache. – Andere Schockursachen ausgeschlossen. – Therapieoption: Akut-PCI, intraaortale Ballongegenpulsation. • **Akuter Ventrikelseptumdefekt durch Septumruptur (4 %):** – Lautes Systolikum (p. m. 4. ICR li.), oft mit Schwirren. – O_2-Sättigungssprung im rechten Ventrikel (PAK). – Doppler-Echokardiografie: Links-rechts-Shunt. – (Ventrikulografie: Links-rechts-Shunt). – Therapieoption: – Baldmöglichst herzchirurgische Versorgung! – Ggf. überbrückend: intraaortale Ballongegenpulsation. • **Akute Mitralinsuffizienz durch Papillarmuskelischämie/-ruptur (7 %):** – Variables Systolikum, p. m. Apex, teils in die Karotiden ausstrahlend. – Doppler-Echokardiografie: Mitralinsuffizienz. – Erhöhte v-Welle in der Pulmonalkapillare (PAK-Katheter). – (Ventrikulografie: Mitralinsuffizienz) – Therapieoption: – Baldmöglichst herzchirurgische Versorgung! – Ggf. überbrückend: intraaortale Ballongegenpulsation. • **Perikardtamponade durch Ruptur der freien Ventrikelwand (1,5 %):** – Massiver Druckabfall oder elektromechanische Entkopplung. – Leise Herztöne. – Doppler-Echokardiogramm: Perikarderguss, Kollaps des rechten Ventrikels. – Diastolischer Druckangleich in den Herzhöhlen und der Pulmonalarterie (PAK). – Therapieoption: sofortige Perikardpunktion, Herz-Lungen-Maschine, herzchirurgische Versorgung.	• **Rechtsventrikulärer Myokardinfarkt (3 %):** – Bei Hinterwandinfarkt daran denken! – ST-Strecken-Hebungen in den rechtspräkordialen Ableitungen (V_{3R}, vor allem V_{4R}). – Keine Besserung der Schocksymptomatik, trotz Katecholamingabe. – REF-Katheter® (▶ Kap. 3.2.5.1): erniedrigte rechtsventrikuläre Auswurffraktion. – Therapieoption: – Akut-PCI. – Zusätzlich zur Standardtherapie: Volumensubstitution unter invasivem hämodynamischem Monitoring. • **Hypovolämie:** – Medikamente (Nitroglyzerin, Streptokinase, Phosphodiesterasehemmer). – Blutverlust, Sepsis, Exsikkose.

Die Prozentzahlen in Klammern geben die Häufigkeit der jeweiligen Schockform wieder.

3.5.2.2 Septischer Schock

Entsprechend der S-2k-Leitlinie der Deutschen Sepsis-Gesellschaft empfehlen wir wie folgt vorzugehen: entsprechend der „Surviving Sepsis Campaign Guideline“.

THERAPIE

(1) Erstversorgung/„Resuscitation“-Behandlung:

- Frühestmöglicher Behandlungsbeginn bei Patienten mit Hypotonie oder erhöhtem Laktatspiegel (Therapiebeginn nicht bis zur Aufnahme des Patienten auf die Intensivstation verzögern). Hämodynamik:
  - Volumengabe in Abhängigkeit dynamischer Tests („Volume challenge“, „Leg Raising“)

- MAP ≥ 65 mmHg
- Diurese ≥ 0,5 ml/kg/h

- Diagnose: Zur Erregerdiagnostik vor Beginn der Antibiotikabehandlung mindestens 2 Paare (aerob, anaerob) Blutkulturen abnehmen. Mindestens eine Blutkultur sollte perkutan und jeweils eine aus jedem länger als 48 h liegenden Gefäßkatheter entnommen werden. Weitere Kulturen aus anderen Körperregionen entnehmen: Liquor, Atemwegssekrete, Urin, Wunden und andere Körperflüssigkeiten.

(2) **Antibiotikatherapie:**

- Beginn der intravenösen Antibiotikagabe innerhalb der ersten Stunde nach Feststellung der schweren Sepsis.
- Gabe eines Breitbandspektrumantibiotikums oder einer Antibiotikakombination (mind. 2 Antibiotika), die gegen wahrscheinliche bakterielle oder Pilzerreger aktiv sind. Dabei sind die bakteriologischen Resistenzmuster der Region und des Krankenhauses in Betracht zu ziehen.
- Bei Bacteriämie und Sepsis (ohne Schock) ist die routinemäßige Gabe von Antibiotikakombinationen nicht indiziert, auch nicht bei neutropenen Patienten.
- Antibiotikaregime 48–72 h nach Beginn daraufhin überprüfen, ob auf ein Antibiotikum mit engem Wirkspektrum umgesetzt werden kann.
- Täglich hinterfragen, ob die Antibiotikabehandlung beendet werden kann.

(3) **Fokuskontrolle:**

- Patienten auf fokale Infektionen untersuchen, um ggf. Maßnahmen einer Fokuskontrolle inkl. Abszessdrainage oder Gewebedébridement einleiten zu können.
- Fokussanierungsmethode wählen, die die geringste physiologische Dysbalance hervorruft.
- Fokussanierung nach Fokusidentifizierung baldmöglichst einleiten.
- Intravasale Katheter, die potenzielle Infektionsquellen darstellen, unmittelbar nach Legen eines neuen Katheters entfernen.

(4) **Flüssigkeitstherapie:**

- Zur Flüssigkeitssubstitution sollten Kristalloide verwendet werden.
- Bei Patienten mit V. a. inadäquate Gewebedurchblutung Infusion von Kristalloiden mit einer Geschwindigkeit von 500–1.000 ml bzw. 300–500 ml in 30 min. Wiederholung dieser Maßnahme, falls Blutdruck und Diurese nicht ansteigen und es keinen Hinweis auf eine intravasale Volumenüberladung gibt.
- Patienten mit beträchtlichem Volumenbedarf sollten zusätzlich Albumin erhalten.

(5) **Vasopressoren:**

- Beginn der Vasopressorentherapie, falls die Flüssigkeitsgabe keinen adäquaten Blutdruck und keine adäquate Organperfusion herstellen kann, oder vorübergehender Einsatz von Vasopressoren so lange, bis die Flüssigkeitsgabe eine adäquate Perfusion wiederhergestellt hat.
- Initialer Vasopressor der Wahl: Noradrenalin, appliziert über einen ZVK.
- Bei vasopressorenpflichtigen Patienten arteriellen Katheter zur invasiven Blutdruckmessung legen, sobald es die Zeit erlaubt.
- Vasopressingabe in Erwägung ziehen bei Patienten mit refraktärem Schock trotz adäquater Flüssigkeitssubstitution und Hochdosis-Gabe eines konventionellen Vasopressors. Vasopressin ist nicht zu empfehlen als Medikament der ersten Wahl anstelle von Noradrenalin. Infusion von Vasopressin mit 0,01–0,1 E/min.

(6) **Inotrope Therapie:**

- Dobutamin bei Patienten in Erwägung ziehen, die trotz adäquater Flüssigkeitssubstitution einen niedrigen Herzindex haben. Dabei sollte die Vasopressorentherapie mit einer Dosierung fortgesetzt werden, die einen mittleren arteriellen Blutdruck ≥ 65 mmHg aufrechterhält.

- **Nicht indiziert** ist die Anhebung des Herzindex zur Steigerung des Sauerstoffangebots (DO_2) auf einen aufgrund von Studien/Erfahrungswerten definierten vorgegebenen Wert.

Zeichen einer adäquaten hämodynamischen Therapie sind ein Abfall des Laktats und eine Zunahme der Urinproduktion.

(7) **Steroide:**

- **Hydrocortison** (200 mg) können Patienten erhalten, die trotz adäquater Volumensubstitution hohe Vasopressorendosen benötigen.
- **Nicht indiziert** zur Behandlung des septischen Schocks ist die Gabe von > 300 mg Hydrocortison täglich.
- **Nicht indiziert** ist die Kortikosteroidbehandlung einer Sepsis ohne Schockzustand, es sei denn, eine Steroidmedikation im Rahmen einer Grunderkrankung muss fortgeführt werden oder die Gabe von Steroid-Stressdosen ist aus endokrinen Gründen indiziert.

(8) **Gabe von Blutprodukten:**

- Nach Beseitigung der Gewebeminderperfusion und bei Fehlen einer signifikanten KHK oder einer akuten Blutung sollten bei einem Hb-Abfall auf < 4,36 mmol/L (< 7,0 g/dl) Erythrozytenkonzentrate transfundiert werden, um einen Anstieg des Hb-Werts auf 4,36–5,61 mmol/L (7,0–9,0 g/dl) zu erzielen.
- **Nicht indiziert** ist der Einsatz von Erythropoetin zur Behandlung einer Anämie im Rahmen einer Sepsis. Erythropoetin kann aber bei Sepsis-Patienten bei sonstigen akzeptierten Indikationen eingesetzt werden.
- **Nicht indiziert** ist die Gabe von frisch gefrorenem Plasma (GFP) zur Korrektur von labormäßig erfassbaren Gerinnungsstörungen, solange keine Blutung vorliegt und keine invasiven Prozeduren geplant sind.
- **Nicht indiziert** ist die Gabe von Antithrombin.
- Transfusion von Thrombozytenkonzentraten bei einem Thrombozytenabfall auf < 10 Gpt/L (< 10.000/µl) unabhängig vom Vorliegen einer Blutung, weiterhin bei Thrombozytenzahlen von < 20 Gpt/L (< 20.000/µl) und vorhandenem signifikantem Blutungsrisiko. Höhere Thrombozytenzahlen (≥ 50 Gpt/L [≥ 50.000/µl]) sind für chirurgische und invasive Prozeduren erforderlich.

(9) Maschinelle Beatmung bei sepsisinduziertem Lungenschaden (▶ Kap. 3.4).

(10) **Blutzuckerkontrolle:**

- Bei Patienten mit schwerer Sepsis muss nach initialer Stabilisierung der Blutzuckerspiegel < 10,0 mmol/L (< 180 mg/dl) gehalten werden. Als Applikationsweise sollte die kontinuierliche Infusion von Insulin gewählt werden. Initial häufige (alle 30–60 min) und nach Stabilisierung des Blutzuckers regelmäßige Kontrollen.
- Bei Patienten mit schwerer Sepsis ist in die Strategie der Blutzuckerkontrolle ein Ernährungsprotokoll mit einzubeziehen, bevorzugt im Sinne der enteralen Ernährung. Falls der Patient nicht bereits ausgeprägt hyperglykämisch ist, kann dieses Regime mit einer Infusion von 5- oder 10-prozentiger Glukose beginnen. Anschließend kann man mit dem Ernährungsprotokoll – bevorzugt enteral – fortfahren.

(11) **Nierenersatzverfahren:** Bei akutem Nierenversagen ohne hämodynamische Instabilität werden die intermittierende Hämodialyse und die kontinuierliche venovenöse Hämofiltration (CVVH) als äquivalent angesehen. Bei hämodynamisch instabilen Patienten ist die CVVH einfacher zu handhaben.

(12) **Bikarbonat:** Nicht indiziert ist die Gabe von Bikarbonat zur Behandlung der hypoperfusionsinduzierten Laktatazidose mit einem pH ≥ 7,15 in der Absicht, die Herz-Kreislauf-Situation zu stabilisieren oder Vasopressoren einzusparen. Für niedrigere pH-Werte gibt es zum Einsatz von Bikarbonat keine Studiendaten, ebenso wenig wie für den Einfluss der Bikarbonatgabe auf die Prognose für den gesamten pH-Bereich.

3

(13) **Prophylaxe der tiefen Venenthrombose:** Patienten mit schwerer Sepsis sollten als Thromboseprophylaxe entweder Low-Dose-UFH oder NMH erhalten. Bei Kontraindikationen gegen Heparin (Thrombozytopenie, schwere Koagulopathie, frische Blutung, kurz zurückliegende intrazerebrale Blutung) angepasste Kompressionsstrümpfe oder intermittierende Kompressionsgeräte verwenden, soweit keine Kontraindikationen wie eine periphere arterielle Verschlusskrankheit vorliegen. Bei Patienten mit sehr hohem Thromboserisiko, z. B. bei Patienten mit schwerer Sepsis und tiefer Venenthrombose in der Vorgeschichte, wird die Kombination von pharmakologischer und physikalischer Thromboseprophylaxe empfohlen.

(14) **Intravenöses Immunglobulin** sollte bei schwerer Sepsis oder septischem Schock nicht gegeben werden.

(15) **Substitution von Selen:** Die Gabe von Selen wird nicht empfohlen.

(16) **Therapiebegrenzung:** Das geplante weitere Vorgehen sollte mit dem Patienten und seiner Familie diskutiert werden, einschließlich einer realistischen Einschätzung von Prognose und erreichbaren Therapiezielen. Eine Entscheidung zu einer weniger aggressiven Therapie oder der Entzug von Behandlungsmaßnahmen kann im Einzelfall im besten Interesse des Patienten sein.

3.5.2.3 Hämorrhagischer/hypovolämischer/traumatischer Schock

Ätiologie und Pathogenese Der Verlust von Blut (**hämorrhagischer Schock**), Plasma oder extrazellulärer Flüssigkeit (**Dehydratationsschock**) kann durch die akute Verminderung des zirkulierenden Blutvolumens zum Schock führen. Das klinische Erscheinungsbild wird vom Ausmaß des Volumenverlusts bestimmt: Ein Verlust von 10 % des zirkulierenden Blutvolumens wird i. d. R. gut toleriert, lediglich die auftretende Tachykardie mag auffällig sein. Trotz einer kompensatorischen Steigerung der Myokardkontraktilität kann hämodynamisch ein geringer Abfall des Herzindex resultieren, verbunden mit einer leichten Zunahme des systemischen Gefäßwiderstands, insbesondere dann, wenn der Blutdruck durch Sympathikusstimulation konstant gehalten wird. Bei einem Volumenverlust von 20–25 % beginnen die Kompensationsmechanismen zu versagen, es treten eine milde bis mäßige Hypotonie, eine Abnahme des Herzindex und eine Orthostase auf. Der systemische Gefäßwiderstand nimmt beträchtlich zu, das Serumlaktat kann ansteigen.

Ein hypovolämischer Schock manifestiert sich bei einem Verlust von über 40 % des zirkulierenden Volumens. Es resultiert ein Abfall des Herzindex und der Gewebeperfusion auf weniger als die Hälfte des Normalen. Die auftretende Laktatazidose kündigt eine ungünstige Prognose an. Besteht der Blutverlust von 40 % oder mehr über einen Zeitraum von 2 h oder länger, muss bereits mit einem stark verminderten Ansprechen der eingeleiteten Maßnahmen gerechnet werden. Weitere, prognostisch ungünstige Faktoren sind die Geschwindigkeit des Auftretens des Volumenverlusts (je rascher, desto ungünstiger) und eine vorbestehende Einschränkung der Herzfunktionsreserve (z. B. nach Herzinfarkt).

! WICHTIG

Der hypovolämische Schock ist mehr als nur eine mechanische, adaptativ-kompensatorische Reaktion auf den eingetretenen Verlust des zirkulierenden Blutvolumens: Er beinhaltet auch das Ingangsetzen fehllaufender, weil überschießender, Antworten des Organismus im Sinne eines SIRS und damit die Ausbildung eines MODS. Diese Eskalation dürfte entscheidend mitverantwortlich dafür sein, dass bei einem prolongierten hypovolämischen Schock die eingeleitete Therapie trotz adäquater Volumensubstitution nicht mehr den erhofften Erfolg bringt (s. o.).

Ursachen Zum hämorrhagischen Schock führen äußere und innere Blutverluste (Intestinal-, Urogenital- und Respirationstrakt, Gefäßruptur), zum Dehydratationsschock Flüssigkeitsverluste (Plasma, extrazelluläre Flüssigkeit), die ebenfalls nach außen (z. B. renal, gastrointestinal, Schweiß) oder nach innen (z. B. Peritonitis, Ileus) erfolgen können.

Klinik Allgemeine Schockzeichen (▶ Kap. 3.5.1, „Klinik").

> **! WICHTIG**
> Die Blutdruckwerte können durch die Kreislaufzentralisation oder bei vorbestehender Hypertonie trotz fortgeschrittenen Schocks noch im Normalbereich liegen, dann jedoch meist mit kleiner Blutdruckamplitude!

Diagnostische Hinweise Anamneseerhebung (▶ Tab. 3.7), körperliche Untersuchung (rektaler Befund!), eine diagnostische Magensonde, Röntgenaufnahmen von Thorax und Abdomen sowie Laboruntersuchungen helfen, die Schockursache aufzudecken. Hb und Hkt können noch normal sein und erlauben anfänglich keine Aussage über die Menge des verloren gegangenen Blutvolumens, da diese Werte erst nach 6–8 h als Folge des Einstroms interstitieller Flüssigkeit abfallen. Das verlorene Blut wird kompensatorisch ersetzt durch Flüssigkeit (innerhalb von Stunden), Plasmaproteine (innerhalb von Tagen) und Erythrozyten (innerhalb von Wochen).

Der zur Abschätzung des Volumen-/Blutverlusts berechenbare Schockindex (Quotient aus Puls und systolischem Blutdruck; normal 0,5 [Blutverlust < 10 %]; drohender Schock 1 [Blutverlust < 20–30 %]; manifester Schock 1,5 [Blutverlust > 30–50 %]) ist keine große Hilfe und kann zu Fehleinschätzungen führen (große Variabilität; Interferenz mit Vormedikation [Betablocker] und Begleiterkrankungen [arterielle Hypertonie]).

Therapie

Die **allgemeinen Maßnahmen der Schockbehandlung** (▶ Kap. 3.5.1, „Allgemeine Schocktherapie") bilden die Basis. Falls möglich, kann Flachlagerung in Kombination mit Beinhoch- bzw. Kopftieflagerung den venösen Rückstrom erhöhen und damit die Hämodynamik verbessern. Besonders wichtig sind ein oder zwei großlumige periphervenöse Zugänge zur sofortigen Volumenzufuhr. Beim hämorrhagischen Schock sind die Blutgruppe zu bestimmen und Erythrozytenkonzentrate zu kreuzen! Hervorzuheben sind weiterhin O_2-Zufuhr, Magensonde und v. a. die Therapie des zur Blutung führenden Grundleidens (ggf. schnelle chirurgische Intervention).

Volumenersatz

Die Volumensubstitution – initial rasch 1.000–1.500 ml – stellt den entscheidenden kausaltherapeutischen Schritt dar, über den durch Erhöhung des venösen Rückstroms ein Wiederanstieg des HZV und schlussendlich die Unterbrechung der schockinduzierten sympathoadrenergen Stressreaktion erreicht wird: Steigerung des Intravasalvolumens, Zunahme der verminderten kardialen Vorlast, Verbesserung des globalen O_2-Angebots und der mikrovaskulären Perfusion.

(1) **Kristalloide** sind Mittel der Wahl zur Primärbehandlung von Dehydratationszuständen wie diabetischem Koma und gastroenteraler Flüssigkeitsverluste.

(2) Zur Gabe von Erythrozytenkonzentraten ▶ Kap. 3.5.2.2, „Therapie".

(3) Die sofortige hämodynamisch gesteuerte **Volumenzufuhr** ist zur Behebung eines hypovolämischen Schocks die entscheidende und oft ausreichende Behandlung. Der Therapieerfolg lässt sich ablesen an

- Abnahme der tachykarden Pulsfrequenz,
- Blutdruckanstieg mit Verbreiterung der Blutdruckamplitude,
- Zunahme der Urinausscheidung,

- Erwärmung der Haut,
- Rückgang von Bewusstseinstrübung und motorischer Unruhe.

Vasoaktive und positiv inotrope Pharmaka

Führt die adäquate Volumengabe nicht innerhalb kürzester Zeit zur Behebung des Schockzustands, sind vasopressorischen/positiv inotropen Katecholaminderivaten/Katecholaminen erforderlich (▶Kap. 3.5.1, „Therapie mit vasopressorischen und positiv inotropen Substanzen“). Hierbei handelt es sich dann entweder um ein weit fortgeschrittenes Stadium eines protrahierten hypovolämischen Schocks, um eine vorbestehende schwere kardiale Grunderkrankung oder um eine kombinierte Schockform unter Beteiligung einer kardiogenen oder septischen Ursache.

> **! WICHTIG**
> Nur in dieser Situation ist zur Stabilisierung der Makrohämodynamik ein Therapieversuch mit positiv inotropen und vasoaktiven Substanzen angezeigt, während die frühzeitige Gabe von Katecholaminen vor ausreichender Volumenzufuhr als grundlegender Therapiefehler anzusehen ist!

3.5.2.4 Anaphylaktischer Schock

Ätiologie und Pathogenese Der anaphylaktische Schock ist die schwere Verlaufsform einer **Überempfindlichkeitsreaktion.** Klassische anaphylaktische Reaktionen sind IgE-vermittelte allergische Ereignisse als Reaktion auf ein meist bivalentes Antigen, die perakut und generalisiert ablaufen (Antibiotika, Insekten- und Schlangengifte, Impfstoffe, Seren, Kolloide, Nahrungsmittel). Von der klassischen Anaphylaxie abzugrenzen sind IgE-unabhängige anaphylaktoide Reaktionen mit einem sehr ähnlichen oder identischen klinischen Bild, bei denen es durch chemische, physikalische oder osmotische Stimuli zur Mediatorfreisetzung aus Mastzellen und Basophilen kommt (Röntgenkontrastmittel, Salizylate, Opiate, Kolloide). Der Begriff „anaphylaktoide Reaktion“ kann auch als Oberbegriff für akute Unverträglichkeitsreaktionen mit den Symptomen einer Anaphylaxie verwandt werden, ohne damit eine Aussage zum Pathomechanismus zu implizieren. Die häufigsten auslösenden Substanzen betreffen:

(1) **Therapeutische und diagnostische Eingriffe:** Röntgenkontrastmittel, Arzneimittel (besonders Penicillin, Allergenextrakte, Hauttestungen, Desensibilisierungen), kolloidale Volumenersatzmittel.

(2) **Tierische Gifte:** Bienen-, Wespen-, Hornissen- und Hummelstiche. Die anaphylaktische Reaktion führt über eine Freisetzung von Mediatorsubstanzen – initial v. a. aus aktivierten Mastzellen, sekundär auch aus Granulozyten und Makrophagen – zur Weitstellung der systemischen Widerstandsgefäße und venösen Kapazitätsgefäße mit Verminderung des systemischen Gefäßwiderstands. Der pulmonalvaskuläre Widerstand ist erhöht. Durch Zunahme der Kapillarpermeabilität kommt es zur Extravasation von Plasma und dadurch zu einer zusätzlichen Verminderung des zirkulierenden Blutvolumens. Unzureichender venöser Rückstrom, erhöhter Lungengefäßwiderstand und wahrscheinlich auch eine direkte Myokarddepression führen zur Erniedrigung des HZV.

(3) **Nahrungsmittelallergien:** eine der führenden Anaphylaxie-Ursachen. Nuss- und insbesondere Erdnussallergien sind für die meisten der nahrungsmittelbedingten lebensbedrohlichen Anaphylaxien verantwortlich. Auch sie können sich mit bronchopulmonalen und kardiovaskulären und nicht nur mit harmloseren gastrointestinalen Symptomen manifestieren.

Klinik Die Überempfindlichkeitsreaktion wird allgemein in die Schweregrade 0–IV eingeteilt (▶Tab. 3.12). Die Stadien folgen keineswegs regelhaft aufeinander, vielmehr kön-

Tab. 3.12 Schweregradeinteilung bei Überempfindlichkeitsreaktionen

Grad	Symptome
0	**Lokal begrenzte kutane Reaktion**
I	**Leichte Allgemeinreaktion** • Disseminierte kutane Reaktion (z. B. Flush, generalisierte Urtikaria, Pruritus) • Schleimhautreaktionen (z. B. Nase, Konjunktiven) • Allgemeinreaktionen (z. B. Unruhe, Kopfschmerz)
II	**Ausgeprägte Allgemeinreaktion** • Kreislaufdysregulation (Blutdruck-, Pulsveränderung) • Luftnot (leichte Dyspnoe, beginnender Bronchospasmus) • Stuhl- bzw. Urindrang
III	**Bedrohliche Allgemeinreaktion** • Schock • Bronchospasmus mit bedrohlicher Dyspnoe • Bewusstseinstrübung, -verlust, ggf. mit Stuhl-/Urinabgang
IV	**Vitales Organversagen** • Atem-, Kreislaufstillstand

nen hohe Schweregrade auch ohne vorherige Symptome abrupt auftreten, z. B. ein anaphylaktischer Schock ohne prodromale Hauterscheinungen oder Allgemeinsymptome. Die klinische Diagnose ist bei Beachtung der Gesamtsituation i. d. R. eindeutig.

! WICHTIG
Der anaphylaktische Schock kann innerhalb von Minuten entstehen, einen dramatischen Verlauf nehmen und nach kurzer Zeit tödlich enden!

THERAPIE

Die Notfalltherapie anaphylaktischer und anaphylaktoider Reaktionen ist identisch.

Sofortmaßnahmen

Die erforderlichen Sofortmaßnahmen richten sich nach dem Schweregrad und der Organmanifestation der Überempfindlichkeitsreaktion (▶ Tab. 3.13):

(1) Bei lediglich leichten Hauterscheinungen oder geringen Allgemeinsymptomen genügen das Abbrechen von Infusion, Injektion oder Transfusion sowie die weitere Beobachtung des Patienten.

(2) Bei ausgeprägten Hauterscheinungen und Allgemeinsymptomen H_1- und H_2-Rezeptorantagonisten injizieren: **Clemastin** ≥ 4 mg i. v. und **Cimetidin** ≥ 400 mg i. v.; zusätzlich können nach Ermessen Kortikosteroide gegeben werden (z. B. **Prednisolon** 100–250 mg i. v.).

(3) Bei hämodynamischen Veränderungen oder ausgeprägten gastrointestinalen Symptomen sind Kortikosteroide zusätzlich zu den H_1-/H_2-Rezeptorantagonisten in der angegebenen Dosis in jedem Fall indiziert.

(4) Bei schweren Reaktionen mit Schockzeichen, bedrohlicher Atemwegsobstruktion oder Bewusstseinstrübung ist vom Erstversorgenden die Reihenfolge Adrenalin (0,5 mg i. m.) vor Kortikosteroiden und Volumenzufuhr einzuhalten. **Adrenalin** wird vom medizinisch Geschulten in einer Dosis von 0,1 mg i. v. injiziert; diese Dosis kann in Abständen von initial 1–2 min, später 5–10 min wiederholt werden; ggf. auch intratracheale Instillation. In schweren Fällen lässt sich manchmal eine hämodynamische Stabilisierung nur

Tab. 3.13 Differenzialtherapie anaphylaktischer/anaphylaktoider Reaktionen [G418] (with kind permission from Springer Science and Business Media)

Stadium	Kutane Reaktionen		Pulmonale Reaktionen	Kardiovaskuläre Reaktionen	Progredienz/unzureichender Therapieerfolg	Progredienz erwartet
	Perioperativ	Sonstige Situationen				
0	Keine Therapie.	Keine Therapie.				
I	Keine Therapie.	H_1-(+H_2-)Antagonist[1] (50–125 mg Prednisolonäquivalente i. v.)[2]	Möglichst: i. v.-Zugang, Sauerstoff.	Möglichst: i. v.-Zugang, Sauerstoff.		Kortikosteroide i. v. (H_1- +H_2-Antagonist)
II	Evtl. H_1-(+H_2-) Antagonist[1] (250–500 mg Prednisolonäquivalente i. v.)[2]	H_1-(+H_2-)Antagonist[1] (250–500 mg Prednisolonäquivalente i. v.)[2]	Obligat: i. v.-Zugang, Sauerstoff. 1. β_2-Mimetika-/Adrenalininhalation[3]. 2. 250–500 mg Prednisolonäquivalente i. v.	Obligat: i. v.-Zugang, Sauerstoff. 1. Ringer-Laktat (≥ 500 ml). 2. Kolloide.	Bei zunehmender Kreislaufsymptomatik trotz Volumengabe: H_1- + H_2-Antagonist[1]. Bei zunehmender Kreislaufsymptomatik trotz Volumengabe und H_1- und H_2-Antagonisten: Adrenalin i. v.: 1 mg/10 ml: 0,1 mg/min (oder Adrenalin i. m., siehe Text)	Kortikosteroide i. v. (H_1- +H_2-Antagonist)
III			Obligat: i. v.-Zugang, Sauerstoff. 1. β_2-Mimetika-/Adrenalininhalation[3]. 2. 1.000 mg Prednisolonäquivalente i. v. 3. 5 mg/kg KG Theophyllin i. v. (weiter: 10 mg/kg/24 h, **cave:** Tachykardie).	Obligat: i. v.-Zugang, Sauerstoff. 1. Ringer-Laktat (unter Umständen > 2 l). 2. Katecholamine: Adrenalin i. v. (1 mg/10 ml: 0,1 mg/min) oder intratracheal (siehe Text) Dopamin i. v. (2,5–5 mg/70 kg/min, ggf. ↑ nach 10 min).	Bei unzureichendem Therapieerfolg nach Volumengabe und Adrenalin: Nach etwa 1 mg Adrenalin: 1. Noradrenalin (1 mg/10 ml: 0,05–0,1 mg/min). 2. H_1- + H_2-Antagonisten: Dimetindenmaleat ≥ 8 mg oder Clemastin ≥ 4 mg (H_1-Blocker); Cimetidin ≥ 400 mg oder Ranitidin ≥ 100 mg (H_2-Blocker).	
IV				Reanimation: allgemeine Maßnahmen, Adrenalin, (+ Dopamin, Noradrenalin), Volumen		

[1] H_1-Antagonisten: Dimetindenmaleat 8 mg oder Clemastin 4 mg; H_2-Antagonisten: 1. Cimetidin 400 mg, 2. Ranitidin 100 mg.
[2] Bei Patienten mit bekannter Allergiedisposition (z. B. Hyposensibilisierung, Allergietestung).
[3] Bis zum Auftreten von Tremor und/oder Tachykardie.

durch kontinuierliche i.v. Infusion von Adrenalin erzielen (angegebene Richtdosen 1–10 µg/min oder 0,05–0,5 µg/kg KG/min). Der entscheidende Vorteil von Adrenalin ist der sofortige Wirkungseintritt. Hauptproblem ist die Steigerung von Herzfrequenz und myokardialem Sauerstoffverbrauch, was v.a. bei älteren Patienten mit vorbestehender KHK zu akuter myokardialer Ischämie führen kann. Daher Dosis und Dauer der Adrenalintherapie so gering und kurz wie möglich halten. Sobald die initiale hämodynamische Stabilisierung erreicht ist, diese durch kontrollierte Volumensubstitution ohne weitere Adrenalingaben aufrechterhalten. Bei persistierender Bronchospastik kann zusätzlich **Theophyllin** i.v. gegeben werden: 5 mg/kg KG, dann 10 mg/kg KG/24 h (**cave:** Tachykardie); hier ist zusätzlich der Einsatz hoch dosierter **Kortikosteroide** erforderlich.

Prophylaxe nach anaphylaktischer/anaphylaktoider Reaktion

Substanzen, die anaphylaktisch/anaphylaktoid wirken, sollten möglichst vermieden werden. Ist dies nicht möglich, wird eine Prämedikation mit H_1- und H_2-Rezeptorantagonisten sowie Kortikosteroiden empfohlen.

Risikofaktoren für das Auftreten einer Überempfindlichkeitsreaktion sind erfahrungsgemäß:

(1) bekannte allergische Diathese,

(2) erneute Kontrastmittel(KM)-Exposition nach vorangegangener KM-Unverträglichkeit,

(3) Erkrankungen mit erhöhten Histaminspiegeln (Lungenerkrankungen, schwere Magen-Darm-Erkrankungen, Nahrungsmittelallergie),

(4) Asthma bronchiale,

(5) Alter > 70 Jahre,

(6) manifest dekompensierte kardiale, respiratorische oder hepatische Insuffizienz,

(7) Viruserkrankungen.

Vorgehen bei bekannter Allergie auf jodhaltige Kontrastmittel

Bei positiver Allergieanamnese und besonders bei früherer KM-Reaktion erhöht sich das Risiko einer KM-UAW um ein Mehrfaches. Bei derartigen Patienten möglichst auf Untersuchungen ohne KM-Anwendung ausweichen. Die Vortestung einer geringen Dosis des KM hat bei einem anaphylaktoiden Reaktionsmechanismus wenig Sinn. Es gibt Empfehlungen, bei Hochrisikopatienten im Fall einer vorgesehenen KM-Exposition eine Betablockertherapie abzusetzen, da durch sie anaphylaktische/anaphylaktoide Reaktionen verstärkt und die therapeutische Wirkung zugeführter Katecholamine abgeschwächt werden können; das Für und Wider muss im Einzelfall abgewogen werden.

Eine wirklich validierte Prophylaxe gibt es nicht. Bei bekannter KM-Überempfindlichkeit kann folgendes Vorgehen praktiziert werden:

(1) 20–30 min vor KM-Gabe: In 250 ml Infusionslösung als Kurzinfusion **Dimetinden** ≥ 8 mg (2 Ampullen à 4 mg) oder **Clemastin** ≥ 4 mg + **Cimetidin** ≥ 400 mg,

(2) 12 h und 2 h vor KM-Gabe 50 mg **Methylprednisolon** i.v. (einmalige Gabe nur 2 h vor Exposition scheint auszureichen),

(3) Verwendung nichtionischer, niederosmolarer KM, v.a. bei Patienten mit eingeschränkter Herzleistung,

(4) Bereitstellung des Notfallinstrumentariums (einschließlich Intubationsbesteck, Sauerstoffquelle).

3.5.2.5 Schock bei Intoxikationen

Ätiologie und Pathogenese Der Schock ist eine typische Komplikation schwerer Vergiftungen unterschiedlichster Art. Die Pathogenese ist komplex. Allgemein wirkende Faktoren mischen sich mit speziellen toxischen Effekten einzelner Noxen zu einem nicht ganz einheitlichen Muster hämodynamischer Veränderungen. Etwa 5 % aller als schwer oder mittelschwer klassifizierten Intoxikationen betreffen Herz-Kreislauf-Mittel im engeren Sinne; unter Einbeziehung von Antihistaminika und Psychopharmaka sind es etwa 30 % aller Intoxikationen, bei denen manifeste Symptome der Kardio- und Vasotoxizität auftreten.

Zu diesen Arzneimittelgruppen gehören:

(1) *Antiarrhythmika* (Chinidin, Prajmalin, Lidocain, Flecainid, Propafenon; Betablocker wie Propranolol und Metoprolol, Sotalol; Kalziumantagonisten wie Verapamil, Nifedipin und Diltiazem)

(2) *Antidepressiva* (Amitriptylin, Imipramin)

(3) *Neuroleptika* (Thioridazin)

(4) *Antihistaminika* (Diphenhydramin, Doxylamin, Chlorpheniramin, Terfenadin)

(5) *Antihypertensiva* (α-Methyldopa, Clonidin, Captopril, Enalapril)

(6) *Antiobstruktiva* (Theophyllin, Terbutalin)

(7) *Kardiaka* (Digoxin, Digitoxin, Nitrate)

(8) *Lokalanästhetika* (Bupivacain)

(9) *Schlafmittel* (▶ Kap. 3.7.2.1)

(10) *Diverse* (Lithium, Chinin, Kokain, Amphetamine)

Klinik Die kardiovaskulären Symptome reichen von schwer traktablen malignen brady- und tachykarden Rhythmusstörungen bis hin zur Schocksymptomatik infolge einer massiven Gefäßschädigung mit Vasodilatation und/oder Myokarddepression. Volumenmangel, Koma und Hypothermie können den Verlauf weiter komplizieren.

Therapie

Allgemeine Maßnahmen

Von den allgemeinen Maßnahmen der Schocktherapie (▶ Kap. 3.5.1, „Allgemeine Schocktherapie") stellt auch bei Intoxikationen die Volumenzufuhr die Basis der Behandlung dar. Falls durch hämodynamisch kontrollierte Volumenexpansion die Hämodynamik nicht normalisiert werden kann (anhaltende arterielle Hypotension und erniedrigtes HZV trotz ausreichener Füllung der Vorhöfe/Kammern in der Echokardiographie), werden Katecholamine kontinuierlich i. v. infundiert (▶ Kap. 3.5.1, „Therapie mit vasopressorischen und positiv inotropen Substanzen"). Bei anfänglicher ausgeprägter Bradykardie kann initial Orciprenalin infundiert werden (10–20 µg/min).

Spezielle Maßnahmen

(1) Da die schockauslösenden hämodynamischen Störungen teilweise direkte Effekte der aufgenommenen Noxe darstellen, sollten bei schweren Vergiftungen die Maßnahmen der primären und sekundären **Giftelimination** möglichst frühzeitig und vollständig durchgeführt werden (▶ Tab. 3.14, ▶ Kap. 3.7). Die meisten Substanzen mit hoher Kardiotoxizität haben eine schnelle und vollständige Resorption und gute Bioverfügbarkeit aus dem Magen-Darm-Trakt, mit kurzer Latenzzeit (1–3 h) bis zum Auftreten der ersten Vergiftungserscheinungen. Nach oraler Aufnahme ist deshalb die gastrointestinale Dekontamination durch Magenspülung oder provoziertes Erbrechen i. d. R. nur innerhalb 1 h nach Ingestion effektiv!

Tab. 3.14 Primäre und sekundäre Detoxikationsverfahren: Wertigkeit bei Intoxikationen mit kardio- und vasotoxisch wirkenden Substanzen

Giftentfernung	Verfahren und Durchführung	Bemerkungen
Primäre Detoxikation	**Provozierte Emesis** – Sirupus Ipecacuanhae: 30 ml	Nur bei erhaltenem Bewusstsein, erhaltenen Schutzreflexen. Reichliche Flüssigkeitszugabe (▶ Kap. 3.7), nicht bei Vergiftungen mit flüssigen Kohlenwasserstoffen oder ätzenden Substanzen!
	Magenspülung: Einbringen eines großlumigen Magenschlauchs (Ø 12–18 mm). Pro Spülvorgang ca. 3 ml/kg KG körperwarmes Wasser einbringen und wieder ausheben. Gesamtspülvolumen: 10–20 l. Anschließend: Instillation von Aktivkohle und Natriumsulfat (s. u.)	Ohne tracheale Intubation nur bei erhaltenen Schutzreflexen. Mikroaspiration häufig! Nicht unkritisch anwenden (Zeitfenster!)
	Orale Instillation von Aktivkohle: 1 g/kg KG initial	Sog. „Universaladsorbens". Kohlesuspension bevorzugen!
Sekundäre Detoxikation	**Repetitive Aktivkohleinstillation:** bei schweren Vergiftungen in 3- bis 4-stündlichen Abständen (0,5 g/kg KG)	
	Forcierte Diurese: Induktion eines Harnflusses von 500–2.000 ml/h durch Diuretika i. v. bei gleichzeitiger Flüssigkeits- und Elektrolytsubstitution	Sehr begrenzte Indikation bei kardio- und vasotoxisch wirkenden Substanzen
	Hämodialyse: Extrakorporale Giftelimination mittels üblicher Dialysemembranen	Sehr begrenzte Indikation bei kardio- und vasotoxisch wirkenden Substanzen
	Hämoperfusion: Extrakorporale Giftelimination mittels Adsorbaten (Aktivkohle, Austauschharze)	Begrenzte Indikation bei kardio- und vasotoxisch wirkenden Substanzen
	Plasmaseparation: Extrakorporale Giftelimination mittels spezieller mikroporöser Membranen	Begrenzte Indikation bei kardio- und vasotoxisch wirkenden Substanzen

! WICHTIG

Wegen des hohen Risikos pulmonaler Komplikationen sollte die Magenspülung nur noch sehr zurückhaltend und keinesfalls mehr als Standardmethode eingesetzt werden. Stets sollte jedoch eine Aktivkohlesuspension instilliert werden.

(2) Weiterhin können folgende **Antidots** im engeren und weiteren Sinne bei der Behandlung der Intoxikationen hilfreich sein:

- **Aktivkohle** (Carbo medicinalis, Ultracarbon, Kohle pulvis):
  - Indikation: als Adsorbens bei oralen Intoxikationen.
  - Kontraindikationen: orale Intoxikation mit Säuren oder Laugen.
  - Dosierung: im Wasser aufgeschwemmt 0,5–1,0 g/kg KG oder über Magensonde, langsam applizieren.

3 Notfall- und Intensivtherapie

- **Äthanol** (Alkoholkonzentrat 95 %):
  - Indikation: Intoxikation mit Methanol.
  - Dosierung: 10-prozentige (v/v) Lösung in 5-prozentiger Glukose. Initial 5–7,5 ml/kg KG der 10-prozentigen Lösung. Erhaltungsdosis 1–1,5 ml/kg KG/h. Zielwert der Alkoholkonzentration im Blut 0,5–1,0 ‰.
- **Äthylendiamintetraacetat:**
  - Indikation: Intoxikation mit Blei, Chrom, Eisen, Kobalt, Kupfer, Mangan, Nickel, Plutonium, Quecksilber, Thorium, Zink, Uran.
  - Dosierung: initial 15–20 mg/kg KG in 2 h i. v. (in 0,9-prozentigem NaCl); Erhaltungsdosis: bis 50 mg/kg KG/d, aufgeteilt in 3 Dosen, bei Langzeitbehandlung nach maximal 5 Tagen Pause.
- **Atropinsulfat:**
  - Indikation: Intoxikation mit Alkylphosphaten, Carbamaten.
  - Dosierung: initial 2–10 mg i. v.; Titration nach Symptomatik (Puls etc.); Erhaltungsdosis 0,5–2,0 mg/h i. v.
- **Beclomethason-Dosieraerosol:**
  - Indikation: bei Inhalation von Reizgasen zur Prophylaxe eines Lungenödems.
  - Dosierung: 1 Aerosoldose, 2 Hübe/5 min.
- **Biperiden:**
  - Indikation: Intoxikation mit Psychopharmaka bei extrapyramidaler Symptomatik.
  - Dosierung: initial 0,04 mg/kg KG langsam i. v. (2- bis 4-mal/d).
- **Botulinum-Antitoxin** (Behring):
  - Indikation: gesicherter oder dringender Verdacht auf Botulismus.
  - Dosierung: nach intrakutaner Verträglichkeit (0,1 ml des 1:10 verdünnten Antitoxins) 2 × 250 ml langsam i. v.
- **D-Penicillamin:**
  - Indikation: chronische Intoxikation mit Kupfer, Blei, Zink, Gold, Quecksilber.
  - Dosierung: 1.000 mg/d, bei Langzeitbehandlung 40 mg/kg KG/d.
- **Deferoxamin:**
  - Indikation: Intoxikation mit Eisen, Aluminium (Serumspiegel bestimmen).
  - Dosierung: p. o. bis 12 g über Magensonde (sehr bitter!) in der Frühphase der Vergiftung; i. v. 15 mg/kg/h (maximal 80 mg/kg KG in 24 h), 2 g mit Aqua ad inj. zu einer 10-prozentigen Lösung verdünnen, falls Weiterverdünnung erforderlich, mit Glukose 5 % verdünnen (Deferoxamin ist inkompatibel mit isotoner NaCl-Lösung).
- **Diazepam:**
  - Indikation: Intoxikation mit Chloroquin.
  - Dosierung: initial 1 mg/kg KG in 15–20 min i. v. (evtl. Dosis verdoppeln!). Erhaltungsdosis: 0,1 mg/kg KG über 48 h.
- **Digitalis-Antitoxin** (Digitalis-Antidot):
  - Indikation: gesicherte lebensbedrohliche Intoxikation mit Digitalis.
  - Dosierung: in Abhängigkeit vom Digitalis-Körperbestand, wobei 1 mg Digitalisglykosid von 80 mg Digitalis-Antitoxin gebunden wird. Bekannter Serumspiegel: Berechnung des Körperbestands: Digoxin: (Serumkonzentration [ng/ml] × 5,6 × KG)/1.000 = Bestand in mg. Digitoxin: (Serumkonzentration [ng/ml] × 0,56 × KG)/1.000 = Bestand in mg. Antikörperdosis (i. v.) in mg = Bestand in mg/0,015. Unbekannter Serumspiegel: 160–240 mg Antidot, danach 30 mg/h (**cave:** allergische Reaktionen)!
- **Dimercaptopropansulfat:**
  - Indikation: akute und chronische Intoxikationen mit Quecksilbersalzen (organische und anorganische), Quecksilberdämpfe, chronische Intoxikationen mit Blei und Silber, Intoxikationen mit Arsen, Antimon, Chrom, Gold, Kobalt, Kupfer, Plutonium, Uran.
  - Dosierung: parenteral (nur wenn orale Applikation nicht möglich): verteilt auf Einzeldosen à 250 mg i. v. 1. Tag: 2.000 mg/24 h, 2. Tag: 1.500 mg/24 h, 3. Tag:

1.000 mg/24 h, 4.–6. Tag: 750 mg/d bzw. orale Gabe: initial bis 2.400 mg/d in mehreren Dosen verteilt bis zum 2. Tag, ab 3. Tag Erhaltungsdosis 300–400 mg/d.

- **4-Dimethylaminophenol** (4-DMAP):
  - Indikation: Intoxikation mit Zyaniden.
  - Dosierung: 250 mg (= ca. 3–4 mg/kg KG) mit reichlich aspiriertem Blut langsam i. v.; anschließend Natriumthiosulfat; bei Kombinationsvergiftungen mit Kohlenmonoxid u. U. niedrigere Dosierung.
- **Dimeticon:**
  - Indikation: orale Intoxikation mit Schaumbildnern.
  - Dosierung: 10 mg p. o.
- **Eisen(III)-hexacyanoferat, Berlinerblau:**
  - Indikation: Intoxikation mit Thallium, Caesium.
  - Dosierung: initial 3.000 mg oral; Erhaltungsdosis: 250 mg/kg KG/d oral (in 2–4 Dosen), bis Thalliumausscheidung im Urin auf 0–10 µg/24 h abgefallen ist.
- **Fomepizol:**
  - Indikation: Intoxikation mit Äthylenglykol und Methanol.
  - Dosierung: initial 15 mg/kg KG (in 250 ml 0,9-prozentiger NaCl-Lösung oder 5-prozentiger Glukoselösung) verdünnt über 45 min i. v.; danach weiter mit 10 mg/kg KG alle 12 h (wegen Dosierung immer Giftinformationszentralen anrufen); während Hämodialyse 1–1,5 mg/kg KG/h als Dauerinfusion.
- **Flumazenil:**
  - Indikation: Intoxikation mit Benzodiazepinen.
  - Dosierung: 0,3–0,6 mg i. v.; bei Bedarf wiederholen (bis Gesamtdosis 1 mg).
- **Folinsäure:**
  - Indikation: Intoxikation mit Methotrexat, Folsäureantagonisten.
  - Dosierung: initial 6–15 mg/m^2 KOF i. v.; Erhaltungsdosis: 6–15 mg/m^2 KOF i. v. alle 6 h i. v. Bei Methotrexat: 15–90 mg/m^2 KOF i. v. alle 6 h; exakte Dosierung nach Serumspiegelnomogramm.
- **Glaubersalz** (Natriumsulfat als Abführmittel):
  - Indikation: im Rahmen der primären Giftelimination zum Abführen.
  - Dosierung: 15–30 g verdünnt oral.
- **Hydroxycobalamin** (Cyanokit 2,5 g):
  - Indikation: Intoxikation mit Zyaniden (wenn kein 4-DMAP vorhanden, auch bei Verdacht).
  - Dosierung: 2,5 g Trockensubstanz auf 100 ml 0,9-prozentige NaCl. Initial 70 mg/kg KG als Kurzinfusion i. v., ggf. Wiederholung der Dosis bis 2-mal (über jeweils 30 min) nach Symptomatik.
- **Ipecacuanha-Sirup:**
  - Indikation: Induktion von Erbrechen bei oraler Intoxikation.
  - Dosierung: 20–30 ml.
- **Kalziumglukonat** (Kalziumglukonat 10 %, 20 %):
  - Indikation: äußerliche Kontamination mit Flusssäure.
  - Dosierung: Extremitäten: sofortige intraarterielle Injektion von 1–2 Amp. (ca. 10 ml) Kalziumglukonat 10 %, in der Klinik intraarterielle Perfusion der betroffenen Gliedmaßen mit Kalziumglukonat (10 ml Kalziumglukonat 20 % + 40 ml NaCl 0,9 %) über 4 h bis zum Sistieren der Schmerzen (falls möglich, verfahren wie bei Kopf/Rumpf). Kopf/Rumpf: lokale Infiltration von Kalziumglukonat 10 % und Auflegen von Kalziumglukonat-Kompressen.
- **Methylenblau** (1 %):
  - Indikation: Intoxikation mit Methämoglobinbildnern.
  - Dosierung: 1-prozentige Lösung (10 mg/ml): 1–2 ml/kg KG, entspricht 0,1–0,2 ml/kg KG der 1-prozentigen Lösung: Bei Bedarf Wiederholung der Dosis nach 30 min, maximale Gesamtdosis: 7 mg/kg KG.

- **N-Acetylcystein:**
  - Indikation: Intoxikation mit Paracetamol (Acrylnitril, Methacrylnitril, Methylbromid).
  - Dosierung: initial 150 mg/kg KG in 200 ml Glukose 5 % über 60 min; Erhaltungsdosis 1: 50 mg/kg KG in 500 ml Glukose 5 % über 4 h; Erhaltungsdosis 2: 100 mg/kg KG in 1.000 ml Glukose 5 % über 16 h; Gesamtdosis: 300 mg/kg KG in 21 h.
- **Naloxon:**
  - Indikation: Intoxikation mit Opiaten.
  - Dosierung: 5–10 µg/kg i. v. oder s. c.; bei nachlassender Wirkung Wiederholung oder als Dauerinfusion.
- **Natriumthiosulfat** (Na-Thiosulfat 10 %):
  - Indikation: Intoxikation mit Zyaniden nach Gabe von 4-DMAP; Natriumthiosulfat allein bei Intoxikation mit Alkylanzien wie Stickstofflost.
  - Dosierung: bei Zyaniden 50–100 mg/kg KG langsam i. v. (nach Gabe von 4-DMAP), bei Bedarf Wiederholung bis zu 500 mg/kg KG; bei Stickstofflost: sofort 100–500 mg/kg KG i. v. (10-prozentige Lösung mit 1 g Natriumthiosulfat/10 ml).
- **Obidoxim:**
  - Indikation: Intoxikation mit Parathion.
  - Dosierung: initial 3–4 mg/kg KG i. v. als Bolus innerhalb der ersten 6 h nach Intoxikation; Dosis kann 3- bis 4-mal in 24 h wiederholt werden; Erhaltungsdosis: 1. Tag: 2,0 mg/kg KG, 2. Tag: 1,5 mg/kg KG, 3. Tag: 1,0 mg/kg KG, danach selten sinnvolle Therapie.
- **Penicillin G** (Penicillin G):
  - Indikation: Intoxikation mit Amantadin (Knollenblätterpilz).
  - Dosierung: 0,5–1,0 Mio. IE/d.
- **Physiostigmin:**
  - Indikation: Intoxikation mit Atropin und anderen Anticholinergika (trizyklische Antidepressiva).
  - Dosierung: 1–2 mg langsam i. v. unter laufender Herzrhythmuskontrolle.
- **Polyethylenglykol 400:**
  - Indikation: äußerliche Anwendung bei Hautkontamination mit Phenolen, Dioxinen, Furanen, organischen Lösungsmitteln.
  - Dosierung: kontaminierte Hautareale damit einreiben, anschließend mit Wasser und Seife abwaschen.
- **Pyridoxin** (Vitamin B_6):
  - Indikation: Intoxikation mit Isozyanid, Crimidin.
  - Dosierung: initial 1 g i. v. als Bolus pro 1 g Isozyanid; bei unbekannter Menge 5 g i. v., maximal 40 g.
- **Silibinin:**
  - Indikation: Intoxikation mit Amanitin (Knollenblätterpilz).
  - Dosierung: initial 5 mg/kg KG als Bolus i. v. über 1 h; Erhaltungsdosis 20 mg/kg KG/d i. v. als Dauerinfusion über 4–5 Tage.
- **Toluidinblau:**
  - Indikation: Methämoglobinämie durch Intoxikation mit Methämoglobinbildnern (Nitrite, Anilin).
  - Dosierung: 2–4 mg/kg KG i. v.: Wirkung innerhalb von 10 min. Bei Met-Hb-Anstieg > 40 % einmalige Wiederholung.
- **Vitamin K:**
  - Indikation: Intoxikation mit Cumarinderivaten (Vitamin-K-Antagonisten).
  - Dosierung: p. o.: 25 mg/d; i. v.: 0,3 mg/kg KG langsam. **Cave:** Bei i. v. Gabe Schockgefahr!
- **Glukagon** (Intoxikation mit Betablockern).
- **Kalium** (Intoxikation mit Sotalol, Amiodaron).

- **Kalzium** (Intoxikation mit Kalziumantagonisten).
- **Katecholamine** (Intoxikation mit Alpha- und Betablockern, trizyklischen Antidepressiva, Neuroleptika, Antihistaminika).
- **Lidocain** (Intoxikation mit trizyklischen Antidepressiva, Neuroleptika, Antihistaminika).
- **Magnesium** (Intoxikation mit Sotalol, Amiodaron).
- **Natrium** (Intoxikation mit Klasse-I-Antiarrhythmika, trizyklischen Antidepressiva, Neuroleptika).
- **Phosphodiesterase-III-Hemmer** (Schock bei Betablockerintoxikation).
- **I. v. Betablocker wie Esmolol oder Propranolol** (Intoxikation mit β-Sympathomimetika, Kokain, Amphetaminen, Xanthinen).

(3) Maligne Rhythmusstörungen sind manchmal nur sehr schwer mit Elektrostimulation bzw. *Defibrillation* zu beherrschen.

(4) Mit Standardmethoden intraktable Schockzustände und Herz-Kreislauf-Stillstände können für einige Stunden bis Tage mit *mechanischen Kreislauf-Assistenz-Systemen* (extrakorporale Membranoxygenation mit Kreislaufunterstützung, ECMO) überwunden werden.

(5) Bei intoxikierten Patienten mit **schwerer Unterkühlung** (Temperatur rektal < 32 °C) ist die aktive Wiedererwärmung angezeigt: erwärmte Infusionslösungen, Hämofiltration/Hämodialyse mit erwärmtem Hämofiltrat/Dialysat (Magen-Darm-Spülungen mit erwärmten Lösungen); die Temperatur dieser Lösungen sollte etwa 40 °C betragen. Gegebenenfalls kann auch der Einsatz der Herz-Lungen-Maschine indiziert sein.

(6) Patienten mit **therapierefraktärem Kammerflimmern** bei ausgeprägter Hypothermie sollten notfallmäßig an die ECMO angeschlossen und aufgewärmt werden; bei Zunahme der Körpertemperatur lässt sich dann auch das Kammerflimmern mittels Defibrillation beherrschen.

3.5.2.6 Neurogener Schock

Ätiologie und Pathogenese Toxische, hypoxische oder traumatische Läsionen des ZNS können über die akute Erweiterung der Gefäßperipherie mit vermindertem venösem Rückstrom und Abnahme des Herzminutenvolumens zum Schock führen.

Klinik Die Haut ist infolge der weit gestellten Peripherie meist warm. Die Bewusstseinsstörung ist ausgeprägt, da i. d. R. mit dem Vasomotorenzentrum andere zerebrale Strukturen geschädigt werden.

Diagnostische Hinweise Die Fremdanamnese einer vorausgegangenen Erkrankung oder Traumatisierung des ZNS (z. B. Unfall, Sympathektomie, Spinal- oder Epiduralanästhesie) erleichtert die Diagnose.

Therapie

Allgemeine Maßnahmen

▶ Kap. 3.5.1, „Allgemeine Schocktherapie".

Besonders zu beachten ist die gründliche, wiederholte neurologische Untersuchung.

Spezielle Maßnahmen

Beseitigung von relativer Hypovolämie und peripherer Vasodilatation:

(1) Hämodynamisch gesteuerte Volumenzufuhr (▶ Kap. 3.5.1, „Volumentherapie").

(2) Bei mangelhaftem Ansprechen zusätzlich vasopressorische Katecholamine mit positiv inotroper Wirkung: Dopamin, bei nicht ausreichender Wirkung Noradrenalin (▶ Kap. 3.5.1, „Therapie mit vasopressorischen und positiv inotropen Substanzen").

3.5.3 Transfusionsreaktionen

Risiken und UAW von Transfusionen verschiedener Blutbestandteile können eingeteilt werden in:

(1) Häufigste UAW bei der Transfusion von Erythrozytenkonzentraten (EK):

- **Hämolytische Transfusionsreaktionen vom Soforttyp** (AB0-Inkompatibilität, intravasale Lyse durch vollständige Komplementaktivierung, selten präformierte Alloantikörper im Empfängerserum gegen andere Blutgruppenmerkmale)
- **Hämolytische Transfusionsreaktionen vom verzögerten Typ** (Hämolyse infolge Reexpositionen und Boosterung nach initialem Abfall der Konzentrationen von Alloantikörpern)
- Gebrile **nichthämolytische Transfusionsreaktionen** (kontaminierende Leukozyten im Erythrozytenkonzentrat)
- **Allergische Transfusionsreaktionen** (Antikörper im Empfängerserum gegen Plasmaproteine des Spenders)
- **Posttransfusionelle Purpura** (thrombozytenspezifische Alloantikörper im Blut des Empfängers, selten)
- **Transfusionsassoziierte Graft-versus-Host-Krankheit** (**GvHD**) durch Übertragung von proliferationsfähigen T-Lymphozyten des Spenders auf einen i. d. R. immunkompromittierten Empfänger
- **Transfusionsreaktionen durch bakterielle Kontamination**
- **Transfusionsassoziierte Virusinfektionen** (HIV, HCV, HBV, CMV, HHV-8, HTLV I/II)
- **Transfusionsassoziierte Parasitosen** (Plasmodien, Trypanosomen, Leishmanien, Toxoplasma u. a.)

(2) Nach Gabe von Thrombozytenkonzentraten (TK) im Vordergrund stehende Transfusionsreaktionen:

- **Febrile Transfusionsreaktionen** (Antikörper des Empfängers gegen kontaminierende Leukozyten im Thrombozytenkonzentrat)
- **Allergische Transfusionsreaktionen** (Antikörper im Empfängerserum gegen Plasmaproteine des Spenders)
- **Transfusionsassoziierte akute Lungeninsuffizienz** (leukozytäre Antikörper im Spenderplasma; aktivierte Leukozyten führen zu einer interstitiellen Veränderung des Lungengewebes [ARDS]; häufig letaler Verlauf)
- **Transfusionsreaktionen durch bakterielle Kontamination**

(3) Transfusionsreaktionen nach Gabe von gefrorenem Frischplasma: **allergische Transfusionsreaktionen** (Antikörper im Empfängerserum gegen Plasmaproteine des Spenders. **Cave:** hochtitrige Antikörper gegen Immunglobulin A bei Empfängern mit angeborenem IgA-Mangel).

(4) Transfusionsreaktionen nach Gabe von Plasmaderivaten: **pseudoallergische Reaktionen und Allergien** (nichtimmunologische Pseudoallergie [anaphylaktoide Reaktion] oder allergische Typ-I-Reaktion [IgE-vermittelte Histaminfreisetzung; anaphylaktische Reaktion]).

! WICHTIG

Eine Leukozytendepletion ist gesetzlich vorgeschrieben, um eine Kontamination von Erythrozyten- und Thrombozytenpräparaten mit Leukozyten des Spenders zu verhindern. Unerwünschte Reaktionen durch Leukozytenkontamination sowie eine Virusübertragung durch Leukozyten (z. B. CMV) sollen dadurch vermieden werden.

(5) Zu den **Häufigkeiten unerwünschter Wirkungen** bei der Therapie mit Blutkomponenten und Plasmaderivaten ▶ Tab. 3.15.

Tab. 3.15 Risiko unerwünschter Wirkungen bei der Therapie mit Blutkomponenten und Plasmaderivaten

Unerwünschte Wirkung	Risiko je transfundierter Einheit
Hämolytische Transfusionsreaktion vom Soforttyp	
• Ohne tödlichen Ausgang	1:6.000–1:80.000
• Mit tödlichem Augang	1:250.000–1:600.000
Hämolytische Transfusionsreaktion vom verzögerten Typ	1:1.000–1:4.000 1:100.000[1]
Febrile, nichthämolytische Transfusionsreaktion	<1:200 (EK) <1:5 (TK)
Allergische Transfusionsreaktion	
• Mit mildem Verlauf	1:33–1:333
• Mit schwerem Verlauf	1:20.000–1:50.000
Posttransfusionelle Purpura	Einzelfälle 1:600.000[1]
Transfusionsassoziierte Graft-versus-Host-Krankheit (taGvHD)	1:400.000–1:1.200.000
Transfusionsassoziierte akute Lungeninsuffizienz (TRALI)	1:5.000–1:72.000 <1:180.000[1]
Bakterielle Kontamination	1:500.000–1:4.700.000 (EK) 1:900–1:100.000 (TK)
Transfusionsassoziierte Virusinfektion durch	
• HIV	$<1:10^6$
• HBV	$1:10^5–1:10^6$
• HCV	$<1:10^6$
Transfusionsassoziierte Parasitosen Plasmodium (alle Spezies)	$<1:10^6$

[1] Zahlen abgeleitet aus Meldungen an das britische Register Serious Hazards of Transfusion (SHOT); http.//www.shot.demon.co.uk.

3.5.3.1 Der akute hämolytische Transfusionszwischenfall

Notfallmedizinisch im Vordergrund steht die akute hämolytische Transfusionsreaktion vom Soforttyp bei AB0-Inkompatibilität. Die Zahl tödlicher AB0-inkompatibler Transfusionsreaktionen wird mit 1 auf 1,3–2 Mio. transfundierte Einheiten angegeben. Es handelt sich um eine akute intravasale Lyse durch vollständige Komplementaktivierung, die stürmisch verlaufen kann. Präformierte Alloantikörper im Empfängerserum gegen andere Blutgruppenmerkmale sind selten die Ursache einer Sofortreaktion.

Cave: Nicht selten wird durch fehlende Beachtung bestehender Sicherungsmaßnahmen eine tödliche Reaktion herbeigeführt.

Symptome Fieber, Schweißausbruch, Tachykardie, Hypotonie/Schock, Schüttelfrost, Unruhe, Angst, Rücken-/Flanken-/Brustschmerzen, Gesichts-/stammbetonte Hautrötung, Übelkeit und Erbrechen, Dyspnoe, Blutungen, Hämoglobinurie, disseminierte intravasale Gerinnung, Nierenversagen.

! WICHTIG

Tritt der Transfusionszwischenfall während der Narkose auf, sind Hypotonie und ungewöhnlich starke Blutungen im Wundgebiet häufig die einzigen Symptome.

Therapie

(1) Transfusion unterbrechen, venösen Zugang offen halten, zweiten großvolumigen Zugang legen. Falls noch kein ZVK vorhanden ist, ZVK legen.

(2) Sicherstellung der renalen Ausscheidung (forcierte Diurese, ggf. frühzeitige Hämodialyse oder Hämofiltration).

3

(3) Überwachung des Gerinnungsstatus.

(4) Allgemeine Schockbehandlung, v.a. Volumensubstitution.

(5) Transfusion weiterer Blutkomponenten möglichst erst nach Klärung der Ursache.

(6) Sicherstellung von Blut- und Kreuzprobe, Feststellung der Menge des transfundierten Bluts. Dokumentation der unerwünschten Reaktion und Meldung an den Transfusionsbeauftragten bzw. verantwortlichen. Austauschtransfusion bei einem transfundierten Volumen von > 100 ml erwägen.

3.5.3.2 Weitere Komplikationen bei der Übertragung von Erythrozytenkonzentraten

(1) **Übertragungen viraler Infektionen:** HIV 1:1,3 × 10^6 bis 1:3 × 10^6, HBV 1:200.000 bis 250.000, HCV 1:350.000 bis 375.000.

(2) **Verzögerte hämolytische Reaktionen infolge sekundärer Antigen-Antikörper-Reaktionen:** Die Konzentration von Alloantikörpern kann beim Empfänger unter die Nachweisgrenze absinken, bei erneuter Exposition des immunisierten Empfängers kommt es durch Boosterung zum verzögerten Auftreten der Alloantikörper und konsekutiver Hämolyse in einem Zeitraum bis zu 14 Tagen nach der Transfusion. Die Häufigkeit wird, abhängig von der Anzahl transfundierter Einheiten, mit etwa 1:2.000 bis 1:8.000 Einheiten angegeben. Die Zahl tödlich verlaufender hämolytischer Transfusionsreaktionen vom verzögerten Typ wird mit etwa 1 auf 1,8 Mio. transfundierter Einheiten beschrieben. Bei diesen Zwischenfällen zeigen die Patienten Symptome und Befunde wie Anämie, Ikterus, Hämoglobinurie, selten disseminierte intravasale Gerinnung oder Nierenversagen.

(3) **Allergische Transfusionsreaktionen:** Antikörper im Empfängerserum gegen Plasmaproteine des Spenders. Bei einem Empfänger mit angeborenem IgA-Mangel können hochtitrige Antikörper gegen Immunglobulin A zu schweren allergischen Transfusionsreaktionen führen. Patienten mit angeborenem IgA-Mangel sollen kein GFP erhalten.

3.6 Koma und Delir

3.6.1 Koma

Ätiologie und Pathogenese Koma bedeutet eine länger anhaltende Bewusstlosigkeit (Stunden oder Tage), wobei der Patient nicht ansprechbar und nicht erweckbar ist, die Augen nicht öffnet und auf Schmerzreize keine oder nur ungezielte Reaktionen zeigt. Die Ursache des veränderten Bewusstseins liegt in einer funktionellen oder organischen Störung des ZNS. Die Differenzialdiagnose von Komata (▶ Tab. 3.16) unterscheidet zerebrale und extrazerebral bedingte Ursachen.

Klinik Die Einteilung nach der World Federation of Neurological Societies (▶ Tab. 3.17) erlaubt einen gewissen Rückschluss auf den Grad der Störung und hilft, Verlauf und therapeutischen Erfolg zu beurteilen.

Diagnostische Hinweise:

(1) **Fremdanamnese:** Wann, wie, wo ist das Koma aufgetreten, erstmalig? Suizidales Geschehen (depressive Verstimmtheit, Suizidideen, Tabletten in der Umgebung)? Diabetes mellitus, Herz-, Nieren-, Hochdruck-, Leber-, Schilddrüsenerkrankungen? Tumorleiden,

neuropsychiatrische Erkrankung? Alkoholkonsum (Beruf)? Trauma (freies Intervall)? Vorangegangener Infekt, Tuberkulose?

(2) **Gesichtsfarbe:**
- *Rot:* Hochdruckleiden mit seinen Folgen (Hirnblutung), Diabetes mellitus.
- *Blass:* urämisches Koma.
- *Ikterisch:* hepatisches Koma.

(3) **Hautbeschaffenheit:**
- *Trocken:* Exsikkose, urämisches, diabetisches, hypothyreotes und Addison-Koma.
- *Schweißig:* Hypoglykämie, hyperthyreotes Koma.

(4) **Mund- und Körpergeruch:**
- *Obstartig (Azeton):* diabetisches Koma, Hungerazidose.
- *Erdig (frische Leber):* hepatisches Koma.
- *Urinös:* urämisches Koma.
- *Alkoholisch:* Alkoholintoxikation, wobei oft gleichzeitg eine zusätzliche Störung vorliegt (Schlafmittelvergiftung, Hypoglykämie, Schädel-Hirn-Trauma)!

(5) **Gezielte Untersuchung:** Nach Injektionsstellen suchen (diabetisches, hypoglykämisches Koma, Drogen); Zungenbiss (Epilepsie); Hinweise auf Schädel-Hirn-Trauma; orale, rektale Blutung (hämorrhagischer Schock).

(6) **Atmung:**
- *Hypoventilation bis Atemstillstand:* mechanische, hypoxische oder toxisch-metabolische Schädigung des Atemzentrums.
- *Hyperventilation:* häufig bei Mittelhirnkompression.
- *Große, tiefe (Kussmaul-)Atmung:* metabolische Azidose (diabetisches, urämisches, hepatisches Koma).
- *Periodische (Cheyne-Stokes-)Atmung:* zerebraler Insult (Hirninfarkt, -blutung), Hirninsuffizienz, mechanische oder toxisch-metabolische Schädigung des Atemzentrums.

Tab. 3.16 Klinische Differenzialdiagnose von Komata

Komaform	Symptome	Mögliche Ursache
Zerebrale Komaformen	Lähmung, Rigor, Spastik, Meningismus, Augensymptome, pathologische Atmungstypen, Myoklonien	Verletzung, Anfallsleiden, Blutung, Infarkt, Tumor, Meningitis, Enzephalitis, Abszess
Respiratorisch-kardiovaskuläre Komaformen	Zyanose, Tachypnoe, Herzrhythmusstörungen, kardiale Stauungszeichen, Schock	Zerebrale Hypoxie infolge Myokardinfarkt, Schock, Rhythmusstörungen
Metabolische Komaformen	Kussmaul-Atmung, Azetongeruch, Dehydratation	Diabetes mellitus
	Hautfarbe grau-bräunlich, Foetor uraemicus	Urämie
	Hydratationszustand, Hautturgor	Wasserintoxikation, Exsikkose
Hepatische Komaformen	Ikterus, Lebergeruch, Aszites, Hepatomegalie	Leberzirrhose, Leberversagen
Intoxikationen	Auffindesituation, Einstichstellen, Mydriasis, Miosis	Suizid, akzidentelle Intoxikation, Drogenabusus
Endokrine Komaformen	Anamnese, Hypothermie, Hypotonie	Thyreotoxikose, Myxödem, Addison-Krise, Hyperkalzämie
Physikalisch ausgelöste Komaformen	Hitzeexposition, Unterkühlung	Hitzschlag, Hypothermie

3

Tab. 3.17 Grade der Bewusstseinsstörung nach der World Federation of Neurosurgical Societies.

Grade der Bewusstseinsstörung

1. *Benommenheit/Desorientiertheit:* verlangsamte, unpräzise Reaktion.
2. *Somnolenz:* weckbar, auf Anruf gezielte Reaktion.
3. *Sopor:* schlafähnlicher Zustand, durch starke äußere Reize kurzfristig zu unterbrechen.
4. *Koma:* bewusstlos, keine spontane Aktivität.

Komastadien

Koma-Stadium	Motorik, Funktion, Reaktion auf Schmerz	Pupillen (Form, Weite, Reaktion)	Augenbewegung	Synonyme (nicht völlig identisch)	Entspricht Glasgow-Coma-Scale
I	Gezielte Beugereaktion	Normal	Intakt	MHS I „light coma"	6–8
II	Verlangsamung, abnorme Flexion, Parese, Anfälle	Normal/(leichte) Anisokorie	Intakt	MHS II; „decorticate rigidity" (bei abnormer Flexion der Arme)	5–6
III	Strecksynergismen mindestens einer Extremität (spontan/Reize)	Normal oder Anisokorie	Störung möglich (Divergenz)	MHS III (= Mittelhirnsyndrom i. e. S.); „decerebrate rigidity"	4
IV	Fehlend, schlaff, hypoton	Beidseits reaktionslose Dilatation	Fehlend	Bulbärhirnsyndrom	3

MHS = Mittelhirnsyndrom
Glasgow-Coma-Scale: Summe der Punkte aus
1. **Augen öffnen:** 4 (spontan), 3 (Aufforderung), 2 (Schmerz), 1 (nicht).
2. **Beste motorische Antwort:** 6 (gezielt nach Aufforderung), 5 (gezielt nach Schmerz), 4 (ungezielt nach Schmerz), 3 (Beugemechanismen), 2 (Streckmechanismen), 1 (keine).
3. **Verbale Antwort:** 5 (orientiert), 4 (verwirrt), 3 (inadäquat), 2 (unverständlich), 1 (keine).

(7) **Augenveränderungen:**
- *Weite, meist starre Pupillen:* Vergiftungen mit Atropin, Alkohol, Kokain, Amanita.
- *Enge, meist starre Pupillen:* Vergiftung mit Morphin, Opiaten, Nikotin.
- *Anisokorie:* Hirnstammsyndrom, bei einseitigem raumforderndem Prozess.
- *Lichtreaktion:* bei Schlafmittelvergiftungen meist noch erhalten, bei intrazerebraler Raumforderung Pupillen dagegen häufig lichtstarr.
- *Sinoziliarreflex:* Intaktheit des oberen Halsmarks/Sympathikus.
- *Okulozephalreflex:* periphere oder zentrale Augenmotilitätsstörung. Bei hemisphärischer lokaler Schädigung „schauen die Augen den Herd an".
- *Augenhintergrund:* besonders auf Stauungspapille, Fundus hypertonicus, Mikroaneurysmen, Blutungen, septische Metastasen, Miliartuberkulose achten.

(8) **Allgemeine neurologische Veränderungen:** Grad der Bewusstseinsstörung (Somnolenz, Sopor, Koma), Spontanmotorik, Reflexverhalten (Seitendifferenz, Areflexie als Maß der Bewusstseinsstörung), Muskeltonus (Rigidität bei Mittelhirnläsion, die bei zusätzlicher Schädigung von Pons und Medulla verschwindet), Meningismus (Subarachnoidalblutung, Meningitis, intrakranielle Drucksteigerung); Myoklonien (spontan oder durch äußere Reize getriggert): Symptom erhöhter zerebraler Erregbarkeit (z. B. zerebrale Hypoxie, metabolisches Koma).

(9) **Kreislaufveränderungen:** arterielle Hypertonie: hypertensive Enzephalopathie, Hirnblutung, Schock.

Therapie

Allgemeine Maßnahmen

Sofortmaßnahmen

(1) Beim bewusstlosen Patienten zunächst **Überprüfung von Atmung** und Puls. Liegt ein akuter Atem-/Herz-Kreislauf-Stillstand vor, Wiederbelebungsmaßnahmen einleiten, sofern sie von der Gesamtsituation her indiziert sind. Sind Atmung und Herz/Kreislauf ausreichend funktionsfähig, bleibt für das weitere Vorgehen etwas mehr Zeit.

(2) **Lagerung:** stabile Seitenlage (▶ Kap. 3.2.1).

(3) **Atemwege freihalten:** Reinigung der Mundhöhle, Entfernen von Prothesen, Vorziehen des Unterkiefers, Absaugen, Naso- oder Oropharyngealtubus einlegen.

(4) **Venöser Zugang:** (▶ Kap. 3.2.2): Unter klinischen Bedingungen wird ein ZVK gelegt.

(5) **Blutzuckerschnelltest und wichtige Laboruntersuchungen:** (▶ Kap. 3.3.6): Erythrozyten, Hb, Hkt, Leukozyten, Differenzialblutbild, Natrium, Kalium, Kalzium, Chlorid, Kreatinin, Harnstoff, Blutzucker, Thrombozyten, Quick, PTT, CK, ASAT, ALAT, Serumeiweiß, Lipase, α-Amylase, arterielle Blutgasanalyse, Säure-Basen-Status und Urinstatus (Glukose, Ketonkörper, Eiweiß, pH). Der Blutzuckerschnelltest ersetzt nicht die anschließende exakte Blutzuckerbestimmung. Besteht Verdacht auf eine Vergiftung, außerdem Blut und Urin zur toxikologischen Untersuchung entnehmen.

(6) Bei nachgewiesener oder vermuteter **Hypoglykämie** (Blutzuckerschnelltest) sofortige i. v. Gabe von 50 ml 20- bis 40-prozentiger Glukose. Klinische Zeichen der Hypoglykämie treten meist bei Blutzuckerwerten < 2,8 mmol/L (< 50 mg/dl) auf. Bei Diabetikern mit raschem Blutzuckerabfall und bei älteren Patienten können schon Werte zwischen 2,8 und 5,55 mmol/L (zwischen 50 und 100 mg/dl) zu hypoglykämischen Erscheinungen führen. Die Glukosegabe ist sinnvoll, da bei Vorliegen einer Hypoglykämie der gehirnzellenschädigende Faktor rasch beseitigt wird und eine Reihe von komatösen Zuständen mit oft schweren Hypoglykämien einhergeht (hypophysäres, hypothyreotes und Addison-Koma, Alkoholintoxikation). Neben diesem protektiv-therapeutischen Effekt ohne zu befürchtende UAW hat die Glukosegabe einen gewissen differenzialdiagnostischen Wert, weil sie bei Hypoglykämie meist rasch eine Aufklärung des Bewusstseins bewirkt.

Anamnese und Untersuchung

Eingehende Fremdanamnese und gründliche Untersuchung des Patienten (s. o.) im Anschluss an diese Sofortmaßnahmen. Dabei besonders auf den Grad der Bewusstseinsstörung achten und Befund schriftlich fixieren. Nach der körperlichen Untersuchung lässt sich schon oft eine gezielte Behandlung der zugrunde liegenden Störung in die Wege leiten (z. B. Volumenzufuhr bei hypovolämischem Schock, neurochirurgische Intervention bei intrazerebralem Hämatom, primäre und sekundäre Detoxikationen bei Intoxikationen, Behandlung der hypertensiven Enzephalopathie).

Weitere Versorgung und Überwachung des Patienten

(1) Kontinuierliche **Überprüfung der vitalen Funktionen** (▶ Kap. 3.3): Herzfrequenz, Blutdruck, Atmung, Pulsoxymetrie, Urinausscheidung (Blasenkatheter: erste Harnportion ggf. zur toxikologischen Untersuchung! Glukose, Ketonkörper) und **entsprechende Behandlung.** Ist die Atmung gestört, frühzeitige Intubation (▶ Kap. 3.4.2), gründliches Absaugen und maschinelle Beatmung (▶ Kap. 3.4).

(2) **Magensonde** (▶ Kap. 3.2.7): Entleerung des Magens, um Erbrechen, Aspiration oder eine eventuelle Giftresorption zu verhindern (**cave** bei fehlenden Schlundreflexen). Gegebenenfalls erste Portion zur toxikologischen Untersuchung.

(3) **Augenhintergrundbeurteilung** (s. o.).

(4) EKG, Röntgen-Thorax.

(5) **Röntgen-Schädel und CT** in Abhängigkeit von den klinischen Befunden.

(6) **EEG:** Es liefert wichtige Hinweise, z. B. auf Benzodiazepinintoxikation, metabolische Ursachen, nonkonvulsiven Status epilepticus, zerebrale Hypoxie.

(7) Eventuell **Lumbalpunktion** (nach Hirnödemausschluss) und Liquoruntersuchung (Druck, Erythrozyten, Zellzahl, Eiweiß, Bakteriologie, Glukose). Simultan mit der Liquorzucker- die Blutzuckerbestimmung durchführen!

(8) Dekubitusprophylaxe, Blasenkatheterpflege, Augen- und Mundpflege, Physiotherapie.

(9) Ernährung: zunächst parenteral, frühzeitiger Beginn mit gleichzeitiger oder alleiniger Sondenernährung.

> **! WICHTIG**
> Wiederholte Kontrolle der Bewusstseinslage: Ansprechen auf Therapie, Zeitpunkt der Extubation!

Spezielle Maßnahmen

Die spezielle Behandlung richtet sich nach der jeweiligen zugrunde liegenden Störung.

Hirnödemtherapie

Komata mit intrazerebraler Ursache (Schädel-Hirn-Trauma, Tumor, Hirninfarkt, Hirnblutung, Status epilepticus und auch die hypertensive Enzephalopathie), aber auch solche mit metabolischen Ursachen gehen häufig mit einem Hirnödem einher. In diesen Fällen sollte ein begleitendes Hirnödem (Bildgebung) sofort behandelt werden, da dieses die zerebrale Hypoxie verstärkt, die wiederum zur Zunahme des Hirnödems führt.

(1) **Basismaßnahmen** zur Verhinderung von Hypoxie und Hypotonie.

(2) **Lagerung:** Oberkörperhochlagerung (15–30 %) bei Patienten mit stabilen Kreislaufverhältnissen; bei hypotonen/hypovolämischen Patienten keine Oberkörperhochlagerung. **Wichtig:** Nicht nur den Kopf, sondern den ganzen Oberkörper anheben!

(3) **Hyperventilation:** Intubation und kontrollierte Beatmung mit mäßiger Hyperventilation ($paCO_2$ 3,99–4,66 kPa; 30–35 mmHg) senken zumindest vorübergehend (6–48 h) den Hirndruck und sind v. a. in der Lage, Hirndruckspitzen abzufangen.

> **! WICHTIG**
> Bei Patienten mit schwerem Schädel-Hirn-Trauma ist der zerebrale Blutfluss insbesondere in den ersten 24 h typischerweise sehr niedrig. Eine unkritische prophylaktische Hyperventilation sollte bei diesen Patienten in der Akutsituation nicht durchgeführt werden (Gefahr der weiteren Verminderung der Hirndurchblutung), sondern allenfalls kurzfristig und gezielt, z. B. zur Überbrückung der Zeit vor einer entlastenden Operation.

(4) **Kortikosteroide:** Ein therapeutischer Effekt ist nur bei Hirntumoren gesichert. **Dexamethason** wird wegen seiner geringen mineralokortikoiden Wirkung bevorzugt. *Dosierung:* initial 12 mg i. v., anschließend 4 mg im Abstand von 6 h. Bei Hirninfarkt und Hirnblutung ließ sich in kontrollierten Studien kein positiver Effekt nachweisen. Bei Schädel-Hirn-Traumen ist der Nutzen einer Steroidtherapie nach wie vor umstritten.

(5) **Osmotherapeutika** senken den intrakraniellen Druck ohne direkte Beeinflussung des Hirnödems, sie machen dem ödematösen Gewebe Platz durch Volumenverminderung des

normalen Hirngewebes. Sie sollten nicht generell, sondern nur gezielt bei nachgewiesener intrakranieller Drucksteigerung eingesetzt werden. Bei intrakranieller Blutung kann die Osmotherapie zur Abnahme des Hirnvolumens auf der gesunden Seite und zu Massenverschiebungen mit Einklemmungserscheinungen führen. Bei einem Hirnödem infolge Schädel-Hirn-Trauma sollte die Osmotherapie deshalb nur bei drohender Hirneinklemmung bzw. bei akuter Verschlechterung des neurologischen Status (Anisokorie, Streckmechanismen) durchgeführt werden; in der präklinischen Phase verzichtet man darauf aus Angst vor der Verstärkung einer intrakraniellen Blutung infolge rascher Druckentlastung. *Dosierung:* **Mannit** 20 % 250 ml i. v. rasch innerhalb weniger Minuten. Wiederholung im Abstand von 6 h.

(6) Bei sich entwickelndem Hirnödem, z. B. bei malignem Mediainfarkt, frühzeitig eine große **Kraniotomie** (Durchmesser 12–14 cm) in Erwägung ziehen, da hierdurch Behinderungen vorgebeugt und die Überlebensrate verbessert werden kann.

3.6.2 Delir

Definition und Symptomatik „Delir" umfasst alle Störungen kognitiver Funktionen. Diese imponieren als Denk- und Wahrnehmungsstörungen. Die Folge sind Beeinträchtigungen von Bewusstsein, Affektivität, Psychomotorik und Schlaf-wach-Rhythmus. Aus der Verwirrtheit und motorischen Unruhe kann ein erhebliches pflegerisches Problem erwachsen. Der Genesungsprozess wird stark beeinträchtigt. Insbesondere beatmete Patienten mit Delir haben im Vergleich zu nichtdeliranten Patienten eine schlechtere Prognose.

Ursachen Die **Ursachen deliranter Symptome** sind vielfältig (der Kursivdruck soll auf häufige Ursachen hinweisen):

(1) Erkrankungen des zentralen Nervensystems:
- Vaskulär (*zerebrovaskuläre Insuffizienz mit intra- und extrakraniellen Stenosen,* Hirninfarkt, Subarachnoidalblutung)
- Entzündlich (Meningitis, Enzephalitis, Abszess)
- Neoplastisch (Hirntumor, Metastasen)
- Psychiatrisch (*Angst,* Depression, Manie, Schizophrenie)
- Liquorabflussstörungen
- Postiktal nach Krampfanfall
- Traumatisch (Commotio und Contusio cerebri, intrakranielle Blutung)

(2) Systemische Erkrankungen und exogene Ursachen:
- Sauerstoffmangel (pulmonal oder kardial bedingt, anämisch, CO-Intoxikation)
- Vaskulär (hypertensive Enzephalopathie)
- Metabolisch (*Leber- und Niereninsuffizienz,* diabetische Ketoazidose)
- Störungen des Elektrolythaushalts (v. a. Na^+, Ca^{2+}, Mg^{2+})
- Endokrin (Hypo- und Hyperthyreose, Nebennierenrinden- und Hypophyseninsuffizienz)
- Substratmangel (*Hypoglykämie*)
- Thermisch (Unterkühlung, Hitzschlag)
- Infektiös (*Sepsis,* Endokarditis)
- Toxisch (*Alkohol, Drogen,* chemische Gifte)
- Medikamentös (Anticholinergika, *Digitalis, Theophyllin,* Glukokortikoide, Chemotherapeutika, u. v. m.)
- Vitaminmangel (Thiamin, Nikotinsäure, Vitamin B_{12})
- *Psychische Belastung* (*Schlafentzug,* hochgradige Erschöpfung, *Schmerzen*)

Aufnahmegrund „Delir"

(1) **Notarzteinweisung „Der Patient mit Delir":** Hier kommt die Vielfalt deliranter Syndrome eindrucksvoll zum Tragen. Entscheidend sind hier die möglichst rasche Ursachen-

klärung und die Einleitung der kausalen Therapie. Die symptomatische Behandlung des Delirs ist dagegen eher von sekundärer Bedeutung.

(2) **„Der Patient mit Delir“ von der Normalstation:** Bei älteren Patienten sind delirante Zustände häufig. Bei der Übernahme deliranter Patienten von der internistischen Normal- auf die internistische Intensivstation stellt sich häufig eine respiratorische Insuffizienz als Ursache heraus. Eine beginnende Sepsis und ein Alkoholentzugsdelir sind weitere, relativ häufige Ursachen.

(3) **„Der Patient mit Delir nach Operationen“:** Während der postoperativen Phase treten delirante Syndrome mit einer Häufigkeit von 10 % auf, nach gefäß- und kardiochirurgischen Eingriffen sowie bei geriatrischen Patienten in bis zu 30 % und mehr. Nur in wenigen Fällen finden sich leicht behebbare Störungen, z. B. ein Relaxanzienüberhang oder eine akute Harnabflussstörung. Ein zentral-anticholinerges Syndrom sollte differenzialdiagnostisch erwogen und ggf. durch Applikation von Physostigmin ausgeschlossen werden.

Diagnose des Delirs Zur Diagnose des Delirs hat sich der CAM-ICU (Confusion Assessment Method for the Intensive Care Unit) bewährt (▶ Tab. 3.18)
Eine schnelle Diagnose mit nachfolgend adäquater Behandlung des Deliriums ist wichtig, da durch eine Fehlbehandlung, insbesondere durch Sedativa anstatt Antipsychotika, ein bestehendes Delir meist verstärkt und zu einem paradoxen Anstieg der Agitation führt.

Tab. 3.18 Kurztest zur Diagnose des Deliriums auf der Intensivstation (Confusion Assessment Method for the Intensive Care Unit)

Merkmal	Zu beantwortende Fragen
1. Akute Veränderung des mentalen Status oder stark fluktuierender Verlauf	Gibt es Anhalt für eine akute Veränderung des mentalen Status im Vergleich zum Aufnahmestatus? Hat das auffällige Verhalten innerhalb der letzten 24 h stark fluktuiert (On-Off-Phänomen, Veränderung in der Schwere der Ausprägung)? Gibt es Veränderungen auf der Sedierungs- oder der Komaskala (GCS)?
2. Aufmerksamkeitsstörung	Hatte der Patient Schwierigkeiten, die Aufmerksamkeit zu fokusieren? Ist die Fähigkeit, die Aufmerksamkeit aufrechtzuerhalten oder einem neuen Thema zuzuwenden, reduziert? Welchen Score erreicht der Patient in einem Aufmerksamkeitstest („Attention Screening Examination [ASE] Score“)? (Ein visueller Aufmerksamkeitstest misst die Fähigkeit des Patienten, sich an zehn vorher gezeigte Bilder zu erinnern, bei einem auditiven Aufmerksamkeitstest veranlasst man den Patienten, die Hand zu drücken oder zu nicken, immer wenn der Buchstabe A in einer Reihe zufällig genannter Buchstaben kommt.)
3. Konfuse Gedanken	Beim extubierten Patienten ist zu ermitteln, ob der Patient konfuse oder unzusammenhängende Gedanken hat, die sich z. B. in irrelevanter Kommunikation, unklarem oder nicht logischem Gedankenfluss oder Gedankensprüngen äußern können. Bei beatmeten Patienten soll dieser die folgenden Fragen beantworten: • Können Steine auf einem Fluss schwimmen? • Gibt es Fische im Meer? • Wiegt 1 Kilogramm mehr als zwei? • Kann man mit einem Hammer einen Nagel einschlagen? War der Patient in der Lage, den Fragen und Aufforderungen während der Befragung zu folgen? • Haben Sie unklare Gedanken? • Halten Sie so viele Finger hoch! (Untersucher zeigt dem Patienten 2 Finger) • Nun machen Sie das Gleiche mit der anderen Hand (ohne die Anzahl der Finger dem Patienten erneut zu zeigen)

Tab. 3.18 Kurztest zur Diagnose des Deliriums auf der Intensivstation (Confusion Assessment Method for the Intensive Care Unit) *(Forts.)*

Merkmal	Zu beantwortende Fragen
4. Veränderte Bewusstseinslage (jedes andere Level als wach, z. B. hyperaktiv, stuporös, komatös)	Wach: normal, spontan vollkommen bewusst über die Umgebung, interagiert angemessen. Vigilant: hyperalert. Lethargisch: schläfrig, aber leicht erweckbar. Manche Dinge der Umgebung werden oder sind nicht bewusst. Patient kommuniziert spontan mit dem Untersucher, wird nach minimaler Aufforderung vollkommen bewusst und interaktiv. Stupor: schwierig erweckbar, kaum Bewusstsein über die Umgebung, keine spontane Interaktion mit dem Untersucher, gelangt auch nach Schmerzreiz nur zu einer inkompletten Orientierung. Kann nur durch starke und wiederholte Stimuli erweckt werden; ohne Stimulus schläft der Patient sofort wieder ein. Koma: unerweckbar, ohne Bewusstsein, keine spontane Interaktion, keine Reaktion auf starke Schmerzreize
Ein Delirium kann diagnostiziert werden bei Vorliegen der Merkmale 1 und 2 sowie zusätzlich eines Merkmals aus 3 oder 4.	

Therapie

Allgemeine Therapie des Delirs

In vielen Fällen wird die Therapie des Delirs symptomatisch bleiben müssen, entweder als perakuter Handlungsbedarf bei einem **akuten aggressiven Psychosyndrom** oder aber als länger dauernde Behandlung bei einem subakuten bis hin zum **chronischen Delir.**

(1) Beim *akuten aggressiven Psychosyndrom* ist **Haloperidol** (1–5 mg 4- bis 6-mal/d, p. o. oder i. m.) Therapie der Wahl. Hierbei empfiehlt sich zu Beginn der Therapie die wiederholte Gabe kleiner Dosen (2,5–5 mg) in kurzen Abständen (10–20–30 min), bis eine Behandlungstoleranz herbeigeführt wird. Sedativa sollten vermieden werden, da diese zur Verschlimmerung des Delirs und, häufig nach einer kurzen Ruhephase, zu einer paradoxen Agitationssteigerung führen können. In einer retrospektiven Studie zeigte sich eine Verbesserung des Überlebens beatmeter Patienten durch die Gabe von Haloperidol (durchschnittliche Dosis > 5,1 mg/d); ob dieser Effekt auf antipsychotischen oder antiinflammatorischen Effekten des Haloperidols beruht, ist nicht geklärt.

(2) Beim *subakuten Verlauf und „chronischen Delir"* soll der verwirrte Patient eigentlich nicht sediert werden. Vielmehr muss mit einer Dämpfung der motorischen Unruhe eine Besserung der Kooperationsfähigkeit erreicht werden.

- Neben **Haloperidol** (s. o.) wird von Intensivmedizinern auch die Behandlung mit dem Neuroleptikum **Perazin,** 200–450 mg/d, mit rascher Aufsättigung (50 mg alle 30 min bis zum Erreichen eines zufriedenstellenden Zustands) und relativ rascher Reduzierung in den folgenden Tagen empfohlen. Atypische Neuroleptika wie z. B. Risperidon (1–2 mg/d p.o.) können ebenfalls eingesetzt werden.
- Bei entsprechender vegetativer Ausgangslage wird mit **Clonidin** (▶ Kap. 3.4.3.6) kombiniert.

(3) Bei eher stuporösen Patienten erscheinen die Normalisierung der Homöostase und die intensive pflegerische und physiotherapeutische Betreuung wichtiger als die ebenfalls geübten Behandlungsversuche mit dem Nootropikum Piracetam. Schlafende Patienten müssen tagsüber aufgesetzt und in ihrem Vigilanzdefizit stimuliert werden.

Therapie des Alkoholentzugsdelirs

Ein Alkoholentzugsdelir mit psychotischen Symptomen kann sich bei internistischen Intensivpatienten innerhalb der ersten wenigen Tage und postoperativ ab dem 2. Tag bemerkbar machen.

(1) *Standardtherapie:* **Diazepam** (5–10 mg alle 2–4 h i. v., 10 mg alle 4 h p. o.) oder Clomethiazol (4-mal täglich 2 Kapseln à 192 mg p. o.). Zur Dämpfung der psychotischen Symptomatik wird **Haloperidol** verwendet (5–10 mg). Vegetative Symptome werden mit **Clonidin, Betablockern** (**cave:** Kombination aus Betablocker und Clonidin kann Bradykardien auslösen) und evtl. mit **Carbamazepin** behandelt. Ebenso kommen **Haloperidol + Diazepam** (5–10 mg) sowie im Ausnahmefall **Phenobarbital** (3 × 100 mg) zum Einsatz.

(2) *Beatmete Patienten* werden meist mit **Midazolam** (▶ Kap. 3.4.3.6) sediert. Die Notwendigkeit eines Analgetikums muss individuell festgelegt werden. Bei psychotischen Zuständen in der *Aufwachphase* ist die Applikation von **Haloperidol** indiziert, bei starker motorischer Unruhe eher **Perazin** (s. o.).

(3) Schließlich können erhebliche Probleme aus der fehlenden Substitution mit Thiamin oder aus dem zu schnellen Ausgleich einer chronischen Hyponatriämie mit Folge einer zentralen pontinen Myelinolyse resultieren.

Unabhängig vom Auftreten eines Alkoholentzugsdelirs kommt es bei Patienten mit Alkoholabhängigkeit häufiger zu septischen Komplikationen, Organversagen und einer insgesamt höheren Krankenhausletalität.

Prophylaxe deliranter Syndrome

In der **Phase der Intensivtherapie,** in der die Patienten vom Respirator entwöhnt, aber noch nicht verlegungsfähig sind, fehlt oft die Zeit für die intensive pflegerische Zuwendung. Die Einbindung von Angehörigen kann sehr hilfreich sein. Ein *Pflegeplan* (Stundenplan) mit Einhaltung notwendiger Pausen für den Patienten ist ebenso wichtig wie die kontrollierte Zuwendung.

In der Nacht muss die größtmögliche Ruhe erreicht werden: Die Alarme sollten zentral erfasst werden. Zusätzlich können die Patienten mit Oropax versorgt werden. Piepende Beatmungsgeräte sind meist falsch eingestellt.

Tipp: Die wichtigste Prophylaxe besteht in der personellen Zuwendung am Tag und der Einhaltung oder Herbeiführung eines Schlaf-wach-Rhythmus!

3.7 Akute exogene Vergiftungen

3.7.1 Allgemeines

Hier können nur Grundprinzipien der Behandlung von Intoxikationen aufgezeigt werden. **Giftinformationszentralen** geben rasch telefonische Auskunft, inwieweit eine zugeführte Substanz schädlich ist und welche Maßnahmen ggf. zu ergreifen sind. Im Notfall gilt für die Giftinformationszentralen bundesweit die **Notrufnummer 19240** mit entsprechender Vorwahl (eine jeweils aktualisierte Liste findet sich unter: http://www.giz-nord.de/cms/index.php/giftnotrufliste-lang.html).

In ausreichend hoher Dosierung und bei entsprechender Applikation kann prinzipiell jede Substanz eine Vergiftung hervorrufen. In der Praxis sind es jedoch ganz bestimmte, allerdings viele Stoffgruppen, die als Gifte infrage kommen. Am häufigsten sind Intoxikationen mit Benzodiazepinen, rezeptfrei als Schlafmittel vermarkteten Antihistaminika wie Diphenhydramin und Doxylamin, trizyklischen Antidepressiva, Neuroleptika, Paracetamol und Acetylsalicylsäurederivaten; diese Substanzen werden oft zusammen mit Alkohol eingenommen. Bei Erwachsenen handelt es sich in zwei Drittel um **Vergiftungen in suizidaler Absicht,** wobei in 95 % aller Fälle eines Suizidversuchs der Selbsttötungswunsch zurückgenommen wird. **Gewerbliche Vergiftungen** sind vergleichsweise selten. Meist erfolgt die Aufnahme der Noxe oral. Inhalative Vergiftungen machen etwa 10 % aller Vergiftungen aus, eher selten ist die parenterale oder kutane Aufnahme einer Noxe.

Klinik

(1) Die Vielzahl der möglichen Gifte hat auch eine vielgestaltige Symptomatik zur Folge (▶ Tab. 3.19). Bei schweren Vergiftungen stehen jedoch zentralnervöse, respiratorische und kardiovaskuläre Störungen im Vordergrund. Ausgesprochen häufig tritt Erbrechen auf. Wegweisend für die Diagnose können auffälliger Fötor und Hauterscheinungen sein.

(2) „Ins Auge springen" **Störungen der Augenmuskelmotorik** bei Intoxikationen:

- *Mydriasis:* Amphetamine, Antihistaminika, Atropin, Kokain, Koffein, Dopamin, LSD, MAO-Inhibitoren, trizyklische Antidepressiva (Nikotin).
- *Miosis:* Opiate, Clonidin, Äthanol, Barbiturate, Sedativa, Isopropylalkohol, Hypnotika, Organophosphate, Phencyclidin, Phenothiazine (Nikotin).
- *Nystagmus:* Barbiturate, Carbamazepin, Äthanol, Äthylenglykol, Lithium, Organophosphate, Phencyclidin, Phenytoin, Strychnin.

Diagnostische Hinweise:

(1) Diese ergeben sich aus der Situation (Tablettenreste, Abschiedsbriefe, Flüssigkeitsreste in Gläsern oder Flaschen, Kanüleneinstiche) und aus der Fremdanamnese (Verstimmtheit, Selbstmordäußerungen).

(2) Das **EKG** kann mit dem Nachweis von Rhythmusstörungen zur Diagnostik beitragen:

- *Bradykardie/AV-Block:* Digitalisglykoside, Insektizide, Lithium, trizyklische Antidepressiva.

Tab. 3.19 Leitsymptome bei Vergiftungen.

Symptomatik	Infrage kommende Noxe
Koma	Zentralnervös wirksame Substanzen wie Benzodiazepine, Antidepressiva, Opiate, Alkohol
Miosis	Hemmstoffe der Acetylcholinesterase, Opiate
Mydriasis	Antidepressiva, Neuroleptika, Antihistaminika
Tachykardie	Antidepressiva, Stimulanzien, Antihistaminika, Alkohol, Theophyllin, selten Digitalis
Bradykardie	Digitalis, Betablocker, Kalziumantagonisten, Acetylcholinesterasehemmstoffe
Schock	Kardio- und vasotoxisch wirkende Pharmaka und Drogen (▶ Kap. 3.5.2.5)
Hyperthermie	Atropin, Neuroleptika, Stimulanzien
Hypothermie	Neuroleptika
Zyanotisches Hautkolorit	Alle zentral dämpfenden Substanzen, v. a. Opiate
Graues Hautkolorit	Methämoglobinbildner
Rosiges Hautkolorit	Kohlenmonoxid
Hypersalivation, Bronchorrhö, Hyperperistaltik	Hemmstoffe der Acetylcholinesterase
Delirante Symptomatik	Alkohol, Stimulanzien, LSD, Phencyclidin, Theophyllin, selten Antihistaminika

- *Supraventrikuläre Tachykardie:* Adrenergika, Anticholinergika, Benzodiazepine, Äthanol, Theophyllin, Digitalisglykoside (paroxysmale Tachykardie mit Block).
- *Ventrikuläre Tachykardie:* Amphetamine, Kokain, Digitalisglykoside, Phenothiazine, Theophyllin, trizyklische Antidepressiva.

(3) Auch **Blutzucker- und Elektrolytentgleisungen** können diagnostisch weiterhelfen:
- *Hypoglykämie:* Insulin, orale Antidiabetika, Diazoxid, Phenothiazine, Salizylate.
- *Hyperglykämie:* Azeton, Betablocker, Koffein, Theophyllin, LSD.
- *Hypokaliämie:* Adrenalin, Barium, β-Adrenergika, Koffein, Theophyllin.
- *Hyperkaliämie:* α-Adrenergika, Betablocker, Digitalisglykoside, Fluoride, Lithium.

Differenzialdiagnose Sämtliche komatösen Zustände (▶ Kap. 3.6).

Therapie

Behandlungsstrategie

(1) **Aufrechterhaltung und Stabilisierung der Vitalfunktionen.**

(2) **Symptomatischen Maßnahmen** kommt die größte Bedeutung zu, weil nur wenige Prozent der Intoxikationen mit einem spezifischen Antidot behandelt werden können und viele Vergiftungen durch mehrere Substanzen gleichzeitig bedingt sind.

(3) **Primäre Detoxikation** (▶ Tab. 3.14); Verhinderung der Resorption, d. h. der systemischen Aufnahme.

(4) **Sekundäre Detoxikation** (▶ Tab. 3.14).

(5) Bei den sehr seltenen Intoxikationen, wo dies möglich ist, sofortige **Verabfolgung von Antidots** bei vital bedrohlichen Vergiftungen (▶ Kap. 3.5.2.5, „Spezielle Maßnahmen").

Allgemeine Maßnahmen

(1) **Lagerung:** stabile Seitenlage zur Vermeidung einer Aspiration. Zur Magenspülung Oberkörpertieflage (20°).

(2) **Atemwege freihalten:** Mund reinigen, Prothesen entfernen, Kopf reklinieren und Unterkiefer nach vorne ziehen, Oropharyngealtubus (Guedel) oder Nasopharyngealtubus (Wendl) einlegen. Evtl. Intubation.

(3) **Venöser Zugang:** (▶ Kap. 3.2.2): bei schweren Vergiftungen ZVK, bei leichten Vergiftungen zumindest eine Verweilkanüle.

(4) **Wichtige Laboruntersuchungen:** ▶ Kap. 3.3.6. Außerdem Venenblut zur Identifikation des Gifts und dessen Blutspiegelbestimmung.

(5) **Blasenkatheter:** erste Urinmenge zur toxikologischen Untersuchung.

(6) **Überwachung der Vitalfunktionen:** (▶ Kap. 3.3): Atmung, Herz/Kreislauf, Urinausscheidung und Temperatur. Frühzeitig die Indikation zur Beatmung stellen.

(7) **Neurologische Verlaufsuntersuchung.**

Primäre Detoxikation bei nichtgastroenteraler Giftaufnahme

(1) **Maßnahmen bei inhalativer Giftaufnahme:** Vergifteten sofort an die frische Luft bringen. Bei Reizgasinhalation mit topischer Kortikoidprophylaxe beginnen. O_2-Zufuhr, bei toxischem Lungenödem Überdruckbeatmung. Bei massiver Staubinhalation oder Aspiration chemischer Flüssigkeiten oder partikulärer Stoffe ist eine Bronchiallavage indiziert.

(2) **Maßnahmen bei perkutaner Giftaufnahme** (Anilin, E 605, Phenole, Tetrachlorkohlenstoff): Entfernen der kontaminierten Kleidung mit Gummihandschuhen. Gründliche

Hautreinigung mit Wasser, bei fettlöslichen Toxinen mit Seife. Neutralisationsversuche nach Hautverätzungen sind nicht nur zwecklos, sondern aufgrund zusätzlicher Verletzungsgefahren zu unterlassen.

(3) **Maßnahmen bei konjunktivaler Giftaufnahme:** sofortiges gründliches Spülen (10–15 min) des Auges unter dem nächsten Wasserhahn. Augenärztliche Weiterbehandlung, insbesondere im Fall einer Verätzung. Neutralisationsversuche sind nicht indiziert.

Primäre Detoxikation bei gastroenteraler Giftaufnahme

Hierfür stehen die **Gabe von Aktivkohle,** die **Magenspülung** und das **provozierte Erbrechen** zur Verfügung (▶ Tab. 3.14). Die Gabe von Aktivkohle ist bereits im Notarzteinsatz gut praktikabel.

(1) **Aktivkohle** (0,5–1,0 g/kg KG bzw. 25–100 g Kohlesuspension! Keine Kohlecompretten!) ggf. in Verbindung mit **Glaubersalz** (20–30 g = 2–3 Essl., in Wasser aufgelöst) als salinischem Laxans ist eine einfache und komplikationsarme Maßnahme, die generell bei Intoxikationen vom Notarzt durchgeführt werden sollte. Eine wirksame Eliminationssteigerung gelingt bei Vergiftungen mit Carbamazepin, Chinin, Dapson, Phenobarbital, Salizylaten und Theophyllin. Nicht binden kann Aktivkohle gut wasserlösliche Verbindungen wie Methanol, Äthanol, Glykol, die meisten Schwermetalle, Lithium, anorganische, leicht wasserlösliche Verbindungen (z. B. Chlorate, Bromide) und Ätzstoffe.

(2) Die **Magenspülung** ist eine wirksame Methode der Dekontamination bei schweren oralen Vergiftungen, wenn sie innerhalb der ersten Stunde nach Ingestion erfolgt.

- *Kontraindikationen:* unzureichende Ausrüstung, Ingestion korrosiver Substanzen (z. B. Säuren, Laugen) bei zu vernachlässigender Systemtoxizität, Perforationsgefahr und vorher erforderliche Elementarhilfe. Die vorherige Intubation und Abdichtung der Trachea mit der Tubusmanschette muss immer dann durchgeführt werden, wenn Husten- und Schluckreflexe sowie Atmung gestört sind oder eine ausgeprägte Bewusstseinsstörung vorliegt.
- *Praktisches Vorgehen:* Patient in Kopftieflage bringen (Bett um ca. 20° kippen). Bei Intubation ist Rückenlage möglich, in den übrigen Fällen streng auf Seit- (oder Bauch-) Lagerung achten; ggf. ist eine Fixierung notwendig. Großlumigen (ca. 18 mm Durchmesser), vorher mittels der Handbreitregel (Abstand Nasenwurzel bis Xiphoid plus eine Handbreite) abgemessenen weichen Magenschlauch vorsichtig, ohne grobe Gewalt aus dem Handgelenk heraus zur angezeichneten Markierung einführen. Hat man sich von der richtigen Lage des Schlauchs, der ausreichenden Durchgängigkeit der Atemwege und einer genügend tiefen Atmung überzeugt, zunächst Versuch, nach den Gesetzen der Schwerkraft den Mageninhalt auslaufen zu lassen. Die erste Portion toxikologisch untersuchen lassen. Erst dann mit lauwarmem Wasser – in Portionen von 100–300 ml (3 ml/kg KG) – bis zum klaren Rückfluss spülen (Gesamtspülvolumen 10–20 l). Abschließend ca. 0,5–1,0 g/kg KG aufgeschwemmte Aktivkohle und ca. 20–30 g Natriumsulfat (2–3 Essl. Na_2SO_4, in Wasser aufgelöst) instillieren. Den großlumigen Magenschlauch dann abklemmen, entfernen und durch eine transnasale Magensonde ersetzen (▶ Kap. 3.2.7). Bewusstlose Patienten im Anschluss an die Magenspülung wegen der Gefahr des Erbrechens in Bauchlage, rechter oder linker Seitenlage lagern und beaufsichtigen.

(3) Das **provozierte Erbrechen** ist bei fehlenden Kontraindikationen dann indiziert, wenn es innerhalb der Ein- bis Zweistundenfrist erfolgt und insbesondere wenn keine Ingestion mit Substanzen vorliegt, die rasch eine Bewusstseinsstörung bewirken können („Paradebeispiel“: trizyklische Antidepressiva). Nach den vorliegenden Studien ist es sogar effektiver als die Magenspülung.

! WICHTIG
Kontraindikationen sind Bewusstseinstrübung mit fehlenden Schutzreflexen, kardiorespiratorische Erkrankungen, Atemdepression, Kreislaufschock, Krampfneigung, hohes Alter, Ingestion von Korrosiva, organischen Lösungsmitteln oder schaumbildenden Substanzen.

- Verabreicht wird **Ipecacuanha-Sirup.** Erwachsene erhalten 30 ml.
- Die Patienten sollten nach Einnahme des Brechsirups reichlich Flüssigkeit trinken, um den Brechreflex zu verbessern.
- Die Emesis setzt i. d. R. nach einer Latenz von 15–30 min ein.
- Bei zentral depressiv wirkenden Substanzen muss eine mögliche Zunahme der Bewusstseinstrübung einkalkuliert werden. Erfolgt nach 30 min keine Emesis, kann nochmals die halbe Dosis verabreicht werden. Bei abermaligem Versagen trotz mechanischer Reizung der Rachenhinterwand ist aufgrund der Eigentoxizität des Emetikums eine Magenspülung anzuschließen.

! WICHTIG
Bei Säure-Laugen-Verätzung kein Erbrechen provozieren! Sofort max. 300 ml Wasser (Abspüleffekt), weiterhin Milch oder Puffersubstanzen (Gelusil®-Lac, Aludrox®) trinken lassen.

(4) Zur Elimination unresorbierter Residuen und enteroenteral rückresorbierter Gifte dient die Magen-Darm-Spülung mit oraler oder Sondenapplikation einer **Darmspüllösung vom Typ Golytely** (1–2 l/h) unter Beachtung entsprechender Kontrollmaßnahmen.

Sekundäre Detoxikation

Die verschiedenen Formen der verstärkten Giftelimination müssen sehr substanzspezifisch eingesetzt werden.

(1) **Forcierte Diurese,** bis zu 16–18 l Harn/d:
- *Indikation:* Vergiftungen mit Thallium und Herbiziden aus der Gruppe der Phenoxykarbonsäuren.
- *Weitgehend verlassene Indikationen:* leichte bis mittelgradige Vergiftungen mit Salizylaten, Phenobarbital, Barbital. Massive Intoxikationen mit diesen Substanzen können wesentlich effektiver mit extrarenalen Eliminationsverfahren behandelt werden.

(2) **Hämodialyse:** *Indikationen:* wie bei forcierter Diurese; zusätzlich Äthanol (> 4 ‰ Blutalkohol bei entsprechender Klinik), Methanol, Äthylenglykol, Diäthylenglykol, Butylglykol, Thallium, Quecksilbersalze, Natrium-, Kaliumchlorat, Lithiumsalze.

(3) **Hämoperfusion:** *Indikation:* schwere Vergiftungen mit Meprobamat, Theophyllin, Insektiziden und Herbiziden.

(4) **Plasmaseparation:** *Indikation:* Toxine mit hoher Plasmaproteinbindung; kaum berechtigte Anwendung, da der Hämoperfusion deutlich unterlegen.

3.7.2 Spezielle Vergiftungen

3.7.2.1 Schlafmittelvergiftungen

Bei Schlafmittelvergiftungen überwiegen heute bei Weitem die Intoxikationen mit Benzodiazepinen, gefolgt von Diphenhydramin.

Tiefe und Dauer der zentralen Lähmung hängen außer von der eingenommenen Dosis wesentlich von der chemischen Struktur und damit von der Entgiftungsgeschwindigkeit der einzelnen Verbindungen ab. Alle Schlafmittel wirken bei höherer Dosierung länger und sind im Allgemeinen in 10- bis 15-facher Normdosis gefährlich. Hauptgefahren sind die durch die respiratorische Depression eingeleitete Hypoxämie und die damit zusammenhängende gefürchtetste Komplikation, der irreversible Schock (▶ Kap. 3.5.2.5).

Klinik Folgende Stadien können unterschieden werden:

(1) Symptomlose Schlafmittelvergiftung.

(2) Leichte Schlafmittelvergiftung – Patient ansprechbar.

(3) Leichte Schlafmittelvergiftung – Patient soporös.

(4) Mittelschwere Schlafmittelvergiftung – Patient motorisch reaktiv.

(5) Schwere Schlafmittelvergiftung – Patient areaktiv.

(6) Schwere Schlafmittelvergiftung – Patient areaktiv und vital gefährdet.

Therapie

(1) Atem- und Kreislaufhilfe „vor Ort".

(2) Giftentfernung i. d. R. erst nach Transport in die Klinik, wobei aufgrund der raschen Absorptionskinetik der Benzodiazepine und ihres raschen Wirkungseintritts eine primäre Giftelimination im Allgemeinen nur innerhalb max. 1 h post ingestionem effektiv ist.

(3) **Flumazenil** nicht therapeutisch, sondern allenfalls als Benzodiazepin-Screening einsetzen. Die bei schweren Vergiftungen beobachtete Kreislaufhypotonie lässt sich am wirksamsten durch Volumensubstitution beheben. Intensivmedizinisches Monitoring und Intensivtherapie je nach Schweregrad der Intoxikation.

3.7.2.2 Alkoholintoxikation

Äthylalkohol wird rasch resorbiert (50 % in 15 min; Maximalspiegel nach 1–1,5 h) und hat eine ausgeprägte, anfänglich erregende, später lähmende Wirkung auf das ZNS. Die Äthanolvergiftung verläuft in 4 Stadien: euphorisches, Rausch-, narkotisches und asphyktisches Stadium (▶ Tab. 3.20).

Leitsymptome und -befunde Im Stadium der **Asphyxie** bestehen Bewusstlosigkeit, Reflexlosigkeit und respiratorische Insuffizienz (Gefahr der Atemlähmung). Häufig liegt eine kombinierte Vergiftung vor (Alkohol, Schlafmittel und Psychopharmaka).

Notfalldiagnose „Alkoholintoxikation":

(1) Bewusstseinseinschränkungen und neuropsychologische Auffälligkeiten sollten nicht von vornherein der akuten Alkoholwirkung zugeschrieben werden.

Tab. 3.20 Blutalkoholkonzentration (BAK) und klinische Symptomatik

BAK	Klinische Symptomatik
≥ 0,25 ‰	Stimmungsänderungen: Euphorie, gesteigertes Selbstvertrauen, Einschränkung feinmotorischer Fähigkeiten, beginnende Koordinationsschwierigkeiten
≥ 1,0 ‰	Deutliche mentale Veränderungen: zunehmende Enthemmung, eingeschränkte geistige Aufnahme- und Urteilsfähigkeit, Sprechstörungen, Diplopie, Nystagmus, Gangunsicherheit
≥ 2,0–2,5 ‰	Sinneswahrnehmungsstörungen einschließlich eingeschränkter Schmerzwahrnehmung, Konfusion, Lethargie, Schwierigkeiten, ohne Unterstützung zu sitzen
≥ 3 ‰	Apathie, Koma, Inkontinenz, zunehmende Temperaturregulationsstörung
≥ 5 ‰	Lebensbedrohung durch Verlegung der Atemwege, Aufhebung der Schutzreflexe und zunehmende Atemdepression

(2) Fahndung nach stattgehabten Traumen (besonders Halswirbelsäulen- und Schädel-Hirn-Verletzungen) und nach Zeichen der Infektion.

(3) Symptome der Hypovolämie (z.B. gastrointestinale Blutung), eines akuten Abdomens; neurologische und muskuläre Auffälligkeiten.

(4) Erstmalig auftretende Krampfanfälle, fokale Anfälle oder andere fokale neurologische Zeichen: Durchführung einer kranialen CT-Untersuchung.

(5) Oft besteht gleichzeitig eine Hypoglykämie (Äthanol hemmt die hepatische Glukoneogenese), die den weiteren Krankheitsverlauf bestimmen kann, wenn sie unkorrigiert bleibt!

! WICHTIG

Eines der größten Probleme beim Umgang mit alkoholisierten Patienten besteht darin, relevante Begleiterkrankungen nicht zu übersehen (s. u.)! Die anästhetikaähnliche Wirkung des Äthanols setzt Schutzreflexe, Sensibilität und Schmerzempfinden herab, die Diagnose von Begleiterkrankungen wird erschwert.

Differenzialdiagnose Folgende Differenzialdiagnosen sind bei der Bewusstseinstrübung bei Alkoholintoxikation zu berücksichtigen:

(1) Mischintoxikationen (Medikamente, Drogen, andere Alkohole)

(2) Neurologische Ursachen
- Schädel-Hirn-Trauma
- Terminalschlaf oder postparoxysmaler Dämmerzustand nach Grand-Mal-Anfall
- ZNS-Infektion
- Wernicke-Enzephalopathie
- hepatische Enzephalopathie

(3) Metabolische Ursachen
- Hypoglykämie
- Ketoazidose

(4) Elektrolytentgleisungen

(5) Hypothermie

(6) Schock (Hypovolämie, Sepsis)

(7) Hypoxämie (pulmonale Aspiration, Pneumonie)

Therapie

(1) *Kontrolle der Vitalfunktionen* einschließlich Pulsoxymetrie, Kontrolle der Körpertemperatur, Blutzucker.

(2) Der *Patient ohne Schutzreflexe und mit Atemdepression* ist zu intubieren und zu beatmen. Bei grenzwertiger Einschränkung der Schutzreflexe sollte der Patient in stabiler Seitenlage kontinuierlich überwacht werden.

(3) Jeder aufgefundene Alkoholiker sollte bis zum Beweis des Gegenteils als *hypotherm* angesehen werden!

(4) *Venöser Zugang* bei einem Patienten mit eingeschränktem Bewusstseinszustand, der nicht ohne Unterstützung sitzen kann, hypovolämisch erscheint, Krampfanfälle hat oder eine komplizierende Begleiterkrankung aufweist. In all diesen Fällen muss mit potenziell vital bedrohlichen Komplikationen gerechnet werden! Als Infusion bietet sich isotone NaCl- oder eine Vollelektrolytlösung an; bei Nachweis einer Hypoglykämie zusätzlich 25 g **Glukose** zuführen.

(5) Den *unruhigen Alkoholintoxikierten* mit 5–10 mg **Haloperidol** i. v. behandeln, der Wirkungseintritt erfolgt innerhalb von 10 min; eine kardiorespiratorische Depression oder Beeinträchtigung der neurologischen Beurteilbarkeit ist nicht zu erwarten.

(6) Eine **Magenspülung** kann bei schweren Vergiftungen (unter Berücksichtigung der schnellen Äthanolresorption) und bei Mischintoxikationen angezeigt sein, nach der Magenspülung Magenschlauch einlegen.

(7) **Aktivkohle ist nur bei Mischintoxikationen** sinnvoll, da Äthanol nicht adsorbiert wird.

(8) In schwersten Fällen *Hämodialysebehandlung* (▶ Kap. 3.7.1, „Sekundäre Detoxikation“).

(9) Die Antidots Naloxon, Flumazenil und Physostigmin sollten nur aus diagnostischen Gründen zum Ausschluss einer Mischintoxikation eingesetzt werden.

> **! WICHTIG**
> Clomethiazol darf im akuten Stadium der Äthanolvergiftung wegen der gleichsinnigen atem- und kreislaufdepressiven Wirkung nicht appliziert werden!

3.7.3 Biogene Drogen und Designerdrogen

Das Drogenspektrum ändert sich

(1) Im Drogenkonsum und bei Drogenintoxikationen haben in den letzten Jahren neben altbekannten Drogen wie Haschisch, Heroin, Kokain und LSD immer mehr „neue“ Drogen Bedeutung erlangt. Dazu zählen biogene Drogen („Stechapfel“, „Magic mushrooms“) und Designerdrogen („Ecstasy“, Methylendioxy-N-methylamphetamin = „MDMA“, Methamphetamin = „Crystal Meth“). Gerade junge Menschen sind dabei aufgrund neugierigen Probierverhaltens und fehlender Erfahrung in Bezug auf **Überdosierungen** mit u. U. lebensbedrohlichen Symptomatiken besonders gefährdet.

(2) Begünstigt wird das Auftreten unerwarteter Wirkungen u. a. dadurch, dass der Wirkstoffgehalt und bei den Designerdrogen auch **die Art des Wirkstoffs** sowie eventuelle **Zusatzstoffe** (z. B. Ephedrin, Amphetamine) i. d. R. nicht bekannt sind. Hieraus ergibt sich derzeit ein wachsender Bedarf an Kenntnissen und Strategien zur Handhabung von medizinischen Komplikationen nach Gebrauch von Ecstasypräparaten oder biogenen Drogen.

Therapie

(1) Bei Intoxikationen mit biogenen und Designerdrogen sind neben einer vornehmlich sympathomimetisch oder anticholinerg geprägten *Allgemeinsymptomatik* (Agitation, Tachykardie, Mydriasis u. a.) und einer *psychischen Alteration* (Angstgefühl, Depression, Psychose u. a.) auch *gefährliche Komplikationen* (Krampfanfall, Hyperthermie, Kreislaufdepression, Rhabdomyolyse u. a.) beschrieben.

(2) Die **Indikation zur klinischen Überwachung** ist damit bei Zwischenfällen jeglicher Art gegeben, auch wenn initial noch eine relativ blande Symptomatik vorherrscht. Monitoring, Diagnostik und symptomorientierte Therapie stehen beim klinischen Management dieser Intoxikationen im Vordergrund.

(3) Eine **primäre Giftelimination** ist wegen der schnellen Kinetik der Substanzen von geringer Bedeutung.

3.8 Akutes Abdomen

▶ Kap. 17.9.1.

3.9 Spezielle Krankheitsbilder des Intensivpatienten

3.9.1 Ventilatorassoziierte Pneumonie (VAP)

Die VAP bezeichnet eine Infektion des Lungenparenchyms nach Intubation und einer Beatmungszeit von mindestens 48 h. Sie findet sich bei 47 % der beatmeten Patienten und geht mit einer erhöhten Mortalität und längerem Intensivaufenthalt einher. Vorwiegend betroffen sind Männer, Patienten mit hohem Alter, COPD, nach Notfalloperation und Trauma. Ein hoher APACHE-II-Score, Hämodialyse, Hypalbuminurie und Urämie sind ebenso assoziiert mit einer VAP wie Beatmungszeit, Reintubation, Bronchoskopie, Tracheotomie, Anlage einer Magensonde/enterale Ernährung, parenterale Ernährung, ZVK, vorausgegangene Antibiotikatherapie, H_2-Rezeptorantagonisten/Sucralfat, Kortikosteroide, kontinuierliche Sedierung und Bluttransfusionen.

Diagnostik Der Verdacht auf eine VAP ergibt sich meist aufgrund der Klinik: eitriges Trachealsekret, Körpertemperatur >38,5 °C oder <36,5 °C, Leukozytose oder Leukopenie, Verschlechterung der Beatmungssituation (Abfall des paO_2 um 15 % innerhalb von 48 h), persistierendes Infiltrat im Röntgen-Thorax. Eine BAL führt entsprechend einer Metaanalyse häufig zu einer Veränderung der antibiotischen Behandlung und kann hierdurch zur Einengung der antibiotischen Breite und somit zur Vermeidung von Resistenzen führen. Andere Methoden zur diagnostischen Probensammlung sind das bronchoskopische Absaugen, das blinde Absaugen mit einem Absaugkatheter oder die Probengewinnung mittels Bronchialbürsten.

Keime Staphylococcus aureus, darunter auch MRSA, und Pseudomonas aeruginosa verursachen 50–70 % der VAP. Weitere häufige Keime sind Acinetobacter baumanii, Escherichia coli, Enterobacter, Klebsiella pneumoniae, Stenotrophomonas maltophila, Proteus mirabilis, Aspergillus und Candida.

THERAPIE

Prophylaxe

Die aszendierende Besiedlung und nachfolgende Aspiration intestinaler Keime hat eine große Bedeutung bei der Entstehung der VAP. Orale Hygienemaßnahmen (Mundsäuberungen und Spülungen mit Chlorhexidin, selektive orale Dekontamination mit einer Lösung aus 2 % Gentamicin, 2 % Colistin und 2 % Vancomycin alle 6 h) reduzieren die Inzidenz der VAP. Wenn möglich, vor Intubation nichtinvasive Maskenbeatmung versuchen.

Weitere Prophylaxemaßnahmen sind der Verzicht auf eine Ulkusprophylaxe bei geringem Risiko einer gastrointestinalen Blutung, eine Oberkörperhochlagerung von 30–45° zur Vermeidung eines gastroösophagealen Refluxes, ein geschlossenes tracheales Absaugsystem und eine Jejunalsonde statt einer gastralen Ernährung.

Therapie

Die Sterblichkeit der inadäquat behandelten VAP ist hoch. Da die auslösenden Organismen zwischen den Krankenhäusern variieren, sollte jedes Krankenhaus ein Regime entwickeln, das die häufigsten prävalenten Keine erfasst. Bei Verbesserung der klinischen Situation reicht eine Behandlungsdauer von 8 Tagen aus. Aufgrund der Häufigkeit von S. aureus und P. aeruginosa sollten diese Keime stets im antibiotischen Spektrum enthalten sein.

MRSA sollten mit Vancomycin, Teicoplanin oder Trimethoprim-Sulfamethoxazol oder Linezolid behandelt werden. Multiresistente A. baumanii sprechen z. T. auf Doxycyclin, Minocyclin oder intravenöses Colistin an.

3.9.2 Sinusitis

Die Sinusitis ist eine häufige, aber zu wenig diagnostizierte Infektion bei kritisch Kranken. Bis zu 95 % aller nasotracheal und ungefähr 60 % aller orotracheal Intubierten entwickeln innerhalb von 7 Tagen sonografisch nachgewiesene pathologische Veränderungen der Kieferhöhlen (Schleimhautödem, Sekretverhalt). Sedierung und analgetische Therapie verschleiern häufig den Gesichtsschmerz, umso wichtiger sind bildgebende Diagnostik (Sonografie, Röntgen, Computertomografie) und Punktion der Kieferhöhlen. Im Keimspektrum dominieren oft multiresistente Staphylococcus-aureus- und Pseudomonas-aeruginosa-Stämme.

Therapie

Beseitigung aller nasalen Fremdkörper, Applikation abschwellender und mukolytischer Medikamenten und systemische antibiotische Therapie. Letztere besteht – unter Beachtung des anaeroben Keimspektrums – in einem Breitspektrumpenicillin + β-Lactamaseinhibitor, in einem Carbapenem oder Chinolon + Metronidazol oder in einem Cephalosporin der 3. Generation + Metronidazol. Die Wertigkeit der Sinusdrainage wird unterschiedlich eingeschätzt.

3.9.3 Akalkulöse Cholezystitis

Ätiologie und Pathogenese Die Stresscholezystitis ist eine potenziell lebensbedrohliche Komplikation, die im Verlauf verschiedener intensivmedizinischer Krankheitsbilder, nach Polytrauma und Verbrennungen und postoperativ auftritt. Sie findet sich bei 18–20 % aller Intensivpatienten, ist in 87–95 % akalkulös und führt bei 0,5–4,2 % zur Cholezystektomie. Bis zu 60 % der unbehandelten Formen verlaufen kompliziert. Bei unklarer Sepsis muss die akalkulöse Cholezystitis – zumindest bei einem Drittel mit steriler Galle – als Sepsisquelle in Erwägung gezogen werden.

Klinik Die **Diagnostik** ist schwierig: Die üblichen klinischen Cholezystitiszeichen (rechtsseitiger Oberbauchschmerz, Abwehrspannung) sind beim beatmeten Intensivpatienten schwer festzustellen, die laborchemischen Parameter (Leukozytose, Cholestaseparameter) können bereits im Rahmen von Sepsis und MODS verändert sein. Der frühzeitigen Diagnose durch bildgebende Verfahren (initial Sonografie) kommt deshalb ein hoher Stellenwert zu.

Therapie

Die Therapie umfasst zum einen die Gabe von Antibiotika, die das i. d. R. gramnegative, aber auch gelegentlich anaerobe Keimspektrum abdecken muss, zum anderen die Cholezystektomie oder – bei Inoperabilität – die Gallenblasenpunktion und/oder -drainage (primäre Erfolgsrate > 90 %, in 50 % kurativ).

3.9.4 Stressulkus und Stressulkusblutung

Ätiologie und Pathogenese Die **Pathogenese** des Stressulkus bei Intensivpatienten ist komplex und unterscheidet sich von der durch Säure und Helicobacter pylori hervorgerufenen: Durch eine mukosale Minderversorgung mit oxygeniertem Blut als Folge von

Schock oder Hypoxie wird ein schleimhautschädigender Circulus vitiosus in Gang gesetzt, bestehend aus venöser Stase, Sludge, Vasospasmus, Gewebehypoxie, Mediatorenfreisetzung, Radikalbildung und Autokongestion der Gefäße. Das Auftreten einer **Stressulkusblutung** verschlechtert die Prognose des Intensivpatienten entscheidend.

Risikofaktoren für das Auftreten einer Stressulkusblutung sind nach Studienlage:

(1) maschinelle Beatmung für mehr als 4 Tage (15,6-faches Risiko),

(2) Koagulopathie mit Thrombozytenzahlen < 50 Gpt/L (< 50.000/μl) oder verlängerter partieller Thromboplastinzeit (4,3-faches Risiko).

Therapie

Prophylaxemaßnahmen ▶Kap. 3.10.3.

3.9.5 Enzephalopathie, Neuropathie und Myopathie des kritisch Kranken

Das SIRS und die Sepsis sind durch die Aktivierung einer Vielzahl humoraler und zellulärer Störungen der Homöostase geprägt. Sie führen auch zu verschiedenen Beeinträchtigungen des neuralen und neuromuskulären Systems, vermutlich durch Permeabilitäts- und Mikrozirkulationsstörungen, Toxin- und Mediatorwirkungen. Die beiden Hauptmanifestationen – Polyneuropathie des kritisch Kranken und septische Enzephalopathie – treten bei bis zu 70 % der Schwerkranken auf. Eine gesicherte spezifische Therapie ist nicht bekannt; die z. T. prolongierte Ausheilung korreliert mit der Beherrschung von SIRS und Sepsis.

3.9.5.1 Neuropathie und Myopathie des kritisch Kranken

Klinik Das klinische Bild von Polyneuropathie und Myopathie ist durch eine Schwäche der Extremitäten, Hyporeflexie, verzögerte Respiratorentwöhnung und eine komplikationsreiche, verlängerte motorische Rehabilitation mit erhöhter Letalität gekennzeichnet. Muskelrelaxanzien und Kortikosteroide können zusätzliche schädigende Effekte am neuromuskulären System hervorrufen, die sich als transiente neuromuskuläre Blockade, axonale motorische Neuropathie oder Myopathie der dicken Filamente zeigen. Wegen der eingeschränkten klinisch-neurologischen Beurteilung eines Intensivpatienten kommt den elektrophysiologischen Untersuchungen (Elektromyo- und -neurografie), der Messung der CK im Serum, der Muskel- und Nervenbiopsie, der Liquorpunktion und gelegentlich der Kernspintomografie eine große diagnostische und differenzialdiagnostische Bedeutung zu.

Therapie

Eine gesicherte **Therapie** ist nicht bekannt. In einer retrospektiven Analyse fanden sich bei Patienten mit gramnegativer Sepsis und MODS signifikant seltener Polyneuropathien bei Patienten, die frühzeitig mit intravenösem Immunglobulin (ivIgGMA, Pentaglobin®) als supportives Sepsistherapeutikum behandelt worden waren. Remissionen treten oft erst nach Wochen bis Monaten auf, manchmal verbleibt ein neuromuskuläres Defizit.

3.9.5.2 Septische Enzephalopathie

Es handelt sich um eine reversible Dysfunktion des ZNS ohne erkennbare strukturelle Schäden, die bei 9–23 % der Patienten mit Sepsis und bei 50–71 % der Patienten mit schwerer Sepsis vorkommt.

Ätiologie und Pathogenese Noch unzureichend bekannt.

Klinik Konzentrationsstörungen, Irritabilität, Agitation, Desorientiertheit, Konfusion, Somnolenz, Stupor oder Koma sind die **klinischen Manifestationen.** Stets müssen bei der Diagnosestellung zahlreiche andere Differenzialdiagnosen einer zerebralen Störung bedacht werden. Hilfreich ist das EEG, während Bildgebung und Liquoruntersuchung meist unauffällig sind. Als prognostisch aussagekräftigster Parameter gilt derzeit der Glasgow Coma Score (▶ Tab. 3.17, Legende), dessen Höhe invers mit der Sterblichkeit dieser Patienten korreliert. Es besteht eine Korrelation von gramnegativer und grampositiver Bakteriämie und Schweregrad der septischen Enzephalopathie.

THERAPIE

Bei erfolgreicher Behandlung der Sepsis kommt es zur raschen Besserung der septischen Enzephalopathie.

3.9.6 Rhabdomyolyse des kritisch Kranken

Leitsymptom der Rhabdomyolyse ist die schmerzhafte Lähmung geschwollener Muskeln als Ausdruck mehr oder weniger ausgedehnter Muskelnekrosen. Im Vollbild des Krankheitsbilds stehen lebensbedrohliche systemische (Nierenversagen, metabolisches Koma, Herzrhythmusstörungen, Gerinnungsstörungen) und lokale Komplikationen (Kompartmentsyndrome, Atemmuskelbeteiligung).

Laborchemisch-diagnostisch imponiert der dramatische Anstieg der CK (meist Werte > 1.000 IU/l). Der zur Urinverfärbung führende Myoglobinanstieg mit Werten von 250 mg/l (normal bis 70 µg/L) kommt sogar noch etwas früher.

Als **Auslöser** kommen mechanische Ursachen (direktes Trauma-Crush-Syndrom, Unterkühlung, Hitzschlag, Koma, maligne Hyperthermie, Intoxikationen, Koma, prolongierte Reanimation, Extremsport), Medikamente und Intoxikationen (Alkoholexzess, Lipidsenker, Amphetamine wie LSD und Ecstasy, Kokain, Heroin, Opiate) und Prädispositionen (Myopathien, Autoimmunerkrankungen, Sepsis, Virämie) u. a. infrage.

THERAPIE

Absetzen des Triggers, Volumen- und Elektrolytsubstitution, Harnalkalisierung und ggf. Nierenersatzverfahren. Letztere dienen in fortgeschrittenen Fällen auch zur Detoxifikation.

3.9.7 Hyperthermiesyndrom mit Hypermetabolie und Muskelrigidität

Definition und Klinik **Hyperthermie** ist definiert als gesteigerte Wärmeenergieproduktion des Körpers, die die Möglichkeit des Körpers zur Hitzeabgabe übersteigt. Die resultierende Hyperthermie ist häufig von einem massiv gesteigerten Skelettmuskelmetabolismus begleitet, der zu Muskelrigidität, extensiver Rhabdomyolyse (▶ Kap. 3.9.6) und Hyperkaliämie führt.

Die augenfälligsten klinischen Zeichen der speziellen Form der **malignen Hyperthermie** sind Tachykardie, Rigor oder Masseterspasmus, Hyperkapnie, metabolisch-respiratorische Azidose und Rötung der Haut, gefolgt von Hypoxie und Zyanose, Hypotension, kardialen Arrhythmien, Temperaturanstieg, Hyperkaliämie und Rhabdomyolyse. Abortive Verlaufsformen sind häufig.

Ursachen

(1) **Medikamentöse Ursachen** sind Medikamente, die die maligne Hyperthermie, das neuroleptische maligne Syndrom sowie das serotonerge, das anticholinerge und das sympathomimetische Syndrom verursachen.

3

(2) **Nichtmedikamentöse Ursachen** sind letale Katatonie, Hitzschlag, ZNS-Infektionen und Tetanus.

(3) Die spezielle Hyperthermieform der **malignen Hyperthermie** ist ein potenziell lebensbedrohliches hypermetaboles Syndrom der Skelettmuskulatur. Es wird durch volatile Inhalationsanästhetika und depolarisierende Muskelrelaxanzien ausgelöst. Eine unkontrollierte sarkoplasmatische Ca^{2+}-Freisetzung über den Ryanodin-Rezeptor aktiviert die kontraktilen Filamente mit dem klinischen Bild des Rigors und steigert den mitochondrialen Energieumsatz mit exzessiver Erhöhung des Sauerstoffverbrauchs und der Kohlendioxidproduktion. Für die Veranlagung zur malignen Hyperthermie scheinen verschiedene Mutationen auf dem Gen des sarkoplasmatischen Kalziumkanals des Skelettmuskels (RYR1) verantwortlich zu sein.

Therapie

(1) Wichtigste Maßnahmen beim *Hyperthermiesyndrom* sind das Absetzen des Triggers, ein möglichst kausales Vorgehen sowie die adäquate, kontinuierliche Messung der Körperkerntemperatur, die konsequente Kühlung – bis hin zur extrakorporalen Zirkulation – bis auf Werte von 38,0–38,8 °C. Antipyretika sind nicht hilfreich. Sedativa bei Agitation und die Behandlung der Rhabdomyolyse (▶ Kap. 3.9.6, „Therapie") sowie der Hyperkaliämie sind weitere wichtige Bestandteile der Therapie.

(2) Bei der speziellen Form der *malignen Hyperthermie* beinhaltet die kausale Therapie das Absetzen des Triggers, die gesteigerte Ventilation und die Oxygenierung mit 100 % O_2 sowie die intravenöse Infusion von Dantrolen, einem Inhibitor der sarkoplasmatischen Ca^{2+}-Freisetzung. Zur symptomatischen Therapie zählen die Gabe triggerfreier Anästhetika, die Behandlung von Azidose, Volumen- und Elektrolytstörungen sowie die Prophylaxe sekundärer Organschädigungen wie Nierenversagen oder disseminierter Koagulopathie unter intensivmedizinischer Überwachung.

3.10 Prophylaxemaßnahmen in der Intensivmedizin

3.10.1 Allgemeine Infektionsprophylaxe

Invasive medizinische Maßnahmen sind die dominierenden **Risikofaktoren nosokomialer Infektionen.** Nosokomiale Infektionen verschlechtern nicht nur die Prognose quoad vitam, sondern verlängern auch den Intensivstations- und Krankenhausaufenthalt um ein Mehrfaches. Das Infektionsrisiko steigt in folgendem Maße: Verweildauer auf der Intensivstation von mehr als 3 Tagen: 2,5, von 5–6 Tagen: 15; Blasenkatheter (> 10 Tage): 3,2; intrakranielles Druckmonitoring: 2,5; maschinelle Beatmung: 1,75; ZVK: 1,35; Pulmonaliskatheter: 1,2.

Grundlage der **Infektionskontrolle** ist die konsequente Einhaltung folgender Hygienemaßnahmen:

(1) Händedesinfektion und Händewaschen.

(2) Hygienedisziplin aller Personen, auch der Ärzte und Chefärzte.

(3) Hygienisch einwandfreie pflegerische Tätigkeiten zur Verhütung von Blasenkatheterinfektionen, Venenkatheterinfektionen, Pneumonien bei Beatmung und Wundinfektionen.

(4) Einsatz von speziellem Personal (Hygienefachschwester, -pfleger).

(5) Sichere und sinnvolle Desinfektions- und Sterilisationsverfahren.

(6) Sichere und einfache Isolierungstechniken (z. B. Kohortenisolierung, Kittelwechsel, Einwegschürze).

(7) Ausreichende Pflegepersonal-Patienten-Relation (zu wenig Personal bedeutet weniger Hygiene).

(8) Sorgfältige Indikation für Antibiotikatherapien und möglichst wenig Antibiotikaprophylaxe (schriftliche Richtlinien)!

(9) Möglichst wenig und möglichst kurze Verweildauer von Fremdkörpern (Venenkatheter, Blasenkatheter, arterielle Katheter, Hirndrucksonden etc.).

3.10.2 Prophylaxe katheterassoziierter Infektionen

Katheterassoziierte Infektionen sind die häufigste **Ursache nosokomialer Bakteriämien** auf der Intensivstation, mit einer Bakteriämieinzidenz von 2,1–30,2/1.000 Zentralvenenkatheter-Tagen und einer Letalität von 0,2 % bei bakteriellen und bis zu 81 % bei Pilzinfektionen. Bereits infizierte Patienten haben diesbezüglich ein überdurchschnittlich hohes Risiko.

3.10.2.1 Ursachen

Von den möglichen Kontaminationsursachen spielt die **primäre Keimbesiedlung der Punktionsstelle** eine wesentliche Rolle. Weitere Quellen sind die hämatogene Besiedlung insbesondere der Katheterspitze bei Bakteriämien und Fungämien, Kontaminationen der Infusionssysteme einschließlich Zubehör und unsterile Infusionslösungen. Mundpflege und intratracheale Absaugung bedeuten bei beatmeten Patienten – insbesondere mit Subclavia- oder Jugularis-Venenkathetern – nicht zu unterschätzende Infektionsquellen. Bei Kathetern zur arteriellen Druckmessung und Pulmonaliskathetern stehen vor allem die **häufigen Manipulationen am System zur Druckmessung** und weniger das lokale Infektionsrisiko an der Punktionsstelle im Vordergrund: Die Kontamination mit unsteriler Kalibrierungslösung, das häufige Abnehmen von Blutproben sowohl zur Blut- als auch zur Blutgasanalyse und der Einsatz von Mehrweghähnen (günstiger: Ansatzstücke mit selbstdichtendem Diaphragma) bedeuten zusätzliche Kontaminationsmöglichkeiten und erfordern jedes Mal strenges aseptisches Arbeiten.

3.10.2.2 Prophylaxe

Antibiotika-/antiseptika-(silber-)beschichtete Katheter senken weder die Kolonisierungsrate noch die Häufigkeit von Katheterinfektionen. Antimikrobielle Salben zur Abdeckung der Punktionsstelle zeigen ebenfalls keinen gesicherten Nutzen.

Die wichtigsten **Pflegetechniken** zur Verhinderung venenkatheterassoziierter Infektionen sind im Folgenden aufgeführt.

(1) Sichtkontrolle der Infusionsbehälter auf Haarrisse, Trübung oder Ausflockung.

(2) Zumischen von Medikamenten erst unmittelbar vor Gebrauch: Die Einstichstelle im Gummistopfen ist zu desinfizieren.

(3) Händedesinfektion vor Legen des Venenkatheters.

(4) Bei peripher-zentralen und zentralen Venenkatheterisierungen sowie bei Venae sectio sind sterile Handschuhe und sterile Abdeckung erforderlich.

(5) Sorgfältige Desinfektion der Einstichstelle durch mehrmaliges Abreiben mit einem sterilen Tupfer (1 min Einwirkzeit bei zentralen, 20 sec bei peripheren Venenkathetern).

(6) Unabhängig vom gewählten Zugangsweg steigt das Infektionsrisiko mit der Dauer des Katheterisierungsvorgangs. Die Insertionen zentralvenöser und arterieller Katheter sind als chirurgische Maßnahmen aufzufassen. Alle Beteiligten sollten demzufolge Mundschutz, sterile Mäntel und Handschuhe tragen.

(7) Katheter sorgfältig fixieren!

(8) Händedesinfektion vor Manipulationen an Venenkatheter, Verbindungsstellen und Dreiwegehähnen.

(9) Wechsel der Infusionssysteme: Für Blut und Blutprodukte 24 h, für Lipidlösungen 12 h, für lipidhaltige Lösungen 24 h.

(10) Für Gefäßkatheter gibt es keine festen Wechselintervalle. Das Risiko des Auftretens von Phlebitis, katheterassoziierter Infektion und Verschluss steigt zeitabhängig linear an.

(11) Die Verweildauer peripherer Kunststoffdauerkanülen soll 72 h nicht überschreiten. Blande zentrale Venenkatheter nur bei Verdacht auf Venenkathetersepsis entfernen.

(12) Infusionssysteme und Systeme zur Messung des ZVD alle 72 h auswechseln.

(13) Zahl der Verbindungsstellen und intravenösen Zugänge so gering wie möglich halten.

(14) Punktionsstelle täglich durch sanfte Palpation durch den Verband bzw. durch Inspektion untersuchen. Bei Fieber unklarer Genese oder Schmerzen an der Punktionsstelle Verband entfernen und Einstichstelle inspizieren.

(15) Eine Inspektion der Einstichstelle mit Verbandswechsel ist spätestens nach 72 h vorzunehmen. Okklusive Folienverbände erhöhen die Venenkathetersepsisrate.

(16) Blutentnahme aus Venenkatheter nur in Notfallsituationen oder unmittelbar vor dem Entfernen.

(17) Bei eitriger Thrombophlebitis, Entzündungen der Venenkathetereintrittsstelle und Venenkathetersepsis Entfernung des gesamten Infusionssystems einschließlich Verweilkanüle, ebenso – möglichst – bei Phlebitis ohne Infektionszeichen.

(18) Die Verwendung sog. Sterilfilter in Infusionssystemen kann als routinemäßige Maßnahme zur Infektionsprophylaxe nicht empfohlen werden.

(19) Alle angestochenen und wieder gebrauchten Infusionsflaschen sind im Kühlschrank bei 4 °C aufzubewahren. Lösungen, denen andere Lösungen beigemischt wurden, sollten nicht länger als 12 h im Kühlschrank bei 4 °C gelagert werden.

(20) Zeitpunkte des Legens von Venenkathetern, Verbandswechsel und jede Art von Infusionen im Krankenblatt vermerken.

(21) Notfallmäßig gelegte Katheter bergen ein erhöhtes Infektionsrisiko; sie sind spätestens nach 24 h zu entfernen.

3.10.2.3 Katheterwechsel

Der Austausch eines ZVK über einen Führungsdraht führt zu einer im Trend geringfügig erhöhten Rate der Katheterkolonisierung (relatives Risiko 1,26). Der Vorteil dieses Vorgehens ist die Senkung der mechanischen Komplikationen (relatives Risiko 0,48). Vom routinemäßigen Katheterwechsel alle 3 Tage mit oder ohne Führungsdraht ist abzuraten. Demzufolge wird folgendes Vorgehen empfohlen:

(1) Wechsel eines **infizierten Katheters** mit Platzierung des neuen Katheters an einer anderen Lokalisation.

(2) Wechsel eines **nicht funktionsfähigen Katheters** mit dem Führungsdraht, falls sich kein Hinweis auf eine lokale Infektion ergibt.

(3) Katheterwechsel mit einem Führungsdraht trotz des **Verdachts auf eine Katheterinfektion** bei blander Punktionsstelle (kein Erythem, kein Eiter); findet sich im Verlauf eine positive Blutkultur, ist der platzierte Katheter zu entfernen.

3.10.3 Stressulkusprophylaxe

3.10.3.1 Indikation

Patienten mit länger als 4 Tage dauernder Beatmung, mit einer Koagulopathie (Thrombozyten < 50 Gpt/L [< 50.000/µl], Spontan-PTT > das Doppelte der Norm) und mit arterieller Hypotonie. Auch Patienten mit Schädel-Hirn-Trauma, Sepsis und MODS sowie Pfortaderhochdruck können von einer Stressulkusprophylaxe profitieren.

3.10.3.2 Durchführung

Zur Verfügung stehen **Sucralfat** (p. o./Magensonde, 2–4[–6] × 1 g/d), Antazida (häufige Gaben, Magen-pH-Kontrolle: Anheben auf pH > 4), H_2-Rezeptorantagonisten und – am geringsten validiert – Protonenpumpenhemmer. In einer Studie mit 1.200 beatmeten Intensivpatienten erwies sich allerdings der H_2-Rezeptorantagonist **Ranitidin** (50 mg i. v. alle 8 h) als das effektivere Ulkusprophylaktikum gegenüber Sucralfat. Protonenpumpeninhibitoren (z. B. Pantoprazol) scheinen genauso wirksam zu sein und werden in der Praxis am häufigsten verwendet.

3.10.4 Selektive Dekontamination von Oropharynx (SOD) oder Verdauungstrakt (SDD)

Bei einer insgesamt niedrigen Prävalenz von vancomycinresistenten Enterokokken oder methicillinresistenten Staphylokokken kann die SOD, bestehend aus einer täglichen oral-enteralen Gabe von Polymyxin, Tobramycin und Amphotericin B, die Mortalität senken; eine Kombination mit einer 4-tägigen Gabe von Cefotaxim führt hingegen zu keiner weiteren Verbesserung der Prognose.

3.10.5 Prophylaxe der nosokomialen Pneumonie

Besonders gefährdet sind folgende Patienten:

(1) Alter > 65 Jahre,

(2) vorbestehend schwere Grunderkrankungen, die zu einer Reduktion der Immunabwehr und/oder des Bewusstseins führen,

(3) Vorerkrankungen des Respirationstrakts,

(4) thorakale und abdominale operative Eingriffe und

(5) insbesondere die Notwendigkeit maschineller Beatmung.

Allein durch die konsequente Einhaltung hygienischer Basismaßnahmen kann eine bis zu 30-prozentige Reduktion nosokomialer Pneumonien erzielt werden. Weitere Maßnahmen sind Vermeidung einer Fehlbesiedlung von Oropharynx und oberem Gastrointestinaltrakt, Reduktion von Makro- und Mikroaspirationen sowie Strategien zur Vermeidung invasiver Maßnahmen.

3.10.6 Dekubitusprophylaxe

! WICHTIG

Schwerkranke Intensivpatienten sind stark dekubitusgefährdet. Pflegepersonal und Ärzte teilen sich die Verantwortung für die Durchführung einer optimalen Dekubitusprophylaxe!

3

(1) **Pflegehilfsmittel, die nicht mehr eingesetzt werden sollen,** sind echte und künstliche Felle, Fersen-, Hacken- und Ellenbogenschoner, Wasserkissen (gilt nicht für Wassermatratzen oder Wasserbetten), Watteverbände, Gummiringe, kleinzellige Antidekubitusauflagen.

(2) Tipps für eine **gelungene Dekubitusprophylaxe und Dekubitustherapie** sind:
- Ernennen Sie einen Mitarbeiter zum Dekubitus-Beauftragten.
- Führen Sie regelmäßige Pflegevisiten durch.
- Wenden Sie Prävalenz- oder Inzidenzmessungen an.
- Führen Sie Vor-Ort-Schulungen durch.
- Ermitteln Sie das Dekubitusrisiko mithilfe der verschiedenen Skalen.
- Vermeiden Sie ritualisierte Lagerungspläne und nutzen Sie immer den Fingertest.
- Legen Sie Ihr Hauptaugenmerk auf die Förderung von Mikrobewegungen.
- Lassen Sie alle ineffizienten Pflegehilfsmittel und Pflegemaßnahmen im Bereich der Dekubitusprophylaxe und -therapie weg.

3.10.7 Sepsisprophylaxe entsprechend den deutschen Sepsisleitlinien

- Schulungsprogramme und Präventionsprotokolle zur Vermeidung ventilatorassoziierter Pneumonien, ZVK-assoziierter Bakteriämien und katheterassoziierter Harnwegsinfekte.
- Systematische Erfassung der o. g. Infektionen.
- Einhaltung der Hygienerichtlinien.
- Oberkörperhochlagerung (45°).
- Frühe orale bzw. enterale Ernährung.
- Selektive orale Dekontamination (SOD) oder selektive Darmdekontamination (SDD) mit 4-mal täglich 10 ml nach folgender Rezeptur: 1,0 g Polymyxin E = Colistin (oder alternativ 0,5 g Polymyxin B), 800 mg Tobramycin, 2,5 g Amphotericin B ad 100 ml Aqua dest.).

4 Grundlagen der Palliativmedizin

R. Voltz

4.1 Prinzipien

„Aufgabe des Arztes ist es, unter Achtung des Selbstbestimmungsrechts des Patienten Leben zu erhalten, Gesundheit zu schützen und wiederherzustellen sowie Leiden zu lindern und Sterbenden bis zum Tod beizustehen. Die ärztliche Verpflichtung zur Lebenserhaltung besteht daher nicht unter allen Umständen.

Es gibt Situationen, in denen sonst angemessene Diagnostik und Therapieverfahren nicht mehr angezeigt und Begrenzungen geboten sind. Dann tritt eine palliativmedizinische Versorgung in den Vordergrund. Die Entscheidung hierzu darf nicht von wirtschaftlichen Erwägungen abhängig gemacht werden.

Unabhängig von anderen Zielen der medizinischen Behandlung hat der Arzt in jedem Fall für eine Basisbetreuung zu sorgen. Dazu gehören u. a. menschenwürdige Unterbringung, Zuwendung, Körperpflege, Lindern von Schmerzen, Atemnot und Übelkeit sowie Stillen von Hunger und Durst.

Art und Ausmaß einer Behandlung sind gemäß der medizinischen Indikation vom Arzt zu verantworten. Er muss dabei den Willen des Patienten achten. Bei seiner Entscheidungsfindung soll der Arzt mit ärztlichen und pflegenden Mitarbeitern einen Konsens suchen.

Ein offensichtlicher Sterbevorgang soll nicht durch lebenserhaltende Therapien künstlich in die Länge gezogen werden. Darüber hinaus darf das Sterben durch Unterlassen, Begrenzen oder Beenden einer begonnenen medizinischen Behandlung ermöglicht werden, wenn dies dem Willen des Patienten entspricht. Dies gilt auch für die künstliche Nahrungs- und Flüssigkeitszufuhr".

(Grundsätze der Bundesärztekammer zur ärztlichen Sterbebegleitung vom 18. Februar 2011).

Diese Grundsätze der Bundesärztekammer zeigen, dass jeder Arzt, der schwerkranke und sterbende Patienten behandelt, palliativmedizinisch denken muss. Darüber hinaus hat sich in den letzten gut 25 Jahren in Deutschland eine spezialisierte Palliativmedizin als eigene Fachrichtung entwickelt, mit spezialisierten Einrichtungen und eigenen Lehrstühlen.

Die Prinzipien moderner Palliativmedizin wurden erstmals bei der Einrichtung des ersten modernen Hospizes in Christopher's Hospice in London 1967 von Dame Dr. Cicely Saunders formuliert. Lebensqualität wird das primäre Therapieziel, sobald trotz krankheitsmodifizierender Therapiemaßnahmen die Erkrankung weiter fortschreitet. Alle Therapiemaßnahmen richten sich nach der Klärung dieses primären Therapieziels:

(1) Alle geschafften Strukturen müssen sich an die Patientensituation anpassen und nicht umgekehrt.

(2) Durch die Formulierung des „Total-Pain"-Konzepts wird klar, dass jedes körperliche Symptom ganzheitlich betrachtet werden muss, das heißt auch, neben der medizinischen Ebene gibt es eine pflegerische, psychologische, soziale und spirituelle Ebene. Daher müssen die Versorgungsstrukturen auch im multiprofessionellen Team arbeiten. Dazu gehört auch als Verbindung in das „normale" Leben die Mithilfe von ehrenamtlichen Mitarbeitern.

(3) Das Versorgungssystem muss sich um Patienten **und** Angehörige kümmern, da diese anders, aber auch von der Krankheit betroffen sind. Außerdem ist das Versterben des Patienten für sie der Neubeginn eines neuen Lebensabschnitts, der möglichst durch unkomplizierte Trauer ermöglicht werden soll. Dem Wunsch der Betroffenen folgend, sollte die Versorgung im häuslichen Umfeld das Ziel aller Bemühungen sein. Sollte dies jedoch nicht möglich sein, müssen adäquate stationäre Strukturen zur Verfügung stehen.

(4) Palliativ- und Hospizarbeit ist von Anfang an klar auch wissenschaftliche Aufgabe durch Lehre (Weitergeben dieser Erfahrung in den allgemeinen Versorgungsbereich) sowie Forschung (Verbesserung der Symptomkontrolle, Weiterentwicklung der therapeutischen Angebote).

! WICHTIG

Wesentliche Empfehlungen der S3-Leitlinie Palliativmedizin des Onkologischen Leitlinienprogramms 2015 (http://leitlinienprogramm-onkologie.de/Palliativmedizin.80.0.html):

(1) Palliativversorgung ist multiprofessionell und interdisziplinär.

(2) Palliative Haltung der Behandelnden ist Grundlage.

(3) Sterben und Tod sind Teil des Lebens.

(4) Qualitätsmessung/-kriterien basieren auf patient-reported outcomes.

4.2 Beginn des palliativmedizinischen Ansatzes

Im Verlauf einer Erkrankung gibt es, soweit verfügbar, drei Phasen mit drei primären Therapiezielen (▶ Tab. 4.1).

(1) In der **kurativen Phase** ist das primäre Therapieziel die Heilung, wobei dadurch auch eine Lebensverlängerung und eine erhöhte Lebensqualität erreicht werden sollten. Eine Heilung kann ausschließlich durch krankheitsorientierte Therapiemaßnahmen erreicht werden.

(2) Ist die Heilung einer Erkrankung nicht mehr möglich oder von vorneherein ausgeschlossen, besteht das primäre Therapieziel in dieser **palliativen Therapiephase** primär in der Lebensverlängerung, wobei dadurch hoffentlich auch die Lebensqualität gesteigert wird. Auch in dieser palliativen Therapiephase sind es hauptsächlich die krankheitsorientierten und -modifizierenden Therapiemaßnahmen, die hier ergriffen werden müssen.

(3) Kommt es trotz aller Therapiebemühungen aber zum Fortschreiten der Grunderkrankung, sollte ein weiteres Therapieziel, eine Therapiezieländerung hin zur **palliativmedizinischen Phase** diskutiert werden. Dabei geht es primär um die Verbesserung der Lebensqualität in der noch verbleibenden Lebensspanne. Neuere Daten zeigen aber auch eindeutig, dass durch diesen Ansatz sekundär oft auch eine Lebensverlängerung möglich ist. Die hier verfügbaren Therapieoptionen sind hauptsächlich rein symptomorientiert.

Die Diskussion über die Therapiezieländerung von der **palliativen Therapie** zur **Palliativmedizin** muss erfolgen, bevor über die Anwendung bestimmter konkreter Therapiemethoden diskutiert wird.

Tab. 4.1 Therapieziele und -optionen der einzelnen Krankheitsphasen

Krankheitsphase	Primäres Therapieziel	Sekundäres Therapieziel	Therapieoptionen
Kurative Phase	Heilung	Lebensverlängerung, Lebensqualität	Krankheitsorientiert
Palliative Therapiephase	Lebensverlängerung	Lebensqualität	Krankheitsorientiert
Palliativ-medizinische Phase	Lebensqualität	Lebensverlängerung	Symptomorientiert

Palliativmedizin unterscheidet sich also eindeutig von „palliativer Therapie". Ebenso aber unterscheidet sie sich auch von „supportiver Therapie", die unterstützende Therapiemaßnahmen versteht und die unabhängig von der Krankheitsphase (also auch in der kurativen Therapiephase) eine höhere Dosierung z. B. von Chemotherapie ermöglicht. Aufgrund der palliativmedizinischen Möglichkeiten, in der es immer eine Behandlungsoption bis zuletzt, jedoch mit neu definiertem Therapieziel gibt, sollten auch Begriffe wie „Therapia minima" oder „austherapiert" im klinischen Alltag nicht mehr verwendet werden.

4.3 Versorgungsstrukturen

Während allgemein palliativmedizinisches Denken und Arbeiten in allen bisher bestehenden Strukturen des Gesundheitswesens relevant sind und dort ausgeübt werden sollten, haben sich seit Beginn der Palliativmedizin und Hospizarbeit in Deutschland Mitte der 1980er-Jahre die im Folgenden genannten spezialisierten Versorgungsstrukturen herausgebildet.

4.3.1 Palliativstation

In diesen meist an ein Krankenhaus angeschlossenen Einheiten muss eine medizinische Aufnahmeindikation, z. B. unbefriedigende Symptomeinstellung, bestehen. Ziel von Palliativstationen ist es, Betroffene möglichst wieder nach Hause entlassen zu können oder in andere Versorgungsstrukturen, z. B. ein stationäres Hospiz, weiterzuverlegen. In Deutschland beträgt die mittlere Aufenthaltsdauer etwa 10–12 Tage, etwa die Hälfte der Patienten kann wieder weiterverlegt oder entlassen werden. Die Finanzierung erfolgt entweder als besondere Einrichtung oder im DRG-System.

4.3.2 Stationäres Hospiz

Stationäre Hospize sind dann indiziert, wenn die Versorgungssituation, insbesondere aufgrund der pflegerischen Situation, zu Hause nicht mehr möglich ist, jedoch die medizinische Situation relativ stabil ist. Die mittlere Liegedauer in stationären Hospizen in Deutschland liegt bei etwa 20–25 Tagen, wobei zurzeit die meisten Menschen dort dann auch versterben. Die Finanzierung erfolgt halb über die GKV und halb über die Pflegeversicherung. Der Eigenanteil von Patienten wurde 2009 abgeschafft.

4.3.3 Ambulante Hospizarbeit

Ambulante Hospizdienste bieten die Unterstützung der Familie zu Hause an, indem ehrenamtliche Mitarbeiter die Familie entlasten. Sie stellen den Kontakt zur „Normalität" her und ergänzen professionelle Angebote. Die ehrenamtlichen Mitarbeiter werden professionell durch eine refinanzierte Koordinierungskraft befähigt, supervidiert, fortgebildet und eingeteilt.

4.3.4 Palliativmedizinischer (Konsil-)Dienst

Ein multiprofessionell besetzter palliativmedizinischer (Konsil-)Dienst berät allgemeine Stationen auf Anfrage in palliativmedizinischer Hinsicht. Ziel des Konsildiensts ist es, palliativmedizinische Probleme vor Ort zu lösen, eine weitere stationäre Aufnahme zu vermeiden und Patienten möglichst direkt nach Hause verlegen zu können. Ein palliativmedizinischer (Konsil-)Dienst ist im DRG-System finanzierbar. Dieser Begriff wird nur in Westfalen-Lippe für die dortigen ärztlichen Strukturen im niedergelassenen palliativmedizinischen Bereich verwendet.

4.3.5 Spezialisierte ambulante Palliativversorgung (SAPV)

Seit 2007 als Anspruch für alle Versicherten gesetzlich verankert, wird die SAPV derzeit deutschlandweit aufgebaut, jedoch z. T. regional sehr unterschiedlich. Ziel der SAPV ist es, eine komplementäre Versorgungsstruktur zu schaffen, die es ermöglicht, dass Menschen länger als im bisherigen Gesundheitssystem üblich zu Hause versorgt werden können. SAPV-Teams bestehen aus Arzt, Pflege und Koordination und können stufenförmig einbezogen werden, von Beratung über Teilversorgung bis hin zur Vollversorgung. In Gebieten mit gut vernetzten SAPV-Teams zeigt sich bereits der erwünschte Effekt, sodass die Liegedauern z. B. auf Palliativstationen langsam sinken.

Laut Schätzungen des Gesetzgebers werden SAPV-Teams in der Zukunft 60 % Tumorpatienten und 40 % Nicht-Tumorpatienten versorgen. Die Bedarfszahlen sind so berechnet, dass etwa 10 % der Schwerkranken und Sterbenden durch SAPV-Teams mit betreut werden, das bedeutet im Umkehrschluss, dass 90 % aller Schwerkranken und Sterbenden im allgemeinen Versorgungsgebiet optimal versorgt werden sollten.

Speziell für Kinder und Jugendliche gibt es eine wachsende Zahl von Teams der spezialisierten ambulanten pädiatrischen Palliativversorgung (SAPV-KJ).

! WICHTIG

Wesentliche Empfehlungen der S3-Leitlinie Palliativmedizin des Onkologischen Leitlinienprogramms 2015 (http.//leitlinienprogramm-onkologie.de/Palliativmedizin.80.0.html):

(1) Frühe Integration der Palliativversorgung: ab Diagnose einer nicht heilbaren Krebserkrankung (analog für andere internistische Erkrankungen, z. B. Überlebensprognose unter 12 Monaten).

(2) Palliativversorgung zusätzlich zu krankheitsmodifizierender Behandlung.

(3) Realistische und gewünschte Therapie festlegen.

(4) Regelmäßig Palliativbedürfnisse ermitteln, z.B. mittels Problemen/Bedürfnissen Patient, Belastungen Angehörige, Funktionsstatus, Krankheitsphase.
(5) Wenn niedrige/mittlere Komplexität: allgemeine Palliativversorgung (APV).
(6) Wenn hohe Komplexität: spezialisierte Palliativversorgung (SPV).
(7) SPV wo? Palliativstation, Palliativdienst im Krankenhaus, spezialisierte ambulante Palliativversorgung (inkl. SAPV), Palliativambulanz, palliativmedizinische Tagesklinik/Tageshospiz?

4.4 Qualifizierungsmöglichkeiten

In den Versorgungsstrukturen gibt eine wachsende Zahl von Qualifizierungsmöglichkeiten in Deutschland. So muss seit 2014 jeder Medizinstudent in Deutschland Palliativmedizin als Pflicht- und Prüfungsfach gehabt haben (sog. Querschnittsbereich 13 Palliativmedizin). Seit 2005 kann jeder klinisch tätige Facharzt die Zusatzbezeichnung Palliativmedizin erwerben, wobei die konkreten Umsetzungen landesspezifisch variieren können. Prinzipiell sollte eine 12-monatige Weiterbildungszeit bei Weiterbildungsbefugten abgeleistet werden, die jedoch derzeit anteilig ersetzbar ist durch ein 120-h-Fallseminar einschließlich Supervision. Verpflichtend ist eine 40-h-Kursweiterbildung. Im KV-Bereich Nordrhein sind mit entsprechenden Verträgen inzwischen im Bereich der beteiligten Ärzte vier Stufen der palliativmedizinischen Qualifizierung möglich, was der vierstufigen Gliederung der WHO schon sehr nahe kommt (▶ Tab. 4.2).

Tab. 4.2 Vier Stufen ärztlicher palliativmedizinischer Qualifizierung im KV-Bezirk Nordrhein

Stufe	Voraussetzungen	Aufgabe
IV	Wie Stufe III, zusätzlich mit 51% der Arbeitszeit in der Palliativmedizin tätig	Teil eines SAPV-Teams
III	Wie Stufe II, zusätzlich Arzt mit Zusatzbezeichnung und Erfahrung	Qualifizierter Palliativarzt (QPA)
II	Wie Stufe I, zusätzlich mit absolviertem Basiskurs Palliativmedizin	Arzt, der mit QPA kooperiert
I	Hausarzt, Facharzt ohne besondere palliativmedizinische Qualifikation	Basisversorgung

4.5 Häufige Situationen

4.5.1 Kommunikation

„Gesagt bedeutet noch lange nicht gehört, gehört bedeutet nicht verstanden, verstanden bedeutet nicht einverstanden, einverstanden bedeutet nicht behalten, behalten bedeutet nicht angewandt, angewandt bedeutet nicht Verhaltensänderung" (nach Konrad Lorenz).

4.5.1.1 Grundsätze

(1) Man kann nicht nicht kommunizieren: Bereits das Neugeborene kann mit seiner Mutter nonverbal sehr gut kommunizieren. Auch in der Arzt-Patient-Beziehung kommunizieren wir immer, auch wenn wir nichts sagen.

(2) Dass der Empfänger einer Botschaft das versteht, was der Sender der Botschaft gemeint hat, ist ein Glücksfall.

(3) Kommunikative Kompetenz ist nicht das Gleiche wie verbale Eloquenz.

(4) Kommunikative Kompetenz nimmt keinesfalls mit der Berufserfahrung zu.

(5) Kommunikative Kompetenz ist keine Eigenschaft, sondern eine Fähigkeit, d. h., sie ist erlernbar.

4.5.1.2 Die vier Seiten einer Nachricht (nach Schulz von Thun)

Jede Aussage wie „Ich habe Schmerzen" hat

(1) eine Sachebene (Es bestehen Schmerzen),

(2) eine Ebene der Selbstoffenbarung (das ist die Gefühlsebene, was sagt der Sachinhalt für mich aus? Was löst es aus? Zum Beispiel „Ich habe Angst"),

(3) eine Ebene des Beziehungsaspekts (Ich sage meinem Gegenüber, wie wir zueinander stehen und was es für mich bedeutet),

(4) einen Appell (Hierbei wird versucht, seine Gesprächspartner zu beeinflussen, z. B. „Hilf mir!").

Das bedeutet, dass jede Nachricht eines Senders auf ihre vier Botschaften sozusagen mit vier Ohren gehört werden kann. Es kommt zu Kommunikationsstörungen, wenn nur auf eine Ebene, z. B. die Sachebene, konzentriert wird.

4.5.1.3 Was macht das Gespräch über Sterben und Tod so schwierig?

Oft empfindet der behandelnde Arzt Sterben und Tod fast als eigene Niederlage. Das klassische Krankenhaus ist auch als Heilungsstätte konzipiert, und Sterben und Tod lösen oft Schuld und Ohnmachtgefühle bei den Mitarbeitern aus. Ebenso wäre es durchaus verständlich, durch Ausblenden dieses Themas auch die eigene Betroffenheit zu dem Thema zu vermeiden. Natürlich ist es angenehmer, eine gute Nachricht zu überbringen als eine schlechte. Auch gibt es durchaus die Angst, die „letzte Hoffnung" zu nehmen. Außerdem scheut man natürlich Situationen, die in der Ausbildung oder in der weiteren Berufserfahrung nicht oder nur selten vorkommen. Außerdem weiß man nicht, wie der Betroffene reagieren wird, und es fehlen hier oft Verhaltensmuster, um damit umgehen zu können.

4.5.1.4 Wie sollte das Gespräch geführt werden? – das SPIKES-Modell

(1) **S–Setting,** also der Gesprächsrahmen: Dieser Rahmen sollte eine räumliche Situation der Ungestörtheit bieten und eine Atmosphäre des Vertrauens und der Aufgeschlossenheit schaffen. Dabei ist es z. B. wichtig, auf Augenhöhe mit dem Betroffenen zu sein, pünktlich zum vereinbarten Gespräch zu erscheinen, mögliche klare Begrenzungen im Vorfeld anzusprechen (z. B. Folgetermin), Blickkontakt mit dem Patienten zu halten und durchaus auch Schweigen und längere Gesprächspausen zuzulassen.

(2) **P–Perception:** Was weiß der Patient? Oft wissen Betroffene sehr viel mehr als wir annehmen. Ein Gespräch mit einer offenen Frage zu beginnen, kann viele vermeintliche Hürden von Anfang an beseitigen. Auch in Situationen der Unklarheit oder gar der Diagnosestellung einer sehr wahrscheinlich sogar heilbaren Erkrankung werden sich Patienten mit der Frage auseinandersetzen, ob sie daran wohl sterben müssen. Vermeintlich unangenehme Themen sind also in den meisten Fällen im Betroffenen bereits angelegt und müssen nur durch offene Fragen geöffnet werden.

(3) **I–Invitation:** Hier steht im Vordergrund eine Einladung an den Patienten, mehr zu erklären, wenn dieser es wünscht. Hier kann man z. B. auch verabreden, dass man über bestimmte Dinge nicht reden wird. Bevor man also mit der Tür ins Haus fällt, sollte dies geklärt sein.

(4) **K–Knowledge:** In dieser Phase des Gesprächs wird Wissen weitergegeben, über das natürlich der Arzt aufgrund seiner Profession verfügt. Es ist wichtig, möglichst langsam

und verständlich zu reden, Fragen zuzulassen, Pausen zu erlauben, vorsichtig auf schlechte Nachrichten vorzubereiten. Auch sollte klar sein, dass in einer emotional sehr belastenden Situation nur sehr wenige Informationen beim Patienten bleiben und er möglicherweise aufgrund dieser Stresssituation später wieder darauf zurückkommen wird. Hier ist es deswegen sehr hilfreich, wenn auch Angehörige beim Gespräch mit dabei sind.

(5) **E–Empathy and Emotion:** Unbedingt sollte neben der Sachebene auch die emotionale Ebene wahrgenommen, identifiziert und empathisch reagiert werden. Ein Schmerzsyndrom ist nicht nur ein Schmerz, sondern auch ein Zeichen einer möglicherweise zugrunde liegenden oder weiter fortschreitenden Erkrankung, das dem Patienten natürlich Angst macht. Dieses anzusprechen wird als sehr entlastend erlebt.

(6) **S–Strategy and Summary:** Am Schluss des Gesprächs sollte noch einmal kurz zusammengefasst, möglicherweise die wesentlichen Dinge aufgeschrieben und ein Plan erläutert und konsentiert werden. Auch sollte hier über das nächste anstehende Gespräch eine Vereinbarung getroffen werden.

4.5.1.5 Umgang mit Emotionen im Gespräch (N.U.R.S.E.-Schema)

Folgende Grundelemente sind im Umgang mit Emotionen hilfreich, sollten aber selten alle gleichzeitig eingesetzt werden:

(1) **N–Naming:** Emotionen ansprechen („Ich habe das Gefühl, dass Sie in diesem Punkt sehr ängstlich sind").

(2) **U–Understanding:** „Diese Wut kann ich sehr gut verstehen."

(3) **R–Respecting:** „Ich finde, Sie gehen sehr gut damit um."

(4) **S–Supporting:** „Hier können wir Ihnen eine Unterstützung durch unser Team anbieten."

(5) **E–Exploring:** „Was beschäftigt Sie derzeit am meisten, wovor haben Sie noch Angst?"

4.5.1.6 Häufige Fehler

(1) Das Gefühl vermitteln – verbal oder nonverbal –, dass man möglichst am liebsten gleich wieder aus dem Zimmer gehen würde.

(2) Geschlossene Fragen stellen.

(3) Vorschneller Trost.

(4) Vorschnelle Ratschläge.

(5) Eigene entstehende Gefühle im Gespräch nicht wahrnehmen. Diese können nämlich durchaus diagnostisch genutzt werden, indem man sie auf einer Metaebene im Gespräch anspricht.

(6) Das Gefühl, der Patient wisse gar nichts und man müsse ihn über alles aufklären. Dies ist meist nicht der Fall; Patienten ahnen zumindest das Fortschreiten einer Erkrankung und sind erleichtert, wenn man es offen mit ihnen bespricht.

(7) Suggestivfragen, Mehrfachfragen, aggressive Fragen.

(8) Banalisierung.

(9) Pausen nicht aushalten können. Da es dem Patienten ebenso geht, wird dieser das, was ihm wichtig ist, in einer solchen Pause ansprechen, wenn wir ihm nur die Gelegenheit dazu geben.

4.5.1.7 Fragen kann nie schaden

„Wenn wir jemandem helfen wollen, müssen wir zunächst herausfinden, wo er steht. Das ist das Geheimnis der Fürsorge, wenn wir das nicht tun können, ist es eine Illusion, zu denken, wir könnten anderen Menschen helfen. Jemandem zu helfen impliziert, dass wir mehr verstehen als er, aber wir müssen zunächst verstehen, was er versteht" (Sören Kierkegaard).

4

! WICHTIG

Wesentliche Empfehlungen der S3-Leitlinie Palliativmedizin des Onkologischen Leitlinienprogramms 2015 (http.//leitlinienprogramm-onkologie.de/Palliativmedizin.80.0.html):

(1) Grundhaltung: patientenzentrierte Kommunikation (u.a. Aufrichtigkeit, Empathie, Wertschätzung; Ressourcen und Bedürfnisse wahrnehmen; Informationen vermitteln an den Präferenzen des Patienten ausgerichtet).

(2) Gespräche über schwerwiegende Änderungen im Krankheitsverlauf als Gesprächsprozess.

(3) Frühzeitig Bereitschaft vermitteln, über Sterben und Tod zu sprechen.

(4) Angehörige als Unterstützer und Mitbetroffene wahrnehmen – und einbinden.

(5) Angebot einer vorausschauenden Versorgungsplanung.

4.5.2 Die Versorgung zu Hause

Die meisten Patienten haben den Wunsch, bei schwerer Krankheit möglichst lange zu Hause sein zu können und möglichst dort auch versterben zu können. Dies setzt selbstverständlich zu Hause eine Unterstützung voraus, die adäquat ist und nicht auf Kosten von Angehörigen geht. Bei schwerer Krankheit ist oft die Lebensqualität der Angehörigen schlechter als die der Patienten. Dies muss mit entsprechender Hilfe vermieden werden. Als Basisversorgung daheim stehen die hausärztliche Betreuung und die mögliche Betreuung durch einen allgemeinen Pflegedienst zur Verfügung. Diese Basisversorgung kann durch einen ambulanten Hospizdienst unterstützt werden.

Bei komplexeren Situationen ist es wesentlich, um den Patienten zu Hause ein „Team" zu formieren. Es müssen klare Absprachen getroffen werden, um wirklich Hand in Hand arbeiten zu können, was aber in der Praxis oft sehr schwierig ist. Neben der ärztlichen Versorgung, die auch die Gabe von BtM beinhalten muss, ist die rechtzeitige Beantragung von Pflegestufen wesentlich. Der häufigste Grund für die stationäre Einweisung schwerstkranker und sterbender Menschen ist die körperliche und psychische Erschöpfung des pflegenden Partners. Ebenso häufig sind akut auftretende medizinische Situationen oder die Sterbesituation als solche. Hier ist es häufig so, dass diese Situationen vorhersehbar sind und gar nicht notfallmäßig auftreten. Daher ist eine vorausschauende Behandlungsplanung und ein „Palliativplan" wesentlich, sodass alle Beteiligten wissen, was in welchem Fall getan werden muss. So ist es z.B. wichtig, dass absehbare Bedarfsmedikamente (z.B. für eine Atemnotattacke) direkt am Patientenbett verfügbar sind. Die genannten Situationen stellen eigentlich keinen Einweisungsgrund in eine stationäre Einrichtung dar, führen jedoch oft dazu, da die vorausschauende Planung in der Praxis noch selten realisiert wird.

Entsprechend muss bei einer stationären Entlassung nach Hause überprüft werden, ob die Unterstützung des Patienten vor Ort auch nachhaltig gewährleistet ist. Oft wird diese bei den DRG-bedingten kürzeren Aufenthaltsdauern selten gründlich organisiert, sodass es oft zum „Drehtüreffekt" kommt. Dies geht jedoch sehr zu Lasten der Betroffenen.

Oft ist eine parallele Planung der Entlassung aus einer Palliativstation die Regel: Es wird versucht, alles für die Stabilisierung der Situation daheim zu organisieren, parallel dazu erfolgt oft auch schon die Anmeldung in ein stationäres Hospiz. Diese ist leichter abzusagen als neu anzumelden und kann vorgehalten werden, sobald die Situation zu Hause tatsächlich doch nicht stabil sein sollte.

Für den Hausarzt wesentlich ist eine unmittelbare Information über die besprochenen Therapieziele und -maßnahmen. Ebenso essenziell ist natürlich auch die Information über die notwendigen Medikamente, die rechtzeitig erfolgen muss, sodass es nicht zu einer Versorgungslücke der Patienten kommt.

Dies alles sind eigentlich Selbstverständlichkeiten, die jedoch in der Praxis oft noch unzulänglich beachtet werden.

4.5.3 Ernährung

Gemäß der Grundsätzen der Bundesärztekammer (s. o.) sind wir nicht verpflichtet, bei jedem Sterbenden künstliche Ernährung zu verordnen. Vielmehr geht es um die Frage, ob das Symptom „Hunger" vorliegt. Bei fortgeschrittener internistischer Erkrankung (z. B. einer Tumorkachexie) haben die Patienten keinen Appetit mehr und somit auch keinen Hunger. Anders gelagert ist die Situation z. B. beim Ösophaguskarzinom, wo es zu einer mechanischen Stenose kommt, sodass häufig Hunger vorliegt. In dieser Situation ist selbstverständlich die Linderung des Symptoms Hunger durch künstliche Ernährung indiziert.

Aus Angehörigensicht ist die Sichtweise „Sie dürfen ihn doch nicht verhungern lassen" sehr häufig und verständlich. Gute Kommunikation über die Unterscheidung Hunger und künstliche Ernährung ist essenziell. Auch kann sich die Situation im Zeitverlauf ändern. Wichtig ist auch hier zu beachten, dass eine einmal gelegte PEG z. B. nicht automatisch bis zum Tod weiter beschickt werden muss. Eine begonnene Ernährung kann auch wieder beendet werden. Eine PEG-Anlage kann als symptomatische Maßnahme und im Sinne einer Ablauf-PEG auch in der palliativmedizinischen Situation sehr wohl indiziert sein.

4.5.4 Flüssigkeitsgabe

Ähnlich verhält es sich mit der Ansicht „Sie können unseren Vater doch nicht verdursten lassen". Dies ist absolut korrekt, bei Vorliegen des Symptoms „Durst" sind wir verpflichtet, alle relevanten Maßnahmen zu treffen. Die parenterale Flüssigkeitsgabe ist jedoch nachgewiesenermaßen nicht geeignet, das Symptom Durst nachhaltig zu lindern. Viel eher kommen folgende Maßnahmen infrage:

(1) Sorgfältige Mundpflege (z. B. mit Teezubereitungen Kamille oder Salbei, Glandomed-Lösung, ätherische Öle), Fettstifte oder Bepanthen® Salbe zur Lippenpflege, künstlicher Speichel, Ananas mit Ananase.

(2) Enterale Zufuhr solange wie möglich, in kleinen Schlucken.

(3) Alles, z. B. auch Bier und Rotwein, kann eingefroren und vom Patienten gelutscht werden.

Natürlich kann es auch Indikationen für eine parenterale Flüssigkeitsgabe geben, insbesondere, wenn Symptome durch eine vorliegende Dehydratation bedingt sind, die sich unter parenteraler Flüssigkeitsgabe bessern. Auch hier kann probatorisch parenteral Flüssigkeit gegeben werden, es sollte aber von Anfang an besprochen sein, dass dies auch wieder beendet werden kann, wenn es sich zeigen sollte, dass die bestehenden Symptome dadurch nicht gebessert werden.

In der klinischen Praxis ist jedoch die Situation einer iatrogenen Hyperhydratation häufig. Zu viel zugeführte Flüssigkeit führt zu Steigerung von Ödemen, Einlagerungen, verstärkter Atemnot und anderen unangenehmen Symptomen.

4.5.5 Sauerstoff

Sauerstoff wird in der allgemeinen internistischen Praxis fast reflexhaft gegeben, sobald ein Patient über Atemnot klagt. Dies mag in einigen akuten Situationen, z. B. bei einem Herzinfarkt, durchaus indiziert sein, jedoch bei fortgeschrittener Erkrankung nur dann, wenn eine eindeutige Hypoxämie oder COPD vorliegt. Ansonsten helfen dem Patienten mit Atemnot ein Luftstrom, dieser muss aber keinen zusätzlichen Sauerstoff enthalten (▶ Kap. 1.3.2), sowie weitere medikamentöse Therapieoptionen. Nebenwirkungen der Sauerstoffgabe sind das Austrocknen der Luftwege und das Gefühl des „Angebundenseins"; außerdem erschwert sie die Organisation der Pflege zu Hause.

4.5.6 Gabe von Erythrozytenkonzentraten

In der palliativmedizinischen Situation richtet sich die Gabe von Erythrozytenkonzentraten danach, ob ein niedriger Hämoglobinwert auch mit Symptomen der Anämie einhergeht. Dieses sind insbesondere

(1) Atemnot,

(2) Schwächegefühl,

(3) Herzrasen.

Ohne diese Symptome oder wenn früher die Gabe von Erythrozytenkonzentraten keine Besserung dieser Symptome ergeben hat, sollten keine Erythrozytenkonzentrate gegeben werden. Der logistische Aufwand (i. v. Zugang, Blutabnahme zur Kreuzprobe, Transport) und die Kosten sind dann i. d. R. höher als der Nutzen für die Symptomkontrolle.

4.5.7 Sedierung

Man muss drei Formen von Sedierung unterscheiden:

(1) Sedierung als Therapie motorischer Unruhe oder eines deliranten Syndroms

(2) Sedierung als Ultima-Ratio-Symptomlinderung (palliative Sedierung)

(3) Sedierung mit dem Ziel der Unterdrückung des Atemzentrums (verbotene aktive Sterbehilfe)

Eine **palliative Sedierung** ist in der palliativmedizinischen Situation relativ selten indiziert (1–2 % der Patienten auf einer Palliativstation). Sie kann aber häufig Gesprächsinhalt sein, insbesondere wenn es um weitere mögliche Maßnahmen geht, für den Fall, dass Symptome nicht gut zu lindern sind. Hier bietet sich die palliative Sedierung als Alternative zur aktiven Sterbehilfe unbedingt an. Sie sollte immer erst einmal zeitlich begrenzt (z. B. 12 oder 24 h) durchgeführt werden, bevor auf eine kontinuierliche Sedierung umgestiegen wird.

Indikationen: Nur bei einem therapierefraktären Symptom, d. h., eine oder mehrere der folgenden Situationen treffen zu:

(1) Keine weiteren Maßnahmen außer der Sedierung versprechen Linderung.

(2) Nur andere Maßnahmen mit intolerablen Nebenwirkungen stehen zur Verfügung.

(3) Diese anderen Maßnahmen würden nicht innerhalb einer angemessenen Zeit Linderung verschaffen.

Insbesondere Schmerzen, Atemnot oder das delirante Syndrom werden als häufigste Indikation für eine palliative Sedierung genannt.

Eine solche Maßnahme muss klar im Team überlegt sein, Alternativen müssen ausgeschlossen sein, schließlich muss dies im Team – aber natürlich mit dem betroffenen Patienten und seinen Angehörigen soweit möglich – besprochen werden. Ebenso sollten die einleitenden Schritte klar besprochen werden. Häufig sind therapierefraktäre Symptome nämlich Vorzeichen einer beginnenden terminalen Situation, sodass der Beginn einer palliativen Sedierung durchaus zeitlich nah am Versterben des Patienten erfolgen kann. Studien haben jedoch nachgewiesen, dass eine adäquat durchgeführte palliative Sedierung keine Verkürzung der Lebensdauer zur Folge hat.

Folgende Maßnahmen können eingesetzt werden:

(1) Erhöhung einer möglicherweise bereits vorhandenen Opiatdosis um ein Drittel,

(2) Benzodiazepine, z. B. 5–10 mg Diazepam i. v. (Valium®) oder 2,5–5,0 mg Midazolam s. c.,

(3) Therapie mit Barbituraten oder Propofol, wenn Erfahrung mit diesen Medikamenten besteht.

Es darf keine weitere Dosissteigerung erfolgen, wenn das Symptom beherrscht ist oder die indirekten Auswirkungen des Symptoms nicht mehr nachweisbar sind, wie Tachykardie, Hypertonie, Tachypnoe oder Schwitzen. Ansonsten würde die Schwelle zur aktiven Sterbehilfe überschritten werden.

4.6 Die Sterbephase

Der Beginn der Sterbephase (nicht der Zeitpunkt des Todes!) wird häufig noch nicht diagnostiziert. Diese Diagnose ist jedoch von höchster praktischer Relevanz, was die Vorbereitung des Teams, aber auch die der Angehörigen angeht. Ebenso muss in dieser Zeit oft der Zugangsweg von Medikamenten auf eine parenterale, z. B. subkutane, Applikationsform umgestellt werden, und es ist eine Exazerbation bestehender Symptome möglich.

Die Diagnose des Beginns der Sterbephase kann durch folgende Symptome gekennzeichnet sein:

(1) Zunehmende Schwäche

(2) Vermehrtes Schlafbedürfnis

(3) Patient kann nicht mehr schlucken

(4) Neu aufgetretenes delirantes Syndrom

(5) Exazerbation bestehender Symptome

(6) Veränderung des Atemmusters

(7) Veränderungen im Gesicht

(8) Zentralisierung des Kreislaufs

In der Sterbephase müssen die Symptome regelmäßig überwacht und ggf. die Medikation angepasst werden (▶Tab. 4.3, ▶Tab. 4.4).

Tab. 4.3 Parenterale statt orale Gabe wichtiger Medikamente (nach Leitfaden Palliative Care, Tab. 17.3)

Medikamente	Parenteral	Ersatz durch
Morphin oral/retardiert	Umstellen auf subkutane Gabe Supp. (falls nicht zur Hand Tabletten rektal geben)	–
Andere Opioide	Morphin oder Hydromorphon s. c.	–
Periphere Schmerzmittel	Umstellen auf subkutane Gabe oder Supp.	Morphin
Antiemetika	Metoclopramid Supp., s. c. Dimenhydrinat Supp., s. c.	–
Antiemetika/Neuroleptika	Haloperidol s. c. Levomepromazin s. c.	–
Butylscopolamin	s. c., Supp.	–
Diazepam und andere Tranquilizer	Diazepam Rektiole	Lorazepam sublingual, Midazolam s. c.
Antikonvulsiva	–	Midazolam s. c. Diazepam Rektiole Clonazepam tropfenweise oral

4

Tab. 4.4 Wichtige Bedarfsmedikamente zur Symptomkontrolle in den letzten Stunden (nach Leitfaden Palliative Care, Tab. 17.4)

Symptom	Medikament
Schmerzen	Morphin 10 mg oder ⅙ der Tagesdosis s. c.
Unruhe	Midazolam 2,5–5 mg s. c.
Delir	Haloperidol 5–10 mg s. c.
Übelkeit, Erbrechen	Haloperidol 5 mg s. c. oder Dimenhydrinat 100 mg s. c./Supp.
Atemnot	Morphin 5 mg oder ⅙ der Tagesdosis s. c. Lorazepam 1–2,5 mg sublingual Midazolam 2,5 mg s. c. nach Klinik
Terminale Rasselatmung	Butylscopolamin 40 mg s. c. Glycopyrroniumbromid 0,2 mg s. c.
Blutsturz/Notsituation	Morphin und Midazolam i. v. oder tief i. m. bis zur Symptomkontrolle bzw. ausreichenden Sedierung

Außerdem verändert sich der Schwerpunkt der Tätigkeit der Pflegenden (▶ Tab. 4.5).

Tab. 4.5 Pflegeschwerpunkte bei Sterbenden (nach Leitfaden Palliative Care, Tab. 17.2)

Weniger wichtig	Verstärkt wichtig
Essen und Trinken	Häufiges Anfeuchten des Munds, Mundpflege stündlich
Dekubitusprophylaxe	Bequeme Lagerung, Druckstellen unterpolstern
Ganzkörperwaschung	Individuelle Hautpflege (abreiben, pudern, einreiben, sanfte Massage)
Darmfunktion	Nur bei Beschwerden Abhilfe schaffen (rektal ausräumen, Supp., Klistier)
Blasenfunktion	Bei häufigem Nassliegen/Blasenentleerungsstörung Katheter erwägen

Als hilfreiches Dokumentationssystem, aber auch als hilfreicher Rahmen für die Aktivitäten in der letzten Lebensphase hat sich der sog. Liverpool Care Pathway/Best Care of the Dying Protokoll herausgestellt. Dieser ist ein Instrument, um besonders in nicht spezialisierten Settings eine möglichst optimale Sterbebegleitung realisieren zu können.

Die Begleitung der Angehörigen in der Sterbesituation ist ebenfalls essenziell. Mit dem Sterben eines Patienten endet nicht nur dessen Leben, sondern es beginnt ein neuer, veränderter Lebensabschnitt für die Angehörigen. Die Sterbesituation ist eine emotional äußerst belastende Zeit, die jedoch auch noch Jahre danach erinnert wird.

! WICHTIG

Wesentliche Empfehlungen der S3-Leitlinie Palliativmedizin des Onkologischen Leitlinienprogramms 2015 (http.//leitlinienprogramm-onkologie.de/Palliativmedizin.80.0.html):

(1) Sterbephase: die letzten drei bis sieben Tage.

(2) Einschätzung der Sterbephase im Team (wenn möglich) – Intuition wichtig.

(3) Sterbevorgang weder beschleunigen noch verzögern.

(4) Behandlung der häufigsten Symptome: Atemnot, Schmerz, Delir, Rasselatmung, Mundtrockenheit, Angst/Unruhe.

(5) Anpassung in der Sterbephase: Medikamente und Maßnahmen absetzen, umsetzen, ansetzen (▶ Tab. 4.3, ▶ Tab. 4.4, ▶ Tab. 4.5).

(6) Künstliche Ernährung und Flüssigkeit sollten in der Sterbephase **nicht** gegeben werden (Empfehlungsgrad B, Evidenzgrad 2).

(7) Sterben und Tod und das Betreuungsteam: gegenseitige emotionale und praktische Unterstützung als Schutzfaktor pflegen.

4.7 Sterbehilfe

Palliativmedizinische Maßnahmen sollen dem Schwerstkranken und Sterbenden im Hinblick auf sein Sterben und im Sterben helfen, es ist also im optimalen Sinne verstanden „Sterbehilfe". Dieser Begriff wird jedoch differenziert verwendet, was bei Ärzten, aber auch in der Öffentlichkeit zu sehr viel Unklarheit geführt hat.

Folgende Begrifflichkeiten werden unterschieden:

(1) **Indirekte Sterbehilfe:** Dieser Begriff wurde von Rechts wegen eingeführt, um Ärzten die Angst vor der Verschreibung von Opioiden zu nehmen. Er bedeutet, dass eine Verkürzung der Lebenszeit in Kauf genommen werden kann, wenn z. B. Schmerzen adäquat gelindert werden müssen. Diese Kategorie ist jedoch in der palliativmedizinischen Praxis nicht relevant, da eine optimale Schmerztherapie eher zu einer Lebensverlängerung führt.

(2) **Passive Sterbehilfe:** Dieser Begriff kann auch besser durch „das Sterben zulassen" beschrieben werden. Hierbei handelt es sich um das Nicht-Beginnen oder Beenden lebensverlängernder Maßnahmen, wenn diese nicht mehr medizinisch indiziert sind oder der Patient der indizierten Maßnahme widersprochen hat. Aus juristischer Sicht ist dies unproblematisch, im Gegenteil würde eine Fortführung einer medizinischen Maßnahme gegen den Willen des Patienten eher der Körperverletzung entsprechen. In der Praxis ist natürlich das aktive Abschalten des Respirators gefühlt eine andere Kategorie als das nicht mehr Beginnen von Antibiotika. Medizinethisch und medizinrechtlich gesehen sind diese beiden klinischen Situationen jedoch beide der sog. passiven Sterbehilfe zuzuordnen und somit legal.

(3) **Ärztlich assistierter Suizid:** Versuchter Suizid ist in Deutschland straffrei. Daher kann auch eine Beihilfe zum Suizid nicht bestraft werden, außer sie wird geschäftsmäßig ausgeführt (§ 217 StGB). Dem Arzt ist es jedoch in Deutschland nicht erlaubt, einem Suizidenten mit seiner ärztlichen Tätigkeit zu assistieren. Dies wäre z. B. der Fall, wenn der Arzt ein zum Tode führendes Medikament beschafft und dem Patienten hinstellt, während die eigentlich zum Tode führende Handlung, nämlich das Einnehmen des Medikaments, durch den Patienten selbst gesteuert wird. Auf dem Ärztetag 2011 wurde eine entsprechende weitere Klarstellung in der Berufsordnung der Deutschen Ärzteschaft beschlossen. Danach ist der ärztlich assistierte Suizid dem Arzt durch das Berufs- und Standesrecht explizit verboten. Die gesellschaftspolitische Diskussion zu diesem Thema wird weitergehen.

(4) **Aktive Sterbehilfe:** Die „Tötung auf Verlangen" ist in Deutschland verboten (§ 217 StGB). Dies würde bedeuten, dass das tödliche Medikament dem Patienten direkt vom Arzt verabreicht würde. Als Alternative bei subjektiv empfundenen Leid in der palliativmedizinischen Situation steht uns die palliative Sedierung mit dem Ziel der Symptomkontrolle zur Verfügung.

5 Grundlagen der Geriatrie

A. Welz-Barth

5.1 Definition und Prinzipien

Die Geriatrie ist der Zweig der Medizin, der sich fachübergreifend mit der Gesundheit, dem Alter sowie präventiven, rehabilitativen, klinischen und sozialen Aspekten von Krankheiten und erkrankten Menschen im Alter beschäftigt. Dazu gehören die Behandlung alter Patienten mit akuten oder chronischen Erkrankungen, eine präventive Zielsetzung, frührehabilitative Behandlungsstrategien und spezielle, auch palliative Fragestellungen am Lebensende unter Mitarbeit von

(1) Ärzten,
(2) Pflegekräften,
(3) Seelsorgern,
(4) Diätassistentinnen,
(5) Psychologen,
(6) Pflegeberatung,
(7) Physiotherapeuten,
(8) Ergotherapeuten,
(9) Logopäden,
(10) Angehörigen.

Definition des geriatrischen Patienten

Charakteristika des geriatrischen Patienten:

(1) Altersbedingte strukturelle und funktionelle Veränderungen von Organen und Geweben
(2) Funktionseinschränkungen mit reduzierten Reservekapazitäten
(3) Erhöhte Vulnerabilität
(4) Multimorbidität
(5) Drohende oder manifeste Einschränkungen der selbstständigen Lebensführung

Spezifischer Behandlungsbedarf:

(1) Umfassende Berücksichtigung des medizinischen, funktionellen und sozialen Status

(2) Einbeziehung persönlicher und externer Kontextfaktoren

(3) Transsektoraler/interdisziplinärer/multiprofessioneller Behandlungsansatz

(4) Behandlungsfokussierung auf Lebensqualität, Teilhabe und Selbstständigkeit

Geriatrisches Behandlungskonzept: Identifikation des spezifischen Behandlungsbedarfs (z.B. Screening, Assessment).

Definition der Geriatrie

(1) **Definition Geriatrie:** UEMS (Europäische Facharztgesellschaft) Malta, 3. Mai 2008:

Geriatrie ist ein Teilgebiet der Medizin, das sich mit
- körperlichen,
- psychischen,
- funktionellen,
- sozialen Problemen

beschäftig, die auftreten bei
- akuten oder chronischen Erkrankungen,
- Rehabilitation,
- Prävention,
- sozialen Schwierigkeiten
- oder am Lebensende älterer Personen.

(2) **Definition Geriatrie:**

Diese Patienten sind oft von
- Gebrechlichkeit (Frailty) und
- Multimorbidität betroffen und
- erfordern eine ganzheitliche Herangehensweise.

Erkrankungen im höheren Lebensalter
- manifestieren sich oft in unterschiedlicher Weise und
- sind vielfach schwierig zu diagnostizieren.
- Der Erfolg einer Behandlung stellt sich oft mit Verspätung ein und
- in vielen Fällen besteht ein Bedarf an sozialer Unterstützung.

(3) **Definition Geriatrie:** Die Geriatrie geht über den organbezogenen Ansatz der Medizin hinaus und bietet zusätzliche Therapieoptionen in einem multidisziplinären Team. Das Hauptziel besteht
- in der Verbesserung des funktionellen Status und der Lebensqualität und
- in der Stärkung der Autonomie des älteren Patienten.

Die Definition Geriatrie bezieht sich damit nicht auf ein bestimmtes Alter; sie hat jedoch zu tun mit den typischen Krankheitsbildern älterer Patienten. Die meisten Patienten sind älter als 65 Jahre, der Schwerpunkt der Geriatrie liegt aber in der Altersgruppe der über 80-jährigen Personen.

Aus historischen und strukturellen Gründen unterscheiden sich Organisation und Anwendung von Geriatrie in den Mitgliedsstaaten der EU.

Die Geriatrie ist aufgrund der demografischen Entwicklung ein stark wachsender Bereich. Weiterhin stellt sie sich als ein Querschnittsfach dar, das interdisziplinär vernetzt ist und unter dem Dach der Inneren Medizin mit anderen Fachbereichen intensiv in Verbindung steht (z.B. Alterstraumatologie). Wissenschaftliche Erkenntnisse aus der Geriatrie und geriatrisches Fachwissen können in diesem Sinn zukünftig dazu beitragen, Diagnostik und Therapie älterer Menschen zu verbessern, wobei es hier spezifische Methoden gibt, dies auch sicherzustellen (Assessment).

! WICHTIG

Geriatrische Patienten sind definiert durch

(1) geriatrietypische Multimorbidität und höheres Lebensalter (überwiegend 70 Jahre oder älter) oder

(2) durch Alter ≥ 80 Jahre,

außerdem aufgrund der alterstypisch erhöhten Vulnerabilität, z.B. wegen

(1) des Auftretens von Komplikationen und Folgeerkrankungen,

(2) der Gefahr der Chronifizierung sowie

(3) des erhöhten Risikos eines Verlusts der Autonomie mit Verschlechterung des Selbsthilfestatus.

Die **geriatrietypische Multimorbidität** steht hierbei vorrangig vor dem kalendarischen Alter.

Charakteristika:

(1) Chronischer Verlauf

(2) Verlust der Unabhängigkeit

(3) Keine erkennbare/multiple Ursachen

(4) Keine einfache Behandlungsmöglichkeit

(5) Minderung der Lebensqualität

5.2 Geriatrisches Basis-Assessment (GBA)

Die deutsche und die europäische Definition des geriatrischen Patienten (▶Kap. 5.1) stellen neben der akuten Erkrankung das grundlegende, altersbedingte Risiko und die Multimorbidität, d. h. das Nebeneinanderexistieren mehrerer aktuell behandlungsbedürftiger Erkrankungen, in den Vordergrund. Die Behandlungsbedürftigkeit geht hierbei über die Aspekte technischer Untersuchungen und pharmakotherapeutischer Behandlungen hinaus und umfasst Wahrnehmung und Behandlung funktioneller Einschränkungen sowie die daraus resultierenden eingeschränkten Fähigkeiten und schließlich die eingeschränkte Partizipation am alltäglichen Leben.

Im Gegenschluss ergeben sich Fähigkeiten und Ressourcen, die ebenfalls erkannt werden müssen. Von daher ergänzt und erweitert das Assessment die klassische Patientenuntersuchung und gehört elementar zur gesamten Behandlungsplanung und Konzeption in der Geriatrie dazu.

Im Rahmen der Anamneseerhebung wird hierbei ein besonderer Stellenwert auf die strukturierte Sozialanamnese gelegt. Die klinische Untersuchung wird durch eine besondere Wahrnehmung kognitiver Auffälligkeiten beim Patienten ergänzt. Die organbezogene Untersuchung wird erweitert durch Instrumente, die Funktionen, aber auch angewandte Fähigkeiten, überprüfen. Das GBA dient weiterhin auch der Evaluation der Behandlungserfolge und ist ein Instrument des Qualitätsmanagements.

Die Datenerhebung erfolgt durch Testverfahren mittels Beurteilung von Funktionstests, Eigen- oder Fremdanamnese sowie durch Beobachtung. Durch die AGAST (Arbeitsgruppe Geriatrisches Assessment) wurden Testverfahren, die standardisiert und evaluiert sind, zusammengefasst und in die unterschiedlichen Bereiche unterteilt. Das GBA umfasst Instrumentarien zur Beurteilung der Basisaktivitäten des täglichen Lebens (Barthel-Index) sowie zur instrumentellen Aktivität des täglichen Lebens (IADL). Darüber hinaus werden Instrumente zur Klärung der Kognition (Gedächtnis, Sprache, Rechnen, Abstraktionsvermögen und visuell konstruktive Fähigkeiten) sowie der Stimmung (Depression) eingesetzt. Spezifische Instrumente zur Mobilität und ein strukturiertes Sozial-Assessment runden das GBA ab.

5.2.1 Barthel-Index – Aktivitäten des täglichen Lebens

Der Barthel-Index (▶ Tab. 5.1) wurde ursprünglich zur Bestimmung von Aktivitäten und der Pflegebedürftigkeit genutzt. Er ist ein weitverbreiteter Test in der Geriatrie und Neurologie, gilt aber auch für die Bereiche Kontinenz, Nahrungsaufnahme und Mobilität. Auch die Kostenträger wenden ihn zur Frage der Selbstversorgung an. Er erlaubt eine Beurteilung der basalen Aktivitäten des täglichen Lebens sowie von Rehabilitationsverläufen. Die Erhebung ist durch Eigen- bzw. Fremdbeobachtung der unterschiedlichen Professionen möglich. Dabei wird bewertet, was der Patient macht (Performance) und nicht was er kann (Capacity). Als Beobachtungszeitraum dienen hierzu die letzten 48 Stunden.

Tab. 5.1 Barthel-Index

Punkte	Pflegebedürftigkeit
0–30	Weitgehend pflegeabhängig
35–80	Hilfebedürftig
85–95	Punktuell hilfebedürftig
100	Selbstständig

5.2.2 Kognition

Uhrentest (nach Shulman) Das Zeichnen einer Uhr ist wegen der Praktikabilität ein ausreichender Test, um kognitiv und visuell räumliche Defizite im kognitiven Bereich aufzudecken. Er dient als Eingangstest zur Demenzdiagnostik. Der Patient wird hier aufgefordert, in den Kreis einer Uhr die 12 Zahlen sowie Stunden und Minuten einer vorgegebenen Zeit einzutragen. Bei einer Gesamtpunktzahl < 6 liegt der Verdacht einer kognitiven Störung nahe, sodass weitergehende neuropsychologische Testverfahren durchgeführt werden sollten. In Ergänzung zum Basis-Assessment kann eine Auswahl weiterer, teilweise spezifischer Assessmentverfahren zum Einsatz kommen.

Mini-Mental-State-Examination (MMSE nach Folstein) Der MMSE ist ein Instrument zum Screening der kognitiven Fähigkeiten in den Bereichen Orientierung (zeitlich, örtlich), Merkfähigkeit, Aufmerksamkeit, Rechenfähigkeit, Erinnerungsfähigkeit, Sprachvermögen sowie visuell konstruktiver Fähigkeiten. Der MMSE dient als Screening-Instrument und muss insbesondere bei neurologischen Auffälligkeiten durch weitere Testverfahren erweitert werden.

5.2.3 Stimmung

Die geriatrische Depressionsskala nach Yesavage et al. ist ein Fragebogen zur Selbstbewertung. Sie besteht aus 15 Fragen mit den Kategorien Stimmung, Denken, Psychomotorik und Verhaltensweisen und dient ebenfalls als Screening-Instrument und nicht als diagnostisches Kriterium einer Depression. Sie wird oft auch als Abgrenzungskriterium im Rahmen der Beurteilung von Depressionen und Demenzkomplexen genutzt.

5.2.4 Soziale Situation

Der Sozialfragebogen nach Nicolas umfasst 24 Fragen in den Kategorien soziale Kontakte und Unterstützung, soziale Aktivitäten, Wohnsituation, ökonomische Verhältnisse. Der Fragebogen ist zielgerichtet auf die Planung der Behandlung und Entlassung und sollte deshalb möglichst früh zum Einsatz kommen.

5.2.5 Mobilität

Hier kommen zwei Testinstrumente zum Einsatz.

Der **Timed-up-and-go-Test** dient zur Messung der Mobilität und zur Abschätzung des Sturzrisikos. Er ist ein einfacher und schnell durchzuführender Test, der keine Hilfsmittel benötigt und in Sekunden gemessen wird.

Daneben dient der **Mobilitätstest nach Tinetti** zur Funktionserfassung von Mobilität, Balance und Gangbild und wird mithilfe eines Punkte-Scores bewertet. Er dient zur Identifizierung des Sturzrisikos und des Hilfsmittelbedarfs. Er gliedert sich in zwei Teile: Im ersten Teil wird das Gleichgewicht geprüft (freies Setzen, Aufstehen vom Stuhl, Stehsicherheit, Balance bei Drehung, Balance nach Stoß gegen die Brust, Hinsetzen), im zweiten Teil wird der Gang bezüglich Schrittauslösung, -höhe, -länge, -symmetrie, Gangkontinuität, Wegabweichung, Rumpfstabilität und Schrittbreite bewertet.

5.2.6 Ziele des geriatrischen Assessments

Steht bei jüngeren Patienten eine Heilung oder Rückkehr in die Arbeitswelt im Vordergrund, geht es bei älteren oft um den Erhalt der Alltagskompetenz. Entscheidend für eine erfolgreiche Therapie ist es, Ressourcen und Störgrößen zu erfassen. Diesbezüglich dient das geriatrische Assessment als interdisziplinärer und multidimensionaler diagnostischer Prozess. Ziel ist es, die medizinischen, psychosozialen und funktionellen Probleme sowie die Möglichkeiten eines Patienten zu erfassen und auf dieser Grundlage einen Betreuungs- und Behandlungsplan zu entwickeln. Mittels des geriatrischen Screenings wird entschieden, ob und wie bei einem Patienten weiterverfahren wird.

! WICHTIG

Hauptziele und Anliegen des umfassenden geriatrischen Assessments:

(1) Erkennen des geriatrischen Risikopatienten
(2) Förderung der Selbsthilfefähigkeit
(3) Verbesserung der diagnostischen Genauigkeit
(4) Optimierung der medizinischen Therapie
(5) Verbesserung der medizinischen Ergebnisse
(6) Verhinderung unnötiger Hospitalisierung/Pflegeheimeinweisung
(7) Verminderung unnötiger Hilfeleistungen
(8) Optimierung der Wohnumgebung
(9) Reduktion der Angehörigenbelastung
(10) Verbesserung der Funktionen und der Lebensqualität

5.3 Geriatrische Syndrome und Erkrankungen

Die Altersmedizin kennzeichnet die Betrachtungsweise weg von einzelnen Krankheitsentitäten hin zu funktionellen Defiziten sowie die umfassende Betrachtungweise über die einzelne organmedizinische Betrachtungsweise hinaus.

Im Vordergrund stehen hier die sog. geriatrischen Syndrome, zu denen das Sturzsyndrom, die Fehl- und Mangelernährung, die akute Verwirrtheit (Delir) und die Gebrechlichkeit (Frailty) gehören. Kennzeichnend für diese Syndrome ist, dass sie als akute oder subakute Ereignisse aufgefasst werden und durchweg zu Krankenhauseinweisungen führen. Sie stellen auch die häufigsten Veränderungen dar, die zu einer stationären Klinikeinweisung von alten Menschen führen.

5.3.1 Sturzsyndrom, Immobilität und Sturzneigung

Die Sturzneigung des alten Menschen ist aufgrund der deutlichen Zunahme von Morbidität und Mortalität, aber auch der Gesundheitskosten bei Sturzproblemen, ein schwerwiegendes Problem und stellt eine der größten, zum Autonomieverlust führenden Konstellationen dar. Statistisch stürzt nahezu die Hälfte der über 80-Jährigen einmal jährlich, jeder zehnte mit behandlungsbedürftigen Verletzungsfolgen und jeder zwanzigste mit Frakturfolgen. Etwa 15 % aller Notaufnahmen älterer Menschen in Krankenhäusern in Deutschland erfolgen aufgrund von Stürzen. Man unterscheidet hier extrinsische Faktoren und altersphysiologische (intrinsische) Ursachenkomplexe (▶Tab. 5.2). Synkopen müssen in die Differenzialdiagnostik mit einbezogen werden und auch lokomotorisch-posturale Faktoren, die durch Störungen der sensorischen und koordinativen Fähigkeiten oder durch zentral wirksame Medikamente impliziert sein können.

5

Die „sturzunklare" Genese sollte bei Älteren immer abgeklärt werden und folgende Punkte beinhalten:

(1) Labor

(2) EKG

(3) Geriatrisches Assessment von Visus, Kognition, Mobilität (▶Kap. 5.2)

(4) Differenzierte Medikamentenanamnese

(5) Schellong-Test, ggf. Kipptischuntersuchung

(6) Langzeit-EKG, ggf. Langzeit-Blutdruckmessung

(7) Neurologische Untersuchungen zur Abgrenzung neurologischer Ursachenkomplexe (z. B. subdurale Hämatome, Normaldruckhydrozephalus, Polyneuropathie etc.)

Tab. 5.2 Sturzursachen

Ursachenkomplex	Beispiele
Extrinsisch	Äußere Umstände, fehlende Beleuchtung, Stolperfallen, fehlende Handgriffe, zu niedrige Toilettensitze
Intrinsisch	Schlechte Balance, Einschränkung von Kraft und Bewegung, muskuloskeletale Komponenten

Eine wichtige Sonderform ist das sog. **Post-Fall-Syndrom,** das die Zunahme der Angst infolge vermutlicher oder tatsächlicher Sturzgefahr beinhaltet. Man findet einen Schwankschwindel oder unspezifische Gleichgewichtsstörungen beim Gehversuch oder Stehen. Das Gangbild ist kurzschrittig und breitbeinig. Es besteht eine Tendenz zum Festhalten sowie eine Sturzangst beim freien Gang. Diese Befunde implizieren ein differenziertes therapeutisches Vorgehen.

5.3.2 Malnutrition, Fehl- und Mangelernährung

Die Unter- oder Mangelernährung stellt ein großes Problem bei geriatrischen Patienten dar und bestimmt die Mortalität und Morbidität dieser Altersgruppe wesentlich mit. Mangelernährte ältere Menschen bilden eine ausgesprochene Risikogruppe für eine Vielzahl infektiöser, entzündlicher oder sonstiger Erkrankungen.

Akute und chronische Erkrankungen können einen altersbedingten physiologischen Verlust an Muskelmasse deutlich verstärken und eine vorbestehende Malnutrition oder Untergewichtigkeit kritisch werden lassen.

Ein höheres Lebensalter bedingt Veränderungen von Metabolismus, Appetitregulation sowie Körperzusammensetzung, in deren Folge sich eine zunehmende Gefährdung für das

Auftreten einer Mangelernährung entwickelt. Wenngleich deren höhere Prävalenz in Krankenhäusern und Institutionen zu verzeichnen ist, finden sich in absoluten Zahlen die meisten älteren Menschen mit Mangelernährung im ambulanten Bereich. Hier weisen natürlich Personen mit chronischen Erkrankungen und funktionellen Einbußen das größte Ernährungsrisiko auf.

Im ambulanten Bereich sollte ein routinemäßiges Screening älterer Menschen bezüglich des Vorliegens einer Mangelernährung initiiert werden. Eine erfolgreiche Therapie der Mangelernährung setzt neben der Einleitung einer Ernährungstherapie die sorgfältige Prüfung medizinischer und sozialer Ursachen voraus. Hinsichtlich des Erhalts der Funktionalität kommt einer ausreichenden Eiweißzufuhr besondere Bedeutung zu.

Neben der Einnahme von Zwischenmahlzeiten erweisen sich eine Erhöhung der Essensqualität und ggf. die Zufuhr (hochkalorischer) Trinknahrung als wertvolle Bestandteile einer optimalen, altersgerechten Ernährung. Insbesondere während und nach einem Krankenhausaufenthalt sollte auf das Zusammenwirken von Ernährung und körperlicher Bewegung hinsichtlich des Erhalts von Funktionalität und Lebensqualität geachtet werden.

Wie auch bei den anderen geriatrischen Syndromen gilt es auch hier, die Vielschichtigkeit der Ursachen und Einflussfaktoren zu berücksichtigen und neben initial notwendigen Screening-Instrumenten auch individuelle und biografische Faktoren mit zu berücksichtigen.

Unphysiologische Gründe der Mangelernährung im Alter

(1) Soziale Faktoren:
- Armut,
- Unfähigkeit, einzukaufen,
- Unfähigkeit, Mahlzeiten zuzubereiten,
- Unfähigkeit, selbstständig zu essen,
- Alleinleben, soziale Isolation, Fehlen eines sozialen Netzwerks.

(2) Psychologische Faktoren:
- Depression,
- kognitiver Abbau/Demenz,
- Trauer,
- Diätwahn, v. a. Cholesterin.

(3) Medizinische Faktoren:
- Herzinsuffizienz,
- chronisch-obstruktive Lungenerkrankung,
- Infektionen,
- Tumorerkrankungen,
- Alkoholismus,
- Dysphagie,
- chronische Polyarthritis,
- Malabsorptionssyndrome, Diarrhö,
- Obstipation,
- Hyperthyreose,
- Morbus Parkinson.

(4) Medikation, u. a.:
- Antibiotika,
- Chemotherapeutika,
- nichtsteroidale Antirheumatika,
- Psychopharmaka.

Klinische Folgen der Mangelernährung im Alter ▶Tab. 5.3, ▶Abb. 5.1.

Tab. 5.3 Folgen der Mangelernährung im Alter

Durch Mangelernährung erhöht	Durch Mangelernährung erniedrigt
Sturzrisiko Frakturrisiko Infektionsrisiko Erschöpfung Inzidenz von Dekubiti Häufigkeit der Krankenhausaufenthalte Länge der Krankenhausverweildauer Sterblichkeit	Muskelmasse und -kraft Funktionalität Knochenmasse Impferfolg nach Influenzaimpfung Kognitive Leistung Wundheilung

5

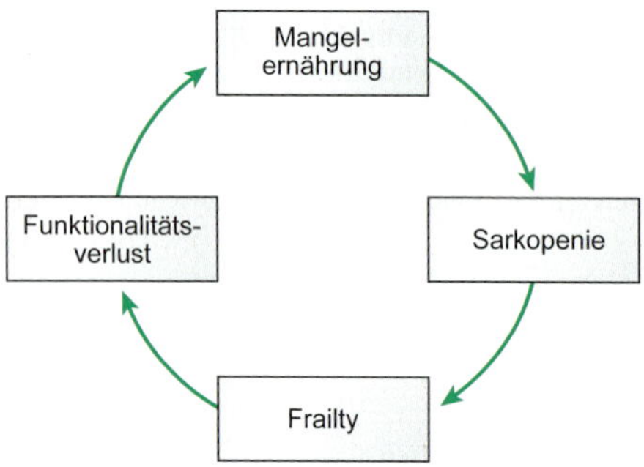

Abb. 5.1 Teufelskreis aus Malnutrition und Funktionalitätsverlust [P048/L106]

Kriterien für das Vorliegen eines klinisch relevanten Ernährungsrisikos

(1) Unzureichende orale Nahrungszufuhr

(2) Unbeabsichtigter Gewichtsverlust von 5 % in 3 bzw. 10 % in 6 Monaten

(3) Body-Mass-Index < 20 kg/m²

5.3.3 Gebrechlichkeit (Frailty-Syndrom)

Das Frailty-Syndrom ist ein eigenständiges geriatrisches Syndrom, das altersassoziiert ist, sich aber nicht allein aus dem Lebensalter ableitet. Dabei verfügt der geriatrische gebrechliche Patient aufgrund der geringeren Leistungsfähigkeit aller Organsysteme über verminderte funktionelle Reserven und ist anfälliger gegenüber externen Stressfaktoren. Das Frailty-Syndrom kann sowohl die physische als auch die psychische oder die soziale Gesundheit betreffen.

Patienten sind anfälliger für Hospitalisierung aufgrund der schon beschriebenen Faktoren wie z. B. Immobilität und Sturzneigung. Die Mortalitätsrate dieser Patienten ist deutlich erhöht. Eine genaue Definition und ein Konsens bezüglich einer einheitlichen Definition und Eingrenzung der Defizite gibt es nicht, sodass die aktuell geläufigsten Definitionen und Verfahren beschrieben werden. Frailty weist eine enge Beziehung zur Sarkopenie auf, die definiert ist als erniedrigte Muskelmasse, und führt zur Verringerung der Ganggeschwindigkeit.

Die Muskelmasse z. B. eines 80-Jährigen beträgt ca. 40 % weniger als die eines 25-Jährigen. Ursache ist hier oftmals die Reduktion oder Wirkabschwächung der anabolen Stimulation im Alter: Hormonmangel, Malnutrition, verminderte Proteinzufuhr und körperliche Inaktivität. Es besteht eine starke Assoziation zwischen Frailty und der Erhöhung inflammatorischer Marker wie TNFα, IL-6.

Unterschieden werden hier Frailty-Kriterien nach Fried:

(1) Unfreiwilliger Gewichtsverlust

(2) Objektivierbare Muskelschwäche

(3) Erschöpfung

(4) Gang- und Standunsicherheit bzw. herabgesetzte Ganggeschwindigkeit

(5) Herabgesetzte körperliche Aktivität

Ebenfalls gut genutzt werden kann die Clinical-Frailty-Scale nach Rockwood, die ähnliche Kriterien beinhaltet.

Wichtig sind auch hier ein genaues Assessment, die Ermittlung des Ernährungsstatus, Laboruntersuchungen und die Abklärung einer Malnutrition.

Wichtig ist, dass Frailty kein grundsätzlich unumkehrbarer Zustand, sondern noch veränderbar ist. Wesentliche Elemente hierzu stellen die sozialen Interventionen dar mit dem Ausbau sozialer Netzwerke, körperlicher Aktivitäten, Gedächtnistraining sowie einer adäquaten Ernährung, die insbesondere auch die Osteoporoseprophylaxe (▶ Kap. 2.2) mit berücksichtigt.

5.3.4 Weitere Erkankungen

Weitere – nicht nur – bei älteren Patienten auftretende Erkrankungen finden sich in den einzelnen Organkapiteln:

Erkrankung/Gesundheitsstörung	Kapitel
Pharmakotherapie im Alter: Grundlagen und potenziell inadäquate Medikation für ältere Menschen: Die PRISCUS-Liste	▶ Kap. 12.3
Herz-Kreislauf: Myokardinfarkt, Herzrhythmusstörungen, Hypertonie, arterielle Verschlusskrankheit, Herzinsuffizienz	▶ Kap. 13, ▶ Kap. 14, ▶ Kap. 15
Lunge: Atemwegsinsuffizienz	▶ Kap. 1.3, ▶ Kap. 16
Neuropsychiatrische Erkrankungen: Schwindel und Synkopen, Verwirrtheit, Alzheimer, Depression, Schlafstörungen, Suizidalität	▶ Kap. 1.5, ▶ Kap. 27
Exsikkose und Elektrolytentgleisungen: Enterale und parenterale Ernährung, PEG	▶ Kap. 2.5, ▶ Kap. 19
Schmerzzustände	▶ Kap. 1.2
Stoffwechselerkrankungen: Adipositas, Diabetes mellitus, Gicht, Fettstoffwechselstörungen	▶ Kap. 25
Niere: Harnwegsinfekte, Niereninsuffizienz	▶ Kap. 19
Endokrinologie: Hypothyreose	▶ Kap. 24
ZNS: TIA, Schlaganfall	▶ Kap. 27
Bewegungsapparat: rheumatische Erkrankungen, Osteoporose	▶ Kap. 23, ▶ Kap. 24.6
Onkologie	▶ Kap. 22
Infektionskrankheiten, Fieber unklarer Genese, antiinfektiöse Pharmakotherapie	▶ Kap. 1, ▶ Kap. 9, ▶ Kap. 26
Blutgerinnungsstörungen	▶ Kap. 21
Palliativmedizin	▶ Kap. 4

Weitere Erkrankungen/Syndrome der Geriatrie siehe Index.

5.4 Versorgungsstrategien und Behandlungsziele

Die Geriatrie in Deutschland ist im europaweiten Vergleich noch eine relativ junge Disziplin. Vor dem Hintergrund der demografischen Entwicklung hat ihre Bedeutung in den letzten Jahren enorm zugenommen, der Bedarf an fachspezifischen Versorgungsstrukturen wird auch künftig weiter stark wachsen. Denn gerade multimorbide geriatrische Patienten benötigen sowohl akut medizinische als auch rehabilitative Leistungen. Wirft man einen Blick auf die geriatrische Versorgungsstruktur in Deutschland, findet man keine einheitliche Versorgungslandschaft. Aufgrund ihrer Historie und den verschiedenen politischen Konzepten hat sich die Geriatrie in den einzelnen Bundesländern strukturell bzw. hinsichtlich ihrer sozialrechtlichen Verankerung unterschiedlich entwickelt. Das Problem in der klinischen Praxis ist, dass die Behandlung eines betagten bzw. hoch betagten Patientenklientels, wie oben beschrieben, häufig an der Grenze zwischen Pflege- und Krankenversicherung erfolgt. Die strukturellen Versorgungsprobleme unseres heutigen Gesundheitssystems zeigen sich im Bereich der Geriatrie besonders deutlich, da dieses Fachgebiet von seinem Versorgungsauftrag genau zwischen den verschiedenen Sektoren und Budgetgrenzen angesiedelt ist. Unabhängig von dieser Struktur ist es natürlich das Ziel, dem geriatrischen Patienten mit seinen spezifischen Bedürfnissen ganzheitlich wahrzunehmen und die Versorgungsangebote entsprechend zu nutzen.

Damit diese Versorgungsangebote ihre Zielgruppe erreichen, ist es erforderlich, vulnerable Patienten als solche zu identifizieren. Dies geschieht durch die entsprechenden Screening-Instrumente wie oben schon beschrieben (▶ Kap. 5.2). Zur Vereinfachung haben sich die geriatrischen Fachgesellschaften für die Situation der Krankenhausaufnahme auf das Instrument „ISAR“ (Identification of Seniors at Risk) verständigt (▶ Tab. 5.4). Ermittelt wird die Summe aus den einzelnen Antworten. Das Screening gilt ab 2 Punkten als positiv.

Tab. 5.4 ISAR

Bereich	Frage	Antwort	Punkte
Hilfebedarf	1. Waren Sie vor der Erkrankung oder Verletzung, die Sie in die Klinik geführt hat, auf regelmäßige Hilfe angewiesen?	Ja	1
		Nein	0
Akute Veränderung des Hilfebedarfs	2. Benötigten Sie in den letzten 24 Stunden mehr Hilfe als zuvor?	Ja	1
		Nein	0
Hospitalisation	3. Waren Sie innerhalb der letzten 6 Monate für einen oder mehrere Tage im Krankenhaus?	Ja	1
		Nein	0
Sensorische Einschränkung	4. Haben Sie unter normalen Umständen erhebliche Probleme mit dem Sehen, die nicht mit einer Brille korrigiert werden können?	Ja	1
		Nein	0
Kognitive Einschränkung	5. Haben Sie ernsthafte Probleme mit dem Gedächtnis?	Ja	1
		Nein	0
Multimorbidität	6. Nehmen Sie pro Tag sechs oder mehr verschiedenen Medikamente ein?	Ja	1
		Nein	0

Nach dem ISAR-Konzept kommt ein Patient für ein geriatrisches Management dann infrage, wenn folgende Voraussetzungen erfüllt sind:

(1) Alter > 70 Jahre **und**

(2) ISAR-Screening positiv (ab 2 Punkte).

Darauf aufbauend wird durch den Einsatz spezifischer bedarfsgerechter Assessment-Instrumente der geriatrische Behandlungsplan erstellt. Ist der Patient als vulnerabel identifiziert, sollte er in eine entsprechende geriatrische Abteilung weitergeleitet werden (▶ Abb. 5.2).

Auch der Hausarzt kann entsprechend eine Vorauswahl durchführen (▶ Abb. 5.2):

WICHTIG

Geriatrisches Identifikationsscreening für Hausärzte, Rettungsärzte, Notaufnahmen (Entwurf, Lüttje 2011):

(1) Alter 80 Jahre: immer oder

(2) Alter 70 Jahre und 1 Punkt von:

- Sturz.
- Delir.
- Früherer Aufenthalt in der Geriatrie.
- Aus Pflegeheim.
- Pflegestufe 1 und höher.
- Mehr als 2 ungeplante Krankenhausaufenthalte in den letzten 12 Monaten.
- VIP 4 („variable indicative of Placement risk"): Hohes Risiko bei Entlassung mit 3 oder 4 Punkten:
  - Lebt allein (Ja: 1 Punkt; Nein: 0 Punkte).
  - Kann telefonieren (Ja: 0 Punkte; Nein: 1 Punkt).
  - Selbstständig Waschen, Anziehen (Ja: 0 Punkte; Nein: 1 Punkt).
  - Kann Wohnung ohne Hilfe verlassen (Ja: 0 Punkte; Nein: 1 Punkt).

Im Weiteren wird dann entschieden, wie nach der akutmedizinischen Intervention und in welchem Setting der Patient entsprechend weiterversorgt werden sollte. Um den künftigen Bedarf an fachspezifischer geriatrischer Versorgung decken zu können, müssen die bestehenden Versorgungsstrukturen weiterentwickelt werden, mit der Perspektive einer adäquaten Versorgung im demografischen Wandel.

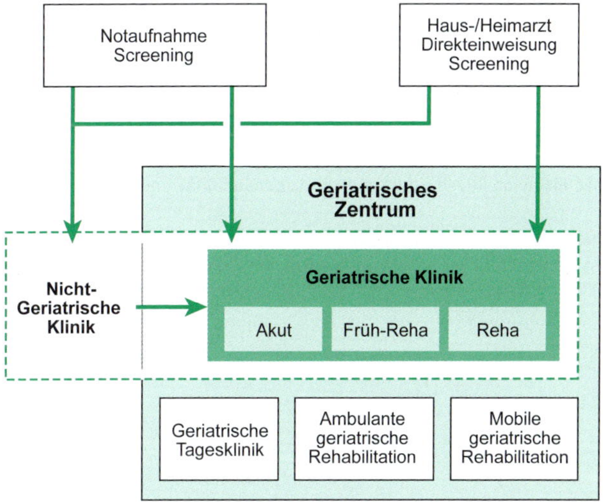

Abb. 5.2 Zugangswege in das Geriatrische Zentrum (▶ Abb. 5.3) [E118, L106]

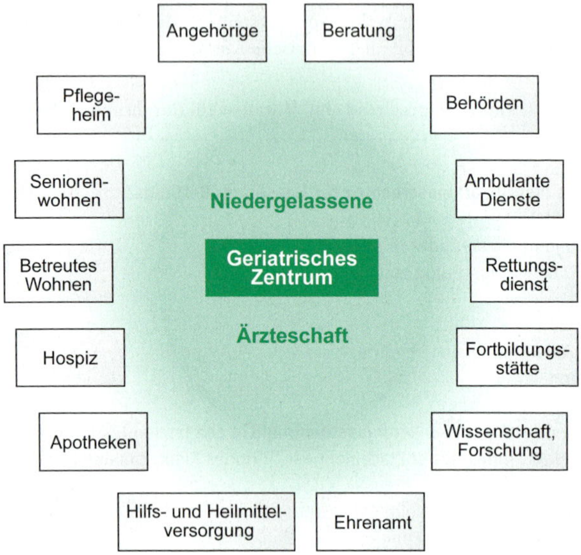

Abb. 5.3 Geriatrischer Versorgungsverbund [P048/L106]

5.5 Perspektiven

Gute Medizin für den hochbetagten vulnerablen Patienten erfordert

(1) spezialisierte Behandlung einzelner Krankheiten,

(2) Umgang mit Komplexität und Vulnerabilität der Patienten,

(3) Verbesserung der Alltagsaktivitäten,

(4) individualisierte Medizin.

! WICHTIG

Zusammenfassend kann man folgende Aussagen treffen:

(1) Geriatrie ist notwendig.

(2) Entwicklungen der Demografie, Medizin, Gesellschaft

(3) Geriatrische Versorgung ist nützlich.

(4) Sie hat einen positiven Effekt auf die Lebensqualität und Selbstständigkeit älterer Patienten.

(5) Wahrscheinlich positiver Effekt auf die Mortalität.

Geriatrie ist ein wesentlicher Aspekt der Medizin der Zukunft.

II Pharmakotherapie

6 Allgemeine Grundsätze für den Einsatz von Arzneimitteln

P. A. Thürmann

6.1 Vorbemerkung

Für eine optimale, individuell angepasste Arzneimitteltherapie, d. h. Erzielung der gewünschten Wirkung bei geringstmöglicher Rate an unerwünschten Arzneimittelwirkungen (UAW), ist es von entscheidender Bedeutung, die Grundcharakteristika des Pharmakons, d. h. seine Pharmakokinetik (▶ Kap. 6.2) und seine Pharmakodynamik (Wirkung z. B. am Rezeptor, Kanal oder Enzym) zu kennen. Diese müssen in Beziehung zum jeweiligen Patienten gesetzt werden: Alter, Körpergewicht, Geschlecht, eingeschränkte Nieren- und Leberfunktion und Begleitmedikation (**cave:** Wechselwirkungen). Genetische Varianten sowohl an den Wirkorten als auch im Arzneistoffwechsel können die Therapie beeinflussen. Genotypisierung ist mittlerweile Bestandteil der Routine bei einigen Tumoren (KRAS-Mutationen bei kolorektalem Karzinom, EGFR-Mutationen bei nichtkleinzelligem Lungenkarzinom) und bei der Therapie der HIV-Erkrankung mit Abacavir (bei Trägern des HLA-B*5701-Gens ist mit hoher Wahrscheinlichkeit mit einer schweren Hypersensitivitätsreaktion zu rechnen).

Die Beachtung der genannten Charakteristika ist besonders relevant bei Arzneimitteln mit

(1) enger therapeutischer Breite, d. h. geringem Abstand zwischen therapeutischer und toxischer Dosis (z. B. neue orale Antikoagulanzien, Cisplatin, Herzglykoside),

(2) nichtlinearer Kinetik, d. h. überproportionalem Anstieg der Plasmaspiegel ab einer bestimmten Dosis (z. B. Amiodaron),

(3) potenziell hoher Toxizität (z. B. Ciclosporin, Abacavir, Cisplatin),

(4) Nichtwirksamkeit bei bestimmten Konstellationen.

6.2 Pharmakokinetik

Zur Beurteilung eines Arzneimittels sind Informationen zu seiner Pharmakokinetik erforderlich. Diese beschreibt den Weg des Arzneimittels im Organismus in Abhängigkeit von der Zeit. Wichtig sind dabei Ausmaß und Geschwindigkeit der Resorption, Metabolismus, Eliminationsweg und -halbwertszeit. Dosierung und Dosierungsintervalle orientieren sich an diesen Kenndaten. Arzneimittel mit geringer therapeutischer Breite müssen individuell auf Körpergewicht, Körperoberfläche bzw. Funktion der Ausscheidungsorgane bezogen dosiert werden, um das Risiko unerwünschter Arzneimittelwirkungen zu reduzieren.

Bei der Arzneimitteltherapie im **Alter** müssen die damit verbundenen physiologischen Besonderheiten berücksichtigt werden (▶ Kap. 12.4).

Arzneimitteltherapie bei eingeschränkter **Nieren- und Leberfunktion:** ▶ Kap. 12.2, ▶ Kap. 12.3. Während das Ausmaß einer Niereninsuffizienz durch die Kreatinin-Clearance einigermaßen zuverlässig ermittelt werden kann, gibt es für eine Leberinsuffizienz keine routinemäßig zu erhebenden zuverlässigen Funktionsparameter, die Auskunft über eine eventuell vorzunehmende Dosisreduktion von Arzneimitteln geben, die überwiegend hepatisch eliminiert werden.

Für einige Wirkstoffe besteht die Möglichkeit, sich anhand von Blutspiegeln (Therapeutisches Drug Monitoring) zu orientieren, ob der gewünschte Zielbereich erreicht wurde. Dies ist z. B. erforderlich, wenn der erwünschte therapeutische Effekt einer Objektivierung nicht oder nur schwer zugänglich ist und daher zu niedrige Konzentrationen ein Therapieversagen und zu hohe Konzentrationen gravierende unerwünschte Wirkungen erwarten lassen (z. B. Immunsuppression nach Organtransplantation). Voraussetzung für einen sinnvoll interpretierbaren Wert ist die Kenntnis, in welchem Abstand von der letzten Dosis die Blutprobe zur Messung des Arzneistoffspiegels abgenommen wurde. Üblicherweise werden Blutspiegel bestimmt für Vancomycin, Ciclosporin (und einige andere Immunsuppressiva), Digitalisglykoside, Theophyllin, Gentamicin, einige Antiepileptika sowie MTX bei Chemotherapie.

6.3 Bioäquivalenz von Generika und Biosimilars

Bei Generika handelt es sich um Arzneimittel mit patentfreien Wirkstoffen, die entweder unter Verwendung des internationalen Freinamens oder unter einem neuen Handelsnamen erhältlich sind. Voraussetzung für den Ersatz von ehemals patentgeschützten Markenpräparaten durch Generika ist die **therapeutische Äquivalenz.** Diese wird auch ohne beweisende Therapiestudie als gegeben vorausgesetzt, wenn die galenische Zubereitung und die Bioverfügbarkeit des Arzneistoffs nachweislich vergleichbar sind (= Bioäquivalenz). Ein Austausch der Präparate ist bei der Abgabe in der Apotheke möglich. Vom Gemeinsamen Bundesausschuss werden in der sog. Substitutionsausschlussliste Wirkstoffe festgelegt, bei denen aufgrund ihrer engen therapeutischen Breite kein Austausch zwischen Generika und Originalpräparaten erfolgen darf (z. B. einige Antiepileptika, Immunsuppressiva, retardierte Opioide und Phenprocoumon). Mittlerweile gibt es verschiedene Generika von biotechnologisch hergestellten Arzneimitteln (z. B. für Erythropoetin, Filgrastim, Rituximab), sog. Biosimilars. Aufgrund der Besonderheiten bei der Herstellung werden eine Wirksamkeitsstudie an Patienten und umfangreiche Untersuchungen zur Sicherheit gefordert.

6.4 Einfluss genetischer Faktoren auf die Arzneimittelwirkungen (Pharmakogenetik, genetischer Polymorphismus)

Aufnahme und Elimination von Arzneimitteln können einer genetisch bedingten Variabilität unterliegen. Das kann zur Folge haben, dass bei einem mehr oder weniger großen Anteil der behandelten Patienten die Wirkung verstärkt und/oder verlängert ist. Einzelne Subtypen des Cytochrom-P450-Systems der Leber (CYP4502D6, -2C19 etc.) sind, insbesondere in Abhängigkeit von der ethnischen Zugehörigkeit, genetisch bedingt unterschiedlich exprimiert. So werden bei etwa 8 % der europäischen Bevölkerung z. B. Flecainid, Metoprolol und Nortriptylin sehr langsam metabolisiert und eliminiert. Diese **„langsamen Metabolisierer“** laufen bei der Behandlung mit einer „Standarddosis“ Gefahr, unerwünschte Wirkungen zu entwickeln. Im umgekehrten Fall wird z. B. Clopidogrel erst über CYP2D19 in einen aktiven Metaboliten überführt, und bei „langsamen Metabolisierern“ ist die Wirksamkeit im Hinblick auf die Prävention von kardiovaskulären Ereignissen geringer.

Einer ausgeprägten Toxizität unter 5-Fluorouracil kann ein Mangel der Dihydropyrimidin-Dehydrogenase zugrunde liegen. Obwohl zahlreiche Polymorphismen für dieses Enzym bekannt sind, kann eine Genotypisierung im Einzelfall hilfreich sein. Noch gehört dies nicht zum Standard, aber gerade für 5-FU gibt es bereits prospektive Studien zum Nachweis des Nutzens einer Dosisanpassung nach Genotypisierung (https://www.pharmgkb.org/chemical/PA128406956). Bei überschießenden Reaktionen unter Standarddosierungen von hepatisch metabolisierten Arzneimitteln (z. B. viele Antidepressiva und Neuroleptika) ist neben Interaktionen an genetische Polymorphismen zu denken, bei einigen Stoffen kann die Konzentrationsmessung hilfreich sein (TDM, ▶ Kap. 6.2).

6.5 Unerwünschte Arzneimittelwirkungen (UAW) und Interaktionen

Eine UAW ist nach Definition „eine schädliche oder unangenehme Reaktion, die durch den Gebrauch eines Arzneimittels hervorgerufen wird“. Sie kann auch einen Medikationsfehler (z. B. zu hohe verordnete Dosis) beinhalten.

Ferner unterteilt man in UAW, die pharmakologisch ableitbar sind (Typ A, z. B. Knöchelödeme bei Kalziumantagonisten) und sog. idiosynkratische UAW (Typ B), die entweder immunologisch (Penicillinallergie) oder genetisch (z. B. durch langsamen Metabolismus) erklärbar sind. Weitere Reaktionstypen beschreiben UAW mit langer Latenzzeit, z. B. Osteoporose nach Heparinen und tardive Dyskinesie nach Neuroleptika. Die Mehrzahl der beobachteten UAW gehört zu den Typ-A-Reaktionen, d. h., sie sind durch den Hauptwirkmechanismus erklärbar und zu einem erheblichen Anteil vermeidbar oder könnten bei rechtzeitiger Intervention abgeschwächt werden.

Bei der Auswahl eines Arzneimittels aus einer Reihe von Medikamenten mit gleicher Indikation bestimmen nicht zuletzt die möglichen unerwünschten Wirkungen den Einsatz. Wichtig ist die Kenntnis der Häufigkeit insbesondere von schweren unerwünschten Wirkungen.

Da eine zahlenmäßig exakte Häufigkeitsangabe kaum möglich ist, werden z. B. in der Fachinformation von Arzneimitteln Häufigkeiten definiert, z. B. > 10 % als „sehr häufig“ (▶ Kap. 29, Tab. 29.6).

Folgende Umstände begünstigen das Auftreten unerwünschter Wirkungen:

(1) Hohe Dosierungen

(2) Zahl der gleichzeitig verabreichten Arzneimittel (Interaktionen)

(3) Funktionelle Störungen der Ausscheidungsorgane, insbesondere von Leber oder Nieren

(4) Lebensalter

(5) Modifikation der Dosis-Wirkungs-Beziehung durch Erkrankungen

(6) Immunologischer Status (z. B. Tumorleiden, virale Infektion)

Nach der Berufsordnung für Ärzte soll jeder Arzt die ihm bekannt werdenden UAW an die Arzneimittelkommission der Deutschen Ärzteschaft melden, insbesondere schwere oder bisher unbekannte UAW sowie unerwartete UAW mit neu zugelassenen Arzneimitteln.

6.6 Arzneimittel-Wirkungsänderungen durch Mahlzeiten und Nahrungsinteraktionen

6.6.1 Arzneimittelwirkung und Nahrungsaufnahme

Für die optimale Wirkung und Verträglichkeit von Arzneimitteln kann es von Bedeutung sein, **wann** das Arzneimittel eingenommen wird. Für einige wenige Medikamente sind besondere Einnahmevorschriften zu beachten. Auf **leeren Magen** eingenommen werden sollen daher Arzneimittel wie Levothyroxin, Penicilline, Rifampicin und Levodopa und unbedingt Bisphosphonate, um die Bioverfügbarkeit zu erhöhen. Wird die Nüchterngabe nicht vertragen, können diese Arzneimittel ggf. auch zu einem leichten Essen gegeben werden; allerdings führt dies zu einem gewissen Wirkverlust, was eine Dosisanpassung nötig machen kann. Es gibt aber auch Arzneimittel, deren Aufnahme in die Blutbahn und damit ihr Transport zum Wirkort durch die gleichzeitige Nahrungsaufnahme verbessert wird. Dies sind lipophile Medikamente wie Spironolacton, Phenytoin, Ketoconazol, Benzodiazepine, Erythromycinäthylsuccinat, Cefuroximaxetil, Propranolol, Metoprolol und Hydrochlorothiazid.

6

6.6.2 Wechselwirkungen mit Nahrungsbestandteilen (Nahrungs-Arzneimittel-Interaktion)

(1) *Milchprodukte:* Tetrazykline, Chinolone und Eisenpräparate: Absorption ↓ (Bildung schwerlöslicher Chelate).

(2) *Alkohol:* Psychopharmakawirkung ↑, UAW von Metronidazol ↑, Propranololabsorption ↓, UAW von Ketoconazol ↑ u. a.

(3) *Vitamin-K-reiche Nahrung* (Spinat, Kohl): Coumarin-(Marcumar®-)Wirkung ↓.

(4) *Grapefruitsaft:* Kalziumkanalblocker, Terfenadin, Benzodiazepine, einige Statine (bes. Simvastatin), Ciclosporin: Plasmakonzentration ↑.

6.7 Empfehlung für einen sinnvollen Einsatz von Arzneimitteln

(1) Arzneimittel einsetzen, deren Wirkung wissenschaftlich zweifelsfrei belegt ist (**evidenzbasierte Medizin**).

(2) Vor Einsatz eines neuen oder selten verwendeten Arzneimittels **Information** über seine Eigenschaften einholen. Dazu eignen sich die vom pharmazeutischen Unternehmen obligat zu erstellende „Fachinformation“ und „Gebrauchsinformation“ (s. u.).

(3) Bei Beginn einer Pharmakotherapie Festlegung der **Zielkriterien,** anhand deren der Therapieerfolg geprüft wird.

(4) Versuch, vom Patienten sämtliche von ihm eingenommenen Arzneimittel genannt zu bekommen, um das **Potenzial möglicher Interaktionen** abschätzen zu können.

(5) Versuch, durch eine gute Information des Patienten bei ihm eine möglichst **hohe Adhärenz** zu erzielen.

6.8 Informationsmöglichkeiten über Arzneimittel

Für den Arzt ist vor allem die „**Fachinformation**“ eines Arzneimittels eine wichtige und ergiebige Informationsquelle. Die Fachinformation ist ein „offizielles“ Dokument, da sie als Anlage zum Zulassungsbescheid eines Pharmakons alle wichtigen Angaben zu diesem Arzneimittel enthält, ihr Inhalt strikt auf dessen Prüfergebnissen basiert und sie durch die europäische Zulassungsbehörde (EMA) bzw. in Deutschland durch das Bundesinstitut für Arzneimittel und Medizinprodukte (BfArM) oder das Paul-Ehrlich-Institut freigeben werden muss. Die meisten Fachinformationen stehen im Internet kostenfrei zur Verfügung (Adresse s. u.).

Für den Patienten ist die „**Gebrauchsinformation**" (**Packungsbeilage**) wichtig, um sich über ein Arzneimittel zu informieren. Auch sie ist ein „offizielles Dokument", das der behördlichen Genehmigung, mittlerweile auch Lesbarkeitstestungen, unterworfen ist. Wenngleich die Gebrauchsinformation im Regelfall für den medizinischen Laien verständlich sein sollte, enthält sie doch – nicht selten aus juristischen Erwägungen – Inhalte, die für den Patienten schwer verständlich sind und der Erläuterung bedürfen. Somit kommt vor Beginn einer Pharmakotherapie auch aus haftungsrechtlichen Gründen der Beratung des Patienten durch den behandelnden Arzt über Therapiekonzept, Heilungsaussichten und mögliche, insbesondere schwerwiegende, unerwünschte Wirkungen eine besondere Bedeutung zu. Nur für die in der Fachinformation genannten Anwendungsgebiete ist ein Arzneimittel zugelassen und auch nur hierfür gilt die Produkthaftung des Herstellers. Ein darüber hinausgehender Gebrauch gilt als „**Off-Label-Use**". Hierüber müssen der Patient aufgeklärt und die Aufklärung dokumentiert werden.

Auskünfte

Informationen zu Arzneimitteln können abgefragt werden bei folgenden Institutionen:

Das Portal für Arzneimittelinformationen des Bundes und der Länder: http://www.pharmnet-bund.de/dynamic/de/am-info-system/index.html.

Fachinfo-Service (kostenfrei): Rote Liste® Service GmbH, Internet: www.fachinfo.de (einmalige Registrierung und Nachweis der Approbation erforderlich).

Bundesinstitut für Arzneimittel und Medizinprodukte, Kurt-Georg-Kiesinger-Allee 3, 53175 Bonn, Telefon: +49 (0)228 207–30 (Zentrale), Fax: +49 (0)228 207–5207, Internet: http://www.bfarm.de.

Arzneimittelkommission der deutschen Ärzteschaft, Geschäftsstelle Herbert-Lewin-Platz 1, 10623 Berlin, Telefon: 030/400456–500, Fax: 030/400456–5555, Internet: http://www.akdae.de.

Dem jeweiligen pharmazeutischen Unternehmen (Adressen: grüner Teil der Roten Liste).

7 Immunsuppressive Therapie

T. Poralla und E. Märker-Hermann

7.1 Prinzipien der immunsuppressiven Therapie (isTh)

Nachteil der allermeisten Substanzen ist ihre mangelnde Spezifität, sodass mit erhöhter Infektgefährdung, teilweise erhöhter Tumorinzidenz (Deshalb übliche Krebsvorsorgeuntersuchungen besonders wichtig!) sowie weiteren substanzspezifischen UAW zu rechnen ist.

Die isTh orientiert sich an empirisch gewonnenen Schemata, verlangt jedoch eine individuelle Planung im Einzelfall. Richtschnur bilden dabei die Gefährdung durch die jeweilige Erkrankung auf der einen und mögliche UAW auf der anderen Seite. Vor einer evtl. Therapieeskalation ist differenzialdiagnostisch stets an eine Infektion unter isTh zu denken, deren Symptome atypisch bzw. mitigiert sein können. **Cave:** Hohes Infektionsrisiko bei Komorbiditäten insbes. COPD, Diabetes mellitus, chronischen Lebererkrankungen, kombinierter isTh und hohem Alter (> 75 Jahre)!

Für die isTh gelten folgende Grundsätze:

(1) **Therapieindikation:** Grundsätzlich nur bei gesicherter Autoimmunerkrankung geben. Andere Ursachen der Symptome (z. B. malignes Lymphom) sind auszuschließen.

(2) **Auswahl von Immunsuppressiva:** Die Indikation für bestimmte Substanzen wird i. d. R. nicht durch die Diagnose per se gestellt. Entscheidend sind die entzündliche Aktivität sowie Art und Ausmaß des Organbefalls, z. B. bei systemischem Lupus erythematodes (SLE) mit zerebralem Befall intensive und primär kombinierte isTh, bei alleinigem Befall von Haut und Gelenken allenfalls niedrig dosierte Steroidmonotherapie.

Sofern Therapiealternativen zur Verfügung stehen, müssen Komorbiditäten beachtet werden (z. B. kein MTX bei gleichzeitiger NASH oder fortgeschrittener Niereninsuffizienz, bei Tumoranamnese eher Rituximab als Anti-TNFα-Therapie). Zu beachten sind auch Medikamenteninteraktionen (s. hierzu z. B. www.druginteractions.org)! Bei unzureichendem Effekt sollte unbedingt die Compliance bzw. Adhärenz der Patienten geprüft werden. Gegebenenfalls sind parenteral verabreichte Substanzen (z. B. MTX, Rituximab oder Tocilizumab) zu bevorzugen. Darüber hinaus ist der jeweilige Zulassungsstatus der Medikamente für die individuelle Erkrankung zu berücksichtigen, sonst „off label use".

(3) **Notwendige Kontrollen:** Unter isTh sind auch bei subjektivem Wohlbefinden regelmäßige ärztliche Kontrollen und bestimmte Zusatzuntersuchungen erforderlich (▶ Tab. 7.4). Die Patienten sollten über ihre Erkrankung und Therapie möglichst gut unterrichtet sein. Hierdurch lässt sich am besten erreichen, dass sie die Behandlung zuverlässig anwenden und ihren Arzt bei UAW oder Zweiterkrankungen unverzüglich informieren.

(4) **Deeskalation der Therapie:** Im Verlauf ist regelmäßig zu überprüfen, ob eine Reduktion der Dosis, eine Umstellung auf UAW-ärmere Substanzen, das Absetzen einzelner Medikamente oder ein Ende der Therapie möglich ist. Andererseits darf eine therapieinduzierte Remission nicht zum voreiligen Abbruch der Behandlung veranlassen. Dosisreduktionen sollten schrittweise erfolgen; im Fall einer kombinierten isTh sollte jeweils nur eine der Substanzen reduziert oder abgesetzt werden. Für einige Erkrankungen, z. B. die Autoimmunhepatitis, darf eine empirisch definierte Mindesttherapiedauer nicht unterschritten werden.

(5) **Alkylanzien** (Cyclophosphamid) sollten ausschließlich bei Befall lebenswichtiger Organe eingesetzt werden. Im Verlauf ist zu prüfen, ob eine Umstellung auf Antimetaboliten (z. B. Azathioprin) möglich ist.

7

(6) **Begleittherapie:** Neben der isTh bedarf es ggf. zusätzlich einer symptomatischen Behandlung (z. B. Antihypertensiva). Dies kann auch für UAW der Therapie gelten (z. B. bei steroidinduziertem Diabetes).

(7) **Zweiterkrankungen:** Interkurrent auftretende Zweiterkrankungen unverzüglich und konsequent behandeln! Dies gilt vor allem für Infektionen, die i. d. R. nicht zum Abbruch einer zum gegebenen Zeitpunkt noch indizierten isTh veranlassen sollten. Es kann vielmehr sogar eine Erhöhung der Glukokortikoid-Dosis bei inadäquater Reaktionsfähigkeit der Nebennieren nach längerfristiger Steroidtherapie notwendig sein.

Nur bei lebensbedrohlicher Infektion kann ein Therapieabbruch, z. B. nach Nierentransplantation dann auch unter Inkaufnahme eines Transplantatverlusts, erwogen werden. Zu beachten ist dann die Gefahr eines Immunrekonstitutionssyndroms (IRIS), das eine Vielzahl von Symptomen, die auch bei Infektionen vorkommen, hervorrufen kann und ggf. einer Glukokortikoid-Therapie bedarf (initial 1 mg Prednisolonäquivalent/kg/d).

(8) **Therapieanpassung bei besonderen Umständen:** Längerfristig mit Kortikosteroiden behandelten Patienten droht unter bestimmten Umständen (Unfall, Operation, schwere Infektion) eine Addison-Krise. In diesem Fall ist eine ausreichende Substitution erforderlich (▶ Tab. 7.3). Operationen unter isTh verlangen eine individuelle und interdisziplinäre Abwägung. Sofern sie nicht bis zum Erreichen einer Remission der Autoimmunerkrankung mit nachfolgender Deeskalation oder Beendigung der Therapie (optimal) aufgeschoben werden können, gilt, dass Methotrexat (MTX) und wohl auch Tumornekrosefaktor-α-Antagonisten sowie Glukokortikoide nicht abgesetzt werden sollten. Notoperationen unter anderen Immunsuppressiva beinhalten ein besonders hohes Risiko.

Insbesondere unter intensiver isTh muss ggf. auch an sonst seltene Infektionen wie z. B. mit Pneumocystis jiroveci (PCJ) oder Pilzen (Aspergillen) gedacht werden.

(9) **Notfallausweis:** Immunsuppressiv Behandelte müssen einen Notfallausweis erhalten (und bei sich tragen), der Erkrankung, ggf. Zweiterkrankungen oder Komplikationen sowie Art, Dauer und Dosis der Medikation angibt.

(10) Eine **Schwangerschaft** sollte erst geplant werden, wenn die isTh wieder abgesetzt oder auf eine niedrig dosierte Steroidmonotherapie reduziert werden konnte. Bei höher dosierter (> 20 mg Prednisolonäquivalent/d) Therapie in der Spätschwangerschaft steigt das Risiko einer Frühgeburt und eines reduzierten Geburtsgewichts. Allerdings stellt eine unzureichend kontrollierte entzündliche Aktivität einer Autoimmunerkrankung für Mutter und Kind im Allgemeinen das größere Risiko dar! Trotz Teratogenität in Tierversuchen wurden unter Azathioprin inzwischen mehr als 2.000 Schwangerschaften ohne erhöhte Fehlbildungsrate ausgetragen. Sofern eine intensive isTh bei bereits bestehender

Schwangerschaft erforderlich ist, können Steroide in höherer Dosis (ggf. auch Stoßtherapie), Azathioprin, Ciclosporin oder intravenöse Immunglobuline verwendet werden (▶ Tab. 7.1).

Unter einer Anti-TNFα-Therapie mit Infliximab, Adalimumab und Etanercept ist inzwischen eine größere Anzahl von Geburten ohne eine signifikante Häufung von Fehlbildungen erfolgt. Dennoch ist die Gabe vor und in der Schwangerschaft wegen der langen Halbwertszeit (HWZ) mit einer vollständigen Elimination erst nach Monaten sowie wegen des Übergangs der Antikörper auf das Neugeborene und fehlender Langzeitbeobachtungen mit großer Vorsicht zu betrachten.

(11) **Stillen:** ▶ Tab. 7.1. Unter Prednison kann gestillt werden (Tabletteneinnahme bei > 20 mg/d am besten nach dem morgendlichen Stillen, nächstes Stillen dann erst 4 h nach Einnahme).

Tab. 7.1 Schwangerschaft, Konzeption und Stillen bei häufig eingesetzten Immunsuppressiva

Medikament	Anwendung in der Schwangerschaft	Absetzen vor geplanter Konzeption[1]	Stillen
Prednisolon[2]	Erlaubt	Nein	Erlaubt
Azathioprin	Möglich	Nicht unbedingt erforderlich	Nein, aber wahrscheinlich unbedenklich
Methotrexat	Kontraindiziert	3–6 Monate	Nein
Mycophenolsäure	Kontraindiziert	6–8 Wochen	Nein
Cyclophosphamid[3]	Kontraindiziert	3–6 Monate	Nein
Ciclosporin	Möglich	Nicht unbedingt erforderlich	Nein, aber wahrscheinlich unbedenklich
Leflunomid	Kontraindiziert	24 Monate oder „auswaschen"	Nein
Infliximab	Nein, aber möglich[4]	6 Monate	Nein, aber wahrscheinlich unbedenklich
Adalimumab	Wie bei Infliximab	5 Monate	Nein, aber wahrscheinlich unbedenklich
Certolizumab Pegol	Nein	5 Monate	Nein
Golimumab	Nein	6 Monate	Nein
Etanercept	Nein, im Einzelfall aber wohl möglich	3 Monate	Nein
Rituximab	Nein	12 Monate	Nein
Abatacept	Nein	14 Wochen	Nein
Tocilizumab	Nein	6 Monate	Nein
Vedolizumab	Nein	18 Monate	Nein
Ustekinumab	Nein	15 Wochen	Nein
Tofacitinib	Kontraindiziert	4 Wochen	Nein
Baricitinib	Kontraindiziert	1 Woche	Nein

1 Gilt für Behandlung des weiblichen wie des männlichen Partners!
2 Nicht jedoch Budenosid.
3 **Cave:** Schädigung der Fertilität bei Frauen und Männern
4 Bei Exposition im 3. Trimenon sollten Lebendimpfungen beim Kind wahrscheinlich erst mit 12 Monaten erfolgen.

(12) **Rauchen** sollte, da es die körpereigene Abwehr schwächt, grundsätzlich gemieden werden.

(13) **Infektionsprophylaxe:** Vor Einleitung einer isTh Impfstatus kontrollieren und ggf. auffrischen. Nach Lebendimpfungen ist ein Abstand von mindestens 2, besser 4 Wochen vor Therapiebeginn erforderlich. Unter isTh sind Totimpfungen gegen Influenza (jährlich außer unter Tocilizumab), Pneumokokken (optimal zunächst Impfung mit Konjugatimpfstoff und anschließend Nachimpfung mit Polysaccharidimpfstoff), Tetanus und Diphtherie (alle 10 Jahre) sowie je nach individuellem Risiko (z. B. Reisen) gegen Hepatitis A, Hepatitis B, Polio (Auffrischimpfung alle 10 Jahre), Meningokokken, Pertussis und Typhus (Totimpfstoff) sowie bei jungen Frauen HPV indiziert. Wegen möglicherweise verminderter Impfantwort unter Immunsuppression sind serologische Kontrollen des Impferfolgs und ggf. Booster-Impfungen zu empfehlen. Impfungen mit Lebendimpfstoffen sind prinzipiell unter Immunsuppression und bis zu 3–12 Monate nach deren Absetzen kontraindiziert (Typhus [Lebendimpfstoff], Gelbfieber, Masern, Mumps, Röteln, Varizellen). Im Einzelfall ist hierüber jedoch insbesondere bei Jugendlichen individuell zu entscheiden (z. B. wird eine niedrig dosierte MTX- oder Prednisolon-Therapie [< 20 mg/d] nicht grundsätzlich als Kontraindikation angesehen). Eine intensive Immunsuppression insbesondere mit „Biologicals" darf erst 3 Monate nach einer bereits erfolgten Lebendimpfung eingeleitet werden. Enge Kontaktpersonen immunsupprimierter Patienten sollten alle altersgemäßen Impfungen erhalten („immunologischer Schutzschild"). Sofern eine isTh nicht sofort eingeleitet werden muss, empfiehlt sich mindestens 3 Wochen vor deren Beginn eine Pneumokokken- und bei seronegativen Patienten auch eine Varizellenimpfung. Im Übrigen im Notfall Immunglobuline, insbesondere nach Varizellen- oder Masernkontakt innerhalb von 96 h antigenspezifische Immunglobuline, bei Varizellen alternativ auch Aciclovir. Bei einer intensiven (> 0,5 mg/kg Prednisolonäquivalent/d) und kombinierten Therapie insbesondere unter Einschluss von Cyclophosphamid ist auch eine PCJ-Prophylaxe (Trimethoprim 160 mg + Sulfamethoxazol 800 mg, 3-mal pro Woche) indiziert. Gleiches gilt für eine INH-Prophylaxe bei Patienten mit durchgemachter Tuberkulose bei einer Steroidtherapie, die mindestens 2 Monate > 15 mg Prednisolonäquivalent/d (▶ Kap. 7.2.1) beinhaltet, oder bei einer kombinierten Immunsuppression. Da unter isTh schwere Reaktivierungen einer Hepatitis B mit teilweise letalem Verlauf aufgetreten sind, müssen vor Beginn einer intensiven isTh unabhängig vom Anti-HBs-Status nach aktueller Empfehlung der American Gastroenterological Association (AGA) bei sämtlichen „Biologicals", aber auch bei einer längerfristigen Steroidtherapie mit mehr als 10 mg/kg Prednisolonäquivalent/d über mehr als 4 Wochen, HBs-Ag und Anti-HBc bestimmt werden. Bei positivem Ausfall eines dieser Tests ist eine antivirale Therapie bevorzugt mit Tenofovir oder Entecavir vor Einleitung der Therapie und 6, bei Rituximab 12 Monate über deren Ende hinaus (▶ Kap. 18.1.3) indiziert.

Zur Infektionsprophylaxe gehört jedenfalls bei intensiver isTh auch der Verzicht auf Reisen in Regionen mit geringem hygienischem Standard sowie das Meiden potenziell keimhaltiger Speisen (rohes Fleisch, roher Fisch [Sushi!], Meeresfrüchte, frischeihaltige Speisen [Mayonaise, Tiramisu], Eiswürfel, offenes Speiseeis, offene Kaltgetränke, in Kunststofffolie verpackte „frische" Nahrungsmittel).

7.2 Immunsuppressiv wirksame Substanzen und Verfahren

7.2.1 Glukokortikoide

Pharmakokinetik Nach oraler Gabe rasche und auch bei gleichzeitiger Nahrungszufuhr nahezu vollständige Resorption, parenterale Applikation daher nur bei schwerwiegenden Erkrankungen des Magen-Darm-Trakts oder gravierenden Systemerkrankungen. Die Plasmahalbwertszeit für Prednisolon liegt bei 2–4 h, die maximale Wirkung wird nach 2–8 h erreicht, die biologische HWZ beträgt 18–36 h (durch genomische Wirkungen).

Präparatewahl Die verschiedenen Glukokortikoide unterscheiden sich in ihrer relativen Wirkungsstärke, ihrer biologischen HWZ und geringer ihrer mineralokortikoiden Potenz. Überblick ▶Tab. 7.2, wobei die Grenzdosis (auch sog. Cushing-Schwellendosis, etwa äquivalent zur normalen endogenen Cortisoltagesproduktion) bei längerfristiger Anwendung möglichst nicht überschritten werden sollte. Die „Schwelle", bei deren Überschreiten vermehrt UAW auftreten, kann individuell allerdings erheblich variieren. Langfristig frei von UAW ist auch eine niedrig dosierte Therapie nicht.

Tab. 7.2 Äquivalenzdosen und biologische Halbwertszeit gebräuchlicher Glukokortikoide

Wirkstoff	Grenzdosis	Biologische Halbwertszeit
Prednisolon	5–7,5 mg	12–36 h
Prednison	5–7,5 mg	12–36 h
6-Methylprednisolon	4–6 mg	12–36 h
Deflazacort	6–8 mg	24–48 h
Triamcinolon	4–6 mg	36–72 h
Dexamethason	1,0–1,5 mg	36–72 h

Derivate mit langer biologischer HWZ sind wegen ausgeprägterer Hemmung der endogenen Cortisonproduktion als Immunsuppressiva problematisch; in noch stärkerem Maße gilt dies für i. m. zu applizierende Depotpräparate. Grundsätzlich Präparate mit kurzer HWZ bevorzugen. Die mineralokortikoide Wirksamkeit von Methylprednison und Deflazacort ist im Vergleich zu Prednisolon geringer, sodass diese bei arterieller Hypertonie oder Ödemen bevorzugt werden können.

Eine Sonderstellung unter den oralen Glukokortikoiden nimmt **Budesonid** ein, das zu 90 % einem First-Pass-Metabolismus in der Leber unterliegt, sodass UAW wesentlich geringer ausgeprägt sind. Dies gilt aber nur, wenn keine Leberzirrhose (Kontraindikation!) vorliegt. Budesonid ist nur im Bereich des Darms (Morbus Crohn, mikroskopische Kolitis) und der Leber (Autoimmunhepatitis) wirksam. Nach initial höherer Prednisolon-Dosis sollte schrittweise umgestellt werden: Bei 30 mg Prednisolon/d mit Budesonid (9 mg/d) beginnen und Prednisolon dann in wöchentlichen Intervallen auf 20 mg/d, 10 mg/d und 10 mg jeden 2. Tag reduzieren, bevor mit Budesonid allein weitertherapiert wird. Auch unter Budesonid-Therapie kann in „Stresssituationen" eine Substitutionstherapie (▶Tab. 7.3) erforderlich sein.

Applikationsweise Infolge der langen biologischen HWZ ist eine einmal tägliche Applikation meist ausreichend. Wegen des zirkadianen Rhythmus der endogenen Cortisolsekretion Glukokortikoide möglichst in ungeteilter Dosis morgens zwischen 6:00 und 8:00 Uhr verabreichen. Ist eine 2-malige Applikation notwendig, zwei Drittel morgens und ein Drittel möglichst um 15:00 Uhr geben (20:00 Uhr stört den endogenen Regelkreis noch stärker), wobei eine Aufteilung bei gleicher Gesamtmenge einer Dosiserhöhung entspricht, da die Clearance nach einmaliger höherer Dosis größer ist.

Bei niedrig dosierter (2,5–10,0 mg/d) Prednison-Therapie einer rheumatoiden Arthritis kann eine galenische Zubereitung, die nach abendlicher Einnahme gegen 22:00 Uhr den Wirkstoff gegen 2:00 Uhr freisetzt (Lodotra®), Vorteile im Sinne einer deutlichen Reduktion der Morgensteifigkeit (bei allerdings wesentlich höheren Kosten) bieten.

Dosierung Die Dosierung muss prinzipiell individuell erfolgen. Starre Schemata sind zumindest über längere Anwendungszeiträume nicht empfehlenswert. Grundsätzlich gilt: „So viel wie nötig, so wenig wie möglich!"

Mit gewisser Vereinfachung sind drei Dosisbereiche zu unterscheiden:

(1) **„Low-Dose"-Therapie:** Beginn mit kleinen Dosen (z. B. 5 mg Prednisolon/d), bei unzureichender Wirkung dann ggf. Steigerung (nächster Schritt z. B. 7,5 mg/d).

(2) **Mittel bis hoch dosierte Therapie:** Initial 0,2–0,3 mg/kg/d (niedrige), 0,5–0,7 mg/kg/d (mittelhohe) oder 1 mg/kg/d (hohe Dosierung) Prednisolonäquivalent.

(3) **Ultrahoch dosierte Stoßtherapie:** In besonders bedrohlichen Situationen oder nach Versagen der unter (2) genannten Therapie i. v. Infusion von z. B. 15 mg/kg/d Methylprednisolon (über 30 min in 250 ml physiologischer NaCl-Lösung) über 3(–6) Tage, ggf. noch 3- bis 6-mal in 4- bis 6-wöchigen Abständen zu wiederholen. Steroidbedarf danach häufig nur relativ gering (z. B. ≤ 20 mg/d Prednisolon), daher auch als Induktionstherapie infrage kommend.

Besonderheiten bei der Anwendung Aufgrund der Suppression der endogenen Cortisolsekretion durch exogen zugeführte Glukokortikoide gelten folgende Regeln: Eine kurzfristige (bis zu etwa 2 Wochen) Steroidtherapie kann abrupt beendet werden.

Nach einer Behandlung über maximal etwa 2 Monate in niedriger Dosis kann die Therapie i. d. R. schrittweise alle 2–3 Tage reduziert werden.

Nach Therapie oberhalb der Grenzdosis (▶ Tab. 7.2) über mehr als 2 Wochen muss der Dosisabbau i. d. R. in Intervallen von 5 bis 10 Tagen in umso kleineren Schritten erfolgen, je niedriger die zuletzt verwendete Dosis und je länger die Behandlungsdauer war (nicht mehr als 20 % der zuletzt eingenommenen Dosis auf einmal abbauen und in niedrigen Dosisbereichen auch die Intervalle verlängern), z. B. 5 mg Prednisolon in 1-mg-Schritten (mithilfe von Decortin® H1 leicht zu realisieren). Bei normalen Werten des Plasmacortisols (frühmorgendlich vor Gabe der Medikation) bzw. eines ACTH-Kurztests oder eines CRH-Stimulationstests nach mindestens 22-stündiger Steroidpause kann die Glukokortikoid-Therapie sofort vollständig abgesetzt werden. Anderenfalls kann bei zu rascher Verminderung der Dosis ein **Steroidentzugssyndrom** mit Schwäche, Antriebslosigkeit, Depression, Myalgien, Muskelschwäche, Cephalgien, Anorexie und Fieber, selten auch mit einem Pseudotumor cerebri auftreten, das ggf. von einer Reaktivierung der Grundkrankheit abzugrenzen ist und einer passageren Erhöhung der Steroiddosis, evtl. unter Verwendung von Hydrocortison, bedarf.

In **Stresssituationen** wie schweren Infekten, Traumen oder Operationen kann eine Substitutionsbehandlung erforderlich sein (▶ Tab. 7.3). Vor elektiven Operationen lässt sich deren Notwendigkeit mithilfe der o. g. Diagnostik klären. Bei ausreichender endogener Cortisonproduktion muss die Dosis perioperativ nicht verändert werden. Muss eine **Schwangere** im letzten Trimenon mit hohen Steroiddosen behandelt werden, kann beim Neugeborenen eine Nebenniereninsuffizienz entstehen, die unbedingt substitutionsbedürftig ist.

Tab. 7.3 Substitutionsbehandlung bei Patienten mit supprimierter endogener Cortisolproduktion unter besonderen Umständen
Die übliche präoperative Glukokortikoid-Dosis sollte auch am OP-Tag und postoperativ (ggf. i. v.) beibehalten werden, zusätzlich sind (bei unkompliziertem Verlauf) zu empfehlen:
Bei kleineren operativen Eingriffen (z. B. Synovektomie) oder aufwendigeren Endoskopien (z. B. endoskopische Mukosaresektion) 25 mg Hydrocortison präoperativ, weitere 25 mg in den nachfolgenden 6–12 h.
Bei größeren Operationen (z. B. Cholezystektomie) 50–75 mg Hydrocortison per infusionem intraoperativ, weitere 50–75 mg während des restlichen OP-Tags, 20–25 mg Hydrocortison 8-stdl. am 1. postoperativen Tag, ab 2. postoperativem Tag präoperative Dosis.
Bei großen Operationen (z. B. große Gefäßoperationen, totale Proktokolektomie) 50–100 mg Hydrocortison per infusionem intraoperativ sowie 50 mg Hydrocortison 8-stdl. postoperativ. Am 1. und 2. postoperativen Tag 50 mg 8-stdl. Am 3. postoperativen Tag 25 mg 8-stdl., danach evtl. noch weitere absteigende Substitution über wenige Tage.

Tab. 7.3 Substitutionsbehandlung bei Patienten mit supprimierter endogener Cortisolproduktion unter besonderen Umständen *(Forts.)*
Bei schweren Zweiterkrankungen (z. B. Infektionen) Verdopplung der üblichen Glukokortikoid-Dosis, konsequente Therapie der Zweiterkrankung.
Anmerkung: Bei arterieller Hypertonie und Ödemen kann anstelle von Hydrocortison Prednisolon (Dosis dann jeweils ¼ der Hydrocortison-Dosis) verwendet werden. Bei komplizierten Verläufen können noch höhere Dosierungen und eine längere Anwendung erforderlich sein! Auch bei ungewohnter körperlicher Anstrengung (z. B. Hochgebirgstour) sollte die Dosis passager verdoppelt werden.

Kontraindikationen für eine systemische Glukokortikoid-Therapie Systemische Mykosen, Herpes- und Varizelleninfektionen (auch in der unmittelbaren Umgebung der Patienten), bakterielle Infektionen, schwere Osteoporose sowie steroidinduzierte Psychosen, entgleister Diabetes mellitus, schwer einstellbares Glaukom sowie eine (innerhalb von 2 Wochen) vorangegangene Impfung mit einem Lebendimpfstoff (▶ Kap. 7.1 [13]). Sind Glukokortikoide trotzdem unbedingt erforderlich, sollten sie stationär verabreicht und mit einer konsequenten Begleittherapie verbunden werden.

Interaktionen Verstärkung durch Östrogene und Ketoconazol, schwere Leberfunktionsstörungen und terminale Niereninsuffizienz, bei Hypalbuminämie, Hypothyreose sowie im höheren Lebensalter, Abschwächung bei Hyperthyreose sowie durch Rifampicin und Phenytoin. Komedikation mit Chinolonen erhöht das Risiko von Sehnenrupturen.

Die Kumarinwirkung wird i. d. R. abgeschwächt (Kontrolle der INR nach Reduktion oder Absetzen der Kortikoide!), kann bei Hochdosis-Therapie jedoch auch verstärkt werden. Der Kaliumverlust durch Thiazide und Schleifendiuretika wird verstärkt. Schleifendiuretika begünstigen durch Hyperkalziurie die Osteoporoseentwicklung.

Unerwünschte Arzneimittelwirkungen Zahlreiche UAW überwiegend dosisabhängig, individuell jedoch erheblich variierend, insbesondere bei Überschreitung der genannten Grenzdosen! (▶ Tab. 7.2). Die erhöhte Infektanfälligkeit (s.o.) und das erhöhte kardiovaskuläre Risiko bedingen auch eine erhöhte Mortalität. Daher Impfempfehlungen ebenso beachten wie Hepatitis-B-Screening bei voraussichtlicher Therapie mit ≥ 20 mg Prednisolonäquivalent/d über ≥ 4 Wochen (**Cave:** auch Hepatitis-B-Flare nach Absetzen einer Glukokortikoid-Therapie!), ggf. antivirale Therapie erforderlich (▶ Kap. 7.1 [13]). Bei Dosierung ab 20 mg Prednisolonäquivalent/d sollte eine PCJ-Prophylaxe erwogen werden. Die einschlägigen kardiovaskulären Risikofaktoren sollten unter Glukokortikoid-Therapie besonders konsequent angegangen werden. **Andere häufige UAW** wie Gewichtsanstieg, cushingoider Habitus, Akne, Diabetes, Hyperlipidämie, Thromboseneigung, Blutdruckanstieg, Hypokaliämie und Ödembildung sind i. d. R. vollständig reversibel. Hervorzuheben sind Osteoporose, aseptische Knochennekrosen, Hautatrophie, Katarakt und Glaukom, die nicht oder nur teilweise reversibel sein können. Auch auf psychische Veränderungen (häufig Euphorie, aber auch Depression, evtl. mit Suizidgefährdung) ist besonders zu achten.

Die **seltene** steroidinduzierte Vaskulitis ist ebenso wie die Myopathie, die bevorzugt die proximalen Muskeln betrifft, unbedingt von einer Exazerbation der Grundkrankheit zu unterscheiden (**Cave:** weitere Erhöhung der Steroiddosis).

Begünstigend auf Entstehung und Komplikationen von Magen- und Duodenalulzera wirken Glukokortikoide insbesondere in Kombination mit NSAR, daher Indikation zu deren Einsatz streng stellen und Begleittherapie mit einem Protonenpumpeninhibitor, ebenso bei Steroidmonotherapie mit Ulkusanamnese! (**Cave** auch die seltene steroidinduzierte Pankreatitis).

! WICHTIG

Die „Choosing-wisely"-Initiative der Deutschen Gesellschaft für Innere Medizin hebt hervor: „Eine längerfristige Glukokortikoidtherapie in einer Dosis von mehr als 5 mg/d Prednisolonäquivalent soll nicht durchgeführt werden". Grund hierfür ist u. a., dass sich das Risiko für schwere Infektionen bei einer Dosis > 14 mg/d gegenüber einer < 7,5 mg/d fast verfünffacht. Falls die Dosis sich innerhalb von max. 6 Monaten nicht auf < 7,5 mg/d Prednisolonäquivalent reduzieren lässt, sollte die Diagnose überdacht oder eine glukokortikoidsparende isTh eingesetzt werden. Bei einer Langzeittherapie überwiegt bei max. 5 mg/d Prednisolonäquivalent im Allgemeinen der Nutzen den Schaden, bei > 10 mg/d der Schaden den Nutzen!

Eine prophylaktische Therapie wegen möglicher UAW soll – neben der erwähnten Ulkusprophylaxe – im Sinne der Osteoporoseprophylaxe, nach abgelaufener Tuberkulose (▶ Kap. 9.2) sowie bei positivem Hepatitis-Screening (▶ Kap. 7.1 [13]) erfolgen. Die prophylaktische Gabe von Antibiotika ist nicht indiziert (Ausnahme evtl. PCJ-Prophylaxe), bei immobilisierten Patienten aber eine Thromboseprophylaxe (▶ Kap. 14.2.5)!

7

Die Osteoporoseprophylaxe unter längerfristiger Steroidbehandlung darf nicht erst begonnen werden, wenn bereits Frakturen eingetreten sind. Der Verlust an Knochenmasse ist bereits nach 3 Monaten signifikant und in den ersten 6–12 Monaten am größten. Zu Beginn der Therapie deshalb Knochendichte bestimmen (GKV-Leistung!).

Neben Allgemeinmaßnahmen wie Verzicht auf Rauchen und größere Mengen von Alkohol, ausreichender körperlicher Bewegung (schon 30 min Gehen täglich sind effektiv) und Sonnenexposition (mindestens 3-mal/Woche 15 min) sind eine ausreichende Kalziumversorgung (1.000 mg/d Gesamtkalziumzufuhr, bevorzugt durch Molkereiprodukte, nur ein eventuelles Defizit ist medikamentös zu substituieren) sowie die Gabe von 1.000 E/d Vitamin D (Ausnahme: Sarkoidose wegen Hyperkalzämiegefahr!) wichtig.

Bei einer Dosierung von ≥ 7,5 mg Prednisolonäquivalent/d über mindestens 3 Monate ist unabhängig vom Lebensalter eine Bisphosphonat-Therapie bei einer Knochendichte von T ≤ –1,5 indiziert. Bei niedrigerer Dosierung und Therapiedauer von mindestens 3 Monaten sinkt der gemessene T-Wert um 1,0, wenn kein weiterer Risikofaktor (Alter > 60 Jahre, BMI < 24 kg/m², rheumatoide Arthritis, familiäre Belastung, Rauchen, starker Alkoholkonsum) vorliegt, um 1,5 bei einem und um 2,0 bei zwei oder mehr Risikofaktoren (Therapieindikation bei errechnetem T ≤ –1,5). Zugelassen bei glukokortikoidinduzierter Osteoporose sind Risedronat (35 mg/Woche oral), Alendronat (70 mg/Woche oral) und Zoledronat (5 mg 1-mal jährlich per infusionem, bzgl. der Adhärenz ggf. vorteilhaft), wobei bei oraler Gabe die Einnahmemodalitäten streng beachtet werden müssen. Auf potenziell nephrotoxische Begleitmedikation sollte verzichtet werden. Zur Fertilität und Teratogenität liegen keine Erfahrungen vor, wegen der langen HWZ Bisphosphonate 6 Monate vor einer geplanten Konzeption absetzen. Der Wert einer Therapie über mehr als 5 Jahre ist unsicher (besser Glukokorikoide durch andere isTh ersetzen). Bei Unverträglichkeit oder Kontraindikationen (GFR < 35 ml/min) kommt Teriparatid (20 µg/d s. c. [teuer, möglicherweise karzinogen, maximale Therapiedauer 2 Jahre]) infrage.

ACTH supprimiert den endogenen Regelkreis stärker, sein Effekt ist schlecht vorhersehbar, seine mineralokortikoide Wirksamkeit stärker, sodass es als Immunsuppressivum grundsätzlich nicht indiziert ist (auch nicht beim Absetzen einer längerfristigen Steroidtherapie, da es zwar die Nebennierenrinde, nicht jedoch die übergeordneten Steuerungszentren aktiviert).

7.2.2 Nichtsteroidale Immunsuppressiva

Eine kombinierte immunsuppressive Behandlung, die neben Steroiden weitere Substanzen umfasst, ist indiziert, wenn

(1) mit einer alleinigen Steroidtherapie kein ausreichender Effekt erzielt werden konnte oder von vornherein nicht zu erwarten ist,

(2) Steroide längerfristig in Dosierungen erforderlich wären, die mit einem hohen UAW-Potenzial (u. a. statistisch eindeutig erhöhtes Pneumonierisiko, dass das von TNFα-Antagonisten oder Azathioprin signifikant übersteigt) verbunden sind.

Steht die Reduktion der Steroiddosis im Vordergrund, sollte Antimetaboliten der Vorzug gegeben werden. Schließlich sollte der Versuch unternommen werden, eine mittels kombinierter Immunsuppression erzielte Remission allein mithilfe nichtsteroidaler Immunsuppressiva aufrecht zu erhalten.

Sofern eine Kombination nichtsteroidaler Immunsuppressiva erforderlich ist, sollten Substanzen mit unterschiedlichem Wirkungsmechanismus verwendet werden.

Die Indikation zum Einsatz der einzelnen Substanzen ist den entsprechenden Kapiteln dieses Buchs zu entnehmen. Je nach Erkrankung bzw. deren Aktivität und Organbefall ist dabei auch die Intensität der Therapie im Hinblick auf initiale Dosierung und den ggf. primär kombinierten Einsatz von Immunsuppressiva festzulegen.

7.2.2.1 Antimetaboliten

7.2.2.1.1 Azathioprin

Pharmakokinetik Nach oraler Gabe rasche und nahezu vollständige Resorption. Die Wirkung setzt meist erst nach 2–3 Monaten ein. Vorwiegend renale Ausscheidung, deshalb Dosisreduktion bei GFR von 50–10 ml/min auf 75 %, bei GFR < 10 ml/min auf 50 %. Auch bei schweren Lebererkrankungen kann die Toxizität erhöht sein.

Dosierung und Applikationsweise Initialdosis: 1–2 (max. 2,5) mg/kg/d, bei > 60-Jährigen empfiehlt sich eine Dosisreduktion um 25 %, bei > 75-Jährigen um 50 %. Bei normaler Leukozytenzahl kann die Dosis langsam gesteigert werden. 3 Gpt/L bzw. Lymphozyten von 0,5 Gpt/L sollten nicht unterschritten werden. Mutationen der Thiopurin-Methyltransferase (TPMT) als Azathioprin und 6-Mercaptopurin metabolisierendem Enzym erhöhen die Toxizität. Da jedoch nur etwa ein Viertel der Patienten, die unter Azathioprin UAW entwickeln, eine verminderte TPMT-Aktivität zeigt, sind engmaschige Kontrollen (▶ Tab. 7.4) in jedem Fall unverzichtbar.

Tab. 7.4 Notwendige Kontrolluntersuchungen bei Patienten unter häufig eingesetzten Immunsuppressiva

Kurzfristig[1]	Mittelfristig[2]	Bei anamnestischen oder anderweitigen Hinweisen
Sämtliche Immunsuppressiva		
Zwischenanamnese und körperliche Untersuchung mit Bezug auf häufige UAW sowie Symptome der Grundkrankheit, Blutdruck, Gewicht	Zwischenanamnese und vollständige körperliche Untersuchung	
Glukokortikoide		
Blutzucker, Blutbild, Urinstatus, Elektrolyte	Augenärztliche Untersuchung, HbA_{1c}, Lipidstatus, EKG, Knochendichte initial und ggf. im Verlauf, Serumkalzium, gynäkologische Untersuchung	Psychiatrische Untersuchung, Gastroskopie, Röntgen-Thorax
Azathioprin		
Differenzialblutbild, Leberfermente, Kreatinin, Lipase	Dermatologische Untersuchung jährlich, Urinstatus	
Methotrexat		
Differenzialblutbild, Leberfermente, Kreatinin, errechnete GFR	Urinstatus, Röntgen-Thorax (initial), Oberbauchsonografie (initial)	Röntgen-Thorax und Oberbauchsonografie (inkl. Elastografie)

Tab. 7.4 Notwendige Kontrolluntersuchungen bei Patienten unter häufig eingesetzten Immunsuppressiva *(Forts.)*

Kurzfristig[1]	Mittelfristig[2]	Bei anamnestischen oder anderweitigen Hinweisen
Mycophenolsäure		
Differenzialblutbild, Leberfermente, Kreatinin, Elektrolyte	Urinstatus	
Cyclophosphamid		
Differenzialblutbild, Leberfermente, Kreatinin, Harnsäure, Urinstatus	Urinzytologie	Zystoskopie, Röntgen-Thorax
Ciclosporin		
Genaue Medikamentenanamnese, Kreatinin, errechnete GFR, Leberfermente, Blutbild, Kalium, Urinstatus	Augenhintergrund, Lipidstatus	Neurologische Untersuchung
Leflunomid		
Differenzialblutbild, Leberfermente, Kreatinin, Blutdruck	Urinstatus	
TNFα-Inhibitoren		
Nur initial Differenzialblutbild, Leberfermente, Kreatinin, auf Infektionszeichen (Tbc!) besonders achten	Alle 3 Monate BSG, CRP, Blutbild, Transaminasen, Kreatinin und errechnete GFR, bei Kontakt zu Tbc IGRA-Kontrolle und ggf. Röntgen-Thorax, jährlich dermatologische Untersuchung	Antinukleäre Antikörper, Röntgen-Thorax

[1] Initial bei Glukokortikoiden in niedriger Dosis alle 2 Wochen, bei hoher Dosis und Anwendung aller anderen Substanzen initial wöchentlich, im 2. und 3. Monat alle 2 Wochen, danach mindestens alle 4 Wochen.
[2] Je nach Dosis und Begleitumständen alle 6–12 Monate.

Kontraindikationen Bei schweren Knochenmark- und Leberschäden, bei fortgeschrittener Niereninsuffizienz besonders kritische Indikationsstellung.

Interaktionen Am Abbau von Azathioprin ist die Xanthinoxidase beteiligt. Deren Hemmung durch Allopurinol führt daher zu einer erheblichen Kumulation, sodass diese Kombination tunlichst vermieden werden sollte (oder die Azathioprin-Dosis bei gleichzeitiger Allopurinol-Therapie auf 25 % [!] der üblichen Dosis vermindert werden muss). Febuxostat ist aus dem gleichen Grund als Begleitmedikation kontraindiziert. Komedikation mit Aminosalicylaten (z. B. 5-ASA) und Infliximab kann Wirkung und UAW von Azathioprin verstärken. Azathioprin verstärkt die Wirkung von Kumarinen.

Unerwünschte Arzneimittelwirkungen Leuko- und Thrombozytopenie, seltener Anämie, i. d. R. bereits in den ersten Wochen, selten erst nach mehreren Monaten, erhöhte Infektanfälligkeit, gastrointestinale UAW, Pankreatitis und Hepatotoxizität, selten Fieber, Alveolitis, erhöhte Inzidenz von nichtmelanotischen Hauttumoren (daher stärkere Sonnenexposition meiden und jährliche hautärztliche Kontrollen) und maligner Lymphome insbesondere bei Männern > 65 Jahren, darunter auch der seltenen, aber meist letal verlaufenden (bevorzugt bei Kombination mit TNFα-Antagonisten bei jungen Männern auftretenden) hepatosplenischen T-Zell-Lymphome.

7.2.2.1.2 6-Mercaptopurin

Als Immunsuppressivum nur selten eingesetzt. Bei (milden!) Unverträglichkeitsreaktionen gegenüber Azathioprin Behandlungsversuch (1–1,5 mg/kg/d) möglich (nicht nach azathioprininduzierter Pankreatitis oder Leukopenie!).

Im Übrigen gelten die für Azathioprin angegebenen Richtlinien. Auch bezüglich Allopurinol und Febuxostat!

7.2.2.1.3 Methotrexat

Pharmakokinetik Nach oraler Gabe von Dosen, die zur Immunsuppression verwendet werden, individuell unterschiedliche Resorption (im Mittel etwa 70 %). Daher s. c. Gabe grundsätzlich zu bevorzugen. Bei eingeschränkter Nierenfunktion Kumulation!

Dosierung und Applikationsweise Zur Immunsuppression i. d. R. initial 7,5–15 mg 1-mal/Woche, ggf. alle 4 Wochen zu steigern bis auf 25 mg/Woche.

Bei GFR von 60–45 ml/min Dosis um 30 % vermindern, bei GFR < 45 ml/min ist MTX kontraindiziert. Unter MTX Alkohol meiden. Therapie mit NSAR mindestens 2 h vor und nach der MTX-Applikation unterbrechen. Ibuprofen hemmt die MTX-Exkretion und erhöht die Toxizität. Durch begleitende Folsäuregabe (5 mg jeweils 24 h nach MTX-Gabe) lassen sich UAW ohne nennenswerten Wirkungsverlust vermindern.

Kontraindikationen Vorbestehende Knochenmarkschäden, Niereninsuffizienz mit GFR < 45 ml/min, floride gastrointestinale Ulzera, Alkoholabusus, Lebererkrankungen, Schwangerschaft.

Interaktionen Die Wirkung wird u. a. verstärkt durch Ciclosporin, Salizylate, Sulfasalazopyridin, Sulfonamide, NSAR, Phenytoin, Penicilline, Tetrazykline, Tranquilizer und orale Kontrazeptiva. Besonders schwere UAW (Panzytopenie) können bei gleichzeitiger Gabe von MTX und Trimethoprim/Sulfamethoxazol auftreten, das deshalb bei MTX (außer in der niedrigen Dosierung zur PCJ-Prophylaxe) kontraindiziert ist.

Die Wirksamkeit von MTX wird herabgesetzt u. a. durch Rauchen, Kortikosteroide (bei kombinierter Anwendung natürlich additive immunsuppressive Wirkung, nach Absetzen der Steroide jedoch Zunahme der MTX-Toxizität möglich), Cefalotin, Triamteren und Allopurinol. Bei Umstellung von Azathioprin auf MTX 2–4 Wochen Pause empfohlen, da MTX die Azathioprin- (und 6-Mercaptopurin-)Elimination hemmt.

Unerwünschte Arzneimittelwirkungen Besonders wichtig ist die Hepatotoxizität, die zu Leberfibrose und -zirrhose führen kann, bevorzugt bei vorbestehenden Leberschäden (initial Bestimmung von HBs-Ag und Anti-HBc sowie Anti-HCV empfohlen), Übergewicht sowie Alkoholkonsum, Diabetes und bei Psoriasis. Die Fibrose kann sich ohne wesentliche Transaminasenerhöhung entwickeln. Weitere wichtige UAW: Knochenmarkdepression und gastrointestinale Symptome, seltener Exantheme, Haarausfall, Hyperurikämie, Nierenfunktionseinschränkung, Pneumonitis und Lungenfibrose (häufiger bei vorgeschädigter Lunge, bei akuter Dysnpoe und unproduktivem Husten sofort weiterführende Diagnostik und ggf. MTX absetzen!).

7.2.2.1.4 Mycophenolsäure

Dosierung und Applikationsweise Standarddosierung: 15 mg/kg, max. 2(–3) g/d Mycophenolatmofetil. Bei chronischer Nierenkrankheit, falls MMF unverzichtbar, einschleichende Dosis unter engmaschigen Kontrollen, z. B. 2 × 250 mg/d initial.

Kontraindikationen Floride Infektionen, Bronchiektasen mit rezidivierenden Infekten, schwere Leber-, Nieren- oder Knochenmarkschäden, Schwangerschaft (▶ Tab. 7.1).

Interaktionen Colestyramin und Antazida beeinträchtigen die MMF-Resorption, gleichzeitig mit MMF verabreichtes Aciclovir erzeugt erhöhte Aciclovir- und MMF-Plasmaspiegel. Die Kombination mit Allopurinol ist unproblematisch. Metronidazol, Antazida, Protonenpumpeninhibitoren (PPI) u. a. senken die Bioverfügbarkeit, bei PPI-Komedikation wird Mycophenolsäure (Myfortic®) zuverlässiger als MMF resorbiert, bei Hypalbuminämie (z. B. bei nephrotischem Syndrom) sinkt der Wirkspiegel, deshalb ggf. Spiegelkontrolle und Dosisanpassung indiziert.

Unerwünschte Arzneimittelwirkungen Gastrointestinale und hämatologische UAW, erhöhte Infektgefährdung (z.B. auch CMV; **cave:** Hypogammaglobulinämie, falls darunter relevante Infektionen auftreten, MMF ab- oder ersetzen), arterielle Hypertonie, Ödeme u.a.

7.2.2.2 Cyclophosphamid (CYC)

Pharmakokinetik Nach oraler Gabe werden etwa 70–80 % resorbiert. Wegen vorwiegend renaler Ausscheidung bereits bei leichter Niereninsuffizienz Kumulation und verstärkte Toxizität dieses Alkylans.

Dosierung und Applikationsweise Oral initial 2 mg/kg/d (maximal 150 mg/d). Dosisreduktion um 25 % bei über 60-Jährigen, um 75 % bei über 75-Jährigen. Bei rapid progressiver Erkrankung Anfangsdosis bis zu 4 mg/kg/d. Dosis dann in Abhängigkeit von der Leukozytenzahl individuell anpassen, wobei Leukozyten zwischen 3 und 4 Gpt/L maximale Wirkung erwarten lassen. Die volle Wirksamkeit tritt etwa 10–14 Tage nach Beginn bzw. Intensivierung der Therapie ein, die minimale Leukozytenzahl zeigt sich nach 7–10 Tagen. Dosissteigerungen daher frühestens in 10-tägigen Intervallen!

Die angegebenen Kontrolluntersuchungen (▶ Tab. 7.4), insbesondere die des Blutbilds, sind in zunächst längstens einwöchigen Abständen unbedingt einzuhalten. Bei Leukozytenzahlen ≤ 3 Gpt/L Therapie unterbrechen. Bei GFR < 30 ml/min höchstens 75 % der üblichen Dosis, bei GFR < 10 ml/min 50 %. Auf eine ausreichende Trinkmenge von möglichst 2–3 l/d achten.

7

Alternativ kann eine i. v. Stoßtherapie erfolgen, initial z.B. mit 0,5–1 g/m² bzw. 10–15 mg/kg. Begleitend ist für eine Flüssigkeitszufuhr von 3 l/24 h zu sorgen. Außerdem zur Vermeidung von Komplikationen an den ableitenden Harnwegen Mesna (je 400 mg zu den Zeitpunkten 0, 4, 8 und 12 h). Stoßtherapien werden häufig 4- bis 6-mal in 4-wöchigen Intervallen und danach in 3-monatigen Abständen wiederholt. Bei Lupusnephritis und nekrotisierender Vaskulitis hat sich auch die Gabe von 6 × 500 mg alle 14 Tage (mit geringer Toxizität) bewährt. Die Gabe von G-CSF kann die Dauer einer CYC-induzierten Neutropenie verkürzen. In Abhängigkeit von der minimalen Leukozytenzahl kann eine Dosisanpassung erfolgen, jedoch nicht um mehr als 20 % der letzten Dosis. Ein Vorteil der Stoßtherapie liegt in der gegenüber der kontinuierlichen oralen Gabe deutlich niedrigeren Gesamtdosis.

Dauertherapie über 2–3 Jahre hinaus bzw. kumulative Dosis > 30 g möglichst vermeiden.

Kontraindikationen Vorbestehende Knochenmarkschäden, floride Infektionen, Schwangerschaft und Stillzeit (▶ Tab. 7.1), ggf. Kryokonservierung von Eizellen und Spermien).

Interaktionen Durch Steroide oder Grapefruit wird die Wirkung von CYC abgeschwächt (die o.g. Dosisempfehlungen beziehen sich allerdings auf die Kombination mit Glukokortikoiden). Nach Absetzen oder deutlicher Dosisreduktion einer begleitenden Steroidtherapie sind kurzfristige Kontrolluntersuchungen und ggf. eine Dosisreduktion vorzunehmen. Allopurinol und Hydrochlorothiazid können die Knochenmarktoxizität verstärken. Die Wirkung von Sulfonylharnstoffen und depolarisierenden Muskelrelaxanzien wird durch CYC verstärkt.

Unerwünschte Arzneimittelwirkungen Besonders wichtig: Hämatotoxizität, daneben häufig gastrointestinale Symptome, Haarausfall, Infertilität (bei jungen Frauen durch GRH-Gabe ggf. zu reduzieren) und Zystitis, die durch ausreichende Flüssigkeitszufuhr sowie Mesna gemildert oder verhütet werden kann. Die Inzidenz maligner Tumoren, besonders der ableitenden Harnwege, aber auch hämatologischer und lymphatischer Malignome sowie Hauttumoren (ggf. noch viele Jahre nach der Therapie) ist besonders oberhalb einer Gesamtdosis von 30 g eindeutig erhöht. Daher ist eine lebenslange Überwachung bzgl. Urothel- und Hauttumoren erforderlich. Bei (auch Mikro-)Hämaturie umgehende gründliche urologische Diagnostik und ggf. Therapieabbruch! Unter CYC darf eine PCJ-Prophylaxe nicht versäumt werden (▶ Kap. 7.1 [13]).

Die Indikation zum Einsatz von CYC ist daher insbesondere bei jüngeren Patienten streng zu stellen.

7.2.2.2 Ciclosporin

Pharmakokinetik Nach oraler Gabe individuell erheblich schwankende Resorption, deshalb ggf. Spiegelkontrollen (Ziel im Vollblut 200–250 ng/ml).

Dosierung und Applikationsweise Bei Autoimmunerkrankungen initial i.d.R. 2,5 mg/kg/d oral, ggf. (z.B. bei Colitis ulcerosa) auch 2–4 mg/kg/d i. v. Bei unzureichender Wirkung Steigerung in 4-wöchigen Intervallen um 0,5 mg/kg bis auf max. 4(–6) mg/kg/d möglich. Bei Anstieg des Kreatinins um 30 % Ciclosporin um 25 % reduzieren. Kommt es danach nicht zum Rückgang des Kreatinins, Dosis noch einmal um 30 % reduzieren; persistiert die Nierenfunktionseinschränkung, Therapie abbrechen.

Kontraindikationen Vorbestehende Niereninsuffizienz, nicht kontrollierte Hypertonie, schwere Lebererkrankungen sowie Malignome (auch anamnestisch).

Interaktionen Wegen der zahlreichen Interaktionen Indikation zu jeder zusätzlichen Medikation besonders streng stellen. Ist eine Komedikation unvermeidlich, besonders sorgfältig überwachen (ggf. Kontrolle der Ciclosporin-Talspiegel am Morgen 12 h nach der letzten Einnahme).

(1) Wirkungsverstärkung und erhöhte Toxizität u. a. durch höheres Lebensalter, Grapefruit, Kamillentee, Glukokortikoide in hoher Dosis, Diltiazem, Verapamil, Amlodipin (nicht jedoch Nitrendipin, das deshalb bei ciclosporininduzierter arterieller Hypertonie Mittel der ersten Wahl darstellt), Makrolidantibiotika, Allopurinol, Amiodaron, Metoclopramid, Ketoconazol und verwandte Substanzen, Amphotericin B, Doxycyclin und orale Kontrazeptiva.

(2) Wirkungsabschwächung (**cave** z. B. Transplantatabstoßung) durch Phenytoin, Barbiturate, Carbamazepin, Rifampicin, Metamizol, Orlistat und Johanniskraut.

(3) Ciclosporin nicht mit anderen nephrotoxischen Substanzen wie NSAR, Aminoglykosiden, Amphotericin B, Colchicin oder Trimethoprim kombinieren. Auch Grapefruit erhöht die Nephrotoxizität.

(4) Kaliumsparende Diuretika und besonders kaliumreiche Nahrungsmittel wegen möglicher Hyperkaliämie meiden.

(5) Die Wirkung von Digoxin und Diclofenac wird durch Ciclosporin verstärkt.

Ciclosporin enthält in sämtlichen galenischen Formen, also auch in den Kapseln, Äthanol. Seine Anwendung bei ehemaligen Alkoholikern und Epileptikern unterliegt daher einer besonders strengen Indikationsstellung. Sofern innerhalb von 12 Tagen kein Effekt deutlich ist, sollte die Behandlung abgebrochen werden.

Unerwünschte Arzneimittelwirkungen Insbesondere Nephrotoxizität, v.a. wegen teilweiser Irreversibilität, arterielle Hypertonie (bei RR-Anstieg Dosisreduktion, bei vorbestehender Hypertonie und dringender Indikation für Ciclosporin bevorzugt Nitrendipin), Tumorinduktion (besonders nichtmelanotische Hauttumoren), Hepatotoxizität, Hirsutismus, Gingivahypertrophie, Hyperkaliämie, Hyperurikämie, Muskelkrämpfe, Neurotoxizität (im Zweifelsfalle MRT zum Ausschluss zerebraler Infektion!), Infektanfälligkeit, gastrointestinale UAW und Anstieg des LDL-Cholesterins (**cave:** bei Komedikation mit Statinen Rhabdomyolysegefahr, mit Atorvastatin und Simvastatin nicht kombinieren). PCJ-Prophylaxe beachten!

7.2.2.3 Tacrolimus

Applikation Bei Autoimmunerkrankungen nur beschränkte Erfahrungen (Dosierung 0,01–0,02 mg/kg/d i. v. oder 0,1–0,2 mg/kg/d oral). Um die Resorption nicht zu behindern, Einnahme 1 h vor den Mahlzeiten und nicht mit Grapefruitsaft empfohlen.

UAW Neurotoxizität, diabetogener Effekt, Thrombozytopenie, Kardiomyopathien, Hypertrichose, gastrointestinale UAW, Pruritus, Blutdruckanstieg, Hyperkaliämie, Nephrotoxizität und Tumorinduktion.

Zahlreiche Interaktionen mit anderen Medikamenten. Die Kontraindikationen ähneln denen für Ciclosporin (vgl. Fachinformation).

7.2.2.4 Leflunomid

Dosierung und Applikationsweise In der Regel (10–)20 mg/d p. o.

Kontraindikationen Schwangerschaft (▶ Tab. 7.1), schwerer Immundefekt, vorbestehende Knochenmark-, relevante Leber- oder Nierenschädigung (Kreatinin > 159 µmol/L [> 1,8 mg/dl]), schwere Infektionen, schwer einstellbare arterielle Hypertonie.

Interaktionen Hämato- und Hepatotoxizität in Kombination mit MTX verstärkt. Mögliche Wirkungsverstärkung durch Phenytoin, Warfarin, Rifampicin und Cimetidin. Alkohol sollte gemieden werden.

Unerwünschte Arzneimittelwirkungen Gastrointestinale UAW, seltener Haarausfall, Hämato- und Hepatotoxizität, Polyneuropathie, Tuberkulose-Reaktivierung. Bei schweren UAW sowie bei Kinderwunsch Auswaschverfahren möglich: 3 × 8 g Colestyramin, ersatzweise 4 × 50 g Aktivkohle/d über 11 Tage.

7.2.3 Biologische Agenzien

Für verschiedene Biologika stehen bereits „Biosimilars“ zur Verfügung bzw. sind demnächst zu erwarten. Aufgrund eines erleichterten Zulassungsverfahrens müssen diese nicht für alle Indikationen, für die das Original zugelassen ist, ihre Wirksamkeit und Unbedenklichkeit nachweisen. Bislang haben sich allerdings Bedenken gegen diese neuen Substanzen nicht bestätigt. Es empfiehlt sich aber , bei der aus Kostengründen durchaus zu befürwortenden Gabe auf jeden Fall nicht zwischen „Biosimilars“ zu wechseln und die Erfahrungen in Register einzubringen (in der Rheumatologie z. B. RABBIT-Register).

> **! WICHTIG**
> Keine Kombination verschiedener „Biologicals“ wegen evtl. schwerer UAW!

7.2.3.1 Anti-TNFα-Therapie

Bei den verschiedenen Substanzen (Antikörpern und Fusionsprotein) sind neben der Wirksamkeit (Etanercept bei chronisch-entzündlichen Darmerkrankungen nicht effektiv) Zulassungsstatus, Dosierung und Intervalle der Anwendung bei den jeweiligen Erkrankungen zu berücksichtigen (▶ Kap. 17.11, ▶ Kap. 17.12, ▶ Kap. 23).

Dosierung und Applikationsweise ▶ Kap.23.2.1 (▶ Tab. 23.3), ▶ Kap. 17.11. Eine Erhaltungstherapie in individuellen Intervallen ist einer episodischen Behandlung im Allgemeinen überlegen. Sofern sich kein ausreichender Effekt zeigt, Spiegelkontrolle und bei niedrigem Spiegel Dosiseskalation, bei therapeutischem Spiegel Bestimmung von Antikörpern gegen Anti-TNFα-Antikörper, bei Fehlen von Antikörpern Umstellung auf einen anderen TNFα-Blocker, bei hohem Antikörpertiter auf ein anderes Biologikum zu empfehlen.

Kontraindikationen Schwere akute oder chronische, auch opportunistische Infektionen, nicht drainierte Abszesse oder blind endende Fisteln (in den letzten 2 Monaten), SLE, lymphoproliferative Erkrankungen, demyelinisierende Erkrankungen (z. B. multiple Sklerose), Herzinsuffizienz (NYHA III oder IV), Tumoranamnese in den letzten 10 Jahren, vormals infizierte, noch in situ befindliche Gelenkprothesen, Zustand nach septischer Arthritis in den letzten 12 Monaten und liegender Harnblasenkatheter. Bei Patienten > 70 Jahren liegen keine ausreichenden Erfahrungen vor. Bei chronischer HBV- (Screening und ggf.

Therapie, ▶Kap. 7.1 [13]), HCV- und bei HIV-Infektion besonders sorgfältige Nutzen-Risiko-Abwägung. Schwangerschaft und Stillen ▶Tab. 7.1.

Unerwünschte Arzneimittelwirkungen Bei Anti-TNFα-Antikörpern insbesondere Infusionsreaktionen (während der Infusion Notfallausrüstung vorhalten, anschließend Patienten mindestens 2 h lang beobachten), relativ häufig Anti-DNS-Antikörper, SLE-ähnliche Symptomatik jedoch nur sehr selten (dann aber Therapieabbruch). Bei neu auftretender oder sich verschlechternder Herzinsuffizienz Therapieabbruch. Die Anfälligkeit für Infektionen, bevorzugt von Haut und Atemwegen, hier auch erhöhte Rate von Legionellen als Erreger einer Pneumonie (bei der Auswahl von Antibiotika beachten!) und Reaktivierung einer Tbc wird verstärkt. Vor Therapieeinleitung daher Röntgen-Thorax und Interferon-γ-Release-Test (IGRA) erforderlich. Nach Umgebungsexposition oder Aufenthalt in Endemiegebieten auch Kontrolle unter laufender Therapie! Bei positivem Befund (**cave:** falsch negativer IGRA unter bereits laufender Immunsuppression) ist vor einer Anti-TNFα-Therapie Isoniazid (5 mg/kg/d, max. 300 mg/d, begleitend Pyridoxin [Vitamin B_6] 150 mg zweimal pro Woche) für 9 Monate indiziert. Anti-TNFα-Behandlung erst nach 4-wöchiger INH-Therapie beginnen. Wegen erhöhter Rate von Hauttumoren Sonnenschutz (LF ≥ 30) und jährliche dermatologische Kontrollen. Sofern eine Kombinationstherapie erforderlich ist, kommen hierfür Azathioprin (**Cave:** erhöhtes Lymphomrisiko der Kombination) und MTX infrage. Dann sollte auch eine PCJ-Prophylaxe (▶Kap. 7.1 [13]) erfolgen.

7.2.3.2 IL-1-Rezeptorantagonist

Anakinra (100 mg/d s. c.) hat sich bei periodischen Fiebersyndromen bewährt und spielt als Immunsuppressivum ansonsten keine große Rolle.

Kontraindikationen Schwere Niereninsuffizienz (Kreatinin-Clearance < 30 ml/min), Schwangerschaft.

7.2.3.3 Rituximab

Bei Autoimmunerkrankungen stellt Rituximab eine gut wirksame Option dar. Gegenüber anderen nichtsteroidalen Immunsuppressiva ist sein Einsatz bei Tumoren in der Anamnese zu bevorzugen. Hepatitis-B-Screening und ggf. -Therapie dürfen vor Therapieeinleitung auf keinen Fall ausgelassen werden (▶Kap. 7.1 [13]).

Dosierung und Applikationsweise Als Immunsuppressivum werden i. d. R. 4 × 375 mg in wöchentlichem Abstand oder 2 × 1.000 mg im Abstand von 2 Wochen eingesetzt. Wegen der Gefahr schwerer Infusionsreaktionen gelten die gleichen Regeln wie bei Anti-TNFα-Antikörpern (▶Kap. 7.2.3.1). 30 min vor Rituximab sollten 100 mg Methylprednison, ein Analgetikum wie Paracetamol und ein Antihistaminikum i. v. verabreicht werden. Die s. c. Applikation führt i. d. R. zu größerer Patientenzufriedenheit. Je nach Notwendigkeit kann die Behandlung frühestens nach 16 Wochen (im Mittel jedoch erst nach 6–20 Monaten, bei nicht vollständiger B-Zell-Depletion evtl. auch schon nach 4 Wochen) wiederholt werden.

Kontraindikationen Floride schwere Infektionen, schwere Herzerkrankungen, Schwangerschaft (▶Tab. 7.1). Bei Niereninsuffizienz keine Dosisanpassung nötig.

Unerwünschte Arzneimittelwirkungen Infusionsreaktionen, ggf. auch erst nach Monaten einsetzende Neutropenie, Infektionsneigung, insbesondere Pneumonien, selten progressive multifokale Leukenzephalopathie (Bei neurologischen Auffälligkeiten deshalb sofortige neurologische Diagnostik und ggf. Therapieabbruch unbedingt erforderlich!), toxische epidermale Dermolyse, Stevens-Johnson-Syndrom u. a. Bei vorbestehender Hypogammaglobulinämie (< 5 g/L) und abgelaufenen Infektionen Gammaglobulinsubstitution (initial 400–600 mg/kg KG, Wiederholung alle 3–4 Wochen in Abhängigkeit vom Immunglobulin-Talspiegel) empfehlenswert. Nach vorangehender Lebendimpfung Rituximab erst (2–)4 Wochen später beginnen. Vier Monate nach Rituximab kein anderes Biologicum beginnen. Eine PCJ-Prophylaxe ist insbesondere bei gleichzeitiger Glukokortikoid-Therapie mit ≥ 20 mg Prednisolonäquivalent/d indiziert.

7.2.3.4 Abatacept

Monoklonaler Antikörper, der die T-Zell-Aktivierung hemmt.

Dosierung und Applikationsweise ▶ Kap. 23.2.1 (▶ Tab. 23.3).

Kontraindikationen Schwere Infektionen, Schwangerschaft, Stillzeit (▶ Tab. 7.1). Wegen erhöhter Infektionsraten beiCOPD nur mit besonders kritischer Indikationsstellung einsetzen. Wie bei Anti-TNFα-Therapie müssen vor Behandlungsbeginn eine Tbc ausgeschlossen bzw. eine INH-Therapie eingeleitet sowie Hepatitis-B-Screening und ggf. Therapie durchgeführt werden.

Unerwünschte Arzneimittelwirkungen Siehe Fachinformation.

7.2.3.5 IL-6-Rezeptor-Antikörper

7.2.3.5.1 Tocilizumab

Monoklonaler Antikörper gegen Interleukin 6 (IL-6).

Dosierung und Applikationsweise ▶ Kap. 23.2.1 (▶ Tab 23.3). Bei Neutropenie von 0,5–1,0 Gpt/L Dosis halbieren, < 0,5 Gpt/L absetzen. Vor Therapieeinleitung Tbc- und Hepatitis-B-Screening sowie ggf. entsprechende Therapie erforderlich (▶ Kap. 7.1 [13]).

Kontraindikationen Floride schwere Infektion, Schwangerschaft , Stillperiode.

Unerwünschte Arzneimittelwirkungen Neben Infektionen (deren Diagnose durch einen unter Tocilizumab ggf. fehlenden CRP-Anstieg erschwert werden kann!) besonders Infusionsreaktionen, Neutropenie, Anstieg der Leberfermente, Hypercholesterin- und Hypertriglyzeridämie sowie Ulkus- und Divertikelperforation. Bei Niereninsuffizienz keine Dosisanpassung nötig. Unter Tocilizumab ist auch eine aktive Impfung gegen Influenza nicht empfohlen.

7.2.3.5.2 Sarilumab

Im Juli 2017 zugelassener weiterer monoklonaler Antikörper gegen den IL-6-Rezeptor mit ähnlichen Kontraindikationen und UAW wie Tocilizumab.

7.2.3.6 Vedolizumab

Monoklonaler Integrin-Antagonist zur Therapie der Colitis ulcerosa und des Morbus Crohn, wenn eine Anti-TNFα-Therapie versagt hat (▶ Kap. 17.11). Aufgrund des darmselektiven Angriffspunkts wenig UAW, verzögerter Wirkungseintritt (nach 6–9 Wochen) zu beachten, Dosierung ▶ Kap. 17.11 Pharmakotherapie.

Kontraindikationen Insbesondere schwere Infekte wie Tbc, Sepsis, CMV, opportunistische Infektionen, Schwangerschaft (bis 8 Wochen nach Absetzen), Stillen. Tbc- und Hepatitis-B-Screening wie bei Anti-TNFα-Therapie nötig (▶ Kap. 7.1 [13]). Die Impfantwort auf oral verabreichten Impfstoff (z. B. Cholera) ist vermindert.

7.2.3.7 Ustekinumab

Monoklonaler Anti-IL-12-und -23-Antikörper mit Wirksamkeit bei Psoriasis und Psoriasisarthritis sowie Morbus Crohn (nach Anti-TNFα-Therapieversagen).

Dosierung und Applikationsweise ▶ Kap. 17.11, „Pharmakotherapie". Vorteil: schneller Wirkungseintritt. Nachteil: hohe Kosten.

Kontraindikationen Schwere Infektionen. Tuberkulose-Screening und ggf. Therapie wie bei Anti-TNFα-Therapie nötig. In der Schwangerschaft vermeiden (Kontrazeption bis 15 Monate nach Absetzen empfohlen).

Unerwünschte Arzneimittelwirkungen Insgesamt auf Placeboniveau, selten schwere Unverträglichkeitsreaktionen, relativ häufig Atemwegsinfekte.

7.2.3.8 Intravenöse Immunglobuline

Je nach Indikation verschiedene Dosierungsschemata, z. B. 400 mg/kg/d über 3–5 Tage. Neben den sehr hohen Kosten steht das Fehlen größerer Studien einer breiteren Anwendung im Wege. Allerdings Anwendung in der Schwangerschaft möglich. Bei IgA-Mangel Kontraindikation (Vor Anwendung ausschließen, sonst anaphylaktischer Schock möglich!). Neben den typischen UAW einer Immunsuppression selten Hämolyse, thromboembolische Komplikationen und aseptische Meningitis.

7.2.4 Januskinase-Inhibitoren

Diese hemmen verschiedene proinflammatorische Signalwege, sind oral anwendbar und offenbar ähnlich gut verträglich wie „Biologicals". Auch hier ist der Zulassungsstatus von Tofacitinib und Baricitinib zu beachten. Tuberkulose-Screening und ggf. Therapie wie bei Anti-TNFα-Therapie nötig.

Kontraindikationen Schwangerschaft und Stillzeit (Empfängnisverhütung mindestens 4 Wochen nach letzter Gabe).

Unerwünschte Arzneimittelwirkungen Erhöhtes kardiovaskuläres Risiko durch LDL-Cholesterin-Anstieg, maligne Hauttumoren, gastrointestinale und hämatologische Toxizität sowie Infektionen, insbesondere auch Herpes zoster.

7.2.5 Weitere immunsuppressive Behandlungsverfahren

Für jeweils hoch selektionierte Patienten mit Autoimmunerkrankungen sind erfolgreich auch Substanzen bzw. Verfahren eingesetzt worden, die jedoch spezialisierten Zentren vorbehalten bleiben sollten:

(1) **Thalidomid:** Anti-TNFα-Wirkung. Es verschiebt das Zytokinprofil von Th1 zu Th2. Wegen der bekannten teratogenen Wirkung darf unter Thalidomid auf keinen Fall eine Konzeption stattfinden. UAW: v. a. Müdigkeit, periphere Neuropathie und Venenthrombosen.

(2) **Plasmaseparation, Immunabsorption und Zytapherese:** Durch die Entfernung von Autoantikörpern, Immunkomplexen bzw. immunkompetenten Zellen aus der Zirkulation lassen sich bei schwersten Autoimmunreaktionen teilweise günstige Effekte erzielen. UAW: v. a. erhebliche Infektionsgefährdung, Gerinnungs- und Bilanzierungsprobleme und selten anaphylaktische Reaktionen. Einsatz evtl. in der Schwangerschaft, wenn andere isTh kontraindiziert.

(3) **Autologe und allogene Stammzelltransplantationen** nach myeloablativer Therapie können bei schwersten Verläufen von Autoimmunerkrankungen komplette Remissionen (bei allerdings hoher therapiebedingter Morbidität und Mortalität) induzieren.

(4) **Monoklonale Antikörper in der Transplantationsmedizin:** Ihr Einsatz erfolgt im Rahmen von Protokollen, die Transplantationszentren in Abhängigkeit vom transplantierten Organ sowie von der Risikokonstellation einsetzen.

(5) **Darüber hinaus sind für spezielle Indikationsgebiete weitere Substanzen eingeführt,** z. B. Belimumab bei systemischem Lupus erythematodes, Sirolimus in der Transplantationsmedizin, Alemtuzumab und Natalizumab bei multipler Sklerose, Apremilast und Secukinumab bei Psoriasis und Psoriasisarthritis, Canakinumab bei cryopyrinassoziierten periodischen Syndromen.

8 Diuretikatherapie

R.R. Wenzel

8.1 Definition

Diuretika sind Stoffe, die durch direkte Wirkung an der Niere die Ausscheidung von Natrium erhöhen und damit die Diurese steigern. Zudem gibt es Aquaforetika, die eine natriumunabhängige Ausscheidung von Wasser fördern. Sie sind hochwirksame Pharmaka bei Hypervolämie, die unerwünschte, z. T. gefährliche Nebenwirkungen hervorrufen können.

8.2 Indikationen und Pathophysiologie verschiedener Indikationsgebiete

Diuretika werden bei folgenden Indikationen eingesetzt:

(1) Ödeme/Pleuraerguss/Aszites infolge Herzinsuffizienz, Niereninsuffizienz, Leberzirrhose, Eiweißverlust (nephrotisches Syndrom, eiweißverlierende Enteropathie) oder Eiweißsynthesestörung (▶ Kap. 8.2.1)

(2) Lungen- und Hirnödem (▶ Kap. 8.2.2)

(3) Arterielle Hypertonie jeder Ursache (▶ Kap. 8.2.3)

(4) Niereninsuffizienz mit Hyperhydratation (▶ Kap. 8.2.4)

(5) Vergiftungen mit renal eliminierbaren Substanzen (▶ Kap. 8.2.5)

(6) Diabetes insipidus (▶ Kap. 8.2.6)

(7) Kalziumoxalatsteine (▶ Kap. 8.2.7)

(8) Hyperkalzämie, akute Myelomniere (▶ Kap. 8.2.8)

(9) Morbus Menière (▶ Kap. 8.2.10)

(10) Weitere Indikationen wie Glaukom, Cor pulmonale, Autismus-Spektrum-Syndrom u. a. (▶ Kap. 8.2.9, ▶ Kap. 8.2.10)

8.2.1 Generalisierte Ödeme, Pleuraerguss, Aszites

Sie entstehen durch Zusammenwirken lokaler (Sequestrierung von Flüssigkeit im Interstitium und/oder in den Körperhöhlen), renaler oder hämodynamischer ödembildender Faktoren.

Die wichtigsten, einzeln oder kombiniert auftretenden lokalen Faktoren sind:

(1) Zunahme des venösen Drucks (z. B. bei Herzinsuffizienz, portaler Hypertension, renaler Kongestion).

(2) Abnahme des kolloidosmotischen Plasmadrucks (meist durch Hypalbuminurie bei nephrotischem Syndrom, Eiweißmangelernährung, Kwashiorkor-Syndrom, fortgeschrittener Leberzirrhose, Eiweißverlust).

(3) Erhöhung der Kapillarpermeabilität (z. B. durch Inflammation).

(4) Relative Insuffizienz des den Interstitialraum drainierenden Lymphsystems.

(5) Die als Folge der Ödemtranssudation eintretende Abnahme des effektiven arteriellen Blutvolumens aktiviert die renale Rückresorption von Natrium und somit H_2O mit dem Ziel, ein normales Volumen wiederherzustellen. Derartige zentralnervös (Vasopressin, Sympathikus, Renin-Angiotensin-Aldoseron-System [RAAS]) gesteuerte renale Mechanismen der Ödembildung sind eine Abnahme der GFR und, hauptsächlich, eine Zunahme der tubulären Rückresorption filtrierten Natriums (glomerulotubuläre Imbalance). Die Rückresorption erfolgt in erster Linie proximal-tubulär unter dem Einfluss von Angiotensin II und Katecholaminen sowie im Sammelrohr durch Aldosteron (sekundärer Hyperaldosteronismus). Zudem wird durch Vasopressin-Freisetzung die kochsalzunabhängige Aquaforese in der Niere gehemmt.

(6) **Angriffspunkte der Ödemtherapie mit diuretisch wirksamen Substanzen** sind die renalen Retentions- und Konzentrationsmechanismen.

Der Primärharn fließt (von proximal nach distal): Glomerulus → proximaler Tubulus → Henle-Schleife → distaler Tubulus. Setzt man das Glomerulusfiltrat = 100 %, dann werden 70 % im proximalen Tubulus, 20 % im Bereich der Henle-Schleife, 5 % im distalen Tubulus und 2–4 % im Sammelrohr resorbiert. Die Einteilung der Diuretika erfolgt nach ihren entsprechenden Wirkorten (▶ Kap. 8.4) am Nephron. Entsprechend sollten Diuretika umso wirksamer sein, je weiter proximal sie angreifen. Allerdings wird ein Teil des proximal gehemmten Natriums distal noch rückresorbiert, weshalb sich Diuretika mit primärem Angriffspunkt am proximalen Tubulus (Acetazolamid) klinisch als wenig effektive Substanzen nicht durchgesetzt haben. Allerdings können diese Substanzen dennoch in Kombination mit distaler wirkenden Diuretika einen zusätzlichen Effekt aufweisen, insbesondere bei diuretikabedingter metabolischer Alkalose.

(7) Die wesentlichen Mechanismen der Dekompensation bei Herzinsuffizienz sind Sympathikusaktivierung, Aktivierung des RAAS, Stimulation der Vasopressin-Freisetzung (ADH, Hypophyse), Wirkungsverlust der natriuretischen Peptide. Die Verhinderung der Dekompensation sollte daher in erster Linie durch Beeinflussung der o. g. Mechanismen

erfolgen (d.h. ACE-Hemmer/AT_1-Rezeptorantagonisten, Betablocker). Bei generalisierten Ödemen stellt die Therapie mit Diuretika daher auch nie eine kausale Therapie dar. Neue Untersuchungen zeigen sogar eine verbesserte Wirksamkeit von Diuretika bei Umsetzung einer konsequenten neurohumoralen Blockade trotz systemischer Hypotonie (▶ Kap. 13.2).

(8) Bei Ödemen mit verringertem kolloidosmotischem Druck (besonders bei Hypalbuminämie) ist das effektive intravaskuläre Volumen erniedrigt (sonografisch schlanke/kollaptische V. cava inferior, Messung mittels M-Mode auf Höhe des Lig. venae cavae!). Die Gabe von Diuretika verstärkt dann nur den intravasalen Volumenmangel, ohne die Ödeme wesentlich zu beeinflussen. Eine diuretische Therapie bis zum vollständigen Verschwinden der Ödeme kann je nach Ursache der Ödeme (insbesondere bei Leberzirrhose, nephrotischem Syndrom, älteren Menschen) das Risiko von Komplikationen erhöhen (Synkopen, Nierenversagen, gesteigerte Thromboseneigung, Organminderperfusion, Hypokaliämie, Hyponatriämie, Hypomagnesiämie, u. a.). Außerdem wird die Wirkung nephrotoxischer Substanzen (z.B. NSAR) verstärkt.

8.2.2 Akutes Lungen- und Hirnödem

An ihrer Entstehung sind vorwiegend (Lungenödem, ▶ Kap. 13.1.3, „Ätiologie und Pathogenese“) bzw. ausschließlich (Hirnödem) lokale Faktoren beteiligt. Trotz wenig oder gar nicht veränderter Nierenfunktion wirkt auch hier eine forcierte Diurese günstig.

Man unterscheidet Linksherzinsuffizienz (pulmonale Stauung, Lungenödem), Rechtsherzinsuffizienz (periphere Ödeme, Stauungsleber) und globale Herzinsuffizienz (Kombination aus Rechts- und Linksherzinsuffizienz).

Beim akuten Lungenödem ist die parenterale Gabe (z.B. kontinuierlich über Perfusor) schnell und stark wirksamer Schleifendiuretika (▶ Kap. 8.4.1) angezeigt. Neben der rasch einsetzenden Diurese ist für die günstige Wirkung der Schleifendiuretika die innerhalb weniger Minuten auftretende Venentonusverminderung (venous pooling) anzuführen. Beide Effekte übernehmen die Funktion eines „unblutigen Aderlasses“. Zudem scheint Furosemid einen subjektiv positiven zentralnervösen Effekt auf die Wahrnehmung der Dyspnoe zu haben, der deutlich vor einer diuretischen Wirkung nachweisbar ist. Darüber hinaus sind die in Kapitel 13 genannten medikamentösen Maßnahmen (u.a. Nitroglyzeringaben) zu berücksichtigen (▶ Kap. 13.1.3, „Sofortmaßnahmen“). Beim Hirnödem entziehen hyperosmolare Diuretika (▶ Kap. 8.4.3) dem Extravasalraum direkt und Diuretika (über eine negative Flüssigkeitsbilanz) indirekt Volumen und bewirken so eine Abschwellung und eine Hirndrucksenkung (prognostische Wirkung jedoch nicht eindeutig erwiesen).

8.2.3 Arterielle Hypertonie

Diuretika senken bei den meisten Hochdruckformen unabhängig von deren Genese den Blutdruck. Der initiale antihypertensive Effekt beruht auf einer transitorischen Verminderung des Blut- und Herzzeitvolumens, die Dauerwirkung auf einer Senkung des peripheren Gefäßwiderstands, deren Entstehungsmechanismus unklar ist. Wahrscheinlich spielen hierbei Ionenverschiebungen in den Gefäßmuskelzellen eine Rolle, die mit einer Abschwächung der Wirkung endogener pressorischer Substanzen einhergehen.

Bei der antihypertensiven Kombinationstherapie (▶ Kap. 15.1.1, „Pharmakotherapie“) sind Diuretika besonders bedeutungsvoll, da sie die unter anderen antihypertensiven Pharmaka zu beobachtende Natrium- und Wasserretention, die zur Resistenzentwicklung führen kann, verhindern. In der Regel werden hier niedrig dosierte Thiaziddiuretika eingesetzt, höhere Dosen bzw. Schleifendiuretika sind aufgrund der Nebenwirkungen nur in besonderen Fällen der Hypertonie (Hyperhydratation bei Herz-/Niereninsuffizeinz, kardiorenalem Syndrom, maligne Hypertonie, Therapieresistenz, Therapie mit Minoxidil) indiziert.

8.2.4 Akutes Nierenversagen (ANV)

Der Einsatz von Schleifendiuretika (▶Kap. 8.4.1) ist im Frühstadium des ANV (▶Kap. 19.1) nur zur Behandlung einer klinisch relevanten Überwässerung angezeigt. Hier ist allerdings das Risiko-Nutzen-Verhältnis einer (passageren) Nierenersatztherapie (extrakorporaler Kreislauf, Gefäßzugang, ggf. systemische Antikoagulation) gegenüber der Gabe von Diuretika (Elektrolytstörungen, zusätzlicher nephrotoxischer Effekt) abzuwägen.

! WICHTIG

Die Gabe von Diuretika beeinflusst weder die Prognose des Patienten noch verbessert sie die Chance der Erholung eines Nierenversagens!

Da Schleifendiuretika den tubulotoxischen Effekt von Aminoglykosiden und Röntgenkontrastmitteln verstärken, sollte ihr Einsatz beim ANV, dessen Genese tubulotoxischen Ursprungs sein kann, vermieden werden.

8.2.5 Vergiftungen

Hierbei hängt der Einsatz von Diuretika in Form der forcierten Diurese davon ab, ob das angenommene Toxin potenziell renal eliminierbar ist (insbesondere bei Thallium und gewissen Herbiziden). Ist das Toxin nicht bekannt, wird im Zweifelsfall eine forcierte Diurese oder ein extrakorporales Eliminationsverfahren eingesetzt (▶Kap. 3.7, „Sekundäre Detoxikation", ▶Tab. 3.14).

8.2.6 Diabetes insipidus

Bei vasopressinresistenten Fällen oder milden Formen eines Diabetes insipidus kann der Einsatz von Thiazidderivaten (z. B. Hydrochlorothiazid 50–100 mg/d) paradoxerweise das Urinvolumen verringern. Mittel der Wahl ist beim zentralen Diabetes insipidus die Gabe von Desmopressin (▶Kap. 24.1.5, „Therapie").

8.2.7 Kalziumoxalatsteine

Thiazidderivate senken die Kalziumausscheidung im Urin über eine Erhöhung der tubulären Kalziumrückresorption (über Kalzium-Natrium-Austausch, PTH-abhängiger Mechanismus). Dieser Effekt kann durch erhöhte Natriumzufuhr jedoch abgeschwächt werden, sodass die Einhaltung einer salzarmen Grundkost Voraussetzung ist. Bei absorptiver Hyperkalzurie, aber auch bei Normokalzurie können durch die Gabe von Thiazidderivaten Wachstum und Neogenese kalziumhaltiger Steine gehemmt werden. Da der Kalziumspiegel im Serum unter Thiazidtherapie ansteigen kann (teilweise um mehr als 1,5 mval/L), gelten „resorptive Hyperkalzurien" und Neigung zur Hyperkalzämie als Kontraindikationen (▶Kap. 19.15, „Kalziumhaltige Steine").

8.2.8 Hyperkalzämie

Schleifendiuretika steigern bei hoher Natriumzufuhr die Kalziumausscheidung im Urin und werden somit als Basistherapeutika in der Behandlung der akuten Hyperkalzämie (z. B. im Rahmen einer Vitamin-D-Intoxikation, eines Milch-Alkali-Syndroms, einer Sarkoidose, eines multiplen Myeloms oder iatrogen durch Lithium oder Überdosierung mit Thiaziddiuretika, u. a.) verwendet (▶Kap. 19.12.10, „Therapie"). Wegen ihres starken diuretischen Effekts und der bei Hyperkalzämie häufig bestehenden Dehydratation ist bei ihrem Einsatz auf exakte Flüssigkeitsbilanzierung und ausreichende Flüssigkeitssubstitution zu achten.

8.2.9 Chronische Herzinsuffizienz

Die Basistherapie der chronischen Herzinsuffizienz besteht in der Behandlung der Ursache (Hypertonie, Vitien, Ischämie), in Kochsalz- und Volumenrestriktion, der Gabe von Betablockern, ACE-Hemmern oder AT_1-Rezeptorantagonisten (ggf. in Kombination mit einem Neprylisin-Hemmer wie z. B. Sacubitril) und Aldosteronantagonisten (▶ Kap. 13.2.1, „Therapie"). Diuretika sollten bei akuter Dekompensation zur symptomatischen Therapie eingesetzt werden. Bei chronischer Hypervolämie ist der Einsatz von Diuretika nicht zu vermeiden. Da nicht kaliumsparende Diuretika vermutlich keinen positiven Effekt auf die Prognose haben und das Risiko von lebensbedrohlichen Arrhythmien und einer Niereninsuffizienz steigern, sollten sie sparsam eingesetzt werden. Zur Vermeidung von Kaliumverlusten Kombinationen aus Thiaziden und kaliumsparenden Diuretika (Antikaliuretika) bevorzugen.

! WICHTIG

Bei Patienten mit Herzinsuffizienz und symtpomatischer Hypotonie sollte nicht primär die neurohumorale Therapie reduziert werden, sondern zunächst die Diuretikatherapie reduziert bzw. abgesetzt werden, sofern der Patient nicht hyperhydriert ist.

Aldosteronantagonisten (Spironolacton, Eplerenon) sollten bei eingeschränkter Nierenfunktion (Kreatinin > 177 µmol/L [> 2,0 mg/dl]) zurückhaltend eingesetzt werden, und nur in den bei Herzinsuffizienz in Studien belegten Dosierungen (Spironolacton: 25 mg/d, Eplerenon: 25–50 mg/d; Kaliumkontrolle).

8.2.10 Weitere Indikationen für Diuretika

(1) **Glaukom:** Der Karboanhydrasehemmer Acetazolamid (Diamox®) kann zur Kurzzeit-(selten auch zur Langzeit-)Behandlung des Glaukoms angewendet werden.

(2) **Cor pulmonale:** Bei dekompensierter respiratorischer Alkalose kann der Einsatz von Acetazolamid zur Beseitigung der Alkalose, zur Senkung des Bikarbonatspiegels und zur Senkung des pCO_2-Werts beitragen. Die Wirkung scheint jedoch begrenzt zu sein.

(3) Bei **lokalen Flüssigkeitsansammlungen,** die durch allergische, entzündliche oder maligne Prozesse sowie durch periphere, venöse oder lymphatische Abflusstörungen verursacht werden, ist der Ödem mobilisierende Effekt der Diuretika meist gering, das Risiko einer Hypovolämie mit entsprechenden Komplikationen jedoch erhöht.

(4) Schleifendiuretika (evtl. auch Acetazolamid) beim akuten **Morbus Menière:** Senkung der Flüssigkeitsansammlung im Innenohr!

(5) **Höhenkrankheit:** Acetazolamid wird als Prophylaxe und Therapie der Höhenkrankheit empfohlen, da es über eine Senkung des pH-Werts (Azidose) den Atemantrieb steigert.

(6) **Diuretikainduzierte metabolische Alkalose:** Acetazolamid kann eingesetzt werden, um einer diuretikainduzierten hypochlorämischen metabolischen Alkalose entgegenzuwirken.

(7) **Hypotone Hyperhydratation:** Bei Überwässerung mit Hyponatriämie kann zusätzlich der Einsatz eines Vasopressin-(V2-)Antagonisten sinnvoll sein. Damit wird die Wirkung von endogenem Vasopressin (ADH) gehemmt, es kommt zu einer gesteigerten Ausscheidung von freiem Wasser (Aquaforese). Tolvaptan sollte initial mit 15 mg/d verabreicht werden, Steigerung auf 30 mg/d oder mehr nur, falls erforderlich. Die in Studien verwendeten Dosierungen bis 120 mg/d sind nicht zugelassen (FDA-Warnung: **Cave:** keine Dauertherapie > 30 Tage, selten schwere Leberschäden!).

(8) Autismus-Spektrum-Syndrom/Asperger-Syndrom: Phase-IIb-Studien zeigen einen positiven Effekt von Bumetanid auf die autistischen Symptome. Der Einsatz bei dieser Indikation sollte jedoch derzeit nur im Rahmen der laufenden Studien erfolgen.

! WICHTIG

V2-Antagonisten sind die derzeit einzige Möglichkeit, eine kochsalz**unabhängige** Steigerung der Wasserausscheidung zu erreichen!

8.3 Praktisches Vorgehen

8.3.1 Abklärung der Ausgangslage

Mit Ausnahme dringender Indikationen (akutes Lungenödem, Hirnödem, bradykarde Rhythmusstörung bei Hyperkaliämie) sollten vor dem Einsatz von Diuretika wesentliche Störungen im Elektrolytstoffwechsel oder im Säure-Basen-Haushalt ausgeschlossen werden. Bei schweren Ödemen und/oder Aszites Therapie stationär einleiten. Hierbei ist besonders auf das Vorliegen einer Hypokaliämie oder einer Verdünnungshyponatriämie (▶Kap. 19.12.3) infolge herabgesetzter Ausscheidungsfähigkeit für freies Wasser zu achten. Zu Störungen des Elektrolyt- und Säure-Basen-Haushalts können gleichfalls führen: vorangegangene Diuretikatherapie, wiederholtes Erbrechen, Diarrhöen oder Laxanzienabusus. Bezüglich Maßnahmen zum Ausgleich nachgewiesener Störungen ▶Kap. 19.12, ▶Kap. 19.13. Leichte bis mäßiggradige Ödembildung kann häufig allein durch milde Natriumrestriktion auf 50–70 mval Na^+ ≙ ca. 3–4,5 g NaCl (▶Kap. 8.3.4) ausreichend behandelt werden. Der langfristige Effekt fast jeder Diuretikatherapie wird durch übermäßige Natriumzufuhr von über 12 g/d limitiert bis aufgehoben, sodass die Einhaltung einer milden Natriumrestriktion beim Einsatz von Diuretika generell empfohlen wird. Das Flüssigkeitsangebot sollte auch bei normalem Serumnatrium nicht mehr als 2 l/d, bei heißem Wetter max. 3 l/d betragen (Ausnahme: starker Flüssigkeitsverlust durch Schwitzen, akute Diarrhö u.a.). Bei geringgradiger Ödembildung ohne gastrointestinale Komplikationen (Erbrechen, Durchfälle) sowie bei benigner Hypertonie genügt i.d.R. eine ambulante Kontrolle von Natrium und Kalium vor Einleitung einer Diuretikatherapie. Vor Beginn einer Langzeittherapie mit Diuretika sollten zusätzlich Glukosespiegel und Serumharnsäure kontrolliert werden (s.u.).

8.3.2 Auswahl und Dosierung des Diuretikums

Zu bevorzugen sind Präparate, deren pharmakologischer Wirkungstyp den jeweils günstigsten therapeutischen Effekt bei geringstem Komplikationsrisiko verspricht (▶Tab. 8.1, ▶Tab. 8.2).

Tab. 8.1 Wirkungseigenschaften der gebräuchlichen Diuretika

Freiname	Handelsname (Auswahl)	Verfügbare Dosierungen		Wirkungseintritt nach	Wirkungsmaximum nach	Wirkungsdauer[1]
„High-Ceiling"-Diuretika						
Furosemid	Lasix®	40, 500 mg	T	2–3 min	1–2 h	4–6 h
		20, 40, 250 mg	A	2–5 min	30–90 min	3–12 h
Piretanid	Arelix®	3, 6 mg	T	30 min	1 h	3–6 h
		6, 12, 60 mg	A	2–3 min	30–60 min	3–6 h
Torasemid	Unat®	2,5, 5, 10, 200 mg	T	1–2 h	4–8 h	12–24 h
	Torem®	5, 10, 200 mg	T	1–2 h	4–8 h	12–24 h
		10, 20, 200 mg	A	1–2 h	4–8 h	12–24 h

Tab. 8.1 Wirkungseigenschaften der gebräuchlichen Diuretika *(Forts.)*

Freiname	Handelsname (Auswahl)	Verfügbare Dosierungen		Wirkungseintritt nach	Wirkungsmaximum nach	Wirkungsdauer[1]
Thiazide und Derivate						
Hydrochlorothiazid	Esidrix®	12,5, 25 mg	T	1–2 h	4–8 h	12–18 h
Indapamid	Natrilix®	1,5, 2,5 mg	T	1–2 h	2–3 h	24–36 h
Chlortalidon	Hygroton®	25, 50 mg	T	ca. 2 h	8–12 h	24–36 h
Xipamid	Aquaphor®	10, 20, 40 mg	T	1–2 h	3–6 h	12–24 h
Antikaliuretika						
Spironolacton	Aldactone®	25, 50 mg	D	48–72 h	48–72 h[2]	–96 h[2]
		100 mg	T			
	Osyrol®	50, 100 mg	T	48–72 h	48–72 h[2]	–96 h[2]
Kaliumcanrenoat	Aldactone® 10 mL	200 mg	A	36–72 h	36–72 h[2]	–96 h[2]
Eplerenone	Inspra®	25, 50 mg	T	12–24 h	12–24 h	36 h
Triamteren und Amilorid nur in Kombination mit Thiaziden				1–2 h	2–8 h	2–24 h[2]
Aquaforetika						
Tolvaptan (V2-Rezeptor-Antagonist)	Samsca®	15, 30 mg	T	2–5 h	4–8 h	12 h

A = Ampulle; D = Dragée; T = Tablette
[1] Therapeutisch relevante Dauer.
[2] Dosisabhängig.

Tab. 8.2 Richtlinien zur Auswahl des Diuretikums

Indikation	Diuretikum
Ödemtherapie, Ausschwemmungsphase	
Lungenödem	Schnell und stark wirkende Schleifendiuretika (Furosemid, Torasemid i. v.), ggf. über Perfusor. NB: Monitorüberwachung, gleichzeitig Nitroglyzerin (1–4 mg/h über Perfusor)
Herzinsuffizienz, nephrotische Syndrome	Mittelschnell wirkende Diuretika, Spironolacton
Dekompensierte Leberzirrhose, Herzinsuffizienz mit Stauungsleber, Ödeme jeder Genese mit Hypokaliämie	Schnell und mittelschnell wirkende Diuretika + Aldosteronantagonisten in hoher Dosierung (z. B. bis zu 400 mg Spironolacton bei Leberzirrhose) p. o. oder i. v.
Ödemtherapie, Rezidivprophylaxe (Langzeittherapie)	Intermittierend Thiazidderivate oder -analoga + Antikaliuretika p. o., geringstmögliche Dosis, ggf. Absetzversuch erwägen. NB: Regelmäßige Kontrolle der Elektrolyte!
Aszitesprophylaxe bei kompensierter Leberzirrhose	Spironolacton
Hochdrucktherapie (Langzeittherapie)	Länger wirkende Thiazidderivate niedrig dosiert

Tab. 8.2 Richtlinien zur Auswahl des Diuretikums *(Forts.)*	
Indikation	**Diuretikum**
Diuresetherapie bei ANV und CKD	Nur bei Überwässerung (Furosemid, Torasemid). **Kein Einfluss auf die Nierenfunktion! Verschlechterung der Prognose!**
Vergiftungen mit renal eliminierbaren Substanzen	Schnell und stark wirkende Diuretika (Furosemid, Torasemid i. v.) bei bestimmten Giften

Ödemtherapie: In der initialen Ausschwemmungsphase sollten nur die zur Erzielung einer milden Diurese erforderlichen Minimaldosen gegeben werden (Richtgrößen: max. Gewichtsabnahme bei Ödemkrankheiten 1–2 kg/d). Da der Rückstrom von Ödem- und besonders Aszitesflüssigkeit limitiert ist, kann eine forcierte Diuresetherapie zur Hypovolämie mit ihren Komplikationen (s. u.) führen. Ein Ersatz befriedigend wirkender und gut vertragener Diuretika durch andere, schneller und stärker wirkende bringt daher i. d. R. keine Vorteile, sondern eher unnötige Gefahren. Diuretika sollten – wenn möglich – morgens und mittags gegeben werden, um die Nachtruhe des Kranken nicht zu stören. Zudem führt längeres Liegen, d. h. nachts, auch ohne Diuretika zu einer besseren Diurese als tagsüber (stehend/sitzend). Gewichtskonstanz nach Verschwinden von Ödem und/oder Aszites signalisiert das Ende der Ausschwemmungsphase. Ein Kreatininanstieg signalisiert eine Hypovolämie (prärenales Nierenversagen). Neben klinischen Symptomen (Besserung von Dyspnoe und O_2-Sättigung, Abnahme der Ödeme) sind die tägliche Gewichtskontrolle sowie ggf. der in-/exspiratorische Durchmesser der V. cava inferior (sonografisch) die zuverlässigsten Parameter. Eine kollaptische V. cava inferior ist immer ein Zeichen der Hypovolämie. Der Durchmesser der V. cava ist vom rechtsatrialen Druck abhängig, bei (häufig vorliegender) sekundär pulmonalarterieller Hypertonie kann eine normal weite V. cava inferior (z. B. 1,5 cm) bereits eine Hypovolämie anzeigen. Daher ist der individuelle Verlauf des Durchmessers der Vene aussagekräftiger.

Bei **arterieller Hypertonie** sind Diuretika In erster Linie Thaizide) ein fester Bestandteil der antihypertensiven Medikamentenkombination (▶ Kap. 15.1.1, „Therapie“).

Substanzen mit längerer Wirkungsdauer (▶ Tab. 8.1) ist der Vorzug zu geben.

8.3.3 Verlaufskontrolle der Diuretikatherapie

Während der Diuretikatherapie muss auf klinische Symptome geachtet und nach biochemischen Veränderungen gesucht werden, die das Auftreten von Komplikationen ankündigen. Bei Leberkranken ist auf die Warnzeichen einer hepatischen Enzephalopathie zu achten.

Bei Langzeittherapie müssen folgende Laborparameter sporadisch kontrolliert werden:

(1) **Serumkalium,** auch bei zusätzlicher oder alleiniger Gabe von kaliumsparenden Substanzen (besonders bei alten Menschen und/oder eingeschränkter Nierenfunktion). Richtlinie: Nach 1, 6–8 Wochen und 6 Monaten, auch ohne Symptome einer Hyper- oder Hypokaliämie. Bei persistierender Hyperkaliämie außerdem Kontrolle von Magnesium (und ggf. Substitution) empfohlen.

(2) **Serumnatrium** (insbesondere bei hoher Dosierung).

(3) **Serumharnsäure** in den ersten Behandlungswochen (besonders bei Neigung zur Hyperurikämie).

(4) **Blutzucker** (postprandialer Einzelwert oder Tagesprofil, besonders bei herabgesetzter Glukosetoleranz oder manifestem Diabetes).

(5) **Serumcholesterin** und -triglyzeride bzw. HDL- und LDL-Cholesterin jährlich.

(6) Gewichtskontrolle (möglichst täglich!) mit Dokumentation durch den Patienten.

8.3.4 Unterstützende Maßnahmen der Diuretikatherapie

(1) **Bettruhe** sowie ggf. Bandagierung der Beine sind bei fortschreitender Dekompensation angezeigt, da sie die Ödemtranssudation und die renale Flüssigkeitsretention vermindert und die Diuretikawirkung verstärkt.

(2) **Diätetische Kochsalzrestriktion:** Reduktion des Körpernatriums verbessert die Chance für eine erfolgreiche Ödemausschwemmung bzw. therapeutische Blutdrucksenkung:

- Diät mit ca. 1.000 mg Natrium/d (= ca. 44 mval Na^+ = ca. 2,5 g NaCl), Akuttherapie bei schwerer Dekompensation. Ihre Durchführung erfordert salzfreie Nahrungsmittel (Brot, Milch, Butter, Käse, Fleisch) und ist daher außerhalb des Krankenhauses kaum möglich.
- Dauertherapie: Diät mit 1.200–1.600 mg Natrium/d (= 50–70 mval Na^+ = ca. 3–4,5 g NaCl). Praktische Durchführung: Fortlassen des Kochsalzes in der Küche und bei Tisch, Vermeidung aller kochsalzreichen, konservierten Nahrungsmittel (z. B. Fast Food, Konserven, Dosengerichte, Schinken, Wurstwaren sowie salzreicher Käse, Backwaren, Soßen, Grillgewürze und natriumreiches Mineralwasser). Durch pflanzliche Gewürze lässt sich die Kost den individuellen Wünschen entsprechend schmackhaft gestalten.

8.4 Diuretisch wirksame Substanzen und ihre Anwendung

Aufgrund ihres starken natriuretischen Effekts und ihrer ausreichenden therapeutischen Breite werden heute in erster Linie Thiazid- (Benzothiadiazinderivate und -analoga) und Schleifendiuretika verwendet. Hier sind sie in absteigender Reihenfolge ihrer Wirkungsstärke zusammengestellt, die sich nach ihrem absteigenden Wirkort am Nephron definiert.

8.4.1 Schleifendiuretika („High-Ceiling"-Diuretika)

Azosemid, Bumetanid, Furosemid, Piretanid und Torasemid sind den Thiaziden ähnliche Sulfonamidverbindungen.

Pharmakologische Eigenschaften Schleifendiuretika wirken in der Henle-Schleife (überwiegend aufsteigender Schenkel) über eine Hemmung des Natrium-Kalium-2-Chlorid-Kotransporters durch kompetitive Bindung an die zweite Chloridbindungsstelle. Es resultiert eine Erhöhung der Ausscheidung von Na^+, NH_4^+, Ca^{2+} und Cl^-, außerdem werden vermehrt Protonen und Kalium eliminiert. Daraus können eine Hypokaliämie und eine metabolische Alkalose resultieren. Hinsichtlich Wirkungseintritt, -maximum und -dauer ▶ Tab. 8.1.

Sie besitzen ebenso wie die Thiazide einen antihypertensiven Effekt. Nach initial kräftiger Natriurese kann es zu einer kompensatorischen Natriumrückresorption („Rebound-Phänomen") kommen, was die Wirkung von Schleifendiuretika abschwächt.

Klinische Anwendung Schleifendiuretika bewirken bei Patienten mit Herzinsuffizienz, Leberzirrhose und nephrotischem Syndrom meist auch dann eine kräftige Diurese, wenn andere Diuretika nicht oder unbefriedigend wirken. Schleifendiuretikarefraktäre Ödeme (▶ Kap. 8.5) können durch eine Hypertrophie des distalen Tubulusepithels entstehen und durch die sog. **sequenzielle Tubulusblockade** (Kombination von Schleifendiuretikum mit einem Thiaziddiuretikum) günstig beeinflusst werden mit deutlicher Steigerung der Natriurese. Auf Nebenwirkungen (s. u.) ist v. a. bei der chronischen Therapie zu achten. Bei fortgeschrittener Niereninsuffizienz ist nur eine geringe Natriurese zu erwarten, da die basale Natriumausscheidung per Nephron bereits erheblich erhöht ist. Azidose und Alkalose beeinflussen die diuretische Wirkung der Schleifendiuretika nicht nennenswert. Sie bleiben bei Hyponatriämie und Hypokaliämie stärker wirksam als andere Diuretika, müssen jedoch vorsichtig angewandt werden. Intravenös als Bolus oder über Perfusor verabreicht, sind sie aufgrund ihres schnellen Wirkungseintritts für die Behandlung des akuten Lungen- (▶Kap. 13.1.3, „Spezielle Maßnahmen“) und Hirnödems (▶Kap. 3.6.1, „Hirnödemtherapie“) besonders geeignet.

Dosierung Furosemid, Torasemid und Piretanid sind in Tabletten- und Ampullenform in verschiedenen Dosierungen erhältlich. Bumetanid ist lediglich als Tabletten zu erhalten (▶Tab. 8.1).

Orale Verabreichung: Initialdosis zur Ödemausschwemmung im Allgemeinen 40 mg **Furosemid,** 2 mg **Bumetanid,** 3 mg **Piretanid** bzw. 10 mg **Torasemid.** Bei Ausbleiben einer befriedigenden Diurese Verdoppelung der Einzeldosis nach jeweils 6 h bis 160 mg Furosemid oder 100 mg Torasemid. In Ausnahmefällen (insbesondere bei höhergradiger Niereninsuffizienz Stadium IV/V) können Initialdosen von 250–500 mg Furosemid bzw. 200 mg Torasemid unter sorgfältiger klinischer Überwachung notwendig sein, wobei ab 100 mg aufwärts die Infusionsgeschwindigkeit nicht über 4 mg Furosemid/min (ca. 1 g/4 h) liegen sollte, da sonst die Gefahr einer Innenohrschädigung besteht. Die tägliche Erhaltungsdosis liegt zwischen 20 und 80 mg Furosemid bzw. zwischen 5 und 20 mg Torasemid. Bei Niereninsuffizienz ist aufgrund der verlängerten Kinetik die 1-mal tägliche Verabreichung zu bevorzugen. Zur Vermeidung gastrointestinaler Reizerscheinungen Einnahme nach den Mahlzeiten.

I. v. Verabreichung: Bei schwer mobilisierbaren Ödemen lässt sich die Diurese oft erst durch i. v. Gabe von 20(40)–250 mg **Furosemid** bzw. 10–100 mg **Torasemid** einleiten. Bei akuter, dekompensierter Herzinsuffizienz kann durch kontinuierliche intravenöse Gabe (Furosemid-Perfusor mit 5–10 mg/h bis max. 40 mg/h, max. 1 g/24 h) ein gleichmäßiger Effekt erreicht werden. Bei schwerer Dekompensation ergänzend die Therapie mit positiv inotropen Substanzen (z. B. mit Levosimendan, Simtax®) erwägen. Alternativ zu hohen Dosen an Schleifendiuretika sollte ggf. die Indikation zu einem (passagerem) Nierenersatzverfahren (Ultrafiltration, Hämodialyse, Peritonealdialyse) erwogen werden!

> **! WICHTIG**
> Forcierte Diurese erhöht, besonders bei dekompensierter Leberzirrhose, das Komplikationsrisiko (Hypovolämie, hypokaliämische und/oder hypochlorämische Alkalose, Hyponatriämie, Leberkoma, Thrombose).

UAW **Gruppenspezifische UAW** ▶Kap. 8.4.2.1.

Substanzspezifische UAW: Gastrointestinale Unverträglichkeitserscheinungen (Anorexie, Nausea, Erbrechen, Leibschmerzen, Durchfälle) sind nicht selten. Gelegentlich allergische Reaktionen.

Nach Furosemid transitorische (akute) Einschränkung des Gehörs (wurde nur bei höchsten Dosierungen beobachtet).

> **! WICHTIG**
> Vorsicht bei gleichzeitiger Verabreichung von ototoxischen Antibiotika und nephrotoxischen Substanzen, deren organspezifische UAW sich bei höheren Dosen von Furosemid verstärken können.

8.4.2 Benzothiadiazinderivate (Thiazide) und -analoga („Low-Ceiling“-Diuretika)

Die Mehrzahl stellen Weiterentwicklungen der Karboanhydrasehemmer vom Typ des Acetazolamids dar, das heute mit seiner trotz des proximal tubulären Angriffspunkts schwachen Diurese keine wesentliche Bedeutung mehr hat.

Zu den Thiaziden gehören Hydrochlorothiazid (HCT, in vielen antihypertensiven Kombinationspräparaten enthalten, als „Plus"), Chlortalidon, Xipamid.

Pharmakologische Eigenschaften Thiazide hemmen die Natriumreabsorption vorwiegend im distalen Tubulus durch Hemmung des Natrium-Chlorid-Kotransporters mit verstärkter Ausscheidung von Na^+, Cl^-, K^+. Außerdem wird durch eine Hemmung der Karboanhydrase im proximalen Tubulus die Ausscheidung von HCO_3^- verringert, wodurch der Harn alkalischer wird. Dieser Mechanismus kann insbesondere bei der sequenziellen Tubulusblockade zum Tragen kommen. Thiazide hemmen die Kalziumausscheidung und werden daher seit Jahrzehnten zur Behandlung der Nephrolithiasis eingesetzt. Die thiazidinduzierte positive Kalziumbilanz scheint sich außerdem bei Osteoporose im Sinne einer verringerten Frakturneigung auszuwirken (▶ Kap. 2.2).

Thiazide unterscheiden sich erheblich in der Schnelligkeit des Wirkungseintritts und der Wirkdauer (▶ Tab. 8.1). Alle besitzen neben dem natriuretischen auch einen antihypertensiven Effekt.

Die kumulative natriuretische Wirkung von Thiaziden über 24 h (z. B. 25 mg Hydrochlorothiazid) ist sehr potent und sogar stärker als die von Schleifendiuretika (z. B. 40 mg Furosemid), allerdings im Wirkungseintritt langsamer.

Xipamid (Aquafor®) wirkt weitgehend unabhängig von der Nierenfunktion. Es ist auch bei Niereninsuffizienz ein potentes Diuretikum und hat in der empfohlenen Dosierung (40 mg) z. T. erhebliche Nebenwirkungen (schwere Hyponatriämie und Hypokaliämie, Dehydratation). Daher sollte es so niedrig wie möglich und nicht in der Dauertherapie verabreicht werden (meist 20 mg alle 24–48 h ausreichend). Volumenstatus und Elektrolyte sind engmaschig zu kontrollieren.

Klinische Anwendung Mit Ausnahme von Zuständen, bei denen ein schnelles Einsetzen der Diurese erwünscht ist, gelten für die Thiazide die gleichen Indikationen wie für Furosemid. Die Thiaziddiurese setzt langsamer ein, hält aber länger an. Deshalb sind die Thiaziddiuretika und ihre Analoga auch besonders zur Langzeittherapie, z. B. bei arterieller Hypertonie, oder bei chronischen, kardialen Ödemen, die trotz adäquater Herzinsuffizienztherapie auftreten, indiziert.

> **! WICHTIG**
> Diskrete periphere Ödeme bei älteren Menschen sollten nicht grundsätzlich mit Diuretika „wegtherapiert" werden. Es besteht die Gefahr einer Dehydratation! Kompressionstherapie bevorzugen!

Dosierung Aufgrund der unterschiedlichsten physikochemischen Eigenschaften der Substanzen sind auch unterschiedliche Dosen zur Erzielung gleicher therapeutischer Effekte erforderlich. Tabletten der verschiedenen Präparate enthalten daher bei äquinatriuretischer Wirkung verschiedene Wirkstoffmengen. Der einzige klinisch relevante Unterschied der Diuretika dieser Gruppe ist die Wirkdauer, die das Dosisintervall bestimmt. Die Initialdosis beträgt i. d. R. ½–1 Tbl., die Erhaltungsdosis je nach Wirkdauer der Substanz und erwünschter Wirkungsstätte ½–1 Tbl. der untersten verfügbaren Stärke täglich bzw. alle 2–3 Tage (besonders Chlortalidon und Mefrusid).

UAW Die **gruppenspezifischen UAW** (▶ Kap. 8.4.2.1) sind in der geringeren Substanzwirkung entsprechend seltener und schwächer als bei Furosemid. Dennoch können höhere Dosierungen von Thiaziddiuretika (insbesondere Xipamid) bei einer chronischen Therapie z. T. heftige Störungen im Wasser- und Elektrolythaushalt verursachen!

Substanzspezifische UAW: gelegentlich gastrointestinale Reizerscheinungen; selten multiforme Dermatosen, cholestatische Hepatosen; sehr selten akute hämorrhagische Pankreatitis oder Pankreasatrophie, vorübergehende Myopie bzw. Verschlechterung bestehender Kurzsichtigkeit bei Schwangeren.

8.4.2.1 Gruppenspezifische UAW und Komplikationsrisiken der Diuretikatherapie

(1) **Hypokaliämie:** Häufigste Komplikation der Diuretikatherapie! Hoch dosierte und/oder langfristige Diuretikatherapie bewirkt über die Auslösung bzw. Verstärkung eines sekundären Aldosteronismus sowie über den distal tubulären Kaliumverlust bei verstärktem Natriumangebot eine Zunahme der Kaliurese, wodurch ein klinisch (Frühsymptom: kaliopenische EKG-Veränderungen mit Abflachung der T-Welle) und biochemisch (hypokaliämische Alkalose) manifester Kaliummangel entstehen kann. Hinsichtlich klinischer Symptomatik und Therapie des Kaliummangels ▶ Kap. 19.12.6.

Präventivmaßnahmen:

> **! WICHTIG**
> Wichtigste Maßnahme ist der sparsame und kritische Einsatz von Diuretika! Bei kompensierten herzinsuffizienten Patienten ist durchaus ein vorsichtiger Versuch der Reduktion oder des Absetzens der Diuretika gerechtfertigt!

Bei Patienten mit Neigung zu Hypokaliämie lässt sich diese oft durch orale Kaliumsubstitution bei intermittierender Diuretikatherapie oder zusätzliche Gaben von antikaliuretischen Substanzen verhüten bzw. ausgleichen. Kombinationspräparate von Diuretika und Antikaliuretika ▶ Tab. 8.1.

8

(2) **Hyponatriämie:** Bei Herz-, Leber- und Nierenkranken mit progressiver Ödembildung ist die Ausscheidungsfähigkeit für freies Wasser oft herabgesetzt, durch verstärkte Vasopressinsekretion (antidiuretisches Hormon, ADH) kommt es zur Hemmung der Aquaphorese (Ausscheidung von elektrolytfreiem Wasser). Zusätzliche Steigerung der Natriurese durch forcierte Saluretikatherapie kann eine klinisch oft symptomlose, jedoch u. U. gefährliche Verdünnungshyponatriämie erzeugen oder verstärken („hypotone Hyperhydratation"). Stimuliert wird eine Hyponatriämie durch die sequenzielle Tubulusblockade, d. h. die Kombination von Schleifendiuretika mit Thiaziden (▶ Kap. 8.4.1).

Gegenmaßnahmen: Absetzen der Diuretika und Einschränkung der Flüssigkeitszufuhr auf 1.000 bis unter 500 ml/d. Nach Wiederanstieg des Serumnatriums > 130 mmol/L (> 130 mval/L) kann die Diuretikatherapie intermittierend unter laufender Kontrolle des Serumnatriums fortgesetzt werden (Einzelheiten ▶ Kap. 19.12.3). Bei hypotoner Hyperhydratation kann ein Vasopressinantagonist (z. B. Tolvaptan) eine effektive Mehrausscheidung von freiem Wasser induzieren (▶ Kap. 8.4.5; ▶ Kap. 13.2.1). Adenosin(A_1)-Antagonisten hemmen die A_1-Rezeptor-vermittelte renale Vasokonstriktion und führen zur eukaliämischen Natriurese und zur Verbesserung der renalen Perfusion und GFR. Diese Substanzen verbessern zwar die kardiale Funktion und die Symptome, anscheinend jedoch nicht die Überlebenswahrscheinlichkeit der betroffenenen Patienten (▶ Kap. 13.2.1).

(3) **Hypomagnesiämie:** Die diuretikainduzierte Hypomagnesiämie ist ein potenzielles Risiko für maligne Rhythmusstörungen bei chronischer Therapie mit Thiazid- und Schleifendiuretika. Insbesondere bei therapieresistenter Hypokaliämie muss an einen Magnesiummangel gedacht werden. Durch kaliumsparende Diuretika kann der renale Magnesiumverlust reduziert werden.

(4) **Verkleinerung des Extrazellularraums und ihre Folgen:** Eine schnell einsetzende Diurese kann eine Hypovolämie mit Hämokonzentration und folgende Komplikationen auslösen: Hypotonie mit Kollapsneigung, zerebrale Ischämie (besonders bei alten Patienten und Hypertonikern), Thrombose, Retention harnpflichtiger Substanzen (bei eingeschränkter Nierenfunktion) sowie hepatische Enzephalopathie bei Leberinsuffizienz.

(5) **Metabolische Alkalose:** als Begleiterscheinung einer Hypokaliämie (hypokaliämische Alkalose) oder unabhängig davon durch relative Mehrausscheidung von Cl^- (hypochlor-

ämische Alkalose) hervorgerufen. Besonders gefährdet sind Patienten mit dekompensierter Leberzirrhose, da eine Alkalose die Blut-Hirn-Schranke für Ammoniumionen durchlässiger macht und hierdurch ein hepatisches Koma begünstigt. Während die hypokaliämische Alkalose sich mit Beseitigung des Kaliummangels ausgleicht, bedarf die hypochlorämische Alkalose der Chloridsubstitution (z. B. Kaliumchlorid i. v.).

(6) **Hyperglykämie – Neuauftreten eines Diabetes mellitus:** Thiazide und Thiazidanaloga vermindern die Insulinsensitivität und begünstigen das Neuauftreten eines Diabetes. Bei bestehendem Diabetes mellitus kann der Bedarf an oralen Antidiabetika bzw. Insulin steigen. Eine Hypokaliämie scheint diesen Mechanismus zu begünstigen. Vor Beginn und während einer Langzeittherapie – besonders bei älteren Patienten – Blutzuckerwert kontrollieren! Wenn möglich Diuretika-Dosis bei diesen Patienten reduzieren.

(7) **Hyperurikämie:** Sie tritt nach Thiaziden und Schleifendiuretika mit annähernd gleicher Häufigkeit auf und wird durch Hemmung der tubulären Harnsäuresekretion ausgelöst. Bei Patienten mit Neigung zu Hyperurikämie kann es hierdurch zu Gichtattacken und Harnsäuresteinen kommen. Nach längerer Verabreichung (4–6 Monate) geht die Neigung zur Harnsäureretention i. d. R. zurück. Hyperurikämie und Arthritis urica sind keine Kontraindikationen der Diuretikatherapie, durch gleichzeitige Gabe von Allopurinol, Febuxostat (Adenuric®) und/oder Probenecid lässt sich der Harnsäurespiegel ausreichend senken (▶ Kap. 25.4, „Therapie").

(8) **Hypercholesterin- und Hypertriglyzeridämie:** Langfristige Verabreichung von Diuretika kann, besonders bei gegebener Disposition, zur Erhöhung der Cholesterin- und/oder Triglyzeridkonzentration im Serum führen.

(9) **Hautveränderungen:** Makulöse, gelegentlich hämorrhagische Effloreszenzen sowie Dermatosen, die Sonnenbrand oder Lichen ruber planus ähneln, werden gelegentlich nach Thiazidgaben beobachtet. Nach Furosemid anscheinend seltener.

(10) **Hämatologische Veränderungen:** Thrombozytopenie und/oder Granulozytopenie sind seltene Begleiterscheinungen der Thiazidtherapie. Nach Furosemid wurden sie nur vereinzelt beschrieben.

(11) **Oto- und Nephrotoxizität:** Sehr hohe Dosen von Schleifendiuretika haben nachweislich eine ototoxische Wirkung, die besonders bei Kombination mit anderen ototoxischen Pharmaka (z. B. Aminoglykoside) verstärkt wird. Da Tubulus- und Innenohrepithel ähnliche strukturelle Eigenschaften haben, ist eine nephrotoxische Wirkung einer hoch dosierten bzw. chronischen Diuretikatherapie (insbesondere der sequenziellen Tubulusblockade) wahrscheinlich. Insbesondere beim akuten Nierenversagen verschlechtern Diuretika die Chance, dass sich die Nierenfunktion wieder erholt.

8.4.2.2 Kontraindikationen der Diuretikatherapie

(1) **Absolute Kontraindikationen** sind selten: Präkoma und Coma hepaticum, Exsikkose, ausgeprägte Hyponatriämie (Serumnatrium < 120 mmol/L [< 120 mval/L]).

(2) **Relative Kontraindikationen:** Cor pulmonale, mäßige Hyponatriämie (< 130 mmol/L [< 130 mval/L]), Thromboseneigung, ausgeprägte Alkalose. Bei ausgeprägter Hyponatriämie und Überwässerung kann ein Therapieversuch mit Furosemid bei gleichzeitiger langsamer Infusion von hyperosmolarer (3-prozentiger) Natriumlösung erfolgen, wobei die parenterale Substitution langsam und nur bis zu einem Serumnatrium von 120 mmol/L (120 mval/L) empfohlen wird (▶ Kap. 19.12.3, „Therapie").

8.4.3 Hyperosmolare Diuretika

Hyperosmolare Diuretika sind Substanzen, die aufgrund ihrer pharmakologischen Wirkungseigenschaften bei akuten Notfällen zur Einleitung einer Diurese und/oder zur örtlichen Gewebsentquellung angewendet werden. Aus einigen ihrer früheren Indikationsbereiche sind sie durch schnell und stark wirkende Saluretika (z. B. Furosemid) verdrängt worden.

Hauptvertreter ist das Mannit (Mannitol).

Mannit (Mannitol)

Pharmakologische Eigenschaften Sechswertiger Zuckeralkohol, wird im Körper nicht metabolisiert und von den Tubuli nicht rückresorbiert. Führt zu einer erhöhten Ausscheidung von Na^+, Cl^- und H_2O durch Verminderung ihrer tubulären Rückresorption (osmotische Diurese). Der diuretische Effekt osmotischer Diuretika ist verhältnismäßig gering. In den Organen wirkt hypertone Mannit-Lösung durch Errichtung eines osmotischen Gradienten zwischen Intra- und Extravasalraum entquellend. Hierdurch senkt es bei Hirnödem den Hirndruck. Im Vordergrund sollten die Behebung der Ursache des Hirnödems und die kraniale Drucksenkung stehen. Eine Überlegenheit von Mannitol gegenüber anderen Therapieoptionen (Furosemid, hyperosmolare Kochsalzlösung) ist nicht erwiesen.

Klinische Anwendung Mannit wird heute noch verschiedentlich als Teilmaßnahme zur Behandlung des Hirnödems (▶Kap. 27.1.7, „Therapie“) und des akuten Glaukoms sowie zur Forcierung der Diurese nach Vergiftungen mit renal eliminierbaren Substanzen (z. B. Digoxin, Salizylate, einige Barbiturate, Bromide, Ethylenglykol) und nach hämolytischen Transfusionsreaktionen empfohlen. Die Mannit-Anwendung bei akutem Nierenversagen gilt heute als obsolet (▶Kap. 19.1).

8

Präparate und Dosierung Osmofundin® 15 % (150 g Mannit/L), Mannit-Lösung 20 % (200 g Mannit/L = 1.100 mOsmol/L). Bei Vergiftungen werden zur Erzeugung einer kräftigen osmotischen Diurese 0,5–2 l 15-prozentige Mannit-Lösung in 6 h infundiert. Bei Hirnödem 6–8 Einzeldosen von bis zu 200 ml 20-prozentige Lösung/d. Infusionsdauer jeweils ca. 20 min. Dauer der Hirndrucksenkung jeweils 3–4 h.

UAW und Komplikationen Bei hoch dosierten Gaben Risiko der Exsikkose und Hypernatriämie, da Mannit verhältnismäßig mehr Wasser als Natrium eliminiert. Bei eingeschränkter Nierenfunktion und/oder Herzleistungsbreite Gefahr der Kreislaufüberlastung und kardialen Dekompensation.

Kontraindikationen Oligo-, Anurie bei chronischer, organisch bedingter Niereninsuffizienz, kardiale Dekompensation, Hypervolämie, Hypernatriämie.

8.4.4 Antikaliuretische Diuretika

Wirkung am distalen Tubulus und Sammelrohr, Förderung der Natriurese und Hemmung der Kaliurese (kaliumsparende oder kaliumbewahrende Diuretika).

Man unterscheidet zwei Gruppen antikaliuretisch wirkender Diuretika:

(1) Echte Aldosteronantagonisten (Spironolacton, Eplerenone) hemmen die tubulären Effekte (Natriumretention und Kaliumelimination) von Aldosteron und anderen Mineralokortikoiden.

(2) Die antikaliuretischen Diuretika Triamteren und Amilorid hemmen steroid*un*abhängig den tubulären Natrium-Kalium-Austausch.

Der saluretische Effekt aller antikaliuretischen Diuretika ist begrenzt und schwächer als bei Thiaziden. Sie werden überwiegend mit Thiazidderivaten kombiniert.

8.4.4.1 Spironolacton und Eplerenone

Die oral wirksamen Substanzen besitzen Steroidstruktur mit einem Laktonring in Spiranverknüpfung. Ihr intravenös anwendbares Derivat ist Kaliumcanrenoat.

Pharmakologische Eigenschaften Spironolacton wirkt durch Verdrängung der endogenen Mineralokortikoide, besonders des Aldosterons, von den Rezeptoren der Erfolgsorgane nach dem Prinzip der kompetitiven Hemmung. In der Niere steigert es die Ausscheidung von Na^+, Cl^- und H_2O und verringert die Abgabe von K^+, H^+ sowie NH_4^+. Aldosteronantagonisten hemmen zudem die Synthese der kapillarseitigen Na^+/K^+-Austauscher, wodurch es zu einer Abnahme der Kaliumkonzentration in der Tubuluszelle kommt. Bei oraler Verabreichung tritt die Wirkung im Allgemeinen erst nach 48–72 h, bei intravenöser innerhalb von 24 h ein. Die Wirkdauer beträgt mindestens 4 Tage. Bei höheren Dosen kann noch nach 2 Wochen ein Effekt nachgewiesen werden.

Klinische Anwendung Dekompensierte Leberzirrhose, chronische Herzinsuffizienz, Bluthochdruck durch primären Aldosteronismus (Conn-Syndrom), der nichtoperativ beseitigt werden kann, ferner Kaliummangelzustände jeder Ursache und ihre Komplikationen (metabolische Alkalose, Rhythmusstörungen, Digitalisüberempfindlichkeit, Herabsetzung der Darmmotilität, chronische Obstipation) sowie zur Aszitesprophylaxe bei dekompensierter Leberzirrhose (gestörter Aldosteronabbau!).

> **! WICHTIG**
> Bei Kombinationstherapie von Aldosteronantagonisten mit ACE-Hemmern oder AT_1-Rezeptorantagonisten ist besonders auf das Risiko der Hyperkaliämie zu achten!

Spironolacton darf bei Kaliummangelzuständen nur dann zusammen mit Kaliumpräparaten gegeben werden, wenn häufige Kontrollen des Serumkaliums möglich sind. Über seine Anwendung bei Herzinsuffizienz ▶Kap. 13.2.1, „Diuretische Therapie" und bei Hypertonie ▶Kap. 15.1.1, „Diuretika".

Eplerenone (initial 50–200 mg/d) wirkt schwächer als Spironolacton, hat dafür kaum Nebenwirkungen. Insbesondere bei spironolactoninduzierter Gynäkomastie ist eine Umstellung auf Eplerenone gerechtfertigt.

Präparate (Auswahl) und Dosierung Spironolacton (u. a. Aldactone® in Dragées zu 25, 50 und 100 mg und Osyrol® in Dragées zu 50 und 100 mg), Kaliumcanrenoat (Aldactone® pro injectione) in Ampullen bzw. Injektionsflaschen zu 200 mg und die Furosemid-Spironolacton-Kombination Osyrol®-Lasix® (u. a. Kapseln zu 50 bzw. 100 mg Spironolacton mit jeweils 20 mg Furosemid). Kaliumcanrenoat unterliegt einer eingeschränkten Indikation und Anwendungsdauer, da sich in Tierversuchen ein gesteigertes Risiko für Karzinogenität zeigte.

UAW und Komplikationsrisiken **Gruppenspezifische UAW** der antikaliuretischen Diuretika ▶Kap. 8.4.4.3.

Substanzspezifische UAW: gelegentlich flüchtige makulopapulöse oder erythematöse Exantheme. Unter Langzeittherapie bei Männern Gynäkomastie (häufig), erektile Dysfunktion, bei Frauen reversible Spontanlaktation (selten). Gelegentlich Benommenheit, Schläfrigkeit.

Kontraindikationen ▶Kap. 8.4.4.3.

8.4.4.2 Triamteren und Amilorid

Triamteren ist ein Triamino-phenylpteridin-Derivat, Amilorid ein Abkömmling der 3,5-Diaminochlorpyrazincarbonsäure.

Pharmakologische Eigenschaften Beide Substanzen vermehren die Ausscheidung von Na^+, Cl^-, HCO_3^- und Harnsäure, sie vermindern die Ausscheidung von K^+, NH_4^+ sowie der titrablen Azidität durch eine direkte, steroidunabhängige Hemmung des Kationentransports im distalen Tubulus. Die natriuretische Potenz der Substanzen ist bei ausgeprägtem Aldosteronismus geringer als die von Spironolacton, im Übrigen aber vergleichbar. Ihre antikaliuretische Wirkung ist im Vergleich zu Spironolacton etwas stärker.

Klinische Anwendung Zur Behandlung und Vorbeugung von Kaliummangelzuständen. Zur Erzielung stärkerer natriuretischer Effekte ist eine Kombination der antikaliuretischen

Substanzen mit Thiaziden zweckmäßig. Bei Kombination von Amilorid mit Schleifendiuretika (z. B. Furosemid) können Hyperkaliämien auftreten, da die antikaliuretische Wirkung von Amilorid wesentlich länger anhält. Amilorid gilt als eines der am besten verträglichen Low-Ceiling-Diuretika und hat einen besonderen Stellenwert bei lithiuminduzierter ADH-Resistenz mit renalem Diabetes insipidus. Außerdem wird Amilorid – gemeinsam mit Aldosteronantagonisten – für die Therapie der Glitazon(Thiazolidinedione)-induzierten Ödeme empfohlen, für deren Entstehung u. a. ein direkter, PPARγ-abhängiger antinatriuretischer Effekt am Sammelrohr verantwortlich gemacht wird.

Präparate und Dosierung Kombinationspräparate von Triamteren bzw. Amilorid mit Hydrochlorothiazid bzw. anderen Thiaziden sind Dytide H®, Diucomb®, Moduretik® und viele andere.

UAW **Gruppenspezifische UAW** der Antikaliuretika ▶Kap. 8.4.4.3.

Substanzspezifische UAW: gelegentlich gastrointestinale Reizerscheinungen (Mundtrockenheit, Nausea, Erbrechen, Durchfälle, Wadenkrämpfe, Kopfschmerz, Schwächegefühl). Nach Amilorid selten vorübergehende Sehstörungen, nach Triamteren in Einzelfällen eine megaloblastische Anämie.

8.4.4.3 Gruppenspezifische UAW und Kontraindikationen der Antikaliuretika

(1) UAW

8

- **Hyperkaliämie:** Sie kann bei eingeschränkter Nierenfunktion und/oder gleichzeitigen Kaliumgaben mit überraschender Schnelligkeit entstehen (Symptomatik und Therapie der Hyperkaliämie ▶Kap. 19.12.7). Bei Langzeittherapie mit antikaliuretischen Substanzen sind daher wiederholte, bei gleichzeitiger Kaliumsubstitution häufige Kontrollen des Serumkaliums unerlässlich, insbesondere bei gleichzeitiger Therapie mit einem ACE-Hemmer oder einem AT_1-Rezeptorantagonisten. Auch bei normaler Nierenfunktion können vorwiegend bei älteren Patienten mit Diabetes mellitus unter Therapie mit Antikaliuretika Hyperkaliämien beobachtet werden. Ursache hierfür scheint bei dieser Patientengruppe ein Hypoaldosteronismus (Schambelan-Syndrom) zu sein.
- **Hyponatriämie:** Die Entwicklung einer Verdünnungshyponatriämie (▶Kap. 19.12.3) wird, besonders bei Patienten mit hochgradiger Ödem- und/oder Aszitesbildung, durch hoch dosierte Kombination mit Diuretika begünstigt.
- **Hepatische Enzephalopathie:** Sie kann, besonders bei Bestehen einer hypokaliämischen Alkalose, durch kaliumparender Diuretika gebessert werden. Durch inadäquate Diuretikatherapie kann sie hingegen durch die Hypovolämie erheblich verschlechtert werden.

(2) **Kontraindikationen:** Hyperkaliämie, Einschränkung der Nierenfunktion (relativ: bei Serum-Kreatininwerten > 133 µmol/L [> 1,5 mg/dl], absolut bei Serum-Kreatininwerten > 176,8 µmol/L [> 2,0 mg/dl]), hepatisches Präkoma und Koma.

8.4.5 Aquaforetika

Derzeit gibt es nur eine Substanz, die eine natriumunabhängige Ausscheidung von Wasser (H_2O) induziert: Tolvaptan (ein Vasopressin-V2-Antagonist) hemmt die Wirkung des Vasopressins (ADH) und führt so zu einer verstärkten Ausscheidung von freiem Wasser.

Tolvaptan wird bei hypotoner Hyperhydratation eingesetzt und kann einer hyponatriämischen Überwässerung entgegenwirken. Man sollte mit 15 mg/d p. o. beginnen und – falls notwendig – auf 30 mg/d steigern. Eine Dauertherapie länger als 30 Tage sollte vermieden werden. Auf die (seltene) schwere Leberschädigung ist zu achten.

Eine neue Indikation von Tolvaptan besteht bei Zystennieren (autosomal-dominant vererbte polyzystische Nierenerkrankung), wo die Substanz zu einer Verzögerung des Fortschreitens der Erkrankung beiträgt.

8.5 „Refraktäre“ Ödeme – „Diuretikaresistenz“

Refraktäre Ödeme sind extrem selten. Fehlende oder ungenügende Wirkung der Diuretikatherapie kann verschiedene Ursachen haben (▶ Tab. 8.3). Sie beruht meist auf ungenügender Dosierung und/oder unzweckmäßiger Wahl der Mittel. Durch Kombination von Präparaten mit verschiedenen Wirkungsmechanismen und Angriffspunkten lässt sich meist eine befriedigende Diurese erzielen. Besonders schwer zu behandeln sind gelegentlich Ödeme bei Patienten mit Diabetes mellitus und fortgeschrittener Niereninsuffizienz, die auch gegenüber hoch dosierten Schleifendiuretika refraktär sind. Hier ist der zusätzliche Einsatz von am proximalen Tubulus angreifenden Diuretika, Thiaziddiuretika (s. o.) überraschend effektiv. Weitere Ursachen „refraktärer“ Ödeme sind die hochgradige Abnahme der GFR bei Nierenerkrankungen oder bei Hypovolämie infolge eines Eiweißmangels mit maximaler Ödemtranssudation und/oder forcierter Diuresetherapie, besonders bei Leberzirrhose und nephrotischem Syndrom.

Tab. 8.3 Zusammenfassung der Ursachen für eine Diuretikaresistenz

Ursache	Vorschlag für Vorgehen
Pseudoresistenz: fehlende Einnahme, falsche Dosierung	Patienten zur Adhärenz motivieren, Dosis anpassen (GFR!)
Prärenales Nierenversagen	Bei absoluter Hypovolämie oder massiver Reduktion des zirkulierenden Blutvolumen: Entsprechende Gegenmaßnahmen ergreifen (Volumengabe, ggf. Kathecholamintherapie)
Überschießende Natriumzufuhr	Iatrogen oder durch mangelnde Compliance: NaCl-Zufuhr reduzieren
Malabsorption des Diuretikums, z. B. bei massiver Rechtsherzdekompensation	Intravenöse Verabreichung bis zur Rekompensation, Verwendung eines verlässlich resorbierbaren Diuretikums (z.B. Torasemid)
Erhöhtes Verteilungsvolumen, z. B. bei Hypoalbuminämie	Eventuell Gabe des Diuretikums in einer natriumarmen Albuminlösung (s. o.)
Reduzierte renale Perfusion z. B. bei Niereninsuffizienz	Dosiserhöhung
Diuretikum bindet an Eiweiß im Harn bei nephrotischem Syndrom	Dosissteigerung
Interferenz anderer Medikamente mit der Diuretikasekretion am Anionentransporter	Absetzen der Begleittherapie
Massive Natriumrückresorption proximal oder distal des Wirkorts	Sequenzielle Tubulusblockade (STB)

Unter stationären Bedingungen gehört die Mangelernährung bei schwer kranken Patienten (z. B. postoperativ, bei Kachexie) zu den häufigsten Ursachen eines Eiweißmangels.

Gelingt es, durch Erhöhung des kolloidosmotischen Plasmadrucks und Beseitigung der Hypovolämie (Zufuhr eiweißreicher Nahrung, in ausgewählten Fällen Infusion hypertoner Albuminlösung, ersatzweise kolloidale Volumenersatzmittel) die Nierendurchblutung zu verbessern und die Diurese in Gang zu bringen, sind die Voraussetzungen für eine effektive Diuretikatherapie wiederhergestellt.

9 Antiinfektive Pharmakotherapie

R. Stahlmann und H. Lode

9.1 Antibiotikatherapie

9.1.1 Allgemeine Grundlagen

Voraussetzung für den Erfolg einer antibakteriellen Therapie sind die folgenden Grundlagen:

(1) die Wirksamkeit des Antibiotikums gegen den vermuteten oder isolierten Erreger,

(2) der zu erwartende Antibiotikaspiegel am Wirkort,

(3) die Verträglichkeit des Antibiotikums.

Bezüglich der Kriterien zur Lokalisation und Verlaufsbeurteilung von bakteriellen Infektionen ▶ Tab. 9.1.

Tab. 9.1 Kriterien zur Lokalisation und Verlaufsbeurteilung von bakteriellen Infektionen

Ort der Infektion	Klinische Kriterien	Labor- und Röntgenbefunde
Bei allen Infektionen zu überprüfen (unabhängig vom Ort der Infektion)	Fieber, Pulsfrequenz. Bei septischen Prozessen: Blutdruck, Hautdurchblutung, allgemeines klinisches Befinden, Bewusstseinslage	Leukozytenzahl im Blut, Differenzialblutbild, BSG, CRP, Procalcitonin – Verlaufskontrolle (quantitative Bestimmung jeden 2. oder 3. Tag), SaO_2
Lunge, Bronchien	Auskultations- und Perkussionsbefund, Sputummenge und -beschaffenheit, Grad der Atemnot, Atemfrequenz, Blutgasanalyse, Lungenfunktionswerte (besonders einfach und aussagekräftig: täglich Bestimmung des PEF [peak-expiratory flow])	Röntgenbild, Mikrobiologie von Sputum, Tracheal- und Bronchialsekret
Harnwege	Klopfschmerz der Nierenlager, Schmerzen in der Harnleiter- und Blasengegend, Dysurie, Pollakisurie, Nierengröße (sonografisch)	Quantitativ oder semiquantitativ (Teststreifen!) erfasste Leukozytenausscheidung (Sediment unzureichend und oft irreführend!), Blasenpunktat, Keimzahl im Mittelstrahlurin
Gallenwege	Lebergröße, Druckschmerz der Leber, Ikterus, Sonografiebefund	Bilirubin, GPT, GOT, alkalische Phosphatase (AP), γ-GT
Abdominelle Eiterungsprozesse	Zu- oder Abnahme von Ileussymptomatik und Abwehrspannung	Abdomenübersicht im Stehen: freie Luft, Spiegel
Sepsis	Frequenz der Schüttelfröste, Muskelschmerzen, Milzgröße (Sonografie!), Auskultationsbefund, UKG, septische Metastasen	Blutkulturen (2 Paar), Punktion der Metastasen
Wunden	Lokalbefund, Lymphknotenvergrößerung	Mikrobiologie der Wundabstriche
Polymerassoziierte (Plastik-)Infektion	Lokalbefund, subfebrile Temperaturen	Blutkulturen (2 Paar), Mikrobiologie des Fremdkörpers
Meningitis	Bewusstseinslage, Nackensteife, Kernig-, Brudzinski-Zeichen, neurologische Symptomatik	Liquorzellzahl, Grampräparat des Liquors, Liquorkulturen

9.1.1.1 Wirksamkeit gegen den Erreger

Ist der Erreger einer Infektion bekannt, kann ein geeignetes Antibiotikum gezielt ausgewählt werden. Zur optimierten Abschätzung der therapeutischen Möglichkeiten einer antimikrobiell wirksamen Substanz sollten neben den einfachen In-vitro-Daten, wie z. B. den minimalen Hemmkonzentrationen, weitere Informationen zur Pharmakodynamik der Substanz vorliegen. Die Aspekte des zeitlichen Verlaufs der antimikrobiellen Wirkung von Antibiotika haben in den vergangenen Jahren ein besonderes wissenschaftliches Interesse gefunden. Typische Beispiele für unterschiedliche Typen einer bakteriziden Wirkung sind Betalaktamantibiotika („Zeitabhängigkeit") und Aminoglykoside („Konzentrationsabhängigkeit").

In den meisten Fällen wird die Therapie ohne Kenntnis des Erregers begonnen. Aus der in entsprechenden Studien ermittelten Häufigkeit der einzelnen Erreger lässt sich jedoch bei Kenntnis der Infektionslokalisation mit weitgehender Zuverlässigkeit die Art des Erregers abschätzen (▶ Tab. 9.2). So finden sich z. B. in mehr als der Hälfte aller Fälle von chronischer Bronchitis Pneumokokken und H. influenzae und in mehr als 90 % der Fälle von unkomplizierten Harnwegsinfektionen E. coli (▶ Tab. 9.2). Ist der Erreger mit Wahrscheinlichkeit bekannt, kann mit einiger Zuverlässigkeit seine Empfindlichkeit gegen Antibiotika vorausgesagt werden (▶ Tab. 9.2). Dieses Vorgehen wird als „kalkulierte Antibiotikatherapie" bezeichnet.

Tab. 9.2 Empfehlungen zur kalkulierten Antibiotikatherapie (in Anlehnung an die Empfehlungen der Paul-Ehrlich-Gesellschaft, 2006 und 2010)[1]

Erkrankungen	Häufigkeit verschiedener Keime	Initialtherapie
Harnwegsinfektionen		
Unkompliziert	1. E. coli 80–90 % 2. Andere Enterobakterien 10–15 % 3. Staphylokokken 5–10 %	Co-trimoxazol, Trimethoprim Alternativ Fluorchinolone, Fosfomycin-Trometamol
Kompliziert	1. E. coli 30–50 % 2. Enterokokken 10–20 % 3. Pseudomonaden 5–10 %	Fluorchinolon oder Aminopenicillin plus BLI oder Ceftazidim/Avibactam bzw. Ceftolozan/Tazobactam Alternativ: Cephalosporin[2] 3a
Urosepsis	1. E. coli 2. Andere Enterobakterien	Cephalosporin 3 plus Aminoglykosid oder Fluorchinolon Alternativ Carbapenem oder Piperacillin/Tazobactam
Akute Exazerbation der chronischen Bronchitis		
Schweregrad I und II	H. influenzae, Pneumokokken, M. catarrhalis	Makrolid, Doxycyclin oder Aminopenicillin ± BLI
Schweregrad III oder bei Bronchiektasen	Wie bei I und II sowie Pseudomonas, K. pneumoniae, weitere Enterobakterien	Cephalosporin 3a/b oder Piperacillin/Tazobactam oder Fluorchinolon oder Carbapenem
Pneumonie		
Ambulant erworben, < 60 Jahre, ohne Risikofaktoren	1. Pneumokokken 2. Mykoplasmen 3. Chlamydien 4. H. influenzae	Aminopenicillin, Doxycyclin oder Makrolid
Mit Risikofaktoren	1. Pneumokokken 2. H. influenzae 3. Gramnegative Erreger	Aminopenicillin + BLI Fluorchinolon Cefpodoxim, Cefuroxim
Mit Risikofaktoren Schwere Pneumonie	1. Pneumokokken 2. H. influenzae 3. S. aureus 4. Legionellen	Cephalosporin 3a plus Makrolid oder Piperacillin + BLI plus Makrolid oder Fluorchinolon oder Carbapenem plus Makrolid
Nosokomiale Pneumonie		
Ohne Risikofaktoren	Hauptkeime: S. pneumoniae Klebsiella pneumoniae S. aureus E. coli H. influenzae	Cephalosporin 2 oder 3a oder Piperacillin + BLI Alternativ Fluorchinolon
Risikosituation: Störung des Schluckakts	Hauptkeime + Anaerobier	Carbapenem Piperacillin + BLI Alternativ: Moxifloxacin
Antibiotische Vorbehandlung, langer Intensivaufenthalt	Hauptkeime + methicillinresistente Staphylokokken (MRSA), Pseudomonas aeruginosa	Carbapenem oder Cephalosporin 3b oder Piperacillin + BLI plus Fluorchinolon oder Aminoglykosid plus Linezolid oder Vancomycin

Tab. 9.2 Empfehlungen zur kalkulierten Antibiotikatherapie (in Anlehnung an die Empfehlungen der Paul-Ehrlich-Gesellschaft, 2006 und 2010)[1] *(Forts.)*

Erkrankungen	Häufigkeit verschiedener Keime	Initialtherapie
Hohe Cortison-Dosis, hämatologische Grunderkrankung	Hauptkeime + Legionellen, Pseudomonas aeruginosa	Carbapenem, Cephalosporin 3 oder Piperacillin + BLI plus Fluorchinolon oder Makrolid
Neurochirurgische Eingriffe, Nierenversagen, Diabetes mellitus	Hauptkeime + S. aureus, MRSA	Cephalosporin 2/3a oder Piperacillin + BLI oder Fluorchinolon plus Linezolid oder Vancomycin
Schwere Pneumonie, unabhängig von der Verweildauer	Haupterreger: Pseudomonas aeruginosa Acinetobacter spp. Stenotrophomonas maltophilia MRSA	Cephalosporin 3b oder Piperacillin/Tazobactam oder Carbapenem plus Fluorchinolon oder Aminoglykosid Linezolid oder Vancomycin
Sinusitis (mit Komplikationen)	S. aureus Pneumokokken H. influenzae Anaerobier (häufig Mischinfektionen)	Aminopenicillin/BLI oder Cephalosporin 3a plus Clindamycin Moxifloxacin
Erysipel	A-Streptokokken	Penicillin G oder V oder Cephalosporin 1 oder 2 Alternativ: Clindamycin
Diabetischer Fuß	Staphylokokken Enterokokken Anaerobier Pseudomonaden	Ertapenem oder Fluorchinolon plus Clindamycin oder Cephalosporin 2 oder 3 plus Clindamycin Aminopenicillin + BLI
Meningitis	Neisseria meningitides Streptococcus pneumonia Listerien H. influenzae	Ampicillin plus Ceftriaxon Evtl. plus Aminoglykosid
Endokarditis (empirische Therapie)		
Nativklappe (oder Klappenprothese > 12 Monate postoperativ)	S. aureus Viridans-Streptokokken Enterokokken S. epidermidis	Ampicillin/Sulbactam, ggf. kombiniert mit Gentamicin Vancomycin oder Daptomycin. ggf. kombiniert mit Gentamicin
Klappenprothese (< 12 Monate postoperativ)	S. aureus Aerobe gramnegative Stäbchen Viridans-Streptokokken Enterokokken	Vancomycin oder Daptomycin kombiniert mit Gentamicin oder mit Rifampicin
Cholangitis	Enterobakterien Enterokokken	Mezlocillin oder Aminopenicillin plus BLI oder Cephalosporin 2 oder 3 oder Fluorchinolon
Bissverletzungen	Anaerobier Streptokokken Staphylokokken	Aminopenicillin plus BLI oder Clindamycin

Tab. 9.2 Empfehlungen zur kalkulierten Antibiotikatherapie (in Anlehnung an die Empfehlungen der Paul-Ehrlich-Gesellschaft, 2006 und 2010)[1] *(Forts.)*

Erkrankungen	Häufigkeit verschiedener Keime	Initialtherapie
Sepsis		
Unbekannter Erreger	Viele verschiedene Keime	Cephalosporin 3a/b plus Aminoglykosid oder Piperacillin + BLI oder Carbapenem plus Linezolid oder Vancomycin
Vermutet: Lunge	Streptococcus pneumoniae S. aureus	Cephalosporin 2 oder 3 oder Aminopenicillin/BLI oder Carbapenem plus Vancomycin oder Clindamycin oder Linezolid
Vermutet: Divertikulitis, Peritonitis	Aerobe/anaerobe Mischinfektion	Carbapenem, Cephalosporin 3 plus Metronidazol oder Fluorchinolon plus Metronidazol oder Piperacillin + BLI oder Tigecyclin
Vermutet: Gallenwege	Enterobakterien Enterokokken	Mezlocillin + BLI oder Cephalosporin 3 oder Fluorchinolon oder Carbapenem
Vermutet: Harnwege	Enterobakterien	Fluorchinolon oder Cephalosporin 3 oder Piperacillin + BLI
Vermutet: Haut und Weichteile	S. aureus, MRSA hämolysierende Streptokokken	Cephalosporin 2 oder Aminopenicillin/BLI oder Clindamycin Alternativ: Carbapenem
Vermutet: intravenöser Katheter	S. aureus, MRSA koagulasenegative Staphylokokken	Clindamycin oder Vancomycin, Linezolid, Daptomycin
Weichteilinfektion		
Mittelschwere Weichteilinfektion	Staphylokokken Streptokokken	Clindamycin oder Cephalosporin 1 oder 2 oder Alternativ: Aminopenicillin plus BLI
Schwere Weichteilinfektion	Mischinfektionen durch Staphylokokken Streptokokken Pneumokokken Anaerobier Enterobakterien	Carbapenem oder Cephalosporin 3a plus Metronidazol oder Fluorchinolon oder Piperacillin + BLI Tigecyclin
Streptococcal toxic shock syndrome	A-Streptokokken	Penicillin G plus Clindamycin
Osteomyelitis	Staphylokokken Streptokokken Pseudomonas Enterobakterien	Cephalosporin 3a/b plus Clindamycin oder Fluorchinolon plus Clindamycin oder Fluorchinolon plus Rifampicin Alternativ: Carbapenem

[1] Wegen unterschiedlicher Literaturangaben und unterschiedlicher Resistenzlage in verschiedenen Kliniken kann die Tabelle nur Anhaltspunkte geben.
[2] Cephalosporine der Gruppen 1–5 ▶ Tab. 9.7.

9

9.1.1.2 Antibiotikaspiegel am Wirkort

Entscheidend für eine erfolgreiche antiinfektive Therapie ist die Konzentration am Infektionsort, wobei zahlreiche lokale Faktoren eine Rolle spielen können, durch die die antimikrobielle Aktivität eines Wirkstoffs erhöht oder reduziert wird (Immunabwehr, pH-Wert, Kationen, Proteine etc.). Bedenkt man diese zahlreichen Einflüsse, ist es erstaunlich, dass die simple Gegenüberstellung von MHK-Werten und Plasmakonzentrationen oftmals die richtigen Hinweise auf die therapeutische Wirksamkeit gibt.

Häufig werden die Konzentrationen von Antibiotika im Blut und am möglichen Wirkort bei Probanden ermittelt und beziehen sich damit auf Kollektive junger gesunder Menschen. Im klinischen Alltag werden aber häufig alte, polymorbide Patienten behandelt, bei denen oft eine eingeschränkte Nierenfunktion berücksichtigt werden muss. Dies bedeutet, dass in einem durchschnittlichen internistischen Krankengut oft mit deutlich höheren Spiegeln zu rechnen ist. Die Angaben über Hohlraumkonzentrationen, z. B. Urinspiegel, schwanken naturgemäß in sehr weiten Grenzen. Aussagen über Gewebespiegel sind aus methodischen Gründen schwierig. Die dadurch bedingten Unsicherheiten sollten bei der Interpretation entsprechender Angaben bedacht werden.

> **! WICHTIG**
>
> Als Faustregel kann gelten, dass Antibiotika mit einem großen Verteilungsvolumen (z. B. Chinolone, Makrolide) höhere Gewebespiegel erreichen als Antibiotika mit einem Verteilungsvolumen in der Größenordnung des Extrazellularraums (Penicilline, Cephalosporine, Aminoglykoside). Insgesamt kann man bei der Planung einer antibakteriellen Therapie häufig nur von größenordnungsmäßigen Angaben über die Spiegelhöhe ausgehen.

9.1.1.3 Verträglichkeit der Therapie (therapeutische Breite)

Die unerwünschten Wirkungen der Antiinfektiva manifestieren sich häufig an Gastrointestinaltrakt (z. B. Übelkeit, Diarrhö), Haut (z. B. Exantheme, Urtikaria) und ZNS (z. B. Kopfschmerzen, Schwindel, Schlafstörungen). Daneben können die Ausscheidungsorgane (Leber, Niere), aber auch andere Organe betroffen sein. Bei den durch Antiinfektiva verursachten unerwünschten Wirkungen kann zwischen toxischen, allergischen und sog. biologischen Wirkungen unterschieden werden.

Die „therapeutische Breite" der Antibiotika – also der Abstand zwischen den therapeutisch wirksamen Konzentrationen und den potenziell toxischen Konzentrationen – ist sehr unterschiedlich. Die therapeutische Breite ist z. B. bei den Betalaktamantibiotika groß, bei den Aminoglykosiden gering. Bei den Betalaktamantibiotika besteht ein erheblicher Spielraum für die Dosierung, während die Dosierung bei den Aminoglykosiden aufgrund der nephro- und ototoxischen Eigenschaften nur in einem sehr engen Bereich modifiziert werden kann.

Für eine Reihe von Antibiotika wurden Blutgerinnungsstörungen (Penicilline, Cephalosporine), Hämatotoxizität (Chloramphenicol, Linezolid), Hepatotoxizität (Betalactamase-Hemmer, Oxacillin, Flucloxacillin) und Nephro- und Ototoxizität (Aminoglykoside) berichtet.

Bei allen Antibiotika kann es zu allergischen Sofortreaktionen und evtl. Todesfällen kommen. Man rechnet bei Penicillin G mit ca. 2 Todesfällen/100.000 Behandlungsfällen.

Grundsätzlich ist zu bedenken, dass jede Gabe einer antimikrobiell wirksamen Substanz einen Eingriff in die Ökologie der körpereigenen Flora darstellt. Als schwerwiegendste Manifestation ist hier die durch C. difficile verursachte „antibiotikaassoziierte Kolitis" (oder: „pseudomembranöse Kolitis", ▶ Kap. 1.4.4.2.2) zu nennen.

Eine antibiotische Therapie erfordert somit eine strenge Indikationsstellung, d. h. den Nachweis (oder zumindest begründeten Verdacht) einer mikrobiellen Infektion (▶ Tab. 9.2).

9.1.2 Praktisches Vorgehen

Die „kalkulierte Antibiotikatherapie" (Hilfen hierzu ▶Tab. 9.1) sollte gegenüber der „gezielten Therapie" stets nur eine Überbrückung sein. Daher muss am Beginn jeder antimikrobiellen Therapie, v. a. im Krankenhaus, der Versuch stehen, den Erreger nachzuweisen, auch dann, wenn die daraus resultierende direkte therapeutische Konsequenz fraglich ist und sofort „ungezielt" behandelt werden muss. Die antimikrobielle Therapie lässt sich evtl. später korrigieren, oder aber es ist von epikritischem Interesse, ob es sich um eine nosokomiale Infektion durch mehrfach resistente Erreger handelt. Grundsätzlich sollte bei bekanntem oder nach den Umständen sehr wahrscheinlichem Erreger das Antibiotikum mit dem schmalsten Spektrum genommen werden, da die Gefahr geringer ist, die mikrobielle Körperflora zu verändern.

Beispiel: Shuntsepsis beim Dialysepatienten, Erreger mit größter Wahrscheinlichkeit S. aureus oder S. epidermidis. Optimale Antibiotika: Vancomycin oder Teicoplanin, da schmale Spektren, die aber Staphylokokken sicher erfassen. Weniger gut: Fluorchinolone, da breites Spektrum und hohe Resistenzrate bei den Staphylokokken.

9.1.2.1 Identifizierung der Erreger

Allgemeines: Materialgewinnung vor Beginn einer antibiotischen Therapie. Schneller Transport ins Labor mit gezielter Fragestellung und Verdachtsdiagnose. Ist eine antimikrobielle Therapie bereits eingeleitet, kann man i. d. R. auf eine direkte Erregerdiagnostik (Kultur) verzichten. Ist ein Erregernachweis erwünscht, können indirekte Nachweismethoden (z. B. Antigen- oder Antikörpernachweis) oder molekularbiologische Verfahren (PCR etc., teuer!) angewendet werden. In der ambulanten Praxis kann man bei akuten Atemwegsinfektionen i. d. R. auf eine mikrobielle Untersuchung verzichten.

(1) **Erregernachweis bei Sepsis:** In jedem Verdachtsfall vor Einleitung einer Therapie Beimpfung von 2 Blutkulturen im Abstand von mindestens 10–20 min mit 8–10 ml Blut je nach Blutkultursystem. Bei klinischem Verdacht gelingt es in ca. 60 % der Fälle, den Erreger nachzuweisen. Wichtig ist die korrekte Hautdesinfektion mit einem alkoholischen Desinfektionsmittel, um Kontaminationen zu verhindern. Für eine Verunreinigung, d. h. eine falsch positive Kultur, sprechen:

- fehlendes klinisches Bild der Sepsis (kein Fieber, Schüttelfrost oder CRP-Anstieg),
- Wachstum in nur *einer* von mehreren Blutkulturflaschen,
- sehr spätes Wachstum (> 3 Tage),
- der Nachweis bestimmter Hautkeime, z. B. Propionibacterium acnes.

(2) **Erregernachweis bei chronischer Bronchitis und Pneumonie:** Geeignet sind nur makroskopisch als eitrig imponierende Sputen oder bronchoskopisch gewonnenes Sekret. Eine Sputumuntersuchung ist nur sinnvoll, wenn aufwendige Vorkehrungen getroffen werden: Mundspülen mit lauwarmem Leitungswasser. Danach Sputum in steriler Petrischale oder einem Gefäß mit breiter Öffnung auffangen und schnellstmöglich ins Labor transportieren.

(3) **Erregernachweis bei Harnwegsinfektionen (HWI):** In der Regel reicht Mittelstrahlurin aus (Einzelheiten ▶Kap. 19.14). In Ausnahmefällen (chronische Harnwegsinfekte, wiederholter Nachweis von > 1 Erreger) kann der Blasenpunktatsurin die Erregerdiagnose besser absichern. Vorgehen: Bei gefüllter Blase (am besten sonografische Kontrolle) oberhalb der Schamhaargrenze in der Linea alba mit einer dünnen Kanüle unter ständigem Sog sagittal eingehen. Die Methode ist schmerz- und komplikationsarm.

(4) **Erregernachweis bei Meningitis:** Grampräparat des Nativliquors ergibt wichtige Informationen. Einen weiteren Teil des Liquors sofort in geeignete Transportmedien (z. B. Blutkulturflasche) verimpfen. Falls zuvor ein Antibiotikum gegeben wurde oder das Grampräparat keine eindeutige Information ergab, kann evtl. über einen Antigennachweis (Latexagglutination, PCR) ein Hinweis auf Erreger gewonnen werden.

(5) **Erregernachweis bei Wunden/Abszessen:** mit Abstrichtupfer so viel Material wie möglich gewinnen. Bei Abszessen: so viel Material wie möglich mit der Spritze aspirieren. In jedem Fall Transportmedium verwenden, wenn Verarbeitung nicht innerhalb von 4 h.

9.1.2.2 Beurteilung der Resistenzergebnisse (Antibiogramm)

Die routinemäßig durchgeführte qualitative Resistenzbestimmung mit antibiotikagetränkten Blättchen (Agardiffusionstest) ist für klinische Belange ausreichend. Die in manchen Laboratorien dank Anwendung von kommerziell erhältlichen vorgefertigten Mikrotiterplatten oder Automaten durchgeführte quantitative Resistenzbestimmung (Reihenverdünnungstest) ist teuer und für die tägliche Praxis nicht erforderlich, sie sollte daher nur bei speziellen Erkrankungen (Sepsis, Endokarditis, Meningitis) durchgeführt werden (▶ Tab. 9.1).

Es bestehen folgende Möglichkeiten, Differenzen zwischen Antibiogramm und klinischem Erfolg zu erklären:

(1) Kein klinischer Erfolg bei Antibiogrammergebnis „sensibel (= empfindlich)“:
- Angezüchteter und für die Infektion verantwortlicher Keim waren nicht identisch. Ursachen:
  - Fehler bei der Entnahme des Untersuchungsmaterials,
  - falsche Beurteilung des Kulturbefunds.
- Das Antibiotikum erreichte infolge schlechter Resorptions-, Durchblutungs- und Diffusionsverhältnisse die Erreger nicht oder wurde unzureichend dosiert.
- Es wurden nur zeitweise ausreichende Hemmkonzentrationen erreicht.
- Das Medikament wurde nicht eingenommen.
- Das Antibiotikum wirkt in Körperflüssigkeiten (z. B. Galle, Urin) schlechter als in vitro.

(2) Klinischer Erfolg bei Antibiogrammergebnis „resistent“:
- Die Chemotherapie war überflüssig.
- Angezüchteter und für die Infektion verantwortlicher Keim waren nicht identisch. Ursachen:
  - Fehler bei der Entnahme des Untersuchungsmaterials,
  - falsche Beurteilung des Kulturbefunds.
- Die am Wirkort erreichten Konzentrationen waren höher als die in vitro getesteten.
- Das Antibiotikum wirkt in Körperflüssigkeiten besser als in vitro.

9.1.2.3 Prophylaktische Antibiotikagaben

Die „antibiotische Abdeckung“ bei Virusinfektionen, Kortikoidtherapie oder schweren Erkrankungen wie Schlaganfall, Herzinfarkt usw. ist aufgrund der hierzu vorliegenden Erkenntnisse nicht zu rechtfertigen und gefährlich. Bei infektionsgefährdeten Patienten müssen vielmehr routinemäßig und in kurzen Abständen die für eine bakterielle Infektion maßgeblichen Kriterien (▶ Tab. 9.1) überprüft werden. Sind sie positiv, ist mit einer hoch dosierten Antibiotikatherapie nicht zu zögern, insbesondere, wenn Procalcitonin und CRP rasch ansteigen.

Indiziert ist eine Antibiotikaprophylaxe bei rheumatischem Fieber und rezidivierendem Erysipel.

Überzeugende Studien liegen zur Wirksamkeit einer „perioperativen Prophylaxe“ vor. Sie ist bei **allen** Eingriffen indiziert, die nicht **absolut** steril durchgeführt werden können (z. B. Abdominalchirurgie, Eingriffe an der Lunge, urologische und gynäkologische Chirurgie usw.). Auch bei vollständig aseptischen Operationen, die aber sehr lange dauern, hat sich eine perioperative Prophylaxe durchgesetzt. Bei der Auswahl des Antibiotikums muss das zu erwartende Erregerspektrum berücksichtigt werden (z. B. Dickdarmchirurgie: Anaerobier; HNO-Chirurgie: S. aureus usw.). Es reicht **eine** Injektion vor Operationsbeginn, nur bei langer Operationsdauer und kurzer HWZ des Antibiotikums ist eine 2. Injektion in der Mitte der Operation erforderlich.

Eine spezielle Endokarditisprophylaxe ist bei Patienten mit Herzfehlern und künstlichen Herzklappen und bei abwehrgeschwächten Patienten mit Herzläsion (z. B. Dialysepatient mit Mitralklappenprolaps) erforderlich (▶ Tab. 9.3). Nach den Empfehlungen der „American Heart Association" und anderer Fachgesellschaften wird eine Antibiotikaprophylaxe heute nur noch für Patienten mit **hohem Risiko** für eine Endokarditis empfohlen. Als Risikomaßnahmen werden alle zahnärztlichen Eingriffe angesehen, die mit Manipulation an der Gingiva, der periapikalen Zahnregion oder mit Perforationen der oralen Mukosa einhergehen (▶ Tab. 9.3).

Tab. 9.3 Endokarditisprophylaxe (mod. nach Naber CK et al., Kardiologe 2007; 1: 243–50)

Risikogruppen

Patienten mit der höchsten Wahrscheinlichkeit eines schweren oder letalen Verlaufs einer infektiösen Endokarditis:

- Patienten mit Klappenersatz (mechanische und biologische Prothesen),
- Patienten mit rekonstruierten Klappen unter Verwendung von alloprothetischem Material in den ersten 6 Monaten nach OP,
- Patienten mit überstandener Endokarditis,
- Patienten mit angeborenen Herzfehlern,
- zyanotische Herzfehler, die nicht oder palliativ mit systemisch-pulmonalem Shunt operiert sind,
- operierte Herzfehler mit Implantation von Conduits (mit oder ohne Klappe) oder residuellen Defekten, d. h. turbulenter Blutströmung im Bereich des prothetischen Materials,
- alle operativ oder interventionell unter Verwendung von prothetischem Material behandelten Herzfehler in den ersten 6 Monaten nach dem Eingriff,
- herztransplantierte Patienten, die eine kardiale Valvulopathie entwickeln.

Empfohlene Prophylaxe vor zahnärztlichen Eingriffen

Situation	Antibiotikum	Einzeldosis 30–60 min vor dem Eingriff
Orale Einnahme	Amoxicillin	2 g p. o.
Orale Einnahme nicht möglich	Ampicillin	2 g i. v.
Penicillin- oder Ampicillinallergie – orale Einnahme	Clindamycin	600 mg p. o.
Penicillin- oder Ampicillinallergie – orale Einnahme nicht möglich	Clindamycin	600 mg i. v.

9

9.1.2.4 Kombinationstherapie

Durch Einführung von Substanzen mit breitem Wirkspektrum ist eine Kombinationstherapie nur in Ausnahmefällen erforderlich. Die Kombinationstherapie (unter Berücksichtigung von möglichen Inkompatibilitäten) mit zwei oder mehr Antibiotika ist begründet,

(1) wenn die Antibiotika synergistisch wirken (Beispiel: Betalaktamantibiotika plus Betalactamase-Inhibitoren, Betalaktamantibiotika plus Aminoglykoside; ▶ Tab. 9.4),

(2) wenn das Wirkungsspektrum erweitert werden soll (Beispiel: Cefotaxim + Metronidazol, um Anaerobier zu erfassen),

(3) wenn durch Kombination eine Dosisreduktion und dadurch ein reduziertes Risiko für toxische Wirkungen der einzelnen Substanzen erreicht wird,

(4) zur Verzögerung/Verhinderung von Resistenz,

(5) bei Endokarditis.

Tab. 9.4 Wirkungsmechanismen der Antibiotika[1]

Substanz	Bekannte Wirkungsmechanismen der antibakteriellen Substanzen
Bakterizide Wirkung	
Penicilline, Cephalosporine, Monobactame, Carbapeneme	Hemmung der Zellwandsynthese
Aminoglykoside	Hemmung der Proteinsynthese
Chinolone	Hemmung der bakteriellen Topoisomerasen
Vancomycin und andere (Lipo-)Glycopeptide	Hemmung der Zellwandsynthese
Daptomycin	Schädigung der Zellmembran
Bakteriostatische Wirkung	
Makrolide	Hemmung der Proteinsynthese
Clindamycin	Hemmung der Proteinsynthese
Tetrazykline	Hemmung der Proteinsynthese
Sulfonamide	Hemmung der Folsäuresynthese
Linezolid	Hemmung der Proteinsynthese

[1] Gilt nur bei durchschnittlicher Wirkstoffkonzentration. Wird die Wirkstoffkonzentration erheblich erhöht, können auch bakteriostatische Substanzen bakterizid wirken; werden bestimmte Konzentrationen unterschritten, können bakterizide Substanzen lediglich bakteriostatisch wirken. Auch ist der „postantibiotische Effekt" zu berücksichtigen: Wenn bereits Plasmakonzentrationen eines Antibiotikums nicht mehr nachweisbar sind, können noch an bakteriellen Strukturen Konzentrationen des Antibiotikums vorhanden sein, sodass das Antibiotikum auch nach seinem Verschwinden aus dem Plasma noch wirken kann.

9.1.2.5 Auswahl des geeigneten Mittels

▶ Tab. 9.2.

9.1.2.6 Wahl der Applikationsform

Aus Kostengründen wird die **orale Applikationsform** bevorzugt. Sie ist bei Schwerkranken jedoch nicht immer möglich. Weiter werden wichtige Antibiotika (z. B. Aminoglykoside, Carbapeneme) nicht enteral resorbiert. Auch sind mit manchen Antibiotika, z. B. oralen Cephalosporinen, nur vergleichsweise niedrige, individuell stark schwankende Spiegel zu erzielen. Für bedrohliche Krankheitsfälle ist somit die **intravenöse Gabe** unumgänglich.

Ein sinnvoller Kompromiss und zugleich kostensparend ist es, das Antibiotikum anfangs i. v. und dann bei deutlicher Besserung des Allgemeinzustands oral zu geben (sog. **Sequenztherapie,** möglich z. B. mit Chinolonen). Voraussetzung für eine Sequenztherapie ist eine ausreichende Bioverfügbarkeit nach oraler Gabe (> 50 %).

9.1.2.7 Antibiotikatherapie bei Niereninsuffizienz

Die meisten Antiinfektiva werden teilweise oder ausschließlich über die Niere eliminiert. In unterschiedlichem Ausmaß werden die Substanzen neben der glomerulären Filtration auch tubulär sezerniert. Bei eingeschränkter oder aufgehobener Nierenfunktion muss die Dosierung zahlreicher Antibiotika den Gegebenheiten angepasst werden. Falls keine ausreichende Reduktion der verabreichten Dosis und/oder keine Verlängerung des Dosierungsintervalls erfolgt, muss mit unerwünscht hohen Plasmakonzentrationen gerechnet werden, die zu unerwünschten Wirkungen führen können.

Detaillierte Hinweise für die Dosierung von Antiinfektiva in Abhängigkeit von der Nierenfunktion ▶ Tab. 9.5. Grundsätzlich müssen auch die Dosierungsangaben der Hersteller beachtet werden.

Tab. 9.5 Antibiotikadosierung bei Niereninsuffizienz

Substanz	GFR (ml/min)		
	> 50–120[1]	10–50	< 10
Aminoglykoside			
Amikacin	2 × 4–7 mg/kg	2 × 1–4 mg/kg	1 × 1,5 mg/kg
Gentamicin	1 × 3–5 mg/kg	1 × 1–3 mg/kg	1 mg/kg alle 48 h
Tobramycin	1 × 3–5 mg/kg	1 × 1–3 mg/kg	1 mg/kg alle 48 h
Streptomycin	2 × 4–7 mg/kg	2 × 1–4 mg/kg	1 × 1,5 mg/kg
Carbapeneme			
Ertapenem	1 × 1 g	1 × 1 g	??
Imipenem/Cilastatin	3 × 0,5–1 g	3 × 0,5 g	2 × 0,5 g
Meropenem	3 × 1–2 g	2 × 0,5–1 g	1 × 0,5 g
Cephalosporine (oral)			
Cefaclor	3 × 0,5–1,0 g	3 × 0,5 g	3 × 0,5 g
Cefadroxil	2 × 1 g	1–2 × 0,5 g	0,5 g alle 36 h
Cefalexin	3 × 1 g	2–3 × 0,5–1 g	1 × 0,5–1,0 g
Cefixim	1 × 0,4 g oder 2 × 0,2 g	1 × 0,2–0,4 g	1 × 0,2 g
Cefpodoxim-Proxetil	2 × 0,2 g	1 × 0,2 g	0,2 g alle 48 h
Ceftibuten	1 × 0,4 g	1 × 0,1–0,2 g	1 × 0,1 g
Cefuroxim-Axetil	2 × 0,5 g	1 × 0,5 g	0,5 g alle 48 h
Cephalosporine (i.v.)			
Cefazolin	3 × 1–2 g	2–3 × 1 g	1 × 1 g
Cefepim	2 × 2 g	1–2 × 2 g	1 × 1 g
Cefotaxim	3 × 2 g	2 × 2 g	2 × 0,5–1 g
Ceftarolin	2 × 0,6 g	2 × 0,4 g[3]	2 × 0,3 g[5]
Ceftazidim	3 × 2 g	1–2 × 1 g	1 × 0,5 g
Ceftazidim/Avibactam	3 × 2 g/0,5 g	2 × 0,75 g/0,1875 g	1 × 0,75 g/0,1875 g
Ceftobiprol	3 × 0,5 g	2 × 0,5 g[3]	1 × 0,5 g[3]
Ceftolozan/Tazobactam	3 × 1 g/0,5 g	3 × 0,25 g/0,125 g bis 3 x 0,5 g/0,25 g	Initial 0,5 g/0,25 g, dann 3 × 0,1 g/0,05 g
Ceftriaxon	1–2 × 2 g	1 × 2 g	1 × 2 g
Cefuroxim	3 × 1,5 g	2–3 × 0,75–1,5 g	1 × 0,75–1,5 g
Fluorchinolone			
Ciprofloxacin	2–3 × 0,4 g	2 × 0,2–0,4 g	2 × 0,2 g
Levofloxacin	1–2 × 0,5 g	1 × 0,25 g	1 × 0,125 g
Moxifloxacin	1 × 0,4 g	1 × 0,4 g	1 × 0,4 g
Ofloxacin	2 × 0,4 g	1 × 0,2–0,4 g	1 × 0,2 g
Glykopeptide			
Dalbavancin	1 × 1,0 g, nach 1 Woche 1 × 0,5 g	1 × 0,75 g, nach 1 Woche 1 × 0,375 g[4]	Bei Hämodialyse: keine Dosisanpassung

Tab. 9.5 Antibiotikadosierung bei Niereninsuffizienz *(Forts.)*

Substanz	**GFR (ml/min)**		
	› 50–120[1]	10–50	‹ 10
Glykopeptide			
Oritavancin	1 × 1,2 g (3-h-Infusion)		
Telavancin	1 × 10 mg/kg	1 × 7,5 mg/kg[3]	
Teicoplanin[2]	1 × 0,4 g	1 × 0,2 g	0,4 g alle 7 Tage
Vancomycin[2]	2 × 1,0 g	1 × 0,5–1,0 g	1–2 g alle 7 Tage
Makrolide			
Azithromycin	1 × 0,5 g	1 × 0,5 g	1 × 0,5 g
Clarithromycin	2 × 0,5 g	1–2 × 0,5 g	1 × 0,5 g
Erythromycin	3 × 0,5–1 g	3 × 0,5–1 g	2 × 0,5–1 g
Roxithromycin	1 × 0,15–0,3 g	1 × 0,15–0,3 g	1 × 0,15–0,3 g
Oxazolidinone			
Linezolid	2 × 0,6 g	2 × 0,6 g	2 × 0,6 g
Tedizolid	1 × 0,2 g	1 × 0,2 g	
Penicilline			
Amoxicillin	3 × 1–2 g	2 × 1–2 g	2 × 0,5–1 g
Amoxicillin/Clavulansäure	3 × 1,2 g	2–3 × 0,6 g	1 × 0,6 g
Ampicillin	3 × 2–5 g	2–3 × 2–3 g	2 × 2 g
Ampicillin/Sulbactam	3–4 × 0,75–3,0 g	2 × 0,75–3,0 g	1 × 0,75–3,0
Flucloxacillin	3 × 2 g	3 × 1 g	3 × 1 g
Mezlocillin	3 × 5 g	3 × 4 g	2 × 2–3 g
Oxacillin	3 × 2 g	3 × 2 g	3 × 2 g
Penicillin G	3 × 5 Mio. E	2 × 5 Mio. E	2 × 5 Mio. E
Piperacillin	3 × 4 g	2–3 × 4 g	2 × 4 g
Piperacillin/Tazobactam	3 × 4,5 g	2–3 × 4,5 g	2 × 4,5 g
Sultamicillin	2 × 0,75 g	2 × 0,75 g	1 × 0,75 g
Verschiedene			
Clindamycin	3 × 0,6 g	3 × 0,6 g	3 × 0,6 g
Co-trimoxazol	2 × 0,16 g/0,8 g	1 × 0,16 g/0,8 g	??
Daptomycin	1 × 4–6 mg/kg	1 × 4–6 mg/kg alle 2 Tage (‹ 30 ml/min)	
Doxycyclin	1–2 × 0,1 g	1–2 × 0,1 g	1–2 × 0,1 g
Fosfomycin	3 × 5 g	2 × 2,5 g	1 × 2,5 g
Metronidazol	2–3 × 0,5 g	2–3 × 0,5 g	2 × 0,5 g
Rifampicin	2 × 0,45–0,6 g	2 × 0,45–0,6 g	2 × 0,45–0,6 g

1 Alle Dosierungsempfehlungen beziehen sich auf einen 70 kg schweren Patienten.
2 Serumspiegelkontrolle.
3 Kreatinin-Clearance 30–50 ml/min.
4 Kreatinin-Clearance ‹ 30 ml/min.
5 Kreatinin-Clearance 15–30 ml/min.

9.1.2.8 Antibiotikatherapie in der Schwangerschaft

▶Tab. 9.6, ▶Kap. 12.5.

Tab. 9.6 Antibiotikatherapie in der Schwangerschaft

Antibiotika	Kategorie (nach FDA)[1]	Beschreibung
Keine	A	In kontrollierten Studien beim Menschen ergab sich kein Hinweis auf ein erhöhtes fetales Risiko
Penicilline, Cephalosporine, Meropenem, Doripenem, Ertapenem, Clindamycin, Erythromycin, Azithromycin, Fosfomycin, Daptomycin, Metronidazol, Nitrofurantoin	B	In Tierversuchen gab es keine Hinweise auf ein erhöhtes fetales Risiko, kontrollierte Studien liegen nicht vor *oder* in Tierversuchen ergaben sich Hinweise auf ein erhöhtes fetales Risiko, kontrollierte Studien brachten jedoch keine entsprechenden Hinweise
Chinolone, Clarithromycin, Co-trimoxazol, Trimethoprim, Imipenem/Cilastatin, Linezolid, Vancomycin, Rifampicin	C	In Tierversuchen ergaben sich Hinweise auf ein erhöhtes fetales Risiko, kontrollierte Studien liegen nicht vor. Eine Anwendung kann akzeptabel sein, wenn ein entsprechender Nutzen erwartet werden kann
Tetrazykline, Aminoglykoside	D	Ein erhöhtes Risiko für den Menschen ist bekannt, trotz der Risiken kann eine Anwendung akzeptabel sein, wenn ein entsprechender Nutzen erwartet werden kann (z. B. bei vitaler Indikation)
Keine	X	Ein erhöhtes Risiko für den Menschen ist bekannt, der erwartete Nutzen ist gering und rechtfertigt nicht eine Anwendung des Arzneimittels

[1] Die FDA benutzt dieses Klassifizierungssystem seit 2015 nicht mehr, sondern beschreibt die möglichen Risiken in der Schwangerschaft mit kurzen Texten.

Die möglichen embryo-fetalen Risiken bei einer Anwendung von Antiinfektiva in der Schwangerschaft können nur unzureichend durch Einteilung in verschiedene Risikoklassen beschrieben werden. Die Zuordnung (▶Tab. 9.6) entspricht den früher benutzten Kategorien der US-amerikanischen FDA und gestattet eine grobe Orientierung. Demnach werden z.B. die Makrolide oder Carbapeneme unterschiedlichen Gruppen zugeordnet. Dabei muss beachtet werden, dass sowohl die tierexperimentelle als auch die epidemiologische Datenlage für die einzelnen Stoffe sehr unterschiedlich ist.

Vom Pharmakovigilanzzentrum für Embryonaltoxikologie der Charité Berlin werden detaillierte Informationen zur Verträglichkeit der wichtigsten Arzneistoffe in den verschiedenen Phasen der Schwangerschaft und der Stillzeit auf der Internetseite www.embryotox.de publiziert. Die Seite ist frei zugänglich und auch als App verfügbar.

9.1.2.9 Dosierung und Dauer der Therapie

Bereits 1913 hat Paul Ehrlich die Forderung „*frapper fort et frapper vite*" aufgestellt. Um Therapieversagen und Resistenzentwicklung vorzubeugen, ist es wichtig, eine ausreichend hohe Dosierung zu wählen und die Therapiedauer so kurz wie möglich zu halten (▶Tab. 9.1). Bei deutlicher Besserung des Allgemeinzustands, Entfieberung und Normalisierungstendenz der Inflammationsparameter kann die Antibiotikagabe beendet werden. Eine Dosisreduktion ist unsinnig.

9.1.3 Antibiotisch wirksame Substanzen

In alphabetischer Reihenfolge.

9.1.3.1 Aminoglykosidantibiotika

Pharmakologie Die Aminoglykoside Amikacin, Gentamicin und Tobramycin haben ein breites Spektrum (▶ Tab. 9.2). Einige Erreger, die im Spektrum von Penicillin G liegen (z. B. S. pneumoniae, S. pyogenes), weisen jedoch eine relativ hohe Resistenz auf. Auch E. faecalis (Enterokokken) wird schlecht erfasst. Gegen Legionellen, Chlamydien, Mykoplasmen und Anaerobier sind Aminoglykoside wirkungslos.

Vom klinischen Standpunkt können zwischen Gentamicin und Tobramycin nur geringe Unterschiede ausgemacht werden. Amikacin unterscheidet sich dadurch, dass es pro Gewichtseinheit antibakteriell weniger wirksam ist, aber höher dosiert werden kann.

INN	Handelsnamen	Dosierungen
Amikacin	Amikacin Fresenius®	Max. 15 mg/kg/d, durchschnittlich 1 × 1 g/d i. m. oder i. v.
Gentamicin	Refobacin® u. a.	Max. 6 mg/kg/d, durchschnittlich 1 × 320 mg/d i. m. oder i. v.
Tobramycin	Gernebcin® u. a.	Max. 5 mg/kg/d, durchschnittlich 1 × 320 mg/d i. m. oder i. v.

UAW Nephro-, Vestibulo- und Ototoxizität (N. vestibularis meist vor dem N. acusticus betroffen; Ausnahme: Amikacin). Bei entsprechender genetischer Disposition kann bereits eine Einzeldosis eines Aminoglykosids zu Taubheit führen. Ursächlich sind offenbar Mutationen in den Genen für die mitochondriale rRNA.

> **! WICHTIG**
> Wegen ihrer geringen therapeutischen Breite sollen Aminoglykoside nur mit strenger Indikationsstellung, d. h. nur als Kombinationspartner der Betalaktame in lebensbedrohlichen Situationen, und nur für max. 3–5 Tage angewandt werden.

Häufige Plasmakreatininkontrollen und sorgfältige tägliche Suche nach ersten Zeichen einer Schädigung des VIII. Hirnnervs (Ohrgeräusche, Druck auf den Ohren, Gangunsicherheit, Schwindel, Nystagmus nach Lagewechsel und Kopfschütteln) sind erforderlich. Werden Aminoglykoside beim ersten Auftreten entsprechender Symptome abgesetzt, sind die Schäden gering und teils reversibel. Grundsätzlich sollte eine Aminoglykosidtherapie so kurz wie möglich (3–5 Tage) gehalten werden. Dies ist im Hinblick auf die heute wichtigste Indikation, die Kombinationstherapie mit Betalaktamen (▶ Kap. 9.1.2.4), meist möglich.

Die Nephrotoxizität der Aminoglykoside ist bei gleicher Effektivität geringer, wenn die Gabe nicht auf 3 Injektionen pro Tag verteilt (Ausnahme: Endokarditis), sondern die Gesamtdosis einmal pro Tag gegeben wird. Dies liegt wohl daran, dass die Bindungsstellen am Tubulusepithel begrenzt sind, d. h. bei plötzlich auftretenden hohen Spiegeln alle besetzt sind und dann beim Abfall dieser Spiegel wieder frei werden. Bei wiederholter Injektion oder dem Extremfall der kontinuierlichen Infusion sind diese Bindungsstellen über den gesamten Therapiezeitraum besetzt, wodurch sich die stärkere Toxizität bei mehrfacher Gabe erklärt.

9.1.3.2 Carbapeneme

Pharmakologie Imipenem wird in der Niere durch die Dehydropeptidase 1 metabolisiert und daher in Kombination mit Cilastatin verabreicht, das dieses Enzym hemmt. Meropenem und Ertapenem weisen eine höhere Stabilität auf und kommen ohne diesen Zusatz aus. Halbwertszeiten (HWZ): Meropenem etwa 1 h, Ertapenem 4 h (deshalb Dosierung einmal am Tag).

Das antibakterielle Spektrum der Carbapeneme umfasst grampositive, gramnegative und anaerobe Keime. Nur MRSA, E. faecium und Stenotrophomonas werden nicht erfasst; Ertapenem besitzt keine ausreichende Aktivität gegen P. aeruginosa. Die Substanzen bieten sich zur ungezielten Initialtherapie von schweren bakteriellen Infektionen an.

INN	Handelsnamen	Dosierung
Ertapenem	Invanz®	1,0 g alle 24 h
Imipenem + Cilastatin	Zienam®	0,5–1,0 g alle 6–8 h
Meropenem	Meronem®	0,5–1,0 g alle 8 h

Spezielle UAW Mit neurotoxischen Reaktionen muss bei extremer Dosierung oder bei nicht berücksichtigter Niereninsuffizienz gerechnet werden, wobei nach tierexperimentellen Befunden die neueren Carbapeneme weniger neurotoxisch sind als Imipenem. Cilastatin: spezielle unerwünschte Wirkungen nicht bekannt.

! WICHTIG

Carbapeneme können die Plasmakonzentration des Antiepileptikums Valproinsäure deutlich reduzieren. Sie verhindern wahrscheinlich die Hydrolyse des Valproinsäure-Glukuronids. Die gleichzeitige Gabe sollte vermieden werden. Sonst: Spiegel der Valproinsäure kontrollieren und Dosis anpassen!

9

9.1.3.3 Cephalosporine

▶ Tab. 9.7.

Parenterale Cephalosporine

Pharmakologie Cephalosporine besitzen eine antibakterielle Aktivität gegen grampositive und gramnegative Erreger. Aufgrund der zunehmenden Resistenzentwicklung bei Staphylokokken ebenso wie bei gramnegativen Erregern weist ihr breites Spektrum aber zunehmend Lücken auf. Neue Wirkstoffe und Kombinationen mit Betalactamase-Inhibitoren wurden entwickelt, um dieser Entwicklung Rechnung tragen.

Cephalosporine werden unterschieden nach

- Ihrer antibakteriellen Aktivität, unter besonderer Berücksichtigung ihrer Stabilität gegenüber Betalactamasen aus gramnegativen Erregern. Die zunehmend häufigen ESBL-bildenden Stämme (ESBL = Betalactamasen mit erweitertem Spektrum [extended spectrum betalactamases]) sind resistent, durch Kombination mit einem Betalactamase-Inhibitor können auch diese Stämme erfasst werden.
- Ihrer antibakteriellen Aktivität gegenüber MRSA (nur Ceftobiprol und Ceftarolin weisen eine ausreichende Aktivität auf).
- Ihrer Pharmakokinetik (Elimination vorwiegend renal, unverändert oder durch teilweise Metabolisierung). Ceftriaxon hat mit ca. 8 h eine deutlich längere Eliminations-HWZ als die anderen Cephalosporine.

Nach einem Vorschlag der Paul-Ehrlich-Gesellschaft erfolgt eine Einteilung in 5 Gruppen (▶ Tab. 9.7).

Tab. 9.7 Einteilung der parenteralen Cephalosporine

INN	Handelsname®	Gruppenmerkmal
Gruppe 1		
Cefazolin	Generika	• Wirksam gegen grampositive und einige gramnegative Bakterien • Stabil gegenüber Penicillinasen aus Staphylokokken (unwirksam gegen MRSA) • Instabil gegenüber Betalactamasen gramnegativer Bakterien

Tab. 9.7 Einteilung der parenteralen Cephalosporine *(Forts.)*

INN	Handelsname®	Gruppenmerkmal
Gruppe 2		
Cefuroxim	Generika	• Geringere Aktivität als Gruppe 1 gegen grampositive Bakterien • Höhere Aktivität als Gruppe 1 gegen gramnegative Bakterien
Gruppe 3a		
Cefotaxim Ceftriaxon	Generika Generika	• Geringere Aktivität als Gruppe 1 und 2 gegen grampositive Bakterien • Deutlich höhere Aktivität als Gruppe 1 und 2 gegen gramnegative Bakterien • Nicht wirksam bei ESBL-bildenden gramnegativen Erregern
Gruppe 3b		
Ceftazidim Ceftazidim + Avibactam	Generika Zavicefta®	• Hauptindikation Pseudomonas aeruginosa-Infektionen • Unzureichende Aktivität gegen grampositive Erreger • Durch Kombination mit dem Betalactamaseinhibitor Avibactam werden auch ESBL-Bildner erfasst
Gruppe 3c		
Ceftolozan + Tazobactam	Zerbaxa®	• Hauptindikation Pseudomonas aeruginosa-Infektionen • Unzureichende Aktivität gegen grampositive Erreger • Durch Kombination mit dem Betalactamaseinhibitor Tazobactam werden auch ESBL-Bildner erfasst
Gruppe 4		
Cefepim Cefpirom	Generika Cefrom® (nur Österreich)	• Wie Gruppe 3b • Zusätzlich gute Wirksamkeit gegen grampositive Erreger • Bessere Stabilität gegen Betalactamasen als Gruppe 3a
Gruppe 5		
Ceftarolin Ceftobiprol	Zinforo® Zevtera®	• Bisher einzige Betalactamantibiotika mit Wirkung gegen MRSA (hohe Affinität zum Bindeprotein 2a) • Keine ausreichende Wirkung gegen *P. aeruginosa* und ESBL-bildende Enterobakterien

Indikationen **Cephalosporine** der **Gruppen 1 und 2** eignen sich zur Initialtherapie hospitalisierter Patienten mit ambulant erworbenen Infektionen. Cefazolin ist zur Behandlung von Infektionen durch Methicillin-sensible Staphylokokken geeignet, Cefuroxim ist für die Therapie eines breiten Spektrums von Infektionen zugelassen.

Cephalosporine der Gruppe 3 sind indiziert bei allen Infektionen der internen und chirurgischen Fachgebiete, bei denen gramnegative Enterobakterien nachgewiesen wurden oder zu vermuten sind. Dies gilt besonders für nosokomiale Infektionen. Infektionen durch grampositive Bakterien (insbesondere S. aureus und koagulasenegative Staphylokokken) stellen keine primäre Indikation für die Cephalosporine der Gruppen 3b und 3c dar.

Cephalosporine der Gruppe 4 sind v. a. zur Therapie von Infektionen auf der Intensivstation gut geeignet.

Cephalosporine der Gruppe 5: Ceftarolin und Ceftobiprol sind MRSA-wirksame Cephalosporine. Im gramnegativen Bereich hat Ceftobiprol eine höhere Aktivität als Ceftarolin. Sie sind zur Behandlung der ambulant erworbenen Pneumonie zugelassen, Ceftobiprol darüber hinaus auch bei der nosokomial erworbenen Pneumonie, nicht jedoch bei beatmungsassoziierter Pneumonie. Ceftarolin kann auch bei Haut- und Weichgewebsinfektionen angewandt werden.

Orale Cephalosporine

Pharmakologie Die älteren Substanzen dieser Gruppe wie Cefalexin, Cefaclor und Cefadroxil sind v. a. im grampositiven Bereich wirksam und werden fast vollständig aus dem Magen-Darm-Trakt resorbiert.

Weitere Cephalosporine zur oralen Verabreichung sind Cefuroximaxetil, Cefixim, Ceftibuten und Cefpodoximproxetil. Diese Substanzen zeigen eine gewisse Betalactamase-Stabilität. Der verbesserten Wirksamkeit im gramnegativen Bereich steht eine weniger gute gegen S. aureus gegenüber, der durch Cefixim, Ceftibuten und Cefpodoximproxetil nicht ausreichend erreicht wird. Gegen Pneumokokken sind Cefixim und Ceftibuten deutlich geringer wirksam. Ihre Bioverfügbarkeit ist gering (ca. 50 %).

Die letztgenannten Substanzen können also z. B. für Wundinfektionen und Infektionen im HNO-Bereich und der Atemwege nicht empfohlen werden, während ihre Stärke bei den gramnegativen Enterobacteriaceae liegt. Ist mit grampositiven Erregern (z. B. Staphylokokken oder hämolysierenden Streptokokken, Haut- und Weichgewebsinfektionen, Tonsillopharyngitis) zu rechnen, ist Cefalexin vorzuziehen.

Von den oralen Cephalosporinen kann wegen niedrigerer Plasmaspiegel niemals die Wirksamkeit der parenteral verabreichten erwartet werden!

Indikationen Wegen deutlicher Unterschiede in ihrer Wirksamkeit gegenüber gramnegativen und grampositiven Keimen Differenzialindikationen beachten.

Dosierung ▶ Tab. 9.5.

Spezielle UAW Bei extrem hohen Plasmaspiegeln (z. B. Normaldosierung bei eingeschränkter Nierenfunktion) zerebrale Nebenwirkungen wie Stupor, psychotische Reaktionen und Krämpfe möglich. Störungen des Vitamin-K-Metabolismus durch Cefazolin möglich. Kontrolle der Gerinnungsparameter, bei Erniedrigung Vitamin K (10 mg/Woche).

9

9.1.3.4 Chloramphenicol

Pharmakologie Antibiotikum mit breitem antibakteriellem Spektrum. Bioverfügbarkeit nach oraler Gabe: 80–90 %. Es wird zu 90 % metabolisiert und zu 10 % unverändert renal ausgeschieden. In Deutschland zur systemischen Therapie nicht mehr im Handel.

Indikationen **Strenge Indikationsstellung!** Septische Salmonelleninfektionen, Meningitis oder Sepsis, wenn Kontraindikationen für andere Antibiotika bestehen. Da Chloramphenicol in den letzten Jahrzehnten selten eingesetzt wurde, ist die Resistenzlage heute wieder günstiger.

Spezielle UAW Dosisabhängige, reversible Knochenmarkschädigung. Selten: in ca. 50 % der Fälle letal verlaufende, irreversible Knochenmarkschädigung, die auch bei niedriger Dosierung auftreten kann (aplastische Anämie; Häufigkeit: ca. 1:10.000).

9.1.3.5 Clindamycin

Pharmakologie Wirkung nur auf grampositive Erreger einschließlich Anaerobier, Plasmodien und Toxoplasma; gramnegative Bakterien, Neisserien, Enterokokken und H. influenzae werden nicht erfasst. Unwirksam gegen erythromycinresistente Staphylokokken.

Indikationen Osteomyelitis. Wegen seiner guten Wirkung gegen Anaerobier auch pulmonale Eiterungsprozesse (z. B. Lungenabszess, Aspirationspneumonie). Bei schwerer zerebraler Malaria und Toxoplasmose ist Clindamycin eine Alternative zu anderen Therapeutika.

INN	Handelsname	Dosierung
Clindamycin	Sobelin®	8-stdl. 0,3–0,6 g p. o., 8-stdl. 0,3–0,6 g i. v.

Spezielle UAW Hautreaktionen, Durchfälle, pseudomembranöse Kolitis durch C. difficile.

9.1.3.6 Colistin

Pharmakologie Colistin (= Polymyxin E), ein zyklisches Dekapeptid, wurde bereits Ende der 1950er-Jahre therapeutisch eingesetzt, später aber wegen schlechter Verträglichkeit nicht mehr angewandt. Es steht in Deutschland als Methansulfonat (= Colistimethat) zur systemischen Therapie seit 2012 wieder zur Verfügung. Polymyxine zerstören die bakterielle Zellmembran, indem sie mit den Phospholipiden der Membranen reagieren. Colistin ist wirksam gegen viele gramnegative Erreger.

Indikationen, Dosierung Colistimethat wird bei Patienten mit normaler Nierenfunktion und einem Körpergewicht > 60 kg in einer Dosierung von 1,0–2,0 Mio. IE alle 8 h i.v. verabreicht, die maximale Standarddosis beträgt 6,0 Mio. IE (= 480 mg) innerhalb von 24 h. Bei Patienten mit eingeschränkter Nierenfunktion wird die Tagesdosis reduziert. Umfangreiche klinische Studien, wie sie heute mit neu entwickelten Antibiotika üblich sind, liegen mit Colistin nicht vor. Es ist zugelassen zur Behandlung nosokomialer Pneumonien und komplizierter Harnwegsinfektionen durch gramnegative Erreger, wenn andere antibakterielle Wirkstoffe als nicht geeignet erscheinen.

Unerwünschte Wirkungen Nierenfunktionsstörungen, seltener Nierenversagen; neurotoxische Wirkungen, wie Schwindel, Sehstörungen, Psychosen etc., bei hohen Plasmaspiegeln. **Cave:** gleichzeitige Gabe anderer Arzneimittel mit nephrotoxischem oder neurotoxischem Potenzial. Überempfindlichkeitsreaktionen wie Hautausschlag und Angioödem können auftreten.

9.1.3.7 Fidaxomicin

Pharmakologie Fidaxomicin (Dificlir®) gehört zu den Makrozyklinen; es ist bakterizid wirksam und hemmt die bakterielle RNA-Polymerase. Der Angriffspunkt am Enzym unterscheidet sich von dem der Rifamycine. Es wird kaum resorbiert, die Spitzenspiegel im Blut von Probanden sind sehr niedrig (ca. 0,01 mg/L), bei Patienten wurden bis zu sechsfach höhere Spiegel gemessen.

Indikationen, Dosierung Fidaxomicin ist indiziert bei Erwachsenen zur Behandlung von Clostridium-difficile-Infektionen; Dosierung: 2 × 200 mg/d über 10 Tage. Die Häufigkeit von Rezidiven war nach Behandlung mit Fidaxomicin signifikant niedriger als nach Gabe von Vancomycin.

Unerwünschte Wirkungen Die Verträglichkeit in den Zulassungsstudien war gut, ein Unterschied in der Verträglichkeit zwischen Fidaxomicin und Vancomycin war nicht erkennbar. Potente P-Glykoprotein-Inhibitoren, wie z. B. Ciclosporin, Verapamil oder Amiodaron, sollten nicht gleichzeitig gegeben werden.

9.1.3.8 Fluorchinolone

Pharmakologie Chinolone hemmen die bakterielle Topoisomerase II (DNA-Gyrase) und/oder die Topoisomerase IV und wirken gegen ein breites Spektrum von Erregern bakterizid. Die Aktivität der Topoisomerasen ist für die regelrechte Struktur und Funktion der bakteriellen DNA essenziell. Mutationen in den Topoisomerase-Genen gyrA und gyrB sind häufig Ursachen für eine Resistenzentwicklung. Der Wirkungsschwerpunkt der älteren Chinolone (Norfloxacin, Ciprofloxacin) liegt im gramnegativen Bereich, Ciprofloxacin ist das aktivste Derivat gegen P. aeruginosa; Levofloxacin und Moxifloxacin können bei Infektionen durch Pneumokokken angewandt werden. Moxifloxacin besitzt auch eine verbesserte Aktivität gegen Chlamydien, Mykoplasmen und Anaerobier.

Bezüglich der pharmakokinetischen Daten der Chinolone ▶ Tab. 9.8. Nach oraler Gabe werden die Chinolone gut resorbiert (Ausnahme: Norfloxacin). Ciprofloxacin, Levofloxacin und Moxifloxacin können auch als Infusion gegeben werden. Alle Chinolone haben ein hohes Verteilungsvolumen (gute Gewebegängigkeit, intrazelluläre Anreicherung!) von etwa 2 l/kg KG. Dies hat Bedeutung bei der Behandlung von Infektionen in „schwer erreichbaren Kompartimenten", z. B. Knochen oder Prostata, und Infektionen durch intrazellulär gelagerte Erreger (Legionellen, Chlamydien, Mykoplasmen).

Tab. 9.8 Pharmakokinetik der wichtigsten Fluorchinolone

Chinolon	Dosis (mg)	F (%)	HWZ (h)	Vd (l)	Renale Ausscheidung (%)	Proteinbindung (%)
Ciprofloxacin	500	60–80	3,5–5,4	307	40–60	14–25
Levofloxacin	250–500	90–100	6–8	130	>85	30–40
Moxifloxacin	400	91	12	210	19	40–42

F = Bioverfügbarkeit, HWZ = Halbwertszeit, Vd = Verteilungsvolumen

Ciprofloxacin wird zu etwa 15–20 % metabolisiert. Die Ausscheidung in unveränderter Form erfolgt renal, biliär und zu etwa 15 % transintestinal (durch direkte Sekretion in den Darm). Wegen der extrarenalen Ausscheidungswege ist bei Nierenfunktionseinschränkung keine Dosisreduktion erforderlich. **Ofloxacin** stellt ein Racemat aus gleichen Anteilen der antibakteriell aktiven L- und der inaktiven R-Form dar (L-Form = Levofloxacin). Es wird nicht mehr empfohlen, da es zur Hälfte aus unwirksamer Substanz besteht. **Levofloxacin** wird kaum metabolisiert und zu > 90 % unverändert renal eliminiert. Bei Nierenfunktionseinschränkung ist eine sorgfältige Dosisanpassung geboten. **Moxifloxacin** wird mit einer HWZ von etwa 12 h überwiegend hepatisch durch Glukuronidierung eliminiert.

9

Indikationen Zu den wichtigsten Indikationen der Chinolone ▶Tab. 9.9. Die strikte Kontraindikation der Chinolone für **Infektionen bei Kindern und Jugendlichen** ist in den vergangenen Jahren relativiert worden. Ciprofloxacin kann bei schweren Infektionen bei Kindern und Jugendlichen eingesetzt werden, wenn dies als notwendig angesehen wird. Dazu zählen pseudomonasverursachte bronchopulmonale Infektionen bei zystischer Fibrose oder komplizierte Harnwegsinfektionen. Die im Tierversuch beobachteten drastischen Schädigungen des juvenilen Gelenkknorpels treten so beim Menschen unter therapeutischen Bedingungen offenbar nicht auf (Übersicht: Stahlmann R, Lode H. Risks associated with the therapeutic use of fluoroquinolones. Expert Opinion Drug Safety 2013:12;497–505).

INN	Handelsname	Dosierung
Ciprofloxacin	Ciprobay®	2 × 250–750 mg/d p. o. oder i. v.
Levofloxacin	Tavanic®	1 × 250 mg/d bis 2 × 500 mg/d p. o. oder i. v. 2 × 240 mg/d zur Inhalation (▶Tab. 9.9)
Moxifloxacin	Avalox®	1 × 400 mg/d p. o. oder i. v.
Norfloxacin	Barazan®	2 × 400 mg/d p. o.
Ofloxacin	Tarivid®	2 × 200–400 mg/d p. o. oder i. v.

Tab. 9.9 Einteilung der Chinolone (nach PEG, 1998)

Gruppe	Beispiel	Verabreichung	Bemerkung, Indikationen
I	**Norfloxacin**	Nur oral	Chinolon, das fast nur bei Harnwegsinfektionen angewandt wird, evtl. bei Prostatitis oder Enteritis
II	**Ciprofloxacin**	Oral, i. v.	Chinolon zur oralen und parenteralen Anwendung bei zahlreichen, systemischen Infektionen. Schwerpunkt im gramnegativen Bereich des Spektrums, wirksamste Substanz gegen P. aeruginosa

Tab. 9.9 Einteilung der Chinolone (nach PEG, 1998) *(Forts.)*

Gruppe	Beispiel	Verabreichung	Bemerkung, Indikationen
III	**Levofloxacin**	Oral, i. v., zur Inhalation	Chinolon mit verbesserter Aktivität gegen grampositive und „atypische" Erreger. Einsetzbar bei Infektionen durch gramnegative Erreger (z. B. Harnwegsinfektionen) und Haut- und Weichgewebsinfektionen, bei Pneumokokkeninfektionen; auch zur Inhalation bei Erwachsenen mit zystischer Fibrose (P. aeruginosa)
IV	**Moxifloxacin**	Oral, i. v.	Chinolon mit verbesserter Aktivität gegenüber Pneumokokken und anaeroben Bakterien, auch zur Behandlung von Haut- und Weichgewebsinfektionen und abdominalen Infektionen zugelassen. Wegen geringer renaler Elimination ungeeignet bei Harnwegsinfektionen

Anmerkungen: **Ofloxacin** (Gruppe II) ist ein Racemat, das zur Hälfte aus antibakteriell unwirksamer Substanz besteht. Seine Anwendung wird daher nicht mehr empfohlen. **Levofloxacin,** das linksdrehende, wirksame Enantiomer von Ofloxacin, könnte auch der Gruppe II zugerechnet werden. Da Levofloxacin gegenüber Ofloxacin aber über eine doppelt so hohe antibakterielle Aktivität *in vitro* verfügt und auch höher dosiert wird, kann Levofloxacin neben den Indikationen des Ofloxacins auch bei durch Pneumokokken verursachten Infektionen angewandt werden.

Spezielle UAW Intestinale Beschwerden, Störungen des ZNS (Erregtheit, Schlafstörungen, Albträume, Kopfschmerzen, psychoseähnliche Symptome), periphere Neuropathien, Herzrhythmusstörungen (**cave:** Patienten mit angeborener QT-Intervallverlängerung oder gleichzeitiger Behandlung mit Antiarrhythmika), Tendopathien (z. B. Entzündungen und/oder Ruptur der Achillessehne).

! WICHTIG

Verwechslung der durch Chinolone verursachten ZNS-Wirkungen mit Delir oder Durchgangssyndrom ist möglich.

Interaktionen Mineralische Antazida und andere Arzneimittel, die zwei- oder dreiwertige Metallionen enthalten (Ca^{2+}, Mg^{2+}, Al^{3+}, Fe^{2+}, Zn^{2+}), können die Bioverfügbarkeit aller Chinolone bei gleichzeitiger Einnahme drastisch reduzieren!

Der Abbau von Theophyllin und Koffein wird durch Ciprofloxacin gehemmt. Das Muskelrelaxans Tizanidin wird über Cytochrom 1A2 (CYP1A2) metabolisiert und darf nicht zusammen mit Inhibitoren des CYP1A2 wie Ciprofloxacin angewandt werden.

9.1.3.9 Fosfomycin

Pharmakologie Fosfomycin ist nicht verwandt mit anderen Antibiotika, es ist aktiv gegenüber grampositiven und gramnegativen Bakterien sowie einigen Anaerobiern. Die Substanz muss hoch dosiert werden (daher hohe Natriumbelastung), erreicht hohe Konzentrationen im ZNS und hat eine HWZ von 2 h. Sie wird zu 90 % mit dem Urin ausgeschieden, kumuliert also bei Niereninsuffizienz. Die Toxizität ist gering. Es wird als Kombinationspartner bei Infektionen durch S. aureus angewandt. Fosfomycin-Trometamol ist die orale Form von Fosfomycin (Monuril®), das nur zur Therapie von akuten unkomplizierten Harnwegsinfektionen (= Zystitis) bei Frauen zugelassen ist. Nach oraler Gabe wird die Substanz zu 32–54 % resorbiert; die HWZ beträgt 3–4 h. Dosierung 3 g einmalig.

INN	Handelsname	Dosierung
Fosfomycin	Fosfocin®	3 × 5–10 g/d i. v.
	Monuril®	1 × 3 g oral

Spezielle UAW Da die parenterale Substanz als Natriumsalz vorliegt, Natriumbelastung, ansonsten Magendruck und Brechreiz.

9.1.3.10 Fusidinsäure

Pharmakologie Antibakteriell wirksames Steroid. Streptokokken werden nicht so gut erfasst, sehr gut hingegen Staphylokokken (auch Penicillinasebildner und oxacillinresistente Stämme), ebenso multiresistente Enterokokken (E. faecium). Fusidinsäure ist lipophil, wird enteral resorbiert und mit einer HWZ um 4–6 h vorwiegend über die Galle ausgeschieden. Gute Penetration ins Gewebe, auch in den Knochen. In Deutschland nur zur lokalen Therapie im Handel, andere Zubereitungsformen können aus dem Ausland bezogen werden.

Indikationen Schwere Staphylokokkeninfektionen, v.a. bei Penicillinallergie, Osteomyelitis.

Spezielle UAW Magenschmerzen, Brechreiz.

9.1.3.11 Glycylcycline (Tigecyclin)

Pharmakologie Tigecyclin ist das einzige therapeutisch verfügbare Antibiotikum dieser Gruppe; das Tetrazyklinderivat hemmt die bakterielle Proteinbiosynthese und wirkt gegen ein breites Spektrum von Erregern, u.a. MRSA und vancomycinresistente E.-faecalis-Stämme (VRE). Eine ähnlich hohe Aktivität besteht gegen gramnegative Erreger wie E. coli. Die Wirkung ist unabhängig davon, ob die Erreger Betalactamasen (sog. ESBL) bilden oder nicht. Tigecyclin besitzt eine variable Aktivität gegen Acinetobacter spp. und Proteus-Arten, P. aeruginosa ist resistent.

9

Die maximalen Plasmakonzentrationen liegen bei 0,6 mg/L, die AUC-Werte bei etwa 4 mg/L × h. Die Gewebegängigkeit ist gut (Verteilungsvolumen: ca. 600 l), 70–90 % sind an Plasmaproteine gebunden. Anreicherung in neutrophilen Granulozyten; die Konzentrationen sind intrazellulär etwa 20- bis 30-fach höher als in der extrazellulären Flüssigkeit. Die Elimination erfolgt mit einer HWZ von ca. 40 h überwiegend mit den Fäzes, im Urin werden etwa 30 % ausgeschieden. Ein geringer Teil wird glukuronidiert. Eine Einschränkung der Nierenfunktion hat keinen relevanten Einfluss auf die Pharmakokinetik, bei reduzierter Leberfunktion ist die Elimination verzögert.

Indikationen Komplizierte Haut- und Weichgewebsinfektionen und komplizierte intraabdominelle Infektionen.

INN	Handelsname	Dosierung
Tigecyclin	Tygacil® i.v.	2 × 50 mg/d (initial: 1 × 100 mg) i.v.

Spezielle UAW Gastrointestinale Nebenwirkungen wie Übelkeit und Erbrechen sind relativ häufig, Hautreaktionen selten.

9.1.3.12 Glykopeptidantibiotika

Pharmakologie Glykopeptidantibiotika erfassen aerobe und anaerobe grampositive Bakterien. VISA (Vancomycin-intermediär-sensible S.-aureus-Stämme) und VRSA (Vancomycin-resistente Stämme) sowie resistente E.-faecalis- und E.-faecium-Stämme (VRE) stellen ein zunehmendes Problem dar. Die Resistenzen gelten nicht strikt für alle Glykopeptide parallel, Oritavancin ist z.B. aktiv gegen VanA-VRE. Glykopeptide werden fast ausschließlich in unveränderter Form renal eliminiert. Folgende HWZ wurden ermittelt: Vancomycin etwa 6 h, Telavancin etwa 8 h, Teicoplanin etwa 70 h. Die neueren Glykopeptide werden sehr langsam eliminiert. Die HWZ liegen bei 245 h (Oritavancin) bzw. bei 346 h (Dalbavancin).

Indikationen Vancomycin und Teicoplanin sind für diverse Infektionen durch grampositive Kokken, v.a. MRSA, einschließlich der Endokarditis, und bei nosokomialer Pneumonie zugelassen. Die Zulassung von Telavancin ist auf schwere Pneumonien (nosokomial, beatmungsassoziiert) beschränkt; ein spezieller „Leitfaden für medizinisches Fachpersonal" zum sicheren Umgang mit dem Antibiotikum wurde publiziert (www.bfarm.de). Dalbavancin und Oritavancin sind nur zur Behandlung von komplizierten Haut- und Weichgewebeinfektionen zugelassen. Bei der Therapie neutropenischer Patienten wird eine Kombination von Antibiotika, die überwiegend gegen gramnegative Keime wirken (z.B. Ceftazidim, Ciprofloxacin), mit Vancomycin/Teicoplanin empfohlen. Vancomycin oder Teicoplanin wirken nach oraler (!) Gabe bei der durch Clostridium difficile hervorgerufenen pseudomembranösen Kolitis, die nach Antibiotikatherapie auftreten kann.

INN	Handelsname	Dosierung
Dalbavancin	Xydalba®	1 × 1g, nach 1 Woche: 1 × 0,5g
Oritavancin	Orbactiv®	1 × 1,2g (Einmaltherapie)
Teicoplanin	Targocid®	Teicoplanin: 1. Tag: 15mg/kg KG, dann 1 × 6mg/d i.v. oder i.m.; p.o.: 2 × 0,1–0,2g/d (bei pseudomembranöser Kolitis)
Telavancin	Vibativ	1 × 10mg/kg
Vancomycin	Vancomycin®	Vancomycin 2 × 1g i.v., langsam infundieren, 1g/60 min mittels Infusionspumpe!
	Vancomycin Entercaps®	p.o.: 4 × 1 Kps./d zu 250mg (nur bei pseudomembranöser Kolitis)

Spezielle UAW Bei hohen Dosierungen Oto- und Nephrotoxizität (außer: Dalbavancin, Oritavancin). Bei rascher i.v. Gabe vor allem von Vancomycin kann es zu einem „Red-Man-Syndrom" (Hautrötung am ganzen Körper) kommen, daher nur langsame Infusion von 1 g über mindestens 1 Stunde. Unter Telavancin kann die QTc-Zeit verlängert sein. Es ist wegen seiner teratogenen Wirkung im Tierexperiment in der Schwangerschaft kontraindiziert.

9.1.3.13 Lipopeptide (Daptomycin)

Pharmakologie Daptomycin ist ein zyklisches Lipopeptid. Es bindet an die Zytoplasmamembran und wirkt bakterizid. Hohe In-vitro-Aktivität gegen grampositive Bakterien. Es ist auch gegen multiresistente grampositive Erreger wie MRSA, VRE und linezolidresistente Erreger aktiv. In vitro besteht eine hohe Aktivität gegen Pneumokokken; im klinischen Versuch war die Wirksamkeit bei Pneumonie allerdings unzureichend, weil es durch Sufactant in der Lunge inaktiviert wird.

Daptomycin wird i.v. verabreicht. Ab dem 3. Tag liegen „Steady-State"-Konzentrationen vor. HWZ: 8–9 h. Verteilungsvolumen: 0,1 l/kg. Die Liquorkonzentrationen sind niedrig. Die Elimination erfolgt vorwiegend unverändert renal.

Indikationen Komplizierte Haut- und Weichgewebsinfektionen, rechtsseitige infektiöse Endokarditis aufgrund von S. aureus.

INN	Handelsname	Dosierung
Daptomycin	Cubicin® i.v.	1 × 4–6mg/kg/d i.v.

Spezielle UAW Myopathie. Während der Therapie kann es zu erhöhten Kreatinphosphokinase-(CK-)Werten kommen. Eine Kontrolle der CK-Werte einmal pro Woche wird empfohlen. Andere Arzneimittel, die eine Myopathie auslösen können (z.B. Statine), sollten vorübergehend abgesetzt werden.

9.1.3.14 Makrolide

Pharmakologie Zu den Makroliden im engeren Sinne gehören neben Erythromycin Clarithromycin und Roxithromycin. Azithromycin lässt sich davon abgrenzen, da es eine etwas andere Grundstruktur aufweist (ein sog. Azalid).

Makrolide sind wirksam gegen grampositive Keime, Helicobacter pylori, Mykoplasmen, Chlamydien, Rickettsien und Legionellen. Zunehmende Resistenz besteht bei betahämolysierenden Streptokokken der Gruppe A (10 %), S. aureus (20 %) und insbesondere Pneumokokken (bis zu 30 %, Berichte über Therapieversager liegen vor). Die Wirkung gegen H. influenzae ist klinisch oft unzureichend. Die Bioverfügbarkeit der Makrolide liegt bei ca. 50 %.

Azithromycin (Bioverfügbarkeit 40 %), Clarithromycin (50–60 %) und Roxithromycin (75–80 %) haben bei gleichem Wirkungsspektrum wie Erythromycin längere Halbwertszeiten und können daher seltener und niedriger dosiert gegeben werden, was Verträglichkeit und Therapietreue positiv beeinflusst.

Telithromycin ist als einzige Substanz aus der Reihe der Ketolide (Makrolidderivate) *in vitro* auch gegen makrolidresistente Erreger (v. a. Pneumokokken) wirksam. Es ist in Deutschland nicht mehr im Handel.

Indikationen Einsatz bei Unverträglichkeit von Penicillinen, Pneumonie durch atypische Erreger (Mykoplasmen, Chlamydien, Legionellen), Kombinationstherapie mit Betalaktamen bei schwerer ambulant erworbener Pneumonie und zur Eradikationstherapie von Helicobacter pylori (z. B. Clarithromycin in Kombination mit Metronidazol und Omeprazol).

9

INN	Handelsname	Dosierung
Azithromycin	Zithromax®	1 × tgl. 500 mg für 3 Tage oral
Clarithromycin	Klacid®	2 × tgl. 250–500 mg oral oder i. v.
Erythromycin	Erycinum®, Erythrocin®	3–4 × tgl. 500 (–1.000) mg oral oder i. v.
Roxithromycin	Rulid®	2 × tgl. 150 mg bzw. 1 × tgl. 300 mg oral

Spezielle UAW Gastrointestinale Reaktionen, die teilweise durch Stimulation der Motilinrezeptoren hervorgerufen werden, gehören zu den häufigsten Nebenwirkungen. Ventrikuläre Tachykardien und Arrhythmien. Bei Patienten mit angeborener oder erworbener QT-Verlängerung, mit klinisch relevanter Bradykardie und Herzrhythmusstörungen (z. B. schwere Herzinsuffizienz) oder Störungen des Elektrolythaushalts (besonders Hypokaliämie, Hypomagnesiämie) sind Makrolide kontraindiziert.

Da Infusionslösungen der Makrolide lokal inflammatorisch wirken können, müssen die von den Herstellerfirmen gegebenen Richtlinien bei parenteraler Gabe streng beachtet werden.

Interaktionen

> **! WICHTIG**
> Makrolide sind potente Hemmstoffe des Cytochroms CYP3A4 (Ausnahme: das Azalid Azithromycin). Zahlreiche Interaktionen mit vielen Arzneistoffen sind bekannt. Wichtig ist die Interaktion mit anderen QT-Intervall-verlängernden Substanzen. Wegen der Gefahr schwerer ventrikulärer Arrhythmien (torsade de pointes) ist z. B. die Kombination mit Antiarrhythmika, einigen Neuroleptika und Terfenadin kontraindiziert.

9.1.3.15 Metronidazol

Pharmakologie Es wirkt gegen Protozoen (Entamoeba histolytica, Trichomonas vaginalis) und bakterizid gegen Anaerobier. Es wird oral gut resorbiert, kann aber auch i. v. gegeben werden und wird mit einer HWZ von ca. 8 h renal, teils metabolisiert, teils unverändert ausgeschieden. Bei terminaler Niereninsuffizienz Dosis reduzieren.

Indikationen Amöbiasis, Trichomoniasis, nachgewiesene oder vermutete Anaerobierinfektionen (intraabdominelle Infektionen, Puerperalsepsis u. a., immer in Kombination mit Antibiotika, die gegen aerobe Bakterien wirken). Metronidazol kann zusammen mit anderen Antibiotika auch zur Eradikation von Helicobacter angewandt werden (▶ Kap. 17.5.1). Bei pseudomembranöser Kolitis als Monotherapie p. o. oder i. v.

INN	Handelsname	Dosierung
Metronidazol	Clont®	(Bei Anaerobierinfektionen) 2–3 × 400 mg/d p. o. oder 3 × 0,5 g/d i. v.

Spezielle UAW Alkoholunverträglichkeit wurde berichtet. Gastrointestinale Beschwerden, Neurotoxizität (Schwindel, Ataxie), bei längerer Therapie Neuropathien.

9.1.3.16 Monobactame (Aztreonam)

Pharmakologie Das Monobactam Aztreonam wirkt ausschließlich gegen gramnegative Enterobakterien; eine geringe Aktivität besteht auch gegen Pseudomonaden. Nach i. v. Injektion wird Aztreonam mit einer HWZ von 1,5–2 h zu 60–70 % unverändert über die Nieren ausgeschieden. Zubereitungen zur intravenösen Gabe sind in Deutschland nicht mehr im Handel.

Mit Aztreonam-Lysin steht eine spezielle Zubereitung des Monobactams zur Inhalation zur Verfügung, das bei Patienten mit Mukoviszidose angewandt werden kann.

Indikationen Suppressive Behandlung chronischer Lungeninfektionen durch P. aeruginosa bei Patienten mit Mukoviszidose ab einem Alter von 6 Jahren.

INN	Handelsnamen	Dosierungen
Aztreonam	Cayston®	8-stdl. 75 mg per Inhalation mit dem Altera®-Vernebler

Spezielle UAW Gute Verträglichkeit wie andere Betalaktamantibiotika. Eine Kreuzallergie zu anderen Betalaktamen besteht im Allgemeinen nicht. Bei inhalativer Anwendung Husten, Bronchospasmus, Exantheme.

9.1.3.17 Nitrofurantoin

Pharmakologie Rasche und vollständige Resorption aus dem Magen-Darm-Trakt, rasche renale Ausscheidung. Es werden hohe Urinspiegel, aber keine therapeutischen Plasmaspiegel erreicht.

Indikationen Geeignet zur gezielten Therapie der Harnwegsinfektionen, v. a. durch MRSA; von zunehmendem Interesse wegen der ansteigenden Resistenzhäufigkeit von Enterobakterien gegen Ampicillin, Co-trimoxazol und Chinolone. In niedriger Dosierung von 50 mg **abends** vor dem Schlafengehen als **Prophylaxe** bei hartnäckig rezidivierenden Zystitiden der Frau. Bei Niereninsuffizienz (Plasmakreatinin > 133 µmol/L [> 1,5 mg/dl]) Prophylaxe besser mit Trimethoprim durchführen.

INN	Handelsname	Dosierung
Nitrofurantoin	Furadantin®	Als Prophylaxe: abends 50 mg Therapeutisch: 3 × 100 mg/d

Spezielle UAW Periphere Polyneuropathie, interstitielle Pneumonie.

9.1.3.18 Oxazolidinone

Pharmakologie Linezolid war im Jahr 2000 das erste therapeutisch verfügbare Arzneimittel dieser Gruppe, seit 2015 steht darüber hinaus Tedizolid zur Verfügung. Beide können p. o. und i. v. gegeben werden. Oxazolidinone greifen in die Proteinsynthese grampositiver Bakterien ein und sind u. a. gegen MRSA und VRE wirksam. Auch grampositive Anaerobier werden erfasst. Nach oraler Gabe werden beide Wirkstoffe nahezu vollständig resorbiert und mit einer HWZ von 5–7 h (Linezolid) bzw. 11 h (Tedizolid) eliminiert. Bei Niereninsuffizienz ist keine Dosisanpassung notwendig. Ein Drittel einer Linezolid-Dosis wird pro Hämodialyse (3 h) entfernt, Tedizolid lässt sich durch Hämodialyse nicht eliminieren.

Indikationen Die beiden Oxazolidinone unterscheiden sich wesentlich in ihren Indikationen: **Linezolid:** Infektionen mit grampositiven Erregern wie MRSA oder VRE (ambulant erworbene Pneumonie, nosokomiale Pneumonie, Haut- und Weichgewebeinfektionen); Therapiedauer: max. 28 Tage.

Tedizolid: akute Haut- und Weichgewebeinfektionen bei Erwachsenen über 6 Tage.

INN	Handelsname	Dosierung
Linezolid	Zyvoxid®	2 × 600 mg/d p. o. oder i. v.
Tedizolid	Sivextro®	1 × 200 mg/d p. o. oder i. v.

Spezielle UAW Beide Oxazolidinone besitzen ein hämatotoxisches Potenzial (Leukopenie, Thrombozytopenie). Nach Linezolid: Optikusneuritis (in Einzelfällen nach *langfristiger* Therapie progredient bis zum Verlust des Sehvermögens!) und periphere Neuropathie (bei max. 6-tägiger Anwendung von Tedizolid bisher nicht beobachtet). Gastrointestinale UAW wie Diarrhö und Übelkeit; Laktatazidose (Linezolid). Oxazolidinone hemmen die Monoaminoxidase, Interaktionen mit gleichzeitig gegebenen adrenerg oder serotonerg wirksamen Medikamenten können daher auftreten (Serotonin-Syndrom). In den Zulassungsstudien verursachte Tedizolid weniger gastrointestinale und hämatologische Nebenwirkungen als Linezolid (geringere Dosis, kürzere Behandlungsdauer).

! WICHTIG

Die maximale Therapiedauer beträgt 28 Tage (Linezolid) bzw. 6 Tage (Tedizolid). Bei längerer Behandlung muss mit vermehrten unerwünschten Wirkungen gerechnet werden.

9.1.3.19 Penicilline

Penicilline stellen nach wie vor eine sehr wichtige, häufig angewandte Gruppe von Betalaktamantibiotika dar. Die einzelnen Wirkstoffe unterscheiden sich durch ihr antibakterielles Spektrum und ihre pharmakokinetischen Eigenschaften. Dosierung: ▶ Tab. 9.5.

Penicillin G

Pharmakologie Bei Infektionen mit Erregern des „klassischen" Penicillin-G-Spektrums (S. pyogenes, nicht penicillinasebildende Staphylokokken, S. pneumoniae und N. meningitidis, Treponema pallidum u. a.) ist Penicillin G auch heute noch effektiv anwendbar. Es kann i. m. und in Dosen bis 30 Mio. IE/d als Dauer- oder wiederholte Kurzinfusion gegeben werden.

Indikationen Syphilis, Therapie und Prophylaxe des akuten rheumatischen Fiebers, Pneumokokkeninfektion, Streptokokkenendokarditis, Erysipel und Neisserien-Meningitis.

INN	Handelsname	Dosierung
Penicillin G (= Benzylpenicillin)	Infectocillin®	3–30 Mio. IE/d

Spezielle UAW Bei höheren Dosen und/oder eingeschränkter Nierenfunktion kann es wie bei allen Penicillinen, Cephalosporinen und Carbapenemen zu neurotoxischen Wirkungen wie Verwirrtheit und fokalen bzw. generalisierten Krampfanfällen kommen. Behandlung: Diazepam i. v.

Penicillin V, Propicillin

Pharmakologie Sie sind als oral verabreichte Präparate bei Infektionen im klassischen Penicillin-G-Spektrum (s. o.) indiziert, wenn nicht – wie z. B. bei der Neisserien-Meningitis – hohe Spiegel benötigt werden. Sie werden zu ca. 50 % resorbiert und mit einer HWZ von 0,5–1 h renal ausgeschieden.

Indikationen Infektionen im HNO-Bereich, von Haut und Wunden. Sie sollten wie alle Penicilline hoch dosiert werden, wobei die obere Grenze lediglich durch die Magenverträglichkeit bestimmt wird.

INN	Handelsnamen	Dosierungen
Penicillin V	Arcasin® u. a.	Minimal 8-stdl. 1,2 Mio. IE
Propicillin	Baycillin® u. a.	8-stdl. 700 mg = 1 Tbl.

Isoxazolyl-Penicilline (Staphylokokken-Penicilline)

Pharmakologie Oxacillin und Flucloxacillin haben im „klassischen Penicillin-G-Spektrum" im Vergleich zu Penicillin G nur etwa 10 % der Aktivität, gegenüber penicillinasebildenden Staphylokokken jedoch eine 250-mal höhere Aktivität. S.-aureus-Stämme, die gegen die Penicilline dieser Gruppe resistent sind, werden als „MRSA" (methicillinresistente Staphylococcus aureus) bezeichnet.

Indikationen Ausschließlich bei Staphylokokkeninfektionen (nicht MRSA!).

> **! WICHTIG**
> Nur bei nachgewiesenen Erkrankungen durch Staphylokokken einsetzen.

INN	Handelsnamen	Dosierungen
Oxacillin	InfectoStaph®	1,0–2,0 g 6–8-stdl. i. v.
Flucloxacillin	Staphylex®	1,0–2,0 g 6–8-stdl. p. o. oder i. v.

Spezielle UAW Dosisabhängige Neurotoxizität, Hepatotoxizität und Knochenmarkdepression. Für Flucloxacillin werden hepatotoxische Wirkungen mit einer Häufigkeit von 1:11.000 bzw. 1:30.000 angegeben. Diese können mehrere Wochen nach Beendigung der Therapie auftreten.

Aminopenicilline

Pharmakologie Aminopenicilline sind im klassischen Penicillin-G-Spektrum etwas schwächer wirksam als Penicillin G, erfassen aber zusätzlich eine große Zahl gramnegativer Keime. Gegen empfindliche **E. faecalis** (Enterokokken) sind die Aminopenicilline **Mittel der Wahl.**

Ampicillin wird nach oraler Gabe nur zu ca. 35 % resorbiert und sollte heute p. o. nicht mehr verwendet werden. Aus dem „prodrug" **Sultamicillin** (Unacid PD oral®) wird bei der Resorption Ampicillin freigesetzt, die Bioverfügbarkeit ist deutlich verbessert. **Amoxicillin** unterscheidet sich bzgl. der antibakteriellen Aktivität nicht von Ampicillin, wird aber etwa doppelt so gut resorbiert. Die Elimination erfolgt bei allen Aminopenicillinen renal mit einer HWZ von ca. 1 h.

Indikationen Ampicillin/Amoxicillin wurden früher häufig bei Harnwegsinfektionen verordnet, heute sind sie wegen sehr hoher Resistenzquoten der wichtigsten Erreger

(z. B. E. coli, Proteus) bei dieser Indikation nicht mehr geeignet. Wichtige Indikationen sind Infektionen der Atemwege (Sinusitis, Otitis media, purulente Bronchitis, Pneumonie), Enterokokkenendokarditis, Listeriose u. a. Zum übrigen Indikationsbereich ▶Tab. 9.2.

INN	Handelsnamen	Dosierungen
Amoxicillin	Diverse Generika	Minimal 8-stdl. 750 mg bis 1 g p. o.
Ampicillin	Diverse Generika	Minimal 8-stdl. 1 g i. v.

Spezielle UAW Bei 5–15 % der Patienten kann ein morbilliformes Exanthem ungeklärter Pathogenese auftreten, das von einer „echten" Penicillinallergie zu unterscheiden ist. Patienten mit Virusinfektionen, v. a. einer Mononukleose, entwickeln besonders oft ein derartiges Exanthem. Es ist **falsch,** Patienten nach einem solchen Exanthem als „Penicillinallergiker" zu bezeichnen und von weiterer, evtl. lebensrettender Penicillintherapie auszuschließen. Durch Intrakutantests und Antikörperbestimmungen sollte abgeklärt werden, ob tatsächlich eine Penicillinallergie vorliegt oder das beschriebene weit häufigere (harmlose) Exanthem. Eine Behandlung des Exanthems ist mit Antihistaminika und Kortison möglich, oft aber überflüssig.

Penicilline mit Pseudomonaswirkung

Pharmakologie **Mezlocillin** und **Piperacillin** besitzen eine hohe antibakterielle Aktivität gegen ein breites Spektrum grampositiver und gramnegativer Bakterien. Piperacillin besitzt eine höhere Aktivität gegen P. aeruginosa. Sie werden kaum metabolisiert und mit einer HWZ von 50–80 min renal ausgeschieden. Durch Kombination mit einem Betalactamase-Inhibitor (z. B. Sulbactam oder Tazobactam, s. u.) kann ihr Spektrum gegen penicillinresistente Staphylokokken erweitert werden, auch manche ampicillinresistente gramnegative Bakterien wie E. coli werden erfasst.

9

INN	Handelsnamen	Dosierungen
Mezlocillin	Mezlocillin Carino®	3 × 2 g/d i. v., maximal 4 × 5 g/d i. v.
Piperacillin	Piperacillin Fresenius®	3 × 2–4 g/d i. v.

Spezielle UAW Bei überhöhten Spiegeln, z. B. bei Patienten mit Niereninsuffizienz und/oder sehr hohen Dosierungen, kann es zu Störungen der Hämostase, neurotoxischen Symptomen, Blutbildveränderungen und Verstärkung der Kaliurese kommen.

Penicilline + Betalactamase-Inhibitoren

▶Kap. 9.1.2.4.

Als Betalactamase-Inhibitoren stehen Clavulansäure, Sulbactam und Tazobactam zur Verfügung. Sie können einerseits größere Mengen von Betalactamasen binden und inaktivieren, andererseits induzieren sie Betalactamasen. Die in den letzten Jahren v. a. im Krankenhaus vermehrt nachgewiesenen Betalactamasen mit erweitertem Spektrum (ESBL) werden von den Inhibitoren unzureichend erfasst. Es sind fixe Kombinationen im Handel (z. B. Piperacillin plus Tazobactam [Tazobac®]), es können aber auch verschiedene Betalaktamantibiotika mit Sulbactam (als Monosubstanz im Handel [Combactam®]) kombiniert werden.

INN	Handelsnamen	Dosierungen
Amoxicillin + Clavulansäure	Generika	2–3 × 0,875 g Amoxicillin + 0,125 g Clavulansäure
Piperacillin + Tazobactam	Generika	3 × 4 g Piperacillin + 0,5 g Tazobactam

INN	Handelsnamen	Dosierungen
Ampicillin + Sulbactam	Generika	4 × 2 g Ampicillin + 1 g Sulbactam
Sultamicillin (Ester aus Sulbactam und Ampicillin)	Generika	2 × 0,375–0,75 g Sultamicillin

9.1.3.20 Rifaximin

Pharmakologie Rifaximin ist ein halbsynthetisches Rifamycin-Derivat, es hemmt die bakterielle RNA-Synthese. Nach oraler Gabe werden weniger als 0,4 % einer oral verabreichten Dosis resorbiert; die maximalen Plasmakonzentrationen liegen bei ca. 0,004 mg/L. Im Stuhl werden hohe Konzentrationen erreicht.

Indikationen, Dosierung Therapie der durch nichtinvasive enteropathogene Bakterien verursachten Reisediarrhö bei Erwachsenen. Das Präparat ist nicht indiziert bei Patienten mit klinischen Zeichen einer invasiven Enteritis wie z. B. bei Fieber oder blutigem Stuhl. In höherer Dosierung (2 × 550 mg/d) ist es auch zur „Verminderung des Wiederauftretens von Episoden einer manifesten hepatischen Enzephalopathie" zugelassen.

INN	Handelsnamen	Dosierungen
Rifaximin	Xifaxan®	3 × 1 Filmtablette (200 g), max. 2 × 2 Filmtabletten

Unerwünschte Wirkungen Rifaximin war in den klinischen Zulassungsstudien gut verträglich. Art und Häufigkeit der unerwünschten Ereignisse waren ähnlich wie bei Placebogabe. Trotz der geringen Bioverfügbarkeit kann Rifaximin zu einer rötlichen Verfärbung des Urins führen.

9.1.3.21 Sulfonamide

Die Monotherapie mit Sulfonamiden ist heute obsolet. Sie werden fast ausschließlich in Kombination mit Trimethoprim (= Co-trimoxazol) oder Pyrimethamin angewandt (▶Kap. 9.1.3.23).

9.1.3.22 Tetrazykline

Pharmakologie Die einzelnen Tetrazykline zeigen weitgehend gleiche antibakterielle Eigenschaften. Bei Mykoplasmen, Chlamydien, Rickettsien, Brucellen, Borrelien, H. influenzae und M. catarrhalis sind Resistenzen nicht bekannt oder selten. Teilweise hohe Resistenzraten bei Pneumokokken (15 %), E. coli (30 %) und anderen Erregern wie Staphylokokken. Tetrazykline sind auch gegen Plasmodien wirksam. Den rasch ausgeschiedenen und relativ schlecht resorbierbaren „klassischen" Tetrazyklinen ist Doxycyclin vorzuziehen. Es wird wesentlich besser resorbiert und mit einer langen HWZ von 16–20 h ausgeschieden. Minocyclin ist bakteriologisch und pharmakokinetisch etwa gleichwertig, jedoch lipophil und liquorgängig und verursacht mehr zerebrale Nebenwirkungen, z. B. Schwindel.

Indikationen Mykoplasmen- oder Chlamydienpneumonie, Fleckfieber, Brucellose, Borreliose. Auch bei akuter Exazerbation einer chronischen Bronchitis und unkomplizierten ambulant erworbenen Pneumonien stellen sie (je nach lokaler Resistenzsituation der Pneumokokken!) eine therapeutische Alternative dar. Unter dem Handelsnamen PYLERA®, steht ein Kombinationspräparat aus Tetrazyklin-Hydrochlorid (125 mg), Metronidazol (125 mg) und einem Bismutsalz zur Eradikation von Helicobacter pylori zur Verfügung. Bei Versagen der Dreifachtherapie werden viermal täglich drei Kapseln zusammen mit einem Protonenpumpeninhibitor genommen („Vierfachtherapie"; ▶Kap. 17.5.1).

INN	Handelsnamen	Dosierungen
Doxycyclin	Diverse Generika	200 mg/d
Minocyclin	Diverse Generika	2 × 100 mg/d

Spezielle UAW Da Tetrazykline bei Kindern zu Gelbfärbung und Strukturschäden der Zähne führen können, sollten sie in der Gravidität und bis zum 6. Lebensjahr nicht angewendet werden.

Bei längerer Anwendung von Minocyclin: Hautverfärbungen an zuvor entzündlich veränderten Stellen (z. B. Akne-Pusteln).

9.1.3.23 Trimethoprim und Sulfamethoxazol (Co-trimoxazol)

Pharmakologie Sulfamethoxazol und Trimethoprim hemmen die bakterielle Folsäuresynthese in zwei verschiedenen Stadien. Eine Folge dieser „sequenziellen Doppelblockade" kann ein synergistischer Effekt sein. Die Kombination erfasst ein breites Spektrum grampositiver und gramnegativer Keime und in hohen Konzentrationen auch Pneumocystis jiroveci.

Die enterale Resorption beider Stoffe ist sehr gut, die HWZ mit jeweils ca. 11 h nahezu identisch.

Indikationen Harnwegsinfektionen. Bei HIV-Patienten ist es in hoher Dosierung das Standardtherapeutikum bei der Pneumocystis-jiroveci-Pneumonie, in niedrigerer Dosierung wird es zur Prophylaxe dieser Erkrankung eingesetzt. Co-trimoxazol (2 × 4 Tbl.) kann in Kombination mit Rifampicin (2 × 450–600 mg) bei Infektionen durch MRSA angewandt werden.

9

Die **Monotherapie mit Trimethoprim** ist bei Harnwegsinfektionen ebenso erfolgreich wie die Therapie mit Kombinationspräparaten; allerdings muss mit rascherer Resistenzentwicklung gerechnet werden.

Kombinationspräparate

INN	Handelsname	Dosierung
Co-trimoxazol	Diverse Generika	12-stdl. 2 Tbl. oder 2 Amp. zu 80 mg Trimethoprim und 400 mg Sulfamethoxazol

Trimethoprim-Monopräparate

INN	Handelsname	Dosierung
Trimethoprim	Infectotrimet®	2 × 2 Tbl. zu 100 mg

Spezielle UAW Gastrointestinale Symptome; allergische Reaktionen (Haut); Störungen der Blutbildung; Erhöhung des Plasmakaliums durch Trimethoprim-Komponente.

> **! WICHTIG**
> Keine Kombination mit kaliumsparenden Diuretika oder ACE-Hemmern!

9.2 Antituberkulotische Therapie

Epidemiologische Situation der Tuberkulose (Deutschland) Im Jahr 2015 wurden insgesamt 5.865 Tuberkulosen registriert, was einer Inzidenz von 7,3 Neuerkrankungen pro 100.000 Einwohner entspricht. Die Fallzahlen liegen um 29 % höher als im Vorjahr (2014: 4.533 Erkrankungen; Inzidenz: 5,6) und sind somit deutlich angestiegen. Vergleichbar hohe Fallzahlen wurden zuletzt im Jahr 2005 (6.030 Erkrankungen) registriert. Das Infektionsschutzgesetz (IfSG) schreibt eine Meldepflicht für alle Fälle (nicht nur die offenen!) von aktiver bzw. behandlungsbedürftiger Tuberkulose vor.

Ätiologie und Pathogenese Die Erkrankung wird durch eine Infektion mit M.-tuberculosis-Komplex hervorgerufen. Die Übertragung erfolgt als Tröpfcheninfektion durch Offentuberkulose-Patienten (Sprechen, Husten, Niesen). Etwa 6 Wochen nach der Infektion tritt die Tuberkulinreaktion auf (sog. positive Tuberkulinreaktion). Ca. 5–10 % der Infizierten erkranken später an Tuberkulose. Die Erkrankung kann sich kontinuierlich an den Primärinfekt anschließen, sie kann aber auch erst Jahre bis Jahrzehnte später auftreten. Eine erneute Ansteckung bei bereits vorhandener Tuberkulinreaktion (sog. Superinfektion) ist selten. Sie kommt bei massiver Exposition oder bei beeinträchtigter Immunsituation vor.

Klinik: Leitsymptome und -befunde Nachlassen der allgemeinen Leistungsfähigkeit, ständige Müdigkeit, Appetitlosigkeit, Gewichtsabnahme. Husten und Auswurf, Nachtschweiß sowie subfebrile Temperaturen sind die Symptome der fortgeschrittenen Tuberkulose, die jedoch auch bei nichttuberkulösen Erkrankungen beobachtet werden. Im Initialstadium treten oft nur diskrete Symptome auf wie Reizhusten und leichter pleuraler Thoraxschmerz, die nicht selten als Zeichen einer Grippe gedeutet werden. Oft besteht selbst bei fortgeschrittener Tuberkulose weitgehende Beschwerdefreiheit.

Diagnostische Hinweise Wesentlich ist es, auch bei abnehmender Prävalenz die Tuberkulose in differenzialdiagnostische Überlegungen mit einzubeziehen.

Risikogruppen sind Personen mit inaktiven Lungenherden, Exponierte und familiär Belastete, Bewohner von Altersheimen, Personen in schlechten Wohn- und sozialen Verhältnissen, Alkoholiker, Diabetiker, Patienten mit Niereninsuffizienz, HIV-Infizierte, Insassen von Justizvollzugsanstalten, Patienten unter längerer höher dosierter Kortikoidtherapie, wenn bei ihnen ältere, gröbere tuberkulöse Herdbildungen vorhanden sind, und Menschen aus Ländern mit hoher Tuberkuloseprävalenz (Asylbewerber, ausländische Arbeitnehmer).

Wichtige diagnostische Hilfsmittel sind die **Tuberkulinprobe** und neuerdings **Interferontests.** Für differenzialdiagnostische Erwägungen ist in jedem Fall eine Intrakutan-Testung nach Mantoux bis zu 10 TE erforderlich. Erst eine fehlende Reaktion auch auf diesen Test schließt im Allgemeinen eine Tuberkulose aus. Bei einem positiven Ergebnis ist durch den Nachweis von Tuberkulosebakterien (mikroskopisch, Kultur, PCR) der sichere Beweis für die tuberkulöse Ätiologie eines Befunds anzustreben. Eine positive Tuberkulinprobe allein besagt nur, dass in dem betroffenen Organismus irgendwann eine tuberkulöse Erstinfektion abgelaufen ist. Bei an AIDS Erkrankten kann die Tuberkulinreaktion fehlen, aber auch vorhanden sein; bei HIV-Infizierten kann die Tuberkulose die erste Manifestation einer AIDS-Erkrankung sein. Sputen, Kehlkopfabstriche, Urin und Punktate sind zumindest bei Krankheitsbeginn mehrfach zu untersuchen. Bei negativem mikrobiologischem Befund sollte fiberbronchoskopisch gezielt Bronchialsekret aus den entsprechenden Lappen- oder Segmentbronchien zur mikrobiologischen Untersuchung abgesaugt werden. In gleicher Sitzung können ggf. transbronchiale Zangenbiopsien zur histologischen Untersuchung entnommen werden. Die radiologische Untersuchung kann eine Lungentuberkulose nur wahrscheinlich machen, allein der Erregernachweis sichert die Diagnose! Beim Nachweis von Tuberkulosebakterien ist unbedingt zu deren näheren Differenzierung eine Kultur mit Resistenzbestimmung anzulegen.

Differenzialdiagnose Unspezifische pneumonische Infiltrate, „zerfallende Rundherde" (peripheres Bronchialkarzinom, einschmelzender Lungeninfarkt, Lungenabszess, Granulomatose mit Polyangiitis), anorganische Pneumokoniosen und Sarkoidose.

9.2.1 Prophylaxe

9.2.1.1 Prophylaxe und Früherkennung

Ausschaltung der Infektionsquellen durch Umgebungsuntersuchungen, Chemotherapie und Isolierung, individuelle Tuberkulintestungen, ggf. gezielte Röntgenuntersuchungen.

9.2.1.2 Chemoprophylaxe

Unter Chemoprophylaxe versteht man eine antituberkulöse Chemotherapie bei fehlender Tuberkulinreaktion während oder nach Exposition gegenüber Offentuberkulösen. Eine Indikation zur Chemoprophylaxe besteht in Mitteleuropa i. d. R. nicht. Es empfiehlt sich vielmehr, in solchen Fällen Tuberkulinproben bis zu 2 Monate nach Beendigung der Exposition durchzuführen. Bei Tuberkulinkonversion wäre dann eine präventive Chemotherapie anzuschließen (▶Kap. 9.2.1.3). Eine Ausnahme können HIV-positive Patienten sein, bei denen eine Tuberkulinreaktion fraglich ist und die Gefahr einer Primärinfektion mit rasch nachfolgender Generalisation besteht.

9.2.1.3 Präventive Chemotherapie

Unter präventiver Chemotherapie versteht man eine antituberkulöse Chemotherapie bei Tuberkulinpositiven, bei denen die Tuberkulinkonversion innerhalb der letzten 12 Monate eingetreten ist, oder bei zurückliegender Infektion mit groben Restherden.

Indikation: positive Tuberkulinreaktion bei nicht BCG-geimpften Säuglingen und Kleinkindern bis zum Ende des 2. Lebensjahrs, nachgewiesene Tuberkulinkonversion (negativ → positiv) mit sehr starker Tuberkulinreaktion (Infiltrat > 16 mm, Blasenbildung, Ulzeration) in allen Altersklassen; bei konsumierenden Krankheiten und bei längerer Behandlung mit Kortikosteroiden, Immunsuppressiva und Zytostatika, wenn gleichzeitig gröbere tuberkulöse Herde vorhanden sind; zur Rezidivprophylaxe bei unvorbehandelten oder inadäquat vorbehandelten, früher behandlungsbedürftig gewesenen Tuberkulosen, z. B. bei Gravidität und großen Operationen. Auch bei BCG-geimpften Kindern und Jugendlichen, die häuslichen Kontakt mit einem im Direktpräparat offenen Patienten haben oder hatten, ist eine Chemoprävention erforderlich, da ein Impfschutz durch BCG unsicher ist.

9.2.1.4 Medikamente

Chemoprävention und -prophylaxe sind die einzigen Situationen, in denen eine isolierte Gabe von INH vertreten werden kann. Die Dosis beträgt einmal 300 mg/d. Muss Isoniazid-Resistenz angenommen werden (Bakterien der Infektionsquelle!), steht als Ausweichmittel in erster Linie Rifampicin oder evtl. Ethambutol zur Verfügung.

Die Chemoprophylaxe (▶Kap. 9.2.1.2) erfolgt für die Dauer der Exposition und in den daran anschließenden 3 Monaten. Bei Tuberkulinkonversion ist zusätzlich eine weitere präventive Chemotherapie von 3 Monaten Dauer erforderlich. Die Chemoprävention wird 6 Monate lang durchgeführt.

9.2.2 Therapie

9.2.2.1 Medikamentöse Therapie

Vorbemerkungen Das Prinzip der antituberkulotischen Chemotherapie ist für die Lungentuberkulose und für alle anderen Organtuberkulosen gleich. Bei offener Lungentuberkulose ist bei korrekt durchgeführter Therapie spätestens im 2. Behandlungsmonat ein negativer bakteriologischer Befund des Sputums zu erwarten. Nicht oder nicht mehr ansteckungsfähige Patienten können, wenn keine gravierenden Krankheitssymptome bestehen, ihrer gewohnten beruflichen Tätigkeit unter ambulanter Chemotherapie nachgehen. Ruhe- und Klimatherapie haben ihre Bedeutung verloren.

Behandlungsgrundsätze Ziel der Chemotherapie ist die Vernichtung der Tuberkuloseerreger in möglichst kurzer Zeit bei gleichzeitiger Verhinderung einer Resistenzentwicklung. Die zur Verfügung stehenden Mittel besitzen unterschiedliche Wirkungsmechanismen. Man unterscheidet bakteriostatisch wirksame Substanzen, die eine reversible Hemmung der Bakterienvermehrung bewirken, und bakterizid wirkende Substanzen, die die Bakterien irreversibel schädigen. In Abhängigkeit von Konzentration und Einwirkungsdauer gibt es zwischen Bakteriostase und Bakterizidie fließende Übergänge. Schließlich gibt es noch sterilisierend wirkende Substanzen, die auch gegen Keime mit eingeschränktem Stoffwechsel wirksam sind. Da die Bakterienpopulationen bei Tuberkulose aus verschiedenen Fraktionen bestehen, die sich gegen Chemotherapeutika unterschiedlich verhalten, muss immer eine Kombination mit mehreren Antituberkulotika gegeben werden.

Als Standardregime gilt heute eine Initialbehandlung von 2 Monaten Dauer (mittels einer Vierfachkombination) mit anschließender Stabilisierungsbehandlung von 4 Monaten Dauer (mit einer Zweifachkombination), also eine insgesamt 6-monatige antituberkulotische Chemotherapie. Vor Beginn der Therapie ist bei Offentuberkulösen unter den im deutschsprachigen Raum gegebenen technischen Möglichkeiten immer eine Kultur mit Resistenzprüfung anzulegen. Eine initiale Resistenz gegen INH liegt bei der deutschen Bevölkerung zurzeit um 8 %, gegenüber RMP um 3 %. Bei Patienten aus Ländern mit hoher Tuberkuloseprävalenz (Südosteuropa, Nachfolgestaaten der Sowjetunion, Asien, Afrika) liegen die Resistenzraten z. T. erheblich höher. Gegebenenfalls müssen die Medikamente entsprechend dem Ergebnis der Resistenzprüfung angepasst werden. Eine initiale simultane Multiresistenz (MDR) gegen die wichtigsten Antituberkulotika INH und RMP findet sich in der deutschen Bevölkerung zurzeit bei 2,0 %. Wenn klinischer Befund und äußere Umstände es erlauben (Ansteckungsfähigkeit, soziales Umfeld), kann die Behandlung ambulant erfolgen.

Behandlungsfehler Ursachen für Misserfolge sind am häufigsten schlechte Mitarbeit der Patienten, Beginn mit einer Zweifach- oder Monotherapie, unkontrollierte Einnahme, falsche Kombination oder zu niedrige Dosierung der Medikamente, zu kurze Behandlungsdauer, mangelhafte persönliche Führung durch den Arzt, Überschätzung der UAW, Alkoholabusus und schwere Begleitkrankheiten. Irreversible Schäden können durch nicht ausreichende Kontrollen der UAW auftreten.

Antituberkulotika

Vorbemerkungen Isoniazid und Rifampicin sind in Kombination mit Pyrazinamid die wichtigsten Antituberkulotika. Streptomycin und Ethambutol sowie Protionamid können unter bestimmten Indikationen die Therapie sinnvoll ergänzen (▶ Tab. 9.10). Diese Substanzen werden wegen ihrer hohen antimykobakteriellen Aktivität auch als „Basismedikamente" zusammengefasst. Mit Ausnahme von Ethambutol haben sie bakterizide Potenzen. Aus diesem Grund wurde die früher gebräuchliche Bezeichnung „Tuberkulostatika" zugunsten der Bezeichnung „Antituberkulotika" aufgegeben. Die anderen Antituberkulotika sind in der primären Chemotherapie von untergeordneter Bedeutung. Sie kommen für Problemfälle mit multiresistenten Mykobakterien, bei Wiederholungsbehandlung, Unverträglichkeit einzelner Mittel und gravierenden Begleiterkrankungen in Betracht. Hierzu zählen Terizidon, Paraaminosalicylsäure und Amikacin. Chinolone (Ciprofloxacin, Levofloxacin, Moxifloxacin), Linezolid und Makrolide (Clarithromycin, Azithromycin) verfügen über eine gute antituberkulotische Wirkung, sind aber zur Tuberkulosetherapie noch nicht zugelassen. Bei Multiresistenzen ist ihre Anwendung in Erwägung zu ziehen, wobei sich insbesondere Moxifloxacin bewährt hat.

In den letzten Jahren wurden mit Bedaquilin (Sirturo®) und Delamanid (Deltyba®) seit langem erstmals zwei neue antituberkulotisch wirksame Substanzen für die Kombinationstherapie der multiresistenten Tuberkulose zugelassen. Sie sind indiziert, wenn sonst kein ausreichendes Therapieregime für eine erfolgreiche Behandlung zusammengestellt werden kann. Beide erwiesen sich in klinischen Studien als wirksam. Zu den häufigsten unerwünschten Ereignissen bei Behandlung mit Bedaquilin zählten Übelkeit, Kopfschmerzen und Knochenschmerzen. Während der Therapie mit Delamanid kam es zu Parästhesien. Beide Wirkstoffe können das QTc-Intervall verlängern (**cave:** Tachyarrhythmien).

Tab. 9.10 Die praktisch wichtigen Antituberkulotika

INN	Abkürzung	Handelsnamen
Isoniazid	(INH)	Isozid®, tebesium®
Rifampicin, Rifampin	(RMP)	Eremfat®
Streptomycin	(SM)	Strepto-Fatol®
Ethambutol	(EMB)	Myambutol®, EMB-Fatol®
Pyrazinamid	(PZA)	Pyrafat®, Pyrazinamid Jenapharm®
Protionamid	(PTH)	Peteha®

Isoniazid (INH, internationale Kurzbezeichnung H)

Pharmakologie: Wegen seiner bakteriziden Eigenschaften und guten Verträglichkeit ist es das führende Antituberkulotikum. Bei gemeinsamem Einsatz mit RMP und PZA verstärkt es die bakterizid-sterilisierende Wirkung dieser beiden Substanzen. Es besitzt eine gute gastrointestinale Resorption und Gewebediffusion. Durch die genetisch bestimmte Azetylierungskapazität gibt es Langsam- und Schnellinaktivierer (klinisch jedoch ohne Bedeutung).

Dosierung: ▶ Tab. 9.11.

UAW sind bei korrekter Dosierung selten (▶ Tab. 9.12): Lebertoxizität, periphere Neuropathien (vorwiegend bei Überdosierung), Akne, Exantheme, Fieber, Arthralgien, lupoide Reaktionen, Leukopenien, selten Agranulozytose, vermehrte Blutungsbereitschaft, Mikrohämaturie. Transaminasenerhöhungen treten speziell in Kombination mit Rifampicin und bei regelmäßigem Alkoholgenuss auf.

Kontraindikationen: Hepatitis, Polyneuritis.

Prophylaktische Maßnahmen: Vitamin B, besonders Vitamin B_6.

Toxizitätskontrollen: Blutbild, Harnstatus, Transaminasen bei Behandlungsbeginn wöchentlich, ab der 4.–6. Behandlungswoche monatlich.

Resistenz: Die initiale Resistenz liegt in Deutschland bei 8 %.

Tab. 9.11 Dosierung von Antituberkulotika

Antituberkulotikum	Kinder und Erwachsene (mg/kg KG)		Erwachsene Tagesdosis
Dosierung bei täglicher Einnahme			
Isoniazid	5		300 mg
Rifampicin	10	‹ 50 kg	450 mg
		› 50 kg	600 mg
Pyrazinamid (PZA)	25–35	‹ 50 kg	1,5 g
		› 50 kg	2,0 g
		› 75 kg	2,5 g
Streptomycin	15–20	‹ 50 kg	0,75 g
		› 50 kg	1,0 g
Ethambutol[1]	25 2 Monate später 20		0,8–2,0 g
Protionamid	5–15		0,5–1 g

Tab. 9.11 Dosierung von Antituberkulotika *(Forts.)*

Antituberkulotikum	Kinder und Erwachsene (mg/kg KG)		Erwachsene Tagesdosis
Dosierung der Antituberkulotika für Patienten, deren Dosierung bei intermittierender Gabe von der bei täglicher Gabe abweicht			
Isoniazid	15	15	900
Rifampicin	15[2]	10	450–600 (600–900)

[1] Nicht für Kinder unter 10 Jahren.
[2] Erwachsene 10 mg/kg KG.

Tab. 9.12 Unerwünschte Arzneimittelwirkungen (UAW) der wichtigsten Antituberkulotika

Präparat	Häufig	Selten	Sehr selten
INH	Akne (bei Jugendlichen)	Transaminasenanstieg Hepatitis Periphere Neuropathie (spricht auf Pyridoxinbehandlung an) Allergische Hautreaktionen	Schwindelgefühl Krämpfe Optikusneuritis Psychische Veränderungen Hämolytische Anämie Aplastische Anämie Agranulozytose Lupoide Reaktionen Arthralgien Gynäkomastie
RMP		Transaminasenanstieg Hepatitis Allergische Hautreaktionen Thrombozytopenische Purpura „Flu-Syndrome“ (nur bei intermittierender oder unregelmäßiger Einnahme)	(Nur bei intermittierender oder unregelmäßiger Einnahme) akutes Nierenversagen, hämolytische Anämie, Schock
PZA	Hyperurikämie Anorexie Brechreiz Flush	Transaminasenanstieg Hepatitis (dosisabhängig) Erbrechen Arthralgie Allergische Hautreaktionen	Sideroblastische Anämie Fotosensibilisierung
SM	Allergische Hautreaktionen Schwindelgefühl Tinnitus	Drehschwindel Ataxie Hörverlust	Nephropathie aplastische Anämie Agranulozytose
EMB		Retrobulbärneuritis (dosisabhängig) Arthralgien	Allergische Hautreaktionen Transaminasenanstieg periphere Neuropathie
PTH	Gastrointestinale Störungen	Transaminasenanstieg Hepatitis	

Rifampicin (RMP, internationale Kurzbezeichnung R)

Pharmakologie: RMP ist die führende sterilisierende Substanz. Es soll möglichst während der ganzen Dauer der antituberkulösen Therapie kombiniert mit INH gegeben werden. Nur RMP besitzt eine sichere Wirkung gegen persistierende ruhende Keime; besonders dann, wenn diese in ihrem Metabolismus kurzfristig aktiv werden, werden sie durch RMP schnell erfasst und vernichtet. Gesamte Tagesdosis vor dem Frühstück verabreichen, da Resorptionsgeschwindigkeit und Blutspiegelhöhe durch vorherige oder gleichzeitige Nahrungsaufnahme reduziert werden. Die Ausscheidung erfolgt in erster Linie über die Leber, durch die Nieren werden nur etwa 10–30 % eliminiert.

Dosierung: ▶ Tab. 9.11.

UAW: Am häufigsten sind hepatotoxische Reaktionen, die sich meist in den ersten Therapiewochen als vorübergehende Transaminasenerhöhungen manifestieren.

Wechselwirkungen: Es kann als starker Enzymindikator zu Wechselwirkungen mit folgenden, gleichzeitig angewandten Medikamenten kommen: Antikoagulanzien, Verapamil, orale Kontrazeptiva, Kortikosteroide, Ciclosporin A, Digitalis, Barbiturate, Tolbutamid, Methadon, Dapson, Theophyllin, Ketoconazol, Chinidin und andere. Insbesondere ist darauf zu achten, dass durch RMP die Wirksamkeit oraler Kontrazeptiva herabgesetzt bis aufgehoben werden kann. Ebenso wird die HWZ von Kortikosteroiden, Antikoagulanzien der Kumaringruppe und oralen Antidiabetika vermindert. Eine überwachte Dosisanpassung ist bei diesen Mitteln erforderlich. Bei gleichzeitiger Kortikoidbehandlung wird unter RMP eine Verdoppelung der Kortikoiddosis empfohlen.

Kontraindikation: Hepatitis, erheblicher Leberschaden.

Toxizitätskontrollen: regelmäßiger Leberstatus bei Behandlungsbeginn wöchentlich, ab der 4.–6. Behandlungswoche monatlich. Blutbild und Harnstatus alle 4 Wochen.

Resistenz: Die Resistenzrate in Deutschland wird auf weniger als 3 % geschätzt. Keine Kreuzresistenz.

Streptomycin (SM, internationale Kurzbezeichnung S)

Pharmakologie: Wie INH und RMP gehört es zu den wirksamsten Antituberkulotika. Es ist in vitro bakterizid. In vivo wirkt es in neutralem und alkalischem Milieu auf extrazellulär gelegene Erreger mit schneller Teilung. Der Wirkungsbereich erstreckt sich v. a. auf Mykobakterien, aber auch auf gramnegative Bakterien und Kokken. Nach i. m. Gabe werden innerhalb von 1–2 h Spitzenkonzentrationen erreicht. Bei i. v. Gabe ist bei gleichem Effekt die Gefahr toxischer Reaktionen größer. Etwa 50–60 % der Dosis werden innerhalb von 12–24 h mit dem Urin ausgeschieden, nur 2 % werden mit den Fäzes eliminiert. Die Zugabe von Streptomycin zu einer Dreifachkombination aus INH, RMP und PZA in der Initialphase für die Dauer von 2 Monaten ist bei schwerer Lungentuberkulose, bei hämatogenen Streutuberkulosen und ganz besonders bei Verdacht auf INH-Resistenz nützlich.

Dosierung: ▶ Tab. 9.11. Wegen der Ototoxizität Gesamtdosis auf 30 g beschränken.

UAW: neurotoxische Wirkungen auf den VIII. Hirnnerv. Geringer nephrotoxischer Effekt in Abhängigkeit von der Höhe der Einzeldosis. Bei Patienten mit eingeschränkter Nierenfunktion Funktion des VIII. Hirnnervs besonders sorgfältig überwachen. Allergische Reaktionen kommen vor.

Kontraindikationen: Niereninsuffizienz, Minderung des Hörvermögens, Schädigung des VIII. Hirnnervs.

Toxizitätskontrollen: vor der Therapie und jeweils nach etwa 20–30 g SM Audiometrie und Vestibularisuntersuchung. Blutbild, Kreatinin und Harnstatus alle 2 Wochen.

Resistenz: Die initiale Resistenzrate in Deutschland wird auf über 7 % geschätzt. Keine Kreuzresistenz.

Pyrazinamid (PZA, internationale Kurzbezeichnung Z)

Pharmakologie: sterilisierende Wirkung auf M. tuberculosis. Keine Wirkung auf M. bovis. Die Substanz besitzt eine gute Gewebediffusion; sie wirkt sowohl gegen intrazellulär (z. B. in Makrophagen) als auch gegen extrazellulär, in Bereichen akuter Entzündungen gelegene Keime und weist im sauren Milieu eine starke Aktivität auf. PZA ist ferner wirksam auf Keime, die im Bereich von Nekrosen liegen und sich langsam vermehren. Diese Keimpopulation kann nach Konsolidierung der Tuberkulose und Neutralisierung des Gewebe-pHs ihre Aktivität wieder erlangen und Ursache einer Reaktivierung der Tuberkulose sein. Der Einsatz von PZA in der Initialphase der Tuberkulosetherapie senkt daher signifikant die Rezidivhäufigkeit, besonders in der Kombination mit INH und RMP. In der Dreifachkombination bewirkt es gemeinsam mit INH und RMP eine schnelle Negativierung des Auswurfs.

Dosierung: ▶ Tab. 9.11. Die PZA-Therapie sollte insgesamt nur 8 (bis 12) Wochen lang durchgeführt werden, da bei längerer Therapiedauer Resistenzen auftreten.

UAW: gastrointestinale Störungen, vorübergehende Transaminasenerhöhungen bei 10–14 % der Patienten, besonders in Kombination mit INH und RMP, Hyperurikämie tubulären bei 60–90 % der Patienten, Arthralgien (diese sind jedoch in den meisten Fällen nicht durch die Hyperurikämie bedingt!), Fotodermatosen.

Kontraindikationen: Lebererkrankung, Gicht (wegen der Hemmung der Harnsäuresekretion).

Toxizitätskontrollen: Transaminasen, Bilirubin i. S., Harnsäure, Blutbild, Harnstatus bei Behandlungsbeginn wöchentlich (vgl. INH und RMP).

Resistenz: Die Resistenzrate liegt in Deutschland zurzeit bei 2,2 %. Keine Kreuzresistenz.

Ethambutol (EMB, internationale Kurzbezeichnung E)

Pharmakologie: synthetisches, bakteriostatisch wirkendes, antituberkulöses Mittel. Gute Verträglichkeit. Bei oraler Gabe werden 80–85 % resorbiert. Weitgehend unveränderte renale Ausscheidung. Schwächer wirksam als INH, RMP und PZA, es kann aber ein wertvoller Kombinationspartner zu INH und RMP in Zwei-, Drei- und Vierfachkombinationen sein. Besondere Bedeutung hat es zur Verhinderung einer Resistenzentwicklung bei Verdacht auf INH-Resistenz oder Unverträglichkeit von anderen Antituberkulotika. Auch in der Wiederholungsbehandlung kann sein Einsatz v. a. bei Patienten mit Resistenzentwicklung gegen andere Substanzen erforderlich werden.

Dosierung: ▶ Tab. 9.11.

UAW: Bei etwa 3 % der Patienten tritt eine Schädigung des N. opticus mit Minderung der zentralen Sehschärfe, des Farberkennungsvermögens und einer Einengung der Gesichtsfeldaußengrenzen auf. Nach Absetzen können sich die UAW zunächst verstärken, sie bilden sich jedoch i. d. R. innerhalb von ca. 6 Monaten zurück. Vereinzelt sind bleibende Schäden beobachtet worden.

Kontraindikationen: Da EMB durch die Nieren ausgeschieden wird, ist eine eingeschränkte Nierenfunktion eine relative Kontraindikation. Bei Kreatininwerten > 115 µmol/L (> 1,3 mg/dl) Dosierung der Kreatinin-Clearance anpassen. Bei Patienten, die das Auftreten von Sehstörungen nicht mitteilen können, EMB nicht einsetzen.

Toxizitätskontrollen: Visuskontrolle vor der Behandlung und in regelmäßigen, 4- bis 6-wöchigen Abständen während der Therapie, Überweisung zum Augenarzt im Fall einer Verschlechterung. Regelmäßige Kontrollen durch den behandelnden Arzt mit Tafeln für Nahvisusprüfung und Farberkennung. Kontrolle der Nierenfunktion.

Resistenz: Die Resistenzrate in Deutschland wird auf ca. 2 % geschätzt. Keine Kreuzresistenz.

Protionamid (PTH, internationale Kurzbezeichnung nicht etabliert)

Pharmakologie: Protionamid kann in der Kombination dann zum Einsatz kommen, wenn eines der führenden Mittel nicht verabreicht werden kann. Gute Resorption, schnelle Gewebsdiffusion. Ausscheidung der Metaboliten vorwiegend über die Nieren.

Dosierung: ▶ Tab. 9.11.

UAW: neurotoxische und psychische Störungen; besonders bei alten Menschen und bei Alkoholgenuss ist mit Psychosen und Depressionen zu rechnen. Pellagraähnliche Erscheinungen vonseiten der Haut und des Nervensystems, besonders in Kombination mit INH. Leberschäden, gastrointestinale Unverträglichkeit.

Kontraindikationen: Gravidität, psychische Störungen, Epilepsie, Alkoholismus, erhebliche Leberschäden.

Prophylaktische Maßnahmen: Gabe von Nikotinsäureamid.

Toxizitätskontrollen: Transaminasen, Bilirubin i. S. bei Behandlungsbeginn wöchentlich, ab der 4.–6. Behandlungswoche monatlich. Blutbild und Harnstatus alle 2–3 Monate.

Resistenz: In seltenen Fällen Kreuzresistenzen mit INH.

Reservemedikamente

Die Reservemedikamente Terizidon (ein Cycloserinderivat), Paraaminosalicylsäure und Amikacin nur dann einsetzen, wenn initial oder sekundär Resistenzentwicklungen gegenüber den Basismedikamenten auftreten. Mitunter sind auch UAW oder Unverträglichkeit der Medikamente erster Wahl Anlass, auf Reservemedikamente überzugehen. Die Chinolone Ciprofloxacin und Moxifloxacin sowie das Makrolid Clarithromycin sind zur Tuberkulosetherapie noch nicht zugelassen. Bisherige Erfahrungen weisen aber auf eine befriedigende Wirkung dieser Mittel bei Resistenz gegen die Basismedikamente hin, die möglicherweise im Hinblick auf Wirksamkeit, UAW und Toxizität günstiger ist als die der anderen Reservemedikamente.

Praktisches Vorgehen

Vorbemerkungen Vor Therapiebeginn ist in jedem Fall zu versuchen, M. tuberculosis im Auswurf oder Bronchialsekret (bronchoskopische Absaugung!) nachzuweisen. Gelingt der mikroskopische Erregernachweis, ist die Diagnose gesichert und der Patient als ansteckungsfähig anzusehen. Gelingt er nicht, sind Kulturen zum Nachweis erforderlich. Auch bei direktem mikroskopischem Nachweis von säurefesten Stäbchen müssen vor Therapiebeginn Kulturen zur Typenbestimmung und Resistenzprüfung angelegt werden. Bei Verdacht auf Tuberkulose auf keinen Fall mit der Therapie bis zum Eintreffen des Ergebnisses der Kultur warten. Therapie sofort einleiten, ggf. nach Eintreffen des Ergebnisses der Resistenzbestimmung entsprechend revidieren. Fälle, die nur in der Kultur oder mittels molekularbiologischer Amplifikationsverfahren, nicht jedoch im Direktpräparat offen sind, besitzen keine relevante Ansteckungsfähigkeit. Bei korrekter Therapie ist in 70–80 % der Fälle nach 2–3 Wochen mit einer Sputumkonversion zu rechnen. Bei korrekter Therapie mit RMP sind evtl. danach noch nachweisbare Erreger im Regelfall nicht mehr ansteckungsfähig. Generell gilt, dass eine medikamentöse Therapie von den Patienten umso konsequenter durchgeführt wird, je kürzer sie erforderlich ist. Der wichtigste Kombinationspartner ist INH. Durch INH und RMP wird die Resistenzentwicklung gegen andere Medikamente am besten verhindert. RMP und PZA vernichten auch wenig stoffwechselaktive Keime, gegen die INH wenig wirksam ist, deren Überleben aber ein Rezidivrisiko darstellt. Kombinationspräparate aus INH + RMP (Iso-Eremfat®) oder INH + RMP + PZA (Rifater®) sind sinnvoll, da sie die Einnahme der Tabletten und damit eine korrekte Therapieführung erleichtern. Der Therapieplan muss entsprechend dem Zustand des Patienten, der Form der Tuberkulose und individuellen Gegebenheiten erstellt werden. Die Dauer der Chemotherapie muss mindestens 6 Monate betragen. Das 6-Monats-Regime wird heute als Standardregime angesehen. In seltenen Fällen ist es durch ein 9-(bis 12-) Monats-Regime zu ersetzen. Grundsätzlich soll die gesamte Tagesdosis aller Antituberkulotika auf einmal eingenommen werden.

6-Monats-Regime (Kurzzeitchemotherapie)

In der **Initialphase** Gabe von vier wirksamen Antituberkulotika. Die Kombination INH + RMP + PZA ist obligat. Das vierte Mittel ist SM oder EMB. Bei kavernösen Prozessen, bei hämatogenen Streutuberkulosen und bei Verdacht auf INH-Resistenz ist immer die Vierfachkombination angezeigt. Die Initialphase ist im Regelfall auf 2 Monate begrenzt, bei sehr ausgedehnten Prozessen oder mangelhafter klinischer oder radiologischer Rückbildung oder bei gleichzeitig vorliegender HIV-Infektion kann eine Verlängerung auf 3 Monate angezeigt sein.

In der anschließenden **Stabilisierungsphase** werden für 4 Monate, bis zum Ende des 6. Monats, INH + RMP verabreicht. Bei Patienten mit HIV-Infektion und aktiver Tuberkulose muss diese Stabilisierungstherapie bis Ende des 12. Monats fortgesetzt werden. Eine Verabreichung von PZA über die Initialphase hinaus ist nicht erforderlich und sollte unterbleiben. Bei regelmäßiger Einnahme der Medikamente und günstigem klinischem Verlauf wird die Chemotherapie nach einer Gesamtdauer von 6 Monaten beendet. Das 6-Monats-Regime führt bei über 90 % der Patienten innerhalb der Initialphase zur Sputumnegativierung. Die Rückfallrate liegt bei 3- bis 5-jähriger Nachbeobachtungszeit zwischen 0 und 3 % (▶Tab. 9.13). Die intermittierende Gabe von INH + RMP 2- bis 3-mal/Woche während der Stabilisierungsphase ist der täglichen Einnahme gleichwertig. Sie wird vorzugsweise bei Patienten eingesetzt, bei denen dadurch eine bessere Überwachung der Einnahme gewährleistet ist.

Tab. 9.13 Standard-Kurzzeitchemotherapie (6-Monats-Regime)

Initialphase 2(–3) Monate	Stabilisierungsphase 4 Monate
INH + RMP + PZA + SM	INH + RMP tgl. oder
INH + RMP + PZA + EMB	INH + RMP 2- bis 3-mal/Woche[1]
INH + RMP + PZA	

[1] ▶Tab. 9.11.

9-(12-)Monats-Regime

Falls ein 6-Monats-Regime unter Einbeziehung von PZA in der Initialphase nicht möglich ist, muss ein 9-(12-)Monats-Regime mit INH + RMP bei Zugabe von EMB oder SM angewandt werden. Die Therapie soll in der Initialphase immer aus INH + RMP mit Zugabe von EMB, SM oder evtl. PTH bestehen und in der Stabilisierungsphase noch mit INH und RMP fortgesetzt werden. Auch damit ist eine hohe Effektivität mit geringem Rückfallrisiko gegeben. Die Gesamtbehandlungsdauer ist allerdings verlängert.

Das Risiko der Entwicklung einer Hepatopathie ist bei Kombinationen, die INH, RMP und PZA enthalten, zu beachten. Bei regelmäßiger Kontrolle der Leberfunktionswerte ist es leicht erfassbar. Im Allgemeinen kann ein Anstieg der Transaminasen auf das 3-Fache der oberen Normalgrenze toleriert werden, bei weiterem Anstieg ist eine Revision der Therapie erforderlich. Bei aktiver Hepatitis ist der Einsatz von INH, RMP und PZA kontraindiziert. Hier empfiehlt sich eine Behandlung mit SM + EMB und evtl. Terizidon. Nach Abklingen der Hepatitis kann dann ein Standardregime gegeben werden. Bei alkoholtoxischer Hepatitis Tuberkulosetherapie stationär unter Alkoholentzug durchführen. Nach Rückgang der Transaminasenerhöhung kann die Behandlung mit dem Standardregime eingeleitet werden. Eine unter PZA-Therapie auftretende Hyperurikämie ist bei Fehlen klinischer Symptome nicht behandlungsbedürftig, sie normalisiert sich nach Absetzen von PZA. Unter PZA auftretende Arthralgien werden mit nichtsteroidalen Antiphlogistika behandelt. Entwickelt sich eine Gicht, muss PZA abgesetzt werden.

Wegen der potenziellen Hepatotoxizität der wichtigsten Antituberkulotika soll während der Therapie regelmäßiger Alkoholgenuss vermieden werden. Bei EMB ist zu berücksichtigen, dass akut Sehstörungen auftreten können, die ein sofortiges Absetzen des Medikaments erforderlich machen (▶Tab. 9.12).

Stationäre oder ambulante Chemotherapie?

Die Indikation ist individuell zu stellen.

Als Anhaltspunkte für eine stationäre Behandlung gelten

(1) offene Tuberkulose mit Nachweis von M. tuberculosis im Direktpräparat, um eine Ansteckung der Umgebung zu verhüten,

(2) differenzialdiagnostisch unklare Fälle bis zur eindeutigen Klärung der Diagnose,

(3) ausgeprägtes Krankheitsbild (Fieber, Hämoptoe, Pleuraerguss usw.),

(4) Alkoholismus,

(5) Multiresistenz,

(6) gravierende Zweiterkrankung, z. B. schwerer Diabetes mellitus, Niereninsuffizienz, AIDS,

(7) schlechte soziale Verhältnisse,

(8) extrapulmonale Tuberkuloseformen, je nach Art und Schweregrad der Erkrankung.

Bei allen anderen Formen der Tuberkulose ist eine ambulante Chemotherapie vorzuziehen. Der Patient kann, sobald er nicht mehr ansteckungsfähig ist, während der ambulanten Chemotherapie seinen Beruf weiter ausüben.

9.2.2.2 Therapie der Meningitis tuberculosa

Da selbst eine frühzeitig begonnene und konsequent durchgeführte antimykobakterielle Behandlung unbefriedigende Ergebnisse nicht ausschließt, muss bei allen ätiologisch nicht geklärten Meningitiden sofort eine Therapie mit Antituberkulotika begonnen und bis zur Widerlegung der spezifischen Ursache fortgesetzt werden. Die Therapie wird mit den wirksamsten Mitteln in Viererkombination (▶ Tab. 9.13) durchgeführt, evtl. mit intrathekaler Gabe von INH für die Dauer von 8–14 Tagen in der Dosierung von 1 mg/kg, jedoch nicht mehr als 50 mg. Eine Besserung setzt oft nur langsam ein; zu Beginn der Behandlung verschlechtern sich häufig sogar klinischer und Liquorbefund.

9

! WICHTIG

Eingeleitete Therapie nicht abbrechen!

9.2.2.3 Rezidivbehandlung

Bei den äußerst seltenen Rückfällen, die nach Abschluss einer korrekt durchgeführten 6-monatigen Chemotherapie auftreten, sind die Erreger gegenüber den in der Erstbehandlung eingenommenen Medikamenten i. d. R. voll sensibel. Diese Rückfälle können daher mit demselben Regime wie vorher, aber dann mit einer Dauer von 9–12 Monaten erfolgreich wiederbehandelt werden. Vor Einleitung der Behandlung ist eine Resistenzbestimmung erforderlich.

Die Wiederholungsbehandlung von Rückfällen der Patienten mit sekundärer Erreger- oder Multiresistenz muss sich auf eine vor Einleitung der Behandlung durchzuführende Erregerresistenzbestimmung stützen. Eine solche Wiederholungsbehandlung muss konsequent überwacht werden und sollte nach Möglichkeit stationär erfolgen. Besonders betroffen sind hier Alkoholiker und Patienten aus sozialen Randgruppen. Bei Rezidiven von Patienten aus Hochprävalenzländern ist mit hohen INH-Resistenzraten zu rechnen. Ist in einem solchen Fall eine Resistenzbestimmung nicht möglich, darf auf keinen Fall eine nur aus INH und RMP bestehende Kombinationstherapie erfolgen. Da dies möglicherweise einer RMP-Monotherapie entsprechen könnte, müssen hier weitere Kombinationspartner hinzugezogen werden.

9.2.2.4 Interaktionen

Interaktionen können untereinander die UAW potenzieren, darüber hinaus sind Wechselwirkungen mit anderen Substanzen von Bedeutung.

RMP erhöht den Abbau von Antikoagulanzien, Digitoxin und oralen Antidiabetika und kann die Wirkung von Ovulationshemmern aufheben. Zu beachten ist weiterhin der beschleunigte Abbau von Barbituraten und Benzodiazepinen. **INH** senkt die Alkoholtoleranz, die Wirkung der Barbiturate wird verstärkt, der Abbau von Diphenylhydantoin verzögert, und bei der Kombination mit Pyrazolonderivaten und Cycloserin wird die Krampfneigung erhöht. **Streptomycin** verstärkt die Wirkung von Antihypertonika und verlängert die Prothrombinzeit, während **Protionamid** die Barbiturat- wie auch die Insulinwirkung verstärkt. **Ethambutol** ist offenbar frei von Interaktionen.

9.2.2.5 Chirurgische Therapie

Eine Indikation zur Resektion besteht

(1) bei peripheren Lungenrundherden, auch dann, wenn sie Kalk enthalten, solange ein peripheres Bronchialkarzinom nicht mit Sicherheit ausgeschlossen werden kann,

(2) bei kompakten Herdbildungen mit Wachstumstendenz in alten tuberkulösen Narben (Narbenkarzinom!),

(3) bei umschriebenen Herden mit nachgewiesener Polyresistenz und mangelndem therapeutischem Ansprechen (sehr selten!).

Beim geringsten Verdacht auf ein peripheres Bronchialkarzinom muss frühzeitig reseziert werden. Auf keinen Fall darf hier erst antituberkulös behandelt und die Differenzialdiagnose „ex juvantibus" gestellt werden.

Bei den extrapulmonalen Tuberkuloseformen ist die ausgedehnte kolliquative Tuberkulose der Halslymphknoten eine Indikation zur frühzeitigen Elektroresektion der Lymphknoten unter voll wirksamer antituberkulöser Chemotherapie.

9.2.3 Beurteilung des Behandlungserfolgs

Im Allgemeinen erfolgen bakteriologische Kontrollen (Sputum, ggf. Urin, Menstrualblut) im Abstand von 4 Wochen. Bei korrekter Therapie ist meist bereits nach 4 Wochen keine Sputumuntersuchung mehr möglich, da, abgesehen von sehr ausgedehnten kavernösen Prozessen, dann bereits kein Auswurf mehr vorhanden ist. Gegebenenfalls Anpassung der Therapie an die veränderte Erregerempfindlichkeit. Neben klinischen Verlaufskontrollen sind röntgenologische Kontrollen zunächst nach 4, später nach weiteren 6–8 Wochen angezeigt. Nach drei negativen Direktpräparaten kann die Entlassung aus der stationären in die weitere ambulante antituberkulotische Behandlung erfolgen, auch bei röntgenologisch noch nachweisbaren Resthöhlen. Bei konsequenter Therapie und kooperativen Patienten ist unter den hiesigen Bedingungen ein Dauerergebnis mit einer Rezidivrate unter 1 % zu erreichen.

9.2.4 Kontrolluntersuchungen nach Abschluss der Behandlung

Diese Untersuchungen müssen sich an Schwere und Ausdehnung des Ausgangsbefunds sowie an evtl. verbliebenen Restherden und der Gesamtsituation des Patienten orientieren. Bei unkompliziertem Verlauf ist eine insgesamt 2-jährige Überwachung ausreichend. Für Anhaltspunkte zur Überwachung nach Beendigung der Chemotherapie ▶ Tab. 9.14. Diese Anhaltspunkte müssen jeweils individuell angepasst werden. Bei extrapulmonalen Tuberkulosen sind entsprechende spezialärztliche Kontrollen nötig. Besonders wichtig ist es, die Patienten zu belehren, bei Auftreten von Symptomen oder bei Verschlechterung des Allgemeinzustands umgehend einen Arzt aufzusuchen.

Tab. 9.14 Punkttabelle für die Überwachungsdauer bei Patienten mit Tuberkulose nach Beendigung der Chemotherapie [G416] (mit freundlicher Genehmigung von Thieme)

Parameter	Ergebnis	Punkte
Ausdehnung des Restbefunds	Minimal (bis zu 1 Segment)	0
	Mittel (bis zu 3 Segmenten)	1
	Weit (> 3 Segmente)	3

Tab. 9.14 Punkttabelle für die Überwachungsdauer bei Patienten mit Tuberkulose nach Beendigung der Chemotherapie [G416] (mit freundlicher Genehmigung von Thieme) *(Forts.)*

Parameter	Ergebnis	Punkte
Dauer der beobachteten Inaktivität	0–2 Jahre	2
	3–5 Jahre	0
	› 5 Jahre	1
Chemotherapie	Keine	2
	Korrekte	0
	Sonstige	1
Soziale Verhältnisse	0 = sehr gut	0
	1 = gut	1
	2 = mittel	2
	3 = schlecht	3
Bisherige Aufenthaltsdauer von Personen aus Ländern mit hoher Tuberkuloseprävalenz	0–2 Jahre	3
	3–5 Jahre	1
	› 5 Jahre	0
Nebenerkrankungen	Silikose	3
	Diabetes mellitus, Niereninsuffizienz	2
	Magenresektion, Ulcus ventriculi oder duodeni	2
	Immunmangelsyndrom, immunsuppressive Langzeittherapie (Kortikosteroide, Immunsuppressiva, Zytostatika)	15
	sonstige Erkrankungen	1–3

Punkte	Überwachungsdauer
0–6	bis 2 Jahre
7–10	bis 5 Jahre
11–15	6–10 Jahre
› 15	› 10 Jahre

9.2.5 Antituberkulotische Medikamente in der Schwangerschaft

Eine erhöhte Neugeborenenfehlbildungsrate bei mit Antituberkulotika behandelten Frauen wurde bislang nicht beobachtet. Streptomycin ist wegen der Gefahr einer irreversiblen Statoakustikusschädigung des Kinds während der Schwangerschaft kontraindiziert. Bei INH, RMP, PZA und EMB wurde bislang keine keimschädigende Wirkung beobachtet. Insgesamt ist das Risiko einer nicht ausreichenden oder fehlenden Tuberkulosebehandlung um ein Vielfaches größer als das einer möglichen Keimschädigung durch antituberkulotische Medikamente. Eine Indikation zum Schwangerschaftsabbruch wegen einer antituberkulotischen Medikation ist nicht gegeben.

! WICHTIG

Patienten, die eine evtl. auftretende Sehstörung nicht mitteilen können, sollen kein Ethambutol bekommen.

9.2.6 Erkrankungen durch andere Mykobakterien (MOTT)

Mykobakterien kommen in einer Unzahl von Spezies in der gesamten Natur vor. Nur eine Form davon ist der „Mycobacterium-tuberculosis-Komplex". Zu ihm gehören M. tuberculosis, M. bovis und M. africanum. Alle anderen, mit Ausnahme von M. leprae, werden heute im deutschen Schrifttum auch als „atypische" Mykobakterien zusammengefasst. M. tuberculosis, M. bovis und M. africanum sind die Erreger der Tuberkulose. Die beiden Letzteren werden in Europa sehr selten gefunden. Einige „atypische" Mykobakterien besitzen eine potenzielle opportunistische Pathogenität. In Mitteleuropa sind dies v. a. M. xenopii, M. kansasii und M. avium-intracellulare. Eine Ansteckung durch erkrankte Personen ist nicht bekannt. Erkrankungen mit atypischen Mykobakterien unterliegen nicht der Meldepflicht, da sie keine Tuberkulose sind. Insgesamt haben diese Mykobakteriosen in den letzten 20 Jahren erheblich zugenommen, man findet sie besonders auch bei Patienten mit HIV-Infektion (hier v. a. M. avium-intracellulare) und anderen Immunmangelzuständen. Das Röntgenbild ähnelt dem der Tuberkulose. Die Diagnose kann nur in Speziallaboratorien gestellt werden. Verdächtig ist immer eine „Tuberkulose" mit Nachweis säurefester Stäbchen, die auf die antituberkulöse Therapie nicht anspricht. Speziell für HIV-Infizierte gilt, dass eine Tuberkulose oft schon vor dem Vollbild von AIDS auftritt, während die atypischen Mykobakteriosen typische opportunistische AIDS-Folgeerkrankungen (CD4 < 100) sind.

Die Therapie ist problematisch. In jedem Fall sind eine Sensibilitätstestung anzustreben und die Therapie danach einzustellen. Auch unter diesen Bedingungen ist die Therapie häufig unwirksam. Andererseits kann aber auch eine in vitro unwirksame Therapie in vivo durchaus einen therapeutischen Effekt zeigen. Dies gilt insbesondere für die Kombinationstherapie. Deshalb wird eine In-vitro-Testung gegen Medikamentenkombinationen empfohlen. Bei M. avium scheint eine Kombinationstherapie mit Rifabutin (Mycobutin®, 300–600 mg/d), Clarithromycin (Klacid® 1 g/d) und Moxifloxacin (Avalox® 0,4 g/d p. o.) am wirksamsten zu sein.

9.3 Antivirale Therapie

9.3.1 Vorbemerkungen

Die Gruppe der antiviral wirksamen Arzneistoffe hat in den vergangenen Jahren kontinuierlich an Bedeutung gewonnen. Bzgl. eines Überblicks über die heute verfügbaren Virustatika zur Behandlung von viralen Infektionen ▶Tab. 9.15, ▶Tab. 9.16, ▶Tab. 9.17, ▶Tab. 9.18, ▶Tab. 9.20.

9.3.2.1 Antivirale Wirkstoffe zur Behandlung von Herpes- und Varicella-Zoster-Viren

Zur Behandlung von Infektionen durch Herpes-simplex- oder Varicella-Zoster-Viren stehen mehrere Nukleosid-Analoga zur Verfügung (▶Tab. 9.15). Entscheidend für einen Therapieerfolg ist in jedem Fall ein frühzeitiger Behandlungsbeginn. Für Hinweise zur Behandlung des Herpes zoster ▶Kap. 26.2.5.

Tab. 9.15 Virustatika zur Behandlung von Herpes- und Varicella-Zoster-Infektionen

Substanz	Wirkungsweise	Indikation	Dosierung	Handelsname
Aciclovir Valaciclovir	Hemmung der DNA-Synthese	Herpes simplex	5 mg/kg alle 8 h für 5 Tage i. v.	Zovirax® Valtrex®
		Varicella Zoster	10 mg/kg alle 8 h für 10 Tage i. v.	

Tab. 9.15 Virustatika zur Behandlung von Herpes- und Varicella-Zoster-Infektionen *(Forts.)*

Substanz	Wirkungsweise	Indikation	Dosierung	Handelsname
Brivudin	Hemmung der DNA-Synthese	Herpes-simplex-Virus 1, Varicella-Zoster-Virus	1 × 125 mg/d oral für 7 Tage bei Herpes Zoster, 1 × 125 mg/d oral für 7–10 Tage	Zostex®
Famciclovir	Hemmung der DNA-Synthese	Varicella-Zoster-Virus	3 × 500 mg/d oral für 7 Tage (bei immunsupprimierten Patienten 10 Tage)	Famvir Zoster® 250 mg
		Herpes genitalis	3 × 250 mg/d oral für 5 Tage (bei immunsupprimierten Patienten 2 × 500 mg/d oral für 7 Tage)	Famvir® 250 mg/125 mg

9.3.2.1.1 Aciclovir, Valaciclovir

Das Nukleosidanalogon **Aciclovir** wird erst nach Phosphorylierung durch eine virale Kinase und anschließende weitere, zweimalige Phosphorylierung durch zelluläre Kinasen antiviral aktiv. Das Triphosphat liegt in infizierten Zellen in wesentlich höheren Konzentrationen vor als in nichtinfizierten und hemmt die DNA-Polymerase. Wirkung auf Herpes-simplex-Viren Typ 1 (HSV-1) und Typ 2 (HSV-2) sowie Varicella-Zoster-Virus; Resistenz kommt vor. Die Resorption nach oraler Gabe ist gering und variabel (ca. 20 %), die Ausscheidung erfolgt renal (glomerulär und tubulär), zu etwa 75 % in Form von Metaboliten.

Valaciclovir ist ein Valinester von Aciclovir mit besserer Bioverfügbarkeit (ca. 53 %). Der Ester wird rasch in L-Valin und Aciclovir gespalten.

Indikationen, Dosierung **Aciclovir:** 10 mg/kg KG alle 8 h i. v. bei Herpes-Enzephalitis und schweren Verläufen einer Varicella-Zoster-Infektion, z. B. bei Patienten mit Immundefekten. Die orale Behandlung ist indiziert bei Herpes-simplex-, insbesondere Herpes-genitalis-Infektionen von Haut und Schleimhäuten (primärer sowie häufig rezidivierender Herpes genitalis) sowie bei Herpes zoster in frühem Stadium (5 × 800 mg/d).

Valaciclovir: Varicella-Zoster-Infektion in frühem Stadium, rezidivierender sowie primärer Genitalherpes. 3 × 1,0 g/d i. v. bei Herpes zoster, 2 × 500 mg/d i. v. bei Genitalherpes.

UAW Bei oraler Gabe Übelkeit, Erbrechen, Durchfall, Kopfschmerzen, Schwindel und Hautausschlag. Bei hoher i. v. Dosierung Schläfrigkeit, Tremor, Verwirrtheit, Halluzinationen und Krämpfe. Vorübergehender Kreatininanstieg bei i. v. Gabe durch Kristallurie.

Anmerkung Im Tierversuch ist Aciclovir in hohen Dosierungen teratogen; beim Menschen wurden bisher keine erhöhten Fehlbildungsraten im Zusammenhang mit einer Aciclovirbehandlung beobachtet („Aciclovir in Pregnancy Registry“).

9.3.2.1.2 Brivudin

Pharmakologie Das Nukleosidanalogon hemmt die virale DNA-Synthese. Es wird fast vollständig aus dem Gastrointestinaltrakt resorbiert. Aufgrund eines First-Pass-Effekts liegt die Bioverfügbarkeit nur bei ca. 30 %. Ausscheidung überwiegend renal mit einer HWZ von ca. 12–15 h. Wirksam gegen Herpes zoster und HSV-1 (Erreger des Herpes labialis). Gegen HSV-2 (bei Genitalherpes) besteht keine Wirksamkeit.

Indikationen, Dosierung Bei Herpes zoster in einem frühen Stadium 1 × 125 mg/d oral für 7–10 Tage. Bei Herpes-simplex-Virusinfektion 1 × 125 mg/d oral für 5 Tage.

UAW Gelegentlich Übelkeit, Erbrechen, Kopfschmerzen, Serumkreatininerhöhung. Verstärkte Toxizität von 5-Fluorouracil und seinen Prodrugs (Capecitabin, Floxuridin, Tegafur), die sich in erheblichen gastrointestinalen Symptomen, Neutropenie und Knochenmarkdepression äußern kann.

Kontraindikationen Schwangerschaft und Stillzeit. Gleichzeitige Therapie mit Fluorouracil.

9.3.2.1.3 Famciclovir

Pharmakologie Famciclovir ist ein Prodrug des virustatisch aktiven Nukleosidanalogons Penciclovir. Die Bioverfügbarkeit beträgt 77 %, die Serumhalbwertszeit von Penciclovir liegt bei 2 h, die HWZ des intrazellulär gebildeten Penciclor-Triphosphats ist länger (ca. 9 h). Mit dem Urin werden ca. 70 % ausgeschieden. Wirksam gegen Varicella-Zoster-Virus, HSV-1, HSV-2 und andere Viren.

Dosierung Bei Herpes zoster 3 × 500 mg/d für 7 Tage. Bei Herpes genitalis 3 × 250 mg/d oral für 5 Tage.

UAW Gelegentlich Übelkeit oder Kopfschmerzen.

Kontraindikationen Schwangerschaft und Stillzeit.

9.3.2.2 Antivirale Wirkstoffe zur Behandlung der Influenza

Zur Prophylaxe und Therapie der Influenza stehen Amantadin und die Neuraminidase-Inhibitoren Oseltamivir und Zanamivir zur Verfügung (▶ Tab. 9.16). Für Hinweise zur Infektionsprophylaxe durch Impfung und die Behandlung der Influenza ▶ Kap. 26.2.1.

Tab. 9.16 Virustatika zur Behandlung von Influenza-Infektionen

Substanz	Wirkungsweise	Indikation	Dosierung	Handelsname
Amantadin	Hemmung des „uncoating“	Influenza A (Prophylaxe)	200 mg/d	Generika
Oseltamivir	Hemmung der Neuraminidase	Influenza A und B	2 × 75 mg/d oral für 5 Tage	Tamiflu®
Zanamivir	Hemmung der Neuraminidase	Influenza A und B	2 × 10 mg/d per inhalationem	Relenza®

9.3.2.2.1 Amantadin

Pharmakologie Amantadin verhindert die Freisetzung der viralen Nukleinsäure des Influenza-A-Virus in der Zelle („uncoating“) durch Blockade des M2-Proteins. Bei rechtzeitiger Gabe, d. h. innerhalb von weniger als 24–48 h (postexpositionelle Prophylaxe), wirksam bei Influenza-A-Infektion.

Die Bedeutung von Amantadin ist durch die Einführung der Neuraminidaseinhibitoren Zanamivir (▶ Kap. 9.3.2.2.3) und Oseltamivir (▶ Kap. 9.3.2.2.2) sehr zurückgegangen.

Dosierung 200 mg/d verhindern eine Influenza A-Erkrankung bei 50–90 % der Probanden und reduzieren die Dauer des Fiebers und systemische Symptome, wenn das Medikament innerhalb von 48 h nach Krankheitsbeginn bzw. Exposition eingesetzt wird. Dosisreduktion bei eingeschränkter Nierenfunktion!

UAW Unruhe, Ataxie, Konzentrationsschwäche, Mattigkeit, Depression, Mundtrockenheit, Sprach- und Sehstörungen, Herzinsuffizienz, Blutdruckabfall, Harnretention.

Wechselwirkungen Interaktionen mit Anticholinergika und Sympathomimetika.

Kontraindikationen Organische Hirnschäden, Anfallsleiden, eingeschränkte Nierenfunktion, Gravidität, Stillperiode, Engwinkelglaukom.

9.3.2.2.2 Oseltamivir

Pharmakologie Nach oraler Gabe entsteht aus dem „Prodrug“ die aktive Substanz, die die Neuraminidase von Influenza-A- und -B-Viren hemmt. Die Häufigkeit resistenter Viren nimmt seit einigen Jahren zu. Oseltamivir wird mit einer Eliminationshalbwertszeit von ca. 1–3 h überwiegend renal eliminiert. Bei Niereninsuffizienz ist eine Dosisreduktion auf 1 × 75 mg/d erforderlich.

Dosierung 2 × 75 mg, innerhalb von 2 Tagen nach Beginn der Symptomatik.

UAW Kopfschmerzen, Schwindel, Schlafstörung, Übelkeit, Erbrechen, Durchfall.

9.3.2.2.3 Zanamivir

Pharmakologie Selektiver Inhibitor der Neuraminidase von Influenzavirus A und B. Die Resistenzlage ist günstiger als bei Oseltamivir. In vitro ist Zanamivir auch gegen amantadinresistente Viren aktiv. Nur zur inhalativen Verabreichung im Handel, nach oraler Gabe praktisch keine Resorption (▶Kap. 9.3.2.2.2).

Dosierung Innerhalb von 30 h nach Erkrankung 10 mg alle 12 h per inhalationem.

UAW Gute Verträglichkeit, sehr selten Bronchospasmus, allergische Reaktionen.

9.3.2.3 Antivirale Wirkstoffe zur Behandlung der chronischen Hepatitis B

Zur Behandlung der chronischen Hepatitis B sind derzeit sieben verschiedene Arzneimittel zugelassen (▶Tab. 9.17). Sie unterscheiden sich hinsichtlich ihrer pharmakologischen Eigenschaften, ihrer therapeutischen Potenz, ihres Resistenzrisikos und der unerwünschten Wirkungen. Für Hinweise zur Behandlung der chronischen Hepatitis B ▶Kap. 18.1.3 „Medikamentöse Therapie, Chronische Hepatitis B.

9

Tab. 9.17 Virustatika zur Behandlung der chronischen Hepatitis B. Zu Wirkungsweise, Indikationen und Dosierung antiretroviraler Substanzen (▶Tab. 9.20)

Substanz	Wirkungsweise	Dosierung	Handelsname
Adefovir	Hemmung der DNA-Synthese	1 × 10 mg/d oral	Hepsera®
Entecavir	Hemmung der DNA-Synthese	1 × 0,5 bzw. 1 mg/d oral	Baraclude®
Interferon α_{2a} (pegyliert)	Immunmodulation	1 × 180 µg s. c./Woche	Pegasys®
Lamivudin	Hemmung der DNA-Synthese	1 × 100 mg/d oral	Zeffix®
Telbivudin	Hemmung der DNA-Synthese	1 × 600 mg/d oral	Sebivo®
Tenofovir-Disoproxil	Hemmung der DNA-Synthese	1 × 245 mg/d oral	Viread®
Tenofovir-Alafenamid	Hemmung der DNA-Synthese	1 × 25 mg/d oral	Vemlidy®

9.3.2.3.1 Adefovir

Pharmakologie Das Nukleotidanalogon wirkt durch Hemmung des Enzyms HBV-DNA-Polymerase, wodurch die Vermehrung des Virus gehemmt wird. Adefovir liegt als Ester-Prodrug (Adefovirdipivoxil) vor, aus dem bei oraler Gabe der Wirkstoff freigesetzt wird. Die Bioverfügbarkeit liegt bei etwa 60 %. Adefovir wird über die Niere mit einer HWZ von etwa 7 h durch glomeruläre Filtration und tubuläre Sekretion ausgeschieden.

Adefovir ist auch gegen lamivudinresistente Stämme wirksam. Nach Absetzen der Therapie kann es zu einem Relapse kommen. In Studien wurde Adefovir bei Patienten mit HbeAg-negativer und HbeAg-positiver Hepatitis eingesetzt, eine Beseitigung des Erregers gelingt mit dem Wirkstoff nicht.

Dosierung 10 mg/d.

UAW Gut verträgliches Arzneimittel.

Anmerkung Bei der höheren Dosierung, wie sie bei der HIV-Therapie angewendet wurde, wurde Nephrotoxizität beobachtet, daher regelmäßige Kontrolle.

9.3.2.3.2 Entecavir

Pharmakologie Entecavir wird zum Triphosphat phosphoryliert und hemmt dann kompetitiv die virale DNA-Polymerase. Es ist in vitro gegen Hepatitis-B-Viren deutlich aktiver als Lamivudin. Rasche Resorption, Bioverfügbarkeit etwa 70 %. Entecavir wird vorwiegend über die Nieren unverändert eliminiert (ca. 75 %), die terminale Eliminationshalbwertszeit liegt bei ca. 140 h. Die Ausscheidung ist reduziert bei eingeschränkter Nierenfunktion.

Indikationen Behandlung der chronischen Hepatitis-B-Virusinfektion (HBV) bei nachgewiesener aktiver Virusreplikation. In Doppelblindstudien war es besser wirksam als Lamivudin. Die Wirksamkeit erstreckte sich gegen Viren, die gegen Lamivudin oder Adefovir resistent waren.

Dosierung 1 × 0,5 mg/d. Patienten mit einer Virämie unter Lamivudin nehmen die doppelte Dosis.

UAW Entecavir ist gut verträglich. Kopfschmerzen, Müdigkeit, Schwindel und Übelkeit wurden als unerwünschte Ereignisse während der klinischen Prüfung beobachtet.

9.3.2.3.3 Lamivudin

Pharmakologie Nach dreifacher Phosphorylierung hemmt das Nukleosidanalogon die DNA-Polymerase (bzw. reverse Transkriptase) der Viren. Im Verlauf der Therapie entwickeln sich rasch resistente Mutanten, die nach 3 Jahren bereits bei mehr als der Hälfte der Patienten nachweisbar sind. Lamivudin zählt daher heute nicht mehr zu den primär bei Hepatitis B verschriebenen Arzneimitteln.

Lamivudin wird nach oraler Gabe gut resorbiert und mit einer HWZ von 5–7 h eliminiert. Die „intrazelluläre Halbwertszeit" des Triphosphats beträgt bis zu 19 h.

Indikationen, Dosierung Chronische Hepatitis B und HIV-Infektion. 1 × 100 mg/d zur oralen Therapie der chronischen Hepatitis B oder 2 × 150 mg/d in Kombination mit anderen Wirkstoffen zur antiretroviralen Therapie (▶ Tab. 9.20). Die Dosierung soll bei Patienten mit einer Kreatinin-Clearance < 50 ml/min reduziert werden.

UAW In den klinischen Studien gut verträglich. Unerwünschte Wirkungen waren nicht häufiger als in der Placebogruppe. Über Exazerbationen einer Hepatitis (Erhöhungen der Serum-ALT[GPT]-Werte) wurde unter der Behandlung und nach Absetzen von Lamivudin berichtet.

9.3.2.3.4 Telbivudin

Pharmakologie Das biologisch aktive Triphosphat des Nukleosidanalogons hemmt die DNA-Polymerase („reverse Transkriptase") der Hepatitis-B-Viren. Gute Resorption, geringe Proteinbindung (ca. 3 %). Telbivudin wird unverändert renal mit einer HWZ von ca. 40 h eliminiert. Bei eingeschränkter Nierenfunktion Dosierung reduzieren.

Indikationen, Dosierung 1 × 600 mg/d zur oralen Therapie der chronischen Hepatitis.

UAW In der klinischen Prüfung wurde bei 7,5 % der Patienten ein reversibler Anstieg der Kreatinkinase (CK) festgestellt, gelegentlich kam es zu Myalgien und Myopathien.

9.3.2.3.4 Tenofovir-Disoproxil

Pharmakologie Es handelt sich um ein Prodrug (Ester) zur Verbesserung der Bioverfügbarkeit. Das Diphosphat des Nukleotidanalogons entspricht dem physiologischen Desoxyadenosin-Triphosphat und hemmt die DNA-Polymerase („reverse Transkriptase") der HI- und Hepatitis B-Viren. Bioverfügbarkeit nach oraler Gabe: 25 %, renale Elimination, HWZ ca. 12–18 h. Bei eingeschränkter Nierenfunktion (Kreatinin-Clearance 30–49 ml/min) Dosierungsintervall von 24 auf 48 h verlängern.

Indikationen, Dosierung Chronische Hepatitis B und HIV-Infektion. Dosierung: 1 × 245 mg/d Tenofovir-disoproxil (=136 mg Tenofovir). Bei HIV-Infektion ist eine Kombination mit anderen antiretroviral wirksamen Stoffen notwendig. Das Risiko für eine Resistenzentwicklung bei chronischer Hepatitis B ist unter Therapie mit Tenofovir nach den bisherigen Erfahrungen gering.

UAW Gastrointestinale Störungen, Hautausschlag, Schwindelgefühl, Kopfschmerzen. Tenofovir besitzt ein nephrotoxisches Potenzial, akutes Nierenversagen und Fanconi-Syndrom sind berichtet worden; eine Überwachung der Nierenfunktion wird bei Patienten mit Nierenfunktionsstörungen empfohlen. Abnahme der Knochendichte bei langfristiger Einnahme.

9.3.2.3.5 Tenofovir-Alafenamid

Pharmakologie Tenofovir-Alafenamid ist ein weiteres Prodrug des Nukleotid-Analogons; der Wirkstoff wird erst in den infizierten Zellen freigesetzt. Daher können deutlich niedrigere Dosen verabreicht werden und die Konzentrationen von Tenofovir im Plasma sind vergleichsweise sehr niedrig. Daraus resultieren Verträglichkeitsvorteile.

Indikationen, Dosierung Chronische Hepatitis B und HIV-Infektion. Dosierung: 1 × 25 mg/d. Bei HIV-Infektion ist eine Kombination mit anderen antiretroviral wirksamen Stoffen notwendig.

UAW Geringere Beeinflussung der renalen Funktion und der Knochendichte als das Tenofovir-Disoproxil.

9

9.3.2.4 Antivirale Wirkstoffe zur Behandlung der chronischen Hepatitis C

Zur Behandlung der Infektion mit dem Hepatitis-C-Virus (HCV) sind in den vergangenen Jahren zahlreiche neue Arzneimittel mit innovativen Wirkprinzipien in den Handel gekommen (▶Tab. 9.18, ▶Tab. 9.19). Sie werden als „direkt wirkende Virustatika" bezeichnet, um sie vom Interferon und Ribavirin abzugrenzen. Die Therapie der chronischen Hepatitis C ist durch die neuen Arzneistoffe deutlich effektiver und besser verträglich geworden. Gleichzeitig konnte die Behandlungsdauer reduziert werden. Diese beispiellosen Fortschritte finden ihren Niederschlag in den hohen Arzneimittelpreisen. Für Hinweise zur Behandlung der chronischen Hepatitis C ▶Kap. 18.1.3 „Medikamentöse Therapie, Chronische Hepatitis C.

Tab. 9.18 Virustatika zur Behandlung der chronischen Hepatitis C (Kombination verschiedener Wirkstoffe erforderlich! GT = Genotyp). Zu Wirkungsweise, Indikationen und Dosierung antiretroviraler Substanzen ▶Tab. 9.20.

Substanz	Wirkungsweise	Indikation	Dosierung	Handelsname
Boceprevir	Proteaseinhibitor (NS3/4A)	GT 1	3 × 800 mg	Victrelis®
Daclatasvir	Inhibitor des Replikationskomplexes (NS5A)	GT 1–6	1 × 60 mg	Daklinza®
Dasabuvir	Polymeraseinhibitor (NS5B)	GT 1	2 × 250 mg	Exviera®
Elbasvir	Inhibitor des Replikationskomplexes (NS5A)	GT 1, 4	1 × 50 mg	In: Zepatier
Grazoprevir	Proteaseinhibitor (NS3/4A)	GT 1, 4	1 × 100 mg	In: Zepatier
Ledipasvir	Inhibitor des Replikationskomplexes (NS5A)	GT 1, 3, 4, 6	1 × 90 mg	In: Harvoni®
Ombitasvir	Inhibitor des Replikationskomplexes (NS5A)	GT 1, 4	1 × 25 mg (= 2 Tabl.)	In: Viekirax®[1]

Tab. 9.18 Virustatika zur Behandlung der chronischen Hepatitis C (Kombination verschiedener Wirkstoffe erforderlich! GT = Genotyp). Zu Wirkungsweise, Indikationen und Dosierung antiretroviraler Substanzen ▶ Tab. 9.20 *(Forts.)*

Substanz	Wirkungsweise	Indikation	Dosierung	Handelsname
Paritaprevir	Proteaseinhibitor (NS3/4A)	GT 1, 4	1 × 150 mg (= 2 Tabl.)	In: Viekirax®[1]
Ribavirin	Unbekannt (indirekt)		1 × 800–1.200 mg/d	Copegus®
Simeprevir	Proteaseinhibitor (NS3/4A)	GT 1, 4	1 × 150 mg	Olysio®
Sofosbuvir	Polymeraseinhibitor (NS5B)	GT 1–6	1 × 400 mg	Sovaldi® In: Harvoni® In: Epclusa®
Velpatasvir	Inhibitor des Replikationskomplexes (NS5A)	GT 1-6	1 × 100 mg	In: Epclusa®

[1] Das Kombinationspräparat Viekirax enthält neben Ombitasvir und Paritaprevir noch 50 mg Ritonavir pro Tablette zur Verbesserung der Bioverfügbarkeit („pharmaceutic boostering").

Tab. 9.19 Virustatikakombinationen als Therapieoption für Patienten mit HCV-Genotyp-1-Infektion (Auswahl, Therapiedauer und mögliche zusätzliche Behandlung mit Ribavirin erfolgt unter Berücksichtigung von Zirrhosestatus, Vortherapiestatus, HCV-Subtyp und viralen Resistenzen; modifiziert nach Empfehlungen der DGVS [Deutsche Gesellschaft für Gastroenterologie, Verdauungs- und Stoffwechselkrankheiten] und anderer Fachgesellschaften; www.dgvs.de

	Kombination	Handelsnamen	Angriffspunkt		
			NS5B	NS5A	NS3/4A
1.	A. Sofosbuvir[1]	Harvoni® (beide Wirkstoffe)	X		
	B. Ledipasvir			X	
2.	A. Sofosbuvir[1]	Sovaldi®	X		
	B. Daclatasvir	Daklinza®		X	
3.	A. Sofosbuvir[1]	Sovaldi®	X		
	B. Simeprevir	Olysio®			X
4.	A. Dasabuvir[1]	Exviera®	X		
	B. Ombitasvir	Viekirax® (beide Wirkstoffe)		X	
	C. Paritaprevir/r[2]				X
5.	A. Sofosbuvir	Epclusa® (beide Wirkstoffe)	X		
	B. Velpatasvir			X	
6.	A. Elbasvir	Zepatier® (beide Wirkstoffe)		X	
	B. Grazoprevir				X

[1] Sofosbuvir ist ein nukleotischer Polymeraseinhibitor (wirksam gegen alle Genotypen); Dasabuvir ist ein nicht nukleosidischer Polymeraseinhibitor (wirksam nur gegen Genotyp 1)
[2] Paritaprevir liegt zur Verbesserung der Bioverfügbarkeit in Kombination mit dem CYP-Inhibitor Ritonavir vor (niedrig dosiert, ohne antivirale Wirkung)

9.3.2.4.1 Boceprevir

Pharmakologie Boceprevir hemmt die Protease des Hepatitis-C-Virus (Genotyp 1).

Indikationen, Dosierung Boceprevir wird heute nicht mehr zur Standardtherapie der chronischen Hepatitis C empfohlen (Fachgesellschaft DGVS, www.dgvs.de). Dosierung: 3 × 800 mg/d oral.

UAW, Interaktionen Zu den wichtigsten unerwünschten Wirkungen zählen Anämie und Geschmacksstörungen. Boceprevir ist ein Inhibitor des CYP3A4, mit entsprechenden Interaktionen muss gerechnet werden.

9.3.2.4.2 Daclatasvir

Pharmakologie Daclatasvir hemmt den Replikationskomplex (NS5A) des Hepatitis-C-Virus. Nach oraler Gabe wird es rasch resorbiert.

Indikationen, Dosierung Daclatasvir ist zur Erst- und Re-Therapie der chronischen Hepatitis C (Genotypen 1–6) in Kombination mit anderen Wirkstoffen, z. B. Sofosbuvir zugelassen. Diese Kombination führt vergleichsweise rasch zu einem dauerhaften virologischen Ansprechen. Dosierung: 1 × 60 mg/d oral.

UAW, Interaktionen Da der Wirkstoff nur in Kombination mit anderen untersucht wurde, lässt sich über die unerwünschten Wirkungen von Daclatasvir keine Aussage machen. In Kombination mit Sofosbuvir war es gut verträglich. Daclatasvir ist ein Substrat von CYP3A4 und besitzt eine schwache, induktive Wirkung auf dieses Enzym. Es hemmt die Transportproteine P-Glykoprotein (P-gp), OATP1B1 und BCRP.

Daclatasvir zeigte in der toxikologischen Prüfung ein teratogenes Potenzial. Das Arzneimittel darf nicht von Frauen im gebärfähigen Alter eingenommen werden, wenn keine empfängnisverhütenden Maßnahmen durchgeführt werden.

9.3.2.4.3 Dasabuvir

Pharmakologie Dasabuvir hemmt die Polymerase des Hepatitis-C-Virus (Genotyp 1).

9

Indikationen, Dosierung Dasabuvir ist zur Behandlung der chronischen Hepatitis C, jedoch nur in Kombination mit Viekirax® zugelassen (enthält Paritaprevir, Ombitasvir und Ritonavir). Dosierung: 2 × 250 mg/d oral.

UAW, Interaktionen Da der Wirkstoff nur in Kombination mit anderen untersucht wurde, lässt sich über die unerwünschten Wirkungen von Dasabuvir keine Aussage machen.

9.3.2.4.4 Elbasvir

Pharmakologie Elbasvir hemmt den Replikationskomplex (NS5A) des Hepatitis-C-Virus.

Indikationen, Dosierung Elbasvir ist zur Behandlung der chronischen Hepatitis C in Kombination mit Grazoprevir zugelassen; es ist nur als fixe Kombination mit Grazoprevir verfügbar (Zepatier®). Dosierung: 1 × 50 mg/d oral.

UAW, Interaktionen Das Kombinationspräparat Zepatier® erwies sich während der klinischen Prüfung als gut verträglich. Die beiden Inhaltsstoffe hemmen das Transportprotein BCRP, dadurch kann es zu einem Anstieg der Atorvastatin-Konzentrationen kommen. Die gleichzeitige Anwendung von Cytochrom-Induktoren ist kontraindiziert.

9.3.2.4.5 Grazoprevir

Pharmakologie Grazoprevir hemmt die Protease des Hepatitis-C-Virus (Genotyp 1, 4).

Indikationen, Dosierung Grazoprevir ist zur Behandlung der chronischen Hepatitis in Kombination mit Elbasvir zugelassen (Zepatier®). Dosierung: 2 × 100 mg/d oral.

UAW, Interaktionen siehe Elbasvir

9.3.2.4.6 Ledipasvir

Pharmakologie Ledipasvir ist nur in fixer Kombination mit Sofosbuvir verfügbar (Harvoni®). Es hemmt den Replikationskomplex (NS5A) des Hepatitis-C-Virus. Ledipasvir wird nach oraler Einnahme rasch und unabhängig von der Nahrungsaufnahme resorbiert.

Indikationen, Dosierung Ledipasvir in Kombination mit anderen Wirkstoffen wird zur Erst- und Re-Therapie der chronischen HCV-Infektion (Genotypen 1, 3, 4 und 6) empfohlen (www.dgvs.de). Dosierung: 1 × 90 mg/d oral.

UAW, Interaktionen Das Kombinationspräparat Harvoni® erwies sich in klinischen Studien als gut verträglich. Ledipasvir und Sofosbuvir sind Substrate der Transportproteine P-Glykoprotein und BCRP. Interaktionsrisiken können noch nicht abschließend beurteilt werden.

9.3.2.4.7 Ombitasvir

Pharmakologie Ombitasvir ist nur in fixer Kombination mit Paritaprevir verfügbar (Viekirax®). Es hemmt den Replikationskomplex (NS5A) des HCV.

Indikationen, Dosierung Ombitasvir in Kombination mit anderen Wirkstoffen wird zur Erst- und Re-Therapie der chronischen HCV-Infektion (Genotypen 1 und 4) empfohlen (www.dgvs.de). Dosierung: 1 × 25 mg/d oral.

UAW, Interaktionen Das Kombinationspräparat Viekirax® erwies sich in den klinischen Studien als gut verträglich.

9.3.2.4.8 Paritaprevir

Pharmakologie Paritaprevir hemmt die Protease (NS3/4A) des HCV (Genotypen 1 und 4). Es ist Bestandteil des Kombinationspräparats Viekirax®, das als weiteren Wirkstoff Ombitasvir, einen Hemmstoff des Initiationskomplexes NS5A enthält. Das ebenfalls enthaltene Ritonavir dient der Verbesserung der Bioverfügbarkeit von Paritaprevir („pharmacokinetik boostering"). Das Arzneimittel wird nur in Kombination mit Dasabuvir (Exviera®) angewandt. Damit erfolgt eine orale Dreifachtherapie der chronischen Hepatitis C, wobei verschiedene direkt wirkende Substanzen mit unterschiedlichem Wirkungsmechanismus und Resistenzprofil zur Anwendung kommen.

Indikationen, Dosierung Paritaprevir in Kombination mit anderen Wirkstoffen wird zur Erst- und Re-Therapie der chronischen HCV-Infektion (Genotypen 1 und 4) empfohlen (www.dgvs.de). Dosierung: 1 × 150 mg/d oral.

UAW, Interaktionen Da der Wirkstoff nur in Kombination mit anderen untersucht wurde, lässt sich über die unerwünschten Wirkungen keine Aussage machen. Nachteilig sind vor allem die zahlreichen Interaktionsmöglichkeiten mit anderen Arzneimitteln, die beachtet werden müssen.

9.3.2.4.9 Ribavirin

Pharmakologie Das Nukleosidanalogon wirkt virustatisch gegen einige RNA- und DNA-Viren. Nach oraler Einnahme rasche Resorption (erhöht bei gleichzeitiger fettreicher Mahlzeit). Die Bioverfügbarkeit liegt bei 45–65 %. Es besteht ein hoher First-Pass-Metabolismus. Die Elimination erfolgt mit einer HWZ von 79 h, bei Mehrfachgabe kumuliert die Substanz. Die Plasmaspiegel sind bei Niereninsuffizienz erhöht, durch Hämodialyse oder eingeschränkte Leberfunktion werden sie nicht verändert.

Indikationen, Dosierung Orale Gabe in Kombination mit Interferon α zur Behandlung der chronischen Hepatitis C (Copegus®, Rebetol®); Dosierung: 2 × 0,5 g/d (bei KG < 75 kg) bis 2 × 0,6 g/d (bei KG > 75 kg). Heute werden bevorzugt die direkt wirkenden Virustatika angewandt. Zur Aerosolbehandlung schwerer Infektionen durch das RS-Virus (Virazole®). I. v. Gabe bei Infektionen durch Arenaviren (Lassa, Yunin, Machupo, lymphozytäre Choriomeningitis) und bei Hantaviruspneumonie; Dosierung: 4 × 1 g/d für 4 Tage, anschließend 3 × 0,5 g/d für 6 Tage (Ribavirin-Zubereitungen zur i. v. Gabe sind in Deutschland nicht im Handel).

UAW Am häufigsten Hämolyse, selten psychiatrische Erkrankungen, Herzrhythmusstörungen. Da fast ausschließlich in Kombination mit α-Interferon verabreicht, können manche der beobachteten unerwünschten Wirkungen auf α-Interferon zurückzuführen sein.

Kontraindikationen Niereninsuffizienz (Kreatinin-Clearance < 0,8 ml/s [< 50 ml/min] oder Serumkreatinin > 177 µmol/L [> 2 mg/ml]), Schwangerschaft.

9.3.2.4.10 Simeprevir

Pharmakologie Simeprevir hemmt die Protease (NS3/4A) des HCV (Genotypen 1 und 4). Es muss zusammen mit Nahrung eingenommen werden. Bioverfügbarkeit: ca. 60 %. Der Wirkstoff weist eine sehr hohe Proteinbindung auf (> 99,9 %); der Metabolismus erfolgt über CYP3A4.

Indikationen, Dosierung Simeprevir wird zur Erst- und Re-Therapie der chronischen HCV-Infektion (Genotypen 1 und 4) empfohlen (www.dgvs.de). In Kombination mit dem Polymeraseinhibitor Sofosbuvir wurden auch ohne Ribavirin und Peginterferon hohe Heilungsraten nach nur 12-wöchiger Therapie erzielt. Dosierung: 1 × 150 mg/d oral.

UAW, Interaktionen Typische unerwünschte Wirkungen von Simeprevir sind u.a. Hautausschlag, Juckreiz, Fotosensitivität und Übelkeit.

9.3.2.4.11 Sofosbuvir

Pharmakologie Das Nukleotidanalogon Sofosbuvir ist ein *prodrug*. Nach oraler Gabe wird es rasch resorbiert und in das Triphosphat umgewandelt, das die Polymerase (NS5B) hemmt.

9

Indikationen, Dosierung Sofosbuvir wird in Kombination mit anderen Wirkstoffen zur Erst- und Re-Therapie der chronischen HCV-Infektion (alle Genotypen) empfohlen (www.dgvs.de). In dem Präparat Harvoni® liegt es in Kombination mit Ledipasvir vor. Dosierung: 1 × 400 mg/d oral.

UAW, Interaktionen Die Verträglichkeit in den klinischen Studien war gut. Wesentliche Interaktionsprobleme mit anderen Arzneistoffen scheint es nicht zu geben (kein Substrat für CYP).

9.3.2.5 Antiretrovirale Wirkstoffe zur Behandlung der HIV-Infektion

Etwa 30 Jahre nach Einführung des ersten Virustatikums zur antiretroviralen Therapie stehen mehr als zwei Dutzend Wirkstoffe aus verschiedenen Substanzklassen zur Behandlung der HIV-Infektion zur Verfügung (▶ Tab. 9.20).

Zur primären Behandlung einer HIV-Infektion werden drei Wirkstoffe in Kombination unter regelmäßiger Kontrolle der Viruslast (viral load) und der CD4-Zellzahl eingesetzt. Angesichts der Notwendigkeit zur lebenslangen Therapie und der raschen Resistenzentwicklung der Viren bei subinhibitorischen Konzentrationen der Wirkstoffe ist eine möglichst hohe Adhärenz des Patienten von erheblicher Bedeutung. Heute werden daher zunehmend Präparate eingesetzt, die drei Substanzen in einer Tablette enthalten. Sechs entsprechende Präparate sind im Handel, eine weitere Eintabletten-Zubereitung befindet sich in der klinischen Entwicklung: in dem Präparat Symtuza® wird Darunavir (800 mg) mit Emtricitabin (200 mg) und Tenofovir-Alafenamid (10 mg) kombiniert. Der Zusatz von Cobicistat (150 mg) erhöht die systemische Exposition mit Darunavir (Überblick ▶ Tab. 9.21).

Für Hinweise zur Behandlung der HIV-Infektion und des erworbenen Immundefektsyndroms (AIDS) ▶ Kap. 26.2.3.

Aktuelle Information zur antiretroviralen Therapie stehen im Internet zur Verfügung: www.daignet.de oder www.aidsinfo.nih.gov.

Tab. 9.20 Antiretrovirale Substanzen

Substanz	Handelsname	Dosierung pro Tag für > 60 kg	HWZ (h)	Bemerkungen, unerwünschte Wirkungen
Reverse-Transkriptase-Inhibitoren, Nukleosidanaloga (NRTI)				Hepatische Steatose, Laktatazidose
Abacavir	Ziagen®	2 × 300 mg	12–26[1]	Übelkeit, Erbrechen, Kopfschmerzen, schweres allergisches Exanthem in den ersten 4 Wochen möglich, keine Reexposition
Didanosin	Videx®	2 × 200 mg oder 1 × 400 mg	8–24[1]	Pankreatitis, periphere Neuropathie, Exanthem, Lipoatrophie
Emtricitabin	Emtriva®	1 × 200 mg	39[1]	Kopfschmerzen, Anämie
Lamivudin	Epivir®	1 × 300 mg oder 2 × 150 mg	10–15[1]	Gut verträglich, Kopfschmerzen
Stavudin	Zerit®	2 × 40/30 mg	4[1]	Periphere Neuropathie, Pankreatitis, Lipoatrophie
Tenofovir-Disoproxil (Nukleotid)	Viread®	1 × 300 mg	> 60[1]	Übelkeit, Diarrhö, Nierenfunktionsstörungen
Tenofovir-Alafenamid (Nukleotid)	In: Genvoya® In: Odefsey®	1 × 10 mg 1 × 25 mg	> 60[1]	Langfristig weniger unerwünschte Wirkungen an Niere und Knochen als das Disoproxil-Prodrug
Zidovudin	Retrovir®	2 × 250 mg	3–4[1]	Neutropenie, Anämie, Lipoatrophie, Myopathie
Reverse-Transkriptase-Inhibitoren, Nicht-Nukleosidanaloga (NNRTI)				
Efavirenz	Sustiva®	1 × 600 mg	40–55	Schwindel, Benommenheit, Schlafstörungen, Exantheme
Etravirin	Intelence®	2 × 200 mg	30–40	Häufig Exantheme
Nevirapin	Viramune®	2 × 200 mg	25–30	In den ersten 14 Tagen nur 200 mg. Exantheme, Hepatotoxizität
Rilpivirin	Edurant®	1 × 25 mg	50	Deutlich seltener Exantheme als Efavirenz
Proteaseinhibitoren (PI)				Wirkstoffgruppe: Zahlreiche Interaktionen. Lipodystrophiesyndrom, Glukoseintoleranz
Amprenavir	Agenerase®	2 × 1.200 mg	7,1–10,6	Nicht mehr üblich
Atazanavir[3]	Reyataz®	1 × 400 mg	8,6	Hyperbilirubinämie, Diarrhö
Darunavir[3]	Prezista®	2 × 600 mg	15	Übelkeit, Diarrhö
Fosamprenavir[3]	Telzir®	2 × 1.200 mg	7,7	Diarrhö, Exanthem, Kopfschmerzen
Indinavir	Crixivan®	3 × 800 mg	1,8	Nephropathie; Nephrolithiasis in 5 %, Hyperbilirubinämie
Lopinavir (+ Ritonavir)	Kaletra®[2]	2 × 500 mg	5–6	Diarrhö (14 %), Übelkeit, Kopfschmerzen

Tab. 9.20 Antiretrovirale Substanzen *(Forts.)*

Substanz	Handelsname	Dosierung pro Tag für > 60 kg	HWZ (h)	Bemerkungen, unerwünschte Wirkungen
Ritonavir	Norvir®	2 × 100–200 mg	3,2	Nur noch zur „Boosterung“
Saquinavir[3]	Invirase®/ Fortovase®	2 × 1.000 mg	7	Bessere Resorption bei gleichzeitiger Mahlzeit, Diarrhö, Bauchkrämpfe
Tipranavir[3]	Aptivus®	2 × 500 mg	5–6	Diarrhö, Übelkeit, Exanthem
Fusionsinhibitor				
Enfuvirtid	Fuzeon®	2 × 100 mg s. c.		UAW nicht sicher beurteilbar, da immer in Kombination Lokale Induration an der Einstichstelle, Lymphadenopathie, Neuropathie
Integraseinhibitoren				
Elvitegravir[4]	Stribild®	1 × 150 mg	13	Gastrointestinale Störungen, Kopfschmerzen
Raltegravir	Isentress®	2 × 400 mg	9	Gastrointestinale Störungen, Kopfschmerzen
Dolutegravir	Tivicay	1 × 50 mg	12–14	Schlaflosigkeit, Exantheme
Korezeptorantagonist				
Maraviroc	Celsentri®	2 × 300 mg[5]	13	Gastrointestinale Störungen, Exantheme

[1] Intrazellulär.
[2] Fixe Kombination von Lopinavir + Ritonavir (durch Ritonavir wird die Pharmakokinetik von Lopinavir verbessert, sog. Boosterung).
[3] In Kombination mit Ritonavir 2 × 100 mg verabreichen zur sog. Boosterung. Weitere fixe Kombinationen: Trizivir® = Abacavir + Lamivudin + Zidovudin; Combivir® = Lamivudin + Zidovudin; Kivexa® = Lamivudin + Abacavir; Atripla® = Efavirenz + Emtricitabin + Tenofovir.
[4] In Kombination mit Emtricitabin, Tenofovir und Cobicistat.
[5] In Abhängigkeit von der Begleitmedikation kann es notwendig sein, die Dosierung zu halbieren oder zu verdoppeln.

Tab. 9.21 Kombinationspräparate zur einmaltäglichen antiretroviralen Therapie mit drei antiviralen Wirkstoffen in einer Tablette

Handelsname	Nukleoside (NRTI)	Nukleotide (NRTI)	Andere Wirkstoffe (NNRTI)	Integrase-inbitoren (INSTI)	Zusätzliche Wirkstoffe (CYP-Inhibitor)
Atripla® (2008)	Emtricitabin (200 mg)	Tenofovir-Disoproxil (245 mg [1,2])	Efavirenz (600 mg)		
Eviplera® (2011)	Emtricitabin (200 mg)	Tenofovir-Disoproxil (245 mg[1, 2])	Rilpivirin (25 mg)		
Stribild® (2013)	Emtricitabin (200 mg)	Tenofovir-Disoproxil (245 mg[1, 2])		Elvitegravir (150 mg)	Cobicistat (150 mg)

Tab. 9.21 Kombinationspräparate zur einmaltäglichen antiretroviralen Therapie mit drei antiviralen Wirkstoffen in einer Tablette *(Forts.)*

Handelsname	Nukleoside (NRTI)	Nukleotide (NRTI)	Andere Wirkstoffe (NNRTI)	Integrase-inbitoren (INSTI)	Zusätzliche Wirkstoffe (CYP-Inhibitor)
Triumeq® (2014)	Lamivudin (300 mg) Abacavir (600 mg)			Dolutegravir (50 mg)	
Genvoya® (2015)	Emtricitabin (200 mg)	Tenofovir-Alafenamid (10 mg[1, 3])		Elvitegravir (150 mg)	Cobicistat (150 mg)
Odefsey® (2016)	Emtricitabin (200 mg)	Tenofovir-Alafenamid (25 mg[1, 3])	Rilpivirin (25 mg)		

[1] Die beiden Tenofovir Prodrugs liegen als Salze der Fumarsäure vor.
[2] 245 mg Tenofovirdisoproxil entsprechen 300 mg Tenofovirdisoproxil-Fumarat
[3] 10 mg bzw. 25 mg Tenofoviralafenamid entsprechen 11 mg bzw. 28 mg Tenofoviralafenamid-Fumarat.

9.3.2.6 Antivirale Wirkstoffe zur Behandlung der CMV-Infektion

Eine Infektion mit Zytomegalieviren verläuft bei Patienten mit intaktem Immunsystem meist ohne Symptome, durch Reaktivierung des latenten Virus kann es bei immunsupprimierten Patienten jedoch zu einer Retinitis und anderen schweren Erkrankungen kommen. Das Nukleo**tid**analogon Cidofovir, das Nukleo**sid**analogon Ganciclovir, das Produg Valganciclovir und Foscarnet stehen zur Therapie zur Verfügung (▶ Kap. 26.2.4).

9.3.2.6.1 Cidofovir

Pharmakologie Das Nukleotidanalogon wirkt durch selektive Hemmung der viralen DNA-Synthese von HSV-1, HSV-2 und CMV durch den aktiven Metaboliten (Cidofovir-Diphosphat). Die intrazelluläre HWZ beträgt 17–65 h, daher kann die Substanz in der Erhaltungsphase alle 2 Wochen gegeben werden.

Indikationen CMV-Retinitis bei AIDS-Patienten, v. a. nach erfolgloser Therapie mit oder Kontraindikationen gegen Ganciclovir.

Dosierung Am 1. und 7. Tag als Infusion 5 mg/kg KG, danach (ab der 3. Dosierung) alle 14 Tage 5 mg/kg KG. Um das Risiko einer möglichen Nephrotoxizität zu vermindern, sollten 3 h vor jeder Gabe von Cidofovir 2 g Probenecid sowie 2 und 8 h nach jeder Gabe 1 g Probenecid p. o. gegeben werden. Zusätzlich muss vor und nach jeder Gabe jeweils 1 l 0,9-prozentiges NaCl als Infusion verabreicht werden, um die Nierenverträglichkeit zu gewährleisten.

UAW Nierenschädigung, selten reversible Neutropenie.

Kontraindikationen Eingeschränkte Nierenfunktion (Proteinurie!). Gleichzeitige Gabe anderer potenziell nephrotoxischer Mittel.

Anmerkung Auf Vorhydratisierung mit NaCl-Infusion achten. Regelmäßige Kontrolle der Nierenleistung. Dosierung von Zidovudin an den Behandlungstagen auf die Hälfte reduzieren, da Probenecid die Clearance von Zidovudin reduziert.

9.3.2.6.2 Foscarnet

Pharmakologie Hemmung der viralen DNA-Polymerasen und reversen Transkriptasen (CMV und Herpesviren). Aciclovirresistente HSV-Stämme bleiben gegen Foscarnet empfindlich. Foscarnet ist zur Behandlung von lebens- und augenlichtbedrohlichen ganciclovirrefraktären Erkrankungen durch CMV und aciclovirrefraktären Herpes- und Varicella-Zoster-Virus-Erkrankungen geeignet. Foscarnet-resistente Isolate kommen vor.

Dosierung 200 mg/kg KG/24 h, Infusion alle 8 h über 1–2 h. Rezidivprophylaxe lebenslang, 90 mg/kg KG/d, eine Infusion täglich. Nach der Infusion 500 ml Flüssigkeit i. v.

UAW Übelkeit, Erbrechen, Anämie, Anstieg oder Abfall des Serumkalziums, Exanthem, Kopfschmerzen, Ermüdungserscheinungen, Krampfanfälle, Geschwüre am Penis (durch hohe Konzentrationen im Urin), Erhöhung der Nephrotoxizität bei gleichzeitiger Gabe von Pentamidin.

9.3.2.6.3 Ganciclovir, Valganciclovir

Pharmakologie Das Nukleosidanalogon wirkt durch Inhibition der DNA-Synthese. Ganciclovir wird i. v. verabreicht, die Bioverfügbarkeit des Prodrugs Valganciclovir liegt bei ca. 60 %. Es wird mit einer HWZ von 4 h überwiegend renal eliminiert.

Indikationen CMV-Infektionen (Retinitis, Pneumonie, gastrointestinale Infektion).

Dosierung 5 mg/kg als Infusion alle 12 h für 2–3 Wochen. Bei immunsupprimierten Patienten (AIDS) ist eine lebenslange Erhaltungstherapie mit 900 mg Valganciclovir oral erforderlich, wenn unter einer antiretroviralen Kombinationstherapie die CD4-Zellzahl nicht ansteigt.

UAW Neutropenie, Thrombozytopenie, Anämie, Exanthem, Fieber, Übelkeit, Erbrechen, Durchfälle, Krämpfe, Denkstörungen, Kopfschmerzen, Psychosen. Transaminasen-, AP- und Kreatininerhöhung. Im Tierversuch wurden Teratogenität und Hemmung der Spermatogenese mit Hodenatrophie beobachtet.

9

9.3.2.7 Immunmodulatoren

Interferone (α-Interferon, Intron A®, Roferon®-A 3; γ-Interferon, Polyferon®)

Pharmakologie Interferone sind Glykoproteine, die von verschiedenen Zellen bei Virusinfektionen gebildet werden. Sie besitzen antiproliferative (auf Tumorzellen) und immunmodulatorische Wirkung (Phagozytose) und schützen gegen zahlreiche Virusarten. Interferone werden heute gentechnologisch hergestellt. α-Interferon wirkt lytisch auf virusinfizierte Zellen, während β-Interferon durch Stimulation zellulärer Abwehrmechanismen antiviral wirkt. γ-Interferon entwickelt die Wirkung durch Aktivierung von u. a. Makrophagen, NK- und T- Zellen. Während α-Interferon auch s. c. verabreicht werden kann, muss β-Interferon, um wirksam zu sein, i. v. zugeführt werden. γ-Interferon wird subkutan injiziert.

Indikationen

- α-Interferon: chronische Hepatitis B und C (hier in Kombination mit Ribavirin), Haarzell-Leukämie, CML, multiples Myelom und Karzinoid.
- γ-Interferon: chronische Granulomatose.

Dosierung

- α-Interferon: bei chronischer Hepatitis B 3 × 5–10 Mio. IE/Woche s. c.; bei Hepatitis C 3 × 3 Mio. IE/Woche in Kombination mit Ribavirin.
- γ-Interferon wird in einer Dosierung von 3 × 50 μg/m²/Woche s. c. empfohlen.

UAW Schwere Allgemeinsymptome wie Fieber, Schüttelfrost, Muskelschmerzen, Übelkeit, Erbrechen und Durchfälle, außerdem Neutropenie, Thrombozytopenie und Anämie.

9.4 Antimykotische Therapie

9.4.1 Amphotericin B

Pharmakologie Das Polyen-Antimykotikum Amphotericin B liegt zur i.v. Gabe in verschiedenen Zubereitungen vor: als Natriumdesoxycholat-Komplex (Amphotericin B®), als Lipidkomplex (Abelcet®) oder liposomal verkapselt (Ambisome®). Amphotericin B ist wirksam gegen zahlreiche Pilzarten. Nach oraler Gabe wird es nicht resorbiert, die Liquorgängigkeit ist gering. Amphotericin B wird sehr langsam renal eliminiert. Die Substanz wird durch Hämodialyse nicht entfernt; keine Dosisanpassung bei Niereninsuffizienz.

Dosierung Nach einer initialen Testdosis Dosierung von Amphotericin-B-Desoxycholat langsam auf 0,7–1 mg/kg KG (maximal 1,5 mg/kg KG/d) steigern. Abelcet®M und Ambisone® können höher dosiert werden (bis 5 mg/kg/d).

UAW Schlechte Verträglichkeit. Bei bis zu 80 % der Patienten Fieber, Krämpfe, Schüttelfrost, Übelkeit und andere Symptome. Eine meist reversible Reduktion der GFR tritt in bis zu 40 % der Fälle auf. Anämie und Thrombophlebitis sind weitere häufige UAW. Eine engmaschige Kontrolle der Laborparameter ist stets erforderlich.

Die Lipidkomplexzubereitung und die liposomale Zubereitung sind besser verträglich als die konventionelle Zubereitung.

9.4.2 Nystatin

Pharmakologie Das Polyen-Antimykotikum mit einem dem Amphotericin B ähnlichen Spektrum steht nur zur lokalen Therapie zur Verfügung. Da es aus dem Magen-Darm-Trakt nicht resorbiert wird, handelt es sich bei der oralen Gabe nicht um eine systemische Therapie.

Dosierung 1,5–3 Mio. E in 3 Einzelgaben täglich. Bei Candidavaginose 1–2 Ovula.

UAW Bei extrem hoher oraler Dosierung gastrointestinale Beschwerden.

9.4.3 Flucytosin

Pharmakologie Flucytosin wird in empfindlichen Pilzarten durch das Enzym Cytosindesaminase in den Antimetaboliten Fluorouracil umgewandelt. Es wirkt gegen Candida, Kryptokokken und einige andere Pilzarten (**cave:** Resistenz!). Flucytosin wird nach i. v. Gabe mit einer HWZ von 4–6 h fast vollständig über die Niere in unveränderter Form ausgeschieden. Bei Niereninsuffizienz kumuliert die Substanz, eine Dosisanpassung ist daher erforderlich!

Dosierung 3 × 30–50 mg/kg KG i. v.

UAW Neutropenie, Thrombopenie, Anämie, Erbrechen, Diarrhö, Transaminasenanstieg, Urtikaria, Verwirrtheitszustände.

9.4.4 Azol-Antimykotika

Azole wirken antimykotisch durch Hemmung der 14α-Demethylase (= CYP51A1), einem essenziellen Cytochrom-Enzym der Ergosterolsynthese. Sie inhibieren in unterschiedlichem Ausmaß auch Cytochrom P450-abhängige Monooxygenasen des Menschen und können zu bedeutenden Interaktionen mit anderen Arzneistoffen führen.

9.4.4.1 Ketoconazol

Pharmakologie Dieses erste Azol zur oralen Anwendung ist durch die Entwicklung weiterer Azole mit besserer Nutzen-Risiko-Relation heute als Antimykotikum entbehrlich geworden. Ketoconazol ist ein potenter Hemmstoff der Cytochrom-P450-abhängigen Monooxygenasen.

Indikation, Dosierung Da Ketoconazol die Enzyme der endogenen Cortisolsynthese hemmt, kann es bei Patienten mit Morbus Cushing angewandt werden. Dosierung: 2 × tgl. 200 mg bis 2 × tgl. 600 mg bei Morbus Cushing (Ketoconazole HRA 200 mg Tabletten®). **Cave:** Hepatotoxizität!

9.4.4.2 Fluconazol

Pharmakologie In vitro aktiv gegen Candida-, Kokzidioides-, Histoplasma-Spezies sowie Dermatophyten. Es wirkt nicht gegen Schimmelpilze. Resistente Candidastämme kommen vor. Nach oraler Gabe rasche und vollständige Resorption, überwiegend unveränderte renale Ausscheidung (ca. 80 %), HWZ 25–40 h. Im Liquor cerebrospinalis werden hohe Konzentrationen erreicht, eine 3-stündige Hämodialyse reduziert die Plasmakonzentration um durchschnittlich 50 %.

Indikationen Candidiasis, Rezidivprophylaxe der Kryptokokkose, passagere Candidämie bei nicht neutropenischen Patienten, Vaginalcandidose.

Dosierung 100–200(–1.200) mg/d p. o. oder i. v.

UAW Übelkeit, Bauchschmerzen, Durchfall und Blähungen, Exanthem, Kopfschmerzen, Veränderung der Leberfunktionswerte.

Wechselwirkungen Hemmung von CYP3A4 und anderen Cytochromen. Daher sind zahlreiche Wechselwirkungen mit anderen Medikamenten, die oxidativ verstoffwechselt werden, möglich. So werden z. B. die Plasmaspiegel von Ciclosporin A und Tacrolimus erhöht, das Risiko für nephrotoxische Wirkungen der Immunsuppressiva steigt. Bei gleichzeitiger Gabe von Fluconazol und Warfarin muss eine Verlängerung der Prothrombinzeit beachtet werden. Die Fluconazol-Konzentrationen werden durch gleichzeitige Gabe des Enzyminduktors Rifampicin verringert.

9.4.4.3 Isavuconazol

9

Pharmakologie Isavuconazol liegt als wasserlösliches Prodrug Isavuconazonium vor; es kann oral oder intravenös verabreicht werden. Der Wirkstoff entsteht im Organismus nach Spaltung durch Esterasen aus der Vorstufe. *In vitro* ist Isavuconazol gegen Candida-Arten deutlich aktiver als Fluconazol, im Vergleich zu Voriconazol ist die *In-vitro*-Aktivität gegen *Aspergillus fumigatus* etwa gleich. Die Resorption nach oraler Gabe ist nahezu vollständig, der Wirkstoff wird mit einer HWZ von etwa 80–130 h eliminiert.

Indikationen Isavuconazol ist angezeigt zur Behandlung von Erwachsenen mit invasiver Aspergillose und Mukormykose, bei denen eine Behandlung mit Amphotericin B nicht angemessen ist.

Dosierung Die übliche Dosierung von Isavuconazol beträgt einmal täglich 200 mg i. v. oder oral, nach einer Aufsättigungsdosis von insgesamt 6 × 200 mg innerhalb von 48 h. Bei Patienten mit leichter bis mittelschwerer Leberfunktionsstörung ist ebenso wie bei Patienten mit Nierenfunktionsstörung – einschließlich Patienten mit terminaler Niereninsuffizienz – keine Dosisanpassung erforderlich.

UAW Gastrointestinale Störungen. In einer Doppelblindstudie war Isavuconazol besser verträglich als Voriconazol. Im Gegensatz zu anderen Triazolen verursacht Isavuconazol keine Verlängerung, sondern eine Verkürzung des QTc-Intervalls. Die klinische Bedeutung dieses Effektes ist unklar.

Wechselwirkungen Isavuconazol hemmt CYP3A4/5, mit Arzneimittelinteraktionen muss bei einer Isavuconazol-Behandlung gerechnet werden.

9.4.4.4 Itraconazol

Pharmakologie In vitro aktiv gegen Aspergillus-, Candida-, Kokzidioides-, Histoplasma-Spezies und Dermatophyten. Bessere Resorption bei Einnahme während und nach einer Mahlzeit. Zusammen mit einem Cyclodextrinderivat als Lösungsvermittler kann es auch i. v. verabreicht werden. Die Eliminationshalbwertszeit liegt zwischen 20 und 40 h, die Eiweißbindung ist hoch (99 %). Itraconazol wird in der Leber metabolisiert, unverändertes Itraconazol ist im Urin nicht nachweisbar. Hohe Konzentrationen sind in verschiedenen Geweben nachgewiesen, die Penetration in den Liquor und das Augenkammerwasser ist jedoch unzureichend. Weder Hämo- noch Peritonealdialyse beeinflussen die Serumspiegel.

Indikationen Orale Gabe: Dermatomykosen oder Pityriasis versicolor bei Unwirksamkeit einer äußerlichen Behandlung, systemische Mykosen wie Candidiasis oder Aspergillose.

I. v. Zubereitung: Histoplasmose und Aspergillose oder Candidiasis, wenn die Standardtherapie nicht geeignet oder unwirksam ist.

Dosierung 1-(bis 2-)mal 0,2(–0,4) g/d p. o. oder i. v.

UAW Ähnlich wie Fluconazol.

Wechselwirkungen Itraconazol hemmt CYP3A4 und andere Cytochrome, daher zahlreiche Wechselwirkungen mit anderen Medikamenten, die oxidativ verstoffwechselt werden, möglich. Die Spiegel von Ciclosporin A sind z. B. bei gleichzeitiger Gabe erhöht. Bei gleichzeitiger Gabe von Rifampicin oder Phenytoin sind die Serumspiegel von Itraconazol erniedrigt.

9.4.4.5 Posaconazol

Pharmakologie Posaconazol wird als Suspension oral verabreicht, zusammen mit Nahrung ist die Resorption besser als im nüchternen Zustand. Die Proteinbindung ist hoch (> 98 %). Posaconazol wird glukuronidiert, die Metaboliten werden mit den Fäzes ausgeschieden. Die terminale HWZ liegt bei etwa 15–35 h. Durch Hämodialyse wird Posaconazol nicht aus dem Organismus entfernt. Posaconazol wird nicht durch Cytochrom-P450-Isoenzyme metabolisiert, wirkt aber trotzdem als Inhibitor des CYP3A4.

Indikationen Invasive Aspergillose, Fusariose, Chromoblastomykose oder Kokzidioidomykose bei Unverträglichkeit oder mangelnder Wirksamkeit der Standardmittel.

Dosierung 2 × 400 mg/d mit einer Mahlzeit (oder 4 × 200 mg/d nüchtern).

UAW, Wechselwirkungen Übelkeit, Erbrechen, Kopfschmerzen, Hautausschläge und erhöhte Leberwerte. Zahlreiche Arzneimittelinteraktionen sind möglich.

9.4.4.6 Voriconazol

Pharmakologie Wirksam gegen Candida- und Aspergillus-Spezies, Cryptococcus neoformans und einige andere Pilzarten. Nach oraler Gabe nahezu vollständige Resorption und hepatische Elimination (> 95 %), HWZ 6 h. Gute Liquorgängigkeit. Metabolisierung vorwiegend über CYP2C19. Die Plasmakonzentrationen unterliegen einer erheblichen interindividuellen Variabilität, die teilweise durch den genetischen Polymorphismus von CYP2C19 erklärt wird. Auch andere Cytochrom-Isoenzyme wie CYP2C9 und CYP3A4 sind an der Metabolisierung beteiligt.

Indikationen Invasive Aspergillus-Infektionen, empirische antimykotische Therapie bei neutropenischen Patienten mit Fieber; Candidaösophagitis; refraktäre invasive Infektionen durch Candida-Spezies, Aspergillus-Spezies und seltene Erreger wie Fusarium- und Scedosporium-Arten. Zu beachten ist, dass fluconazolresistente Candida-Stämme gegen Voriconazol weniger empfindlich sind. Bei mit Fluconazol vorbehandelten Patienten sollte bevorzugt Amphotericin B oder Caspofungin angewandt werden, bis der mikrobiologische Befund vorliegt.

Dosierung Am 1. Tag 6 mg/kg i. v. oder 400 mg oral (bei KG > 40 kg) alle 12 h; ab 2. Tag 4 mg/kg oder 200 mg oral alle 12 h.

UAW Häufig Sehstörungen (ca. 30 %). Weitere unerwünschte Wirkungen sind z. B. ZNS-Symptome (Halluzination, Psychosen, Depression), vorübergehende Erhöhung der Leberenzyme und Hautausschläge.

Wechselwirkungen Voriconazol hemmt die Cytochrom-P450-Isoenzyme CYP2C19, CYP2C9 und CYP3A4; dadurch sind zahlreiche Interaktionen mit anderen Arzneimitteln, die oxidativ verstoffwechselt werden, möglich. Die gleichzeitige Gabe folgender Substanzen ist **kontraindiziert:** Rifampicin, Carbamazepin, Phenobarbital, Terfenadin, Astemizol, Cisaprid, Pimozid, Chinidin, Sirolimus, Ergot-Alkaloide; Vorsicht mit Ciclosporin, Tacrolimus, Warfarin, Phenprocoumon, Acenocoumarol, Sulfonylharnstoffen (Hypoglykämie), Statinen, Benzodiazepinen, Vinca-Alkaloiden, Phenytoin.

9.4.5 Echinocandine

Bereits in den 1970er-Jahren wurde Echinocandin B als Stoffwechselprodukt von Aspergillus nidulans var. echinulatus beschrieben. Echinocandine hemmen die Zellwandsynthese der Pilze. Angriffspunkt ist das Enzym 1,3-β-D-Glucansynthase.

Die Echinocandine stehen zur intravenösen Infusion zur Verfügung. Mit Caspofungin liegen die längsten Erfahrungen vor, Anidulafungin und Micafungin wurden später zugelassen.

9.4.5.1 Caspofungin

Pharmakologie Wirksam gegenüber Candida-Spezies, Aspergillus (A.) fumigatus, A. flavus und A. terreus. Resistent sind Kryptokokken, Mukor- und Fusarium-Spezies. Die Eliminationshalbwertszeit beträgt ca. 9–11 h, die Eiweißbindung 97 %. Der Wirkstoff wird langsam metabolisiert, 35 % erscheinen in den Fäzes und 41 % im Urin. Im Urin findet man lediglich 1,4 % unveränderte Substanz. Keine Dosisanpassung bei Niereninsuffizienz. Nicht dialysierbar. Dosisanpassung bei Leberinsuffizienz (ab Child-Pugh-Score 7–9). Im Tierversuch nur geringe Penetration ins ZNS.

Indikationen Aspergillus-Infektionen bei Nichtansprechen auf bzw. Unverträglichkeit von Amphotericin B oder Itraconazol, invasive Candidiasis und empirische Therapie bei Verdacht auf Pilzinfektionen bei Erwachsenen mit Fieber und Neutropenie.

9

Dosierung Am 1. Tag 70 mg und an den nachfolgenden Tagen jeweils 50 mg als Infusion.

UAW Hautausschlag, Schwellung im Gesicht, Juckreiz (durch Histaminfreisetzung?), Fieber, Übelkeit, Erbrechen.

Wechselwirkungen Caspofungin besitzt keine klinisch relevante Hemmwirkung auf Cytochrome oder P-Glykoprotein und weist daher nur ein geringes Risiko für Arzneimittelwechselwirkungen auf. Es verringert die minimale Plasmakonzentration von Tacrolimus um ca. 26 %. Bei gleichzeitiger Gabe von Induktoren der Cytochrome, z. B. Efavirenz, Nevirapin, Phenytoin, Rifampicin, Dexamethason oder Carbamazepin, können die Plasmakonzentrationen von Caspofungin verringert sein. Die Erhaltungsdosis von Caspofungin kann in solchen Fällen auf 70 mg/d erhöht werden.

9.4.5.2 Anidulafungin

Pharmakologie Fungizide Wirkung gegen klinisch relevante Candida-Arten wie C. albicans, C. glabrata oder C. krusei. Auch Stämme mit Resistenz gegenüber Fluconazol werden durch niedrige Konzentrationen erfasst. Nach i. v. Gabe rasche Verteilung und Ausscheidung mit einer Eliminationshalbwertszeit von ca. 24 h. Die terminale Elimination liegt bei ca. 40–50 h. Bei Patienten mit Niereninsuffizienz muss die Dosierung nicht angepasst werden.

Indikationen Invasive Candidiasis bei erwachsenen, nichtneutropenischen Patienten.

Dosierung Empfohlene Dosierung: am ersten Behandlungstag 200 mg, gefolgt von täglichen Dosen von jeweils 100 mg.

UAW Pruritus, Hautausschlag und Urtikaria sowie ZNS-Reaktionen und gastrointestinale Symptome. In einer klinischen Vergleichsstudie erfolgte ein Abbruch der Behandlung aufgrund von unerwünschten Wirkungen signifikant häufiger in der Fluconazol- als in der Anidulafungin-Gruppe.

Wechselwirkungen Bei gleichzeitiger Gabe mit Ciclosporin waren die Spiegel von Anidulafungin um etwa 20 % erhöht, was nicht als klinisch relevant angesehen wird.

9.4.5.3 Micafungin

Pharmakologie Hinsichtlich der antimykotischen Aktivität unterscheidet sich Micafungin praktisch nicht von den anderen beiden Echinocandinen. Der Wirkstoff liegt im Blut zu mehr als 99 % an Plasmaproteine, hauptsächlich an Albumin, gebunden vor (Caspofungin: 96–97 %; Anidulafungin: 84 %). Es wurden mehrere Metaboliten der Substanz nachgewiesen. Die terminale HWZ liegt bei 10–17 h. Überwiegend extrarenale Elimination. Eine Dosisanpassung bei Patienten mit eingeschränkter Nierenfunktion ist nicht erforderlich.

Indikationen Prophylaxe von Candida-Infektionen bei Patienten mit Neutropenie sowie invasive und ösophageale Candidiasis. Bei Aspergillus-Infektionen ist das Präparat nicht geprüft und nicht zugelassen.

Dosierung Empfohlene Dosierung: bei einem Körpergewicht von mehr als 40 kg und einmal täglicher Gabe 50 mg (Prophylaxe von Candida-Infektionen), 100 mg (invasive Candidiasis) bzw. 150 mg (ösophageale Candidiasis).

UAW Störungen des Gastrointestinaltrakts (Übelkeit, Erbrechen, Durchfall, Bauchschmerzen), Elektrolytstörungen (Hypokaliämie, Hypomagnesiämie), Blutbildveränderungen (Leukopenie, Anämie) sowie Kopfschmerzen; Venenentzündungen an der Infusionsstelle, Ausschlag und Fieber können auftreten. Bei der Nutzen-Risiko-Abwägung einer Micafungin-Therapie muss das tierexperimentell festgestellte, hepatokanzerogene Potenzial der Substanz berücksichtigt werden.

Wechselwirkungen Geringes Risiko für Cytochrom-P450-vermittelte Arzneimittelinteraktionen.

9.5 Antiparasitäre Therapie

9.5.1 Antimalariamittel

9.5.1.1 Chloroquin

Pharmakologie Mittel der Wahl zur Behandlung einer Infektion mit Plasmodium (P.) vivax, P. malariae und empfindlichen P.-falciparum-Stämmen. Es wirkt auf die in den Erythrozyten befindlichen Formen. Eine Resistenz von P. falciparum ist v. a. in Ost- und Westafrika sowie Südostasien bekannt. Nach oraler Gabe rasche Resorption (> 90 %). Urin-Recovery ca. 50 %. Eliminationshalbwertszeit ca. 9 Tage.

Dosierung Zur Prophylaxe 2 Tbl. (= 300 mg Base) alle 3–4 Tage. Zur Therapie: 0,6 g Chloroquin-Base (= 4 Tbl.) und weitere 0,3 g nach 6, 24 und 48 h. Tabletten werden mit einer Mahlzeit besser vertragen.

UAW Milde gastrointestinale Symptome, gelegentlich Kopfschmerzen.

Anmerkung Eine zunehmende Resistenz v. a. bei P. falciparum wird aus vielen Teilen der Welt gemeldet. Daher wird Chloroquin zur Prophylaxe häufig in Kombination mit Proguanil gegeben. Aktuelle Informationen sind im Internet unter http://www.who.int/malaria/ oder http://dtg.org/ verfügbar.

9.5.1.2 Chinin

Pharmakologie Parenterales Chinin steht nur als Importpräparat (Quinamax® 250 mg/2 ml = 385 mg Chininglukonat = 240 mg Chininbase) zur Verfügung. Es wirkt auf die in den Erythrozyten befindlichen Formen und ist Mittel der Wahl bei chloroquinresistenter Malaria tropica. Es wird vorwiegend in der Leber metabolisiert, nur 10 % werden unverändert über die Niere ausgeschieden.

Dosierung Zur Prophylaxe ungeeignet. Bei schwerem Verlauf initial 7 mg/kg KG in 60 ml 0,9-prozentigem NaCl über 0,5 h als „loading dose“, sofort gefolgt von 10 mg/kg KG über 4 h, danach alle 8 h langsame Infusion über 4 h von 10 mg/kg KG oder alternativ zu „loading dose" 20 mg/kg KG über 4 h in 300–500 ml 5-prozentiger Glukose, danach alle 8 h langsame Infusion über 4 h von 10 mg/kg KG. Tageshöchstdosis 1,8 g.

UAW Tinnitus, Kopfschmerzen, Nausea, Sehstörungen, die bei Dosisreduktion aufhören. Bei hoher Dosierung Verstärkung der Sehstörungen; vermehrt gastrointestinale, zentralnervöse und kardiovaskuläre Beschwerden (QT-Zeit-Verlängerung). Wegen Insulininduktion Gefahr einer Hypoglykämie.

Wechselwirkungen H_2-Blocker verlängern die HWZ von Chinin. Interaktionen mit Halofantrin und Mefloquin.

Anmerkung Wegen der sehr langen HWZ dieser Substanzen, nach Halofantrin-/Mefloquin-Anwendung sorgfältige Überwachung des Patienten unter Chinin-Therapie. Zur Dosierung bei Niereninsuffizienz/Nierenversagen liegen kaum Daten vor. Offenbar wird Chinin durch Hämodialyse, Peritonealdialyse oder Hämofiltration nicht eliminiert. Dosisanpassung wird in den ersten 3 Tagen für nicht erforderlich gehalten. Vorsichtshalber sollte die Dosierung von Anfang an auf 2 × 10–15 mg/kg KG reduziert werden. Bei Verlängerung des QT-Intervalls im EKG Chinin absetzen.

9.5.1.3 Mefloquin

Pharmakologie Mefloquinhydrochlorid ist ein Chinolinderivat zur Prophylaxe und Therapie der Malaria. Es wirkt auf die in den Erythrozyten befindlichen Formen. Nach oraler Gabe langsame Resorption, hohe Eiweißbindung (98 %). Die Eliminationshalbwertszeit liegt bei 21 Tagen. Die Ausscheidung erfolgt hauptsächlich mit den Fäzes, zu etwa 13 % auch über die Niere.

Dosierung Zur Behandlung bei nichtimmunen Patienten zu Beginn 3 Tbl. (750 mg), gefolgt von 500 mg nach 6–8 h und bei einem Körpergewicht von mehr als 60 kg nach weiteren 6–8 h 250 mg. Zur Prophylaxe 1-mal wöchentlich 250 mg bis 2 Wochen nach Verlassen des Endemiegebiets.

UAW Psychische Störungen wie Halluzinationen und paranoide Zustände, die auch bei prophylaktischer Gabe auftreten können. Daneben: Schwindel, Übelkeit, Erbrechen, weiche Stühle oder Diarrhöen, Kopfschmerzen, Herzrhythmusstörungen etc. Unter Mefloquin kann die Fähigkeit zum Führen von Fahrzeugen, zum Bedienen von Maschinen oder zum Ausführen gefährlicher Arbeiten während der Einnahme und bis zu 3 Wochen nach Anwendung vermindert sein.

Wechselwirkungen Bei gleichzeitiger Gabe von Chinin, Chinidin oder anderen verwandten Substanzen Erhöhung der Bereitschaft zu Krampfanfällen möglich. Wechselwirkung mit Valproinsäure (Beschleunigung der Verstoffwechselung von Valproat), oralen Antidiabetika, oralen Antikoagulanzien und Betablockern, jedoch keine mit Acetylsalicylsäure oder Paracetamol. Da Mefloquin die Wirkung einer oralen Typhusschutzimpfung beeinträchtigen könnte, wird empfohlen, erst 3 Tage nach Abschluss der Impfung eine Malariaprophylaxe mit Mefloquin zu beginnen.

Kontraindikationen Schwangerschaft, Stillzeit, ZNS-Leiden in der Anamnese, gleichzeitige Gabe von Chinin, Chinidin oder anderen verwandten Substanzen.

Anmerkung Nicht zur Langzeitprophylaxe (mehr als 4 Wochen) geeignet. Patienten über ZNS-Nebenwirkungen aufklären.

9.5.1.4 Proguanil

Pharmakologie Wirkt auch auf Frühformen (in den Hepatozyten) von Malaria-Parasiten. Nach oraler Gabe rasche Resorption und überwiegend renale Ausscheidung, Eliminationshalbwertszeit ca. 24 h. Eiweißbindung ca. 75 %.

Dosierung 200 mg/d zur Prophylaxe in Kombination mit Chloroquin bei Reisen in Regionen mit bekannter Resistenz bis zur 4. Woche nach Verlassen des Endemiegebiets.

UAW Bei der üblichen Prophylaxe sehr gute Verträglichkeit. Selten wurden orale Ulzera und Haarausfall beobachtet.

9.5.1.5 Primaquin (in Deutschland nicht zugelassen)

Pharmakologie Gut wirksam gegen extraerythrozytäre Formen von P. vivax und P. ovale. Nach oraler Gabe rasche Resorption, fast vollständige Metabolisierung und Elimination mit einer Eliminationshalbwertszeit von 6 h.

Dosierung Zur Radikalsanierung nach erfolgreicher Behandlung einer P.-vivax- bzw. P.-ovale-Infektion 15 mg/d oral für 14 Tage. Beim Auftreten eines Rezidivs erneute Behandlung mit Chloroquin und anschließend Primaquin in höherer Dosierung (15–22,5 mg/d bis zu einer Gesamtdosierung von 6 mg/kg KG).

UAW Milde Bauchkrämpfe und gelegentlich epigastrale Schmerzen. Bei hoher Dosierung (60–240 mg) Methämoglobinbildung und Zyanose. Gefährdet sind Patienten mit angeborenem Glukose-6-Phosphat-Dehydrogenase- und Nikotinamid-Adenin-Dinukleotid-Methämoglobin-Reduktase-Mangel.

9.5.1.6 Atovaquon

Pharmakologie Wirksam gegen Pneumocystis jiroveci, Toxoplasma sowie gegenüber Plasmodium-Spezies. Einnahme mit einer Mahlzeit oder einem Milchprodukt verbessert die Resorption. Die Eliminationshalbwertszeit liegt bei 70 h. Elimination überwiegend mit den Fäzes (> 90 % unverändert).

Dosierung 3 × 750 mg/d zur Behandlung einer unkomplizierten Pneumozystispneumonie.

UAW Möglich sind Übelkeit, Exanthem, Durchfall, Kopfschmerzen, Erhöhung von Transaminasen und Amylase.

Anmerkung In Kombination mit Proguanil zur Prophylaxe und Behandlung von Malaria zugelassen.

9.5.1.7 Atovaquon + Proguanil

Das Kombinationspräparat Malarone® ist geeignet zur Prophylaxe und Behandlung einer akuten unkomplizierten Malaria tropica. Es ist auch wirksam bei P.-falciparum-Infektionen, die durch Stämme verursacht werden, die gegen andere Arzneistoffe resistent sind. Über Therapieversager nach Aufenthalt in Westafrika wurde berichtet.

Dosierung 250 mg Atovaquon + 100 mg Proguanil. Einnahme mit einer Mahlzeit oder einem Milchprodukt. Therapie: je 4 Tbl. als Einzeldosis an 3 aufeinanderfolgenden Tagen.

9.5.1.8 Artemether/Lumefantrin

Pharmakologie Beide Substanzen wirken synergistisch auf die Nahrungsvakuole der Plasmodien. Zur Verbesserung der Resorption aus dem Magen-Darm-Trakt soll das Medikament mit fetthaltiger Nahrung eingenommen werden. Die Bindung an Plasmaproteine ist hoch (Artemether: 95,4 %; Lumefantrin: 99,9 %). Die Elimination erfolgt über cytochromabhängige Monoxygenasen (CYP3A4) mit unterschiedlicher Halbwertszeit (Artemether: ca. 2 h, Lumefantrin: ca. 3–6 Tage).

Indikationen, Dosierung Das Kombinationspräparat Riamet® enthält 20 mg Artemether und 120 mg Lumefantrin. Es kann zur Behandlung einer akuten, unkomplizierten Malaria durch P. falciparum angewandt werden. Zur Prophylaxe ist es nicht geeignet. Bei Erwachsenen wird die erste Dosis von 4 Tbl. zum Zeitpunkt der Diagnosestellung gegeben. Danach sollten fünf weitere Dosen mit jeweils 4 Tbl. nach 8, 24, 36, 48 und 60 h verabreicht werden.

UAW/Kontraindikationen Störungen des Gastrointestinaltrakts (Übelkeit, Erbrechen), des ZNS (Kopfschmerzen, Schwindel) und Hautreaktionen. Wegen der Verlängerung des QT-Intervalls im EKG ist es kontraindiziert bei Patienten mit Herzrhythmusstörungen, Elektrolytstörungen und gleichzeitiger Gabe anderer Arzneimittel, die das QT-Intervall verlängern.

9.5.2 Anthelminthika

9.5.2.1 Pyrantel

Pharmakologie Früher auch als Pyrantelpamoat aufgeführt. Gute Wirkung gegen Madenwurm (Enterobius vermicularis, Oxyuriasis), Spulwurm (Ascaris lumbricoides), Hakenwurm (Ancylostoma duodenale und Necator americanus), nur geringe Wirkung gegen Trichuris trichiura (Peitschenwurm). Sehr geringe Resorption nach oraler Gabe; weniger als 15 % erscheinen im Urin.

Dosierung 10 mg/kg KG als Einmalgabe. Bei schwerem Befall mit dem amerikanischen Hakenwurm Wiederholung an 3 aufeinander folgenden Tagen.

UAW Sehr selten gastrointestinale Beschwerden wie Appetitlosigkeit, Darmkrämpfe, Übelkeit, Erbrechen, Diarrhö, Kopfschmerzen, Schwindel, Müdigkeit, Schlaflosigkeit oder Exantheme.

9.5.2.2 Mebendazol

Pharmakologie Gute Wirkung gegen Peitschenwurm (Trichuris trichiura), Madenwurm (Enterobius vermicularis), Spulwurm (Ascaris lumbricoides), Hakenwurm (Ancylostoma duodenale und Necator americanus), Strongyloides stercoralis sowie Taeniasis. Geringe Wirkung gegen verschiedene Filarien und Echinokokken. Nur geringe Resorption im Gastrointestinaltrakt. Eiweißbindung ca. 95 %.

Dosierung Je nach Art des Befalls entweder einmalige Dosierung (z. B. bei Oxyuriasis) oder wiederholte und längere Dosierung (z. B. bei Ascariasis, Trichiuriasis, Ankylostomiasis: je 100 mg morgens und abends an 3 aufeinanderfolgenden Tagen). Zur Behandlung der Echinokokkose wurde früher eine Dosierung von 400–600 mg alle 8 h für 21–30 Tage empfohlen. Diese Anwendung ist heute durch die Einführung von Albendazol (▶ Kap. 9.5.2.5) überholt.

UAW Vorübergehend Diarrhöen, Bauchschmerzen, v. a. beim Abgang der Parasiten.

9.5.2.3 Niclosamid

Pharmakologie Gute Wirkung gegen Taenia saginata (Rinderbandwurm), Taenia solium (Schweinebandwurm), Diphyllobothrium latum (Fischbandwurm) und Hymenolepis nana (Zwergbandwurm). Es wirkt nur gegen die im Darm befindlichen Bandwürmer. Keine Wirkung bei Zystizerkose oder Echinokokkose. Nach oraler Gabe praktisch keine Resorption.

Dosierung Bei Rinder-, Schweine- oder Fischbandwurm einmalig 4 Tbl. im Anschluss an das Frühstück. Die Tabletten müssen gründlich zu einem feinen Brei zerkaut und dann erst mit wenig Wasser hinuntergespült werden. Sie können aber auch in Flüssigkeit zerfallen eingenommen werden. Die Ausscheidung des Bandwurms kann durch die Einnahme eines salinischen Abführmittels 2 h nach Einnahme von Niclosamid gefördert werden. Bei Infektion mit H. nana am 1. Tag 4 Tbl., gefolgt von 2 Tbl./d für weitere 6 Tage.

UAW Sehr selten Brechreiz, Übelkeit oder Bauchschmerzen.

9.5.2.4 Praziquantel

Pharmakologie Wirkung gegen alle Arten von Schistosoma (S. haematobium, S. intercalatum, S. japonicum, S. mansoni), Leberegel (z. B. Clonorchis sinensis, Opisthorchis viverini, Fasciola hepatica), Lungenegel (z. B. Paragonimus westermani) und viele andere, in Deutschland seltene Würmer. Nach oraler Gabe rasche Resorption. Rasche Metabolisierung (First-Pass-Effekt). Ausscheidung überwiegend renal (80 % innerhalb von 4 Tagen).

Dosierung Je nach Parasitenart wird eine Dosierung von 60–40 mg/kg KG als 1-Tages-Behandlung empfohlen. Bei Lungenegel 3 × 25 mg/kg KG/d in Form einer 2-Tage-Behandlung.

UAW Gelegentlich Übelkeit und Erbrechen mit Bauchschmerzen, Kopfschmerzen, leichte Benommenheit sowie Urtikaria. Diese unerwünschten Wirkungen treten offenbar eher und stärker bei Patienten mit hohem Parasitenbefall auf.

Wechselwirkungen Gleichzeitige Dexamethason-Einnahme kann zur Herabsetzung der Praziquantel-Konzentration im Blut führen.

9.5.2.5 Albendazol

Pharmakologie Gute Wirkung gegen E. granulosus (zystische Echinokokkose), E. multilocularis (alveoläre Echinokokkose, Fuchsbandwurm), Trichinella spiralis (Trichinose), Strongyloides stercoralis, Nematoden (z. B. Ascaris lumbricoides, Ancylostoma duodenale, Necator americanus, Trichuris trichiura, Enterobius vermicularis, Toxocara canis), Zestoden (Taenia saginata, T. solium und Hymenolepis nana) und Trematoden (z. B. Opisthorchis viverini und O. sinensis). Geringe Resorption nach oraler Gabe. Große intra- und interindividuelle Schwankungen. Deutlicher First-Pass-Effekt. Steigerung der Resorption nach fettreicher Mahlzeit. Eliminationshalbwertszeit ca. 8 h. Elimination überwiegend biliär. Weniger als 1 % erscheint in den ersten 24 h im Urin. Die relativ kurze HWZ erfordert eine regelmäßige Einnahme.

Dosierung Bei der zystischen oder alveolären Echinokokkose 2 × 10–15 mg/kg KG/d für mindestens 2 Jahre nach kurativer OP, ansonsten lebenslänglich. Bei der Trichinose werden für 6 Tage 400 mg alle 12 h empfohlen. Bei der Neurozystizerkose 2 × 7,5 mg/kg KG pro Tag für 4 Wochen.

UAW Gelegentlich Bauchschmerzen, Durchfall, Übelkeit, Erbrechen sowie Schwindel und Kopfschmerzen. In seltenen Fällen Leukopenie, Panzytopenie, Haarausfall, Juckreiz und Exanthem.

10 Antithrombotika und Fibrinolysetherapie

H. Schinzel

10.1 Vorbemerkungen

Antithrombotika sind Substanzen mit unterschiedlichen blutgerinnungshemmenden Wirkungsmechanismen zur Verhütung eines arteriellen oder venösen thrombotischen Gefäßverschlusses und/oder zur Hemmung seines Progresses. Dazu gehören unfraktionierte (UFH) und niedermolekulare Heparine (nm-Heparine, NMH), Thrombin- und Faktor-Xa-Antagonisten, Heparinoide, Pentasaccharide, Vitamin-K-Antagonisten (VKA), Thrombozytenfunktionshemmer.

Fibrinolytika sind Substanzen, die direkt oder indirekt durch enzymatische Aufspaltung des Fibrins (Fibrinolyse) einen fibrinreichen arteriellen oder venösen Gefäßverschluss (Thrombus, Embolus) auflösen (Thrombolyse). Dazu gehören Streptokinase, Urokinase, die rekombinanten Gewebeplasminogenaktivatoren (rt-PA) Alteplase, Reteplase und Tenecteplase.

Ein arterieller oder venöser Gefäßverschluss hat je nach Lokalisation und Ausdehnung unterschiedliche klinische Bedeutung. Daher ist seine Rekanalisation noch keineswegs identisch mit der Wiederherstellung einer ausgefallenen Organfunktion. Aber mit der Restitution der arteriellen Strombahn oder der Normalisierung des venösen Abflusses ist eine bleibende Organschädigung oft vermeidbar, zumindest begrenzbar.

10.2 Grundsätze des Einsatzes von Antithrombotika und Fibrinolytika

Bei allen akuten thromboembolischen Erkrankungen ist zunächst prinzipiell unter strenger individueller Nutzen-Risiko-Validierung die Möglichkeit einer interventionell-operativen Behandlung (Thrombektomie, Embolektomie, Desobliteration, Bypass-OP, perkutane transluminale Angioplastie [PTA]) bzw. ein konservatives Vorgehen zu prüfen. Gegebenenfalls kann die Indikation zur Fibrinolyse unter Berücksichtigung der Kontraindikationen erwogen werden (▶ Tab. 10.1, ▶ Tab. 10.2).

Tab. 10.1 Therapieprinzipien thromboembolischer Erkrankungen und deren Prävention

Indikation	Therapie
Akuter arterieller Gefäßverschluss: Initial- und Folgebehandlung	Operative Therapie oder Fibrinolyse oder PTA/Stent-Implantation oder Heparinbehandlung mit therapeutischen Dosen (auch Kombination der Methoden möglich), Heparingabe in therapeutischer Dosis über 2–6 Tage plus Thrombozytenfunktionshemmer. Anschlussbehandlung: Thrombozytenfunktionshemmer, ggf. Vitamin-K-Antagonisten (VKA; Einzelfallentscheidung).
Akute venöse Thromboembolie: Initial- und Folgebehandlung	Heparine (NMH, UFH) in therapeutischer Dosierung, Fondaparinux, DOAC (Rivaroxaban, Dabigatran[1], Apixaban, Edoxaban[1]). Nur in seltenen Fällen operative Therapie oder Fibrinolyse. Anschlussbehandlung: VKA, Rivaroxaban, Dabigatran, Apixaban, Edoxaban, bei Kontraindikationen NMH.
Thromboembolieprophylaxe	NMH, Fondaparinux, direkte orale Thrombin- und Faktor-X-Antagonisten (direkte orale Antikoagulanzien, DOAC), UFH, bei Vorhofflimmern VKA oder DOAC.

[1] Wobei Dabigatran und Edoxaban erst ≥ 5 Tage nach vorausgehender Initialbehandlung mit NMH gegeben werden dürfen!

Tab. 10.2 Allgemeine Kontraindikationen zur Anwendung von Antithrombotika und Fibrinolytika. Spezielle Kontraindikationen (▶ Kap. 10.5)

Kontraindikationen	Bemerkungen
Hämorrhagische Diathesen	Hohes Blutungsrisiko
Erkrankungen mit Gewebsdefekten: intestinale Ulzera, Tumornekrosen, floride Lungentuberkulose, akute Pankreatitis	Lokales Blutungsrisiko. Keine Fibrinolysetherapie, auch VKA/DOAC kontraindiziert. ASS insbesondere bei intestinalen Ulzera kontraindiziert. Therapie der Grundkrankheit. Low-Dose-Heparintherapie ggf. erwägen
Unmittelbar nach Operationen und Partus	Gilt nicht für Low-Dose-Heparingabe
Unmittelbar nach Organpunktionen, Arterienpunktionen und i. m. Injektionen	Low-Dose-Heparingabe möglich. Karenzzeit für Fibrinolyse mindestens 1–3 Wochen, je nach Eingriff
Schwere Hepato- und Nephropathien	Verstärkung des Hämostasedefekts, Kumulationsgefahr
Floride Endokarditis	Blutungs- und Embolierisiko
Intraokulare Blutungen und Blutungen in das ZNS	Absolute Kontraindikation für alle gerinnungshemmenden Substanzen und Fibrinolytika
Arterielle Hypertonie (RR > 180/100 mmHg, Fundus hypertonicus > 2. Grades)	Intrakranielles Blutungsrisiko
Unzureichende Laborkontrollen, mangelnde Mitarbeit des Patienten	Gerinnungshemmende Therapie grundsätzlich kontraindiziert. Gegebenenfalls Motivation des Patienten

Tab. 10.2 Allgemeine Kontraindikationen zur Anwendung von Antithrombotika und Fibrinolytika. Spezielle Kontraindikationen (▶ Kap. 10.5) *(Forts.)*

Kontraindikationen	Bemerkungen
Hoher Antistreptokinasetiter nach Streptokinasetherapie oder Streptokokkeninfekt	Kontraindikation für Streptokinasetherapie. Urokinase-, rt-PA-Behandlung und Antikoagulanzientherapie möglich
Gravidität	Absolute Kontraindikation für VKA in der 6.–12. SSW. Sonst Gabe nur unter strengster Nutzen-Risiko-Validierung vertretbar. Möglichst auf NMH s. c. ausweichen. Fibrinolyse nicht im 1. Trimenon, ASS bis zur 35. SSW vertretbar. Heparinbehandlung möglich, VKA in der Laktationsphase möglich. DOAC in der Schwangerschaft und in der Laktationsphase kontraindiziert bzw. nicht empfohlen
Allgemeine schwere Gefäßsklerose	Intrakranielles Blutungsrisiko
Schwere Osteoporose	Bei Langzeitbehandlung mit UFH Verstärkung der Osteoporose möglich. Alternative: NMH wegen nur geringer Osteoporoseinzidenz
Allergische Reaktionen nach früherer Antikoagulanzientherapie	Gegebenenfalls Ausweichen auf anderes Mittel, z. B. Marcumar®/Falithrom® statt Heparin, Pentasaccharide statt Heparin, Urokinase statt Streptokinase, DOAC statt VKA
Medikamentenwechselwirkung	Gerinnungshemmende Therapie bei Beachtung der Wechselwirkungen möglich. Dies gilt v. a. für die VKA Marcumar®/Falithrom® und Coumadin®, in geringerem Maße auch für die DOAC

Die **Thrombolyse**, d. h. die Auflösung eines fibrinreichen Thrombus, kann durch Infusion von Substanzen erreicht werden, die körpereigenes Plasminogen zu Plasmin aktivieren (z. B. Streptokinase, Urokinase, rt-PA). Voraussetzung zur Wirksamkeit der Fibrinolytika ist ein hoher Fibringehalt des Thrombus oder Embolus, da nur Fibrin durch Fibrinolyse abgebaut werden kann. Organisierte Thromben können nicht lysiert werden. Daher ist nur der frühestmögliche Einsatz von Fibrinolytika nach der Thrombusbildung erfolgversprechend, wobei für verschiedene Verschlusskrankheiten unterschiedliche Zeitgrenzen gelten (s. einzelne Organkapitel). In großen Gefäßen (Aorta, V. cava) bleibt in vielen Fällen in Thromben ein hoher Fibrinanteil über längere Zeit erhalten, sodass unter diesen Umständen auch mit längerer zeitlicher Latenz eine Fibrinolysetherapie (Spätlyse) erfolgreich sein kann.

Die **Fibrinolyse** kann als „systemische Lyse" (i. v. Bolusgabe oder Dauerinfusion eines Fibrinolytikums) oder als „lokale Lyse" (Infusion des Fibrinolytikums über einen Katheter vor den Thrombus oder Injektion in den Thrombus) durchgeführt werden. Mit der „lokalen Lyse" erreicht man eine hohe Konzentration des Fibrinolytikums am Wirkort (Thrombus, Embolus), ohne dass es zu einer systemischen Wirkung kommt. Damit wird die Blutungsgefahr reduziert. Die „lokale Lyse" ist auch bei absoluten Kontraindikationen einer „systemischen Lyse" durchführbar (▶ Tab. 10.2). Der Nachteil besteht in einem höheren technischen Aufwand (z. B. Katheterpositionierung). Die „lokale Lyse" wird z. B. angewendet bei Shuntthrombosen, arteriellen embolischen oder thrombotischen Verschlüssen, z. T. in Kombination mit einer Thrombektomie oder einer PTA. Spezielle Indikationen zur Fibrinolyse ▶ Kap. 10.6 (▶ Tab. 10.20).

Sind sowohl operative Maßnahmen als auch eine fibrinolytische Therapie nicht möglich oder nach strenger Nutzen-Risiko-Abwägung nicht vertretbar, erfolgt meistens ein Heparineinsatz in therapeutischer Dosierung. Zur Behandlung venöser Gefäßverschlüsse (Phlebothrombose, Subclavia-Axillaris-Thrombose) hat die fibrinolytische Therapie keinen Stellenwert mehr. Als Therapieoptionen stehen heute zur Verfügung: die gewichtsadaptierte subkutane

Applikation von NMH bzw. Pentasaccharid (Fondaparinux) unter frühzeitiger überlappender Einleitung einer oralen Antikoagulation mit Vitamin-K-Antagonisten (VKA) oder die Therapie mit den direkten oralen Antikoagulanzien Rivaroxaban, Dabigatran, Apixaban und Edoxaban. Hierbei kann die Intialtherapie mit Rivaroxaban und Apixaban sofort erfolgen, bei Dabigatran und Edoxaban frühesten 5 Tage nach vorausgegangener Initialtherapie mit NMH. Die Zulassung der genannten DOAC zur Therapie venöser Thromboembolien erstreckt sich strenggenommen nur auf Beinvenenthrombose und Lungenembolie.

Alle rekanalisierten, teilkanalisierten und persistierenden Gefäßverschlüsse sollten einer **Rezidivprophylaxe** unterzogen werden. Im Bereich der arteriellen Strombahn werden hierzu vorzugsweise Thrombozytenfunktionshemmer, im venösen Bereich VKA oder DOAC eingesetzt. Bei Kontraindikationen oder Unverträglichkeit gegenüber VKA kann man alternativ NMH subkutan applizieren oder DOAC geben. Die Dauer der Nachsorge richtet sich nach dem Rezidivrisiko, zumal durch operative Maßnahmen, Fibrinolyse oder konservatives Vorgehen im Idealfall zwar der thrombotische Gefäßverschluss beseitigt, aber seine Ursache (z. B. Thrombophilie, Arteriosklerose) oft nicht behoben ist. Daher dürfen auch andere, zusätzlich mögliche Maßnahmen zur Behandlung der Grundkrankheit eines Gefäßverschlusses (Diabetes mellitus, arterielle Hypertonie, Hypercholesterinämie, Nikotinabusus) nicht vernachlässigt werden (▶ Kap. 15, ▶ Kap. 25.2, ▶ Kap. 25.5).

Zur **Prophylaxe thromboembolischer Ereignisse** werden Antikoagulanzien (Heparine, Pentasaccharide, direkte orale Thrombin-, Faktor-Xa- und Vitamin-K-Antagonisten) oder Thrombozytenfunktionshemmer eingesetzt. Dabei unterscheidet man eine „Kurzzeitbehandlung“ (für die Dauer des stationären Aufenthalts) von einer „Langzeittherapie“ (über die stationäre Therapie hinaus bis lebenslang).

Eine Antikoagulanzienbehandlung ist auch in Situationen indiziert, in denen eine Gerinnungshemmung von Vorteil (z. B. Thromboseprophylaxe, Schlaganfallprophylaxe bei Vorhoflimmern) oder aus technischen Gründen notwendig ist (z. B. extrakorporaler Kreislauf bei Herzoperationen, Nierenersatzverfahren wie Hämodialyse oder -filtration). Die Wahl des am besten geeigneten Antithrombotikums hängt im Einzelfall von der Art der thromboembolischen Erkrankung, den klinischen Umständen, der Wirkungsweise und den UAW der einzelnen Substanzen, den eigenen Erfahrungen, dem Zulassungsstatus, den Organfunktionen/-dysfunktionen des Patienten , der Komedikation und ggf. den Möglichkeiten des Labormonitorings ab. Spezielle Indikationen für die einzelnen Mittel ▶ Kap. 10.5.

Eine gleichzeitige Anwendung verschiedener gerinnungshemmender Substanzen ist in der Langzeittherapie wegen des damit verbundenen Blutungsrisikos möglichst zu vermeiden bzw. bleibt speziellen Indikationen vorbehalten. Die Phase des Übergangs von einem zum anderen gerinnungshemmenden Mittel (z. B. die Umstellung von Heparin auf VKA) ist kritisch und muss überlappend unter engmaschigem Labormonitoring erfolgen.

10.3 Allgemeine Kontraindikationen zur Anwendung von Antithrombotika und Fibrinolytika

Sowohl Antithrombotika als auch Fibrinolytika führen abhängig von ihrem Wirkungsmechanismus zu einer „verminderten Blutgerinnung“ und erhöhen damit das Blutungsrisiko. Eine Blutung manifestiert sich aber praktisch nur bei Nichteinhaltung des therapeutischen Bereichs, bei Dosierungsfehlern, bei wirkungsverstärkender Komedikation, bei präformierten Gewebsdefekten oder bei speziellen Organschäden, die unmittelbaren Einfluss auf die Wirkung der Antithrombotika und Fibrinolytika haben. Insofern sind alle Gesundheitsstörungen, die per se ein Blutungsrisiko aufweisen, als Kontraindikationen anzusehen. Zu den allgemeinen Kontraindikationen und möglichen klinischen Konsequenzen, bei denen im Einzelfall eine Nutzen-Risiko-Abwägung zur gerinnungshemmenden Therapie zu erfolgen hat, ▶ Tab. 10.2.

10.4 Allgemeine Risiken bei der Anwendung von Antithrombotika und Fibrinolytika

Die Blutung stellt die häufigste Komplikation bei der Anwendung von Antithrombotika und Fibrinolytika dar. Eine Blutung ist i. d. R. bei Beachtung der Kontraindikationen und sachgemäßer Anwendung der Substanzen weitestgehend vermeidbar. Daneben gibt es jedoch noch eine Reihe wirklicher UAW (▶Tab. 10.4, ▶Tab. 10.19).

10.5 Antithrombotika und ihre Anwendung

10.5.1 Unfraktionierte Heparine (UFH)

Pharmakologische Eigenschaften Heparin ist ein aus tierischem Gewebe gewonnener Katalysator des Antithrombins (AT). Der Heparin-AT-Komplex beeinflusst die Blutgerinnung durch Hemmung verschiedener aktivierter Blutgerinnungsfaktoren mit besonderer Affinität zu Thrombin (Faktor IIa) und Faktor Xa. Ohne ausreichende AT-Menge ist Heparin wirkungslos, sodass bei angeborenem oder erworbenem AT-Mangel dieses Protein zur Entfaltung der Heparinwirkung erst substituiert werden muss (▶Kap. 21.4). Heparin wird relativ schnell durch Heparinasen in der Leber abgebaut und im Urin ausgeschieden. Nur ein Teil wird unverändert direkt renal eliminiert. Die daraus resultierende kurze funktionelle Halbwertszeit (HWZ; ca. 60–90 min nach i. v. Gabe) erfordert entweder eine fortlaufende i. v. Zufuhr durch Dauerinfusion oder eine intermittierende subkutane Applikation. Heparin wird in der Klinik gleichwertig wirksam als Natrium- oder Kalziumsalz angewandt.

Indikationen ▶Tab. 10.3.

Tab. 10.3 Indikationen zur Heparintherapie (UFH, NMH) und Dosierungsvorschläge

Indikationen	Dosierung
Perioperative Thromboseprophylaxe, Thromboseprophylaxe in der konservativen Medizin abhängig vom individuellen Thromboembolierisiko	**NMH:** NMH-Gabe und andere Alternativen ▶Tab. 10.5. **UFH:** 2–3 × 5.000–7.500 E/d s. c.
Thromboseprophylaxe während Gravidität und Laktation	Bevorzugt **NMH** risikoadaptiert 5.000–10.000 anti-Xa-E/d s. c. (z. B. Fragmin P-forte® 1–2 Fertigspritzen/d s. c.)
Rezidivprophylaxe nach Fibrinolysetherapie oder Gefäßoperationen	**UFH:** 300–1.500 E/h i. v. in Abhängigkeit von aPTT (Zielwert: das 1,5- bis 2,5-Fache der Norm)
Prophylaxe der Verbrauchskoagulopathie	**UFH:** 300–500 E/h i. v. oder 2–3 × 5.000 E/d s. c.
Gerinnungshemmung bei Hämodialyse und Hämofiltration	UFH- oder NMH-Dosis je nach Maschinentyp, klinischer Situation und Biokompatibilität der Kartusche
Gerinnungshemmung bei extrakorporalem Kreislauf (Herz-Lungen-Maschine)	UFH oder NMH: methodenabhängig
Therapie bei tiefen Venenthrombosen und Lungenembolie, nur in speziellen Situationen operative Behandlung oder Fibrinolyse; überlappende Einleitung der oralen Antikoagulation mit VKA (Phenprocoumon, Warfarin). Absetzen der Heparine, sobald der INR-Zielbereich erreicht ist (meist 2,0–3,0). Alternative: Rivaroxaban und Apixaban zur Akut- und Folgetherapie bzw. Dabigatran und Edoxaban frühestens 5 Tage nach intialer Heparintherapie	Standardtherapie: gewichtsadaptiert NMH oder Pentasaccharid, ▶Tab. 10.6. **UFH:** 800–2.000 E/h i. v. in Abhängigkeit von aPTT (Zielwert: das 1,5- bis 2,5-Fache der Norm). Therapiedauer: 5–7 Tage

Tab. 10.3 Indikationen zur Heparintherapie (UFH, NMH) und Dosierungsvorschläge *(Forts.)*	
Indikationen	**Dosierung**
Initialbehandlung thromboembolischer Erkrankungen und Sofortprophylaxe bei Hochrisikopatienten	**UFH:** 5.000–10.000 E i.v. als Bolus. Danach Entscheidung über weiteres Vorgehen (OP, Fibrinolyse, therapeutische Heparingabe) oder **NMH** gemäß angegebener Dosierung (▶ Tab. 10.7).
Als Alternative zur Behandlung mit VKA oder DOAC, falls dies nicht möglich ist	**UFH:** 500–1.500 E/h i.v. oder 3 × 5.000–7.500 E/d s.c. bzw. **NMH** s.c.

Dosierung Heparin ist nur parenteral gegeben wirksam. Zur therapeutischen Heparinisierung wird eine i.v. Bolusinjektion von 5.000 IE mit nachfolgender i.v. Dauerinfusion von ca. 1.000 IE/h unter Adjustierung der aktivierten partiellen Thromboplastinzeit (aPTT) gegeben. Die Low-Dose-Therapie kann kontinuierlich i.v. oder fraktioniert s.c. durchgeführt werden. Bei terminaler Niereninsuffizienz oder schwerer Leberschädigung verlängert sich die HWZ mit der Gefahr der Kumulation, womit sich das Blutungsrisiko erhöht. Dies kann zu Überdosierungen führen. Die i.m. Anwendung ist kontraindiziert. Dosisrichtlinien: ▶ Tab. 10.3.

Therapieüberwachung Bei normalem Gerinnungsstatus vor Therapiebeginn ist eine s.c. Low-Dose-Therapie praktisch nicht kontrollbedürftig. Bei therapeutischer i.v. Anwendung von UFH ist die Überprüfung der aPTT notwendig, die bei therapeutischer Dosierung auf das 1,5- bis 2,5-Fache der Norm verlängert sein soll (ca. 60–80 sec).

Kontrollintervalle APTT täglich einmal, ggf. mehrmals je nach Behandlungssituation. Ca. 4 h nach jeder Dosisänderung aPTT zur Therapieoptimierung bestimmen. Wegen des Risikos einer heparininduzierten Thrombozytopenie Typ II (HIT Typ II) vor Beginn der Heparintherapie und dann mindestens 2-mal pro Woche über insgesamt 3 Wochen Thrombozyten kontrollieren. Hat der Patient innerhalb der letzten 90 Tage Heparin erhalten, ist eine zusätzliche Thrombozytenkontrolle am 1. Tag nach Therapieinitiierung indiziert. Diese Thrombozytenkontrollen gelten auch bei der Verwendung von NMH, ungeachtet der Tatsache, dass bei diesen die HIT-II-Inzidenz nur ca. $^1/_{10}$ der von UFH beträgt (▶ Tab. 10.4).

Tab. 10.4 UAW der Heparine und sich daraus ergebende klinische Konsequenzen		
Art der UAW	**Häufigkeit**	**Klinische Konsequenz/Therapie**
Haarausfall	Selten	Nach Absetzen der Heparintherapie wieder Restitution des Haarwuchses
Anaphylaktische Reaktionen: Kopfschmerzen, Übelkeit, Pruritus, Urtikaria, auch abdominale Koliken, Asthma bronchiale, Quincke-Ödem	Selten	Reaktionen meist innerhalb der 1. Stunde nach Heparingabe. Verschwinden der Symptome nach Absetzen des Heparins. Eine Therapie ist meist nicht erforderlich. In ausgeprägten, klinisch relevanten Fällen: Absetzen des Heparins, symptomatische Therapie. Evtl. Wechsel des Heparinpräparats; Umsetzen auf Pentasaccharide, DOAC, Argatroban, Heparinoide ist zu erwägen
Schmerzkrisen	Einzelfälle	Gefäßspasmen, insbesondere im Extremitätenbereich, möglicherweise nach vorausgegangener Heparinbehandlung. Oft spontane Rückbildung. – In seltenen Fällen hilft die Gabe von Protaminsulfat
Transaminasenanstieg	Häufig	Meist nur geringfügig mit Gipfel am 5.–8. Tag, danach trotz Fortsetzung der Heparintherapie wieder Abfall der Fermente. – Abbruch der Heparintherapie im Allgemeinen nicht erforderlich

Tab. 10.4 UAW der Heparine und sich daraus ergebende klinische Konsequenzen *(Forts.)*

Art der UAW	Häufigkeit	Klinische Konsequenz/Therapie
Thrombozytopenie	Selten	HIT Typ I: leichte vorübergehende Thrombozytopenie während der ersten Tage ohne thromboembolische Komplikationen. HIT Typ II: antikörpervermittelte Thrombozytopenie mit Abfall der Thrombozyten unter 50 % des Ausgangswerts zwischen 4. und 15. Tag, die in bis zu 70 % mit arteriellen oder venösen Thromben verbunden ist. Bei Reexposition kann HIT Typ II binnen weniger Stunden auftreten. Therapie: sofortiges Absetzen des Heparins bereits bei Verdacht auf HIT Typ II. Rasche Einleitung der alternativen Antikoagulation mit Argatroban (Argatra®) oder Heparinoid (Orgaran®, ▶ Tab. 10.7). Überlappende „Marcumarisierung“ frühestens ab Thrombozyten › 100 Gpt/L (› 100.000/µl). Bei massiven oder kritischen Thrombosen ggf. Thrombektomie oder fibrinolytische Therapie erwägen. Unter NMH ist die HIT Typ II ein seltenes Ereignis
Osteoporose	Bei langer höherer Heparindosis	Begrenzung der Heparinlangzeittherapie. Bei Osteoporosepatienten VKA oder DOAC erwägen, aber nicht bei Schwangerschaftsosteoporose. Alternative: NMH

Antidot Protaminsulfat oder -chlorid, langsam i. v. im Verhältnis 1:1 zur letzten Heparindosis, antagonisiert sofort die Wirkung von UFH (Kontrolle der aPTT, ggf. Nachinjektionen). Überdosierung von Protamin wegen der dann eintretenden gerinnungsverzögernden Wirkung (Verstärkung der Blutungsneigung durch Protamin selbst) vermeiden. Die i. m. Gabe von Protaminpräparaten ist nicht zulässig. Ihre s. c. Injektion kann angewandt werden, dabei verzögert sich aber der Wirkungseintritt. Protaminpräparate können in seltenen Fällen Schockreaktionen auslösen.

UAW Zu den UAW mit ihren therapeutischen Konsequenzen ▶ Tab. 10.4.

Besonderheiten Bei hereditärem oder erworbenem AT-Mangel (Risikogrenze: Aktivität < 70 % der Norm) wirkt Heparin unzureichend. In diesen Fällen sind entweder höhere Heparindosen (mit dem Risiko erhöhter Blutungsneigung) oder eine AT-Substitution (z. B. mit Atenativ®, Kybernin®) je nach AT-Wert erforderlich.

10.5.2 Niedermolekulare Heparine (NMH)

Pharmakologische Eigenschaften Durch enzymatische oder chemische Spaltung konventioneller Heparine (mittleres Molekulargewicht 15. 000 D) gewinnt man niedermolekulare Heparine (nm-Heparine) mit einem mittleren Molekulargewicht von etwa 4.000–6.000 D. Sie hemmen im Komplex mit AT (daher wie bei UFH normaler AT-Spiegel erforderlich) in erster Linie Faktor Xa, weniger die Thrombinwirkung. Damit reduziert sich das Blutungsrisiko, der thrombosehemmende Effekt bleibt erhalten. NMH haben eine geringere lipolytische und thrombozyteninteragierende Wirkung als UFH. Ihre Aktivität wird in Anti-Faktor-Xa-(aXa-)Einheiten angegeben. Aufgrund der unterschiedlichen Herstellungsprozesse und der unterschiedlichen chemischen Strukturen der einzelnen NMH sind sie in ihren pharmakodynamischen und pharmakokinetischen Eigenschaften different. Damit sind die Präparate nicht beliebig austauschbar. Die Wirkungsdauer der NMH ist bei s. c. Applikation etwa doppelt so lang wie die der unfraktionierten Standardtherapie. Ein wesentlicher Vorteil besteht in ihrer hohen Bioverfügbarkeit nach s. c. Applikation (NMH ca. 90 %, UFH 10–30 %), ihrer nur geringen Osteoporosegefahr bei Langzeitapplikation, ferner in der meist ausreichenden einmaligen Applikation pro Tag und der deutlich geringeren HIT-II-Inzidenz. Ein generelles Labormonitoring (aXa-Aktivität) ist auch in gewichtsadaptierter therapeutischer Dosierung nicht notwendig. Ausnahmen siehe Therapieüberwachung.

Indikationen NMH werden s. c. in risikoadaptierter Dosierung zur Thromboemboliephylaxe sowohl im konservativen als auch im chirurgisch-operativen Bereich eingesetzt (▶Tab. 10.5, ▶Tab. 10.6), ferner als Therapie bei der Behandlung tiefer Bein-/Beckenvenenthrombosen und bei Lungenembolie (▶Tab. 10.7). Intravenös finden sie Verwendung zur Antikoagulation bei extrakorporalen Verfahren wie Hämodialyse/-filtration.

Tab. 10.5 Medikamentöse Thromboseprophylaxe mit NMH[1]

Wirkstoff	Handelsname	Thromboserisiko	
		Niedriges bis mittleres Risiko	Hohes Risiko
Certoparin	Mono-Embolex® NM	[2]	
Dalteparin	Fragmin® P	+	
	Fragmin®® P forte		+[3]
Enoxaparin	Clexane 20	+	
	Clexane® 40		+[3]
Nadroparin	Fraxiparin®	+ (körpergewichtsadaptiert)	+
Reviparin	Clivarin® 1.750	+	
Tinzaparin	innohep® 3.500	+	

[1] Zugelassen v. a. peri- und postoperativ in unterschiedlichen chirurgischen Bereichen und bei internistischen Erkrankungen. Definierte Zulassungen der einzelnen Präparate beachten. Zum Teil stehen Multidose-Lösungen zur Verfügung.
[2] Keine definierte Angabe des Risikobereichs. Zugelassen peri-/postoperativ für Allgemeinchirurgie und Hüft-OP, nach ischämischem Schlaganfall.
[3] Zugelassen auch für internistische Patienten in Hochrisikoprophylaxedosierung.

Tab. 10.6 Medikamentöse Thromboseprophylaxe mit Pentasaccharid, direkten Thrombininhibitoren und Faktor-Xa-Antagonisten

Wirkstoff	Handelsname	Dosis/Applikationsform	Zugelassen
Thromboseprophylaxe mit Pentasaccharid und direkten Thrombininhibitoren			
Fondaparinux	Arixtra®	1 × 2,5 mg/d s. c. 1 × 1,5 mg/d s. c. bei eingeschränkter Nierenfunktion (Kreatinin-Clearance 20–50 ml/min)	Größere Operationen an unteren Extremitäten (Hüft-, Kniegelenkersatz), akutes Koronarsyndrom
Dabigatran	Pradaxa®	110 (75) mg p. o. postoperativ[1] Erhaltungsdosis: 220 (150) mg/d p. o.	Nach elektivem Hüft-/Kniegelenkersatz
Thromboseprophylaxe mit direkten Faktor-Xa-Antagonisten			
Rivaroxaban	Xarelto®	10 mg p. o. postoperativ[2] Erhaltungsdosis: 10 mg/d p. o.	Nach elektivem Hüft-, Kniegelenkersatz
Apixaban	Eliquis®	2,5 mg p. o. postoperativ[3] Erhaltungsdosis 2 × 2,5 mg/d p. o.	Nach elektivem Hüft-, Kniegelenkersatz

[1] Erste Dosis 1–4 h nach OP-Ende, reduzierte Dosis bei eingeschränkter Nierenfunktion und bei Alter › 75 Jahre. Näheres ▶Kap. 10.5.4.3.
[2] Erste Dosis 6–10 h nach OP-Ende, näheres ▶Kap. 10.5.6.1.
[3] Erste Dosis 12–24 h nach OP-Ende, näheres ▶Kap. 10.5.4.

Tab. 10.7 Medikamentöse Therapie der tiefen Bein-/Beckenvenenthrombosen/Lungenembolie

Wirkstoff	Handelsname	Tagesdosis/Applikationsform
Thrombosetherapie mit NMH s. c.		
Certoparin	Mono-Embolex® THERAPIE	2 × 8.000 IE fixe Dosierung
Dalteparin	Fragmin®	1 × 200 oder 2 × 100 IE/kg KG
Enoxaparin	Clexane®	2 × 1 mg/kg KG
Nadroparin	Fraxiparin®	2 × 0,1 ml/10 kg KG
	Fraxodi®	1 × 0,1 ml/10 kg KG
Tinzaparin	innohep®	1 × 175 IE/kg KG
Thrombosetherapie mit Faktor-Xa-Antagonisten		
Fondaparinux	Arixtra®	1 × 7,5 mg bei KG ≥ 50 bis ≤ 100 kg 1 × 5,0 mg bei KG < 50 kg 1 × 10,0 mg bei KG > 100 kg
Rivaroxaban	Xarelto®	2 × 15 mg p. o. über 3 Wochen, danach Erhaltungsdosis 1 × 20 mg[1]
Apixaban	Eliquis®	2 × 10 mg p. o. über 1 Woche, danach Erhaltungsdosis 2 × 5 mg
Dabigatran	Pradaxa®	Mindestens 5 Tage Initialbehandlung mit NMH s.c., dann 2 × 150 mg
Edoxaban	Lixiana®	Mindestens 5 Tage Initialbehandlung mit NMH s. c., dann 1 × 60 mg

[1] Rivaroxaban muss in obiger Dosierung jeweils zusammen mit einer Mahlzeit eingenommen werden!

Dosierung Hier muss zwischen Thromboseprophylaxe (▶Tab. 10.5, ▶Tab. 10.6) und Thromboembolietherapie (▶Tab. 10.7) unterschieden werden. Für die meisten NMH stehen neben Fertigspritzen auch Multidose-Injektionslösungen zur Verfügung.

Die subkutane NMH-Therapie von Thromboembolien erfolgt gewichtsadaptiert. Ausnahme: Certoparin (Mono-Embolex®). Mit der überlappenden oralen Antikoagulation (z. B. Marcumar®/Falithrom®-Behandlung oder Coumadin®) wird bereits am 1. Behandlungstag begonnen. Die s. c. Gabe von NMH wird bei Erreichen des therapeutischen INR-Bereichs (meist 2,0–3,0) abgesetzt, d. h. in der Regel nach 5–7 Behandlungstagen. Zur Hämodialyse/-filtration: individuelles Dosisregime in Abhängigkeit von Gerätetyp, Filter und klinischer Situation. Weitere Anwendungsempfehlungen des Herstellers beachten!

Therapieüberwachung Generell nicht erforderlich. Ausnahmen: Personen < 50 kg KG, Kinder, Patienten mit Niereninsuffizienz, schwerer Hepatopathie, Komplikationen unter NMH, Gravidität und therapeutische i. v. Applikation. Hierbei sollte bei hoch dosierter s. c. Gabe von NMH der aXa-Wert zur Erfassung der maximalen Plasmakonzentration exakt 3,0–4,0 h nach Applikation gemessen werden. Insbesondere bei Niereninsuffizienz gilt es, die Präparateunterschiede zu beachten. Hierbei gilt allgemein: je kleiner das Molekulargewicht, desto stärker die renale Elimination, desto größer die Kumulations- und damit Blutungsgefahr. Eine Dosisanpassung muss vor diesem Hintergrund präparateabhängig erfolgen. Dies gilt v. a. bei therapeutischer Dosierung, aber z. T. auch bereits bei der Hochrisikoprophylaxedosierung. Patienten zwischen 75 und 80 Jahren haben physiologischerweise bereits eine um ca. 50 % reduzierte Nierenfunktion (Kreatinin-Clearance ca. 40–50 ml/min). Thrombinzeit, aPTT und TPZ sind zur Therapiekontrolle ungeeignet. Während der Therapie wegen möglicher, wenn auch selten auftretender heparininduzierter Thrombozytopenie (v. a. Typ II) Thrombozyten bestimmen (vor Applikation, dann mindestens 2-mal/Woche über insgesamt 3 Wochen. Bei Heparintherapie innerhalb der vorhergehenden 90 Tage zusätzlich am 1. Tag nach Therapiebeginn).

Antidot Protaminchlorid oder -sulfat antagonisiert vollständig die Wirkung auf aPTT und Thrombinzeit, jedoch nicht die Anti-Faktor-Xa-Wirkung von NMH. Protamin sollte bei dieser Substanzklasse absolut restriktiv gehandhabt bzw. nicht eingesetzt werden.

UAW Bisher wurden heparinspezifische UAW (▶ Tab. 10.4) nur vereinzelt beobachtet. Eine HIT ist selten, jedoch möglich. Die Gabe von NMH kann zu falsch niedrigen Cholesterinwerten und falsch hohen T_3- und T_4- und Blutzuckerwerten führen.

Wechselwirkungen Antihistaminika, Digitalis, Tetrazykline und Ascorbinsäure schwächen die NMH-Wirkung ab. Wirkungsverstärkung (vermehrte Blutungsneigung) bei Komedikation mit blutgerinnungshemmenden Pharmaka, z. B. Acetylsalicylsäure, Clopidogrel, GP-IIb-/-IIIa-Rezeptorantagonisten, VKA und auch NSAR.

Kontraindikationen Wie bei unfraktioniertem Heparin (▶ Tab. 10.2).

10.5.3 Pentasaccharide

Pentasaccharide (**Fondaparinux** = Arixtra®) sind vollsynthetisch hergestellte spezielle Fünffachzucker. Sie inhibieren AT-abhängig selektiv die Faktor-Xa-Aktivität. Im Vergleich zu UFH und NMH besitzen sie eine deutlich längere HWZ (ca. 17 h nach s. c. Gabe). Zur primären Thromboembolieprophylaxe bei Patienten mit Hüft- und Kniegelenkersatz bzw. Hüftfrakturen sind sie den NMH überlegen. Sie werden im Gegensatz zu diesen nicht bereits präoperativ, sondern frühestens 6 h postoperativ appliziert. Die HIT II wurde bei Fondaparinux ganz selten beobachtet. Es gibt keine Antagonisierungsmöglichkeit. Da Fondaparinux praktisch vollständig renal eliminiert wird, besteht bei Niereninsuffizienz eine ausgeprägte Kumulationsgefahr. So sollte z. B. die Prophylaxedosis bei einer Kreatinin-Clearance von 20–50 ml/min von 2,5 mg/d auf 1,5 mg/d reduziert werden. Es besteht die Zulassung zur chirurgischen Thromboembolieprophylaxe, zur Therapie der tiefen Bein-/Beckenvenenthrombosen und der Lungenembolie, der Thrombophlebitis und für das akute Koronarsyndrom (▶ Tab. 10.6, ▶ Tab. 10.7). Off Label wird es häufig bei Z. n. HIT II eingesetzt. Von der Behandlung der akuten HIT II mit Fondaparinux ist abzuraten. Hierfür besteht keine Zulassung.

10

Dosierung

(1) Zur perioperativen Thromboembolieprophylaxe 2,5/1,5 mg/d s. c. mit Beginn frühestens 6 h postoperativ.

(2) Zur Therapie der oberflächlichen Venenentzündung (Thrombophlebitis) 2,5 mg/d s.c. über 45 Tage.

(3) Zur Therapie von tiefen Bein-/Beckenvenenthrombose und Lungenembolie 7,5 mg/d s. c. bei einem Körpergewicht ≥ 50 kg und ≤ 100 kg, bei < 50 kg 5,0 mg s. c., bei > 100 kg 10,0 mg/kg.

(4) Beim akuten Koronarsyndrom 2,5 mg/d s. c.

UAW Blutungen, Blutbildveränderungen, Leberwertveränderungen, gastrointestinale Störungen, Benommenheit, Schwindel, Blutdruckabfall. In Einzelfällen HIT Typ II.

Wechselwirkungen Wirkungsverstärkung (vermehrte Blutungsneigung) bei Komedikation mit gerinnungshemmenden Pharmaka, z. B. Acetylsalicylsäure, Clopidogrel, GP-IIb-/-IIIa-Rezeptorantagonisten.

Antidot Keines.

10.5.4 Direkte Thrombininhibitoren

Die direkten Thrombininhibitoren schalten AT-unabhängig Thrombin (Faktor IIa) aus und inhibieren so die Endstrecke der endoplasmatischen Blutgerinnung. Zu den Substanzen mit ihren Indikationen, Applikationsformen, Dosierungen und ihrem aktuellen Zulassungsstand ▶ Tab. 10.8. Bezüglich Informationen zu dem neuen oralen direkten Thrombininhibitor (Dabigatran) ▶ Tab. 10.6.

Tab. 10.8 Prinzipiell zur Therapie der heparininduzierten Thrombozytopenie Typ II (HIT II) geeignete Pharmaka

Wirkstoff (Handelsname)	Mechanismus	Applikationsform/ Dosierung[1]	Zulassungsstand in Deutschland
Argatroban (Argatra®)	Direkter Thrombininhibitor	i.v./1 µg/kg KG/min[2, 3]	HIT-II-Therapie
Danaparoid (Orgaran®)	Faktor-Xa-Antagonist	i.v. und s.c.	HIT-II-Therapie und -Prophylaxe
Fondaparinux (Arixtra®)	Faktor-Xa-Antagonist	s.c./1 × 2,5/1,5 mg/d[4]	Thromboseprophylaxe im orthopädischen Hochrisikobereich, akutes Koronarsyndrom, Therapie von Phlebothrombose und Lungenembolie
Iloprost (Ilomedin®)	Thrombozytenfunktionshemmer	i.v./0,5–2 ng/kg KG/min	Thrombangiitis obliterans, pulmonale Hypertonie

[1] Zu den übrigen Standarddosierungen und speziellen Dosierungen bei Nieren- bzw. Leberinsuffizienz und niedrigem bzw. hohem Körpergewicht ▶ Kap. 10.3, ▶ Kap. 10.4, ▶ Kap. 10.5.3, ▶ Kap. 10.5.4, ▶ Kap. 10.5.5 bzw. detailliert die Produktinformationen.
[2] Dies entspricht 50 % der in der Produktinformation angegebenen zu hohen Dosierung.
[3] Bei Leberinsuffizienz Dosisreduktion auf < 0,5 µg/kg KG pro Minute je nach Grad der Organinsuffizienz.
[4] In dieser Dosis bei Zustand nach HIT Typ II nicht zur Akuttherapie; zur Akuttherapie ▶ Tab. 10.7.

10.5.4.1 Argatroban

Argatroban (Argatra®) ist ein direkter reversibler Thrombininhibitor. Antagonisiert wird freies und gebundenes Thrombin. Vorwiegend hepatische Elimination, somit bei eingeschränkter Nierenfunktion keine Kumulationsgefahr. Kumulation bei Leberinsuffizienz. HWZ bei normaler Leberfunktion ca. 50 min.

Indikation Heparininduzierte Thrombozytopenie Typ II (HIT II).

Dosierung Die Dosierungsempfehlungen in der Produktinformation sind ca. 50 % zu hoch. Die Anfangsdosierung bei lebergesunden Erwachsenen beträgt 1 µg/kg KG pro Minute (entsprechend 0,06 mg/kg KG pro Stunde) als kontinuierliche Infusion. Maximaldosis 10 µg/kg KG pro Minute. Bei mäßiger Leberfunktionsstörung Anfangsdosis 0,25 µg/kg KG pro Minute, bei stärker eingeschränkter Leberfunktion deutlich weniger. 2–3 h nach jeder Dosisänderung aPTT kontrollieren.

Kontraindikation Schwere Leberfunktionsstörung.

Therapieüberwachung Mittels aPTT wie bei den UFH (Verlängerung auf das 1,5- bis 3-Fache des Ausgangswerts, max. 100 sec). Die Korrelation von Argatroban mit der aPTT ist schlechter als die mit der ECT, jedoch zur Therapiesteuerung im Regelfall ausreichend. Der INR-Wert wird durch Argatroban verlängert, was bei der Umstellung auf orale Antikoagulanzien vom Kumarintyp zu einem additiven Effekt führt und unbedingt beachtet werden muss. Abhilfe: Zur Beurteilung der Argatroban-Wirkung (Restwirkung) kann man parallel zu INR die aPTT bestimmen und darunter die Argatroban-Dosis abhängig vom INR- und aPTT-Verlauf schrittweise reduzieren.

UAW Blutungen, Anämie, gastrointestinale Symptome, allergische Reaktionen, Schwindel, Kopfschmerz.

Wechselwirkungen Wirkungsverstärkung (vermehrte Blutungsneigung) bei Komedikation mit gerinnungshemmenden Pharmaka, z. B. VKA. Das dürfte auch für Acetylsalicylsäure, Clopidogrel, GP-IIb-/-IIIa-Rezeptorantagonisten gelten, obwohl dies bislang nicht belegt ist.

Antidot Keines. Elimination mittels Hämodialyse und Plasmapherese möglich.

10.5.4.2 Bivalirudin

Bivalirudin (Angiox®) ist ein direkter Thrombininhibitor. Kumulation bei Niereninsuffizienz.

Indikationen Perkutane Koronarintervention.

Dosierung I. v. Bolus 0,75 mg/kg KG, Erhaltungsdosis 1,75 mg/kg KG pro Stunde i. v. in der Regel bis zum Ende des Eingriffs, max. bis 4 h nach dem Eingriff.

UAW Blutungen, Blutbildveränderungen, gastrointestinale Symptome, Rhythmusstörungen, allergisch-anaphylaktoide Reaktionen.

Wechselwirkungen Wirkungsverstärkung (vermehrte Blutungsneigung) bei Komedikation mit gerinnungshemmenden Pharmaka.

Antidot Keines.

10.5.4.3 Dabigatran

Dabigatran (Pradaxa®) ist der erste oral verfügbare direkte Thrombininhibitor (▶ Tab. 10.10). Er hemmt reversibel AT-unabhängig freies und fibringebundenes Thrombin. Er wird als Prodrug (Dabigatranetexilat) oral verabreicht, rasch resorbiert und in der Leber bzw. im Plasma schnell in seine Wirkform überführt. Bioverfügbarkeit stabil ca. 6,5 %, HWZ 12–14 h. Elimination zu ca. 20 % biliär und zu ca. 80 % renal. Dabigatran steht in Kapseln zu 75, 110 und 150 mg zur Verfügung.

10

Indikation Primärprävention venöser Thromboembolien bei Patienten mit elektivem Hüft- und Kniegelenkersatz mit 2 × 110 mg (2 × 75 mg), Therapie der tiefen Beinvenenthrombose und der Lungenembolie mit 2 × 150 mg/d (nach Initialbehandlung mit NMH s. c.) und zur Schlaganfallprophylaxe bei Vorhofflimmern in den Dosierungen 2 × 110 bzw. 2 × 150 mg/d. In der Dosierung von 2 × 150 mg/d konnte die Schlaganfallinzidenz ohne vermehrte Blutungsrate signifikant um 35 % im Vergleich zu Warfarin reduziert werden. In der Dosis von 2 × 110 mg/d war die Schlaganfallinzidenz im Vergleich zu Warfarin gleich, jedoch mit signifikant geringerer Blutungsrate (–20 %) zugunsten von Dabigatran.

Dosierung

(1) **Thromboembolieprophylaxe:** Beginn 1–4 h postoperativ mit 110 mg p. o., Fortsetzung mit 2 Kps. entsprechend 220 mg/d ab dem 1. postoperativen Tag als Einmaldosis. Bei Patienten mit eingeschränkter Nierenfunktion (Kreatinin-Clearance 30–50 ml/min) bzw. Alter > 75 Jahre postoperative initiale Dosis auf 75 mg und Erhaltungsdosis auf 150 mg/d reduzieren. Bei einer Kreatinin-Clearance < 30 ml/min sollte Dabigatran nicht verabreicht werden.

(2) Therapie der Beinvenenthrombose und Lungenembolie: initial ≥ 5 Tage NMH gewichtsadaptiert s. c., dann Umstellung auf Dabigatran 2 × 150 mg/d p. o.

(3) Zur **Schlaganfallprophylaxe** bei Vorhofflimmern wird Dabigatran bis zu einer Kreatinin-Clerance von ≥ 30 ml/min in einer Dosierung von 2 × 150 mg gegeben, bei Patienten > 80 Jahre in einer reduzierten Dosis von 2 × 110 mg. Dies gilt auch für Patienten mit erhöhtem Blutungsrisiko.

Therapieüberwachung Routinemäßige Laborüberwachung ist nicht notwendig. In Notfällen steht der Hemoclot®-Thrombin-Inhibitortest zur Verfügung. Groborientierung mittels aPTT möglich. **Cave:** Dabigatran verändert abhängig vom Einnahmezeitpunkt alle globalen Gerinnungstests (▶ Tab. 10.9). Eine normale Thrombinzeit zeigt an, dass kein Dabigatran eingenommen wurde.

UAW Blutungen.

Wechselwirkungen Wirkungsverstärkung (vermehrte Blutungsneigung) bei Komedikation mit gerinnungshemmenden Pharmaka. Da es nicht über Cytochrom P450 metabolisiert wird, sind Wechselwirkungen mit Substanzen, die diesen Stoffwechselweg beschreiten, nicht zu erwarten. Im Gegensatz zu den oralen VKA (Kumarinen) besteht keine Interaktion mit der Nahrung. Substanzen, die den Efluxtransporter P-Glykoprotein hemmen, verstärken die Dabigatranwirkung, z. B. Amiodaron, Verapamil, Chinidin. Eine Dosisreduktion von Dabigatran ist außer bei Verapamil meist nicht erforderlich. P-Glykoprotein-Induktoren reduzieren die Dabigatranwirkung, z. B. Rifampicin, Carbamazepin, Phenytoin und **Johanniskraut,** sodass diese nicht gleichzeitig verabreicht werden sollten.

Antidot Idarucizumab (Praxbind®) als schnell wirkendes spezifisches Antidot in einer Dosierung von 2 × 2,5 g intravenös. Elimination mittels Hämodialyse möglich. Falls Antidot nicht verfügbar PPSB-Gabe: Initialdosis ca. 30–50 IE/kg KG (Datenlage hierzu rudimentär).

Tab. 10.9 Beeinflussung der Gerinnungstests durch Thrombin- und Faktor-Xa-Antagonisten

Parameter	Rivaroxaban	Apixaban	Dabigatran	Edoxaban
INR	↑	(↑)	↑	(↑)
Quick-Wert	↓	(↓)	↓	(↓)
Aktive partielle Thromboplastinzeit (aPTT)	↑	(↑)	↑	(↑)
Thrombinzeit (TZ)	–	–	↑	–
Ecarin-Clotting-Time (ECT)	–	–	↑	–
Anti-F-Xa-Werte (aXa)	↑	↑	–	↑

↑ erhöht, ↓ erniedrigt, (↑) gering erhöht, (↓) gering erniedrigt, – kein Einfluss.
Die Intensität der Veränderung hängt wesentlich von der Latenzzeit Einnahme–Blutentnahme ab. Um „Verwirrungen" zu vermeiden, sollte man daher bei Elektiveingriffen die Blutentnahme vor der nächsten geplanten DOAC-Einnahme durchführen.

10.5.5 Heparinoide

Danaparoid (Orgaran®) ist ein selektiver Faktor-Xa-Antagonist und wird wie die Heparine aus Schweinedarmmukosa gewonnen. Es ist ein Gemisch aus niedermolekularen Glycosaminoglykanen mit einem Molekulargewicht von ca. 6.000 D. Es besitzt strukturelle Ähnlichkeit mit den NMH, zeichnet sich jedoch durch einen deutlich geringeren Sulfatierungsgrad aus. Die Plasmahalbwertszeit ist mit 25 h lang. Bei reduzierter Nierenfunktion besteht Kumulationsgefahr. Im Gegensatz zu Argatroban zeigt es eine Kreuzreaktivität mit HIT-II-Antikörpern: in vitro ca. 10 %, in vivo deutlich weniger als 3 %.

Indikationen Zugelassen zur Therapie der akuten HIT II und als einziges Präparat bislang auch zur HIT-II-Prophylaxe (▶ Tab. 10.8).

Dosierung

(1) **Akute HIT Typ II:** Bei Patienten mit einem Körpergewicht (KG) von ≥ 55 kg bis ≤ 90 kg 2.500 IE als initialer Bolus i. v., gefolgt von 400 IE/h kontinuierlich i. v. über die nächsten 4 h, dann 300 IE/h kontinuierlich i. v. über weitere 4 h. Anschließend Erhaltungsdosis von 150–200 IE/h i. v. Bei KG < 55 kg reduzierter initialer Bolus von 1.250 IE, bei KG > 90 kg erhöhter Bolus von 3.750 IE i. v.

(2) **Dosierung bei der HIT-II-Prophylaxe:** 2–3 × 750 IE s. c. bei einem KG < 90 kg, bei einem KG > 90 kg 2–3 × 1.250 IE s. c.

Therapieüberwachung Mittels aXa-Bestimmung. Hierbei unbedingt darauf achten, dass eine separate Eichkurve für Danaparoid erstellt wird. Nach s.c. Gabe sollten zur Erfassung der maximalen Plasmaspiegel die Proben 5 h nach der Applikation abgenommen werden. Als therapeutisch gelten Anti-Xa-Werte von 0,4–0,8 IE/ml.

UAW Blutungen, allergische Reaktionen, ganz selten HIT II.

Antidot Keines. Elimination mittels Plasmapherese möglich.

10.5.6 Direkte orale Faktor-Xa-Inhibitoren

10.5.6.1 Rivaroxaban

Rivaroxaban (Xarelto®) ist ein oraler direkter Faktor-Xa-Antagonist (▶Tab. 10.10). Es hemmt reversibel freien und gebundenen Faktor Xa und inhibiert damit die Thrombin- und letztlich die Blutgerinnselbildung. Die Bioverfügbarkeit nach oraler Gabe beträgt ca. 80 %. Rasche Resorption, HWZ 7–11 h. Die Elimination erfolgt zu jeweils etwa einem Drittel unverändert renal, metabolisiert renal und hepatisch/biliär. Dosisanpassung bei einer Kreatinin-Clearance < 50 ml/min notwendig. Bei Clearance-Werten von 15–29 ml/min kommt es zum Anstieg der Plasmakonzentration, sodass bei diesen Patienten wegen eines erhöhten Blutungsrisikos Vorsicht angezeigt ist. Bei Clearance-Werten < 15 ml/min ist Rivaroxaban kontraindiziert. Es steht als Filmtablette zu 2,5 mg, 10 mg, 15 mg und 20 mg zur Verfügung.

Tab. 10.10 Pharmakologische Kenndaten der DOAC

Parameter	Apixaban	Dabigatran	Rivaroxaban	Edoxaban
Wirkmechanismus	Direkter FXa-Inhibitor	Direkter Thrombininhibitor	Direkter FXa-Inhibitor	Direkter FXa-Inhibitor
Prodrug	Nein	Ja	Nein	Nein
Anwendungsweg	Oral	Oral	Oral	Oral
Orale Bioverfügbarkeit	Ca. 50%	6,5%	80%	62%
t_{max}	3–4 h	0,5–2 h	2–4 h	1–2 h
Mittlere HWZ ($t_{1/2}$)	Ca. 12 h	12–14 h	7–11 h	9–11 h
Renale Clearance	Ca. 27%	Ca. 80%	Ca. 36%	Ca. 50%
Bei Niereninsuffizienz	Kontraindiziert bei CrCl < 15 ml/min	Kontraindiziert bei CrCl < 30 ml/min	Kontraindiziert bei CrCl < 15 ml/min	Kontraindiziert bei CrCl < 15 ml/min
Auswirkungen von Mahlzeiten/Ernährung	Keine	Keine	Keine	Keine
Arzneimittelwechselwirkungen (Eliminationsbeeinflussung)	CYP-3A4- und Pgp-Inhibitoren CYP-3A4-Induktoren	Pgp-Inhibitoren Pgp-Induktoren	CYP-3A4- und Pgp-Inhibitoren CYP-3A4-Induktoren	CYP-3A4- und Pgp-Inhibitoren CYP-3A4-Induktoren

CrCl: Kreatinin-Clearance; CYP-3A4: Cytochrom P-450 3A4; Pgp: P-Glykoprotein; t_{max}: Zeit bis zur maximalen Plasmakonzentration.

Indikation Zugelassen zur Primärprävention venöser Thromboembolien bei Patienten mit elektivem Hüft- und Kniegelenkersatz, für die Akuttherapie und Rezidivprophylaxe der tiefen Beinvenenthrombose und Lungenembolie und zur Schlaganfallprophylaxe bei Vorhofflimmern und beim akuten Kornarsydrom (ACS) in Kombination mit Thrombozytenfunktionshemmern.

Dosierung

(1) **Thromboembolieprophylaxe:** fixe Einmaldosis mit 10 mg/d. Beginn der ersten Dosis 6–10 h postoperativ. In dieser Dosierung keine Anpassung bei Niereninsuffizienz.

(2) **Tiefe Beinvenenthrombose/Lungenembolie:** inital 2 × 15 mg/d in den ersten 3 Wochen, gefolgt von 20 mg/d als Rezidivprophylaxe.

(3) Zur **Schlaganfallprophylaxe** bei Vorhofflimmern: 1 × 20 mg/d. Bei einer Kreatinin-Clearance < 50 ml/min Reduktion auf 1 × 15 mg/d.

(4) **Beim akuten Koronarsyndrom** (ACS): 2 × 2,5 mg/d zusammen mit Thrombozytenfunktionshemmern.

(5) **Zu beachten:** Dosen von 15 bzw. 20 mg sind stets zusammen mit einer Mahlzeit einzunehmen, um eine stabile Resorption zu gewährleisten.

Therapieüberwachung Routinemäßige Laborüberwachung ist nicht notwendig. Inzwischen steht für Notfälle eine chromogene Testmethode zur aXa-Bestimmung zur Verfügung (COAMATIC Heparin-Test der Fa. Haemochrom Diagnostica Essen). **Cave:** Rivaroxaban verändert abhängig vom Einnahmezeitpunkt globale Gerinnungstests (▶ Tab. 10.9).

UAW Blutungen.

Wechselwirkungen Wirkungsverstärkung (vermehrte Blutungsneigung) bei Komedikation mit gerinnungshemmenden Pharmaka möglich. Rivaroxaban sollte wegen erhöhtem Blutungsrisiko nicht in Kombination mit CYP3A4- und P-Glykoprotein-Inhibitoren angewendet werden, z. B. Azol-Antimykotika oder HIV-Proteinaseinhibitoren. Starke CYP3A4- und P-Glykoprotein-Induktoren reduzieren die Rivaroxabanwirkung, z. B. Rifampicin, Carbamazepin, Phenytoin und **Johanniskraut,** sodass diese nicht gleichzeitig verabreicht werden sollten.

Antidot Andexanet alpha befindet sich aktuell in der Zulassung. Bei Blutungen erscheint eine PPSB-Gabe am sinnvollsten. Initialdosis ca. 30–50 IE/kg KG. Datenlage hierzu rudimentär. Rivaroxaban ist nicht dialysabel.

10.5.6.2 Apixaban

Apixaban (Eliquis®) ist wie Rivaroxaban ein direkter oraler Faktor-Xa-Antagonist und hemmt reversibel freien und gebundenen Faktor Xa (▶ Tab. 10.10). Orale Bioverfügbarkeit ca. 50 %. Rasche Resorption, die maximale Plasmakonzentration wird nach 3–4 h erreicht. Mittlere HWZ ca. 12 h. Die renale Clearance beträgt ca. 27 %. Dosisreduktion bei einer Kreatinin-Clearance < 30 ml/min bzw., wenn zwei von drei Voraussetzungen erfüllt sind: Alter ≥ 80 Jahre, Körpergewicht ≤ 60 kg, Serumkreatinin ≥ 1,5 mg/dl. Apixaban ist kontraindiziert bei einer Kreatinin-Clearance < 15 ml/min. Keine Interaktion mit der Nahrung.

Indikation Zugelassen zur Primärprävention venöser Thromboembolien bei Patienten mit elektivem Hüft- und Kniegelenkersatz, zur Schlaganfallprophylaxe bei Vorhofflimmern und zur Therapie der tiefen Beinvenenthrombose und der Lungenembolie.

Dosierung

(1) **Thromboembolieprophylaxe:** Beginn 12–24 h postoperativ mit 2,5 mg p. o., danach 2 × 2,5 mg/d p. o.

(2) Zur **Schlaganfallprophylaxe** bei Vorhofflimmern: Standarddosis 2 × 5 mg/d. Dosisreduktion bei Niereninsuffizienz gemäß oben.

(3) **Tiefe Beinvenenthrombose und Lungenembolie:** 2 × 10 mg/d über 1 Woche, danach 2 × 5 mg/d zur Rezidivprophylaxe.

Therapieüberwachung Routinemäßige Laborüberwachung ist nicht notwendig. Inzwischen steht für Notfälle eine chromogene Testmethode zur aXa-Bestimmung zur Verfügung (Rotachrom-Heparin-Test). **Cave:** Apixaban verändert abhängig vom Einnahmezeitpunkt globale Gerinnungsteste, dies jedoch deutlich geringer als Dabigatran, Rivaroxaban oder Edoxaban (▶ Tab. 10.9).

UAW Blutungen.

Wechselwirkungen Wirkungsverstärkung (vermehrte Blutungsneigung) bei Komedikation mit gerinnungshemmenden Pharmaka möglich. Apixaban sollte wegen erhöhtem Blutungsrisiko nicht in Kombination mit CYP3A4- und P-Glykoprotein-Inhibitoren angewendet werden, z. B. Azol-Antimykotika oder HIV-Proteinaseinhibitoren. Starke CYP3A4- und P-Glykoprotein-Induktoren reduzieren die Rivaroxabanwirkung, z. B. Rifampicin, Carbamazepin, Phenytoin und **Johanniskraut,** sodass diese nicht gleichzeitig verabreicht werden sollten.

Antidot Andexanet alpha als Antidot für direkte Faktor Xa-Antagonisten befindet sich aktuell in der Zulassung. Bei Blutungen erscheint eine PPSB-Gabe am sinnvollsten. Initialdosis ca. 30–50 IE/kg KG. Datenlage dazu rudimentär. Apixaban ist nicht dialysabel.

10.5.6.3 Edoxaban

Edoxaban ist wie Rivaroxaban und Apixaban ein direkter oraler Faktor-Xa-Antagonist und hemmt reversibel freien und gebundenen Faktor Xa (▶ Tab. 10.10). Orale Bioverfügbarkeit ca. 62 %. Rasche Resorption, die maximale Plasmakonzentration wird nach 1–2 h erreicht. HWZ ca. 9–11 h. Die renale Clearance beträgt ca. 50 %. Edoxaban ist kontraindiziert bei einer Kreatinin-Clearance < 30 ml/min. Keine Interaktion mit der Nahrung.

Indikation Zur Schlaganfallprophylaxe bei Vorhofflimmern und bei tiefer Venenthrombose/Lungenembolie. In Deutschland nicht zur Thromboembolieprophylaxe nach elektivem Hüft- und Kniegelenksersatz zugelassen.

Dosierung

10

- Zur **Schlaganfallprophylaxe** bei Vorhofflimmern: Standarddosis 1 × 60 mg/d p. o. Dosishalbierung bei Niereninsuffizienz (Kreatinin-Clearance 50–15 ml/min) und bei Körpergewicht ≤ 60 kg.
- Therapie der **Beinvenenthrombose und Lungenembolie:** initial ≥ 5 Tage NMH gewichtsadaptiert s.c., dann Umstellung auf 1 × 60 mg/d p.o.

Antidot Andexanet alpha als Antidot für direkte Faktor-Xa-Antagonisten befindet sich aktuell in der Zulassung. Bei Blutungen erscheint eine PPSB-Gabe am sinnvollsten. Initialdosis ca. 30–50 IE/kg KG. Datenlage dazu rudimentär. Edoxaban ist schlecht dialysabel.

Zu Dosierung und Therapieüberwachung ▶ Kap. 14.2.1, ▶ Tab. 10.5.

10.5.7 Informationen zum praktischen Management der direkten oralen Antikoagulanzien (DOAC)

Zu den direkten oralen Antikoagulanzien (DOAC) gehören z.B. Dabigatran, Rivaroxaban, Apixaban und Edoxaban.

10.5.7.1 Umstellung von Vitamin-K-Antagonisten auf DOAC

Hierzu gibt es unterschiedliche Empfehlungen der Hersteller. Praktikabel ist das Vorgehen, wie man es vom Bridging beim Marcumar®-Patienten her kennt, d.h., sobald der INR-Wert nach Absetzen des VKA ≤ 2,0–2,5 beträgt, mit der Gabe des DOAC beginnen.

10.5.7.2 Perioperatives/periinterventionelles Management bei DOAC

Bei Patienten unter Therapie mit den DOAC und der Notwendigkeit invasiver operativer Eingriffe ist im Gegensatz zu den VKA (z. B. Marcumar®) ein Bridging mit NMH **nicht notwendig,** da die Substanzen eine kurze HWZ besitzen. Die Empfehlungen bzgl. des Absetzens vor dem Eingriff sind substanzspezifisch unterschiedlich. Allgemein gilt es, das individuelle Thromboembolie- und das mit dem Eingriff verbundene Blutungsrisiko zu berücksichtigen. Es wird im Wesentlichen zwischen Eingriffen mit niedrigem bis mittleren („normales“ Blutungsrisiko) und solchen mit hohem Blutungsrisiko unterschieden.

Modifiziert sind gemäß den ACCP-Leitlinien als Eingriffe mit hohem Blutungsrisiko z.B. anzusehen:

- Kardiale Bypässe (ACVB)
- Mechanische Herzklappen
- Intrakranielle oder rückenmarksnahe Eingriffe
- Peripher-arterielle Bypässe
- Andere größere Gefäßeingriffe
- Größere orthopädische Eingriffe (z. B. Hüft- und Knie-TEP)
- Größere Karzinomoperationen
- Prostataeingriffe und Blasenchirurgie

Ferner:

- Abtragung sessiler Darmpolypen (> 2 cm)
- Prostata-, Leber- und Nierenbiopsie

Bei Dabigatran spielt bzgl. des Zeitpunkts des präoperativen Absetzens die Nierenfunktion wegen der hohen renalen Eliminationsrate von 80 % eine wesentliche Rolle. Bei Apixaban, Rivaroxaban und Edoxaban ist diese weniger relevant. Zu den Empfehlungen der Hersteller ▶ Tab. 10.11.

Tab. 10.11 Empfehlungen zur Vorbereitung auf invasive Interventionen/Operationen bei Patienten, die mit DOAC behandelt werden (gemäß Hersteller)

Präparat	Kreatinin-Clearance [ml/min]	HWZ	Normales Blutungsrisiko	Hohes Blutungsrisiko
Dabigatran	› 80	Ca. 13 h	24 h	2 Tage
	› 50, ≤ 80	Ca. 15 h	1–2 Tage	2–3 Tage
	› 30, ≤ 50	Ca. 18 h	2–3 Tage (› 48 h)	4 Tage
Rivaroxaban		Ca. 7–11 h	≥ 24 h (keine Differenzierung bzgl. Blutungsrisiko)	
Apixaban		Ca. 12 h	≥ 24 h	≥ 48 h
Edoxaban		Ca. 9–11 h	≥ 24 h (keine Differenzierung bzgl. Blutungsrisiko)	

! WICHTIG

Für den klinischen Alltag sollte man sich merken: Bei „normalem“ (geringem bis mittlerem) Blutungsrisiko Antikoagulans 2–2,5 Halbwertszeiten vor dem Eingriff absetzen, bei hohem Blutungsrisiko ca. 4–4,5 Halbwertszeiten vorher.

Bewährt hat sich bei hohem Blutungsrisiko: ≥ 48 h vorher absetzen.

Wie sollte man postoperativ/postinterventionell verfahren? Hierzu gibt es prinzipiell zwei Möglichkeiten: **DOAC,** wobei es hier seitens der Hersteller nur Empfehlungen für die elektive Hüft- und Knie-TEP gibt, nicht jedoch für die höheren Dosierungen, wie sie bei venösen Thromboembolien oder Vorhofflimmern bestehen! Bei Hüft- und Knie-TEP gilt: Dabigatran 1–4, Rivaroxaban 6–10 und Apixaban 12–24 h nach OP-Ende. Diese Empfehlungen können nicht auf die höheren Dosierungen übertragen werden. Daher sollte man aus Sicht des Autors aktuell die zweite Alternative favorisieren: postoperativ wie bisher üblich mit **NMH s.c.** beginnen und, sobald „stabile Verhältnisse“ herrschen, auf DOAC umsetzen. Das DOAC wird dann zu dem Zeitpunkt verabreicht, zu dem die nächste subkutane NMH-Applikation geplant ist.

10.5.8 Vitamin-K-Antagonisten (VKA)

Pharmakologische Eigenschaften **Kumarine** und **Phenylindandione** hemmen die Vitamin-K-abhängige Karboxylierung der präformierten Gerinnungsfaktoren II, VII, IX und X in der Leber. Sie fallen entsprechend ihrer unterschiedlichen HWZ im peripheren Blut ab und bewirken damit eine Hypokoagulämie als Thromboseschutz. Dieser Prozess wird von der Resorptionsrate aus dem Darm, der Vitamin-K-Aufnahme mit der Nahrung, der Eiweißbindung, der Metabolisierung, der Ausscheidung und der allgemeinen Lebersyntheseleistung nachhaltig beeinflusst. Die peroral zugeführten VKA entfalten ihre Wirkung nur langsam. Dementsprechend normalisieren sich die Gerinnungsverhältnisse nach Absetzen der Mittel nur zögernd. Eine individuelle Dosierung, an Laborkontrollen orientiert, ist absolut erforderlich, wobei der reagenzienunabhängige INR-Wert (International Normalized Ratio) und nicht die TPZ (Quick-Wert) verwendet werden sollte.

Indikationen Einzelheiten und Dauer der Behandlung ▶Tab. 10.12, ▶Tab. 10.13. Abweichungen von der dort angeratenen Behandlungsdauer und den vorgeschlagenen Einstellungsbereichen ergeben sich aus der klinischen Situation.

Tab. 10.12 Indikationen zur zeitlich unbegrenzten Behandlung mit Vitamin-K-Antagonisten

Indikationen (zeitlich unbegrenzte Therapie)[1]	INR	Quick in %
Technische Herzklappenprothesen:		
1. Generation (Starr-Edwards®, Björg-Shiley®)	3,0–4,0	25–15
2. Generation (SJM®, Medtronic-Hall®, BS-Monostrut®):		
• In Aortenposition	2,0–3,0	35–25
• In Mitralposition	2,5–3,5	30–20
Biologische Herzklappenprothesen mit • rezidivierendem oder chronischem Vorhofflimmern, • linksatrialem Thrombus oder spontanem Echokontrast, • systemischer Embolie, • Vorhofvergrößerung links (> 50 mm), • Herzinsuffizienz/deutlicher Kardiomegalie	2,0–3,0	35–25
Mitralklappenstenose mit Vorhofflimmern	2,0–3,0	35–25
Mitralklappenstenose mit Sinusrhythmus • und linksatrialem Thrombus oder spontanem Echokontrast, • nach systemischer Embolie, • und Vorhofvergrößerung links (> 50 mm), • und Herzinsuffizienz, • und schwerer Mitralklappenstenose	2,0–3,0	35–25
Mitralklappeninsuffizienz mit Sinusrhythmus • und Vorhofvergrößerung links (> 50 mm), • und linksatrialem Thrombus oder spontanem Echokontrast, • nach systemischer Embolie, • und Herzinsuffizienz/deutlicher Kardiomegalie	2,0–3,0	35–25
Mitralklappenprolaps mit Mitralklappeninsuffizienz und Herzinsuffizienz/Kardiomegalie	2,0–3,0	35–25
Aortenvitien mit • Vorhofflimmern, • Herzinsuffizienz	2,0–3,0	35–25
Trikuspidalklappenvitien mit • Vorhofflimmern, • Herzinsuffizienz	2,0–3,0	35–25

Tab. 10.12 Indikationen zur zeitlich unbegrenzten Behandlung mit Vitamin-K-Antagonisten *(Forts.)*

Indikationen (zeitlich unbegrenzte Therapie)[1]	INR	Quick in %
Offenes Foramen ovale • nach Embolie, • bei venöser Thrombose oder Lungenembolie	2,0–3,0	35–25
Dilatative Kardiomyopathie • mit Vorhofflimmern, • bei stark eingeschränkter Ejektionsfraktion	2,0–3,0	35–25
Herzwandaneurysma mit • schlechter Ejektionsfraktion, • Thromboembolien	2,0–3,0	35–25
Thrombosen und Lungenembolien (rezidivierend) gilt auch bei nachgewiesener Thrombophilie	2,0–3,0	35–25
Femoro-kruraler Bypass	2,0–3,0	35–25
Femoro-pedaler Bypass	2,0–3,0	35–25
Permanentes oder intermittierendes Vorhofflimmern[2]	2,0–3,0	35–25

[1] Bei der Festlegung des optimalen INR-Zielbereichs gilt es insbesondere bei Herzklappenprothesen, neben der Thrombogenität der Klappen stets auch das individuelle Thromboembolie- und Blutungsrisiko des Patienten mit zu berücksichtigen. Der Quick-Wert sollte wegen der Reagenzabhängigkeit nicht verwendet werden!

[2] $CHADS_2$-Score bzw. CHA_2DS_2VASc Score beachten!

Tab. 10.13 Indikationen zur zeitlich begrenzten Behandlung (mittlere Erfahrungswerte) mit Vitamin-K-Antagonisten

Indikationen	(Zeitlich begrenzte Therapie)	INR	Quick in %
Biologische Herzklappen	3 Monate postoperativ	2,0–3,0	35–25
Elektive Kardioversion bei Vorhofflimmern	Mindestens 3 Wochen vor und 4 Wochen nach Kardioversion	2,0–3,0	35–25
Erstthrombose tiefer Venen/ Lungenembolie mit transientem Risikofaktor oder spontane distale Beinvenenthrombose[1]	Nachbehandlung: 3 (6) Monate	2,0–3,0	35–25
Spontan aufgetretene proximale Beinvenenthrombose oder Lungenembolie[1]	Nachbehandlung: 6–12 Monate	2,0–3,0	35–25
Polyglobulie	Bis zum Verschwinden der Polyglobulie	2,0–3,0	35–25

[1] Näheres ▶ Kap. 14.2 (▶ Tab. 14.5). In den Guidelines wird bei spontaner proximaler tiefer Beinvenenthrombose eine Antikoagulation › 3 Monate und bei geringem Blutungsrisiko und guter INR-Einstellung eine zeitlich unbegrenzte Fortführung empfohlen. Dies hält der Autor für wenig praxiskonform.
Wichtig: Tumorpatienten sollten anstelle von VKA in den ersten 3–6 Monaten nach Thromboembolie NMH erhalten. Bei nachgewiesenen schwerwiegenden thrombophilen Störungen, z. B. AT-Mangel, homozygoter Faktor-V-Leiden-Mutation, kombinierten Defekte wie z. B. heterozygoter Faktor-V-Leiden-Mutation und heterozygoter Prothrombin-Mutation, ist eine längerfristige Antikoagulationsdauer sinnvoll, auch wenn hierzu die Datenlage noch rudimentär ist.

Dosierung VKA (Marcumar®, Falithrom® und Coumadin®) werden peroral appliziert. Behandlung einschleichend niedrig beginnen (Kumarinnekroserisiko bei Protein-C-Mangel und hoher Initialdosis größer; ▶ Tab. 10.19). Bei hoher individueller Empfindlichkeit („Hyperreaktoren") müssen die angegebenen Richtdosen unterschritten und bei einem geringeren Ansprechen („Hyporeaktoren") überschritten werden. Bei sofort notwendiger Gerinnungshemmung ist die Kombinationsbehandlung mit Heparin (UFH oder NMH) zu empfehlen. Bei Erreichen eines INR ≥ 2,0 (Quick-Wert ca. 35 %) wird die Heparinbehandlung meist eingestellt.

Therapieüberwachung Die VKA-Überwachung und -Therapiesteuerung erfolgt mittels INR-Wert. Eine Steuerung nach Thromboplastinzeit (= Quick-Wert) ist abzulehnen, da die Verwendung unterschiedlicher Thromboplastine im Labor, bei gleicher Probe, zu unterschiedlichen Quick-Werten führt. Ohne Kenntnis der verwendeten Thromboplastine ist der Quick-Wert nicht verwertbar. Der INR-Wert ist durch Einbeziehung des jeweiligen ISI (International Sensitivity Index) und der damit verbundenen Berücksichtigung der unterschiedlichen Empfindlichkeiten der Thromboplastine testunabhängig.

Bei stark positivem Lupusantikoagulanswerden falsch zu hohe INR-Werte im Labor gemessen, was bei Nichtbeachtung zur Unterdosierung der VKA und damit zu einem erhöhten Thromboembolierisiko führt. In dieser speziellen Situation ist die Steuerung nach Einzelfaktorbestimmungen notwendig. Als weniger störanfällig hat sich bei positivem Lupusantikoagulans die INR-Messung mittels Teststreifen erwiesen. Während früher der „therapeutische Bereich" für die Einstellung der Behandlung mit VKA ziemlich starr gehandhabt wurde, wird heute nach Erfahrungswerten zur Minimierung von Blutungskomplikationen der therapeutische Bereich in Abhängigkeit von der Behandlungsindikation gewählt (▶ Tab. 10.12).

Laborkontrollen sind zu Beginn der Behandlung mindestens vom 1. bis 7. Tag alle 1–2 Tage notwendig. Bei guter und konstanter Einstellung können die Kontrollintervalle auf 2–4 Wochen ausgedehnt werden. In Zweifelsfällen, bei interkurrent auftretenden Zweitkrankheiten, bei Gabe neuer Medikamente oder bei Absetzen bzw. Dosisänderung von mit den VKA interagierenden Pharmaka ist eine häufigere Überprüfung des INR-Werts notwendig. In kritischen Behandlungsphasen und bei positivem Lupusantikoagulans ist die zusätzliche Bestimmung der Einzelfaktoren II und VII hilfreich. Alle Messwerte und Therapieempfehlungen sind für den Patienten in einer Überwachungskarte zu dokumentieren. Bei optimaler Schulung und guter Compliance ist eine Selbstüberwachung der VKA-Langzeitantikoagulation durch die Patienten anzustreben. Damit wird meist eine bessere Einstellung erreicht.

Zahlreiche Medikamente und Erkrankungen beeinflussen die Toleranz gegenüber VKA (▶ Tab. 10.14, ▶ Tab. 10.15). Daraus können sich Einstellungsschwankungen und damit

Tab. 10.14 Medikamente, die mit unterschiedlichem Wirkungsmechanismus die Toleranz gegenüber indirekten Antikoagulanzien ändern können (Beispiele)

Toleranzminderung (Blutungsgefahr)	Toleranzerhöhung (ungenügender Thromboseschutz)
Allopurinol	Acetylcholin
Androgene, Anabolika	Atropin
Breitbandantibiotika	Barbexaclon
Clofibrat, Bezafibrat, Etofibrat	Barbiturate
Dextranpräparate	Colestyramin
Nikotinsäurederivate	Diuretika
Paraffinhaltige Abführmittel	Ganglienblocker
PAS	Griseofulvin
Phenothiazinderivate	Kortikosteroide, ACTH
Phenylbutazon	Neuroleptika
Proquazon	Ovarialhormone
Pyrazolonderivate	Purinderivate
Salizylate	Rifampicin
Sulfinpyrazon	Spironolacton
Sulfonamide	Thiouracile
Thyroxin, Trijodthyronin	Übrige Laxanzien
Valproinsäure	Vitamin-K-Präparate

Tab. 10.15 Pathologische Zustände, die die Toleranz gegenüber Antikoagulanzien ändern können

Toleranzminderung (Blutungsgefahr)	Toleranzerhöhung (ungenügender Thromboseschutz)
Leberschäden Kardiale Dekompensation Alkoholismus Malabsorption Unterernährung Fieber Hyperthyreose Röntgentherapie	Postoperativer Zustand Kardiale Rekompensation Diurese Diarrhö Adipositas Hypothyreose Schockzustände

Blutungsrisiken oder Thromboserezidive ergeben. Eine der klinischen Situation angepasste Häufigkeit der Laborkontrollen erlaubt aber die Fortsetzung der Antikoagulation und die indizierte Zusatzmedikation. Wegen der Häufigkeit der Wechselwirkungen sollte dieser Frage bei der zusätzlichen Verordnung, beim Absetzen und auch bei Dosisänderungen von Medikamenten generell nachgegangen werden.
Die Einhaltung einer speziellen Diät ist trotz des unterschiedlichen Gehalts verschiedener Nahrungsmittel an Vitamin K nicht erforderlich. Auf einseitige Vitamin-K-reiche Kost (z. B. Spinat, Kohlgemüse) sollte jedoch verzichtet werden. Auch ein ständig wechselndes Ernährungsverhalten beeinflusst eine suffiziente „Marcumar-Einstellung" negativ. Alkoholische Getränke in kleinen Mengen sind erlaubt. Bei Fernreisen ist die Zeitverschiebung bei der Antikoagulanzieneinnahme zu beachten.

Antidot Vitamin K_1 (Konakion®) wirkt als Antidot, indem es die Synthese der Gerinnungsfaktoren II, VII, IX und X normalisiert. Es wird i. d. R. peroral gegeben. Die Dosis sollte niedrig sein (1–5 mg). Unnötig hohe Dosen erschweren die spätere Therapieeinstellung mit VKA massiv und sollten unbedingt unterlassen werden. Die i. v. Applikation von Vitamin K_1 nach Möglichkeit (Schockgefahr) vermeiden, sie ist auch wegen der schnellen Resorption von Vitamin K_1 nach oraler Gabe nicht erforderlich. Ausnahme: perorale Applikation nicht möglich bzw. Resorptionsprobleme. Eine sofortige Normalisierung des Gerinnungssystems (z. B. bei Notfalloperationen) kann mit Vitamin K_1 trotz seiner spezifischen Wirkung nicht erreicht werden. Dies ist jedoch durch den Einsatz von PPSB-Konzentrat nach den Kriterien der Substitutionstherapie möglich. Bei PPSB-Gabe muss jedoch beachtet werden, dass dieses Konzentrat unzureichend Inhibitoren (Protein C, Protein S) enthält. Somit kann bei seiner Anwendung ein Thromboembolierisiko entstehen. Häufig genügt einfach das Absetzen der VKA zur Korrektur der Gerinnungsverhältnisse. Auch bei Überdosierung der oralen Antikoagulation sollte man sich bei unkompliziertem Verlauf auf ein zeitlich begrenztes Absetzen beschränken. Der Patient muss hierbei detailliert über die Vermeidung jeglicher Verletzungsmöglichkeit aufgeklärt werden.

Operative/interventionelle Eingriffe unter Therapie mit Vitamin-K-Antagonisten Bei operativen Eingriffen muss die durch VKA induzierte verminderte Blutgerinnung wegen des Blutungsrisikos beseitigt werden. Dadurch erhöht sich andererseits wieder die Thrombosegefahr, insbesondere bei schneller und weitgehender Normalisierung des Gerinnungssystems. Somit entscheiden die Art der beabsichtigten Operation und deren Dringlichkeit über die Wahl der Methode zur Verbesserung der Gerinnungsverhältnisse.

Die Normalisierung des Gerinnungssystems kann durch drei Maßnahmen erreicht werden:

(1) Pausieren der Antikoagulanzienmedikation

(2) Gabe von Vitamin K_1

(3) I. v. Substitutionsbehandlung mit PPSB-Konzentrat

Bezüglich der Richtwerte für INR und Quick-Wert bei verschiedenen invasiven Interventionen ▶ Tab. 10.16. Bei Wahleingriffen sollte bevorzugt eine 3- bis 7-tägige Antikoagulanzientherapiepause zur Absenkung des INR-Werts bzw. zur Anhebung des Quick-Werts genutzt werden. In dieser Phase sollte abhängig vom individuellen Thromboembolierisiko und dem mit dem Eingriff verbunden Blutungsrisiko zur Vermeidung von Thromboembolien eine Antikoagulation mit UFH aPTT-adjustiert kontinuierlich i. v. erfolgen oder bevorzugt alternativ eine Blutverdünnung mit NMH s. c. im Sinne eines Bridgings durchgeführt werden. Aktuell wird aufgrund der Bridge-Studie aus dem Jahr 2015 diskutiert, ob man überhaupt Bridgen muss. Neben anderen Punkten muss man hierzu anmerken, dass in dieser Studie Patienten mit Vorhofflimmern aufgenommen wurden, die ein niedriges Schlaganfallrisiko besaßen. Ferner wurden nur Eingriffe mit niedrigem Blutungsrisiko durchgeführt, sodass eine Verallgemeinerung, Bridging sei heutzutage obsolet, so nicht haltbar ist.

Tab. 10.16 Empfehlungen zur Vorbereitung auf invasive Interventionen bei Patienten, die mit Vitamin-K-Antagonisten behandelt werden

Eingriffe	Vorbereitung	Angestrebt	
		INR	Quick in %
Zahnextraktion	Keine Therapiepause, ggf. lokale Blutstillung mit Tranexamsäure getränkten Tupfern (Cyklokapron®) und lokale Kompression	2,0–2,5	35–30
Kleine Operationen, Arteriografie	3–6 Tage Therapiepause	‹ 2,0	› 35
Größere Operationen, translumbale Aortografie	3–8 Tage Therapiepause	‹ 1,5	› 50
Endoskopie und Biopsie	3–8 Tage Therapiepause	‹ 1,5	› 50
Sofort notwendige OP	1.000–2.000 E PPSB-Konzentrat evtl. 5–10 mg Konakion®	Je nach Maßnahme (angestrebte INR ‹ 1,5)	
Bei allen Maßnahmen in Abhängigkeit vom Thromboserisiko s. c. oder i. v. Heparinprophylaxe (▶Tab. 10.3)			

Bezüglich des praktisch Managements zum Bridgen gilt: Die Heparintherapie wird nach Unterbrechung der oralen Antikoagulation (Marcumar®-/Falithrom®-Therapie) meist bei einem INR ≤ 2,0–2,5 (Quick-Wert > 30–35 %) eingeleitet wird. Die unmittelbar periinterventionelle Heparindosierung hängt von dem mit dem Eingriff verbundenen individuellen Blutungs- bzw. Thromboembolierisiko ab. Hier ist eine enge Abstimmung mit dem interventionell tätigen Kollegen unerlässlich. Nur bei ausbleibender oder ungenügender spontaner INR-Normalisierung kann eine kleine Vitamin-K-Dosis (1–5 mg p. o.) erwogen werden. Eine generelle Vitamin-K_1-Gabe zur schnelleren INR-Normalisierung ist bei Elektiveingriffen wegen des damit verbundenen erhöhten Thromboserisikos abzulehnen. Die s. c. Applikation von NMH als alternative Antikoagulation bei VKA-Pause besitzt, im Gegensatz zur i. v. Gabe von UFH, den Vorteil einer weitgehend ambulanten Behandlungsmöglichkeit und damit der Reduktion der stationären Verweildauer. Ein einheitliches Konzept für die periinterventionelle Antikoagulation (Bridging) mit NMH existiert bislang nicht. In einfachen Schemata wird generell zum Bridging eine gewichtsadaptierte s. c. Gabe von NMH wie zur Behandlung der akuten venösen Thromboembolie propagiert. Dieses Vorgehen ist zwar einfach, aber nicht unproblematisch, und berücksichtigt zu wenig das mit dem Eingriff/der OP verbundene Blutungsrisiko, d. h., die generelle gewichtsadaptierte Dosierung ist mit einem erhöhten peri- und postoperativen Blutungsrisiko verknüpft. Da z. B. bei Patienten mit Vorhofflimmern, die das größte Kollektiv der Patienten mit oraler Antikoagulation und einem INR-Bereich von 2–3 darstellen, unter Nutzen-Risiko-Abwägung das Blutungsrisiko höher zu bewerten ist als das Thromboembolierisiko, ist eine gewichtsadaptierte NMH-Gabe zu hoch. Basierend auf den eigenen langjährigen Erfahrungen haben sich zwei Bridging-Schemata zur periinterventionellen Hemmung der Blutgerinnung bewährt

(▶ Tab. 10.17, ▶ Tab. 10.18). Es erfolgt ein differenziertes Vorgehen abhängig von der Intensität der VKA-Therapie. Ob hierbei die doppelte Hochrisikoprophylaxedosierung oder die halbtherapeutische Dosierung gewählt wird, ist wahrscheinlich unerheblich. Direkte Vergleichsuntersuchungen diesbezüglich liegen nicht vor. Bei der Reinitiierung der VKA nach dem operativen/interventionellen Eingriff muss man sich unbedingt an der vorherigen Wochendosis des VKA orientieren, um Überdosierungen und damit postinterventionelle Blutungskomplikationen zu vermeiden.

Tab. 10.17 Bridging-Schema für die periinterventionelle Hemmung der Blutgerinnung von Patienten mit oraler Antikoagulation: Patienten mit normalem Thromboembolierisiko (INR 2,0–3,0), z. B. bei Vorhofflimmern oder Thromboserezidivprophylaxe[1]

Phase	Tag	Maßnahme	
Prä-OP	−10 bis −8	Planungsphase: Thromboembolie-/Blutungsrisiko, Ziel-INR und Interventionstag festlegen	
	−7	STOPP Thrombozytenfunktionshemmer (TFH), falls vertretbar	
	−7 bis −4	**STOPP orale Antikoagulation (VKA)**[2] **START NMH** mit fixer Dosierung **2-mal HRP/d bei INR ≤ 2,0 bis 2,5, alternativ halbtherapeutische Dosierung mit morgendlicher Gabe**	
	−1	Letzte NMH-Dosis ≥ 12 h vor Eingriff Falls INR noch zu hoch, Eingriff verschieben	
OP-Tag		**Blutungsrisiko niedrig/mäßig**	**Blutungsrisiko hoch**
		HRP abends oder kein NMH[3]	**Kein NMH**
Post-OP	+1 und folgende	**Fixe Dosierung 2-mal HRP/d, alternativ halbtherapeutische Dosierung**	**MRP 2-mal/d mit nachfolgender Steigerung auf 2-mal HRP/d bzw. halbtherapeutischer Dosierung**
		START VKA (max. 2–3 Tbl. Marcumar®/Falithrom®)[4] und ggf. Reinitiierung des TFH	
		STOPP NMH bei INR ≥ 2,0	

[1] Dosierungsschema gilt für Patienten von 50–100 kg KG und bei normaler bis mäßig eingeschränkter Nierenfunktion.
[2] Je höher die Wochendosis, desto schneller der Abfall der INR nach Absetzen der VKA.
[3] Einzelfallabwägung.
[4] Orientierend an der VKA-Wochendosis ggf. geringere Dosierung bei „Remarcumarisierung".
HRP = Hochrisikoprophylaxedosierung (z. B. Fragmin® P forte oder Clexane® 40 s. c.); **MRP** = Mittelrisikoprophylaxedosierung (z. B. Fragmin® P oder Clexane® 20)

Tab. 10.18 Bridging-Schema für die periinterventionelle Hemmung der Blutgerinnung von Patienten mit oraler Antikoagulation: Patienten mit hohem Thromboembolierisiko (INR 2,5–3,5), z. B. bei mechanischen Herzklappen wie technischem Mitralklappenersatz[1]

Phase	Tag	Maßnahme	
Prä-OP	−10 bis −8	Planungsphase: Thromboembolie-/Blutungsrisiko, Ziel-INR und Interventionstag festlegen	
	−7	STOPP Thrombozytenfunktionshemmer (TFH), falls vertretbar	
	−7 bis −4	**STOPP orale Antikoagulation (VKA)**[2] **START NMH 100 IE/kg KG 2-mal/d bei INR ≤ 2,0 bis 2,5**	
	−1	Letzte NMH-Dosis ≥ 12 h vor Eingriff[3] Falls INR noch zu hoch, Eingriff verschieben	
OP-Tag		**Blutungsrisiko niedrig/mäßig**	**Blutungsrisiko hoch**
		MRP oder HRP 4–6 h nach Eingriff[4]	**MRP abends oder kein NMH**[4]

Tab. 10.18 Bridging-Schema für die periinterventionelle Hemmung der Blutgerinnung von Patienten mit oraler Antikoagulation: Patienten mit hohem Thromboembolierisiko (INR 2,5–3,5), z. B. bei mechanischen Herzklappen wie technischem Mitralklappenersatz[1] *(Forts.)*

Phase	Tag	Maßnahme	
Post-OP	+1 und folgende	**NMH 100 IE/kg KG 2-mal/d**	**NMH 100 IE/kg KG 2-mal/d**
		START VKA (max. 2–3 Tabletten Marcumar®/Falithrom®)[5] und ggf. Reinitiierung des TFH	
		STOP NMH bei INR ≥ 2,0	

[1] Dosierungsschema gilt für Patienten von 50–100 kg KG und bei normaler bis mäßig eingeschränkter Nierenfunktion.
[2] Je höher die Wochendosis, desto schneller der Abfall der INR nach Absetzen der VKA.
[3] Bei Eingriff mit hohem Blutungsrisiko **halbe** therapeutische Dosierung 12 h vor Intervention (Einzelfallentscheidung).
[4] Einzelfallabwägung. **Alternative am OP-Tag:** UFH i. v. beginnend mit ca. 300 IE/h und sukzessiver Dosissteigerung abhängig vom individuellen Blutungs- und Thromboserisiko. Ab dem 1. postoperativen Tag Umstellung von UFH i. v. auf NMH s. c.
[5] Orientierend an der VKA-Wochendosis ggf. geringere Dosierung bei „Remarcumarisierung".
MRP = Mittelrisikoprophylaxedosierung (z. B. Fragmin® P oder Clexane® 20); **HRP** = Hochrisikoprophylaxedosierung (z. B. Fragmin® P forte oder Clexane® 40 s. c.). Die körpergewichtsadaptierte Dosierung mit 100 IE/kg KG gilt für Fragmin® und Clexane® (bei anderen Präparaten Produktinformation beachten)

Nur bei umgehend notwendigen operativen Eingriffen (Notfalleingriffen) ist eine PPSB-Konzentrat-Infusion zur INR-Absenkung in den gewünschten Zielbereich (meist < 1,5) gerechtfertigt (Dosierung: ▶ Kap. 21.1). Die Gabe von gefrorenem Frischplasma (GFP) zur Anhebung der Gerinnbarkeit ist mit einem hohen Volumen und einem Restinfektionsrisiko verknüpft und abzulehnen.

Beendigung der Therapie Die Therapie mit VKA wird durch Absetzen des Präparats beendet. Ein „Ausschleichen" der Therapie ist nicht erforderlich. Man muss sich im Hinblick auf ein Thromboembolierezidiv nach Absetzen der Behandlung jedoch im Klaren sein, dass mit der Beendigung der Therapie das natürliche Thromboembolierisiko ggf. wieder vorhanden ist. Es hat sich bewährt, dass diese Patienten beim Auftreten passagerer thromboembolischer Risikosituationen wie z. B. Immobilisation, langen Reisen, starken Infektionen, operativen Eingriffen zeitlich befristet NMH in Hochrisikoprophylaxedosierung s. c. applizieren, um Re-Thromboembolien zu vermeiden. Bei stattgehabten eigenen Thromboembolien besteht in der Schwangerschaft und im Wochenbett ein deutlich erhöhtes Rezidivrisiko, weshalb auch hier eine konsequente medikamentöse Thromboembolieprophylaxe mit NMH indiziert ist.

Dies gilt auch bei schwerwiegenden angeborenen und erworbenen prothrombogenen Blutgerinnungsdefekten (z. B. homozygote Faktor-V-Leiden-Mutation oder kombinierte Defekte) ohne stattgehabtes eigenes thromboembolisches Ereignis.

UAW Zu den UAW der Vitamin-K-Antagonisten und den daraus zu ziehenden Konsequenzen ▶ Tab. 10.19.

Tab. 10.19 UAW der Vitamin-K-Antagonisten

UAW	Häufigkeit	Bemerkungen
Kumarinnekrose der Haut und Hautanhangsgebilde (Mamma)	Einzelfälle	Während der ersten Tage der Behandlung verbunden mit dramatischem Anstieg der INR bzw. Abfall des Quick-Werts. Prophylaxe: VKA anfangs in niedrigen Dosen „einschleichen", bis therapeutischer Bereich erreicht ist. Zum Thromboseschutz Heparintherapie überlappend mit VKA geben

Tab. 10.19 UAW der Vitamin-K-Antagonisten *(Forts.)*		
UAW	**Häufigkeit**	**Bemerkungen**
Urtikaria, Dermatitis, Haarausfall	Selten	Absetzen der Therapie, Wechsel des Präparats, ggf. Umstellung auf Heparinbehandlung. Haarausfall ist nach Beendigung der VKA-Medikation reversibel
Transaminasenanstieg	Sehr selten	In der Regel kein Ausdruck einer bleibenden Leberschädigung, meistens spontane Rückbildung; nur in seltenen Fällen Absetzen des Antikoagulans nötig
Fetale Schäden 1. Trimenon: Einbettungsstörungen, Blutungen in den Trophoblasten, teratogene Schäden (Chondrodystrophia punctata) 2. Trimenon: Wachstumsanomalien (Mikrozephalie, Optikusatrophie, Nasenhypoplasie) 3. Trimenon: Blutungen (Purpura cerebri)	Einzelfälle	Die genannten fetalen Schäden wurden insbesondere bei Anwendung von Warfarin® beobachtet (Fetal Warfarin Syndrome). Dennoch sind alle VKA während der Gravidität in der 6.–12. SSW kontraindiziert. Danach ist ihr Einsatz nur unter strengsten Kautelen gerechtfertigt. Präpartal müssen sie abgesetzt werden. Alternative: Risikoadaptiert NMH s. c., z. B. Fragmin P-forte® 1 oder 2 Fertigspritzen/d oder abhängig von der Indikation gewichtsadaptiert NMH während der gesamten Schwangerschaft und im Wochenbett

Die schwerwiegendste, aber auch sehr seltene UAW stellt die **Kumarinnekrose** dar. Sie tritt am 2.–6. Tag nach Therapiebeginn mit einem starken und schnellen Anstieg der INR (= Abfall des Quick-Werts) ein. Gleichzeitig bildet sich in einem umschriebenen Hautbezirk eine Hautrötung mit darunterliegender Gewebsinfiltration aus. Es folgen in diesem Bereich lokale Blutungen, die konfluieren und in hämorrhagische Blasen übergehen. Unter diesem Areal entwickelt sich eine alle Hautgewebsschichten umfassende Nekrose („Kumarinnekrose"). Verantwortlich dafür ist der wegen seiner im Vergleich zu den Gerinnungsfaktoren rasche Abfall des Vitamin-K-abhängigen Inhibitors Protein C. Bei einer sich abzeichnenden Kumarinnekrose ist es ratsam, den VKA abzusetzen, kleine Dosen Heparin (300–500 E/h i. v. im Dauertropf) unter mindestens täglicher Kontrolle von INR und aPTT zu geben. Im Stadium der Blasenbildung ist eine nekroseverhütende Therapie nicht mehr möglich. Trotzdem sollte die angegebene Behandlung ausgeführt werden. In einer Reihe von Berichten wird aber auch festgestellt, dass die Fortsetzung der Therapie mit VKA keinen negativen Einfluss auf den Ablauf der Kumarinnekrose oder die Ausbildung eines Rezidivs hat. Zur Vermeidung der Kumarinnekrose sollte die Anfangsdosis des VKA niedrig gewählt werden, z.B. initial maximal 2–3 Tabletten Marcumar®/Falithrom®, was 6–9 mg/d entspricht.

Im Fall einer ausbleibenden Normalisierung der Faktorensynthese nach Absetzen der VKA ist es gerechtfertigt, nach einem Intervall von 2 (maximal 3) Wochen kleine Dosen Konakion® (2–10 mg p. o./Woche) zu verordnen.

10.5.9 Thrombozytenfunktionshemmer

Pharmakologische Eigenschaften

(1) Der klinisch wichtigste Thrombozytenfunktionshemmer ist die **Acetylsalicylsäure** (ASS). Ihre Wirkung beruht auf der irreversiblen Azetylierung der Zyklooxygenase im Prostaglandinstoffwechsel. Dadurch wird die Prostaglandinsynthese in der Gefäßwand und in den Thrombozyten blockiert. Wichtig für den therapeutischen Einsatz ist die unterbrochene Synthese des aggregationsfördernden Prostaglandins „Thromboxan A_2". Dar-

aus resultiert eine Aggregationshemmung, die die Bildung eines Thrombozytenthrombus im arteriellen System behindert. Die Wirkung von ASS entspricht der Thrombozytenlebensdauer von ca. 7–9 Tagen.

(2) **Thienopyridine** (Clopidogrel = Plavix®, Iscover®): **Clopidogrel** ist ein Prodrug. Es hemmt in Form seines aktiven Metaboliten selektiv und irreversibel die Bindung von Adenosinphosphat (ADP) an seinen Thrombozytenrezeptor. Damit wird konsekutiv die ADP-induzierte Aktivierung des GP-IIb-/-IIIa-Rezeptor-Komplexes und damit die Fibrinbrückenbildung zwischen den Plättchen verhindert. Die volle Wirkung tritt nach 3–7 Tagen ein und normalisiert sich erst 7–9 Tage nach Absetzen der Substanz (Lebensdauer der Thrombozyten). Der Prostaglandinstoffwechsel bleibt unberührt. Die Dosierung (Erhaltungsdosis) beträgt 75 mg/d. Clopidogrel wird v. a. zur Prävention atherosklerotischer Ereignisse (Herzinfarkt, Schlaganfall, periphere arterielle Verschlusskrankheit) eingesetzt. Ferner bietet es eine Alternative bei ASS-Unverträglichkeit. Blutbildkontrollen sind wegen der, wenn auch selten auftretenden, Neutro- und Thrombozytopeniegefahr (ca. 0,04 % bzw. 0,2 % der Fälle) indiziert. ASS und Thienopyridine stellen wegen ihres differenten Wirkmechanismus eine sinnvolle Kombination dar. Anwendung z. B. bei Z. n. PTCA und Stent-Implantation. Hierbei wird zur schnelleren Plättchenhemmung eine initiale Loading Dose von meist 600 mg gegeben mit anschließender Erhaltungsdosis von 75 mg/d. Bei Bare-Metal-Stents erfolgt eine 4-wöchige Kombination, danach eine ASS-Monotherapie. Nach Implantation eines Drug-eluted-Stents werden 12 Monate kombiniert ASS und Clopidogrel gegeben, gefolgt wie bei den Bare-Metal-Stents von einer ASS-Dauertherapie. Ferner wird die duale Plättchentherapie beim Myokardinfarkt eingesetzt.

(3) **Prasugrel** (Efient®) ist ein Thrombozytenfunktionshemmer und inhibiert die Thrombozytenaktivierung und -aggregation durch irreversible Bindung seines aktiven Metaboliten an einen ADP-Rezeptor auf der Thrombozytenoberfläche. Die Wirkung tritt nach peroraler Gabe rasch ein. Die Wirkungsdauer beträgt 7–9 Tage entsprechend der Plättchenlebensdauer. Prasugrel hemmt die Thrombozytenaggregation stärker als Clopidogrel. Es besteht kein Akkumulationsrisiko, selbst bei terminaler Niereninsuffizienz und bei leichter bis moderater Leberfunktionsstörung. Nach Schlaganfall, TIA oder bei schwerer Leberfunktionsstörung (Child Pugh Class C) sollte Prasugrel nicht eingesetzt werden. Es steht als Tabletten mit 5 und 10 mg zur Verfügung. Indiziert ist es beim akuten Koronarsyndrom (instabile Angina pectoris, NSTEMI, STEMI) in Kombination mit ASS mit primärer oder verzögerter perkutaner Koronarintervention (PCI). Wirkungsverstärkung (vermehrte Blutungsneigung) bei Komedikation mit gerinnungshemmenden Pharmaka möglich.

(4) **Ticagrelor** (Brilique®) ist der erste reversible ADP-Rezeptorantagonist und inhibiert die Thrombozytenaktivierung und -aggregation. Die Tablette enthält 90 mg Wirkstoff. Rascher Wirkungseintritt nach peroraler Gabe. Die Initialdosis beträgt 180 mg mit nachfolgender Erhaltungsdosis von 2 × 90 mg/d. Die Zulassung beschränkt sich auf das akute Koronarsyndrom in Kombination mit ASS. Es besteht kein Akkumulationsrisiko bei eingeschränkter Nierenfunktion. Vorwiegend hepatische Elimination. Ticagrelor sollte bei mäßiger bis schwerer Leberfunktionsstörung nicht eingesetzt werden. Hauptnebenwirkung ist neben Blutungen die Dyspnoe. Ca. 4 Wochen nach Therapiebeginn sollten die Nierenwerte kontrolliert werden, da sie ansteigen können. Trotz der Reversibilität wird in der Produktinformation empfohlen, Ticagrelor – falls möglich – ca. 8 Tage vor Eingriffen abzusetzen.

(5) **Glykoprotein-IIb-/-IIIa-Inhibitoren:** Die Aktivierung von Glykoprotein-IIb-/-IIIa-Rezeptoren (GPIIb/IIIa) auf der Oberfläche der Blutplättchen stellt die gemeinsame Endstrecke aller aggregationsinduzierenden Prozesse dar. Monoklonale Antikörper, die als Plättchen-GP-IIb-/IIIa-Rezeptorantagonisten wirken, wurden mit dem Ziel entwickelt, die Fibrinogenbindung der Thrombozyten und damit die Plättchenaggregation zu hemmen. Ein derartiges Präparat ist das Fab-Fragment 7Ee Fab (Abciximab = RheoPro®). Erfahrungen mit dieser Substanz liegen bei der PTCA vor. Die Bindung von Abciximab an den

Plättchenrezeptor ist irreversibel. In den letzten Jahren gelang es, reversible GP-IIb-/-IIIa-Rezeptorantagonisten zu entwickeln. Vertreter sind Eptifibatid (Integrilin®) und Tirofiban (Aggrastat®). Indikation der GP-IIb-/-IIIa-Rezeptorantagonisten: instabile Angina pectoris und Nicht-Q-Wellen-Myokardinfarkt.

Indikationen Prävention thrombotischer Gefäßverschlüsse bei Erkrankungen einer geschädigten Gefäßwand der Arterien (z. B. Atherosklerose) und gesteigerter Thrombozytenaggregation (Hirngefäße [TIA], Koronargefäße, periphere arterielle Durchblutungsstörungen, Thrombozytosen, Zustand nach Stent-Implantation). Die klinische Wirksamkeit ist durch verschiedene Studien belegt. Die Auswahl eines Präparats zur Behandlung ist indikationsabhängig.

Kontraindikationen Bei allen Thrombozytenfunktionshemmern: Vorsicht bei hämorrhagischen Diathesen. Generell kontraindiziert bei floriden Blutungen.

(1) **ASS:** Magenulkuskrankheit, Salizylatallergie, Asthma bronchiale, Vorsicht im letzten Trimenon der Schwangerschaft (falls möglich in 35. SSW absetzen).

(2) **Clopidogrel:** schwere Hepatopathien, Gravidität/Stillzeit, Kinder.

(3) **Prasugrel:** schwere Hepatopathien.

(4) **Ticagrelor:** schweres Asthma bronchiale, schwere COPD, mäßige bis schwere Hepatopathien, Kombination mit starken CYP3A4-Inhibitoren, z. B. Ketonazol, Clarithromycin, Ritanavir, Atazanavir (verstärkt Ticagrelorwirkung).

(5) **Dipyridamol:** bei höheren Dosen Stenokardien, EKG-Veränderungen.

Dosierung

(1) **ASS:** 100–1.000 mg/d (Aspirin®, Colfarit®, Godamed®). Niedrige ASS-Dosen (100 mg/d) haben sich als ausreichend wirksam erwiesen.

(2) **Clopidogrel** (Iscover® oder Plavix®): 1 × 75 mg/d p. o. In speziellen Situationen (z. B. nach akuter Koronarstent-Implantation) nach entsprechender initialer Aufsättigungsdosis mit 8 × 75 mg (600 mg).

(3) **Prasugrel** (Efient®): Beginn mit einer Aufsättigungsdosis von 60 mg, gefolgt von einer Erhaltungsdosis von 10 mg/d. Es muss stets in Kombination mit ASS (75–325 mg) genommen werden. Für Patienten > 75 Jahren nicht empfohlen. Falls es nach strenger Nutzen-Risiko-Abwägung trotzdem eingesetzt wird, Erhaltungsdosis auf 50 % entsprechend 5 mg reduzieren. Dies gilt auch für Personen < 60 kg.

(4) **Ticagrelor** (Brilique®): Initialdosis 180 mg mit nachfolgender Erhaltungsdosis von 2 × 90 mg/d.

Therapieüberwachung Im Allgemeinen nicht erforderlich, kann jedoch mit Thrombozytenaggregationstests (z. B. PFA-100-Test oder besser Multiplate-Test) bzw. Resonanzthrombelastogramm erfolgen.

Antidot Ein spezifisches Antidot gibt es nicht. Bei vital bedrohlicher Blutung Thrombozytenkonzentrate. Die Abklingzeit beträgt für ASS, Clopidogrel, Prasugrel und Abciximab mehrere Tage in abnehmender Intensität (hängt von der Lebenszeit der Thrombozyten ab). Desmopressin (▶ Kap. 22) kann die Wirkung der Thrombozytenfunktionshemmer abschwächen.

UAW Bei allen Substanzen: gesteigerte Blutungsneigung, insbesondere bei Gefäßdefekten.

(1) **ASS:** gastrointestinale Störungen bis zur Ulkusbildung, ASS-induziertes Asthma bronchiale, allergische Hautreaktionen, Hämolyse bei Glukose-6-Phosphatdehydrogenase-Mangel.

(2) **Clopidogrel:** gastrointestinale Störungen (Übelkeit, Obstipation, epigastrische Schmerzen, Diarrhö), Urtikaria und makulopapulöse Hautausschläge. In seltenen Fällen

Blutbildveränderungen (Leuko-, Thrombozytopenie, Agranulozytose, Panzytopenie), Ikterus und erhöhte Transaminasen.

(3) **Prasugrel:** Blutungen.

(4) **Ticagrelor:** Blutungen, Dyspnoe.

(5) **GP-IIb-/-IIIa-Rezeptorantagonisten:** Blutungen, auch rasch auftretende Thrombozytopenien.

10.6 Fibrinolytika und ihre Anwendung

Der physiologische Vorgang der Fibrinolyse basiert auf der Umwandlung des Plasminogens in das fibrinolytisch aktive Plasmin. Dieser Prozess wird durch eine Reihe von Aktivatoren ausgelöst, die in den verschiedenen Körpergeweben (z. B. Urokinase in der Niere) gebildet werden. Diesen Aktivatoren wirkt eine Reihe von Inhibitoren (Antiaktivatoren, Antiplasmin) entgegen, die für die Begrenzung der fibrinolytischen Aktivität sorgen. Dadurch wird verhindert, dass aus einer lokal notwendigen Fibrinolyse zur Beseitigung einer Fibrinablagerung im Rahmen von Heilungsvorgängen eine Hyperfibrinolyse wird, die den Gesamtorganismus trifft und zu Blutungskomplikationen führen würde (▶Kap. 21.2).

Plasmin weist keine hohe Substratspezifität auf. Es zerstört auch Fibrinogen, die Faktoren V und VIII und beeinflusst das Komplementsystem. Dadurch ergibt sich zwangsläufig bei einem erhöhten Plasminspiegel eine Reduktion von Gerinnungsfaktoren im Blut, die zu einer Hämostasestörung führt. Plasminogen, die inaktive Vorstufe des lytisch wirkenden Plasmins, reichert sich bei der Entstehung eines Thrombus in demselben an. Dadurch birgt der Thrombus bereits bei seiner Entstehung auch die Voraussetzungen für seinen Abbau in sich. Fehlt bei der Bildung des Thrombus Plasminogen, ist seine Lyse wesentlich erschwert oder gar unmöglich. Da die Fibrinolyse bei allen Fibrinthromben ansetzt, die sich zum Zeitpunkt der fibrinolytischen Therapie im Organismus befinden, kommt es nicht nur zur gewünschten Lyse des pathologischen Thrombus, sondern auch zur Lyse anderer, physiologisch notwendiger Fibrinansammlungen (z. B. im Bereich von OP-Wunden, Gefäßpunktionsstellen). Dies verursacht neben der fibrinolyseinduzierten systemischen Hämostasestörung lokale Blutungen bei Gewebsdefekten. Ein ideales Fibrinolytikum sollte daher nur den pathologischen Thrombus lysieren, keine systemischen Auswirkungen auf die Hämostase haben und frei von UAW sein. Da diese Substanz (noch) nicht existiert, weisen alle Fibrinolytika entsprechend ihrem speziellen fibrinolyseaktivierenden Modus Vor- und Nachteile auf. Diese gilt es bei den einzelnen Indikationen abzuwägen. Das führte auch zur Anwendung der verschiedenen Fibrinolytika in unterschiedlicher Dosis bei den publizierten Studien.

10.6.1 Streptokinase

Pharmakologische Eigenschaften Die aus β-hämolysierenden Streptokokken gewonnene Streptokinase aktiviert Plasminogen zu Plasmin, indem sie zunächst eine äquimolekulare Bindung mit Plasminogen (Plasminogen-Streptokinase-Komplex) eingeht. Der sog. Aktivatorkomplex führt dann zur Umwandlung des Plasminogens in das fibrinolytisch wirksame Plasmin. Für das Verständnis der thrombolytischen Wirkung der Streptokinase sind noch folgende Besonderheiten von Bedeutung:

(1) Streptokinase führt durch Plasminogenaktivierung zu einer Hyperplasminämie, die einerseits von außen her am Thrombus eine Thrombolyse bewirkt, aber andererseits so lange eine Hämostasestörung hervorruft, wie freies Plasmin im Plasma vorhanden ist (s. o.). Folge der Hämostasestörung können schwere, sogar tödliche Blutungen (1–3 %) sein.

(2) Streptokinase dringt in einen Thrombus ein (thrombembatische Potenz), aktiviert das dort vorhandene Plasminogen zu Plasmin. Die Thrombolyse kann daher als „Endolyse" im Thrombus ablaufen, ohne dass aktivierbares Plasminogen im strömenden Blut vor-

handen sein muss. Die Fortsetzung der Thrombolyse als „Lyse in der plasminfreien Phase“ wird ermöglicht.

(3) Streptokinase induziert eine Antikörperbildung. Daher sollte ihre Anwendung auf 3–6 Tage begrenzt werden. Eine Wiederholung der Streptokinasetherapie ist frühestens nach 3–6 Monaten möglich. Sicherheitshalber sollte man nach vorausgegangenen Streptokokkeninfekten bzw. Streptokinasetherapie den Antistreptolysintiter bestimmen. Ist er positiv, darf keine Streptokinase gegeben werden. Abhilfe: anderes Fibrinolytikum, z. B. Urokinase oder rt-PA.

Indikationen ▶ Tab. 10.20 und bei den einzelnen Organkapiteln.

Tab. 10.20 Indikationen und Dosierungshinweise zur Anwendung von Fibrinolytika

Erkrankung	Fibrinolytika	Dosierung/Anmerkungen
Thrombosen tiefer Venen	Streptokinase	Systemische Lyse über Tage
	Urokinase	Standard- oder individuelle Dosis, auch ultrahohe Dosis
Lungenembolie	Urokinase	Dosierung ▶ Tab. 10.22
	rt-PA	100 mg über 120 min, ▶ Tab. 10.23
Shuntthrombosen bei Dialysepatienten	Urokinase	Lokale Lyse-Dosis (z. B. 20.000–60.000 E Urokinase in 20 ml NaCl-Lösung lokal über ½–2 h instillieren)
Akuter Koronargefäßverschluss (nicht älter als 6 h)	Streptokinase	1,5 Mio. E als Infusion in 60 min i. v.
	Urokinase	1,0–1,5 Mio. E als Bolus i. v., danach 1,0–1,5 Mio. E über 90 min als Infusion
	Alteplase	Dosierung ▶ Tab. 10.23
	Reteplase	Dosierung ▶ Tab. 10.23
	Tenecteplase	Körpergewichtsbezogene Dosis (max. 50 mg) als einmaliger Bolus (▶ Kap. 10.6.3.2)
Akuter peripherer arterieller Gefäßverschluss	Streptokinase	Systemische Lyse über Tage
	Urokinase	Standard- oder individuelle Dosis. Auch lokale Lyse: 20.000–60.000 E Strepto- oder Urokinase intraarteriell infundieren oder als Bolus in den Thrombus geben. Maßnahme unter angiografischer Kontrolle bis zur Gefäßeröffnung wiederholen bzw. fortführen (**cave:** Embolierisiko)

Kontraindikationen ▶ Tab. 10.2.

Konservative Dosierung Handelspräparat ist z. B. Streptase®: Zur Vermeidung allergischer Reaktionen wird von vielen Autoren die Vorgabe von 125 mg Prednisolon angeraten.

(1) **Standarddosierung:** initial 250.000 E Streptokinase (verschiedene Therapeuten geben eine höhere Initialdosis, bis 600.000 E, an) innerhalb von 20–30 min als Infusion oder besser über Perfusor (Infusionsmedium: isotone Glukoselösung oder 0,9-prozentige NaCl-Lösung) i. v. Anschließend 100.000 E/h Streptokinase in gleicher Weise i. v. applizieren. Dauer der Therapie: bis zum Lyseerfolg, längstens jedoch 5–6 Tage. Mit dieser Dosierung ist in 90–95 % der Fälle eine gute lytische Aktivität zu erzielen (▶ Tab. 10.21).

(2) **Ultrahohe Dosis:** 1,5 Mio. E/h Streptokinase als Dauerinfusion über 6 h am 1. Tag. Die gleiche Dosis wird an den folgenden Tagen (max. 3–6 Tage) bis zum Lyseerfolg wiederholt. Dieses Regime wird beim Einsatz von Streptokinase am häufigsten angewandt.

(3) **Kurzzeitlyse:** Sie wird gewählt, wenn man sich von der Lysetherapie eines umschriebenen Gefäßverschlusses eine schnelle Lyse erhofft und auch durch eine längere Lyse eine

Organschädigung nicht mehr verhindert werden kann (z. B. akuter Herzinfarkt). Hierbei gibt man z. B. 1,5 Mio. E Streptokinase in 100 ml 0,9-prozentiger NaCl-Lösung i. v. innerhalb 1 h.

(4) **Lokale Lyse:** Bei umschriebenen thrombotischen Gefäßverschlüssen (z. B. kurzstreckige periphere arterielle Verschlüsse, Koronararterienverschluss) werden z. B. über einen an den Verschluss herangeführten Katheter 5.000–20.000 E Streptokinase/h bis zum Lyseerfolg infundiert. Anschließend kann zusätzlich eine Angioplastie ausgeführt werden.

Jeder Fibrinolysetherapie muss eine Antikoagulanzienbehandlung zur Rezidivprophylaxe folgen. Für die lokale Lyse ist wegen der direkten Dosis-Wirkungs-Beziehung die Urokinase besser geeignet (▶ Tab. 10.21).

Tab. 10.21 Schema der Fibrinolysetherapie und Anschlussbehandlung mit der i. v. Standarddosierung von Streptokinase oder Urokinase

	Initialdosis	Erhaltungsdosis	Anschlusstherapie	Nachbehandlung
Streptokinase	250.000 E innerhalb 20–30 min	100.000 E/h	300–1.000 E Heparin/h als Infusion in Abhängigkeit vom Wert der aPTT (Zielwert: 2- bis 3-Faches der Norm der aPTT, Reptilasezeit normalisiert sich bei abklingender Fibrinolyse)	Marcumar®/ Falithrom®: überlappend mit der Heparintherapie. Anfangsdosis: max. 2–3 Tbl./d, Dosis entsprechend des INR- oder des Quickwerts anpassen. Beträgt die INR ≥ 2,0 (Quick-Wert ca. 35–25 %), Heparintherapie absetzen
	Als i. v. Infusion/Perfusor. Keine Zusatzmedikation!			
Urokinase	Mindestens 250.000–600.000 E innerhalb 20 min	80.000–100.000 E/h als i. v. Infusion/Perfusor; zusätzlich: 600–1.000 E Heparin/h als Infusion/Perfusor je nach aPTT (Zielwert: 2- bis 3-Faches der Norm)		
Dauer der Behandlung	Bis zum Lyseerfolg	4–8 Tage		Minimal ½–1 Jahr, je nach klinischer Situation
	Streptokinase	1–6 Tage		
	Urokinase	1–14 Tage		
Labortechnische Minimalkontrolle	Thrombinzeit, aPTT	Unter Fibrinolyse: 2- bis 3-Faches der Norm, kurzfristig auch höher. Unter Heparingabe: Zielwert 2- bis 3-Faches der Norm nicht überschreiten!		INR 2,0–3,0 (Quick-Wert ca. 35–25 %); ▶ Tab. 10.7
	Fibrinogen	100-mg%-Grenze auf längere Zeit nicht unterschreiten		
	Reptilasezeit	Ist während Fibrinolyse erhöht und normalisiert sich bei alleiniger Heparinbehandlung		

Therapieüberwachung Sie ist grundsätzlich wegen des Blutungsrisikos bei allen Dosisvariationen notwendig (Hauthämatome? Blutungen aus Venenpunktionsstellen? Hämaturie?). Hierzu sind möglichst gut punktionsfähige Venen und eine aufmerksame klinische Kontrolle erforderlich. Vor der Therapie sollen mindestens folgende Laborwerte bestimmt werden: Thrombozytenzahl, Hb, aPTT, INR- bzw. Quick-Wert, Thrombinzeit, Fibrinogenspiegel. Am 1. Tag der Therapie müssen mindestens Thrombinzeit, aPTT und Fibrinogen 2 und 4 h nach Therapiebeginn überprüft werden. An den folgenden Tagen sollen die Kontrollintervalle 8–12 h betragen, müssen aber bei Dosisänderung und kritischen Laborergebnissen situationsangepasst häufiger ausgeführt werden, z. B. 4 h nach jeweiliger Dosisänderung.

Die Thrombinzeit sollte mindestens einfach verlängert sein, Fibrinogen sollte nicht über längere Zeit unter 60–80 mg% absinken. Steigt die Thrombinzeit über den 3- bis 5-fachen Wert der Norm an und vermindert sich der Fibrinogenwert unter 80 mg%, ist zunächst die Verdopplung der Streptokinasedosis über ½ h angezeigt. Dies führt oft zu einer Plasminverminderung im Blut und damit zur Stabilisierung der Blutgerinnungsverhältnisse. Gelingt dies nicht und besteht klinisch ein Blutungsrisiko, ist die Streptokinaseinfusion zu unterbrechen oder abzubrechen. Ferner ist die Therapie bei Blutungszwischenfällen ernsterer Art und allergischen Reaktionen abzusetzen.

Beim Übergang einer Streptokinasebehandlung zur Heparinprophylaxe ist die Bestimmung der Reptilasezeit hilfreich, weil diese nicht durch Heparin beeinflusst wird. Sind die Reptilasezeit normal und die Thrombinzeit verlängert, ist dies nur auf die Heparinwirkung zu beziehen. Somit ergibt sich aus der Bestimmung beider Gerinnungstests eine größere Therapiesicherheit beim Umsetzen der Fibrinolysetherapie auf die Heparinbehandlung. Die therapeutische Heparinisierung mit UFH wird dann jedoch nicht über die Thrombinzeit, sondern über die aPTT gesteuert (2- bis 3-Faches der Norm).

Antidot In Abhängigkeit von der klinischen Ausprägung eines Fibrinolysezwischenfalls kommen folgende Maßnahmen infrage:

(1) Abbruch der Streptokinaseinfusion,

(2) Einsatz von Fibrinolysehemmern,

(3) Substitution von Fibrinogen, Frischplasma (GFP).

Als Fibrinolysehemmer wird eingesetzt: Tranexamsäure (Cyklokapron®) 1,0 g langsam i. v. 6- bis 8-stündlich oder 3–4 g/d p. o. als Filmtabletten entsprechend 3–4 × 2 Tbl. zu je 500 mg.

Die Anwendung eines Antifibrinolytikums ist nicht unproblematisch bei Nierenblutungen und Blutungen in die ableitenden Harnwege (Risiko: Ureter-/Blasentamponade).

UAW Allergische Reaktionen bis zum Schock, insbesondere nach früherer Streptokinasebehandlung und Streptokokkeninfekten (Karenzzeit: 3–6 Monate); Temperaturerhöhungen; Kreuzschmerzen; Blutdruckabfall bei hoher Dosis in kurzer Zeit; gelegentlich Thrombozytenabfall.

Bei der Lyse großer Thromben mit Streptokinase in ultrahoher Dosis wurden Embolien beobachtet.

10.6.2 Urokinase

Pharmakologische Eigenschaften Direkter Plasminogenaktivator zur Lyse fibrinreicher Gefäßverschlüsse. Wirkungsunterschiede zwischen Urokinasepräparaten verschiedener Hersteller beruhen auf unterschiedlichen Molekülstrukturen. Urokinase ruft keine Antikörperbildung hervor und kann daher wiederholt eingesetzt werden (Handelspräparate: z. B. Urokinase® HS medac).

Indikationen Sie entsprechen denen der Streptokinase (▶Tab. 10.20). Urokinase eignet sich zur Fibrinolyseinduktion besonders als Alternative zu Streptokinase bei positivem Antistreptolysintiter.

Kontraindikationen Aufgrund der streptokinaseähnlichen Wirkung ergeben sich die gleichen Kontraindikationen wie bei Streptokinase mit Ausnahme der Antikörperbildung (▶Tab. 10.2).

Dosierung Urokinase wird von den verschiedenen Arbeitsgruppen in unterschiedlicher Dosierung angewandt. Mit Urokinase ist sowohl eine systemische als auch eine lokale

Lyse möglich. Bei systemischer Lyse wird 0,9-prozentige NaCl-Lösung als Infusionsmittel benutzt. Eine Kombination mit Heparin ist wegen erhöhter Thromboserezidivgefahr erforderlich. Bezüglich der empfohlenen Dosen für bestimmte Indikationen ▶Tab. 10.22.

Tab. 10.22 Dosierung von Urokinase

Erkrankung	Initialdosis
Lungenembolie	4.000–4.400 E/kg KG in etwa 10 min i. v. Erhaltungsdosis: 2.000–4.400 IE/kg KG/h über 12–24 h als Infusion
Akute periphere arterielle und venöse Gefäßverschlüsse	Lokale Katheterlyse mit 20.000–60.000 IE/h intraarteriell oder als Bolusapplikation
Akuter Myokardinfarkt	2 Mio. E als i. v. Injektion in 2–5 min
Shunt-Thrombosen	20.000–60.000 E in 5–20 ml steriler physiologischer Kochsalzlösung lösen und in 10–20 min lokal in den Thrombus spritzen

Therapieüberwachung Wie bei Streptokinase eignen sich Reptilasezeit und Fibrinogenwert. Die Ergebnisse sind ebenso wie bei der Streptokinasetherapie zu deuten. Bei gleichzeitiger Anwendung von Urokinase und Heparin ist die zeitsynchrone Bestimmung von aPTT und Reptilasezeit notwendig. Da die Urokinase i. d. R. von Anfang an mit Heparin (UFH) in therapeutischer Dosierung kombiniert wird, bringt die Thrombinzeitbestimmung nichts, da beide Substanzen zu einer Verlängerung führen und man nicht differenzieren kann, welcher Anteil auf das Lytikum und welcher Anteil auf Heparin zurückzuführen ist. Die Kontrollintervalle hängen von der Gleichmäßigkeit der induzierten Fibrinolyse ab.

Antidot Wie bei Streptokinase (▶Kap. 10.6.1, „Antidot“).

UAW Gelegentlich gesteigerte Thrombozytenaggregation.

10

10.6.3 Rekombinante Gewebeplasminogenaktivatoren (rt-PA)

Pharmakologische Eigenschaften T-PA ist in den meisten Körpergeweben, insbesondere auch in der Gefäßwand, vorhanden und wird von den Endothelzellen unter dem Reiz von Thrombin und vasoaktiven Stoffen in die Blutbahn abgegeben. Dort wird er schnell durch Inhibitoren neutralisiert und in der Leber abgebaut. Er hat eine hohe Affinität zu Fibrin und bietet damit eine Möglichkeit in der Thrombolyse ohne wesentliche Hyperplasminämie. Er wirkt im Thrombus als direkter Plasminogenaktivator. Analoges gilt für die gentechnologisch hergestellten rekombinanten Gewebeplasminogenaktivatoren (rt-PA).

10.6.3.1 Alteplase und Reteplase

Die Substanzen werden gentechnologisch in verschiedenen molekularen Variationen (Alteplase = Actilyse®, Reteplase = Rapilysin®) als „recombinant tissue type plasminogen activator“ (rt-PA) hergestellt.

Indikationen **Actilyse®** ist zur Lyse von Koronararterienthromben, massiven Lungenembolien mit hämodynamischer Instabilität und zur fibrinolytischen Behandlung bei akutem ischämischen Schlaganfall zugelassen, **Rapilysin®** nur zur Therapie des akuten Myokardinfarkts (▶Tab. 10.23).

Kontraindikationen Allgemeine Kontraindikationen wie bei Urokinase und Streptokinase.

Dosierung und Therapieintervalle Handelspräparat: Actilyse® in Kombination mit Heparin als Perfusor-Infusion, ggf. mit physiologischer Kochsalzlösung bis 1:5 verdünnen. Angewendete Dosierungen ▶Tab. 10.22.

Therapieüberwachung Der aPTT-Wert sollte unter Heparin-/rt-PA-Therapie im Bereich des 1,5- bis 2,5-Fachen der Norm liegen. Zusatzuntersuchungen: Fibrinogen, Thrombinzeit.

Antidot Wie bei anderen Fibrinolytika, falls die einfache Therapieunterbrechung bei der kurzen HWZ der rt-PA nicht ausreicht.

UAW Wegen der kurzen HWZ ist eine systemische Wirkung im Blut gering, aber dennoch dosisabhängig vorhanden, sodass Blutungskomplikationen wie bei anderen Fibrinolytika auftreten können.

Hinweis Weitere Indikationen werden überprüft.

Tab. 10.23 Indikationsabhängige Dosierungen der rt-PA-Präparate

Indikation	Präparat	Therapiebeginn	Dosierung i. v.	Begleit- und Folgetherapie
Akuter Herzinfarkt	Actilyse®	Innerhalb von 6 h nach Symptombeginn	15 mg als Bolus i. v., dann 50 mg über 30 min, dann 35 mg über 60 min[1]	ASS und therapeutische Heparinisierung 5.000 IE Bolus, dann 1.000 IE/h
	Rapilysin®	Innerhalb von 12 h nach Symptombeginn	10 E als initialen Bolus i. v., 2. Bolus von 10 E nach 30 min	ASS und therapeutische Heparinisierung 5.000 IE Bolus, dann 1.000 IE/h
Massive Lungenembolie	Actilyse®	Sofort	10 mg als Bolus i. v., dann 90 mg über 2 h kontinuierlich i. v.[1]	Therapeutische Heparinisierung
Ischämischer Schlaganfall	Actilyse®	Innerhalb von 3 h nach Symptombeginn	0,9 mg/kg KG innerhalb von 60 min, davon 10 % als initialer Bolus	Kein ASS, kein Heparin innerhalb der ersten 24 h nach Actilyse®-Therapie

[1] Bei Patienten < 65 kg maximale Gesamtdosis ≤ 1,5 mg/kg KG.

10.6.3.2 Tenecteplase

Tenecteplase (Metalyse®) istein rekombinanter fibrinspezifischer Plasminogenaktivator. Im Vergleich zum körpereigenen t-PA hat es wegen geringerer Bindung an Leberrezeptoren eine ca. 5-fach längere HWZ mit ca. 24 min. Tierexperimentelle Untersuchungen weisen darauf hin, dass es wahrscheinlich nicht zur Kumulation bei Niereninsuffizienz kommt.

Indikationen Akuter Myokardinfarkt in Kombination mit ASS und Heparin.

Kontraindikationen Allgemeine Kontraindikationen wie bei Urokinase und Streptokinase.

Dosierung Es wird gewichtsadaptiert als rasche Bolusgabe i. v. verabreicht (10 sec). Bei einem KG < 60 kg 30 mg (6.000 U), dann pro 10 kg Intervall 5 mg (1.000 U) mehr bis zu einer Maximaldosierung von 50 mg (10.000 U) bei ≥ 90 kg KG. Es ist mit Glukoselösungen inkompatibel, daher bei liegendem Zugang vorher mit physiologischer Kochsalzlösung spülen.

UAW Blutungen, Reperfusionsarrhythmien, allergische bis anaphylaktoide Reaktionen, gastrointestinale Störungen wie Übelkeit/Erbrechen, ferner Fieber.

Antidot‘ Keines.

11 Psychopharmakatherapie

P.A. Thürmann

11.1 Überblick über Psychopharmaka

Kenntnis der Wirkungen und Nebenwirkungen von Psychopharmaka sind in der Inneren Medizin unentbehrlich: Angststörungen finden sich bei ca. 15–20 % der internistischen Patienten, knapp die Hälfte aller Patienten nach einem Myokardinfarkt weist depressive Symptome auf, zahlreiche ältere Patienten nehmen Antidementiva ein und nicht zuletzt führen Psychopharmaka zu Nebenwirkungen, die sich an den inneren Organen manifestieren (z. B. erforderliche EKG-Überwachung nach Gabe von Haloperidol bei Patienten mit Delir).

Die hier abgehandelten Psychopharmaka erheben keinen Anspruch auf Vollständigkeit. Es werden nur Substanzen besprochen, die in der Inneren Medizin von Bedeutung sind.

11.1.1 Tranquilizer (Benzodiazepine)

Zur Anxiolyse und auch Sedierung werden in vielen klinischen Situationen meist Benzodiazepine eingesetzt. Sie entfalten anxiolytische, spannungslösende, muskelrelaxierende, sedierende, hypnotische und antiepileptische Wirkungen. Die verschiedenen Substanzen unterscheiden sich in der relativen Ausprägung der einzelnen Wirkkomponenten zueinander, v. a. aber in der Geschwindigkeit des Wirkungseintritts, der Elimination und der Wirkdauer (▶ Tab. 11.1).

Tab. 11.1 Benzodiazepine und andere Benzodiazepinrezeptoragonisten

Substanz	Halbwertszeit (h)	Dosierung
Benzodiazepine mit kurzer Wirkdauer		
Midazolam	2	2,0–7,5 mg i. v.; › 65 Jahre: max. 3,5 mg i. v.
Brotizolam	3–8	0,125–0,25 mg/d p. o.
Triazolam	2–4	0,125–0,25 mg/d p. o.

Tab. 11.1 Benzodiazepine und andere Benzodiazepinrezeptoragonisten *(Forts.)*

Substanz	Halbwertszeit (h)	Dosierung
Benzodiazepine mit mittellanger Wirkdauer		
Oxazepam	6–25	10–60 mg/d p. o.
Temazepam	7–15	10–40 mg/d p. o.
Lorazepam	12–16	0,5–7,5 mg/d p. o.; 2 mg i. m. oder i. v.
Benzodiazepine mit langer Wirkdauer		
Diazepam	33–53 (50–100)[1]	5–30 mg/d p. o.; bis 20 mg/d langsam i. v.
Dikalium-Chlorazepat	2,5 (25–82)[1]	10–50 mg/d p. o.
Flunitrazepam[2]	16–35	0,5–2 mg/d p. o.
Andere Benzodiazepinrezeptoragonisten (Z-Substanzen)		
Zolpidem	2–4	5–10 mg/d p. o.
Zopiclon	3–6	3,75–7,5 mg/d p. o.

[1] Halbwertszeit eines aktiven Metaboliten.
[2] Flunitrazepamhaltige Arzneimitteln müssen in allen Dosierung auf Btm-Rezepten verordnet werden.

Midazolam wird meist i. v. zur Analgosedierung bei Eingriffen und zur Sedierung bei Intensivpatienten genutzt.

Die übrigen kurz und mittellang wirksamen Benzodiazepine sowie die „Z-Substanzen" finden Anwendung bei Ein- und Durchschlafstörungen.

Benzodiazepine mit mittellanger Wirkdauer, v. a. Lorazepam, werden bei ängstlichen Patienten verordnet.

Lang wirkende Benzodiazepine sollten nur nach strenger Indikationsstellung eingesetzt werden, sie sind nicht als Schlafmedikation geeignet.

Diazepam wird ebenso wie Lorazepam bei akuten Krampfanfällen und beim Status epilepticus angewendet.

11.1.1.1 Kontraindikationen

Schwere Myasthenia gravis sowie Missbrauch/Abhängigkeit von psychotropen Substanzen; **cave** bei Schlafapnoesyndrom.

11.1.1.2 Unerwünschte Arzneimittelwirkungen

Zu den UAW zählen: unerwünscht starke Sedierung; Muskelrelaxation (**cave** Sturzgefahr nicht nur bei alten Menschen!); anterograde Amnesie; paradoxe Aktivierung bzw. Steigerung des Risikos für ein Delir. Bei i. v. Gabe: Atemdepression (langsam injizieren).

Bei Langzeitgabe kann sich eine Abhängigkeit entwickeln, es besteht die Gefahr des Missbrauchs. Daher Verschreibungsdauer < 2 Wochen; keine Verordnung bei Süchtigen. Bei abruptem Absetzen nach Langzeiteinnahme können Entzugssymptome (**cave:** Delir, zerebraler Krampfanfall!) auftreten: in diesen Fällen ausschleichendes Absetzen über mehrere Wochen bis Monate. Es besteht eine Einschränkung der Fahr- und Maschinentauglichkeit, insbesondere im Zusammenhang mit Alkohol.

11.1.2 Antidepressiva

Antidepressiva modulieren die Wirkung zentraler Transmitter wie Serotonin und Noradrenalin und sind in der Lage, die Symptomatik des depressiven Syndroms (Verstimmung, Antriebshemmung, Schlaf- und Appetitstörung) in wenigen Wochen zur Remission zu bringen. Überdies besitzen einzelne Antidepressiva zusätzliche Wirkungseigenschaften, die ihren Einsatz in der Therapie von Schlafstörungen (▶Kap. 11.2.1), Schmerzsyndromen (▶Kap. 1.2, ▶Kap. 11.2.4) und Angststörungen (▶Kap. 11.2.2) ermöglichen. Die chemischen und pharmakologischen Gruppenunterschiede schlagen sich in unterschiedlichen UAW-Profilen nieder, die z. T. erhebliche Konsequenzen beinhalten. Klinisch bedeutsam sind ferner Unterschiede in der initial sedierenden (die Mehrzahl der trizyklischen Antidepressiva) oder eher antriebssteigernden (SSRI und NSRI) Potenz der Antidepressiva, die bei Patienten mit Suizidgefahr unbedingt beachtet werden müssen. Oftmals müssen bei Therapiebeginn zusätzlich kurzfristig Benzodiazepine hinzugegeben werden, insbesondere bei antriebssteigernden Wirkstoffen.

In der Routinebehandlung depressiver Störungen wird eine Auswahl am Einzelfall nach folgenden Gesichtspunkten erfolgen (nach Therapieempfehlungen der AkdÄ):

(1) individuelle Verträglichkeit, Komorbidität und Komedikation einschließlich Interaktionspotenzial,

(2) Überdosierungssicherheit, Handhabbarkeit,

(3) Ansprechen in einer früheren Krankheitsepisode,

(4) Anwendungserfahrung, Patientenpräferenzen, Kosten.

11.1.2.1 Nichtselektive Monoamin-Rückaufnahmeinhibitoren (NSMRI)

NSMRI wurden aus historischen Gründen aufgrund ihrer chemischen Struktur trizyklische (bzw. tetrazyklische) Antidepressiva genannt. Da es bisher keine Beweise für die Überlegenheit der neueren Substanzklassen (z.B. SSRI) gibt, werden NSMRI unter Berücksichtigung der Auswahlkriterien (s. o.) nach wie vor breit eingesetzt (▶Tab. 11.2). Während Amitriptylin häufig als Ko-Analgetikum Verwendung findet, erfreut sich Doxepin großer Beliebtheit als schlafanstoßendes Nicht-Benzodiazepin. Hier werden alternativ sedierende niedrig- bis mittelpotente Neuroleptika eingesetzt (▶Kap. 11.1.3).

Tab. 11.2 Initial- und Standarddosierungen NSMRI

Substanz	Initialdosis	Standarddosierung
NSMRI mit initial starker Sedierung		
Amitriptylin	3 × 25 mg/d	150–300 mg/d
Doxepin	50 mg/d	100–150 mg/d
Trimipramin	50 mg/d	100–400 mg/d
NSMRI mit initial mäßiger Sedierung		
Clomipramin	25 mg/d	100–150 mg/d
Maprotilin	25 mg/d	100–150 mg/d
NSMRI mit überwiegend antriebssteigernder Wirkung		
Nortriptylin	2 × 25 mg/d	200 mg/d

Interaktionen Insbesondere Verstärkung anticholinerger (**cave:** Verwirrtheit, Delir, Glaukom, Harnverhalt, Obstipation) oder sedierender Effekte bei gleichzeitiger Einnahme von Antihistaminika, Parkinsonmedikamenten, Sedativa/Hypnotika und Alkohol.

Kontraindikationen Engwinkelglaukom, gleichzeitige Gabe von MAO-Hemmern (**cave:** Serotonin-Syndrom), Prostatahypertrophie mit Restharnbildung, Pylorusstenose. Bei schweren Herzerkrankungen und Krampfneigung ist höchste Vorsicht geboten, ebenso bei Blutbildungsstörungen und schwerer Leberinsuffizienz.

UAW Leichtere UAW umfassen neben der Sedierung typische anticholinerge Effekte wie Mundtrockenheit, verschwommenes Sehen, orthostatische Dysregulation und sexuelle Funktionsstörungen. Gravierende UAW, besonders bei alten Menschen, können sein: Harnverhalt, paralytischer Ileus, Verwirrtheit, Delir, zerebraler Krampfanfall, bedrohliche Arrhythmien. Da Leberfunktionsstörungen, Leukozytenabfall und Agranulozytose auftreten können, werden Blutbild- und Leberwertkontrollen empfohlen.

Bei Patienten mit kardiovaskulären Erkrankungen sollten andere Antidepressiva-Klassen bevorzugt bzw. regelmäßig EKG-Kontrollen durchgeführt werden.

11.1.2.2 Selektive Serotonin-Wiederaufnahmeinhibitoren (SSRI)

Durch ihre Selektivität sind kaum anticholinerge Nebenwirkungen zu verzeichnen. Dies begründet ihren häufigen Einsatz bei leichten und mittelschweren Depressionen sowie bei Patienten mit anderen somatischen, insbesondere kardiovaskulären Begleiterkrankungen (▶Tab. 11.3). Auch die übrigen Nebenwirkungen sind deutlich schwächer ausgeprägt als bei den NSMRI.

Tab. 11.3 Initial- und Standarddosierungen von SSRI

Substanz	Initialdosis	Standarddosierung
Citalopram	10 mg/d	20–40 mg/d[1]
Fluoxetin	20 mg/d	20–40 mg/d
Fluvoxamin	50 mg/d	100–250 mg/d
Paroxetin	20 mg/d	20–40 mg/d
Sertralin	50 mg/d	50–200 mg/d

[1] Bei Patienten › 65 Jahre sollte die Tagesdosis maximal 20 mg betragen.

Interaktionen SSRI verstärken die Blutungsneigung unter ASS, NSAR und oralen Antikoagulanzien. Zusammen mit Opioiden steigt das Risiko für ein Serotonin-Syndrom. Sie verursachen zahlreiche pharmakokinetische Interaktionen, wobei das Ausmaß derselben unter Citalopram und Sertralin deutlich schwächer ist als unter Fluoxetin, Fluvoxamin und Paroxetin. Fluoxetin und Paroxetin verstärken die Wirkung von CYP2D6-abhängigen Neuroleptika, Metoprolol, Klasse-I-Antiarrhythmika und Codein. Fluoxetin und Paroxetin hemmen die Aktivierung von Tamoxifen und schwächen dessen Wirkung ab, diese Kombination sollte vermieden werden. Citalopram sollte nicht mit anderen QT-verlängernden Arzneistoffen zusammen verordnet werden.

Kontraindikationen Gleichzeitige Gabe von MAO-Hemmern (**cave:** Serotonin-Syndrom), schwere Leber- oder Nierenfunktionsstörung, erhöhte Krampfbereitschaft.

UAW Leichtere UAW: Übelkeit, Unruhe, Schlafstörungen und Kopfschmerzen. Sexuelle Funktionsstörungen treten häufig und bei beiden Geschlechtern auf. Das Serotonin-Syndrom umfasst autonom vegetative Symptome (u. a. Pulsanstieg, Schwitzen), Zeichen einer zentralnervösen Erregung (u. a. Unruhe, Halluzinationen) und neuromuskuläre Symptome (u. a. Tremor, Krämpfe).

11.1.2.3 Monoaminoxidasehemmer (MAO-Hemmer) und α_2-Adrenozeptorantagonisten

Der MAO-Hemmer Moclobemid blockiert reversibel die Monoaminoxidasen A und B (▶Tab. 11.4). Die Kombination von Moclobemid und Clomipramin bzw. SSRI bzw. SNRI ist kontraindiziert. Moclobemid verstärkt die Wirkungen von Opioiden und hemmt u.a den Abbau von Metoprolol, Klasse-I-Antiarrhythmika und einigen Neuroleptika.

Tab. 11.4 Initial- und Standarddosierungen weiterer Antidepressiva

Substanz	Initialdosis	Standarddosierung
MAO-Hemmer		
Moclobemid	150 mg/d	300–600 mg/d
α_2-Adrenozeptorantagonisten		
Mirtazapin	15 mg/d	15–45 mg/d
Selektive Serotonin-Noradrenalin-Rückaufnahmeinhibitoren (SSNRI)		
Venlafaxin	37,5 mg/d	75–225 mg/d
Duloxetin	60 mg/d	60–120 mg/d
Selektiver Noradrenalin-Rückaufnahmeinhibitor		
Reboxetin	4 mg/d	8–12 mg/d

Mirtazapin verfügt über eine ausgeprägt sedierende und schlafanstoßende Wirkung, sodass es auch gerne bei Schlafstörungen eingesetzt wird.

Die Wirkung von Mirtazapin wird durch gleichzeitige Gabe von HIV-Proteasehemmern, Azol-Antimykotika und Makroliden (z. B. Erythromycin) verstärkt.

Kontraindikationen Gleichzeitige Gabe von serotonergen Antidepressiva. **Cave** bei erhöhter Krampfbereitschaft und Suizidalität.

Mirtazapin nicht bei kardialen Erkrankungen sowie schwerer Leber- oder Niereninsuffizienz einsetzen.

UAW Übelkeit, Unruhe, Schlafstörungen und Kopfschmerzen sind die häufigsten UAW unter MAO-Inhibitoren.

Unter α_2-Adrenozeptorantagonisten kann es zu Sedierung und Benommenheit, Mundtrockenheit und Gewichtszunahme, Orthostase und Ödemen kommen. In seltenen Fällen wurde eine Agranulozytose beobachtet.

11.1.2.4 Selektive Noradrenalin- und Serotonin-Noradrenalin-Rückaufnahmeinhibitoren (SNRI, SSNRI)

Venlafaxin, Duloxetin und Reboxetin sind klinisch nicht wirksamer als SSRI. Duloxetin wird oft bei Schmerzzuständen verabreicht und ist unter dem Handelsnamen Yentreve® auch als Medikament bei Belastungsinkontinenz zugelassen (▶ Tab. 11.4). Vorsicht ist geboten bei gleichzeitiger Einnahme von Duloxetin (▶ Tab. 11.4) und CYP2D6-Substraten (Metoprolol, Klasse-I-Antiarrhythmika), deren Wirkung verstärkt wird. Duloxetin darf wegen Wirkungsverstärkung nicht gleichzeitig mit Ciprofloxacin angewendet werden.

Kontraindikationen und UAW Aus dem Wirkmechanismus ergibt sich, dass SSNRI den SSRI ähnliche Kontraindikationen und UAW aufweisen. Unter Reboxetin ist bei Männern auf einen möglichen Harnverhalt zu achten.

11.1.3 Neuroleptika

Neuroleptika wirken in höherer Dosierung antipsychotisch und unruhedämpfend (▶ Tab. 11.5). Im Rahmen der Inneren Medizin kommen hochpotente Neuroleptika meist in der Behandlung von körperlich begründbaren Psychosen und deliranten Zuständen zum Einsatz, während niedrig potente Neuroleptika zur Sedierung und Schlafförderung – anstelle von Benzodiazepinen – angewendet werden (▶ Kap. 11.2.1).

Tab. 11.5 Dosierung von Neuroleptika

Substanz	Dosierung
Schwach wirkende typische Neuroleptika	
Levomepromazin	25–100 mg/d p. o. und i. m.
Melperon	50–300 mg/d p. o.
Pipamperon	60–120 mg/d p. o.
Stark wirkende typische Neuroleptika	
Haloperidol	1–100 mg/d p. o./i. m.
Atypische Neuroleptika	
Clozapin	25–450 mg/d p. o.
Olanzapin	5–20 mg/d p. o.
Risperidon	50–800 mg/d p. o.
Quetiapin	50–300 mg/d p. o.

11.1.3.1 Typische Neuroleptika

Schwach wirkende typische Neuroleptika Zu dieser Gruppe gehören u. a. Levomepromazin, Melperon und Pipamperon (▶ Tab. 11.5). Sie haben ein stärker sedierendes Wirkungsprofil als die stark wirkenden typischen Neuroleptika und werden oft als Alternative zu Benzodiazepinen bei Schlafstörungen eingesetzt. Das UAW-Profil zeigt zumeist geringere extrapyramidal-motorische, aber deutlichere anticholinerge und antiadrenerge Eigenschaften. Daher sind sie bei älteren Menschen nicht besser geeignet als Benzodiazepine oder Z-Substanzen.

Stark wirkende typische Neuroleptika Klassischer Vertreter ist Haloperidol (▶ Tab. 11.5). Diese Gruppe weist eine stärkere antipsychotische Wirkung auf, gepaart mit einem höheren Risiko extrapyramidal-motorischer Begleitwirkungen, während die sedierende Potenz und die anticholinergen und antiadrenergen Begleitwirkungen geringer sind. Haloperidol ist Mittel der Wahl in der Therapie psychotischer Unruhezustände und bei Herz-Kreislauf-labilen Patienten.

11

Kontraindikationen Morbus Parkinson. Hier sind atypische Neuroleptika indiziert. Levomepromazin nicht bei bestehenden Blutbildungsstörungen (**cave** Tumorpatienten) einsetzen, auch bei allen anderen Neuroleptika ist das Blutbild zu überprüfen. Vorsicht ist bei allen typischen Neuropleptika geboten bei kardialer Vorschädigung, schwerer Leber- oder Niereninsuffizienz, prolaktinabhängigen Tumoren (z. B. Mammakarzinom) und Krampfneigung.

UAW Frühdyskinesien (z. B. Blick-, Schlundkrampf) und Parkinson-Syndrom (Therapie mit Biperiden 2–5 mg p. o./i. m./i. v.). Nach Langzeiteinnahme kann es zu Spätdyskinesien kommen, die nur teilweise reversibel sind. Hier helfen nur Früherkennung und Dosissenkung bzw. Absetzen. Ein Therapieversuch kann mit Tiaprid 100–300 mg/d unternommen werden. Durch dopaminerge Effekte kann es zu Galaktorrhö und Gynäkomastie kommen.

Die am meisten gefürchtete Komplikation ist das maligne neuroleptische Syndrom, das intensivmedizinischer Überwachung bedarf einschließlich der Gabe von Dantamacrin 50–200 mg/d.

11.1.3.2 Atypische Neuroleptika

Dazu gehören u. a. Clozapin, Olanzapin und Risperidon (▶ Tab. 11.5). Sie zeichnen sich durch deutlich geringere und seltenere extrapyramidal-motorische UAW und bessere

Wirksamkeit auf schizophrene Negativsymptomatik aus. Atypika werden daher bevorzugt zur Therapie psychotischer Störungen bei Patienten mit Morbus Parkinson eingesetzt. Die Kombination mit Schleifendiuretika (erhöhte Mortalität) sollte vermieden werden.

Kontraindikationen Ähnlich wie bei den typischen Neuroleptika. Alle sollten bei bettlägerigen Patienten vorsichtig (Thrombosegefahr) eingesetzt werden.

UAW Wie bei den typischen Neuroleptika kann es zu extrapyramidalen Störungen kommen, allerdings deutlich seltener.

Unter Clozapin treten bei 1–2 % der Behandelten Agranulozytosen auf; daher ist in den ersten Therapiemonaten eine wöchentliche Blutbildkontrolle erforderlich. Bei den anderen atypischen Neuroleptika ist diese UAW deutlich seltener. Atypische Neuroleptika führen bei den meisten Patienten zur Gewichtszunahme (insbesondere Olanzapin), was mit einem erhöhten Risiko für Diabetes mellitus assoziiert ist. Bei dementen Patienten ist die Gabe von Neuroleptika mit einem erhöhten Risiko für zerebrovaskuläre Ereignisse verbunden. Daher sollten sie nicht länger als 6 Wochen angewendet werden.

11.1.4 Antidementiva

Antidementiva vom Typ der Cholinesterasehemmer (Donepezil, Rivastigmin, Galantamin) können bei Alzheimer-Demenz symptomverbessernd wirken.

11.2 Internistische Indikationen der Psychopharmaka

11.2.1 Schlafstörungen

Die akute Kurzzeittherapie von Schlafstörungen wird meist mit kurz bis mittellang wirkenden **Benzodiazepinen** oder den sog. Z-Substanzen durchgeführt (▶ Tab. 11.1). Bei akuten Einschlafstörungen eignen sich kurz wirksame Substanzen (z. B. Triazolam), bei Durchschlafstörungen eher mittellang wirksame Vertreter (z. B. Oxazepam), wohingegen Lorazepam bei Angststörungen bevorzugt wird. Bei der Behandlung chronischer Schlafstörungen ist das Abhängigkeitspotenzial der Benzodiazepine zu bedenken, das sich auch in einer sog. Low-Dose-Dependency äußern kann. Im Krankenhaus ist an Sturzgefahr und Delirrisko zu denken. Wenn möglich, sollte im Krankenhaus keine Therapie mit diesen Substanzen initiiert werden. Es sollten vielmehr zuvor Schlafbrillen, Ohrstöpsel und pflanzliche Medikamente versucht werden.

Absetzversuche nach Langzeiteinnahme sollten wegen des Risikos von Entzugserscheinungen in Abhängigkeit von der vorherigen Anwendungsdauer sehr langsam ausschleichend gemacht werden. Zolpidem und Zopiclon sind strukturell mit den Benzodiazepinen nicht verwandt, greifen aber am GABA(γ-Aminobuttersäure)- und ebenfalls am Benzodiazepinrezeptor an, sie verfügen möglicherweise über ein geringeres Abhängigkeitspotenzial (▶ Tab. 11.1).

Medikamentöse Alternativen können in Form von niedrig dosierten sedierenden Antidepressiva wie z. B. Doxepin (10–25 mg) oder Trimipramin (25 mg) versucht werden (▶ Tab. 11.2). Sedierende Neuroleptika (▶ Tab. 11.5) wie Levomepromazin (25 mg) und Melperon (2–50 mg) können unter Berücksichtigung der Gegenanzeigen ebenfalls als Alternative zu Benzodiazepinen erwogen werden. Bei den genannten Stoffen ist unbedingt das delirogene Potenzial zu beachten.

Hypnotika sollten letztlich in der Langzeittherapie funktioneller Schlafstörungen nur eine vorübergehende Bedeutung spielen. Physikalische Therapie, Entspannungstechniken, Gesprächsbearbeitung psychosomatischer Ursachenfaktoren und Veränderungen des Schlafumfelds besitzen das Primat.

11.2.2 Anxiolyse und Erregungszustände

Neben Benzodiazepinen werden auch Neuroleptika in niedriger Dosierung (d. h. deutlich unter der antipsychotischen Schwelle) als Tranquilizer eingesetzt (▶Tab. 11.5).

Körperlich begründbare paranoid-halluzinatorische Psychosen können mit **typischen** oder **atypischen Neuroleptika** behandelt werden. Hochpotente typische Neuroleptika können im Bedarfsfall sehr hoch dosiert werden (z. B. Haloperidol bis zu 50 mg bei erregter Psychose nach Herzinfarkt). Nach Einnahme halluzinogener oder psychotisch wirkender Substanzen (LSD, Amphetamine) können Benzodiazepine die Symptome zwar nicht vollständig unterdrücken, durch die Anxiolyse kann aber das Erscheinungsbild bis zum Abklingen der Noxen abgemildert werden. Hier kommen v. a. hochpotente typische Neuroleptika (z. B. Haloperidol) in Betracht. Bei der Therapie von Kokainintoxikationen kann es allerdings zu einer verstärkten extrapyramidalen Symptomatik kommen.

Zur Therapie des Alkoholdelirs ▶Kap. 27.7.

Panikattacken, die den Internisten sehr häufig primär unter der Differenzialdiagnose von Angina-pectoris- oder hypoglykämischen Anfällen beschäftigen, sprechen prophylaktisch sehr gut auf **Antidepressiva** (z. B. Imipramin, SSRI, Venlafaxin) an; Dosierung und Erhaltungstherapie folgen den gleichen Gesichtspunkten wie in der Behandlung von Depressionszuständen (▶Tab. 11.2, ▶Tab. 11.3, ▶Tab. 11.4). Bis jedoch die Wirkung der Antidepressiva nach frühestens 2 Wochen eintritt, werden begleitend Benzodiazepine eingesetzt (▶Tab. 11.1).

Sowohl in der Prämedikation vor Narkosen als auch vor diagnostischen Eingriffen (Endoskopie) werden oftmals Benzodiazepine eingesetzt. Vor diagnostischen Eingriffen macht man sich auch die antegrade Amnesie zunutze, i. d. R. wird das kurzwirksame Midazolam i. v. appliziert (▶Tab. 11.1). Die atemdepressive Wirkung von Midazolam muss insbesondere bei alten Menschen beachtet werden, der Antagonist Flumazenil (Anexate®) muss stets bereitliegen.

11.2.3 Depressionszustände

Ein durch depressive Verstimmung, Interessenverlust, Appetitlosigkeit, Durchschlafstörungen und Antriebsverlust charakterisiertes depressives Syndrom stellt auch dann eine therapierbare Zielsymptomatik für Antidepressiva dar, wenn es als Begleitsyndrom einer internistischen Grundkrankheit auftritt (▶Tab. 11.2, ▶Tab. 11.3, ▶Tab. 11.4). Der Anteil körperlicher Ursachenfaktoren am Zustandekommen des depressiven Begleitsyndroms schränkt eher die Verträglichkeit als die Wirksamkeit der Antidepressiva ein; bei kardiovaskulären Vorerkrankungen sollte mit den besser verträglichen SSRI behandelt werden. Tritt nach 4–6 Wochen einschleichend begonnener, dann aber ausreichend dosierter Antidepressivagabe eine Remission oder zumindest eine relevante Besserung der depressiven Symptomatik ein, ist auch bei depressiven Begleitsymptomen körperlicher Grunderkrankungen eine 3- bis 6-monatige Erhaltungstherapie durchzuführen (s. Therapieempfehlungen der AkdÄ).

11.2.4 Schmerzzustände

Bei vielen Schmerzzuständen spielen Muskelverspannungen eine Rolle, auch hierbei werden mittellang wirkende **Benzodiazepine** eingesetzt, sind jedoch nach Leitlinien nicht Therapie der Wahl.

Antidepressiva (z. B. Amitriptylin) und niedrig potente **typische Neuroleptika** (z. B. Levomepromazin) haben sich in niedriger bis mittlerer Dosierung als wirksame Adjuvanzien in der Behandlung chronischer Schmerzsyndrome bewährt. Die schmerzdistanzierende Wirkung dieser Psychopharmaka hilft gerade bei Tumorschmerzen, konventionelle Schmerzmittel oder Opiate einzusparen.

Weiterführende Literatur

Nationale VersorgungsLeitlinie Kreuzschmerz http://www.awmf.org/uploads/tx_szleitlinien/nvl-007l_S3_Kreuzschmerz_2013-08.pdf

S3-Leitlinie Analgesie, Sedierung und Delirmanagement in der Intensivmedizin http://www.awmf.org/uploads/tx_szleitlinien/001-012 l.pdf

Nationale VersorgungsLeitlinie Unipolare Depression http://www.awmf.org/uploads/tx_szleitlinien/nvl-005l_S3_Unipolare_Depression_2012-01.pdf

12 Spezielle klinisch-pharmakologische Aspekte bei der Therapie

P.A. Thürmann

12.1 Klinisch relevante Arzneimittelinteraktionen

Unter Arzneimittelinteraktionen versteht man eine Abschwächung oder Verstärkung, Verlangsamung oder Verkürzung des erwarteten Effekts eines einzelnen Pharmakons, wenn zwei oder mehrere Arzneimittel sich bei gleichzeitiger Applikation wechselseitig beeinflussen (= **Arzneimittel-Arzneimittel-Interaktion**).

Informationen dazu sind online in Tabelle 12.1 (Klinisch relevante Arzneimittelinteraktionen) zu finden.

Dabei unterscheidet man folgende Möglichkeiten:

(1) **Pharmakokinetische Interaktionen** entstehen, wenn ein Pharmakon eines oder mehrere der pharmakokinetischen Ebenen – **Absorption** (z.B. PPI und Gefitinib), **Distribution** (z.B. Kumarin und Phenylbutazon), **Metabolismus** (z.B. Simvastatin und Ciclosporin) und **Elimination** (z.B. MTX und Cotrimoxazol) – eines anderen Medikaments in der Weise verändert, dass eine Wirkung unerwünscht verstärkt oder abgeschwächt wird.

(2) **Pharmakodynamische Interaktionen** treten auf, wenn interferierende Pharmaka synergistisch oder antagonistisch wirken mit der Folge einer inadäquaten Wirkungsstärke des/der Arzneimittel. Häufig vorkommende Beispiele sind die Kombinationen von oralen Antikoagulanzien und NSAR (kann zur Ulkusblutung führen) oder NSAR + ACE-Hemmer + Diuretikum (mit der Folge einer Nierenfunktionsstörung), besonders kritisch bei Multimedikation beim älteren Patienten (▶ Kap. 12.4).

Auch Nahrungsmittel können mit Medikamenten interagieren, z.B. Grapefruitsaft und Kalziumkanalblocker, Terfenadin, Benzodiazepine, Simvastatin: Plasmakonzentration ↑.

Arzneimittelwechselwirkungen – meist durch Unkenntnis iatrogen herbeigeführt – stellen den häufigsten „Fehlertypus" bei Medikationsfehlern mit klinischer Relevanz dar. Betroffene, insbesondere ältere Patienten werden z.T. erheblich gefährdet. Aus diesem Grund ist die genaue Kenntnis häufiger Interaktionen bzw. im Zweifelsfall das Nachschlagen unumgänglich.

Während sich pharmakodynamische Wechselwirkungen aus dem Wirkmechanismus erschließen, richten sich die pharmakokinetischen Interaktionen meist nicht nach Stoffklassen. Die meisten hepatisch metabolisierten Arzneimittel werden über das Cytochrom-P450-Enzymsystem (CYP450) abgebaut, und hier kommt es zu Wechselwirkungen, wenn ein Wirkstoff den anderen verdrängt. Die häufigsten Wechselwirkungen finden an den Enzymen CYP3A4, -2D6 und -2C9 bzw. -2C19 statt. Häufig verordnete Wirkstoffe, die über CYP3A4 Wechselwirkungen auslösen, sind Simvastatin, Azol-Antimykotika und Clarithromycin. Ein anderer Wirkmechanismus verläuft über Transporter wie z.B. p-Glykoprotein: Johanniskraut ist ein Induktor dieses Transporters und führt zu einer Halbierung der Blutspiegel von Ciclosporin, was zu einer Organabstoßungsreaktion führen kann. Auch bei der renalen Elimination spielen Transporter eine Rolle. Die Ausscheidung von MTX bei Hochdosischemotherapie wird durch Blockade eines Transporters (BCRP) behindert, z.B. nach Gabe eines PPI, was zu einer verlängerten und gesteigerten MTX-Toxizität führt. Angesichts der Tatsache, dass immer mehr Patienten mit multiplen Erkrankungen behandelt werden, sind die Wechselwirkungen nur noch schwer überschaubar. Es empfiehlt sich daher, sich mit den Medikamenten und deren Interaktionspotenzial vertraut zu machen, die man selbst am häufigsten verordnet, und bei allen Unklarheiten eine entsprechende Website zu konsultieren oder Software einzusetzen. Sowohl in Arztpraxen als auch in Krankenhäusern wird zunehmend mit elektronischer Verordnungsunterstützung gearbeitet, und es gibt zahlreiche Anbieter für Interaktionsprüfungen im ambulanten und stationären Bereich sowie Apps für Smartphones im mobilen Einsatz und z.B. bei Hausbesuchen.

Weiterführende Literatur:

In dem hier vorgegebenen Rahmen können nur die wichtigsten Prinzipien berücksichtigt werden. Weitergehende Informationen finden Sie in folgenden Werken bzw. auf den Webseiten der exemplarisch genannten Anbieter:

Rote Liste, Anhang und Fachinformationen.

Hansten PD, Horn RR. Top 100 Drug Interactions: A Guide to Patient Management. Pocket-sized Paperback Edition 2013. http://www.hanstenandhorn.com/book_top100.htm.

http://www.hiv-druginteractions.org/ (Aufgrund der zahlreichen Interaktionen mit Proteaseinhibitoren wurden diese hier nicht dargestellt, können auf der Website exzellent und kostenfrei geprüft werden.).

OntoDrug® AMTS: http://www.ontodrug.de.

AiDKlinik®: http://www.aidklinik.de/.

rpdoc®: http://www.rpdoc.de/.

ScholzDatenbank: http://www.scholz-datenbank.de/.

12.2 Pharmakotherapie bei Niereninsuffizienz

Medikamente und/oder ihre Metaboliten werden von den Nieren wie harnpflichtige Substanzen behandelt. Besonders Medikamente, die normalerweise vorwiegend renal ausgeschieden werden, weisen bei Niereninsuffizienz eine gestörte Elimination auf. Medikamente mit normalerweise vorwiegend extrarenaler Elimination werden durch eine Nierenfunktionseinschränkung weniger beeinflusst, es sei denn, es werden aktive Metaboliten gebildet, die wiederum renal ausgeschieden werden müssen. Auch kann es bei terminaler Niereninsuffizienz (Urämie) für diese Substanzen ebenfalls zu einer Störung der Elimination kommen, weil die urämische Intoxikation eine Vielzahl von Stoffwechselvorgängen und damit auch die extrarenalen Eliminationsmechanismen verändern kann.

Bei jeder medikamentösen Behandlung von Patienten mit eingeschränkter Nierenfunktion muss überprüft werden, ob eine Dosisanpassung erforderlich ist; Hinweise und Dosisberechnungen findet man unter www.dosing.de.

Die meisten Labore geben bei einem Serumkreatinin automatisch die geschätzte glomeruläre Filtrationsrate (GFR) nach der CKD-EPI-Formel an (▶ Kap. 28, ▶ Tab. 28.4). Zur Abschätzung der Eliminationsfunktion der Niere eignet sich die Cockroft-Gault-Formel. Die Dosierungsangaben der meisten Medikamente orientieren sich an Werten, die nach dieser Formel ermittelt wurden (▶ Kap. 28, ▶ Tab. 28.4).

Ist die Pharmakokinetik einer Substanz bei Niereninsuffizienz nicht bekannt, gilt Folgendes:

(1) Bis zu einer Kreatinin-Clearance > 60 ml/min können Medikamente näherungsweise normal dosiert werden.

(2) Bis zu einer Kreatinin-Clearance > 30 ml/min ist die Kumulation von Medikamenten und ihren Metaboliten nicht immer klinisch relevant gestört, für zahlreiche Medikamente ist hier eine Halbierung der üblichen Dosis empfehlenswert. Ausnahmen sind überwiegend hepatisch eliminierte Substanzen (s. o.).

Wirkung und unerwünschte Arzneimittelwirkung einer medikamentösen Behandlung sollten bei Niereninsuffizienz besonders engmaschig überwacht werden. Substanzgruppen, deren Effekt sich leicht überprüfen lässt, sind bei Niereninsuffizienz vergleichsweise einfacher zu dosieren (z. B. bei Antihypertensiva der Blutdruck). Für einige Pharmaka kann Therapeutisches Drug Monitoring hilfreich sein (z. B. Vancomycin, einige Psychopharmaka). Bezüglich Besonderheiten der Nierenfunktion im Alter ▶ Kap. 12.4.

Allgemein gilt: Bei verlängerter Eliminationshalbwertszeit muss die Erhaltungsdosis reduziert oder das Dosisintervall entsprechend verlängert werden. Die spezielle Pharmakokinetik bzw. Pharmakotherapie wird in den einzelnen Kapiteln besprochen (z. B. ▶ Kap. 9).

12.3 Pharmakotherapie bei Lebererkrankungen

12.3.1 Vorbemerkungen

Der Leber kommt bei der Elimination einer großen Anzahl von Arzneimitteln entscheidende Bedeutung zu. Eine ihrer Hauptaufgaben besteht in der Umwandlung fettlöslicher Pharmaka in wasserlösliche Metaboliten, die über die Niere ausgeschieden werden können. Einige Substanzen (z. B. Isoniazid) werden auch biliär sezerniert. Eine normale Arzneimittel-Clearance ist dabei in erster Linie abhängig von der funktionellen Integrität der Hepatozyten, die bei Leberparenchymerkrankungen jedweder Ätiologie gestört wird, und von der Durchblutung der Leber, die insbesondere bei portaler Hypertension absinkt. Andererseits sind Charakteristika von Medikamenten, insbesondere das Ausmaß ihrer hepatischen „First-Pass"-Extraktion, also des Anteils, der bei einmaliger Leberpassage aus dem Blut entfernt wird, sowie ihre Eiweißbindung von erheblicher Bedeutung. Im Gegensatz zu Nierenerkrankungen, bei denen sich Dosierungsrichtlinien in Abhängigkeit vom Serumkreatinin für nahezu alle gebräuchlichen Medikamente seit langem bewährt haben, kann daher bei Lebererkrankungen ein einfaches und verlässliches Dosierungsschema für Medikamente nicht angegeben werden. Auch sog. Leberfunktionstests, die die Clearance einer Testsubstanz messen, lassen keinen direkten Schluss auf die Elimination anderer Medikamente zu.

12.3.2 Einteilung der Medikamente

Entscheidendes Kriterium für die richtige Dosis eines Medikaments bei einem leberkranken Patienten bleibt der klinische Erfolg unter sorgfältiger Beobachtung etwaiger UAW bzw. Toxizitätserscheinungen.

Vereinfachend können Medikamente hinsichtlich ihres Überdosierungsrisikos bei Leberkrankheiten in 3 Gruppen eingeteilt werden:

(1) **Medikamente mit hohem Risiko** einer Überdosierung: Medikamente mit hoher First-Pass-Extraktion (> 60 % bei einmaliger Passage). Nach oraler Aufnahme erreicht nur ein

geringer Teil der enteral resorbierten und über die Portalgefäße zur Leber transportierten Medikamente die systemische Zirkulation und damit den Wirkort. Zum Ausgleich dieses Phänomens übersteigt bei derartigen Medikamenten die für die orale Zufuhr empfohlene Menge die parenterale Dosis deutlich (z. B. Verapamil, Metoprolol). Bei Leberparenchymerkrankungen und portosystemischen Shunts ist daher sowohl mit einer erheblich höheren Konzentration nach einmaliger oraler Applikation als auch mit einer stark verlangsamten Elimination dieser Medikamente zu rechnen. Bei diesen Pharmaka sollte die Initialdosis bei oraler oder rektaler Gabe auf etwa ½ bis ¼, bei Medikamenten mit geringer therapeutischer Breite ggf. bis auf $^1/_{10}$ der üblichen Dosis verringert werden. Bei einmaliger Gabe ist die parenterale der oralen Applikation vorzuziehen. Auch die Erhaltungsdosis ist i. d. R. deutlich niedriger als bei Lebergesunden.

(2) **Medikamente mit mittlerem Risiko** einer Überdosierung: Medikamente mit einer niedrigen hepatischen Extraktion von < 30 %. Nach einmaliger Gabe ist nicht mit einer erhöhten Plasmakonzentration dieser Substanzen zu rechnen. Die üblicherweise empfohlenen Dosierungen brauchen daher hier für eine einmalige Gabe bzw. bei der Initialdosis nicht reduziert werden. Allerdings ist die Elimination dieser Medikamente verzögert, sodass bei wiederholter Gabe eine reduzierte Erhaltungsdosis erforderlich ist, um die Kumulation des Medikaments zu vermeiden. Einen ungefähren Anhaltspunkt für das Ausmaß dieser Reduktion können das Serumalbumin und der Quick-Wert liefern.

(3) **Medikamente mit niedrigem Risiko** einer Überdosierung: Neben Medikamenten, die unverändert renal ausgeschieden werden, steigt für einige Substanzen bei einer Abnahme der Plasmaeiweißbindung die Elimination, wodurch die verminderte metabolische Kapazität der Leber ggf. wettgemacht werden kann. Medikamente dieser Gruppe können bei Leberkranken in der üblichen Dosis angewandt werden, wobei allerdings eine sorgfältige Beobachtung des Effekts ebenfalls unerlässlich ist.

Üblicherweise wird in den Fachinformationen (und v. a. in den zugrundeliegenden Studien) für die Einteilung in Schweregrade einer Leberinsuffizienz der Score nach Child-Pugh verwendet, der sich aus INR, Serumalbumin, Serumbilirubin sowie klinischen Parametern (Aszites, Enzephalopathie) ermittelt (▶Kap. 18.1.4 [▶Tab. 18.3]). Dieser Score ist allerdings für die Beurteilung der metabolischen Kapazität der Leber nur bedingt aussagekräftig.

Zu Risiken einer Reihe häufig gebrauchter Medikamente bei Patienten mit Lebererkrankungen ▶Tab. 12.2. Die Zusammenstellung kann aber nur ein Überblick sein und ungefähre Anhaltspunkte liefern.

Tab. 12.2 Risiko für eine Medikamentenüberdosierung bei der Anwendung von Medikamenten bei Patienten mit gestörter Leberfunktion

Art der Medikamente	Hohes Risiko: Bei parenteraler Gabe Initialdosis unverändert, Reduktion der Erhaltungsdosis; bei oraler (rektaler) Gabe Reduktion von Initial- und Erhaltungsdosis auf ½–¼, ggf. noch weniger der üblichen Dosis	Mittleres Risiko: Bei parenteraler und oraler Gabe unveränderte Initialdosis, Reduktion der Erhaltungsdosis (Anhaltspunkte dafür Serumalbumin und Quick-Wert)	Niedriges Risiko: Bei parenteraler und oraler Gabe übliche Dosierung unter sorgfältiger Kontrolle
Analgetika/ Antirheumatika	Pentazocin, Pethidin, Fentanyl	Paracetamol, Metamizol	Naproxen[1], Colchicin, Morphin
Sedativa/ Psychopharmaka	Clomethiazol, Imipramin	Phenobarbital, Diazepam, Midazolam, Chlordiazepoxid Midazolam	Oxazepam, Lorazepam

Tab. 12.2 Risiko für eine Medikamentenüberdosierung bei der Anwendung von Medikamenten bei Patienten mit gestörter Leberfunktion *(Forts.)*

Art der Medikamente	Hohes Risiko: Bei parenteraler Gabe Initialdosis unverändert, Reduktion der Erhaltungsdosis; bei oraler (rektaler) Gabe Reduktion von Initial- und Erhaltungsdosis auf ½–¼, ggf. noch weniger der üblichen Dosis	Mittleres Risiko: Bei parenteraler und oraler Gabe unveränderte Initialdosis, Reduktion der Erhaltungsdosis (Anhaltspunkte dafür Serumalbumin und Quick-Wert)	Niedriges Risiko: Bei parenteraler und oraler Gabe übliche Dosierung unter sorgfältiger Kontrolle
Kardiaka/ Antihypertensiva	Glyzeroltrinitrat, Verapamil, Propranolol, Metoprolol, Oxprenolol, Prazosin	β-Methyldigoxin, Digitoxin, Procainamid	β-Acetyldigoxin, Digoxin, Furosemid, Spironolacton
Antibiotika		Ciprofloxacin, Mezlocillin, Ceftriaxon, Sulfonamide, Rifampicin, Clindamycin, Cefoperazon	Penicillin G, Ampicillin, Cefoxitin, Gentamicin, Isoniazid
Andere	Ritodrin, Pyridostigmin, Domperidon, lang wirksame Insuline, Glibenclamid	Theophyllin, Phenytoin, Heparin[2], mittellang wirksame Insuline Glipizid	Prednison, Prednisolon, Valproinsäure, Omeprazol, Zidovudin, kurz wirksame Insuline

[1] Wichtig: Nierenfunktionseinschränkung bei Zirrhose unter sämtlichen NSAR.
[2] bei schwerer Leberinsuffizienz allerdings hohes Risiko (▶ Kap. 19.1.6.5).

Es darf nicht übersehen werden, dass individuell bei Patienten mit Leberinsuffizienz folgende Aspekte zu beachten sind:

(1) eine Verminderung der Resorption bei portaler Hypertension,

(2) eine mögliche Enzyminduktion, etwa durch chronischen Alkoholkonsum oder Rauchen, bzw. eine Enzymhemmung, z. B. durch akute Alkoholintoxikation,

(3) insbesondere bei Aszites Veränderung der Verteilungsräume für das Medikament,

(4) Abnahme der Eiweißbindung von Medikamenten durch eine Verminderung der Eiweißsynthese der Leber oder Verdrängung der Medikamente durch Bilirubin oder Gallensäuren bei Cholestase, sodass trotz einer Plasmakonzentration eines Medikaments, die üblicherweise im therapeutischen Bereich liegt, bei Lebererkrankungen wegen eines erhöhten Anteils ungebundener Substanz bereits eine Überdosierung vorliegt.

Darüber hinaus ist zu beachten, dass potenziell hepatotoxische Arzneimittel (z. B. Phenobarbital, Paracetamol) bei Patienten mit Lebererkrankungen äußerst vorsichtig eingesetzt werden sollten und insgesamt alle Medikamente einer strengen Indikationsstellung bedürfen.

12.4 Pharmakotherapie im Alter

12.4.1 Vorbemerkungen

Niemand stirbt am Alter an sich, sondern an einer oder mehreren Krankheiten. Es gibt keine spezifischen Alterskrankheiten jenseits des 65. Lebensjahrs, lediglich eine Zunahme von Störungen, z. B. arterielle Hypertonie, arteriosklerotische Veränderungen (speziell Herz, Gehirn, periphere Strombahn), Demenzen verschiedener Ursachen, Depression, Osteoporose, Morbus Parkinson, Tumoren etc. Die **Zunahme der mittleren Lebenserwartung** unserer Bevölkerung, die **Multimorbidität** und **Dominanz chronischer** gegenüber akuten **Erkrankungen** im Alter machen eine spezielle Auseinandersetzung mit der Gerontologie und der Pharmakotherapie im Alter notwendig.

WICHTIG

Ein wichtiger Faktor für UAW ist die Multimedikation im Alter: Patienten > 65 Jahre nehmen im Mittel vier verschiedene Medikamente, die über 80-Jährigen mehr als fünf Medikamente pro Tag ein. Mit der Zahl der gleichzeitig eingenommenen Arzneimittel steigt die Gefahr von klinisch relevanten **Arzneimittelinteraktionen** (▶ Tab. 12.1). UAW sind die Ursache für 5 %, bei geriatrischen Patienten für 10–20 % der stationären Aufnahmen. Darüber hinaus bewirken eine Reihe physiologischer und pathologischer Altersveränderungen und die dadurch **veränderte Pharmakodynamik** und -kinetik die Empfindlichkeit des Patienten gegenüber Arzneimittelwirkungen.

Dies wird besonders an der veränderten anteilmäßigen Relation von Flüssigkeit und Fett im Alter deutlich (20 J. vs. 65–80 J.): Körperfett (% kg KG) ↑ 35 %; Plasmavolumen ↓ 8 %; Gesamtkörperwasser ↓ 17 %; Extrazellulärflüssigkeit ↓ 40 %. Darüber hinaus findet sich eine veränderte **Rezeptorsensitivität** (verminderte Anzahl; veränderte Bindungsfähigkeit, Second-Messenger-Funktion und zelluläre Antworten), die zu einer erhöhten, in einigen Fällen aber auch zu einer verminderten Empfindlichkeit alter Menschen gegenüber Pharmaka führen kann.

WICHTIG

Bei renal und hepatisch eliminierten Arzneimitteln ist die Reduzierung der Dosis eine effektive Methode, um die häufigen und z. T. gefährlichen UAW beim älteren Patienten zu reduzieren bzw. ganz zu vermeiden. Bei alten Menschen sollte die Kreatinin-Clearance zumindest anhand des Serumkreatinins (▶ Kap. 12.2) überprüft werden.

12.4.2 Empfehlungen für Verschreibung von Arzneimitteln bei älteren Patienten

Bei multimorbiden Patienten kann es auch bei einer leitliniengerechten Therapie zu einem erhöhten Risiko kommen, da zwangsläufig Wechselwirkungen entstehen. So führt z. B. die Kombination Betablocker plus Digitalis bei Hochbetagten zu einer ausgeprägten Bradykardie, auch wenn sie bei schwerer Herzinsuffizienz leitliniengerecht ist.

12

Zwei Aspekte bedürfen im Alter besonderer Beachtung: Sturzgefahr und Kognition. Zahlreiche Medikamente erhöhen das Sturzrisiko über verschiedenste Mechanismen: Benzodiazepine durch Sedierung und Muskelrelaxation, manche Antihypertensiva über eine orthostatische Hypotension und Arzneistoffe mit anticholinerger Wirkung über die Beeinträchtigung der Sehschärfe. Die kognitiven Fähigkeiten können ebenfalls durch anticholinerg wirkende Pharmaka eingeschränkt werden (s. a. Holt et al. 2010).

Die Therapie im Alter kann durch folgende Maßnahmen und Vorkehrungen verbessert werden:

(1) Sorgfältige **Anamnese, Befunderhebung** und **Diagnose,** Erfassung von Faktoren (am besten ein geriatrisches Assessment [▶ Kap. 5]), die die Pharmakotherapie beeinflussen könnten.

(2) Überprüfung der Notwendigkeit einer Pharmakotherapie, speziell einer Langzeitmedikation.

(3) **Veränderte Dosierung und UAW** im Hinblick auf spezielle pharmakokinetische und -dynamische Aspekte im Alter berücksichtigen; auf mögliche Interaktionen der verordneten Pharmaka achten.

(4) **Dosierung:** „Start low, go slow", d. h., im Allgemeinen mit der niedrigeren Dosis beginnen (= 50 % der Standarddosis für jüngere Patienten besonders bei Medikamenten mit langer HWZ), allmähliche Dosissteigerung entsprechend Therapieerfolg.

(5) **Berücksichtigung der Adhärenz,** d. h. weitestgehende Vereinfachung des Dosierungsschemas, z. B. Bevorzugung von Retardpräparaten, die einmal täglich gegeben werden können, und Kombinationspräparaten. Therapieplan so individuell und einfach wie möglich gestalten. Sicherstellen, dass der Patient den Verordnungsplan wirklich verstanden hat. Verordnungsplan mit Angabe von Medikament, Dosis und Zeitpunkt der Einnahme aushändigen.

(6) Eingehende **Aufklärung des Patienten** über eventuelle UAW und Selbsterkennungsmöglichkeiten der Symptome durch den Patienten.

(7) Für enge **Kommunikation mit den mitbehandelnden Kollegen** sorgen und insbesondere die Medikation vor stationärer Aufnahme und Entlassungsmedikation abgleichen und an den jeweils anderen Arzt kommunizieren.

(8) **Verschreibungen** sollten angemessen **kurzfristig** erneuert werden, um eine entsprechende Kontrolle von Adhärenz, Wirkung und UAW zu gewährleisten.

(9) Überprüfung der Anwendungssicherheit (Anwendung von Inhalern, Spritzen, Teilen von Tabletten).

(10) Vermeidung von Arzneistoffen, für die bei älteren Menschen ein erhöhtes UAW-Risiko besteht (Holt et al. 2010) und sichere Alternativen bevorzugen.

> **! WICHTIG**
> Bei neu aufgetretenen Symptomen sollte zunächst ausgeschlossen werden, dass es sich um eine unerwünschte Wirkung der bestehenden Medikation handelt, bevor ein neuer Arzneistoff zusätzlich verordnet wird.

12.5 Pharmakotherapie in Schwangerschaft und Stillzeit

12.5.1 Vorbemerkung

Etwa 50 % aller Schwangerschaften in westlichen Industrienationen treten ungeplant ein, daher erfolgt häufig eine Arzneistoffexposition vor Bekanntwerden der Gravidität. Während der Schwangerschaft nehmen 30–80 % aller Frauen ein Medikament ein. Die kritische Phase für Fehlbildungen ist das erste Trimenon. Bei ca. 3 % aller Schwangerschaften (auch in Abhängigkeit vom maternalen Lebensalter) tritt eine Fehlbildung ein. Während der Embryonal- und Organogenese ist die Zeitspanne zwischen den Tagen 15 und 60 nach Konzeption besonders sensibel. Von den angeborenen Fehlbildungen beträgt die relative Häufigkeit der durch Medikamente, Chemikalien und Radioaktivität induzierten Fehlbildungen 1 %.

Da eine Schwangerschaft häufig erst im Stadium der Organogenese nachgewiesen wird, muss bei jeder Frau im gebärfähigen Alter bei der Verordnung potenziell teratogener Medikamente an eine noch nicht erkannte Schwangerschaft gedacht werden. Aus internistischer Seite sind bei Blutdrucksenkern unbedingt ACE-Hemmer, AT_1-Blocker und Reninantagonisten zu vermeiden, unter den Gerinnungshemmern die Vitamin K-Antagonisten und von den Antibiotika bewirkt Cotrimoxazol das höchste Fehlbildungsrisiko.

12.5.2 Risikoklassifizierung von Arzneimitteln

Die „Rote Liste“ enthält für jedes aufgeführte Arzneimittel unter „Schwangerschaft/Stillzeit“ einen chiffrierten Querverweis auf das ebenfalls in der „Roten Liste“ enthaltene Kapitel „Signaturverzeichnis/Zusammenstellung von Gegenanzeigen und Anwendungsbeschränkungen, Nebenwirkungen, Wechselwirkungen und Intoxikationen“. Hier werden Warnhinweise zu Schwangerschaft und Stillzeit gegeben. Darüber hinaus enthält dieses Kapitel am Ende einen Abschnitt „Arzneimittel in Schwangerschaft und Stillzeit, Beratungsstellen", wo die Chiffren Gr (Gravidität) 1–11 und La (Lactation) 1–5 eine Eingruppierung des Präparats in das entwicklungstoxische Potenzial (Gr) bzw. die Gefährlichkeit für den Säugling (La) geben. Eingruppierung und Vergabe der Chiffren nimmt der Hersteller vor. Sie können aufgrund der Tatsache, dass oft keine ausreichenden Daten zur pränatalen Verträglichkeit beim Menschen vorliegen und daher ersatzweise tierexperimentelle Ergebnisse eine Zuordnung zu Gr 4–Gr 6 begründen, **nur zur Orientierung** für den Arzt dienen. Meist fehlen entscheidende Hinweise auf Art und Ausmaß einer Gefährdung und den Wahrscheinlichkeitsgrad des Auftretens einer Schädigung. Diese substanzspezifischen weitergehenden Erläuterungen zur Art der möglichen Schädigung sind eher unter dem erstgenannten Abschnitt „Gegenanzeigen und Anwendungsbeschränkungen" zu finden. Im konkreten Fall sollte man sich an die Beratungsstellen in Berlin, Jena und Ravensburg (Adressen siehe „Rote Liste") wenden, sehr hilfreich und seriös ist die Website http://www.embryotox.de/.

12.5.3 Regeln für die Planung einer Arzneitherapie

(1) Vor jeder Verordnung bei Frauen im gebärfähigen Alter muss mit einer Schwangerschaft gerechnet werden!

(2) Frauen im gebärfähigen Alter und besonders Schwangere auf das Risiko einer Selbstmedikation hinweisen.

(3) Spätestens nach Feststellung einer Schwangerschaft jede Indikation zur Arzneimitteltherapie kritisch überprüfen.

(4) Erprobte Arzneimittel ohne nachgewiesenes Risiko für das Kind bevorzugen (▶ Tab. 12.3). Neue Arzneimittel beinhalten ein erhöhtes Risiko.

(5) Gravierende Krankheiten und Schwangerschaft (z. B. Asthma bronchiale, Morbus Crohn, Colitis ulcerosa, Kollagenosen, Epilepsie, Infektionen etc.) erfordern die sorgfältige Auswahl von Arzneimitteln, die ohne Gefährdung gegeben werden können.

12.5.4 Arzneimittel der Wahl in Schwangerschaft und Stillzeit

12

▶ Tab. 12.3.

Tab. 12.3 Arzneimittel der Wahl in Schwangerschaft und Stillzeit (modifiziert nach Schaefer und Koch 1998, Schaefer 2008, Arzneimittelkommission der Deutschen Ärzteschaft 2009)

Schwangerschaft	Stillzeit
Analgetika/Antirheumatika	
Paracetamol (1. Wahl)	Paracetamol
Ibuprofen (**cave** ab 30. Woche und nicht im 3. Trimenon)	Acetylsalicylsäure (Einzeldosen)
	Ibuprofen
Antazida	
Magaldrat, Hydrotalcit, Sucralfat	Magaldrat, Hydrotalcit, Sucralfat
Omeprazol, Pantoprazol	Omeprazol, Pantoprazol
Antiasthmatika	
Kurz wirksame β_2-Sympathomimetika (per inhal.) (**cave** Perinatalphase)	β_2-Sympathomimetika (per inhal.)
Glukokortikoide (per inhal., ggf. auch systemisch)	Glukokortikoide
Cromoglicinsäure	Cromoglicinsäure
Theophyllin	Theophyllin
Antibiotika	

Tab. 12.3 Arzneimittel der Wahl in Schwangerschaft und Stillzeit (modifiziert nach Schaefer und Koch 1998, Schaefer 2008, Arzneimittelkommission der Deutschen Ärzteschaft 2009) *(Forts.)*

Schwangerschaft	Stillzeit	
Penicilline	Penicilline	**Cave:** Sensibilisierung des Kinds möglich!
Cephalosporine	Cephalosporine	
Erythromycin	Erythromycin	
Antidiabetika		
Insulin	Insulin	
Antiemetika/Antiallergika erprobte Antihistaminika		
Metoclopramid	Dimetinden	
Clemastin	Triprolidin	
Meclozin	Meclozin	
	Cetirizin	
Antihypertonika		
Dihydralazin	Dihydralazin	
α-Methyldopa	α-Methyldopa	
Metoprolol	Metoprolol	
Propranolol	Propranolol	
Ggf. andere Betablocker		
Antikoagulanzien		
Heparin, niedermolekulares Heparin	Heparin	
Antituberkulotika		
Ethambutol, Rifampicin	Ethambutol	
Antitussiva		
Dextromethorphan	Dextromethorphan	
Codein	Codein (in Einzeldosen)	
Hormone		
Thyroxin (L-)	Thyroxin (L-)	
Kardiaka		
Digoxin/Digitoxin	Digoxin/Digitoxin	
Laxanzien		
Quellmittel (Agar, Leinsamen)	Quellmittel (Agar, Leinsamen)	
Salinische Abführmittel	Salinische Abführmittel	
Lactulose	Lactulose	
Lokalanästhetika		
Bupivacain, Etidocain	Bupivacain, Etidocain	
Migränemittel		
Paracetamol (+ Codein)	Paracetamol (+ Codein)	
Dihydroergotamin	Dihydroergotamin	
Metoclopramid	Dimenhydrinat	
Mineralien		
Kalzium		

Tab. 12.3 Arzneimittel der Wahl in Schwangerschaft und Stillzeit (modifiziert nach Schaefer und Koch 1998, Schaefer 2008, Arzneimittelkommission der Deutschen Ärzteschaft 2009) *(Forts.)*

Schwangerschaft	Stillzeit
Mukolytika	
Acetylcystein	Acetylcystein
Sedativa	
Erprobte Antihistaminika wie Meclozin	Diphenhydramin
Diazepam (kurzzeitig, **cave** sub partu)	Lormetazepam (kurzzeitig)

Literatur

Arzneimittelkommission der Deutschen Ärzteschaft (Hrsg.). Arzneiverordnungen, 22. A. Medizinische Informations GmbH, Neu-Isenburg, 2009.

Pharmakovigilanz*- und Beratungszentrums für Embryonaltoxikologie. http://www.embryotox.de/.

Holt S, Schmiedl S, Thürmann PA. Potenziell inadäquate Medikation für ältere Menschen: Die PRISCUS-Liste. Dtsch Arztebl Int 2010;107(31–32):543–51. http://www.aerzteblatt.de/archiv/77776)

Hausärztliche Leitlinie Multimedikation. Empfehlungen zum Umgang mit Multimedikation bei Erwachsenen und geriatrischen Patienten. http://www.pmvforschungsgruppe.de/pdf/03_publikationen/multimedikation_ll.pdf

Schaefer C, Koch I. Die Beratung der Schwaneren und Stillenden zum Medikamentenrisiko. Dtsch Ärztebl 1998; 95: A-2637.

Schaefer C et al. Arzneimittel in Schwangerschaft und Stillzeit. Gustav Fischer 7. A., 2006.

12

III Spezielle Therapieverfahren bei Erkrankungen von Organen und Organsystemen

13 Herz

U.C. Hoppe

13.1 Notfälle

Siehe dazu auch Guidelines: 2015 International Consensus on Cardiopulmonary Resuscitation and Emergency Cardiovascular Care Science With Treatment Recommendations (http://circ.ahajournals.org/content/132/16_suppl_1.toc).

Notfälle durch Herzstillstand und akutes Herzversagen kommen bei primären Herzkrankheiten vor sowie bei einer Vielzahl krankhafter Zustände, bei denen das Herz sekundär beteiligt ist. Man spricht von **Herzstillstand**, wenn die wirksame Herztätigkeit vollständig aufhört, sodass innerhalb von Sekunden der Kreislauf zusammenbricht. **Akutes Herzversagen** liegt vor, wenn die Pumpleistung des Herzens derart eingeschränkt ist, dass der Kreislaufzusammenbruch innerhalb von Minuten bis Stunden eintritt. Herzstillstand führt unbehandelt innerhalb von etwa 4–10 min zum irreversiblen Hirntod. Maßnahmen zur Wiederherstellung der Blutzirkulation müssen daher sofort einsetzen. Intensivüberwachung und Bereitschaft zur Reanimation (▶Kap. 3) sind bei allen Krankheitszuständen notwendig, bei denen Herzstillstand oder akutes Herzversagen eintreten können. Dazu gehören auch diagnostische oder therapeutische kardiovaskuläre Eingriffe. Die Erkennung gefährdeter Kranker und die Einleitung prophylaktischer therapeutischer Maßnahmen erfordern ein hohes Maß an Sorgfalt und speziellen Kenntnissen. Hierin liegt die wesentliche Aufgabe der Intensivpflege- und Intensivüberwachungsstationen.

13.1.1 Herzstillstand

Herzstillstand kommt vor als Folge von Kammerflimmern, Asystolie oder als „mechanisches Herzversagen“ bei Ausfall der Kontraktionsfähigkeit des regelrecht elektrisch erregten Myokards (elektromechanische Dissoziation, „Entkopplung“), etwa bei schwersten diffusen oder auch lokalisierten Myokardschädigungen oder Herzwandruptur. Das „mechanische Herzversagen“ führt meistens zu Kammerflimmern („sekundäres Kammerflimmern“) oder direkt in den terminalen Zustand des asystolischen Herzstillstands.

Ätiologie und Pathogenese **Herzstillstand durch primäres, d. h. ohne vorausgegangene Herzinsuffizienz oder Schock eintretendes, Kammerflimmern (VF, ventricular fibrillation) oder -flattern (VT, ventricular tachycardia)** kommt vor bei koronarer Herzkrankheit (KHK) mit oder ohne Myokardinfarkt, bei Myokarditis, Kardiomyopathie, Elektrounfällen, Elektrolytstörungen (z. B. Hypokaliämie), Medikamenteneinwirkungen (z. B. Antiarrhythmika), auch bei zentralnervösen Erkrankungen (z. B. intrazerebrale Blutung, Hirntumor) sowie bei den seltenen Syndromen idiopathischer QT-Verlängerung mit/ohne angeborene Innenohrschwerhörigkeit (Long-QT-Syndrom), beim Short-QT-Syndrom, beim Brugada-Syndrom oder anderen ähnlichen Erkrankungen. Kammerflimmern führt oft als Sekundärereignis zum Tod, d. h. im Rahmen von Herzversagen oder schweren Allgemeinerkrankungen, beim Schock gleich welcher Genese, bei schwerer Links- und Rechtsherzinsuffizienz, Hypoxie, bei nahezu allen Formen metabolischer oder endokrin bedingter Komazustände sowie allgemein im Endstadium schwerer Erkrankungen. Herzstillstand durch Kammerflimmern kann auch medikamentös bedingt sein, z. B. bei Digitalisintoxikation, durch die arrhythmogene Wirkung mancher Antiarrhythmika, unter Adrenalineinwirkung oder medikamentös induzierter Hypokaliämie (Diuretika, Laxanzien), unter Überdosierung mit Narkotika, Sedativa oder bei Vergiftungen mit Insektiziden und anderen gewerblichen Giften. QT-Verlängerung (Pharmaka, Elektrolyte, Ischämie u. a.) zeigt stets einen Zustand erhöhter Gefährdung an!

Herzstillstand durch Asystolie kommt ebenfalls bei den genannten Erkrankungen vor, ist jedoch seltener. Typisch ist die Asystolie in den Morgagni-Adams-Stokes-Anfällen bei AV-Block Grad III, Sinusarrest, dem seltenen Karotissinussyndrom und neurokardiogenen Synkopen.

Schließlich kann **Herz-Kreislauf-Stillstand** bei Lungenembolie durch Verlegung der Pulmonalarterien, u. U. auch durch hierdurch ausgelöstes Kammerflimmern oder Asystolie sowie bei Herzwandruptur (Myokardinfarkt) eintreten.

Klinik Bei plötzlicher Unterbrechung der Blutzirkulation kommt es innerhalb von 5–10 sec zu Schwindel, Verdrehen der Augen, Unruhe. Nach 10 sec schwindet das Bewusstsein, nach 20 sec beginnen generalisierte Krämpfe. Atemstillstand tritt mit mehreren Zügen von Schnappatmung nach ca. 60 sec ein. Nach 3–5 min werden die Pupillen in mittlerer oder maximaler Weite lichtstarr. Es folgt der irreversible Hirntod, der vom Erlöschen des Kornealreflexes begleitet ist. Die zeitliche Grenze der Wiederbelebbarkeit des Herzens liegt später als die des Gehirns. Sie wechselt stark mit Grundkrankheit und Art des Stillstands und kann mit etwa 20 min angesetzt werden. Gefährlich für Struktur und Funktion des Herzens ist auch die Phase der Wiederdurchblutung nach Koronarverschluss und Stillstand (Reperfusionsarrhythmien).

Notfalldiagnostik Im Rahmen einer orientierenden Diagnostik müssen zunächst 4 Fragen geklärt werden:

(1) **Liegt Herzstillstand vor?** Bewusstlosigkeit, blass-graue Zyanose, Atemstillstand, kein tastbarer Puls (A. carotis oder A. femoralis fühlen!), keine Herztöne. Keine Zeit verlieren mit Blutdruckmessung!

(2) **Ist noch ein Minimalkreislauf vorhanden,** der für die Planung der Therapie etwas mehr Zeit lässt? Brady- oder Tachyarrhythmie? Kardiogener Schock? Lungenödem? Herzbeuteltamponade?

(3) **Sind therapeutische Anstrengungen überhaupt noch sinnvoll?** Alter, Grundkrankheit, Gesamtsituation.

(4) Lebensrettende Maßnahmen (Herzdruckmassage, Beatmung) beginnen, während die Diagnostik weiterläuft.

(5) **Liegt eine rasch korrigierbare Funktionsstörung vor?**

- Herzrhythmusstörung (Bradykardie, Tachykardie, Asystolie, VT/VF). Genaue Klärung nur mit EKG möglich. Jedoch keine Zeit verlieren mit Warten auf EKG-Gerät! Grob orientierender Aufschluss auch klinisch möglich (Karotispuls, Venenpuls, Herztöne).
- Herzbeuteltamponade (gestaute Halsvenen, Tachykardie, Hypotonie, verbreiterte Herzdämpfung, leise Herztöne, elektrischer Alternans im EKG).
- Reflektorischer Herzstillstand bei Vagusreizung (diagnostische oder therapeutische Eingriffe in Thorax oder Abdomen, Karotissinusreizung, Schlag auf den Plexus solaris etc.). Diese Zustände sind stets auch von einer Vasodilatation begleitet (Blutdruck!).
- Mangelndes Blutangebot an das Herz (Schock, ▶Kap. 3.5, ▶Kap. 13.1.2).
- Übergroßes Blutangebot an das Herz (Volumenbelastung, Stauungsinsuffizienz, Lungenödem).
- Verlegung der Atemwege, Behinderung des Gaswechsels; besonders berücksichtigen, wenn ein Thoraxtrauma vorgelegen hat oder der Kranke erbricht bzw. erbrochen hat (Aspiration).
- Elektrolyt- bzw. Stoffwechselstörungen: Hypo- oder Hyperkaliämie, Hypo- oder Hyperkalzämie, Azidose (Azidose tritt bei jedem Herzstillstand innerhalb kürzester Zeit ein und sollte behandelt werden [s. u.]).

Therapie

Bei Herzstillstand sofort, umsichtig und ruhig handeln. Wesentlich: Aufrechthaltung des Kreislaufs, Wiederherstellung eines eigenständigen Kreislaufs, kausale Behandlung der Ursachen.

(1) Hilfe rufen: Helfer, Notarztwagen alarmieren. Uhrzeit des Beginns der Reanimation festhalten.

(2) Patienten auf **feste Unterlage** legen (Fußboden, Brett im Bett).

(3) **Thoraxkompressionen** durch rhythmisches Eindrücken des unteren Sternumdrittels in Herzhöhe mit einem Handballen, unterstützt durch die auf den Handrücken aufgesetzte zweite Hand. Rasch und kräftig (5 cm tief), jedoch nicht stoßartig eindrücken. Frequenz mindestens 100/min. Bei mehreren Helfern wird der Wechsel der durchführenden Person alle 2 min empfohlen, um die Effektivität aufrechtzuerhalten. Erfolg der Herzdruckmassa-

ge an Femoralispuls und Pupillenreaktion prüfen! Thoraxkompressionen entweder ununterbrochen (nach Intubation) oder intermittierend im Rhythmus 30:2 mit Mund-zu-Mund-(Nase-)Beatmung abwechseln (Unterbrechungen für Pulsüberprüfung bzw. Defibrillation möglichst vermeiden oder minimieren); als Ersthelfer ist vermutlich die reine Thoraxkompression ohne Beatmung als Notfallmaßnahme ausreichend, bis Hilfe kommt. Insbesondere Laien sollten angehalten werden, die reine Thoraxkompression durchzuführen (niedrigere Hemmschwelle).

(4) **AED** (automatischen externen Defibrillator), wenn vorhanden, möglichst ohne Unterbrechung der Herzdruckmassage anschließen. Der AED analysiert den Rhythmus und leitet zur Schockabgabe oder weiteren Herzdruckmassage an.

(5) Nach **Inspektion von Mund und Rachen** (Gebiss entfernen!) Kopf leicht überstrecken und Kinnlade nach vorn anheben: dann Mund-zu-Mund-/-Nase- bzw. Maskenbeatmung (Guedel-Tubus) für 2 Züge. Die Inspirationszeit sollte etwa 1 sec betragen. Der Thorax sollte eine sichtbare Atemexkursion machen (entsprechend 500–600 ml Luftinflation). Keine Zeit verlieren mit Intubationsversuchen, wenn Besteck und erfahrenes Personal nicht unmittelbar zur Stelle sind!

(6) Prüfen, ob spontane Herztätigkeit wieder vorhanden: in Abständen von zunächst 3 min (Evidenz zum optimalen Zeitpunkt fehlt, jedoch führen häufige Kreislaufkontrollen zu einer starken Einschränkung der Reanimationseffizienz).

(7) Wenn Hilfe eingetroffen: **venösen Zugang** schaffen: V. jugularis, V. subclavia, V. antecubitalis oder V. femoralis (▶ Kap. 3.2.2). Intrakardiale Injektionen sind obsolet. Verletzungsgefahr! Zeitverlust! Punktion einer herznahen Vene ist ausreichend zur Injektion der notwendigen Pharmaka. Alternativ auch intraossäre Injektion. Die Gabe von Medikamenten über den Beatmungstubus ist mittlerweile obsolet. Verlaufskontrolle: Puls und EKG prüfen. Entscheidend ist der gefühlte Puls: Ist kein Puls tastbar, sollte unabhängig vom EKG weiter reanimiert werden. Das EKG hilft hierbei bei der Differenzialtherapie (Defibrillation, Schrittmacher).

(8) **Intubation**

> **! WICHTIG**
> Erst intubieren, wenn Intubationsbesteck und geübte Person vorhanden sind. Keine Zeit verlieren mit Intubationsversuchen (< 30 sec)! Thoraxkompression nicht unterbrechen.

13

Spezielle Maßnahmen bei tachykardem und bradykardem Herzstillstand

Defibrillation bei Kammerflimmern oder pulsloser ventrikulärer Tachykardie

(1) Die Rolle des präkordialen Faustschlags wird insgesamt infrage gestellt. VT/VF und Asystolie können in ca. 10 % der Fälle durch den sog. präkordialen Faustschlag beseitigt werden.

(2) Die wichtigste Maßnahme zur Aufrechterhaltung eines Minimalkreislaufs ist die Herzdruckmassage (s. o.). Die Überlebensrate wird durch frühzeitige Defibrillation erhöht. Wenn Defibrillator vorhanden, transthorakalen Elektroschock mit 150 J mit biphasischem Defibrillator applizieren (monophasisch 200 J). Für die Applikation des Elektroschocks Herzdruckmassage weniger als 5 sec unterbrechen (Fortführen der Thoraxkompressionen während der Ladephase, Pausen > 5 sec reduzieren die Defibrillatorwirkung). Bei Benutzung eines biphasischen Defibrillators nachfolgende Schocks mit der gleichen oder einer gesteigerter Energie durchführen, bei monophasischen Defibrillatoren wird nach dem Initialschock eine Energie von 360 J für alle weiteren Schocks empfohlen. Dabei ist zu beachten, dass nach der Schockabgabe keine Pulskontrolle durchgeführt wird, sondern unverzüglich Thoraxkompression und Beatmung für 2 min fortgesetzt werden. Falls erforderlich, wird dann der nächste Schock abgegeben. Eine Ausnahme stellt beobachtete(s)

VT/VF, z. B. im Herzkatheterlabor und in der frühen postoperativen Phase nach herzchirurgischem Eingriff, dar: Hier werden vor Beginn der Thoraxkompression drei rasch aufeinanderfolgende Schocks empfohlen. Die Gefahr für die Helfer wird als gering angesehen, wenn sie während der Defibrillation Kontakt mit dem Patienten oder Bett haben, insbesondere wenn sie Handschuhe tragen. Dennoch sollte dies, soweit möglich, vermieden werden.

> **! WICHTIG**
> Die Herzdruckmassage soll für die Defibrillation weniger als 5 sec unterbrochen werden!

(3) Wenn Puls- und EKG-Kontrollen nach 2 min nicht den gewünschten Erfolg zeigen, Defibrillation wiederholen. Wenn Elektroschock 3-mal erfolglos, 1 mg **Adrenalin** (Suprarenin®) i. v. oder intraossär, danach alle 3–5 min wiederholen. Nach dem dritten Schock werden auch 300 mg **Amiodaron** verabreicht.

(4) Kardiopulmonale Reanimation so lange fortsetzen, bis VF/VT beseitigt oder irreversibler Hirntod eingetreten ist (weite, reaktionslose, entrundete Pupillen, erloschener Kornealreflex).

Behandlung von pulsloser elektrischer Aktivität (PEA) und Asystolie

Bei allen Maßnahmen zur Behebung der Asystolie muss Bereitschaft zur Defibrillation bestehen, in etwa 25 % der Fälle tritt im Verlauf VT oder VF auf!

(1) Thoraxkompressionen und Beatmung starten.

(2) Injektion von 1 mg **Adrenalin** (Suprarenin®) i. v. oder intraossär alle 3–5 min. Eine routinemäßige Verabreichung von Atropin wird nicht mehr empfohlen. Bei Asystolien/PEA nach diagnostischen/therapeutischen Eingriffen wie Gastroskopie oder Bronchoskopie ist die Gabe von 1–3 mg Atropin sinnvoll, da hier ein vagal getriggerter Herzstillstand vorliegen kann.

(3) Wenn obige Maßnahmen erfolglos, Schrittmachertherapie bei Asystolie und/oder AV-Block vorbereiten

- *Epikutaner Schrittmacher:* Plattenelektroden auf die Brustwand in Position V_1 und V_5 aufkleben. Reizspannung am Stimulationsgerät erhöhen, bis Kammerdepolarisation erreicht wird.
- *Transvenöser, intrakardialer Schrittmacher:* Nur transvenös eingeführte, im Trabekelwerk der rechten Kammer verankerte Schrittmachersonden ermöglichen eine zuverlässige und dauerhafte Stimulation des Herzens. Das Einführen der Sonde und ihre Verankerung erfordern Zeit, Röntgendurchleuchtung und Erfahrung. Die Reizsonde kann auch eingeschwemmt werden (Ballonkatheter mit Elektroden). Hier ist eine erfolgreiche Stimulation nur in ca. 50 % der Fälle möglich und bleibt auch bei anfangs wirksamer Reizung auf Dauer unsicher. In der Klinik bei gefährdeten Patienten vorsorglich Schrittmachersonde in die rechte Herzkammer einlegen. Geeignet hierfür sind auch Einschwemmkatheter für die hämodynamische Überwachung (Typ Swan-Ganz) mit bipolaren Stimulationselektroden. *Vorgehen:* Punktion (spezielles Besteck oder einfache weitlumige Nadel verwenden) der V. subclavia, V. jugularis externa, V. jugularis interna oder V. antecubitalis. V. mediana cubiti vermeiden, da Passage von der V. cephalica in die V. subclavia oft schwierig oder unmöglich. Bei Zugang von der V. subclavia oder einer Armvene her am besten linke Seite benutzen, für die V. jugularis externa oder interna am besten die rechte. Sonde nach Möglichkeit unter Röntgendurchleuchtung am Boden der rechten Kammer verankern. Bei röntgenfreier Einschwemmtechnik externen Schrittmacher anschließen und Stimulationsenergie auf das Maximum erhöhen. Beim Vorschieben der Sonde kommt es dabei regelmäßig zum Zwerchfellzucken. Nach wenigen weiteren Zentimetern gelangt die Elektrode in die

rechte Kammer. Die Reizschwelle sollte bei guter Elektrodenlage zwischen 3 und 5 Volt liegen, die Reizstromstärke zwischen 0,5 und 3 mA (notfalls bis ca. 15 mA). Zur Stimulation Generator auf das Doppelte des Reizschwellenwerts einstellen, bei hohen Reizspannungen weniger. Stimulationsfrequenz 60–80/min. Nach kurzer Stimulation Gerät versuchsweise abschalten, um die präautomatische Pause zu prüfen. Ist diese sehr lang oder tritt Asystolie ein, möglichst niedrige Reizfrequenz (z. B. 50–60/min) einstellen. Zur Unterdrückung von Extrasystolen kann die Reizfrequenz bis 130/min gesteigert werden. Nimmt die QRS-Breite zu oder bleibt eine wirksame Herzkontraktion trotz erfolgreicher Kammerdepolarisation bei einwandfreier Elektrodenlage aus (Puls, Herztöne), ist die Prognose sehr schlecht (elektromechanische Entkoppelung, s. u.).

(4) Bei erfolgreicher Stimulation Weiterbehandlung je nach Grundleiden. Bei wiederkehrender Spontanaktivität des Herzens Schrittmachersonde vorsichtshalber noch mindestens 1, bis zu 3 Tage, je nach Gesamtsituation, belassen. Unter Schrittmachertherapie medikamentöse Behandlung wie üblich weiterführen (siehe dort). Antiarrhythmika können unter Schrittmacherschutz und Monitorüberwachung großzügiger dosiert werden (▶ Kap. 13.3.2.2, ▶ Tab. 13.8, ▶ Tab. 13.9).

Behandlung des mechanischen Herzversagens

Fehlt eine wirksame Kammerkontraktion (kein Puls) bei erhaltener spontaner oder schrittmacherinduzierter Kammerdepolarisation, kann das bedingt sein durch Herzruptur, sehr ausgedehnte Myokardschädigung (Infarkt, Myokarditis), schwere toxische Myokardschädigung, Überdosierung negativ inotrop wirkender Pharmaka, Herzbeuteltamponade (echokardiografisch diagnostizierbar und korrigierbar!), nicht erkannte große Lungenembolie, Luft- oder Fettembolie.

Solange die Differenzierung nicht sicher möglich ist, Reanimation mit Herzmassage und Beatmung fortführen.

Werden die spontanen oder schrittmacherinduzierten QRS-Komplexe breiter oder treten die Zeichen des irreversiblen Hirntods ein, kann man die Reanimationsbemühungen beenden.

Behandlung nach Reanimation

(1) Patienten nicht allein lassen! Intensivüberwachung, wo immer möglich, auf der Intensivstation oder auch im Notarztwagen. Fortlaufende Überwachung von EKG (Monitor), arteriellem und zentralvenösem Blutdruck (direkt gemessen) sowie Atmung.

(2) Venösen Zugang sichern (ggf. festnähen).

(3) Bei Zustand nach Kammerflimmern, insbesondere bei weiterbestehender Extrasystolie, antiarrhythmische Therapie durch rasche Aufsättigung mit **Amiodaron,** 5 mg/kg KG in 3 min i. v., maximal 10–20 mg/kg KG in 24 h (nur in Ausnahmefällen auch **Lidocain** als Dauerinfusion, max. 2 g Lidocain in 24 h). Auf keinen Fall verschiedene Antiarrhythmika kombinieren oder sehr kurz hintereinander geben (unvorhersehbare Effekte, Gefahr von elektromechanischer Entkoppelung oder nicht terminierbarem VF; ▶ Kap. 13.3.2.2, ▶ Tab. 13.8).

(4) Bei Spontanatmung Sauerstoff per Nasensonde (4–6 l/min), bei Bedarf intermittierende assistierte Beatmung (▶ Kap. 3.4).

(5) Wenn möglich, sollte nach primär erfolgreicher Reanimation eine therapeutische Hypothermie eingeleitet werden. Für 12–24 h Patienten hierbei auf eine Körpertemperatur von 32–34 °C halten und danach langsam wiedererwärmen (**cave** Elektrolytverschiebung, insbesondere Gefahr der Hyperkaliämie während der Wiedererwärmung!).

(6) In 2- bis 6-stündlichen Intervallen Blutgase kontrollieren.

(7) Gegebenenfalls Aspiration behandeln (▶ Kap. 16.4). Evtl. Rippenfrakturen bedürfen gewöhnlich keiner speziellen Therapie.

(8) Serumelektrolyte, Transaminasen, harnpflichtige Substanzen kontrollieren, Wasser- und Elektrolythaushalt ausgleichen.

(9) Urinausscheidung prüfen, Harnblasen- oder suprapubischen Katheter bei bzw. nach allen schwierigen oder länger dauernden Reanimationen einlegen.

(10) Thorax röntgen.

(11) Angehörige verständigen.

13.1.2 Kardiogener Schock

Definition Schwere Krankheitszustände, bei denen aus primär kardialer Ursache (myogen, rhythmogen, mechanisch) Hypotonie und Minderdurchblutung der Organsysteme durch reduzierte Förderleistung zusammen mit Stauungsinsuffizienz vor dem linken und/oder dem rechten Herzen eintreten und sich die Eigengesetzlichkeit des Schocks (▶ Kap. 3.5) entwickelt (i. d. R. systolischer Blutdruck < 90 mmHg, HMV < 2,5 l/min und PCWP > 16–18 mmHg).

Ätiologie und Pathogenese Vorkommen bei Myokardinfarkt, Myokarditis, Kardiomyopathie sowie als Folge extremer Belastung auch bei nicht vorgeschädigtem Herzen etwa durch tachy- oder bradykarde Rhythmusstörungen mit extremen Frequenzabweichungen. Ferner als Komplikation von Versagenszuständen bei Herzklappenfehlern, nach Herzoperationen, bei Funktionsstörungen künstlicher Herzklappen und nach diagnostischen Eingriffen, schließlich Schockzustände bei Herzbeuteltamponade und Lungenembolie. Entsprechend der Schwere der Grundkrankheit und der Unersetzlichkeit ausgefallenen Herzmuskelgewebes ist die Mortalität des kardiogenen Schocks mit ca. 80 % besonders hoch.

Die dem kardiogenen Schock ursächlich zugrunde liegende Reduktion der Pumpleistung des Herzens ist für die Hypotonie und kritische Minderdurchblutung der Organe verantwortlich. Diese setzt die für den Schock im weiteren Sinne (▶ Kap. 3.5) typische Symptomatik und Eigengesetzlichkeit mit Entwicklung von Störungen der Vasomotorik, Sequestration von zirkulierendem Blutvolumen, Permeabilitätsstörungen im Kapillarbett, Gewebsazidose und sekundären Gerinnungsstörungen in Gang. Die gleichzeitig bestehende Stauungsinsuffizienz überlagert die sonst für den Schock typische Verminderung des venösen Blutangebots an das Herz mit niedrigem ZVD und intensiviert die Entwicklung von Hypoxie.

Klinik: Diagnostische Hinweise Die Abgrenzung von schwerer Herzinsuffizienz ohne Schock oder von Hypotonie ohne gefährliche periphere Minderdurchblutung kann schwierig oder unmöglich sein.

> **! WICHTIG**
>
> Beim Myokardinfarkt, vornehmlich inferior-diaphragmaler Lokalisation, kommen Vagusreizzustände mit u. U. schwerer Hypotonie und Bradykardie vor und müssen wegen der grundsätzlich anderen Therapie rasch als solche erkannt und vom eigentlichen kardiogenen Schock differenziert werden (langsame Herzfrequenz, niedriger ZVD). Venendruckerhöhung und/oder Lungenstauung sind in stark wechselndem Ausmaß im kardiogenen Schock vorhanden, da sich Blutvolumenänderungen durch Sequestration mit den Auswirkungen der Stauung überlagern.

Leitsymptome und -befunde bei kardiogenem Schock

(1) Feuchte, kühle, zyanotische Haut, insbesondere der Akren,

(2) Trübung des Sensoriums (Somnolenz, Unruhe, auch Agitation),

(3) arterielle Hypotonie (systolischer Druck < 90 mmHg) und/oder Erniedrigung des mittleren arteriellen Blutdrucks um 30 mmHg,

(4) erhöhter ZVD,

(5) Lungenstauung (PCWP > 16–18 mmHg),

(6) Oligo-/Anurie (< 20 ml/h),

(7) Tachykardie (häufig vorhanden, jedoch vielfach durch Herzrhythmusstörungen überlagert oder maskiert).

Bei Infarkt des rechten Ventrikels oder sonstigen Rechtsherzerkrankungen werden besonders schwere und schwer therapierbare Schockzustände beobachtet.

! WICHTIG

Nach Erkennung des Schockzustands muss die zugrunde liegende Herzerkrankung diagnostiziert werden, um möglicherweise rasch korrigierbare Funktionsstörungen (Koronarverschluss, Arrhythmie, Herzbeuteltamponade, Herzklappenfunktionsstörungen, Koronarthrombose, Intoxikation/Überdosierung von Pharmaka) auszuschließen bzw. zu behandeln (siehe dort)!

Therapie

Ziel der Behandlung ist es, die Pumpleistung des Herzens zu erhöhen, den arteriellen Blutdruck zu steigern, die Gewebsdurchblutung zu verbessern, metabolische und Elektrolytstörungen auszugleichen und Myokardschädigungen hintanzuhalten (Reinfarkt, Infarktausweitung, Myokardprotektion).

! WICHTIG

Bei akutem Myokardinfarkt mit Schock kann eine sofortige katheterinterventionelle Wiedereröffnung des meist großen verschlossenen Koronargefäßes die Letalität (80–90 %) deutlich verringern (40 %), wenn die Reperfusion innerhalb von 12 h nach Infarktbeginn gelingt. Diagnose! Wenn möglich, sofortige Verlegung in eine Klinik mit entsprechenden Möglichkeiten!

Intensivüberwachung

▶ Kap. 3.3.

Sie ist von größter Bedeutung, da die therapeutischen Maßnahmen den ständig wechselnden Funktionszuständen von Herz und Kreislauf angepasst werden müssen. Bei akutem Infarkt können selbst kurz dauernde hypotone Zustände zur Ausweitung der Myokardnekrose führen. Sie müssen daher rasch erkannt und behoben werden. Die direkte Messung des arteriellen Drucks (A. radialis, o. a.) ist zur Blutdrucksteuerung bis zu einer Stabilisierung erforderlich. Die Messung von Pulmonalarteriendruck, Verschlussdruck und Herzminutenvolumen (Einschwemmkatheter oder PiCCO-Messung) kann erwogen werden (wenn auch ein Überlebensvorteil nicht belegt werden konnte).

Sofortmaßnahmen

(1) *Lagerung:* Beim Linksherzversagen ist mit dem Ziel der Vorlastsenkung eine erhöhte Oberkörperposition sinnvoll (20–30°). Beim Rechtsherzversagen, insbesondere, wenn es akut im Rahmen eines Rechtsherzinfarkts entstanden ist, kann eine flache Lagerung mit angehobenen Beinen sinnvoll sein. In diesem Fall führt die zusätzliche Vorlaststeigerung des rechten Ventrikels zu einer Erhöhung des Herzzeitvolumens.

(2) *Korrektur von Herzrhythmusstörungen:*

- Vorhofflimmern mit Dekompensation: Kardioversion (▶ Kap. 13.3.2.4, „Therapie").
- Ventrikuläre Tachykardie: Defibrillation (▶ Kap. 13.3.3.3, „Therapie", ▶ Kap. 13.1.1, „Therapie").
- Bradykardie: 0,5–3 mg **Atropin** i. v., temporärer Schrittmacher.

> **! WICHTIG**
> Nicht zu lange mit elektrotherapeutischen Maßnahmen zögern! Bei Herzbeuteltamponade oder Vorliegen eines Perikardergusses Perikardpunktion (Technik ▶ Kap. 13.1.4, „Technik der Perikardiozentese").

(3) Venösen Zugang schaffen (▶ Kap. 3.2.2) mit großlumigem Katheter.

(4) *Steuerung des venösen Blutangebots:* Im kardiogenen Schock ist der Füllungsdruck erhöht. Für eine optimale Auswurfleistung benötigt das Herz hier gewöhnlich einen höheren als den normalen Füllungsdruck. Ungefährer Anhalt: für das rechte Herz 15 mmHg, für das linke 18 mmHg enddiastolisch, entsprechend einem ZVD von ca. 15 cmH_2O, einem mittleren Pulmonalkapillardruck von 18 mmHg und einem mittleren Pulmonalisdruck von ca. 25 mmHg.

- Bei Werten darunter vorsichtig und unter Kontrolle von Blutdruck, pulmonalem Auskultationsbefund, v. a. aber ZVD, Echokardiografie und Pulmonalisdruck, **Elektrolytlösungen** geben (250–500 ml i. v.), Plasmaexpander sind selten sinnvoll. Bei Erfolg (Blutdruckanstieg?) wiederholen.
- Bei höheren Werten für den Füllungsdruck (> 18 cm H_2O ZVD, > 25 mmHg diastolisch bzw. 30 mmHg mittlerer Pulmonalisdruck) vorsichtig **Nitrate** geben: 0,5–2 mg **Glyzeroltrinitrat** (z. B. Nitrolingual®) sublingual bzw. bukkal (Wiederholung möglich) oder als maschinelle Infusion (1–10 mg/h, Dosierung langsam steigern entsprechend dem Blutdruckverhalten oder besser noch HZV-gesteuert) und danach rasch wirkende Diuretika (40 mg Furosemid i. v.) unter Kontrolle der o. a. Werte. Sinkt der Blutdruck, Beine hoch lagern.

(5) **Therapie mit positiv inotrop wirkenden Substanzen:**

- **Sympathomimetika** (**Noradrenalin** = Arterenol®, ggf. **Adrenalin** = Suprarenin®, **Dopamin, Dobutamin** = Dobutrex®) allein oder in Kombination. Auswahl der geeigneten Substanz oder Kombination je nach den unterschiedlichen Wirkungen auf die peripheren Gefäße und das Herz (▶ Tab. 13.1).

> **! WICHTIG**
> Vorsichtig dosieren, da diese Stoffe rasch, stark und oft arrhythmogen wirken. Bei Dauertherapie: Wirkungsverlust bereits nach 24–48 h!

- **Levosimendan** (Infusion mit 0,1 µg/kg/min über 24 h), ein akut wirksamer Kalziumsensitizer, senkt den linksventrikulären Füllungsdruck, steigert das HZV und scheint im Vergleich zu Dobutamin eine ausgeprägtere hämodynamische Verbesserung zu bewirken. Die Häufigkeit bedrohlicher Arrhythmien ist nicht geringer, Langzeitergebnisse (90-Tage-Letalität) sind vergleichbar mit denen von Dobutamin, aber besser als mit Phosphodiesterasehemmern.
- **Phosphodiesterasehemmer:** Diese inotrop und vasodilatierend wirkenden, spezifischen Hemmstoffe der Phosphodiesterase III (PDE III) wie Inamrinon, Enoximon oder Milrinon können auch bei fehlendem Ansprechen auf Sympathomimetika noch deutlich inotrope Wirkungen entfalten, da sie betarezeptorunabhängig das intrazelluläre cAMP erhöhen; sie sind jedoch weniger gut steuerbar. *UAW:* Herzfrequenzanstieg, Extrasystolie, Tachykardie durch arrhythmogene Eigenwirkung. Durch Vasodilatation Blutdruckabfall möglich! In der Regel ist eine Kombination mit Katecholaminen notwendig (z. B. Dobutamin).

- *Dosierung:*
  - **Enoximon:** 0,5 mg/kg KG mit max. Injektionsgeschwindigkeit von 12,5 mg/min, Wiederholung nach 30 min; ggf. 3. Bolus nach weiteren 30 min. Alternativ: Infusion von 90 µg/kg KG/min über 20–30 min. Erhaltungstherapie 2,5–10 µg/kg KG/min. Für perorale Therapie nicht geeignet.
  - **Milrinon:** Aufsättigungsdosis: 50 µg/kg KG über 10 min i. v.; Erhaltungsinfusion: 0,375–0,75 µg/kg KG/min; Gesamtdosis max. 1,13 mg/kg KG/d.
  - Da alle Substanzen renal eliminiert werden, Dosis bei Niereninsuffizienz bzw. -versagen anpassen. In der Regel müssen Katecholamine und/oder Volumen (Elektrolytlösung) zusätzlich gegeben werden, um die durch Vasodilatation bedingte Hypotonie zu vermeiden.

(6) **Therapie mit vasoaktiven Substanzen: Vasopressoren (Noradrenalin, Angiotensin, Vasopressin)** werden gegeben, um mittels allgemeiner Vasokonstriktion den peripheren Gesamtgefäßwiderstand und damit den mittleren Aortendruck (Koronardurchblutung!) zu heben, was nur bei von vornherein ungenügender Vasokonstriktion (früheste Phase des Schocks, andere Schockformen etwa bei Sepsis, Überdosierung von Vasodilatanzien) möglich ist. Dosierung ▶ Tab. 13.1. Steigt der Blutdruck, arteriellen Mitteldruck nicht höher als auf 60–70 mmHg einstellen. Bei voll ausgebildeter Vasokonstriktion ist ein weiterer Erfolg nicht zu erwarten, sondern hat (z. B. durch renale Vasokonstriktion) nur Nachteile. Bei bereits eingetretener allgemeiner Vasokonstriktion (feuchte, kalt-schweißige Haut, in allen fortgeschrittenen Stadien des Schocks) kann nur noch die positiv inotrope Wirkung der Katecholamine genutzt werden (s. o.). Gleichzeitig wird versucht, die allgemeine periphere Vasokonstriktion zu lockern, durch Blockade der α- oder Stimulation der β_2-Rezeptoren der Gefäßperipherie oder durch rezeptorenunabhängig wirkende Vasodilatanzien (z. B. Nitrate, Nitroprussid-Natrium, Levosimendan oder Phosphodiesterasehemmer, s. u.). Vasodilatierende Pharmaka im kardiogenen Schock nur mit äußerster Vorsicht geben. Bei systolischem Blutdruck < 90 mmHg bzw. arteriellem Mitteldruck < 60 mmHg ist diese Therapie meistens nicht möglich. Stets ist eine invasive Überwachung mit direkter Messung des arteriellen Drucks erforderlich. Zudem können die direkte Messung des Pulmonalarterien- und des Pulmonalkapillardrucks (Einschwemmkatheter!) und des Herzminutenvolumens (Thermodilutionsmethode oder PiCCO-Messung) erwogen werden. Vasodilatierende Maßnahmen immer durch inotrope Stimulation ergänzen: entweder Sympathomimetika mit kombinierter Wirkung verwenden, vorzugsweise Dobutamin in höherer Dosierung (▶ Tab. 13.1). Als besonders gut steuerbar, weil sehr kurz wirkend, hat das ausgeglichen arteriolär und venös wirkende Nitroprussid-Natrium (10–100 µg/min) Anwendung gefunden. Hier sind jedoch eine zentralvenöse Gabe erforderlich. Zudem besteht die Gefahr der Zyanidvergiftung, weshalb in der Hand des Unerfahrenen Glyzeroltrinitrat als Infusion leichter zu handhaben ist.

13

Tab. 13.1 Sympathomimetika bei kardiogenem Schock. Darstellung der unterschiedlichen Wirkmuster für den differenzialtherapeutischen Einsatz

Substanz	Dosierung (µg/kg KG/min)	Inotropie	Chronotropie	Vasokonstriktion	Vasodilatation	Sonstige Wirkung
Noradrenalin	0,1–1	++	0/–	++++	0	
Adrenalin	0,1–1	++++	++	++/0/–	0/++	Arrhythmogen
Dopamin[1]	a) 2–5	++++	++	0/+	0	Arrhythmogen
	b) 5–12	++++	++	+++	0	
Dobutamin	a) 2–8	++++	+	0	0/+	
	b) 8–15	++++	++	0	+++	

[1] auch arrhythmogene Wirkung.

> **WICHTIG**
> Vorsicht bei höheren Dosierungen und längerfristiger Infusion von Nitroprussid-Natrium wegen Zyanidbildung!

(7) *Sauerstoffzufuhr:* O_2 über Maske oder Nasensonde (4–6 l/min). Wirksamer ist die assistierte oder kontrollierte Beatmung (▶ Kap. 3.4, ▶ Kap. 16.11.2). Es hat sich bewährt, Patienten im kardiogenen Schock frühzeitig (bei Tachypnoe und rasch fallenden paO_2-Werten) nichtinvasiv zu beatmen oder zu intubieren und unter Narkose maschinell zu beatmen. Intubation und Beatmung sind notwendig, wenn der paO_2 auf < 8,0 kPa (< 60 mmHg) bzw. SpO_2 auf < 90 % sinkt.

(8) *Behandlung der Azidose:* Die im Schock obligate Übersäuerung wirkt negativ inotrop und begünstigt die Entstehung von Herzrhythmusstörungen einschließlich Kammerflimmern. Die Empfindlichkeit gegenüber Katecholaminen wird gesenkt. Eine Gabe von 1 mval/kg KG **Natriumbikarbonat** gilt bei pH-Werten < 7,1 als indiziert. Natriumlaktat ist nicht geeignet, da im Schock ohnehin ein Laktatstau besteht. Unter wiederholter Kontrolle des Säure-Basen-Status sorgfältig bilanzieren (▶ Kap. 19.13)!

> **WICHTIG**
> Unter hoch dosierter Bikarbonattherapie kann Atemdepression eintreten. Überwachung, Bereitschaft zur Beatmung!

(9) Alkalose strengstens vermeiden (Myokardschädigung!), eher leichte Azidose in Kauf nehmen!

> **WICHTIG**
> Katecholamine und Natriumbikarbonat über unterschiedliche Zugänge verabreichen, da Erstere sonst inaktiviert werden können!

(10) Zusätzliche Maßnahmen im kardiogenen Schock: Sedierung, Analgesie, Antikoagulierung mit Heparin bei Verbrauchskoagulopathie oder fibrinolytische Therapie werden nach Bedarf wie bei Schockformen anderer Genese eingesetzt (▶ Kap. 3.5). Frühzeitig intubieren und beatmen!

(11) *Mechanische Kreislaufunterstützungssysteme* wie die arterielle, intraaortale Gegenpulsation (IABP) können als Überbrückungsmaßnahme bei chirurgisch korrigierbaren Zuständen wie Herzklappenab- oder -ausriss, Kammerseptum- oder Papillarmuskelruptur nach Infarkt eingesetzt werden. Bei kardiogenem Schock im Rahmen eines koronarinterventionell behandelten transmuralen Myokardinfarkts konnte kein Überlebensvorteil durch die intraaortale Gegenpulsation belegt werden. Mechanisch kreislaufunterstützende Maßnahmen werden zusammen mit den o. g. Medikamenten eingesetzt.

13.1.3 Lungenödem

Definition Bedrohlicher Zustand, in dem Blutplasma und meistens auch Erythrozyten aus dem Lungenkapillarbett in das interstitielle Gewebe der Lungen und/oder ins Alveolarlumen gelangen und Gaswechsel und Atmung behindern.

Ätiologie und Pathogenese Interstitielle Flüssigkeitsvermehrung bzw. Transsudation von Plasma in den Alveolarraum tritt ein,

(1) wenn entweder bei intakter Gefäß- und Alveolarwand der Druck im Kapillarsystem durch erhöhten Lungenvenendruck den kolloidosmotischen Druck des Bluts übersteigt (mittlerer Lungenvenendruck > 23 mmHg), wobei es dann auch meistens zu Gefäßeinrissen mit Übertritt von Erythrozyten kommt, oder

(2) wenn bei normalem Lungenvenen- und Kapillardruck die Gefäß- und/oder die Alveolarwandung pathologisch verändert, d. h. durchlässig ist.

Im ersteren Fall entwickelt sich das Lungenödem als Folge von Linksherzinsuffizienz bei Hypertonie, Myokardinfarkt, Myokarditis, Kardiomyopathie, Aortenklappenfehlern oder Mitralinsuffizienz bzw. Mitralklappenstenose und – seltener – Lungenvenenthrombose. Im zweitgenannten Fall entwickelt es sich ohne Pulmonalvenendruckerhöhung auf dem Boden einer toxischen Lungengefäßschädigung (Gasinhalation, Urämie u. a.), auch als „fluid lung" bezeichnet.

Besonders dramatisch verläuft das Lungenödem, wenn das pulmonale Gefäßbett auf die Drucksteigerung nicht vorbereitet ist. Besteht eine Lungenvenendruckerhöhung über längere Zeit, kommt es zu Anpassungen von Gefäßwand und Lymphdrainage der Lunge. Unter diesen Umständen können auch höhere Drücke ohne Ödem toleriert werden (Mitralklappenstenose). Ein Lungenödem bleibt bei Linksherzinsuffizienz auch dann aus, wenn bei gleichzeitigem Rechtsherzversagen der Pulmonalisdruck nicht mehr ansteigen kann (Myokarditis, rechtsventrikuläre Infarzierung bei Hinterwandinfarkt).

Als **Auslösemechanismen des Lungenödems bei vorbestehender Herzerkrankung** kommen alle Ursachen infrage, die allgemein eine Herzinsuffizienz auslösen können: Diätfehler (unkontrollierte Kochsalzzufuhr), körperliche bzw. seelische Belastungen (Tako-Tsubo-Kardiomyopathie), Absetzen von Diuretika, Herzrhythmusstörungen (Eintreten von Vorhofflimmern bei Mitralinsuffizienz, Aortenklappenstenose oder chronischer Herzinsuffizienz!), Lungenembolien, hypertone Krisen, Progredienz einer vorbestehenden Herzerkrankung. **Auslösemechanismen eines Lungenödems ohne vorbestehende Herzerkrankung** sind u. U. hypertone Krisen, Lungenvenenthrombosen bei Mediastinal- oder Bronchialtumoren, Inhalation toxischer Gase sowie Urämie (▶ Kap. 19.3).

Symptomatologie und Gefährdung für den Kranken werden bestimmt durch die Grundkrankheit, ferner durch den erschwerten Gaswechsel infolge der intraalveolären Flüssigkeitsansammlung, die ödematös verdickten Alveolarmembranen, die verdickte Bronchialschleimhaut und die begleitende Bronchospastik. Die Hypoxämie wird verstärkt durch intrapulmonale Shunts, Ventilations-Perfusions-Störungen und die insgesamt erschwerte Atemarbeit. Liegt ursächlich eine KHK zugrunde, ist die resultierende Hypoxie besonders nachteilig.

Klinik: Leitsymptome und -befunde Die Konstellation von Angst, Erregung, Ortho- und Tachypnoe, rasselndem Atem, Husten, u. U. mit Expektoration von rötlich tingiertem Schaum, von basal nach apikal aufsteigenden feuchten Rasselgeräuschen, Tachykardie und Galopprhythmus ist als kardial bedingtes Lungenödem unverkennbar. Der Nachweis z. B. einer Herzinsuffizienz oder einer Aorten- bzw. Mitralklappenerkrankung differenziert das kardiale Lungenödem von der sog. „fluid lung".

Differenzialdiagnose Eitrige Tracheobronchitis (bei älteren Patienten). Makrohämoptoe kommt bei Lungenödem vor, muss aber den Verdacht auf eine begleitende oder auslösende Lungenembolie erwecken. Hämoptoe kommt auch vor bei Mitralklappenstenose mit Lungenstauung, bedeutet hier aber noch nicht Lungenödem.

Therapie

Hier wird nur die Therapie bei kardial bedingtem Lungenödem besprochen.

Intensivüberwachung

Die Überwachungsintensität wird der zugrunde liegenden Erkrankung angepasst.

Folgende Überwachungsmaßnahmen sind Standard:

(1) EKG (Monitor)

(2) ZVD

(3) Blutdruck (unblutig)

(4) Atmung

(5) Sauerstoffsättigung (Pulsoxymetrie), Blutgase, Säure-Basen-Status

(6) Thorax-Röntgen

(7) Urinausscheidung (u. U. Blasenkatheter)

(8) harnpflichtige Substanzen (Kreatinin, Harnstoff)

(9) Serumelektrolyte

(10) Blutbild

Sofortmaßnahmen

Allgemeinmaßnahmen

(1) *Lagerung:* Oberkörper hoch lagern (30–90°), Füße tief (Herzbett, an der Bettkante sitzen).

(2) Venösen Zugang schaffen (▶ Kap. 3.2. 2).

(3) *„Unblutiger Aderlass“:* 0,6–1,2 mg, u. U. mehr, **Nitroglyzerin** (Zerbeißkapseln oder Spray) bukkal bzw. sublingual geben, wenn Patienten weder eine symptomatische Hypotonie noch einen systolischen Blutdruck < 90 mmHg oder eine schwere obstruktive Klappenerkrankung aufweisen. Je nach Antwort nach 10–20 min wiederholen. In der Klinik Infusion von **Glyzeroltrinitrat** über ZVK (s. u.). Unblutiger Aderlass u. U. auch durch Staubinden, besser Blutdruckmanschetten mit Innendruck von 40–60 mmHg an 3 Extremitäten. Man kann so ca. 600 ml Blut dem Kreislauf vorübergehend entziehen.

> **! WICHTIG**
> Nur 3 Extremitäten gleichzeitig und für höchstens 15 min abbinden, dann Druck kurzfristig ablassen und im rotierenden System erneut 3 Extremitäten stauen. Nicht stauen bei florider Thrombophlebitis! Venösen Zugang (Infusion!) nicht behindern! Immer ausreichend antikoagulieren!

(4) *Sauerstoffzufuhr* über Nasensonde (4–6 l/min) reicht gewöhnlich aus (Ziel $SpO_2 \geq 95\,\%$). Reicht dies nicht aus, eignet sich die nichtinvasive CPAP sehr gut, um die passagere respiratorische Insuffizienz zu überbrücken. Hierzu bedarf es einer leichten Sedierung des Patienten. Zumeist gelingt dies schon mit der Gabe von Morphin (10 mg i. v.) und Benzodiazepinen (z. B. Lorazepam 2 mg). In Fällen schwersten Lungenödems können auch Intubation und unter Sedierung maschinelle Überdruckbeatmung mit PEEP (▶ Kap. 3.4) sehr wirksam sein. Durch beide Beatmungsmethoden wird nicht nur der Gaswechsel verbessert, sondern auch die intrathorakale Blutfülle vermindert und so das Herz entlastet.

> **! WICHTIG**
> Intubation bei Lungenödem im Sitzen, da es beim Flachlegen wegen der Zunahme der pulmonalen Stauung zum plötzlichen Kreislaufversagen kommen kann! Bei kooperativem Patienten zunächst Therapieversuch mit NIV-Maske.

(5) *Sedierung:* Im Lungenödem ist der Kranke unruhig, oft ausgesprochen agitiert. Sedierung mit **Opiaten** (Morph. sulf. 10 mg langsam i. v. oder s. c.) ist sehr wirksam, **Diazepam** (5–10 mg i. v.) ist Medikament zweiter Wahl. Intramuskuläre Injektion vermeiden (verzögerte und unsichere Wirksamkeit, relative Kontraindikation für Fibrinolyse)! Opiate bevorzugen, selbstverständlich bei Schmerzen (Myokardinfarkt), aber auch wegen der vasodilatierenden Wirkung des Morphins. Bei starken Unruhezuständen Kombination eines Opiats mit **Phenothiazinen** (Atosil® 25–50 mg i. v.).

Spezielle Maßnahmen

(1) **Vasodilatanzien** (s. o. unter 3): rasch wirkende Pharmaka werden bevorzugt:

- **Glyzeroltrinitrat** 0,6–1,2 mg sublingual, u. U. mehrmals, oder als Infusion, z. B. 0,5–5 mg/h als maschinelle Infusion. Höhere Dosierung im Einzelfall möglich.
- Alternativ **Nitroprussid-Natrium** 0,3–5 µg/kg/min. Zur Vermeidung von Hypotonien allerdings immer Gabe über einen zentralen Zugang. **Cave:** Isozyanatvergiftung.

(2) *Diurese:* Rasch wirkende Diuretika gehören zu den Sofortmaßnahmen beim Lungenödem (z. B. 20–40 mg **Furosemid** i. v.). Sie reduzieren das Blutvolumen innerhalb von ca. 20 min.

> **! WICHTIG**
>
> Für ungehinderten Urinabfluss sorgen! Mögliche Harnverhaltung durch Opiate (Antidot Atropin!) beachten! Nicht zögern, einen transurethralen Blasenkatheter zu legen (wichtig zur Bilanzierung)!

(3) *Behandlung von Herzrhythmusstörungen* je nach Art und Gefährdung des Kranken nach den Richtlinien im Kapitel „Herzrhythmusstörungen" (▶ Kap. 13.3) behandeln. Vorhofflimmern, insbesondere Vorhofflattern u. U. sofort durch Elektrokardioversion beseitigen, zumindest Kammerfrequenz verlangsamen (▶ Kap. 13.3.2.4, „Therapie"). Ventrikuläre Tachykardie stets sofort durch Kardioversion beenden. Ventrikuläre Extrasystolen nur dann behandeln, wenn Kammertachykardie oder tachykarder Herzstillstand vorgelegen haben oder einzutreten drohen (R-auf-T-Phänomen, Extrasystolie in Salven, starke Häufung der Extrasystolen, polytoper Reizursprung; ▶ Kap. 13.3.3.2): **Amiodaron** 5 mg/kg, max. 10–29 mg/kg/d (▶ Kap. 13.3.3.2, „Therapie").

(4) *Sonstige Maßnahmen:* Spezielle blutdrucksenkende Therapie ist bei Lungenödem im Rahmen einer hypertensiven Entgleisung erforderlich. Behandlung wie in der hypertonen Krise (▶ Kap. 15.1.2.1, „Therapie"). Der reflektorisch bedingte Hochdruck geht mit wirksamer Lungenödembehandlung zurück. Bei bronchopulmonalen Superinfektionen Ampicillin 3 × 1 g/d p. o. oder i. v. Auch Tetrazykline oder spezielle Antibiotika, sofern Anhaltspunkte für die Art des Erregers gegeben sind (▶ Kap. 9). Beginn der Antibiotikatherapie erst nach Sputumgewinn für die Keimidentifizierung.

(5) Nach Abklingen des Lungenödems weitere Intensivüberwachung für mindestens 24 h (▶ Kap. 3.3).

13.1.4 Herzbeuteltamponade

Definition Eine Herzbeuteltamponade liegt dann vor, wenn die diastolische Herzfüllung durch Flüssigkeitsansammlung im Herzbeutel so behindert wird, dass die Pumpleistung des Herzens kritisch eingeschränkt wird.

> **! WICHTIG**
>
> Nicht jede Pericarditis exsudativa oder jedes Hämoperikard führt zur Tamponade! Auch ein großer Perikarderguss ist nicht gleichbedeutend mit einer Tamponade, kann aber jederzeit zu einer solchen Symptomatik führen. Überwachung!

Ein hämodynamisch gleicher Effekt mit oder ohne Verkalkung kann durch Narbenschrumpfung bei adhäsiver Perikarditis (Concretio pericardii) oder Panzerherz (Constrictio pericardii) auftreten.

Ätiologie und Pathogenese Ursächlich kommt jede Form der Pericarditis exsudativa infrage, sowohl virale wie bakterielle (auch Pyoperikard), auch rheumatische Perikarditiden, urämischer Perikarderguss, Strahlentherapiefolgen, chylöse Perikarditis. Ferner traumatisches oder spontan eingetretenes Hämoperikard, etwa bei Antikoagulanzientherapie,

Blutungskrankheiten, Tumoren, Herzwandruptur, Aortendissektion, Zwischenfällen bei diagnostischen und therapeutischen Eingriffen (z.B. Schrittmacherimplantation, Herzkatheteruntersuchungen), postoperativ nach Herzoperationen. Pericarditis constrictiva calcarea ist meistens tuberkulöser Genese, kann aber auch nach viraler oder rheumatischer Perikarditis eintreten.

Symptomatologie und Gefährdung des Kranken werden bestimmt von der Geschwindigkeit der Flüssigkeitsansammlung im Perikard einerseits und dessen Dehnbarkeit andererseits. Bei intaktem Perikard können akut bereits Flüssigkeitsmengen von 50–100 ml eine lebensgefährliche Tamponade hervorrufen. Bei Herzwandruptur mit Hämoperikard kommt es innerhalb von Sekunden zum Kreislaufzusammenbruch. Gleiches gilt für das traumatische Hämoperikard. Bei entzündlichen Veränderungen des Herzbeutels wird dieser u.U. größere Flüssigkeitsmengen aufnehmen können, bis eine Tamponade eintritt. Die Zeitspanne kann sich von Stunden bis zu Tagen und Wochen erstrecken. Bei urämischer Perikarditis sind besonders lange Laufzeiten bekannt (Monate). Perikardkonstriktion entwickelt sich stets langsam, d.h. innerhalb von Monaten bis – meistens – mehreren Jahren oder Jahrzehnten.

Klinik: Leitsymptome und -befunde Typische Trias: Tachykardie, Hypotonie und Niedervoltage im EKG. Andere zuverlässige Zeichen sind gestaute Halsvenen mit inspiratorischer Zunahme des Venendrucks, enge Blutdruckamplitude und Pulsus paradoxus (inspiratorisches Sinken des systolischen Drucks um mehr als 12 mmHg), die perkutorisch vergrößerte Herzdämpfung mit leisen Herztönen und protodiastolischem Extraton (Perikardton), manchmal mit dem für einen Perikarderguss charakteristischen elektrischen Alternans im EKG (Swinging Heart). Es entwickelt sich im Übrigen die typische Symptomatik der Herzinsuffizienz (▶ Kap. 13.2.1, „Klinik“).

Diagnostische Hinweise Mittels Echokardiografie kann der Perikarderguss sofort sicher erfasst, quantitativ abgeschätzt und eine tamponierende Wirkung (Kompression des rechten Vorhofs und Ventrikels, Reflux in V. cava und Lebervenen) frühzeitig erkannt werden. Zudem im Röntgenbild außer einer Verkalkung manchmal Hinweise für einen Erguss. Die Tamponade ist mit oder ohne ergusstypisch veränderte Herzkonfiguration aus den leeren Lungenfeldern zu vermuten.

Therapie

Vorbemerkungen

Ist die **Diagnose gestellt**, muss der Herzbeutel punktiert werden. Mit diesem oft lebensrettenden Schritt darf nicht gezögert werden.

In den meisten Fällen ist die direkte transkutane Perikardpunktion erfolgreich. Operatives Vorgehen, meist mit Fensterung des Perikards mit Ableitung in Pleura oder Bauchhöhle, kommt nur in der unmittelbar postoperativen Situation in der Kardiochirurgie infrage sowie bei rezidivierendem oder gekammertem Perikarderguss.

Technik der Perikardiozentese

Folgendes steriles **Instrumentarium** wird benötigt:

(1) 5-ml-Spritze mit 1er Nadel, 7 cm lang, für Lokalanästhesie,

(2) Skalpell,

(3) 50-ml-Spritzen Luer,

(4) 3-Wege-Hähnchen Luer,

(5) 50 cm Plastikschlauch,

(6) 2 Krokodilsklemmen mit Verbindungskabel,

(7) Punktionskanüle (Seldinger), 12 cm lang,

(8) Spiralmandrin 100 cm,

(9) Katheter, passend zu o. g. Mandrin, 50 cm lang, mit 4 Seitenlöchern und Flansch mit Hähnchen,

(10) Xylocain® 1 % zur Lokalanästhesie,

(11) EKG-Gerät,

(12) Defibrillator, Reanimationsgerät.

Vorgehen:

(1) Patient über geplantes Vorgehen informieren, bequem lagern, Oberkörper 10–30° angehoben.

(2) Chirurgische Hautdesinfektion und sterile Abdeckung. Es wird steril gearbeitet!

(3) EKG anschließen.

(4) Venösen Zugang schaffen (▶ Kap. 3.2.2).

(5) Lokalanästhesie mit Lokalanästhetika ohne Adrenalinzusatz, Xylocain® 1 %, Novocain® 1–2 %.

(6) Stichinzision im Winkel zwischen Processus xiphoideus und linkem Rippenbogen (vorher durch Herzecho Übersicht gewinnen!).

(7) Gegebenenfalls Punktionskanüle mit Innennadel (Seldinger-Nadel) über das Verbindungskabel und die Krokodilsklemme mit der Wilson-Ableitung (V) des EKG-Geräts verbinden (s.u.).

(8) Kanüle in Richtung auf die mediane Oberkante der linken Skapula unter ständiger Beobachtung des EKGs einführen.

(9) Passage des Perikards (spürbarer Ruck) unter Aspirationsversuch. Wenn erfolgreich, Absaugen nach Entfernung der Innennadel mittels Spritze über 3-Wege-Hahn und Verbindungsschlauch oder mittels Vakuumflasche.

> **! WICHTIG**
> Vor der Punktion prüfen, ob alle Verbindungsstücke und Schläuche zueinander passen!

13

(10) Eine EKG-Kontrolle ist nicht zwingend erforderlich. Wenn sie zur Lagekontrolle eingesetzt wird, ist zu beachten: Bei Kontakt der Nadel mit dem Epikard beobachtet man im EKG starke ST-Hebungen: Nadel zurückziehen! Während der Passage der Nadel von der Subkutis bis in das Perikard nimmt lediglich die Amplitude von QRS etwas zu. Die starke Deformierung des EKGs bei Epikardkontakt ist nicht zu übersehen. Wird Blut aspiriert, kann aus der EKG-Konfiguration entschieden werden, ob die Nadelspitze noch im Perikard oder bereits intrakardial liegt (sonst im entnommenen Blut Hämatokrit oder Blutgase bestimmen oder Druck messen, „Ventrikeldruckkurve“!).

(11) Bei größeren Ergüssen kann mithilfe eines Spiralmandrins ein geeigneter Katheter (Pigtailkatheter) mittels Seldinger-Technik in den Herzbeutel eingeführt werden (von verschiedenen Herstellern werden fertige Sets zur Perikardpunktion geliefert). So kann über einen Zeitraum von mehreren Tagen wiederholt Flüssigkeit abgelassen werden. Ist danach noch eine Perikarddrainage erforderlich, muss die operative Perikardfensterung erwogen werden.

(12) Bei bakteriellen Infektionen können Antibiotika oder Tuberkulostatika instilliert werden.

(13) Nach erfolgter Perikardpunktion ist Intensivüberwachung (EKG-Monitor, ZVD, Blutdruckkontrollen) für 1–2 Tage erforderlich.

13.1.5 Myokardinfarkt und Infarktkomplikationen

Definition Siehe auch Leitlinien zur Diagnostik und Therapie des akuten Koronarsyndroms (https://leitlinien.dgk.org).

Ein Myokardinfarkt ist eine lokal begrenzte, mehr oder weniger ausgedehnte, kompakte oder netzförmige Nekrose des Myokards durch akuten Verschluss einer Koronararterie meist bei atheromatöser Koronarerkrankung. Ist die linke Herzkranzarterie betroffen, tritt ein Myokardinfarkt der Vorderwand und/oder des Kammerseptums (vordere absteigende Arterie) bzw. der Lateralwand (Cirkumflexarterie) der linken Herzkammer auf. Bei einem Herzhinterwandinfarkt (rechtes Kranzgefäß) ist häufig der rechte Ventrikel mit betroffen. Rechtsventrikuläre Infarkte können schwierige therapeutische Probleme bedingen. Man unterscheidet den ST-Hebungsinfarkt (STEMI) vom Nicht-ST-Hebungsinfarkt mit aber positivem Troponin-T- oder Troponin-I-Nachweis (NSTEMI). Instabile Angina pectoris, STEMI und NSTEMI werden unter dem Begriff des **akuten Koronarsyndroms** (ACS) zusammengefasst.

Ätiologie und Pathogenese Der Myokardinfarkt ist eine schwerwiegende Komplikation der KHK (▶ Kap. 13.4). Es gelten somit die für diese Krankheit bekannten Risikofaktoren wie Zigarettenrauchen, Fettstoffwechselstörungen, Hypertonie, Diabetes mellitus, familiäre Disposition, Übergewicht. Die Myokardnekrose entsteht aus einer kritischen Diskrepanz zwischen Sauerstoffversorgung und -bedarf. Sie entwickelt sich praktisch immer auf dem Boden einer stenosierenden Koronarsklerose (ca. 80–90 % der Fälle). Der Auslösemechanismus ist meistens ein thrombotischer Gefäßverschluss (60–80 % der Fälle), zumeist ausgelöst durch Aufbruch von Plaques und Blutungen in atheromatöse Herde. Myokardnekrosen können jedoch auch ohne vollständigen Koronarverschluss eintreten. Auch kann ein thrombotischer Verschluss nur kurzfristig bestehen und dennoch einen Infarkt bedingen („frühe Rekanalisation"). Einschränkung der Sauerstoffzufuhr (Anämie, Hypoxie) und auch erhöhte Katecholaminwirkung sind wichtige verschlimmernde Faktoren. Auch koronarspastische Vorgänge sind öfter beteiligt und können entscheidend sein. Seltener sind Koronarembolien als Infarktursache (Thromboembolie bei bakterieller Endokarditis, Vorhofflimmern, Luftembolie).

Klinik Das Infarktereignis tritt meist mit Vernichtungsschmerz auf und ist in 40–50 % der Fälle tödlich. Symptomfreie oder -arme Infarkte kommen in etwa 20 % der Fälle, gehäuft bei Diabetes mellitus, vor. Ca. 60 % der Todesfälle ereignen sich in der Phase vor Krankenhausaufnahme. Die Krankenhausmortalität beträgt alterabhängig dann noch ca. 20 %, in Koronarüberwachungsstationen heute um oder unter 10 %.

> **! WICHTIG**
> Die große Häufung tödlicher Komplikationen in der frühesten Phase des Infarkts erfordert hier die höchste Überwachungs- und Behandlungsintensität. Ärztliche Hilfe muss so rasch wie möglich einsetzen (Notarzt!). Prodromalsymptome („instabile Angina pectoris", „akutes Koronarsyndrom") kommen in 60–80 % der Fälle vor, sodass ggf. prophylaktische Maßnahmen möglich sind (▶ Kap. 13.4, „Therapie").

Der Kranke ist gefährdet durch Herzrhythmusstörungen, Herzinsuffizienz und Schock, Herzruptur sowie Sekundärkomplikationen.

(1) **Herzrhythmusstörungen** kommen in 95 % der Fälle vor (▶ Tab. 13.2). Die zahlreichen Frühtodesfälle sind überwiegend durch Kammerflimmern bedingt. Häufigkeit und Gefährlichkeit der Arrhythmien nehmen bereits innerhalb des ersten Tages rasch ab. Bei unkompliziertem Verlauf sind ernste Rhythmusstörungen nach dem 4. Tag selten.

(2) In den ersten Stunden des Infarkts sind vagale (Bradykardie, Blutdruckabfall) und/oder sympathikotone Reizzustände die Regel. Sie erhöhen die Bereitschaft zum Kammerflimmern und erfordern spezielle therapeutische Maßnahmen (Atropin, Betablocker, s. u.).

Tab. 13.2 Einteilung und Häufigkeit von Herzrhythmusstörungen bei akutem Myokardinfarkt

Arrhythmie in Zusammenhang mit	Rhythmusstörung	Häufigkeit
Elektrischer Instabilität	Ventrikuläre Extrasystolie	80 %
	Akzelerierte, idioventrikuläre Rhythmen	15 %
	Parasystolie	12 %
	Kammertachykardie	10 %
	Kammerflimmern (primär)	3 %
Potenzieller elektrischer Instabilität	Sinusbradykardie	25 %
	AV-Rhythmen	5 %
	AV-Block (bei Hinterwandinfarkt)	
	• Grad I	11 %
	• Grad II	14 %
	• Grad III	12 %
	Asystolie (primär)	2 %
Herzinsuffizienz	Sinustachykardie	40 %
	Supraventrikuläre Extrasystolie	55 %
	Supraventrikuläre Tachykardie	10 %
	Vorhofflimmern	14 %
	Vorhofflattern	5 %
	AV-Block (bei Vorderwandinfarkt)	2 %
	Asystolie (sekundär)[1], Kammerflimmern (sekundär)[1]	2 %
	Herzrhythmusstörungen insgesamt	95 %

[1] Endstadien bei Herzversagen

(3) **Herzinsuffizienz** bzw. **Schock** kommt in 40–60 % bzw. 10–15 % der Fälle vor, bei früh einsetzender Therapie (Notarztwagen, Akut-PTCA, Fibrinolyse) seltener. Beide Komplikationen sind ebenfalls am häufigsten während der ersten Woche, sie sind für die Mehrzahl der Spättodesfälle verantwortlich. Herzinsuffizienz ist der wichtigste Faktor, der die Mobilisation, die Dauer der stationären Behandlung und die Langzeitprognose bestimmt. Die Größe des Infarkts bestimmt den Verlauf. Sind mehr als 20 % des Kammermyokards betroffen, resultiert eine manifeste Herzinsuffizienz. Bei mehr als 40 % ist mit Schock zu rechnen.

(4) **Herzrupturen** (6 % der Fälle, bei Akut-PTCA seltener) kommen zwischen dem 2. und 9. Tag vor. Durch leukozytär bedingte Erweichung des Bindegewebes in der Nekrosezone kann die freie Wand (Herzwandruptur, meist sofort tödlich), das Kammerseptum (Links-rechts-Shunt mit schwerer Rechts- und Linksinsuffizienz) oder ein Papillarmuskel (akute, schwerste Mitralinsuffizienz) zerreißen.

(5) **Sekundärkomplikationen:** arterielle Hypotonie (Gefahr der Infarktausweitung sowie ischämische zerebrale Insulte), Bildung endokardialer, intraventrikulärer Thromben (Gefahr arterieller Embolien), thromboembolische Ereignisse im Gefolge der Bettruhe (Lungenembolie) sowie traumatische Schäden durch Reanimationsmaßnahmen, Medikamenten-UAW (z. B. Antikoagulanzien, Antiarrhythmika). Begleitkrankheiten nicht übersehen, z. B. Diabetes mellitus, Emphysembronchitis, Niereninsuffizienz o. Ä.

(6) Eine Infarzierung des rechten Ventrikels kommt bei inferiorem, diaphragmalem Infarkt in ca. 60 % der Fälle vor. Sie verschlechtert die Prognose erheblich, wird aber ande-

rerseits durch frühzeitige katheterinterventionelle Reperfusion (Koronardilatation) oder, wenn das innerhalb von 2 h nicht möglich ist, durch die Fibinolysetherapie besonders günstig beeinflusst. Eine sichere Erkennung des Rechtsventrikelinfarkts gelingt mittels rechtspräkordialer EKG-Ableitungen (VR_3–VR_5).

Leitsymptome und -befunde Die Diagnose wird gestellt aus den anamnestischen Angaben über Angina pectoris und ihre Varianten im Prodromalstadium, die nicht nach Gabe von Nitraten verschwindet. Die Abgrenzung von Status anginosus oder instabiler Angina pectoris ist manchmal schwierig (Troponin!), bleibt jedoch bis zur endgültigen Klärung therapeutisch ohne Belang, da Überwachung und Therapieführung einheitlich sind. Unter dem Begriff „akutes Koronarsyndrom" (ACS) werden die instabile Angina und der akute Myokardinfarkt mit und ohne ST-Hebungen zusammengefasst.

> **! WICHTIG**
> Jedes ACS sollte bis zum Beweis des Gegenteils als akuter Infarkt behandelt werden (▶ Kap. 13.4).

Klinisch findet man bei dem meist schweren Krankheitsbild am Herzen **auskultatorisch** einen präsystolischen, später auch einen protodiastolischen Galopp, seltener eine paradoxe Spaltung des 2. Herztons oder spätsystolische Geräusche als Ausdruck einer Papillarmuskelischämie (ca. 15 % der Fälle).

Das **EKG** ist von zentraler Bedeutung bei der Differenzierung des ACS. Sind in mindestens zwei der Ableitungen I, aVL, V_1–V_6 oder II, III, aVF, V_4–V_6 ST-Hebungen vorhanden oder findet sich ein neuer Linksschenkelblock, ist von einem STEMI auszugehen. ST-Hebung in der Infarktzone signalisiert den frischen Infarkt, Persistenz mit terminaler T-Negativierung über mehr als 4–10 Wochen deutet die Entwicklung eines Herzwandaneurysmas an.

Sind keine ST-Hebungen vorhanden, hilft das Labor weiter. Die Bestimmung des **Troponin** T oder I zeigt durch erhöhte Werte bereits nach 20 min (bis 6 h) den frischen Infarkt an und kann zur Differenzialdiagnose (instabile Angina, NSTEMI, Myokarditis) benutzt werden (jede Angina pectoris mit Erhöhung des Troponins gilt als Infarkt!). Liegt der Schmerzbeginn weniger als 6 h zurück, sollte bei initial normalen Troponinwerten eine nochmalige Bestimmung nach 3 h, bei hochsensitivem Tropnin nach 1 h erfolgen. Unter den **anderen Serumenzymen** erreichen CK und CK-MB am 1. Tag ihre Gipfelwerte, die GOT am 3. Tag.

Die reaktive Leukozytose, die ihren Gipfel am 1.–4. Tag erreicht, ist von prognostischer Bedeutung (Grenzwert 14 Gpt/L [14.000/µl]).

Die CRP-Erhöhung mit Gipfel am 3.–8. Tag ist für die Prognose gewöhnlich ohne wesentliche Aussagekraft, kann aber im Verlauf bei starker Erhöhung auf ein Postinfarkt- oder Dressler-Syndrom hinweisen (Fieber, Rhythmusstörungen, Perikarditis, u. U. Pleuritis, Pneumonie, Eosinophilie). Alternativ kann eine BSG-Beschleunigung wegweisend sein.

Therapie

Notfalltherapie bei akutem Koronarsyndrom außerhalb des Krankenhauses

Der Patient muss ohne jede Verzögerung in ärztliche Überwachung gelangen (Arztbesuch, Notarztwagen). Die EKG-Überwachung muss sofort beginnen. Der Apparat (tragbarer, batteriebetriebener EKG-Schreiber oder Monitor) bleibt bis zum Eintreffen in der Koronarüberwachungsstation angeschlossen.

(1) Diagnose sichern. Auch wenn nur Verdacht besteht, Überwachung und weitgehend auch Therapie wie bei gesichertem Infarkt.

(2) Herzrhythmus prüfen; wenn vorhanden, EKG anschließen.

(3) Bei Sauerstoffsättigung von < 94 % **Sauerstoff** zuführen (2–4 l/min).

(4) Notarztwagen rufen (lassen) und nächste Koronarüberwachungsstation informieren.

(5) *Schmerzbekämpfung* mit Opiaten: 10 mg **Morph. sulf.** oder 100 mg **Pethidin** langsam i. v. oder s. c. Keine i. m. Injektionen!

> **WICHTIG**
> Die suffiziente Schmerztherapie ist wichtig, Angst vor Atemdepression nach Opiaten beim Herzinfarktpatienten ist unbegründet.

(6) *Venösen Zugang* schaffen, wenn möglich, mit intravenösem Verweilkatheter (▶ Kap. 3.2.2).

(7) *Myokardprotektion:*

- In jedem Fall sofort 60–70 IE/kg (bis 5.000 IE) unfraktioniertes **Heparin** (UFH; Liquemin®) i. v. oder bei normaler Nierenfunktion **NMH** (z. B. 30 mg **Enoxaparin** i. v. dann 1 mg/kg s. c.) bis zum Eintreffen in der Klinik bzw. Intensivstation (s. u.).
- Ferner **Acetylsalicylsäure** 150–300 mg p. o. oder 80–150 mg i. v. (Aspisol®). Additiv die frühestmögliche Gabe von **Clopidogrel** in einer Aufsättigungsdosis von 4–8 × 75 mg, **Ticagrelor** mit einer Aufsättigungsdosis von 180 mg p. o. oder bei STEMI und Alter < 75 Jahre (kein früherer Schlaganfall/TIA!) **Prasugrel** in einer Aufsättigungsdosis von 60 mg p. o. Bei NSTEMI kann ein P2Y12-Inhibitor auch erst im Interventionszentrum gegeben werden.
- **Nitrate** i. v. 1–10 mg/h bei Hypertonie.
- Wenn keine Herzinsuffizienz und kein AV-Block vorliegen, **Betablocker,** z. B. **Metoprolol** 5 mg i. v.
- Entscheidend ist eine möglichst rasche Wiedereröffnung des verschlossenen Infarktgefäßes, primär durch sofortige Herzkatheterisierung mit kathetertechnischer Rekanalisation des Infarktgefäßes oder durch möglichst frühzeitige Fibrinolyse (s. u.). Auch beim NSTEMI sind bei Risikokonstellation (Rhythmusstörungen, Hypotonie, Beschwerdepersistenz, GRACE-Score > 140) ebenfalls eine frühe invasive Diagnostik und Intervention des Infarktgefäßes anzustreben.

(8) Nur wenn die Diagnose eines STEMI sicher (12-Kanal-EKG) und der Arzt erfahren mit der Fibrinolysetherapie ist sowie das nächste Interventionszentrum nicht schnell genug erreicht werden kann (nicht < 120 min oder instabiler Patient), kann die Fibrinolyse bereits vor Klinikaufnahme eingeleitet werden, z. B. mit **Tenecteplase** (Metalyse®) 1.000 IE pro 10 kg KG i. v. (7.000 IE bei 70 kg KG). Eine isolierte ST-Hebung in der Ableitung aVR mit ST-Senkungen über den Brustwandableitungen erfüllt nicht die ST-Hebungskriterien, kann u. U. aber eine kritische Stenose des linken Hauptstamms oder des proximalen Ramus interventricularis anterior anzeigen („Sign to heaven").

13

> **WICHTIG**
> **Größte Ruhe und planmäßiges Vorgehen** sind für den in Todesangst befindlichen Kranken wichtig. Keine Fibrinolyse bei fehlenden ST-Hebungen!

(9) *Sedierung:* Die Wirkung der Opiate wird ggf. bei Unruhe durch gleichzeitige Gabe von **Phenothiazinderivaten** (z. B. Atosil® 25 mg, Psyquil® 5 mg) oder auch **Diazepam** (5–10 mg), jeweils langsam i. v., wirkungsvoll ergänzt.

(10) *Herzrhythmusstörungen:*

- *Bradykardie* mit oder ohne Extrasystolie: **Atropin** 0,5–3 mg i. v.
- *Extrasystolie* bei normo- oder tachykardem Sinusrhythmus: **Amiodaron** 150–300 mg i. v. oder **Lidocain** 50–100 mg i. v. oder **Betablocker** (z. B. Bisoprolol 5 mg p. o.), wenn keine Herzinsuffizienz vorliegt (Killip I, II!).

- *Sinustachykardie:* Wenn Frequenz > 120/min und keine manifeste Herzinsuffizienz vorliegt: 2–5 mg **Metoprolol** langsam i. v. Wenn durch Herzinsuffizienz bedingt, s. unter Punkt 11.
- *Vorhofflimmern:* **Metoprolol** 2–5 mg i. v. oder **Verapamil** 5–10 mg langsam i. v. oder, wenn nicht vordigitalisiert, **Digitoxin** 0,25 mg i. v., 20 min später 1–2 × 0,1 mg p. o. (▶ Kap. 13.3.2.4, „Therapie"). Versuch der Rhythmisierung durch Defibrillation erwägen.

> **! WICHTIG**
> Allgemeine Prophylaxe ventrikulärer Arrhythmien bei nur wenigen oder gar keinen ventrikulären Extrasystolen wird nicht empfohlen!

(11) *Herzinsuffizienz:* **Nitrate** sublingual oder i. v. (▶ Kap. 13.4, „Angina-pectoris-Prophylaxe, Anfallskupierung"). Achtung: Blutdruck beachten! Keine Nitrate bei Blutdruck < 90–100 mmHg systolisch! Rasch wirkende Diuretika wie **Furosemid** 40 mg i. v., Oberkörper hoch lagern. Vasodilatanzien außer Nitraten bei akutem Infarkt außerhalb der Klinik nicht geben, da hämodynamische Überwachung unentbehrlich.

(12) *Lungenödem:* Lagerung, Nitrate, Diurese, ggf. Staubinden (▶ Kap. 13.1.3, „Therapie").

Therapie im Krankenhaus

(1) Im Idealfall ist der Patient mit STEMI telefonisch vorangekündigt und wird direkt zum Herzkatheterlabor verlegt. Sofort bei Verdacht auf Myokardinfarkt Überwachung (Monitor) beginnen. Falls keine direkte Verlegung in das Herzkatheterlabor (s. o.), Aufnahme in die **Koronarüberwachungsstation** veranlassen und anhand des EKGs (STEMI vs. NSTEMI) prüfen, ob eine sofortige Reperfusionstherapie notwendig ist. Diese sollte beim STEMI primär im Rahmen einer Herzkatheteruntersuchung mit Rekanalisation des Infarktgefäßes vorgenommen werden oder bei fehlender Interventionsmöglichkeit innerhalb von 120 min alternativ als Fibrinolysetherapie erfolgen. Bei NSTEMI ist die Fibrinolysetherapie nicht indiziert. Bei diesen Patienten ist in Abhängigkeit von klinischer Beschwerdesymptomatik, Dynamik der EKG-Veränderungen, Echokardiografie und Infarktserologie zu entscheiden, ob primär konservativ mit Intensivierung der Thrombozytenaggregationshemmung oder direkt interventionell behandelt wird. Bei einem GRACE-Score > 140 ist ein frühinvasives Vorgehen sinnvoll (www.outcomes-umassmed.org/grace/).

(2) *Sedierung und Schmerzbekämpfung* ▶ Kap. 13.1.5, „Notfalltherapie bei akutem Koronarsyndrom außerhalb des Krankenhauses" (5) und (9). In der akuten Phase und bei Schmerzen mit **Opiaten** großzügig verfahren, Atemdepressionen in dieser Phase sind extrem selten. Pulsoxymetrie, Blutgase kontrollieren! Bei opiatresistenten Schmerzen liegt im weiteren Verlauf manchmal eine Pericarditis epistenocardica vor. Therapie: **Noramidopyrinmethansulfonat** (Novalgin®) 0,5–1 g i. v.

> **! WICHTIG**
> In der akuten Infarktphase **Nitroglyzerin** i. v. infundieren: 1–10 mg/h, jedoch vorsichtig beginnen, da die arterielle Drucksenkung gefährlich werden kann. Aus dem gleichen Grund auch antihypertensive Medikamente vorsichtig verabreichen, sofern in der akuten Phase noch eine arterielle Hypertonie bestehen sollte. Arterieller Blutdruck nicht < 90–100 mmHg systolisch!

(3) Sauerstoffinsufflation per Nasensonde (2–4 l/min) kann die arterielle O_2-Sättigung erhöhen. Eine O_2-Gabe über Nasensonde oder Maske wird nur bei einer Sauerstoffsättigung < 94 % empfohlen. Herzinsuffizienz und Schock sind zudem Indikationen zur O_2-Applikation (jedoch liegen dazu keine kontrollierten Studien vor!). Im letzteren Fall sind meistens schon frühzeitig Intubation und kontrollierte oder assistierte Beatmung indiziert (▶ Kap. 13.1.2, „Sofortmaßnahmen").

(4) Eine frühzeitige körpergewichtsadaptierte Antikoagulierung und Hemmung der Thrombozytenfunktion vermindern die Mortalität des akuten Herzinfarkts. Daher werden, wenn nicht bereits in der prähospital erfolgt, unfraktioniertes **Heparin** oder NMH (s. o.) und **Acetylsalicylsäure** so früh wie möglich als Aspisol® 80–150 mg i. v. oder 150–300 mg p. o. verabreicht und die Therapie mit 100 mg/d weitergeführt (▶Kap. 13.4). Zusätzlich verbessern P2Y12-Inhibitoren die Prognose des ACS (STEMI und NSTEMI). Bevorzugt sollte **Ticagrelor** 2 × 90 mg/d (nach Aufsättigung mit 180 mg) bei STEMI und NSTEMI oder **Prasugrel** 10 mg/d (nach Aufsättigung mit 60 mg; nur STEMI, Alter < 75 Jahre, kein früherer Schlaganfall/TIA!) gegeben werden, sonst **Clopidogrel** 75 mg/d (nach Aufsättigung mit 4–8 × 75 mg). **Betablocker** sollten bei Sinustachykardie, Arrhythmien und hämodynamisch stabilen Patienten (z. B. **Bisoprolol** initial 1,25–2,5 mg p. o./d, dann 5–10 mg/d) gegeben werden.

Herzkatheter

Es ist gesichert, dass eine Wiedereröffnung des thrombotisch verschlossenen Koronargefäßes bei STEMI innerhalb der ersten 12 h nach Verschluss die Infarktausdehnung begrenzen, u. U. weitgehend verhüten kann. Patient mit STEMI sollten daher direkt vom Notarzt in ein Herzkatheterlabor transferiert werden. Gleiches gilt für Patienten mit NSTEMI und sehr hohem Risiko (lebensbedrohliche Rhythmusstörung, hämodynamische Instabilität, therapierefraktäre Angina pectoris, akute Herzinuffizienz, fluktuierende ST-Veränderungen im EKG). Durch einen Herzkatheter können sofort mechanisch der Gefäßverschluss rekanalisiert, hochgradige Gefäßverengungen durch Ballondilatation geweitet und nachfolgend eine Stent-Implantation (meist medikamentenbeschichtete Stents) ausgeführt werden. Hiermit werden die besten Wiedereröffnungsraten (> 90 %) sowie eine deutliche Senkung der Infarktmortalität auch bei kardiogenem Schock (ca. 50 %) erreicht. Ein invasives Vorgehen ist deshalb einer Lysetherapie vorzuziehen, wenn der Zeitverlust zwischen möglicher Lysetherapie und Verbringung des Patienten in ein Herzkaheterlabor und die Rekanalisation des verschlossenen Infarktgefäßes nicht mehr als etwa 2 h beträgt. Erneute Angina nach Infarkt ist eine eindeutige Indikation zur sofortigen Koronarografie und evtl. Dilatation, um Reinfarkte zu vermeiden. Weiterhin sind als gesicherte Indikationen zur Sofort-PTCA anzusehen: Kontraindikationen zur Lysetherapie, große Infarkte mit dementsprechend schlechter Prognose, hohes Alter, nach Schlaganfall, nach Unfällen sowie bei unkontrolliertem hohem Blutdruck. Patienten mit NSTEMI und hohem (Dynamik von Troponinwerten und EKG-Veränderungen, GRACE-Score > 140) bis mittlerem Rsisko sollten innerhalb der ersten 24 h bzw. 72 h eine Herzkatheteruntersuchung erhalten. Besteht bei Patienten mit ACS eine koronare Mehrgefäßerkrankung, so sollten auch relevante Koronarstenosen, die nicht direkt für den Infarkt verantwortlich sind, vor Entlassung aus dem Krankenhaus durch PTCA oder Bypassoperation revaskularisiert werden.

Fibrinolyse

▶Kap. 10.

Die systemische Fibrinolyse ist nach der Akut-PTCA nur noch Therapie 2. Wahl und kommt für Patienten in Betracht, die nicht rechtzeitig einer interventionellen Therapie zugeführt werden können (< 120 min). Eine Fibrinolysetherapie innerhalb der ersten 6 h verbessert die Überlebenschancen und die Langzeitprognose, wenn eine Rekanalisation des Infarktgefäßes erreicht wird, was in der frühen Phase in ca. 60 % der Fall ist. Der Erfolg der Fibrinolysetherapie, d. h. die Wiedereröffnung des Infarktgefäßes oder die „Reperfusion", wird erkannt an einem Verschwinden der ST-Hebung, einem besonders hohen und frühen Gipfel der CK-Werte, manchmal auch am Auftreten von „Reperfusionsarrhythmien" (ventrikuläre Arrhythmien). Eine sichere Aussage ist aber nur mittels Koronarangiografie möglich und sollte daher innerhalb der nächsten 3–24 h erfolgen, bei Lyseversagen sofort. Thromboembolische Komplikationen können durch Antikoagulanzienbehandlung nach dem Infarkt fast vollständig verhütet werden.

! WICHTIG

Unter Antikoagulanzientherapie keine i. m. Injektionen! V.-subclavia-Punktion und Arterienpunktionen nur, wenn unbedingt notwendig.

Vorgehen

In der Frühphase zunächst Heparinisierung, dann Fibrinolyse, wenn Infarktbeginn nicht länger als 6 h zurückliegt (**rt-PA** [Actilyse®] 15 mg als Bolus, dann 50 mg in 30 min, danach 35 mg über 60 min, **Reteplase** [Rapilysin®] 2 Bolusinjektionen von 10 E im Abstand von 30 min, **Tenecteplase** [Metalyse®] Bolus 1.000 IE pro 10 kg KG). Zuvor, spätestens unmittelbar anschließend, Beginn der Antikoagulierung sofort und für mindestens 2 Tage mit UFH oder NMH.

Dosierung

Initial unfraktioniertes **Heparin** 5.000–10.000 IE (70–100 IE/kg) i. v., danach 20.000–30.000 IE/d mittels Infusionspumpe (Ziel-aPTT 60–70 sec, Kontrolle nach 3, 6, 12, 24 h). Die Heparintherapie ist in dieser Form ausgesprochen komplikationsarm, die Toxizität gering. Allergien sind selten, Thrombozytopenien sehr selten, jedoch Überwachung erforderlich. Bei Blutungen absetzen; nur selten ist das spezifische Antidot, Protaminsulfat 100 mg i. v., erforderlich (▶ Kap. 10.5.1, ▶ Kap. 10.5.2). UFH kann dann mit subkutaner Applikation in geringerer Dosierung (z. B. 3 × 7.500 bzw. 5.000 IE s. c. unter die Bauchhaut) noch einige Tage fortgeführt werden. Alternativ Gabe von NMH (z. B. Enoxaparin) körpergewichtsadaptiert 2-mal/d s. c. ohne Therapiekontrolle. Bei eingeschränkter Nierenfunktion evtl. Heparinmonitoring über Anti-Faktor-Xa-(FXa)-Aktivität. **Cave:** Keine Therapie mit NMH bei Niereninsuffizienz [GFR < 30 ml/min]!

Frühzeitige *Hemmung der Thrombozytenaggregation* mit **Acetylsalicylsäure** und **Clopidogrel** verbessert die Lebenserwartung und reduziert die Häufigkeit atherothrombotischer Komplikationen. Für andere Thrombozytenaggregationshemmer liegen keine Daten im Rahmen einer Fibrinolyse vor.

Mobilisation und Nachbehandlung

- Absolute *Ruhe* ist heute während des ersten Tages allgemein anerkannt (möglichst Vermeiden aller Reize, die belasten oder den Sympathikotonus erhöhen können, wie Schmerz, Schreck, Angst, Ärger).
- Da Bettruhe nicht unbedingt die bestmögliche Entlastung für das Herz bedeutet (vergrößertes Blutangebot an das Herz in horizontaler Lage) und längeres Liegen und völlige Ruhigstellung auch Sekundärkomplikationen mit sich bringen können, tendiert man heute zu rascher *Mobilisierung:* Nach unkompliziertem NSTEMI ist eine Entlassung nach 2–3 Tagen möglich. Der stationäre Aufenthalt wird ausgedehnt und die Mobilisation wird verzögert bei sehr großen Infarkten (Anhaltspunkte aus der Pumpfunktion in der Echokardiografie, Eintreten von Vorhofflimmern, Rückbildungsgeschwindigkeit der ST-Hebung, CK größer als das 8- bis 10-Fache des Normalwerts, Leukozytose > 14.000/µl), bei rezidivierenden Herzrhythmusstörungen, Weiterbestehen der Herzinsuffizienz (anhaltende Sinustachykardie, feuchte, basale Rasselgeräusche, Lungenstauung im Röntgenbild), persistierender Perikarditis (Differenzialdiagnose: Postinfarktsyndrom). Die Mobilisation wird so geführt, dass der Kranke zur Zeit der Entlassung in der Lage ist, alle Beanspruchungen ohne Herzinsuffizienz, Angina pectoris oder Arrhythmien zu erledigen, die ihn daheim bzw. im Anschlussheilverfahren erwarten.
- In der Rekonvaleszenz und Nachbehandlungsphase wird in Abhängigkeit von Alter und Allgemeinbefund eine körperliche Trainingsbehandlung angestrebt. Dosiertes aufbauendes Training soll in ein Programm regelmäßiger körperlicher Tätigkeit mit

einem Optimum an täglicher Bewegung und Muskelarbeit einmünden. Das Körpergewicht soll auf Normalgewicht reduziert, Risikofaktoren sollen ausgeschaltet werden (▶Kap. 13.4, „Therapie"). Die Wiederaufnahme der beruflichen Tätigkeit erfolgt in jedem Einzelfall nach den besonderen Umständen. Komplikationen im Verlauf wie Angina pectoris (▶Kap. 13.4), Herzrhythmusstörungen (▶Kap. 13.3) und Herzinsuffizienz (▶Kap. 13.2.1) sowie Komplikationen durch die arteriosklerotische Grundkrankheit werden nach den dort geltenden Leitlinien behandelt.

Therapie von Infarktkomplikationen

Arrhythmiebehandlung

Einzelheiten ▶Kap. 13.3. Hier werden nur einige besonders wichtige und häufige Arrhythmien besprochen.

(1) *Ventrikuläre Extrasystolen:* Extrasystolen werden mit Aufmerksamkeit beachtet!

Behandlungsindikation: Bigemini, polytoper Reizursprung, Salven, frühzeitiger Einfall („R-auf-T"-Phänomen) sowie stets dann, wenn eine ventrikuläre Tachykardie oder Kammerflimmern beobachtet wird oder bereits vorgekommen ist.

Pharmakotherapie:

- Auftreten in Zusammenhang mit Bradykardie: 0,5–1 mg **Atropin** i. v.; nach 1–2 h, wenn erforderlich, wiederholen. Oral **Ipratropiumbromid** (Itrop® 2–3 × ½–1½ Filmtbl. à 10 mg).
- Symptomatische Extrasystolie bei normaler Herzfrequenz oder bei Tachykardie: **Amiodaron** 5 mg/kg i. v. oder im Ausnahmefall **Lidocain** 100 mg i. v. Bei Erfolg Infusion mit 1 g Lidocain in 500 ml 5-prozentiger Glukose (Maximaldosis 2–3 g/d). Meistens hat man auch mit einem kardioselektiven Betablocker (z. B. **Bisoprolol** 5–10 mg p. o./d) Erfolg. Betablocker in dieser Dosierung sind nach Infarkt zur Sekundärprophylaxe sowieso indiziert.

(2) *Vorhofflimmern, -flattern:* Kontrolle der Kammerfrequenz durch **Betablocker** und/oder **Digitalis** (Digitoxin zuerst 0,25 mg, dann 0,25 mg in ½- bis 1-stündlichen Abständen, bis Kammerfrequenz zu sinken beginnt oder bis Maximaldosis von 1,5 mg erreicht ist). Bei starker Beeinträchtigung von Herz und Kreislauf u. U. rasch Elektrokardioversion (▶Kap. 13.3.2.4, „Therapie"). Zur Stabilisierung des Sinusrhythmus Erhaltungstherapie mit **Amiodaron** erwägen: Aufsättigen mit 1.000 mg p. o./d über 10 Tage, danach 200 mg p. o./d.

(3) *AV-Block bei Hinterwandinfarkt:* Die Blockierung Grad I, II oder III tritt zwischen dem 1. und 3. Tag nach Infarkt (ca. 60 % der Fälle) ein und bildet sich nach erfolgreicher Reperfusion in ca. 90 % der Fälle innerhalb von längstens 4 Tagen wieder zurück. Behandlung nur dann notwendig (ca. 30 %), wenn symptomatische Frequenzverlangsamung (Schwindel, Hypotonie) oder ventrikuläre Extrasystolie eintritt oder gleichzeitig Herzinsuffizienz besteht. Vorgehen: 0,5–1 mg **Atropin** i. v., alternativ Ipratropium (0,5 mg i. v.). Besser ist ein transvenöser, temporärer Schrittmacher (▶Kap. 13.1.1, „Behandlung von pulsloser elektrischer Aktivität [PEA] und Asystolie", ▶Kap. 13.3.4.5). Es genügt die Einstellung einer Frequenz um 60/min.

(4) *AV-Block bei Vorderwandinfarkt:* Hier ist die Blockierung gewöhnlich distal vom His-Bündel gelegen (trifaszikulärer Block). Meistens liegt gleichzeitig eine Herzinsuffizienz vor. Der temporäre, besser der permanente, transvenöse Schrittmacher wird hier bereits frühzeitig, d. h., wenn möglich, schon vor Eintreten der vollständigen Blockierung (bi- bzw. trifaszikulärer Block, ▶Kap. 13.3.4.4), gelegt. Gleichzeitig Behandlung der Herzinsuffizienz (▶Kap. 13.2.1, „Therapie"). Prognose auch unter Schrittmachertherapie schlecht.

Herzinsuffizienz und Schock

Behandlung einer akuten Herzinsuffizienz nach allgemeinen Leitlinien mit **Vasodilatanzien und Diuretika** (▶Kap. 13.2.1, „Therapie").

ACE-Hemmer werden für den Einsatz beim akuten Infarkt, speziell bei Herzinsuffizienz, ab dem 3.–10. Tag empfohlen, wenn der Patient hämodynamisch stabil ist. Therapieeinleitung (Vorsicht: Hypotonie!) mit geringer Dosierung, z. B. 6,25 mg **Captopril** oder 1,25 mg **Ramipril.** Dann Dosiserhöhung je nach Blutdruck bis auf 3 × 25 mg/d Captopril oder 10 mg/d Ramipril. Hierdurch werden Morbidität und Mortalität sowohl während der ersten Monate als auch der folgenden Jahre um etwa 25 % gesenkt.

Behandlung des kardiogenen Schocks ▶ Kap. 13.1.2, „Therapie".

Weiterbehandlung nach Krankenhausentlassung

Vorbemerkungen

Nach Entlassung aus stationärer Behandlung nach akutem Myokardinfarkt wird in Deutschland, Österrreich und anderen europäischen Ländern eine sog. „Anschlussheilbehandlung" (AHB) über 3–6 Wochen empfohlen. Die Indikation zu einer ambulanten oder stationären Rehabilitationsmaßnahme ist individuell nach Infarktgröße, Folgestörungen durch Komplikationen oder Reanimationsmaßnahmen und Risikokonstellation zu stellen. Neben der medikamentösen Therapie werden in ambulanten oder stationären Rehabilitationszentren Schulungen für die veränderten Lebens- und Ernährungsgewohnheiten (Rauchabstinenz, cholesterinarme Ernährung) und ein aufbauendes körperliches Training durchgeführt.

Medikamentöse Langzeitbehandlung

Eine Langzeittherapie mit Betablocker sollte bei allen Patienten nach Infarkt ohne Kontraindikationen erfolgen. Mit Betablockern können in der Dauertherapie nach Infarkt die Lebenserwartung verbessert und die Häufigkeit von plötzlichem Herztod (ca. 40 %) und Reinfarkten (ca. 25 %) vermindert werden. Liegen keine Kontraindikationen vor, ist eine Dauertherapie mit einem Betablocker (▶ Kap. 13.4, „Medikamentöse Therapie") wichtigstes Prinzip der Postinfarkttherapie. Darüber hinaus sollte bei jedem Patienten eine Einstellung der LDL-Cholesterinwerte auf < 70 mg/dl mit **Statinen wie Atorvastatin** (40 mg) erfolgen. Wenn Statine nicht ausreichen, kann Ezetimib zusätzlich oder bei Statinunverträglichkeit alternativ gegeben werden. Auch bei normalem LDL-Cholesterin kann eine Medikation mit Statinen die Prognose verbessern. PCSK9-Inhibitoren sind bei persistierender LDL-Cholesterinerhöhung unter Statinen oder Statinunverträglichkeit zu erwägen.

Antikoagulanzien

Eine routinemäßige orale Antikoagulation nach Herzinfarkt ist nicht indiziert. Bei stattgehabten Thromboembolien, großen Vorderwandaneurysmata oder sehr niedriger EF (< 20 %) sehen einige Experten die Indikation zur Dauerantikoagulation mit Vitamin-K-Antagonisten (INR 2–3). Die Datenlage ist uneinheitlich, lediglich bei Vorhofflimmern ist die Antikoagulation absolut notwendig.

Thrombozytenfunktionshemmer

Für Thrombozytenfunktionshemmer konnten eine Verbesserung der Akutmortalität, eine Senkung der Apoplex- und Reinfarkthäufigkeit sowie eine Verminderung von Komplikationen nach Infarkt gezeigt werden. Infrage kommen für die Langzeittherapie Acetylsalicylsäure und P2Y12-Inhibitoren bei Unverträglichkeit von Acetylsalicylsäure. Über die Dosierungen besteht keine Einigkeit: Wahrscheinlich liegt die optimale Dosis für **Acetylsalicylsäure** bei 50–100 mg/d. Sollten unter ASS-Therapie gastrointestinale UAW auftreten, gleichzeitig Antazida (▶ Kap. 17.5.2) geben, z. B. Pantoprazol 20–40 mg/d p. o., bei schwerer Gastritis, Ulcera ventriculi et duodeni oder vorausgegangenen Magen-Darm-Blutungen ist die Anwendung von **Clopidogrel** 75 mg 1 × 1 Tbl./d ersatzweise möglich. Darunter nur sehr wenige UAW.

Eine **duale Thrombozytenaggregationshemmung** mit Acetylsalicylsäure und einem P2Y12-Inhibitor sollte nach Infarkt für 12 Monate erfolgen, mit einem Minimum von 1 Monat nach Implantation eines unbeschichteten Stents und 6 Monaten nach Implantation eines medikamentenbeschichteten Stents. Nach NSTEMI oder STEMI sollte **Ticagrelor** (180 mg Aufsättigung, danach 2 × 90 mg/d) oder nach STEMI **Prasugrel** (60 mg Aufsättigung, danach 10 mg/d) bevorzugt werden. Kontraindikationen für Prasugrel: Schlaganfall oder TIA in der Anamnese, Alter > 75 Jahre, Gewicht < 60 kg. Wenn Ticagrelor oder Prasugrel nicht gegeben werden können, sollte **Clopidogrel** 75 mg 1 × 1 Tbl./d verabreicht werden. Nach 12 Monaten lebenslange Monotherapie mit Acetylsalicylsäure.

Eine **Triple-Therapie** muss nach Stent-Implantation bei Patienten mit Indikation zur oralen Antikoagulation erfolgen. Bei Kunstklappen oder nachgewiesenen intraventrikulären Thromben mit Vitamin-K-Antagonisten (INR = 2,0–3,0), bei Vorhofflimmern (CHA_2DSc_2-VASc-Score ≥ 1) oder nach erfolgter Thromboembolie werden als 1. Wahl Nicht-Vitamin-K-Antagonisten (NOAK) empfohlen. Die Triple-Therapie erfolgt in Abhängigkeit vom Blutungsrisiko für 1–6 Monate, mit anschließender dualer Behandlung aus oralem Antikoagulans und nur einem Thrombozytenaggregationshemmer bis zum 12. Monat. In Kombination mit oraler Antikoagulation ist nur Clopidogrel, nicht hingegen einer der neuen P2Y12-Inhibitoren, zugelassen. Die lebenslange Dauertherapie nach 12 Monaten erfolgt mit einer Monotherapie aus oraler Antikoagulation.

Behandlung der Herzinsuffizienz

Vor der stationären Entlassung sollte eine Echokardiografie erfolgen. Bei eingeschränkter Pumpfunktion (EF < 40 %) bzw. einer Herzinsuffizienz, wird diese nach den üblichen Leitlinien behandelt (▶Kap. 13.2.1, „Therapie“, ▶Kap. 8.2.9).

Antiarrhythmika

Herzrhythmusstörungen werden ebenfalls nach den aufgeführten Leitlinien behandelt. **Betablocker** sind bei allen Tachyarrhythmien die Antiarrhythmika der 1. Wahl, da sie nach Infarkt sowieso indiziert sind. Bei Kontraindikation oder Unverträglichkeit von Betablockern symptomatische Arrhythmien mit Amiodaron (Cordarex®) behandeln (initial Aufsättigung mit insgesamt 10–15 g p. o. innerhalb von 14 Tagen bis 3 Wochen, dann 200 mg/d p. o.). Klasse-I-Antiaarhythmika sollten nach Myokardinfarkt gar nicht gegeben werden. Zur Primär- und Sekundärprophylaxe kann die Indikation für einen implantierbaren Defibrillator (frühestens 6–9 Monate nach Infarkt) gegeben sein (siehe dazu: Leitlinien zur Implantation von Defibrillatoren https://leitlinien.dgk.org).

13.2 Herzinsuffizienz und chronisches Cor pulmonale

13.2.1 Herzinsuffizienz

Siehe dazu auch Leitlinie zur Therapie der chronischen Herzinsuffizienz (https://leitlinien.dgk.org).

Definition Unfähigkeit des Herzens, trotz ausreichenden venösen Blutangebots die Bedürfnisse des Organismus zu befriedigen.

(1) **Manifeste Herzinsuffizienz:** Klinische Symptome der Herzinsuffizienz liegen vor.

(2) **Belastungsherzinsuffizienz:** Beanspruchungen führen die Symptome der Herzinsuffizienz herbei; unter Ruhebedingungen bilden sich diese wieder zurück.

(3) **Systolische Herzinsuffizienz oder Herzinsuffizienz mit reduzierter Pumpfunktion (HFrEF):** Herzinsuffizienz durch mangelnde myokardiale Kontraktionsleistung (EF < 40 %).

(4) **Herzinsuffizienz mit mittlerer Pumpfunktion (HFmrEF, EF 40–49 %):** Herzinsuffizienz mit Nachweis erhöhter natriuretischer Peptide und strukturelle Herzerkrankung oder diastolische Dysfunktion.

(5) **Diastolische Herzinsuffizienz oder Herzinsuffizienz mit erhaltener Ejektionsfraktion (HFpEF):** Bedingt durch temporäre oder dauernde Behinderung der diastolischen Erschlaffung und damit Füllung des oder der Ventrikel nur unter erhöhten diastolischen Drücken (Füllungsbehinderung durch Steifigkeit bzw. Compliancestörung) (EF ≥ 50%).

Ätiologie und Pathogenese Herzinsuffizienz kann eintreten durch äußere Überlastung bei nicht vorgeschädigtem Herzmuskel durch Druckbelastung, z. B. durch arterielle oder pulmonale Hypertonie, Aorten-, Pulmonalstenose, Volumenbelastung, z. B. bei Mitral-, Aorten-, Trikuspidalinsuffizienz. Herzinsuffizienz kann auch bei normaler oder sogar bei reduzierter Belastung des Herzens durch primär myokardiale Erkrankungen ausgelöst werden, z. B. Myokarditis, Kardiomyopathie, Myokardinfarkt, toxische Myokardschädigung, etwa bei gramnegativem oder septischem Schock u. a., kombinierte Formen kommen vor. Eine Überlastung des Herzmuskels kann oft lange Zeit durch kompensatorische Mechanismen (Hypertrophie, erhöhter Sympathikotonus, Vermehrung des zirkulierenden Blutvolumens) abgefangen oder „kompensiert" werden. Zusätzliche Belastungen gleich welcher Art können dann den Zustand der Herzinsuffizienz oder der „Dekompensation" herbeiführen.

Zusätzliche Belastungen, die auch aus der natürlichen Progredienz der zugrunde liegenden Erkrankung resultieren können, kommen gleichermaßen als Ursache für „Therapieresistenz" einer Herzinsuffizienz in Betracht und sind daher besonders zu beachten (s. u.). „Diastolische" Herzinsuffizienz (HFpEF) entsteht als reversible Form infolge regionaler oder globaler Ischämie. Sie ist dauerhaft gegeben durch Myokardversteifung durch Hypertrophie, Vernarbung des Myokards, Amyloidablagerung oder endo- oder perikardiale Konstriktion.

Insgesamt können folgende Faktoren eine Herzinsuffizienz auslösen oder unterhalten:

(1) Myokardläsion: Koronarerkrankung, Infarkt, Kardiomyopathie, Myokarditis, Amyloidose, schwere konzentrische Hypertrophie.

(2) Herzklappenfehler oder Shunt.

(3) Arterielle Hypertonie.

(4) Pulmonale Hypertonie.

(5) Bronchopulmonale Erkrankungen.

(6) Anämie, Fieber.

(7) Hyperthyreose.

(8) Bakterielle Endokarditis mit Herzklappenzerstörung.

(9) Herzrhythmusstörungen.

(10) Lungenembolie.

(11) Therapie nicht wirksam, nicht eingehalten oder Medikamenten-UAW (Anthrazykline, Antidepressiva, Antiarrhythmika).

(12) Natrium- bzw. Flüssigkeitsretention: Diätfehler, Infusionen, Medikamente nicht eingenommen oder unwirksam.

Klinik Die Symptomatologie der Herzinsuffizienz ergibt sich aus der Grundkrankheit und der Reaktionsweise von Herz und Kreislauf. Sie lässt sich in 3 Gruppen aufgliedern und ist für Herzinsuffizienz mit reduzierter (HFrEF) und erhaltener (HFpEF) Auswurffraktion wie auch für die Mischformen gleich:

(1) **Folgen reduzierter Förderleistung:** Müdigkeit, Schwäche, eingeschränkte Leistungsfähigkeit, Dyspnoe.

(2) **Folgen der Stauung** vor der linken bzw. rechten oder beiden Herzkammern: protodiastolischer Galopprhythmus, Orthopnoe, Lungenstauung, Lungenödem, Venendruckerhöhung, Leberstauung-, Ödeme, Aszites. Cheyne-Stokes-Atmung resultiert als Folge von Stauung und reduzierter Förderleistung.

(3) **Kompensationsmechanismen:** Herzvergrößerung mit zunächst Hypertrophie und später Dilatation, Tachykardie, Natrium- und Wasserretention (erhöhter Sympathikotonus, Aktivierung des Renin-Angiotensin-Aldosteron-Systems [RAAS], Aktivierung verschiedener Zytokine).

Schließlich ist es für die Therapieplanung bedeutsam, ob eine Links- oder/und eine Rechtsherzinsuffizienz vorliegt. Im ersteren Fall steht die Lungenstauung im Vordergrund, im zweiten die Stauung im großen Venensystem (Halsvenen, Leber). Die Folgen der reduzierten Förderleistung (s. unter [1]) und die Kompensationsvorgänge (s. unter [3]) treffen in beiden Fällen zu. Ursachen für Links- (Hypertonie, Koronar-, Myokarderkrankung, Aorten- und/oder Mitralfehler) bzw. für Rechtsherzinsuffizienz (pulmonale Hypertonie, Lungenembolie, Mitral-, Pulmonalstenose, Vorhofseptumdefekt) müssen differenziert und in die Therapieplanung einbezogen werden.

Diagnostik Symptomatik, Galopprhythmus (durch 3. Herzton verursacht in der Frühdiastole durch das einströmende Blut in den insuffizienten Ventrikel und 4. Herzton verursacht durch spätsystolische Vorhofkontraktion), Lungenstauung (Auskultation, Thorax-Röntgen), Venenstauung, u. U. Leberstauung, in der Echokardiografie Kammervergrößerung und reduzierte (< 40 %) EF der linken Herzkammer bzw. diastolische Füllungsbehinderung, evtl. Nachweis von Herzklappenfehlern. Erhöhte natriuretische Peptide (BNP, NT-proBNP).

Therapie

Behandlungsziel

Die therapeutischen Maßnahmen konzentrieren sich auf folgende Punkte:

(1) **Entlastung des Herzens:** Senkung des Füllungsdrucks durch Lagerung, Diurese; arterielle oder pulmonal-arterielle Widerstandssenkung, Regularisierung des Herzrhythmus.

(2) **Reduktion** „überschießender" Kompensationsmechanismen: Betablocker, ACE-Hemmer, AT_1-Rezeptorblocker, Aldosteronantagonisten, Angiotensin-Neprilysin-Inhibitoren (ARNI).

(3) **Elimination auslösender oder die Herzinsuffizienz unterhaltender Faktoren** (▶ Kap. 13.2.1, „Ätiologie und Pathogenese").

13

(4) **Stärkung der Kontraktionskraft des Herzmuskels:** Katecholamine, PDE-Hemmer, Kalziumsensitizer.

(5) Die gängigen Behandlungsstrategien zielen auf die Behandlung der systolischen Herzinsuffizienz (HFrEF). Die Behandlung der Herzinsuffizienz mit erhaltener Pumpfunktion (HFpEF) hat die Erhaltung des Sinusrhythmus, die Senkung der Füllungsdrücke und eine eher langsame Herzfrequenz zum Ziel. Für die Herzinsuffizienz mit mittlerer EF (HFmrEF) liegen noch keine Therapieempfehlungen vor, sie ist derzeit symptomatisch wie bei HFpEF. Positiv inotrope Pharmaka haben keinen nachgewiesenen Nutzen. Bei vorwiegend „diastolischer" Herzinsuffizienz (HFpEF) wird folgendes Vorgehen empfohlen:
- Reduktion des linksventrikulären diastolischen Drucks (Diuretika, Nitrate),
- Abnahme der Herzfrequenz (Betablocker),
- Erhalten der Vorhofkontraktion (Sinusrhythmus, AV-sequenzieller Schrittmacher),
- Verhindern von linksventrikulärer Hypertrophie (antihypertensive Therapie, OP oder Ablation bei hypertrophisch obstruktiver Kardiomyopathie [HOCM]),
- Vermeidung von Ischämie (Revaskularisation durch PTCA oder Bypass-OP, Betablocker, Nitrate),
- keine positiv inotropen Pharmaka.

(6) **Senkung der Herzfrequenz:** In den meisten Fällen von Herzinsuffizienz wird Tachykardie nicht vertragen (überproportionale Reduktion der Diastole mit konsekutiver Minderperfusion der Koronarien, Missverhältnis zwischen kardialem Energieverbrauch und effektivem HZV). Senkung der Herzfrequenz kann die Kontraktions- und Auswurfleistung des Herzens verbessern. Alle die Herzfrequenz senkenden Maßnahmen oder Medikamente sind daher günstig (Betablocker, bei Sinusrhythmus zusätzlich ggf. Ivabradin, bei Vorhofflimmern Digitalis).

Allgemeinmaßnahmen

(1) **Bettruhe:** Physische und psychische Entlastung werden der Schwere der Herzinsuffizienz angepasst (Bettruhe, Umgebungs- bzw. Berufswechsel). Körpergewicht kontrollieren! Das Körpergewicht soll nach Ödemausschwemmung stabilisiert sein. Tägliches Wiegen ist sinnvoll, da Gewichtszunahmen von mehr als 1.000 g für eine zunehmende Natrium- und Wasserretention sprechen. Antikoagulanzien (▶Kap. 10) stets bei Bettruhe und bei Ödemausschwemmung zur Prophylaxe thromboembolischer Komplikationen. Bei normaler Nierenfunktion **NMH,** z. B. **Enoxaparin** 20–80 mg/d s. c., alternativ Heparin s. c., z. B. 2 × 5.000 IE/d.

(2) **Natriumrestriktion:** Einschränkung der Kochsalzzufuhr wirkt der für die Herzinsuffizienz typischen Natriumretention entgegen. Ein erniedrigtes Serumnatrium ist nicht Folge eines Mangels, sondern Zeichen einer Verdünnungshyponatriämie. Kochsalzzufuhr ist hier kontraproduktiv. „Normale Ernährung" enthält 5–15 g NaCl/d. Vermeidet man zusätzliches Salzen, kann die tägliche Salzzufuhr auf 3–5 g gesenkt werden. Praktische Durchführung einer kochsalzarmen Kost ▶Kap. 8.3.4.

(3) **Restriktion der Flüssigkeitszufuhr:** Je nach Schweregrad der Herzinsuffizienz sollte die Trinkmenge 1–1,5 l/d nicht überschreiten.

! WICHTIG

Ein Natriumverdünnungssyndrom (hypotone Hyperhydratation) bei Herzinsuffizienz, zu reichliche Wasserzufuhr unter Natriumrestriktion und/oder Natriumverlust (Schwitzen, renaler Natriumverlust) kann bei hohen Außentemperaturen und zu reichlicher Wasserzufuhr vorkommen. Gegenmaßnahmen: hoch dosiert **Furosemid + ACE-Hemmer** und konsequente Einschränkung der Flüssigkeitszufuhr auf weniger als 1.000 ml/d (▶Kap. 8.4.2.1, ▶Kap. 19.12.3, „Therapie"). Unter hoch dosierter, lang dauernder diuretischer Therapie und Natriumrestriktion kann eine gefährliche Hyponatriämie auftreten; meist handelt es sich allerdings um eine „Wasserintoxikation", die nicht mittels Natriumgabe, sondern durch Dursten behandelt wird.

(4) **Kaliumzufuhr:** Diätetische oder medikamentöse Kaliumzufuhr ist bei Herzinsuffizienz mit sekundärem Hyperaldosteronismus sowie unter diuretischer Therapie zweckmäßig, vielfach unentbehrlich, da Kaliummangel generell die Arrhythmiebereitschaft erhöht. Vorgehen: kaliumreiche Früchte und Fruchtsäfte, Spironolacton 25 mg/d p. o. mit regelmäßigen Kontrollen von Serumkalium und -kreatinin, besonders bei der meist gleichzeitig erfolgenden Therapie mit ACE-Hemmern (▶Kap. 8.4.4).

(5) **Magnesiummangel** spielt wahrscheinlich bei der chronischen Herzinsuffizienz eine Rolle, zumindest in der Arrhythmieentstehung. Genaue Kenntnisse fehlen. Häufig tritt Magnesiummangel bei Alkoholabusus und als Folge einer diuretischen Therapie (Thiazide) zusammen mit Kaliummangel auf. Auf jeden Fall, u. U. auch vorsorglich, bei erniedrigtem Serum- und/oder Erythrozytenmagnesium Magnesium diätetisch und/oder medikamentös zuführen. Einzelheiten ▶Kap. 8.4.2, ▶Kap. 19.12.12.

Pharmakotherapie

Bei Patienten mit Herzinsuffizienzsymptomatik und eingeschränkter linksventrikulärer Pumpleistung (HFrEF) Beginn der medikamentösen Behandlung mit einem Schleifendiuretikum (z. B. **Torasemid** 10 mg/d p. o.) in Kombination mit einem ACE-Hemmer (z. B. **Ramipril** 1,25 mg/d) oder Angiotensin-II-Rezeptorenblocker (ARB, z. B. **Losartan** 12,5 mg/d). Als nächstes sollte ein langsames Titrieren eines kardioselektiven Betablockers oder des unselektiven Betablockers Carvedilol erfolgen (z. B. **Bisoprolol** 1,25 mg/d, alle 2 Wochen kann die Dosis um 1,25 mg/d p. o. gesteigert werden bis zur Zieldosis von 10 mg/d). Persistieren die Beschwerden unter dieser Therapie, ist die Gabe eines Aldosteronantagonisten (z. B. **Spironolacton** 25 mg/d) sinnvoll. Neue Untersuchungen zeigten, dass der Angiotensin-Neprilysin-Inhibitor **Sacubitril/Valsartan** (ARNI) einer Therapie mit ACE-Hemmern überlegen ist, wenn unter ACE-Hemmer, Betablocker und Aldosteronantagonist Symptome persistieren. Bei Eisenmangel kann eine Eisensubstitution erwogen werden. Sind trotz adäquater und langsamer Steigerung der Dosierung der einzelnen Substanzen noch Beschwerden vorhanden und beträgt die QRS-Dauer im Ruhe-EKG > 120 ms, ist eine Behandlung mit einem biventrikulären Schrittmacher sinnvoll.

Die Therapie der chronischen systolischen Herzinsuffizienz hat zum Ziel, die Umbauvorgänge des Herzens zu stoppen und teilweise rückgängig zu machen. Dementsprechend wird eine symptomatische Besserung erst nach mehreren Wochen oder Monaten erkennbar.

Bei Patienten mit Herzinsuffizienzsymptomatik und erhaltener linksventrikulärer Pumpleistung (HFpEF) erfolgen Diuretikagabe, Blutdruckeinstellung und Herzfrequenzkontrolle. Bisher konnte noch für keine Therapie eine Mortalitäts- und Morbiditätssenkung belegt werden.

Vasodilatanzien

Pharmakologie

Akute und chronische Linksherzinsuffizienz können mit Vasodilatanzien wirkungsvoll behandelt werden. Durch eine venöse, arterioläre oder kombinierte Gefäßerweiterung wird durch Senkung der Vor- und Nachlast das insuffiziente Herz entlastet.

Die venöse Gefäßerweiterung vermindert den venösen Rückstrom zum Herzen, reduziert damit die Kammerfüllung und verbessert durch verminderte Kammerwandspannung und -radius die Arbeitsbedingungen für das insuffiziente Myokard. Gleichzeitig werden die Lunge entlastet, der pulmonale Gaswechsel erleichtert und die Atemarbeit verringert.

Arterioläre Dilatation senkt den Auswurfwiderstand des Herzens und führt so direkt zur Verbesserung der Auswurfleistung (Zunahme von Herzminutenvolumen und EF). Hierdurch kommt es zur Abnahme der Kammerdimensionen mit verbesserten Arbeitsbedingungen und besserer Herzleistung. Gleichzeitig wird durch die arterioläre Vasodilatation die Durchblutung der Organe verbessert. Diese ist substanzspezifisch für die unterschiedlichen Organbezirke verschieden stark ausgeprägt. Dieser Aspekt der Vasodilatanzienwirkung muss differenzialtherapeutisch beachtet und auch hinsichtlich von UAW in Rechnung gestellt werden (s. u.).

Die medikamentös induzierte Verringerung des venösen Blutangebots an das Herz oder des Auswurfwiderstands oder beider in Kombination führt zu Anpassungsvorgängen an Herz und Kreislauf, ohne die es zu einem u. U. gefährlichen Sinken des Aortendrucks kommen kann. Im Zustand der Herzinsuffizienz ist das Füllungspotenzial des Herzens so groß, dass eine Verminderung der Vorlast das Herzminutenvolumen nicht drosselt, sondern eher steigert. Eine Senkung des Gesamtgefäßwiderstands wird bei dem erhöhten Füllungspotenzial des insuffizienten Herzens sofort von einer Erhöhung der Auswurfleistung beantwortet, sodass der Aortendruck nicht wesentlich beeinflusst wird. Dies bedeutet, dass vor Einsatz dieser Substanzen die Diagnose einer Herzinsuffizienz **sicher** sein muss. Ferner muss beachtet werden, dass nicht jedes erkrankte Herz in der Lage ist, auf eine Verringerung der Füllung mit einer Vergrößerung der Auswurfleistung zu reagieren (Myokardfibrose, Perikardkonstriktion, Perikardtamponade, höhergradige Herzklappenstenosen).

! WICHTIG

Insbesondere nach der ersten Dosis, aber auch bei Dosiserhöhungen im Verlauf, muss der Blutdruck sorgfältig überwacht werden. Stark wirkende Diuretika sollen vor Einleitung der Vasodilatanzientherapie mit Vorsicht gegeben bzw. pausiert werden.

Indikationen

(1) *Akute Herzinsuffizienz:* Lungenödem bei hypertensivem Notfall, KHK, akutem Myokardinfarkt, Kardiomyopathie, Herzklappenfehlern. Besonders gut ist die Wirkung arteriolär wirkender Vasodilatanzien bei regurgitierenden Herzklappenfehlern (Mitral-, Aorteninsuffizienz, Herzwandaneurysma), aber auch bei Erkrankungen mit hohem peripherem Gefäßwiderstand (Hypertonie). Bei akuter Rechtsherzinsuffizienz infolge primär vaskulärer Pulmonalhypertonie oder Lungenembolie Vasodilatanzien nur mit größter Vorsicht und unter invasiver Überwachung von Pulmonalarterien- und Arteriendruck einsetzen. Begründung: Es muss sichergestellt sein, dass der Gesamtgefäßwiderstand nicht stärker sinkt als der grundsätzlich weniger ansprechbare pulmonale Gefäßwiderstand, da es in diesem Fall zu einem gefährlichen Blutdruckabfall kommen kann. Der muskelschwache rechte Ventrikel braucht eine ausreichende Vorlast.

(2) *Chronische Herzinsuffizienz:* Linksherzinsuffizienz, Globalinsuffizienz bei Hypertonie, KHK, Kardiomyopathie und Herzklappenfehlern, v.a. dann, wenn Aorten- und/oder Mitralinsuffizienz vorliegt. Bei ausgedehnter Myokardfibrose, Amyloidose, Perikardkonstriktion ist die Ansprechbarkeit des Herzens auf die periphere Entlastung grundsätzlich eingeschränkt und daher die Therapie mit diesen Pharmaka nicht erfolgversprechend. Neben der Vasodilatation vermindern ACE-Hemmer bei chronischer systolischer Herzinsuffizienz durch die Blockade des RAAS das Fortschreiten struktureller Veränderungen von Herz und Gefäßen und verbessern die Überlebensrate.

(3) *Chronische Rechtsherzinsuffizienz bei Cor pulmonale:* Pulmonale Hypertonie bei Lungenerkrankungen, bei rezidivierenden Lungenembolien oder bei primär vaskulärer pulmonaler Hypertonie kann therapeutisch nur schwer beeinflusst werden. Am vielversprechendsten ist die vorsichtige Diuretikagabe; eine zu starke Senkung der Vorlast muss aber unbedingt vermieden werden. Kalziumantagonisten haben sich bei chronischer Anwendung nicht bewährt. Erfolgreiche Behandlungsergebnisse fanden sich für die Gabe von Endothelinantagonisten (z.B. **Bosentan** 2 × 62,5 bzw. 2 × 125 mg/d p.o.), PDE-5-Hemmer (z.B. **Sildenafil** 3 × 20–40 mg/d p.o.) sowie den Guanylatzyklase-Stimulator **Riociguat** (3 × 2,5 mg/d). Bei unzureichendem Ansprechen werden diese Medikamente kombiniert. Zudem kann eine **Prostazyklin-Dauertherapie** erwogen werden, i.v. (**Epoprostenol**) oder als mehrfach tägliche Inhalation des stabilen Prostazyklin-Derivats **Iloprost.**

Kontraindikationen

(1) **Vasodilatanzien:** hochgradige Herzklappenstenosen, niedriger arterieller Blutdruck (< 90 mmHg systolisch), es sei denn, es handelt sich um Schock oder Präschock mit hohem peripherem Gefäßwiderstand. Hier Vorgehen nach den Leitlinien (▶ Kap. 13.1.2, „Therapie“) mit invasiver Überwachung von Blutdruck und Herzfrequenz.

(2) **ACE-Hemmer:** doppelseitige Nierenarterienstenose, Schwangerschaft, primärer Hyperaldosteronismus. Ferner sind substanzeigene UAW zu beachten: z.B. schwerer Nitratkopfschmerz, LE-Zell-Phänomen unter hoch dosiertem Hydralazin, Husten oder angioneurotisches Ödem unter ACE-Inhibitoren.

Praktisches Vorgehen bei akuter Herzinsuffizienz

Nitroglyzerin sublingual oder per infusionem (▶ Kap. 13.1.3, „Allgemeinmaßnahmen“). Die Nitrattherapie ist bei allen Formen der akuten Linksherzinsuffizienz die bevorzugte Sofortmaßnahme.

Praktisches Vorgehen bei chronischer Herzinsuffizienz

▶Tab. 13.3.

Tab. 13.3 Medikamentöses Therapieschema bei chronischer systolischer Linksinsuffizienz (nach Schweregrad)[1]

	ACE-Hemmer	AT_1-RB[2]	Diuretika	Betablocker	Digitalis	Spironolacton
NYHA I	+ bei niedriger EF < 40 %	+ bei ACE-Hemmer-Intoleranz	–	(+) bei Tachykardie post Infarkt	+ bei Vorhofflimmern	–
NYHA II	+	+ bei ACE-Hemmer-Intoleranz	(+) bei Dyspnoe	+	+ bei Vorhofflimmern	+
NYHA III	+	+ bei ACE-Hemmer-Intoleranz	+	+	+ bei Vorhofflimmern	+
NYHA IV	+	+ bei ACE-Hemmer-Intoleranz	+	+	+ bei Vorhofflimmern	+

[1] Herzinsuffizienztherapie ist immer eine Kombinationstherapie.
[2] AT_1-RB = AT_1-Rezeptorblocker.

(1) **ACE-Inhibitoren:** Am besten belegt ist die Wirksamkeit von **Captopril** 3 × 6,25–25 mg/d p. o., **Enalapril** 1–2 × 5–10–20 mg/d, **Ramipril** 1 × 10 mg/d, **Benazepril** 1–2 × 5–10 mg/d, **Quinapril** 1–2 × 5–10 mg/d oder auch **Lisinopril** 2,5–5–10–20 mg 1-mal/d; Beginn vorzugsweise abends vor dem Zubettgehen p. o. Bei Therapieeinleitung stets sehr niedrige Dosis (z. B. 2,5 mg Enalapril) wählen. Das Verhalten des Blutdrucks auf der Höhe der Wirkung, d. h. 1 bzw. 3 h nach Einnahme, überprüfen!

ACE-Inhibitoren sind für eine Dauertherapie sehr gut geeignet. Sie verbessern Befindlichkeit, Leistungsfähigkeit und Lebenserwartung bei chronischer systolischer Herzinsuffizienz (HFrEF), haben einen gewissen diuretischen Effekt und wirken einer Hyponatriämie entgegen. Die volle Wirkung entfaltet sich nur langsam, d. h. über Wochen. Alle Patienten mit einer linksventrikulären EF ≤ 40 % sollten einen ACE-Inhibitor erhalten.

UAW sind selten (▶Kap. 15.1.1, „Hemmstoffe des Angiotensin-„converting-enzyme“ [ACE-Hemmer]“). Ein leichter Kreatininanstieg ist häufig und belanglos. Bei Niereninsuffizienz mit Kreatininwerten > 177 µmol/L (> 2 mg/dl) wird die Dosis halbiert; bei Kreatinin > 354 µmol/L (> 4 mg/dl) sollen ACE-Hemmer nur unter engmaschiger Kontrolle in sehr niedrigen Dosen gegeben werden.

13

Kontraindikation: ▶Kap. 15.1.1, „Hemmstoffe des Angiotensin-„converting-enzyme“ (ACE-Hemmer)“.

Bei geringem Diuretikabedarf werden Vasodilatanzien mit Thiaziddiuretika, bei schwereren Fällen mit Schleifendiuretika kombiniert. Werden ACE-Hemmer wegen des Hustens nicht vertragen, sind stattdesssen AT_1-Rezeptorblocker, z. B. Candesartan, indiziert.

! WICHTIG

Bei der Kombination von ACE-Inhibitoren mit Diuretika muss beachtet werden, dass es bei der Verwendung kaliumsparender Diuretika, insbesondere Aldosteronantagonisten, z. B. Spironolacton, zu Hyperkaliämie und/oder einer raschen Verschlechterung der Nierenfunktion kommen kann. Diese Kombinationen sollten daher zu regelmäßigen Kontrolluntersuchungen Anlass geben.

(2) **AT_1-Rezeptorblocker (AT-R-Blocker):** Bei Unverträglichkeit oder UAW (Husten!) von ACE-Hemmern können stattdessen AT_1-Rezeptorblocker mit gleich guter Wirkung

gegeben werden: **Losartan** 2 × 50 mg/d; **Valsartan** 2 × 80–160 mg/d; **Candesartan** 8–32 mg/d p. o. Die Dosierung von AT_1-Rezeptorantagonisten ist bei Herzinsuffizienz höher als bei arterieller Hypertonie. Die UAW Husten entfällt, angioneurotische Ödeme sind sehr selten.

Kontraindikationen: beidseitige Nierenarterienstenosen, Schwangerschaft. Die Kombination mit Diuretika (wie bei den ACE-Hemmern) wird empfohlen.

(3) **Angiotensin-Neprilysin-Inhibitor:** Bei persistierenden Beschwerden unter ACE-Hemmer, Betablocker und Aldosteronantagonist sollte auf den Angiotensin-Neprilysin-Inhibitor **Sacubitril/Valsartan** (ARNI) 2 × 97/103 mg/d (Startdosis 2 × 24/26 mg/d) umgestellt werden, der einer Therapie mit ACE-Hemmern gegenüber hinsichtlich Mortalität, Krankenhausaufnahmen und plötzlicher Herztodesrate überlegen ist. Vor der ersten ARNI-Gabe müssen ACE-Hemmer für 36 h pausiert werden.

UAW sind selten. Wie bei AT1-Rezeptorantagonisten. Besonders auf Hypotonie achten.

Kontraindikationen: wie bei AT1-Rezeptorantagonisten. Kombination mit ACE-Hemmer.

(4) **Nitrate und Hydralazin:** Wenn ACE-Hemmer, AT_1-R-Blocker und ARNI nicht oder nur ungenügend wirksam sind oder nicht vertragen werden, kann auch die Kombination eines **lang wirkenden Nitrats** (**Isosorbid-Dinitrat** 1 × 60–120 mg/d p. o. oder **Isosorbid-5-Mononitrat,** ▶ Kap. 13.4, „Medikamentöse Therapie“) **mit Hydralazin oder Dihydralazin** 3–4 × 25–50 mg/d p. o. gegeben werden. Eine Prognoseverbesserung wie bei der ACE-Inhibitor-Therapie ist nicht zu erwarten. **Hydralazin** oder Dihydralazin wirkt sehr stark widerstandssenkend und ist daher bei regurgitierenden Klappenfehlern manchmal besonders gut wirksam. Die ungünstigen Wirkungen dieser Substanz auf den Koronarkreislauf (Steal-Phänomene!) werden durch die gleichzeitige Gabe des Nitrats aufgehoben. Hydralazin oder Dihydralazin allein ist bei KHK kontraindiziert. Die Kombination aus Nitraten und Hydralazin/Dihydralazin ist auch für eine Dauertherapie geeignet, obwohl die UAW-Häufigkeit groß ist (20–30 %). Es muss außerdem beachtet werden, dass bei hohen Nitratdosen Toleranz eintreten kann. Dies wird durch intermittierende Gabe weitgehend vermieden (ca. 8 h/d soll der Nitratplasmaspiegel < 50 ng/ml liegen, entsprechend einer einmal täglichen Dosis eines modernen retardierten Isosorbid-Dinitrat- oder Isosorbid-5-Mononitrat-Präparats). Bei Dauerapplikation von Hydralazin in Dosen > 150 mg/d können Fieber und gelegentlich LE-Zell-Phänomene eintreten. In diesem Fall Substanz absetzen.

(5) **Kalziumantagonisten:** Nicht indiziert bei der Behandlung der systolischen Herzinsuffizienz: Wegen der ihrer Wirkung inhärenten negativ inotropen Eigenschaft kann es bei allen Kalziumantagonisten zu einer Verschlechterung der Herzinsuffizienz kommen. Ihr Einsatz ist nur gerechtfertigt, wenn nur hiermit zu kontrollierende ischämische Zustände vorliegen oder der hohe Blutdruck nicht anders kontrolliert werden kann (▶ Kap. 13.4, „Medikamentöse Therapie“). Dann ist **Amlodipin** 5–10 mg/d p. o. vorzuziehen, da darunter keine Verschlechterung der Herzinsuffizienz auftritt. Diltiazem und rasch wirkende Dihydropyridine sind kontraindiziert.

(6) **Weitere Medikamente**

Eine wirksame Vasodilatation kann auch durch **β_2-stimulierende Sympathomimetika** (Dobutamin in hoher Dosierung), **Kalziumsensitizer** (Levosimendan) wie auch durch **PDE-Hemmstoffe** wie Milrinon erreicht werden. Da diese Stoffe gleichzeitig inotrop wirken, hat man an sie große Hoffnungen geknüpft. Ihr Anwendungsbereich bleibt jedoch heute auf die akute Herzinsuffizienz beschränkt. Für die chronische Herzinsuffizienz wurde eine Übersterblichkeit nachgewiesen. Versuche zur Beeinflussung einer chronischen Herzinsuffizienz durch intermittierende Infusion von Sympathomimetika oder PDE-Hemmern haben nur kurzzeitige Erfolge bei schwersten Formen der Herzinsuffizienz gebracht. Literatur beachten! Für Levosimendan wurde in kontrollierten Studien keine Lebensverlängerung trotz positiver hämodynamischer Messwerte nachgewiesen.

Betablocker

Vorbemerkung

Mehrere kontrollierte, prospektive, doppelblind durchgeführte Studien haben übereinstimmend gezeigt, dass Betablocker (Bisoprolol, Metoprolol und Carvedilol) die Prognose herzinsuffizienter Patienten (HFrEF, NYHA II–IV) deutlich bessern und die Mortalität um 35 % senken, wenn sie zusätzlich zu ACE-Hemmern und Diuretika gegeben werden. Auch der akute Herztod (sudden death) wird um ca. 40 % vermindert.

Wesentlich an dieser Therapie ist die extrem langsame Steigerung der initial niedrigen Dosen (Initialdosis der Betablocker = $^1/_{10}$ der Zieldosis; **Bisoprolol** Zieldosis = 10 mg/d; **Metoprololsuccinat** Zieldosis = 2 × 100 mg/d; **Carvedilol** Zieldosis = 2 × 25 mg/d p. o.). Bei Patienten > 70 Jahre kann auch **Nebivolol** (Zieldosis = 10 mg/d) eingesetzt werden. Blutdruckwerte von ca. 90–100 mmHg systolisch werden gut vertragen, wenn die einschleichende Therapie (über 3 Monate!) sorgfältig durchgeführt wird und die Patienten gut aufgeklärt werden. Betablocker sind bei chronischer systolischer Linksherzinsuffizienz (HFrEF) heute unverzichtbar. Der Wirkmechanismus hinsichtlich der Prognoseverbesserung ist noch nicht geklärt (Frequenzreduktion, niedrige Blutdruckwerte, antiadrenerge Wirksamkeit).

Wirkungen

Folgende Wirkungen sind gesichert:

(1) antianginös (antiischämisch),

(2) antihypertensiv,

(3) antiarrhythmisch,

(4) Reduktion der Infarktmortalität (um ca. 20 %),

(5) symptomatisch bei hypertrophischer obstruktiver Kardiomyopathie,

(6) bei chronischer Linksherzinsuffizienz bei dilatativer Kardiomyopathie und nach Myokardinfarkt,

(7) disseziierendes Aortenaneurysma (Druck- und Frequenzreduktion),

(8) symptomatisch bei Mitralklappenprolapssyndrom,

(9) bei Synkopen bei QT-Syndrom,

(10) perioperativ bei KHK,

(11) bei tachykarden Rhythmusstörungen.

Praktisches Vorgehen

(1) Nur bei Patienten, die seit mehr als 2 Wochen stabil sind.

(2) Zusätzlich zu ACE-Hemmern.

(3) Nicht, wenn in letzter Zeit die Diuretikadosis gesteigert wurde.

(4) Ambulante Therapie bei NYHA I–III.

(5) Stationäre Therapie bei NYHA IV.

(6) Testdosis: $^1/_{10}$ der Zieldosis.

(7) Steigerung der Dosis alle 2 Wochen.

(8) Zieldosis: 10 mg/d **Bisoprolol,** 2 × 100 mg/d **Metoprololsuccinat** (nicht Metoproloitartrat), 2 × 25 mg/d **Carvedilol,** 10 mg/d **Nebivolol.**

(9) Vor jeder Dosiserhöhung klinische Untersuchung des Patienten.

(10) Verbesserung des Befindens ist erst nach 3–6 Monaten zu erwarten.

Diuretische Therapie

Durch Natrium- und Wasserelimination wird das zirkulierende Blutvolumen und damit das venöse Blutangebot an das Herz reduziert. Bei abnehmender Kammerfüllung werden die Arbeitsbedingungen für das Myokard dank kleinerer Kammerdimensionen (Gesetz von Laplace) günstiger. Ferner wird der Blutdruck gesenkt.

Zu Grundlagen und Praxis der Ödemtherapie ▶Kap. 8.2. Hier werden nur die für die Herzinsuffizienztherapie wichtigen Gesichtspunkte erwähnt.

Diuretika werden entsprechend ihren unterschiedlichen Eigenschaften selektiv, u. U. in Kombination und stets in der geringstmöglichen Dosierung eingesetzt (▶Tab. 13.4). Es ist wichtig, dass man mit einigen wenigen Substanzen vertraut ist und dann nur diese verwendet. Bei der Auswahl müssen berücksichtigt werden: Applikationsweg (i. v., p. o.), Wirkungsmechanismus, Wirkungseintritt (Wirkung wird durch Bettruhe gesteigert!), Wirkungsdauer und -intensität (Komplikationen bei zu rascher Diurese! Wirkungsverlust bei Dauertherapie) sowie allgemeine (Kaliumhaushalt!) und substanzspezifische (Hyperurikämie, Verschlechterung der Nierenfunktion) UAW.

Tab. 13.4 Dosierung gebräuchlicher Diuretika bei normaler Nierenfunktion per os

	Einzeldosis (mg)	**Dosisbereich (mg)**
Thiazide		
Chlorothiazid	500	500–2.000
Hydrochlorothiazid	25	25–100
Schleifendiuretika		
Furosemid	40	40–250 (500)
Torasemid	10	10–200
Etacrynsäure	50	50–150
Piretanid	6	3–12
Xipamid	10	10–40 (80)
Bumetanid	1,0	0,5–2,0
Kalium- und magnesiumsparende Diuretika		
Triamteren	50	50–100
Amilorid	5	5–10
Spironolacton	25	25–300
Eplerenon	25	25–50
Kombinationstherapie (sequenzielle Nephronblockade)		
Furosemid, z. B. 3 × 80 mg i. v. plus Hydrochlorothiazid, z. B. 12,5–25 mg p. o.		

Therapie der Hyponatriämie bei chronischer Herzinsuffizienz erfolgt wie folgt:

(1) Reduktion der Trinkmenge (1–1,5 l/d),

(2) Diuretika hoch dosiert plus ACE-Hemmer (z. B. 1 × 10 mg Ramipril),

(3) eventuell Aldosteronantagonisten bei Hypokaliämie oder K^+ i. v.

Bei schwerer Herzinsuffizienz und bei symptomatischer systolischer Dysfunktion im Rahmen eines Myokardinfarkts reduziert die zusätzliche Gabe von niedrig dosierten Aldosteronantagonisten (Spironolacton bzw. Eplerenon 1 × 25–50 mg/d) die Mortalität um ca. 30 %, wofür allerdings kaum die diuretische Wirkung verantwortlich ist, sondern eher die Verminderung des Kalium- und Magnesiumverlusts sowie Blockade des überaktiven Renin-Angiotensin-Aldosteron-Systems.

Behandlung der akuten Herzinsuffizienz

In der Behandlung der akuten Herzinsuffizienz und auch der schweren chronischen Formen werden die an der Henle-Schleife angreifenden, den Chloridtransport (▶ Kap. 8.4.1) hemmenden Diuretika wie Furosemid (Lasix®), Piretanid (Arelix®), Torasemid (Torem®) oder Xipamid (Aquaphor®) bevorzugt. Diese erlauben bei raschem Wirkungseintritt eine in weiten Grenzen dosisabhängig steuerbare Intensität der Entwässerung. **Torasemid** hat eine besonders gute Bioverfügbarkeit (sichere Wirkung auch bei Staungsinsuffizienz!).

Dosierung: **Torasemid** 10–50 mg/d p. o. (ggf. 100 mg/d p. o.), **Furosemid** 40–80 mg p. o. pro dosi, 20–500 mg i. v. Wiederholung je nach Situation. Substitution von Kaliumverlusten am besten in der Reboundphase, 4–5 h nach Applikation (Kalinor®-Brausetbl. 40–80 mval) oder Kombination mit Aldosteronantagonist. **Piretanid** wirkt ähnlich, jedoch wird weniger Kalium ausgeschieden (Vorteil!). **Xipamid** wirkt weniger abrupt und länger (Vorteil bei Dauertherapie!). Die Entlastung des Herzens durch Diurese wird frühestens nach ca. ½ h spürbar.

Dauerbehandlung

Zur Dauerbehandlung werden bevorzugt **Thiazide** (z. B. Hydrochlorothiazid 12,5 mg/d) gegeben. Bei Hypokaliämie trotz Kombination mit ACE-Hemmer werden Thiazide **mit kaliumsparenden Diuretika** kombiniert. Da Aldosteronantagonisten die Prognose bei symptomatischer systolischer Herzinsuffizienz verbessern, ist die Kombination mit **Spironolacton** (12,5–50 mg/d) oder **Eplerenone** (12,5–50 mg/d) meist sinnvoll.

Allein oder in Ergänzung können stark wirkende **Schleifendiuretika** gegeben werden. Bei den kurz wirksamen Schleifendiuretika ist zu beachten, dass eine einmalige Gabe pro Tag kontraproduktiv ist, da kompensatorisch vermehrt Salze und Flüssigkeit retiniert werden (Furosemid sollte mindestens 2-mal/d gegeben werden, bei Torasemid reicht eine Einmalgabe). Schleifendiuretika können auch mit Aldosteronantagonisten kombinert werden.

Vorsicht bei Niereninsuffizienz! Wenn bei gleichzeitiger ACE-Hemmer-Therapie Aldosteronantagonisten gegeben werden sollen (Hyperkaliämie, Herzinsuffizienz), regelmäßig Serumkaliumspiegel kontrollieren! Gleichzeitge Gabe von NSAR wegen potenzieller Nierenfunktionsstörungen (Hyperkaliämie, Verschlechterung der Herzinsuffizienz) unbedingt vermeiden! Eplerenone führt nicht zu der UAW Gynäkomastie.

Vorgehen bei Diuretikaresistenz

(1) **Schleifendiuretikum** (z. B. 3 × 80 mg/d Furosemid i. v.) + **Thiazid** (z. B. Hydrochlorothiazid 12,5–25 mg/d p. o.) oder Thiazidanaloga (z.B. Xipamid 10–40 mg/d p.o.). Täglich Kalium- und Gewichtskontrolle.

(2) Bei Hypokaliämie: **Schleifendiuretikum + Spironolacton** (z. B. 100 mg i. v., nach 2 Tagen Dosisreduktion auf 25 mg/d p. o.). Initial täglich Kaliumkontrolle.

(3) Bei niedrigen Blutdruckwerten: **Noradrenalin** i. v.

(4) Bei Verdünnungshyponatriämie: **Schleifendiuretikum** (Furosemid) in hoher Dosierung i. v., **ACE-Hemmer** (z. B. Ramipril 1 × 10 mg p. o.). Stationäre Bettruhe, Reduktion der Trinkmenge (≤ 1 l/d).

(5) Wenn Ödeme sich nicht mobilisieren lassen oder das Serumkreatinin unter der hoch dosierten Diuretikatherapie ansteigt: Hämofiltration über 24–48 h mit Entzug von 3–6 l Ödemen.

Vorgehen bei ausgedehnten Ödemen

▶ Kap. 13.2.1, „Vorgehen bei Diuretikaresistenz".

Bei der Ausschwemmung größerer Flüssigkeitsmengen bei ausgedehnten Ödemen muss außer mit Elektrolytverschiebungen mit thromboembolischen Komplikationen gerechnet werden (Hämokonzentration, gestörte Durchblutungs- und Venenverhältnisse in den unteren Extremitäten). In solchen Fällen daher prophylaktisch antikoagulieren (▶ Kap. 10). Durch die Hämokonzentration können Angina-pectoris-Symptome zunehmen und hirnischämische Zustände bei gleichzeitig bestehender Zerebralsklerose vorkommen. Abhilfe: rechtzeitig antikoagulieren, z. B. Enoxaparin 20–80 mg/d bei normaler Nierenfunktion, UFH (3 × 5.000–7.500 IE/d s. c., 30.000–50.000 IE i. v. über 24 h); Dicumarol nach INR-Wert.

Aldosteronantagonisten

Bei Patienten mit Herzinsuffizienz und hochgradig eingeschränkter Pumpfunktion vermindert die zusätzliche generelle Gabe von Aldosteronantagonisten in niedriger Dosis die Mortalität und Häufigkeit eines plötzlichen Herztods (**Spironolacton** 25–50 mg/d p. o.; **Eplerenon** 25–50 mg/d p. o.). Dies gilt auch nach Myokardinfarkt mit symptomatischer systolischer Pumpfunktionsstörung. Die Inzidenz der Hyperkaliämie war in Studien bei normaler Nierenfunktion und häufigen Elektrolytkontrollen tolerabel (!).

UAW: im Wesentlichen Gynäkomastie und Brustschmerzen. Eplerenone führt nicht zur Gynäkomastie. Die Wirkungen sind wahrscheinlich auf eine Erhöhung des Körperbestands an Kalium und Magnesium sowie auf eine Verhinderung der aldosteronbedingten Texturstörung am Herzen (Kollagensynthese) zurückzuführen. Der grundsätzliche Einsatz von Aldosteronantagonisten sollte bei allen Patienten mit schwerer systolischer Herzinsuffizienz sowie Herzinsuffizienz im Rahmen eines Myokardinfarkts erwogen werden.

Glykosidtherapie

Die Digitalisglykoside haben seit Einführung der ACE-Hemmer und Betablocker als Mittel zur Behandlung der Herzinsuffizienz an Bedeutung verloren. Die wesentlichen therapeutischen Eigenschaften sind antiadrenerge Effekte, Reduktion der Barorezeptordysfunktion, Steigerung der myokardialen Kontraktionskraft (Inotropie) und Verlangsamung der Herzfrequenz, insbesondere bei Vorhofflimmern. Digitalisglykoside (z. B. **Digitoxin**) haben nur noch einen Stellenwert zur Herzfrequenzkontrolle bei tachykardem Vorhofflimmern oder -flattern: Digitoxindosis nach Aufsättigung mit 1 mg (in 2–3 Tagen p. o.) 0,07 mg/d (bei Frauen 0,05 mg/d).

Ivabradin

Der I_f-Kanal-Inhibitor Ivabradin wirkt am Sinusknoten frequenzsenkend. Bei Patienten mit systolischer Herzinsuffizienz und einem Sinusrhythmus mit Ruhefrequenz ≥ 70/min, die trotz Betablocker, ACE-Hemmer und Aldosteronantagonist weiter Beschwerden haben, vermindert die Herzfrequenzreduktion mit Ivabradin 2 × 5–7,5 mg/d die Zahl an Krankenhausaufnahmen und die kardiovaskuläre Sterblichkeit und sollte zusätzlich erwogen werden.

Weitere Maßnahmen

Resynchronisationstherapie (CRT): Bei schwerer systolischer Linksherzinsuffizienz mit einer EF ≤ 35 %, breitem QRS-Komplex > 120–150 ms mit Linksschenkelblock und dyssynchronen Kontraktionen des linken Ventrikels (diagnostizierbar durch Echokardiografie!) und Sinusrhythmus reduziert die kardiale Resynchronisationstherapie durch biventrikuläre Schrittmacherstimulation Symptomatik, Sterblichkeit und plötzliche Herztodesrate. Zur Prophylaxe des akuten Herztods durch Kammerflimmern sollte bei ischämischer Kardiomyopathie (EF < 35 %) und einer QRS-Dauer > 150 ms die Implantation eines CRT-ICD erwogen werden. Unabhängig von der QRS-Breite reduziert bei schwerer systolischer Pumpfunktionsstörung ein **implantierter Defibrillater** (ICD) die Sterblichkeit, besonders bei

(3) **PDE-5-Inhibitoren: Sildenafil** (Revatio®) 3 × 20 mg/d ist ebenfalls bei Patienten ab Schweregrad NYHA/WHO II indiziert. Befinden und Belastbarkeit nehmen in den meisten Fällen deutlich zu. Als Alternative kann **Tadalafil** (Adcirca®) gegeben werden.

(4) **Guanylatzyklase-Stimulator:** Neuere Untersuchungen haben zudem für **Riociguat** (3 × 2,5 mg/d) bei PAH und CTEPH eine Abnahme des Lungenhochdrucks und eine Besserung der Belastbarkeit gezeigt.

(5) **Kombinationstherapie:** Die unter 1 bis 4 genannten Substanzen können je nach Schweregrad der PAH und Wirksamkeit der Einzeltherapien auch kombiniert werden. Weitere Studienergebnisse müssen jedoch noch abgewartet und mögliche Wechselwirkungen bedacht werden.

(6) **Kalziumantagonisten** sind allenfalls bei idiopathischer oder familiärer PAH sowie bei positivem Vasoreagibilitätstest indiziert. Nur ein sehr kleiner Teil der Patienten profitiert dauerhaft.

(7) **Vasodilatanzien:** Die Therapie mit ACE-Hemmern, Hydralazin, Nitraten, Alphablockern, β_2-Sympathomimetika ist nicht wirksam. Bei der Untersuchung der Akutwirkung dieser Substanzen zeigt sich häufig eine Reduktion des pulmonalarteriellen Drucks, die bei Langzeittherapie nicht mehr nachweisbar ist.

> **! WICHTIG**
>
> Bei schwerer pulmonaler Hypertonie wurden durch Kalziumantagonisten und andere Vasodilatanzien wegen eines gelegentlich auftretenden raschen Blutdruckabfalls Todesfälle beschrieben. Sie sind beim dekompensierten Cor pulmonale kontraindiziert, ebenso wie Herzglykoside (Gefahr der Herzrhythmusstörungen), außer wenn Vorhofflimmern vorliegt und die Kammerfrequenz reduziert werden soll.

Operative Therapie

(1) Die **pulmonale Thrombendarteriektomie** stellt einen kausalen Therapieansatz bei CTEPH dar, wenn die Gefäßobstruktion proximal genug gelegen ist, um chirurgisch erreichbar zu sein. Sie desobliteriert proximale und distale Gefäße mit erstaunlich guten postoperativen Erfolgen, wenn die Indikation korrekt war.

(2) **Lungentransplantation:** Ein irreversibles Lungenleiden aufgrund einer restriktiven oder obstruktiven Lungenerkrankung mit pulmonaler Hypertonie im Endstadium gilt als Indikation zur Lungentransplantation (einseitig, doppelseitig, Herz-Lungen-Transplantation). Die Ergebnisse sind nicht so gut wie bei der Herztransplantation. Bei jüngeren Patienten sollte man jedoch an diese therapeutische Möglichkeit denken, wenn andere Therapiemethoden versagt haben und der Patient in das dekompensierte Stadium überzugehen droht.

(3) **Ballonatrioseptostomie (BAS):** Herbeiführen eines interatrialen Rechts-links-Shunts. Kann bei schwerkranken Patienten erwogen werden und dient meist als „Bridging" bis zu einer Lungentransplantation. Hohe Mortalität, daher nur bei Patienten im Stadium NYHA/WHO IV mit Zeichen der Rechtsherzdekompensation indiziert, die therapierefraktär bzgl. aller verfügbaren medikamentösen Behandlungsoptionen sind und für die andere Optionen nicht verfügbar sind.

> **! WICHTIG**
>
> Bei Patienten mit pulmonaler Hypertonie muss eine chronische Lungenembolie ausgeschlossen werden, da die pulmonale Thrombendarteriektomie einen potenziellen kausalen Therapieansatz darstellt.

13.3 Herzrhythmusstörungen

Siehe dazu auch Guidelines for management of patients with ventricular arrhythmias and the prevention of sudden cardiac death (https://leitlinien.dgk.org).

13.3.1 Vorbemerkungen

Antiarrhythmika können arrhythmogen wirken. Die erfolgreiche medikamentöse Beseitigung von Herzrhythmusstörungen nach Herzinfarkt kann sogar mit erhöhter Mortalität einhergehen. Deshalb muss man vorab Indikation, Dringlichkeit der Behandlung und Nachteile der Therapie abwägen. Im Zweifelsfall keine medikamentöse antiarrhythmische Therapie! Folgende Fragen sind zu beantworten:

(1) **Um welche Herzrhythmusstörungen handelt es sich?** Präzise Erkennung ist unabdingbare Voraussetzung für die Beantwortung der nachfolgenden Fragen (2)–(4). Für die Diagnose EKG heranziehen, u. U. Monitorüberwachung, Langzeit-EKG-Registrierung oder Ereignisrekorder, auch intrakardiale EKG-Ableitungen (intraatrial, intrakardiales „mapping“, His-Bündel-Elektrografie). Die klinische Diagnostik von Arrhythmien kann nur orientierende Hinweise geben.

(2) **Was ist die Ursache der Arrhythmie?** Immer Elektrolytstörungen, akute Myokardischämie und Medikamenten-UAW (Sympathomimetika, Antiarrhythmika) ausschließen! Handelt es sich um einen einmalig wirkenden auslösenden Reiz oder besteht der Auslösemechanismus dauernd weiter?

(3) **Ist die Behandlung notwendig?** Wenn ja, wie dringlich ist sie? Für welchen Zeitraum muss die Behandlung geplant werden?

(4) **Welche Therapie kommt infrage?** Abwarten? Sedierung? Kaliumsubstitution? Spezielle Medikamente? Elektrotherapie?

(5) **Welche UAW oder Komplikationen sind durch die Behandlung zu erwarten?**

13.3.1.1 Reizbildung und Erregungsleitung am Herzen

Bezüglich der wichtigsten Kenngrößen ▶ Tab. 13.5. Es besteht eine ausgesprochene „Frequenzhierarchie“ der normalen reizbildenden Strukturen. Ausfall übergeordneter Zentren führt jeweils zum Ersatzschlag bzw. Ersatzrhythmus aus dem nächstfolgenden Reizbildungszentrum. Beschleunigung untergeordneter Zentren führt zu akzelerierten bzw. tachykarden Rhythmen, die den übergeordneten Rhythmus überholen (Dissoziation), stören, auch gegenseitig (Interferenz, Fusion), oder ersetzen können. Bei raschen Frequenzen immer an „Re-entry“ (kreisende Erregung) denken (s. u.). Die Erregungsleitungsverhältnisse sind v. a. wichtig im Bereich des AV-Knotens, des His-Bündels und der drei Purkinje-Faserstämme (faszikulärer Block!). Grundsätzlich kann die Erregung das Leitungssystem in allen Abschnitten, auch die Schaltstelle des AV-Knotens, in beiden Richtungen, d. h. ortho- wie retrograd, durchlaufen. Leitungsverzögerungen oder -unterbrechungen werden ebenfalls in beiden Richtungen wirksam (AV-Block, VA-Block). Für alle Blockierungen, gleich wo sie stattfinden, auch in den Purkinje-Faserstämmen unterhalb der Bifurkation des His-Bündels, gelten die gleichen Gesetzmäßigkeiten: Einfache Leitungsverzögerung wird als Block Grad I bezeichnet, progressive Leitungsverzögerung als Wenckebach-Periodik oder Mobitz-Typ-I-Block, systematisierte, 2:1, 3:1, 4:1 oder noch höhergradig verzögerte Überleitung als Mobitz-Typ-II-Block und vollständige Leitungsunterbrechung als drittgradiger oder vollständiger Block. Alle Blockformen kommen auch als Eingangs- oder Ausgangsblock bei normalen oder pathologischen Reizbildnern vor. Stillstand der Kammern (Fehlen eines Ersatzrhythmus) oder Vorhöfe von mehr als 6 sec wird als Asystolie bezeichnet.

„Re-entry“ bzw. kreisende Erregung Unterschiedliche Refraktärität und Vorhandensein mehrerer Leitungsbahnen begünstigen das Wiedereintreten der Erregung in die ursprüng-

Tab. 13.5 Reizbildung und Erregungsleitung

Lokalisation	Frequenz/ Intervall		Störung
Entladungsfrequenz			
Sinusknoten		60–100/min	
	<	60/min	Sinusbradykardie
	>	100/min	Sinustachykardie
AV-Knoten		40–55/min	
	>	110–180/min	Knotentachykardie
Tertiäre, ventrikuläre Reizbildner (His-Purkinje-System, Purkinje-Fasern, Kammermyokard)		10–30/min	
	>	60/min	Akzelerierte, idioventrikuläre Rhythmen
	>	100–130/min	Kammertachykardie
Erregungsleitung			
Vorhof – AV-Knoten (AN)		50 msec	
Vorhof – His-Bündel (AH)		88–140 msec	
	>	150 msec	„Proximaler" AV-Block (suprabifurkational)
His-Bündel – Kammer (HV)		40–60 msec	
	>	60 msec	„Distaler" AV-Block (infrabifurkational)
Vorhof – Kammer (PQ)		120–200 msec	
	<	120 msec	Akzelerierte Überleitung (WPW)
	>	200 msec	AV-Block
Kammererregung (QRS)		60–100 msec	
	>	120 msec	Vollständiger Schenkelblock

WPW = Wolff-Parkinson-White-Syndrom

liche Bahn mit Ausbildung eines Erregungskreises. Länge des Leitungswegs und Leitungsgeschwindigkeit bestimmen die Wiedererregungsfrequenz (Vorhofflattern, -flimmern, Kammertachykardie, -flattern, -flimmern). Die Laufbahnen der kreisenden Erregung können intraatrial, intramyokardial, aber auch unter Einschluss von Teilen oder des gesamten Erregungsleitungssystems verlaufen. Bei gewissen Myokardschädigungen führt der Vorgang der „Dispersion der Erregungsrückbildung" zu einem Zustand des Vorhof- und/oder – wichtiger – des Kammermyokards, in dem hierdurch ektopische Reizbildungen vorkommen und gleichzeitig die Bereitschaft zur Ausbildung intraventrikulärer Erregungskreise – mit kleinem Laufweg und also hoher Erregungsfrequenz – entsteht. So führt die gleiche Funktionsstörung am Myokard zur Entstehung von Extrasystolie und Bereitschaft zu Vorhofflimmern bzw. zu Kammerflattern und -flimmern („elektrische Instabilität").

Differenzierung des Reizursprungs und Erkennung des Pathomechanismus Die Differenzierung tachykarder Rhythmusstörungen kann schwierig oder unmöglich sein, muss aber stets versucht werden (▶ Tab. 13.6).

Auswirkungen Herzrhythmusstörungen gefährden den Kranken direkt durch Störung der Förderleistung des Herzens durch

(1) Verlust der koordinierten Vorhofaktion (HMV um 10–40 % reduziert),

(2) Tachykardie (Beginn bei 100/min, obere Grenzfrequenz [= Schlagfrequenz, jenseits derer die Förderleistung sinkt] ca. 180/min, altersabhängig!),

Tab. 13.6 Differenzierung tachykarder Rhythmusstörungen

	Vorhof-frequenz[1]	Kammer-frequenz[2]	Gleichmaß der Schlagfolge		Formkriterien für P	QRS	AV-Überleitung	Vagomimetische Manöver (Karotissinusdruck o. a.)
			Vorhöfe	Kammern				
Sinus-tachykardie	100–220	Ebenso	Respiratorische Arrhythmie (gering oder auch nicht nachweisbar)		Normal	Normal	1:1	Vorübergehende, oft nur geringe Verlangsamung
Vorhof-tachykardie	150–250	Ebenso	Regelm.	Regelm.	Abnorm klein, oft nicht nachweisbar	Normal, selten abnorm	1:1	Vorübergehende Verlangsamung demaskiert P-Wellen
Vorhof-flattern	250–350	120–190 80–130	Regelm.	Regelm. oder unregelm.	Sägezahnartig deformiert mit negativen P-Wellen in den inferioren Ableitungen (II, III, aVF) bei typischem VH-Flattern	Normal, selten abnorm	2:1 oder höherer Block	Vorübergehende Verlangsamung demaskiert Flatterwellen
Vorhof-flimmern	› 350	100–180	Unregelm. Flimmern	Vollständig unregelm. „absolute Arrhythmie"	Unregelmäßige oder keine Wellen (V_1, V_2)	Normal, intermittierend abnorm	Wechselnd blockiert	Leichte, vorübergehende Verlangsamung
Vorhof-tachykardie mit Block	100–220	80–140	Regelm.	Regelm. oder unregelmäßig	Spitz, schmal, Nulllinie glatt (II, V_1)	Normal, seltener abnorm	Wechselnd blockiert (Wenckebach)	Vorsicht! Nicht ausüben!
AV-Knoten-Re-entry-Tachykardie	Ebenso	100–250	Regelm.	Regelm.	Abnorm, meist nicht nachweisbar, manchmal im/nach QRS-Komplex	Normal, selten abnorm	Dual, antegrad und retrograd	Plötzliche Unterbrechung oder kein Effekt
WPW-Syndrom	Ebenso	150–250	Regelm.	Regelm.	Meist nicht nachweisbar, manchmal nach QRS-Komplex	Normal, selten abnorm	Re-entry, meist antegrad, selten retrograd	Plötzliche Unterbrechung oder kein Effekt
Kammer-tachykardie	Wech-selnd	100–250	Regelm. oder wechselnd	Regelm. intermittierend, Überleitung, Fusion, „ventricular capture"	Normal oder abnorm, meist überleitungsunabhängig	Abnorm	Orthograd, nur interm., oft retrograd	Ohne Effekt

[1] Einheit: /min Frequenzangaben nur als Richtlinien, Grenzen oft unscharf.
[2] Einheit: /min

(3) Bradykardie (Beginn bei 60/min, untere Grenzfrequenz 20–25/min),

(4) exzentrische Kammererregung bei ventrikulärem Reizursprung oder Aberranz.

Die einzelnen Faktoren können sich gegenseitig verstärken und werden bei geschädigtem Herzen stärker, u. U. kritisch wirksam. Ferner können Rhythmusstörungen als Vorläufer bedrohlicher Arrhythmien potenziell gefährlich sein: Vorhofextrasystolie als Vorläufer von Vorhofflimmern, Kammerextrasystolie als Vorläufer von Kammerflimmern, unvollständiger Block als Vorläufer höhergradiger oder vollständiger Blockierung. Schließlich können Arrhythmien subjektiv sehr unangenehm und daher behandlungsbedürftig sein.

13.3.1.2 Anmerkungen zur Therapie mit Antiarrhythmika

Das Behandlungsprinzip der „Verhältnismäßigkeit der Mittel" erfordert genaue Kenntnis von Angriffspunkt und Wirkungsmechanismus der Antiarrhythmika, sodass diese gezielt eingesetzt werden können. Zu Anwendung, Dosierung und entsprechenden Eigenschaften der Antiarrhythmika ▶ Tab. 13.7, ▶ Tab. 13.8, ▶ Tab. 13.9. Wo immer möglich, Wirksamkeit der antiarrhythmischen Therapie langzeitelektrokardiografisch kontrollieren. Manchmal ist die Bestimmung von Plasmaspiegeln erforderlich. Hinsichtlich Bestimmung und Beurteilung von Plasmakonzentrationen von Antiarrhythmika Literatur beachten!

Tab. 13.7 Therapie bei Extrasystolie und bradykarden Herzrhythmusstörungen

Rhythmusstörung		Therapie
Vorhofextrasystolie		Betablocker, selten Flecainid oder Propafenon
Kammerextrasystolie		Betablocker, selten Amiodaron
Sinusbradykardie, Bradykardie-Tachykardie-Syndrom, sinuatrialer Block		Atropinsulfat 0,5–2 mg i. v., Ipratropiumbromid (Itrop®) 2–3 × 10 mg p. o., Schrittmacher
AV-Knoten-Rhythmus (langsame Frequenz)		Atropinsulfat 0,5–1 mg i. v.
AV-Knotenrhythmus (rasche Frequenz), AV-Knoten-Re-entry-Tachykardie		▶ Kap. 13.2.1, Betablocker, ggf. Verapamil, akut Adenosin (Adrecar®) 6–12 mg i. v. als Bolus, AV-Knotenmodulation (= Ablation der langsamen Bahn)
AV-Block	Grad I	Keine Therapie
	Grad II	Keine Therapie (Typ Wenckebach) oder Schrittmacher (bei Typ Mobitz)
	Grad III	Schrittmacher
Bi- bzw. trifaszikulärer Block		Schrittmacher abhängig von der Symptomatik

Tab. 13.8 Antiarrhythmische Therapie bei tachykarden Rhythmusstörungen

Arrhythmie	Im Anfall	Rezidivprophylaxe (p. o. Medikation)
Sinustachykardie	Ursache suchen und behandeln! Betablocker ohne ISA (z. B. Bisoprolol 5–10 mg p. o.), Verapamil 3 × 40–120 mg p. o.	Entfällt
AV-Knoten-Re-entry-Tachykardie	Karotissinusdruck, Adenosin 6–12 mg i. v. als Bolus, Verapamil 5–10 mg i. v. (wenn keine strukturelle Herzerkrankung bekannt)	Metoprolol, Bisoprolol. AV-Knoten-Modulation durch Ablation der langsamen Leitungsbahn (Therapie der Wahl)

Tab. 13.8 Antiarrhythmische Therapie bei tachykarden Rhythmusstörungen *(Forts.)*

Arrhythmie	Im Anfall	Rezidivprophylaxe (p. o. Medikation)
Vorhofflattern	Digitoxin i. v. 0,5–1,0 mg/24 h, Metoprolol 2–5 mg i. v. oder Verapamil 5–10 mg i. v.	
	Kardioversion	Bisoprolol 5–10 mg oder Amiodaron 200 mg nach Aufsättigung oder kathetertechnische Ablation, bei typischem Vorhofflattern des rechtsatrialen Isthmus
Vorhofflimmern	Digitoxin i. v. 0,5–1,0 mg/24 h, Metoprolol 2–5 mg i. v. oder Verapamil 5–10 mg i. v. Kardioversion	Digitalisglykoside nur zur Verlangsamung der Kammerfrequenz! Oder Bisoprolol, Metoprolol oder Flecainid 2 × 100 mg (nur bei Herzgesunden) oder Propafenon 3 × 150 mg (nur bei Herzgesunden) oder Dronedaron 2 × 400 mg (nur bei paroxysmalem Vorhofflimmern), Amiodaron 200 mg nach Aufsättigung, kathetertechnische Ablation (Pulmonalvenenisolation)
Vorhoftachykardie mit Block	Digitalis absetzen. K^+-Substitution i. v./p. o.	Digitalisdosis reduzieren. K^+-Substitution
WPW-Syndrom	Ajmalin 50 mg i. v.	Bisoprolol, Metoprolol, kathetertechnische Ablation des Kent-Bündels (Therapie der Wahl!)
Kammertachykardie	Kardioversion, Amiodaron 300 mg (2 Amp.) oder Kurzinfusion 5 mg/kg KG, Ajmalin 50 mg i. v.	Bisoprolol, Metoprolol, Amiodaron 200 mg, zuvor Aufsättigung: 10 Tage 1.000 mg, u. U. Implantation eines automatischen Kardioverters/Defibrillators (ICD)
Kammertachykardie vom Typ „torsade de pointes“	Herzschrittmacher, K^+-Substitution, Magnesiumsulfat 1–3 g i. v.	Grundleiden behandeln, QT-verlängernde Medikamente absetzen, Herzschrittmacher, Betablocker, ggf. ICD-Implantation

Handelsnamen ▶ Tab. 13.9.

Tab. 13.9 Einige gebräuchliche Antiarrhythmika

Freiname bzw. Substanz		Handelsname (oder Zubereitung)	Tabletten- bzw. Ampullengröße
1.	Kalium	KCl Kalinor®-Brausetbl.	40 mmol (40 mval) K^+/Tbl.
2.	Betablocker:		
	Bisoprolol	Concor®	5–10 mg Tbl.
	Atenolol	Tenormin®	50–95 mg Tbl. 5 mg/Amp.
	Metoprolol	Beloc-Zok®	47,5–100 mg Tbl. 5 mg/Amp.

Tab. 13.9 Einige gebräuchliche Antiarrhythmika *(Forts.)*

Freiname bzw. Substanz		Handelsname (oder Zubereitung)	Tabletten- bzw. Ampullengröße
3.	Verapamil	Isoptin®	5 mg/Amp. 40, 80 bzw. 120 mg; 120 mg ret./Tbl.
4.	Lidocain	Xylocain®	100 mg/Amp. (2 %, 5 %) Stechampullen 1 %, 2 %
5.	Propafenon	Rytmonorm®	70 mg/Amp. 150–300 mg/Tbl.
6.	Flecainid	Tambocor®	100 mg/Tbl. 50 mg/Amp.
7.	Ajmalin	Gilurytmal®	50 mg/Amp.
8.	Klasse-III-Antiarrhythmika:		
	Amiodaron	Cordarex®	200 mg/Tbl. 150 mg/Amp.
	Dronedaron	Multaq®	400 mg/Tbl.
	Sotalol	Sotalex®	80–160 mg/Tbl. 40 mg/Amp.
Wichtig: Bei strukturellen Herzerkrankungen sollen möglichst nur Betablocker oder Amiodaron zur Dauertherapie eingesetzt werden wegen des arrhythmogenen Potenzials der anderen Antiarrhythmika.			

13.3.2 Tachykarde Rhythmusstörungen

13.3.2.1 Sinustachykardie

Definition Beschleunigung der Herzfrequenz über 100/min bei normaler Vorhof- und Kammererregung mit oder ohne Schenkelblock.

Ätiologie und Pathogenese Sinustachykardie ist i. d. R. ein Sekundärphänomen bei erhöhtem Sympathikotonus. Ursachen können sein: Erregung, Angst, Schreck, körperliche Anstrengung, Fieber, Infektion, Anämie, Hyperthyreose, Leberzirrhose, Hypotension, Hypoxie, Phäochromozytom, Myokarditis, Herzinsuffizienz, Lungenembolie, pulmonale Hypertonie, Perikarditis (Erguss, Tamponade, Konstriktion), Medikamentenwirkungen, „Bedarfstachykardie" bei Herzversagen. Nur selten tritt Sinustachykardie ohne erkennbare Ursache als eigenständige Erkrankung auf (Sinusknoten-Re-entry).

Klinik: Diagnostische Hinweise Normale Form und Zuordnung von Vorhof- und Kammerkomplexen, positive P-Wellen in den Ableitungen II und III im EKG. PQ-Intervall kann bis auf 0,10 sec verkürzt sein. P-Wellen u. U. überhöht (Ableitungen II, V_1).

Therapie

Grundleiden behandeln. Spezifische Therapie nur bei anhaltend sehr hohen Frequenzen > 140/min sowie dann, wenn besondere Beeinträchtigungen durch die rasche Frequenz gegeben sind, etwa bei Mitralklappenstenose, Koronarerkrankungen oder stärkerer subjektiver Symptomatik. In erster Linie **Betablocker** (▶ Tab. 13.8). **Ivabradin** (Procoralan®), z. B. 2 × 5 mg p. o., senkt die Sinusfrequenz, ohne den Blutdruck zu beinflussen. Bei Sinusknoten-Re-entry empfiehlt sich bei entsprechenden Beschwerden eine Ablationstherapie durch den speziellen Rhythmologen.

13.3.2.2 Paroxysmale, supraventrikuläre Tachykardie

Drei Typen müssen unterschieden werden (▶ Tab. 13.6):

(1) **AV-Knoten-Re-entry-Tachykardie** (**AVNRT**) bei doppelt angelegter Leitungsbahn im Bereich des AV-Knotens.

(2) **Wolff-Parkinson-White-Syndrom** (**WPW-Syndrom**)/**AV-Re-entry-Tachykardie** mit Umgehung des AV-Knotens durch das extra- oder paranodal den AV-Klappenring durchbrechende Kent-Bündel (im EKG bei offener Bahn Deltawelle!).

(3) **Ektope Vorhoftachykardie** bei ektopem Schrittmacherzentrum im Vorhof (evtl. multifokale Zentren).

Ätiologie und Pathogenese

(1) **AV-Knoten-Re-entry-Tachykardie (AVNRT):** AV-Knoten mit dualen Leitungsbahneigenschaften, neben einer langsam leitenden Bahn existiert eine schnell leitende. Während der Tachykardie erfolgt i. d. R. die antegrade Erregung des Ventrikels über die langsame Bahn und die retrograde Erregung des Vorhofs über die schnelle (common-type, slow-fast AVNRT). Meist anfallsweise auftretende, überwiegend bei jungen, herzgesunden Personen, aber auch bei Herzkranken vorkommende Form mit z. T. sehr raschen Kammerfrequenzen. Kammererregung meistens normal, QRS kann aber auch abnorm verbreitert sein (vorbestehender oder funktioneller Schenkelblock). Die AVNRT ist meistens harmlos, manchmal hartnäckig rezidivierend und i. d. R. nicht bedrohlich.

(2) **WPW-Syndrom/AV-Re-entry-Tachykardie:** Vorkommen bei Gesunden und Herzkranken. Angeborene Anomalie mit Präexzitation über ektopisches Reizleitungsgewebe (Kent-Bündel) mit Anschluss an das Myokard weitab oder auch in unmittelbarer Nachbarschaft vom His-Purkinje-Fasersystem. Prädisponiert zu „Re-entry“ mit meist retrograder Passage des Kent-Bündels. Der Erregungskreis schließt den AV-Knoten ein. Die Kammerfrequenz wird durch die Leitungseigenschaften des AV-Knotens bestimmt. Die Kammerkomplexe sind meist schmal (orthodrome Tachykardie), selten verbreitert (antidrome Tachykardie; Differenzialdiagnose Kammertachykardie!). Die Re-entry-Tachykardien sind nicht lebensbedrohlich. Vorhofflimmern kann hingegen bei WPW wegen erhöhter Neigung zu Kammerflimmern lebensgefährdend sein! Mit fortschreitendem Lebensalter können die Leitfähigkeit des Kent-Bündels abnehmen und Anfallshäufigkeit und -schwere zurückgehen. Nicht immer ist die Präexzitation (= Deltawelle) im EKG vorhanden (intermittierendes oder verborgenes WPW).

(3) **Ektope Vorhoftachykardie:** Auftreten bei Gesunden oder besonders bei pulmonaler Hypertonie durch einen raschen, ektopischen Reizbildner im Vorhof charakterisiert. Vorhoftachykardie mit Block evtl. bedingt durch Digitalisintoxikation.

Klinik: Diagnostische Hinweise

(1) Bei **AVNRT** im Anfall QRS meist normal, charakteristische rR'-Konfiguration in V_1 (retrograde Vorhoferregung). Durch vagomimetische Manöver (Karotissinusdruck, s. u.) meistens zu durchbrechen, zumindest vorübergehend, Anfall oft von Harnflut (ANP-Ausschüttung!) begleitet. Im Intervall EKG normal.

(2) **WPW-Syndrom/AV-Re-entry-Tachykardie:** im Anfall QRS meist normal (orthodrome Tachykardie) , bei antidromer Tachykardie (selten!) oft schwer von Kammertachykardie abzugrenzen, da QRS meist erheblich verbreitert und deformiert ist. Die Differenzierung kann sehr schwierig sein. Evtl. P-Welle hinter QRS-Komplex. Vagomimetische Manöver können erfolgreich sein. Im Intervall typische PQ-Verkürzung (nicht obligat) durch QRS-Verbreiterung (obligat bei offenem WPW-Syndrom, Deltawelle). Das EKG kann aber auch, zumindest zeitweise, ganz normal sein, intermittierendes (langsame antegrade Leitung) oder verborgenes WPW-Syndrom (nur retrograde Leitung).

(3) **Ektope Vorhoftachykardie:** im Anfall evtl. von Sinustachykardie nicht zu unterscheiden. Oft aber andere P-Morphologie. Vorhoffrequenz zwischen 120 und 220/min. Evtl. AV-Blockierung höheren Grades, meistens Wenckebach-Periodik. QRS normal.

Therapie

Die Behandlung zielt zunächst auf die Unterbrechung des Anfalls. Danach gilt es, Rezidive zu verhüten (▶ Tab. 13.8).

AV-Knoten-Re-entry-Tachykardie

Unterbrechung des Anfalls im abgestuften Verfahren

(1) *Karotissinusmassage:* Mit Mittel- und Zeigefinger Verzweigungsstelle der A. carotis communis unter dem Kieferwinkel aufsuchen. Bei kreisenden oder in Längsrichtung reibenden Bewegungen Druck langsam verstärken.

> **! WICHTIG**
>
> Vorher unbedingt auskultieren. **Cave** Karotisstenose! Dabei Herz auskultieren, besser fortlaufend EKG registrieren. Massage beenden, wenn die Herzfrequenz sinkt (meistens abrupt)! Vorsicht bei älteren Menschen (Arteriosklerose)! Niemals gleichzeitig beide Karotiden massieren! Alternativ: Auslösung eines Würgereflexes mit Finger oder Spatel oder Valsalva-Pressversuch. Der Bulbusdruckversuch (Fingerkompression der Bulbi oculi) ist wegen Gefahr der Netzhautablösung kontraindiziert.

(2) Medikamentöse Therapie: Therapie der Wahl ist **Adenosin** 6–12 mg i. v. als Bolus. **Verapamil** 5–10 mg i. v. (langsam!).

(3) *Elektrokardioversion* bei AV-Knoten-Re-entry-Tachykardie nur in Notfällen!

Anfallsprophylaxe und orale Dauertherapie

Neben der bereits angegebenen medikamentösen Therapie (▶ Tab. 13.8) soll der Kranke vagomimetische Manöver selbst erlernen. Häufig wird man die Anfälle nicht vollständig unterdrücken können. Der Patient kann dann einzelne noch auftretende Anfälle selbst zu kupieren versuchen. Bei wiederholten Anfällen Ablation der langsamen (seltener der schnellen) Leitungsbahn zur AV-Knoten-Modulation (Gefahr des totalen AV-Blocks ca. 1 %).

Wolff-Parkinson-White-Syndrom

Karotissinusdruck kann durch Blockade im AV-Knoten erfolgreich sein. Sonst medikamentöse Maßnahmen, die die Leitungsgeschwindigkeit in Anteilen der Erregungslaufbahn beeinflussen (Adenosin, Propafenon, Ajmalin, Amiodaron) und so den Anfall durchbrechen und das Eintreten neuer Anfälle verhüten sollen.

> **! WICHTIG**
>
> Keine Gabe mehrerer Antiarrhythmika kurz hintereinander wegen der Gefahr eines totalen AV-Blocks oder Kammerflimmerns. Nicht Verapamil und Ajmalin kombinieren. Verapamil und Digitalis nicht bei WPW-Syndrom mit Vorhofflimmern geben, da durch Beschleunigung der Leitung im akzessorischen Gewebe gefährlich hohe Kammerfrequenzen ermöglicht werden können!

Anfallsprophylaxe am besten mit **Betablockern** oder **Propafenon, N-Propyl-Ajmalinbitartrat** (▶ Tab. 13.8). Kathetertechnische Ablation der akzessorischen Leitungsbahn ist bei jedem WPW-Patienten mit tachykarden Anfällen als definitive Behandlung mit hohem Erfolg indiziert. Eine Dauertherapie mit Antiarrhythmika ist danach fast immer unnötig.

Ektope Vorhoftachykardie

Anfallsdurchbrechung und -prophylaxe vorzugsweise durch **Betablocker.** Bei Digitalisintoxikation Digitalispause, ggf. Kalium- und Magnesiumsubstitution oder auch Digitalis-Antidot.

13.3.2.3 Vorhofflattern

Definition Supraventrikuläre Tachyarrhythmie mit relativer AV-Blockierung, initial meist 2:1, unter Therapie in wechselndem Ausmaß. Vorhoffrequenz rasch durch intraatriales Erregungskreisen („Re-entry", s. dort).

Ätiologie und Pathogenese Als Ursache kommen die gleichen Faktoren infrage wie bei Vorhofflimmern (▶Kap. 13.3.2.4). Nahezu immer liegt eine strukturelle Herzerkrankung zugrunde. Meistens ist Vorhofflattern nur eine Zwischenstation auf dem Weg zu Vorhofflimmern. Das Vorhofflattern wird durch kreisende Erregungen im rechten oder linken Vorhof aufrechterhalten. Beim typischen Vorhofflattern läuft die kreisende Erregung zwischen der Insertion der V. cava inferior und dem Trikuspidalklappenanulus („Isthmus"). Bei einer Flatterfrequenz der Vorhöfe von 250–350/min bedingt die normale Refraktärität des AV-Knotens eine 2:1-Überleitung und damit eine Kammerfrequenz von 125–175/min. Durch wechselnde Blockierung kann die Kammerfrequenz vollständig arrhythmisch werden. Vagomimetische Manöver vergrößern die AV-Blockierung, unterbrechen die Tachykardie aber nicht. Manchmal kann die Flatterfrequenz spontan langsam sein (zwischen 180 und 250/min). Meistens wird dies unter dem Einfluss medikamentöser Therapie beobachtet. Vorhofflattern ist ein unstabiler Rhythmus, der einerseits erhebliche hämodynamische Beeinträchtigung verursacht und andererseits zu Deblockierung mit 1:1-Überleitung und dementsprechend gefährlicher rascher Kammerfrequenz neigt. Dies kann besonders dann eintreten, wenn die Flatterfrequenz zu- und gleichzeitig die Refraktärität des AV-Knotens abnimmt (z. B. unter Chinidin oder Disopyramid möglich!). Vorhofflattern stets beseitigen.

Klinik Die Entstehungsbedingungen für Vorhofflattern entsprechen weitgehend denjenigen für Vorhofflimmern (▶Kap. 13.3.2.4). Vorhofflattern kann anfallsartig auftreten und verursacht fast immer beträchtliche subjektive Symptome wie Herzrasen, Angina pectoris, Unruhe, Dyspnoe, Orthopnoe.

Diagnostische Hinweise Ganz regelmäßiger Kammerrhythmus mit normalem QRS-Komplex und Frequenz um 150/min ist stets verdächtig auf Vorhofflattern! Bei typischem Vorhofflattern sägezahnförmige Deformierung der EKG-Nulllinie in den Ableitungen II und III. Bei 2:1-Überleitung ist diese typische Formkurve oft nicht erkennbar und muss dann durch Karotissinusdruck und vorübergehende AV-Blockierung sichtbar gemacht werden.

> **! WICHTIG**
> Abgrenzung von Vorhoftachykardie mit Block kann sehr schwierig sein, ist aber von sehr großer Bedeutung!

Therapie

(1) *Erster Schritt:* Reduktion der Kammerfrequenz durch Erhöhung der AV-Blockierung mittels i. v. Injektion eines Betablockers, z. B. **Metoprolol** 2,5–5,0 mg oder **Verapamil** (5–10 mg), bzw. rascher **Digitalisierung** (Digitoxin, ▶Kap. 13.2.1, „Glykosidtherapie"). Dann Ausschluss intrakardialer Thromben durch TEE (wie bei Vorhofflimmern).

(2) *Zweiter Schritt:* Arrhythmie beseitigen und Sinusrhythmus wiederherstellen. Vorgehen wie bei Vorhofflimmern (▶Kap. 13.3.2.4, „Therapie"). Abweichung: Die Beseitigung der Arrhythmie gelingt medikamentös nur selten, meist atriale Überstimulation (invasiv: rechter Vorhof oder transösophageal) oder Kardioversion (Therapie der Wahl) nötig. Bei Vorhofflattern reicht meist eine Energie von 50 Ws.

(3) *Dritter Schritt:* Rezidivprophylaxe und Antikoagulation. Auch hier Vorgehen wie bei Vorhofflimmern (▶Kap. 13.3.2.4, „Therapie"). Bei typischem Vorhofflattern guter Erfolg

durch Isthmusablation (Radiofrequenzverödung zwischen Trikuspidalring und Koronarsinus sowie V. cava inferior mit bidirektionalem Block).

13.3.2.4 Vorhofflimmern

Siehe dazu auch management of atrial fibrillation (www. escardio.org/guidelines).

Definition Rasche (> 350/min), vollständig irreguläre, flimmernde Vorhoftätigkeit mit absolut arrhythmischer Kammerfrequenz. Die Mikrokreiserregungen, die das Vorhofflimmern auslösen und erhalten, liegen meist im Bereich der Pulmonalveneneinmündungen in den linken Vorhof. Entsprechend der normalen Refraktärität des AV-Knotens liegt die Kammerfrequenz unbeeinflusst zwischen 150 und 180/min. Bei vorgeschädigtem AV-Knoten kann sie primär langsam sein, u. U. vollständiger AV-Block. Je rascher die Kammerfrequenz, desto weniger ausgeprägt die Variation der RR-Intervalle!

Ätiologie und Pathogenese Vorhofflimmern (u. U. abwechselnd mit Vorhofflattern) entsteht vorwiegend bei arterieller Hypertonie, Herzinsuffizienz und Mitralklappenfehlern, aber auch bei KHK, Myokarditis, Pulmonalembolie, pulmonaler Hypertonie, nach toxischen Einwirkungen (Alkohol, Holiday-Heart-Syndrom), Hyperthyreose sowie ohne erkennbare Ursache (idiopathisch). Im letzteren Fall ist die Arrhythmie besonders hartnäckig, subjektiv unangenehm, neigt zu sehr instabilen, vielfach hohen Kammerfrequenzen, und die Beseitigung ist schwierig. Vorhofflimmern kann anfallsartig rezidivieren (paroxysmal), persistieren (> 7 Tage oder Kardioversion erforderlich) oder dauernd bestehen (permanent). Meist handelt es sich um einen stabilen Rhythmus, bei dem die Kammerfrequenz mit einer Kombination von Betablockern und Digitalis leicht kontrolliert werden kann.

Klinik Das Eintreten von Vorhofflimmern kann unbemerkt geschehen, geht aber gewöhnlich mit erheblichen subjektiven Symptomen einher und kann sogar zum Lungenödem (Mitralklappenstenose, Herzinsuffizienz) führen. Der mittlere Druck im Vorhof steigt, abgesehen von Fällen mit Mitralklappenstenose und Herzinsuffizienz, nur um wenige mmHg an, sodass Stauungssymptome gewöhnlich nicht auftreten. Subjektiv unangenehm ist aber der heftige, unregelmäßige Herzschlag. Ferner sinkt die Förderleistung des Herzens um 10–40 %. Dies kann durch Reservemechanismen meistens gut ausgeglichen werden, vorausgesetzt, die Kammerfrequenz liegt nicht zu hoch. In einigen Fällen kann die Einbuße an Förderleistung jedoch für den Kreislauf kritisch sein, rhythmogene Herzinsuffizienz (▶ Kap. 13.1.5).

Diagnostische Hinweise Der Puls wird absolut arrhythmisch und i. d. R. sehr schnell, es entwickelt sich ein Pulsdefizit (Diskrepanz zwischen Herzfrequenz und peripher zählbarer Pulsfrequenz), das umso größer ist, je höher die Kammerfrequenz ist. Am Herzen findet man einen betonten, ständig in seiner Lautheit wechselnden 1. Herzton. Im EKG sind die flimmernde Nulllinie (Ableitung II, V_1) und die vollständige Unregelmäßigkeit der RR-Abstände unverkennbar. Bei langsamer Frequenz (< 80/min) ist meist bereits medikamentös vorbehandelt (Betablocker, Digitalis). Besteht Vorhofflimmern mit vollständigem AV-Block (regelmäßige Kammerfrequenz mit einer Frequenz von 40–60/min), ist eine Medikamentenüberdosierung, ggf. Digitalisintoxikation zu erwägen (▶ Kap. 13.2.1, „Therapie, Glykosidtherapie, Unerwünschte Arzneimittelwirkungen“).

Therapie

Die Behandlung umfasst drei Schritte:

(1) Festlegung der Zielfrequenz- vs. Rhythmuskontrolle,

(2) Wiederherstellung des Sinusrhythmus,

(3) Erhaltung des wiederhergestellten Sinusrhythmus.

Kontrolle der Kammerfrequenz vs. Wiederherstellung des Sinusrhythmus

Die früher übliche Strategie, in jedem Fall den Sinusrhythmus wiederherzustellen, ist heute obsolet. In Abhängigkeit der Beschwerden des Patienten kann entweder eine Rhythmisierung versucht werden oder die Kammerfrequenz kontrolliert limitiert (< 100/min) werden.

Kontrolle der Kammerfrequenz

Kammerfrequenzsenkung mit **Betablocker** (z. B. initial Metoprolol 5 mg i. v., dann z. B. Bisoprolol 5 mg, je nach Kammerfrequenz auch mehr) in Kombination mit **Digitalisglykosiden** (nach Aufsättigung Erhaltungstherapie Digitoxin 0,07 mg). Digitalisglykoside senken besonders die Herzfrequenz in Ruhe, Betablocker unter Belastung. Bei guter Herzfunktion kann auch primär **Verapamil** 5–10 mg i. v. gegeben werden. In einigen Fällen wird hiermit direkt die Arrhythmie beseitigt. Die frequenzhemmende Wirkung ist nur relativ kurz dauernd und nach peroraler Gabe nicht immer konstant.

Wiederherstellung des Sinusrhythmus

Da Vorhofflimmern ein stabiler Rhythmus ist, bei dem die Kammerfrequenz mit Betablockern und/oder Digitalis meist leicht kontrolliert (Ziel-Kammerfrequenz ca. 60/min) und die hämodynamische Funktionsbeeinträchtigung kompensiert werden können, muss man sich stets fragen, ob es notwendig ist, die Arrhythmie zu beseitigen! Nur in wenigen Notfällen (Herzinsuffizienz!) ist es erforderlich, den Sinusrhythmus sofort wiederherzustellen. Es gelingt zwar meistens (85–90 % der Fälle), Vorhofflimmern wieder in Sinusrhythmus zu überführen. Jedoch kann man einen dauerhaften Erfolg nur dann erwarten, wenn auch die auslösende Ursache beseitigt werden kann (operative Behandlung eines Mitralklappenfehlers, Einstellung einer arteriellen Hypertonie oder Hyperthyreose). Vorhofflimmern bei chronischer Herzinsuffizienz, Koronarkrankheit, nichtoperierter Mitralklappenstenose, bei sehr großem linkem Vorhof (Durchmesser > 55 mm im Echokardiogramm) oder aus idiopathischer Ursache kann gewöhnlich nicht dauerhaft beseitigt werden. Man muss berücksichtigen, dass das Umschlagen des Vorhofflimmerns in den Sinusrhythmus mit einem erhöhten Risiko arterieller Embolien verbunden ist und auch die Erhaltung des Sinusrhythmus meist an eine regelmäßige und lang dauernde Einnahme von Betablockern (s. o.) oder Amiodaron (▶ Tab. 13.8) gebunden ist (s. u.).

Verfahren

Zwei Verfahren stehen zur Verfügung, die medikamentöse und die Elektrokardioversion.

(1) *Vor medikamentöser oder elektrischer Kardioversion:* Bei Vorhofflimmern > 48 h 4 Wochen lang vor der geplanten Rhythmisierung **therapeutische Antikoagulation,** i. d. R. mit (Nicht-)Vitamin-K-Antagonisten zur Vermeidung von Thrombembolien aus dem linken Vorhof. Ersatzweise transösophageale Echokardiografie zum Ausschluss von Vorhofthromben.

(2) *Medikamentöse Kardioversion:* Monitorüberwachung! **Flecainid** 150–300 mg p. o. (**Propafenon** oder **Flecainid** in einer Dosierung von max. 2 mg/kg KG i. v. oder **Propafenon** 600 mg einmalig p. o. stattdessen). Als weitere Antiarrhythmika sind Vernakalant und Amiodaron geeignet. Tritt innerhalb von ca. 6 h nach dieser Vorbehandlung kein Sinusrhythmus ein, Elektrokardioversion. Obwohl in der CAST-Studie gezeigt wurde, dass eine chronische Behandlung mit Klasse-IC-Antiarrhythmika bei Patienten mit struktureller Herzerkrankung fatal sein kann, gibt es Hinweise dafür, dass eine Einmalgabe zur Kardioversion unter Monitorüberwachung auch bei Patienten mit struktureller Herzerkrankung (ohne Infarkt in den letzten 6 Monaten) sicher ist.

> **! WICHTIG**
>
> Besteht Vorhofflimmern sicher seit weniger als 48 h oder ist der Patient seit mindestens 3 Wochen effektiv antikoaguliert (INR 2–3), kann direkt kardiovertiert werden. Bei allen anderen Patienten muss zuvor zum Ausschluss intrakardialer Thromben eine Schluckechokardiografie durchgeführt werden. Nach erfolgter Kardioversion muss 4 Wochen lang antikoaguliert werden zur Vermeidung von Spätthrombembolien.

(3) *Elektrokardioversion:* Patient nach 4- bis 6-stündiger Nahrungskarenz bequem und horizontal lagern und über das geplante Vorgehen informieren. Gebiss entfernen, Instrumentarium überprüfen: O_2? Intubationsbesteck? Defibrillator? Notfallmedikamente vollständig? Brett im Bett? Dann EKG anschließen und einwandfreie Auslösung des Triggermechanismus des Kardioverters überprüfen. Kurznarkose z. B. mit **Etomidat,** 2 mg/ml, 4–8 ml rasch i. v., oder 50–100 mg **Propofol.** Vor Einleitung der Narkose mit O_2 per Maske ausreichend präoxygenieren. Dann Elektroden fest und mit reichlich Kontaktgel versehen aufsetzen: bei präkordialen Elektroden Position V_1 und V_5, bei transthorakalen Elektroden Rückenelektrode paravertebral links am kaudalen Skapularand, präkordiale Elektrode in Position V_2–V_3. EKG registrieren. Dann Impuls auslösen, wenn möglich biphasisch, da weniger Energie als bei monophasischen Impulsen erforderlich ist: bei Vorhofflattern beginnend mit 50 W × sec; bei Vorhofflimmern beginnend mit 150–200 W × sec. Nach dem Stromstoß sofort EKG kontrollieren: Geduld! Der Sinusrhythmus erscheint oft erst verzögert, u. U. mit multiplen Arrhythmien und nach gradueller Stabilisierung. Besteht Vorhofflimmern oder -flattern weiter, nächste Impulsstärke applizieren. Die Dauer der Kurznarkose reicht aus, um 2–3 Elektroschocks zu verabreichen. In der Aufwachphase, wenn nötig, per Maske O_2-Beatmung. Im Anschluss an die Kardioversion mindestens 3 h Monitorüberwachung. Wenn nach der Defibrillation dauerhaft Betablocker (z. B. 5 mg Bisoprolol p. o.) gegeben werden, bleibt der Sinusrhythmus nach einem Jahr sehr viel häufiger erhalten (ca. 40 % versus 20 %) als ohne.

Antikoagulanzientherapie

Die Antikoagulationstherapie zählt zu den wesentlichen Säulen der Behandlung von Patienten mit Vorhofflimmern und Vorhofflattern. Es ist dabei unerheblich, ob der Patient an paroxysmalem (spontane Konversionen < 7 Tage), persistierendem (> 7 Tage oder Kardioversion) oder permanentem Vorhofflimmern (> 1 Jahr) leidet und ob die Strategie der Frequenz- oder Rhythmuskontrolle verfolgt wird. Grundsätzlich sollen alle Patienten mit mindestens 2 Risikopunkten im CHA_2DS_2-VASc-Score (▶ Tab. 13.10) Antikoagulanzien erhalten, bei 1 Risikopunkt sollte eine Antikoagulation erwogen werden. Bei bereits 2 Punkten beträgt die jährliche Schlaganfallsinzidenz 2,2 %, bei max. 9 Punkten 15,2 %. Bei fehlendem Risikofaktor (auch bei Frauen < 65 Jahre) wird keine Therapie, auch nicht die Gabe von ASS empfohlen, da auch ASS das Blutungsrisiko erhöht (Nutzen-Risiko-Analyse). Für die orale Antikoagulation (OAK) stehen **Vitamin-K-Antagonisten** zur Verfügung, bei denen regelmäßig der INR-Wert kontrolliert werden muss. Diese sind bei Mitralklappenstenose und nach mechanischem Klappenersatz indiziert. Sonst werden **Nicht-Vitamin-K-Antagonisten** (NOAK) empfohlen, da sie sicherer (weniger zerebrale Blutungen) und mindestens genauso effektiv (Vermeidung von Thromboembolien) wie Vitamin-K-Antagonisten sind. INR-Kontrollen entfallen bei der Therapie mit NOAK. Derzeit stehen der Thrombininhibitor **Dabigatran** (2 × 110 mg/d oder 2 × 150 mg/d p. o.) sowie die Faktor Xa Inhibitoren **Rivaroxaban** (15 oder 20 mg/d p. o.), **Apixaban** (2 × 2,5 mg/d oder 2 × 5 mg/d p.o.) oder **Edoxaban** (30 oder 60 mg/d p. o.) zur Verfügung. Wenn eine Antikoagulation abgelehnt wird, sollte eine Kombination von **ASS** 100 mg/d mit **Clopidogrel** 75 mg/d oder als weniger effektive Alternative nur ASS gegeben werden. Bei hohem CHA_2DS_2-VASc-Score (▶ Tab. 13.10) und Kontraindikation gegen eine Antikoagulation kann ein kathetergeführter Verschluss des linken Vorhofohrs, dem Ursprungsort der meisten Thromboembolien bei Vorhofflimmern, durchgeführt werden.

Tab. 13.10 CHA_2DS_2-VASc-Risiko-Skala: für eine Antikoagulation sprechende Risikofaktoren [W854] (nur in Verbindung mit DGK-Kommentar)

Risikofaktor	Risiko-Punkte
Herzinsuffizienz/linksventrikuläre Dysfunktion (LVEF ≤ 40 %)	1
Arterielle Hypertonie	1
Alter ≥ 75 Jahre	2
Diabetes mellitus	1
Schlaganfall/TIA/Thromboembolien	2
Vaskuläre Erkrankungen (KHK, pAVK)	1
Alter 65–74 Jahre	1
Weibliches Geschlecht	1
Gesamtpunktzahl	9

Der CHA_2DS_2-VASc-Score beinhaltet weitere relevante Risikofaktoren für einen mit Vorhofflimmern assoziierten Schlaganfall und ist daher eher geeignet, Niedrigrisikopatienten zu identifizieren (‹ 65 Jahre, keine strukturelle Herzerkrankung), die keine Indikation für eine orale Antikoagulation (OAK) haben. Bei einem CHA_2DS_2-VASc von 0 besteht ein niedriges Risiko und keine Indikation für eine OAK. Bei einem Score ≥ 2 bestehen keine Zweifel am positiven Nettoeffekt einer OAK, sodass diese mit einer Empfehlungsgrad-A/Evidenzgrad-I-Empfehlung versehen ist. Bei einem CHA_2DS_2-VASc von 1 sollte die OAK nach Abschätzung des Blutungsrisikos und anderen patientenindividuellen Faktoren erwogen werden (Empfehlungsgrad A, Evidenzgrad IIa).

Dem Thrombembolierisiko steht das individuelle Blutungsrisiko des Patienten, das mithilfe des HAS-BLED-Scores eingeschätzt werden kann (▶ Tab. 13.11), gegenüber.

Tab. 13.11 HAS-BLED-Score zur Einschätzung des Blutungsrisikos [W854]

Risikofaktor	Risiko-Punkte
Arterielle Hypertonie	1
Anomale Leber- und/oder Nierenfunktion (pro Organ 1 Punkt)	1 oder 2
Schlaganfall	1
Blutung	1
Labile INR	1
E[1], Alter ≥ 65 Jahre	1
Drogen oder Alkohol (pro Faktor 1 Punkt)	1 oder 2

[1] Elderly

Bei einem HAS-BLED-Score von 3 hat der Patient ein hohes Blutungsrisiko. Insbesondere, wenn zusätzlich eine Indikation für eine Thrombozytenfunktionshemmung (Myokardinfarkt, Koronarstent) gegeben ist, sollte das Blutungsrisiko eingeschätzt werden. Als Alternative zum HAS-BLED-Score wurde ein vereinfachtes 5-Faktoren-Modell erarbeitet.

In diesem sog. Atria-Score wird überprüft,

(1) ob der Patient eine Anämie hat (3 Punkte, Frauen Hb < 12 g/dl, Männer Hb < 13 g/dl),

(2) ob eine Niereninsuffizienz vorliegt (3 Punkte, GFR < 30 ml/min oder Dialysepflichtigkeit),

(3) ob der Patient 75 Jahre oder älter ist (2 Punkte),

13

Herz

(4) ob er früher eine behandlungsbedürftige Blutung hatte (1 Punkt) und

(5) ob die Diagnose einer arteriellen Hypertonie vorliegt (1 Punkt).

Maximal sind 10 Punkte zu erzielen, zwischen 0 und 3 Punkten ist dabei von einem niedrigen Blutungsrisiko auszugehen, bei 4 Punkten von einem mittleren Risiko und ab 5 Punkten von einem hohen Risiko.

So kann die Indikation für eine Antikoagulation kritisch überdacht werden. Es liegen jedoch keine Studien und keine Therapieempfehlungen in Leitlinien vor, die diese Scores berücksichtigen oder auf diesen basieren.

Langzeitbehandlung

Nach Wiederherstellung des Sinusrhythmus muss dieser erhalten werden (Rezidivprophylaxe). Dies geschieht zunächst am besten mit einem **Betablocker.** Bei Herzgesunden können **Flecainid** 2 × 100 mg/d p. o. oder **Propafenon** 3 × 150 mg/D p. o. eingesetzt werden. Zudem kann Dronedaron 2 × 400 mg/d p. o. gegeben werden. Dronedaron darf aber nicht bei Übergang in permanentes Vorhofflimmern beibehalten werden, da es bei permanentem Vorhofflimmern die Sterblichkeit erhöht. In hartnäckig rezidivierenden Fällen oder bei struktureller Herzerkrankung wird **Amiodaron** (Aufsättigung, dann 200 mg/d p. o.; ▶ Tab. 13.8) bevorzugt.

Rezidiviert Vorhofflimmern unter konsequenter Therapie, können besonders bei sonst Herzgesunden, die relevante Symptome durch das Vorhofflimmern haben, Ablationsverfahren (Pulmonalvenenisolation) versucht werden. Die Erfolgsrate der Katheterablation ist jedoch bei bereits länger anhaltendem Vorhofflimmern, struktureller Herzerkrankung oder großen Vorhöfen eingeschränkt.

13.3.3 Extrasystolie

Einzeln oder in Paaren, gelegentlich in Salven, manchmal in systematisierter Sequenz einfallende, vorzeitige Herzaktionen mit Ursprungsort in spezifischen Reizbildungs- und -leitungsgeweben wie auch in Vorhof- oder Kammermyokard, die bei jedem Grundrhythmus des Herzens vorkommen können.

13.3.3.1 Supraventrikuläre Extrasystolie

Definition Sporadisch, in Salven, als Bigeminusrhythmus oder auch den Herzrhythmus insgesamt bestimmende Extrasystolie („chaotischer Vorhofrhythmus") supraventrikulären Ursprungs. Oft mit AV-Blockierung unterschiedlichen Ausmaßes und/oder ventrikulärer Aberranz bei frühzeitigem Einfall.

Ätiologie und Pathogenese Entstehung meistens wie bei Vorhofflimmern (▶ Kap. 13.3.2.4, „Ätiologie und Pathogenese"), dessen Vorläufer sie manchmal ist. Bei Koronarkrankheit oft in Zusammenhang mit Herzinsuffizienz. Vorkommen auch bei sonst nicht nachweisbarer Herzkrankheit (an Hyperthyreose denken!). Direkte hämodynamische Bedeutung gering. Behandlungsindikation aus drohendem Vorhofflimmern oder -flattern, meistens am Grundleiden orientiert. Manchmal verlangt die subjektive Symptomatik eine Behandlung.

Klinik: Diagnostische Hinweise Vorzeitige Vorhofaktionen mit deformierter P-Welle. QRS normal oder durch ventrikuläre Aberranz verbreitert und abnorm geformt. Unter Umständen wechselndes PQ-Intervall (bei wechselndem PQ-, wechselndem PP-Intervall und wechselnder P-Konfiguration spricht man auch vom „wandernden Schrittmacher", bei multiplen, multifokalen Vorhofextrasystolen, die den Herzrhythmus bestimmen, auch vom „chaotischen Vorhofrhythmus").

Therapie

Häufig reichen Betablocker (z. B. **Bisoprolol** 5–10 mg p. o.). **Flecainid** 2 × 100 mg oder **Amiodaron** (selten notwendig; 200 mg [nach Aufsättigung mit etwa 10 g in etwa 3 Wochen]) kann erwogen werden.

13.3.3.2 Ventrikuläre Extrasystolie

Definition Extrasystolen ventrikulären Reizursprungs; je nach Lokalisation des Ursprungsorts und den intraventrikulären Leitungsverhältnissen ist QRS mehr oder weniger abnorm geformt und verbreitert. Bei Ursprungsort nahe dem His-Bündel können nahezu normale QRS-Konfigurationen vorkommen. Auftreten sporadisch, gehäuft, in Paaren oder Salven oder auch in systematisierter Folge als Bigeminie, Trigeminie oder Parasystolie.

Ätiologie und Pathogenese Ventrikuläre Extrasystolen (VES) entspringen meist im proximalen oder peripheren His-Purkinje-Fasersystem. Sie entstehen i. d. R. durch gesteigerte Neigung zur Spontandepolarisation und kommen außerordentlich häufig vor, auch bei Herzgesunden. Vielfach bleibt die Ursache unklar. Besteht gleichzeitig eine Herzerkrankung (Koronarkrankheit, Myokarditis, Herzklappenfehler), wird gewöhnlich die Arrhythmie damit in kausale Verbindung gebracht, was nicht über andere Entstehungsmöglichkeiten (Medikamenten-UAW!) hinwegtäuschen darf. Als auslösende Agenzien kommen infrage: Antiarrhythmika, Katecholamine, Atropin sowie Intoxikationen (Alkohol, Barbiturate), Hypokaliämie, azidotische Stoffwechsellage. Entstehen VES auf dem Boden einer intraventrikulären Inhomogenität von De- und Repolarisation (Dispersion der Erregungsleitung), ist das Kopplungsintervall oft kurz. Unter Umständen fallen die VES noch während der T-Welle des vorausgegangenen Normalschlags ein (R-auf-T-Phänomen). In solchen Fällen können bereits einzelne Extrasystolen Kammerflimmern auslösen. Vorkommen: Myokardinfarkt, Myokarditis, QT-Verlängerung. Bei fester Kopplung der Extrasystolen an den jeweils vorangehenden Normalschlag entsteht Bigeminie; folgt ein Paar von ventrikulären Extrasystolen, Trigeminie. Ausgangsblockierung kann die Rhythmik stören (Bigeminie mit verstecktem Ausgangsblock). Repetitive Entladung eines Reizbildners mit Schutzblockierung führt zur Parasystolie oder zu akzeleriertem idioventrikulärem Rhythmus. Von hier fließender Übergang zu den Kammertachykardien (▶ Tab. 13.5, ▶ Tab. 13.6).

Klinik Ventrikuläre Extrasystolen können unangenehme subjektive Symptome verursachen, bleiben jedoch vielfach gänzlich unbemerkt. Ihre hämodynamische Bedeutung ist gering. Ihre Bedeutung liegt darin, dass sie Vorläufer bedrohlicher Kammerarrhythmien oder des Sekundenherztods sein können. Es kann außerordentlich schwierig sein, ihre prognostische Bedeutung und damit die Indikation zur Therapie abzuschätzen.

Diagnostische Hinweise Vorzeitige Kammeraktionen mit verbreitertem, oft bizarr geformtem QRS-Komplex. Die Differenzierung von Knotenextrasystolen mit ventrikulärer Aberranz kann schwierig sein. Normale QRS-Breite kommt auch vor bei Reizursprung im proximalen His-Purkinje-System. Auch hier jedoch stets geringfügige Breitenzunahme von QRS gegenüber dem Normalschlag und Deformierung im Sinn eines inkompletten Rechtsschenkelblocks mit überdrehtem Links- oder Rechtstyp oder inkomplettem Linksschenkelblock. Retrograde Erregung der Vorhöfe in etwa 60 % der Fälle. Interposition zwischen zwei Herzaktionen zeigt „Re-entry" (Kammer-Vorhof-Kammer-Echo) an (ca. 60 % der Fälle) und wird als „interponierte" Extrasystole bezeichnet. Multiforme Konfiguration deutet auf polytopen Reizursprung hin. Einfache Kopplung der Extrasystolen mit fixiertem Kopplungsintervall wird als Bigeminie bezeichnet. Liegt zwischen den Extrasystolen der Bigeminie jeweils eine ungerade Zahl von normalen Herzaktionen, ist der Schluss auf einen versteckten Ausgangsblock berechtigt.

Parasystolie Das interektopische Intervall ist weitgehend konstant und beträgt stets ein ganzzahliges Vielfaches einer Grundeinheit. Kombinationssystolen (Fusion) sind häufig, ebenso Perioden, in denen die Parasystolie nicht auftritt, wobei sie jedoch später im alten Rhythmus wieder erscheinen kann (Schutzblockierung).

> **! WICHTIG**
> Zur Definition und genauen Erkennung von ventrikulären Extrasystolen ist ein Langzeit-EKG unentbehrlich!

Therapie

Asymptomatische ventrikuläre Extrasystolen sind nicht behandlungsbedürftig! Es kann sehr schwer sein, die Behandlungsindikation zu stellen. Im Zweifelsfall eher von einer antiarrhythmischen Therapie Abstand nehmen! Die Kriterien der Lown-Klassifikation (▶Tab. 13.12) dienen als Anhaltspunkt. Das Grundleiden bestimmt das Ausmaß der Gefährdung! Bei Intoxikation als Ursache genügt gewöhnlich Monitorüberwachung und Entzug des auslösenden Agens. Äußere Ursachen sind häufig (Hyperthyreose, Kalium- oder Magnesiummangel u. v. m.) und müssen erkannt und entsprechend beseitigt werden. Bei Ischämie (KHK, ▶Kap. 13.4) muss diese zunächst behoben werden. Damit wird die Extrasystolie manchmal beseitigt. Ist Herzinsuffizienz (Kammerdilatation?) Ursache der Extrasystolie, genügt gelegentlich deren Behandlung. Bestehen die Extrasystolen im Zusammenhang mit Sinusbradykardie oder bei Knotenrhythmus, Schrittmachertherapie erwägen. Extrasystolen bei primär verlängertem QT-Intervall, sei es im Rahmen einer idiopathischen QT-Verlängerung, bei Hypokaliämie, zentralnervösen Erkrankungen oder bei Antiarrhythmikaüberdosierung oder -überempfindlichkeit, sind besonders gefährlich. Im ersteren Fall Betablocker (z. B. Bisoprolol 5–10 mg p. o.). Sonst auch Magnesiumpräparate p. o. Im letzteren Fall – also wenn Antiarrhythmikafolge – sofortige Antiarrhythmikapause, keine spezielle Therapie, jedoch Überwachung.

Tab. 13.12 Einteilung der Extrasystolie nach Lown (nach Langzeit-EKG-Ergebnissen)

Grad		Charakteristika
0.		Keine Extrasystolen
I.		Weniger als 30 Extrasystolen/h
II.		Mehr als 30/h, ohne komplexe Erscheinungsformen
III.		Polytope Extrasystolen, Bigeminie
IV.	a)	Extrasystolie mit Paarbildungen
	b)	Ventrikuläre Salven, Kammertachykardie
V.		Extrasystolen mit R-auf-T-Phänomen

In der großen Mehrzahl der Fälle mit VES wird man versuchen, mit **Betablockern** zu therapieren, um nur so selten wie möglich mit Antiarrhythmika im eigentlichen Sinn behandeln zu müssen.

Die Schwierigkeiten dieser Behandlung und die Häufigkeit von UAW der Antiarrhythmika erfordern hier eine ganz besonders klare Definition der Gefährlichkeit der Extrasystolie im Einzelfall und damit der Behandlungsbedürftigkeit und -dringlichkeit (▶Tab. 13.12). Für die intravenöse oder Infusionstherapie kommt vorwiegend **Amiodaron** infrage.

Die orale Therapie ist schwieriger. In Betracht kommen **Betablocker, Amiodaron** und **Sotalol.** In der oralen Dauertherapie wird man sich wegen der Medikamenten-UAW meist mit Teilerfolgen zufrieden geben müssen. In ca. 10 % der Fälle wirken Antiarrhythmika (auch Sotalol!) selbst arrhythmogen und können die Prognose verschlechtern. Lediglich Betablocker können die Lebenserwartung verbessern.

Bei sehr häufigen monomorphen ventrikulären Extraystolen besonders aus dem Ausflusstrakt Katheterablation erwägen.

13.3.3.3 Ventrikuläre Tachykardie (VT), ventrikuläres Flimmern (VF)

▶ Kap. 13.1.1, „Spezielle Maßnahmen bei tachykardem und bradykardem Herzstillstand".

Definition Gefährliche Tachykardie mit ventrikulärem Reizursprung, die jederzeit in Kammerflimmern übergehen kann. Meistens mit erheblichen hämodynamischen Störungen und auf dem Boden schwerer Herzerkrankungen entstanden.

Ätiologie und Pathogenese Ursachen wie bei ventrikulärer Extrasystolie (▶ Kap. 13.3.3.2), häufig durch solche ausgelöst. Kammertachykardien kommen überwiegend bei schwer geschädigtem Herzen vor, werden jedoch auch bei sog. Herzgesunden u. a. durch Ionenkanalanomalien (Long-QT-, Short-QT-, Brugarda-Syndrom) beobachtet, wenngleich selten (ausführliche Diagnostik erforderlich!). Rezidivierende Kammertachykardie muss den Verdacht auf ein Herzwandaneurysma bzw. eine systolische Herzinsuffizienz erwecken. Als UAW von Antiarrhythmika, bei akutem Infarkt, QT-Syndrom und ZNS-Erkrankungen kommt die Kammertachykardie vom Typ „torsade de pointes" vor. Sie erfordert besondere therapeutische Maßnahmen.

Kammertachykardie beruht gewöhnlich auf intraventrikulärem „Re-entry", manchmal unter Einschluss von Teilen des His-Purkinje-Systems. Lediglich bei „akzeleriertem, idioventrikulärem Rhythmus" scheint eine repetitive Entladung eines ektopischen Reizbildners wahrscheinlicher zu sein.

Klinik Der tachykarde Anfall geht mit Hypotonie, Unruhe, Schwitzen, kalter zyanotischer Haut und u. U. Schock einher, Kammertachykardie kann in seltenen Fällen aber auch ohne wesentliche Symptome vorkommen.

Diagnostische Hinweise Die Diagnose erfordert ein EKG: tachykarder Rhythmus mit abnormem, verbreitertem, oft bizarrem QRS-Komplex. Salven von 3 oder mehr rasch aufeinander folgenden Kammeraktionen werden als „Kammertachykardie" bezeichnet. Vorhofaktionen unabhängig davon und mit normalem P, wenn überhaupt erkennbar, sofern nicht retrograde Leitung (40–60 %) mit oder ohne AV-Block vorliegt (▶ Tab. 13.6). Kombinationssystolen (Fusion) oder „ventricular capture" kommen typischerweise vor. Die Differenzierung von supraventrikulären Arrhythmien mit Aberranz (WPW-Syndrom, Knotentachykardie, vorbestehender Schenkelblock) kann sehr schwierig sein und intrakardiale oder ösophageale EKG-Ableitungen erfordern. Bei „torsade de pointes" sieht man im EKG eine rhythmische, „wellenförmige" Form- und Amplitudenänderung. Die Arrhythmie tritt meist in vielen selbstlimitierten Perioden auf und geht leicht in Kammerflimmern über.

THERAPIE

Die ventrikuläre Tachykardie ist ein Notfall! Monitorüberwachung und Reanimationsbereitschaft sind erforderlich. Die Kammertachykardie ist immer behandlungsbedürftig und kann jederzeit in Kammerflimmern übergehen. Für Intensität und Geschwindigkeit der Therapie ist der Kreislaufzustand des Patienten ausschlaggebend.

Bei stabilen Verhältnissen sind eine medikamentöse Wiederherstellung des normalen Rhythmus und die Terminierung der VT sinnvoll. Hierzu eignen sich 300 mg **Amiodaron** oder 50 mg **Ajmalin** langsam (!) i. v. Liegen torsade de pointes vor, 2 g **Magnesium** i. v. verabreichen.

Gelingen die medikamentösen Versuche nicht oder ist der Kreislauf des Patienten instabil, Tachykardie möglichst sofort durch Elektrokardioversion terminieren (bei wachen Patienten unter Narkose; ▶ Kap. 13.3.2.4, „Verfahren").

Weitere Maßnahmen und Rezidivprophylaxe wie bei ventrikulären Extrasystolen (▶ Tab. 13.12) mit dringlicher Behandlungsindikation (▶ Kap. 13.3.3.2, „Therapie").

Bei Auslösung im Zusammenhang mit Schreck, Angst oder sonstigen Umständen, die mit erhöhter Sympathikusaktivierung einhergehen, sind immer **Betablocker** indiziert. Bei „torsade de pointes" Kalium- oder Magnesiumsubstitution, bei gleichzeitiger Bradykardie Erhöhung der Herzfrequenz durch Schrittmacher.

Die **Dauertherapie** beginnt meist mit **Betablockern** (z. B. Bisoprolol 5–10 mg p. o.); wenn erfolglos, **Amiodaron** (▶ Tab. 13.9).

Da Medikamente jedoch nicht das Risiko für einen plötzlichen Herztod reduzieren, besteht nach hämodynamisch relevanten ventrikulären Tachykardien und/oder bei erhöhtem Risiko für einen plötzlichen Herztod, z. B. bei hochgradig eingeschränkter Pumpfunktion besonders nach Myokardinfarkt, bei Ventrikelaneurysmen, bei Long-QT-Syndrom (Romano-Ward-, Jervell-Lange-Nielsen-Syndrom, K^+- oder Na^+-Kanal-Mutation), Short-QT- oder Brugarda-Syndrom die Indikation für einen **Implantierbaren Cardioverter-Defibrillator** (antitachykardes Schrittmachersystem; ICD). Das Aggregat wird wie ein Schrittmacher implantiert mit transvenöser Sondenlage. Die Geräte wirken im Fall einer Bradykardie zugleich auch als Schrittmacher. Besonders für junge, sportliche Patienten stehen zudem komplett subkutane ICD zur Verfügung, die an der Thoraxwand mit getunnelter Sonde neben dem Brustbein implantiert werden, jedoch keine Schrittmacherfunktion haben.

Indikationen: anhaltende Kammertachykardie, Z. n. Kammerflimmern ohne behebbare kausale Ursache. Die implantierbaren, automatischen Defibrillatoren (ICD) verbessern die Prognose dieser hochgefährdeten Patienten. Zudem kann die ICD-Implantation zur Primärprävention bei Hochrisikopatienten (Herzinsuffizienz mit hochgradig eingeschränkter Pumpfunktion [EF < 35 %] besonders nach Infarkt) erwogen werden (siehe dazu Guidelines for the management of patients with ventricular arrhythmias and the prevention of sudden cardiac death; www.escardio.org/guidelines).

Eine Kombinationstherapie mit Betablockern und/oder Amiodaron ist dann fast immer erforderlich.

> **! WICHTIG**
> Vorsicht! Die „Defibrillationsschwelle" kann z. B. unter Amiodaron erhöht sein! Die Tachykardie kann unter Amiodaron so langsam sein (slow VT), dass sie vom ICD nicht erkannt wird.

Eine Katheterablation ventrikulärer Tachykardien sollte bei ausgewählten Patienten mit idiopathischer Form oder rezidivierenden ICD-Schocks erwogen werden.

13.3.4 Bradykarde Rhythmusstörungen

13.3.4.1 Sinusbradykardie

Definition Langsame Schlagfolge < 60/min bei normaler Vorhof- und Kammeraktion.

Ätiologie und Pathogenese Vorkommen oft bei Vagotonikern, auch bei trainierten Sportlern; an sich harmlos. Sie kann potenziell gefährlich sein, wenn bei Herzerkrankungen Bradykardie im Zusammenhang mit ventrikulären Extrasystolen auftritt (frequenzabhängige, ventrikuläre Extrasystolie, „Bradykardie-Tachykardie-Syndrom"; Myokardinfarkt ▶ Kap. 13.1.5). Sinusbradykardie bei Herzinsuffizienz weist meist auf eine organische Erkrankung des Sinusknotens hin (s. u.). Betablocker und Digitalis können eine Sinusbradykardie verstärken. Eigenständige Bedeutung gewöhnlich erst bei Frequenzen < 40/min oder wenn Synkopen auftreten.

Klinik: Diagnostische Hinweise Vorhof- und Kammerkomplexe normal, Ausnahme: vorbestehender Schenkelblock. Die AV-Überleitungszeit kann bis 0,23 sec verlängert sein, ohne dass ein AV-Block vorliegt. Je langsamer die Frequenz, desto häufiger sind Knotenersatzschläge und -rhythmen (AV-Dissoziation).

Therapie

Bradykardisierende Medikamente absetzen. Eine Sinusbradykardie ist sonst selten therapiebedürftig (bei frequenzabhängigen Extrasystolen ▶ Kap. 13.3.3.2). Wenn ein Bradykardie-Tachykardie-Syndrom vorliegt: ▶ Kap. 13.3.4.2. In diesen Fällen und bei Synkopen in Zusammenhang mit Sinusbradykardie Indikation zur Schrittmachertherapie (▶ Kap. 13.3.4.5).

13.3.4.2 Bradykardie-Tachykardie-Syndrom

Synonym Syndrom des kranken Sinusknotens („sick-sinus-syndrome").

Definition Unregelmäßige, langsame Sinusfrequenz < 60/min, nicht selten wechselndes PP-Intervall bis zu intermittierendem Sinusstillstand oder sinuatrialem Block, seltener Knotenersatzschläge, häufig wechselnde Konfiguration von P sowie nicht selten intermittierende Episoden von Vorhofflimmern oder -flattern oder Extrasystolie.

Ätiologie und Pathogenese Ursache meistens im Rahmen einer arteriosklerotischen Herzerkrankung, häufig aber ätiologisch unklar. Auch bei Virusinfektionen bzw. -myokarditis, meistens bei älteren Leuten. Oft begleitet von sinuatrialem Block. In vielen Fällen besteht gleichzeitig Unfähigkeit des AV-Knotens zur Bildung eines regelrechten Ersatzrhythmus. Auch die AV-Leitung kann latent oder manifest gestört sein.

Klinik: Diagnostische Hinweise Langsame, unregelmäßige Sinusfrequenz, nicht selten mit sinuatrialem Block. P-Wellen im EKG abnorm verbreitert, deformiert und von wechselnder Konfiguration, PQ-Intervall oft wechselnd, manchmal verlängert. QRS-Konfiguration normal, abgesehen von vorbestehendem Schenkelblock oder intraventrikulären Leitungsstörungen. Lange asystolische Pausen können vorkommen. Intermittierend ventrikuläre Extrasystolen, paroxysmales Vorhofflimmern oder -flattern. Anamnestisch eruierte Schwindelzustände und Synkopen müssen mittels Monitor und/oder Langzeit-Speicher-EKG, evtl. Ereignisrekorder geklärt werden (alternative Diagnose? Schrittmacherindikation?).

Schwindel, Leistungsschwäche, intermittierendes Herzrasen sowie Herzinsuffizienzsymptome sind häufig. Adams-Stokes-Anfälle kommen vor.

Therapie

Medikamentös nur schwer zu beeinflussen, insbesondere wenn Tachyarrhythmien oder Herzinsuffizienz vorliegen: **Orciprenalin** erhöht die Frequenz, aber auch die Neigung zur Entstehung von Tachyarrhythmien. **Atropin** wirkt nicht lange genug und verursacht gastrointestinale UAW.

Die **Schrittmachertherapie** (▶ Kap. 13.3.4.5) ist die Therapie der Wahl. Unter dem schrittmachergesteuerten Herzrhythmus können Betablocker, Digitalis und/oder Antiarrhythmika voll dosiert werden, um tachykarde Phasen zu unterdrücken.

13.3.4.3 Sinuatrialer Block

Definition Ausgangsblockierung am Sinusknoten mit entsprechend intermittierend verlangsamter Vorhoffrequenz. Kammerfrequenz oft durch Knotenersatzrhythmus dissoziiert.

Ätiologie und Pathogenese Vorkommen bei verschiedenen Herzkrankheiten (Myokarditis, Koronarkrankheit, idiopathisch). Auch bei Digitalisintoxikation. Oft Teil komplizierter Arrhythmien.

Klinik: Diagnostische Hinweise Keine spezifischen klinischen Hinweise. Im EKG können intermittierende Sinuspausen einen höhergradien SA-Block anzeigen. Der Sinusarrest (im EKG Nulllinie oder Ersatzrhythmus) kommt dabei einem SA-Block Grad III gleich. Beim SA-Block Grad II werden die R-R-Abstände kürzer (!), bis eine P-Welle und der entsprechende QRS-Komplex ausfallen (weniger als doppelt so langer R-R-Abstand wie R-R zuvor, Wenckebach-Periodik). Oder der R-R-Abstand wechselt regelmäßig zwischen kurz und lang (2:1- oder 3:1-Block). Ein SA-Block Grad I lässt sich im EKG nicht identifizieren. Der PQ-Abstand ist i. d. R. nicht verändert. Anamnestisch angegebene Schwindelanfälle oder Synkopen müssen u. U. per Monitorüberwachung, Langzeit-EKG oder Ereignisrekorder geklärt werden (Schrittmacherindikation!).

Therapie

Bei Digitalisintoxikation genügen praktisch immer Absetzen des Glykosids und Ausgleich einer eventuellen Hypokaliämie. Sonst wie „Bradykardie-Tachykardie-Syndrom" (▶ Kap. 13.3.4.2, „Therapie"). Schrittmacherimplantation kann notwendig werden. Indikationen: Synkopen, Herzinsuffizienz.

13.3.4.4 AV-Block

Definition und Einteilung Intermittierende oder permanente Leitungsstörungen zwischen Vorhöfen und Kammern. Die Einteilung erfolgt nach dem Schweregrad der Leitungsverzögerung.

(1) **AV-Block Grad I** (einfache Leitungsverzögerung mit erhaltener 1:1-Zuordnung von Vorhof- und Kammerkomplexen).

(2) **AV-Block Grad II** (unvollständige, jedoch höhergradige Blockierung, wobei intermittierend eine Überleitung noch zustande kommt):

- **Wenckebach-Periodik (Mobitz-Typ I)** mit progressiver Verlängerung der Überleitungszeit bis zum vollständigen Ausfall im 2:3-, 3:4-, 4:5-Rhythmus usw.
- **Partielle Blockierung Mobitz-Typ II:** regelmäßiger Ausfall jeder 2. oder 3. Kammeraktion durch 2:1-, 3:1-, 4:1-(usw.)Blockierung.

(3) **AV-Block Grad III** (vollständige Leitungsunterbrechung, unabhängiges Schlagen von Vorhöfen und Kammern, totaler AV-Block).

Ätiologie und Pathogenese

(1) **Funktionelle Blockierungen** sind überwiegend im AV-Knoten, also supra-His, lokalisiert und entstehen bei Vagusreizzuständen verschiedenster Genese (Karotissinusmassage, Karotissinussyndrom u. a.), durch Einwirkung vagomimetischer Medikamente (z. B. Betablocker, Digitalisglykoside) sowie bei Hinterwandinfarkt (meist funktionell).

(2) **Organische Blockierungen** können supra- wie infra-His gelegen sein, im letzteren Fall können sie auch auf einen bilateralen Schenkel- oder multifaszikulären Block zurückgehen. Als Ursache kommt für den supra-His organischen Block in erster Linie der kongenitale AV-Block in Betracht.

(3) Die folgenden Ursachen können **beiderlei Lokalisationen** aufweisen: Koronarkrankheit, Vorderwandinfarkt mit Septumbeteiligung, degenerative Erkrankungen des Erregungsleitungssystems. Septumkalzifizierungen bei verkalkenden Aorten- und Mitralklappenfehlern, ferner AV-Block nach stumpfem Thorax- und Herztrauma sowie als Komplikation bei oder nach Herzoperationen.

Beim **funktionellen Block** steht die einfache Verzögerung oder Wenckebach-Periodik im Vordergrund, vollständiger Block kommt jedoch auch vor. Der tertiäre Reizbildner ist hoch gelegen, daher relativ rasch (40–60/min), und kann in vielen Fällen bei Sympathikusaktivierung seine Frequenz noch erhöhen. Bei **organischen Defekten** ist die Leitungsstörung meistens tiefer, d. h. im His-Bündel oder unterhalb dessen Aufzweigung, also infrabifurkational, gelegen. Dementsprechend ist der tertiäre Reizbildner weit peripher gelegen und zeigt eine entsprechend langsame Frequenz (20–40/min, ▶Tab. 13.5). Hier ist die Neigung zu asystolischen Pausen (Morgagni-Adams-Stokes-Anfälle) besonders groß.

Bei AV-Block ist der Patient gefährdet durch Bradykardie, Tachyarrhythmien auf dem Boden der Bradykardie oder plötzliche Zunahme der Blockierung mit langer präautomatischer Pause bzw. Ausfall des unstabilen, tertiären Reizbildners. Die AV-Blockierung lässt gewöhnlich den Rhythmus des Sinusknotens unbeeinträchtigt. Ein AV-Block braucht nicht permanent vorhanden zu sein; innerhalb kurzer Zeit können Blockierungen verschiedenen Schweregrads miteinander abwechseln. Auch eine normale Überleitung kann vorkommen.

Klinik Klinische Symptome bei höhergradigem AV-Block sind meistens ausgeprägt bis bedrohlich mit Schwäche, Schwindel, Morgagni-Adams-Stokes-Anfällen, Dyspnoe, Intensivierung einer Herzinsuffizienz, können aber auch sehr diskret sein und z. B. nur in einer geringen Leistungsminderung bestehen. Eine Ausnahme bildet der angeborene totale AV-Block, der i. d. R. symptomlos ist und nur in Ausnahmefällen einer Schrittmachertherapie bedarf.

Diagnostische Hinweise Ein AV-Block kann klinisch vermutet werden bei langsamer Pulsfrequenz aus dem intermittierenden Auftreten von Pfropfungswellen im Venenpuls, intermittierend hörbaren Vorhoftönen und wechselnd lautem 1. Herzton (Kanonenschlag).

(1) **AV-Block Grad I:** klinisch 1. Herzton abgeschwächt, Vorhofton hörbar. Im EKG PQ-Intervall länger als 0,2 sec.

(2) **AV-Block Grad II:** bradykarder Herzrhythmus. Klinisch konstanter 1. Herzton, oft besonders lauter 3. Herzton (Zusammenfallen von 3. Ton und Vorhofton der blockierten 1. Vorhofaktion). Im EKG regelmäßige 2:1-, 3:1-, 4:1-(usw.) Vorhof-Kammer-Rhythmik bei Mobitz-Typ-II-Block. Bei Wenckebach-Periodik progressive PQ-Verlängerung bis zum Ausfall der Überleitung. Dabei progressive RR-Verkürzung, dann eine Pause, die kürzer ist als das Doppelte des letzten RR-Intervalls. Die Pause ist oft durch einen Knotenersatzschlag abgekürzt.

(3) **AV-Block Grad III:** langsame Pulsfrequenz, wechselnd lauter 1. Herzton, Pfropfungswellen im Venenpuls. Vorhoftöne. Im EKG Vorhof- und Kammerkomplexe vollständig unabhängig voneinander. Vorhöfe rascher als Kammern. Ventrikulophasisches Phänomen (PP-Intervall mit Einschluss eines QRS-Komplexes kürzer als ohne diesen). QRS bei Supra-His-Block und bei Ersatzschlägen meistens normal konfiguriert. Bei Infra-His-Block QRS verbreitert und abnorm geformt, u. U. im Sinne eines bifaszikulären Blocks, je nach Sitz des tertiären Reizbildners.

(4) **Faszikulärer Block:** Diagnose nur elektrokardiografisch oder mittels intrakardialem Elektrogramm möglich. Als Faszikel werden die 3 Purkinje-Faserstämme unterhalb der Bifurkation des His-Bündels bezeichnet: rechter Reizleitungsschenkel, linker vorderer Ast (Äste), linker hinterer Ast. Vollständige Blockierung ergibt in der gleichen Reihenfolge Rechtsschenkelblock, linksanteriorer Hemiblock (überdrehter Linkstyp mit Q_I, Q_{aVL}), linksposteriorer Hemiblock (überdrehter Rechtstyp und kein Q_I, kein Q_{aVL}). **Bifaszikuläre Blöcke** kommen in allen Kombinationen vor. Die Blockierung kann in den einzelnen Faszikeln auch unvollständig sein, d. h. den Gesetzen der Blockierung Grad I und II, wie oben für den AV-Block geschildert, folgen. **Trifaszikulärer Block** ist nur bei unvollständiger Blockierung in einem der drei Faszikel im Oberflächen-EKG zu erkennen. Vollständiger trifaszikulärer Block entspricht vollständigem Infra-His-Block oder bilateralem Schenkelblock der alten Nomenklatur.

! WICHTIG

Bei Koinzidenz von AV-Block und Synkopen liegt es nahe, ein Adams-Stokes-Syndrom mit allen prognostischen und therapeutischen Konsequenzen zu diagnostizieren. Der kausale Zusammenhang ist jedoch so lange nicht bewiesen, als die Asystolie nicht beobachtet wurde. Hirnorganische Prozesse und Aortenklappenstenosen sowie andere Ursachen für Synkopen müssen differenzialdiagnostisch erwogen und ausgeschlossen werden.

Therapie

Klärung der Ursache

Zunächst Ursache klären. Im Notfall ▶Kap. 13.1.1.

(1) Bei Vagusreizzuständen Patient hinlegen, 0,5–1 mg **Atropin** i. v.

(2) Bei Intoxikationen (Alkylphosphate) u. U. höhere **Atropindosen** bis zu mehreren mg i. v. Bei Überdosis AV-verzögernder Pharmaka Medikamentenpause, bei Digitalisintoxikation zudem Serumkalium hochnormal halten, bei vollständigem AV-Block Digitalis-Antidot (80 mg binden etwa 1 mg Digixin oder Digitoxin im Körper).

(3) Bei Hinterwandinfarkt ▶Kap. 13.1.5, „Therapie".

(4) Wenn bei funktionellem Block mit Morgagni-Adams-Stokes-Anfällen oder Herzinsuffizienz die auslösende Ursache nicht vollständig beseitigt werden kann: Indikation zur Schrittmacherimplantation.

Bei organischem AV-Block Grad der Gefährdung abschätzen:

(1) Wo liegt die Blockierung? Supra-, infrahissär?

(2) Wie langsam ist die Kammerfrequenz? Ist sie gleichmäßig, bestehen längere Pausen?

(3) Bestehen ventrikuläre Extrasystolen?

(4) Sind Morgagni-Adams-Stokes-Anfälle oder dafür verdächtige Symptome vorgekommen?

(5) Liegt Herzinsuffizienz vor?

Die Behandlung des AV-Blocks beginnt stets unverzüglich und orientiert sich am Schweregrad des Blocks und den Symptomen des Patienten. So kann es sein, dass bei einem Patienten mit AV-Block Grad III mit einer Ventrikelfrequenz von 40/min die Diagnose zufällig gestellt wird, bei einem anderen bereits eine Sinusbradykardie von 40/min schwere Beschwerden verursacht. Es gilt, Ruhe zu bewahren, das EKG nur in Verbindung mit den Beschwerden des Patienten zu beurteilen und anschließend therapeutische Konsequenzen zu ziehen.

Soforttherapie bei symptomatischem AV-Block

(1) EKG (Monitor anschließen).

(2) Venösen Zugang schaffen. Dabei Venen vermeiden, die für Schrittmachereinführung infrage kommen (V. jugularis interna, externa rechts, V. subclavia und Armvenen rechts).

(3) **Ipratropiumbromid** (Atrovent®) 0,5 mg i. v.

(4) Wenn stabile Verhältnisse erreicht sind, Verlegung in eine Klinik mit Möglichkeit zur Schrittmacherimplantation. Ein Arzt begleitet den Kranken!

(5) Bei Herzinsuffizienz Diurese mit Saluretika. Vasodilatanzien, in erster Linie Nitrate (▶Kap. 13.2.1, „Vasodilatanzien"). Wenn erforderlich, besser Sympathomimetika (Dobutamin, Dopamin, ggf. Adrenalin).

(6) Einlegen eines temporären Schrittmachers: bei Adams-Stokes-Syndrom unverzüglich, evtl. überbrückend transthorakale Stimulation erforderlich (▶ Kap. 13.1.1, „Behandlung von pulsloser elektrischer Aktivität [PEA] und Asystolie"). Die temporäre Sonde kann nur einige Tage belassen werden (Infektionsgefahr!). Therapie mit permanenten Schrittmachersystemen ▶ Kap. 13.3.4.5.

13.3.4.5 Herzschrittmachertherapie

Siehe dazu auch Cardiac Pacing and Cardiac Resynchronization Therapy (www.escardio.org/guidelines).

Vorbemerkungen Die Schrittmachertherapie ist für Patienten mit symptomatischer Bradykardie ein Segen. Ihre ohnehin hohe Sicherheit nimmt weiterhin zu, sodass die Indikationen erheblich ausgeweitet werden konnten. Bei Sinusrhythmus, wann immer möglich bifokale Systeme mit Frequenzzunahme bei Belastung (DDD-R) verwenden.

Indikationen zur Implantation

(1) Bradykardie-Tachykardie-Syndrom oder sinuatrialer Block mit
- Bradykardie-Tachykardie-Syndrom,
- bradykarder Herzinsuffizienz,
- Synkopen oder äquivalenten Symptomen,

(2) Karotissinussyndrom mit Synkopen und dokumentiertem AV-Block oder Sinusknoten-Stillstand,

(3) symptomatischer AV-Block Grad II und III,

(4) Bradyarrhythmia absoluta mit Symptomen.

Elektroden und Aggregate In der Regel werden endokardiale, transvenös eingeführte, im Trabekelwerk der rechten Kammer verankerte Elektroden verwendet, epi- oder myokardiale Elektroden in ≤ 5 %. Transvenös eingeführte, im Vorhof verankerte Elektroden werden bei DDD oder Vorhofschrittmachern angewandt. 2–10 % aller Elektroden müssen im Verlauf wegen Dislokation, Reizschwellenanstieg oder Bruch erneuert werden. Zur Vermeidung externer Störeinflüsse und Prävention extrakardialer Stimulationen (Zwerchfellzucken) sollten sowohl Sensing als auch Stimulation bipolar und nicht mehr unipolar erfolgen. Der Impulsgeber, mit der Batterie vereinigt, wird subkutan oder unter dem M. pectoralis rechts oder links pektoral implantiert. Die Geräte passen sich an die Spontanaktivität des Herzens durch eine automatische Bedarfsschaltung an. Neue Miniatur-Schrittmachersysteme für eine Einkammerstimulation (VVI) können in den rechten Ventrikel implantiert werden und benötigen keine weiteren Sonden und kein subkutanes Aggregat.

Die folgenden Typen sind in Gebrauch:

(1) **P- oder QRS-inhibierte Bedarfsschrittmacher:** Der Schrittmacher steht still bei Eigenaktivität des Herzens (Abschaltautomatik). Verwendung zur Vorhof- (AAI-Modus, typische Indikation: symptomatische Sinusbradykardie) und Kammerstimulation (VVI-Modus, typische Indikation: Bradyarrhythmia absoluta bei bradykardem Vorhofflimmern).

(2) **Bifokale Systeme:** Über zwei Elektroden (Vorhof und rechter Ventrikel) werden rechter Vorhof und rechte Kammer sequenziell erregt. Bei Eigenaktivität werden Vorhof- wie Kammersystem automatisch abgeschaltet (DDD-Schrittmacher).

(3) **VAT-System:** Diese Geräte nehmen über eine Vorhofelektrode die erhaltene Sinusrhythmik auf und erregen die Kammern bedarfsweise nach Art eines AV-Knotens verzögert über eine zweite im Ventrikel verankerte Elektrode. Der VAT-Modus ist in DDD-Schrittmachern integriert.

(4) **Automatischer implantierbarer Cardioverter-Defibrillator (ICD):** Stimulations- und Detektionssonde haben Defibrillationsspulen integriert. Das Aggregat wird wie das eines Schrittmachers subpektoral implantiert. Je nach Arrhythmie wird diese, wenn vom System

erkannt, durch selektive Stimulation oder durch Abgabe eines defibrillierenden Schocks, u. U. wiederholt, beendet. Bei Bradykardie arbeitet das Aggregat als Herzschrittmacher. Bei subkutanen ICD liegt das Aggregat links lateral an der Thoraxwand, die Sonde läuft getunnelt neben das Sternum. Subkutane ICD haben keine Schrittmacherfunktion.

(5) **Resynchronisationstherapie (CRT):** Bei schwerer systolischer Herzinsuffizienz mit breitem QRS-Komplex verbessert die CRT mit oder ohne ICD das Überleben. Neben je einer Elektrode im rechten Vorhof und rechten Ventrikel stimuliert eine dritte Sonde über den Coronarsinus den linken Ventrikel. Die Systeme verfügen über DDD-Schrittmacher-Funktionen.

Auswahl des Geräts I. d. R. werden bei Sinusrhythmus DDD-Schrittmacher, bei Vorhofflimmern VVI-Schrittmacher implantiert. Die heute verfügbaren Geräte arbeiten 6–15 Jahre. Sie sind programmierbar, d. h., über ein externes Steuergerät können die wichtigsten Kenngrößen wie Reizspannung, Impulsdauer, Frequenz, Empfindlichkeit der automatischen Abschaltung u. a. von außen verändert und individuell angepasst werden.

Überwachung und Betreuung Elektrode und Reizgerät sowie die zugrunde liegende Herzerkrankung bedürfen der kontinuierlichen Überwachung. Folgendes Zeitschema hat sich bewährt: 1–4 Tage nach Implantation Kontrolle, u. U. Umprogrammierung. Entlassung am folgenden Tag. Ca. 50 % aller Implantationen können heute sogar ambulant durchgeführt werden. Nach 6 Wochen 1. Kontrolluntersuchung. Dann Kontrolluntersuchungen in 6-Monats-Abständen. Bei Verwendung programmierbarer Systeme müssen die Kontrollen mit dem entsprechenden Programmiergerät (herstellerspezifisch) erfolgen.

Bei Nachuntersuchungen folgende Gesichtspunkte berücksichtigen: Besteht Spontanaktivität des Herzens? Ist die Reizung des Herzens konstant? Reizschwelle? Sitzt die Elektrode richtig? Wie ist der Ladezustand des Schrittmachers? Ist die Schrittmacherautomatik intakt? Wechsel zwischen Spontanaktivität und Schrittmacherrhythmus beachten! Bei anhaltender Spontanaktivität des Herzens Schrittmacher durch Auflegen eines Magneten einschalten. Ist die Schaltautomatik bei Vorhofschrittmachern intakt? Sind Kabelverlauf und Batterielager reizlos? Wie alt ist der Schrittmacher? Welchen Typ trägt der Patient?

Häufigste Fehlermöglichkeiten: Elektrodendislokation, Kabelbruch, Infektion am Kabel oder Batterielager (Abstoßung), falsche Programmierung, Defekte an der Elektronik, Störungen durch Überlagerung von Spontanaktivität und Schrittmachertätigkeit. Miterregung benachbarter Muskulatur (M. pectoralis, Zwerchfell; umprogrammieren auf bipolare Stimulation!).

Abhilfe bei Komplikationen am Schrittmachersystem

(1) **Ausfall durch Anstieg der Reizschwelle:**
- Umprogrammierung auf höhere Reizspannung.
- Neuplatzierung der Elektrode.
- Wenn durch Dislozierung der Elektrode bedingt:
  - Penetration (Perikard, oft Zwerchfellmiterregung): zurückziehen, u. U. neue Elektrode platzieren;
  - Dislokation: neue Elektrode platzieren.

(2) **Ausfall durch Leitungsdefekt:**
- Wenn extrathorakal (Schrittmachergehäuse, Kabelkupplung): Reparatur des Systems oft möglich. Wenn nicht oder
- wenn intrathorakal: neue Elektrode einlegen.

(3) **Hämatom im Schrittmacherlager:** ruhigstellen, abwarten (Revision nur in Ausnahmefällen nötig).

(4) **Dekubitalläsion über dem Schrittmacher oder dem Kabel:**
- **Ohne Infektion:** Schrittmacher neu implantieren (ggf. subpektoral).
- **Mit Infektion intrathorakal:** Eine Beteiligung der intravasalen Elektrode am Infektionsprozess ist eine schwerwiegende, lebensbedrohende Komplikation! Es muss ver-

sucht werden, auch die Elektrode zu entfernen. Wenn Anhaltspunkte für intrakardiale Thrombenbildung (Echokardiogramm!), u. U. Thorako- und Kardiotomie mit Herz-Lungen-Maschine zur Entfernung des infizierten thrombotischen Materials und der Elektrode. Es müssen alle Anstrengungen zur Identifizierung des Erregers unternommen werden. Antibiotische Therapie wie bei bakterieller Endokarditis (▶Kap. 13.5.2, „Therapie").

(5) **Änderungen der Schrittmacherfrequenz oder Störungen der Demand-Funktion auf Vorhof- oder Kammerebene:** Wenn durch Neuprogrammierung nicht zu beheben oder Magnetauflegen wirkungslos: Austausch des Aggregats.

(6) **„Wandern" des Schrittmacheraggregats („Absacken"):** Wenn störend oder Zug auf das Kabel: neu implantieren, am besten subfaszial oder submuskulär.

13.4 Koronare Herzkrankheit und Angina pectoris

Siehe dazu auch guidelines for the management of stable ischemic heart disease und guidelines on myocardial revascularization (www.escardio.org/guidelines).

Die atheromatöse Erkrankung der großen, mittleren und kleinen Koronararterien ist die Ursache der koronaren Herzkrankheit (KHK). Sie bewirkt regionale Durchblutungsstörungen durch Gefäßeinengung bzw. Störung der Vasoregulation. Sekundär, ischämiebedingt, kommt es zu einer Myokardläsion unterschiedlichen Ausmaßes, die für die Symptomatologie und den Verlauf der Erkrankung entscheidend ist. Eine kausale Verbindung zwischen Gefäßprozess und Myokarderkrankung wird bei Vorliegen beider meistens angenommen. In manchen Fällen bleibt jedoch eine sichere Beweisführung auch bei Einsatz aller diagnostischen Hilfsmittel unmöglich (z. B. freie Koronararterien bei regionaler Myokardschädigung, Zusammentreffen der Koronarerkrankung mit primär myokardialen Erkrankungen oder mit Herzrhythmusstörungen unterschiedlicher Genese).

Ätiologie und Pathogenese Ursachen und Entstehungsmechanismen sind nur teilweise geklärt. Eine Reihe von Faktoren, die zur Entstehung beitragen, die Entwicklung begünstigen oder den Verlauf beschleunigen, sind als „Risikofaktoren" bekannt: Hypertonie, Fettstoffwechselstörungen, Zigarettenrauchen, Diabetes mellitus, Übergewicht, familiäres Vorkommen, Entzündungsvorgänge. Wahrscheinlich handelt es sich um ein multifaktorielles Geschehen, das auf grundlegende Pathomechanismen zurückzuführen ist: Störung der Endothelfunktion, atheromatöse Lumeneinengung, Kalzinose der Gefäßwand und Gerinnungsstörungen. Hieraus resultieren atheromatöse Plaques und Stenosen der Arterien, an denen Deckplatteneinrisse mit Einblutungen oder Entleerung der Plaques dynamische Veränderungen des Gefäßlumens bis hin zur vollständigen Obstruktion bewirken, Störungen der Vasomotorik mit mangelhafter regulativer Dilatation und/oder Neigung zu spastischer Verengung, thrombotische Gefäßeinengungen und Verschlüsse oder Embolien. Bei Elimination eines oder mehrerer der genannten Risikofaktoren können sich funktionelle Koronargefäßveränderungen, z. B. die endotheliale Dysfunktion, zurückbilden.

Klinik Die KHK ist charakterisiert durch ein wenig bekanntes präsymptomatisches und ein darauffolgendes symptomatisches Stadium. Ersteres ist der Diagnostik und Therapie im Allgemeinen nicht zugänglich. Die unten besprochenen therapeutischen Allgemeinmaßnahmen haben jedoch einen gewissen präventiven Wert und werden daher bereits bei Trägern von Risikofaktoren eingesetzt. Im Wesentlichen konzentrieren sich die diagnostischen und therapeutischen Bemühungen heute auf das symptomatische Stadium.

Dieses tritt in den folgenden Erscheinungsformen auf

(1) Angina pectoris (evtl. Dyspnoe als Angina-Äquivalent),

(2) Herzinsuffizienz (▶Kap. 13.2.1),

(3) Arrhythmie und Sekundenherztod,

(4) Myokardinfarkt.

Wird der Verlauf der KHK nicht durch Sekundenherztod oder akutes Herzversagen nach Infarkt rasch beendet, entwickelt sich ein chronisches Leiden mit unterschiedlichem Verlauf. Hierbei kommen asymptomatische Phasen vor ebenso wie ein mehr oder weniger rasch progredienter, oft wechselhafter Verlauf. Dieser ist meist durch das Auftreten von Angina pectoris charakterisiert.

Angina pectoris

Definition Symptomkomplex, der hinsichtlich Charakter (z. B. Druck, Brennen), Lokalisation und Ausbreitung (z. B. Arm, Kiefer, Rücken, Oberbauch), Dauer sowie nach den Umständen des Auftretens (Belastung, Erregung) immer wiederkehrende Charakteristika aufweist und der als Konsequenz einer Diskrepanz zwischen O_2-Bedarf und -Versorgung am Herzmuskel bei KHK auftritt.

„Stumme Ischämie“: Myokardischämie kann auch ohne das Symptom „Angina pectoris“ vorkommen, möglicherweise sogar häufiger als mit Symptomen. Die klinische Bedeutung symptomloser Ischämien entspricht wahrscheinlich derjenigen der eigentlichen Angina pectoris. Selbst Infarkte können in ca. 20 % asymptomatisch oder oligosymptomatisch verlaufen, insbesondere bei Diabetikern.

Ätiologie und Pathogenese Entstehungsort und -mechanismus des ischämischen Schmerzes sind nicht geklärt. Jedoch kann als gesichert angesehen werden, dass der Schmerz dann entsteht, wenn der Herzmuskel in den Zustand des O_2-Mangels gerät. Ischämie führt nicht immer zu „Schmerzen“: Entweder ist sie unterschwellig, der Entstehungsmechanismus des Schmerzes (unbekannt!) gestört oder die Schmerztransmission (Neuropathie) oder -rezeption defekt.

Pathomechanismen Gesteigerter O_2-Verbrauch bei erhöhtem sympathischem Antrieb: Arbeit, Erregung, Angst, Schreck, Schmerz, Freude. Ferner bei erhöhter Stoffwechselintensität (Hyperthyreose), erhöhtem Blutdruck (Hypertonie, Kältereiz), erhöhter Pulsfrequenz (postprandial, Tachyarrhythmien), erhöhter myokardialer Wandspannung (Linksherzdilatation), etwa durch vermehrte diastolische Blutfüllung des Herzens bei Lagewechsel (Perfusionsdruck in den Koronarien: diastolischer Blutdruck minus linksventrikulär enddiastolischer Druck!), erhöhtem zirkulierendem Blutvolumen oder Herzinsuffizienz (Angina decubitus). Einschränkung der O_2-Versorgung bei Anämie, Hypoxie (chronische Bronchitis, O_2-arme und CO-angereicherte Atemluft, etwa in engen Räumen, in den Bergen oder im Großstadtverkehr sowie Rauchen), Hypotonie (insbesondere diastolisch), Koronarspasmen. Die Dynamik der Blutströmung im erkrankten Herzkranzgefäßsystem und die regionale Blutversorgung des Myokards umfassen sehr komplexe und nur unvollständig verstandene Vorgänge, die unter dem Begriff „Endothelfunktionsstörungen“ subsumiert werden können. Sicher spielen auch Störungen der Blutgerinnung (Thrombosen, Thrombozytenaggregate, Entzündungsmediatoren) und der Fluidität des Bluts eine große Rolle.

Klinisch müssen anfallsauslösende Umstände erkannt und, wo möglich, eliminiert werden: Muskelarbeit (Armarbeit wirkt eher auslösend als Beinarbeit), Aufregung, Tachyarrhythmien, üppige Mahlzeiten, kalter Wind oder sonstige Kältereize, Hypoglykämie, latente Herzinsuffizienz, tagesrhythmische Schwankungen von Blutdruck, Bronchialwiderstand (chronische Bronchitis) sowie Variationen der vegetativen Innervation des Herzens kommen infrage. Die Letzteren bedingen oft eine eigentümliche Regelmäßigkeit im Auftreten der Beschwerden. Es ist wichtig, den Zustand der „instabilen“ (= jede Erstangina, Zunahme der Dauer, Schwere und Häufigkeit der Beschwerden) Angina pectoris zu erkennen und als Notfall (ACS) zu behandeln, da er besonders gefährlich ist und wirksam behandelt werden kann. „Instabile“ Angina pectoris und Infarkt werden unter dem Begriff des akuten Koronarsyndroms (ACS) zusammengefasst und meist durch Plaque-Aufbruch mit Einblutung und thrombotischen Auflagerungen verursacht.

Der Tod tritt ein durch Kammerarrhythmie mit Sekundenherztod, Herzinsuffizienz, Myokardinfarkt, arteriosklerotische Komplikationen andernorts (Schlaganfall, Bauchaortenaneurysma) oder sonstige Begleit- oder Zweiterkrankungen.

Diagnostische Hinweise Die Erkennung der Koronarkrankheit und die Definition der jeweiligen Erscheinungsform beruhen meistens und zunächst auf der **Anamnese.** Sie gibt äußerst präzisen Aufschluss über das Ausmaß der Funktionsstörung, insbesondere der Angina pectoris und ihrer verschiedenen Erscheinungsformen. Sie ist auch entscheidend für die Beurteilung des Krankheitsverlaufs während der Betreuung. Jedoch können auch schwere ischämische Zustände symptomlos verlaufen, insbesondere bei Diabetes mellitus. Die Anamnese wird ergänzt durch die klinische Untersuchung. Diese ist unentbehrlich zur Erkennung und Differenzierung der Myokardbeteiligung. Arrhythmien werden anamnestisch vermutet und **elektrokardiografisch** registriert und definiert. Das Standard-EKG genügt oft nicht wegen des sporadischen Auftretens der Arrhythmien. Besteht Verdacht auf ventrikuläre Arrhythmien, müssen die Belastungs- und die Langzeitelektrokardiografie (24-h-Aufzeichnung) eingesetzt werden (▶ Kap. 13.3.3.2).

! WICHTIG

Manchmal wird eine KHK im EKG bzw. im Belastungs-EKG überhaupt erst entdeckt („stumme Ischämie"). Wichtige Vorsorgeuntersuchung, v. a. bei gefährdeten Personen (s. Risikofaktoren!).

Bei Verdacht auf KHK und intermediärem Risiko (15–85% Wahrscheinlichkeit) sind Stressechokardiografie, Myokardszintigrafie, Stress-MRT oder PET-Perfusionsuntersuchung als nicht-invasive Tests weiterführend. Alternativ können eine Koronarangiografie oder Koronar-CT erwogen werden. Bei hohem Risisko (> 85%) sollte direkt eine Herzkatheteruntersuchung erfolgen.

Therapie

Behandlungsschwerpunkte

Die Behandlung der Koronarkrankheit hat drei Schwerpunkte:

(1) **Allgemeine präventive Maßnahmen,** die die Gefäßerkrankung verhüten oder bei eingetretener Erkrankung deren Fortschreiten verlangsamen oder aufhalten sollen (Primär- bzw. Sekundärprophylaxe).

(2) **Behandlung der symptomatischen Manifestationsformen,** mit dem Ziel, ischämische Anfälle sofort zu kupieren und schließlich ihr Eintreten überhaupt zu verhüten. Jeder Anfall ist potenziell gefährlich (Gefahr des Sekundenherztods durch Kammerflimmern)!

(3) **Behandlung von Begleiterkrankungen,** insbesondere dann, wenn sie auf den Krankheitsablauf entscheidenden Einfluss nehmen können, ohne damit in kausalem Zusammenhang zu stehen (z. B. Hyperthyreose, Anämie, Emphysem, Magen-Darm-Erkrankungen u. a.).

Im Folgenden sollen allgemeine Behandlungsmaßnahmen besprochen werden. Zu Myokardinfarkt ▶ Kap. 13.1.5, „Therapie", Herzinsuffizienz ▶ Kap. 13.2.1, „Therapie", Herzrhythmusstörungen ▶ Kap. 13.3.

Allgemeine Maßnahmen

Ärztliche Führung

Betreuung und Führung des chronisch koronarkranken Patienten stellen an Patient und Arzt oft größte Anforderungen. Psychische Alterationen sind unausweichlich: zum einen wegen der immer wieder auftretenden, meist mit Todesangst verbundenen Symptome, zum anderen, weil Chronizität und Gefährdung durch die Erkrankung allgemein bekannt sind. Ferner erfordern die Allgemeinmaßnahmen oft Änderungen der Lebensgewohnheiten des Kranken. Die damit verbundenen Schwierigkeiten dürfen aber nicht davon abhalten, alle Maßnahmen durchzusetzen, deren günstiger Einfluss auf Morbidität und Mortalität bewiesen ist (Ernährung, Nikotinabstinenz).

Diät

Überernährung ist einer der wichtigsten pathogenetischen Faktoren. Die Ernährung muss kalorisch knapp, jedoch ausreichend sein. Sie soll v. a. arm an tierischen Fetten (gesättigte Fettsäuren), Cholesterin und Kohlenhydraten (Zucker) sein. Einzelheiten ▶Kap. 25.1, ▶Kap. 2.1.4.1. Tierische Fette müssen durch solche mit möglichst hohem Gehalt an mehrfach ungesättigten Fettsäuren (Sonnenblumenöl, Distelöl) ersetzt werden. Höchstens 30 % der Nahrungskalorien sollen in Form von Fett zugeführt werden. Frisches oder gefrorenes Obst, Gemüse und Fleisch in eigener Zubereitung sind die Basis. Die Ergänzung der Nahrung mit zusätzlichen Vitaminpräparaten ist nicht empfehlenswert.

> **! WICHTIG**
> Die Ernährung muss kalorisch ausreichend und so schmackhaft sein, dass der Kranke sie auch einhalten kann!

Besteht Hypertonie oder Herzvergrößerung bzw. -insuffizienz, muss gleichzeitig der Kochsalzgehalt der Nahrung reduziert werden (▶Kap. 29, Tab. 29.7). Hinsichtlich Diabetesdiät ▶Kap. 25.2, „Therapie". Zu hohes Körpergewicht muss reduziert werden. Ideal scheint eine BMI um 25 kg/m^2 zu sein.

> **! WICHTIG**
> Wein und Bier sind oft für eine unbemerkte Kalorienzufuhr verantwortlich.

Verzicht auf Genussmittel

Die Bedeutung des **Zigarettenrauchens** für die Entwicklung der KHK ist eindeutig als wohl wichtigster Faktor bewiesen. Legt der Kranke diese Gewohnheit ab, werden Morbidität und Mortalität im weiteren Verlauf verringert. Rauchabstinenz ist daher von größter Bedeutung. Übergang auf harmlosere Formen des Nikotingenusses (Pfeiferauchen!) ist meistens wirkungslos, da der frühere Zigarettenraucher weiter inhaliert. Wenn der Patient das Rauchen einstellt, nimmt er regelmäßig an Gewicht zu. Dieser unerwünschte Effekt muss zunächst in Kauf genommen und dann durch diätetische Einschränkungen so rasch wie möglich ausgeglichen werden.

> **! WICHTIG**
> Ein rauchender Arzt ist unglaubwürdig!

Genuss von **Tee** und **Kaffee** scheint in vernünftigen Mengen ohne wesentliche Bedeutung zu sein.

Körperliches Training

Ein ausreichendes Maß an körperlicher Arbeit oder sportlicher Betätigung verschafft jedem allgemeines Wohlbefinden. Manchmal wird durch körperliche Arbeit auch die Gewichtsabnahme erleichtert. Für den chronisch Koronarkranken bedeutet eine Verbesserung seiner körperlichen Leistungsfähigkeit v. a. eine psychologische Hilfe, vielleicht auch eine Entlastung des Herzens durch Verbesserung der Vasoregulation. Es gibt Hinweise dafür, dass Morbidität und Mortalität der KHK durch körperliches Training günstig beeinflusst werden können.

Stress und psychische Faktoren

Beruflicher Stress und sonstige andauernde, etwa familiär bedingte seelische Belastungen können im Verlauf der chronischen Koronarkrankheit eine wichtige Rolle als Auslöser von Angina pectoris bei vorbestehender KHK spielen und sind auch für das Auftreten von Herzrhythmusstörungen mitverantwortlich. Sie kommen als versteckte Ursache für Therapieresistenz infrage und müssen daher stets gesucht und, wo möglich, beseitigt werden.

Angina-pectoris-Prophylaxe, Anfallskupierung

Elimination der auslösenden Ursache in Abhängigkeit des Typs der Angina pectoris (▶ Tab. 13.13).

Tab. 13.13 Erscheinungsformen der Angina pectoris

Erscheinungsformen der Angina pectoris	Auslösemechanismus	Spezielle Therapie
1. Stabile Angina pectoris	Muskelarbeit, Erregung, Kälte, Hypertonie, Anämie, Hyperthyreose u. a.	Betablocker, Nitrate, Kalziumantagonisten
2. Nächtliche Angina pectoris		
• Angina decubitus – Typ I: Schmerzanfall innerhalb von 2–20 min nach dem Hinlegen – Typ II: Schmerzanfall 2–4 h nach dem Einschlafen	Latente Linksherzinsuffizienz mit erhöhtem Blutangebot in horizontaler Körperlage. Anstieg des linksventrikulären Drucks bei Hypertonikern. Koronarspasmen beteiligt?	Nitrate, Diuretika, Betablocker oft nicht wirksam, Einnahme der Blutdruckmedikamente vor dem Schlafengehen
• Nächtliche Angina pectoris bei chronischer Emphysembronchitis	Zirkadiane Schwankungen des Bronchialwiderstands. Koronarspasmen beteiligt?	Bronchitistherapie, Amlodipin, Nitrate. Keine Betablocker!
• Kälteabhängige Angina pectoris (wie 1)	Zum Beispiel niedrige Raumtemperatur bei geöffnetem Schlafzimmerfenster	Nitrate abends, Molsidomin, Betablocker. Bei geschlossenem Fenster schlafen, Zimmer heizen
3. „Instabile Angina pectoris", „akutes Koronarsyndrom" (insgesamt als Infarktvorläufer zu bewerten)	Progrediente Koronarverengung durch Plaque-Aufbruch, meistens mit Myokardalteration, Koronarspasmen wahrscheinlich, In-situ-Thrombosen	Sedativa, Opiate, Nitrate, Betablocker. Stationäre Aufnahme, Überwachung, Thrombozytenaggregationshemmer. Koronarangiografie: Katheterdilatation oder Koronarchirurgie erwägen!
4. Prinzmetal-Angina-pectoris	Unbekannt. Koronarspasmen entscheidend beteiligt	Kalziumantagonisten, Nitrate

Anfallsauslösenden Reiz beenden, z. B. stehen bleiben, Tätigkeit oder Anspannungssituation beenden. Bei nächtlichen Anfällen aufsitzen oder aufstehen usw.

Medikamentöse Therapie

(1) **Thrombozytenaggregationshemmung:** Bei Patienten mit KHK wird eine dauerhafte Thrombozytenaggregationshemmung empfohlen. Diese erfolgt meist mit Acetylsalicylsäure 75–100 mg/d, bei Unverträglichkeit mit Clopidogrel 75 mg/d. Nach einer Stent-Im-

plantation (▶ Kap. 13.4, „Invasive bzw. operative Maßnahmen") muss eine duale Plättchenhemmung mit Acetylsalicylsäure 75–100 mg/d und Clopidogrel 75 mg/d für 6 Monate bei beschichteten Stents (DES) bzw. für 1 Monat bei unbeschichteten Stents (BMS) erfolgen. Neue Thrombozytenaggregationshemmer haben derzeit bei der stabilen koronaren Herzerkrankung keinen Stellenwert.

Besteht bei einem Patienten die Indikation zu einer oralen Antikoagulation (z.B. bei Vorhofflimmern, nach Klappenersatz), erfolgt diese als Monotherapie. Nach Stent-Implantation wird die orale Antikoagulation als Triple-Therapie in Kombination mit Acetylsalicylsäure 75–100 mg/d und Clopidogrel 75 mg/d für 1 Monat (BMS, DES) und bei beschichteten Stents (DES) bis zum 6. Monat als duale Therapie mit (neuen) oralen Antikoagulanzien und Clopidogrel durchgeführt.

Bei einem CHA_2DS_2-VASc-Score = 1 kann eine alleinige duale Plättchenhemmung für 1 Monat (BMS) bzw. 6 Monate (DES) mit danach Wiederbeginn der oralen Antikoagulation erwogen werden.

(2) Behandlung koronarvaskulärer Risikofaktoren: Wenn Allgemeinmaßnahmen nicht ausreichen, ist eine medikamentöse Einstellung von Cholesterin, arterieller Hypertonie (▶ Kap. 15.1) und Blutzucker (▶ Kap. 25.2) indiziert.

(3) **Sedativa** haben zwar einen festen Platz in der Therapie der Angina pectoris, sie werden jedoch mit großer Zurückhaltung selektiv, nicht schematisch verwendet. Dauertherapie ist nur selten nötig. Am gebräuchlichsten sind Psychopharmaka wie **Diazepam** 2–3 × 2–5–10 mg p. o., **Oxazepam** 2–4 × 10 mg p. o. sowie **Diazepinderivate.**

(4) **Nitrate** sublingual, bukkal oder als Spray sind das einzige Mittel zur sofortigen Kupierung eines akuten Anginaanfalls (Wirkungseintritt in 1–3 min) – sie eignen sich damit für differenzialdiagnostische Zwecke. In der Dauertherapie werden sie bei persistierenden Beschwerden unter Betablockern gegeben. Bezüglich gebräuchlicher Präparate ▶ Tab. 13.14. Sie zeichnen sich durch sichere Wirkung und UAW-Armut aus, verlieren bei Dauerapplikation jedoch an Wirkung (Dosierungsschema bzw. „nitratfreies Intervall" beachten!). **Pentaerithrityltetranitrat** (2 × 80 mg oder 3 × 50 mg p. o.) scheint bei länger dauernder Wirkung keine Toleranz zu verursachen. Auch der „Nitratkopfschmerz" ist seltener.

Tab. 13.14 Nitrate

Präparat	Applikationsart	Einzeldosis (mg)	Wirkungseintritt (min)	Wirkungsdauer (h)
Glyzeroltrinitrat (Nitrolingual® Kps., Dosierspray)	Sublingual	0,2–0,8 (Spray) 0,8–2,4 (Kps.)	< 1–2	0,5
Isosorbid-Dinitrat (Isoket®, Maycor®, Iso Mack® sowie deren Retardformen)	Sublingual	5–10	2–5	2–3
	Per os	5–40 60–120	20 30	2–3 4–8
Isosorbid-5-Mononitrat (Elantan®, Corangin®, Mono Mack®, Ismo®)	Per os	20–60	10–20	6–8
Molsidomin (Corvaton®, Corvaton® retard)	Per os Per os	1–4 8	2–5 10–30	2–3 4–6
Pentaerythrityltetranitrat (Pentalong®)	Per os	50–80	30	6–8

13

! WICHTIG

Zur Anfallskupierung immer kurz wirkende Nitrate (Glyzeroltrinitrat, ISDN sublingual) verwenden! Wo möglich, Medikamente schon vor dem Anfall einnehmen (z. B. vor dem Ersteigen einer Treppe)! Bei länger dauernder Einnahme kann bei allen Nitraten Toleranz und somit eine Wirkungsabschwächung eintreten. Eine mehrstündige Therapiepause kann die volle Wirksamkeit wiederherstellen. Eine Dauertherapie ist jedoch mit den meisten Präparationen bei geeigneten Dosisintervallen möglich.

Therapieschemata: **Isosorbid-5-Mononitrat:** Ismo®, 2 × 20 mg/d, Corangin®, 1–2 × 40–60 mg/d; **Isosorbid-Dinitrat:** Isoket® retard 1 × 120 mg/d; **Molsidomin:** Corvaton® retard 2–3 × 8 mg, u. U. in Kombination, z. B. Corangin® + Corvaton®, um bei hoher Dosierung Toleranzentwicklung zu vermeiden. Auch bei **Pentaerithrityltetranitrat** (Pentalong®) ist eine Toleranzentwicklung sehr selten.

- *Wirkungsmechanismus:* Nitrate erweitern Venen und Venolen und in höheren Dosen auch Arteriolen, senken durch Erniedrigung des peripheren Gefäßwiderstands bei gleich bleibendem oder – meistens – sinkendem Herzschlagvolumen den Druck in der Aortenwurzel. Das Herz wird entlastet durch verminderte diastolische Füllung (Vorbelastung, linksventrikulär enddiastolischer Druck ↓) und erleichterte Entleerung (Nachbelastung). Kammerwandspannung und Arbeitsaufwand je Herzschlag und damit myokardialer O_2-Verbrauch nehmen ab. Gleichzeitig werden, sogar schon bei sehr kleinen, systemisch noch wenig wirksamen Dosen, die Koronargefäße erweitert. Im Gegensatz zu den sog Koronardilatatoren nimmt der Blutstrom im minderversorgten, poststenotischen Koronargefäßgebiet zu oder jedenfalls nicht ab. Ischämiebedingte Störungen im Kontraktionsablauf können so gemindert oder ausgeglichen werden.
- *Pharmakologie:* Bei sublingualer, bukkaler oder kutaner Applikation wird Glyzeroltrinitrat rasch resorbiert. Die Wirkung tritt innerhalb von 1–2 min ein, die Wirkdauer ist kurz (ca. 30 min). Lang wirkende Präparate werden oral gegeben. Sie wirken 2–4 h. Bevorzugt wird Isosorbid-Dinitrat (ISDN) oder sein Hauptmetabolit Isosorbid-5-Mononitrat (5-MN). Sie werden gut resorbiert. Ersteres wird teilweise schon in der ersten Passage in der Leber abgebaut (First-Pass-Effekt!). Jedoch sind auch die Metaboliten z. T. wirksam (5-MN). Hierdurch ergibt sich ein günstigeres Wirkungsmuster. Glyzeroltrinitrat wird auch perkutan resorbiert („Nitratpflaster"). Hiermit kann eine gute Wirkung erzielt werden. Toleranzentwicklung kommt jedoch vor. Daher nicht länger als 12 h aufkleben, dann 8, besser 12 h Pause. Nitratähnlich wirkt Molsidomin. Es wirkt rasch, konstant und stark und führt auch bei hoher Dosierung weniger zu Toleranzentwicklung.
- *UAW:* häufig. Kopfschmerzen (außer bei Pentaerithrityltetranitrat) begrenzen manchmal die Dosierung oder können die Anwendung überhaupt verhindern. Nicht selten geht der Kopfschmerz nach wiederholter Einnahme zurück (Toleranzentwicklung an den zerebralen Gefäßen!), ohne dass die Wirkung am Herzen beeinträchtigt würde. Andernfalls kann auf Pentaerithrityltetranitrat gewechselt werden. Die dem Wirkungsmechanismus inhärente Blutdrucksenkung kann in seltenen Fällen zu Synkopen führen („Nitratsynkope"). Übelkeit, Brechreiz und Hautrötung kommen vor. Exantheme sind selten. Die letztgenannten UAW können durch Wechsel des Präparats manchmal überwunden werden.
- *Kontraindikationen:* orthostatische Regulationsstörungen, Hypotonie, Nitratsynkope. Patienten, die Nitratpräparate erhalten, dürfen keine PDE-Hemmer zur Potenzsteigerung einnehmen.

(5) **Betablocker** sind die Medikamente der Wahl zur Anfallsprophylaxe mit einer Zielherzfrequenz < 60/min, bei schwerer Angina pectoris < 50/min. Zu den wichtigsten gebräuchlichen Betablocker ▶ Tab. 13.15.

Tab. 13.15 Betablocker

Präparat	Dosis (per os) (mg/d)
Atenolol (Tenormin®)	1 × 50–100
Betaxolol (Kerlone®)	1 × 10–20
Bisoprolol[1] (Concor®)	1–2 × 2,5–5
Carvedilol (Dilatrend®, Querto®)	2 × 25
Carteolol (Endak®)	1 × 2,5–10
Metoprolol[1] (Beloc-Zok®)	2 × 50–100
Nebivolol[1] (Nebilet®)	1 × 5–10
Propranolol (Dociton®)	2–4 × 10–40

[1] kardioselektiver Betablocker

- *Wirkungsmechanismus:* Die Blockierung der sympathischen β-Rezeptoren am Herzen senkt die Herzfrequenz in Ruhe und unter Belastung und reduziert den myokardialen O_2-Verbrauch. Die Belastungstoleranz wird erhöht, die Anfallshäufigkeit herabgesetzt. Manchmal wird hierdurch überhaupt erst das Maß an körperlicher Belastung möglich, das im Rahmen der Allgemeinmaßnahmen erforderlich ist. Betablocker wirken antiarrhythmisch und erhöhen die Stabilität des Myokards gegen Kammerflimmern auslösende Reize. Dies ist wahrscheinlich der Grund für die eindeutig nachgewiesene Prognoseverbesserung durch diese Stoffe bei akutem Herzinfarkt und in der Sekundärprophylaxe.
- *Indikationen:* wegen des langsameren Wirkungseintritts zur Anfallskupierung nicht geeignet. Betablocker sind aber für die Dauertherapie Medikamente der 1. Wahl mit einer Zielherzfrequenz < 60/min. Sie sind besonders wirksam bei hyperkinetischer Kreislaufregulation, gleichzeitig bestehender Hypertonie und komplizierenden Arrhythmien.
- *UAW:* Dem Wirkungsmechanismus entsprechend wirken sie in hohen Konzentrationen negativ inotrop und negativ chronotrop. Eine Bradykardie ist erwünscht, kann aber, wenn zu stark ausgeprägt oder wenn Sinusbradykardie oder AV-Überleitungsstörungen bereits vorliegen, den Einsatz dieser Pharmaka behindern oder unmöglich machen. Häufig sind Potenzstörungen, periphere Durchblutungsstörungen, besonders bei nichtkardioselektiven Blockern (kalte Hände, kalte Füße, Claudicatio intermittens bei vorbestehender Gefäßerkrankung). Letztere verschwinden meist bei längerer Therapie. Bei spastischer schwerer Bronchitis und Asthma kann eine u. U. gefährliche Bronchokonstriktion eintreten. Bei leicht- bis mittelgradiger obstruktiver Bronchopathie werden kardioselektive Betablocker hingegen meist gut vertragen. Häufig Zunahme der Symptome bei Psoriasis. Eine leicht sedierende Wirkung ist meist erwünscht, kann aber, ebenso wie die o. g. UAW oder auch Schlafstörungen oder Obstipation, den Wechsel des Präparats oder sogar Aufgabe der Therapie erzwingen.
- *Kontraindikationen:* ▶Kap. 15.1.1, „Betablocker".

WICHTIG

Patienten unter Dauertherapie mit Betablockern müssen sorgfältig überwacht werden (Bradykardie, spastische Bronchitis). Die Behandlung darf nicht plötzlich abgebrochen werden, da sonst schwere oder nicht behandelbare Angina pectoris, Infarkte oder plötzlicher Tod auftreten können („Betablocker-Entzugssyndrom")!

(6) **Kalziumantagonisten:** Die Behandlung der stabilen Angina pectoris mit Kalziumantagonisten wirkt sich symptomatisch besonders dann günstig aus, wenn Koronarspasmen vorliegen. Bei instabiler Angina und Myokardinfarkt erhöhte Mortalität möglich (Kontra-

13

indikation!). Kalziumantagonisten führen zu einer arteriolären Vasodilatation (auch bei Spasmen!) und damit zur besseren Koronardurchblutung.

- *Präparate:*
  - **Lang wirksame Dihydropyridin-Kalziumantagonisten** benötigen 5–7 Tage zur vollen Wirkung (z. B. Amlodipin 5–10 mg/d p. o.). Die Wirkung hält bei einer HWZ von ca. 35 h lange an. Amlodipin wirkt stark vasodilatierend und wird daher bei Prinzmetal-Angina-pectoris und verwandten Formen sowie bei mit Hypertonie verbundenen Krankheitsbildern bevorzugt. Eine Kombination mit Betablockern ist vorteilhaft und stets zu empfehlen.
  - **Verapamil** 3 × 40–120 mg/d p. o., der am längsten bekannte Kalziumantagonist, wirkt negativ chrono- und inotrop und verzögert die AV-Überleitung. Die vasodilatierende Wirkung tritt etwas zurück. Verapamil nicht bei Herzinsuffizienz, SA- oder AV-Block geben oder mit Betablockern kombinieren. Günstig ist die antiarrhythmische Wirkung (▶ Kap. 13.3). Wegen eines ausgeprägten First-Pass-Effekts und entsprechend niedriger und wechselnder Bioverfügbarkeit Substanz hinreichend dosieren. Verapamil ist gut verträglich. Allerdings kommt es öfter zu Obstipation und Knöchelödemen.
  - **Diltiazem** 3–4 × 60 bzw. 90 mg/d p. o., nimmt zwischen Amlodipin und Verapamil im Wirkspektrum eine Mittelstellung ein. Es soll jedoch den stärksten myokard- und vasoprotektiven Effekt besitzen. Die Substanz ist sehr arm an UAW und soll bei ebenfalls niedriger Bioverfügbarkeit eher hoch dosiert werden. Eine Kombination mit Nitraten ist günstig. Bei Sinusbradykardie oder AV-Block jedoch Vorsicht, auch in der hier möglichen Kombination mit Betablockern.
- *UAW:* Kopfschmerzen, Herzfrequenzanstieg und Knöchelödeme- sind die häufigsten UAW der Kalziumantagonisten. Diltiazem und Verapamil bewirken eine Frequenzabnahme und gelegentlich AVBlockierungen.

(7) **Ivabradin** (Procoralan®) senkt die Herzfrequenz bei Sinusrhythmus durch Hemmung des Schrittmacherstroms im Sinusknoten. Dadurch sinkt der O_2-Verbrauch, die Anzahl der Angina-pectoris-Anfälle wird in Ruhe und unter Belastung signifikant reduziert. Dosierung: 2 × 5–7,5 mg/d p. o.

(8) **Ranolazin** (Ranexa®) inhibiert den Natriumeinstrom in die Myokardzelle und verhindert dadurch die Kalziumüberladung während der Ischämie. Es soll auch antiarrhythmische Eigenschaften haben. Bei stabiler Angina reduziert es die Zahl der pektanginösen Anfälle und führt zu einer dosisabhängigen Zunahme der Belastbarkeit. Dosierung: 2 × 375–750 mg/d p. o.

(9) **Nicorandil** (Dancor®) inhibiert den ATP-abhängigen Kaliumkanal und wirkt darüber vasodilatierend. Anders als bei Nitraten tritt keine Toleranzentwicklung ein. Dosierung: 2 × 5–10 mg/d p.o. (nicht in allen EU-Ländern zugelassen).

Invasive bzw. operative Maßnahmen

Siehe dazu auch guidelines for percutaneous coronary interventions (www.escardio.org/guidelines).

(1) **Koronarografie:** Immer dann, wenn der Patient mit KHK von einer revaskularisierenden Maßnahme (PTCA oder Bypass-Chirurgie) profitieren könnte und deshalb abgeklärt werden muss, ob eine solche Behandlung aufgrund des anatomischen Befunds indiziert und möglich ist, muss eine Koronarografie durchgeführt werden. Das Risiko der Koronarografie (< 0,1 % Mortalität) ist recht gering, der potenzielle Nutzen hoch.

Indikationen zur Koronarografie:

- Patienten mit Angina pectoris
  - bei instabiler Angina,
  - bei typischer schwerer oder therapieresistenter Angina,
  - bei atypischer oder leichter Angina, wenn Ischämietests hinweisend oder Risikoprofil ungünstig.

- Patienten mit Zustand nach Herzinfarkt
  - bei nichttransmuralem Infarkt („non Q-wave infarct"),
  - bei erneuter oder weiter bestehender Angina,
  - bei positiven Ischämietests,
  - bei unter 40–35 % herabgesetzter Auswurffraktion oder Herzversagen im akuten oder weiteren Verlauf zu empfehlen.
- Patienten nach Bypass-OP oder PTCA
  - bei erneuter Angina,
  - bei kompliziertem Verlauf, Verschlechterung von Ischämietests etc.
- Sonstige:
  - Patienten nach überstandenem Kammerflimmern,
  - bei schwerer Kardiomyopathie zur diagnostischen Sicherung,
  - bei symptomlosen Personen mit stark positivem Ischämietest, wenn Risikoprofil ungünstig.

(2) **Indikationen zur Revaskularisation mit PTCA oder Bypass-OP** stellen sich aufgrund der Symptomatik (therapieresistente Angina pectoris), aufgrund der Prognose und bei anderen kardiochirurgischen Eingriffen (Vitienchirurgie). Als relevant werden Koronarstenosen > 90% bzw. > 50% mit dokumentierter Ischämie oder invasiv gemessener, reduzierter fraktionierter Flussreserve (FFR ≤ 0,80) angesehen. Alter und Begleiterkrankungen der Patienten sind zu berücksichtigen.

- Prognostische Indikation:
  - Hauptstammstenose der linken Koronararterie,
  - proximale LAD-Stenose,
  - Zwei- oder Dreigefäßerkrankung mit reduzierter Pumpfunktion (LVEF < 40 %),
  - großes Ischämieareal des linken Ventrikels > 10 %,
  - Verbleib einer einzelnen offenen Koronararterie mit Stenose.
- Indikation aufgrund der Symptomatik: medikamentös therapieresistente oder schlecht behandelbare Angina pectoris.

Die *PTCA (Ballondilatation)* meist mit, ggf. ohne Stent-Implantation wird zunehmend auch bei multiplen Stenosen und isolierter Hauptstammstenose eingesetzt. Der hohen Primärerfolgsrate (> 90 %) steht jedoch eine potenzielle Restenoserate entgegen. Wiederholte Dilatationen können daher notwendig werden. Durch Implantation von Gefäßstützen, sog. „Stents", kann die Restenoserate vermindert werden (konventionelle Stents [BMS] ca. 20 %, medikamentenbeschichtete Stents [DES] ca. 10 %). Bereits 1–2 Tage nach der Dilatation ist der Patient belastbar und arbeitsfähig. Die Komplikationen sind Infarkt/Notfall-Bypass-OP (< 1 %), Gefäßkomplikationen an der Punktionsstelle sind bei Zugang über die A. radialis seltener als bei einem Zugang über die Leiste (A. femoralis).

13

Nachbehandlung: **Acetylsalicylsäure** 75–100 mg/d p. o., nach Stents zusätzlich **Clopidogrel** 1 × 75 mg/d p. o. für 4 Wochen nach konventionellen Stents, für 6 Monate nach medikamentenbeschichteten Stents (nach Aufsättigung mit 4–8 × 75 mg p. o.; ▶ Kap. 13.4, „Medikamentöse Therapie [1]"). Da Stents zunächst nicht endothelialisiert sind, kann die Nichteinnahme bzw. das Absetzen von Clopidogrel während dieser Zeit zum sofortigen thrombotischen Stent-Verschluss mit akutem Herzinfarkt führen. Erste bioabsorbierbare Stents scheinen bei nicht verkalkten Stenosen vergleichbare Resultate wie medikamentenbeschichtete Stents zu erzielen.

Die *Bypass-OP* ist bei multiplen, komplexen Stenosen der Koronarintervention mit Stent-Implantation überlegen. Zur Abschätzung kann der SYNTAX Score herangezogen werden. Zudem wird eine Bypass-OP durchgeführt, wenn zusätzliche kardiale OPs anstehen.

Zusätzlicher kardialer Eingriff:

- Klappenoperation,
- Aneurysmektomie,

- Defektverschluss,
- Aortendissektionskorrektur.

Therapie der Angina-pectoris-Formen

Die im Folgenden gegebenen Vorschläge für eine Pharmakotherapie setzen die o.g. diagnostischen und allgemeintherapeutischen Maßnahmen voraus.

Die *Basistherapie* umfasst die Thrombozytenaggregationshemmung mit **Acetylsalicylsäure** (ASS 75–100 mg/d) und die lipidsenkende Behandlung mit **Statinen** (z.B. Simvastatin 10–40 mg/d).

(1) *Belastungsabhängige Angina pectoris mit oder ohne länger zurückliegenden Infarkt:*

- Zur **Anfallskupierung** oder **Prophylaxe** des unmittelbar bevorstehenden Anfalls **Glyzeroltrinitrat** sublingual (Zerbeißkps. 0,6 mg oder Spray 1 Hub) bzw. **Isosorbid-Dinitrat** (z.B. 5 mg Tbl. zum Lutschen).
- **Dauertherapie:** Wenn Anfälle häufiger als 2- bis 3-mal/Woche vorkommen, Beginn der Therapie mit einem **Betablocker,** wobei die Herzfrequenz < 60/min gesenkt werden soll (z.B. Bisoprolol 5 mg/d). Bei weiterbestehenden Beschwerden sollten **Nitrate** (z.B. Pentaerithrityltetranitrat 2 × 50–80 mg/d) oder Kalziumantagonisten (z.B. Amlodipin 5 mg/d) dazu gegeben werden.
- Bei *Hypotonie* **Diltiazem** 2–4 × 60 mg bzw. dessen Retardpräparation 2–3 × 90 mg p.o. oder Ivabradin 2 × 5–7,5 mg/d.
- *Angina pectoris, kompliziert durch Bradyarrhythmie:* **Nitratpräparate** (s.o.). Reicht das nicht aus, sollten ein Schrittmacher implantiert und anschließend Betablocker gegeben werden.
- *Angina pectoris, kompliziert durch ventikuläre Arrhythmien:* Therapiebeginn mit einem **Betablocker.** Wenn erforderlich, Ergänzung der antianginösen Therapie durch Antiarrhythmika, z.B. Amiodaron, ggf. ICD-Implantation. Amiodaron verbessert die Prognose nicht.

(2) *Wieder auftretende Angina pectoris nach Infarkt:* stets invasive Diagnostik, d.h. Koronarangiografie, erforderlich. Danach Entscheidung über konservatives Vorgehen, Katheterdilatation oder Koronarchirurgie. Anfallskupierung und -prophylaxe wie vorangehender Abschnitt.

(3) *Neu auftretende Angina pectoris nach Bypass-OP:* In diesem Fall ist eine neuerliche invasive Diagnostik (Koronarangiografie) zur Darstellung der Blutströmungs- und Anastomosenverhältnisse unumgänglich. Anfallskupierung und -prophylaxe wie vorangehender Abschnitt.

(4) *Wieder auftretende Angina pectoris nach Katheterdilatation/Stent-Implantation:* Auch hier ist rasch eine neuerliche Koronarangiografie indiziert. Wahrscheinlich handelt es sich um einen Reverschluss oder eine Restenose. Dieser muss durch Nachdilatation, vorzugsweise mit einem beschichteten Ballon, seltener durch aortokoronare Bypass-OP behoben werden. Gelingt dies nicht, gelten die Richtlinien wie oben gegeben.

(5) *Postprandiale Angina pectoris:* Mahlzeiten auf mehrere kleine Portionen verteilen. Große Mahlzeiten vermeiden. Vor dem Essen **Glyzeroltrinitrat** (z.B. 1–2 Hub Spray).

(6) *Kälteinduzierte Angina pectoris:* **Nitrate, Kalziumantagonisten,** wie oben angegeben. Meist ist eine Dreierkombination aus Nitraten, Kalziumantagonisten und Betablockern erforderlich, sofern der Zustand nicht durch PTCA oder Bypass-OP behoben werden kann.

(7) *Angina decubitus:* Dieses oft mit Herzinsuffizienz verbundene Syndrom (ACS) ist hochgefährlich und gilt als Infarktvorläufer. Hinsichtlich der weiteren Differenzierung ▶ Tab. 13.13. Pharmakotherapie mit **Glyzeroltrinitrat** sublingual 0,6 mg Zerbeißkps. oder Spray 1–2 Hübe vor dem Hinlegen bei Angina decubitus Typ I. Bei Typ II lang wirkende Nitrate wie **Isosorbid-Dinitrat** 120 mg oder **Isosorbid-5-Mononitrat** 40 mg vor dem Einschlafen. Da

oftmals Koronarspasmen beteiligt sind, ist manchmal ein Kalziumantagonist noch besser wirksam. Oftmals wirkt eine diuretische Therapie rasch und nachhaltig (▶ Kap. 13.2.1, „Diuretische Therapie"). Koronarangiografsche Abklärung und ggf. Intervention erforderlich.

(8) *Instabile Angina pectoris:* Unter diesem Begriff werden die erstmals aufgetretene Angina pectoris, schwere Formen und solche zusammengefasst, bei denen sich Häufigkeit, Dauer und Schwere des Anfalls innerhalb kürzerer Zeit ändern. Das Syndrom beruht meist auf einer oder mehreren kritischen Koronarstenosen und wird dem ACS zugerechnet. So rasch wie möglich koronarangiografieren und Katheterdilatation oder Bypass-OP durchführen.

(9) *Status anginosus (ACS):* Bei andauerndem ischämischem Schmerz (mehr als 2 h) liegt ein absoluter Notfall vor, der stets sofortiger stationärer Aufnahme bedarf. Die Behandlung erfolgt wie beim akuten Infarkt mit Acetylsalicylsäure, O_2-Zufuhr, Sedierung, Opiaten, hoch dosierter Nitrattherapie, Antikoagulation mittels Heparin (▶ Kap. 13.1.5, „Therapie") und zusätzlicher Gabe von Clopidogrel.

(10) *Angina pectoris mit massiver ST-Senkung im spontanen Anfall oder im Belastungs-EKG:* Meistens liegt eine proximale Stenose des Ramus interventricularis anterior oder des Hauptstamms der linken Koronararterie vor. Daher besteht ein Notfall höchster Dringlichkeitsstufe. Sofortige stationäre Aufnahme, Koronarangiografie und, wenn die Diagnose bestätigt wird, PTCA oder operative Revaskularisation. Begleitende Therapie mit Nitraten und Betablockern, wie oben angegeben (▶ Tab. 13.14, ▶ Tab. 13.15).

(11) *Prinzmetal-Angina-pectoris:* von Prinzmetal 1959 erstmals beschriebene Sonderform der Angina pectoris, bei der im ischämischen Anfall eine ausgeprägte ST-Hebung im EKG registriert wird. Die Anfälle treten spontan, d.h. ohne erkennbaren Anlass, auf, manchmal mit auffälliger Regelmäßigkeit zu bestimmten Tageszeiten, z.B. frühmorgens. Gefährliche Kammerarrhythmien sind häufig. Dem Syndrom liegen Spasmen einer oder mehrerer der großen epikardialen Koronararterien, meistens bei isolierter, kurzstreckiger Koronarstenose zugrunde. Für die Behandlung besonders geeignet sind Kalziumantagonisten: **Nifedipin** 3–4 × 10–20 mg/d p. o., **Amlodipin** 5–10 mg/d p. o. Nitrate können mit Kalziumantagonisten zweckmäßig kombiniert werden (Dosierung s. o.). Betablocker sollen vermieden werden, da es nach einzelnen Berichten hierunter eher eine Zunahme des Koronararterientonus geben kann.

(12) *„Angina pectoris ohne Angina pectoris":* Zustände, bei denen eine Ischämie ohne das charakteristische Symptom der Angina pectoris eintritt („stumme Myokardischämie", „silent ischemia"). Der Nachweis der Ischämie gelingt in diesen Fällen durch das EKG (am besten mit hierfür geeigneten Langzeit-EKG-Systemen oder dem Belastungs-EKG), im spontanen oder provozierten ischämischen Anfall oder durch die Stressechokardiografie bzw. Myokardszintigrafie. Die Behandlung erfolgt nach denselben Richtlinien wie bei symptomatisch manifester Angina pectoris. Die Therapiekontrolle erfordert jedoch eine wiederholte Belastungsuntersuchung.

(13) *Angina pectoris und/oder Myokardinfarkt ohne angiografisch nachweisbare Herzkranzgefäßstenose bzw. -erkrankung:* Die Ursachen der ischämischen Zustände bzw. des Infarkts bleiben oft unklar. Bei Frauen nach der Menopause und extremer psychischer Erregung wird relativ häufig ein mit sehr hohen Adrenalin-/Noradrenalinspiegeln einhergehendes ACS mit normalen Herzkranzgefäßen, aber großer Vorderwandspitzenakinesie des linken Ventrikels gefunden. Diese mit Tako-Tsubo-Syndrom bezeichnete Post-Stress-Erkrankung ist nach einigen Tagen stationärer symptomatischer Therapie meist vollständig reversibel, kann aber rezidivieren. Ähnliche myokardiale, reversible Schädigungen wurden auch beim Phäochromozytom mit Katecholaminexzess beobachtet. Koronarspasmen bei angiografisch nicht nachweisbaren Endothelläsionen sind andere Ursachen. Bei Verdacht ist eine probatorische Therapie mit Kalziumantagonisten gerechtfertigt. Die seltenen Fälle von nachweisbarer Embolie im Rahmen von bakteriellen Endokarditiden oder von Luftembolie bei pulmonalen Erkrankungen sollen, weil selten, hier nicht näher behandelt werden.

13.5 Herzklappenerkrankungen, Endokarditis

Siehe auch Leitlinie Klappenvitien im Erwachsenenalter [https://leitlinien.dgk.org] bzw. guidelines on the management of valvular heart disease [www.escardio.org].

13.5.1 Herzklappenerkrankungen

13.5.1.1 Allgemeine Bemerkungen zu Herzklappenerkrankungen

Definition Angeborene und erworbene Herzklappenerkrankungen werden hier gemeinsam abgehandelt. Sub- und supravalvuläre Ausflussbahnstenosen werden eingeschlossen.

Ätiologie und Pathogenese Störungen der Schlussfähigkeit der Herzklappen mit **Insuffizienz** (angeborene Fehlbildungen, entzündliche Destruktionen, traumatische Ein- oder Ausrisse) führen zu Volumenbelastung der betroffenen Herzkammer mit Pendelblutbildung in Abhängigkeit von der Schwere der Insuffizienz. Kammerdilatation und Hypertrophie können den Fehler u. U. über Jahre kompensieren, sofern Zeit zur Entwicklung der Hypertrophie verbleibt. Akut eintretende Klappeninsuffizienzen führen dementsprechend rascher zu schweren Ausfallserscheinungen. **Klappenstenosen** (angeboren, chronische Entzündung mit Narbenkontraktion, z. B. rheumatisch, Verkalkung) führen zur Aufstauung vor der erkrankten Klappe und drosseln die Blutversorgung im nachgeschalteten Abschnitt und im Gesamtkreislauf. Da Stenosen sich langsam entwickeln, sind Kompensationsmechanismen meistens gut ausgebildet (z. B. Hypertrophie der vorgeschalteten Kammer). Supra- und subvalvuläre Stenosen in der Ausflussbahn des rechten und linken Herzens rufen ähnliche hämodynamische Konsequenzen und klinische Befunde hervor wie die valvulären Stenosen und können auch gleichzeitig mit diesen vorkommen. Subvalvuläre Stenosen sind meist muskulär, seltener membranös. Die subvalvuläre muskuläre Stenose der linken, manchmal auch der rechten Herzkammer gehört zum Formenkreis der hypertrophen Kardiomyopathie (▶Kap. 13.5.1.5). Die muskulären Stenosen (infundibuläre Pulmonalstenose, subvalvuläre muskuläre Aortenklappenstenose) sind durch eine Dynamik der Stenose charakterisiert, d. h., die Stenosierung nimmt mit der Kammerkontraktion zu. Die Differenzierung ist entscheidend für die Wahl des therapeutischen Vorgehens. Periphere Pulmonal- und Aortenisthmusstenosen sind Gefäßfehlbildungen, die ähnlich einer Klappenstenose die vorgeschaltete Kammer durch Druckbelastung beanspruchen.

> **! WICHTIG**
> Bei Aortenisthmusstenose liegt der Zerebralkreislauf im Hochdruckbereich, sodass zerebrovaskuläre Komplikationen eintreten können.

Funktionsstörungen der Herzklappen werden durch Anpassungsvorgänge oft über lange Zeit ausgeglichen. Das Ausmaß der Klappenfunktionsstörung und die Ausprägung der Anpassungsmechanismen bestimmen den für jeden Klappenfehler typischen Krankheitsverlauf. Dieser kann entscheidend verändert werden durch Sekundärkomplikationen (Herzrhythmusstörungen, Lungenembolie, bakterielle Endokarditis u. a.).

Klinik Diagnose, Verlaufsbeurteilung und Behandlungsführung sind bei Herzklappenfehlern meistens anhand der Symptomatik und Echokardiografie, unterstützt durch EKG und Röntgen, mit großer Genauigkeit möglich. Werden **chirurgische Maßnahmen** erwogen, sind **Herzkatheteruntersuchung und Angiokardiografie** obligat. Die folgenden Gesichtspunkte müssen berücksichtigt werden:

(1) Art und Schwere des Klappenfehlers

(2) Art und Ausprägung der Anpassungsmechanismen

(3) Funktionszustand des Herzmuskels

(4) Art und Aktivitätszustand der Grunderkrankung

(5) Sekundärkomplikationen

Im Verlauf muss die therapeutische und prognostische Bewertung unter diesen Gesichtspunkten stets wieder neu angestellt werden.

Therapie

Vorbemerkungen

Die therapeutischen Maßnahmen kann man in 3 Gruppen zusammenfassen:

(1) palliative Maßnahmen, die die Kompensation der Funktionsstörung erhalten oder wiederherstellen sollen,

(2) Beseitigung der „mechanischen" Behinderung oder Belastung des Herzens durch chirurgische oder katheterinterventionelle Korrektur des Klappenfehlers oder der Gefäß- bzw. Ausflussbahnobstruktion,

(3) Behandlung der Grundkrankheit, die zur Klappenläsion führte (rheumatisches Fieber, bakterielle Endokarditis), bzw. Rezidivprophylaxe sowie Behandlung von Begleiterkrankungen.

Ziel der Therapie ist es, zunächst durch Entlastung des Herzens bzw. Vermeiden von Belastungen die Funktionstüchtigkeit des Herzmuskels so lange wie möglich zu erhalten. Gelingt dies nicht, muss die chirurgische Korrektur des Klappenfehlers nach Möglichkeit vor Eintritt irreversibler Herzmuskelschädigung erwogen und bewerkstelligt werden. Bei muskulären Ausflussbahnobstruktionen gelten andere Gesichtspunkte (siehe dort).

Allgemeinmaßnahmen

Das an einem Klappenfehler leidende Herz leistet bereits in Ruhe Mehrarbeit. Zusätzliche Belastungen müssen daher vermieden werden.

> **! WICHTIG**
> Patienten mit Herzklappenfehlern, mit angeborenen Herzfehlern oder Kardiomyopathien sind nur unter ärztlicher Kontrolle trainierbar.

13

Herzinsuffizienz (▶Kap. 13.2.1) und Herzrhythmusstörungen (▶Kap. 13.3) werden nach den üblichen Richtlinien behandelt.

Die Therapie der Grundkrankheiten bzw. die Rezidivprophylaxe bei rheumatischer Herzerkrankung (▶Kap. 13.5.3, „Therapie") und bakterieller Endokarditis (▶Kap. 13.5.2, „Therapie") ist von großer Bedeutung im Bemühen, das Fortschreiten bzw. den Schweregrad des Klappenfehlers zu verzögern.

> **! WICHTIG**
> Bei allen Herzklappenfehlern und angeborenen Herzvitien besteht eine Prädisposition zu komplizierender sekundärer bakterieller Endokarditis! 25 % aller rheumatischen Klappenfehler werden durch eine bakterielle Superinfektion in ihrem Verlauf u. U. entscheidend beeinflusst! Daher ist eine prophylaktische antibiotische Behandlung bei allen infektionsgefährdenden Umständen erforderlich (Zahnbehandlungen, insbesondere -extraktionen, Operationen, pyogene Infektionen).

Vorbemerkungen zu den angeführten Indikationen zu operativen Eingriffen

Im Folgenden sollen solche Maßnahmen besprochen werden, die die besonderen Verläufe und typischen Komplikationen der einzelnen Klappenfehler erfordern. Bei kombinierten Fehlern gelten die für die Einzelkomponenten angeführten Gesichtspunkte.

(1) *Verlauf und Komplikationen nach Klappenersatz:*

- Der *Aortenklappenersatz* ist nur noch mit einer Mortalität um bzw. unter 3 % belastet. Mechanische Aortenklappenprothesen erfordern eine Dauerantikoagulation. Bei Bioprothesen ohne zusätzlichen Risikofaktor (Vorhofflimmern, frühere Thromboembolien, mit geringerer Evidenz schwere systolische Dysfunktion) können mit Acetylsalicylsäure 100 mg/d behandelt werden.
- Beim *Mitralklappenersatz* liegt die perioperative Mortalität zwischen 2 und 10 %, der Verlauf ist durch eine größere Häufigkeit von Komplikationen belastet (Thromboembolien). Eine Dauerantikoagulation ist bei mechanischen Klappen obligat. Die Abschätzung der Indikation zum Mitralklappenersatz ist schwieriger wegen der langsameren Progredienz des natürlichen Verlaufs der konservativ behandelten Mitralklappenerkrankungen.
- Der *Trikuspidalklappenersatz* hat die größte Komplikationshäufigkeit (Thrombosebildung an der Prothese). Alle Klappenprothesenträger sind durch bakterielle Superinfektionen gefährdet und müssen dementsprechend im Risikofall antibiotisch behandelt werden (s. u.).

(2) *Wahl der Klappenprothese:* Bioprothesen werden wegen ihrer begrenzten Haltbarkeit (ca. 10 Jahre) bei jüngeren Patienten nur in Ausnahmefällen z. B. bei Patientinnen mit Kinderwunsch implantiert (Vitamin-K-Antagonisten teratogen), da mit einer Zweitoperation gerechnet werden muss. Im fortgeschrittenen Alter sind Bioprothesen länger haltbar, sie werden deshalb in höherem Alter zur Vermeidung einer Dauerantikoagulation bevorzugt. Die Entscheidung über Größe der zu implantierenden Prothese wird während des Eingriffs vom operierenden Chirurgen getroffen.

> **! WICHTIG**
> Nicht-Vitamin-K-Antagonisten (NOAK) sind zur Antikoagulation bei mechanischen Klappen kontraindiziert.

(3) *Klappenrekonstruktion:* Wegen der genannten Probleme von Klappenprothesen sind plastische Operationen und Rekonstruktionen an den Herzklappen der Prothesenimplantation stets vorzuziehen. Die Mitralklappe lässt sich bei nichtdegenerativer Insuffizienz (Prolaps, Ringdilatation) oft rekonstruieren. An der Trikuspidalklappe sind bei relativer Klappeninsuffizienz plastische Maßnahmen ebenfalls oft möglich (Raffung, Carpentier-Ring). Auch die nichtverkalkende Aorteninsuffizienz beim jungen Patienten kann rekonstruiert werden.

(4) *Ballondilatation:* Klappenstenosen können auch mittels Ballonkatheter gesprengt werden. Der Eingriff erfolgt im Rahmen einer Herzkatheteruntersuchung und ist in geübten Händen ausgesprochen komplikationsarm. Die besten Ergebnisse werden bei angeborenen Pulmonal- (Erfolgsquote > 90 %) und Mitralklappenstenosen (Primärerfolg > 80 %) erzielt. Bei Aortenklappenstenosen ist die Ballondilatation meist nur kurz wirksam, kann aber in einzelnen Fällen als Ultima Ratio eingesetzt werden, wenn eine Operation mit Klappenersatz oder eine transkutane Klappenimplantation (TAVI) absolut nicht infrage kommen.

(5) *Interventionelle Klappenimplantation oder -reparatur:* Bei älteren Risikopatienten kann die Aortenklappe über einen transfemoralen, ggf. minimalinvasiv transapikalen/transaortalen Zugangsweg eingesetzt werden (TAVI). Die hochgradig insuffiziente Mitralklappe lässt sich perkutan mittels „Clipping" oder Anuloplastie sowie transapikal mit Neochordae und Katheterklappen behandeln. Indikation und Wahl der entsprechenden Methode sollten im Sinne des Patienten immer in Heart Teams besprochen und beschlossen werden.

13.5.1.2 Mitralklappenstenose

Klinik und Verlauf Die langsame Entwicklung der stets rheumatischen Mitralklappenstenose ist charakterisiert durch einen langen präsymptomatischen Verlauf (15–25 Jahre) und eine raschere, wenngleich noch immer langsame Progredienz in der symptomatischen Phase. Als Symptome dominieren Leistungsschwäche und pulmonale Stauung mit Rechtsherzbelastung. Bronchopulmonale Infektionen sind häufig und verlaufen oft schwer. Entsprechender Schutz sowie frühe und konsequente Behandlung sind notwendig. Orthopnoe und Hämoptoe werden als Herzinsuffizienzsymptome behandelt. Makrohämoptoe kann beunruhigend sein, ist aber für sich kaum gefährlich. Differenzialdiagnostisch müssen Lungenembolien abgegrenzt werden. Ruhe und Maßnahmen zur Verminderung der pulmonalen Stauung (Hochlagerung, Senkung der Herzfrequenz, Diurese) sind therapeutisch gewöhnlich ausreichend.

Therapie

Vorgehen bei Vorhofflimmern

Das Eintreten von Vorhofflimmern mit absoluter Kammerarrhythmie führt wegen der spontan raschen Kammerfrequenz (160–190 Schläge/min) meist zur akuten Verschlechterung mit bedrohlicher Symptomatik, oft mit Lungenödem. Außerdem ist der Kranke durch embolische Komplikationen gefährdet. Die Behandlung umfasst 3 Schritte:

(1) *Senkung der Kammerfrequenz:* Die Kammerfrequenz wird mit **Betablockern** und/oder **Digitalis** regelmäßig und rasch in den erwünschten Bereich < 100 Schläge/min gesenkt (▶ Kap. 13.3.2.4).

(2) *Wiederherstellung des Sinusrhythmus:* Der Versuch zur medikamentösen und/oder elektrischen Kardioversion (▶ Kap. 13.3.2.4, „Wiederherstellung des Sinusrhythmus") wird nur unternommen bei neu eingetretenem Vorhofflimmern, bei leichtgradiger Stenose, wenig dilatierten Vorhöfen, außerdem mit 2- bis 3-monatiger Wartezeit nach operativer Beseitigung der Stenose. Wurde die Stenose nicht wirksam beseitigt, ist ein dauerhafter Erfolg der Kardioversion nicht zu erwarten.

(3) *Verhütung embolischer Komplikationen:* Eine Antikoagulanzientherapie (▶ Kap. 10) soll stets bei Vorhofflimmern unternommen werden (▶ Kap. 13.3.2.4, „Antikoagulanzientherapie"), sofern keine Kontraindikationen bestehen (▶ Kap. 10.3). Nicht-Vitamin-K-Antagonisten (NOAK) haben bei Mitralklappenstenose keine Zulassung.

Operationsindikationen

(1) **Mitralkommissurotomie:** Bei isolierter Stenose (höchstens leichtgradige begleitende Mitralinsuffizienz) mit einer Klappenöffnungsfläche ≤ 1,5 cm^2 bei noch beweglichen Klappensegeln ohne oder mit nur geringer Verkalkung wird die perkutane kathetergeführte **Klappensprengung** (Ballondilatation) vorgenommen, wenn Leistungseinschränkung, Herzinsuffizienz, Lungenödem oder arterielle Embolien vorliegen oder vorgekommen waren. Besteht eine ungünstige Anatomie, sollte eine offene, chirurgische Kommissurotomie erfolgen, die aber eine Thorakotomie erfordert.

(2) **Prothetischer Klappenersatz:** Verkalkte, unbewegliche Klappensegel und begleitende Mitralinsuffizienz erfordern den prothetischen Ersatz der Klappe. Die Indikation wird gestellt, wenn die Klappenöffnungsfläche ≤ 1,5 cm^2 beträgt, eine schwere Leistungseinschränkung mit Herzinsuffizienz (NYHA III/IV) und Symptomen trotz konservativer Therapie vorliegen.

13.5.1.3 Mitralinsuffizienz

Klinik und Verlauf Die primäre Mitralinsuffizienz umfasst alle Ätiologien (degenerativ, rheumatisch, traumatisch, durch Endokarditis) mit strukturellen Veränderungen des Mitralklappenapparats (z. B. Klappendegeneration/-prolaps, Papillarmuskeldysfunktion, zu lange oder abgerissene Sehnenfäden). Selten angeboren bei Endokardkissendefekt (Ostium-primum-Vorhofseptumdefekt). Bei der sekundären bzw. funktionellen Mitralinsuffizienz sind Klappen und Chordae hingegen normal und die Regurgitation resultiert aus Dilatation des linken Ventrikels und Mitralanulus und/oder geometrischer Veränderung des subvalvulären Klappenhalteapparats. Bei langsamer Entwicklung des Klappenfehlers entsprechend langes präsymptomatisches Stadium und langsame Progredienz in der symptomatischen Phase. Bei akutem Eintritt dramatischer Verlauf mit schwerster pulmonaler Hypertonie und Herzinsuffizienz. Dilatation und Hypertrophie der linken Kammer mit Linksherzinsuffizienz stehen im Vordergrund der Symptomatik, eine sekundäre pulmonale Hypertonie mit Rechtsherzinsuffizienz tritt aber später hinzu (Ausnahme: „akute" Mitralinsuffizienz).

Therapie

(1) **ACE-Hemmer** sind bei Mitralinsuffizienz besonders gut wirksam und werden zusammen mit allen übrigen Maßnahmen der Herzinsuffizienztherapie eingesetzt (▶Kap. 13.2.1, „Therapie").

(2) *Vorgehen bei Vorhofflimmern:* Es gelten die gleichen Gesichtspunkte wie bei Mitralklappenstenose (▶Kap. 13.5.1.2), Nicht-Vitamin-K-Antagonisten (NOAK) sind aber zugelassen.

(3) *Operationsindikationen:* Die Indikationen für den operativen Mitralklappenersatz oder die Mitralklappenrekonstruktion bei schwerer Insuffizienz setzen sich aus Symptomatik des Patienten, linksventrikulärer Ejektionsfraktion, linksventrikulär endsystolischem Diameter, pulmonalem Druck und neu aufgetretenem Vorhofflimmern zusammen. Wenn möglich sollte immer eine Mitralklappenrekonstruktion (plastische Rekonstruktion von Sehnenfäden, Ringraffung o. Ä.) erfolgen. Die besten operativen Ergebnisse zeigen sich bei Patienten mit noch erhaltener Ejektionsfraktion (> 60 %) und einem linksventrikulär endsystolischen Diameter < 45 mm. Diese Patienten sollten bei primärer schwerer Mitralinsuffizienz bereits im asymptomatischen Stadium operiert werden, wenn der systolische Pulmonalisdruck > 50 mmHg beträgt, Vorhofflimmern neu aufgetreten ist und/oder ein niedriges Operationsrisiko mit hoher Wahrscheinlichkeit für eine Rekonstruktion besteht. Sonst gilt das Auftreten von Symptomen als Indikation für eine Operation. Eine Ausnahme stellen Patienten mit hochgradig eingeschränkter linksventrikulärer Funktion (EF < 30 %) dar, bei denen eine Operation nur bei sehr niedriger Komorbidität erwogen wird. Neue Methoden stellen die perkutane Reparatur dar. Hierzu werden perkutan über den Zugang der Femoralvenen und nachfolgender transseptaler Punktion der linke Vorhof und die insuffiziente Mitralklappe erreicht. Unter echokardiografischer Kontrolle werden insuffiziente gegenüberliegende Segelabschnitte aneinander „geclippt". Zudem kann durch Implantation eines Anuloplastie-Devices in den Koronarsinus eine funktionelle Mitralinsuffizienz behandelt werden. Die chirurgische Mitralklappenrekonstruktion führt zu funktionell besseren Ergebnissen. Perkutanes „Mitralclipping" oder perkutane Anuloplastie stellen aber eine Alternative bei Patienten mit hohem Operationsrisiko dar.

13.5.1.4 Aortenklappenstenose

Klinik Valvuläre Aortenklappenstenosen sind rheumatisch oder durch angeborene Fehlbildung der Klappe (bikuspide, selten unikuspide Klappe) bedingt. Häufigste Ursache im Alter sind Aortenklappenstenosen auf der Basis degenerativer Veränderungen (Verkalkungen, senile Aortenklappenstenose, Abnahme der Aortenklappenöffnungsfläche 0,2 cm^2/Jahr). Auch hier langes symptomfreies Intervall. Wenn Synkopen, Angina pectoris, Herzvergrößerung oder Herzinsuffizienz eintreten, wird der Verlauf beschleunigt und kann rasch (innerhalb von 1–3 Jahren) zu bedrohlichen Komplikationen führen.

Therapie

(1) Im *präsymptomatischen Stadium* körperliche Anstrengungen vermeiden. Symptome können durch einen ergometrischen Belastungstest demaskiert werden; dieser ist auch bei einem inadäquat niedrigen Blutdruckanstieg oder Blutdruckabfall positiv. Infektionsprophylaxe. Angina pectoris, Dyspnoe, die keine andere Ursache hat, und Synkopen stellen eine Operationsindikation dar! Bei neu aufgetretenem Vorhofflimmern sollte ebenfalls die Operationsindikation überprüft werden, da dieses oft ein erstes Zeichen einer kardialen Dekompensation ist. Nitrate sind wegen der Gefahr der Synkopen kontraindiziert.

(2) *Herzinsuffizienz* wird nach den üblichen Richtlinien behandelt. Herzvergrößerung und Lungenstauung sind meistens progredient und werden rasch bedrohlich. ACE-Hemmer können jedoch nur sehr vorsichtig eingesetzt werden (▶ Kap. 13.2.1, „Therapie“).

(3) *Aortenklappenersatz/Operationsindikationen:* Die hochgradige Aortenklappenstenose (Öffnungsfläche < 1 cm^2, bei erhaltener Pumpfunktion mittlerer Gradient > 40 mmHg, Erkennen einer „Low-flow-low-gradient“-Aortenklappenstenose kann schwierig sein) stellt beim Auftreten von Symptomen eine Operationsindikation dar, wenn keine Kontraindikationen bestehen. In Abhängigkeit vom Alter wird bei jüngeren Patienten eine mechanische Klappenprothese implantiert, die eine lebenslange Antikoagulation erforderlich macht. Bei älteren Patienten ab etwa dem 65. Lebensjahr werden Bioprothesen verwandt. Eine Aortenklappenrekonstruktion ist nur selten bei nicht verkalkten Aortenklappenstenosen möglich.

(4) *Transkutane Aortenklappenimplantation (TAVI):* Bei alten Patienten mit hochgradiger symptomatischer Aortenklappenstenose und intermediärem bis hohem Operationsrisiko kann perkutan (i.d.R. über die Femoralarterie) ohne Vollnarkose (transfemoraler Zugang) eine an einem Stent befestigte Klappe in die defekte Klappe mittels Katheter implantiert werden. Andere Zugangswege sind die A. subclavia, transaortal oder operativ, minimalinvasiv transapikal. Bei sonst inoperablen Patienten und Patienten mit hohem Operationsrisiko für eine konventionelle OP hat sich die TAVI als günstiger im Vergleich zu einer Standardoperation oder medikamentösen Behandlung mit isolierter Klappensprengung erwiesen, bei intermediärem Risiko ist die TAVI mindestens so gut wie ein konventioneller Klappenersatz. TAVI sollten in spezialisierten Zentren durchgeführt und die Indikation von Heart Teams überprüft werden. Nach einer TAVI erfolgt meist eine dauerhafte Therapie mit Acetylsalicylsäure 100 mg/d, in den ersten 6 Monaten eine Kombination mit Clopidogrel 75 mg/d.

(5) *Kathetertechnische Sprengung (Ballondilatation)* als isolierte Technik ohne TAVI kommt nur in ganz wenigen Fällen, z.B. im Rahmen einer sonst nicht beherrschbaren kardialen Dekompensation, in Betracht, da die Ergebnisse wegen der hohen Rezidivquote enttäuschend sind.

(6) *Supra- und subvalvuläre membranöse Aortenklappenstenosen* werden operativ wie Klappenstenosen behandelt.

13.5.1.5 Idiopathische, hypertrophische, subvalvuläre Aortenklappenstenosen

Klinik Die Erkrankung gehört zum Formenkreis der **hypertrophen Kardiomyopathien** und ist ätiologisch ungeklärt, meistens familiär, d.h. genetisch, bestimmt. Der Verlauf ist wechselhaft, meist lang und charakterisiert durch Angina pectoris, Herzrhythmusstörungen, Synkopen, Herzinsuffizienz, plötzlichen Herztod. Die septale Hypertrophie kann in unterschiedlicher Höhe am Kammerseptum lokalisiert sein. Eine Ausflussbahnobstruktion ergibt sich nur bei den hoch, d.h. basisnah, gelegenen Formen.

Therapie

Die Therapie ist zunächst symptomatisch. Mit Betablockern soll eine Ruheherzfrequenz von etwa 60/min erzielt werden. Alternativ werden Kalziumantagonisten gegeben. Die Prognose (akuter Herztod) wird dadurch aber nicht beeinflusst.

Für Patienten mit schwerer Herzinsuffizienz (NYHA III/IV) trotz Medikamenten und einem instantanen Druckgradienten ≥ 50 mmHg stehen zwei Verfahren zur Reduktion der Ausflusstraktobstruktion zur Verfügung, die *operative Resektion obstruktiver Septummuskulatur* (Myektomie) mit oder ohne prothetischen Mitralklappenersatz und die *perkutane transluminale septale Myokardablation*. Dabei wird in einen septalen Koronararterienast Alkohol injiziert und dadurch das hypertrophierte obstruktive Septum partiell nekrotisch. Diese katheterinterventionelle Methode ist weniger invasiv als die offene Operation, es verbleibt jedoch öfter ein Restgradient. AV-Blockierungen und Rhythmusstörungen direkt nach dem Eingriff können vorkommen, deshalb ist die 2-tägige intensivmedizinische Überwachung nach der Therapie erforderlich.

13.5.1.6 Aortenklappeninsuffizienz

Ursachen Bei angeborenen Fehlbildungen der Aortenklappe (bikuspide oder unikuspide Aortenklappe), rheumatisch, durch bakterielle Endokarditis, traumatisch nach stumpfem Thoraxtrauma, bei Aortenwurzelerkrankungen wie Aortendissektion bei Hypertonie, Marfan-Syndrom, Mesaortitis luica, ferner bei Kammerseptumdefekt.

Klinik und Verlauf Der natürliche Verlauf, sowohl im präsymptomatischen als auch im symptomatischen Stadium, ist abhängig vom Schweregrad der Insuffizienz und der Geschwindigkeit, mit der der Klappenfehler eingetreten ist. Akute Aortenklappeninsuffizienz ist höchst bedrohlich und erfordert den sofortigen operativen Eingriff, während bei angeborenen Fehlbildungen und rheumatischer Aortenklappeninsuffizienz ein jahrzehntelanger symptomfreier Verlauf möglich ist. Tritt jedoch Herzinsuffizienz ein, ist eine rasche Progredienz zu erwarten (s. a. Aortenklappenstenose, ▶ Kap. 13.5.1.4, „Klinik“). Dilatation und Hypertrophie der linken Kammer stehen im Vordergrund.

Therapie

(1) Bei Herzvergrößerung und Herzinsuffizienz Therapie mit **ACE-Hemmern** und **Diuretika.** Bei leichter Aorteninsuffizienz sind ACE-Hemmer indiziert, um das Regurgitationsvolumen zu senken (▶ Kap. 13.2.1, „Vasodilatanzien“).

(2) *Operationsindikationen:* Plastische Rekonstruktionen sind selten beim Ascendens-Aneurysma mit dilatationsbedingter, sonst aber intakter Aortenklappe möglich. Prothetischer Ersatz durch mechanische Klappenprothesen oder Bioprothesen wie bei Aortenklappenstenose, auch bei den Formen, die durch Aortenwurzelerkrankung bedingt sind. Hier ist oft gleichzeitig ein Ersatz der Aorta ascendens erforderlich (z. B. Dissektion, Marfan-Syndrom). Man versucht heute, die Aorteninsuffizienz zu operieren, bevor eine irreversible Gefügedilatation des linken Ventrikels mit schlechter Prognose eingetreten ist. Der Klappenersatz ist beim Auftreten von Symptomen indiziert. Beim asymptomatischen Patienten gelten als klare Indikationen die linksventrikuläre systolische Dysfunktion (EF < 50 %) oder ein linksventrikulärer Durchmesser endsystolisch > 55 mm und enddiastolisch > 70 mm (echokardiografisch).

13.5.1.7 Pulmonalstenose

Klinik und Verlauf Die valvuläre Stenose ist bei isoliertem Vorkommen der Stenose die häufigste Form. Bei Kombination mit Kammerseptumdefekt (Tetralogie von Fallot) liegen überwiegend infundibuläre Stenosen vor (75 %), nicht selten auch kombiniert mit valvulärer und/oder supravalvulärer Stenose. Eine infundibuläre Pulmonalstenose kommt auch als sekundäre Form bei Ventrikelseptumdefekt mit pulmonaler Hypertonie, aber auch isoliert vor. Sie kann bei hypertropher, obstruktiver Kardiomyopathie beobachtet werden (Bernheim-Syndrom), hier oft zusammen mit subvalvulärer Aortenklappenstenose.

Therapie

(1) Die *konservative Behandlung* orientiert sich am Symptomenbild, am Druckgradienten und an der Lokalisation (s. u.). Herzinsuffizienz ist selten. Liegt sie vor, sind das Krankheitsbild schwer und die Prognose schlecht. Bronchopulmonale Infektionen sind nicht selten und werden wie üblich behandelt (▶Kap. 16).

(2) *Ballondilatation:* Bei valvulärer Pulmonalstenose ist die kathetertechnische Klappensprengung (Ballondilatation) die Methode der Wahl (keine Narkose, Entlassung des Patienten am Folgetag möglich!).

(3) *Operative Therapie:* Die operative Beseitigung der valvulären Stenose ist risikoarm, da die einfache Klappensprengung bzw. -resektion meistens erfolgreich ist. Die dabei unvermeidliche sekundäre Pulmonalklappeninsuffizienz ist hämodynamisch wenig bedeutsam. Lediglich bei sehr schweren Pulmonalstenosen mit Anstieg des rechtsventrikulären Drucks über den linksventrikulären bzw. aortalen Druck ist das OP-Risiko hoch. Leichte valvuläre Stenosen sind mit langer Lebenserwartung und voller Leistungsfähigkeit vereinbar. Bei infundibulärer Stenose können Betablocker (▶Tab. 13.15) versucht werden. Bei schwerer Stenose Resektion, evtl. im Rahmen einer Totalkorrektur (Tetralogie von Fallot).

OP-Indikationen: Herzinsuffizienz, Synkopen, systolischer Druckgradient > 60 mmHg. Bei infundibulärer Pulmonalstenose gelten die gleichen Indikationen. Liegt gleichzeitig ein Kammerseptumdefekt vor, ist die operative Totalkorrektur stets indiziert (Tetralogie von Fallot).

13.5.1.8 Pulmonalklappeninsuffizienz

Selten, entweder angeboren oder Folge einer bakteriellen Endokarditis (Drogenabhängigkeit).

Therapie

Nur selten therapiebedürftig. Unter Umständen Herzinsuffizienztherapie (▶Kap. 13.2.1, „Therapie“). Operative Korrektur ist nicht oder nur in ganz besonderen Fällen indiziert, z. B. bei gleichzeitiger schwerer Trikuspidalinsuffizienz.

13.5.1.9 Trikuspidalstenose

Meistens als Komponente einer rheumatischen Mehrklappenerkrankung, kommt aber auch als isolierter Klappenfehler und dann meistens angeboren vor. Bei starker Ausprägung der angeborenen Stenose auch als Trikuspidalatresie.

Therapie

Im ersteren Fall Mitbehandlung im Rahmen der Grunderkrankung. Selten ist eine Sprengung nötig, noch seltener der prothetische Klappenersatz. Bei Trikuspidalatresie ausschließlich chirurgische Therapie.

13.5.1.10 Trikuspidalinsuffizienz

Meistens relative Trikuspidalinsuffizienz durch Ringdilatation bei Volumenbelastung, prä- oder postkapillärer pulmonaler Hypertonie. Eine primäre Trikuspidalinsuffizienz durch Klappenzerstörung kommt bei rheumatischen Mehrklappenfehlern vor, aber auch bei bakterieller Endokarditis oder durch Sehnenfadenabriss.

THERAPIE

Behandlung im Rahmen der Grundkrankheit. Bei Herzinsuffizienz Therapie nach den üblichen Richtlinien (▶ Kap. 13.2.1, „Therapie"). Bei erfolgreicher Therapie bildet sich eine relative Trikuspidalinsuffizienz nicht selten vollständig zurück. Die Indikation zur Operation besteht meist im Rahmen von Operationen linksseitiger Herzklappen. Die Rekonstruktion einer isolierten schweren Trikuspidalklappeninsuffizienz sollte bei Symptomen oder progredienter Dilatation und Einschränkung der rechtsventrikulären Funktion erfolgen. Ein prothetischer Ersatz sollte wegen der ausgeprägten Neigung zum thrombotischen Verschluss der Prothese – wenn möglich – vermieden werden.

13.5.1.11 Aortenisthmusstenose

Klinik Angeborene Stenosierung der Aorta thoracica descendens. Meist membranös, aber auch durch oder mit Hypoplasie der Aorta auf längerer Strecke. Nicht selten liegt eine begleitende Hypoplasie des Arcus aortae vor. Nicht selten kommt ein anomaler Ursprung der großen Gefäße vom Aortenbogen, insbesondere der A. subclavia sinistra, komplizierend hinzu. Seltener sind präduktale Isthmusstenosen mit Ductus Botalli persistens. Im proximalen Arterienschenkel besteht Hypertonie in Abhängigkeit vom Schweregrad der Stenose und von der Ausprägung der Kollateralen. Dementsprechend Linksherzbelastung. Diese wird besonders verstärkt, wenn gleichzeitig eine Aortenklappendeformität (bikuspidale Klappe mit Stenose und/oder Insuffizienz) vorliegt (25 % der Fälle). Koinzidenz von Aneurysmen der Hirngefäße. Gefährdung durch zerebrovaskuläre Blutungen.

THERAPIE

(1) *Operation:* Hypertonie, Herzinsuffizienz, progrediente Herzvergrößerung sind OP-Indikationen. Komplizierte Fehlbildungen kommen vor und können die OP-Indikationen belasten. Postoperativ ist eine konsequente antihypertensive Therapie (▶ Kap. 15.1, „Therapie") erforderlich, da trotz erfolgreicher Beseitigung der Stenose die Blutdruckerhöhung meist jahrelang weiterbesteht (> 40 % der Fälle).

> **! WICHTIG**
> Nach erfolgreicher OP muss der Blutdruck in Ruhe und unter Belastung an Armen und Beinen (z. B. dopplersonografisch) gemessen werden.

Dabei sollen die Druckdifferenzen in Ruhe ca. 10–20 mmHg und unter 100 Watt Belastung 50 mmHg nicht überschreiten.

(2) Die *katheterinterventionelle Dilatation* und anschließende Stent-Implantation ist in vielen Fällen die Methode der Wahl (komplikationsarm, Patient kann 3–4 Tage nach dem Eingriff entlassen werden).

13.5.2 Bakterielle Endokarditis

Siehe dazu auch Guidelines for the management of infective endocarditis (www.Escardio.org/guidelines).

Definition Septisches Krankheitsbild mit Besiedlung einer oder mehrerer Herzklappen mit thrombotischen, bakterienhaltigen Auflagerungen (Endocarditis polyposa ulcerosa) mit progredienter Destruktion der betroffenen Herzklappen. Die Erkrankung ist charakterisiert durch septische Streuungen mit Mikro- und Makroembolien und stets lebensbedrohlich (auch heute noch 20 % Mortalität)!

Ätiologie und Pathogenese Die bakterielle (in seltenen Fällen durch Pilze bzw. andere Mikroorganismen hervorgerufene) Besiedlung mit nachfolgender Klappendestruktion betrifft meistens vorgeschädigte (rheumatische Herzklappenerkrankungen) oder kongenital deformierte Herzklappen. Auch beginnt eine bakterielle Endokarditis oft auf implantierten Herzklappenprothesen, implantierten Geräten (Schrittmacher, ICD) oder an sonstigen Naht- oder Implantationsstellen am Herzen, sehr selten an den großen Gefäßen (Aorta, Ductus arteriosus Botalli). Die Nistorte liegen meistens an Stellen hoher mechanischer Belastung (Klappenschließungsrand, deformiertes Narbengewebe, Kammerseptumdefekt, implantierte Fremdmaterialien und deren Nahtstellen). Bei stark herabgesetzter Resistenz (konsumierende Erkrankungen, Marasmus, Alkoholismus, schwerste äußere Lebensbedingungen) sind auch nicht vorgeschädigte Klappen oder das murale Endokard betroffen. Der Krankheitsprozess wird bestimmt durch die Virulenz des Erregers einerseits und die Resistenz des Organismus andererseits. Eine besondere Häufigkeit bakterieller Endokarditiden war in den Jahren schlechter Ernährung und extremer Lebensbedingungen im und nach dem Krieg zu beobachten. Heute ist eine neuerliche Zunahme bei älteren, chronisch kranken Patienten, Drogenabhängigen und Herzoperierten (Herzklappenersatz, korrigierte angeborene Herzfehler) zu beobachten.

Erregereintrittspforten Eintrittspforten für die Erreger sind Oropharynx oder Urogenitaltrakt, infizierte Hautverletzungen, operative Eingriffe. In den letzten Jahren kam es zunehmend zu endokarditischen Infektionen bei Drogenabhängigen durch Selbstinjektionen unter unsterilen Bedingungen (hier vorwiegend Rechtsherzendokarditis) und medizinischen Eingriffen (z. B. Infusionstherapie). Bei Nachweis von Streptococcus bovis in der Blutkultur Kolontumoren oder -polypen ausschließen.

Erregerspektrum Das Erregerspektrum der bakteriellen Endokarditis hat sich in den vergangenen Jahren in den westlichen Industrieländern etwas geändert (Hospitalismus, Zunahme von Pilzinfektionen). Derzeitige ungefähre prozentuale Verteilung der wichtigsten Erreger bei *Nativklappenendokarditis:* Streptokokken 45–65 %, Enterokokken 5–8 %, S. aureus 30–40 %, koagulasenegative Staphylokokken 3–5 %, gramnegative Keime 4–8 %, Pilze 1 %. Bei Prothesenendokarditis und i. v. Drogenabhängigen ist S. aureus der häufigste Erreger (ca. 40 % bzw. 60 %). Auch Mischinfektionen werden immer häufiger beobachtet. Nicht selten können Erreger in der Blutkultur nicht gefunden bzw. identifiziert werden (3–10 %). Ursachen dafür sind mitigierte Erreger nach vorausgegangener Antibiotikabehandlung, besonders langsam wachsende Bakterien wie Neisserien, Pilze, Mykobakterien, Coxiella burneti, Chlamydien wie auch die grundsätzlich schwierig zu diagnostizierende Rechtsherzendokarditis.

Bei der *Prothesenendokarditis* ist das Erregerspektrum unterschiedlich, je nachdem, ob es sich um eine frühpostoperative oder eine später im Verlauf eintretende Prothesenendokarditis handelt. Bei früher Prothesenendokarditis ist in 50 % mit Staphylokokken zu rechnen, in 20 % mit gramnegativen Keimen, in je 10 % mit Streptokokken und Pilzen. Bei der späten Endokarditis sind Streptokokken und Staphylokokken mit je etwa 30 % die häufigsten Erreger. Gramnegative Keime werden in 10 % und Pilze in 5 % gefunden.

Häufigkeit der Prothesenendokarditis: Früh- und spätpostoperativ im Verlauf eintretende Infektionen ereignen sich mit etwa 1 %/Jahr. An der Aortenklappenprothese kann man in 2,2 %/Jahr und bei Mitralprothesen in 0,4 %/Jahr mit Infektionen rechnen. Die Frühformen entstehen meistens durch intraoperative Kontaminationen, die Spätform durch transitorische Bakteriämien wie bei sonstiger bakterieller Endokarditis.

Blutkulturen müssen grundsätzlich mehrfach (wenigstens 3 Paare aerob und anaerob in 30-min-Abstand) vor der antibiotischen Therapie entnommen werden. Arterielle Blutkulturen bieten keine Vorteile vor venösen. Abnahme- und Kulturtechnik müssen bei Blutkulturen sehr sorgfältig beachtet werden! Kontaminationen durch Hautkeime, insbesondere durch koagulasenegative Staphylokokken, können zu falschen Schlüssen führen.

Klinik Es ist wichtig, zwei Verlaufsformen zu unterscheiden: Die **schleichend verlaufenden,** langsam progredienten und die Herzklappen im Verlauf von Wochen bis Monaten zerstörenden Formen (Endocarditis lenta im eigentlichen Sinn) und die **akut verlaufenden,** mit rascher Klappendestruktion und dementsprechend schneller hämodynamischer Verschlechterung einhergehenden Formen.

Die bakterielle Endokarditis ist charakterisiert durch **septische Embolien** unterschiedlicher Größe: Mikroembolien, erkennbar als Splinter-Hämorrhagien unter den Fingernägeln, auf Mund- und Rachenschleimhaut, in den Konjunktiven und im Augenhintergrund sowie indirekt erkennbar als Mikrohämaturie infolge Löhlein-Herdnephritis. Größere septische Embolien betreffen kleinere und mittlere Arterien jeder Lokalisation und verursachen Infarkte oder können über sog. „mykotische" Aneurysmen zu Rupturen führen (Hirninfarkt/-blutung, Milzinfarkt, Hirnabszess, Lungenabszess bei Rechtsherzendokarditis). Bei längerem Verlauf kommen immunologische Phänomene hinzu, die spezifische Hautläsionen im Rahmen der Embolisierung bedingen wie Osler- und Janeway-Läsionen. In diesem Stadium können auch Perikarditiden mit Kryoglobulinen und eine Myokarddepression eintreten.

Das Krankheitsbild ist gekennzeichnet durch lang anhaltende, sonst nicht erklärbare **Temperatursteigerungen** mit sehr hoher BSG (aber unspezifisch). Die meistens vorbestehende Herzerkrankung zeigt mit dem Eintreten der Klappendestruktion eine Änderung des Auskultationsbefunds. Hierbei handelt es sich stets um die Entwicklung oder Verstärkung einer Insuffizienz (Aorten-, Mitral-, Trikuspidal-, Pulmonalklappeninsuffizienz). Aus dem typischen Temperaturverlauf mit septischen Erscheinungen (Schüttelfrost) und dem sich ändernden Auskultationsbefund zusammen mit Mikroembolien wird die Verdachtsdiagnose gestellt. Es ist von größter Bedeutung, den Erreger im Interesse einer gezielten Antibiotikatherapie zu identifizieren. Hierzu werden mindestens drei, bei Schwierigkeiten der Erregeridentifizierung bis zu acht Blutkulturen in 30-minütigen Abständen abgenommen.

Von besonders großer Bedeutung für die **Diagnostik** ist die Echokardiografie, die bei Verdacht auf Endokarditis umgehend durchgeführt werden sollte: Mit konventioneller transthorakaler Technik (TTE) können in etwa 70 % bzw. 50 %, mit der transösophagealen Echokardiografie (TEE) in etwa 96 % bzw. 92 % Vegetationen an nativen bzw. prothetischen Klappen nachgewiesen werden. Zudem sind neue Klappeninsuffizienzen und potenzielle Abszedierungen, Fisteln, Pseudoaneurysmen erkennbar. Die Echokardiografie ist sowohl für Frühdiagnostik und Verlaufskontrolle als auch zur Indikationsstellung zur Akutoperation unentbehrlich. Besteht der klinische Verdacht, zeigt sich in der TEE aber kein typischer Befund, sollte diese nach 7–10 Tagen wiederholt werden. Zum Nachweis von Embolien sollte eine CT-Diagnostik erfolgen. Für zerebrale Embolien ist die MRT sensitiver, aber oft schlechter verfügbar. Bei unklarer Echokardiografie können spezielle nuklearmedizinische verfahren wie das PET/CT hilfreich sein.

Die klinische Diagnose wird mithilfe der Duke-Kriterien gestellt, wenn (a) typische Mikroorganismen nachgewiesen sind und (b) typische Hinweise auf eine endokardiale Beteiligung (Herzecho) vorliegen oder zusätzlich zu (a) bzw. (b) 3 der „Nebenkriterien" (Prädisposition [z. B. Herzfehler], Fieber [> 38 °C], Gefäßbefunde [z. B. Embolien, Janeway-Läsionen], immunologische Phänomene, z. B. Glomerulonephritis, positive Blutkultur mit atypischen Erregern, atypischer, echokardiografischer Befund) oder 5 Nebenkriterien erfüllt sind. Nach Diagnosestellung und Erregeridentifizierung muss die Eintrittspforte des Erregers gesucht und, wenn möglich, saniert werden (z. B. defektes Gebiss, Alveolarabszess, chronische Harnwegsinfektionen, Darmtumor, Spondylodiszitis).

Therapie

Vorbemerkungen

Nach Diagnosestellung und Abnahme von drei Blutkulturpaaren muss umgehend mit einer Antibiotikagabe begonnen werden. Die initiale Wahl richtet sich nach der betroffenen Klappe (nativ vs. prothetisch), bei Klappenprothesen dem Zeitpunkt der Operation (Früh- vs. Spätinfektion), vorausgegangener antibiotischer Behandlung und potenzieller Eintrittspforte der Keime.

Ferner muss entschieden werden, ob eine alleinige antibiotische Therapie erfolgt oder eine operative Sanierung (Exzision der infizierten Herzklappe und Implantation einer Herzklappenprothese im floriden entzündlichen Stadium unter Antibiotikaschutz) vorgenommen werden muss.

Indikationen zum operativen Vorgehen:

(1) *Absolute Indikationen:* symptomatische progrediente Herzinsuffizienz durch die Endokarditis (Klappendestruktion, instabile Prothese), unkontrollierte Infektion, persistierende Bakteriämie trotz testgerechter Antibiotikatherapie, Rückfall nach testgerechter Antibiotikatherapie, intrakardiale Abszessbildung (oft im EKG AV-Blockierungen!), Infektion mit Pilzen oder multiresistenten Keimen, rezidivierende Thrombembolien.

(2) *Relative Indikationen:* Größe der Vegetationen > 10 mm, flottierende Vegetationen, Endokarditis bei S. aureus, Kunstklappenendokarditis.

Es ist zu beachten, dass das Embolierisiko in den beiden ersten Wochen am größten ist und dann rasch abnimmt, wenn testgerecht antibiotisch behandelt wird. Ein wesentlicher Fortschritt in der Therapie der bakteriellen Endokarditis ist die heute freizügigere Entscheidung für den operativen Eingriff unter Antibiotikaschutz geworden!

Antibiotische Therapie

Vorbemerkungen

Keine Antibiotika, bevor nicht mehrere Blutkulturen abgenommen wurden. Keine zentralvenösen Dauerkatheter. Beendigung der i. v. antibiotischen Therapie erst, wenn alle Entzündungsparameter normal sind.

13

Es gelten die Prinzipien der allgemeinen antibiotischen Therapie (▶Kap. 9). Antibiotikum grundsätzlich i. v. applizieren, besonders hoch dosieren und so lange geben, bis die in den Vegetationen verborgenen Erreger vollständig beseitigt sind. Nur bakterizid wirkende Antibiotika in einer sicher keimabtötenden Dosis schnell und gezielt verabreichen. Hierzu müssen die folgenden Voraussetzungen gegeben sein: Das Antibiotikum muss Fibrin penetrieren können (Penicillin besser als Cephalosporin!). Die Dosierung muss so hoch sein, dass sie die in vitro bestimmte minimale Hemmkonzentration des Keims mehrmals täglich um mindestens das Vierfache übersteigt. Bei den meisten Erregern ist die kombinierte Gabe von zwei sich additiv oder überadditiv verstärkenden Antibiotika zweckmäßig. Die Dauer der Behandlung liegt bei Streptokokkenerkrankungen bei mindestens 2–4 Wochen, bei komplizierten Erregern bei 4–6 Wochen (die Regel heißt: Entzündungszeichen müssen vollständig normalisiert sein).

Nicht selten kommt es unter der antibiotischen Therapie zu einem neuerlichen Fieberanstieg. Bei Mikroembolien und wenn im Antibiotikaauslassversuch wieder Keime angezüchtet werden, wird hiernach ein neuer antibiotischer Therapieversuch unternommen. Zum Teil handelt es sich aber um toxische oder allergische Reaktionen auf das Antibiotikum („drug fever"), die mit Absetzen sofort verschwinden (meistens Penicillintoxizität, einhergehend mit Leukopenie; Patienten auch bei hohem Fieber in gutem Allgemeinzustand). In Abhängigkeit der bereits erfolgten Therapiedauer Umstellen oder Beendigung der antibiotischen Therapie mit engmaschiger Überwachung des Patienten unter häufiger

Messungen von Entzündungsparametern und Temperatur. Neuerliche Abnahme von Blutkulturen bei Wiederauftreten von Temperaturen.

Wahl des Antibiotikums

▶ Tab. 13.16.

Tab. 13.16 Antibiotische Therapie der bakteriellen Endokarditis

Antibiotikum	Dosierung	Therapiedauer	Bemerkungen
Bei bekanntem Erreger			
1. Orale Streptococcus (viridans) und S. bovis (MHK ‹ 0,2 mg/L)			
Penicillin G oder	In 6 Dosen 12–18 Mio U/d	4 Wo.	
Amoxicillin oder	In 4–6 Dosen 100–200 mg/kg/d		
Ceftriaxon	2 g/d		
Alternativ für 2 Wochen		2 Wo.	Nierenfunktion überprüfen!
Penicillin G oder	In 6 Dosen 12–18 Mio/U/d		
Amoxicillin oder	In 6 Dosen 100–200 mg/kg/d		
Ceftriaxon	1 Dosis 2 g/d		
plus Gentamicin	Einzeldosierung 3 mg/d		
→ Bei Penicillinallergie:			
Vancomycin	In 2 Dosen 30 mg/kg/d	4 Wo.	
→ Bei relativer Penicillinresistenz (MIC 0,12–0,2 mg/dl):			
Penicillin G oder	In 6 Dosen 24 Mio U/d	4 Wo	Nierenfunktion überprüfen!
Amoxicillin	In 4–6 Dosen 200 mg/kg/	4 Wo	
plus Gentamicin	1 Dosis 3 mg/kg/d	2 Wo	
→ Bei Penicillinallergie			
Vancomycin	In 2 Dosen 30 mg/kg/d	4 Wo.	Nierenfunktion überprüfen!
plus Gentamicin	1 Dosis 3 mg/kg/d	2 Wo.	
2. Enterokokken			
Amoxicillin	In 4–6 Dosen 200 mg/kg/d.	4–6 Wo.	
plus Gentamicin	In 2–3 Dosen 3 mg/kg/d		Nierenfunktion überprüfen!
oder			
Ampicillin	In 4–6 Dosen 200 mg/kg/d	4–6 Wo,	
plus Ceftriaxon	In 2 Dosen 4 g/d		
2. Enterokokken			
Vancomycin	In 2 Dosen 30 mg/kg/d	6 Wo.	
plus Gentamicin	1 Dosis 3 mg/kg/d		Nierenfunktion überwachen!

Tab. 13.16 Antibiotische Therapie der bakteriellen Endokarditis *(Forts.)*

Antibiotikum	Dosierung	Therapiedauer	Bemerkungen
3. Staphylococcus spp.			
Oxacillin/Flucloxacillin oder	In 4–6 Dosen 12 g/d	4–6 Wo.	
Co-trimoxacol	In 4–6 Dosen Sulfamethoxazol 4.800 mg/d und Trimethoprim 960 mg/d	1 Wo. i.v. + 5 Wo. p.o.	
plus Clindamycin	In 3 Dosen 1.800 mg/d	1 Wo.	
→ *Bei Betalaktamallergie oder methicillinresistenten Staphylokokken:*			
Vancomycin oder	In 2 Dosen 30–60 mg/kg/d	4–6–Wo.	
Daptomycin oder	1 Dosis 10 mg/kg/d	4–6 Wo.	Daptomycin ist bei MSSA und MRSA Vancomycin überlegen
Co-trimoxazol	In 4–6 Dosen Sulfamethoxazol 4.800 mg/d und Trimethoprim 960 mg/d	1 Wo. i.v. + 5 Wo. p.o.	
plus Clindamycin	In 3 Dosen 1.800 mg/d	1 Wo.	
→ *Bei Kunstklappenendokarditis durch Staphylokokken:*			
Oxacillin/Flucloxacillin	In 4–6 Dosen 12 g/d	≥ 6 Wo.	
plus Rifampicin	In 2 Dosen 1.200 mg/d	≥ 6 Wo.	Leberwerte überprüfen!
plus Gentamicin	In 2–3 Dosen 3 mg/kg/d	2 Wochen	Nierenfunktion überprüfen
4. Kalkulierte Therapie bei unbekanntem Erreger			
Nativklappenendokarditis oder Endokarditis nach Kunstklappenimplantation ≥ 12 Monate nach OP			
Ampicillin	In 4 Dosen 12 g/d	4–6 Wo.	Nierenfunktion überprüfen!
plus Flucloxacillin	In 4 Dosen 12 g/d		
plus Gentamicin	1 Dosis 3 mg/kg/d		
→ *Bei Penicillinallergie:*			
Vancomycin	In 2 Dosen 30–60 mg/kg/d	4–6 Wo.	Nierenfunktion überprüfen!
plus Gentamicin	1 Dosis 3 mg/kg/d		
Kunstklappenendokarditis < 12 Monate nach OP			
Vancomycin	In 2 Dosen 30 mg/kg/d	6 Wo.	Nierenfunktion überprüfen!
plus Gentamicin	In 2–3 Dosen 3 mg/kg/d	2 Wo.	Nierenfunktion überprüfen!
plus Rifampicin	In 2 Dosen 1.200 mg/d	2 Wo	Leberfunktion überprüfen!
Alle Applikationen beziehen sich auf die intravenöse Form, soweit nichts anderes angegeben ist.			

Klappenersatz bei akuter Endokarditis

Indikation

Die Indikation ist gegeben, wenn die Infektion trotz adäquater antibiotischer Therapie persistiert (Fieber > 7–10 Tage, positive Blutkulturen 48–72 h nach gezielter Antibiotikagabe), Zeichen der unkontrollierten lokalen Infektion vorherrschen (Größe der Vegetation > 1 cm, Abszessbildung im Klappenringbereich mit oder ohne AV-Blockierung) und eine Infektion mit Erregern vorliegt, die schwierig mit Antiifektiva zu behandeln ist (z. B. multiresistente Bakterien, Pilze).

OP-Indikation und -dringlichkeit bei (Kunst-)klappenendokarditis sind abhängig von:

(1) *Herzinsuffizienz:* schwere Herzinsuffizienz, Lungenödem und/oder kardiogener Schock aufgrund Infektion und daraus resultierenden Klappeninsuffizienz; intrakardiale Fistelbildung; schwere Klappendehiszenz auch ohne Herzinsuffizienz.

(2) *Unkontrollierte Infektion:* Infektion mit multiresistenten Keimen, Pilzen, S. aureus oder gramnegativen Bakterien; Fistelbildung, Abszess, Größenzunahme der Vegetation oder falsche Aneurysmen als Zeichen der unkontrollierten Infektion. Positive Blutkulturen trotz adäquater Therapie.

(3) *Prävention von Embolien:* wiederkehrende Embolien trotz adäquater Therapie, große Vegationen (> 1 cm) und Herzinsuffizienz, persistierende Infektion oder Abszess; sehr große Vegetation (> 1,5 cm).

Vordiagnostik

In den meisten Fällen genügt eine qualitativ gute echokardiografische Darstellung von Herz, Klappe und angrenzenden großen Gefäßen. Bei Verdacht auf KHK selektive Koronarangiografie durchführen. Musste der Klappenersatz trotz nicht ausgeheilter Endokarditis vorgenommen werden, wird antibiotisch postoperativ so lange i. v. behandelt, bis alle Entzündungszeichen negativ sind (BSG ≤ 20 mm/h, CRP normal), wobei mindestens o. g. Gesamttherapiezeiten (prä-/postoperativ zusammen) eingehalten werden sollen.

Antibiotische Endokarditisprophylaxe

In den letzten Jahren hat sich die Einschätzung der medikamentösen Endokarditisprophylaxe gewandelt. Es existieren keine validen Untersuchungen darüber, ob eine antiobiotische Vorbehandlung eine Endokarditis verhindert. Dementsprechend ist die Indikation für eine Endokarditisprophylaxe sehr eingeschränkt: Es sollen nur noch Patienten eine Prophylaxe erhalten, bei denen eine Endokarditis schwerste Folgen hätte oder bei denen das Risiko für eine Endokarditis am größten erscheint.

Hierzu zählen drei Gruppen von Patienten:

(1) Patienten mit Kunstklappenersatz.

(2) Patienten, die in der Vergangenheit eine Endokarditis durchgemacht haben.

(3) Patienten mit angeborenen Herzfehlern: mit un- oder teilkorrigiertem zyanotischen Herzfehlern, in den ersten 6 Monaten nach Korrektur des Herzfehlers und Patienten mit residuellem Shunt oder Klappeninsuffizienz nach Korrektur.

Eingriffe an Respirations-, Urogenital- und Gastrointestinaltrakt gelten als Niedrigrisikoeingriffe. Hier wird die vorsorgliche Antibiotikabehandlung nicht empfohlen. Einfache Eingriffe im Mundraum benötigen ebenfalls keine Prophylaxe. Lediglich bei komplexen Eingriffen im Mundraum mit Verletzung von Gingiva oder Mukosa und bei tiefen Eingriffen im Bereich der Zahnhälse mit potenzieller Induktion einer größeren Bakteriämie wird die Prophylaxe empfohlen (▶ Kap. 9.1.2.3 [▶ Tab. 9.3]).

13.5.3 Rheumatische Karditis

Ätiologie und Pathogenese Die rheumatische Herzerkrankung beruht auf einer Streptokokkeninfektion, die einen allergisch-hyperergischen Prozess in Gang setzt. Am Anfang steht die Tonsillitis, seltener eine Scharlacherkrankung. Kommt es zur rheumatischen Herzerkrankung, meist im Rahmen eines akuten rheumatischen Fiebers (75 %), können Peri-, Myo- und Endokard betroffen sein. Als Folge der Endokarditis entwickelt sich im akuten Stadium zunächst eine Mitral- und/oder Aortenklappeninsuffizienz. Die für die rheumatische Herzerkrankung typischen Mitral- bzw. Aortenklappenstenosen entwickeln sich erst im chronischen Verlauf durch Narbenschrumpfung. Dieser Prozess wird wahrscheinlich durch wiederholte Streptokokkeninfektionen beschleunigt. Daher ist die Rezidivprophylaxe von großer Bedeutung.

Klinik S. u. und unter den einzelnen Klappenfehlern.

(1) **Perikarditis:** diagnostisch sehr bedeutsam, therapeutisch aber weniger wichtig, da große Ergüsse selten sind und Übergang in konstriktive Perikarditis praktisch nicht vorkommt.

(2) **Myokarditis:** Die akute rheumatische Myokarditis kann lebensbedrohlich sein. Wird sie überstanden, klingt sie gewöhnlich folgenlos ab. Über Häufigkeit und klinische Bedeutung einer chronischen, u. U. rezidivierenden Myokarditis besitzen wir nur unvollständige Kenntnisse. Sie kommt im Verlauf chronischer rheumatischer Klappenfehler jedoch sicher vor und beeinflusst deren natürlichen Verlauf ebenso wie sie bei der Indikationsstellung zum chirurgischen Eingriff berücksichtigt werden muss (siehe dort).

Diagnostische Hinweise Die Diagnose des akuten rheumatischen Fiebers mit Karditis wird aus der typischen klinischen Gesamtsituation mit Streptokokkennachweis auf den Tonsillen und Erhöhung des Antistreptolysintiters gestellt.

(1) **Perikarditis:** typische Reibegeräusche, lageabhängige präkordiale Schmerzen, EKG-Veränderungen, echokardiografisch ggf. Perikarderguss nachweisbar.

(2) **Myokarditis:** Galopprhythmus, Herzvergrößerung, EKG-Veränderungen, eingeschränkte linksventrikuläre Funktion in der Echokardiografie.

(3) **Endokarditis:** Carey-Coombs-Geräusch (niederfrequentes, diastolisches Intervallgeräusch über der Herzspitze). Mitralinsuffizienzgeräusch, hochfrequentes Sofortdiastolikum bei Aorteninsuffizienz. In der Echokardiografie Mitral-/ Aortenklappninsuffizienz. Im chronischen Stadium oder bei Rezidiven spielt der Nachweis erhöhter Antistreptolysintiter die entscheidende Rolle neben der klinischen Beobachtung von Rezidiven der Polyarthritis.

Therapie

(1) *Behandlung im akuten Stadium:* Bei rheumatischem Fieber mit Karditis zunächst hoch dosiert **Penicillin:** Penicillin G 3 × 5 Mio. IE/d i. v. Nach 1–2 Wochen Übergang auf 3 × 600.000 IE/d p. o. und/oder Depot-Penicillin. Antiphlogistische Therapie mit **Acetylsalicylsäure** 3 × 2 g p. o. Bei Myokarditis mit Herzvergrößerung und Herzinsuffizienz können auch Steroide gegeben werden, etwa **Prednison** (50–100 mg p. o.). Es ist nicht bewiesen, dass die Steroidtherapie Vorteile bringt. Sie wird jedoch von der Mehrzahl der Autoren empfohlen. Wichtigste Maßnahmen bei Auftreten einer Karditis sind körperliche Schonung und Herzinsuffizienztherapie mit ACE-Hemmer, Betablocker und Diuretikabehandlung (▶ Kap. 13.2.1, „Herzinsuffizienz“).

(2) *Dauertherapie:* nach Abklingen des akuten Stadiums: Unter allen Umständen müssen Streptokokkenreinfektionen verhindert werden. Daher Dauertherapie mit **Penicillin** 600 000 IE/d p. o., zusätzlich 1-mal monatlich 1,2 Mio. IE Benzathin-Penicillin i. m. Ununterbrochene Penicillintherapie wird bei Jugendlichen mindestens bis zum 25. Lebensjahr

fortgesetzt, bei Erwachsenen mindestens 2, besser 5 Jahre nach der ersten Erkrankung bzw. nach jedem Rezidiv. Bei Penicillinunverträglichkeit Erythromycin (▶ Kap. 9.1.3.14). Behandlung der entstandenen Herzklappenfehler nach den im Abschnitt „Herzklappenerkrankungen" besprochenen Richtlinien (▶ Kap. 13.5.1).

13.6 Myokarditis, Kardiomyopathie

Ätiologie und Pathogenese Eine Myokarditis kommt vor als Folge von Infektionen durch Viren (Coxsackieviren, Psittakose-Ornithose, Parvovirus B19, Zytomegalieviren u. a.) sowie Bakterien (Borrelien, Streptokokkeninfektion mit rheumatischer Myokarditis, Diphtherie, pyogene, metastatische Staphylokokkenmyokarditis). Primäre Kardiomyopathien werden in dilatative, hypertrophe (mit und ohne Obstruktion der Ausflussbahn des linken Ventrikels), restriktive und die seltene arrhythmogene rechtsventrikuläre Kardiomyopathie unterteilt. Eine reversible Form der dilatativen Kardiomyopathie stellt die Tachykardiomyopathie dar, die unter ständig erhöhter Herzfrequenz (meist um 120/min) entsteht. Nach Frequenzkorrektur und -kontrolle erholt sich das Myokard nahezu in allen Fällen. Die genaue Abklärung ist meist dem Spezialisten vorbehalten. Spezielle Untersuchungsmethoden (Echokardiografie, Kernspintomografie, Herzmuskelbiopsie und eventuell Genanalysen) sind notwendig. Familiäres Auftreten ist nicht selten. Speicherkrankheiten, Amyloidose, Hämochromatose, Morbus Fabry und eine Sarkoidose kommen vor, sind jedoch oft schwer nachweisbar (Myokardbiopsie!). Autoimmunprozesse können eine Rolle spielen (Dressler-Syndrom, Postkardiotomiesyndrom).

Klinik Der Krankheitsverlauf ist außerordentlich vielfältig. Das Spektrum erstreckt sich vom akuten, fulminant innerhalb von wenigen Tagen zum Tod führenden Verlauf (Myokarditis!) bis zur chronischen, jahrzehntelang bestehenden Herzinsuffizienz. Es ist unklar, wie oft eine oligo- oder asymptomatisch verlaufende Myokarditis zu einer chronischen dilatativen sive kongestiven Kardiomyopathie führt. Herzrhythmusstörungen sind häufig, jedoch ebenfalls von sehr unterschiedlicher klinischer Bedeutung: Asymptomatische Vorhof- und Kammerextrasystolen, Leitungsblockierungen kommen ebenso vor wie Sekundenherztod durch Kammerflimmern und vollständiger AV-Block mit oder ohne Adams-Stokes-Anfälle. Die Diagnostik kann Schwierigkeiten bereiten (MRT, Myokardbiopsie). Herzinsuffizienz und komplexe ventrikuläre Arrhythmien stellen Risikofaktoren für das Auftreten des plötzlichen Herztods dar. Die Schwangerschaftskardiomyopathie (peri- oder postpartale Kardiomyopathie) ist charakterisiert durch eine plötzlich einsetzende Herzinsuffizienz in den letzten 6 Schwangerschaftswochen bis 6 Monate nach Geburt. Es gibt Hinweise auf einen Zusammenhang zwischen dem Prolaktinspiegel in den letzten Schwangerschaftswochen und der Entstehung der peripartalen Kardiomyopathie.

Therapie

Die therapeutischen Maßnahmen orientieren sich an klinischem Verlauf, Grundkrankheit und jeweiliger Manifestationsform. Wenn möglich, wird die Grundkrankheit (Amyloidose, Sarkoidose, Hämochromatose, eosinophile Endomyokarderkrankung, Tachykardie) behandelt. Therapie der Herzinsuffizienz bei dilatativer Kardiomyopathie nach den angegebenen Richtlinien (▶ Kap. 13.2.1). Komplexe ventrikuläre Arrhythmien (Lown IVa und IVb) werden konsequent behandelt (▶ Kap. 13.3.3.2, „Therapie", ▶ Tab. 13.9).

Bei den hypertrophischen Formen der Kardiomyopathie (zu deren Behandlung ▶ Kap. 13.5.1.5, „Therapie") sind für die symptomatische Therapie Dilatanzien und Digitalis kontraindiziert (▶ Kap. 13.5.1.5, „Therapie"). Bei nachgewiesener hypertroph-obstruktiver Kardiomyopathie sind die perkutane transluminale septale Myokardablation bzw. die chirurgische Myektomie zu erwägen.

Körperliche partielle Ruhigstellung ist bei den kongestiven Formen indiziert. Herzrhythmusstörungen werden vorzugsweise durch Betablocker behandelt (▶ Kap. 13.3).

Bei akuter Myokarditis können die allerdings noch nicht evidenzbasierten Behandlungen durch Immunabsorption oder mit Interferon in damit erfahrenen Herzzentren erwogen werden.

Nach einer akuten Myokarditis werden häufig ein Betablocker und eine entsprechende Schonung für 3–6 Monate (Sportkarenz) empfohlen. Leider fehlen entsprechende Studien, die die Wirksamkeit dieser Maßnahmen zeigen.

Der Wert einer Antikoagulanzientherapie ist bei Sinusrhythmus selbst bei großem Herzen mit niedriger EF nicht bewiesen. Bei Vorhofflimmern ist die orale Antikoagulation bei entsprechendem Risiko (CHA_2DS_2-VASc-Score ≥ 1) hingegen indiziert.

Bei der Behandlung der peripartalen Kardiomyopathie hat sich in einer randomisierten kleinen Studie die Behandlung mit Bromocriptin 2 × 2,5 mg/d für 2 Wochen und anschließend 2,5 mg/d für weitere 6 Wochen nach der Entbindung als wirksam erwiesen. Die betroffenen Frauen können dann nicht stillen.

Die restriktiven Formen der Kardiomyopathien werden wegen ihrer relativen Seltenheit hier nicht behandelt.

13.7 Perikarditis

Herzbeutelentzündungen kommen vor als Pericarditis sicca, exsudativa oder constrictiva, die prognostisch und therapeutisch ganz verschiedene Bedeutung besitzen.

Ätiologie und Pathogenese Die Perikarditis kann bedingt sein durch:

(1) **Viren:** Coxsackieviren, Parvovirus P 19, HIV, Psittakose-Ornithose-Viren u.a. Tuberkulose.

(2) **Bakterien:** Staphylokokken (pyogen, metastatisch), Pneumokokken,

(3) **Systemerkrankungen mit immunologischer Komponente:** akutes rheumatisches Fieber, primär chronische Polyarthritis, Sklerodermie, Lupus erythematodes disseminatus, Dressler- und Postkardiotomiesyndrom.

(4) **Sonstige Ursachen:** urämische Perikarditis, Pericarditis epistenocardica, Myokardinfarkt, idiopathische Perikarditis, Myxödem, chylöse Perikarditis, Morbus Hodgkin, Tumorinvasion, Strahlenperikarditis (z.B. 10–20 Jahre nach Tumorbestrahlung im Mediastinalbereich), Hämoperikard (posttraumatisch, postoperativ nach Herz-OP, Antikoagulanzientherapie, Bluter).

Die Pericarditis sicca kann jederzeit in eine exsudative Form mit mehr oder weniger großem Perikarderguss, u.U. mit Tamponade, übergehen. Manche Formen neigen zur Entwicklung einer konstriktiven Perikarditis (tuberkulöse Perikarditis, virale Perikarditis). Die Konstriktion kann sich innerhalb von Wochen entwickeln, benötigt dazu aber meist mehrere Jahre oder Jahrzehnte.

Klinik Die **Pericarditis sicca** kann symptomlos sein. Meist aber bestehen Schmerzen, die typischerweise im Sitzen nachlassen. Der Schmerz kann sehr intensiv und selbst mit Opiaten kaum zu beherrschen sein. Eine Gefährdung für den Kranken besteht nur indirekt bei Entwicklung eines Perikardergusses.

Die **exsudative Perikarditis** entwickelt sich mit sehr unterschiedlicher Geschwindigkeit. Ob nur eine Herzvergrößerung ohne Funktionsbeeinträchtigung des Herzens eintritt oder ob sich eine Herzbeuteltamponade entwickelt, hängt von Geschwindigkeit und Menge der Flüssigkeitsansammlung und der Dehnungsfähigkeit des Herzbeutels ab (▶ Kap. 13.1.4). Ohne Tamponade kann die Pericarditis exsudativa symptomlos sein, je nach Grundkrankheit. Herzvergrößerung, Galopprhythmus, Niedervoltage im EKG und elektrischer Alternans sowie Pulsus paradoxus (inspiratorisches Sinken des systolischen Blutdrucks um mehr als 12 mmHg) können auf eine exsudative Perikarditis hinweisen Mittels Echokardiografie können Größe des Ergusses und potentielle hämodynamische Relevanz (Kompression von rechten Herzhöhlen) meist gut beurteilt werden.

Die schleichende Entwicklung der **konstriktiven Perikarditis** kann sich über Jahrzehnte erstrecken, wobei sie in den Anfangsstadien gewöhnlich symptomlos ist. Später entwickeln sich Zeichen der Stauungsinsuffizienz mit hohem Venendruck, kleiner Blutdruckamplitude und Galopprhythmus (Perikardton). Die Stauung kann extreme Ausmaße annehmen und zu einer exsudativen Enteropathie mit sekundären Störungen der Immunabwehr (Lymphozytenverlust) führen. Verkalkungen des Perikards sind bei der konstriktiven Perikarditis häufig, aber nicht obligat. Bei Verdacht auf nichtverkalkende Pericarditis constrictiva ist die MR-Untersuchung mit Dickenmessung des Perikards indiziert.

Therapie

Die therapeutischen Maßnahmen orientieren sich an der Manifestationsform der Perikarditis.

(1) Behandlung der Grunderkrankung.

(2) Antiinflammatorische Therapie: Die Behandlung erfolgt mit **ASS** (2–4 g) oder den nichtsteriodalen Antirheumatika (NSAR) **Indomethacin** (75–150 mg) bzw. **Ibuprofen** (1.600–3.200 mg) in entzündungshemmender Dosierung bis zu einer Normalisierung des CRP. Durch eine Kombination von Aspirin oder NSAR mit **Colchicin** (1–2 × 0,5 mg) für 3 Monate kann die Rezidivrate reduziert werden. Unter Steroiden (**Prednisolon** 0,2–0,5 mg/kg) treten häufiger Rezidive als unter Aspirin/NSAR auf, diese gelten daher nicht als Therapie der ersten Wahl.

(3) Perikardpunktion: Bei *Pericarditis exsudativa* kann die Perikardpunktion aus diagnostischen Gründen (Tuberkulose!, Tumorzellen?) indiziert sein. Im Übrigen wird die Indikation zur Perikardpunktion dann gestellt, wenn eine Herzbeuteltamponade vorliegt (Erkennung und praktisches Vorgehen ▶Kap. 13.1.4). Auch sehr große Ergüsse werden, u. U. wiederholt, punktiert. Bei hartnäckig rezidivierenden Perikardergüssen operative Fensterung mit Ableitung in die Pleurahöhle. Im Übrigen Behandlung der Grundkrankheit. Die gleichen Richtlinien gelten für die Behandlung des Hämoperikards.

(4) Bei *konstriktiver Perikarditis* wird die diastolische Herzinsuffizienz nach den üblichen Richtlinien behandelt (▶Kap. 13.2.1, „Therapie“). Bei chronischer, schwerer Perikardkonstriktion kann eine eiweißverlierende Enteropathie auftreten, die nur nach operativer Beseitigung der Konstriktion zurückgeht. *Indikationen zur operativen Behandlung:* Beeinträchtigung der Herzfunktion mit Venendruckerhöhung, Tachykardie und Ödemen, die mit medikamentösen Maßnahmen nicht zu beherrschen sind.

13.8 Synkope

Siehe auch Leitlinien zur Diagnostik und Therapie von Synkopen [https://leitlinien.dgk.org] sowie ACC/AHA/HRS guideline for the evaluation and management of patients with syncope [www.acc.org].

Definition und Abgrenzung Eine Synkope ist ein Sekunden bis wenige Minuten andauernder Zustand plötzlich eintretender Bewusstlosigkeit mit und ohne gleichzeitiges Stürzen, von dem sich der Patient spontan erholt. Der Bewusstseinsverlust kommt durch eine kurz andauernde Funktionsstörung der für die Vigilanz wichtigen zentralen Zentren zustande. Eine Unterbrechung der zerebralen Perfusion von 5–15 sec führt zum Bewusstseinsverlust mit Sturz. Vorstufen sind häufig ungerichtete, nicht lageabhängige Schwindelanfälle.

Epidemiologie 3 % aller Männer und 3,5 % aller Frauen erleiden während eines 25-jährigen Beobachtungszeitraums eine Synkope, mit zunehmender Häufung im höheren Lebensalter. Die 10-Jahres-Prävalenz bei Menschen über 70 Jahre beträgt 23 %. Prognostisch wichtig ist die Differenzierung zwischen kardialen (1-Jahres-Mortalität 19–33 %, 5-Jahres-Mortalität bis 50 %) und nichtkardialen Synkopen (Mortalität unverändert zur Normalbevölkerung).

Ätiologische Klassifikation von Synkopen Kardiovaskuläre Ursachen:

(1) Kardiale Arrhythmien, die zu einer Verminderung des HZV führen, wie
- Bradykardien (Bradyarrhythmia absoluta, Sinusknotensyndrom, AV-Block Grad II/III, Schrittmacherdysfunktion),
- Tachykardien (Vorhofflimmern/-flattern, supraventrikuläre und ventrikuläre Tachykardien, Kammerflattern, Kammerflimmern, „torsade de pointes“).

(2) Kritische Verminderung des HZV mit durch Obstruktion des Blutflusses im Herzen oder Pulmonalkreislauf (Lungenembolie: , Pendelmyxom im linken Vorhof).

(3) Vasomotorische Instabilität, verbunden einem verminderten Gefäßwiderstand oder Blutrückfluss
- typische Erkrankung: Aortenklappenstenose (häufig erste Manifestation des Krankheitsbilds), meist unter oder nach Belastung auftretend,
- hypertroph-obstruktive Kardiomyopathie, häufig in Verbindung mit Belastung oder erstmaligem Auftreten von Vorhofflimmern,
- pulmonale Hypertonie (Cor pulmonale) .

(4) zerebrovaskuläre Erkrankung (Steal-Syndrom) .

(5) Bewusstseinsstörung anderer Ursache (metabolisch, Epilepsie, Intoxikation, vertebrobasiläre TIA, psychogen).

Die überwiegende Ursache eines kurzzeitigen Bewusstseinsverlusts ist die neurokardiogene Synkope. Typisch dafür ist eine Bewusstlosigkeit nach langem Stehen. Die Bewusstlosigkeit kann dabei kardioinhibitorisch bedingt (inadäquate Bradykardie bis hin zur Asystolie mit sekundärem Blutdruckabfall) oder auf Vasodepression zurückzuführen (eine inadäquate Dilatation der Gefäße führt zum kritischen Abfall des Butdrucks) sein. Abzugrenzen hiervon ist der orthostatische Kollaps, bei dem es durch venöses Pooling zur Hypotension bis hin zur Synkope kommt (typischerweise unmittelbar nach plötzlichem Aufstehen).

13

Klinik: Diagnostik Ziel der Diagnostik ist die eindeutig ätiologische Zuordnung des Synkopenereignisses. In der Praxis stellt sich dies als eine große Herausforderung dar und ist häufig nicht eindeutig möglich. Aufgrund der möglichen gravierenden Folgen für den Patienten (Verletzung, Fremdgefährdung, Beruf, Kfz) ist zumindest eine Differenzierung, ob eine hohe Wiederholungsgefahr besteht und dementsprechend eine intensive und zeitnahe Diagnostik erfolgen sollte, wichtig. Anhaltspunkte geben Risiko-Scores. Die San-Francisco-Synkope-Kriterien haben hierbei die beste Sensitivität (98 %) bei mäßiger Spezifität (56 %) zur Identifikation von Risikopatienten: Bei Vorliegen mindestens eines der Kriterien anomales EKG, bekannte Herzinsuffizienz, Kurzatmigkeit, Hkt < 30 % und systolischer Blutdruck < 90 mmHg ist von einer hohen Gefahr einer erneuten Synkope auszugehen.

Anamnese Fremdanamnestische Angaben über Zustandsbefunde wie Blässe, Zyanose, Krampfanfälle, Atemstillstand etc., vorbestehende Pharmakotherapie, Symptomauslösung durch körperliche Aktivität (z. B. Aortenklappenstenose), Aktivität bestimmter Extremitäten (Subclavian-steal-Syndrom), Positionsänderungen des Körpers (Orthostase) oder des Kopfs (Karotissinussyndrom) oder spezielle Tätigkeiten (Husten, Miktion) müssen erfragt werden. Daneben Beachtung zusätzlicher Leitsymptome wie Thoraxschmerz, Dyspnoe, Zyanose und Prodromalerscheinungen.

Die Basisdiagnostik umfasst neben der Anamnese die sorgfältige körperliche Untersuchung (Systolikum bei Aortenklappenstenose und hypertrophisch-obstruktiver Kardiomyopathie).

Technische Untersuchungsmethoden

(1) EKG: Dokumentation von Brady- oder Tachykardien, Hypertrophiehinweis (Hinweis auf HOCM [kleines Q in V_2 und V_3], Hinweis auf pulmonale Hypertonie [Rechtslagetyp, Rechtsschenkelblock], Hinweis auf Lungenembolie [SI/QIII-Typ]).

(2) Langzeit-EKG, ggf. Ereignisrekorder: intermittierende Bradykardie oder Tachykardie.

(3) Schellong-Test: orthostatische Dysregulation.

(4) Kipptischversuch: Der Patient wird auf einem Kippbrett in eine 75° aufrechte Position gebracht, Blutdruck und Herzfrequenz werden parallel gemessen. Typischerweise kommt es im positiven Testfall hierbei plötzlich zu Blutdruck- und Frequenzabfall bis hin zur Bewusstlosigkeit. Bei starkem Verdacht, aber negativem Ausfall des Tests sollte eine Stimulation mit Nitraten erfolgen.

(5) Karotissinusdruckversuch: nur verwertbar bei Nachweis der Asystolie über 4 sec und Herzfrequenzverlangsamung bei physiologischen Bewegungen (Kopfdrehung, Kopfneigung).

(6) Echokardiografie: bei Verdacht auf strukturelle Herzerkrankung wie Aortenklappenstenose.

(7) Ergometrie: sinnvoll bei Patienten mit belastungsinduzierten Synkopen oder Präsynkopen.

(8) Invasive elektrophysiologische Untersuchung: Nachweis einer erhöhten Kammervulnerabilität, Nachweis einer verborgenen akzessorischen Leitungsbahn mit Tachykardie, Nachweis eines kranken Sinusknotens.

Therapie

Abhängig von der Ätiologie! Bei bradykarden Rhythmusstörungen z.B. ggf. Schrittmacher.

Bei vasovagalen Synkopen stellt eine entsprechende Schulung der Patienten die beste Behandlungsform dar. Medikamente (Midodrin) spielen nur eine untergeordnete Rolle.

Sollte durch die obigen Untersuchungsmethoden eine ätiologische Zuordnung nicht möglich sein, ist bei rezidivierenden Synkopen die Implantation eines Langzeitüberwachungsgeräts (Ereignisrekorder) sinnvoll. Häufig finden sich dann doch selten auftretende bradykarde oder asystolische Phasen.

Guidelines

(http://circ.ahajournals.org/content/132/16_suppl_1.toc) 2015 International Consensus on Cardiopulmonary Resuscitation and Emergency Cardiovascular Care Science With Treatment Recommendations.

https://leitlinien.dgk.org.

www.uni-duesseldorf.de/awmf/leitlinien (Leitlinien der AWMF).

www.escardio.org (Leitlinien der European Society of Cardiology).

www.americanheart.org/presenter.jhtml?identifier=2158 Leitlinien der American Heart Association.

14 Gefäße

V. Hach-Wunderle

14.1 Arterielle Gefäßkrankheiten

14.1.1 Akuter Verschluss einer Extremitätenarterie

Definition Es handelt sich um einen plötzlich einsetzenden embolischen oder thrombotischen Verschluss einer Arterie der unteren oder oberen Gliedmaßen.

Ätiologie und Pathogenese Ursache ist eine Embolie (70–80 %) oder eine akute Thrombose (20–30 %).

(1) Arterielle **Embolien** stammen meistens aus dem Herzen (z. B. bei Vorhofflimmern, Herzwandaneurysma, Herzklappenvitien, Endokarditis), relativ häufig aber auch aus dem vorgeschalteten Gefäßsystem (z. B. bei Aneurysmen, arteriosklerotischen Plaques). Zu denken ist auch an die sog. paradoxe arterielle Embolie mit Einschwemmung eines venösen Blutgerinnsels via offenem Foramen ovale in das arterielle Gefäßsystem.

(2) Arterielle **Thrombosen** pfropfen sich degenerativen, entzündlichen oder traumatischen Wandveränderungen auf. Seltenere Thromboseursachen sind schwere thrombophile Gerinnungsstörungen wie das Antiphospholipid-Syndrom und maligne Tumoren.

Klinik: Leitsymptome und -befunde Der akute Gefäßverschluss betrifft in ca. 85 % die unteren, in 15 % die oberen Gliedmaßen. Je nach Lokalisation und Kollateralisation reicht die klinische Symptomatik vom stummen Ereignis bis zur akuten Gefährdung der betroffenen Extremität. Je zentraler das Strombahnhindernis gelegen ist, desto schwerer sind seine klinischen Auswirkungen.

Die typischen Symptome eines **kompletten** Ischämiesyndroms wurden von Pratt (1954) als die „6 P" beschrieben: pain (blitzartiger, sehr starker Schmerz), paleness (Hautblässe), pulslessness (Pulsverlust), paresthesia (Sensibilitätsstörung), paralysis (Bewegungsverlust), prostration (Schock).

Bei einem **inkompletten** Ischämiesyndrom ist die Symptomatik aufgrund einer erhaltenen Restperfusion der Extremität weniger deutlich ausgeprägt.

Bei kompletter Ischämie besteht die Notwendigkeit der sofortigen Therapie innerhalb der 6-h-Grenze. Bei längerer Ischämiedauer droht nach der Revaskularisation ein Tourniquet-Syndrom (syn.: Reperfusionssyndrom) mit Myoglobinämie/-urie, Azidose, Hyperkaliämie, Volumenverlust und akutem Nierenversagen.

Sicherung der Diagnose Bei der Inspektion fallen Blässe oder Marmorierung der Haut sowie bei Anheben der Extremität eine meist zunehmende Ischämie, verbunden mit Schmerzen, auf. Distal des Verschlusses besteht Pulsverlust oder -abschwächung. Die apparative Abklärung des Lokalbefunds erfolgt je nach klinischer Dringlichkeit: Dopplerdruckmessung über den Knöchelarterien (kritischer Verschlussdruck < 40–50 mmHg), farbkodierte Duplexsonografie, intraarterielle digitale Subtraktionsangiografie. Auf keinen Fall darf sich die Behandlung des Patienten durch zeitaufwendige Untersuchungen verzögern! Zu einem späteren Zeitpunkt erfolgt die Abklärung der Ursache der arteriellen Embolie.

Differenzialdiagnose Arterieller Spasmus bei funktionellen Gefäßkrankheiten, z. B. bei Ergotismus oder primärem Raynaud-Syndrom (▶Kap. 14.1.4, ▶Kap. 14.1.5). Die Phlegmasia alba dolens entspricht einer akuten Phlebothrombose mit Blässe des Beins infolge einer gleichzeitigen arteriellen Minderperfusion bei erhöhtem Gewebedruck; die Pulse sind deshalb abgeschwächt tastbar.

Therapie

Voraussetzung für den Therapieerfolg bei akutem arteriellem Gefäßverschluss ist die rasche Wiedereröffnung der verschlossenen Strombahn durch Lumen eröffnende Maßnahmen. In mehr als 95 % der Fälle kann die Extremität erhalten werden, wenn die Rekanalisierung innerhalb von 6 h nach Symptombeginn gelingt. Bei einem Zeitintervall von mehr als 12 h liegt die Amputationsrate > 25 %.

Sofortmaßnahmen außerhalb des Krankenhauses

(1) Schockbekämpfung, soweit erforderlich (▶Kap. 3.5, „Allgemeine Schocktherapie"), i. v. Zugang mit Infusion von physiologischer Kochsalzlösung.

(2) Unfraktioniertes **Heparin** (UFH) 10.000 IE im Bolus i. v. zur Verhinderung von Appositionsthromben. Heparindosis und Injektionszeit auf dem Einweisungsschein vermerken.

(3) Schmerzbekämpfung langsam i. v. (nicht i. m.!), z. B. **Tramadol** 100 mg, **Buprenorphin** 0,3 mg, **Pethidin** 75–100 mg oder **Morphinsulfat** 10 mg in 1:10-Verdünnung mit physiologischer Kochsalzlösung fraktioniert.

(4) Tieflagerung der Extremität zur Anhebung des Perfusionsdrucks.

(5) Watteschutzverband zur Vermeidung weiterer Auskühlung und zur Dekubitusprophylaxe. Keine Heizkissen oder hyperämisierenden Salben!

(6) Sofortige Einweisung in ein geeignetes Krankenhaus bzw. interdisziplinäres Gefäßzentrum.

> **! WICHTIG**
> Bei Verdacht auf akuten arteriellen Gefäßverschluss **sofortige** stationäre Einweisung zur apparativen Diagnostik und therapeutischen Versorgung innerhalb von 6 h (!), bevorzugt in ein interdisziplinäres Gefäßzentrum. Keine intramuskulären Injektionen (Blutungsgefahr bei nachfolgender Thrombolyse)!

Therapie im Krankenhaus

Die Entscheidung, ob eine Operation, eine Katheterintervention, eine systemische Thrombolyse, eine Antikoagulation oder eine Kombination der Verfahren erfolgt, richtet sich nach den aktuellen Gegebenheiten. Ausschlaggebend sind dabei die Ätiologie des Gefäßverschlusses (Embolie/Thrombose), der Gefährdungsgrad der Gliedmaße (komplette/inkomplette Ischämie), die Verschlusslokalisation (aorto-iliakale/periphere Arterien), technische Durchführbarkeit und Kontraindikationen gegen einzelne Verfahren sowie der Allgemeinzustand des Patienten.

Chirurgische Therapie

Als Verfahren kommen Embolektomie (Ballonkatheter nach Fogarty, Ringstripper nach Vollmar), Thrombektomie/Thrombendarteriektomie und Bypass-Verfahren in Betracht. Die notfallmäßige Operation ist grundsätzlich indiziert beim kompletten Ischämiesyndrom mit akutem Verschluss von Aorta abdominalis und/oder Beckenarterien bzw. Oberarmarterien. Die Verfahren kommen auch für komplette oder inkomplette Ischämiesyndrome mit Verschlusslokalisation in der femoro-poplitealen Etage in Betracht. Die Ergebnisse sind nach Embolektomie deutlich besser als nach Thrombektomie. Die Amputationsrate ist mit 10 % am geringsten, wenn innerhalb von 6 h nach Symptombeginn operiert wird, und steigt nach einem Zeitraum von 13–48 h auf 25 bis > 50 % an.

Katheterintervention mit/ohne lokale intraarterielle Thrombolyse

Mittels Katheterverfahren können folgende Maßnahmen allein oder in Kombination lokal in der verschlossenen Arterie zur Anwendung kommen: Aspirationsthrombektomie oder -embolektomie, intraarterielle Thrombolyse und/oder perkutane transluminale Angioplastie (PTA, Ballondilatation). Als Medikamente stehen v.a. **Urokinase** und **rekombinanter Plasminogenaktivator (rt-PA)** zur Verfügung (▶ Kap. 14.1.2, „Lokale intraarterielle Thrombolyse [Katheterlyse]"). Unter Beachtung der jeweiligen Maximaldosis hat die lokale Thrombolyse gegenüber der systemischen Thrombolyse den Vorteil, dass ein Thrombolytikum in hoher Konzentration mittels einer relativ kleinen Flüssigkeitsmenge den Thrombus direkt infiltrieren kann. Allgemeine Veränderungen der Blutgerinnung lassen sich auf diese Weise vermindern. Die lokalen Therapieverfahren kommen vor allem bei Gefäßverschlüssen unterhalb der Ellenbeuge sowie unterhalb der Leistenbeuge in Betracht.

Systemische Thrombolyse

Die Behandlung wird als Kurzzeitinfusion über 6 h in ultrahoher Dosis oder als Langzeitinfusion über mehrere Tage in konventioneller Dosierung i.v. durchgeführt. Als Medikamente kommen **Streptokinase** und **Urokinase** zur Anwendung (▶ Kap. 10.6). Der Wirkungseintritt ist verzögert, die Behandlungsrisiken sind nicht unerheblich (Risiko zerebraler Blutungen bei älteren Patienten!). Die Indikation zu einer systemischen Thrombolyse wird deshalb heute kaum noch gestellt.

Antikoagulation

Die Antikoagulation mit unfraktioniertem **Heparin** erfolgt im Anschluss an eine Operation oder Katheterintervention sowie als alleinige Behandlungsform bei fehlender Indikation für eine invasive Vorgehensweise. Das Medikament wird i. d. R. intravenös verabreicht, die Dosis wird mittels aktivierter partieller Thromboplastinzeit (aPTT) oder aktivierter Clotting Time (ACT) laborchemisch gesteuert (▶ Kap. 10.5.1). Niedermolekulares Heparin (NMH) anstelle von UFH hat sich peri- und postoperativ in einzelnen kleinen Studien als wirksam erwiesen; für evidenzbasierte Empfehlungen fehlen größere Studien.

Vasoaktive Substanzen

Prostanoide haben bei kritischer Extremitätenischämie ihren Stellenwert, wenn revaskularisierende Verfahren nicht angewandt werden können. Positive Effekte sind beschrieben auf Ruheschmerzen, Wundheilung, Reduktion der Amputationsrate und Senkung der kardiovaskulären Sterblichkeit. Zugelassen sind **Prostaglandin E_1** für die intravenöse und intraarterielle Therapie der schweren arteriellen Durchblutungsstörung (Stadium III und IV) und **Iloprost** bei der Thrombangiitis obliterans (▶ Kap. 14.1.2, „Konservative Maßnahmen"). Der Nutzen anderer durchblutungsfördernder Maßnahmen wie Hämodilution und die Gabe vasoaktiver Substanzen (Naftidrofuryl, Buflomedil, Pentoxifyllin) ist beim akuten Extremitätenarterienverschluss nicht durch prospektive Studien belegt.

Allgemeine Maßnahmen

Unterbringung des Patienten in gut temperierten Räumen (20–24 °C). Herz- und Kreislauffunktion sind ggf. durch die Behandlung von Herzinsuffizienz und Arrhythmien zu verbessern. Die betroffene Extremität sollte in einem schützenden Watteverband tiefer gelagert werden. Bei klinischen Zeichen einer Infektion ist eine systemische antibiotische Therapie einzuleiten.

Wenn der akute Gefäßverschluss bereits zu ausgedehnten Muskelnekrosen geführt hat, ist eine korrekte Flüssigkeits- und Elektrolytbilanzierung entscheidend für die Verhinderung einer Crush-Niere und eines Multiorganversagens. Nach erfolgreicher Revaskularisierung kann sich infolge eines postischämischen Ödems ein Kompartmentsyndrom entwickeln, das eine Faszienspaltung erforderlich macht.

Nachbehandlung und Rezidivprophylaxe

Nach einer *Embolektomie* ist die Ausschaltung der Emboliequelle anzustreben. Bei Vorhofflimmern ist die Indikation zur pharmakologischen oder elektrischen Kardioversion zu prüfen (▶ Kap. 13.3.2.4, „Wiederherstellung des Sinusrhythmus"). Bei stabilem klinischem Zustand wird parallel zur **Heparinisierung** (s. o.) die orale Antikoagulation mit **Phenprocoumon** oder **Warfarin** eingeleitet (▶ Kap. 14.1.2, „Konservative Maßnahmen"). Alternativ sind beim Vorhofflimmern die direkten oralen Antikoagulanzien (DOAC) **Dabigatran, Rivaroxaban, Apixaban** und **Edoxaban** in Deutschland zugelassen. Deren Anwendung erfolgt ohne parallele Heparinisierung, entweder mit erhöhter Anfangsdosis für 1 Woche (Apixaban) bzw. für 3 Wochen (Rivaroxaban) oder direkt mit der Erhaltungsdosis nach einer initialen Heparinisierung für 5–7 Tage (Dabigatran, Edoxaban). Die Antikoagulation wird über mindestens 3 Monate durchgeführt, bei persistierender Emboliequelle zeitlich unbefristet. Bei Kontraindikationen gegen Vitamin-K-Antagonisten (VKA) oder DOAC, z. B. bei hohem Blutungsrisiko, sowie von vornherein nach *Thrombektomie/Thrombendarteriektomie* bei generalisierter Arteriosklerose wird ein Thrombozytenfunktionshemmer eingesetzt, meistens **Acetylsalicylsäure** (**ASS**) in einer Dosis von 75–300 mg/d oral. Die Kombination eines oralen Gerinnungshemmers mit ASS sollte wegen des deutlich erhöhten Blutungsrisikos vermieden werden.

14.1.2 Chronische periphere arterielle Verschlusskrankheit (PAVK)

Definition Stenosierende und okkludierende Veränderungen, die die Aorta und periphere Arterien an den unteren, seltener an den oberen Gliedmaßen einbeziehen können.

Epidemiologie Die Prävalenz der PAVK durch die alleinige klinische Untersuchung wird in der Framingham-Studie (1985) bei Männern mit 3,6 % und bei Frauen mit 1,2 % angegeben; sie steigt bei einem Screening mit Dopplerdruckmessung auf 7,6 % an. Bei den < 45-Jährigen sind 2 %, bei den > 60-Jährigen bis zu 30 % betroffen, asymptomatische Fälle eingeschlossen. Die Mortalität nimmt nach neuen Untersuchungen trotz verbesserter Diagnostik und Therapie weiter zu und beträgt 4 Jahre nach Diagnosestellung bei leichten Fällen 18,9% und bei schweren 63,5% mit entsprechenden Amputationsraten von 4,6% bzw. 67,3%.

Ätiologie und Pathogenese Als häufigste Ursache gilt die Arteriosklerose in 90–95 % der Fälle; wesentlich seltener ist eine entzündliche Genese (5–10 %; ▶ Kap. 14.1.3). Das Vorhandensein mehrerer klassischer kardiovaskulärer Risikofaktoren erhöht das Erkrankungsrisiko um ein Mehrfaches (1 Risikofaktor = 2,5-fach, 2 Risikofaktoren = 4-fach, 3 Risikofaktoren = 6-fach gegenüber gesunden Personen). Die Risikofaktoren unterscheiden sich in den verschiedenen Gefäßprovinzen hinsichtlich ihrer Relevanz für eine Progredienz der Krankheit (Hypercholesterinämie besonders bedeutend für KHK; Hypertonie für zerebrale Sklerose; Rauchen von Zigaretten, gefolgt vom Diabetes mellitus für PAVK). Der Diabetes mellitus disponiert nicht nur zu makroangiopathischen (typischer Befall der A. profunda femoris sowie der Unterschenkelarterien; typische Mediaverkalkung vom Typ Mönckeberg), sondern auch zu mikroangiopathischen Veränderungen (Retinopathie, Nephropathie, Polyneuropathie, Hautgangrän) und nimmt insofern eine Sonderstellung unter den Risikofaktoren ein. Als mögliche weitere Risikofaktoren gelten eine Hyperfibrinogenämie und eine Erhöhung von CRP.

Die Arteriosklerose tritt systemisch auf. Patienten mit PAVK haben in zwei Drittel der Fälle gleichzeitig koronare oder zerebrale Durchblutungsstörungen, die die Prognose entscheidend beeinflussen. Die Mortalität an Myokard- und Hirninfarkt ist bei Patienten mit PAVK auf das 2- bis 3-Fache erhöht. Nach der deutschen getABI-Studie (2007) ist die 5-Jahres-Mortalität im asymptomatischem Stadium einer PAVK mit 19,1 % fast ebenso hoch wie im symptomatischen Stadium mit 23,9 % gegenüber nur 9,4 % in der gesunden Bevölkerung. Das unterstreicht die Bedeutung der Früherkennung.

! WICHTIG

Bei chronischer peripherer arterieller Verschlusskrankheit bestehen bei zwei Drittel der Patienten gleichzeitig **koronare** oder **zerebrale** Durchblutungsstörungen, die die Mortalität in entscheidender Weise beeinflussen.

Klinik Die PAVK betrifft in 90 % der Fälle die untere und in 10 % die obere Extremität. Die Lokalisation der Beschwerden beim Gehen lässt Rückschlüsse auf die Lokalisation des führenden Durchblutungshindernisses zu; am häufigsten imponiert ein ischämischer Wadenmuskelschmerz bei einem Gefäßprozess in der vorgeschalteten femoralen Strombahn. Die PAVK kann als Ein-Etagen-Verschlusstyp (überwiegend ein Gefäßabschnitt stenosiert oder okkludiert) oder Mehr-Etagen-Verschlusstyp (mehrere Gefäßabschnitte in ähnlicher Weise betroffen) auftreten. An den unteren Extremitäten sind oft beide Beine betroffen, jedoch in unterschiedlichem Ausmaß.

Die Kompensation der Durchblutungsstörung bildet die Grundlage für die Einteilung in 4 Stadien nach Fontaine:

(1) Stadium I: keine Beschwerden (bei objektiv nachweisbarer PAVK).

(2) Stadium II: belastungsabhängige Schmerzen (Claudicatio intermittens):
- IIa: schmerzfreie Gehstrecke in der Ebene > 200 m.
- IIb: schmerzfreie Gehstrecke in der Ebene < 200 m.

(3) Stadium III: Ruheschmerzen.

(4) Stadium IV: ischämische Gewebedefekte (Nekrose, Gangrän).

Durch ein Trauma (Druckstelle, Fußpflege etc.) können auch im Stadium I oder II einer PAVK Nekrosen oder Ulzera auftreten; wegen der besseren Prognose im Vergleich zu Läsionen im Stadium IV wird diese Situation als „kompliziertes Stadium I oder II“ bezeichnet. Die Stadien III und IV werden auch als **kritische Extremitätenischämie** bewertet.

Sicherung der Diagnose Anhand Anamnese, Beschwerden, körperlichem Untersuchungsbefund (Pulsstatus!) und einfachen Funktionstests (Lagerungsprobe nach Ratschow, Faustschlussprobe) kann i. d. R. die Diagnose einer PAVK in den Stadien II, III und IV gesichert werden (▶ Tab. 14.1). Beweisend ist eine Erniedrigung des Dopplerdruck-Quotienten (syn. Knöchel-Arm-Index, ankle-brachial-index, ABI) aus dem niedrigeren der beiden systolischen Knöchelarteriendrucke eines Beins (in mmHg) zum mittleren systolischen Oberarmarteriendruck beider Arme (in mmHg) < 0,9 in Ruhe. Bei normalen Messwerten kann die zusätzliche Messung der Dopplerdrücke nach Belastung (Lagerungsprobe nach Ratschow, Gehtest auf dem Laufband) eine gut kompensierte PAVK in Ruhe demaskieren. Bei einer Mediasklerose ist die Dopplerdruckmessung diagnostisch nicht verwertbar; die Drücke sind aufgrund der fehlenden Komprimierbarkeit der Gefäße infolge intramuraler Kalkeinlagerung unverhältnismäßig hoch (> 200 mmHg). Hilfreich zur Erkennung einer verminderten peripheren Durchblutung sind in dieser Situation die akrale Dopplerdruckmessung an der Großzehe und die Oszillografie. Die Duplexsonografie erlaubt in den meisten Fällen eine exakte Aussage über Lokalisation und Ausdehnung eines Gefäßprozesses sowie über dessen hämodynamische Relevanz. Die Magnetresonanzangiografie (MRA) ist die Methode der ersten Wahl zur umfassenden Darstellung des Gefäßsystems, u. a. vor einer geplanten Gefäßrekonstruktion und bei schwieriger Differenzialdiagnose. Bei bestimmten Fragestellungen ist die kontrastmittelgestützte CT-Angiografie vorzuziehen, z. B. vor OP eines Aortenaneurysmas. Die intraarterielle digitale Subtraktionsangiografie (DSA) ist nach wie vor der diagnostische Goldstandard; sie wird aber heutzutage meistens sehr zielgerecht eingesetzt, z. B. direkt in Interventionsbereitschaft nach aussagekräftiger bildgebender Vordiagnostik. Die Bestimmung des transkutanen Sauerstoffdrucks ($tcpO_2$) kann für die diagnostische Abgrenzung einer kritischen Extremitätenischämie (Stadien III/IV) gegen ein „kompliziertes Stadium I oder II" mit Nekrosen sinnvoll sein.

Tab. 14.1 Klinische Befunde bei chronischer peripherer arterieller Verschlusskrankheit

Verschlusstyp (Häufigkeit)	Verschlusslokalisation	Belastungsabhängige Beschwerden	Differenzialdiagnose
Obere Extremität (10 %)			
Schulter-Typ (30 %)	A. subclavia	Rasche Ermüdbarkeit des Arms bei Arbeiten über Kopf	Zervikalsyndrom
Digitaler Typ (70 %)	Aa. digitales	Schmerz, Kältegefühl der Finger (Fingerkuppenrhagaden)	Karpaltunnelsyndrom
Untere Extremität (90 %)			
Aorten-Typ (1 %)	Aorta abdominalis	Extreme Ermüdbarkeit beider Beine (Impotentia coeundi)	Lumbalsyndrom
Becken-Typ (35 %)	Aa. iliacae	Schmerz in Gesäß und Bein (Impotentia coeundi)	Ischialgie, Koxarthrose, Spinalkanalstenose
Oberschenkel-Typ (50 %)	A. femoralis	Schmerz in Wade (und Unterschenkel)	Wadenkrampf, Myogelosen, Gonarthrose
Unterschenkel-Typ (14 %)	Aa. tibiales A. fibularis	Kältegefühl im Fuß	Fehlbelastung bei Fußfehlstellung, Polyneuropathie
Akraler Typ (< 1 %)	Aa. metatarsales	Verfärbungen der Zehen (Zehenkuppennekrosen)	Gewebeschaden durch Erfrierung

Therapie

Konservative Maßnahmen

Durch konservative Maßnahmen sollen die Progredienz der PAVK verzögert, das Auftreten kardialer, zerebraler und peripherer Ereignisse reduziert und die Durchblutungssituation bei fortbestehenden arteriellen Strombahnhindernissen verbessert werden. Zu den konservativen und invasiven Behandlungsstrategien in Abhängigkeit vom Schweregrad der Durchblutungsstörung ▶ Tab. 14.2.

Tab. 14.2 Stadiengerechte Behandlung der PAVK in Abhängigkeit der Stadien I–IV nach Fontaine (mod. nach S3-Leitlinie PAVK der Deutschen Gesellschaft für Angiologie 2016)

Therapiemaßnahme	Fontaine-Stadium			
	I	II	III	IV
Risikofaktorenmanagement (Nikotinkarenz, Therapie eines Diabetes mellitus, Statine, Blutdrucktherapie)	+	+	+	+
Thrombozytenfunktionshemmer (ASS oder Clopidogrel)	(+)	+	+	+
Physikalische Therapie (strukturiertes Gehtraining)	+	+	–	–
Medikamentöse Therapie (Cilostazol oder Naftidrofuryl)	–	+	–	–
Interventionelle Therapie (PTA, ggf. mit Stent, lokale Thrombolyse, ggf. mit PTA)	–	+[1]	+	+
Operative Therapie (Thrombendarteriektomie, ggf. mit Patchplastik, Bypass-Implantation)	–	+[1]	+	+

+ Empfehlung, (+) eingeschränkte Empfehlung bei unzureichender Datenlage.
[1] Nur bei hohem Leidensdruck, geeigneter Gefäßmorphologie und sorgfältiger Abwägung von Nutzen vs. Risiko.

Basistherapie

Allgemeine Maßnahmen

Die Behandlung der PAVK hat immer die Gesamtsituation des Patienten mit seinen Begleiterkrankungen zu berücksichtigen. Fortgesetzte Mobilisierung ist wichtig; Bettruhe ist (nur) bei kritischer Extremitätenischämie notwendig. Durchblutungsverschlechternde Medikamente, z. B. Dihydroergotamin (bei Migräne), sollten vermieden werden. Bedeutsam sind lokale Maßnahmen wie sorgfältige Fußpflege (Fettung, vorsichtige Pediküre, bequemes Schuhwerk) und Prophylaxe von Verletzungen (regelmäßige Fußinspektion auf Druckläsionen). Verboten sind hyperämisierende Maßnahmen und Wärmeanwendungen (Heizkissen, Wärmflasche).

Beeinflussung der Risikofaktoren

(1) *Zigarettenrauchen* ist der wichtigste Risikofaktor für die Entstehung und Progression der PAVK und soll daher aufgegeben werden, ggf. durch professionelle Unterstützung (Gruppentherapie, Nikotinersatz, etc.).

(2) Die Optimierung der Blutzuckereinstellung bei *Diabetes mellitus* (Nüchternblutzucker 4,44–6,66 mmol/L [80–120 mg/dl], postprandial < 9,99 mmol/L [< 180 mg/dl], HbA_{1c} 6,5 % bis 7,5 %) senkt die Mortalität und die Rate an Herzinfarkten. Unterzuckerung sollte vermieden werden, gerade bei älteren Gefäßpatienten sind daher HbA_{1c}-Werte von 7 % bis 8 % tolerabel (AWMF-S3-LL PAVK 2016).

(3) Bei symptomatischen und asymptomatischen Patienten mit PAVK ist die Behandlung mit einem CSE-Hemmer (Statin) erforderlich; das Ausmaß der Senkung des *LDL-Cholesterins* wird aktuell kontrovers beurteilt. Die Gabe von Fibraten oder Niacin sowie von Omega-3-Fettsäuren hat sich als ineffektiv erwiesen.

(4) Die Normalisierung des *Blutdrucks* senkt die Rate an Schlaganfall, Herzinfarkt und vaskulärem Tod. Die Messwerte sollen bei PAVK-Patienten < 140/90 mmHg liegen (AWMF-S3-LL PAVK 2016). Bei zusätzlichen Risiken (hohes Lebensalter, Nephropathie etc.) sind die aktualisierten Empfehlungen der Deutschen Hochdruckliga zu berücksichtigen. Zur medikamentösen Einstellung haben sich ACE-Hemmer (**cave:** nicht bei doppel-

seitiger Nierenarterienstenose) und Kalziumantagonisten bezüglich der Verzögerung der Progression der Atherosklerose der A. carotis als besonders effektiv erwiesen. Bei schwerer PAVK (Stadium III/IV) mit bereits weit gestellten peripheren Arteriolen können Vasodilatatoren (z. B. Alphablocker, Kalziumantagonisten) allerdings durch Steal-Effekte eine Verschlechterung der Zirkulation und Sauerstoffversorgung im poststenotischen Gefäßgebiet bewirken. Betablocker sind bei PAVK nicht kontraindiziert, sondern bei gleichzeitiger KHK sogar explizit zu berücksichtigen.

(5) Eine Normalisierung erhöhter *Homocysteinspiegel* durch Substitution von Folsäure und B-Vitaminen ging bei zerebralen arteriosklerotischen Krankheiten nicht mit einer Reduktion von vaskulären Ereignissen einher. Für die PAVK liegen keine Interventionsstudien vor; eine Therapie kann deshalb unterbleiben.

> **! WICHTIG**
> Alle PAVK-Patienten sollten einen CSE-Hemmer (Statin) erhalten.
> Die Therapie der Hypertonie mit Betablockern ist bei gleichzeitiger PAVK erlaubt.

Physikalische Therapie und Ergotherapie

Zur Verbesserung der schmerzfreien und absoluten Gehstrecke im Stadium II der PAVK ist ein kontrolliertes Geh- und Gefäßtraining angezeigt. Dafür sind z. B. Patienten mit einem einseitigen Oberschenkeltyp (= Verschluss oder Stenose[n] der A. femoralis superficialis) bei erhaltener Kollateralisation über das Profunda-System geeignet. Bei Verschlüssen/Stenosen in den Beckenarterien oder im Profundasystem ist ein Gehtraining weniger erfolgreich. Der therapeutische Nutzen der Muskelarbeit bei Bewegung bewirkt u. a. ein erhöhtes intrazelluläres Sauerstoffangebot und eine verbesserte Sauerstoffausschöpfung in der Muskulatur, eine Zunahme von Kapillardichte und Kollateralenbildung sowie eine gesteigerte muskuläre Ausdauerleistung und eine verbesserte Koordination des Bewegungsapparats. Das Training sollte mindestens 3-mal wöchentlich in Übungseinheiten von 30–60 min über einen Zeitraum von mindestens 3 Monaten und bevorzugt in organisierten ambulanten Gefäßsportgruppen erfolgen und dann bezüglich seiner Effektivität evaluiert werden. Durch Gehtraining lassen sich subjektive Leistungsfähigkeit (bis zu 600-prozentige Verlängerung der schmerzfreien Gehstrecke in 4–5 Jahren) und Lebensqualität deutlich steigern. Ergänzend oder alternativ kommen Fahrradfahren, Schwimmen, Kniebeugen oder Zehenstände sowie Fußrollübungen in liegender Position mit 90-Grad-Beugung im Hüftgelenk in Betracht (*Kontraindikationen:* Herzinsuffizienz, Stadien III und IV der PAVK). Etwa ein Drittel der Patienten kann allerdings aufgrund relevanter Begleitkrankheiten wie kardiorespiratorischer Insuffizienz, Gelenkkrankheiten und neurologischer Defizite nicht von einem derartigen Training profitieren. Eine sinnvolle Alternative – mit ebenfalls positivem Effekt auf die Beindurchblutung – bietet das Training mit einem Armergometer.

Medikamentöse Therapie

Vasoaktive Substanzen

(1) **Prostanoide** bewirken u. a. eine Vasodilatation und eine Hemmung der Thrombozytenfunktion.

- *Präparate:*
  - **Prostaglandin E_1** (Prostavasin®) ist für die Behandlung der PAVK in den Stadien III und IV zugelassen und zwar bei fehlender Möglichkeit oder unzureichendem Erfolg einer gefäßrekonstruktiven Intervention. Die Medikation wirkt sich günstig aus auf Schmerzreduktion und Ulkusheilung. Zur Verringerung von Amputationsrate und Mortalität liegen differente Studienergebnisse vor.

    Folgende *Dosierungsschemata* können angewandt werden: *Intraarteriell:* Täglich 10 µg Prostavasin® in 50 ml physiologischer Kochsalzlösung in 1–2 h per Perfusor in

die Leistenarterie des (stärker) betroffenen Beins. Bei guter Verträglichkeit ist die Erhöhung auf 20 µg Prostavasin® möglich. *Intravenös:* Täglich 40 µg Prostavasin® in 50–250 ml physiologischer Kochsalzlösung über 2 h 2-mal täglich oder 60 µg Prostavasin® über 3 h einmal täglich über eine Armvene. Die Behandlungsdauer beträgt mindestens 2 Wochen bei intravenöser und 1 Woche bei intraarterieller Gabe.

– **Iloprost** (Ilomedin®) ist für die Therapie der Thrombendangiitis obliterans zugelassen (▶ Kap. 14.1.3). Die Dosis richtet sich nach der individuellen Verträglichkeit; sie liegt zwischen 0,5 und 2,0 ng/kg KG/min und wird als intravenöse Infusion über 6 h täglich verabreicht (Maximaldosis 20 µg täglich).

> **! WICHTIG**
> **Warnhinweis:** Stationäre Überwachung empfohlen bei Herzinsuffizienz, KHK, Niereninsuffizienz und peripheren Ödemen! Bei Niereninsuffizienz (Kreatinin > 133 µmol/L [> 1,5 mg/dl]) Reduktion der Dosis!

- Häufige *UAW* sind Erythem an der infundierten Extremität (bei intraarterieller Anwendung), Rötung/Phlebitis der infundierten Vene (bei intravenöser Anwendung) und allgemein Gesichtsödem und Kopfschmerzen.

(2) **Cilostazol** (Pletal®) hemmt reversibel die Phosphodiesterase III sowie die Thrombozytenaggregation und wirkt zusätzlich gefäßerweiternd und positiv inotrop. Die Substanz ist für die Behandlung der PAVK im Stadium II zugelassen. Sie reduziert bei zusätzlicher Gabe zur Thrombozytenfunktionshemmung auch die Restenoserate nach koronaren und peripheren Interventionen. Die beschwerdefreie Gehstrecke auf dem Laufbandergometer ließ sich in klinischen Studien im Vergleich zu Placebo signifikant verlängern. Cilostazol wird in einer Dosis von 2 × 100 mg/d oral verabreicht; zur Verbesserung der Compliance kann mit 2 × 50 mg/d begonnen und innerhalb von 2–3 Wochen bis zur Maximaldosis gesteigert werden. Ein therapeutischer Nutzen ist innerhalb von 3 Monaten zu erwarten, bei fehlender Wirksamkeit innerhalb von 6 Monaten sollten andere Behandlungsverfahren erwogen werden.

> **! WICHTIG**
> **Warnhinweis:** Kontraindikation bei schwerer Leber- und Niereninsuffizienz (Kreatinin-Clearance < 0,4 ml/s [< 25 ml/min]) und bei klinisch manifester Herzinsuffizienz. Besondere Vorsicht und ggf. Dosisreduktion sind geboten bei gleichzeitiger Behandlung mit Medikamenten, die ebenfalls über CYP-Enzyme metabolisiert werden (z. B. Erythromycin, Omeprazol, Diltiazem, Ketoconazol, Simvastatin und Lovastatin).

- Häufige *UAW* sind wegen der Vasodilatation Kopfschmerzen und Diarrhö.
- Bei Kombination mit anderen Thrombozytenfunktionshemmern wie ASS oder Clopidogrel bzw. mit oralen Antikoagulanzien wurde bisher kein erhöhtes Blutungsrisiko festgestellt; engmaschige klinische und laborchemische Kontrollen (INR unter Kumarinen!) werden jedoch empfohlen, um das Blutungsrisiko zu minimieren.

(3) **Naftidrofuryl**, ein 5-Hydroxytryptamin-Typ-2-Antagonist, ist seit mehr als 20 Jahren im Handel. Die Substanz vermag den muskulären Stoffwechsel zu verbessern sowie die Erythrozyten- und Thrombozytenaggregation zu vermindern. Sie ist für die PAVK im Stadium II zugelassen und führt hier zu einer signifikanten Verlängerung der beschwerdefreien Gehstrecke gegenüber Placebo. Die Stabilisierung der Gehstreckenverbesserung ist bei einer Behandlung bis 12 Monate belegt. Die wirksame orale Tagesdosis liegt bei 3 × 200 mg.

(4) Für andere vasoaktive Substanzen wie Pentoxifyllin, Buflomedil und Ginkgo biloba reicht die aktuelle Datenlage nicht aus, um eine Therapieempfehlung im Stadium II der PAVK abzugeben (S3-Leitlinie PAVK der Deutschen Gesellschaft für Angiologie 2016).

14

Thrombozytenfunktionshemmer und Antikoagulanzien

(1) Unter den **Thrombozytenfunktionshemmern** kommen bei der PAVK bevorzugt Acetylsalicylsäure (ASS) und Clopidogrel zum Einsatz. Sie senken nicht nur das Risiko peripherer arterieller Gefäßverschlüsse bei PAVK, nach perkutaner transluminaler Angioplastie (PTA), nach Thrombendarteriektomie und nach Bypass-Operationen, sondern reduzieren darüber hinaus in entscheidender Weise auch die allgemeine Morbidität und Mortalität des Patienten an kardiovaskulären Krankheiten. Zusätzlich stehen Prasugrel und Ticagrelor zur Verfügung, die aber bisher nicht explizit für die PAVK zugelassen sind.

- **Acetylsalicylsäure** gilt in einer Dosierung von 75–300 mg/d, i. d. R. 100 mg/d, als Standardtherapie zur Verhütung thrombotischer Komplikationen bei allen Patienten mit PAVK ohne oder nach einer Gefäßintervention, wegen der hohen 5-Jahres-Mortalität (▶ Kap. 14.1.2, „Ätiologie und Pathogenese") bereits im Stadium I. Die Therapie sollte vor dem Eingriff (OP, PTA) begonnen und danach auf unbestimmte Dauer fortgeführt werden.
- Der ADP-Rezeptor-Antagonist **Clopidogrel** hat sich in der CAPRIE-Studie in einer oralen Dosis von 75 mg/d gegenüber ASS bzgl. der Verhütung von Schlaganfall, Herzinfarkt oder vaskulär bedingten Todesfällen als überlegen erwiesen. Das Medikament kommt insbesondere dann zum Einsatz, wenn unter Therapie mit ASS eine Progredienz von arteriosklerotischen Läsionen beobachtet wird, bei Unverträglichkeit von ASS sowie in Kombination mit ASS für einen begrenzten Zeitraum nach PTA mit Stent-Implantation in den infrainguinalen Arterien. Eine duale Plättchenhemmung bringt ansonsten gegenüber der alleinigen Gabe von ASS keinen klinischen Nutzen, auch nicht bei deutlich erhöhtem kardiovaskulärem Risiko bzw. bei gleichzeitiger koronarer oder zerebraler Arteriosklerose; sie erhöht aber das Blutungsrisiko. Eine routinemäßige Plättchenfunktionstestung wird nicht empfohlen. Bei erforderlicher Komedikation mit einem Protonenpumpenhemmer ist Pantoprazol gegenüber Omeprazol zu bevorzugen. Clopidogrel sollte 7 Tage vor einer elektiven Operation abgesetzt werden (**cave:** bei erforderlicher dualer Plättchenhemmung nach koronarem Stenting).

! WICHTIG

Thrombozytenfunktionshemmer senken bei Patienten mit PAVK nicht nur das Risiko neuer Gefäßverschlüsse, sondern vor allem auch Morbidität und Mortalität an kardiovaskulären und zerebralen Krankheiten. Sie sind auch bei asymptomatischer PAVK indiziert (Grad-1A-Empfehlungen der S3-Leitlinie PAVK 2016).

(2) **Heparine,** v.a. **unfraktioniertes Heparin** (UFH, u. a. Heparin-Natrium, Heparin-Calcium) kommen während und unmittelbar nach invasiven Therapiemaßnahmen wie systemischer Thrombolyse, Katheterintervention mit/ohne lokale arterielle Thrombolyse sowie im Rahmen von operativen Eingriffen am Gefäßsystem intravenös oder lokal intraarteriell für eine begrenzte Zeitdauer zur Anwendung. Die Dosierung richtet sich einerseits nach dem Verschlussrisiko und andererseits nach dem Blutungsrisiko. Sie wird bei UFH laborchemisch mit der aPTT (Verlängerung auf das ca. 2-Fache des Ausgangswerts) oder mit der ACT (Verlängerung auf 200–250 sec) gesteuert. Alternativ kann bei Katheterinterventionen niedermolekulares Heparin (NMH) eingesetzt werden. In einer randomisierten Studie mit einem gewichtsadaptierten präinterventionellen Bolus hat sich das NMH Enoxaparin (0,5 mg/kg KG) gegenüber UFH (60 IE/kg KG) als überlegen bzgl. Wirksamkeit und Sicherheit erwiesen. Größere Studien fehlen.

(3) **Orale Antikoagulanzien** wie **Vitamin-K-Antagonisten (VKA),** darunter Phenprocoumon (Marcumar®, Falithrom®) oder Warfarin (Coumadin®) werden zur Rezidivprophylaxe nach peripherer Embolie eingesetzt. Das gilt im Prinzip auch für die **DOAC** (Dabigatran, Rivaroxaban, Apixaban, Edoxaban) bei zugrundeliegendem Vorhofflimmern. Orale Antikoagulanzien sind gegenüber ASS mit einem deutlich höheren Blutungsrisiko behaftet und kommen daher bei der PAVK nicht routinemäßig zur Anwendung; nach Implantation

eines distalen Venenbypasses kann ein VKA erwogen werden. Die kombinierte Anwendung von VKA und ASS birgt ein hohes Blutungsrisiko und bleibt daher Ausnahmefällen mit sehr hohem Verschlussrisiko (kritische Ischämie, Rezidiveingriff, schlechter Ausstrom, synthetischer Bypass am Unterschenkel) vorbehalten (S3-Leitlinie PAVK der Deutschen Gesellschaft für Angiologie 2016). Für die Kombination von DOAC und ASS bei PAVK gibt es bisher keine ausreichende Evidenz, entsprechende Studienergebnisse sind aber in Kürze zu erwarten (u.a. COMPASS, VOYAGER-PAD).

Invasive Maßnahmen

Invasive Therapiemaßnahmen sind grundsätzlich bei einer PAVK im Stadium III und IV unter dem Gesichtspunkt der Vermeidung einer Amputation in Erwägung zu ziehen. In ausgewählten Fällen kommen sie unter sorgfältiger Abwägung von Nutzen und Risiko auch im Stadium II zur Anwendung. Generell nimmt die Erfolgsrate invasiver Maßnahmen von den großen proximalen zu den kleinen distal gelegenen Gefäßen deutlich ab. Prinzipiell sollte zunächst der Eingriff (interventionell oder operativ) mit dem geringsten Risiko bei bester Aussicht auf Erfolg gewählt werden. Bei multiplen Gefäßprozessen werden zunehmend Operation und PTA mit/ohne lokale Thrombolyse bei einem Eingriff kombiniert (sog. Hybrideingriffe); diese Therapiestrategie erfordert die enge interdisziplinäre Zusammenarbeit von Angiologen, Radiologen und Gefäßchirurgen.

Operative Behandlung

Als operative Behandlungsmaßnahmen kommen bei der chronischen PAVK die lokale *Thrombendarteriektomie* (Ausschälung eines älteren Thrombus gemeinsam mit Gefäßintima und innerer Mediaschicht) mit oder ohne gleichzeitige Patchplastik, die *Bypass-Implantation* aus biologischem (autolog: V. saphena magna, ggf. Armvene) oder synthetischem Material (PTFE, Dacron) sowie ein intraoperatives *Hybridverfahren* (Kombination von chirurgischen und interventionellen Maßnahmen bei einem Eingriff) in Betracht. Für einen infrainguinalen Bypass ist Venenmaterial gegenüber Kunststoff aufgrund der besseren Langzeitergebnisse zu bevorzugen; die 5-Jahres-Offenheitsrate beträgt dann für femoro-popliteale Bypässe ca. 50–70 % gegenüber 30–50 % (S3-LL PAVK 2016) mit besserem Outcome bei Anlage oberhalb (P1-Segment der V. poplitea) vs. unterhalb (P3-Segment der V. poplitea) des Kniegelenks.

Vom Prinzip her ist die Indikation zur operativen Gefäßrekonstruktion bei langstreckigen (etwa > 15–20 cm), chronischen und stark verkalkten Gefäßverschlüssen in den Stadien III und IV in Erwägung zu ziehen. Als Bypass-Materialien werden suprainguinal Kunststoff und infrainguinal eine körpereigene Vene bevorzugt.

Bei einer hochgradigen Einengung im Bereich der Femoralisgabel stellt die lokale Thrombendarteriektomie, ggf. in Kombination mit einer Patchplastik der A. profunda femoris, einen relativ kleinen Eingriff mit oft großer Wirkung dar. Dieser Eingriff kann deshalb auch bereits im Stadium II indiziert sein. Krurale Gefäßrekonstruktionen sind hingegen i. d. R. erst in den Stadien III und IV angezeigt.

Im femoro-poplitealen Bereich richtet sich die Indikation zur PTA oder zur Operation nach den individuellen Gegebenheiten. Als extraanatomischer Bypass wird die Überbrückung einer Verschlussstrecke durch eine Gefäßprothese außerhalb der natürlichen Präformierung bezeichnet (axillo-femoral, femoro-krural). Das Verfahren hat ein relativ geringes Operationsrisiko und kommt deshalb auch für alte Patienten sowie bei schweren Begleitkrankheiten in Betracht.

Perkutane transluminale Angioplastie (PTA) mit/ohne Stent-Implantation

Das Prinzip der besteht darin, ein arterielles Strombahnhindernis zu passieren und anschließend mittels Ballonkatheter zu dilatieren. Häufig muss die PTA mit einer lokalen intraarteriellen Thrombolyse (s. u.) kombiniert werden und zwar unterstützend zur primären Eröffnung des Gefäßes oder zur Auflösung eines während der Behandlung durch die Gefäßwandläsion entstandenen frischen Gerinnsels.

Die Indikation zur PTA ist vom Prinzip her gegeben bei kurzstreckigen (etwa < 10–15 cm) akuten oder chronischen Stenosen oder Verschlüssen in Arterien oder Bypässen. Medikamentenbeschichtete Ballons und Stents sowie auch weiterentwickelte intravasale Behandlungstechniken (z. B. Atherektomie, Rotationsthrombektomie, Angioplastie mit „Cutting balloons" oder Lasertechnik) werden zunehmend eingesetzt mit dem Ziel besserer primärer und langzeitiger Erfolgsraten. In der Beckenarterienstrombahn zeigt die sofortige (= primäre) Stent-Implantation nach PTA mit 96 % eine höhere Offenheitsrate nach 3 Jahren als die alleinige PTA mit nur 72 %. Im femoro-poplitealen Abschnitt erfolgt eine Stent-Implantation nicht routinemäßig. Stenosen in Unterschenkelarterien werden unter besonderer Abwägung von Nutzen und Risiko dilatiert, vorzugsweise bei kritischer Extremitätenischämie. Als Problemzone gilt die Femoralisgabel in der Leiste; hier ist die operative Behandlung zu bevorzugen (s. o.).

Lokale intraarterielle Thrombolyse (Katheterlyse)

Bei der lokalen intraarteriellen Thrombolyse wird entweder ein sog. **Endloch-Katheter** im proximalen Thrombusteil (syn.: Infusionsthrombolyse) oder ein sog. **Sprühlyse-Katheter** im distalen Thrombusteil (syn.: Infiltrationsthrombolyse) platziert. Folgende Dosierungen gelten für beide Verfahren als Anhalt (Ludwig et al. 2010):

(1) *Kontinuierliche lokale Infusionsthrombolyse:*

- **Urokinase:** 60.000–250.000 IE, nach 12 h Dosisreduktion auf 30.000–50.000 IE/h, max. Dosis: 1,5 Mio. IE.
- **Rekombinanter Plasminogenaktivator:** 2–5 mg, nach 12 h Dosisreduktion auf 0,5–1,0 mg/h, max. Dosis: 30 mg.

(2) *Infiltrationsthrombolyse:*

- **Urokinase:**
  - 200.000–600.000 IE als Bolus, stufenweise Dosisreduktion auf 60.000–100.000 IE/h.
  - Pulse-Spray-Lyse: 25.000 IE/30 s Bolus, Sprühlyse bis Maximaldosis 500.000 IE.
- **Rekombinanter Plasminogenaktivator:**
  - 0,025–1,0 mg/kg KG.
  - Pulse-Spray-Lyse: 1–2,5 mg/min Bolus, Sprühlyse bis Maximaldosis 20 mg.

Bei der Infiltrationsthrombolyse kann das Thrombolytikum über eine Strecke von 5–50 cm in den Thrombus eindringen.

Parallel erfolgt bei beiden Therapieregimes die Gabe von **UFH:** ca. 800–1.000 IE/h über die Katheterschleuse oder i. v.; dabei ist eine Verlängerung der aPTT auf das ≥ 2-Fache des Ausgangswerts anzustreben. Die Heparinisierung soll eine frühe Rethrombosierung verhindern, erhöht aber gleichzeitig das Blutungsrisiko.

Eine thrombolytische Behandlung kann je nach Alter des Thrombus wenige Stunden bis zu 3 Tage dauern. Die postinterventionelle Applikation von NMH statt UFH ist möglich und wird dann meistens noch für wenige Tage fortgesetzt.

Thrombolytische Verfahren eignen sich zur Behandlung von akuten (wenige Stunden alten), subakuten (mehrere Wochen alten) und im Einzelfall chronischen (mehrere Monate alten) Embolien und Thrombosen in den Stadien III und IV einer PAVK in differenzialtherapeutischer Abwägung mit operativen Maßnahmen und nur ausnahmsweise nach sorgfältiger Kalkulation von Nutzen und Risiko im Stadium II. Die intraarterielle Thrombolyse wird im Gegensatz zur alleinigen PTA v. a. bei längerstreckigen Stenosen und Verschlüssen (> 15 cm) eingesetzt und dann meistens in Kombination mit gleichzeitiger Aspiration von Thrombusmaterial und PTA. Damit lässt sich eine primäre Erfolgsrate von 70–90 %

erzielen. Von der Verschlusslokalisation her ist die femoro-popliteale Etage für die Behandlung am besten geeignet.

Die Rezidivprophylaxe wird bei arterieller Embolie i. d. R. mit VKA (Phenprocoumon, Warfarin) und bei arterieller Thrombose mit ASS durchgeführt (▶Kap. 14.2.1, „Vitamin-K-Antagonisten", ▶Kap. 14.1.2, „Thrombozytenfunktionshemmer und Antikoagulanzien"). Nach femoro-kruraler Stent-Implantation wird i. d. R. Clopidogrel zusätzlich zu ASS für ca. 4 Wochen verabreicht.

Systemische intravenöse Thrombolyse

Die systemische intravenöse Thrombolyse ist seit Einführung der lokalen intraarteriellen Thrombolyse in den Hintergrund getreten (▶Kap. 10.2). Die Behandlung kann mit **Streptokinase** oder **Urokinase** in **ultrahoher Dosis** als Kurzinfusion über 6 h oder in **konventioneller Dosis** über mehrere Tage erfolgen (▶Kap. 10.5).

Eine Indikation ist allenfalls noch bei einer PAVK im Stadium III und IV mit Verschlusslokalisation im aorto-iliakalen Bereich gegeben, da gerade proximale Thrombosen noch bis zu einem Alter von etwa 6 Monaten einer Thrombolyse zugänglich sind. Nebenwirkungen und Komplikationen der damit verbundenen systemischen Gerinnungsaktivierung sind zu berücksichtigen (▶Kap. 10.6).

Stadienadaptierte Therapiemaßnahmen

In allen Stadien einer PAVK ist die Optimierung bzw. Ausschaltung kardiovaskulärer Risikofaktoren von herausragender Bedeutung. Alle Patienten mit PAVK sollten einen Thrombozytenfunktionshemmer (i. d. R. ASS 100 mg/d oder Clopidogrel 75 mg/d) und ein Statin erhalten. Darüber hinaus ergeben sich stadienadaptierte Empfehlungen:

(1) *Stadium I:* Bei einer zufällig entdeckten, asymptomatischen PAVK besteht i. d. R. keine Indikation für durchblutungsfördernde medikamentöse und invasive Maßnahmen (▶Tab. 14.2). Wegen der hohen Koinzidenz von Krankheiten in anderen Gefäßregionen sind nichtinvasive Untersuchungen der koronaren, zerebralen und renalen Strombahn empfehlenswert. Regelmäßige Kontrollen zur Beurteilung einer etwaigen Progredienz der PAVK erscheinen angezeigt (z. B. 1- bis 2-mal pro Jahr).

(2) *Stadium II:* Bei einer Claudicatio intermittens ist die betroffene Extremität nicht in akuter Gefahr. Konservative Behandlungsverfahren stehen daher an erster Stelle. Besonders hervorzuheben ist ein strukturiertes Gefäß- und Gehtraining. In Einzelfällen kann die medikamentöse Therapie mit **Cilostazol** oder **Naftidrofuryl** erwogen werden. Eine invasive Behandlung bedarf der sorgfältigen Abwägung von Risiko und Nutzen unter Einbeziehung des Lebensalters des Patienten. Bei deutlich eingeschränkter Lebensqualität können unter besonders sorgfältiger Abwägung von Nutzen und Risiko eine Katheterintervention und/oder ein kleiner operativer Eingriff (z. B. Gefäßplastik bei einer Abgangsstenose der A. profunda femoris) angezeigt sein. Die medikamentöse **Sekundärprävention** erfolgt mit **ASS** 100–300 mg/d oder Clopidogrel 75 mg/d als Dauertherapie, nach PTA mit Stent-Implantation in (dualer) Kombination mit **Clopidogrel** 75 mg/d über ca. 4 Wochen. Bei Beckenarterien-Stents ist wegen der guten Prognose i. d. R. keine duale Plättchenhemmung erforderlich (▶Tab. 14.2).

(3) *Stadium III/IV:* Die kritische Extremitätenischämie ist durch Ruheschmerz und/oder Nekrosen gekennzeichnet. Der Knöchelarteriendruck liegt i. d. R. < 50 mmHg. Die Mortalitätsrate innerhalb eines Jahres beträgt 20–40 %. Ohne konsequentes diagnostisches und therapeutisches Handeln droht der Teilverlust der Extremität. Revaskularisierende Maßnahmen mit Einbeziehung der kruralen und pedalen Gefäße stehen absolut im Vordergrund. **Prostaglandin E_1** kann im Einzelfall eingesetzt werden, wenn eine Revaskularisation nicht möglich ist oder erfolglos war. Die therapeutische Vorgehensweise ist individuell festzulegen und stellt hohe Ansprüche an ein gut eingespieltes Team aus Angiologen, Ra-

diologen und Gefäßchirurgen. Zur **Schmerztherapie** eignen sich initial **Paracetamol, Acetylsalicylsäure** und **Metamizol.** Starke Schmerzen rechtfertigen den Einsatz von **Opioiden.** Gegebenenfalls kommt eine Schmerzmittelapplikation über Periduralkatheter, die „Spinal Cord Stimulation" (SCS) bzw. eine lumbale Sympathektomie (z. B. bei schwerer Endangiitis obliterans) in Betracht. Begleitkrankheiten bedürfen der konsequenten Behandlung. Dazu gehört auch die ausreichende Oxygenierung des Bluts (z. B. Behebung einer Anämie bei Hb < 9 g/dl). Bettruhe und Tieflagerung der betroffenen Extremität um 20–30 Grad dienen der Aufrechterhaltung der akralen Hautdurchblutung. Die minderdurchblutete Gliedmaße ist sorgfältig vor der Einwirkung thermischer, mechanischer und infektiöser Noxen zu schützen. Das gilt insbesondere für Diabetiker mit begleitender Polyneuropathie (▶ Kap. 25.2.4.4). Bei Bettruhe erfolgt zusätzlich die Thromboseprophylaxe mit Heparin. Über lokale Wundbehandlung und Antibiose ist im Einzelfall zu entscheiden. Die Lokalbehandlung ischämischer Gewebsdefekte erfolgt nach den Grundprinzipien: Entfernung von nekrotischen/fibrotischen Belägen, Konditionierung der Wunde durch spezielle Wundauflagen und konsequente Bekämpfung einer lokalen Infektion. Besonderer Beachtung bedarf das *diabetische Fußsyndrom* (▶ Kap. 25.2.4.5). In 45–60 % der Fälle ist dabei die Neuropathie der ätiologisch führende Faktor, in 25–45 % die Kombination aus Neuro- und Angiopathie. Die Amputationsrate ist beim Diabetiker um das 30- bis 40-Fache höher als beim Nichtdiabetiker. Nach einer Intervention kommen Thrombozytenfunktionshemmer, i. d. R. ASS, Clopidogrel oder eine passagere duale Plättchenhemmergabe beider Substanzen (z. B. nach peripherer Stent-Implantation), zur Anwendung. In Einzelfällen werden Vitamin-K-Antagonisten allein oder in Kombination mit einem Thrombozytenfunktionshemmer verabreicht; evidenzbasierte Daten für DOAC liegen aktuell noch nicht vor (▶ Tab. 14.2).

14.1.3 Entzündliche Gefäßkrankheiten/Vaskulitiden

Definition Es handelt sich um eine heterogene Gruppe von Krankheiten, bei denen entzündliche Veränderungen einzelner oder mehrerer Gefäßsegmente in bestimmten oder in mehreren anatomischen Regionen betroffen sind. Zu den Vaskulitiden, die bevorzugt größere Arterien befallen, gehören u. a. die Riesenzellarteriitiden (**Takayasu-Arteriitis** und **Arteriitis temporalis**). Die **Thrombangiitis obliterans** (= Morbus Buerger) betrifft vor allem kleine und mittelgroße Arterien. Zu weiteren Vaskulitiden ▶ Kap. 23.2.5.

Ätiologie und Pathogenese Die Ätiologie ist bei allen drei Krankheitsbildern ungeklärt.

(1) Das pathologisch-anatomische Kennzeichen bei der **Takayasu-Arteriitis** sowie bei der **Arteriitis temporalis** ist die entzündliche Umwandlung von Media und Adventitia mit Auftreten von Riesenzellen.

(2) Von der **Thrombangiitis obliterans** betroffene Patienten sind fast ausnahmslos Raucher; im Gesamtkollektiv der Patienten mit peripherer arterieller Verschlusskrankheit entfallen in Westeuropa etwa 2 % auf diese Krankheit.

Klinik: Leitsymptome und -befunde Die klinischen Befunde sind abhängig von der Lokalisation der Gefäßverschlüsse.

(1) Die **Takayasu-Arteriitis** befällt vor allem junge Frauen (< 40 Jahre). In unterschiedlichem Ausmaß sind die Aorta thoracalis und/oder abdominalis mit ihren Hauptästen sowie ggf. auch die Pulmonal- und die Koronararterien betroffen. Entsprechend vielfältig ist die klinische Symptomatik. Arterielle Hypertonie, Aortenaneurysma und Aortenklappeninsuffizienz sowie pulmonale Hypertonie sind meist von prognostischer Bedeutung. Die BSG ist meist beschleunigt (> 50 mm/h).

(2) Die **Arteriitis temporalis** betrifft vor allem ältere Menschen (> 50 Jahre), bevorzugt Frauen. Es können mittel- bis großkalibrige Arterien im ganzen Körper betroffen sein, schwerpunktmäßig aber die supraaortalen Gefäße. Charakteristisch sind Lokalsymptome wie Kopfschmerzen und eine tastbare Verhärtung der A. temporalis! Es können Allge-

meinsymptome wie Müdigkeit, Fieber und Gewichtsverlust sowie Doppelbilder und ein Verlust der Sehfähigkeit bis zur Erblindung auftreten, auch Zeichen der Minderdurchblutung an Armen und Beinen. Im akuten Krankheitsstadium ist die BSG stark beschleunigt (> 50–100 mm in der 1. h)!

(3) Die **Thrombangiitis obliterans (syn. Buerger-Syndrom)** ist eine nicht arteriosklerotische, immunvermittelte Endarteriitis mit konsekutiver Thrombosierung und betrifft vorwiegend junge Männer (< 40 Jahre), die stark rauchen. Die Krankheit verursacht multilokuläre, schubweise verlaufende Entzündungen der kleinen und mittelgroßen Arterien und Venen des Unterschenkels und/oder Unterarms mit konsekutiver Thrombosierung des Gefäßlumens. Charakteristisch sind Ruheschmerzen und Kältegefühl. Eine Thrombophlebitis gilt als typische Begleiterscheinung.

Bezüglich der Unterschiede zwischen Thrombangiitis obliterans und chronischer PAVK ▶ Tab. 14.3.

Sicherung der Diagnose Eine histologische Sicherung der Diagnose ist bei der Arteriitis temporalis (Nachweis von Riesenzellen in der Temporalarterienbiopsie) möglich und sollte – wenn überhaupt – vor oder in den ersten 2 Wochen einer Steroidtherapie erfolgen. Der geplante medikamentöse Therapiebeginn darf sich dadurch nicht verzögern. Die Labordiagnostik weist bei allen Krankheitsformen unspezifische Entzündungsreaktionen nach; spezifische Marker existieren nicht.

Bei der **Arteriitis temporalis** und bei der **Takayasu-Arteriitis** lassen sich homogene zirkuläre Verdickungen der Gefäßwand mit glatt begrenzten Stenosen in den betroffenen Gefäßsegmenten als Leitbefunde mittels farbkodierter Duplexsonografie objektivieren („Makkaroni-Zeichen"). In sonografisch schwer zugänglichen Gefäßregionen kommen andere Methoden zum Einsatz, bei der Takayasu-Arteriitis mit Befall der Brustaorta und ihrer abgangsnahen Äste die Positronenemissionstomografie (PET) bzw. die MRA und bei der **Thrombangiitis obliterans** mit Befall der peripheren Arterien die MRA oder die DSA.

Tab. 14.3 Unterschiede zwischen Thrombangiitis obliterans und chronischer PAVK

	Thrombangiitis obliterans	Chronische PAVK
Ätiologie	Unbekannt	Atherosklerose
Lokalisation der Verschlüsse	Lokalisiert, segmentär	Generalisiert
Beteiligung der Koronararterien	Selten	Häufig
Beteiligung von Venen	Häufig Thrombophlebitiden	Fehlend
Alter bei Erstmanifestation	< 40 Jahre	> 40 Jahre
Claudicatio intermittens	Gelegentlich	Meistens
Spontanverlauf	In Schüben	Langsam progredient

Therapie

(1) Gemäß der im Vordergrund stehenden entzündlichen Gefäßwandveränderungen erfolgt die Behandlung der akuten Krankheitsphase einer *Takayasu-Arteriitis* und einer *Arteriitis temporalis* mit **Steroiden,** beginnend mit 1 mg/kg KG/d Prednison oder Prednisolon oral. Die Reduktion der Dosis richtet sich nach dem Krankheitsverlauf sowie dem Rückgang der Entzündungsparameter im Blut (BSG, CRP). Als Anhaltswerte gelten eine Reduktion der Tagesdosis um 10–20 mg/Woche im 1. Monat und um 2,5–10 mg/Woche im 2. Monat, anschließend ca. 1 mg/d in monatlichen Abständen. Eine Erhaltungsdosis unterhalb der Cushing-Schwelle ist bei einer Arteriitis temporalis über mindestens 6–12 Monate, bei der Takayasu-Arteriitis über mindestens 1 Jahr angezeigt. Die zusätzliche Gabe von

14

Immunsuppressiva wie **Methotrexat** (z. B. 1 × 15 mg/Woche i. v. oder oral) oder **Azathioprin** ist vor allem bei der Takayasu-Arteriitis indiziert; sie dient der Remissionsinduktion und dem Einsparen von Steroiden. Rezidive treten nach Beendigung der Medikation in 20–50 % der Fälle auf und werden dann vorzugsweise erneut mit Kortikosteroiden behandelt. Für weitere Informationen zur Behandlung von therapierefraktären Fällen mit Immunsuppressiva und TNFα-Inhibitoren ▶ Kap. 23.2.5.1.

> **! WICHTIG**
> Die unbehandelte Arteriitis temporalis kann zur Erblindung führen. Die Therapie mit Steroiden ist deshalb bereits im Verdachtsfall (Sturzsenkung!) unverzüglich einzuleiten.

(2) Bei der *Thrombangiitis obliterans* steht die Behandlung der peripheren Durchblutungsstörung im Vordergrund. Die wichtigste Maßnahme ist die **vollständige Nikotinabstinenz.** Dadurch lässt sich die Krankheit zum Stillstand bringen. Die medikamentöse Behandlung der Wahl ist die Gabe des Prostazyklinanalogons **Iloprost** i.v. bzw. von **Prostaglandin E_1** intraarteriell oder i.v.(▶ Kap. 14.1.2, „Konservative Maßnahmen"). Die klinische Wirksamkeit von Steroiden und Immunsuppressiva ist bei diesem Krankheitsbild nicht erwiesen.

(3) Bei *allen entzündlichen Gefäßerkrankungen* ist die Indikation für Lumen eröffnende Maßnahmen sowie für gefäßchirurgische Eingriffe wegen der hohen Rate an schweren Komplikationen und Frührezidiven sehr kritisch zu stellen, im entzündlichen Akutstadium daher nur bei vitaler Indikation wie z. B. bei einem drohenden Gliedmaßenverlust (▶ Kap. 14.1.2, „Invasive Maßnahmen"). Der Nutzen von Thrombozytenfunktionshemmern wird kontrovers beurteilt (Leitlinienbasierte Empfehlungen der DGIM – Update 2009).

14.1.4 Funktionelle Gefäßkrankheiten/Raynaud-Syndrom

Definition Das Raynaud-Syndrom wurde erstmals von Maurice Raynaud (1862) beschrieben und ist charakterisiert durch anfallsartig auftretende Vasospasmen an Fingern und/oder Zehen. In Deutschland sind etwa 9 %, in Europa 10–30 % der Bevölkerung betroffen, Frauen 4-mal häufiger als Männer, meist in jüngerem Alter (20–40 Jahre).

Ätiologie und Pathogenese Beim sog. **primären Raynaud-Syndrom** ist eine Ursache für die Vasospasmen nicht eruierbar.

Das sog. **sekundäre Raynaud-Syndrom** ist auf eine definierte Ursache oder Krankheit zurückzuführen. Dafür kommen in Betracht: Kollagenosen (u. a. Sklerodermie, systemischer Lupus erythematodes, CREST-Syndrom), Vibrationstraumen, chronische Kälteschäden (Erfrierungen!), Intoxikationen (Vinylchlorid) oder Drogen (Amphetamine, Kokain) und unerwünschte Medikamentenwirkungen (u. a. Betablocker, Ergotamin, Cisplatin, Interferon). Die Raynaud-Symptomatik kann einer manifesten Kollagenose um mehr als 5 Jahre vorausgehen.

Klinik: Leitsymptome und -befunde Der Vasospasmus tritt nach bestimmten auslösenden Reizen (Kälte, Stress) anfallsweise an den Finger- oder Zehenarterien auf und bildet sich spontan oder durch Wärmezufuhr zurück. Das typische klinische Bild mit Zyanose, gefolgt von Blässe und postischämischer Rötung tritt nur in etwa 20 % der Fälle auf; bei allen anderen Patienten werden ausschließlich zyanotische oder weiße Verfärbungen beobachtet. Die Anfälle betreffen meistens die Langfinger und fast nie die Daumen (Ursache unbekannt) und gehen oft mit Schmerzen und neuropathischen Störungen einher. Während das primäre Raynaud-Syndrom i. d. R. die Langfinger beider Hände befällt, können bei der sekundären Form einzelne Finger, ggf. auch nur einer Hand betroffen sein.

Sicherung der Diagnose Die Diagnose des **Raynaud-Syndroms** lässt sich durch die Anamnese mit Schilderung des typischen klinischen Befunds stellen. Zur Objektivierung kann die akrale Oszillografie herangezogen werden; bei Kälteprovokation resultiert infolge der verminderten Durchblutung ein pathologischer Kurvenverlauf, der sich nach Wärmeexposition oder Gabe von Nitroglyzerin wieder normalisiert. Gleichzeitige Fingerarterienverschlüsse lassen sich nach Erwärmung der Finger oftmals mit der Farbduplexsonografie objektivieren, bei unklarem Befund und hochgradigem Verdacht mit nachfolgenden therapeutischen Konsequenzen zusätzlich mit der MRA oder der DSA.

Zum Ausschluss oder Nachweis einer Grundkrankheit erfolgt eine internistische Untersuchung. Als Screeningverfahren auf eine Kollagenose kommen die Bestimmung von antinukleären Antikörpern und die Kapillarmikroskopie zur Anwendung.

Therapie

(1) Die Basis jeder Anfallsprophylaxe ist der Schutz vor Kälte und Nässe.

(2) Bei häufigen und lang anhaltenden Raynaud-Anfällen können **Kalziumantagonisten** eingesetzt werden, sofern das der arterielle Systemblutdruck erlaubt (häufig besteht eine Hypotonie!).

- Hier kommt **Nifedipin** in aufsteigender Dosierung, beginnend mit 3 × 5–10 mg/d, maximal 3 × 20 mg/d in Betracht.
- Alternativ kann **Diltiazem** in einer Anfangsdosis von 2–3 × 60 mg/d bis zu einer Maximaldosis von 360 mg/d eingesetzt werden (**cave:** Hypotonie, s. o.).

(3) **Prostanoide** bewirken eine Reduktion von Raynaud-Anfällen, sind aber aktuell in Deutschland nur zugelassen, wenn gleichzeitig Fingerarterienverschlüsse und Nekrosen vorliegen. Die Dosis als i. v. Infusion beträgt für **Iloprost** 0,5–2,0 ng/kg KG/min über 6 h und für **Prostaglandin E_1** 40 µg/d über 2–3 h. Die Behandlung erfolgt bei beiden Substanzen zunächst über 5 Tage, bei Ulzerationen über bis zu 21 Tage, und kann danach bei Befundverschlechterung oder im Intervall alle 3–6 Monate wiederholt werden (▶ Kap. 14.1.2, „Konservative Maßnahmen“, Leitlinienbasierte Empfehlungen der DGIM – Update 2009).

(4) **Endothelin-Rezeptor-Antagonisten** wie **Bosentan** erwiesen sich bei der Prophylaxe erneuter Fingerkuppenulzera bei Patienten mit sekundärem Raynaud-Syndrom infolge systemischer Sklerose als effektiv gegenüber Placebo. Günstige Effekte ergaben sich auch hinsichtlich der Bewegungsfähigkeit der betroffenen Hände und der Schmerzreduktion.

(5) Für den **AT_1-Antagonisten Losartan** und den **Serotoninwiederaufnahmehemmer Fluoxetin** (20 mg/d) wurde in kleinen Vergleichsstudien zu Nifedipin eine ähnlich gute Reduktion von Anfällen beschrieben, auch für den **Phosphodiesterase-V-Inhibitor Sildenafil** (2 × 50 mg/d) bei Patienten mit sekundärem Raynaud-Syndrom.

(6) Die Wirksamkeit einer thorakalen Sympathektomie zur Therapie häufiger Raynaud-Anfälle wird kontrovers beurteilt.

14.1.5 Ergotismus, Akrozyanose

(1) **Ergotismus:** Folge einer unerwünschten Wirkung von **Mutterkornalkaloiden** (Getreidestaub, ergotaminhaltige Medikamente) mit segmentalen Gefäßspasmen in den peripheren, viszeralen, koronaren und zerebralen Arterien. Die Diagnose lässt sich durch die Anamnese (Migräne oder einmalig exzessiv hohe oder chronische Einnahme von Ergotamin?) vermuten und duplexsonografisch (oder angiografisch) durch Nachweis einer diffusen Engstellung aller Arterien vom muskulären Typ objektivieren. Nach Absetzen der auslösenden Substanz kommt es i. d. R. innerhalb von wenigen Tagen zu einer Restitutio ad integrum.

(2) **Akrozyanose:** rötlich bis zyanotisch verfärbte Akren mit vermehrter Schweißabsonderung. Betroffen sind meist junge Frauen. Wahrscheinlich liegen der Krankheit arterioläre Spasmen mit konsekutiver Dilatation der Kapillaren und Venolen mit daraus resultierender Zyanose zugrunde. Kapillarmikroskopisch lassen sich erweiterte Kapillarschlingen

mit erheblich reduzierter Strömungsgeschwindigkeit nachweisen. Eine spezifische Therapie ist unbekannt; Kälteexposition sollte vermieden werden.

14.1.6 Arterielle Aneurysmen

Definition Arterielle Aneurysmen sind umschriebene Erweiterungen von Gefäßen um über 50 % eines altersentsprechenden Durchschnitts. Pathologisch-anatomisch werden drei Formen differenziert.

(1) Bei einem **Aneurysma verum** (= echt) sind alle Wandschichten bei erhaltener Gefäßkontinuität ausgedehnt.

(2) Bei einem **Aneurysma spurium** (= falsch) handelt es sich um eine perivasale, endothelialisierte Gewebehöhle, die von der betroffenen Arterie mit Blut durchströmt wird.

(3) Das **Aneurysma dissecans** ist durch einen Einriss der Intima mit Ausbildung eines vom Blutstrom gewühlten Kanals zwischen den Gefäßwandschichten gekennzeichnet, der ggf. distal wieder in das Arterienlumen einmündet.

Ätiologie und Pathogenese **Angeborene Aneurysmen** sind selten (v. a. Hirnbasisarterien, seltener Bindegewebserkrankungen wie Marfan-Syndrom oder Ehlers-Danlos-Syndrom vom vaskulären Typ). **Erworbene Aneurysmen** sind meistens auf eine arteriosklerotische (v. a. Aorta abdominalis und Beckenarterien), wesentlich seltener auf eine entzündliche Genese (z. B. bei Periarteriitis nodosa, Mesaortitis luica) zurückzuführen. Iatrogen verursacht treten Aneurysmen nach Punktionen (Herzkatheter) oder bei interventionellen Eingriffen (PTA) auf.

Die Prävalenz eines Bauchaortenaneurysmas beträgt bei über 60-jährigen Männern 4–7 %, bei gleichaltrigen Frauen 1 %.

Klinik: Leitsymptome und -befunde Aneurysmen sind meist asymptomatisch und werden zufällig bei bildgebenden Untersuchungen entdeckt, thorakale Aneurysmen bei der Echokardiografie oder der thorakalen Röntgendiagnostik (Rö-Thorax, CT, MRT), abdominale oder periphere Aneurysmen bei der Sonografie. Sie können aber auch durch rezidivierende periphere Embolien infolge einer Teilthrombosierung des erweiterten Gefäßlumens klinisch in Erscheinung treten. Ein **thorakales Aortenaneurysma** ist meist klinisch stumm, eine **thorakale Aortendissektion** verursacht hingegen heftige, schneidende Schmerzen, beim thorakalen Typ A nach Stanford bevorzugt retrosternal und beim abdominalen Typ B im Rücken und Abdomen. Ein großes **abdominales Aortenaneurysma** kann durch Pulsationen und Kompressionserscheinungen sowie durch Schmerzen mit Ausstrahlung in den Rücken und in das kleine Becken auffallen. Bei Verlegung von Seitenästen der Aorta abdominalis resultiert ein absteigendes Ischämiesyndrom. Eine Aortenruptur kündigt sich durch heftige Schmerzen und Schocksymptomatik an und geht mit einer sehr hohen Mortalität einher.

Sicherung der Diagnose Ein **thorakales Aneurysma** wird in seinem gesamten Verlauf mittels MRT (oder CT) und abgangsnah in der Echokardiografie abgebildet. Bei **abdominalen** und **peripheren Aneurysmen** ist die Sonografie die diagnostische Methode der Wahl; sie ermöglicht eine Aussage über Größe, Morphologie, Wandbeschaffenheit und intravasale Thrombosierung. Bei unklarem Ultraschallbefund sowie zur Operationsvorbereitung erfolgt die Computertomografie als Schnittbildverfahren (CT) und in Angiografietechnik (CTA). Bei Kontraindikationen wird die Magnetresonanztomografie (MRT) bzw. Magnetresonanzangiografie (MRA) eingesetzt. Die intraarterielle DSA kommt in Einzelfällen in Betracht.

Die eingehende internistische und angiologische Diagnostik dient der Erkennung kardialer und zerebraler Durchblutungsstörungen (hohe Koinzidenz!) sowie weiterer Aneurysmen (oft multilokulär!).

Therapie

Allgemeine Maßnahmen

Begleitkrankheiten und Risikofaktoren (Hypertonie!) sind konsequent zu behandeln. Regelmäßige sonografische Verlaufskontrollen erfolgen beim abdominalen Aneurysma zur Verlaufsbeobachtung in ca. 6- bis 12-monatigen Abständen sowie nach einer operativen Intervention, bei raschem Größenwachstum bzw. postoperativen Besonderheiten in kürzeren Abständen. Wegen der arteriosklerotischen Genese erfolgt die Thromboseprophylaxe mit einem Thrombozytenfunktionshemmer. Bei peripherer Embolisierungsgefahr (teilthrombosiertes Aneurysma) sind Antikoagulation und rasche Operation erforderlich.

Operative/interventionelle Maßnahmen

Die Ausschaltung des Aneurysmas ist u. a. abhängig von Größe, Lokalisation und Wachstumstendenz des Aneurysmas sowie vom Allgemeinzustand des Patienten.

Bei einem *thorakalen Aortenaneurysma* (> 3,5 cm) besteht die Indikation zur Operation bzw. zur endovaskulären Stentgraft-Implantation ab einem Durchmesser von ca. 5–6 cm.

Beim *Aneurysma dissecans* der Aorta wird beim Typ A nach Stanford (= 60 % der Fälle, Aortenbogen mit Aorta ascendens betroffen) wegen der hohen Mortalität möglichst rasch operiert (Kunststoffprothesenimplantation), beim Typ B (40 % der Fälle, Aorta descendens betroffen) nur bei drohenden Komplikationen.

Bei einem *abdominalen Aortenaneurysma* ist die Indikation zur chirurgischen Ausschaltung prinzipiell gegeben bei einer Ruptur (Notfalleingriff mit hoher Mortalität), bei Symptomen (Schmerz, Embolien), bei einem Querdurchmesser > 4,5–5 cm sowie bei rascher Zunahme des Querdurchmessers von > 0,5 cm innerhalb von 6 Monaten. Als Therapiemaßnahmen kommen die Implantation eines Protheseninterponats (abdominale Operation) oder einer endovaskulären Stent-Prothese (über die Leistenarterien) in Betracht.

Popliteale Aneurysmen werden ab einem Durchmesser von ca. 2,0–2,5 cm operativ ausgeschaltet, und zwar mittels Gefäßinterponat oder Bypass-Anlage sowie alternativ auch mit einer endoluminalen Stent-Prothese.

Viszerale Aneurysmen werden durch die weitverbreitete bildgebende Diagnostik häufig zufällig entdeckt. Therapieoptionen sind Operation bzw. Ausschaltung mittels Stent-Prothese oder interventioneller Embolisation. Handlungsbedarf besteht i. d. R. ab einem Durchmesser > 2 cm.

Das *Aneurysma spurium* nach einer Gefäßpunktion (häufig in der Leiste) lässt sich durch eine gezielte sonografische Kompression (meist langwierig) oder die ultraschallgesteuerte Injektion von Thrombin (funktioniert rasch) ausschalten. Bei ausbleibendem Erfolg oder auch primär kann eine gefäßchirurgische Versorgung vorgenommen werden.

> **! WICHTIG**
> Bei einem Aortenaneurysma besteht eine Behandlungsindikation (endovaskulär oder chirurgisch) ab einem Durchmesser von ca. 5 cm (normaler Durchmesser < 2,5 cm).
> Wegen der hohen Koinzidenz und zur Minimierung des Operationsrisikos müssen bei einem abdominalen Aortenaneurysma eine KHK und eine hämodynamisch relevante Karotisstenose ausgeschlossen werden.

14

14.2 Venöse Gefäßkrankheiten

14.2.1 Venenthrombose (TVT)

Definition Bei einer Venenthrombose (Syn.: tiefe Venenthrombose, TVT, Phlebothrombose) handelt sich um einen vollständigen oder partiellen thrombotischen Verschluss einzelner oder mehrerer intrafaszial gelegener Leitvenen, am häufigsten in den Beinvenen.

Epidemiologie Die Häufigkeit einer Beinvenenthrombose wird in Deutschland auf 1:1.000 Einwohner pro Jahr beziffert. Das Thromboserisiko steigt mit dem Lebensalter deutlich an: Es wird bei Kindern auf 1 : 100.000 und bei alten Menschen auf 1 : 100 geschätzt.

Ätiologie und Pathogenese Ursächlich sind an der Entstehung einer Venenthrombose die 3 Komponenten der Virchow-Trias in unterschiedlicher Weise beteiligt:

(1) **Gefäßwandschaden** (z. B. bei Operationen, Traumen, zentralen Verweilkathetern),

(2) **verlangsamte Blutströmung** (z. B. bei Immobilität durch Bettruhe, im Gipsverband oder bei stundenlanger beengter Sitzhaltung auf Reisen sowie bei Herzinsuffizienz, postthrombotischem Syndrom und schwerer Stammvarikose),

(3) **erhöhte Gerinnungsneigung des Bluts** (z. B. thrombophile Gerinnungsstörungen wie Antithrombin-, Protein-C- oder -S-Mangel, Faktor-V- oder Prothrombin-Mutation, Antiphospholipid-Syndrom, Paraneoplasie bei Tumoren, hormonelle Dysbalance in der Schwangerschaft oder bei oraler Antikonzeption).

Pathogenetisch werden zwei Verlaufsformen unterschieden:

(1) Bei der häufigeren **aszendierenden Thrombose** wächst der Thrombus von einer Venenklappe aus nach proximal.

(2) Bei der **deszendierenden Thrombose** ist das Thrombuswachstum von proximal nach distal gerichtet; Ausgangspunkte sind hierbei *intravasale* (z. B. der sog. Venensporn nach May-Thurner, d. h. ein bindegewebiges Septum in der linken Beckenvene durch die kreuzende rechte Beckenarterie) oder *extravasale* (z. B. ein von außen die Vene komprimierender Tumor) Strombahnhindernisse.

> **! WICHTIG**
> Venenthrombose und Thrombophlebitis können die ersten Manifestationen eines Malignoms sein (Kolon, Prostata, Pankreas, Lunge, Magen, Harnblase u. a.)!

Klinik: Leitsymptome und -befunde Thrombosen betreffen in ca. 98 % die Bein- und Beckenvenen, in ca. 2 % die Arm- und Schultervenen und selten organbezogene Venen (Pfortader-, Mesenterial-, Milz-, Leber-, Nieren- und Sinusvenen). Die klinische Symptomatik ist außerordentlich variabel. Bei **bettlägerigen Patienten** verursacht eine akute Beinvenenthrombose oft kaum Beschwerden. Bei **mobilen Patienten** treten als häufigste Symptome Schmerzen und Schwellungsneigung auf. Die klinische Wahrscheinlichkeit einer Venenthrombose lässt sich mit einem Score abschätzen, der anamnestische Angaben und klinische Befunde berücksichtigt; am besten evaluiert ist der sog. Wells-Score (▶Tab. 14.4). Dieser kann gezielt als Baustein in die diagnostische Strategie (s. u.) eingesetzt werden und damit aufwendige apparative Untersuchungen einsparen. Voraussetzung ist aber, dass der Score als eigenständiger diagnostischer Schritt gleich zu Beginn durchgeführt und sein Ergebnis dokumentiert wird.

> **! WICHTIG**
> Die Symptomatik bei einer Venenthrombose ist variabel und erlaubt keine sichere klinische Diagnose. Jeder Verdacht muss deshalb durch ein oder mehrere weitere Untersuchungsverfahren definitiv nachgewiesen oder ausgeschlossen werden.

Tab. 14.4 Bestimmung der klinischen Wahrscheinlichkeit einer Venenthrombose (TVT) nach Wells et al. (2003)

Klinische Charakteristik	Score
Aktive Krebserkrankung	1,0
Lähmung oder kürzliche Immobilisation der Beine	1,0
Bettruhe (> 3 Tage), große Chirurgie (< 12 Wochen)	1,0
Schmerz/Verhärtung entlang der tiefen Venen	1,0
Schwellung ganzes Bein	1,0
Schwellung Unterschenkel > 3 cm gegenüber Gegenseite	1,0
Eindrückbares Ödem am symptomatischen Bein	1,0
Kollateralvenen	1,0
Frühere dokumentierte TVT	1,0
Alternative Diagnose mindestens ebenso wahrscheinlich wie tiefe Venenthrombose[1]	−2,0
Wahrscheinlichkeit für TVT	**Score**
Hoch	≥ 2,0
Nicht hoch	< 2,0

[1] Beispiel: Bei V. a. Muskelfaserriss oder Lumboischialgie werden 2 Punkte abgezogen.

Komplikationen Die **Lungenembolie** (syn.: Lungenarterienembolie) ist die wichtigste Frühkomplikation (▶ Kap. 16.8.2). Damit muss bei einem Drittel der Patienten mit Venenthrombose gerechnet werden. Meist verläuft sie asymptomatisch, in 0,5–2 % ist aber mit Todesfällen zu rechnen. Die Emboli stammen in > 90 % der Fälle aus Bein- und Beckenvenen. Rezidivierende Lungenembolien können über eine pulmonale Hypertonie zu einem chronischen Cor pulmonale führen (▶ Kap. 16.8.1).

Das **postthrombotische Syndrom** (PTS) ist die wichtigste lokale Spätkomplikation. Eine chronische venöse Insuffizienz entwickelt sich ca. 5–20 Jahre nach dem akuten Ereignis, in Abhängigkeit von Schweregrad und Lokalisation der Thrombose (▶ Kap. 14.2.4). Die Prävalenz eines venösen Ulkus liegt alterabhängig bei 0,5–3,4 %.

Die **Phlegmasia coerulea dolens** geht mit einer fulminanten Thrombosierung aller Venen einer Extremität einher. Charakteristisch sind die schmerzhafte (dolens), elefantiasisartige Schwellung (phlegmasia) und bläuliche Verfärbung (coerulea). Die Mortalität ist mit 20–50 % hoch; meist liegt ein maligner Tumor zugrunde. Es erfolgen die sofortige Gabe von Heparin (z. B. 10.000 IE UFH i. v.) und die Einweisung in ein interdisziplinäres Gefäßzentrum zur Thrombektomie, ggf. zur Thrombolyse.

Apparative Sicherung der Diagnose/diagnostische Strategie

(1) **D-Dimer-Tests** erfassen Fibrinspaltprodukte im Blut. Die Treffsicherheit der einzelnen Tests variiert erheblich; sie hängt vom Verfahren selbst und vom gewählten „Cut-off"-Wert ab, der i. d. R mit < 500 µg/L angegeben wird. Durch eine altersadjustierte Bewertung lässt sich die Aussagekraft erhöhen. Bei Verdacht auf eine akute venöse Thrombose oder Lungenembolie (venöse Thromboembolie [VTE]) ist eine D-Dimer-Testung nur nach vorheriger Bestimmung der klinischen Wahrscheinlichkeit sinnvoll (s. u. diagnostische Strategie).

D-Dimer-Tests eignen sich aufgrund der geringen Spezifität nicht für die Diagnostik von Thrombosen bei stationären Patienten mit Begleiterkrankungen und sind in der Schwangerschaft nur eingeschränkt verwertbar. Ihr Stellenwert ist andererseits bei der Abklärung einer Rezidivthrombose als besonders hoch einzustufen. Der Test wird – neben anderen Parametern – zur Entscheidung der Antikoagulationsdauer herangezogen und zwar etwa

14

4 Wochen nach Beendigung einer mindestens 3- bis 6-monatigen Antikoagulation einer ersten idiopathischen VTE: Bei negativem Test kann die Therapiebeendigung, bei positivem Test die Therapiefortführung erwogen werden (▶ Tab. 14.6).

(2) Die **B-Bild-Kompressionssonografie** ist die Methode der Wahl zum Nachweis oder Ausschluss einer Venenthrombose. Das Kriterium einer unvollständigen oder fehlenden Kompressibilität der betroffenen Vene weist im Vergleich zur Phlebografie in der proximalen Strombahn (= Vv. femorales sowie V. poplitea) eine Sensitivität und Spezifität zwischen 95 und 100 % auf. In der distalen Strombahn (= Vv. tibiales anterior und posterior sowie fibularis) können ähnlich gute Ergebnisse erzielt werden, einen erfahrenen Untersucher und ein hochauflösendes Gerät vorausgesetzt. Die diagnostische Treffsicherheit ist im Bereich der V. cava inferior und der Beckenvenen vermindert; sie kann in dieser Region sowie auch am Unterschenkel durch die **farbkodierte Duplexsonografie** erhöht werden.

(3) Die **Phlebografie** wird heute nur noch in Ausnahmefällen eingesetzt, z. B. bei V.a. Rezidivthrombose mit unklarem Sonografiebefund und vor invasiven Therapiemaßnahmen (OP, Thrombolyse).

(4) **Computer-** und **Magnetresonanztomografie** sind bei der Diagnostik von intraabdominellen Thrombosen wertvoll.

Eine *diagnostische Strategie* hat zum Ziel, durch den gezielten Einsatz validierter Untersuchungsmethoden weniger als 3 % (95 %-Vertrauensintervall) thromboembolische Ereignisse bei den nicht behandelten ambulanten Patienten mit Thromboseverdacht innerhalb von 3 Monaten zu übersehen (Interdisziplinäre S2-Leitlinie der AWMF 2016).

Validierte Vorgehensweisen sind:

(1) **Beginn mit klinischem Wahrscheinlichkeits-Score (kW) und D-Dimer-Test:** Bei *nicht hoher* kW (▶ Tab. 14.4) und negativem D-Dimer-Test gilt eine Thrombose als ausgeschlossen. Bei *hoher* kW oder/und positivem D-Dimer-Test ist eine weitere Abklärung erforderlich; sie erfolgt vorzugsweise mit der Kompressionssonografie (▶ Abb. 14.1).

(2) **Beginn mit Kompressionssonografie:** Zum Nachweis/Ausschluss einer Venenthrombose wird von vornherein die komplette Sonografie der Bein- und Beckenvenen, einschließlich der Unterschenkelvenen, durchgeführt. Der Ausschluss/Nachweis einer proximalen Venenthrombose sollte damit immer gelingen. Bei verbleibenden Unklarheiten ist die Strategie einer erneuten sonografischen Untersuchung nach 4–7 Tagen gut evaluiert, um einen

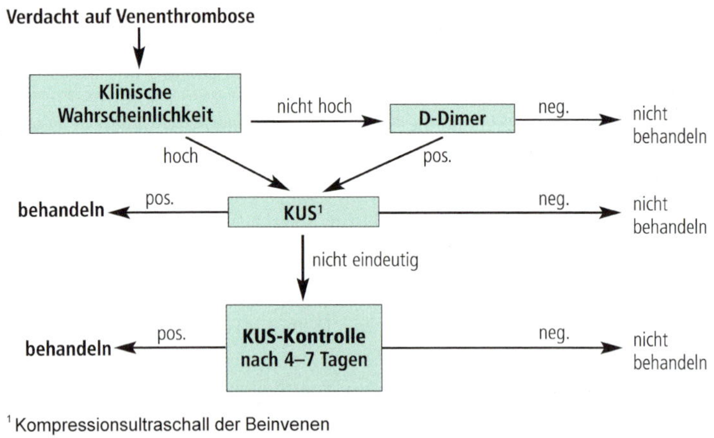

Abb. 14.1 Diagnostischer Algorithmus bei Verdacht auf Venenthrombose [AWMF-S2k-LL „Diagnostik und Therapie der Venenthrombose und der Lungenembolie" 2016] [F291-001]

zwischenzeitlich in die proximale Strombahn gewachsenen Thrombus zu erkennen (wobei hierbei der Verzicht auf eine zwischenzeitige Antikoagulation bei initialem proximalem Thromboseausschluss in Studien als „sicher" beurteilt wurde). Ggf. kann alternativ eine Phlebografie erfolgen.

Schwieriger ist die Abklärung eines Thromboseverdachts in Schwangerschaft/Wochenbett sowie bei Rezidivthrombose; hierfür liegen keine allgemein anerkannten Algorithmen vor.

Differenzialdiagnose Akuter arterieller Gefäßverschluss (fehlende Pulse!), Erysipel (lokale Entzündung, Antistreptolysintiter), Muskelfaserriss (Sonografie: Blutung), extravasales Kompressionssyndrom der Venen (Sonografie!), Lymphödem (klinischer Befund!).

Therapie

Therapieziele

Primäre Therapieziele sind die Verhütung einer Lungenembolie und die Verhinderung einer Progredienz der Thrombose. Sekundäres Therapieziel ist die Vermeidung postthrombotischer Komplikationen. Therapie der Wahl ist die Antikoagulation, in Einzelfällen kommen rekanalisierende Maßnahmen in Betracht.

Therapiemaßnahmen

Antikoagulation

Die Behandlung mit Antikoagulanzien senkt effektiv das Risiko tödlicher Lungenembolien. Für die initiale Antikoagulation sind in Deutschland aktuell zugelassen: Heparine (NMH und UFH), **Fondaparinux** und direkte orale Antikoagulanzien (DOAC), längerfristig dann **Vitamin-K-Antagonisten (VKA)** und DOAC sowie speziell bei Malignompatienten NMH.

> **! WICHTIG**
>
> Die Behandlung einer Venenthrombose erfolgt vorzugsweise mittels Antikoagulation in therapeutischer Dosierung. Dafür kommen initial Heparine (vorzugsweise NMH), Fondaparinux oder direkte orale Antikoagulanzien (DOAC) und längerfristig VKA oder DOAC zur Anwendung. Die Therapie erfolgt mindestens 3 Monate, unter bestimmten Voraussetzungen länger (▶Tab. 14.6). Malignompatienten mit Thrombose profitieren von einer 3- bis 6-monatigen Therapie mit NMH.

Heparine

Heparine in therapeutischer Dosis sind die Standardmedikation für die Behandlung der Venenthrombose und werden bereits bei einem ersten Verdacht eingesetzt. **Niedermolekulare Heparine (NMH;** 1- bis 2-mal/d s.c.) sind gegenüber **unfraktionierten Heparinen (UFH)** (kontinuierlich intravenös bzw. 2- bis 3-mal/d s.c.) i. d. R. zu bevorzugen (▶Tab. 14.5).

Laborkontrollen sind bei der Therapie mit NMH ist i. d. R. nicht notwendig, bei Behandlung mit UFH mittels regelmäßiger Bestimmung der aPTT jedoch unverzichtbar. Eine laborchemische Kontrolle mittels Anti-Faktor-Xa-Spiegel kann bei NMH u.a. unter folgenden Bedingungen notwendig werden: bei Personen mit Abweichungen vom Normalgewicht (< 50 kg und > 100 kg), bei Schwangeren und bei Patienten mit schwerer Niereninsuffizienz. Bei therapeutischer Dosierung ist bei **Einmalgabe** von NMH dann ein Anti-Faktor-Xa-Spiegel zwischen 0,6 und 1,3 IE/ml anzustreben, bei **Zweimalgabe** ein Spiegel zwischen 0,4 und 0,8 IE/ml, jeweils 3–4 h nach subkutaner Injektion.

Tab. 14.5 Initiale Antikoagulation und Erhaltungstherapie bei Venenthrombose und Lungenembolie (= Zeitraum 3–6 Monate nach dem Ereignis [aus AWMF-S2k-Leitlinie „Diagnostik und Therapie der Venenthrombose und der Lungenembolie“ 2016]). Die Angaben gelten für Deutschland [F291-001]

Wirkstoff/-gruppe	Präparat	Hersteller	Initiale Dosis/ Startmedikation	Erhaltungsdosis	Anwendung	Laborkontrolle/Test
NMH						
Certoparin	Mono-Embolex® 8.000 I.E. THERAPIE	Aspen Germany	8.000 IE	8.000 IE[1]	2-mal s.c./d	I. d. R. nicht erforderlich, ggf. Anti-Xa-Test.
Dalteparin	Fragmin®	Pfizer	100 IE/kg KG	100 IE/kg KG[1]	2-mal s.c./d	
	Fragmin®	Pfizer	200 IE/kg KG	200 IE/kg KG[1]	1-mal s.c./d	
Enoxaparin[2]	Clexane®	Sanofi	1,0 mg/kg KG	1,0 mg/kg KG[1]	2-mal s.c./d	
Nadroparin	Fraxiparine®	Aspen Germany	0,1 ml/10 kg KG	0,1 ml/10 kg KG[1]	2-mal s.c./d	
	Fraxodi®	Aspen Germany	0,1 ml/10 kg KG	0,1 ml/10 kg KG[1]	1-mal s.c./d	
Reviparin	Clivarin®	Mylan Healthcare GmbH	0,6 ml bei KG 45–60 kg	0,6 ml bei KG 45–60 kg[1]	2-mal s.c./d	
	Clivarodi®	Mylan Healthcare GmbH	0,6 ml bei KG › 60 kg	0,6 ml bei KG › 60 kg[1]	1-mal s.c./d	
Tinzaparin	innohep®	LEO Pharma GmbH	175 IE/kg KG	175 IE/kg KG[1]	1-mal s.c./d	
Pentasaccharid						
Fondaparinux	Arixtra®	Aspen Germany	7,5 mg, 5 mg bei KG ‹ 50 kg, 10 mg bei KG › 100 kg.	7,5 mg[1], 5 mg bei KG ‹ 50 kg, 10 mg bei KG › 100 kg.	1-mal s.c./d	I. d. R. nicht erforderlich, ggf. Anti-Xa-Test.
UFH						
Heparin-Calcium	Heparin-Calcium®	ratiopharm	Bolus 5.000 IE, dann 15–20 IE/kg KG/h	Ca. 15–20 IE/kg KG/h[1]	Bolus i.v., dann i.v. Infusion oder 2-mal s.c./d	Immer erforderlich mit aPTT.
Heparin-Natrium	Heparin-Natrium®	B. Braun Melsungen, ratiopharm				

Tab. 14.5 Initiale Antikoagulation und Erhaltungstherapie bei Venenthrombose und Lungenembolie (= Zeitraum 3–6 Monate nach dem Ereignis [aus AWMF-S2k-Leitlinie „Diagnostik und Therapie der Venenthrombose und der Lungenembolie" 2016]). Die Angaben gelten für Deutschland [F291-001] *(Forts.)*

Wirkstoff/-gruppe	Präparat	Hersteller	Initiale Dosis/ Startmedikation	Erhaltungsdosis	Anwendung	Laborkontrolle/Test
Direkte orale Antikoagulanzien (DOAC)						
Dabigatranetexilat	Pradaxa®	Boehringer Ingelheim International GmbH	NMH, UFH oder FDX mindestens 5 d	150 mg	2-mal oral/d	I. d. R nicht erforderlich, ggf. Spiegel bestimmen.
Rivaroxaban	Xarelto®	Bayer Healthcare	2 × 15 mg/d oral 3 Wochen	20 mg	1-mal oral/d	
Apixaban	Eliquis®	Bristol-Myers Squibb	2 × 10 mg/d oral 1 Woche	5 mg	2-mal oral/d	
Edoxaban	Lixiana®	Daiichi-Sankyo	NMH, UFH oder FDX mindestens 5 d	60 mg	1-mal oral/d	
Vitamin-K-Antagonisten[3]						
Phenprocoumon	Marcumar®	Meda Pharma GmbH & Co	6 mg/d am 1. und 2. Tag; NMH, UFH oder FDX parallel, bis INR ≥ 2,0	Ca. 1,5–4,5 mg allein weiter bei INR ≥ 2,0	1-mal oral/d	Immer erforderlich, INR-Zielbereich 2,0–3,0.
	Falithrom®	Hexal AG				
Warfarin	Coumadin®	Bristol-Myers Squibb	2,5–5,0 mg/d am 1. und 2. Tag; NMH, UFH oder FDX parallel, bis INR ≥ 2,0	Ca. 2,5–10,0 mg allein weiter bei INR ≥ 2,0	1-mal oral/d	

NMH = niedermolekulare Heparine; UFH = unfraktionierte Heparine; FDX = Fondaparinux; IE = Internationale Einheiten; KG = Körpergewicht
Vor Therapiebeginn sind die **Gebrauchsinformationen der Hersteller** zu beachten, insbesondere wegen der vorgegebenen **Dosisreduktionen in Risikogruppen**.

1 Präparatespezifische Zulassungssituation beachten, s.a. Fließtext
2 Enoxaparin mit 1,5 mg/kg KG/d zugelassen in Deutschland, Österreich und Schweiz
3 Acenocoumarol (Sintrom®) zugelassen in Österreich und Schweiz

UAW: ▶Kap. 10.5.1, ▶Kap. 10.5.2. Bei Niereninsuffizienz besteht die Gefahr der Überdosierung; davon sind die unterschiedlich großen NMH in unterschiedlichem Ausmaß betroffen (bzgl. Dosierung siehe Beipackzettel). Bei stark eingeschränkter Nierenfunktion (GFR ≤ 30 ml/min) kommen UFH gegenüber NMH bevorzugt zur Anwendung. Eine seltene, aber schwere Komplikation ist die heparininduzierte Thrombozytopenie (HIT) Typ II (▶Kap. 10.5.1); sie tritt in Abhängigkeit von der Grundkrankheit unter UFH gegenüber NMH im Verhältnis 9:1 auf. Eine Heparintherapie über Wochen und Monate hinweg birgt das Risiko einer Osteoporose, häufiger unter UFH als unter NMH.

Zur Erfassung eines erhöhten Blutungsrisiko sowie einer *HIT Typ II* sollte zu Beginn einer Antikoagulation ein Basisgerinnungsstatus mit Thrombozytenzahl (Ausgangswert!) erhoben werden. Weitere Kontrollen der Thrombozytenzahl sind unter NMH nicht erforderlich, unter UFH während der ersten 2 Wochen (etwa 2-mal/Woche). Die HIT Typ II ist charakterisiert durch Abfall der Thrombozyten < 50 % des Ausgangswerts infolge immunvermittelter Bildung von Plättchenaggregaten mit Gefahr von arteriellen und venösen Thrombosen. **Cave:** Reexposition! Bei indizierter Fortsetzung der Antikoagulation Gabe von Argatroban (Argatra®), Lepirudin (Refludan®) oder Danaparoid (Orgaran®).

Bei versehentlicher Überdosierung antagonisiert Protaminchlorid die Wirkung von UFH vollständig, die von NMH zu ca. 50 %.

Pentasaccharid

Das Pentasaccharid **Fondaparinux** stellt für die initiale Antikoagulation der akuten Venenthrombose und/oder Lungenembolie eine gute Alternative zu den Heparinen dar. Das Medikament wird 1-mal/d in einer körpergewichtsadaptierten Dosis subkutan injiziert (▶Tab. 14.5). Das Risiko einer HIT Typ II besteht nicht, sodass Thrombozytenkontrollen entfallen und eine Applikation bei anamnestisch bekannter HIT Typ II möglich ist.

UAW: Bei Niereninsuffizienz besteht Akkumulationsgefahr; hier gelten die Empfehlungen wie bei den NMH (▶Kap. 14.2.1, „Heparine").

Vitamin-K-Antagonisten (VKA)

Die VKA **Phenprocoumon** und **Warfarin** sind der klassische Standard für die kurzzeitige (3 Monate) wie auch für die langzeitige Antikoagulation. Die Therapie kann direkt nach Sicherung der Diagnose eingeleitet werden, sofern keine Kontraindikationen (▶Kap. 10.2, Tab. 10.2, ▶Kap. 10.3) bestehen und keine invasiven Maßnahmen vorgesehen sind. Die Dosierung erfolgt bei Phenprocoumon wegen der langen Halbwertszeit mit erhöhter Initialdosis, z. B. 6 mg (= 2 Tbl.) pro Tag in den ersten 3 Tagen, bei Warfarin gleich mit der vermuteten Erhaltungsdosis, z. B. 2,5–5 mg (= ½–1 Tbl.) pro Tag. Von Anfang an und bis zum Erreichen eines stabilen, therapeutisch wirksamen INR-Werts von mindestens 2,0 ist die überlappende Therapie mit Heparin oder Fondaparinux erforderlich. In der Folgezeit wird i. d. R. eine INR zwischen 2,0 und 3,0 angestrebt. Die INR-Kontrollen erfolgen anfangs in kurzen Intervallen von wenigen Tagen, bei stabiler Einstellung dann etwa alle 3 Wochen.

VKA sind auch im niedrigeren INR-Zielbereich von 1,5–2,0 wirksam; die Verhinderung von Rezidiven beträgt hierbei ca. 60 %; das Blutungsrisiko entspricht aber dem einer therapeutischen Antikoagulation mit INR 2,0–3,0.

Die *Dauer der Behandlung* richtet sich nach dem geschätzten Risiko für eine Rezidivthrombose einerseits bzw. für eine Blutung andererseits; sie erfolgt mindestens 3 Monate, unter bestimmten Voraussetzungen zeitlich unbegrenzt. Relevante Kriterien für und gegen eine verlängerte Antikoagulation ▶Tab. 14.6.

Die genannten Empfehlungen gelten auch für die Rezidivprophylaxe nach einer rekanalisierenden Maßnahme sowie für Armvenen- und Organvenenthrombosen (▶ Kap. 14.2.1, „Rekanalisierende Maßnahmen").

Bei *längerfristiger Therapie* muss in regelmäßigen Abständen das individuelle Blutungsrisiko gegenüber dem individuellen Risiko einer Rezidivthrombose abgewogen werden, etwa 1- bis 2-mal pro Jahr. Problematisch sind u. a. ein Z. n. Apoplex oder gastrointestinaler Blutung, schwere Begleitkrankheiten sowie eine schwierige Steuerung der Therapie. Dem Patientenwunsch kommt bei dieser mitunter sehr schwierigen Entscheidung eine große Bedeutung zu (▶ Tab. 14.6).

Tab. 14.6 Kriterien für bzw. gegen eine verlängerte Erhaltungstherapie mit Antikoagulanzien (aus: AWMF-S2k-Leitlinie „Diagnostik und Therapie der Venenthrombose und der Lungenembolie" 2016) [F291-001]

Kriterium	Für	Gegen
	eine fortgesetzte Therapie	
Genese	Unklar	Getriggert
Rezidiv	Ja	Nein
Blutungsrisiko	Gering	Hoch
Bisherige Antikoagulationsqualität	Gut	Schlecht
D-Dimere (nach Therapieende)	Erhöht	Normal
Residualthrombus	Vorhanden	Fehlend
Geschlecht	Mann	Frau
Thrombusausdehnung	Langstreckig	Kurzstreckig
Thrombuslokalisation	Proximal	Distal
Schwere Thrombophilie	Ja[1]	Nein[2]
Patientenpräferenz	Dafür	Dagegen

[1] z. B. Antiphospholipid-Syndrom.
[2] z. B. Heterozygote Faktor-V- **oder** heterozygote Prothrombin-Mutation.

Beachte: Auch bei VKA ist die manifeste Niereninsuffizienz als Gegenanzeige aufgeführt.

Direkte orale Antikoagulanzien (DOAC)

Zur initialen Antikoagulation und zur Erhaltungstherapie bei Venenthrombose und Lungenembolie sind aktuell vier direkte orale Antikoagulanzien (DOAC) zugelassen. Dabigatran (Pradaxa®) und Edoxaban (Lixiana®) erfordern eine initiale Therapie mit Heparin oder Fondaparinux für ca. 5–7 Tage. Apixaban (Eliquis®) und Rivaroxaban (Xarelto®) werden hingegen direkt eingesetzt, beide mit einer initialen Hochdosistherapie für 1 Woche (bei Apixaban) bzw. für 3 Wochen (bei Rivaroxaban; ▶ Tab. 14.5).

Gegenüber der Standardtherapie mit Heparin/VKA weisen die DOAC eine gleich gute Wirksamkeit (bei allen DOAC war das Studienziel eine Nicht-Unterlegenheit gegenüber VKA) bei geringerem Blutungsrisiko auf. Die Halbwertszeiten der DOAC sind mit durchschnittlich 9–17 h relativ kurz, verlängern sich aber z.T. erheblich mit dem Schweregrad einer Niereninsuffizienz. Laborkontrollen zur Überprüfung der Gerinnungsaktivität entfallen unter DOAC; pathologische Quick-/INR-Werte kommen während der Therapie vor, geben aber keinen Hinweis auf die therapeutische Wirksamkeit! Bei Bedarf (z.B. hohes Blutungsrisiko) können die Plasmaspiegel der DOAC bestimmt werden. Antidots werden entwickelt bzw. sind bereits auf dem Markt (Idarucizumab für Dabigatran). Von Nachteil sind die deutlich höheren Behandlungskosten gegenüber VKA.

Die *Dauer der Behandlung* beträgt mindestens 3 Monate. Zu den Kriterien für oder gegen eine verlängerte Antikoagulation ▶Tab. 14.6.

Beachte: Bei Niereninsuffizienz ist die substanzspezifische Dosisanpassung zu beachten. Eine Kreatinin-Clearance < 15 ml/min gilt für alle Substanzen als Kontraindikation.

> **! WICHTIG**
> Achtung! Für alle Antikoagulanzien (Heparine, Fondaparinux, DOAC, VKA) bestehen Anwendungsbeschränkungen bei Niereninsuffizienz; bei schwerer Niereninsuffizienz ist eine Einzelfallentscheidung zu treffen.

Acetylsalicylsäure (ASS)

ASS ist mit einer Dosis von 100 mg/d in der venösen Thromboseprophylaxe schwach wirksam. Gegenüber Placebo beträgt die Verhütung von Rezidivthrombosen etwa 30 % bei gleichzeitig leicht erhöhtem Blutungsrisiko. Alle Antikoagulanzien weisen eine demgegenüber deutlich höhere Effektivität auf; Vergleichsstudien zu ASS liegen jedoch nicht vor. Bei hohem Rezidivrisiko ist die Langzeittherapie mit VKA oder DOAC vorzuziehen.

> **! WICHTIG**
> Die Dauer der Antikoagulation nach einer Venenthrombose beträgt mindestens 3 Monate; das gilt für folgende Konstellationen: proximale oder distale Lokalisation, mit oder ohne Lungenembolie, mit oder ohne Thromboseursache. Eine längere Therapiedauer erfordern u.a. rezidivierende Thromboembolien sowie zugrunde liegende Malignome (▶Tab. 14.6).

Kompressionsbehandlung

Die Kompressionsbehandlung bei akuter Venenthrombose bewirkt eine rasche Abnahme von Schwellung und Schmerzen durch Erhöhung des Gewebedrucks und Reduktion des Venendurchmessers. Die lokale fibrinolytische Aktivität steigt an; die Mikrozirkulation wird durch Erhöhung des Sauerstoffpartialdrucks verbessert. Als *Kontraindikationen* gelten die fortgeschrittene PAVK, die septische Phlebitis und die Phlegmasia coerulea dolens.

Bei geschwollener Extremität wird initial ein Wechselverband aus Kurzzug- oder Mittelzugbinden angelegt. Nach Abschwellung bzw. bei fehlender Schwellungsneigung von Anfang an sollte tagsüber ein Kompressionsstrumpf der Klasse II getragen werden; seltener ist die stärkere Kompressionsklasse III erforderlich. Bei proximaler Thrombose (= einschließlich und oberhalb der V. poplitea) ist zu Beginn die Länge A–G (Leiste) empfehlenswert, bei distaler Thrombose (= unterhalb der V. poplitea) sowie im Verlauf der proximalen Thrombose ist meist die Länge A–D (Unterschenkel) ausreichend. Am nicht betroffenen Bein ist keine Kompressionstherapie erforderlich; nach einer Armvenenthrombose ist nur ausnahmsweise bei starken lokalen Beschwerden eine Kompression nötig.

Die Therapiedauer richtet sich nach dem klinischen Befund und erfolgt i. d. R. für mindestens 6–12 Monate, bei fortbestehendem venösem Funktionsdefizit mit persistierender Schwellungsneigung auch länger, mitunter sogar lebenslang. Bei konsequenter Behandlung mit einem Wadenkompressionsstrumpf treten nach 2 Jahren seltener postthrombotische Veränderungen auf als ohne Kompressionstherapie.

Immobilisation/ambulante Therapie

Die *Immobilisation* von Patienten mit akuter Bein- und Beckenvenenthrombose – zusätzlich zu Antikoagulation und Kompression – reduziert weder die Frequenz von Lungenembolien noch Häufigkeit und Schwere des postthrombotischen Syndroms, und zwar unabhängig von der Lokalisation der Thrombose (gilt daher für die Unterschenkelvenenthrombose gleichermaßen wie für die Beckenvenenthrombose sowie auch für den sog. flottierenden Thrombus). Sie sollte deshalb auf absolut notwendige Indikationen beschränkt werden. Bei einer ausgedehnten, akuten Thrombose mit entsprechenden Beschwerden kann es sinnvoll sein, das betroffene Bein in den ersten Tagen für die überwiegende Zeit des Tages zu schonen und hochzulagern.

Fast immer wird die akute Venenthrombose von vornherein oder nach kurzem stationärem Aufenthalt ambulant therapiert mit ausdrücklicher Aufforderung zur Mobilisation. Als Bedingung gilt ein vollständiges Verständnis des Patienten für die Erkrankung und deren Komplikationen sowie die Einwilligung in eine ambulante Therapie. Die Thrombose muss eindeutig diagnostiziert sein. Eine Abklärung möglicher Ursachen (z. B. Tumordiagnostik) ist i. d. R. auch ambulant möglich. Eine fachgerechte Durchführung von Kompression und Antikoagulation nach den obigen Grundsätzen ist unabdingbar. Die ärztliche Versorgung mit regelmäßigen Kontrollen ist sicher zu stellen. Bei Begleitkrankheiten, die per se einer stationären Überwachung bedürfen, sowie bei schwieriger Antikoagulation infolge einer ausgeprägten Niereninsuffizienz, bei hämorrhagischer Diathese, bei akuten entzündlichen Magen-Darm-Krankheiten und bei einer symptomatischen Lungenembolie kommt i. d. R. eine ambulante Überwachung von Anfang an nicht in Betracht.

> **! WICHTIG**
> Die Behandlung einer Venenthrombose erfolgt ambulant, es sei denn patientenbedingte oder versorgungsrelevante Faktoren erfordern eine stationäre Überwachung.

Rekanalisierende Maßnahmen

Invasive Maßnahmen (Thrombektomie, Thrombolyse bzw. Kombination der Verfahren) sind einer alleinigen Antikoagulation bezüglich der Verhütung von Lungenembolien nicht überlegen. Behandlungsziele sind die Verminderung des postthrombotischen Syndroms und die Verbesserung der Lebensqualität. Die Therapieverfahren kommen insbesondere bei ausgewählten jüngeren Patienten mit akuter oder subakuter ilio-femoraler Thrombose in Betracht, vorzugsweise in darauf spezialisierten Zentren. Von den verfügbaren Behandlungsverfahren stehen lokale kathetergestützte Maßnahmen mit einer Kombination aus mechanischer und thrombolytischer Therapie, ggf. mit zusätzlicher venöser Stent-Implantation an erster Stelle; das Blutungsrisiko ist dabei als gering einzustufen. Im Anschluss an die Intervention erfolgt die Antikoagulation (▶ Kap. 14.2.1, „Antikoagulation“).

Die systemische Thrombolyse wurde bei der akuten Bein- und Beckenvenenthrombose wegen der geringen Erfolgsrate bei deutlich erhöhtem Blutungsrisiko weitgehend verlassen. Auch die klassische chirurgische Thrombektomie konnte sich nicht als Standardverfahren etablieren; sie wird noch durchgeführt bei einer in das tiefe Venensystem einwachsenden Thrombophlebitis bei Stammvarikose der V. saphena magna oder parva (▶ Kap. 14.2.2, „Operative und endovasale Maßnahmen) und bei der sehr seltenen Phlegmasia coerulea dolens.

Vena-cava-Filter

Die Indikation zur Implantation eines Vena-cava-Filters bei akuter Venenthrombose ist nur in eindeutig begründbaren Ausnahmefällen gegeben, und zwar bei absoluter Kontraindikation gegen eine Antikoagulation sowie beim Auftreten symptomatischer Lungenembolien trotz regelrechter therapeutischer Antikoagulation. Im Bedarfsfall ist ein temporäres, d. h. wieder entfernbares, Filtersystem zu bevorzugen.

Besondere therapeutische Situationen

Schwangerschaft/Stillzeit

Bei einer akuten Venenthrombose in der Schwangerschaft erfolgt die sofortige Antikoagulation mit **Heparin,** bevorzugt mit einem NMH. Dabei ist eine therapeutische Dosierung für einen Zeitraum von mindestens 3 Monaten erforderlich. Danach kann bei günstigem Verlauf eine Reduktion der Dosis erwogen werden (sog. halbtherapeutische Dosis, ggf. auch prophylaktische Dosis). Die Antikoagulation ist in jedem Fall für 6 Wochen postpartal fortzuführen.

VKA sollten nach Möglichkeit während einer Schwangerschaft nicht eingesetzt werden. Es besteht die Gefahr fetaler Fehlbildungen im ersten Trimenon, einer Hepatopathie im letzten Trimenon sowie fetaler und plazentarer Blutungen kurz vor der Geburt. In allen Phasen der Schwangerschaft können darüber hinaus bei 2–3 % der Ungeborenen ZNS-Störungen ausgelöst werden. Während der Stillperiode kann jedoch die Antikoagulation mit Warfarin (Coumadin®) erfolgen; die Substanz wird nicht in aktiver Form in die Muttermilch sezerniert.

DOAC sind wegen ihrer Plazentagängigkeit während der gesamten Schwangerschaft nicht zugelassen.

Fondaparinux kann – mangels Alternativen – bei Heparinallergie, auch bei früherer HIT Typ II, in der Schwangerschaft eingesetzt werden. Es passiert zwar die Plazenta, hat sich aber in zahlreichen Kasuistiken als komplikationsfrei erwiesen.

Danaparoid (Orgaran®) ist für die Behandlung einer HIT Typ II in der Schwangerschaft zugelassen.

ASS (100 mg/d) wird bei einem Antiphospholipid-Syndrom parallel zu Heparin verabreicht.

Malignome

Patienten mit einem Malignom haben ein besonders hohes Thromboserisiko. Bei nachgewiesener Thrombose erfolgt die Antikoagulation vorzugsweise mit **NMH** für mindestens 3–6 Monate. Die NMH-Dosis kann in diesem Zeitraum entweder durchgehend therapeutisch verabreicht werden oder mit einer Dreiviertel-Dosis nach initialer 6-wöchiger therapeutischer Dosierung (gilt für Dalteparin nach der CLOT-Studie).

Bei einer Thromboseprogredienz trotz therapeutischer Antikoagulation ist eine Erhöhung der NMH-Dosis um etwa 20–25 % empfehlenswert. Bei akuter Venenthrombose und gleichzeitiger Thrombozytopenie (z. B. unter Chemotherapie) kann die therapeutische Antikoagulation bis zu einer Thrombozytenzahl von 50.000/µl fortgeführt werden, bei einem Abfall auf 30.000–50.000/µl ist eine Halbierung und bei < 30.000/µl ein Absetzen empfehlenswert.

Wenn eine langzeitige Heparinisierung aus unterschiedlichen Gründen nicht in Betracht kommt, können alternativ VKA (mit einem INR-Zielbereich 2,0–3,0) oder DOAC eingesetzt werden. DOAC haben sich in den Subgruppenanalysen der großen Zulassungsstudien gegenüber der Kombination aus NMH/VKA als vergleichbar effektiv erwiesen; Vergleichsstudien zu der empfohlenen Standardtherapie mit NMH liegen noch nicht vor.

Eine Antikoagulation sollte so lange fortgeführt werden, wie das Malignom besteht, keine relevanten Kontraindikationen auftreten und der Patient das auch ausdrücklich wünscht.

Katheterassoziierte Thrombosen

Zu den Langzeitkathetern gehören zentrale Venenkatheter (ZVK) und Portsysteme. Thrombosierte Katheter werden belassen, solange sie weiter benötigt werden, funktionsfähig und nicht infiziert sind.

Ein thrombotischer **Katheterverschluss** lässt sich meistens durch eine lokale intravenöse Applikation von Thrombolytika (z. B. 10 mg rekombinanter Plasminogenaktivator oder 10.000 IE Urokinase) wieder rekanalisieren.

Eine katheterassoziierte **Armvenenthrombose** erfordert die Antikoagulation, möglichst in therapeutischer Dosierung und zwar für 6 Wochen bis 3 Monate. Bei Tumorpatienten mit Armvenenthrombose ist eine Antikoagulation von mindestens 3 Monaten erforderlich; sie sollte solange fortgeführt werden, wie der Katheter implantiert ist bzw. für weitere 6 Wochen bis 3 Monate nach dessen Explantation. Analog zum Tumorpatienten ohne katheterinduzierte Thrombose kann die Antikoagulationsdosis bei Bedarf reduziert werden und ggf. anstelle von NMH ein orales Antikoagulans eingesetzt werden (▶ Kap. 14.2.1, „Malignome“).

Organvenenthrombosen

Thrombosen im Bereich der Pfortader-, Mesenterial-, Milz-, Leber-, Nieren- und Sinusvenen treten idiopathisch und bei Organkrankheiten (z. B. Pankreatitis, Tumorkrankheiten, eitrige Sinusitis) auf. Die Antikoagulation stellt die Basisbehandlung dar. Hinsichtlich der Dosierung von Heparin in der Akutphase sowie der Indikation zur Sekundärprophylaxe mit VKA sind begleitende Gerinnungsveränderungen und Blutungskomplikationen zu berücksichtigen (z. B. Leberzirrhose mit Ösophagusvarizen bei Pfortaderthrombose). Für die DOAC liegen bei Organvenenthrombosen keine ausreichenden Erfahrungen vor, es sind andererseits aber auch keine eindeutigen Einwände erkennbar.

Je nach Grundkrankheit und Gefahr der thrombotischen Organschädigung (z. B. Darminfarkt bei Mesenterialvenenthrombose) kommen bei den abdominalen Gefäßprozessen im Einzelfall operative Maßnahmen oder eine thrombolytische Therapie in Betracht. Für die Nierenvenenthrombose gilt i. d. R. eine gute Prognose unter alleiniger Antikoagulation.

> **! WICHTIG**
>
> Aufgrund des verzögerten Wirkungseintritts von VKA muss die gerinnungshemmende Therapie bei der Venenthrombose immer mit NMH (s. c.) oder UFH (s. c./i. v.) bzw. mit Fondaparinux (s. c.) eingeleitet und bis zum Erreichen eines INR-Werts > 2,0 fortgeführt werden. Eine parallele Heparinisierung ist bei einer Therapie mit DOAC nicht nötig; je nach Substanz und Zulassungskriterien kann aber eine initiale alleinige Heparinisierung vorgeschrieben sein (bei Dabigatran und Edoxaban).

14.2.2 Varikose

Definition Bei einer Varikose liegt eine Krampfaderbildung der extrafaszialen oberflächlichen Gefäße (= Stammvenen, Seitenastvenen, retikuläre Venen) oder/und von Verbindungsvenen zwischen den oberflächlichen und tiefen Venensystemen (= Perforansvenen) vor. Besenreiser sind nicht auf anatomisch präformierte Gefäße zurückzuführen.

Epidemiologie Nach der Tübinger Studie (1981) sind von einer klinisch relevanten Varikose 15 % und von einer chronischen venösen Insuffizienz (CVI) 12 % der erwachsenen Bevölkerung in Deutschland betroffen. Ein florides oder abgeheiltes Ulcus cruris ist nach der Bonner Venenstudie (2003) bei 0,1–0,6 % vorhanden.

Ätiologie und Pathogenese Die **primäre Varikose** (ca. 95 %) ist die Folge eines komplexen Zusammenwirkens von anlagebedingten (u. a. konstitutionelle Bindegewebsschwäche, familiäre Disposition) und erworbenen Faktoren (u. a. hormonelle Einflüsse in Pubertät und Schwangerschaft, Druckbelastung der Venen durch langes Stehen).

Die **sekundäre Varikose** (ca. 5 %) ist dagegen immer die Folge einer organischen oder schweren funktionellen Abflussstörung im tiefen Venensystem, am häufigsten aufgrund eines postthrombotischen Syndroms.

Klinik: Krankheitsbilder Nach anatomischen Gesichtspunkten werden unterschieden:

(1) Stammvarikose der Venae saphenae magna (4 Stadien nach Hach) und parva (3 Stadien nach Hach),

(2) Seitenastvarikose,

(3) Perforansvarikose,

(4) retikuläre Varikose und Besenreiser.

Bei den Krankheitsbildern (1) bis (3) lassen sich darüber hinaus spezielle Verlaufsformen differenzieren, die v. a. für die gezielte chirurgische oder endovasale Therapie von Bedeutung sind. Die größte klinische Relevanz haben die Stamm- und Perforansvarikose. Bei beiden Krankheitsbildern bestehen direkte Verbindungen zum tiefen Venensystem, dessen konsekutive Überlastung in hohem Maß zu Folgeschäden im Sinne einer chronischen venösen Insuffizienz disponiert.

Leitsymptome und -befunde Bei schlanken Patienten und ausgeprägtem Befund können Stamm- und Seitenastvarikose bei der Untersuchung im Stehen diagnostiziert werden.

Die **Perforansvarikose** präsentiert sich klinisch oft als sog. Blow out mit einer Vorwölbung in loco typico; am wichtigsten sind Cockett- (= oberhalb des Innenknöchels) und Dodd-Perforansvenen (= an der Innenseite des Oberschenkels).

Retikuläre Varizen und **Besenreiser** sind als Blickdiagnose zu erkennen.

Eine **schwere Stamm- und Perforansvarikose** verursacht mitunter ein Schweregefühl und Stauungsschmerzen. Eine Schwellungsneigung kann bereits auf eine Überlastung des tiefen Venensystems im Sinne der sekundären Leitveneninsuffizienz hinweisen. Die Beschwerden können prämenstruell, bei überwiegend stehender Tätigkeit sowie im Laufe des Tages zunehmen. Die Symptomatik ist allerdings nicht sehr spezifisch; sie tritt häufig auch bei einer statischen Fehlbelastung des Bewegungsapparats auf.

Komplikationen **Varikophlebitis** (▶ Kap. 14.2.3).

Die **Varizenruptur** kann mit einer erheblichen Blutung einhergehen, die durch Ausübung von lokalem Druck und Hochlagerung des Beins sofort sistiert. Das Anlegen eines Kompressionsverbands verhindert die Nachblutung und fördert die Abheilung der kleinen Wunde. Die Varize kann nachfolgend durch Sklerosierung oder Operation saniert werden.

Chronische venöse Insuffizienz (▶ Kap. 14.2.4).

Sicherung der Diagnose Eine Stamm-, eine Seitenast- und eine Perforansvarikose lassen sich i. d. R. mit der farbkodierten Duplexsonografie feststellen. Für den Beweis insuffizienter Venenklappen sind dabei Provokationstests wie der Valsalva-Test (= für die Untersuchung der proximalen Venen) oder der Wadenkompressions-/-dekompressionstest (= für die Untersuchung der Unterschenkelvenen) unerlässlich. Für die differenzierte Diagnose spezieller Verlaufsformen sowie bei Rezidivvarikose ist gelegentlich die aszendierende Pressphlebografie nach Hach erforderlich. Beide Methoden erlauben darüber hinaus eine Aussage über die Funktion des tiefen Venensystems.

Therapie

Therapieziele

Das primäre Therapieziel besteht in der Verhütung und Beseitigung schwerer Folgeerscheinungen einer Stamm- und Perforansvarikose. Dazu gehören vor allem die sekundäre Leitveneninsuffizienz, chronische Entzündungsvorgänge an Haut, Wadenmuskeln und Sprunggelenken (▶ Kap. 14.2.4) sowie die Varikophlebitis bei einer Stamm- oder Perforansvarikose mit der Gefahr des Einwachsens in das tiefe Venensystem. Darüber hinaus kommt es darauf an, die Beschwerden des Patienten zu lindern; dazu zählt auch die Beseitigung von ästhetisch störenden und mitunter schmerzenden retikulären Varizen und Besenreisern.

Allgemeine Maßnahmen

Die Betätigung der Beinmuskulatur bei regelmäßigem Gehen oder Laufen wirkt sich günstig auf die peripheren Venenpumpen aus. Optimale Sportarten sind Schwimmen und Fahrradfahren; auch Bergsteigen in größerer Höhe entlastet die periphere Strombahn. Ein gutes Abrollen im Sprunggelenk gewährleisten moderne Sportschuhe. Barfuß gehen ist nur auf nachgiebigem Untergrund, z. B. am Meeresstrand, empfehlenswert. Das Hochlagern der Beine für ca. 20 min tagsüber und abends beseitigt Stauungsschmerzen. Beengende Kleidungsstücke wirken sich ungünstig auf den venösen Blutstrom aus. Die Ernährung sollte natürlich und schlackenreich sein; Übergewicht ist zu vermeiden. Regelmäßige Abduschungen der Beine mit kaltem Wasser erhöhen den Venentonus und mindern die Schwellungsneigung. Eine Überhitzung der Beine sollte vermieden werden. Die Einnahme von Hormonpräparaten ist nicht von vornherein kontraindiziert.

Kompressionsbehandlung

Die Kompressionstherapie bildet die Basis jeder Behandlung einer ausgeprägten Varikose mit CVI. Sie erfolgt bei entzündlichen Hautveränderungen sowie bei einer Schwellungsneigung zunächst mit einem **Wechselverband** aus Kurz- oder Mittelzugbinden (niedriger Ruhedruck, hoher Arbeitsdruck) bis zum Knie bei täglichem Wechsel. Alternativ kann auch ein **Dauerverband** mit Zinkleimbinden angelegt werden, der alle 2–3 Tage erneuert wird. Langzugbinden, wie sie zur Behandlung von Gelenkkrankheiten zur Anwendung kommen, sind wegen hohem Ruhedruck und niedrigem Arbeitsdruck i. d. R. nicht geeignet.

Nach Abheilung und Entstauung sollte tagsüber ein **Kompressionsstrumpf** getragen werden, meist ein Wadenstrumpf der Klasse II. Die Wahl des Kompressionsmaterials ist aus Gründen der Adhärenz im Einvernehmen mit dem Patienten zu treffen. Eine Sanierung der Varikose ist anzustreben.

Als ergänzende Maßnahme kommt bei ausgeprägter Schwellungsneigung die intermittierende pneumatische Kompression in Betracht, ggf. auch zur Heimselbstbehandlung.

Sklerosierung und dermale Lasertherapie

Die *Sklerosierung* (= Verödung) erfolgt mit Polidocanol (Aethoxysklerol®). In flüssiger Form eignet sich **Polidocanol** vor allem zur Beseitigung von kleinkalibrigen Varizen vom Seitenast- und retikulären Typ sowie von Besenreisern und gilt hierbei als Standardverfahren. In aufgeschäumter Form („Schaumsklerosierung“) ist das Medikament stärker wirksam und wird zur Verödung von Seitenastvarizen, ggf. auch von Stamm- und Perforansvarizen herangezogen. Zu den unerwünschten Wirkungen gehören eine konzentrationsabhängige schmerzhafte Thrombosierung der verödeten Varize in der Frühphase und eine lokale Hyperpigmentierung in der Spätphase. Seltener kommt es zu Hautnekrosen.

Mit der dermalen *Lasertherapie* lassen sich kleinste intradermale Venengeflechte behandeln.

Operative und endovasale Maßnahmen

Die operative Behandlung ist bei einer ausgeprägten *primären* Stamm- und Seitenastvarikose der Vv. saphenae magna und parva sowie bei einer Perforansvarikose indiziert; sie gilt als Standardverfahren. Dabei werden nur kranke Venensegmente entfernt; die gesunden Anteile der V. saphena magna bleiben erhalten und eignen sich ggf. für eine später erforderliche Bypass-Operation.

Wegen ihrer geringen Invasivität kommen zunehmend **endovasale** Behandlungsverfahren zur Anwendung; am besten etabliert sind die Radiowellen- und die Lasertherapie. Die Maßnahmen kommen v. a. bei leichteren Krankheitsfällen (ohne sekundäre Komplikationen) mit günstigen anatomischen Voraussetzungen (u. a. geradliniger Gefäßverlauf) in Betracht. Günstige Langzeitergebnisse über mehr als 10 Jahre liegen vor.

Operative Maßnahmen bei einer *sekundären* Varikose bedürfen einer besonders sorgfältigen Abwägung von Nutzen und Risiko nach klinischer und sonografischer Diagnostik bei hoher fachlicher Expertise, ggf. unter Einbeziehung von invasiven Maßnahmen (Phlebografie, ggf. Venendruckmessung).

Für Patienten mit schwerer CVI wurden spezielle Operationsmethoden entwickelt (▶ Kap. 14.2.4).

Pharmakotherapie

Medikamentöse Maßnahmen sind bei der unkomplizierten Varikose nicht indiziert. Die Gabe eines Diuretikums (z. B. Bemetizid/Triamteren, Hydrochlorothiazid/Triamteren) kommt nur ausnahmsweise in Betracht, dann bei einem ausgeprägten Ödem, begleitend zur Kompressionsbehandlung und begrenzt auf wenige Tage. Phytopharmaka können im Einzelfall subjektive Beschwerden wie Stauungsschmerzen lindern und dann für einen begrenzten Zeitraum eingesetzt werden, z. B. während der heißen Sommermonate. Wegen der Neigung zu lokalen Allergien sollten Externa vermieden werden.

14.2.3 Thrombophlebitis/Varikophlebitis

Definition Bei der **Thrombophlebitis** (oberflächliche Venenthrombose) handelt es sich um eine lokal begrenzte Entzündungsreaktion mit Thrombusbildung in einer extrafaszial gelegenen normalen Vene. Bei der **Varikophlebitis** ist eine Varize (Krampfader) betroffen.

Ätiologie und Pathogenese Prinzipiell gelten die gleichen pathogenetischen Mechanismen (Virchow-Trias) wie bei der tiefen Venenthrombose. Die Krankheit kann spontan sowie bei bestimmten Grundleiden auftreten.

Am Arm entsteht die **Thrombophlebitis** meistens iatrogen nach einer Venenwandreizung durch Kanülen oder Verweilkatheter sowie nach Infusion von hochkonzentrierten Lösungen und Zytostatika; am Bein können Gefäßtraumen oder Infektionen (z. B. Borreliose) auslösend sein. Als Grundleiden kann eine Vaskulitis vorliegen; am häufigsten ist die Thrombangiitis obliterans (▶ Kap. 14.1.3), seltener ein Morbus Behçet, eine Granulomatose mit Polyangiitis (früher: Morbus Wegener), ein Lupus erythematodes, eine Polymyalgia rheumatica oder eine Panarteriitis nodosa. Auslöser können auch thrombophile Gerinnungsstörungen sowie Malignome sein.

Die **Varikophlebitis** ist häufiger; sie tritt ausschließlich in Varizen auf, und zwar am Bein, seltener im Genital- (Vulvavarizen) oder Analbereich (Hämorrhoiden). Die Entzündung kann spontan oder nach einer Verödungstherapie auftreten.

Klinik: Leitsymptome und -befunde Bei der **Thrombophlebitis** besteht ein schmerzhafter, druckempfindlicher, derber Venenstrang mit Überwärmung und Rötung der umgebenden Haut. Bei der **Varikophlebitis** liegt ein entsprechender Befund in einer Varize oder ein umschriebener, thrombosierter Varixknoten vor.

Komplikationen Die **septische Thrombophlebitis** stellt eine schwere Komplikation im Verlauf einer bakteriellen Infektion dar; sie kann eine Sepsis auslösen.

Bei der **Varikophlebitis** einer Stammvene (V. saphena magna oder parva) kann der intravasale Thrombus über Perforansvenen *indirekt* (= Kragenknopfphlebitis) bzw. in der Leiste oder in der Kniekehle *direkt* in das tiefe Venensystem einwachsen und damit zusätzlich eine Venenthrombose (▶ Kap. 14.2.1) verursachen.

Sicherung der Diagnose Die charakteristischen Symptome einer Thrombo- oder Varikophlebitis sind i. d. R. durch Inspektion und Palpation erfassbar. Bei einer Varikophlebitis reicht der thrombotische Prozess oft weiter zentralwärts als klinisch erkennbar. Zum Ausschluss bzw. Nachweis eines transfaszialen Thrombuswachstums (= Venenthrombose) sowie einer gleichzeitigen Venenthrombose (bis zu 30 % der Fälle!) ist die Kompressionssonografie erforderlich, nur bei unklarem Befund zusätzlich die Phlebografie.

Differenzialdiagnose Lymphangiitis (Lymphknotenschwellung, häufig Schüttelfrost und Fieber!), Erysipel (flächenhafte Rötung).

Sonderformen

(1) **Thrombophlebitis migrans oder saltans:** Vorkommen vorwiegend bei jüngeren Patienten. Münzgroße lokale Rötung entlang oberflächlicher Venensegmente, die einmalig oder rezidivierend auftritt. Die Krankheit breitet sich kontinuierlich innerhalb einer Vene an einer Extremität (= migrans) oder mit sprunghaftem Übergreifen auf Venen mehrerer Extremitäten (= saltans) aus. Bei der **primären Form** ist eine Ursache nicht eruierbar; die Behandlung erfolgt mit nichtsteroidalen Antiphlogistika. **Sekundäre Formen** können im Rahmen einer systemischen Vaskulitis auftreten; die Behandlung erfolgt dabei ggf. mit Kortikosteroiden.

(2) **Mondor-Syndrom:** strangförmige Thrombophlebitis der V. thoracoepigastrica und ihrer Äste an der vorderen Thoraxseite oder in der Achselregion. Es weist manchmal auf einen krankhaften Prozess an der Brust hin. Bei der Kombination mit einem Malignom wird vom Trousseau-Syndrom gesprochen. Die Therapie erfolgt i. d. R. durch antiphlogistische Maßnahmen. Die Rückbildung kann Monate dauern.

> **! WICHTIG**
> Die strangförmige Thrombophlebitis bedarf immer einer generellen internistischen Untersuchung zum Ausschluss einer Systemkrankheit.

Therapie

Basismaßnahmen

Anlegen eines Kompressionsverbands oder -strumpfs (▶Kap. 14.2.1, „Kompressisonbehandlung“) und Beibehaltung der Mobilisation. Lokale Umschläge mit kaltem Wasser oder antiphlogistisch wirksamen Externa tragen zur Linderung der Beschwerden bei. Die Gabe nichtsteroidaler Antiphlogistika, z. B. Acetylsalicylsäure (500–1.500 mg/d) oder Ibuprofen (400–1.200 mg/d), ist bei starken Schmerzen und ausgeprägter Entzündungsreaktion empfehlenswert. Antibiotika kommen nur bei septischen Allgemeinsymptomen zum Einsatz.

Spezielle Maßnahmen

Die Behandlung erfolgt in Abhängigkeit von Ausdehnung und Lokalisation.

Bei einer Thrombosierung von *kleinkalibrigen* Varizen sowie bei einem thrombosierten Varixknoten beschleunigt die Stichinzision mit Expression des Gerinnsels (in Lokalanästhesie) den Heilungsverlauf.

Bei einer Thrombosierung von Stammvenen oder *großkalibrigen* Varizenästen wird ab einer Thrombuslänge von 5 cm eine Antikoagulation empfohlen, um ein weiteres Wachstum zu verhindern. Dafür ist Fondaparinux (2,5 mg/d s. c. in der CALISTO-Studie) – je nach Krankheitsverlauf – für bis zu 4–6 Wochen explizit zugelassen. In der SURPRISE-Studie wurde mit Rivaroxaban (10 mg/d oral) gegenüber Fondaparinux (2,5 mg/d s. c.) eine vergleichbare Wirkung erzielt; es handelt sich dabei aber nicht um eine Zulassungsstudie. NMH ist natürlich auch wirksam.

Bei mündungsnaher Phlebitis (≤ 3 cm von der Krosse entfernt) bzw. einer in das tiefe Venensystem eingewachsenen Thrombose sollte eine therapeutische Antikoagulation erfolgen (▶Kap. 14.2.1, „Therapie“). Liegt eine Varikophlebitis vor, kann direkt oder – besser nach initialer Antikoagulation – im beschwerdefreien Intervall eine Operation mit Entfernung der Stammvene durchzuführt werden; dadurch lassen sich die Dauer der Antikoagulation unter Umständen verkürzen und ein Rezidiv vermeiden.

14.2.4 Chronische venöse Insuffizienz (CVI)

Definition Als chronische venöse Insuffizienz (CVI) wird eine krankhafte Situation bezeichnet, in der das Blut aufgrund einer schweren Venenkrankheit nicht mehr in genügendem Maß aus den Beinvenen abgepumpt werden kann und dadurch entzündliche Veränderungen an der Haut und an tiefer gelegenen Gewebsstrukturen auslöst.

Ätiologie und Pathogenese Die häufigsten Ursachen der CVI sind die sekundäre Leitveneninsuffizienz bei schwerer **Stamm- und Perforansvarikose** und das **postthrombotische Syndrom.**

Die Schädigung im tiefen Venensystem bedingt einen Rückstau und eine venöse Hypertonie, die sich von den großen Leitvenen über die Venolen bis in die Mikrozirkulation fortpflanzen. Es kommt zur Schädigung der Kapillaren mit Bildung eines eiweißreichen Ödems und der Expression pathologischer Matrixmoleküle, die das Gewebe schädigen. Oft resultiert ein chronisches Ulcus cruris venosum. Der entzündliche Prozess kann darüber hinaus auch auf Muskulatur und Sprunggelenke übergreifen.

Klinik: Einteilung in Krankheitsstadien

(1) Die **Einteilung der CVI nach Widmer** (1981) ist gut praktikabel und findet im deutschsprachigen Raum weite Verbreitung. Sie beruht auf der Beurteilung von sichtbaren Veränderungen der Haut:

- Stadium I: Corona phlebectatica paraplantaris,
- Stadium II: Hyper- oder Depigmentierung,
- Stadium III: florides oder abgeheiltes Ulcus cruris.

(2) Die **CEAP-Klassifikation nach Kistner** (1995) berücksichtigt klinische (C), ätiologische (E), anatomische (A) und pathophysiologische (P) Merkmale der Venenkrankheiten; hinzu kommen Scores hinsichtlich der Schwere der Erkrankung und sozialmedizinischer Aspekte. Die Einteilung hat sich vor allem bei wissenschaftlichen Arbeiten bewährt.

(3) Bei dem **Sklerose-Faszien-Score nach Hach** (1994) kommt es vor allem auf den Nachweis und die Ausdehnung der Haut- und Gewebssklerose an. Es werden auch Funktionseinbußen der Muskulatur und Sprunggelenke einbezogen. Die Klassifikation eignet sich besonders für die chirurgische Therapieplanung.

Leitsymptome und -befunde Häufig bestehen eine Schwellungsneigung und Stauungsschmerzen im Bereich des Unterschenkels. Je nach Krankheitsstadium sind bestimmte Veränderungen an der Haut sichtbar und Verhärtungen im subkutanen Gewebe tastbar (s. o.), im Anfangsstadium bevorzugt in der Region des Innenknöchels, später mitunter auch zirkulär. Ein Ulcus cruris kann starke Schmerzen verursachen. Bei schwerem Krankheitsverlauf kann die Beweglichkeit in den Sprunggelenken eingeschränkt oder aufgehoben sein (= arthrogenes Stauungssyndrom).

Sicherung der Diagnose Im Vordergrund steht zunächst die Abklärung der zugrunde liegenden Venenkrankheit. Die verschiedenen Formen der **primären Varikose** und das **postthrombotische Syndrom** lassen sich mit bildgebenden Verfahren (farbkodierte Duplexsonografie, ggf. zusätzlich Phlebografie) i. d. R. eindeutig diagnostizieren. Auch die Schwere der krankhaften Veränderungen im tiefen Venensystem lässt sich mit beiden Methoden einschätzen; für die Beurteilung der Venenfunktion eignen sich darüber hinaus die Phlebodynamometrie, die Venenverschluss-Plethysmografie und die Lichtreflexionsrheografie. Apparative Untersuchungen der Mikrozirkulation und die Druckmessung im betroffenen Muskelkompartment sind speziellen Fragestellungen vorbehalten.

Komplikationen Die schwere **primäre Stammvarikose** führt infolge des großen rezirkulierenden Blutvolumens im Lauf der Jahre zu einer Überlastung der tiefen Venen (= sekundäre

Leitveneninsuffizienz). Umgekehrt kann bei einem persistierenden Schaden im tiefen Venensystem infolge einer Phlebothrombose nach Jahren eine Überlastung der oberflächlichen Venen resultieren (= **sekundäre Stammvarikose**). Zu den Zusammenhängen ▶ Tab. 14.7.

Tab. 14.7 Differenzialdiagnose zugrunde liegender Venenkrankheiten bei chronischer venöser Insuffizienz

Schaden	Stammvarikose	Postthrombotisches Syndrom
Primär	**Extrafaszial:** *Primäre* Stammvarikose der V. saphena magna/parva	**Intrafaszial:** Leitveneninsuffizienz mit Klappenschädigung durch *thrombotische Destruktion*
Sekundär	**Intrafaszial:** Leitveneninsuffizienz mit Klappenschädigung durch *erhöhtes rezirkulierendes Blutvolumen*	**Extrafaszial:** *Sekundäre* Stammvarikose der V. saphena magna/parva

Therapie

Allgemeine Maßnahmen

Einen günstigen Einfluss haben balneologische Maßnahmen wie kalte Güsse und Umschläge. Hautpflege ist wichtig (ggf. dermatologische Konsultation); Externa (wie z. B. Ringelblumensalbe) provozieren häufig Allergien. Die Beine sollten möglichst oft hochgelagert werden; als Alternative gilt die intermittierende Druckmassage. Größte Bedeutung haben regelmäßige Gehübungen zur Aktivierung der Muskel-Gelenk-Pumpen sowie Sport für Venenkranke. Die frühzeitige orthopädische Begleittherapie dient der Vorbeugung von Fehlstellungen. Diuretika (z. B. Bemetizid/Triamteren, Hydrochlorothiazid/Triamteren) können bei akuter Schwellungsneigung in der initialen Behandlungsphase im Einzelfall hilfreich sein. Gelegentlich wirkt sich die Einnahme von Ödemprotektiva oder venentonisierenden Substanzen für einen begrenzten Zeitraum günstig auf die Beschwerden aus, ersetzt aber keinesfalls eine notwendige Kompressionsbehandlung (▶ Kap. 14.2.2, „Allgemeine Maßnahmen").

> **! WICHTIG**
>
> **Cave:** Bei einer chronischen venösen Insuffizienz keine Kosmetika, Salben, Seifen bei Hautschäden anwenden: hohe Allergiegefahr!

Kompressionsbehandlung

In allen Stadien der CVI steht die Kompressionstherapie ganz im Vordergrund, um die schleichende Progredienz der Krankheit zu vermeiden. In einer akuten Krankheitsphase kommt vorzugsweise der Kompressionsverband zur Anwendung; nach Abheilung von Ulzera und Wunden sowie nach Abschwellen der Extremität wird auf den medizinischen Kompressionsstrumpf übergegangen. In der Regel reicht ein Wadenstrumpf (= A–D) der Kompressionsklasse II aus; manchmal ist das zusätzliche Anlegen einer Kurzzugbinde erforderlich. Die Behandlungsdauer ist oft unbegrenzt (▶ Kap. 14.2.2, „Kompressionsbehandlung").

> **! WICHTIG**
>
> Bei **akuter symptomatischer** Venenkrankheit (Schwellung, Schmerzen, Entzündungszeichen, Ulkus) ist ein **Kompressionsverband** indiziert, zur **langfristigen** Stabilisierung des Behandlungserfolgs dann ein medizinischer **Kompressionsstrumpf** (i. d. R. Wadenstrumpf Klasse II oder III).

14

Chirurgische Therapie und Sklerosierung

In jedem Stadium der CVI steht die Beseitigung einer Stammvarikose durch die stadiengerechte Resektion an erster Stelle. Vorher ist eine Kollateralfunktion der Stammvene sorgfältig auszuschließen, z. B. bei einem postthrombotischen Syndrom. Eine CVI geht so gut wie immer mit einer Cockett-Perforansvarikose (= oberhalb des Innenknöchels) einher und bedarf dann der operativen Ausschaltung des Gefäßes. Bei ausgeprägten Gewebsindurationen mit Druckanstieg in den Muskelkompartimenten kommen Operationen an der Faszie (paratibiale Fasziotomie und krurale Fasziektomie nach Hach) in Betracht. Die Sklerosierung eignet sich vor allem zur Ausschaltung kleinkalibriger Varizen, bei fehlender Operationsfähigkeit auch von größeren Varizen (▶ Kap. 14.2.2). Die Kompressionstherapie ist i. d. R. auch nach Operation und Verödung langfristig fortzusetzen, in einigen Fällen dann aber mit einer weniger starken Kompression.

Behandlung des Ulcus cruris

Die Therapie steht auf 2 Säulen. Am wichtigsten ist die fachgerechte Kompressionstherapie (s. o.), ggf. mit Anwendung von Polstermaterial (Watte, Schaumgummi). An zweiter Stelle steht die Wundbehandlung; sie beinhaltet eine Säuberung des Ulkusgrunds (chirurgisch, enzymatisch oder biologisch mit Fliegenmaden) sowie hydroaktive Wundauflagen (z. B. Hydrokolloide, Alginate, Hydrogele).

Wenn sich innerhalb von maximal 3–6 Monaten keine Abheilung erzielen lässt, muss an eine chirurgische Maßnahme (Nekrosektomie, Hauttransplantation, Operation an der Faszie) oder an eine lokale Unterdruckbehandlung (Vakuumtherapie) gedacht werden.

In schweren Fällen mit eingeschränkter Gelenkmotilität sind zusätzlich physikalische Maßnahmen erforderlich.

> **! WICHTIG**
> Bei einem längere Zeit bestehenden, therapieresistenten, häufig auch schmerzlosen Ulkus ist eine Neoplasie auszuschließen!

14.2.5 Primäre venöse Thromboembolieprophylaxe

Eine **primäre venöse Thromboembolie-(VTE-)Prophylaxe** erfolgt bei Patienten mit erhöhtem Thromboserisiko und gesundem Venensystem. Sie wird möglichst individualisiert und risikoadaptiert durchgeführt (▶ Tab. 14.8). Unverzichtbare Basismaßnahmen sind Frühmobilisation und Bewegungsübungen. Bezüglich medikamentöser und physikalischer Maßnahmen s. u.

Tab. 14.8 Beispielhafte Risikokategorien in der operativen und nichtoperativen Medizin unter Berücksichtigung von expositionellen und dispositionellen Risikofaktoren[1] (aus AWMF-S3-Leitlinie „Prophylaxe der venösen Thromboembolie“ 2016)

Risikokategorie	Operative Medizin	Nichtoperative Medizin[2]
Niedriges VTE-Risiko (= TVT proximal < 1 %, tödliche Lungenembolie < 0,1 %)	• Kleine operative Eingriffe • Verletzung ohne oder mit geringem Weichteilschaden • Kein zusätzliches bzw. nur geringes dispositionelles Risiko, sonst Einstufung in höhere Risikokategorie	• Infektion oder akut-entzündliche Erkrankung ohne Bettlägerigkeit • Zentralvenöse Katheter/Portkatheter • Kein zusätzliches oder nur geringes dispositionelles Risiko, sonst Einstufung in höhere Riskokategorie

Tab. 14.8 Beispielhafte Risikokategorien in der operativen und nichtoperativen Medizin unter Berücksichtigung von expositionellen und dispositionellen Risikofaktoren[1] (aus AWMF-S3-Leitlinie „Prophylaxe der venösen Thromboembolie" 2016) *(Forts.)*

Risikokategorie	Operative Medizin	Nichtoperative Medizin[2]
Mittleres VTE-Risiko (= TVT proximal 1–10 %, tödliche Lungenembolie 0,1–1 %)	• Länger dauernde Operationen • Gelenkübergreifende Immobilisation der unteren Extremität im Hartverband • Arthroskopisch assistierte Gelenkchirurgie an der unteren Extremität • Kein zusätzliches bzw. nur geringes dispositionelles Risiko, sonst Einstufung in höhere Risikokategorie	• Akute Herzinsuffizienz (NYHA III/IV) • Akut dekompensierte schwere COPD ohne Beatmung • Infektion oder akute entzündliche Erkrankung mit Bettlägerigkeit • Akute behandlungsbedürftige maligne Erkrankung • Kein zusätzliches bzw. nur geringes dispositionelles Risiko, sonst Einstufung in höhere Risikokategorie
Hohes VTE-Risiko (= TVT proximal 10–30 %, tödliche Lungenembolie > 1 %)	• Größere Eingriffe in der Bauch- und Beckenregion bei malignen Tumoren oder entzündlichen Erkrankungen • Polytrauma, schwerere Verletzungen der Wirbelsäule, des Beckens und/oder der unteren Extremität • Größere Eingriffe an Wirbelsäule, Becken, Hüft- oder Kniegelenk • Größere operative Eingriffe in Körperhöhlen der Brust-, Bauch- und/oder Beckenregion	• Schlaganfall mit Parese • Akut dekompensierte, schwere COPD mit Beatmung • Sepsis • Schwer erkrankte Patienten mit intensivmedizinischer Behandlung

[1] **Dispositionelle Risikofaktoren:** Thrombophilie, frühere venöse Thromboembolie (VTE), Malignome, Lebensalter > 60 Jahre, VTE bei Verwandten 1. Grades, chronische Herzinsuffizienz/Postinfarktsyndrom, Übergewicht (BMI > 30 kg/m²), akute Infektionen/Entzündungen mit Immobilisation, Therapie mit oder Blockade von Sexualhormonen, Schwangerschaft/Postpartalperiode, nephrotisches Syndrom, ausgeprägte Varikosis.
[2] Studiendaten liegen nur für den stationären Versorgungsbereich vor.

Eine **sekundäre VTE-Prophylaxe** dient demgegenüber der Verhütung eines Rezidivs bei Patienten mit abgelaufener VTE (▶Kap. 14.2.1, „Therapie").

(1) Eine *medikamentöse VTE-Prophylaxe* ist bei mittlerem und hohem VTE-Risiko in der operativen Medizin und bei schweren akuten internistischen Erkrankungen erforderlich (▶Tab. 14.9).

- Für die *subkutane* Applikation sind NMH und Fondaparinux zugelassen, aber auch UFH. Diese Substanzen haben ein breites Zulassungsspektrum für die allgemeinchirurgische, unfallchirurgische und internistische/neurologische Thromboseprophylaxe.
- In *oraler* Darreichungsform sind der Thrombininhibitor Dabigatran sowie die Faktor-Xa-Inhibitoren Rivaroxaban und Apixaban zugelassen, aktuell jedoch nur zur Thromboseprophylaxe bei Hüft- und Knieoperationen. VKA sind ebenfalls zugelassen, werden aber perioperativ in Europa kaum eingesetzt. ASS ist wegen seiner nur schwachen Wirksamkeit nicht empfehlenswert.
- Bei akuter **HIT Typ II** kommen Argatroban, Danaparoid oder Lepirudin s.c./parenteral zur Anwendung. Bei früherer HIT Typ II kann eine später erforderliche Antikoagulation alternativ auch mit Fondaparinux s.c.oder mit einem DOAC oral erfolgen.
- Bei geplanten **rückenmarknahen Punktionen** (Regionalanästhesie, Schmerztherapie) wird die Einhaltung bestimmter Zeitintervalle zur Antikoagulation empfohlen, um lokale Blutungskomplikationen zu vermeiden (▶Tab. 14.9).

14

(2) Die Effektivität einer *physikalischen VTE-Prophylaxe* wurde in bestimmten Patientenkollektiven nachgewiesen. Eine generelle Empfehlung gibt es nicht.

Für die Behandlung werden vor allem **medizinische Thromboseprophylaxestrümpfe** (MTPS) und die **intermittierende pneumatische Kompression** (IPK) eingesetzt. Eine sinnvolle Indikation besteht bei Patienten mit indizierter medikamentöser VTE-Prophylaxe und gleichzeitiger Kontraindikation (z. B. hohes Blutungsrisiko). Der IPK wird gegenüber den MTPS ein höherer Stellenwert eingeräumt. Als Kontraindikationen für die Anwendung von MTPS gelten periphere arterielle Durchblutungsstörungen, periphere Ödeme und lokale Hautdefekte.

Tab. 14.9 Empfohlene Zeitintervalle vor und nach rückenmarknaher Punktion bzw. Katheterentfernung (aus AWMF-S3-Leitlinie „Prophylaxe der venösen Thromboembolie" 2016)

Substanz	Halbwertszeit	Vor Punktion/ Katheterentfernung	Nach Punktion/ Katheterentfernung
UFH (Prophylaxe)	1,5–2 h	4 h	1 h
UFH (Therapie)	2–3 h	i.v. 4–6 h s.c. 8–12 h	1 h
NMH (Prophylaxe)	4–6 h[1]	12 h	4 h
NMH (Therapie)		24 h	4 h
Fondaparinux (1 × 2,5 mg/d)	15–20 h[1]	36–42 h	6–12 h
Danaparoid (2 × 750 I.E./d)	22–24 h[1]	48 h	3–4 h
Argatroban (Prophylaxe)[2]	35–45 min	4 h	5–7 h
Dabigatran (max. 1 × 150–220 mg/d)	14–17 h[1]	28–34 h	6 h
Dabigatran (max. 2 × 150 mg/d)[3]	14–17 h[1]	56–85 h	6 h
Rivaroxaban (1 × 10 mg/d)	11–13 h[(1)]	22–26 h	4–5,5 h
Rivaroxaban (2 × 15 mg/d, 1 × 20 mg/d)[3]	11–13 h[(1)]	44–65 h	4–5,5 h
Apixaban (2 × 2,5 mg/d)	10–15 h[(1)]	26–30 h	5–7 h
Apixaban (2 × 5 mg/d)[3]	10–15 h[(1)]	40–75 h	5–7 h
VKA	Tage	INR < 1,4	Nach Entfernung
Acetylsalicylsäure (100 mg/d)	(Biologische) Lebensdauer der Thrombozyten	Keine	Keine
Clopidogrel	(Biologische) Lebensdauer der Thrombozyten	7–10 Tage	Nach Entfernung
Prasugrel	(Biologische) Lebensdauer der Thrombozyten	7–10 Tage	6 h nach Entfernung
Ticagrelor	7–8,5 h (**cave:** aktiver Metabolit 5 d)	5 Tage	6 h nach Entfernung
Dipyridamol	2–10 Tage?	Kontraindikation	5–6 h nach Entfernung
Cilostazol	21 h	42h	5 h

[1] **Cave:** Halbwertszeit wesentlich von der Nierenfunktion abhängig [(1)] = mäßig, [1] = deutlich.
[2] Verlängertes Zeitintervall bei eingeschränkter Leberfunktion.
[3] Individuelle Risiko-Nutzen-Abwägung.

14.3 Lymphgefäßkrankheiten

14.3.1 Lymphödem

Definition Chronische Krankheit, die auf einer Abflussstörung der Lymphe mit Diskrepanz zwischen lymphplichtiger Last und lymphatischer Transportkapazität beruht.

Epidemiologie Die Inzidenz des primären Lymphödems wird auf 1 : 6.000 Geburten geschätzt. Männer sind seltener betroffen als Frauen mit einer Relation von ca. 1 : 5–6 (aus: AWMF-S2k-LL „Diagnostik und Therapie der Lymphödeme" 2017).

Ätiologie und Pathogenese Das **primäre** oder **idiopathische Lymphödem** beruht auf einer anlagebedingten Störung des Lymphsystems. Dabei sind Lymphgefäße (Hypoplasie, Aplasie oder Atresie) und Lymphknoten (Agenesie) in unterschiedlichem Ausmaß betroffen. Das primäre Lymphödem tritt ohne erkennbare äußere Ursache auf; es wurden genetische Defekte beschrieben, u. a. am Wachstumsfaktorrezeptor für lymphatische Endothelzellen. Die Krankheit ist relativ häufig, betrifft vorwiegend Mädchen und Frauen und manifestiert sich als kongenitale Form vor dem 2. Lebensjahr, als Lymphoedema praecox zwischen dem 2. und 35. Lebensjahr und als Lymphoedema tardum danach.

Beim **sekundären Lymphödem** ist die auslösende Ursache bekannt. Am häufigsten handelt es sich um ein lokal metastasierendes Malignom, z. B. Armlymphödem beim Mammakarzinom. Weiterhin kommen in Betracht: Verletzungs- und OP-Folgen (Lymphonodektomie), Bestrahlungsfolgen und Infektionen (rezidivierendes Erysipel, Borreliose, Filariasis).

Klinik: Leitsymptome und -befunde Beim **primären** Lymphödem ist die Schwellung bevorzugt in der Peripherie (Zehen, Vorfuß, Knöchelregion) lokalisiert. Typisch sind eine Kastenform der Zehen und das Stemmer-Zeichen (= Hautfalte an der Dorsalseite der Zehen nicht abhebbar). Die Krankheit ist i. d. R. beidseitig angelegt, jedoch mit seitendifferenter Ausprägung. Beim **sekundären** Lymphödem nimmt die Schwellungsneigung eine umgekehrte Verlaufsrichtung von der Leiste bzw. Achsel zur Peripherie hin.

Sicherung der Diagnose Die Diagnose basiert auf Anamnese und typischem klinischem Untersuchungsbefund. Selten sind zusätzlich bildgebende Verfahren indiziert (u.a. Sonografie, MRT oder Funktionslymphszintigraphie), z. B. vor einer geplanten OP am Lymphgefäßsystem.

Differenzialdiagnose Lipödem (Akkumulation von Fettgewebe, dabei Füße und Zehen nicht betroffen), hydrostatisches Ödem (statische Fehlbelastung, charakteristische Schmerzpunkte).

Therapie

Therapieziele

Verbesserung des Verhältnisses von lymphpflichtiger Last zu lymphatischer Transportkapazität.

Allgemeine Maßnahmen

Lokale Traumen (Akupunktur, Injektionen, Blutdruckmessung beim Armlymphödem), einengende Kleidungsstücke, Sonnenbestrahlung und Infektionen (kein Barfußgehen in Garten und Badeanstalten) sind strikt zu vermeiden. Diuretika sollten nicht zur Anwendung kommen. Hautschutz und Hautpflege sind besonders wichtig, um Sekundärinfektionen (z. B. durch Rhagaden) zu vermeiden und die Barrierefunktion der Haut zu erhalten. Zur Reinigung eignen sich pH-neutrale Seifen; wichtige Bestandteile in Pflegeprodukten der Haut sind z. B. Glycerol, Ceramide, Shea-Butter, Harnstoff. In Kombination mit einer unmittelbar vorausgehenden manuellen Lymphdrainage wird die Behandlung als komplexe physikalische Entstauungstherapie bezeichnet.

Ein **Erysipel** kann zu einer richtunggebenden Verschlimmerung des Lymphödems führen. Es ist gekennzeichnet durch eine schmerzhafte Weichteilentzündung mit flächenhafter Überwärmung und Rötung, oft einhergehend mit Fieber und Schüttelfrost. Ursache sind meistens β-hämolysierende Streptokokken der Gruppe A, seltener der Gruppe B, auch Staphylococcus aureus. Neben allgemeinen Maßnahmen wie Bettruhe, Analgetika, Hochlagerung der Extremität, lokaler Kühlung durch antiseptische Umschläge und Antikoagulation (als Thromboseprophylaxe) kommt es auf eine rasche und effiziente antibiotische Therapie an. Mittel der Wahl ist **Penicillin G** (3 × 5–10 Mio. IE/d i. v.), bei klinischer Besserung (Fieberfreiheit) nach 2–3 Tagen bzw. bei leichtem Verlauf von vornherein als Oralpenicillin (3 × 1,2–1,5 Mio. IE/d). Die empfohlene Therapiedauer beträgt 10–14 Tage, bei leichtem Verlauf 5–10 Tage. Alternativ sowie bei Penicillinallergie kommen von vornherein **Cephalosporine** (z. B. Cefazolin 2–3 × 2 g/d i. v.bzw. Cefalexin 3 × 1 g/d oral oder auch **Makrolide** (z. B. Roxithromycin 2 × 150 mg/d bzw. 1 × 300 mg/d oral) in Betracht.

Bei rezidivierendem Erysipel ist eine längerfristige, mitunter monatelange, Antibiotikagabe zu erwägen (z. B. 1-mal monatlich Tardocillin i. m.).

Komplexe physikalische Entstauungstherapie

Die komplexe physikalische Entstauungstherapie umfasst die Kombination aus manueller Lymphdrainage und direkt sich anschließender Kompressionstherapie. Die Kompressionstherapie ist die wichtigste Behandlungsmaßnahme; sie ist i. d. R. auf Lebenszeit angelegt. In der Initialphase kommen Kompressionsverbände mit Kurz- oder Mittelzugbinden in Mehrlagentechnik nach adäquater Polsterung der Extremität mit Watte oder Schaumstoff zur Anwendung. Zur Erhaltung des Therapieerfolgs werden dann tagsüber Kompressionsstrümpfe oder -ärmel der Klasse II oder III (flachgestrickt, nach Maß) getragen; die Länge richtet sich nach der Ausdehnung des Ödems. Bei schweren Krankheitsfällen ist die kombinierte Anwendung unterschiedlich langer Kompressionsstrümpfe übereinander erforderlich, ggf. auch mit zusätzlicher Bandagierung. In der Langzeittherapie hat auch die intermittierende pneumatische Kompression einen Stellenwert.

Absolute **Kontraindikationen** der manuellen und der apparativen Lymphdrainage: v. a. eine dekompensierte Herzinsuffizienz sowie akute Infektionen und akute thrombotische Prozesse.

Literatur (Leitlinien)

AWMF-S3-Leitlinie „Diagnostik, Therapie und Nachsorge der peripheren arteriellen Verschlusskrankheit“ 2016 (kurz: AWMF-S3-LL PAVK).

AWMF-S2k-Leitlinie „Diagnostik und Therapie der Venenthrombose und der Lungenembolie“ 2016.

AWMF-S3-Leitlinie „Prophylaxe der venösen Thromboembolie (VTE)“ 2016.

AWMF-S2k-Leitlinie „Diagnostik und Therapie der Lymphödeme“ 2017.

15 Blutdruck (Hypertonie – Hypotonie)

R.R. Wenzel

15.1 Hypertonie

15.1.1 Essenzielle Hypertonie

Definition und Normalwerte Die systolische und diastolische Hypertonie ist ein wesentlicher Risikofaktor für kardiovaskuläre Komplikationen dar. Während in Ländern mit hohem Durschnittseinkommen der Blutdruck in der Bevölkerung sinkt, ist er in den sog. Low-IncomeLändern in den letzten 10 Jahren gestiegen.

Da der Blutdruck erhebliche spontane Variationen zeigen kann, sollte die Diagnose „Hypertonie" nur gestellt werden, wenn erhöhte Blutdruckwerte bei mehrfachen Messungen an verschiedenen Tagen oder – besser noch – in einer 24-h-Butdruckmessung festgestellt werden.

Eine Kommission der European Society of Hypertension (ESH) und der European Society of Cardiology (ESC) hat 2013 die dargestellte Klassifikation (▶ Tab. 15.1) aktualisiert.

Tab. 15.1 Klassifikation der Blutdruckwerte (ESC-ESH 2013) [W315]

Kategorie[1]	Blutdruck systolisch (mmHg)		Blutdruck diastolisch (mmHg)
Optimal	< 120	und	< 80
Normal	120–129	und/oder	80–84
Hochnormal	130–139	und/oder	85–89
Hypertonie Grad 1	140–159	und/oder	90–99
Hypertonie Grad 2	160–179	und/oder	100–109
Hypertonie Grad 3	≥ 180	und/oder	≥ 110
Isolierte systolische Hypertonie	≥ 140	und	< 90

[1] Wenn systolische und diastolische Werte in verschiedene Kategorien fallen, gilt die höhere Kategorie.

Die o. g. Werte gelten für die Messung in der Praxis bzw. im Krankenhaus. Bei einer Blutdruckselbstmessung und einer 24-h-Blutdruckmessung (ABDM) liegen die Grenzwerte niedriger (Hypertonie ab ≥ 135/≥ 85 mmHg [Selbstmessung und 24-h-ABDM tagsüber], ≥ 130/≥ 80 mmHg [ABDM-Mittelwert über 24 Stunden]).

Zur Definition des hypertensiven Notfalls ▶Kap. 15.1.2.1. Als hypertensive Krise bezeichnet man deutliche Blutdruckanstiege ohne oder nur mit ganz milden Symptomen.

Weißkittelhypertonie ist ein Zustand, bei dem die Blutdruckwerte nur in Anwesenheit eines Arztes oder einer Pflegekraft erhöht sind.

Maskierte Hypertonie bezeichnet hingegen einen Zustand, bei dem in Ruhe die Blutdruckwerte normal sind, im täglichen Alltag (meist über eine 24-h-Blutdruckmessung) aber deutlich erhöhte Werte gemessen werden.

Als maligne Hypertonie bezeichnet man schwere hypertensive Notfälle mit renaler und retinaler Beteiligung (akutes Nierenversagen, Papillenödem, usw.).

Nicht dem engeren Begriff der Hypertonie zuzuordnen sind **transitorische Blutdrucksteigerungen.** Sie sind bedingt z. B. durch Emotionen, bestimmte Erkrankungen des ZNS (z. B. Enzephalitis, Hirntumoren, Hirndrucksteigerungen), akute Vergiftungen (z. B. Thallium, Blei, CO), genuine Gestose, akute intermittierende Porphyrie u. a., halten nur einige Minuten bis maximal einige Monate an und bilden sich entweder spontan bzw. nach Ausschaltung des Auslösers zurück oder heilen mit der Grundkrankheit aus.

Ätiologie und Pathogenese Häufigste Ursache der chronischen Blutdrucksteigerung ist die **primäre** (essenzielle) Hypertonie, für deren Zustandekommen ganz wesentlich genetische sowie Umweltfaktoren (z. B. Überernährung, kochsalzreiche Kost) eine Rolle spielen. Differenzialdiagnostisch abzugrenzen sind **sekundäre** Hochdruckformen wie Hochdruck bei renal parenchymatösen sowie bei Nierengefäßerkrankungen, verschiedene Formen der endokrin bedingten Hypertonie, Hochdruck bei Aortenisthmusstenose sowie medikamentöse Ursachen.

Folgende Substanzen führen zu einer Blutdrucksteigerung: nichtsteroidale Antirheumatika (NSAR), Kontrazeptiva, Steroide, Calcineurininhibitoren (Ciclosporin A, Tacrolimus), Antidepressiva, Alkohol, Drogen (Amphetamine, Kokain), Lakritze (in hohen Mengen).

Klinik: Leitsymptome und -befunde Patienten mit Hypertonie haben meist keine spezifischen Beschwerden und zeigen keine auf die Hypertonie hinweisenden Symptome. Ausnahmen: hypertensive Notfälle (▶Kap. 15.1.2.1), Phäochromozytom (▶Kap. 15.1.3.1).

> **! WICHTIG**
> Ständige Blutdruckwerte > 140/90 mmHg führen über kurz oder lang bei der Mehrheit der Betroffenen zu schweren Komplikationen, insbesondere Schlaganfall, Herzinsuffizienz, Altersdemenz, Herzinfarkt und Nierenversagen.
> Im Verhältnis dazu sind „echte" Nebenwirkungen moderner Blutdruckmittel selten.

> **! WICHTIG**
> Folgen von nicht oder ungenügend behandeltem Hochdruck sind um ein Vielfaches häufiger und ernster als Nebenwirkungen von Hochdruckmittel.

Diagnostische und differenzialdiagnostische Hinweise Zur Routinediagnostik bei mehrfach festgestellter Blutdruckerhöhung gehören

(1) sorgfältige Erhebung der Vorgeschichte einschließlich Familien- und Medikamentenanamnese,

(2) körperliche Untersuchung,

(3) Untersuchung des Urins auf Protein und Erythrozyten,

(4) Bestimmung von Kreatinin und Kalium i.S.,

(5) EKG und Echokardiografie (Linksventrikuläre Hypertrophie? Diastolische Funktion?),

(6) Nierensonografie.

Da bei einem Teil der Patienten mit Hypertonie schlafbezogene Atemstörungen (**obstruktives Schlafapnoe-Syndrom;** ▶ Kap. 16.9) vorkommen, die ganz oder teilweise die Ursache der Blutdruckerhöhung darstellen können, sollte bei Vorliegen entsprechender Symptome (unregelmäßiges Schnarchen mit morgendlicher Abgeschlagenheit und Einschlafneigung am Tag) eine entsprechende Diagnostik im Schlaflabor durchgeführt werden. Stets sollte auch nach weiteren kardiovaskulären Risikofaktoren wie Zigarettenrauchen, Diabetes mellitus oder Fettstoffwechselstörungen gefahndet werden.

Folgende Hochdruckursachen können aufgrund von Anamnese und o.g. Basisdiagnostikprogramm zumindest bereits vermutet werden:

(1) Häufige Ursachen für eine sekundäre Hypertonie:

- Renoparenchymatöse Erkrankungen, z.B. chronische Glomerulonephritis (Proteinurie, Erythrozyturie, Erhöhung des Serumkreatinins).
- Renovaskuläre Erkrankungen – Nierenarterienstenose: In 50 % der Fälle lässt sich ein Gefäßgeräusch im Epigastrium auskultieren; u.U. einseitig kleine Niere im Sonogramm.
- Schlafapnoesyndrom (Schnarchen, Atempausen in der Nacht, auffällige Müdigkeit tagsüber trotz ausreichend Schlaf).
- Primärer Aldosteronismus (evtl. Hypokaliämie).

(2) Seltene Ursachen für eine sekundäre Hypertonie:

- Phäochromozytom (plötzliche Blutdruckanstiege, TIA, Poliglobulie).
- Cushing-Syndrom (Vollmondgesicht, „Büffelhöcker", Striae rubrae).
- Aortenisthmusstenose (Blutdruckdifferenz zwischen Armen und Beinen, typischer Auskultationsbefund über dem Herzen).
- Zystennieren (typischer Palpations- und Sonografiebefund).
- Spezielle genetische Hypertonieformen: monogene Formen der arteriellen Hypertonie wie glukokortikoidreagibler Aldosteronismus (GRA), augenscheinlicher Mineralokortikoidüberschuss (AME), Liddle-Syndrom, Gordon-Syndrom (Pseudohypoaldosteronismus II), Bilginturan-(Brachydaktylie-Hypertonie-)Syndrom u.a.

Bei höheren Blutdruckwerten sollte eine Fundoskopie insbesondere mit der Frage nach dem Vorliegen von Exsudaten bzw. Blutungen und einem Papillenödem (Zeichen der akzelerierten Hypertonie) durchgeführt werden.

! WICHTIG

Klinische Hinweise auf eine sekundäre Hypertonieform können sein:

(1) Sehr hohe Blutdruck-Werte

(2) Plötzlicher Beginn

(3) Fehlende Nachtabsenkung

(4) Therapieresistenz

Sicherstellung der Diagnose „Hypertonie" Prinzipiell muss durch wiederholte Blutdruckmessungen an verschiedenen Tagen oder durch eine 24-h-ABDM festgestellt werden, ob nur eine vorübergehende oder eine chronische Blutdrucksteigerung vorliegt. Eine einzelne Blutdruckmessung mit erhöhten Blutdruckwerten sollte niemals zur Diagnose einer arteriellen Hypertonie führen. Es sollten mindestens vier bis fünf oder mehr Messungen, an verschiedenen Tagen gemessen, erfolgen. Der derzeitige Goldstandard für Diagnose bzw. Ausschluss einer arteriellen Hypertonie ist die 24-h-ABDM.

Zu den Grenzwerten für die Diagnose einer arteriellen Hypertonie ▶ Tab. 15.2.

Tab. 15.2 Einteilung der Hypertonie aufgrund verschiedener Messungen

Kategorie	Systolischer Blutdruck (mmHg)		Diastolischer Blutdruck (mmHg)
Praxis-Blutdruck	≥ 140	und/oder	≥ 90
24-h-ABDM:			
• Während des Tages (wach)	≥ 135	und/oder	≥ 85
• Nachts (im Schlaf)	≥ 120	und/oder	≥ 70
• Mittelwert über 24 h	≥ 130	und/oder	≥ 80
Heim-Blutdruck (Selbstmessung)	≥ 135	und/oder	≥ 85

Abklärung von Ursache und Schweregrad Jede nicht offensichtlich situationsbedingte Blutdrucksteigerung bedarf der Abklärung. Ziele eines diagnostischen Basisprogramms sind:

(1) Erkennung sekundärer Hochdruckformen, v. a. solcher, die einer spezifischen Therapie (z. B. Angioplastie bei Nierenarterienstenose, nächtliche CPAP-Behandlung bei Schlafapnoesyndrom, Aldosteronantagonisten, operative Entfernung eines hormonbildenden Tumors: Conn-Adenom, Phäochromozytom, Cushing-Syndrom) zugänglich sind.

(2) Festlegung des Schweregrads und Erkennung von Folgeerscheinungen des Hochdrucks sowie Erkennung weiterer kardiovaskulärer Risikofaktoren.

Zusätzlich sollen Übergewicht, Diabetes mellitus, Mikroalbuminurie, eine bereits bestehende Niereninsuffizienz und eine erhöhte Pulswellenlaufgeschwindigkeit als Prognoseprädiktoren besonders berücksichtigt werden.

(3) Nach einem subklinischen Endorganschaden sollte aus prognostischer Sicht mit der möglichen Konsequenz einer intensiveren Betreuung und Therapie durch folgende Untersuchungen gefahndet werden: EKG und Echokardiografie (linksventrikuläre Muskelmasse, diastolische Funktion), GFR und Albuminurie (Nierenschädigung), Pulsdruck sowie aortale und Karotis-Femoralis-Pulswellengeschwindigkeit (Gefäßsteifigkeit), Intima-Media-Dicke der A. carotis sowie Augenhintergrund. Aufgrund der zunehmenden Ressourcenknappheit sollten die genannten Untersuchungen restriktiv, gezielt und nur bei entsprechenden Risikopatienten eingesetzt werden.

Die heute anerkannte Stadieneinteilung (niedriges, mittleres, hohes, sehr hohes Risiko) erlaubt die Abschätzung des statistischen Risikos für ein tödliches kardiovaskuläres Ereignis innerhalb von 10 Jahren in Populationen mit niedrigem oder hohem Gesamtrisiko; dieses liegt zwischen < 1 % (niedriges Risiko) und > 15 % (sehr hohes Risiko; ▶ Tab. 15.3).

Tab. 15.3 Risikostratifizierung der Hypertonie, adaptiert nach ESH-Richtlinien [W315]

Andere Risikofaktoren und Erkrankungen	Hochnormal: 130–139 oder 85–89 mmHg	Hypertonie Grad 1 (leicht): 140–159 mmHg oder 90–99 mmHg	Hypertonie Grad 2 (mittelschwer): 160–179 mmHg oder 100–109 mmHg	Hypertonie Grad 3 (stark): › 180 mmHg oder › 110 mmHg
Keine weiteren Risikofaktoren		Niedriges Risiko	Mittleres Risiko	Hohes Risiko
1–2 weitere Risikofaktoren	Niedriges Risiko	Mittleres Risiko	Mittleres Risiko	Hohes Risiko
3 oder mehr Risikofaktoren	Mittleres Risiko	Hohes Risiko	Hohes Risiko	Hohes Risiko

Tab. 15.3 Risikostratifizierung der Hypertonie, adaptiert nach ESH-Richtlinien [W315] *(Forts.)*

Andere Risikofaktoren und Erkrankungen	Hoch-normal: 130–139 oder 85–89 mmHg	Hypertonie Grad 1 (leicht): 140–159 mmHg oder 90–99 mmHg	Hypertonie Grad 2 (mittelschwer): 160–179 mmHg oder 100–109 mmHg	Hypertonie Grad 3 (stark): › 180 mmHg oder › 110 mmHg
Organschäden, Niereninsuffizienz oder Diabetes mellitus	Mittleres bis hohes Risiko	Hohes Risiko	Hohes Risiko	Sehr hohes Risiko
Symptomatische kardiovaskuläre Erkrankungen, Niereninsuffizienz Stadium C4 oder höher oder Diabetes mellitus mit manifesten Organschäden	Sehr hohes Risiko	Sehr hohes Risiko	Sehr hohes Risiko	Sehr hohes Risiko

Gefahren der Hypertonie Jede chronische Blutdrucksteigerung begünstigt die Entwicklung der Arteriosklerose mit ihren Folgeerscheinungen, besonders im Bereich von Herz, Gehirn und Nieren. Die Hypertonie ist der stärkste Risikofaktor für einen ischämischen oder hämorhagischen Insult sowie eine Ursache für eine Herzinsuffizienz (hypertensive Kardiomyopathie). Zudem begünstigt die Hypertonie das Entstehen von Vorhofflimmern. Eine weitere Folgeerscheinung einer unzureichend behandelten Hypertonie ist das Auftreten einer akzelerierten Verlaufsform mit Übergang in eine maligne Hypertonie mit Entwicklung einer Niereninsuffizienz.

Therapieresistente Hypertonie (= schwer einstellbare Hypertonie)

> **! WICHTIG**
> Eine therapieresistente Hypertonie liegt vor, wenn ein Patient trotz einer Dreifachtherapie in ausgeschöpfter Dosierung inkl. eines (Thiazid-)Diuretikums weiterhin Blutdruckwerte › 140/90 mmHg aufweist.

Häufige Ursachen sind ungenügende Compliance des Patienten, inadäquate Therapie, Weißkittelhypertonie (10–30 %). „Echte" Therapieresistenz findet man je nach Studie in nur 5–17 % der Fälle, hierbei sind v. a. sekundäre Hypertonieformen (inkl. der renalen Hypertonie) und der primäre Hyperaldosteronismus (10–40 %) zu erwähnen. Ungenügende Compliance kann durch Angst vor Nebenwirkungen, tatsächliche Nebenwirkungen oder Unterschätzung des Risikos der Hypertonie bedingt sein. Häufig werden Antihypertensiva zu niedrig dosiert oder es werden zu kurz wirksame Substanzen eingesetzt bzw. falsch kombiniert.

Therapie

Hypertoniebedingte kardiovaskuläre Mortalität und Morbidität werden durch eine konsequent durchgeführte antihypertensive Therapie deutlich gesenkt. Besonders eindrucksvoll ist die Senkung der kardiovaskulären Komplikationsrate bei älteren Hypertonikern (> 60 Jahre), v. a. auch bei Patienten mit **isolierter systolischer Hypertonie.** Auch für Patienten > 80 Jahre ist ein bedeutsamer Benefit einer Senkung des systolischen Blutdrucks < 150 mmHg mit Senkung von Schlaganfall- und Herzinsuffizienzrisiko um bis zu 40–50 % nachgewiesen (HYVET-Studie).

Indikationen und Ziele der antihypertensiven Langzeittherapie

Intensität und Agressivität der antihypertensiven Therapie richten sich nach der Höhe des Blutdrucks und den Risikofaktoren bzw. Organschäden (AHT: antihypertensive Therapie, ▸ Tab. 15.4).

Tab. 15.4 Risikoadaptierte Therapieempfehlungen [W315]

Andere Risikofaktoren, asymptomatischer Organschaden oder Erkrankungen	Hoch-normal: 130–139 oder 85–89 mmHg	Hypertonie Grad 1 (leicht): 140–159 mmHg oder 90–99 mmHg	Hypertonie Grad 2 (mittelschwer): 160–179 mmHg oder 100–109 mmHg	Hypertonie Grad 3 (stark): › 180 mmHg oder › 110 mmHg
Keine weiteren Risikofaktoren	Keine Blutdruckbehandlung	Lebensstilverbesserung mehrere Monate, dann AHT. Ziel ‹ 140/90 mmHg.	Lebensstilverbesserung einige Wochen, dann AHT. Ziel ‹ 140/90 mmHg.	Lebensstilverbesserung, sofortige AHT. Ziel ‹ 140/90 mmHg.
1–2 weitere Risikofaktoren	Lebensstilverbesserung, keine AHT.	Lebensstilverbesserung einige Wochen, dann AHT. Ziel ‹ 140/90 mmHg.	Lebensstilverbesserung einige Wochen, dann AHT. Ziel ‹ 140/90 mmHg.	Lebensstilverbesserung, sofortige AHT. AHT-Ziel ‹140/90 mmHg.
3 oder mehr Risikofaktoren	Lebensstilverbesserung, keine AHT.	Lebensstilverbesserung einige Wochen, dann AHT. Ziel ‹ 140/90 mmHg.	Lebensstilverbesserung sowie AHT. Ziel ‹ 140/90 mmHg.	Lebensstilverbesserung, sofortige AHT. AHT-Ziel ‹140/90 mmHg.
Organschäden, Niereninsuffizienz oder Diabetes mellitus	Lebensstilverbesserung, keine AHT.	Lebensstilverbesserung sowie AHT. Ziel ‹ 140/90 mmHg.	Lebensstilverbesserung sowie AHT. Ziel ‹ 140/90 mmHg.	Lebensstilverbesserung, sofortige AHT. AHT-Ziel ‹140/90 mmHg.
Symptomatische kardiovaskuläre Erkrankungen, Niereninsuffizienz Stadium C4 oder höher oder Diabetes mellitus mit manifesten Organschäden	Lebensstilverbesserung, keine AHT.	Lebensstilverbesserung sowie AHT. Ziel ‹ 140/90 mmHg.	Lebensstilverbesserung sowie AHT. Ziel ‹ 140/90 mmHg.	Lebensstilverbesserung, sofortige AHT. AHT-Ziel ‹140/90 mmHg.

AHT: Antihypertensive Therapie

! WICHTIG

Für einen Zielblutdruck von ‹ 140/‹ 90 mmHg liegt für alle Patientenkollektive die beste Evidenz hinsichtlich der Senkung der Mortalität vor. Eine stärkere Blutdrucksenkung (‹ 120 mmHg systolisch) unter diesen Wert wurde auf Basis der SPRINT-Studie für bestimmte Patientenkolektive postuliert.

Das Therapieziel liegt im Allgemeinen bei einem Blutdruck < 140/90 mmHg; einige Subgruppen von Patienten (insbesondere Patienten mit Nierenerkrankung und Proteinurie,

Herzinsuffizienz) profitieren möglicherweise von einer intensiveren (< 130/80 mmHg) Blutdrucksenkung (hinsichtlich Reduktion der Proteinurie bzw. einer Verschlechterung der Nierenfunktion). Bei älteren Patienten (> 65 Jahre) sind Werte im hochnormalen Bereich (d. h. systolisch <140–150 mmHg, diastolisch nicht unter 65–70 mmHg) anzustreben.

Aufgrund der SPRINT-Studie werden bei Nicht-Diabetikern Zielwerte von systolisch < 120 mmHg empfohlen. Hiermit lässt sich bei diesen Patienten eine weitere signifikante Risikoreduktion erreichen. Allerdings steht diesem Benefit auch eine Zunahme von teilweise schweren Nebenwirkungen (Nierenversagen, Hypotonie, Synkopen, u. a.) entgegen. Aufgrund von Metaanalysen liegt somit – v.a. bei Patienten > 60 Jahren – das Optimum bei einem Zielwert < 130 mmHg.

Zudem ist zu beachten, dass die Messmethode bei den Zielwerten eine wesentliche Rolle spielt. So wurde der Blutdruck in der SPRINT-Studie durch repetitive automatisierte Messung in Abwesenheit von Arzt und Pflegeperson gemessen. Diese Messwerte sind bekanntermaßen um 10 mmHg oder mehr tiefer als bei der klassischen Praxismessung.

Liegen bei mehreren Gelegenheiten die systolischen Blutdruckwerte zwischen 140 und 180 mmHg oder die diastolischen Werte zwischen 90 und 110 mmHg, sollte bei hohem bzw. sehr hohem Gesamtrisiko (▶ Tab. 15.2) sofort mit einer antihypertensiven medikamentösen Behandlung begonnen werden. Bei Patienten, deren Risiko als niedrig oder mittel eingestuft wird, sollte die Entscheidung zu einer medikamentösen Hochdruckbehandlung erst dann getroffen werden, wenn nach einer 3- bis 6-monatigen Beobachtungsperiode die systolischen Blutdruckwerte ≥ 140 mmHg oder die diastolischen Werte ≥ 90 mmHg betragen. Wird das Gesamtrisiko als gering eingeschätzt, sollte nach einer 6- bis 12-monatigen Beobachtungsperiode erst dann der Blutdruck medikamentös gesenkt werden, wenn trotz nichtmedikamentöser Maßnahmen die systolischen Blutdruckwerte ≥ 150 mmHg bzw. die diastolischen Werte ≥ 95 mmHg betragen.

! WICHTIG

Bei Patienten > 80 Jahre sollte eine antihypertensive Therapie mit dem Ziel, den systolischen Blutdruck auf < 150 mmHg zu senken, dann erfolgen, wenn der Patient in guter physischer und mentaler Verfassung ist. Hierbei sollte besonders auf orthostatische Probleme einer (zu schnellen) Blutdrucksenkung geachtet werden.

Nichtmedikamentöse Maßnahmen

Lebensweise

Berufliche Überforderung, z. B. durch Schichtarbeit, sowie negativer Stress sollten vermieden werden. Bei fortgeschrittener oder schwer einstellbarer Hypertonie kann ein zeitlich begrenzter oder ständiger Wechsel der Tätigkeit oder des Berufs erforderlich werden. Ausgleichssport (z. B. Waldlauf, Gymnastik, Schwimmen) ist zu empfehlen, von Leistungssport ist abzuraten. Eine kontinuierliche Reduktion des Gewichts sollte bei übergewichtigen Patienten angestrebt werden. Nikotinkonsum stellt einen zusätzlichen Risikofaktor dar; das Rauchen sollte daher unterbleiben.

Folgende Maßnahmen führen nachweislich zu einer Reduktion des Blutdruckes (systolisch/diastolisch):

(1) Gewichtsreduktion von 5 kg (–4,4/–3,6 mmHg),

(2) Reduktion der Kochsalzzufuhr (–5,0/–3,0 mmHg),

(3) regelmäßiges Ausdauertraining (mindestens mittlere Belastungsintensität von ≥ 30 min/d an ≥ 5 Tagen der Woche oder weniger häufig und ergänzt mit Widerstandstraining; –7,0/–5,0 mmHg),

(4) Kost mit geringem Fettanteil und wenig gesättigten Fetten, reich an Gemüse, Obst, fettarmen Milchprodukten, Fisch (–11/–5,5 mmHg bei Hypertonikern),

(5) Reduktion eines erhöhten Alkoholkonsums auf < 30 g/d bei Männern und < 20 g/d bei Frauen (–4/–2 mmHg),

(6) tägliche Zufuhr von 250 ml Rote-Bete-Saft (–7,7/–5,2 mmHg, 1 Studie bei 68 Hypertonikern, Therapiedauer 4 Wochen),

(7) Meditation 2 × 15–20 min/die (8–12 mmHg) und Achtsamkeitstraining (Mindfulness Based Stress Reduction, MBSR).

! WICHTIG

Zur Behandlung der Hypertonie sind folgende Maßnahmen nachweislich unwirksam: Placebo (Wert in 24-h-ABDM sinkt nicht), Homöopathie, Magnetfeldtherapie, Aromatherapie, Orthomolekularmedizin, Akupunktur (falls Effekt vorhanden, dann schwach und nur in Kombination mit einer medikamentösen Therapie).

Bei Patienten mit Hypertonie und *obstruktivem Schlafapnoesyndrom* kann die nächtliche Applikation eines nasalen Überdrucks über eine Maske, die über ein Schlauchsystem mit einem sog. CPAP-Gerät verbunden ist, zur Senkung bzw. Normalisierung der Blutdruckwerte und zur Senkung der kardiovaskulären Mortalität führen, wobei eine Risikoreduktion für kardiovaskuläre Ereignisse vermutlich nur in Kombination mit anderen Maßnahmen (Gewichtsreduktion, Senkung der Cholesterinwerte u. a.) nachgewiesen ist.

Ernährung

Ziel: Erreichen bzw. Erhaltung des Normalgewichts, ggf. Kalorienreduktion, sowie Vermeidung von tierischem Fett und größeren Mengen Alkohol (▶Kap. 25.1.1).

Die tägliche Kochsalzzufuhr soll 6 g nicht überschreiten (möglichst kein Kochsalz bei der Zubereitung der Speisen verwenden, kein Salz bei Tisch).

Pharmakotherapie

Grundsätzliches zur antihypertensiven Therapie

(1) Lang wirksame, langsam anflutende Substanzen einsetzen („verzeihende" Therapie)!

(2) Substanzen kombinieren, die unterschiedlich auf die neurohumoralen Systeme wirken (d. h. keine Kombination von Substanzen, die z. B. reflektorisch das sympathische Nervensystem stimulieren wie z. B. Diuretika mit kurz wirksamen Kalziumantagonisten).

(3) Kombinationspräparate einsetzen, die zwei oder mehr lang wirksame Wirkstoffe enthalten (Verbesserung der Compliance des Patienten!).

(4) Substanzen mit möglichst wenig Nebenwirkungen einsetzen!

Monotherapie vs. Kombinationstherapie:

(1) Monotherapie bei leichter bis mittelgradiger Hypertonie.

(2) Bei ausgeprägter/schwerer Hypertonie primär Kombinationstherapie.

(3) Bei unzureichender Blutdrucksenkung unter Monotherapie entweder Dosis steigern, auf anderes Antihypertensivum wechseln oder Kombinationstherapie.

(4) Bei unzureichender Blutdrucksenkung unter Kombinationstherapie drittes Antihypertensivum in voller Dosis, ggf. weitere AHT zusätzlich, falls notwendig.

Die wichtigsten Angriffspunkte der heute in der Hochdruckbehandlung verwendeten Pharmaka sind

(1) Kochsalzhaushalt und Volumen (Beeinflussung durch Diuretika),

(2) das ZNS mit den Kreislaufzentren (Beeinflussung durch Reserpin, Clonidin, Moxonidin und α-Methyldopa),

(3) die peripheren Sympathikusstrukturen (Beeinflussung durch Reserpin und α-Methyldopa),

(4) die glatte Gefäßmuskulatur besonders der Arteriolen (Beeinflussung durch Diuretika, Kalziumantagonisten, Dihydralazin und Minoxidil),

(5) die adrenergen Rezeptoren des Herzens (Beeinflussung durch Betablocker) und der Gefäße (Beeinflussung durch α-Rezeptorenblocker),

(6) das Renin-Angiotensin-System (RAS; Hemmung der Angiotensin-II-Bildung durch ACE-Hemmer; Blockade der Angiotensin-1-Rezeptoren).

Die Anwendung dieser Pharmaka kommt bei praktisch allen chronischen Hochdruckformen in Betracht. Über die Therapie weiterer sekundärer Hochdruckformen ▶ Kap. 15.1.3.

Substanzgruppen

Die aktuellen Guidelines der ESH (2013) empfehlen für die medikamentöse Therapie in erster Linie folgende Sustanzklassen:

- Thiaziddiuretika
- Angiotensinrezeptorantagonisten (AT-R-Blocker)
- Kalziumantagonisten
- ACE-Hemmer
- Betablocker
- Andere Antihypertensiva

Bevorzugt werden folgende Kombinationstherapien (▶ Abb. 15.1):

- Angiotensinrezeptorantagonist (AT-R-Blocker) mit Thiaziddiuretikum,
- ACE-Hemmer mit Thiaziddiuretikum,
- Kalziumantagonist mit Thiaziddiuretikum,
- ACE-Hemmer und Kalziumantagonist,
- AT-R-Blocker und Kalziumantagonist.

Möglich ist zudem die Kombination aller Wirkstoffklassen. Ausnahme ist aufgrund der negativen Studienergebnisse die Kombination ACE-Hemmer mit AT-R-Blocker.

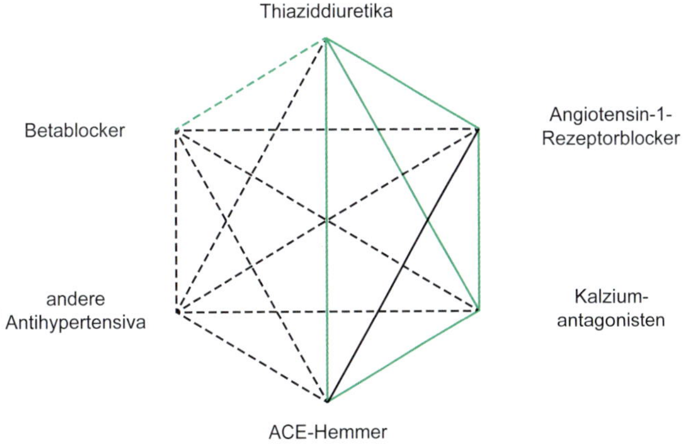

Abb. 15.1 In der First-Line-Therapie empfohlene Antihypertensiva-Klassen und ihre Kombinationen [W854/W315-001]
Farbig durchgezogene Linie: bevorzugte Kombination; farbig gestrichelte Linie; günstige Kombination; schwarze gestrichelte Linie: mögliche Kombination; schwarze durchgezogene Linie: nicht empfohlene Kombination

In der Hypertonietherapie ist bei über ⅔ der Patienten eine Kombinationstherapie mit bis zu fünf Antihypertensiva notwendig, um die Zielwerte zu erreichen.

Unter den zahlreichen bekannten antihypertensiv wirksamen Verbindungen besitzen für die Langzeittherapie des Hochdrucks nur die aufgeführten Substanzgruppen (▶Tab. 15.5) praktische Bedeutung.

Tab. 15.5 Für die Langzeittherapie der Hypertonie geeignete Substanzen

Substanzen und Präparate	Handelsdosis	Tagesdosis (Dauertherapie)	Einzeldosen (pro Tag)
a) Thiaziddiuretika (▶Abb. 15.1)			
b) Betablocker[1]			
Nicht kardioselektiv			
Carvedilol[2] (Dilatrend®, Querto®)	Tbl. 25 mg	12,5–50 mg	2
Relativ kardioselektiv			
Bisoprolol (Concor®)	Tbl. 5 und 10 mg	2,5–10 mg	1
Metoprolol (Beloc-Zok®, Lopresor®, Beloc-Zok® mite, Lopresor® mite)	Tbl. 100 mg	50–200 mg	1–2
	Tbl. 50 mg		
Nebivolol (Nebilet®)[3]	Tbl. 5 mg	2,5–10 mg	1
c) Kalziumantagonisten			
Kalziumantagonisten vom Dihydropyridin-Typ			
Amlodipin (Norvasc®)	Tbl. 5 mg	5–10 mg	1
Isradipin (Lomir®, Vascal®)	Tbl. 2,5 und 5 mg	2,5–10 mg	2
Nitrendipin (Bayotensin®)	Tbl. 20 mg	10–20 mg	2–3
Felodipin (Modip®, Munobal®)	Tbl. 2,5, 5, 10 mg	2,5–10 mg	2
Lercanidipin (Carmen®)	Tbl. 10, 20 mg	10–20 mg	1
Weitere Kalziumantagonisten			
Verapamil (Isoptin® RR)[4]	Tbl. 240 mg	240–480 mg	2
Diltiazem (Dilzem® retard)[4]	Tbl. 90, 120 und 180 mg	180–360 mg	2
d) ACE-Hemmer			
Ramipril (Delix®, Vesdil®)	Tbl. 1,25, 2,5, 5 und 10 mg	2,5–10 mg	1–2
Fosinopril (Dynacil®, Fosinopril®)	Tbl. 5, 10 und 20 mg	10–40 mg	1–2
Quinapril (Accupro®)	Tbl. 5, 10 und 20 mg	5–40 mg	1–2
e) AT-R-Blocker			
Candesartan (Atacand®, Blopress®)	Tbl. 4, 8,16 32 mg	4–32 mg	1
Losartan (Lorzaar®)	Tbl. 50 mg	50–100 mg	2
Valsartan (Diovan®)	Kps. 80 und 160 mg	80–320 mg	2
Irbesartan (Aprovel®, Karvea®)	Tbl. 75, 150, 300 mg	75–300 mg	1
Telmisartan (Micardis®, Kinzal®)	Tbl. 20, 40, 80 mg	20–80 mg	1
Eprosartan (Teveten®, Emestar®)	Tbl. 600 mg	600–1.200 mg	1
Olmesartan (Votum®, Olmetec®)	Tbl. 10, 20, 40 mg	10–40 mg	1

Tab. 15.5 Für die Langzeittherapie der Hypertonie geeignete Substanzen *(Forts.)*			
Substanzen und Präparate	**Handelsdosis**	**Tagesdosis (Dauertherapie)**	**Einzeldosen (pro Tag)**
f) Aldosteronantagonisten			
Spironolactone (Aldactone®)	Tbl. 50 mg	25–50 mg	1
Eplerenone (Inspra®)	Tbl. 50 mg	25–50 mg	1
g) α_1-Rezeptorenblocker[1]			
Doxazosin (Cardular® PP, Diblocin® PP)	Tbl. 4 mg	4–8 mg	1
h) Clonidin[1]			
Clonidin® retard	Kps. 0,25 mg	0,25–0,5 mg	1–2
Moxonidin			
Cynt®, Physiotens®	Tbl. 0,2, 0,3 und 0,4 mg	0,2–0,8 mg	2
i) Dihydralazin[1]			
Nepresol®, Dihyzin®	Tbl. 25 mg	25–100 mg	2–3
j) Rauwolfiaalkaloide[1]			
k) α-Methyldopa[1]			
Presinol®	Tbl. 250 und 500 mg	0,5–2,0 g	2–3
l) Minoxidil			
Lonolox®	Tbl. 2,5 und 10 mg	5–30 mg	1–2

[1] Mit Diuretika ▶ Tab. 15.6.
[2] Besitzt zusätzlich eine α-Rezeptor-blockierende Wirkung.
[3] Besitzt zusätzlich eine über NO vermittelte vasodilatierende Wirkung.
[4] Nicht im Kombination mit einem Betablocker!

Diuretika

Diuretika vom Thiazid-Typ gehören zur Standardtherapie der Hypertonie, da sie eine deutliche blutdrucksenkende Wirkung besitzen und die Wirkung anderer Antihypertensiva, insbesondere von ACE-Hemmern und AT-R-Blockern, verstärken und somit deren Anwendung in niedriger Dosierung erlauben (▶ Kap. 8).

(1) **Thiaziddiuretika:** die zur Langzeittherapie der Hypertonie am häufigsten verwendete Substanzgruppe (▶ Kap. 8.4, ▶ Tab. 8.2). Besonders geeignet sind Präparate mit mittellanger (z. B. **Hydrochlorothiazid**) oder langer (z. B. **Chlortalidon**) Wirkdauer, da diese nur 1-mal/d verabfolgt werden müssen. Zwischen den einzelnen Präparaten bestehen bei Anwendung äquinatriuretischer Dosen keine sicheren Unterschiede in der blutdrucksenkenden Wirkung oder in der Häufigkeit der UAW (▶ Kap. 8.4.2).

Bevorzugter Einsatz: Sie kommen idealerweise in der Kombinationstherapie (v. a. mit RAS-Blockern), ggf. auch für die Monotherapie bei leichterer Hypertonie in Betracht und sind bei unkomplizierter Hypertonie v. a. im Alter vorzuziehen (lange Wirkdauer, preisgünstig; ALLHAT-Studie, SHEP-Studie). Bei Therapieresistenz und Mehrfachkombinationen kommt ihnen ein unverzichtbarer Stellenwert zu.

! WICHTIG

Diuretika sollten in der Hypertoniebehandlung niedrig dosiert werden, um die metabolischen Nebenwirkungen sowie die Störungen im Elektrolythaushalt gering zu halten.
Obwohl Xipamid für die Hypertonie zugelassen ist, sollte es aufgrund der hohen Rate an Elektrolytentgleisungen bei dieser Indikation nicht eingesetzt werden.

Bei Absinken des Serumkaliumspiegels unter Langzeitgabe von Thiaziddiuretika ist es zweckmäßig, gleichzeitig antikaliuretisch wirkende Substanzen bzw. handelsfertige Kombinationen beider Prinzipien (z. B. Diucomb®, Dytide® H, Moduretik® mite) zu verordnen.

(2) **Antikaliuretische Diuretika:** Zu dieser Gruppe gehören **Triamteren** und **Amilorid.**

Bevorzugter Einsatz: Sie sind in verschiedenen Interventionsstudien bei älteren Patienten mit Thiaziddiuretika geprüft und haben sich besonders bewährt (MRC-Studie, SHEP-Studie).

! WICHTIG

Bei eingeschränkter Nierenfunktion und/oder hoher Dosierung können antikaliuretische Diuretika schwere Hyperkaliämien hervorrufen.

Bezüglich weiterer UAW sowie Kontraindikationen ▶Kap. 8.4.4. Handelspräparate ▶Kap. 8.3.2 (Tab. 8.1). Beide Substanzen werden ausschließlich in Kombination mit Hydrochlorothiazid angewendet.

(3) **Schleifendiuretika** (Furosemid, Torasemid) sind nur in Ausnahmefällen zur Therapie der Hypertonie sinnvoll. Hierzu gehören schwere, therapieresistente Hypertonieformen mit gleichzeitiger Hypervolämie bzw. renal oder kardial bedingter Hyperhydratation. Eine Therapie mit Minoxidil sollte immer mit einem Schleifendiuretikum kombiniert werden.

Betablocker

Pharmakologische Eigenschaften Man unterscheidet folgende Gruppen:

(1) **Kardioselektive Betablocker,** die im Wesentlichen nur die vorwiegend im Herzen lokalisierten β_1-Rezeptoren blockieren, z. B. Metoprolol, Bisoprolol, Nevibolol. Sie werden heute bevorzugt eingesetzt.

(2) **Nichtkardioselektive Blocker,** die auch die β-Rezeptoren anderer Organe, speziell der Bronchial- und Gefäßmuskulatur (β_2-Rezeptoren), blockieren. Dazu gehört z. B. Carvedilol. Kein Betablocker wirkt absolut kardioselektiv, bei höheren Konzentrationen erfolgt immer auch eine Blockade der β_2-Rezeptoren.

(3) Einige Substanzen haben zusätzlich eine **sympathomimetische Eigenwirkung** (z. B. Oxprenolol [Trasicor®]), die als weniger kardioprotektiv (ISA) gilt. Diese führen in Ruhe meist nicht zu einer so starken Senkung der Herzfrequenz wie Betablocker ohne diese Eigenschaft. Sie können im Einzelfall jedoch ebenfalls eine starke Bradykardie bewirken.

(4) Einige Betablocker weisen eine zusätzliche vasodilatierende Eigenschaft auf, entweder durch α-Blockade (Carvedilol) oder durch NO-Wirkung (Nebivolol).

Bei entsprechender Dosierung ist der blutdrucksenkende Effekt der verschiedenen Substanzen etwa gleich stark. Die Plasmahalbwertszeit von Betablockern variiert von 2 h (z. B. Propranolol) bis > 12 h (Nebivolol); einige können wegen renaler Elimination bei Niereninsuffizienz kumulieren (z. B. Atenolol, Sotalol).

Betablocker wirken vermutlich über Hemmung der Reninfreisetzung (β_1!), es kommt zur allmählichen Abnahme des peripheren Gesamtwiderstands durch Abnahme des HZV.

Bevorzugter Einsatz: besonders bei Hypertonie *und* KHK, bei Hypertonie nach Myokardinfarkt sowie bei Hypertonie und Herzinsuffizienz. Patienten mit stabiler COPD (Ausnahme: akute Exazerbation) profitieren anscheinend entgegen früherer Angaben hinsichtlich kardiovaskulärer Ereignisse besonders; hier ist jedoch eine sehr vorsichtige, langsame Dosissteigerung unter Kontrolle der Lungenfunktion notwendig.

Handelspräparate und Dosierung ▶Tab. 15.5.

UAW und Komplikationen Gelegentlich Müdigkeit, Potenzstörungen, Schlafstörungen, Albträume, Halluzinationen oder depressive Zustandsbilder. Potenziell außerdem Kältegefühl in den Extremitäten, Raynaud-Phänomen und, bei Patienten mit arterieller Verschlusskrankheit, Verstärkung der Symptome (häufiger unter nichtkardioselektiven als unter selektiven Betablockern). Bei Patienten mit Neigung zu Spontanhypoglykämien sowie bei Diabetikern unter Therapie mit Insulin oder oralen Antidiabetika verstärkte Hypoglykämieneigung sowie Verschleierung der Tachykardie als Warnsymptom der Hypoglykämie. Bei zu Hypoglykämie neigenden Patienten dürfen daher Betablocker nicht verordnet werden. Laborwertveränderungen: Anstieg der Triglyzeride, der „Very-low-Density"-Lipoproteine und des VLDL-Cholesterins, Abfall der HDL im Plasma (mehr bei nicht kardioselektiven Betablockern).

Kontraindikationen Obstruktive (v.a. akute) Atemwegserkrankungen, insbesondere Asthma bronchiale (auch die sog. kardioselektiven Betablocker können bei entsprechender Disposition zur Bronchokonstriktion führen!), Sick-Sinus-Syndrom, AV-Block Grad II oder III und Bradykardie (< 50/min) im höheren Lebensalter. Anwendungsbeschränkung bei Patienten mit Psoriasis in der Eigen- oder Familienanamnese.

Kalziumantagonisten

Pharmakologische Eigenschaften Hemmung des Kalziumeinstroms über spannungsabhängige Kalziumkanäle vom sog. L-Typ in das Zytosol. Es tritt eine Vasodilatation mit Abnahme des peripheren Widerstands auf, das HZV bleibt bei chronischer Gabe im Wesentlichen unverändert. Dihydropyridine (z. B. Nitrendipin, Amlodipin, Felodipin, Isradipin, Lacidipin, Lercanidipin) können zu einer Herzfrequenzsteigerung führen.

Weitere Eigenschaften der Kalziumantagonisten ▶ Kap. 13.4, „Medikamentöse Therapie".

Bevorzugter Einsatz: Sie haben sich bei älteren Patienten mit isolierter systolischer Hypertonie (SYSTEUR-Studie) besonders bewährt und sind wichtig in der Kombinationstherapie (HOT-Studie).

Handelspräparate und Dosierung ▶ Tab. 15.5.

UAW und Komplikationen

(1) **Diltiazem und Verapamil:** Verlängerung der AV-Überleitungszeit (deshalb kontraindiziert bei AV-Block Grad II oder III), Obstipation, Flush.

(2) **Diltiazem:** Übelkeit, Müdigkeit, Kopfschmerzen, Beinödeme.

(3) **Dihydropyridine:** Flush, Palpitationen, Schwindelzustände, Beinödeme.

> **! WICHTIG**
>
> Da unter einer Behandlung mit rasch wirksamen Kalziumantagonisten, insbesondere Nifedipin in nichtretardierter Form, über ein gehäuftes Auftreten von kardiovaskulären Komplikationen wie schwerer Hypotension, Schlaganfall oder Herzinfarkt berichtet wurde, sollten ausschließlich Kalziumantagonisten mit langsamem Wirkungseintritt und möglichst langer HWZ verwendet werden.

Hemmstoffe des Angiotensin-„converting-enzyme" (ACE-Hemmer)

Pharmakologische Eigenschaften Ramipril, Fosinopril und andere ACE-Hemmer (die „Prile") stellen kompetitive Antagonisten des Angiotensin-converting enzyme (ACE) dar. Dieses Enzym ist identisch mit dem Bradykinin inaktivierenden Enzym Kininase II. Unter der Einnahme von ACE-Hemmern nehmen die Plasmakonzentrationen von Angiotensin II und Aldosteron ab. Die antihypertensive Wirkung ist überwiegend auf die verminderte Bildung von Angiotensin II zurückzuführen, doch werden auch andere Mechanismen, z. B. eine Erhöhung lokaler Gewebskonzentrationen der gefäßerweiternden Substanzen Bradykinin und NO, diskutiert. Es besteht nur eine lockere Beziehung zwischen der Höhe des Plasmareninspiegels und dem Ausmaß des blutdrucksenkenden Effekts. Bei hohem Plasmareninspiegel ist jedoch mit einem starken Blutdruckabfall zu rechnen. Die ACE-Hemmer führen zu einer Senkung des peripheren Gesamtwiderstands bei konstantem oder steigendem HZV.

Bevorzugter Einsatz: Sie haben sich in allen Phasen des kardiovaskulären Kontinuums (d. h. von Hypertonie, KHK, Herzinsuffizienz) sowie bei Niereninsuffizienz bewährt und zählen zusammen mit den AT-R-Blockern zu den sichersten Antihypertensiva.

Handelspräparate und Dosierung ▶Tab. 15.5.

Bei eingeschränkter Nierenfunktion ist bei den meisten ACE-Hemmern eine Dosisreduktion notwendig (s. Packungsbeilage).

UAW und Komplikationen Chronischer Reizhusten (häufigste UAW), Exanthem, angioneurotisches Ödem, Hyperkaliämie, Agranulozytose, Proteinurie, reversibler Verlust des Geschmacksempfindens (Ageusie). Fieberzustände.

Weitere potenzielle UAW: starker Blutdruckabfall nach Diuretikavorbehandlung, Nierenfunktionsverschlechterung, insbesondere bei doppelseitiger Nierenarterienstenose bzw. bei Arterienstenose einer Einzelniere.

Kontraindikationen Doppelseitige Nierenarterienstenose bzw. Arterienstenose bei Einzelniere, hämodynamisch relevante Aorten- bzw. Mitralstenose, hypertrophe Kardiomyopathie.

Angiotensinrezeptorantagonisten (AT-R-Blocker)

Pharmakologische Eigenschaften Sartane wie Valsartan, Candesartan, Irbesartan, Telmisartan, Olmesartan, Eprosartan, Losartan sind selektive und spezifische Antagonisten des Angiotensin-II-Typ-1-(AT_1-)Rezeptors, der die vasokonstriktorischen, neuralen und wachstumsfördernden Wirkungen von Angiotensin II vermittelt. Die blutdrucksenkende Wirkung entspricht etwa derjenigen der ACE-Hemmer. Sie führen nicht, wie dies unter ACE-Hemmer-Therapie häufiger beobachtet wird, zu Reizhusten.

Bevorzugter Einsatz: Sie haben sich bei unkomplizierter Hypertonie, und besonders bei Patienten mit diabetischer Nephropathie Typ 2 (IDNT-, IRMA-, RENAAL-Studie) bewährt.

Handelspräparate und Dosierungen ▶Tab. 15.5.

UAW und Komplikationen **Antihypertensiva mit der geringsten Nebenwirkungsrate!**

Gelegentlich Schwindel, Hyperkaliämie, selten Hautausschlag, Angioödem, Orthostasereaktionen, insbesondere bei Volumenmangel.

Kontraindikationen Wie ACE-Hemmer.

α_1-Rezeptorenblocker

Pharmakologische Eigenschaften Kompetitive Blockade der postsynaptischen α_1-Rezeptoren. Der periphere Gesamtwiderstand nimmt ab, Herzzeitvolumen und -frequenz bleiben weitgehend unbeeinflusst. Außerdem kommt es zu einer Venendilatation.

Bevorzugter Einsatz: Wegen ihrer Wirkung gegen Prostatahypertrophie können sie gut in der Kombinationstherapie bei älteren Männern eingesetzt werden.

Handelspräparate und Dosierung ▶Tab. 15.5.

UAW und Komplikationen Die häufigste UAW ist eine orthostatische Hypotension, die zu Bewusstseinsverlust führen kann. Sie kann weitgehend durch einschleichende Dosierung (Prazosin initial 0,5 mg am Abend, anschließend 3 × 0,5 mg/d über 3 Tage, erst danach allmähliche Dosissteigerung) vermieden werden. Weitere UAW: Kopfschmerzen, Übelkeit, Herzklopfen, Benommenheit.

Laborwertveränderungen: (leichte) Senkung des LDL- und Erhöhung des HDL-Cholesterins. In der ALLHAT-Studie wurde gezeigt, dass unter einer Behandlung mit dem α_1-Rezeptorenblocker Doxazosin mehr kardiovaskuläre Ereignisse, insbesondere eine Herzinsuffizienz, auftraten als unter Chlortalidon. α_1-Rezeptorenblocker werden daher heute nicht mehr als Mittel 1. Wahl für die Monotherapie der Hypertonie empfohlen.

Moxonidin und Clonidin

Pharmakologische Eigenschaften Die blutdrucksenkende Wirkung beruht wahrscheinlich überwiegend auf einer Stimulation von Imidazolinrezeptoren in der Medulla oblongata, während die unerwünschten Wirkungen wie Sedierung oder Mundtrockenheit über α_2-Rezeptoren vermittelt werden. Infolge der aus der Imidazolinrezeptor-Stimulation resultierenden Verminderung des Sympathikotonus Abnahme von Herzfrequenz und Schlagvolumen; möglicherweise trägt auch eine Dilatation der venösen Kapazitätsgefäße zur Verminderung des Schlagvolumens bei. Bei längerer Verabreichung von Clonidin nimmt der periphere Gesamtwiderstand ab; das HZV kann wieder seinen Ausgangswert erreichen. Bei i. v. Gabe von Clonidin kann es initial zu einer kurzfristigen Blutdrucksteigerung infolge Stimulation der α_2-Rezeptoren der glatten Gefäßmuskulatur kommen. Durch langsame Injektion des mit Kochsalzlösung verdünnten Wirkstoffs kann dies vermieden werden. Bei oraler Gabe wird dieser Blutdruckanstieg nicht beobachtet.

Durch seine sedierende Wirkung ist Clonidin akut bei hypertensiven Notfällen mit Agitiertheit sowie in der Entzugstherapie weiterhin beliebt.

Handelspräparate und Dosierung ▶ Tab. 15.5.

UAW und Komplikationen Vor allem Sedierung sowie Mundtrockenheit, die auf eine verminderte Speichelsekretion zurückzuführen ist. Gelegentlich Parotisschmerzen. Die UAW-Rate von Moxonidin ist infolge seiner im Vergleich zu Clonidin stärkeren selektiven Bindung an Imidazolinrezeptoren geringer als die von Clonidin. Weitere potenzielle UAW sind Gesichtsblässe, Frösteln, Impotentia coeundi.

Kontraindikationen Sinusknotensyndrom, SA- bzw. AV-Block Grad II–III, schwere Herzinsuffizienz.

Dihydralazin

Pharmakologische Eigenschaften Relaxation der glatten Gefäßmuskulatur, vorwiegend im Bereich der Arteriolen. Hämodynamische Wirkungen: Abnahme des peripheren Gefäßwiderstands, Zunahme von Schlagvolumen und Herzfrequenz.

Handelspräparate und Dosierung ▶ Tab. 15.5.

UAW Tachykardien, Palpitationen oder stenokardische Beschwerden, u. U. verbunden mit Zeichen der koronaren Minderdurchblutung im EKG. Die kardialen UAW gehen meist im Lauf einer längerfristigen Behandlung zurück, durch gleichzeitige Anwendung von Betablockern lassen sie sich weitgehend vermeiden. Weitere UAW: Kopfschmerzen, Appetitmangel, Nausea, Diarrhö, Parästhesien, nasale Kongestion, psychotische Symptome. In seltenen Fällen Temperatursteigerungen und Urtikaria. Weitere seltene UAW sind Anämie, Panzytopenie oder ein positives LE-Zell-Phänomen im Blut. Relativ häufig lassen sich unter einer Langzeittherapie mit Dihydralazin ANA im Blut nachweisen. Hohe Dosen von Diydralazin (> 200 mg/d) können zum Bild einer rheumatoiden Arthritis führen.

Kontraindikationen Koronare Herzkrankheit.

Rauwolfiaalkaloide

Pharmakologische Eigenschaften Verarmung bzw. Entleerung der Speicherstrukturen im ZNS von Noradrenalin, Dopamin und Serotonin. Noradrenalinverarmung auch in den Granula der peripheren Sympathikusfasern. Peripherer Widerstand und Herzfrequenz nehmen ab, das HZV bleibt unverändert. Die Neigung zu orthostatischer Hypotension ist unter Reserpinbehandlung gering. Reserpin sollte nur noch in Kombination mit Diuretika verordnet werden, um die Dosis und damit die UAW-Rate gering halten zu können. **Spielen heutzutage praktische keine Rolle mehr in der antihypertensiven Therapie.**

UAW Unerwünscht starke Sedierung (herabgesetzte Verkehrssicherheit!). Manchmal depressives Zustandsbild, Parkinsonismus oder Albträume. Außerdem Schwellung der Nasenschleimhaut, konjunktivale Injektion, Steigerung der Magensäuresekretion, die zur Entwicklung von Ulzera führen kann. Gewichtzunahme, teils als Folge einer Appetitsteigerung, teils als Folge einer Wasserretention. Gelegentlich Nausea, extensive Salivation oder Diarrhöen.

α-Methyldopa

Pharmakologische Eigenschaften In den sympathischen Nervenfasern Umwandlung in α-Methylnoradrenalin, das den natürlichen Neurotransmitter Noradrenalin teilweise ersetzt. Die antihypertensive Wirkung von α-Methyldopa beruht im Wesentlichen auf einem zentralen α_2-Rezeptoren stimulierenden Effekt von α-Methylnoradrenalin mit daraus resultierender Verminderung des peripheren Sympathikotonus. α-Methyldopa bewirkt eine Verminderung des peripheren Gefäßwiderstands. Einige Autoren sehen jedoch eine Verminderung des HZV als entscheidend für die blutdrucksenkende Wirkung an. Die Wirkung auf den Blutdruck ist im Stehen stärker ausgeprägt als im Liegen. α-Methyldopa gehört neben Metoprolol zu den wenigen antihypertensiven Substanzen, die bei Schwangeren über einen längeren Zeitraum gut untersucht und als problemlos eingeschätzt wurden.

Handelspräparate und Dosierung ▶Tab. 15.5.

UAW Sedierung (Verkehrsgefährdung!), die meist nach einigen Tagen bis Wochen nachlässt. Beeinträchtigung von Libido und Potenz, Ejakulationsstörungen. Orthostasereaktionen. Gelegentlich Fieberzustände, gastrointestinale Unverträglichkeitserscheinungen (Obstipation oder Diarrhö) oder intrahepatische Cholestase. Bei etwa 20 % der mit α-Methyldopa behandelten Patienten wird der direkte Coombs-Test positiv (kann noch einige Monate nach Absetzen der Substanz positiv sein). Außerdem können der LE-Faktor und der Rheumafaktor im Blut nachweisbar werden. Sehr selten hämolytische Anämie, Granulo- oder Thrombozytopenie. Die hämatologischen Symptome verschwinden nach Absetzen der Substanz. Bei längerer Verabreichung zunehmender Wirkungsverlust infolge Wasserretention möglich, der durch Gabe von Saluretika beseitigt werden kann.

Minoxidil

Pharmakologische Eigenschaften Stark vasodilatatorisch wirksame Substanz. Senkung des peripheren Widerstands, reflektorische Steigerung von Schlagvolumen und Herzfrequenz.

> **! WICHTIG**
> Minoxidil ist ein Reservepräparat, das nur in ausgewählten Fällen von schwerer Hypertonie zum Einsatz kommt und immer mit einem Schleifendiuretikum kombiniert werden sollte!

Handelspräparate und Dosierung ▶Tab. 15.5.

UAW (Reflektorische) Tachykardie, die meist die gleichzeitige Gabe von Betablockern notwendig macht. Zum Teil ausgeprägte Natrium- und Flüssigkeitsretention; Minoxidil deshalb in Kombination mit Diuretika (Furosemid, Torasemid!) geben. Nicht selten sind hohe Dosen von Furosemid oder anderen stark wirksamen Diuretika zur Erzielung einer ausreichenden Natrium- und Flüssigkeitselimination erforderlich. Bei längerfristiger Gabe Hypertrichose im Bereich von Gesicht, Stamm und Extremitäten, was die Anwendbarkeit dieser Substanz bei Frauen erheblich einschränkt. EKG-Veränderungen (mit nach Monaten rückläufiger Tendenz): Abflachung oder Inversion positiver T-Wellen bzw. verstärkte Inversion vorher negativer T-Wellen besonders in I, aVL und V_3–V_6. Vereinzelt seröse Perikarditis.

Praktisches Vorgehen

Gesichtspunkte, die bei der Behandlung zu beachten sind

Außer bei Kranken mit schwerer bzw. maligner Hypertonie (▶ Kap. 15.1.2.2) oder bei hypertensiven Notfällen (▶ Kap. 15.1.2.1) ist die ambulante Blutdruckeinstellung der stationären vorzuziehen, da das Ziel der Behandlung sein muss, den erhöhten Blutdruck **unter Alltagsbedingungen** optimal einzustellen. Hierbei sind besonders folgende Gesichtspunkte zu beachten:

(1) *Geschwindigkeit der Blutdrucksenkung:* Rasche Blutdrucksenkungen werden subjektiv oft schlecht vertragen und können gefährliche Komplikationen (zerebrale Ischämie, schwere Orthostasereaktionen) hervorrufen.

Faustregel: Blutdrucksenkung in den ersten 4–6 h max. 25–30 % vom Ausgangswert!

Durch einschleichende Dosierung und langsame Dosissteigerung muss der Blutdruck allmählich, je nach Lage des Falls innerhalb von Wochen oder Monaten, auf normotensive Werte gesenkt werden.

(2) *Blutdrucksenkung bei Niereninsuffizienz:*

- *Verschlimmerung einer bestehenden Niereninsuffizienz* unter Blutdrucksenkung möglich. Insbesondere bei einer Therapie mit ACE-Hemmern und AT-R-Blockern sind bei niereninsuffizienten Patienten initial Kontrollen von Kreatinin und Kalium i. S. innerhalb von 1–2 Tagen angezeigt. Meist kommt es nach initialer Verschlechterung unter anhaltender Blutdrucksenkung langfristig wieder zu einer Besserung der Nierenfunktion. Zur Progressionsverzögerung einer Niereninsuffizienz bei renal-parenchymatösen Erkrankungen, v. a. bei diabetischer Nephropathie, haben sich ACE-Hemmer und AT-R-Blocker als besonders wirksam erwiesen.
- *Wirkungsverlust* von Thiaziddiuretika, daher bei höhergradiger Niereninsuffizienz diuretische Therapie vorzugsweise mit Schleifendiuretika (Furosemid, Torasemid).

> **! WICHTIG**
>
> Bei eingeschränkter Nierenfunktion (Serumkreatinin › 133–159 µmol/L [1,5–1,8 mg/dl]) dürfen kaliumsparende Diuretika entweder nicht mehr oder nur unter häufigen Kontrollen des Serumkaliumspiegels verordnet werden, da sonst eine bedrohliche Hyperkaliämie entstehen kann.

- *Kumulation* der meisten ACE-Hemmer und der Betablocker Atenolol und Sotalol.

(3) *Blutdrucksenkung bei Gefäßkomplikationen:* Bei Kranken mit fortgeschrittener Arteriosklerose kann die Minderung des Perfusionsdrucks Schwindel, Unruhe und Verwirrtheitszustände sowie neurologische Ausfallerscheinungen hervorrufen. In solchen Fällen muss die Blutdrucksenkung besonders vorsichtig erfolgen.

(4) *Vermeidung von Orthostasereaktionen:* Tritt unter der antihypertensiven Therapie (besonders unter α-Methyldopa und Prazosin) ein stärkerer orthostatischer Blutdruckabfall auf, muss, falls ein Wechsel der Medikation nicht in Betracht kommt, der Blutdruck auf *Normotension im Stehen* eingestellt werden.

(5) *Wechsel der Therapie:* Hochdrucktherapie ist Dauertherapie. Abruptes Absetzen gewisser (v. a. kurz wirksamer) Medikamente kann gefährliche Blutdruckanstiege auslösen. Ein Wechsel der Medikation sollte nur bei ungenügender Wirkung oder bei Auftreten störender UAW erfolgen. Bei manchen Patienten ist es im Lauf der Behandlung möglich, die Dosis der antihypertensiven Medikamente zu reduzieren; in Einzelfällen kann nach jahrelanger antihypertensiver Therapie die Medikation sogar ganz abgesetzt werden.

Wahl der Medikamente

Die in der Abbildung (▶ Abb. 15.1) gezeigten Antihypertensiva-Klassen und ihre Kombinationen werden von der ESH in der First-Line Therapie empfohlen (ESH/ÖGH Guidelines).

Im Einzelfall lässt sich nie voraussagen, auf welche Pharmaka der Patient am günstigsten anspricht. Um die Zuverlässigkeit der Medikamenteneinnahme zu erhöhen, sollten vorzugsweise Antihypertensiva mit gesicherter Wirkung über 24 h verordnet werden.

Grundsätzlich gibt es zwei Möglichkeiten der Therapie, eine Monotherapie und eine Kombinationstherapie.

(1) *Monotherapie:* Mit einer Monotherapie ist eine maximale Senkung des Blutdrucks um 8–12 mmHg systolisch und 6–10 mmHg diastolisch erreichbar. Daher ist eine Monotherapie nur bei Patienten mit leichter bis mittelschwerer Hypertonie sinnvoll. Für die Monotherapie besonders geeignet sind **Diuretika, Betablocker, Kalziumantagonisten, ACE-Hemmer** oder **AT-R-Blocker** (▶Tab. 15.5), da für diese Substanzklassen in randomisierten Interventionsstudien eine Senkung der kardiovaskulären Morbidität und Mortalität nachgewiesen wurde. Wird mit dem zunächst verordneten Medikament keine befriedigende Blutdrucksenkung erreicht, sollte auf eine Substanz aus einer anderen Gruppe umgestellt werden.

> **! WICHTIG**
>
> Eine niedrig dosierte Kombinationstherapie wird heute zunehmend alternativ zur Monotherapie als Initialtherapie empfohlen (vorzugsweise: **ACE-Hemmer + Diuretika, Betablocker + Diuretika, AT-R-Blocker + Diuretika,** möglicherweise noch besser **RAS-Blocker + Kalziumantagonisten** [ACCOMPLISH-Studie])!

(2) Eine *Kombinationstherapie* (▶Tab. 15.6, ▶Abb. 15.1) ist indiziert, wenn mit einer einzigen Substanz in einem Dosisbereich, der noch nicht zu UAW führt, keine Blutdrucknormalisierung zu erreichen ist. Durch gleichzeitige Verabreichung niedriger Dosen mehrerer Pharmaka mit verschiedenartigem Angriffspunkt wird eine Addition der antihypertensiven Wirkung ohne Addition der UAW, die ja bei den verschiedenen Stoffklassen unterschiedlich sind, erreicht. Die meisten Hypertoniker benötigen zwei oder mehr Substanzen, um den Zielblutdruck (s. o.) zu erreichen. Wenn der initiale Blutdruck mehr als 20/10 mmHg über dem anzustrebenden Zielblutdruck liegt, sollte primär mit einer Zweierkombination begonnen werden.

- Für die Kombinationstherapie besonders geeignet sind **Diuretika,** die mit jedem anderen Antihypertensivum kombiniert werden können. Neben dem eigenen blutdrucksenkenden Effekt ist für die Kombinationstherapie bedeutungsvoll, dass sie eine Resistenzentwicklung verhindern können, die nicht selten nach längerer Gabe anderer Pharmaka (z. B. Reserpin oder α-Methyldopa) auftritt und zumindest teilweise auf eine Natrium- und Wasserretention zurückzuführen ist.
- **Kalziumantagonisten** vom Dihydropyridin-Typ (Substanzen, deren chemischer Kurzname mit -dipin endet) können auch ohne zusätzliche Gabe eines Diuretikums mit einem Betablocker kombiniert werden. Bei Bradykardie und/oder AV-Überleitungsstörungen und/oder vorgeschädigtem linkem Ventrikel ist die Kombination der Kalziumantagonisten Diltiazem oder Verapamil mit einem Betablocker nicht empfehlenswert. Grundsätzlich können Kalziumantagonisten auch gut mit ACE-Hemmern und AT-R-Blockern kombiniert werden.
- Wirkt keine der angegebenen Kombinationen (▶Abb. 15.1) ausreichend, kann eine **Dreifachkombinationen** (▶Tab. 15.7) angewandt werden.
- Die Hinzunahme eines Aldosteronantagonisten (z.B. Spironolactone 25-50 mg) ist bei therapieresistenter Hypertonie (▶Kap. 15.1.1, „Therapieresistente Hypertonie [schwer einstellbare Hypertonie]) am besten wirksam. Zu beachten ist der verzögerte (Wochen) Wirkungseintritt sowie die Nebenwirkungen (**Cave:** Hyperkaliämie, nicht bei höhergradiger Niereninsuffizeinz!).
- Bei persistierend schwerer Hypertonie kommt die Kombination des Vasodilatators **Minoxidil** zusammen mit einem Schleifendiuretikum (z. B. Torasemid) und einem Betablocker in Betracht.

(3) *Differenzialtherapie:* Aufgrund kontrollierter Daten werden bestimmte Antihypertensiva bei folgenden Begleiterkrankungen bzw. -umständen bevorzugt:

- *KHK:* relativ β_1-spezifische Betablocker (ohne ISA; Evidenzgrad 1), lang wirksame Kalziumantagonisten (Evidenzgrad 2).
- *Herzinsuffizienz:* bevorzugt ACE-Hemmer (Evidenzgrad 1) oder AT-R-Blocker, evtl. kombiniert mit einem Diuretikum, Betablocker (Evidenzgrad 1).
- *Diabetes mellitus:* ACE-Hemmer und AT-R-Blocker (Evidenzgrad 1), Blutdrucksenkung auf Werte im optimalen Bereich (▶ Tab. 15.1) anstreben.
- *Gicht:* Zurückhaltung mit Diuretika.
- *Bekanntes Asthma bronchiale:* Betablocker kontraindiziert.
- *COPD:* Betablocker senken die Mortalität dieser Patienten. Einleitung der Therapie nur bei stabiler COPD (nicht akut während Infektexazerbation!).
- *Schwangerschaft:* α-Methyldopa, β_1-Blocker.
- *Niereninsuffizienz:* ACE-Hemmer oder AT-R-Blocker, da für diese eine Verlangsamung der Progression einer Niereninsuffizienz nachgewiesen wurde (Evidenzgrad 1). Bei Serumkreatinin > 159 µmol/L (> 1,8 mg/dl) Gabe von stark wirksamen Schleifendiuretika. Kaliumsparende Diuretika kontraindiziert. Dosis von Atenolol, Sotalol sowie der meisten ACE Hemmer reduzieren.

Tab. 15.6 Handelsfertige Kombinationen für die Kombinationstherapie der Hypertonie

Kombination	Präparate	Zusammensetzung
Leichte Hypertonie (anstelle Monotherapie)		
Niedrig dosierter ACE-Hemmer + Diuretikum	Preterax®	2 mg Perindopril + 0,625 mg Indapamid
Mittelschwere und schwere Hypertonie		
Betablocker + Diuretikum	Teneretic® [1]	100 mg Atenolol + 25 mg Chlortalidon
	Beloc ZOK® comp	95 mg Metoprolol + 12,5 mg Hydrochlorothiazid
	Concor 10 plus® [1]	10 mg Bisoprolol + 25 mg Hydrochlorothiazid
	Nebilet Plus®	5 mg Nebivolol + 12.5/25 mg Hydrochlorothiazid
Betablocker + Kalzium-antagonist	Nif-Ten 50® [1] bzw. Bresben[1]	50 mg Atenolol + 20 mg Nifedipin (ret.)
	Mobloc®	47,5 mg Metoprolol + 5 mg Felodipin
ACE-Hemmer + Diuretika	Accuzide®	20 mg Quinapril + 25 mg Hydrochlorothiazid
	Acercomp® [1] bzw. CORIC® plus	20 mg Lisinopril + 25 mg Hydrochlorothiazid
	Arelix® ACE	5 mg Ramipril + 6 mg Piretanid
	Capozide® 50 [1] bzw. tensobon® comp [1]	50 mg Captopril + 25 mg Hydrochlorothiazid
	Delix® 5 plus [1] bzw. Vesdil® plus [1]	5 mg Ramipril + 25 mg Hydrochlorothiazid
	dynacil® comp bzw. Fosinorm®	20 mg Fosinopril + 12,5 mg Hydrochlorothiazid
	Pres® plus bzw. RENACOR®	10 mg Enalapril + 25 mg Hydrochlorothiazid

15

Tab. 15.6 Handelsfertige Kombinationen für die Kombinationstherapie der Hypertonie *(Forts.)*

Kombination	Präparate	Zusammensetzung
Angiotensinantagonisten + Diuretika	Atacand® PLUS [1] bzw. Blopress® Plus [1]	16–32 mg Candesartan + 12,5 mg Hydrochlorothiazid
	CoAprovel® [1] bzw. Karvezide® [1]	300 mg Irbesartan + 12,5 mg Hydrochlorothiazid
	CoDiovan® [1] bzw. provas comp® [1]	160 mg Valsartan + 12,5 mg Hydrochlorothiazid
	EMESTAR® plus bzw. Teveten® plus	600 mg Eprosartan + 12,5 mg Hydrochlorothiazid
	Kinzal® plus [1] bzw. MicardisPlus® [1]	80 mg Telmisartan + 12,5 mg Hydrochlorothiazid
	LORZAAR® plus	50 mg Losartan + 12,5 mg Hydrochlorothiazid
	Votum® plus bzw. Olmetec® plus	20 mg Olmesartan + 12,5 mg Hydrochlorothiazid
ACE-Hemmer + Kalziumantagonisten	Delmuno® [1] bzw. Univax® [1]	5 mg Ramipril + 5 mg Felodipin
	Tarka® bzw. Udramil®	2 mg Trandolapril + 180 mg Verapamil
	ENEAS®	10 mg Enalapril + 20 mg Nitrendipin
AT-R-Blocker + Kalziumantagonisten	Exforge®	5–10 mg Amlodipin + 160–320 mg Valsartan
Mittelschwere und schwere Hypertonie		
AT-R-Blocker + Kalziumantagonisten + Diuretika	Dafiro HCT® Exforge HCT®	Amlodipin/Valsartan/Hydrochlorothiazid (5/160/12,5; 10/160/12,5; 5/160/25; 10/160/25; 10/160/25; 10/320/25)
	Vocado HCT® Sevicar HCT®	Olmesartan/Amlodipin/Hydrochlorothiazid (20/5/12,5; 40/10/12,5; 40/5/25; 40/10/25)

[1] Bei diesen Präparaten sind auch geringere Dosierungen auf dem Markt (i. d. R. 50 %).

Tab. 15.7 Dreifachkombinationen zur Behandlung der Hypertonie

Diuretikum plus Betablocker plus Vasodilatator[1]
Diuretikum plus ACE-Hemmer oder Angiotensinantagonist plus Kalziumantagonist
Diuretikum plus zentral wirkendes Antisympathotonikum plus Vasodilatator[1]

[1] Vasodilatatoren: Kalziumantagonisten, ACE-Hemmer, AT-R-Blocker, α-Blocker, Dihydralazin

Weitere Therapieformen

Folgende Therapieformen sind in speziellen therapieresistenten Fällen untersucht worden:

(1) *Dilatation/Stenting einer Nierenarterienstenose:* Bei gegebener Indikation (d. h. mittels Druckgradienten nachgewiesener Signifikanz der Stenose) kann eine PCI einer Nierenarterienstenose erwogen werden. Dem Benefit auf die Blutdrucksenkung (Einsparung von ca. 1 Antihypertensivum) steht eine nicht unbeträchtliche Nebenwirkungsrate entgegen. Einsatz v. a. zur Erhaltung der Nierenfunktion!

(2) *Renale Denervation mittels Hochfrequenzablation:* Hier werden mittels eines in die Nierenarterie eingeführten Katheters die efferenten und afferenten Nerven zur Niere zerstört. Dadurch wird die renal bedingte Sympathikusaktivierung verhindert. Aufgrund der derzeitigen Studienlage, die keinen wesentlichen Benefit dieser Methode in dem bisher untersuchten Patientenkollektiv erbracht hat, sollte diese Methode derzeit nur im Rahmen von kontrollierten Studien bzw. in verzweifelten Einzelfällen nach Abklärung und Ausschöpfung aller anderen Maßnahmen erfolgen.

(3) *Baroreflexaktivierung mittels eines den Karotissinus elektrisch stimulierenden Schrittmachersystems (RHEOS):* Die Blutdrucksenkung betrug nach 3 Monaten –21/–12 mmHg und nach 2 Jahren –33/–22 mmHg. Auch hier lagen die mittels 24-h-ABDM nachgewiesenen blutdrucksenkenden Effekte deutlich niedriger. In etwa 10 % der Fälle kam es zu durch die Implantation des Baroreflexschrittmachers bedingten schweren Nebenwirkungen. Eine echte Evidenz für eine Senkung der Mortalität ist bisher nicht nachgewiesen.

Therapieüberwachung

Blutdruckmessung

Zu den notwendigen Überwachungsmaßnahmen in der Hochdrucktherapie gehören **regelmäßige Blutdruckmessungen.** Die Messung des Blutdrucks sollte im Sitzen erfolgen. Bei Anwendung von Medikamenten, die zu orthostatischem Blutdruckabfall führen können (z. B. α-Methyldopa, Prazosin, Betablocker, Diuretika), muss der Blutdruck zusätzlich im Stehen gemessen werden. In der Anfangsphase der Therapie sind bis zum Erreichen normaler Blutdruckwerte häufigere Kontrollen im Abstand von etwa 1–2 Wochen notwendig. Nach guter Blutdruckeinstellung genügen häufig Kontrolluntersuchungen in vierteljährlichen Abständen. Bei therapeutisch schwer einstellbarer Hypertonie können jedoch zur Therapieanpassung wesentlich häufigere Kontrollen, u. U. in einwöchigen Abständen, notwendig werden.

Die **Blutdruckselbstmessung durch den Patienten** mithilfe hierfür geeigneter Apparate hat bei der Blutdruckeinstellung einen sehr hohen Stellenwert. Der Patient wird nach entsprechender Anleitung durch Arzt oder kompetenter Pflegeperson angehalten, seinen Blutdruck einmal täglich (z. B. morgens vor Tabletteneinnahme, ggf. zusätzlich abends bzw. bei Beschwerden) zu messen, die Blutdruckwerte zu protokollieren und die Protokolle in die Sprechstunde mitzubringen. Bei guter Einstellung genügen u. U. monatliche Selbstmessungen. Besonders wichtig ist die Selbstkontrolle bei schwerer Hypertonie, da durch die Kenntnis der unter Alltagsbedingungen gemessenen Blutdruckwerte die Gefahr einer Unter- bzw. Überdosierung der Medikamente am leichtesten vermieden wird.

Sehr gut geeignet für die Überprüfung des Therapieerfolgs ist auch die **24-h-Blutdruckmessung (ambulante Langzeit-Blutdruckmessung – ABDM)**, da bei der großen Anzahl der unter Alltagsbedingungen gemessenen Werte die Aussagekraft gegenüber der Gelegenheitsblutdruckmessung wesentlich erhöht wird. Eine 24-h-Blutdruckmessung, die auch eine Kontrolle des Blutdruckverhaltens in der Nacht ermöglicht, ist insbesondere dann indiziert, wenn trotz adäquat erscheinender Medikation eine unzureichende Senkung des Blutdrucks in der Praxis oder bei der Selbstmessung beobachtet wird.

Arzneimittel-UAW

Bei jeder Wiedervorstellung des Patienten muss sorgfältig nach *UAW der Arzneimittel* gefragt werden. Insbesondere bei Medikamenten, die zur Sedierung führen können, ist die Möglichkeit einer Beeinträchtigung der Verkehrstüchtigkeit oder einer Gefährdung am Arbeitsplatz gegeben. Unerwünscht starke Sedierungserscheinungen müssen daher Anlass zu einem Wechsel der Therapie geben. Mindestens 50 % der Hochdruckpatienten nehmen ihre Medikamente unregelmäßig oder überhaupt nicht ein. Es ist daher wichtig, die Patienten über die möglichen Komplikationen einer ungenügend behandelten Hypertonie aufzuklären und sie zur dauerhaften Mitarbeit zu motivieren.

Folgende Maßnahmen sind geeignet, die Adhärenz von Hypertoniepatienten zu erhöhen:

(1) Blutdruckselbstmessung durch den Patienten,

(2) einfaches Therapieschema mit möglichst nur einmaliger Medikamenteneinnahme pro Tag,

(3) feste Vereinbarung eines Wiedervorstellungstermins zur Kontrolluntersuchung mit Motivationsgesprächen.

Laboruntersuchungen

Eine **Behandlung mit Diuretika** vom Thiazidtyp bzw. mit diuretikahaltigen Kombinationspräparaten kann zu einem Absinken des Serumkaliumspiegels sowie zu einem Anstieg von Blutzucker, Serumharnsäure und -lipiden führen. Bei Stoffwechselgesunden und insbesondere bei jüngeren Hypertonikern genügen jährliche Kontrollen dieser Parameter. Bei gleichzeitiger Digitalisierung sollte der Serumkaliumspiegel 1–2 Wochen nach Therapiebeginn und danach in vierteljährlichen Abständen kontrolliert werden. Bei Auftreten einer stärkergradigen Hypokaliämie können jedoch häufigere Kontrollen bzw. Korrekturmaßnahmen (Kaliumsubstitution; Gabe kaliumsparender Diuretika) notwendig werden. Bei *latentem Diabetes mellitus, Lipidstoffwechselstörungen* oder Auftreten von *Gichtattacken* sind Kontrollen von Blutzucker, Cholesterin, Triglyzeriden bzw. Harnsäure i. S. in dreimonatigen Abständen zu empfehlen. Bei *eingeschränkter Nierenfunktion* sind regelmäßige Kontrollen der Nierenfunktion, z. B. durch Bestimmung des Serumkreatinins, sowie des Serumkaliums besonders zu Beginn der Therapie angezeigt.

Apparative Untersuchungen

In größeren Zeitabständen, die durch Verlauf und Schwere der Erkrankung bestimmt werden, sollten der Augenhintergrund kontrolliert sowie ein EKG und eine transthorakale Echokardiografie sowie eine Ergometrie (Belastungehypertonie!) durchgeführt werden.

15.1.2 Spezielle therapeutische Probleme

15.1.2.1 Hypertensiver Notfall

Definition Ein hypertensiver Notfall, der eine rasche Blutdrucksenkung erforderlich macht, liegt nur dann vor, wenn stark erhöhte Blutdruckwerte (meist > 180/120 mmHg) mit Beschwerden wie **Hochdruckenzephalopathie** (Symptome: Kopfschmerzen, Sehstörungen, Schwindelerscheinungen, Bewusstseinsstörungen, neurologische Ausfallserscheinungen), **Lungenödem, Angina pectoris** oder **dissezierendem Aortenaneurysma, akutem Nierenversagen** o.a. Organmanifestationen vorliegen. Auch eine mäßiggradige Blutdruckerhöhung etwa bei Aortenaneurysma oder Lungenödem kann bereits eine hypertensive Notfallsituation bedeuten.

Therapie

Therapeutisches Vorgehen bei hypertensiven Notfällen

Bei hypertensiven Notfallsituationen muss der Blutdruck schnell, d. h. innerhalb von ¼–½ h, gesenkt werden. Da eine zu starke Blutdrucksenkung Komplikationen wie Hirn- oder Myokardinfarkt nach sich ziehen kann, sollte der Blutdruck in den ersten 60 min nicht um nicht mehr als 25 % gesenkt werden. Bei Vorliegen eines Lungenödems oder eines Aortenaneurysmas ist eine stärkere Blutdrucksenkung notwendig. Der Zielblutdruckwert muss deshalb individuell festgelegt werden. Bei Schlaganfall mit reaktivem Blutdruckanstieg darf keine Blutdrucksenkung durchgeführt werden (Ausnahme: Lyseindikation, ▶Kap. 27.1.5).

(1) *Behandlung durch den Hausarzt:* Wegen der Notwendigkeit einer kontinuierlichen Überwachung des Blutdrucks ist eine Klinikeinweisung erforderlich. Der Hausarzt sollte die Behandlung jedoch schon einleiten. Hierfür kommen folgende Pharmaka in Betracht:

- **Urapidil** in einer Initialdosis von 12,5–25 mg i. v. (bei allen hypertensiven Notfällen geeignet, beste Responderrate).
- **Clonidin:** 0,075 mg langsam i. v. Wirkungseintritt nach 10 min. Wiederholung möglich. Bei nicht ausreichender Wirkung nach 30 min 0,15–0,3 mg i. v.; UAW: Sedierung (evtl. erwünscht, bei somnolenten Patienten jedoch störend).
- **Glyzeroltrinitrat:** 1,2 mg als Zerbeißkapsel.

(2) Der Wirkungseintritt der o. g. Substanzen erfolgt innerhalb weniger Minuten. Eine Wiederholung der Medikation ist möglich. Sofern keine Kontraindikation vorliegt (z. B. Dehydratation, Hyponatriämie), empfiehlt sich bei der Behandlung hypertensiver Notfälle mit Lungenödem zusätzlich die Gabe von 20–40 mg Furosemid i. v.; bei Niereninsuffizienz sind ggf. höhere Dosierungen notwendig.

(3) *Behandlung in der Klinik:* Die unter (1) aufgeführten Maßnahmen werden als Erstmaßnahmen in gleicher Weise auch in der Klinik angewendet.

- Bei unzureichender Wirkung oder schnellem Wiederanstieg des Blutdrucks kommen i. v. Dauerinfusionen mit **Nifedipin** (0,6–1,2 mg/h, max. 1 15–30 mg/24 h) oder **Nitroglyzerin** (2–6 mg/h) sowie alternativ mit Clonidin, Urapidil oder in therapieresistenten Fällen mit Nitroprussid-Natrium infrage. Die Infusionsgeschwindigkeit wird nach Wirkung titriert. Alle diese Maßnahmen erfordern eine intensivmedizinische Überwachung.
- **Nitroprussid-Natrium** [Amp. à 60 mg]) ist ein Reservepräparat für schwere Hypertoniefälle und die am stärksten wirksame blutdrucksenkende Substanz. Der Wirkungseintritt bei i. v. Verabreichung ist prompt und dosisabhängig, die Wirkdauer auf wenige Minuten begrenzt, sodass es nur per infusionem angewendet werden kann. Die Lösung sollte über einen zentralen Venenkatheter mittels Infusionspumpe infundiert werden. Anfangsdosis 0,2 µg/kg KG pro Minute. Engmaschige Blutdruckkontrollen notwendig.
- *UAW:* Tachykardie, Tachypnoe, verschiedenartige subjektive Missempfindungen und gelegentlich Erbrechen. Zur Vermeidung einer Zyanidintoxikation gleichzeitig Natriumthiosulfatlösung applizieren (s. Gebrauchsinformation). Bei Anwendung über 48–72 h hinaus müssen die Serumkonzentrationen von Thiozyanat überprüft werden, v. a. bei Niereninsuffizienz.

> **! WICHTIG**
>
> **Cave:** Vasodilatatoren (Nitrate, Nitroprussid-Natrium, Kalziumantagonisten) bei hypertensiver Enzephalopathie aufgrund der Steigerung der zerebralen Durchblutung mit weiterem Anstieg des Hirndrucks sehr zurückhaltend anwenden.

Falls notwendig (unter IMCU-Bedingungen): Nitroprussid-Natrium-Perfusor, Nifedipin-Perfusor (unter Beachtung der Nebenwirkungen und Kontraindikationen, Lichtschutz bei Nifedipin-Perfusor!).

(4) *Zusätzliche Maßnahmen:*

- *Lagerung:* Hochlagerung des Oberkörpers und Tieflagerung der Beine (Herzbett) verstärken die blutdrucksenkende Wirkung.
- *Sedierung:* Bei Angstzuständen oder Agitiertheit **Diazepam** 5–10 mg langsam i. v.
- *Diurese:* Bei Hochdruckenzephalopathie oder Herzinsuffizienz forcierte Diurese durch i. v. Gabe schnell wirkender Diuretika (**Furosemid** oder **Torasemid**).

Sobald der Zustand des Patienten es erlaubt, Übergang von der parenteralen Behandlung zu einer oralen Dauertherapie, am besten bereits frühzeitig überlappend.

Phäochromozytom

▶Kap. 15.1.3.1.

Präeklampsie und Eklampsie

Auf die generelle Behandlung der Präeklampsie und Eklampsie kann hier nicht näher eingegangen werden. Für die Behandlung der krisenartigen Blutdruckanstiege bei Präeklampsie und Eklampsie sind Urapidil, Alpha-Methyl-DOPA, und Labetalol geeignet. Zudem wird als antikonvulsive Maßnahme **Magnesiumsulfat** und medikamentöser Sedierung empfohlen.

15.1.2.2 Maligne Hypertonie

Als maligne Hypertonie bezeichnet man schwere hypertensive Notfälle mit renaler und retinaler Beteiligung (akutes Nierenversagen, Papillenödem, usw.).

Therapie

Die medikamentöse Behandlung der malignen Hypertonie erfolgt nach den Prinzipien der Kombinationstherapie (▶Kap. 15.1.1, „Praktisches Vorgehen“). Da die Behandlung mit stark wirksamen Pharmaka in hoher Dosierung erhebliche UAW zur Folge haben kann, sollte die Einstellung in der Klinik erfolgen. In therapieresistenten Fällen, bei denen auch mit einer hoch dosierten Kombinationstherapie keine Blutdrucksenkung zu erzielen ist, kann der vorübergehende Einsatz einer Dauerinfusion von Nifedipin (Perfusor) oder Nitroprussid-Natrium notwendig werden (▶Kap. 15.1.2.1, „Therapeutisches Vorgehen bei hypertensiven Notfällen“).

15.1.2.3 Hochdrucktherapie bei Niereninsuffizienz

▶Kap. 15.1.1, „Praktisches Vorgehen“.

15.1.2.4 Hochdrucktherapie und Narkose

Neuere Untersuchungen haben gezeigt, dass es günstiger ist, die antihypertensive Langzeittherapie bis zum Tag des operativen Eingriffs und darüber hinaus fortzusetzen als die Medikation vor der OP abzusetzen.

> **! WICHTIG**
> Unter dem Einfluss von mit dem sympathischen Nervensystem interferierenden Substanzen (Reserpin, Betablocker, α-Methyldopa, Clonidin, Moxonidin) muss während der Narkose mit einem relativen Überwiegen des Parasympathikotonus und der Gefahr einer *deutlichen Bradykardie* gerechnet werden. In solchen Fällen ist **Atropin,** ggf. in hoher Dosierung, oder **Orciprenalin** als Antidot zu verabfolgen.

Der kardiodepressive Effekt von Betablockern kann durch Narkosemittel verstärkt werden. Bei diuretikainduzierter Hypokaliämie, Hyponatriämie bzw. Hypovolämie wird eine entsprechende Elektrolyt- bzw. Flüssigkeitssubstitution notwendig. Muss wegen eines intraoperativen Blutdruckabfalls Noradrenalin verabreicht werden, ist zu beachten, dass v.a. Reserpin, α-Methyldopa, Clonidin und Moxonidin dessen Wirkung erheblich verstärken, Doxazosin und Prazosin die Wirkung abschwächen können. Als mittlere Dosierung ist 0,01–0,02 mg Noradrenalin/min zu empfehlen. Postoperativ ist in Abhängigkeit von den Blutdruckwerten zu entscheiden, ob und in welcher Dosierung die antihypertensive Medikation fortgesetzt werden soll.

15.1.2.5 Hypertonie und Schwangerschaft

Erhöhte Blutdruckwerte im 2. und 3. Trimenon der Schwangerschaft bedingen eine erhöhte Inzidenz von Wachstumsstörungen des Fetus sowie eine erhöhte perinatale Mortalität. Bei Vorliegen einer leichten essenziellen Hypertonie ohne Nierenbeteiligung braucht von einer Schwangerschaft nicht abgeraten zu werden, da die Komplikationsrate bei entsprechender antihypertensiver Therapie gering ist. Bei schwerer bzw. maligner Hypertonie sowie bei renal bedingter Hypertonie treten häufig Pfropfgestosen mit Gefährdung der Mutter, Gefahr der Fruchtschädigung und der Totgeburt auf. In solchen Fällen ist daher ein Konzeptionsschutz dringend anzuraten. Ist eine Schwangerschaft bereits eingetreten, ist die Indikation zur Interruptio im 1. Trimenon gegeben. In Fällen, bei denen eine Schwangerschaftsunterbrechung nicht in Betracht kommt oder die Gravidität schon zu weit fortgeschritten ist, müssen Patientinnen während der gesamten Schwangerschaft in mindestens 14-tägigen Abständen kontrolliert werden, um die Entstehung einer Pfropfgestose rechtzeitig zu erfassen. Für die medikamentöse Therapie der Hypertonie in der Schwangerschaft kommen in erster Linie **α-Methyldopa,** Betablocker und Kalziumantagonisten (ESH-Guidelines 2013) in Betracht. Günstige Erfahrungen liegen z. B. mit den Betablockern **Labetalol, Metoprolol** und **Atenolol** (▶ Tab. 15.5) vor.

15.1.3 Operativ heilbare Hochdruckformen

15.1.3.1 Hypertonie bei endokrinen Störungen

Phäochromozytom

Ätiologie und Pathogenese Phäochromozytome sind Tumoren, die sich von chromaffinen Zellen des Nebennierenmarks oder des Sympathikusgrenzstrangs ableiten und durch vermehrte Katecholaminausschüttung zur Hypertonie führen. Etwa 90 % der Phäochromozytome sind im Bereich der Nebennieren lokalisiert. Extraadrenale Phäochromozytome finden sich am häufigsten paravertebral entlang dem lumbalen Grenzstrang des Sympathikus. Weniger als 10 % der Tumoren sind maligne.

Klinik: Leitsymptome und -befunde Charakteristisch sind stark schwankende Blutdruckwerte, es können normotensive Intervalle von längerer Dauer auftreten. Bei etwa 50 % der Patienten liegt jedoch eine Dauerhypertonie vor. Krisenartige Blutdruckanstiege können sowohl aus einem normotensiven Intervall heraus als auch bei Dauerhypertonie auftreten. Charakteristische Beschwerden bzw. Symptome: Schweißneigung, anfallsweise Blässe des Gesichts, Akrozyanose, Herzjagen, Herzklopfen, Kopfschmerzen, Schwindelgefühl, Übelkeit, abdominale Schmerzzustände.

Diagnostische Hinweise Im Mittelpunkt steht die Funktionsdiagnostik, d. h. Sicherung der Diagnose durch Nachweis einer erhöhten Ausscheidung der freien Metanephrine im 24-h-Urin. Erst bei Nachweis von signifikant erhöhten Katecholaminen sollte eine Bildgebung (Lokalisationsdiagnostik) erfolgen.

Lokalisationsdiagnostik

(1) Sonographie

(2) Radiologisch (Computertomografie, Kernspintomografie)

(3) Szintigrafie mit ^{131}J-Benzylguanidin

(4) Bestimmung der Katecholamine in etagenweise aus der V. cava entnommenem Blut

Therapie

Die operative Entfernung des Tumors ist die Behandlung der Wahl.

Indikationen für eine medikamentöse Therapie sind OP-Vorbereitung, Dauertherapie, sofern eine baldige OP nicht möglich ist (z. B. bei Herzinsuffizienz, schlechtem Allgemeinzustand), malignes Phäochromozytom, kleine, nicht lokalisierbare Tumoren.

Zur Behandlung der Hypertonie bei Phäochromozytom werden α-Rezeptorenblocker, zur Behandlung von Tachykardien oder Arrhythmien Betablocker angewandt (▶ Tab. 15.5).

(1) **α-Rezeptoren-blockierende Substanzen:**
- **Urapidil:** 25 mg i. v.; wenn erforderlich, Dosissteigerung bzw. Dauerinfusion.
- **Phenoxybenzamin:** Bei oraler Anwendung beginnt die Wirkung nach 1–2 h und hält etwa 3–4 Tage an. Anfangsdosis 10–20 mg/d p. o., auf 3–4 Dosen verteilt. Allmähliche Dosissteigerung bis zur Einstellung des gewünschten Blutdruckniveaus, max. Dosis etwa 200 mg/d. Irreversible Bindung an den Rezeptor.

(2) **Betablocker:** Die Tachykardie bei Phäochromozytom wird durch die α-Rezeptorenblockade häufig sogar verstärkt. Bei Tachykardie daher zusätzliche Therapie mit Betablockern notwendig (allerdings erst nach Einleitung der α-adrenolytischen Therapie, da sonst bei Phäochromozytom nach Betablockade mit einem Blutdruckanstieg zu rechnen ist).

Primärer Aldosteronismus (Conn-Syndrom)

Ätiologie und Pathogenese Dem Krankheitsbild liegt eine abnorm gesteigerte Bildung von Aldosteron zugrunde. Ursache des Aldosteronismus ist in den meisten Fällen ein solitäres Nebennierenrindenadenom, in selteneren Fällen eine bilaterale Nebennierenrindenhyperplasie. Der primäre Hyperaldosteronismus wird vermutlich in seiner Häufigkeit unterschätzt und sollte v. a. bei Patienten mit höhergradiger sowie therapieresistenter Hypertonie vermutet werden.

Klinik: Leitsymptome und -befunde Mäßiggradige bis schwere Hypertonie, Hypokaliämie (jedoch nur in < 50 % der Fälle!), gesteigerte Aldosteronsekretion, Erniedrigung und geringe bis fehlende Stimulierbarkeit der Plasmareninaktivität.

Lokalisationsdiagnostik durch Kernspin- oder Computertomografie, seitengetrennte Aldosteronbestimmung im Nebennierenvenenblut, Szintigrafie mit 6β-^{131}J-iodomethyl-19-norcholest-5(10)-en-3β-ol.

Therapie

Pharmakotherapie

Bei Verdacht auf eine durch Hyperaldosteronismus bedingte Hypertonie, bei bilateraler Nebennierenrindenhyperplasie oder wenn eine baldige OP nicht möglich ist (z. B. bei Herzinsuffizienz, schlechtem Allgemeinzustand) oder vom Patienten verweigert wird. Spezielle Indikation der medikamentösen Therapie bei Aldosteronismus infolge bilateraler Nebennierenhyperplasie.

(1) **Spironolacton** initial 50–200 mg/d p. o. Eine befriedigende Blutdrucksenkung ist erst nach 3–4 Wochen zu erwarten. In manchen Fällen Dosissteigerung bis zu 800 mg/d erforderlich. Dosis für Dauertherapie individuell stark unterschiedlich, gelegentlich genügen Dosen von 50 mg/d. Durch Spironolacton lässt sich in jedem Fall der Kaliummangel beseitigen. Sofern die blutdrucksenkende Wirkung ungenügend ist, kommt die zusätzliche Verordnung anderer Antihypertensiva in Betracht.

(2) **Eplerenone** initial 50–200 mg/d (wirkt schwächer als Spironolacton, dafür kaum UAW). Eine befriedigende Blutdrucksenkung ist erst nach 3–4 Wochen zu erwarten. In

manchen Fällen Dosissteigerung bis zu 800 mg/d erforderlich. Dosis für Dauertherapie individuell stark unterschiedlich, gelegentlich genügen Dosen von 50 mg/d.

Operative Therapie

Therapie der Wahl bei solitärem Adenom ist die Entfernung der befallenen Nebenniere. Bei Vorliegen einer bilateralen Nebennierenrindenhyperplasie mit Aldosteronismus ist der medikamentösen Therapie der Vorzug zu geben; eine subtotale oder totale Adrenalektomie sollte nur bei medikamentös nicht einstellbarer Hypertonie erwogen werden.

15.1.3.2 Hypertonie bei Aortenisthmusstenose

Die Aortenisthmusstenose sollte nach Möglichkeit noch im Kindesalter operativ beseitigt werden. Der Blutdruck wird durch die Korrektur der Stenose nicht in allen Fällen vollständig normalisiert, sodass eine zusätzliche medikamentöse Behandlung notwendig werden kann.

15.1.3.3 Hypertonie bei Nierenarterienstenose

Bei Vorliegen einer fibromuskulären Dysplasie ist die Intervention (PTA mit Stent-Implantation) bzw. die operative Sanierung (bei längerstreckigen oder komplexen Stenosen) einer Nierenarterienstenose eine bevorzugte Methode. Bei (den häufigeren) arteriosklerotischen Nierenarterienstenosen ist der langfristige Nutzen einer PTA gegenüber der oralen antihypertensiven Therapie in neueren Studien nicht gesichert und sollte speziellen individuellen Überlegungen in hochspezialisierten Zentren vorbehalten sein, wobei in erster Linie die Erhaltung der Nierenfunktion im Vordergrund stehen sollte.

15.1.3.4 Hypertonie bei einseitiger Schrumpfniere

Die Indikation zur Entfernung einer einseitigen Schrumpfniere ist, unabhängig von der Genese, gegeben, wenn die Niere keine Ausscheidungsfunktion mehr zeigt und der Hochdruck durch eine medikamentöse Therapie schwer beeinflussbar ist, was selten der Fall ist.

Die Nephrektomie ist relativ kontraindiziert, wenn noch eine Restfunktion (> 20 %) der einseitig kleinen Niere besteht und gleichzeitig eine Einschränkung der Globalfunktion beider Nieren vorliegt, die auf eine Miterkrankung der kontralateralen Niere hinweist.

15.1.4 Therapie der Hochdruckkomplikationen

Herzinfarkt (▶ Kap. 13.1.5, „Therapie“); Herzinsuffizienz (▶ Kap. 13.2.1, „Therapie“); Lungenödem (▶ Kap. 13.1.3, „Therapie“); Apoplexie (▶ Kap. 27.1.5, „Therapie“); Niereninsuffizienz (▶ Kap. 19.3, „Therapie“).

15.2 Hypotonie

Definition Die Grenzziehung zwischen Normo- und Hypotonie ist willkürlich; im Allgemeinen wird von einer Hypotonie bei systolischen Blutdruckwerten < 100–105 mmHg gesprochen. Krankheitsbedeutung besitzt die Hypotonie nur, wenn sie mit Beschwerden (s. u.) einhergeht. Aufgrund neuerer Studien sollte eine antihypertensive Therapie nicht zu hypotonen Blutdruckwerten (d. h. < 120/< 70 mmHg) führen, da diese bei gewissen Patientenkollektiven (v. a. Patienten mit KHK) sogar zu einer Zunahme von kardiovaskulären Erieignissen führen können.

Ätiologie und Pathogenese Unter klinisch praktischen Gesichtspunkten lassen sich die Hypotonien in akute bzw. vorübergehende sowie in chronische Formen einteilen. Unter den chronischen Hypotonien ist die **primäre** (konstitutionelle) Form, die vorwiegend bei leptosomen jüngeren Frauen auftritt, die bei weitem häufigste. **Sekundären** Hypotonieformen können die aufgeführten Ursachen zugrunde liegen (▶ Tab. 15.8). Im klinischen Alltag ist die Überdosierung von Diuretika eine häufige Ursache für Hypotonien (Exsikkose).

Tab. 15.8 Einteilung und Ursachen der Hypotonien

A. Akute oder vorübergehende Hypotonien	
a) Synkopen verschiedener Ursachen (z. B. vasovagal, höhergradiger AV-Block) b) Hypotonie bei Infektionen, Intoxikationen, nach längerem Krankenlager Sonstige Ursachen: Herzrhythmusstörungen (▶ Kap. 13.3) Myokardinfarkt (▶ Kap. 13.1.5) Lungenembolie (▶ Kap. 16.8.2)	
B. Chronische Hypotonieformen	
a) Primäre (konstitutionelle) Hypotonie	
b) Sekundäre Hypotonieformen	
Endokrin	Nebennierenrinden-, Hypophysenvorderlappeninsuffizienz, Hypothyreose
Kardiovaskulär	Aortenklappen-, Mitralklappenstenose, Kardiomyopathien
Hypovolämisch	Chronische Dehydratation, Anämie, Kachexie, Bartter-Syndrom
Neurogen	Idiopathische orthostatische Hypotonie, multiple Systematrophie
Medikamentös	Diuretika! Antihypertensiva, Sympatholytika, Neuroleptika, Tranquilizer, Sedativa

Klinik: Leitsymptome und -befunde Benommenheitsgefühl, Konzentrationsschwäche, Schweißneigung, Müdigkeit und Minderung der körperlichen und geistigen Leistungsfähigkeit. Die Beschwerden treten vorwiegend im Stehen bzw. Sitzen auf. Im Stehen Abfall des systolischen Blutdrucks, Verkleinerung der Blutdruckamplitude und Anstieg der Pulsfrequenz. Sehr selten sind Hypotonien infolge einer gestörten Sympathikusfunktion („asympathikotone Hypotonie“). Bei diesen Formen der Hypotonie sinken im Stehen systolischer und diastolischer Blutdruck ab, ohne dass die Pulsfrequenz ansteigt. Man unterscheidet die sog. **idiopathische orthostatische Hypotonie** mit niedrigen Plasmanoradrenalinwerten im Liegen, bei der ein Defekt im Bereich des peripheren sympathischen Nervensystems vermutet wird, und die sog. **multiple Systematrophie,** die im Rahmen verschiedener neurologischer Erkrankungen auftritt und bei der eine zentralnervöse Störung der Blutdruckregulation zu vermuten ist. Beiden Formen der Hypotonie ist gemeinsam, dass es im Stehen nur zu einem subnormalen Anstieg der Plasmanoradrenalinkonzentration kommt. – Das schwerwiegendste Symptom einer Hypotonie stellt die Synkope (definiert als kurzfristiger Bewusstseinsverlust infolge verminderter zerebraler Durchblutung) dar.

Diagnostische Hinweise Die primäre (konstitutionelle) Hypotonie lässt sich nur per exclusionem, d. h. durch Ausschluss sekundärer Hypotonieformen, diagnostizieren.

Zusätzlich von Bedeutung ist die Durchführung eines Schellong-Tests, bei dem nach mehrminütigem Liegen und Kontrolle des Blutdrucks Blutdruck und Puls nach bis zu 10 min Stehen in Minutenabständen registriert werden. Pathologisch ist ein Blutdruckabfall von > 20/10 mmHg mit Symptomatik, wobei der Puls ansteigen sollte (sonst Abgrenzung einer asympathikotonen Hypotonie).

Therapie

Eine Behandlung der Hypotonie ist nur dann erforderlich, wenn diese zu Beschwerden führt. Ziel der Behandlung ist eine normale Adaptation des Kreislaufs an Lagewechsel des Körpers, insbesondere an längeres Stehen.

Sofern vorhanden, sollten eine Hypovolämie (Exsikkose) ausgeglichen und Diuretika reduziert bzw. abgesetzt werden.

Therapie bei akuten oder vorübergehenden Hypotonien

(1) *Synkopen* verschiedener Ursachen ▶ Kap. 13.8, „Therapie".

(2) *Hypotonie bei Infektionen, Intoxikationen, Zustand nach längerem Krankenlager:* Falls erforderlich, kommen zusätzlich zur spezifischen Behandlung des Grundleidens die bei der Therapie der chronischen primären Hypotonie genannten Maßnahmen (s. u.) in Betracht. Im Einzelfall können kochsalzreiche Ernährung, das Tragen von Kompressionsstrümpfen und der Verzicht auf (vasodilatierenden) Alkohol von Bedeutung sein.

Therapie der chronischen Hypotonieformen

Behandlung der primären Hypotonie

An erster Stelle stehen Aufklärung und Beratung des Patienten, an zweiter Stelle physikalische Maßnahmen und an letzter Stelle die medikamentöse Behandlung.

(1) *Aufklärung und Beratung:* Aufklärung über die Harmlosigkeit des Beschwerdebilds und die Tatsache einer oft sogar überdurchschnittlichen Lebenserwartung. Ratschläge für den Patienten: kein plötzlicher Übergang vom Liegen zum Stehen, dazwischen einige Zeit sitzen. Bei längerem Stehen häufig durch Wippen auf den Fußspitzen die Wadenmuskulatur betätigen. Starke Sonnenbestrahlung oder Hitzeeinwirkung meiden. Bei den Prodromen eines orthostatischen Kollapses sofort hinsetzen und Beine hochlagern, notfalls Kopf tieflagern.

(2) *Physikalische Maßnahmen:* Regelmäßige körperliche Bewegung, Gymnastik und Sport (Waldlauf, Schwimmen), Wechselduschen, Bürstenmassagen sowie Kneipp-Anwendungen und klimatische Reize (Hochgebirge, See) werden zum Training des Herz-Kreislauf-Systems empfohlen.

(3) *Pharmakotherapie:*

- **Sympathomimetika:** kurze Wirkdauer, bei oraler Gabe schwankende Resorption. *Dosierung:*
  - **Etilefrin** (Effortil®), 3 × 5–10 mg/d p. o., Effortil® Depot Perlongetten®, 1–2/d p. o., 2–3 × 45 mg/d p. o.
  - **Ameziniummetilsulfat** (Regulton®), 1–3 × 10–30 mg/d p. o.

> **! WICHTIG**
> Sympathomimetika können zu Tachykardie führen und sollten deshalb nur bei normaler Herzfrequenz verordnet werden.

- **Dihydroergotamin:**
  - Tonisierende Wirkung auf die Kapazitätsgefäße; periphere α-sympatholytische Wirkung nur bei sehr hohen Dosen. Es bewirkt im Allgemeinen keine Tachykardie.
  - *Dosierung:* Dihydergot® retard, 2 × 2,5–5 mg/d p. o.
- **Mineralokortikoide**
  - Bewirken eine Zunahme des Plasmavolumens und eine initiale Erhöhung des Schlag- und Herzzeitvolumens. Sekundär steigt der periphere Gesamtwiderstand an.
  - *Dosierung:* **Fludrocortison,** 1–4 × 0,1 mg/d p. o.; Verstärkung der Wirkung durch erhöhte Kochsalzzufuhr (15–20 g/d).
  - *UAW:* Zunahme des Körpergewichts um durchschnittlich 0,5–3 kg. Der Serumkaliumspiegel kann absinken (gelegentlich kontrollieren!).
  - *Kontraindikationen:* Ödemneigung (Herzinsuffizienz, Leberzirrhose, nephrotisches Syndrom, Schwangerschaftsödeme).

Behandlung der sekundären Hypotonieformen

Im Vordergrund steht, sofern möglich, die Behandlung des Grundleidens. Zusätzlich kommen die bei der primären Hypotonie beschriebenen therapeutischen Maßnahmen in Betracht. Bei den verschiedenen Formen der *asympathikotonen Hypotonie* ist eine spezifische Therapie meist nicht möglich. Die Behandlung der Hypotonie stellt oft große Probleme dar. Am ehesten erfolgversprechend sind Mineralokortikoide (Fludrocortison) in einer Dosierung bis 0,5 mg/d p. o. in Kombination mit hoher Kochsalzzufuhr und Tragen von Kompressionsstrümpfen.

Bei schwersten Formen einer Hypotonie *bei multipler Systematrophie (Shy-Drager-Syndrom)* kann eine Dauerinfusion von Noradrenalin über ein Port-System mit „Insulinpumpe“ von positivem Effekt für die Lebensqualität und -dauer sein.

16 Atmungsorgane

K. Rasche

16.1 Akute (Tracheo-)Bronchitis

Definition Akute Entzündung mit Beteiligung von Trachea, Bronchien und Bronchiolen, oft im Rahmen einer Erkältungserkrankung auftretend.

Ätiologie und Pathogenese Zumeist Folge einer Virusinfektion („grippaler Infekt": Influenza-, Parainfluenza-, RS-, Coxsackie-, ECHO- und Adenoviren) der oberen Luftwege mit möglicher anschließender bakterieller Superinfektion (H. influenzae, S. pneumoniae, selten Staphylokokken u. a., ▶Kap. 16.4). Unterkühlung, Durchnässung als Wegbereiter („Erkältung"). Selten Folge einer chemischen Irritation. Gute eigenständige Heilungstendenz bei entsprechendem Verhalten.

16

Therapie

Allgemeine Maßnahmen

(1) Bei Fieber Bettruhe. Sonst Aufenthalt in gut belüfteten Räumen.

(2) Freie Nasenatmung durch alphamimetische Nasentropfen oder -spray.

Medikamentöse Therapie

Im Allgemeinen keine Indikation für antibakterielle Therapie! Bei Influenza A und B ist der Einsatz der Virustatika **Zanamivir** (Relenza®; 2 × 10 mg/d [Pulver zur Inhalation] über 5 Tage) und **Oseltamivir** (Tamiflu®; 2 × 75 mg/d per os ebenfalls über 5 Tage) indiziert, wenn die ersten Krankheitssymptome (schlagartiges Auftreten von Fieber oder/und schwerem Krankheitsgefühl sowie Gliederschmerzen, Kopfschmerzen, Husten und Abgeschlagenheit) nicht länger als 48 h zurückliegen. Diese Virustatika sind auch gegen den Erreger der sog. Schweinegrippe (Influenza A/H1N1) wirksam! Die Neuraminidasehemmer Zanamivir und Oseltamivir reduzieren die Viruslast deutlich, sodass die Dauer der Influenza verkürzt und die Schwere der Erkrankung gemildert werden. Die Dauer der akuten Erkrankung kann insgesamt um nicht mehr als 1 Tag verkürzt werden. Nicht antiviral behandelt werden sollten immunkompetente Patienten mit Krankheitsbildern, die nicht schwer verlaufen, oder Patienten, bei denen der Beginn der klinischen Symptomatik länger als 2 Tage zurückliegt. Nur bei schwerem Verlauf und Verdacht auf bakterielle Superinfektion antibiotische Therapie; Dämpfung des oft starken Hustenreizes in der Anfangsphase der Erkrankung durch allgemeine Maßnahmen (s. o.), dazu Antitussiva: Codeinphosphat bis 5 × 30 mg. Ansonsten rein symptomatische Therapie mit Antipyretika und ggf. Analgetika (Arthralgien!).

16.2 Asthma bronchiale

Definition Chronisch-entzündliche heterogene Bronchialerkrankung, die sich zunächst in einer anfallsweise auftretenden Atemnotsymptomatik bei bronchialer Überempfindlichkeit manifestiert. Es findet sich immer eine mehr oder minder stark ausgeprägte entzündliche Infiltration der Bronchialschleimhaut durch Mastzellen, eosinophile und neutrophile Granulozyten, Lymphozyten und Makrophagen. Anfangs völlige Beschwerdefreiheit im anfallsfreien Intervall. Mit zunehmender Krankheitsdauer werden die Beschwerden chronisch; die Übergänge zur chronischen (obstruktiven) Bronchitis sind dann fließend. Oft weitet sich die bronchiale Reaktion auf eine Vielzahl bronchokonstriktorischer Stimuli aus.

Ätiologie und Pathogenese Man unterscheidet drei verschiedene ätiologische Formen.

(1) **Allergisches Asthma bronchiale (engl.: „Extrinsic Asthma"):** exogen-allergisch IgE-vermittelt (inhalative Allergene, Nahrungsmittel-, Arzneimittel-, Parasiten- und Insektenallergene sowie Perkutanallergene [hämatogene Auslösung]). Einige Formen des Berufsasthmas.

(2) **Nichtallergisches Asthma bronchiale (engl.: „Intrinsic Asthma"):**
- infektbedingtes Asthma,
- belastungsinduziertes Asthma,
- Analgetika-Asthma,
- chemisch-irritativ oder toxisch bedingtes Asthma (häufig Berufsasthma),
- refluxassoziiertes Asthma.

(3) **Mischformen aus (1) und (2).**

> **! WICHTIG**
> Häufig Mischformen!

Klinik: Leitsymptome und -befunde Erscheinungsbild, Verlauf und Pathogenese sind uneinheitlich – keine ausschließliche Anfallskrankheit. In klassischer Weise aber anfallsweise Atemnot mit erschwertem Exspirium, Giemen, Brustenge, Hustenattacken, Anfälle häufig nachts und in den frühen Morgenstunden. Anfallsdauer > 24 h = Status asthmaticus! Zu Beginn der Erkrankung häufig nur anhaltender trockener Husten. Primäre Manifestation der Sensibilisierung durch inhalative Allergene: Konjunktivitis, Rhinitis – „Asthmaäquivalente" – oft über Jahre! Differenzialdiagnostisch Krankheitszustände abgrenzen, bei denen „symptomatisches" Asthma auftritt, z. B. Asthma cardiale, mechanische Stenosierung von Trachea und Bronchien sowie Dysfunktion der Stimmbänder (vocal cord dysfunction).

Therapie

Medikamentöse Therapie

Behandlungsziel

(1) Verminderung der bronchialen Hyperreaktivität durch antientzündlich wirkende Pharmaka. Mittel der 1. Wahl: topisch wirksame Steroide! Auch antientzündlich wirksam und gleichzeitig antibronchokonstriktorisch: Antileukotriene.

(2) Rasche Beseitigung der bronchialen Obstruktion und damit Symptomfreiheit. Mittel der 1. Wahl: rasch- bzw. kurzwirksame β_2-Sympathomimetika; nur in Ausnahmefällen zusätzlich Theophyllin, Ipratropiumbromid, Tiotropiumbromid sowie systemisch Steroide.

(3) Steigerung der Lebensqualität, Vermeidung von Folgeschäden, Verminderung der Letalität.

Bei Asthma kontraindizierte Pharmaka

Morphium und Derivate (atemdepressorische Wirkung), Parasympathomimetika (z. B. Pilocarpin®), Cholinesterasehemmer (z. B. Mestinon®), Betablocker (Dociton® etc., auch sog. kardioselektive Blocker – Ausnahme KHK als Komorbidität – sowie Betablocker enthaltende Augentropfen bei Patienten mit Glaukom), nichtsteroidale Antirheumatika.

Maßnahmen beim schweren Asthmaanfall, Status asthmaticus

Zu den Sofortmaßnahmen unter Berücksichtigung der jeweiligen Funktionseinschränkung und des klinischen Zustandsbilds gehören folgende Maßnahmen:

(1) *Erstmaßnahmen:*

- Atemerleichternde Lagerung: sitzend, Unterarme unterlagert.
- Patient zum Einsatz der Lippenbremse auffordern.
- O_2 2–4 l/min über Nasensonde.
- 2–4 Hübe eines rasch wirksamen **β_2-Agonisten** (z. B. **Salbutamol**).
- Alle 10–15 min wiederholen.
- Glukokortikoid oral, besser i. v. (50–100 mg Prednisolonäquivalent).

(2) *Weitere Initialtherapie* (bei unzureichender Besserung):

- Ggf. Versuch der **Inhalationsoptimierung über Maskenvernebler:**
  - **β_2-Agonisten** 3- bis 6-mal/d als Inhalationslösung (z. B. **Salbutamol** 2,5 mg [10 Tr.]/3 ml NaCl 0,9 %).
  - **Glukokortikoid** 2-mal/d als Inhalationslösung (z. B. **Budesonid** 1 mg/2 ml NaCl 0,9 % alle 12 h).
- Bei Nichtansprechen rasche Entscheidung über die Gabe **parenteraler β_2-Agonisten:**
  - s. c., z. B. **Terbutalin** ½–1 Amp. zu 1 ml = 0,25–0,5 mg s. c., ggf. nach 4 h wiederholen oder
  - i. v., z. B. **Reproterol** 1 Amp. zu 1 ml = 0,09 mg langsam i. v., Wiederholung nach 10 min möglich.

(3) In Ausnahmefällen zusätzlich **Theophyllin** (p. o. oder i. v.) oder **Ipratropiumbromid** und **systemisch Steroide** (p. o. oder i. v.). Tiotropium s.o.

(4) *Nachtversorgung:* ggf. zirkadian angepasste Therapie, z. B. manchmal vorteilhaft: abendliche (anstelle der einmaligen morgendlichen) Glukokortikoid-Gabe.

(5) Der Leukotrienantagonist **Montelukast** (Singulair®) kann bei leichterem Asthma als antientzündliches und antibronchokonstriktorisches Wirkprinzip eingesetzt werden.

(6) Bei primär hoch dosierter **Glukokortikoid-Therapie** (▶ Kap. 16.2, „Maßnahmen beim schweren Asthmaanfall, Status asthmaticus") erst *nach* klinischer Besserung langsame Reduzierung der Dosis: Bei Tagesdosen > 20 mg Prednisolon etwa um 5–10 mg/Woche, < 20 mg um 2,5–5,0 mg/Woche, da Unterdosierung klinisch erst nach etwa 4 Tagen sichtbar. *Langsame Dosisminderung* notwendig zur Festlegung der *individuellen Minimaldosis!* Dauer- oder Erhaltungsdosis möglichst unter der sog. Cushing-Schwellendosis, bei höherer notwendiger Erhaltungsdosis (> 20 mg) an 2 Wochentagen (z. B. Mittwoch und Sonntag) Therapiepause einlegen. Wegen sehr geringer systemischer Wirkung – wenn möglich – Übergang auf topisch wirksame Steroide. Zur Vermeidung einer Pilzbesiedelung von Mund und Rachen nach der Inhalation von Steroiden Mundspülung durchführen. Bei Anwendung oraler Steroide in Dosen bis zu 20 mg/d Prednisolonäquivalent nicht auf die gleichzeitige Applikation topischer Steroide verzichten. Bei systemischer Steroidtherapie Osteoporoseprophylaxe!

Schwer zu behandelndes oder therapierefraktäres Asthma bronchiale

Ca. 5–10 % der Asthmatiker.

Die WHO empfiehlt die Einteilung in drei Typen:

(1) **Unbehandeltes schweres Asthma**

= fehlende Asthmakontrolle bei bislang unbehandeltem Asthma bronchiale:

Hier steht die Einleitung einer adäquaten Asthmatherapie im Vordergrund.

(2) **Schwierig zu behandelndes Asthma bronchiale**

= fehlende Asthmakontrolle bei Adhärenzproblemen, persistierenden Triggern oder Komorbiditäten:

Hier stehen die Steigerung der Therapieadhärenz, die Ausschaltung fortbestehender Asthmaauslöser, z. B. Tierallergene, sowie die Erkennung von Komorbiditäten, die den Asthmaschweregrad beeinflussen wie chronische Rhinosinusitis, Herzinsuffizienz, gastroösophagealer Reflux, psychische Erkrankungen, schlafbezogene Atmungsstörungen und Adipositas, im Vordergrund.

(3) **Therapierefraktäres Asthma**

= fehlende Asthmakontrolle trotz maximaler Therapie oder Asthmakontrolle, die nur unter maximaler Therapie aufrechterhalten werden kann:

Dieses Asthma stellt therapeutisch die größte Herausforderung dar. Die moderne Asthmaforschung versucht, sich dieser Form des Asthmas über die Beschreibung und Definition verschiedener inflammatorischer Phänotypen (allergisches und nichtallergisches persistierendes schweres eosinophiles Asthma, nichteosinophiles schweres Asthma mit erhöhten Neutrophilen, schweres paucigranulozytäres Asthma) sowie sog. Asthma-Endotypen (allergisches Asthma, Aspirin-sensitives Asthma, allergische bronchopulmonale Mykose/Aspergillose, Late-Onset-Asthma und Athletenasthma) zu nähern. Hieraus ergeben sich personalisierte Therapieansätze wie die Anwendung von Anti-IgE (Omalizumab), Azithromycin, Antimykotika oder Anti-Interleukinen (z. B. Mepolizumab = IL5-Antikörper, Lebrikizumab = Anti-IL13, Dupilumab = Anti-IL4-Rezeptor). Auch befinden sich hierbei schleimhautlokale Verfahren wie die bronchiale Thermoplastie in Erprobung.

Besonderheiten beim allergisches Asthma bronchiale

Beim allergischen Asthma bronchiale begleitend zur medikamentösen Therapie auch eine kausale Therapie anstreben. Sie richtet sich gegen das Allergen (Allergenkarenz) und die Antikörperbildung (Hyposensibilisierung = spezifische Immuntherapie [SIT]). Ziel der SIT ist es, eine pathogene Allergen-Antikörper-Reaktion, die den allergiespezifischen Gewebereiz darstellt, zu verhindern. Die SIT weist die beste Wirksamkeit nur bei gleichzeitig bestehender allergischer Rhinitis auf („Leitsymptom" zur SIT-Indikationsstellung bei Asthma). Neben der subkutanen SIT (SCIT) steht heute auch für verschiedene Allergene die sublinguale Form (SLIT) zur Verfügung. Bevor derartige Therapiemaßnahmen zum Einsatz kommen können, ist die subtile Eruierung der auslösenden Allergene von entscheidender Bedeutung. Wichtigste diagnostische Hilfsmittel hierzu sind

(1) genaue Anamneseerhebung, auch Berufsanamnese (Berufsallergene!),

(2) Hauttestung, ggf. nasale Provokation,

(3) Bestimmung des Gesamt-IgE im Serum,

(4) Nachweis spezifischer IgE-Antikörper, molekulare Allergiediagnostik,

(5) im Zweifelsfall unter strenger Indikationsstellung auch bronchiale Provokationstests.

Allergenkarenz (Expositionsprophylaxe)

Nach Isolierung des oder der für eine Asthmakrankheit verantwortlichen Allergene – soweit möglich – strenge Expositionsprophylaxe anstreben. Besonders in frühen Krankheitsphasen ist die Expositionsprophylaxe der einfachste und wirksamste therapeutische Weg. Da an eine beschränkte, meist lokal gebundene Allergenverbreitung geknüpft, kommen für die strenge Expositionsprophylaxe nur bestimmte Allergenreservoire in Betracht:

(1) **Haus- und Umweltallergene** (Betten- und Matratzeninhaltsstoffe, Haustiere, hausgebundener Schimmel, Kosmetika, Arzneimittel und anderes) durch „Sanierung des privaten Allergenmilieus" (auch Wohnungs- und Ortswechsel), durch Ausschaltung von Nahrungsmittelallergenen (selten), soweit möglich. Gegenüber saisonalen Allergenen wie z. B. Gräsern oder Baumpollen ist meist keine vollständige Allergenprophylaxe möglich.

(2) **Berufsallergene:** Die Sanierung des beruflichen Allergenmilieus bedingt zumeist einen Berufs- oder zumindest Arbeitsplatzwechsel.

Hyposensibilisierung (spezifische Immuntherapie, SIT)

Behandlungsprinzip: Durch parenterale Zufuhr eines Allergens in zunächst subklinischen und nach und nach immer größeren Dosen soll eine Toleranz gegenüber dem betreffenden Allergen erzeugt werden. Unter der Hyposensibilisierungstherapie kommt es zur Induktion blockierender IgG-Antikörper, die bei neuerlichem Allergenkontakt mit den Allergenen reagieren, Der Gesamtvorgang, der unter gewissen Voraussetzungen zur Immuntoleranz führt, ist wahrscheinlich weit komplexer und im Einzelnen noch nicht endgültig aufgeklärt.

Indikationen: Ist eine Allergenkarenz bei ubiquitär vorkommenden Allergenen unmöglich oder aus existenziellen Gründen (Berufsallergene!) nicht möglich oder nicht erwünscht, ergeben sich für eine spezifische Hyposensibilisierung folgende Indikationen:

(1) *Systemische Insektengiftreaktionen:* Biene und Wespe.

(2) *Umweltallergene:* Baum-, Gräser-, Kräuterpollen, Schimmelpilzsporen, Hausstaubmilbe.

(3) Je nach Expositionssituation *Berufsallergene:* Mehl- und Getreidestaub, Tierproteine, Holzstaub und anderes mehr.

Durchführung: s. Spezialliteratur.

Asthma-COPD-Overlap-Syndrom (ACOS)

Dieses neu definierte Syndrom liegt vor, wenn ein Patient mit persistierender Atemflusslimitation klare Charakteristika beider Erkrankungen aufweist. Die Therapie erfolgt dann schwerpunktmäßig nach der im Vordergrund stehenden Erkrankung, aber unter Berücksichtigung der jeweiligen Komorbidität.

Unterstützende Maßnahmen

Krankengymnastik, Physiotherapie und sonstige Maßnahmen

Krankengymnastik, Atem- und Physiotherapie sind im Intervall angezeigt (▶ Kap. 16.11.3).

Patientenschulung (z. B. NASA-Programm), körperliches Training inkl. Lungensport, ggf. Tabakentwöhnung, Gewichtskontrolle.

Klimabehandlung

Klimabehandlung (Hochgebirge, Nordsee) bedeutet v. a. Distanzierung von Allergenen, Ausschaltung berufsbedingter Noxen sowie psychische Stabilisierung.

Psychotherapie

Einzelbehandlung, Gruppen- und Verhaltenstherapie nach psychosomatischer Befunderhebung unter Verwertung psychodiagnostischer Verfahren können in manchen Fällen therapieunterstützend wirken, ihr Wert sollte aber nicht überschätzt werden. Ein ausschließlich psychogen bedingtes Asthma bronchiale gibt es i. d. R. nicht. Wohl kann die Atemwegsobstruktion bzw. das Luftnotempfinden im Einzelfall psychogen moduliert werden.

16.3 COPD (chronisch-obstruktive Bronchitis, Lungenemphysem)

Definition COPD steht für den angloamerikanischen Begriff „Chronic Obstructive Pulmonary Disease“ und bezeichnet alle chronischen bronchopulmonalen Erkrankungen, die mit Husten, Auswurf und Luftnot einhergehen. Aktuell wird die COPD als chronisch-obstruktive Lungenkrankheit charakterisiert durch eine persistierende und meist progrediente Atemwegsobstruktion assoziiert mit einer gesteigerten Entzündungsreaktion in den Atemwegen, die durch die langjährige Inhalation von Partikeln und Gasen ausgelöst wird, definiert. Zwei Krankheitsentitäten stehen hierbei im Mittelpunkt, die entweder einzeln oder in Kombination (ca. 40 %) beim chronisch Lungenerkrankten auftreten können:

(1) Chronisch obstruktive Bronchitis

(2) Lungenemphysem.

Die **COPD** wird auch definiert als chronische Lungenerkrankung mit progredienter, auch nach Gabe von Bronchodilatatoren und/oder Glukokortikoiden nicht vollständig reversibler Atemwegsobstruktion. Dennoch ist die COPD häufig behandelbar und vermeidbar, insbesondere bei Beseitigung exogener Noxen.

16.3.1 Chronische obstruktive Bronchitis

Definition Die von 1959 stammende WHO-Definition der chronischen Bronchitis (eine Erkrankung, bei der über einen Zeitraum von 2 Jahren, wenigstens innerhalb von 3 Monaten jährlich, an den meisten Tagen der Woche Husten und Auswurf auftreten) wird heute nicht mehr benutzt, da sie klinisch wenig brauchbar ist. Das klinische Bild der chronischen Bronchitis ist nämlich vielmehr durch kontinuierliche Husten- und Auswurfsymptomatik gekennzeichnet, die im Zeitverlauf immer mehr oder weniger vorhanden ist. Durch eine chronische Entzündung können die Patienten sowohl eine bronchiale Obstruktion wie auch eine alveoläre Destruktion im Sinne eines Lungenemphysems entwickeln.

Ätiologie, Pathogenese und Pathophysiologie Primär imponieren bei chronischer Bronchitis **Hyper-** und **Dyskrinie** (= vermehrte Bildung und krankhaft veränderte Zusammensetzung des Bronchialsekrets). Hinzu kommen (zeitlich meist sekundär) **bakterielle Infekte. Bahnung durch exogene Schädigung** der mukoziliären Clearance und der endogenen Infektabwehr (z. B. Luftverschmutzung, arbeitsplatzspezifische Schadstoffe, im Besonderen aber chronisches **Inhalationsrauchen**). Weiter spielen Klimaeinflüsse eine Rolle. Rezidivauslösung häufig durch Virusinfekte („Erkältungen"). Langsame Progredienz über Jahre. Dyskrinie, Entzündung der Bronchialschleimhaut, Schleimhautödem und eine durch unterschiedliche Faktoren verursachte Bronchokonstriktion bedingen die zunächst teilreversible, später häufig irreversible **bronchiale Obstruktion.** Die dadurch erhöhte Atemarbeit erklärt die Dyspnoe des chronischen Bronchitikers, die zunächst nur unter körperlicher Belastung, in fortgeschrittenen Stadien auch in Ruhe auftritt. **Funktionell** bestehen dann erhöhte inhomogene Atemwegswiderstände. Hinzu kommt häufig eine vermehrte (exspiratorische) Kompressibilität der Atemwege (= dynamische, druckabhängige Obstruktion). Der funktionelle Endzustand ist die **alveoläre** Minder- und Fehl**belüftung** in Folge Ventilations-Perfusions-Verteilungsstörungen, Remodelling des Bronchialsystems mit Störung der mukoziliären Clearance durch eine sekundäre Ziliendysfunktion sowie einer Rarefizierung des Gefäßbetts und der alveolären Gasaustauschfläche. Es resultiert eine schwere Gasaustausch- und Ventilationsstörung (früher: sog. respiratorische Globalinsuffizienz).

Klinik: Leitsymptome und -befunde bei chronischer Bronchitis Husten („Raucherhusten") , Auswurf (weißlich, zäh, bisweilen eitrig) und erst nach längerem Krankheitsverlauf Dyspnoe (Belastungs-, Ruhedyspnoe). Zu unterscheiden, da prognostisch bedeutsam, ist die chronische Bronchitis mit und ohne Obstruktion. Dies ist nur mittels wiederholter Lungenfunktionsprüfungen möglich.

Komplikationen der chronisch-obstruktiven Bronchitis Die akute Exazerbation einer chronischen Bronchitis wird häufig durch eine bakterielle oder virale Superinfektion ausgelöst. Symptome sind zunehmende Mukopurulenz des Sputums, Zunahme der Dyspnoe, manchmal Fieber, Husten und deutliche Verschlechterung des Allgemeinzustands. „Eitriges" Sputum kann aber auch durch eine ausgeprägte Sputumeosinophilie hervorgerufen werden. Im Zweifelsfall hilft eine Gram-Färbung des Sputums weiter. Weitere Komplikationen sind deformierende Bronchitis mit Entwicklung von Bronchiektasen, peribronchiale Fibrosierung des Lungengewebes, zunehmende respiratorische Insuffizienz und (meist milde) Rechtsherzbelastung durch Entwicklung einer pulmonalen Hypertonie.

Therapie

▶ Kap. 16.3.2, „Therapie".

16.3.2 Lungenemphysem

Definition Es ist gekennzeichnet durch eine irreversible Erweiterung und Destruktion der distal der terminalen Bronchiolen gelegenen Lufträume mit einer erheblichen Störung des Gasaustauschs.

Ätiologie, Pathogenese und Pathophysiologie Ätiologisch kommen sowohl exogene als auch endogene Faktoren in Betracht: Der mit Abstand wichtigste exogene Faktor bei der Emphysementstehung ist das inhalative Zigarettenrauchen. Dies erklärt die häufige Koexistenz von Emphysem und chronischer Bronchitis. Berufliche Inhalationsnoxen und allgemeine Luftverunreinigung sind in ihrer Bedeutung für die Emphysementstehung noch wenig geklärt. Darüber hinaus können sich Emphyseme auf dem Boden von Lungenerkrankungen mit narbiger Schrumpfung entwickeln. Der wichtigste endogene Faktor für die Emphysementstehung ist der angeborene homozygote α_1-Proteinaseninhibitor(PI)-Mangel mit einem ZZ-Phänotyp (▶Kap. 16.3.3). Pathologisch-anatomisch findet sich eine Überdehnung der intraazinären Strukturen mit Erweiterung der Gangsysteme und Alveolen. Durch die Zerstörung der Alveolarwände wird auch das Kapillarnetz reduziert. Nach morphologischen und topografischen Aspekten unterscheidet man das zentrilobuläre Emphysem mit erhaltener Alveolarstruktur in der Peripherie der Lungenläppchen, aber reduziertem Gefäßbett von dem panlobulären Emphysem mit gleichmäßiger Destruktion der Alveolen im gesamten Lungenläppchen sowie dem paraseptalen Emphysem. Die chronische Inhalation von Zigarettenrauch führt in der Lunge zur vermehrten Freisetzung von Elastase aus polymorphkernigen neutrophilen Granulozyten. Diese Elastase kann Elastin und andere Strukturproteine der interstitiellen Matrix des Lungengewebes abbauen. Dies führt i. d. R. zur Ausbildung eines zentrilobulären Emphysems mit Betonung der Lungenoberfelder.

Beim homozygoten α_1-PI-Mangel ergibt sich eine Proteasen-Antiproteasen-Imbalance. In diesem Fall entwickelt sich, wenngleich in variablem Ausmaß, ein panlobuläres Lungenemphysem, das primär die Lungenbasen betrifft. Die Destruktion des Lungengewebes bei Lungenemphysem führt zu einer Verminderung der Retraktionskraft des Lungengewebes. Darüber hinaus steigen beim Lungenemphysem die Widerstände in den kleinen Atemwegen bei forcierter Exspiration unverhältnismäßig stark an: Durch den Strukturverlust an Lungengewebe tritt mit ansteigendem intrathorakalem Druck während der Exspirationsphase frühzeitig ein Verschluss der kleineren Atemwege auf. Diese Form der Obstruktion, die unabhängig vom Tonus der glatten Bronchialmuskulatur auftritt, wird als Entspannungsobstruktion bezeichnet und kann bei Belastung das Phänomen der dynamischen Überblähung induzieren. Der endobronchiale Strömungswiderstand in den großen Atemwegen kann bei einem Patienten mit Lungenemphysem normal sein.

Klinik: Leitsymptom Progrediente Belastungsdyspnoe, die im Gegensatz zum sog. Belastungsasthma unmittelbar nach Beginn der Belastung auftritt.

Komplikationen Je nach Ausmaß des Krankheitsbilds Gasaustauschstörungen bis hin zur ventilatorischen Insuffizienz (früher: sog. respiratorische Globalinsuffizienz), Ausbildung einer pulmonal-arteriellen Hypertonie mit Cor pulmonale chronicum und möglicher Rechtsherzdekompensation sowie pulmonale Kachexie in Endstadien des Krankheitsbilds.

Therapie

In der Therapie der COPD unterscheidet man

(1) die Therapie der akuten Exazerbation,

(2) die Langzeittherapie der COPD im exazerbationsfreien Intervall.

Therapie der akuten Exazerbation der COPD (AECOPD)

Die wesentlichen Therapiebestandteile der AECOPD sind folgende:

(1) Bronchodilatatoren (Anticholinergika, β_2-Sympathomimetika)

(2) Systemische Glukokortikoide

(3) Theophyllin

(4) O_2-Gabe

(5) Antibiose bei purulentem Sputum

(6) Beatmung, wenn möglich NIV

(7) Behandlung von Komorbiditäten und Komplikationen

Von großer Bedeutung ist die Erhöhung der Dosis der inhalativen Bronchodilatatoren, zusätzlich sollten über ca. 5–7 Tage 20–40 mg/d Prednisolonäquivalent verabreicht werden. Bei fehlenden Kontraindikationen kann die Therapie durch Theophyllin ergänzt werden. Eine O_2-Gabe ist stets bei PaO_2-Werten < 60 mmHg notwendig (Blutgasanalysen im Verlauf notwendig!). Eine antibiotische Therapie ist nur bei laborchemischen Entzündungszeichen und/oder gelblich verfärbtem (purulentem) Sputum erforderlich. Liegt eine Hyperkapnie vor, die metabolisch nicht kompensiert ist (pH-Wert < 7,3), muss frühestmöglich eine nichtinvasive Beatmung (NIV, ▶ Kap. 16.11.2) eingeleitet werden. Ist diese nicht durchführbar oder nicht effektiv, muss ggf. invasiv beatmet werden. Unbedingt ist auf die Erkennung und Therapie von Begleiterkrankungen (z. B. kardiale Dekompensation, Lungenarterienembolie, Pneumonie) zu achten!

Langzeittherapie der COPD

Wichtig sowohl beim Lungenemphysem wie auch bei der chronischen obstruktiven Bronchitis ist die Beseitigung exogener Noxen (Rauchen einstellen). Je nach Schwere des Krankheitsbilds und Befund der Lungenfunktionsanalyse (nachgewiesene Obstruktion bei chronischer Bronchitis) sollte eine antiobstruktive Kombinationstherapie aus LAMA und LABA durchgeführt werden.

Kurz bzw. rasch sowie lang wirksame Bronchodilatatoren (Anticholinergika und β_2-Sympathomimetika) sind Mittel der 1. Wahl. Die Therapie mit Theophyllin ist in den Hintergrund gerückt. Inhalative Kombinationspräparate aus β_2-Sympathomimetika und Steroiden stehen zur Verfügung, wobei die Indikation zur inhalativen Steroidtherapie bei COPD sehr zurückhaltend gestellt werden sollte (nur schwere COPD und/oder häufige Exazerbationen und/oder Bluteosinophilie). Eine neuere pharmakologische Entwicklung ist der PDE4-Hemmer **Roflumilast** (Daxas®), der vor allem beim übergewichtigen Patienten mit chronischer obstruktiver Bronchitis eingesetzt werden sollte. Die lang wirksamen Bronchodilatatoren werden auch in Kombination angeboten (LAMA + LABA) und bereits ab dem GOLD-Stadium II eingesetzt. Häufige in der medikamentösen Therapie der COPD eingesetzten Pharmaka ▶ Tab. 16.3.

Tab. 16.3 Medikamentöse Therapie der COPD: pharmakologische Gruppen

Gruppe	Medikamente (Beispiele)
Rasch wirksame inhalative Bronchodilatatoren	
β_2-Sympathomimetika (SABA, RABA)	Salbutamol (Bronchospray®), Fenoterol (Berotec®) Formoterol (Foradil®, Oxis®)
Vagolytikum (Anticholinergikum; SAMA)	Ipratropiumbromid (Atrovent®)
β_2-Sympathomimetika + Vagolytikum (SABA/RABA + SAMA)	Fenoterol + Ipratropiumbromid (Berodual®)
Lang wirksame inhalative Bronchodilatatoren	
β_2-Sympathomimetika (LABA)	12 h: Salmeterol (Serevent®), Formoterol (Foradil®, Oxis®) 24 h: Indacaterol (Onbrez®), Olodaterol (Striverdi® Respimat®)
Vagolytikum (Anticholinergikum; LAMA)	12 h: Aclidiniumbromid (Eklira®, Genuair®) 24 h: Tiotropiumbromid (Spiriva®) Glycopyrroniumbromid (Seebri Breezhaler®)
Inhalative Glukokortikoide (ICS)	z. B. Budesonid (Pulmicort®)

Tab. 16.3 Medikamentöse Therapie der COPD: pharmakologische Gruppen *(Forts.)*

Gruppe	Medikamente (Beispiele)
Inhalative Kombinationspräparate	**β_2-Sympathomimetikum + Anticholinergikum (LABA + LAMA)** 12 h: Formoterol + Aclidinium (Brimica® Genuair®) 24 h: Indacaterol + Glycopyrroniumbromid (Ultibro® Breezhaler®) 24 h: Olodaterol + Tiotropiumbromid (Spiolto® Respimat®) 24 h: Vilanterol + Umeclidinium (Anoro®) **β_2-Sympathomimetikum + Kortikosteroid (LABA + ICS)** 12 h: Formoterol + Budesonid (Symbicort®) Salmeterol + Fluticasonproprionat (z. B. Viani®) Formoterol + Beclometason (Foster®, Inuvair®) Formoterol + Fluticasonproprionat (Flutiform®) 24 h: Vilanterol + Fluticasonfuorat (Relvar®)
Oral wirksame Präparate	
Theophylline	z. B. Bronchoretard®
β_2-Sympathomimetika	z. B. Bambuterol (Bambec®)
PDE4-Hemmer	Roflumilast (Daxas®)

Gelingt es bei COPD trotz Einsatz der genannten Substanzgruppen und Therapieformen nicht, den Zustand des Patienten entscheidend zu verbessern, kommen zusätzlich systemisch Glukokortikoide zum Einsatz (20–40 mg/d p. o. über 5–7 Tage, i. d. R. kein Ausschleichen). Alternativ kann ein Therapieversuch mit einem topischen Steroid in mittlerer bis hoher Dosierung über 4–6 Wochen durchgeführt werden. Bei bakteriellen Infekten, die ambulant erworben wurden, Durchführung einer kalkulierten, peroralen antibiotischen Therapie über ca. 5–10 Tage (▶ Tab. 16.4). Bei schwerer akuter Exazerbation einer COPD ist eine systemische Therapie mit Steroiden immer angezeigt.

Tab. 16.4 Antibiotische Therapie bei akuter bakterieller Exazerbation einer chronischen Bronchitis/COPD

	Wirkstoff	Durchschnittliche Tagesdosis
Mittel 1. Wahl	Amoxicillin/Clavulansäure	3 × 1 g p. o.
		3 × 0,5–1,0 g p. o.
	Makrolid	1 × 500 mg p. o.
		2 × 250 mg p. o.
Mittel 2. Wahl	Doxycyclin	2 × 100 mg p. o.

Sinnvoll ist eine jährliche Influenza-Schutzimpfung im Herbst und auch eine Pneumokokkenimpfung, wobei bei schwer Erkrankten auch eine sequenzielle Impfung mit dem PCV 13-(Prevenar®13-) und dem PPV 23-(Pneumovax® 23-)Impfstoff diskutiert wird (s. u.).

Bei Nichtansprechen der Therapie oder Zunahme des Hustens unbedingt radiologische, ggf. endoskopische Kontrollen.

> **! WICHTIG**
> Bronchialkarzinom häufig Ursache des Reizhustens. Raucher sind Risikopatienten.

Gelingt es trotz optimaler antiobstruktiver und antientzündlicher Kombinationstherapie nicht, den paO_2 auf Werte ≥ 55 mmHg anzuheben, ist eine O_2-Langzeittherapie indiziert (▶ Kap. 16.11.1). PaO_2-Werte zwischen 55 und 59 mmHg sind eine Indikation zur O_2-

Langzeittherapie, wenn bereits eine pulmonale Hypertonie, Zeichen der Rechtsherzinsuffizienz oder eine reaktive Polyglobulie vorliegen.

Zum Stufenplan für die Langzeittherapie der COPD ▶ Tab. 16.5. Bezüglich eines Überblicks über alle Therapieoptionen bei COPD ▶ Tab. 16.6.

Tab. 16.5 Stufenplan für die Prophylaxe und Langzeittherapie der COPD [F772-002]

Schweregrad	I: leicht	II: mittel	III: schwer	IV: sehr schwer
Charakteristika	FEV_1/VC < 70 % $FEV_1 \geq 0{,}80$ mit/ohne Symptomatik	FEV_1/VC < 70 % $0{,}50 \leq FEV_1 < 0{,}80$ mit/ohne Symptomatik	FEV_1/VC < 70 % $0{,}30 < FEV_1 < 0{,}50$ mit/ohne Symptomatik	FEV_1/VC < 70 % $FEV_1 \leq 0{,}30$ oder $FEV_1 < 0{,}50$ und chronische respiratorische Insuffizienz, Zeichen der Rechtsherzinsuffizienz
Maßnahmen	Vermeidung von Risikofaktoren, Grippe- und Pneumokokken-Schutzimpfung. Zusätzlich bei Bedarf kurz wirksamer Bronchodilatator			
		Zusätzlich Dauertherapie mit einem oder mehreren lang wirksamen Bronchodilatatoren, Rehabilitation		
			Zusätzlich Glukokortikoide bei wiederkehrenden Exazerbationen	
				Zusätzlich Langzeitsauerstofftherapie bei respiratorischer Insuffizienz. Gegebenenfalls nichtinvasive Beatmung

Tab. 16.6 Therapieoptionen bei COPD [F772-002]

Prävention	Medikamentöse Behandlung	Nichtmedikamentöse Behandlung	Apparative/operative/interventionelle Behandlung
Raucherentwöhnung Schutzimpfungen Arbeitsplatzhygiene	Anticholinergika β_2-Sympathomimetika Theophyllin Roflumilast Glukokortikoide Mukopharmaka Antibiotika	Körperliches Training Patientenschulung Physiotherapie Ernährungstherapie	Langzeitsauerstofftherapie Nichtinvasive Beatmung Interventionelle oder chirurgische Volumenreduktion bei Emphysem Lungentransplantation

Zusätzlich zur GOLD-Klassifikation I bis IV wird eine neue Schweregrad-/Typeneinteilung der COPD (Typ A–D) angewandt. Hierin finden neben der bisher schon schweregradbestimmenden Ausprägung der Lungenfunktionsstörung das vom Patienten angegebene Ausmaß der Dyspnoe (nach MRC oder CAT-Score) sowie die Häufigkeit der akuten Exazerbationen Berücksichtigung. Hieraus ergibt sich die Einteilung in 4 COPD-Patiententypen bzw. -Risikogruppen A–D (▶ Abb. 16.1). Auf der linken Hälfte der Vierfeldertafel befinden sich die Patienten mit geringer (A und C), auf der rechten Hälfte mit starker Dyspnoe (B und D). Auf den zwei Ordinaten wird links das mittels Spirometrie bestimmte Ausmaß der Lungenfunktionsstörung (dies war bisher das einzige Kriterium für die GOLD-Schweregradeinteilung) und rechts die Häufigkeit von Exazerbationen pro Jahr abgebildet. Für die Gruppenteilung gilt der in einer der beiden Kategorien erreichte höchste Schweregrad. So kann ein Patient der Gruppe „GOLD D“ zugeordnet werden, wenn er starke Dyspnoe hat und zusätzlich entweder eine starke Einschränkung der Lungenfunktion und/oder häufige Exazerbationen aufweist.

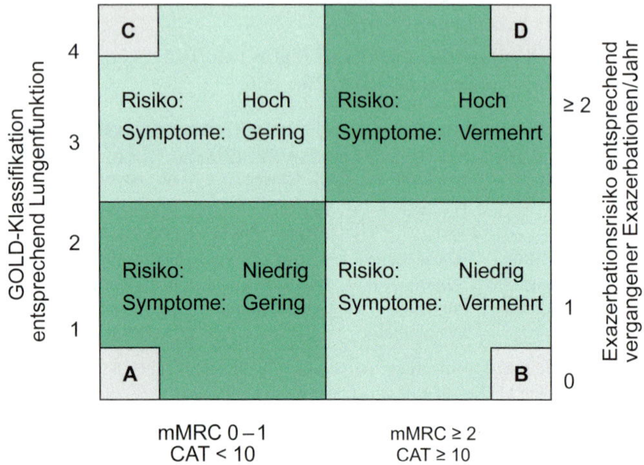

Abb. 16.1 Risikogruppeneinteilung der COPD nach Exazerbationsrate, Symptomen und spirometrischem Schweregrad (mMRC = Modifizierte MRC-Dyspnoe-Skala, CAT = COPD Assessment Test; www.mediakademie.de) [P049]

Die zukünftigen deutschen Therapieempfehlungen werden sich an dieser Einteilung orientieren. Voraussichtlich ergibt sich hierbei das dargestellte Therapieschema (▶ Tab. 16.7).

Tab. 16.7 Medikamentöse Therapie der COPD nach Risikogruppen (nach GOLD: Global Strategy for the Diagnosis, Management, and Prevention of COPD, Update 2017; www.goldcopd.org) [W1024]

Risikogruppe	Therapiebeginn	Weiteres Vorgehen
A	**Bronchodilatator**	Effektbewertung: Fortsetzung, Stopp oder alternative Wirkstoffklasse
B	**LABA oder LAMA**	Bei andauernder Symptomatik: **LAMA + LABA**
C	**LAMA**	Weitere Exazebation(en): • **LAMA + LABA** • LABA + ICS
D	**LAMA + LABA**	Weitere Exazerbation(en): • **LAMA + LABA + ICS** • LABA + ICS Bei weiteren Exazerbation(en) unter LAMA + LABA + ICS: • FEV_1 < 50% und chronische Bronchitis: Roflumilast • Ex-Raucher: Makrolide
	LAMA	LAMA + LABA
	LABA + ICS	• LAMA + LABA • Bei andauernder Symptomatik/weiteren Exazerbation(en): LAMA + LABA + ICS
	LAMA + LABA + ICS	LAMA + LABA

Bevorzugte Behandlungsoptionen sind fett gekennzeichnet.
ICS = inhalatives Kortikosteroid, LABA = lang wirksames 2-Sympathomimetikum; LAMA = lang wirksames Anticholinergikum

16.3.3 Lungenemphysem bei α_1-Proteinaseninhibitor(PI)-Mangel

Sonderform des Lungenemphysems mit genetisch determinierter Defektdysproteinämie und hierdurch bedingter frühzeitiger Ausbildung eines panlobulären Lungenemphysems. Ein α_1-PI-Plasmaspiegel < 80 mg/dl (Normalwert 150–300 mg/dl) spricht für einen schweren angeborenen Mangelzustand. Es empfiehlt sich, parallel den CRP-Wert zu bestimmen, da α_1-PI wie ein „Akute-Phase-Protein" reagiert. Heterozygote Merkmalsträger finden sich bei ca. 2–4 % aller Patienten mit Lungenemphysem. Bei Nachweis eines schweren Mangelzustands sollten eine Phänotypbestimmung und eine Untersuchung von Angehörigen erfolgen (AlphaKit®, nationales Register in Universität Gießen-Marburg, www.uni-marburg.de).

Denken sollte man an einen α_1-PI-Mangel bei Patienten mit COPD/Lungenemphysem ohne Raucheranamnese! Auch eine deutlich erniedrigte α_1-Bande in der Serumelektrophorese kann auf den α_1-PI-Mangel hinweisen. In der Perfusionsszintigrafie findet sich bei diesen Patienten in charakteristischer Weise eine unterlappenbetonte Gefäßrarefizierung.

Therapie

Für Patienten, die einen α_1-PI-Plasmaspiegel von < 80 mg/dl aufweisen, nicht rauchen und eine mittelgradig eingeschränkte Lungenfunktion zeigen (FEV_1 35–65 % Soll), steht ein humanes α_1-PI-Konzentrat zur Verfügung (Prolastin®). Zur Substitutionstherapie ist i. d. R. eine wöchentliche Einzeldosis von 60 mg/kg KG als i. v. Kurzinfusion ausreichend. Bei schwerem Emphysem jüngerer Patienten evtl. Lungentransplantation erwägen.

16.4 Pneumonien

Definitionen Als obligatorisches **Hauptkriterium** zur Diagnosestellung einer Pneumonie gilt ein neu aufgetretenes Infiltrat im Röntgenbild des Thorax. Einige Infiltrate sind aber manchmal auch erst mittels Computertomografie zu erkennen!

Nebenkriterien einer Pneumonie sind:

(1) Fieber ≥ 38,5 °C oder Hypothermie < 36,5 °C,

(2) Leukozytose > 10 Gpt/L (> 10.000/µl) oder Leukopenie < 4 Gpt/L (< 4.000/µl),

(3) purulentes Sputum,

(4) physikalische Zeichen der Pneumonie,

(5) Nachweis eines typischen Erregers.

Zur Diagnosestellung einer Pneumonie sollten mindestens zwei Nebenkriterien erfüllt sein.

Pneumonien sind entzündliche Erkrankungen des Lungenparenchyms, die durch Bakterien, verschiedene Virusarten, Pilze oder Protozoen hervorgerufen werden. In der Mehrzahl aller Pneumoniefälle wird jedoch kein Erreger isoliert. Insbesondere gelingt keine frühe Erregersicherung. Die systematische Einteilung der Pneumonien erfolgt daher primär nicht nach dem die Pneumonie hervorrufenden Erreger, sondern danach, wo sie erworben wurde oder aufgetreten ist. Auch wird mittlerweile keine Differenzierung mehr zwischen „typischer" und „atypischer" Pneumonie im Hinblick auf die Planung der empirischen antibiotischen Therapie vorgenommen, da es eine breite Überlappung der Krankheitsbilder gibt und diese Unterscheidung keine Auswirkungen auf die Therapie hat!

Eine ambulant erworbene Pneumonie wird auch im deutschen Sprachraum mit der Abkürzung **CAP** (engl.: CAP = **C**ommunity **Ac**quired **P**neumonia) bezeichnet, eine im Krankenhaus aufgetretene Pneumonie, auch nosokomiale Pneumonie genannt, mit der Abkürzung **HAP** (engl. HAP = **H**ospital **Ac**quired **P**neumonia). Die **CAP** ist eine akute mikrobielle Infektion des Lungenparenchyms Erwachsener, die ambulant oder innerhalb von 2 Tagen im Krankenhaus aufgetreten ist. Man spricht aber nicht von einer CAP, wenn diese bei Abwehrschwäche, innerhalb von 4 Wochen nach Krankenhausentlassung, bei terminal kranken Patienten sowie im Rahmen einer Tuberkulose auftritt.

Die CAP wird den nachfolgenden 2 Gruppen zugeordnet:
- Gruppe 1a: < 50 % bettlägerig → CRB-65-Stratifikation (s.u.).
- Gruppe 1b: ≥ 50 % bettlägerig. Hohes Letalitätsrisiko! Aber: kuratives Therapieziel.
- Gruppe 2: Schwere Komorbidität mit infauster Prognose: palliatives Therapieziel.

Eine Pneumonie wird als nosokomial (**HAP**) bezeichnet, wenn sie > 48 h nach Krankenhausaufnahme oder innerhalb von 30 Tagen nach Krankenhausentlassung auftritt. Eine HAP kann außerhalb der Intensivstation (Non-ICU-HAP) oder auf der Intensivstation (ICU-HAP) entstanden sein. Bei der ICU-HAP wiederum wird zwischen einer unter maschineller Beatmung (engl.: VAP = Ventilator Associated Pneumonia) und ohne Beatmung entstandenen Pneumonie (Non-VAP) unterschieden.

Da eine frühestmögliche Therapie besonders bei klinisch schweren Verlaufsformen prognostisch entscheidend ist, muss i. d. R. sowohl bei der CAP wie auch der HAP ohne vorherige Erregerisolation eine sog. kalkulierte antibiotische Therapie erfolgen, die sich an den zu erwartenden Leitkeimen orientiert. Differenzialdiagnostisch sollten stets Atelektasen, Lungenarterienembolie, kryptogen organisierende Pneumonie (COP) und andere diffuse Lungenparenchymerkrankungen (DPLD), die dekompensierte Herzinsuffizienz, pulmonale Blutungen und das nichtbakterielle Lungenversagen abgegrenzt bzw. ausgeschlossen werden.

Klinik **CAP:** Bei bakterieller Pneumonie oft schweres Krankheitsbild, meist hohes Fieber und Erhöhung von CRP/PCT und Leukozyten mit Linksverschiebung, seltener Husten mit eitrigem Auswurf. Radiologisch Zeichen der Lobär- oder Bronchopneumonie mit positivem Bronchopneumogramm. Häufig pleuritischer Schmerz durch Begleitpleuritis. Je nach Ausdehnung des Befalls klassischer physikalischer Befund: Klopfschallverkürzung, Bronchialatmen, feinblasig klingende Rasselgeräusche. Leichtergradige Pneumonien können ohne ausgeprägte Krankheitssymptomatik verlaufen. Beschwerden im Sinne eines „grippalen Infekts" stehen im Vordergrund. Die physikalische Untersuchung der Lungen ergibt meist keine Pathologika, da die entzündlichen Veränderungen mehr das Lungeninterstitium betreffen. Das radiomorphologische Bild dieser Pneumonien ist sehr variabel. Gelegentlich deutliche Diskrepanz zwischen den leichten klinischen Symptomen und den ausgeprägten radiologischen Veränderungen. In Abhängigkeit von Erreger, Vorerkrankungen, Immunstatus und Alter des Patienten kann auch das klinische Bild sehr variabel sein. Ältere Patienten weisen häufig als Leitsymptom eine allgemeine Verwirrtheit (engl.: „confusion") auf, sodass die Erkrankung primär fälschlicherweise den neurologischen oder psychiatrischen Fachgebieten zugeordnet wird, was eine prognostisch negative verzögerte Antibiotikagabe zur Folge haben kann!

Für die Gruppe 1a ist von besonderer Bedeutung die **klinische Risikoeinteilung** einer Pneumonie nach dem CRB65-Index (▶ Tab. 16.8). Die Pneumoniesterblichkeit korreliert mit der Höhe des Index-Punkwerts. Sofern der Patient mindestens 1 Punkt erreicht, sollte eine stationäre Behandlung zumindest in Erwägung gezogen werden, ab 3 Punkten sind i. d. R. Intensivüberwachung und -therapie erforderlich. Hinzuweisen ist aber darauf, dass es auch Gründe für eine stationäre Einweisung trotz eines CRB65-Werts von 0 geben kann wie Schwere der Komorbidität, multiple Infiltrate, Pleuraerguss, unzureichende häusliche Versorgung oder V. a. eine Lungenarterienembolie. Für die individuelle

Risikostratifizierung ist zusätzlich die Messung der Oxygenierung sowie die Evaluation des funktionellen Status und potentiell vorhandener instabiler Komorbiditäten von Bedeutung.

Tab. 16.8 CRB65-Index

Symptom/Befund		Punkte
C =	„confusion" (Bewusstseinsstörung)	1
R =	„respiratory rate" (Atemfrequenz) ≥ 30/min	1
B =	„blood pressure" (RR) < 90 mmHg systolisch/≤ 60 mmHg diastolisch	1
65 =	Alter ≥ 65 Jahre	1

Die Schweregradeinteilung der CAP erfolgt in 3 Schweregradklassen:

- **Leicht:**
  - CRB65 = 0,
  - normale oder kompensierte Oxygenierung $SaO_2 \geq 90\,\%$,
  - keine dekompensierte Komorbidität.
- **Mittelschwer:** weder leicht noch schwer.
- **Schwer:**
  - Akute respiratorische Insuffizienz und/oder
  - schwere Sepsie bzw. septischer Schodk und/oder
  - dekompensierte Komorbität.

HAP: Die klinische Diagnose der HAP erfolgt im Prinzip nach den Kriterien der CAP, ist häufig aber schwierig und von Unsicherheiten begleitet. Als Bildgebung sollte die CT-Untersuchung der Thoraxorgane daher – auch zur Differenzialdiagnose – großzügig eingesetzt werden. Eine Reevaluation der Diagnose einer HAP muss nach 3 Tagen Behandlung erfolgen. Ursächlich für die HAP ist häufig eine Aspiration von Kolonisationserregern der oberen Atemwege. Schlüsselerreger der HAP sind Staphylokokken, Pseudomonas (P.) aeruginosa und gramnegative Enterobakterien. Candida-Spezies sind bei nicht immunsupprimierten Patienten als Erreger dagegen nahezu bedeutungslos, der Nachweis gibt bei beatmeten Patienten i. d. R. lediglich den Hinweis auf eine Kolonisation! Dagegen spielen multiresistente Erreger wie MRSA, Enterobakterien, ESBL-Erreger, P. aeruginosa und Acinetobacter Baumanni eine große Bedeutung bei der Verursachung einer HAP. HAP-Risikofaktoren sind Beatmungstherapie, antibiotische Vorbehandlung, Multimorbidität sowie reduzierter Immunstatus.

Therapie

Allgemeine Maßnahmen

(1) Bei schwerem Krankheitsbild und hohem Fieber *Bettruhe,* auch nach Entfieberung für 2–3 Tage. Rekonvaleszenz oft verlängert (oft mehr als 6 Wochen!). Kollapsneigung!

(2) *Physiotherapie* (Lagewechsel, Beine bewegen, vorsichtige Atemübungen).

! WICHTIG

Besonders bei älteren Menschen mit vermindertem Durstgefühl ist eine Dehydratation unbedingt zu vermeiden; häufig besteht bei dieser Patientengruppe nur das Symptom der Verwirrtheit! Evtl. Infusionstherapie!

(3) *Thrombose- und Thromboembolieprophylaxe:* mechanisch (elastische Binden oder Strümpfe, pneumatische Kompressionen), medikamentös mit „Low-Dose"-Heparin bei

vorherzusehender Gefährdung (postthrombotisches Syndrom, ältere Patienten). Sorgfältige, tägliche Überprüfung des peripheren Gefäßsystems (▶ Kap. 14.2.5).

(4) Gegebenenfalls Dekubitusprophylaxe.

(5) *Sauerstoffzufuhr* durch Nasensonde bei Hypoxämie. Blutgaskontrollen! In Abhängigkeit davon u. U. Respiratorbehandlung (▶ Kap. 16.11.1, ▶ Kap. 3.4).

(6) *Kreislaufüberwachung und Schockprophylaxe:* ▶ Kap. 3, ▶ Kap. 13.1.2.

Kalkulierte antibiotische Therapie

Die kalkulierte antibiotische Therapie richtet sich zunächst danach, ob es sich hierbei um eine *CAP* oder *HAP* handelt, weiterhin nach dem Schweregrad der Pneumonie, der u. a. anhand des CRB65-Index (▶ Tab. 16.8) quantifiziert werden kann (leichtgradige Pneumonie 0 Punkte; mittelschwere Pneumonie 1–2 Punkte; schwere Pneumonie 3–4 Punkte).

Insbesondere bei leichtergradigen Pneumonien jüngerer Patienten finden sich folgende Leitkeime: S. pneumoniae, M. pneumoniae, C. pneumoniae sowie H. influenzae, wobei aber besonders die Pneumokokken-Pneumonie hochakut verlaufen kann und nicht selten Komplikationen verursacht.

Bei der Wahl des Antibiotikums müssen auch *Risikofaktoren* eines zu erwartenden schweren Verlaufs (z. B. antibiotische Vortherapie, Reiseanamnese, Lungenerkrankungen, Pflegeheimbewohner, Raucher), *Pseudomonas-Risikofaktoren* (schwere pulmonale Komorbidität wie COPD GOLD IV, Bronchiektasen, Mukoviszidose, stationäre Krankenhausaufenthalte von mehr als 2 Tagen im letzten Monat, mindestens 10 mg systemische Steroide über mindestens 4 Wochen, Breitspektrumantibiose von mehr als 7 Tagen im letzten Monat sowie eine Malnutrition) berücksichtigt werden.

Allgemeine Hinweise zur Therapie von Pneumonien im Krankenhaus

Bei Therapieversagen (nach ca. 4 Tagen abschätzbar) vor Umstellen der Therapie *Erregernachweis* einleiten (aus lege artis behandeltem Sputum [Sputum bleibt das Standarduntersuchungsmaterial, mit Ausnahme bei Verdacht auf Anaerobier], bronchoskopisch gewonnenem Material [BAL], Blutkulturen, in seltenen Fällen aus Transtrachealaspiraten). Die Therapieentscheidung vor bzw. ohne Kenntnis des Erregers wird erleichtert durch anamnestische und epidemiologische Kriterien, Röntgenbefund sowie makro- und mikroskopische Sputumbegutachtung. Bei V. a. Legionellenpneumonie ist zusätzlich eine entsprechende Urindiagnostik erforderlich (identifiziert meist nur Serotyp 1). Die antibiotische Therapiedauer einer Pneumonie sollte i. d. R. 5–7 Tage nicht überschreiten.

Eine invasive Diagnostik (bronchoskopische Keimgewinnung, Biospsie) kann u. a. bei definierter Immunsuppression, schwerer Pneumonie, kompliziertem Verlauf, Therapieversagen oder bei V. a. poststenotische Pneumonie bzw. V. a. Tuberkulose bei negativem Sputum erforderlich werden.

! WICHTIG

Die Initialtherapie der Pneumonie muss zunächst ohne Erregerkenntnis erfolgen (mikrobiologische Untersuchung dauert 2–3 Tage!). Prognostisch von großer Bedeutung ist die Erstgabe des Antibiotikums innerhalb der ersten 8 h, besser noch 4 h nach Diagnosestellung!

Anamnese und klinischer Befund geben dann wichtige Hinweise für die einzuschlagende Behandlung (▶ Tab. 16.9). Nach initialer antibiotischer i. v. Therapie sollte nach klinischer Besserung des Krankheitsbilds möglichst auf eine orale Medikation umgestellt werden (Sequenztherapie). Weitere Hinweise und Therapieempfehlungen ▶ Kap. 9.1.

Tab. 16.9 Kalkulierte antimikrobielle Initialtherapie der ambulant erworbenen Pneumonie (CAP) ohne Erregerkenntnis

CAP-Schweregrad	Mittel der Wahl	Alternativen
Leicht, ohne Komorbitäten (Dauer: 5–7 Tage, oral)	Aminopenicillin: Amoxicillin	Makrolid: • Azithromycin • Clarithromycin • Roxithromycin *oder* Tetrazyklin: Doxycyclin *oder* Fluorchinolon (pneumokokkenwirksam) • Levofloxcin • Moxifloxacib
Leicht, mit Komorbiditäten Chron. Herzinsuffizienz Schwere COPD Bronchiektasen Bettlägerigkeit Schluckstörungen, PEG (Dauer: 5–7 Tage oder 2–3 Tage nach Entfieberung, oral)	Betalaktamantibiotika: • Amoxicillin/Clavulansäure • Sultamicillin	Pneumokokkenwirksames Fluorchinolon: • Levofloxacin • Moxifloxacin
Mittelschwer, hospitalisiert, in der Regel Sequenztherapie (Dauer 5–7 Tage)	Betalaktamantibiotika+BLI: • Amoxicillin/Clavulansäure • Ampicillin/Sulbactam oder • Cefuroxim (nur i.v.) • Ceftriaxon • Cefotaxim +/– Makrolid (3 Tage)	Pneumokokkenwirksames Fluorchinolon: • Levofloxacin • Moxifloxacin
Schwer (ohne Pseudomonas-Risiko)	Breitspektrum-Aminopenicillin + BLI Piperacillin/Tazobactam oder Ceftriaxon, Cefotaxim + Makrolid (3 Tage)	Pneumokokkenwirksames Fluorchinolon: • Levofloxacin • Moxifloxacin (Keine Monotherapie bei Sepsis!)
Schwer (mit Pseudomonas-Risiko)[1]	Pseudomonasaktives Betalaktamantibiotikum: • Piperacillin/Taobactam • Cefepim • Imipenem • Meropenem *plus* pneumokokkenwirksames Fluorchinolon: • Levofloxacin, • Ciprofloxacin (+ Pneumokokken und S.-aureus-Antibiose!)	

[1] Schwere pulmonale Komorbidität (COPD IV, Bronchiektasen, Mukoviszidose), stationärer Krankenhausaufenthalt › 2 Tage im letzten Monat, ≥ 10 mg Steroid ≥ 4 Wochen, Breitspektrumantibiose › 7 Tage im letzten Monat, Malnutrition

16

Atmungsorgane

Besonders die HAP muss früh und adäquat therapiert werden, die antibiotische Therapiedauer sollte aber ebenfalls 8 Tage nicht überschreiten (Ausnahme: P. aeruginosa und Acinetobacter: 15 Tage). Die antibiotische Kombinationstherapie erweitert zwar das Wirkspektrum, nicht aber die Wirkstärke! Zur kalkulierten antimikrobiellen Therapie bei HAP ohne und mit erhöhtem Risiko für multiresistente Erreger ▶Tab. 16.10, ▶Tab. 16.11.

! WICHTIG

Bei jeder „therapierefraktären" Pneumonie an Tuberkulose denken! Differenzialdiagnostisch helfen eine Sputumfärbung nach Ziehl-Neelsen sowie die Tuberkulinprobe weiter.

Bei mikroskopischem Nachweis säurefester Stäbchen stets Kulturen zur Typendifferenzierung und Sensibilitätstestung anlegen und dann sofort eine antituberkulöse Therapie einleiten (▶Kap. 9.2).

Tab. 16.10 Kalkulierte antimikrobielle Initialtherapie der nosokomialen Pneumonie (HAP) bei Patienten ohne erhöhtes Risiko für multiresistente Erreger

Substanz	Dosierung (pro Tag)
Aminopenicillin/Betalaktamaseinhibitoren	
• Ampicillin/Sulbactam	3 × 3 g
• Amoxicillin/Clavulansäure	3 × 2,2 g
oder	
Cephalosporin Gruppe 3a	
• Cetriaxon	1 × 2 g
• Cefotaxim	3 × 2 g
oder	
Carbapenem	
• Ertapenem	1 × 1 g
oder	
Fluorchinolon	
• Moxifloxacin	1 × 400 mg
• Levofloxacin	2 × 500 mg

Tab. 16.11 Kalkulierte antimikrobielle Initialtherapie der nosokomialen Pneumonie (HAP) bei Patienten mit erhöhtem Risiko für multiresistente Erreger

Substanz	Dosierung (pro Tag)
Pseudomonaswirksames Betalaktamantibiotikum	
Piperacillin/Tazobactam	3–4 × 4,5 g
oder	
Cefepim	3 × 2 g
Ceftazidim	3 × 2 g
oder	
Imipenem/Cilastatin	3 × 1 g
Meropenem	3 × 1 g

Tab. 16.11 Kalkulierte antimikrobielle Initialtherapie der nosokomialen Pneumonie (HAP) bei Patienten mit erhöhtem Risiko für multiresistente Erreger *(Forts.)*

Substanz	Dosierung (pro Tag)
Pseudomonaswirksames Betalaktamantibiotikum	
Doripenem	3 × 0,5–1 g
plus	
Fluorchinolon	
Ciprofloxacin	3 × 400 mg
Levofloxacin	2 × 500 mg
oder	
Aminoglykosid	
Gentamycin	1 × 3–7 mg/kg (Talspiegel < 1 µg/ml)
Tobramycin	1 × 3–7 mg/kg (Talspiegel < 1 µg/ml)
Amikacin	1 × 15–20 mg/kg (Talspiegel < 4 µg/ml)
Bei MRSA-Verdacht plus	
Glykopeptid oder Oxazolidinon	
Vancomycin	2 × 15 mg/kg (Talspiegel 15–20 µg/ml)
Linezolid	2 × 600 mg

Komplikationen

Jede Pneumonie kann komplikativ verlaufen. Unter anderem kann sich eine respiratorische Insuffizienz, eine Lungenarterienembolie, ein Pleuraerguss oder -empyem, ein Lungenabszess, eine septische Streuung (u. a. Meningitis), ein septischer Schock sowie ein ARDS entwickeln. Die Letalität einer CAP mit einem CRB65-Index von 3 beträgt mehr als 30 %, die der nosokomialen Beatmungspneumonie bis zu 25 %! Lungenabszess sowie Pleuraempyem erfordern vor einer thoraxchirurgische Intervention in der Regel zunächst einen konservativen Therapieversuch mit ausreichend langer Antibiose und Drainagetherapie.

! WICHTIG

Bei Verdacht auf Sepsis (septische Temperaturen, Schüttelfrost) sind mehrfache Blutkulturen angezeigt; sie sollten am Beginn des Fieberanstiegs angelegt werden.

Pneumokokken-Impfstoffe

Gegen Pneumokokken stehen zwei Impfstoffe zur Verfügung:

(1) **Nichtkonjugiert:** PPV23 („pneumococcal polysaccharide vaccine"; Pneumovax® 23).

Er besteht nur aus Polysaccharidantigenen (Kapselbestandteilen) ohne konjugiertes Trägerprotein (nur B-Zell-vermittelte Immunantwort, keine Stimulation von sog. „Gedächtniszellen"! Veraltete Technologie) und enthält 23 der häufigsten Antigene, die für das Auftreten einer invasiven Erkrankung verantwortlich sind.

(2) **Konjugiert:** PCV13 („pneumococcal conjugate vaccine"; Prevenar® 13).

Polysaccharidantigene sind an Trägerprotein konjugiert (Ausbildung von serotypspezifischen B-Gedächtniszellen durch T-Zell-Stimulation!) und enthält 13 Antigene. Ausbildung höherer Antikörperkonzentrationen. Überlegene Wirkung gegenüber PPV23, erfasst aber nur etwa die Hälfte der invasiven Pneumokokkenserotypen.

Die STIKO empfiehlt bei Personen ab 60 Jahren noch die einmalige Impfung mit PPV23 und bei Kindern ab 5 Jahren, Jugendlichen und Erwachsenen mit erhöhter gesundheitlicher Gefährdung eine Impfung mit PCV13 oder PPV23. Die bisherigen Indikationen wurden um Patienten mit chronischen Erkrankungen der Leber und um Patienten mit Kochleaimplantaten (möglichst präoperativ) erweitert. Die sächsische Impfkommission (SIKO) und das amerikanische Impfkomitee (ACIP) empfehlen PCV13 als Standardimpfung für alle Personen über 60 bzw. 65 Jahre.

16.5 Lungenmykosen

Vorbemerkungen Zunahme der Pilzerkrankungen, auch sog. außereuropäischer Formen in Europa (Tourismus). **Primäre Mykosen** im Allgemeinen **selten, sekundäre** dagegen **häufiger** („sekundäre Mykosen der Atemorgane sind iatrogene Krankheiten“), z. B. nach Langzeittherapie mit Antibiotika, Glukokortikoiden, Zytostatika und Immunsuppressiva, ferner bei Bronchiektasen, Diabetes mellitus, Hypothyreose, Alkoholabusus, AIDS.

Klinik Erregernachweis durch direkte mikroskopische Untersuchung von Sekreten, Exkreten, Punktaten oder Gewebeproben und durch Pilzkultur mit Keimzahldiagnostik erforderlich; bronchoskopische Sekretentnahme oder durch transtracheale Aspiration, vorher Mundspülen mit Dequonal®. Der Nachweis von Pilzen im normal expektorierten Auswurf besitzt keinerlei Beweiskraft! Häufig saprophytäres und parasitäres Pilzvorkommen *ohne primären Krankheitswert*. Seroreaktionen und Hauttests als zusätzliche diagnostische Maßnahmen bei sog. außereuropäischen Formen (▶ Tab. 16.12). Schwach ausgeprägte Hautreaktion und hoher KBR-Titer sind bei entsprechendem klinischem Bild eine Indikation zur sofortigen antimykotischen Therapie. Bei Lungenmykosen durch Candida und Cryptococcus Hauttests und Seroreaktionen wenig befriedigend. Wichtig ist die Titerdynamik.

Therapie

Allgemeine Hinweise

(1) Indikationsstellung nur unter Berücksichtigung der Erregerempfindlichkeit.

(2) Möglichst Ausschluss aller die Pilzausbreitung begünstigenden Faktoren (s. o.).

(3) Chirurgische Behandlung nur bei lokalisiertem Organbefund unter Therapie mit Antimykotika (s. u.).

(4) Vakzinebehandlung nur bei tropischen Mykosen versuchen (▶ Tab. 16.12).

Tab. 16.12 Lungenmykosen (außereuropäische Formen, örtliche Begrenzung durch klimatische und geologische Faktoren)

Erreger	Erkrankung	Therapie
Histoplasma capsulatum[1]	Histoplasmose	1, 2, 3
Coccidioides immitis[1]	Kokzidioidomykose	2, 3
Blastomyces dermatitis[1]	Blastomykose (Nordamerika, Afrika)	1, 2, 3
Blastomyces brasiliensis[1] (Paracoccidioides brasiliensis)	Blastomykose (Südamerika)	1, 2, 3
Sporothrix schenckii	Sporotrichose (USA: Südstaaten)	1

Therapie: 1 = Amphotericin B; 2 = Ketoconazol; 3 = Fluconazol
[1] Therapie nur bei ausgedehnten oder persistierenden Formen, sonst Spontanverlauf abwarten.

Antimykotische Substanzen

Klinische Anwendung ▶ Kap. 9.4:

(1) **Amphotericin B:** Standardsubstanz zur systemischen Behandlung außereuropäischer Organmykosen trotz Toxizität mit breitem Spektrum und fungistatischer Wirkung (erst bei höherer Dosierung fungizide Wirkung): Grundsätzlich nur stationär mit wöchentlicher Kontrolle von Blutbild, Leber- und Nierenfunktion.

> **! WICHTIG**
> Auf Hypokaliämie achten!

- *Dosierung:* individuelle, langsame Steigerung von 0,1 mg/kg/d auf 1 mg/kg/d (oder 2 mg/kg alle 2 oder 3 Tage, um UAW zu vermindern).
  - *Infusion:* Substanzlösung (= 50 mg) in 10 ml Aqua bidest., hiervon z. B. 10 mg/500 ml 5-prozentiger Glukose. 20 mg oft schon unverträglich, höhere Dosierung möglich (max. 75 mg!). Langsame Einlaufgeschwindigkeit (5–8 h). Serumhalbwertszeit etwa 24 h; möglichst Blutspiegelbestimmung zur optimalen Dosisfindung. Behandlungsdauer 3–6 Wochen. Durch vorherige und anschließende Infusion von Mannit soll die Nephrotoxizität gemindert sein.
  - *Aerosolbehandlung:* 1 Amp. „zur Infusion" (= 50 mg) in 10 ml Aqua bidest., 2 × 1–2 ml (= 5–10 mg)/d inhalieren (Aerosolapplikation).
- *UAW:* häufig Unverträglichkeitserscheinungen wie Schüttelfrost, Phlebitiden an den Infusionsstellen, Übelkeit, Durchfälle. Bei ca. 25 % aplastische Anämien und irreversible Nierenschäden.

(2) **5-Flucytosin**: 150–200 mg/kg KG/d als i. v. Infusion in 4 Einzeldosen. Gute Verträglichkeit. Resistenzentwicklung beachten, Blutbildkontrollen (Leukopenie, Thrombozytopenie, aplastische Anämie). Leberfunktion überprüfen. Reduktion der Tagesdosis bei eingeschränkter Nierenfunktion. Kombination mit Amphotericin B in besonderen Fällen; synergistische Wirkung mit der Möglichkeit der Dosisminderung von Amphotericin B (z. B. 20 mg Amphotericin-B-Infusion und 150 mg 5-Fluorocytosin/kg KG/d).

(3) **Fluconazol**:
- *Dosierung:* 200–400 mg/d p. o. oder i. v.
- *Kontraindikationen:* schwere Leberfunktionsstörung.
- *UAW:* gastrointestinale Beschwerden, Hautveränderungen und Veränderungen der hepatischen, renalen und hämatologischen Laborparameter. Regelmäßige Laborkontrollen!

(4) **Ketoconazol**: besonders geeignet zur Therapie außereuropäischer Mykosen. 200–400 mg/d. Unter Langzeittherapie regelmäßige Kontrolle der Leberenzyme (Hepatitisgefahr!).

(5) **Caspofungin**: zur alternativen Therapie bei invasiver Aspergillose oder Candidiasis 50–70 mg/d i. v.

(6) **Voriconazol**: heute Mittel 1. Wahl bei invasiver Aspergillus-Pneumonie. Dosierung: 3–4 mg/kg 2-mal tgl.

(7) **Itraconazol**: alternative Therapie bei Aspergillus-Pneumonie; 2 × 200 mg/d i. v./p. o.

Caspofungin, Voriconazol und Itraconazol können multiple Nebenwirkungen haben; siehe dazu die medizinischen Fachinformationen.

16

16.6 Diffuse Lungenparenchymerkrankungen (DPLD; „interstitielle Lungenerkrankungen“ [ILD]) und Lungenfibrosen

Ätiologie und Pathogenese Zahlreiche, größtenteils noch unbekannte Faktoren können zu einer diffusen interstitiellen Lungenerkrankung oder fibrosierenden Alveolitis führen. Bei diesen Erkrankungen wird heute nicht mehr von „interstitiellen Lungenerkrankungen“ (ILD), sondern treffender von sog. diffusen Lungenparenchymerkrankungen (engl.: Diffuse Parenchymal Lung Disease = **DPLD**) gesprochen. Ödem und Entzündung in den Alveolen und/oder im Interstitium mit entzündlicher zellulärer Infiltration und Desquamation von Alveolardeckzellen führen zu Fibrosierung im Bereich des Lungeninterstitiums bis hin zum narbigen Endzustand, der Lungenfibrose mit sekundärer Wabenlunge. Es handelt sich um eine besondere Form der mesenchymalen Reaktion mit initialer Exsudation und nachfolgender Proliferation von Fibroblasten (Kollagenbildung), die in das gleichförmige Narbenstadium, die Fibrose, übergeht.

Beispiele diffuser Lungenparenchymerkrankungen, bei denen z. T. die Ätiologie bekannt ist, ▸Tab. 16.13.

Tab. 16.13 Beispiele diffuser Lungenparenchymerkrankungen und ggf. deren Ätiologie

Krankheitsbezeichnung	Ätiologie
Idiopathische Lungenfibrose (IPF)	Unbekannt, möglicherweise überschießende Immunreaktion, getriggert durch virale Infekte, fraglich auch vermehrte Scherkräfte
Exogen-allergische Alveolitis	Allergische Reaktionen (Immunkomplexreaktion, Typ-III-Allergie sowie zellvermittelte Typ-IV-Allergie) nach Inhalation von organischen Stäuben: Farmerlunge, Vogelhalterlunge, Befeuchterlunge u. a. m.
Fibrosierende Alveolitis bei Kollagenosen und Autoaggressionskrankheiten (SLE, rheumatoide Arthritis, Sklerodermie, Panarteriitis, Dermatomyositis etc.)	Unbekannt
Medikamentös induzierte fibrosierende Alveolitis (DILD)	Acetylsalicylsäure, Azathioprin, Bleomycin, Busulfan, Cyclophosphamid, Hexamethonium, Melphalan, Methotrexat, Methysergid, Niridazol, Nitrofurantoin, Sulfasalazin, Sulfonamide u. a.
Paraquatlunge	Paraquatintoxikation
Fibrosierende Alveolitis nach Inhalation toxischer Gase	Inhalationsgase
Strahlenpneumonitis	Thorakale Bestrahlung, ab 60 Gy obligat
Silikose	Inhalation siliziumhaltiger Stäube
Asbestose	Asbestexposition
Siderosilikose	Inhalation von Eisenoxiden und Silikaten
Berylliose	Inhalation von Beryllium
Hartmetalllunge (Wolfram, Vanadium, Titan)	Inhalation von Hartmetallstäuben
Sarkoidose	Unbekannt, Immunregulationsstörung der Lunge auf einen unbekannten antigenen Reiz hin
Goodpasture-Syndrom	Antialveoläre Basalmembranantikörper

Tab. 16.13 Beispiele diffuser Lungenparenchymerkrankungen und ggf. deren Ätiologie *(Forts.)*

Krankheitsbezeichnung	Ätiologie
Idiopathische Lungenhämosiderose	Unbekannt
Granulomatose mit Polyangiitis (GPA, früher: Wegener-Granulomatose)	Vaskulitis, unbekannt
Mikroskopische Polyangiitis (MPA)	Nekrotisierende Vaskulitis v. a. der kleineren Gefäße. Unbekannt
Eosinophile Granulomatose mit Polyangiitis (EGPA, Churg-Strauss-Syndrom)	Vaskultis, Eosinophilie, unbekannt

Systematik Die DPLD stellen eine sehr heterogene Gruppe akut, subakut oder chronisch verlaufender entzündlicher Erkrankungen der Lungenalveolen und/oder des Lungeninterstitiums dar. Es werden mehr als 150 verschiedene Formen unterschieden, deren Ätiologie sehr verschieden oder auch ungeklärt ist. Man unterscheidet vier Hauptgruppen:

(1) **DPLD bekannter Ätiologie,** z. B. medikamentös induziert oder im Rahmen von Kollagenosen.

(2) **Idiopathische interstitielle Pneumonien** (IIP; ▶Tab. 16.14): Hierbei werden verschiedene klinisch und durch ihre Verlaufsform sowie ihre Assoziation zum inhalativen Zigarettenrauchen („Raucherformen") charakterisierbare Krankheitsformen unterschieden:

- (Sub)akute Formen:
  - akute interstitielle Pneumonie (AIP),
  - kryptogen organisierende Pneumonie (COP).
- Chronische Formen:
  - idiopathische Lungenfibrose (IPF),
  - nichtspezifische interstitielle Pneumonie (NSIP).
- Raucherformen:
  - desquamative interstitielle Pneumonie (DIP),
  - respiratorische Bronchiolitis/interstitielle Lungenerkrankung (RB-ILD).

Anmerkung: Die den genannten Kategorien nicht näher zuzuordnende lymphozytäre interstitielle Pneumonie (LIP) ist sehr selten.

(3) **Granulomatöse DPLD:** eosinophile Sarkoidose, exogen-allergische Alveolitis (EAA).

(4) **Andere Formen der DPLD,** z. B. Pneumonie, Lymphangioleiomyomatose, Histiozytosis X.

Klinik: Leitsymptome und -befunde Initial zumeist uncharakteristische Beschwerden:

(1) **Typisch:** Belastungsdyspnoe, trockener Reizhusten, später konstante Ruhedyspnoe.

Die COP kann pneumonieähnlich mit Fieber verlaufen.

(2) **Fakultativ:** Gewichtsverlust, Anorexie, Schwäche, subfebrile Temperaturen oder auch (hohes) Fieber, retrosternale Enge, Thoraxschmerzen, Frösteln u. a.

Im fortgeschrittenen Stadium treten häufig Zyanose, Trommelschlägelfinger, Uhrglasnägel und Cor pulmonale hinzu.

Diagnostische Methoden Die Diagnostik ist eine Zusammenschau der nachfolgend aufgeführten Diagnoseverfahren. Hierbei ist die Zusammenarbeit von Pneumologen, Radiologen und Pathologen, am besten im Rahmen einer interdisziplinären Fallkonferenz, von entscheidender Bedeutung. Die kritische Wertung von Anamnese, Symptomatik und Befunden hat das Ziel der definitiven Diagnose- und Therapiefestlegung.

(1) **Methoden zur Diagnosefindung:**

- Anamnese,
- körperliche Untersuchung,

- Rö-Thorax,
- HR-CT,
- Labor:
  - EAA-Screening (Typ-III-/-IV-Allergien, z. B. IgG, Vogelarten, Schimmelpilze etc.),
  - „rheumatologisches Screening", z. B. ANA, ANCA, RF, Jo1-AK, CK, Doppelstrang-DNA, AKScl-70 etc.,
  - BSG/CRP,
  - ggf. Serum-ACE etc.
- ggf. BAL/transbronchiale Biopsie/Kryobiopsie,
- ggf. chirurgische Lungenbiopsie.

(2) **Methoden zur Einschätzung der funktionellen Folgen:**

- Dyspnoe-Anamnese,
- Röntgen-Thorax,
- EKG,
- Echokardiografie,
- ggf. Einschwemmkatheter,
- Lungenfunktion,
- Spiroergometrie,
- nächtliche Pulsoxymetrie.

Diagnostische Hinweise **Auskultation:** Sklerosiphonie (Knisterrasseln), Quietschen und Knarren als Ausdruck der Fibrosierung des Lungeninterstitiums. Oft erhebliche Diskrepanz zwischen Röntgenbefund und Grad der Lungenfunktionsstörung.

Initiale Veränderungen der Lungenfunktion: Vitalkapazität, Atemwiderstand, FEV_1 und pO_2 in Ruhe oft **normal!** Diffusionskapazität für CO erniedrigt; pO_2 fällt unter Belastung ab. Zu den häufigsten interstitiellen idiopathischen Pneumonien mit ihren wesentlichen klinischen, HR-computertomografischen sowie histo- und zytologischen Charakteristika ▶Tab. 16.14.

Tab. 16.14 Charakteristika idiopathischer interstitieller Pneumonien (IIP) in der Zusammenschau

	AIP	COP	IPF	NSIP	DIP	RB-ILD
Alter (J.)	50	Unbestimmt	› 60	› 50 oder Kinder	› 40	› 30
Nikotin	–	–	(+)	–	++	++
Beginn	Akut	Akut oder subakut	Chronisch	Akut oder subakut	Chronisch	Chronisch
HR-CT						
• **Lokalisation**	Diffus	Peribronchial, subpleural	Peripher, basal, subpleural	Peripher, basal, subpleural	Peripher, basal	Diffus
• **Retikulär**	–	–	+	(+)	+ (Linien)	–
• **Nodulär**	–	+/–	–	–	–	Zentrilobulär
• **Milchglas**	+	–	– (+)	+	+	Fleckförmig
• **Konsolidierung**	+	+ (fleckig)	–	+	–	–
• **Bronchiektasien**						
BAL						
• **Gesamtzahl**	↑↑	↑	↑	↑	↑↑	↑
• **Neutrophile**	↑↑	↑	↑↑	↑↑	(↑)	(↑)

Tab. 16.14 Charakteristika idiopathischer interstitieller Pneumonien (IIP) in der Zusammenschau *(Forts.)*

	AIP	COP	IPF	NSIP	DIP	RB-ILD
• **Lymphozyten**	↑	↑↑	(↑)	↑	(↑)	–
• **Eosinophile**	–	↑	(↑)	(↑)	(↑)	–
• **Makrophagen**	↓↓	Schaumig	↓↓	↓	↑ gelb	Gelb
Histologie	DAD	Organisierende Pneumonie	UIP	NSIP	DIP	RB-ILD

AIP: akute interstitielle Pneumonie, COP: kryptogen organisierende Pneumonie, DAD: diffuser Alveolarschaden, DIP: desquamative intersititielle Pneuminie, IPF: idiopathische Lungenfibrose, NSIP: nichtspezifische interstitielle Pneumonie, RB-ILD: respiratorische Bronchiolitis/interstitielle Lungenerkrankung., UIP: „usual interstitial pneumonia".
+: vorhanden, –: nicht vorhanden, (+): nicht immer vorhanden, ↑↑: deutlich erhöht, ↑: erhöht, (↑): kann erhöht sein, ↓↓: deutlich erniedrigt, ↓: erniedrigt.

Verlauf Zumeist chronisch progredient. Spontane Remissionen bis zur Heilung sind selten (Ausnahmen: Sarkoidose, exogen-allergische Alveolitis und Frühformen von medikamentös induzierten Alveolitiden!). Ein initial normales Thorax-Röntgenbild schließt eine fibrosierende Alveolitis im Frühstadium nicht aus.

Therapie

Für die erfolgreiche Behandlung ist die frühzeitige Erkennung der Krankheit bzw. eines Auslösers sehr wichtig, dies führt aber leider nicht immer zu einer wirksamen Therapie. Durch genau erhobene Anamnesen muss man versuchen, ursächliche Faktoren zu erkennen. Beispiel: exogen-allergische Alveolitis. Wenn frühzeitig erkannt, führt strikte Expositionsprophylaxe (z. B. Tauben, Wellensittiche, schimmeliges Heu) zu einer Remission, in Frühphasen zu einer völligen Restitutio ad integrum. Ähnliches gilt für die medikamentös induzierten DPLDs/ILDs, bei denen aber der immunologisch angestoßene Krankheitsprozess noch lange Zeit nach Absetzen des ursächlichen Medikaments fortschreiten kann, sodass hier oft eine sehr lange systemische Steroidtherapie ähnlich wie bei anderen DPLDs/ILDs fortgeführt werden muss (weitere Informationen unter: www.pneumotox.com). Wenn immer möglich, sollte eine konsequente Therapie der auslösenden Grunderkrankung erfolgen, z. B. bei Kollagenosen. Die idiopathischen interstitiellen Pneumonien sprechen sehr unterschiedlich auf Steroide an, was stets zu dem Versuch einer genauen Diagnose der jeweiligen Erkrankung führen sollte und ebenso zu einem sehr kritischen Umgang mit Steroiden.

Die Therapie der DPLDs/ILDs umfasst grundsätzlich nachfolgende Komponenten:

(1) Therapie der respiratorischen Insuffizienz

(2) Intensivierte Therapie bei Exazerbationen

(3) „Kausale" Basistherapie (wenn möglich: antientzündlich, antioxidativ, antifibrotisch)

(4) Vorbereitung/Durchführung der Lungentransplantation

Nachfolgend werden exemplarisch zwei häufige in der Inneren Medizin vorkommende DPLDs aus diagnostischer und therapeutischer Sicht stichwortartig dargestellt.

16.6.1 Idiopathische Lungenfibrose (IPF)

Diagnosekriterien

(1) Typisches HR-CT: sog. UIP-Muster (▶ Tab. 16.14):
- basale subpleurale Dominanz,
- retikuläres Grundmuster,

- Honigwaben ggf. mit Traktionsbronchiektasen,
- Fehlen von CT-Mustern, die ein UIP-Muster ausschließen oder

(2) chirurgische Lungenbiopsie mit UIP-Muster und

(3) Ausschluss einer bekannten Ursache (z. B. rheumatoide Arthritis, Sarkoidose, Kollagenose, andere IIP).

Therapie

(1) Bisher stand bis auf **Pirfenidon** (Esbriet®) 267-mg-Kapseln in der Dosierung
- Tag 1–7: 3 × 1 Kps./d (= 801 mg/d),
- Tag 8–14: 3 × 2 Kps./d (= 1.602 mg/d),
- ab Tag: 15 3 × 3 Kps./d (= 2.403 mg/d)

nach den aktuellen Therapieempfehlungen der deutschen IPF-Konsensuskonferenz keine weitere sinnvolle medikamentöse Therapie der IPF zur Verfügung. Pirfenidon ist nur bei leichter bis mittelschwerer IPF indiziert (Empfehlungsgrad „schwach positiv", Evidenzgrad „moderat")! Die Therapie der IPF ist daher im Übrigen nur befund- und symptombezogen möglich (z. B. Sauerstofftherapie, antitussive Therapie, luftnotlindernde Therapie, Atem- und Krankengymnastik, Osteoporoseprophylaxe).

(2) Neu zu gelassen für die Therapie der IPF ist der Tyrosinkinaseinhibitor **Nintedanib** (Ofev®) in 100-mg- oder 150-mg-Weichkapseln. Der Wirkstoff entfaltet seine Wirkung an den Signalwegen verschiedener Wachstumsfaktoren. Gegenüber Placebo kommt es bei IPF zu einem signifikant verlangsamten Abfall der forcierten Vitalkapazität, zu einer Reduktion der Krankheitsprogression sowie der Exazerbationen. Nintedanib ist für alle Krankheitsstadien der IPF zugelassen und kann insbesondere bei Abbruch der Pirfenidon-Therapie wegen UAW oder aber auch als Erstmedikation eingesetzt werden. Die Tagesdosis beträgt 2 × 150 mg, bei Nebenwirkungen (insbesondere Diarrhö) auch reduzierte Dosis (2 × 100 mg) möglich.

16.6.2 Lungensarkoidose (Morbus Boeck)

Diagnostik

(1) **Thorax-Röntgenbild:** bihiläre Lymphadenopathie und/oder retikulonoduläre Infiltratbildungen in beiden Lungen; evtl. Zeichen einer Lungenfibrose.

Radiologische Stadien nach Siltzbach und Scadding:
- Typ 0: Normalbefund, nur histologischer Nachweis oder extrapulmonaler Befall.
- Typ 1: bihiläre Lymphadenopathie,
- Typ 2: bihiläre Lymphadenopathie + pulmonale Manifestation.
- Typ 3: nur pulmonale Manifestation.
- Typ 4: Lungenfibrose.

(2) Kein spezifischer Bluttest vorhanden, der eine Sarkoidose ausschließt oder bestätigt! Im Einzelfall hilfreich sind erhöhtes **Serum-Angiotensin-Converting-Enzyme** (SACE), erhöhtes 1,25-OH-D_3 im Serum. Ca^{2+} im 24-h-Urin gelegentlich erhöht, selten auch im Urin. Bestimmung des Neopterinspiegels in Urin oder Serum.

(3) Zur Sicherung der Diagnose **Bronchoskopie** mit BAL und mehrfacher Schleimhautbiopsie, EBUS, ggf. transbronchiale Lungenbiopsie (Nachweis einer Lymphozytenalveolitis in der BAL mit erhöhtem Verhältnis CD4/CD8-Lymphozyten; Nachweis nicht verkäsender epitheloidzelliger Granulome in Bronchialschleimhaut und Lungenparenchym). Nur noch selten Mediastinoskopie.

(4) Die Sarkoidose ist eine Systemerkrankung mit sehr variablem klinischem Bild und Verlauf! 30–60 % der Fälle verlaufen asymptomatisch! Neben Lungen, hilären und medi-

astinalen Lymphknoten können Leber, Milz, periphere Lymphknoten, Haut, Augen, exkretorische Drüsen, ZNS, Herz und Knochen befallen sein. Unspezifische Symptome wie Fieber, Nachtschweiß, Leistungsminderung und Müdigkeit werden oft beklagt. MRT und PET-CT verbessern die Abklärung von Organmanifestationen deutlich.

(5) **Akute Form:** Löfgren-Syndrom (bihiläre Lymphadenopathie, Gelenkbeteiligung, Erythema nodosum, Fieber), sonst eher chronisch und symptomarm verlaufend.

(6) Die Sarkoidose zeigt klinisch eine große Ähnlichkeit zur chronischen Berylliose; Berufsanamnese! Gefährdet sind Zahntechniker und Beschäftigte in Computer- und Raumfahrtindustrie. Differenzialdiagnostisch müssen weiterhin die Tuberkulose, ein Malignom (insbesondere Lymphome), Infektionen (insbesondere durch Pilze), granulomatöse Vaskulitiden, die exogen allergische Alveolitis und die DILD abgegrenzt werden.

Therapie

Keine kausale Therapiemöglichkeit! *Akute* Verlaufsformen bilden sich meist spontan zurück und erfordern deshalb oft keine medikamentöse Behandlung wie die häufig angewandte NSAR-Therapie. Bei erheblichen subjektiven Beschwerden (Müdigkeit, Gelenkschmerzen), schweren Lungenfunktionsstörungen (Restriktion, Diffusionsstörung) bzw. ausgedehntem Lungenbefall, Komplikationen durch weitere Organmanifestationen (Herzrhythmusstörungen, insbesondere Blockbilder, Iridozyklitis, neurologische Symptome, Leberbeteiligung, Hautbeteiligung, Hyperkalzämie u. a.), bei Progress der Veränderungen (radiologisch oder funktionell: Absinken der VC um > 10 % oder der DLCO um > 15 %) und zusätzlich ansteigendem SACE- und/oder Neopterinspiegel ist die Indikation für eine systemische Therapie mit Glukokortikoiden und Alternativen gegeben (▶ Tab. 16.15).

Nachbeobachtung durch Lungenfunktion. Bei radiologischem Stadium 1 alle 6 Monate über 2 Jahre. Bei radiologischem Stadium 2 und mehr alle 3–6 Monate. Nachkontrollzeit nach Therapiepause: 3 Jahre! Individuelle Kontrolle des Röntgen-Thoraxbilds.

Tab. 16.15 Systemische Therapie der Sarkoidose (nach Gillissen und Pietrzak 2012)

Therapiephase	Therapie
Induktion	Glukokortikoid 0,5–1 mg/kg/d Erhaltungsdosis 5–10 mg/d
Therapiedauer	2–12 Monate je nach Erkrankungsschwere
Therapieversager	a) Methotrexat 7,5–30 mg/1-mal pro Woche b) Infliximab 3–5 mg/kg i. v. Woche 0, 2, 6, dann alle 8 Wochen
Evtl. Alternativen	Bei Lungenfunktionseinschränkung ICS, z. B. bis 2 mg/d inhalatives Budenosid allein oder zusätzlich zur oralen Glukokortikoid-Therapie
Symptombezogen	NSAR

16.7 Pleura- und Mediastinalerkrankungen

16.7.1 Pleuritis sicca

Definition Meist nur lokal begrenzter Prozess und keine eigene Krankheit. Als Vorstadium einer entzündlichen Pleuritis exsudativa oder als Begleitprozess zahlreicher, meist pleuranahe gelegener Lungenerkrankungen oder bei Urämie.

Klinik: Leitsymptome und -befunde Physikalische Zeichen (Pleurareiben, „Lederknarren") bei sorgfältiger Auskultation häufiger als der typische atemabhängige Pleuraschmerz;

Schmerz zeigt immer eine Beteiligung der Pleura parietalis an. Epigastrische Schmerzen weisen auf Reizzustand der seitlichen Anteile des Diaphragmas, Schulter-Nacken-Trapezius-Schmerz auf die gleichseitigen zentralen Zwerchfellanteile hin (N. phrenicus). Patient liegt auf der kranken Seite, um diese ruhigzustellen. Nachlassen des Schmerzes spricht meist für Übergang in die exsudative Form.

Differenzialdiagnose Interkostalneuralgien, Herpes zoster, Bornholm-Erkrankung, Tietze-Syndrom, Tumorinfiltration der Thoraxwand, Frakturen (ohne Unfall: Hustenfraktur, pathologische Fraktur bei Osteolyse!).

THERAPIE

(1) Wenn bekannt, Grundkrankheit behandeln.

(2) Schmerzstillung durch **Analgetika** (▶ Kap. 1.2).

(3) **Antitussiva:** bei trockenem, schmerzhaftem Husten.

16.7.2 Pleuraergüsse

Definition Nur entzündlich bedingte Ergüsse sind als Pleuritis exsudativa zu bezeichnen. Meist Begleitprozess einer entzündlichen oder malignen pulmonalen oder extrapulmonalen Grundkrankheit.

Diagnostische Hinweise

(1) Rö-Thorax in 2 Ebenen (ab ca. 250 ml diagnostisch), Sonografie des Thorax (ab ca. 50 ml diagnostisch), CT-Thorax (bei großen Ergüssen vorher Punktion).

(2) Diagnostische Ergusspunktion: Jeder Erguss sollte punktiert werden, außer bei bilateralen Ergüssen im Rahmen einer sicher diagnostizierten Herz-, Leber- oder Nierenerkrankung (Verlauf beobachten). Aussehen (bernsteinfarben, blutig, chylös):

- 3 ml zur Bestimmung des pH-Werts (< 7,2: Hinweis für Pleuraempyem).
- 10 ml zur Bestimmung von spezifischem Gewicht, LDH und Eiweißgehalt (Transsudat: spezifisches Gewicht < 1,015, Eiweißgehalt < 30 g/L [< 3 g/dl], LDH < 200 E/L; Exsudat: spezifisches Gewicht > 1,016, Eiweißgehalt > 30 g/L [> 3 g/dl], LDH > 200 E/L).
- Gegebenenfalls Bestimmung von Glukose, Amylase oder Triglyzeriden je nach Fragestellung.
- 10 ml zur zytologischen Untersuchung.
- 10 ml zur mikrobiologischen Untersuchung.

(3) Gelingt es mit den unter (1) und (2) angegebenen Maßnahmen nicht, den Pleuraerguss ätiologisch abzuklären, videoassistierte Thorakoskopie (VATS) mit Biopsie in Schnellschnittbereitschaft, bei malignem Prozess Pleurodese (i. d. R. mit Talkum).

THERAPIE

Behandlungsziel

Beseitigung der Ergussursache und Verhinderung einer ausgedehnten Verschwartung, besonders der diaphragmalen Pleuraanteile. Schwerwiegende Folgekrankheit: „gefesselte Lunge", alveoläre Hypoventilation (ventilatorische Insuffizienz), chronisches Cor pulmonale. Bei ausgedehnter Verschwartung frühzeitige Indikationsstellung zur Pleurektomie (Frühdekortikation ist innerhalb der ersten 8 Wochen durchzuführen, später i. d. R. ineffektiv).

Allgemeine Maßnahmen

(1) Ruhigstellung, ei Fieber Bettruhe. Analgetika, Antitussiva, Antiphlogistika.

(2) *Pleurapunktion* zur Entlastung bei zunehmender Dyspnoe, Tachykardie, Mediastinalverdrängung, Stauungszeichen, im Besonderen Einflussstauung, Hypoxämie.

(3) *Physikalische Maßnahmen:* Ergussseite immer wieder nach oben lagern, bei beginnender Rückbildung vorsichtige Atemgymnastik = Zwerchfellmobilisierung und Vorbeugung gegen frühzeitige Adhäsionen, Atelektasenbildung und Sekretstase durch aktive Ventilation. Nach Ergussresorption Physikotherapie und Atemgymnastik wenigstens 14 Tage weiterführen.

Therapie bei speziellen Ergussformen

(1) *Tuberkulöser („lymphozytärer") Erguss* (Pleuritis exsudativa tuberculosa): ▶Kap. 9.2. **Cave:** mikrobiologisch häufig falsch negativ!

(2) *Serofibrinöse Ergüsse:* meta- und parapneumonisch als infektiöse (bakterielle, virale, parasitäre und mykotische) Begleitpleuritiden.

- **Antibiotische Therapie** nach den bekannten Grundregeln (▶Kap. 9.1, ▶Kap. 16.4, „Allgemeine Hinweise zur Therapie von Pneumonien im Krankenhaus").
- **Glukokortikoide:** bei schweren Verlaufsformen in rasch fallender Dosierung.
- Therapie der Grundkrankheit.
- Allgemeinmaßnahmen (s. o.). Bei größeren Ergüssen mehrfache Punktionen. Eiweißverluste bei proteinreichen Ergüssen ausgleichen.

(3) *Eitriger („neutrophiler") Erguss, Pleuraempyem:*

- Entstehung
  - durch direkte Keimeinstreuung gleichzeitig oder postpneumonisch als Folge einer entzündlichen Lungenkrankheit (= häufigste Ursache),
  - durch Pleuraruptur bei Lungenabszess, Kaverne, infizierter Emphysemblase,
  - über subdiaphragmale Prozesse (subphrenischer Abszess, Leberabszess, eitrige Peritonitis, Pankreasprozesse u. a.),
  - durch mediastinale Prozesse,
  - traumatisch (Thoraxwandverletzung).
- **Antibakterielle Behandlung ggf. nach Antibiogramm.**
- Lokale Behandlung: mit wechselnden Soghöhen. Nach Absaugen des eitrigen Pleuraergusses Spülungen mit physiologischer NaCl-Lösung. Handelt es sich um ein gekammertes Empyem, sollten frühzeitig thoraxchirurgische, videoassistierte Maßnahmen in minimalinvasiver Technik erfolgen.

(4) *„Eosinophiler" Erguss:* asbestassoziierte Erkrankungen, Parasitosen, eosinophile Granulomatose mit Polyangiitis, medikamentös induzierter Erguss. Therapie der Grunderkrankung.

(5) *„Lymphozytärer" Erguss:* Malignome/Lymphome, Kollagenosen, rheumatoide Arthritis, Virusinfekte, poststenotischer Erguss, tuberkulöser Erguss. Therapie der Grunderkrankung.

(6) *Kardiale Ergüsse, dekompensierte Leberzirrhose, Niereninsuffizienz/nephrotisches Syndrom, Eiweißmangel:* kleine Ergussmengen (600–800 ml) ablassen; Grunderkrankung behandeln.

(7) *Ergüsse bei rheumatologischen Erkrankungen, Kollagenosen, Vaskulitiden und anderen autoimmunologisch bedingten Erkrankungen:* Therapie der Grunderkrankung.

(8) *Erguss bei Lungeninfarkt:* oft hämorrhagisch. Nach Möglichkeit nicht punktieren (wegen gleichzeitiger Antikoagulation). Bei diagnostischer Punktion und gleichzeitiger Antikoagulanzientherapie nur dünne Nadel (Durchmesser ca. 1 mm) verwenden.

Tab. 16.16 Klassifikation der pulmonalen Hypertonie [F820-002] (with kind permission from Springer Science and Business Media) *(Forts.)*

- **1' Pulmonale veno-okklusive Erkrankung (PVOD) und/oder pulmonale oder kapilläre Hämangiomatose (PCH)**
- **2. Pulmonale Hypertonie infolge chronischer Linksherzerkrankung**
  - 2.1 Systolische Dysfunktion
  - 2.2 Diastolische Dysfunktion
  - 2.3 Valvuläre Erkrankungen
- **3. Pulmonale Hypertonie infolge Lungenerkrankungen und/oder Hypoxie**
  - 3.1 Chronisch-obstruktive Lungenerkrankungen
  - 3.2 Interstitielle Lungenerkrankungen
  - 3.3 Andere Lungenerkrankungen mit gemischt restriktiv/obstruktivem Muster
  - 3.4 Schlafbezogene Atmungsstörungen
  - 3.5 Alveoläre Hypoventilationssyndrome
  - 3.6 Chronischer Aufenthalt in großer Höhe
  - 3.7 Fehlentwicklungen
- **4. Chronisch thromboembolische pulmonale Hypertonie (CTEPH)**
- **5. Pulmonale Hypertonie mit unklarem oder multifaktoriellem Mechanismus**
  - 5.1 Hämatologische Erkrankungen
    - – Myeloproliferative Erkrankungen
    - – Splenektomie
  - 5.2 Systemische Erkrankungen
    - – Sarkoidose
    - – Pulmonale Langerhanszell-Histiozytose
    - – Lymphangioleiomyomatose
    - – Neurofibromatose
    - – Vaskulitiden
  - 5.3 Metabolische Störungen
    - – Glykogenspeicherkrankheiten
    - – Morbus Gaucher
    - – Schilddrüsenerkrankungen
  - 5.4 Andere
    - – Tumorobstruktion
    - – Fibrosierende Mediastinitis
    - – Chronisches Nierenversagen mit Hämodialyse

ALK-1 = activin receptor-like Kinase 1 gene, BMPR-2 = bone morphogenetic protein receptor-2

Klinik: Leitsymptome und -befunde Die klinischen Zeichen einer PH sind im Anfangsstadium sehr uncharakteristisch. Rasche Ermüdbarkeit und Belastungsdyspnoe können die ersten Symptome sein. Bei symptomatischer PH liegt meistens schon eine stärkergradige Rechtsherzbelastung vor. Weitere Symptome sind Herzklopfen, gelegentlich Schwindelzustände, Kopfschmerzen, thorakales oder vorwiegend substernales Druckgefühl. NYHA-Klasse < 2, normales BNP und normale Sauerstoffsättigung schließen eine PH weitestgehend aus!

Herztöne Betonter 2. Herzton mit breitem Pulmonalistonanteil und fixierter Spaltung, Pulmonaldehnungston (ejection click), epigastrische Pulsationen – Halsvenenkontrolle, unblutige Venendruckbeurteilung durch Bestimmung des Kollapspunkts, Rechtsherzpalpation, positiver hepatojugulärer Reflux, Lebergröße.

Valsalva-Manöver Qualität des peripheren Pulses und Frequenz ändern sich bei erhöhtem Pulmonalisdruck kaum. Überhöhte Belastungsfrequenz mit verzögerter Frequenzrückkehr.

Dyspnoe und zentrale Zyanose Nicht pathognomonisch als Frühzeichen einer Rechtsherzbelastung. Die Zyanose wird zudem durch eine Polyglobulie verstärkt. Bei dekompensiertem CPC klassische Zeichen der Rechtsherzinsuffizienz: Halsvenenstauung, schmerzhafte Hepatomegalie, periphere Ödeme.

Diagnostik Angewandte Untersuchungsverfahren:

(1) EKG (Sensitivität ↓, Spezifität ↑).

(2) Echokardiografie (wichtigste Screeningmethode): trikuspidaler Regurgitationsjet, verkürzte rechtsventrikuläre Akzelerationszeit, TAPSE (engl.: tricuspid annular plane systolic excursion = Distanz der Bewegung der Trikuspidalklappe in der Systole, < 2 cm), Hypetrophie/Vergrößerung der rechtskardialen Höhlen u. a.

(3) Lungenfunktion, Diffusionskapazität, Blutgasanalyse.

(4) Spiroergometrie (Schweregrad, Prognose, Verlauf).

(5) 6-Minuten-Gehtest (Maß der körperlichen Belastungsfähigkeit, Verlaufskontrolle).

(6) Bildgebende Verfahren (Rö-Thorax, Abdomen-Sonografie, Perfusionszintigrafie, CT-Thorax, Kardio-MRT).

(7) Pulmonalisangiografie: nur zur OP-Planung bei chronisch thromboembolischer pulmonaler Hypertonie (CTEPH).

(8) Rechtsherz- bzw. Einschwemmkatheter (**Diagnosesicherung, „Goldstandard"**): PAP > 25 mmHg + PAWP < 15 mmHg.

(9) Labor: ProBNP, ggf. wiederholt D-Dimere, ANA, SSA-AK, SCl-70-Zentromer-AK, DNA-AK, HIV-Test.

(10) Nächtliche Polygrafie, Polysomnografie.

Die funktionelle Klassifikation erfolgt in Anlehnung an die NYHA-Klassifikation.

Therapie

(1) Sehr konsequente Behandlung der ggf. zugrunde liegenden bronchopulmonalen bzw. gasaustausch- oder ventilationsrelevanten Grundkrankheit auch unter Nutzung apparativer Therapieverfahren (u. a. O_2-Langzeittherapie, CPAP-Beatmung, nichtinvasive Beatmung). Weglassen evtl. auslösender Medikamente (z. B. östrogenhaltige Antikonzeptiva). Vermeidung einer Schwangerschaft, mäßiges körperliches Training, Optimierung des Hydratationshaushalts.

(2) Antikoagulation in Erwägung ziehen. Bei CTEPH Pulmonalisendarteriektomie in Erwägung ziehen!

(3) Medikamentöse Therapie der **PAH** ▶ Kap. 13.2.2.

16.8.2 Lungenarterienembolie

Die Lungenarterienembolie kann als Notfall imponieren; häufig sind leichte, auch schubweise Formen („Morbus embolicus"), die häufig zunächst asymptomatisch verlaufen und in eine chronische pulmonale Hypertonie münden (chronische thromboembolische pulmonale Hypertonie, CTEPH).

Ätiologie und Pathogenese Über 90 % aller Lungenarterienembolien (Thromboembolie) stammen aus dem Gefäßbereich der unteren Hohlvene, davon 60–70 % aus den Vv. femorales und distal davon. Besonders hohes Embolierisiko, v. a. bei unzulänglicher Antikoagulanzienprophylaxe, nach Hüftgelenkoperationen. Iatrogene Verursachung über intravasal liegende Fremdkörper, z. B. Venenkatheter, Schrittmachersonden. Weiterhin direkte Entstehung im Pulmonalisgefäßgebiet bei chronifizierten Lungenkrankheiten mit sekundären Gefäßwandschädigungen. Fettembolien: überwiegend traumatisch. Luftembolien: traumatisch, iatrogen und bei Gefäßoperationen. Fruchtwasserembolie unter der Geburt.

Als pathogenetische Faktoren gelten Endothelschädigungen im Bereich der tiefen Beinvenen, venöse Strömungsverlangsamungen (z. B. bei Varikosis, ausgeprägten Ödemen, Im-

16

mobilisierung, besonders alter Patienten, Herzinsuffizienz u. a.) und im Besonderen erhöhte Gerinnungsneigung durch verschiedene Pathomechanismen (postoperative Phasen, Karzinompatienten/paraneoplastisch; ▶ Kap. 22). Der klinische Verlauf wird im Wesentlichen durch humorale und mechanische Faktoren bestimmt. Erst bei Strombahnblockierungen von > 50 % kommt es zu einem Druckanstieg im rechten Herzen und entsprechenden hämodynamischen Umstellungen intrakardial und auch reflektorisch im arteriellen Gefäßsystem. Die initiale Sympathikusreizung führt über eine Katecholaminausschüttung zu den bekannten Erscheinungen (Tachykardie und Tachypnoe, arrhythmische Zustände, Unruhe, Schwitzen, Blässe u. a.). Durch Freisetzung vasoaktiver biogener Amine aus aggregierten Thrombozyten Beeinflussung der Lungenzirkulation (Shunt-Bildung, Druckanstieg im kleinen Kreislauf) und des Bronchomotorentonus (Bronchokonstriktion, daher klinisch Verwechslung mit Asthmaanfall möglich!).

Klinik: Leitsymptome und -befunde Unruhe, Angst, akut auftretende Atemnot, Schweißausbrüche, frequenter oder auch bradykarder Puls, arrhythmische Phasen, vertiefte oder frequente Atmung, blasse Zyanose. Häufig atemsynchrone, stechende Schmerzen (Pleurareizung); Auskultationsbefund der Lungen häufig unauffällig (physikalische Zeichen erst nach Ausbildung einer Infarzierung, dann auch Hämoptysen). Bei Ausbildung eines Lungeninfarkts evtl. feuchte feinblasige Rasselgeräusche. Als Ausdruck einer Bronchokonstriktion auch trockene Rasselgeräusche möglich. Venendruckerhöhung (evtl. Leberpulsation), akzentuierter Pulmonalisklappenschlusston, wechselnde Systolika, Zeichen des akuten Cor pulmonale. Häufig auch Angina-pectoris-Symptomatik bei vorbestehender KHK. Manchmal nur synkopales Ereignis.

Klinische Befunde Arterielle Hypoxämie mit Hypokapnie (Erfordernishypervenilation zur Kompensation der akuten Gasaustauschstörung), daher immer Blutgasanalyse durchführen und im Verlauf kontrollieren, Erhöhung von D-Dimeren (altersabhängige Cut-off-Werte wie Alter × 10 in µg/L in Diskussion!), Troponin und proBNP (prognostische Bedeutung und zur Schweregradabschätzung), EKG (Rechtsherzbelastungszeichen), Echokardiografie (akute Dilatation des rechten Ventrikels; zentrale Untersuchungsmethode nach der ESC-Schweregradeinteilung!), Thorax-Röntgenbild zum Ausschluss anderer Erkrankungen, wenn möglich Pulmonalis-Angio-CT oder Lungen-Ventilations-Perfusions-Szintigramm (bei V. a. kleinere Embolien, Kontrastmittelallergie, Schilddrüsenüberfunktion, Niereninsuffizienz).

Zur Abschätzung der Wahrscheinlichkeit des Vorliegens einer Lungenarterienembolie wird der Wells-Score benutzt (▶ Tab. 16.17). Die klassische **Schweregradeinteilung** der akuten Lungenarterienembolie erfolgt nach Grosser (▶ Tab. 16.18). Hieran orientierte sich bisher auch das therapeutische Management. Mittlerweile wird die **ESC-Schweregradeinteilung** bevorzugt, die die notfallmäßige echokardiografische Untersuchung mit Einschätzung der rechtsventrikulären Funktion ganz in den Vordergrund rückt (▶ Tab. 16.19).

Tab. 16.17 Wells-Score (Wahrscheinlichkeit-Score für das Vorliegen einer Lungenarterienembolie)

Anamnese/Befunde	Punktwert
Klinische Zeichen der tiefen Venenthrombose (TVT)	3
Herzfrequenz > 100/min	1,5
Hämoptysen	1
> 3 Tage bettlägerig oder OP < 4 Wochen oder größere OP < 3 Monate	1,5
TVT oder Lungenarterienembolie in der Anamnese	1,5
Aktive Krebserkrankung	1
Alternative Diagnose mindestens so wahrscheinlich	−3

Tab. 16.17 Wells-Score (Wahrscheinlichkeit-Score für das Vorliegen einer Lungenarterienembolie) *(Forts.)*

Anamnese/Befunde	Punktwert
Wahrscheinlichkeit des Vorliegens einer Lungenarterienembolie	
Unwahrscheinlich	< 2
Mittlere Wahrscheinlichkeit	2–6
Hohe Wahrscheinlichkeit	> 6

Tab. 16.18 Schweregradeinteilung der akuten Lungenarterienembolie nach Grosser

	I klein	II submassiv	III massiv	IV fulminant
Klinik	Nur kurzfristige, leichte Symptomatik	Anhaltende leichter gradige Symptomatik	Anhaltende schwerer gradige Symptomatik	Wie III plus Kreislaufschock
Systemarterieller Druck (mmHg)	Normal	Normal bis leicht erniedrigt	Erniedrigt	Stark erniedrigt
Pulmonal-arterieller Druck (mmHg)	Normal	Normal bis leicht erhöht	PA-Mitteldruck > 25–30 mmHg	PA-Mitteldruck > 30 mmHg
paO_2 (mmHg)	Normal	Normal	Erniedrigt	Stark erniedrigt

Tab. 16.19 Schweregradeinteilung nach European Society of Cardiology (ESC)

Frühsterblichkeit	Gering (< 1 %)	Mittel (3–15 %)	Hoch (< 15 %)
Schock oder Blutdruck ↓	Nein	Nein	Ja (triggert Therapie)
Dysfunktion des rechten Ventrikels	Nein	Nein/ja[1]	Möglich
Troponin ↑	Nein	Nein/ja[1]	Möglich
Therapie	Frühe Entlassung Antikoagulation	Krankenhausbehandlung Antikoagulation ggf. Thrombolyse	Intensivbehandlung Thrombolyse oder Embolektomie

[1] Mindestens eines der beiden Kriterien muss erfüllt sein.

Differenzialdiagnose Myokardinfarkt, Aortenaneurysma, Spontanpneumothorax, Pneumonie, schwerer Asthmaanfall.

Therapie

Behandlung der akuten Phase

Grundsätzliche Behandlungsprinzipien

Ist die klinische Wahrscheinlichkeit einer Lungenarterienembolie hoch, sollte, sofern keine Kontraindikationen bestehen, sofort, auch ohne Vorliegen einer CT-Untersuchung des Thorax, mit einer **Antikoagulation** begonnen werden. Diese kann dann nach Vorliegen eines negativen CT-Thorax-Befunds wieder abgesetzt werden, wobei dieser auch falsch negativ sein kann (z. B. kleinere periphere Embolien!). Bei der Entscheidungsfindung zur Therapie unter notfallmedizinischen Bedingungen spielen die Bestimmung der D-Dimere und die Anfertigung einer transthorakalen Echokardiografie eine zentrale Rolle, insbesondere, wenn nicht sofort eine Angio-CT-Thorax-Untersuchung zur Verfügung steht. So sollte ein Patient mit erhöhten D-Dimeren und einer rechtsventrikulären Dysfunktion in jedem Fall einer Therapie zugeführt werden. Das Ausmaß der Therapiemaßnahmen hängt wesentlich von Ausdehnung und Lokalisation der Embolisation, der dadurch bedingten hämodynamischen Belastung und Gasaustauschstörung, der Kreislaufsituation, vorbestehenden kardiopulmonalen Erkrankungen, Alter und Allgemeinzustand ab.

Therapieprinzipien nach Schweregrad/Risiko

Haupttodesursache bei schwerer Lungenarterienembolie ist das akute Rechtsherzversagen! Bei leichter Lungenarterienembolie bzw. niedrigem Frühsterblichkeitsrisiko (▶ Tab. 16.19) nur **Antikoagulation,** bei schwerer Lungenarterienembolie bzw. hohem Frühsterblichkeitsrisiko Lungenstrombahndesobliteration mittels **Thrombolyse** (Streptokinase, Urokinase oder Gewebeplasminogenaktivator [Alteplase]); Unterstützung der Rekanalisation und Verhinderung des weiteren Wachstums eines Embolus durch Antikoagulanzien (Heparin).

Ergänzende Maßnahmen: O_2-Applikation, Schmerzbekämpfung, Sedierung, kardiale Therapie, Bronchodilatation, Rezidivverhütung.

Symptomatische (ambulante) Sofortmaßnahmen

O_2-Applikation (2–4 l/min über Nasensonde). Schmerzbekämpfung (z. B. Dolantin®) und, wenn erforderlich, Bronchodilatation, ggf. zusätzlich Glukokortikoide. In jedem Fall 5.000–10.000 IE Heparin i. v. zur Rezidivverhütung.

> **! WICHTIG**
> Keinesfalls i. m. Injektion, da sonst eine Lysetherapie problematisch wird.

Antikoagulation und Fibrino-/Thrombolyse

(1) **Antikoagulanzientherapie** mit **unfraktioniertem Heparin** (**UFH**) bei Patienten mit Niereninsuffizienz und im Schock (PTT-kontrolliert). **UFH** wirkt zwar nicht direkt thrombolytisch, verhütet aber ein appositionelles Wachstum der in die Lungenstrombahn verschleppten Thromben sowie die Neuentstehung venöser Thromben und dient damit der Rezidivprophylaxe. Die Heparintherapie beginnt mit einer i. v. Bolusapplikation von 5.000–10.000 IE = ca. 80 IE/kg, gefolgt von einer Dauerinfusion von 1.000–1.500 IE/h = 18 IE/kg/h. Unter Heparintherapie sollte die Thrombinzeit oder die PTT etwa auf das Doppelte des Normalwerts erhöht sein. *Kontraindikationen:* manifeste hämorrhagische Diathese, frische gastrointestinale oder zerebrale Blutung, maligne arterielle Hypertonie, frische bakterielle Endokarditis.

Niedermolekulares Heparin (**NMH**) bei Patienten ohne Niereninsuffizienz und Schock (z. B. Tinzaparin 175 IE/kg einmal täglich, Enoxaparin 1,0 mg/kg alle 12 h, Dalteparin 200 IE/kg einmal täglich, Fondaparinux 5–10 mg einmal täglich nach Körpergewichtsklasse) über 7–10 Tage überlappend mit Kumarinen.

(2) **Fibrino-/Thrombolyse:** Die Dosierung der Thrombolysetherapie richtet sich nach dem Schweregrad der Lungenarterienembolie.

Bei Schweregrad III und IV (Schocksymptomatik, Reanimation) werden akzeleriert 1,5 Mio. IE/h **Streptokinase** über 120 min oder 250.000 IE über 30 min, dann 100.000 IE/h über 12–24 h infundiert. Eine Alternative ist die Lyse mit einer akzelerierten Gabe von 3,0 Mio. IE **Urokinase** über 120 min i. v. oder 4.400 IE/kg über 10 min, dann 4.400 IE/kg/h über 12–24 h. Bei unzulänglichem Erfolg kann die Lyse mit Streptokinase mit 1,5 Mio. IE/h bis zu 6 h fortgeführt werden. Im Anschluss an die Lysetherapie wird in jedem Fall eine Antikoagulation mit Heparin wie oben beschrieben angeschlossen. *Heparin* muss während der Lysetherapie mit Streptokinase *abgesetzt* werden!

Kontraindikationen: praktisch keine (vitale Indikation).

(3) Die thrombolytische Therapie mit **Gewebeplasminogenaktivator (rtPA-Lyse mit z. B. Alteplase** [Actilyse®]) erfolgt mit 10 mg i. v. als Bolus und 90 mg i. v. über 2 h oder akzeleriert mit 0,6 mg/kg über 15 min. Die rtPA-Lyse scheint schneller und effektiver zu wirken und ist möglicherweise mit einem geringeren Blutungsrisiko behaftet als die Therapie mit Streptokinase oder Urokinase. Diese Form der Thrombolyse ist daher als wertvolle Alternative zur Therapie mit Streptokinase oder Urokinase anzusehen. Die *Heparintherapie* muss während der rtPA-Lyse *weitergeführt* werden!

Alternativ können über einen Pulmonaliskatheter oder i. v. 10 mg Alteplase als Bolus und dann nochmals 40 mg Alteplase über 4 h infundiert werden.

Bei Verschlechterung des Zustands trotz thrombolytischer Therapie oder bei Kontraindikationen zur Thrombolyse muss eine interventionelle (kathetertechnische) oder chirurgische Embolektomie erwogen werden. Zusätzlich kann auch eine veno-arterielle extrakorporale Membranoxygenierung als Rescue-Therapie bei Patienten im kardiogenen Schock oder mit Reanimationspflichtigkeit, die anders nicht stabilisiert werden können, eingesetzt werden.

Symptomatische Behandlung

Neben der Heparin- und Thrombolysetherapie kommen symptomatische Therapiemaßnahmen zum Einsatz:

(1) Ruhigstellung. Oberkörper leicht hochlagern.

(2) Bei Bedarf Analgetika (Opiate).

(3) O_2-Therapie, Intubation, Beatmung (Vermeidung hoher Plateaudrücke und eines hohen PEEP!),

(4) Schocktherapie: Äußerste Vorsicht mit Volumenersatz, nur nach Echokardiografie und ZVD! Katecholamine: Dobutamin, Noradrenalin nur bei fehlender Kreislaufstabilisierung unter Dobutamin! Evtl. veno-arterielle extrakorporale Membranoxygenierung.

Embolektomie

Bei therapieresistenter, schwerster Lungenarterienembolie (kardiogener Schock, respiratorische Insuffizienz) stellt die schnellstmögliche operative Embolektomie die einzige Therapieform dar, das Leben des Patienten zu retten. Mit einem steuerbaren Saugkatheter (nach Greenfield) bei entsprechender Einrichtung heute auch Extraktion der die Lungenstrombahn obliterierenden Embolie – ohne Thorakotomie und Narkose! – möglich. Beide Verfahren erfordern eine absolute Diagnosesicherung mittels Pulmonalis-Angio-CT oder Ultraschallkardiografie! Bei rezidivierenden Lungenarterienembolien mit fehlender Spontanlyse und Ausbildung einer sekundären pulmonalen Hypertonie ist die Möglichkeit einer pulmonalen Thrombendarteriektomie, evtl. auch einer Lungentransplantation, zu diskutieren. Wenn die chirurgische Therapie für das Langzeitüberleben entscheidend ist, kann eine zumindest vorübergehende spezifische pulmonalgefäßerweiternde Therapie mit NO, Prostanoiden und/oder Endothelinrezeptor-Antagonisten durchgeführt werden (sog. „Bridging“).

Nachsorge und Prophylaxe

(1) Fortführung bzw. Einleitung der Antikoagulation (▶ Kap. 10). Hämoptysen sind keine Gegenindikation; Vorsicht jedoch bei schwerer Infarzierung mit rezidivierenden Lungenblutungen über 50 ml/d. Zur Langzeitprophylaxe Antikoagulation mit Kumarinen oder den neuen Antikoagulanzien Dabigatran (Pradaxa®), Rivaroxaban (Xarelto®) oder Apixaban (Eliquis®) einleiten (▶ Tab. 16.20).

(2) Postoperativ und auch bei immobilisierten, nicht operierten Patienten ist die Methode der Wahl zur Primärprophylaxe tiefer Venenthrombosen die s. c. Gabe von **Heparin**

(z. B. 3 × 5.000 IE Heparin s. c. unter die Bauchhaut) oder Enoxaparin-Natrium (20–40 mg s. c.).

(3) Physikalische Maßnahme ist sachgemäßes Wickeln der Beine. Sobald möglich, Frühmobilisierung unter konsequenter und dosierter Kompressionstherapie mit befundgerechter krankengymnastischer Übungsbehandlung und Beibehaltung der Antikoagulation.

(4) Ggf. Malignomsuche bei Alter > 50 Jahre.

(5) Ggf. Implantation eines V.-cava-Filters in Einzelfällen.

(6) Koagulopathiediagnostik nach Beendigung der Antikoagulation!

Tab. 16.20 Dauer der Antikoagulation nach Lungenarterienembolie

Ereignis	Dauer der Antikoagulation
Erstereignis bei vorübergehendem Risikofaktor (TVT/Lungenarterienembolie postoperativ oder nach Trauma)	3 Monate.
Idiopathisch – distale Extremität	3 Monate.
Idiopathisch – proximale Extremität	› 3 Monate. Falls komplikationslos → unbegrenzt.
Aktive Krebskrankheit	NMH 3–6 Monate, dann NMH oder Marcumar® unbegrenzt bzw. bis Heilung.
Rezidiv bei idiopathischer Genese	Unbegrenzt.

16.9 Obstruktives Schlafapnoesyndrom (OSAS)

Ätiologie, Pathogenese und Definition Die obstruktive Schlafapnoe ist gekennzeichnet durch eine rezidivierende Obstruktion bzw. Okklusion der oberen Atemwege im Schlaf. Die hieraus resultierenden Weckreaktionen führen zu einem gestörten Schlaf (sog. Schlaffragmentation) mit der Folge einer erhöhten Tagesschläfrigkeit. Liegen Folgesymptome der obstruktiven Schlafapnoe vor, spricht man von einem obstruktiven Schlafapnoesyndrom (OSAS). Das OSAS gehört zu den schlafbezogenen Atmungsstörungen. Die Ursachen der obstruktiven Schlafapnoe sind komplex: Als Risikofaktoren für das Auftreten eines OSAS werden u. a. Adipositas, männliches Geschlecht, Alter > 40 Jahre, Postmenopause, endokrinologische Störungen (Hypothyreose, Akromegalie), Alkohol- und Sedativa-/Hypnotikakonsum sowie ein spezifischer Fettverteilungstyp (Fettbildung im Bereich der oberen Körperhälfte und im Kopf-Hals-Bereich bei insgesamt kurzem Hals) genannt. Da ein solcher Habitus vererbt wird, kann somit auch eine familiäre Häufung des OSAS vorliegen. In diesem Zusammenhang stellen weitere anatomische Charakteristika bzw. Veränderungen ebenso einen Risikofaktor für das Auftreten eines OSAS dar. Hierzu zählen u. a. Retro- bzw. Mikrognathie, Makroglossie sowie behinderte Nasenatmung.

Folge- und Begleiterkrankungen Die Entwicklung einer pulmonalen Hypertonie infolge eines alleinigen OSAS ist eher selten. Insbesondere bei kardialer Grunderkrankung können im Schlaf verschiedenartige, u. U. lebensbedrohliche Herzrhythmusstörungen auftreten. Morbidität und Mortalität bei den betroffenen Patienten werden durch kardiovaskuläre Folgeerkrankungen wie zerebraler Insult, Herzinsuffizienz und KHK bestimmt. Dabei kommt der gehäuften Inzidenz der arteriellen Hypertonie bei Patienten mit obstruktiver Schlafapnoe ein wichtiger pathogenetischer Faktor in der Genese der kardiovaskulären Endorganschäden zu. Das OSAS wird heute als kardiovaskulärer Risikofaktor angesehen. Bei allen kardio- und zerebrovaskulären Erkrankungen sollte daher ein Schlafapnoe-Screening erfolgen. Insbesondere ist das OSAS häufig (Mit-)Ursache für Vorhofflimmern. Darüber hinaus ist es auch häufig assoziiert mit einer Refluxkrankheit der Speiseröhre und einem Diabetes mellitus bzw. dem metabolischen Syndrom.

Diagnose Diagnose und Schweregradbeurteilung des OSAS erfolgen in der Zusammenschau folgender klinischer und apparativer Untersuchungsmethoden:

(1) Anamnese/Fragebögen: Epworth Sleepiness Scale, Berliner Fragebogen, Schlaftagebuch.

(2) Klinische Untersuchung und Funktionstests zur Beurteilung von Schläfrigkeit und Wachheit.

(3) Schlafmedizinische spezifische apparative Diagnostik:
- 1- bis 3-Kanalsysteme,
- Polygrafie (PG),
- Polysomnografie (PSG).

Ziel der Diagnostik ist es, raschen Aufschluss über die Dringlichkeit zu einer Polysomnografie (Schlaflaboruntersuchung) zu erlangen. Diese wiederum ermöglicht die Indikationsstellung zur Therapie. An ein OSAS muss inbesondere bei lautem und unregelmäßigem Schnarchen sowie fremdanamnestisch beobachteten Atemstillständen im Schlaf in Kombination mit exzessiver Tagesmüdigkeit gedacht werden. Die Abklärung erfolgt durch schlafmedizinisch ausgebildete Ärzte in entsprechend zugelassenen Einrichtungen.

Therapie

Im Allgemeinen kann eine Therapieindikation schon ab einem Apnoe-/Hypopnoe-Index (AHI) > 10/h gegeben sein (insbesondere, wenn der AHI im REM-Schlaf erhöht ist), wobei aber der individuelle Schweregrad der Erkrankung, der Grad der Tagesschläfrigkeit, die Einschränkung der Leistungsfähigkeit des Patienten sowie die typischen Folgeerscheinungen und assoziierte Erkrankungen berücksichtigt werden müssen. Das Mortalitätsrisiko steigt signifikant bei einem AHI > 20/h.

An erster Stelle stehen die folgenden allgemeinen Maßnahmen: Gewichtsreduktion, Alkoholkarenz, Vermeidung oder Absetzen von Sedativa und Hypnotika, Änderung der Schlafposition und Maßnahmen der „Schlafhygiene". Bei anatomischen Hindernissen im Oropharynx können chirurgische Maßnahmen sinnvoll sein (z. B. Tonsillektomie).

Die Standardtherapie des schweren OSAS ist die nasale kontinuierliche Atemwegsüberdruckbehandlung (nCPAP, BIPAP). Eine medikamentöse Therapie des OSAS gibt es nicht. Bei einem AHI ≤ 30/h sind Unterkiefer-Protrusionsschienen als Alternative zur CPAP-Therapie indiziert und wirksam. Die elektrische Stimulation der oberen Atemwege durch einen Nervus-hypoglossus-Schrittmacher kann für eine kleine Zahl ausgewählter Patienten eine Therapiealternative darstellen.

16.10 Hämoptysen/Hämoptoe

Bluthusten stellt meist keine klinische Notfallsituation dar, ist jedoch immer ein alarmierendes Symptom, das als „diagnostischer Notfall" eine sofortige Klärung erfordert.

Ätiologie und Pathogenese

(1) **Primär pulmonale Erkrankungen** mit Läsionen im Alveolarbereich, im Bronchialsystem und in der Trachea: im klinischen Alltag am häufigsten nichtmaligne Ursachen, insbesondere akute Infekte der oberen und unteren Atemwege in Kombination mit einer Therapie mit Thrombozytenaggregationshemmern. Maligne Tumoren sind heute weitere häufige Ursachen, ferner Bronchiektasen, deformierende Bronchitis, Pneumonie; Tuberkulose und Silikotuberkulose; Gangrän und Lungenabszess; Aspergillom; Zysten- und Wabenlunge.

(2) **Primär vaskuläre Ursachen:** Lungenarterienembolie/Lungeninfarkt; a. v. Fistel; Morbus Osler; Goodpasture-Syndrom, granulomatöse Polyangiitis (GPA), Lungenhämosiderose, mikroskopische Polyangiitis u. a. Immunopathien der Lunge.

(3) **Extrapulmonale Ursachen:** dekompensierte Linksherzinsuffizienz; Aortenaneurysmaruptur; Endometriose u. a.

(4) **Traumatisch.**

(5) **Iatrogen,** z. B. Antikoagulanzienbehandlung, Biopsie, PA-Katheter.

Klinik: Leitsymptome und -befunde Vor Bluthusten häufig warmes „Rieseln" oder „Brodeln" auf der blutenden Seite – wichtig für Seitenlokalisation! Blut kann hellrot sein, gelegentlich schaumig. Blutig tingierter, eitriger Auswurf = Hinweis für pulmonale Ursache.

Differenzialdiagnose

(1) **Bluterbrechen:** manchmal geronnen, dunkel, „kaffeesatzartig", Mageninhaltsbeimischungen (nicht notwendigerweise bei Ösophagusblutung), saure pH-Reaktion (hilfreich ist das Einlegen einer Magensonde!).

(2) **Pseudohämoptoe** (aus Nasen-Rachen-Raum oder Speiseröhre aspiriertes und wieder ausgehustetes Blut) und Blutungen aus dem supraglottischen Bereich: Parodontose, Zahnextraktion, Morbus Osler, Ulzerationen, Epistaxis u. a.

Therapie

Sofortmaßnahmen bei schwerer Blutung

Eine massive Blutung (Hämoptoe) ist, verglichen mit Bluthusten (Hämoptyse = blutig tingiertes Sputum), sehr selten. Ursächlich meist Ruptur eines Aneurysmas oder einer a. v. Fistel mit Durchbruch in das Bronchialsystem, Arrosion eines Gefäßes (meist Bronchialkreislauf, z. B. silikotuberkulöser Lymphknoten, Kavernengefäß [Tuberkulose, sog. „Blutsturz"], Karzinom). Auch Bronchiektasen können zu massiven Blutungen führen! Lebensbedrohlich ist hierbei die massive Blutaspiration, die einen suffizienten Gasaustausch unmöglich macht.

Eine effektive Therapie kommt meist zu spät.

(1) Oberkörper hochlagern. Wenn bekannt, immer stabile Seitenlage auf die kranke Seite, um eine Aspiration auf die nicht betroffene Seite zu verhindern!

(2) Beruhigung, evtl. medikamentöse Sedierung und Antitussivum.

(3) Notarztwagen rufen. Transport mit ärztlicher Begleitung.

Weitere Maßnahmen im Krankenhaus

(1) Intubation über Notfallbronchoskopie in Lokalanästhesie mit Analgosedierung oder starre Bronchoskopie in Narkose: Absaugung, Eruierung der Blutungsquelle, evtl. Tupfertamponade, Ballonkatheter oder Laser- bzw. Argon-Plasma-Koagulation bei sichtbarer Tumorblutung. Bei iatrogener Blutung im Rahmen einer Biopsie im Blutungsbereich absaugen, bis Blutung zum Stillstand kommt. Hierdurch Verhinderung der Aspiration auf die Gegenseite. Zusätzlich Otriven®-Instillation oder Suprarenin 1:10 verdünnt langsam instillieren.

(2) Evtl. Versuch, durch Bronchusblocker den blutenden Bezirk „abzudichten".

(3) Evtl. Doppellumentubusintubation in Erwägung ziehen (am besten nach Carlens oder White) und gesunde Seite blockieren.

(4) Gegebenenfalls weitere Sedierung, O_2-Therapie oder Beatmung. Rö-Thorax, möglichst schnell CT-Thorax, sofortige thoraxchirurgische Mitbeurteilung!

Konservative Behandlung und Folgebehandlung

(1) Beruhigung und Ruhigstellung, Bettruhe. Halbsitzende Lagerung.

(2) Antitussive, antientzündliche und großzügig antibiotische Therapie mit Codein, Steroiden und Antibiotika.

(3) Laborkontrollen: Blutgruppe. Sorgfältige Überprüfung des Gerinnungsstatus (Ausschluss oder Nachweis von Gerinnungsstörungen).

(4) Thorax-Röntgenaufnahme in 2 Ebenen, Computertomografie des Thorax.

16.11 Apparative/nichtmedikamentöse Therapieverfahren bei Erkrankungen der Atmungsorgane

16.11.1 Sauerstoff-(Langzeit-)therapie

16.11.1.1 Behandlungsprinzipien

Primäre Indikation ist die arterielle Hypoxämie. Die Indikationsstellung zur O_2-Langzeittherapie erfordert eine differenzierte Diagnostik mit Bestimmung einer Blutgasanalyse und dem Hb-Wert, ggf. ergänzt durch weitere Untersuchungen wie CO-Hb, z.B. bei starken Rauchern. Zur genauen Einschätzung des O_2-Status ist daher nicht nur die Kenntnis der O_2-Sättigung, sondern auch die des O_2-Gehalts bzw. der O_2-Konzentration wie auch der Hb-Sauerstoffaffinität erforderlich. Die O_2-Applikation sollte immer blutgasanalytisch durch Bestimmung von O_2- und CO_2-Partialdruck unter Berücksichtigung der o.g. Parameter überwacht werden. Bei ventilatorischer Insuffizienz mit Hyperkapnie (früher sog. „respiratorischer Globalinsuffizienz“) eher mit niedrigen inspiratorischen O_2-Flüssen beginnen: 1–2 l/min über Nasensonde oder Maske. Bei regelmäßigen Blutgasanalysen keine zu große Angst vor einer sog. CO_2-Narkose, da eine zunehmende Hyperkapnie unter O_2 zunächst nur Ausdruck einer klinisch positiv zu bewertenden Ökonomisierung der Atmung ist! Ausreichend sind zunächst arterielle O_2-Werte zwischen 55 und 60 mmHg, zu hohe O_2-Flussraten sind zu vermeiden (übermäßiger CO_2-Anstieg, Austrocknung der oberen Atemwege, Reizung der Nasenschleimhaut, Sauerstofftoxizität!). Nur immer gerade erforderliche Dosis applizieren. Auf Zyanose, Atemfrequenz und Atemtiefe achten! Befeuchtung sicherstellen!

Die Indikationstellung zur Langzeittherapie mit O_2 sollte in der stabilen Phase einer chronischen Lungenerkrankung erfolgen. Hier müssen auch Belastungs- und Schlafuntersuchungen des Gasaustauschs berücksichtigt werden. Zu den Kriterien für die Indikationsstellung zur O_2-Langzeittherapie ▶ Tab. 16.21.

Tab. 16.21 Kriterien für die Indikationsstellung zur Sauerstoff-Langzeittherapie

Untersuchungssituation	Indikation zur Langzeittherapie
Ruhe	$PaO_2 \leq 55$ mmHg oder PaO_2 55–60 mmHg + pulmonale Hypertonie/ Rechtsherzinsuffizienz/ Polyglobulie
Belastung	PaO_2-Abfall um > 5 mmHg auf ≤ 55 mmHg oder Belastbarkeit (6-Minuten-Gehtest: Messung der Strecke mit und ohne Sauerstoff)
Schlaf	Individuelle Entscheidung (inbesondere abhängig von der Ventilation im Schlaf)

Richtzahlen für die O_2-Zufuhr

Für eine Sauerstoffbeimischung von 1–2 l O_2/min zur Inspirationsluft ergeben sich ca. 25 %, von 3–4 l/min ca. 30–35 %, von 5–6 l/min ca. 40 % O_2-Konzentration in der Inspirationsluft. 2–4 l O_2/min genügen meist zur Anhebung der Untersättigung auf O_2-Grenzdrücke von

55–60 mmHg. Eine O_2-Sättigung > 90 % ist i. d. R. ausreichend. Je weniger effektiv die O_2-Zufuhr, umso größer ist im Allgemeinen die intrapulmonale Shunt-Blutmenge.

O_2-Therapie bei CO-Intoxikation

Kurzfristige Zufuhr von reinem O_2, wenn möglich auch hyperbare O_2-Applikation. (Eine hyperbare O_2-Anwendung zur Behandlung chronischer Lungenkrankheiten ist nicht indiziert.)

Bei chronisch-obstruktiven und restriktiven Lungenkrankheiten kann eine O_2-Langzeit-(bzw. -Dauer-)Therapie notwendig werden: Über Kontrollen der Blutgaswerte Einstellung einer individuellen Dosierung (1 bis max. 4 l/min für Ruhe und leichte Belastung). Zufuhr über mindestens 16 h täglich genügt zur effektiven Senkung des Pulmonalarteriendrucks und zum Rückgang der reaktiven Polyglobulie (Kontrolle von Hb und Hkt!). Wegen der Gefahr einer CO_2-Anreicherung muss die Einstellung stationär erfolgen. Die Indikation zur O_2-Langzeittherapie ist gegeben, wenn der O_2-Partialdruck wiederholt < 7,32 kPa (< 55 mmHg) bestimmt wurde. Findet sich eine reaktive Polyglobulie oder der Hinweis auf ein chronisches Cor pulmonale, liegt die Grenze bei 7,98 kPa (60 mmHg).

Vorsichtsmaßnahmen

Rauchverbot, keine offene Flamme oder entflammbare Substanzen in Räumen bzw. in der Nähe von Wandanschlussbuchsen und O_2-Flaschen: bei raschem Entströmen immer Explosionsgefahr.

16.11.1.2 Möglichkeiten der Sauerstoffzufuhr

(1) **Sauerstoffsysteme:** Im% Krankenhaus erfolgt die O_2-Therapie i. d. R. über eine zentrale O_2-Versorgungsanlage. Für die häusliche O_2-Langzeittherapie haben sich große O_2-Konzentratoren bei nichtmobilen Patienten sowie kleine und mobile O_2-Konzentratoren und Flüssigsauerstoffsysteme für mobile Patienten, die O_2 auch außerhalb des Hauses und v. a. unter Belastung benötigen, bewährt.

(2) **Masken:** möglichst Einmalmasken aus flexiblem, durchsichtigem Kunststoff. Beachte: keine konstante inspiratorische O_2-Konzentration möglich. Diese werden dagegen mit nach dem Venturi-Prinzip konstruierten Masken (Masken mit Messdüse zur Durchflussmessung) erzielt.

(3) **Sauerstoffbrillen:** vor allem für die häusliche O_2-Langzeittherapie Methode der Wahl.

16.11.2 Nichtinvasive Beatmung (NIV)

Die nichtinvasive Beatmung (engl.: non-invasive ventilation = NIV) über Nasen- oder Mund-Nasen-Maske stellt mittlerweile ein etabliertes Verfahren in der Behandlung verschiedener akuter und chronischer Formen der ventilatorischen Insuffizienz, also der mit einer Hyperkapnie einhergehenden Atmungsstörung (früher: „respiratorische Globalinsuffizienz") dar. Man unterscheidet zwei verschiedene klinische Situationen im Verlauf eines respiratorisch wirksamen Krankheitsgeschehens, bei der die NIV eingesetzt werden kann:

(1) **NIV akut:**
- bei akuter Atmungsinsuffizienz (ARI) zur Vermeidung der Intubation,
- bei der Respiratorentwöhnung, also dem sog. „Weaning".

(2) **NIV chronisch:** d. h. im chronischen Stadium einer Erkrankung (sog. außerklinische bzw. häusliche Beatmung).

16.11.2.1 NIV akut

Indikationen/Zeitpunkte der NIV bei akuter respiratorischer Insuffizienz

(1) **Hyperkapnische respiratorische Insuffizienz (ARI):** frühzeitiger Einsatz bei akuter Exazerbation einer COPD (pH 7,30–7,35).

(2) **ARI infolge eines kardialen Lungenödems:**
- Hypoxämisches ARI → O_2 + CPAP-Versuch.
- Hyperkapnie → NIV (höherer EPAP).
- CPAP/NIV im Rahmen kardiologischer Interventionen möglich.

(3) **Nichtkardial bedingte hypoxämische ARI:**
- Immunsupprimierte Patienten: primär CPAP/NIV anstreben.
- CAP: bei schweren Formen mit zusätzlicher COPD möglich.
- Trauma: CPAP/NIV möglich.
- Zystische Fibrose: gute Indikation/auch zur Überbrückung bis zur Transplantation.
- ARDS: Möglichst früher Einsatz! Spezielle Erfahrung erforderlich.

(4) **Schwierige Respiratorentwöhnung/in der Postextubationsphase:** insbesondere COPD-Patienten zur frühzeitigen Extubation auf NIV umstellen.

(5) **Perioperative und -interventionelle Anwendung:**
- NIV unmittelbar nach Extubation von Patienten mit erhöhtem postoperativem Hypoxämierisiko.
- NIV während Bronchoskopie.

(6) **Palliativmedizin:**
- Palliative Maßnahme zur Linderung der Dyspnoe/Besserung der Lebensqualität.
- In Situationen, in der eine invasive Beatmung nicht (mehr) infrage kommt.

Die Anpassung einer NIV bei akuter respiratorischer Insuffizienz erfordert die entsprechende Ausrüstung und Erfahrung. Nachfolgend werden einige wichtige zu berücksichtigende Aspekte aufgeführt.

Durchführung der NIV bei ARI

(1) Ruhe, wenig Ablenkung, Zuwendung.

(2) Optimale (halb sitzende/aufrechte) Sitzposition.

(3) Möglichst Positivdruckbeatmung mit inspiratorischer Druckunterstützung (assistierter Modus) + PEEP (EPAP) + Backup-Frequenz (Apnoe-Schutz) + ggf. Sauerstoff (SaO_2 85–90 %).

(4) Akute Exazerbation einer COPD: IPAP 15–25 mbar, EPAP 3–6 mbar/hypoxämisches ARI: EPAP 10–12 mbar.

(5) Einschlauchsystem nur mit Auslassventil benutzen!

(6) Initial Unterstützung einzelner Atemzüge durch Vorhalten der Maske (Nasen-/Mundmaske).

(7) Eventuell manuelle Unterstützung (Beatmungsbeutel), Akzeptanz von Mundleckagen.

(8) 1. Ziel: Synchronisierung des Ventilators mit der Spontanatmung.

(9) Blutgasanalysen nach 30, 60 und 120 min.

(10) Gegebenenfalls leichte Sedierung (in Einzelfällen; z. B. Promethazin).

(11) Bei Maskendruckstellen Maskentyp wechseln.

(12) Gegebenenfalls bronchoskopische Sekretabsaugung, ggf. Beatmungspausen.

16.11.2.2 NIV chronisch

Die NIV in der Akut-/Notfall-/Intensivmedizin muss zum therapeutischen Repertoire jeder an der Akutversorgung teilnehmenden Internistischen Abteilung gehören. Die Einstellung auf eine NIV oder auch auf eine chronische invasive Beatmung über Tracheostoma im chronischen Stadium einer Erkrankung – hierzu zählen auch neuromuskuläre und orthopädische Erkrankungen – sollte i. d. R. pneumologischen Abteilungen vorbehalten bleiben, die auf die außerklinische bzw. häusliche Beatmungseinstellung spezialisiert sind; denn Indikationsstellung, Anpassung, Überleitung in den ambulanten Bereich und weitere außerklinische Betreuung sind häufig sehr komplex. Exemplarisch sollen nachfolgend aber die Indikationskriterien für die chronische NIV bei COPD aufgeführt werden:

Indikations- und Entscheidungskriterien für eine außerklinische NIV bei COPD

(1) **Voraussetzungen:**
- Symptome der respiratorischen Insuffizienz,
- Einschränkung der Lebensqualität.

(2) **Kriterien** (≥ 1 muss/müssen vorhanden sein):
- chronische schwere Tageshyperkapnie ($PaCO_2 \geq 50$ mmHg),
- nächtliche (schlafbezogene) Hyperkapnie ($PaCO_2 > 55$ mmHg),
- stabile mäßiggradige Tageshyperkapnie ($PaCO_2$ 46–50 mmHg) + Anstieg des transkutan gemessenen $CO_2 \geq 10$ mmHg im Schlaf ,
  und/oder
- + ≥ 2 schwere akute Exazerbationen einer COPD (Krankenhaus, respiratorische Azidose) in 1 Jahr,
- direkt nach beatmungspflichtiger akuter Exazerbation einer COPD nach klinischer Einschätzung.

16.11.3 Inhalations- und Physiotherapie

Sekretmobilisation bei Patienten mit produktiver Bronchitis und Optimierung der Atemtechnik bei Patienten mit exobronchialer Atemwegsobstruktion durch Erschlaffung des umgebenden Lungengewebes, wie dies beim Lungenemphysem der Fall ist, stellen zentrale Therapieziele bei Patienten mit chronischen bronchopulmonalen Erkrankungen dar. Häufig konzentriert sich das therapeutische Bemühen bei diesen Patienten leider nur auf die pharmakologischen Aspekte. Nichtmedikamentöse Therapieansätze sollten das therapeutische Management bei diesen Patienten aber stets flankierend unterstützen. Hierzu zählen die Optimierung der Inhalationstherapie sowie die regelmäßige Anwendung physiotherapeutischer Übungen.

16.11.3.1 Inhalationstherapie

Die Basisinhalationstherapie bei chronischen bronchopulmonalen Erkrankungen erfolgt mit den von der Pharmaindustrie benutzten Applikationssystemen wie **Dosieraerosolen** oder **Pulverinhalatoren.** Die Fehlerhäufigkeit in der Anwendung ist aber sehr groß, sodass die Erstapplikation stets durch fachkundiges Personal überwacht durchgeführt werden sollte. Auch in der Folge sollten immer wieder stichprobenhafte Kontrollen des richtigen Umgangs mit den Applikatoren durchgeführt werden.

In der Akutphase einer Erkrankung (z. B. AECOPD) kann es aber sinnvoll sein, zur korrekten Applikation der Pharmaka auch **Düsen- oder Ultraschallvernebler** einzusetzen. Einige Patienten, insbesondere solche mit mentaler und/oder feinmotorischer Einschränkung im Umgang mit Dosieraerosolen oder Pulverinhalatoren, sind allerdings auf Dauer auf entsprechende Inhalationshilfen angewiesen, die dann für den Gebrauch zu Hause ärztlich verordnet werden müssen. Dieses sollte einerseits aus Kostengründen (die benötigten Pharmaka sind ungleich teurer), aber auch wegen u. U. auftretender hygienischer Probleme zu Hause sehr restriktiv geschehen.

Einige Patienten, insbesondere adipöse COPD-Patienten mit produktiver Bronchitis, neigen zur Sekretretention mit Dys- und Atelektasenbildung, die wiederum Ausgangspunkt von Pneumonien sein kann. Bei diesen Patienten kann es insbesondere akut, in manchen Fällen aber auch chronisch (im häuslichen Bereich) sinnvoll sein, druckunterstützte Inhalationssysteme (sog. Intermittent Positive Pressure Breathing = **IPPB**-Inhalatoren) einzusetzen.

16.11.3.2 Physiotherapie

Die **Hauptziele** der pneumologischen Physiotherapie sind

(1) Erleichterung der erschwerten Atmung (Ruhe, Belastung),

(2) Senkung der Atemarbeit, „Lungenentblähung",

(3) Verbesserung der Sekretelimination und des Hustens,

(4) Verbesserung von Thoraxwandbeweglichkeit und Gasaustausch.

Diese Ziele werden mit folgenden physiotherapeutischen **Prinzipien und Verfahren** verfolgt:

(1) **Atemerleichternde Körperstellungen** bei schwerer Dyspnoe, z. B. Kutschersitz, Anlehnen an eine Wand,

(2) **Senkung der Atemarbeit, Verhinderung des exspiratorischen Bronchialkollaps,** z. B. Lippenbremse, Strohhalmstück, Geräte mit exspiratorischer Stenose (PEP-Ventil),

(3) **Verbesserung der Sekretelimination,** z. B. Lagerungsdrainage, effektive Hustentechniken, Thoraxwandperkussion, exspiratorische Oszillation (Flutter, RC Cornet®).

Gezielte atemgymnastische und physikalische Maßnahmen sind schon in der Frühphase der Behandlung der meisten bronchopulmonalen Erkrankungen notwendig. Sie begleiten und ergänzen die medikamentöse Therapie.

Einzelne Verfahren sind wesentliche Behandlungsmaßnahmen bronchopulmonaler Erkrankungen und nachfolgend noch einmal im Einzelnen dargestellt.

(1) **Mechanische Sekretdrainage:** Thoraxerschütterungen durch einfaches Beklopfen (= sog. Perkussionsdrainage), apparative Vibrationsmassage („Weste"). Dieses Verfahren soll bei Bronchiektasen in Verbindung mit einer lege artis durchgeführten Lagerungsbehandlung angewandt werden.

(2) **Spezielle Atemgymnastik:** Verhaltensschulung in Verbindung mit Übungen zur bewussten Wahrnehmung des Atembewegungsvorgangs und Einübung bestimmter Selbsthilfetechniken. Dazu gehören die autogene Sekretdrainage und atemerleichternde Stellungen (z. B. Kutschersitz, Fersen-Ellenbogen-Sitz, Seitlage im Bett mit erhöhtem Oberkörper u. a.), die dosierbare Lippenbremse (mit den eigenen Lippen oder unter Benutzung eines Strohhalms), gähnende Einatmung und Lippenbremse sowie Hustentechniken und Verhaltensschulung bei Reizhusten bzw. unproduktivem Husten; weiter entspannende Techniken zur Minderung der Angst bei asthmatischer Atemnot (Wahrnehmung des Atemrhythmus, Handkontakte, z. B. sog. Packegriffe u. a.).

(3) **Zusätzliche krankengymnastische Hilfen** zur Herabsetzung erhöhter Gewebewiderstände von Haut und Muskulatur des Oberkörpers, im Besonderen der Atem- und Atemhilfsmuskulatur: klassische Massage, Bindegewebsmassage, Gymnastik, Wärmeapplikation (feucht-heiße Packungen über dem Sternum, heiße Rolle).

(4) Empfehlenswert zur **verbesserten Schleimelimination** aus den Atemwegen bei Hyper- und Dyskrinie ist das Physiotherapie-Gerät VRP_1® oder das RC Cornet®.

(5) **Dosierte körperliche Übungsbehandlung:** Terrainkur; Gehen und Laufen in Verbindung mit Atemübungen; Ergotherapie.

(6) Motivierte Patienten mit Asthmakrankheit sind einer **qualifizierten Asthmatikerschulung** zuzuführen. Hierbei werden Kenntnisse bzgl. richtiger Inhalationstechniken, Dauer- und Bedarfsmedikation, Peak-Flow-Messung sowie Selbsthilfemaßnahmen vermittelt. Darüber hinaus sollte versucht werden, geeignete Patienten **Lungensportgruppen** zuzuführen

16.12 Lungenkarzinom

▶ Kap 22.2.3.

16.13 Lungentuberkulose

16

▶ Kap 9.2.

Literatur

www.pneumologie.de.

17 Magen-Darm-Trakt

D. Häussinger

17

17.1 Akute obere gastrointestinale Blutung

Definition Blutungen aus Ösophagus, Magen oder Duodenum (85 % aller Blutungen aus dem Magen-Darm-Trakt).

Ätiologie und Pathogenese **Häufigste** Blutungsquellen: Ulcus duodeni, Ulcus ventriculi, Ösophagusvarizen, erosive Gastritis (evtl. durch Medikamente wie NSAR, Alkoholexzesse oder stressinduziert), Mallory-Weiss-Läsion (Schleimhautriss im Kardiabereich nach heftigem Erbrechen). **Seltenere** Blutungsursachen: Anastomosenulkus, erosive Ösophagitis, Magenkarzinom. **Begünstigende Faktoren:** hämorrhagische Diathese, Antikoagulanzientherapie, ulzerogene Medikamente (Salizylate, andere NSAR).

Klinik Schwallartiges oder fraktioniertes Erbrechen (Blutungsquelle oberhalb des Treitz-Ligaments): Hämatemesis (rotes Blut, Blutkoagel oder „Kaffeesatz", durch Magensäure zu Chlorhämin umgewandeltes Hb) und/oder peranale Entleerung als Teerstuhl (Melaena, bedeutet Blut länger als 12 h im Magen-Darm-Trakt) bzw. bei massiver Hämorrhagie auch als Abgang von rotem Blut (Hämatochezie: DD untere Blutungsquelle – Divertikel 40 %, Angiodysplasie 11 %, chronisch-entzündliche Darmerkrankungen 5 %, Neoplasien 9 %). Bei Unklarheit, ob es sich um Blut handelt: Hb-Nachweis (Haemoccult®). **Folgen des Blutverlusts:** Blässe, Schwäche, Schwindel, Schwitzen, Durst, Kollapsneigung, Schock. **Differenzialdiagnose:** Bluthusten (Hämoptoe) und Blutungen aus dem Nasen-Rachen-Raum ausschließen.

> **! WICHTIG**
> Bei positivem Haemoccult® und Eisenmangelanämie Gastroskopie mit Duodenalbiopsie und Koloskopie durchführen.

Therapie

Ziele (in dieser Reihenfolge): Kreislauf stabilisieren, Blutungsquelle identifizieren, Blutung stoppen, Rezidivblutung vorbeugen! Bei akuter gastrointestinaler Blutung müssen die ersten therapeutischen Maßnahmen sofort eingeleitet werden, bevor der Transport des Patienten in das Krankenhaus erfolgt.

Sofortmaßnahmen in der Praxis

Zielsetzung: Verhütung von Kreislaufkomplikationen; rasche Krankenhauseinweisung.

> **! WICHTIG**
> Jeder Kranke mit akuter schwerer Gastrointestinalblutung bedarf der Behandlung und Diagnostik (Blutungsquelle!), möglichst unter Intensivpflegebedingungen im Krankenhaus.

(1) *Kreislaufkontrolle:* Messung von Blutdruck und Pulsfrequenz. Bei schwerer Blutung und drohendem hypovolämischem Schock (Blutdruck < 100 mmHg systolisch, Pulsfrequenz > 100/min, blasse, feuchtkalte Haut, schlechte Venenfüllung) i. v. Infusion einer Elektrolytlösung. Keine salzfreien Lösungen wie Glukose, Lävulose (▶ Kap. 3.5).

(2) *Adäquate Lagerung:* Keine Schockgefahr: Oberkörper leicht erhöht wegen Gefahr der Aspiration. Drohender oder manifester Schock: Flach- und Seitenlagerung, evtl. Anheben der Beine.

(3) *Klinikeinweisung:* telefonische Anmeldung, Krankenhauseinweisung, möglichst auf Intensivstation. Angabe des geschätzten Blutbedarfs, chirurgisches Konsil.

WICHTIG

Ärztliche Begleitung auf dem Transport unerlässlich bei drohendem oder manifestem Schock, fortdauerndem Blutverlust oder längerer Anfahrt!

Sofortmaßnahmen im Krankenhaus

Zielsetzung: schnelle Stabilisierung des Kreislaufs, Lokalisierung der Blutungsquelle, rasche Blutstillung.

Sofortmaßnahmen bei frischen Blutungen

(1) Bei schwerer Blutung und/oder hypovolämischem Schock Überwachung und weitere Therapie auf **Intensivstation** (ZVK, ZVD, Blutdruck, Puls, Atmung, EKG, klinischer Zustand, Magensonde und Dauerdrainage, Aspirieren alle 2–4 h, Kontrolle von Hb, Hkt, Kreatinin, Elektrolyten, Gerinnungsstatus, Diurese) nach den Richtlinien in Kapitel „Grundlagen der Notfall- und Intensivtherapie" (▶ Kap. 3.5).

(2) *Blutgruppenbestimmung* und 2–4 Blutkonserven kreuzen. Hinweise auf weitere oder erneute Blutung beachten:

- Klinische Hinweise:
  - Aspiration bluthaltiger Spülflüssigkeit durch die Magensonde.
  - Merklicher Abfall des Blutdrucks und/oder Wiederanstieg der Pulsfrequenz beim Aufsetzen des Kranken.
  - Symptome der Hypovolämie: Blässe, feuchte und kalte Extremitäten, Schwitzen, Schwindel, Herzklopfen, Tachykardie, Dyspnoe, Ohnmachtsneigung, Durst.
  - Absinken des systolischen Blutdrucks eines vorher normotonen Patienten auf < 100 mmHg oder eines bekannten Hypertonikers auf 120–130 mmHg, Abfall des ZVD.
  - Abnahme der Diurese auf < 40 ml/h (= hypovolämische Oligurie mit Gefahr eines ANV).
- Laborbefunde:
  - Hkt-Abfall, beginnt i. d. R. erst 8–12 h nach Blutungsbeginn mit fortschreitender Hämodilution.
  - Hb-Abfall auf < 6,23 mmol/L (< 10 g/dl).

(3) *Initiale Volumensubstitution:* anfangs am schnellsten mit **Kristalloiden.** Bei starker Blutung mit Hb < 6,23 mmol/L (< 10 g/dl) Transfusionen. Der Hkt sollte um 0,30–0,35 (30–35 %), bei Herz- und Lungenkranken um 35–40 % gehalten werden, weil diese Patienten Blutverluste schlechter tolerieren.

(4) 20–30 min vor geplanter Notfallendoskopie Gabe von 250 mg Erythromycin i. v., das durch Anregung der Magenentleerung die Übersicht verbessert. Bei klinisch wahrscheinlicher Ösophagusvarizenblutung vor Endoskopie initial 50 µg Octreotid (Sandostatin®) i. v., danach 25 µg/h i. v. für 24–72 h oder 1–2 mg Terlipressin i. v. als Bolus, danach alle 4–6 h für 24–72 h.

WICHTIG

Der Hkt fällt oft erst 8–12 h nach Blutungsbeginn ab. 500 ml Blut erhöhen den Hkt um 0,03–0,04 (3–4 %) und das Hb um 0,93 mmol/L (1,5 g/dl).

(5) *Notfalldiagnostik zur Erkennung der Blutungsquelle*:

- *Anamnestische Hinweise:* Hämatemesis spricht eher für Blutungsquelle im Ösophagus/Magen, Teerstuhl ohne Hämatemesis eher für Ulcus-duodeni-Blutung oder andere Ursachen im folgenden Darmtrakt. Ulkus- oder Leberanamnese, Art der vorangegangenen Beschwerden (Sodbrennen, Nüchternschmerz, starkes Erbrechen), Medikamen-

teneinnahme (Antikoagulanzien, Kortikosteroide, ASS, Antirheumatika u. a.), Stress (Unfall, Schädel-Hirn-Traumen, schwere, akute Erkrankungen), Alkoholabusus.
- *Klinische Hinweise:* Ikterus, Spider naevi, Aszites, Hepatomegalie, Druckschmerz im Epigastrium.

> **! WICHTIG**
> Auch wenn Ösophagusvarizen vorhanden sind, erfolgt die Blutung in ca. 50 % der Fälle nicht aus den Varizen, sondern aus Ulzera, Erosionen, Mallory-Weiss-Läsionen.

(6) *Notfallendoskopie:* Nach Kreuzen von Blutkonserven und Hb-Bestimmung Durchführung einer Ösophagogastroduodenoskopie zur Diagnostik und Therapie, sobald es die Kreislaufsituation ermöglicht, bis zum Treitz-Ligament. Endoskopie erkennt die Blutungsquelle in 95 % und kann sie in 90 % stoppen. Die direkte endoskopische Behandlung des blutenden Ulkus vermindert das Risiko einer fortdauernden Blutung, die Notwendigkeit einer Notfalloperation und die Gesamtletalität etwa auf die Hälfte.
- *Durchführung:* keine Rachenanästhesie zur Vermeidung einer Aspiration. Nur geringe Sedierung, wenn nötig, z. B. 1–5 mg Midazolam (Dormicum®) oder initial 0,5–1,0 mg/kg KG Disoprivan (Propofol®) i. v., dann Disoprivan i.v. 5-10 mg/kg KG pro Stunde. Kreislaufüberwachung mit Blutdruck, EKG, Pulsoxymeter. O_2 per Nasensonde (4–6 l/min), laufende Infusion. Wenn bei blutgefülltem Magen trotz Umlagerung keine Übersicht zu gewinnen ist, Magenspülung zur Entfernung von Blutkoageln für die Lokalisation der Blutungsquelle: Einführen eines weichen Magenschlauchs (Charrière 14–16) bis knapp unter die Kardia (50 cm von der Zahnreihe), Lagekontrolle: Auskultation über dem Magen nach Luftinsufflation (100-ml-Spritze). Spülen mit Leitungswasser (Eiswasser bringt keinen Vorteil!), bis Rücklauf klar ist (oft mehrere Liter notwendig). Endoskopie mit „Notfallendoskop" mit großem Absaugkanal sofort anschließen. Wenn durch Endoskopie die Blutungsquelle nicht zu lokalisieren ist, evtl. Angiografie (Blutung ≥ 2 ml/min) und Embolisierung der blutenden Arterie. Keine MDP!
- *Therapeutische Konsequenzen:* nachgewiesene Ösophagusvarizenblutung behandeln (▶ Kap. 18.1.6.3). Magenblutungen werden eingeteilt nach Forrest:
  - Forrest Ia: aktive arterielle Blutung (pulsierend, spritzend).
  - Forrest Ib: aktive Sickerblutung (kapillär oder venös).
  - Forrest IIa: Läsion mit sichtbarem Gefäßstumpf, aber ohne aktuelle Blutung.
  - Forrest IIb: Läsion mit Koagel bedeckt, ohne aktuelle Blutung.
  - Forrest IIc: Hämatinbildung am Ulkusgrund, keine Blutung.
  - Forrest III: Ulkus ohne Blutungszeichen.

> **! WICHTIG**
> Ein Ulkus mit sichtbarem Gefäßstumpf, aber ohne derzeitige Blutung wird zu 50 % erneut bluten und ist prognostisch wie eine arterielle Blutung zu werten!

(7) *Endoskopische Blutstillung:* akut in über 90 % erfolgreich, auch bei arterieller Blutung. 2–8 ml **Suprarenin®-Mischung** (1 Amp. Suprarenin® à 1 ml, 1:1.000 verdünnt auf 10 ml NaCl 0,9 %) um das spritzende Gefäß bzw. Ulkus mit Sickerblutung bzw. Koagel (Forrest I oder II) injizieren. Die Blutstillung wird erreicht durch Kontraktion und Kompression der Arterie! Wenn möglich, zusätzlich Gefäßstumpf mit Clip verschließen. Alternativ **Gewebekleber** (Tissucol®, Tisseel®, Beriplast®), 1 ml, an den Gefäßstumpf injizieren, auch bei Gefäßstumpf ohne Blutung. Der Therapieerfolg ist möglicherweise besser. Der Stellenwert von superfiziell wirksamen Verfahren (EndoClot™, Hemospray®) sowie des OTS-Clips bei endoskopischer Blutstillung ist noch unklar. Bei Ulkus mit Koagel dieses mit NaCl-Lösung durch das Endoskop wegspülen oder nach Suprarenin®-Umspritzung mit Biopsiezange entfernen. Je nach Beurteilung des Ulkusgrunds (Gefäß?) zusätzlich Ge-

webekleber. Magensonde legen zur Kontrolle eines Blutungsrezidivs, jedoch nicht bei Ösophagusläsionen.

(8) Eine *Säurehemmung* sollte hoch dosiert sofort nach endoskopischer Blutstillung bzw. nach stattgefundener Blutung (Forrest II und III) einsetzen durch **Protonenpumpenhemmer** (PPI), z.B. Omeprazol 80 mg sofort i.v. nach Notfallendoskopie, dann 2 × 40 mg/d i.v. bei gleichzeitiger Eradikation von Helicobacter pylori (Hp) bei Vorliegen eines Ulcus duodeni oder ventriculi als Blutungsursache (▶Kap. 17.5.1, „Pharmakotherapie und Prophylaxe“).

(9) Bei Intensivüberwachung mit liegender Magensonde nur i.v. Flüssigkeits- und Kalorienzufuhr, Verhütung eines ANV (▶Kap. 19.1), Korrektur von Hämostasestörungen (▶Kap. 21).

(10) *Maßnahmen bei anhaltender Blutung:* Wenn blutiges Erbrechen oder Aspiration blutiger Speichelflüssigkeit auf ein Fortbestehen oder erneutes Einsetzen der Blutung hinweist oder andere blutungsverdächtige Symptome auftreten (s.o.): Transfusionen, Maßnahmen zur Verhütung eines ANV (▶Kap. 19.1), Ausgleich von Störungen der Hämostase (▶Kap. 21), erneute Endoskopie und Blutstillung, chirurgisches Konsil, Klärung der OP-Indikation (s.u.).

Therapie nach Blutungsstillstand

Mit Normalisierung des Kreislaufs und Ausschluss einer OP-Indikation (s.u.) Magensonde nach 12–24 h entfernen, wenn keine blutige Spülflüssigkeit aspiriert werden kann. Kontrollendoskopie nach 1–2 Tagen und evtl. erneute Sklerosierung oder Hämoclip-Applikation bei Gefäßstumpf, auch ohne Blutung! Dann Übergang auf orale Ernährung mit passierter Kost. Fortsetzung der gastralen Säurehemmung durch orale Gabe von **PPI** (z.B. 2 × 20 mg/d Esomeprazol, 2 × 40 mg/d Pantoprazol; ▶Kap. 17.5.1). Es konnte gezeigt werden, dass bei Ulkusblutung die Behandlung mit einem PPI (Omeprazol) die Rate der Blutungsrezidive und die Notwendigkeit einer OP signifikant reduziert. Bei oder nach Ösophagusvarizenblutung sofortige Gabe von **Lactulose** (3 × 20 ml/d oral) zur Prävention der hepatischen Enzephalopathie sowie Antibiotikaprophylaxe (z.B. 2 × 200 mg/d **Ciprofloxacin**; ▶Kap. 18.1.6.3, ▶Kap. 18.1.6.4). Bei peptischer Ulkusblutung Ursache ermitteln und entsprechend behandeln, z.B. Eradikation von Helicobacter pylori (Hp; ▶Kap. 17.5.1, „Pharmakotherapie und -prophylaxe“), NSAR-Läsionen verhindern durch Absetzen oder Ersatz mit anderen Medikamenten etc.

Operationsindikationen bei oberer Gastrointestinalblutung

(1) *Sofortige Operation* (Letalität bis zu 20 %: Ulkusübernähung, Ulkusexzision, Magenresektion, Varizenumstechung): anhaltender Schock trotz reichlicher Volumensubstitution (ca. 2 l Blut, Plasma oder Dextranlösung), anhaltende, starke Blutung trotz Transfusionen (2–3 l/24 h). Im Alter ist längeres Zuwarten gefährlich, da größere Blutverluste schlecht toleriert werden. Wenn endoskopisch die arterielle, „spritzende“ Blutung (Forrest Ia) nicht gestillt werden kann, ist eine sofortige OP indiziert.

(2) *Frühzeitige Operation* (innerhalb 2–3 Tagen; Letalität 5 %): Rezidivblutung (außer Varizenblutung), blutendes, chronisches Magenulkus bei Patienten > 60 Jahre, bei Notwendigkeit weiterer Transfusionen von 1 l Blut/24 h oder mehr oder bei seltenen Blutgruppen.

17.2 Krankheiten der Speiseröhre

17.2.1 Gastroösophageale Refluxkrankheit (GERD)

Das Zurückströmen von Magen- oder Duodenalinhalt in die Speiseröhre ohne Erbrechen wird erst pathologisch, wenn Menge des Refluats, Dauer der Refluxepisoden und chemische Zusammensetzung des Refluxmaterials, z. B. Gallensäuren nach Magenresektion als sekundärer Reflux, quantitativ das normale physiologische Maß überschreiten.

GERD kann sich als NERD/ERD (nichterosive/erosive Refluxerkrankung) manifestieren.

Ätiologie und Pathogenese Die Ursache der **primären „idiopathischen" Refluxkrankheit** ist multifaktoriell: Wichtige Faktoren sind die Störung der Verschlussfunktion des unteren Ösophagussphinkters (UÖS) und der Selbstreinigungsfunktion der Speiseröhre (sog. Ösophagus-Clearance) durch primäre und sekundäre Peristaltik sowie die unzeitgemäße Erschlaffung des UÖS. Bei einigen Patienten führt bereits ein physiologischer Reflux zu Symptomen (irritabler Ösophagus, hypersensitiver Ösophagus). Ursachen der **sekundären Refluxkrankheit** sind Störungen der Ösophagusmotilität wie Tonusminderung des UÖS und gestörte Peristaltik wie z. B. bei Sklerodermie und anderen Kollagenosen, Ausschaltung des UÖS durch Operationen, totale Gastrektomie sowie mechanische Hindernisse, z. B. eine Magenausgangsstenose. Refluxpatienten haben häufiger eine axiale Hiatushernie als Gesunde, dennoch ist sie nicht gleichzusetzen mit gastroösophagealem Reflux, da die Funktion des UÖS auch bei Vorliegen einer Hiatushernie meist normal ist. 80 % der Refluxpatienten sind übergewichtig. Übermäßiger Alkoholgenuss spielt eine wichtige Rolle bei der Pathogenese der Refluxkrankheit, weitere pathogenetische Faktoren sind z. B. motilitätsschwächende Nahrungs-/Genussmittel (Nikotin, Schokolade) und Medikamente, psychische Faktoren.

Die Erkrankung verläuft in etwa 40 % der Fälle schubweise, sonst kontinuierlich. Die Rezidivrate ist hoch, bei erosiv-ulzerösen Ösophagitiden treten Rezidive innerhalb der ersten 6 Monate nach Abheilung in 30–80 % der Fälle auf, weshalb nicht selten eine medikamentöse Langzeittherapie oder eine OP erforderlich wird.

Klinik: Leitsymptome und -befunde Retrosternales Brennen (Sodbrennen) und/oder Schmerz, Regurgitation, Heiserkeit, epigastrischer Schmerz, bei fortgeschrittenen Fällen mit Stenosierung auch Dysphagie und Odynophagie (Schmerzen beim Schlucken). 18 % der gesunden Bevölkerung klagen im Laufe eines Jahres über Refluxbeschwerden. Refluxassoziierte Symptome zählen damit zu den häufigen Störungen, die Patienten zum Arzt führen. Die Symptome treten am häufigsten beim Bücken, im Liegen und postprandial auf und können durch psychischen Stress, Süßigkeiten, Rauchen oder Alkoholgenuss verstärkt werden.

Diagnostische Hinweise Bei sorgfältig erhobener Anamnese kann die Diagnose einer Refluxkrankheit bereits in mehr als 50 % der Fälle aufgrund der Symptomatik gestellt werden (Sodbrennen an ≥ 2 Tagen pro Woche). Bei anhaltenden, vieldeutigen oder heftigen Beschwerden erfolgt die Abklärung der Ösophagusmorphologie (Stadieneinteilung der Refluxösophagitis, ▶Tab. 17.1) und ein Malignomausschluss durch Endoskopie (höchste Spezifität) und Biopsie, diejenige der Funktionsstörungen in speziellen Fällen durch Langzeit-pH-Metrie (hohe Sensitivität und Spezifität), Manometrie, Barium-Breischluck (Nachweis von Strikturen, Hiatushernien).

> **! WICHTIG**
> Manche Patienten mit typischen Beschwerden haben endoskopisch keine Schleimhautdefekte („endoscopy negative" GERD [EN-GERD]).

Differenzialdiagnostische Probleme Bei vorwiegend epigastrischen (DD: Ulkus) oder retrosternalen Schmerzen (= nichtkardialer Thoraxschmerz, „angina-like chest pain" bzw. „non-cardiac chest pain"; DD: Angina pectoris). Dysphagie und Regurgitation weisen direkt auf eine Störung der Speiseröhrenfunktion hin. Chronischer Husten, rezidivierende Bronchopneumonien und Laryngitis können Zeichen des nächtlichen Refluxes – in den ersten beiden Fällen mit unbemerkter Aspiration – sein.

Therapie

Therapieziele

Primäre Ziele der Refluxtherapie sind:

(1) Beseitigung der Symptomatik, Läsionen zur Abheilung bringen.

(2) Rezidivprophylaxe.

(3) Prävention/Beseitigung signifikanter Komplikationen (*ösophageal:* Blutungen, Barrett-Ösophagus und -Ulkus, Stenosen, maligne Veränderungen; *extraösophageal:* Asthma sowie respiratorische Veränderungen, säurebedingte Laryngitis).

Hauptziele der konservativen Therapie sind Neutralisation, Reduktion bzw. Adsorption aggressiver Bestandteile des Refluats und Verbesserung der Ösophagusmotilität (Steigerung des UÖS-Tonus, Verbesserung der Ösophagus-Clearance). Dies kann *medikamentös* erreicht werden (Antazida, H_2-Rezeptorantagonisten, PPI und motilitätswirksame Substanzen), unterstützt durch *allgemeine Therapiemaßnahmen* (s. u.). Die Anwendung der genannten Therapieprinzipien hängt vom Grad der gastroösophagealen Refluxkrankheit ab (▶ Tab. 17.1).

Tab. 17.1 Therapeutischer Stufenplan bei gastroösophagealer Refluxkrankheit („Step-up"-/„Step-down"-Therapiestrategie, s. a. Text)

Therapie	**Ösophagitisstadium**				
	0	I	II	III	IV
Basistherapie					
Allgemeine Maßnahmen	+	+	+	+	+
plus					
Antazida (symptomatisch)	+	+	+	+	+
plus					
Spezielle Therapie					
Protonenpumpenhemmer	–	+	+[1]	+[1]	+[1]
oder					
H_2-Rezeptorantagonisten	–/+	+	+	+	+
evtl. kombiniert mit					
motilitätswirksamen Substanzen	–/+	–/+	–/+	–/+	–/+
Bei Versagen der konservativen Therapie					
Operation	–	–	–	–/+	bei Versagen +

+ indiziert; – nicht indiziert; –/+ Ermessensfrage.
[1] Medikament der ersten Wahl

! WICHTIG

Ausreichend lange Therapie in Abhängigkeit vom Stadium der Ösophagitis, z. B. beim Nachweis von Epitheldefekten mindestens 12 Wochen.

Allgemeinmaßnahmen

Folgende übrige Maßnahmen werden aufgrund klinisch-empirischer Überlegungen empfohlen:

(1) Motilität:

- Meiden motilitätsschwächender Nahrungs-/Genussmittel: fettreiche Kost, Alkohol, Rauchen, späte Abendmahlzeiten (Stimulation der Säuresekretion), Mahlzeiten kurz vor dem Hinlegen, voluminöse Mahlzeiten.
- Meiden motilitätsschwächender Pharmaka: Anticholinergika, Nitrate, Kalziumantagonisten, β_2-Adrenergika (Broncholytika), Progesteron.

(2) Mechanische Refluxminderung:

- Bettkopfende 10–15 cm hochstellen (oder Schaumstoffkeil), Gewichtsreduktion bei Übergewicht,
- Stuhlregulierung (Bauchpresse), Meiden enger Kleidung (intraabdominelle Druckerhöhung).

(3) Psychische Faktoren (Bedeutung?): Stress meiden.

(4) Stimulation des UÖS: eiweißreiche Kost, häufige kleine Mahlzeiten.

(5) Steigerung der Salivation, z. B. durch Kaugummi bis 1 h nach dem Essen, reduziert den gastroösophagealen Reflux sowohl bei Gesunden als auch bei Refluxpatienten.

Medikamentöse Therapie

▸Tab. 17.1.

Medikamente zur Säureneutralisation bzw. -suppression

(1) **Protonenpumpenhemmer (PPI):** Omeprazol (Antra®) und andere PPI (Lansoprazol [Agopton®], Pantoprazol [Pantozol®, Rifun®], Rabeprazol [Pariet®], Esomeprazol [Nexium®]). Außerordentlich potente Säuresekretionshemmer mit den bisher höchsten Heilungsraten: Für **Omeprazol** 90–100 % Heilung bei Grad I und II unter 40 mg/d. Möglicherweise sind bei Grad II–IV 20 mg ebenso wirksam wie 40 mg Omeprazol (▸Tab. 17.1). Sie sind daher bei der Refluxösophagitis Medikamente der 1. Wahl.

Dosierung: 1 × 20–40 mg/d **Omeprazol** (bzw. 1 × 15–30 mg **Lansoprazol,** 1 × 20–40 mg **Pantoprazol,** 1 × 20 mg **Rabeprazol,** 1 × 20 mg **Esomeprazol**), morgens oder abends direkt vor den Mahlzeiten für 4–8 Wochen. Die Dosierung ist unabhängig vom Grad der Ösophagitis. Bei persistierenden Beschwerden Dosiserhöhung. Präparatewechsel, endoskopische Kontrolle mit pH-Messung und ggf. langfristige Fortführung der Therapie. Als Rezidivprophylaxe/Langzeittherapie 10–20 mg/d oder 20 mg alle 2 Tage. 80–90 % der Patienten lassen sich so in Remission halten. Patienten mit EN-GERD können mit Esomeprazol (20 mg) bei Bedarf mit 1 Tbl. alle 1–3 Tage gut behandelt werden. Arzneimittelinteraktionen: s. Produktinformation, Rote Liste.

(2) **H_2-Rezeptorantagonisten:** Die Wirksamkeit der H_2-Rezeptorantagonisten Ranitidin, Cimetidin, Famotidin u. a. ist gut belegt. Sie wirken gut auf die Refluxsymptomatik, ihre Wirkung auf Epitheldefekte wie Erosionen, Ulzera und peptische Strikturen ist jedoch nur bei einem Teil der Patienten nachweisbar. Therapiedauer abhängig vom endoskopischen Befund. Wichtig ist, dass die objektive Wirkung bei Refluxösophagitis nicht so prompt eintritt wie beim peptischen Ulkus (daher höhere Dosierung als bei Ulkus, Tachyphylaxie!).

Dosierung: **Ranitidin:** 2 × 150–300 mg/d für 6–8, evtl. bis 12 Wochen bei Ösophagitis Grad 0–I. Bei leichteren Formen der Ösophagitis ist die Gabe von 300 mg abends ebenso wirksam. **Cimetidin** 2 × 400 mg/d, **Famotidin** 20–40 mg/d.

(3) **Antazida:** Eine Beschleunigung der Abheilung erosiver Ösophagitiden ist für Antazida mit Ausnahme von Alginsäure (Gaviscon®) nicht belegt. Ihr Einsatz ist daher v. a. als symptomatische Basistherapie in der Behandlung akuter Refluxbeschwerden zu sehen, v. a. bei Refluxösophagitis Grad 0–I (▸Tab. 17.1). Als Monotherapie nicht mehr empfohlen.

Dosierung: **aluminiumhydroxidhaltige Antazida,** z. B. Maalox® 70, Gelusil® Liquid, Riopan®, Talcid® Beutel oder Tbl., 4- bis 6-mal/d, 1 h, evtl. zusätzlich 3 h nach den Mahlzeiten sowie eine Dosis vor dem Zubettgehen. Aluminiumhydroxidhaltige Antazida und **Sucralfat** (z. B. Sucrabest® Granulat oder Tabletten 3–4 × 1 g/d; Ulcogant® Suspension 3–6 × 5 ml/d) sind auch bei niedriger oder fehlender Magensäure (alkalische Refluxösophagitis nach Magenresektion) zur Adsorption der Gallensalze indiziert.

> **! WICHTIG**
> An Magnesium-/Aluminiumintoxikation bei Niereninsuffizienz denken.

Motilitätswirksame Substanzen

Diese Medikamente können zur Therapie von Refluxbeschwerden und bei leichterer Refluxkrankheit Grad 0–II sowie zur Kombination mit H_2-Rezeptorantagonisten oder PPI eingesetzt werden (▶ Tab. 17.1).

Dosierung: **Domperidon** (Motilium®) 4 × 10 mg/d p. o., ggf. 3–4 × 20 mg/d, **Metoclopramid** (Paspertin®) 4 × 10 mg/d. Arzneimittelinteraktionen (pharmakodynamisch bedingt – beschleunigte Magenentleerung –, aber auch substanzspezifisch) beachten (▶ Kap. 1.4). Bei Metoclopramid auf mögliche extrapyramidal-motorische und sedierende UAW achten (Verkehrswarnhinweis!).

Mukosaprotektive Substanzen

Zur Wirksamkeit dieser Medikamente liegen bisher nur Studien mit kleinen Fallzahlen vor. Der therapeutische Stellenwert ist eher gering.

(1) **Filmbildner Antazidum-Alginat** (Gaviscon®; s. o.): Die Kombination Antazidum-Alginat besitzt die Besonderheit, auf dem Magensaft zu schwimmen. Die Pufferkapazität ist allerdings gering, sodass seine Wirkung wohl eher physikalisch-mechanisch ist: Der visköse Schaum, der auf dem Mageninhalt schwimmt, soll durch eine „Pfropfenfunktion" gastroösophagealen Reflux erschweren oder – wenn es zu Reflux kommt – statt Magensaft refluieren und somit die Ösophagusschleimhaut vor Säure und Pepsin schützen.

Dosierung: 2 Tbl. ½–1 h nach den Mahlzeiten und vor dem Zubettgehen.

(2) **Sucralfat** (Sucrabest®, Ulkogant®): Dieses basische Aluminium-Saccharosesulfat geht mit dem Protein einer Läsion eine Verbindung ein, die einen wirksamen Schutz gegenüber aggressiven Substanzen wie Salzsäure, Gallensäuren und Pepsin darstellt.

Dosierung: 3–4 × 1 g/d für 6–8 Wochen. Gut wirksam bei galligem Reflux.

„Step-up"- oder „Step-down"-Therapiestrategie?

Bei der „Step-up"-Strategie (▶ Tab. 17.1) beginnt man die Behandlung auf der niedrigsten Stufe mit Lifestyleänderungen und Antazida. Bei Misserfolg werden H_2-Rezeptorantagonisten und ggf. PPI gegeben. Bei der „Step-down"-Strategie wird initial mit einem hoch dosierten PPI begonnen mit nachfolgendem Heruntertitrieren auf die niedrigste, die Symptomatik kontrollierende Dosis. Untersuchungen haben inzwischen gezeigt, dass die „Step-down"-Therapiestrategie schnell effektiv ist bei guter Lebensqualität und Kosten einsparen kann. Somit ist sie heute für die Akuttherapie bei NERD und ERD die Vorgehensweise der ersten Wahl. Inzwischen wird sie auch für die Langzeittherapie empfohlen, mit Ausnahme von Patienten mit schwerer Ösophagitis (Savary-Miller III und IV). Hier ist die PPI-Dauertherapie erforderlich, um ein Strikturrezidiv zu vermeiden.

Operation

Heute wegen der effizienten Pharmakotherapie, speziell mit PPI, nur noch sehr selten indiziert (offene oder laparoskopische Fundoplicatio, Gastropexie, Angelchick-Prothese u. a.), nur bei jungen Patienten, die evtl. lebenslang PPI einnehmen müssten, ferner bei Non-Adhärenz oder Therapieversagen von PPI sowie bei symptomatischem Volumenreflux.

Die axiale Hiatushernie per se stellt bei Refluxösophagitis keine OP-Indikation dar. Eine Antirefluxoperation im Stadium III und IV der Refluxösophagitis ist nach Versagen einer mindestens über 6 Monate konsequent durchgeführten konservativen Therapie mit PPI, bei Epitheldysplasien oder bei schweren Komplikationen indiziert (▶ Tab. 17.1). Endoskopische Methoden besitzen keinen Stellenwert. Bei alkalischer (galliger) Refluxösophagitis Umwandlung von Billroth I in Billroth II mit Braun-Enteroanastomose oder Roux-Y-Anastomose.

Bougierung

Bei *peptischer Striktur* (Ösophagitis Grad IV) kann die Dilatation der Stenose (bei einem Durchmesser < 9 mm, da dann mit dysphagischen Beschwerden zu rechnen ist) mit Maloney-Bougies oder auf endoskopischem Weg mittels Savary-Bougies oder Dilatationsballons durchgeführt werden. Mit Beginn der Behandlung gleichzeitige hoch dosierte Gabe von PPI, z. B. Omeprazol ≥ 40 mg/d (▶ Kap. 17.2.1, „Medikamentöse Therapie“), damit der nach Erweiterung der Stenose wieder stärkere Reflux nicht zu einem Wiederaufflammen der Ösophagitis proximal der Stenose führt.

Rezidivprophylaxe und Barrett-Ösophagus

Bei 30–80 % der Patienten, bei denen die Ösophagitis komplett abgeheilt ist, tritt ohne weitere Therapie innerhalb der nächsten 6 Monate ein Rezidiv auf. Etwa 10 % der Patienten mit erosiver und 25 % der Patienten mit ulzeröser Ösophagitis entwickeln eine Zylinderepithelmetaplasie (Endobrachyösophagus, Barrett-Syndrom). Daher jeden Schub einer erosiven oder ulzerösen Refluxösophagitis unter endoskopischer Kontrolle durch effiziente Pharmakotherapie zur Ausheilung bringen, um der Entwicklung einer Zylinderepithelmetaplasie bzw. einer Progression vorzubeugen, *Dosierung* ▶ Kap. 17.2.1, „Medikamentöse Therapie“. Eine Eradikation einer gleichzeitig bestehenden Hp-Infektion sollte durchgeführt werden. Bei Rezidiv nach Beendigung der Therapie: Dauermedikation als Rezidivprophylaxe (**Omeprazol** 20 mg/d [bis zu 40 mg/d bei Fortbestehen der Beschwerden]). Damit konnte die Rezidivrate über 1 Jahr auf 15 % gesenkt werden.

Barrett-Ösophagus: Metaplastisches Zylinderepithel hat das Plattenepithel ersetzt, meist über 3 cm Länge streifenförmig, als Insel oder über die ganze Zirkumferenz des Ösophagus. Präkanzerose, da sich in 10 % daraus ein Adenokarzinom entwickelt. Bei Vorliegen einer langstreckigen (möglicherweise auch bei kurzstreckigen) spezialisierten, intestinalisierten Zylinderepithelmetaplasie (*Barrett-Ösophagus* = Refluxösophagitis Stadium IV) werden bei Patienten in operablem Zustand jährliche endoskopische Kontrollen mit Stufenbiopsien empfohlen. Damit können *High-Grade-Dysplasien*, die einen zuverlässigen Marker für die Karzinomentwicklung darstellen, erfasst werden.

Vorgehensweise:

(1) Bei *Low-Grade-Dysplasien:* endoskopisch-histologische Überwachung alle 6, später alle 12 Monate und Antirefluxoperation.

(2) Bei *High-Grade-Dysplasien:* Junge Patienten: Ösophagusresektion. Alte Patienten oder Patienten in schlechtem Allgemeinzustand: endoskopische Kontrollen mit Biopsien alle 6 Monate oder häufiger, ggf. Behandlung des Ösophagusfrühkarzinoms mit Radiofrequenzablation (Barryx™) in Spezialzentren oder endoskopische Mukosaresektion. Systematische Langzeituntersuchungen gegen den Goldstandard Ösophagusresektion stehen jedoch noch aus.

Der Wert der Rezidivprophylaxe zur Verhütung der Zylinderepithelmetaplasie kann noch nicht abschließend beurteilt werden. In keiner Studie konnte bisher definitiv gezeigt werden, dass die Barrett-Zellmetaplasien unter PPI-Dauertherapie oder nach Antirefluxoperation verschwinden und sich das Risiko der Karzinogenese vermindert.

Bei *sekundärem gastroösophagealem Reflux,* z. B. im Rahmen einer schweren Ösophagusfunktionsstörung durch Sklerodermie oder operative Entfernung des UÖS, können durch Erhöhen des Bettkopfendes nächtlicher Reflux quantitativ reduziert und damit die Wahrscheinlichkeit einer Refluxösophagitis vermindert werden. Bei hochgradigem Reflux ist eine lebenslange Säuresuppression erforderlich.

17.2.2 Achalasie und verwandte Motilitätsstörungen

Definition

(1) **Achalasie:** primäre Motilitätsstörung der Speiseröhre unklarer Ätiologie, die durch die inkomplette bzw. fehlende reflektorische Öffnung des UÖS beim Schlucken und durch Fehlen einer geordneten Peristaltik gekennzeichnet ist. Hierdurch Behinderung des Speisentransports mit zunehmender Retention der verschluckten Ingesta und Dilatation der Speiseröhre, u. U. Entwicklung eines Megaösophagus.

(2) **Diffuser Ösophagusspasmus (DÖS):** Funktion des UÖS meist normal, Kontraktionsamplituden können peristaltisch, aber häufig repetitiv oder simultan (nichtperistaltisch) sein. Ihre Amplitude ist erhoht, die Dauer verlängert.

(3) **Hyperkontraktiler Ösophagus** (engl. „nutcracker esophagus"): Funktion des UÖS ebenfalls normal, Kontraktionsamplituden peristaltisch, jedoch von stark erhöhter Amplitude (> 160 mmHg), Dauer verlängert.

(4) **Hypertensiver unterer Ösophagussphinkter:** erhöhter Tonus (> 40 mmHg), normale Relaxation; Peristaltik normal.

Ätiologie und Pathogenese Die Ätiologie der **Achalasie** und der anderen primären Motilitätsstörungen ist nicht bekannt. Bei Achalasie findet sich u. a. eine signifikante Verminderung der Ganglienzellenzahl des Auerbach-Plexus. Psychische Probleme können die Symptomatik verstärken, haben jedoch keine kausale Bedeutung. Beim **diffusen Ösophagusspasmus** ist pathologisch-anatomisch bei den meisten Patienten eine signifikante Hypertrophie der glatten Ösophagusmuskulatur, besonders in den unteren zwei Dritteln, zu beobachten.

Klinik: Leitsymptome und -befunde

(1) **Achalasie:** Dysphagie, bei festen Speisen ausgeprägter als bei flüssiger Nahrung, Regurgitation. Im Verlauf der Erkrankung Gewichtsverlust, retrosternale krampfartige Schmerzen, speziell bei der hypermotilen Form der Achalasie. Komplikationen: nächtliche Aspiration mit chronischer Bronchitis bzw. Bronchopneumonien, selten Blutung, Tracheakompression, Singultus oder Arrhythmien.

(2) **Diffuser Ösophagusspasmus:** Dysphagie gleichermaßen für Flüssigkeiten wie für feste Speisen, retrosternale Schmerzen, die einer Angina pectoris ähneln und differenzialdiagnostische Probleme bereiten können. Im Gegensatz zur Achalasie selten Gewichtsabnahme.

Diagnostische Hinweise Anamnese, Ösophagus-Breischluck, Endoskopie (Tumorausschluss) und Ösophagusmanometrie (zuverlässigste Methode zur Klassifikation, wenn die vorgenannten Methoden bereits auf eine primäre Ösophagusfunktionsstörung hinweisen). Differenzialdiagnostischer Ausschluss mediastinaler Prozesse sowie einer KHK.

Therapie

Die Behandlung der ösophagealen Funktionsstörungen ist palliativ, da keine Maßnahme die gestörte Motilität auf Dauer normalisieren kann. Ziel der Behandlung bei Achalasie ist die Reduktion des Sphinkterwiderstands primär durch mechanische Maßnahmen. Bei den übrigen Syndromen zielt die Therapie auf die Beseitigung von Dysphagie und Schmerz durch Herabsetzung der starken Kontraktionen. In diesen Fällen wird dies primär medikamentös, in zweiter Linie mechanisch (Dilatation oder Myotomie) versucht.

Behandlung bei Achalasie

Nichtmedikamentöse Therapie

(1) *Dilatationsbehandlung:* Durch Dilatation des Sphinktersegments mittels pneumatischer Dilatation (Rigiflex®-Ballon) auf 3, 3,5 oder 4 cm kann in entsprechend eingerichteten und erfahrenen Zentren die Symptomatik der Achalasie in ca. 60–93 % gut bis sehr gut gebessert werden. Häufig sind mehrere Dilatationen notwendig. Die Erfolge sind bei älteren Patienten signifikant besser als bei jüngeren. Perforationen kommen in etwa 2–4 % vor, die Mortalität liegt bei 0,2 %. Durch die Dilatationsbehandlung wird eine signifikante Druckreduktion im UÖS mit konsekutiver Passageverbesserung erreicht. Die nach Operationen (s. u.) beobachtete gefürchtete Refluxösophagitis mit möglicher Entwicklung einer peptischen Striktur wurde bisher nach pneumatischer Dilatation nicht beobachtet.

(2) *Myotomie* nach Heller (heute meist als MIC laparo- oder thorakoskopisch durchgeführt): Die Indikation zur OP sollte nur dann gestellt werden, wenn die Dehnungsbehandlung durch Elongation mit Abknickung des Ösophagus technisch unmöglich ist oder wiederholte Dehnungen nicht zu einer anhaltenden Beschwerdefreiheit geführt haben. Der therapeutische Erfolg des Eingriffs ist in 80–85 % der Fälle sehr gut. Die Komplikationsrate liegt bei 3–4 %, die Mortalität wird mit bis zu 1,4 % angegeben. Komplikation ist die z. T. schwere Refluxösophagitis, die sich bei 10–20 % der Patienten entwickelt. Die Frage einer routinemäßigen Antirefluxoperation wird gegenwärtig noch kontrovers beurteilt. Eine Alternative zur Myotomie nach Heller stellt möglicherweise die perorale endoskopische Myotomie (POEM) dar.

Pharmakotherapie

Die medikamentöse Senkung des Sphinkterwiderstands ist in Einzelfällen erfolgreich, muss jedoch generell noch als unbefriedigend angesehen werden. Erprobt wurden die Kalziumantagonisten **Nifedipin, Verapamil, Diltiazem** und lang wirkende **Nitrate** (z. B. Isosorbid-Dinitrat). Die umfangreichsten Erfahrungen liegen mit Nifedipin vor. **Nifedipin** als Kapsel 3–4 × 10–20 mg/d ½ h vor den Mahlzeiten. **Isosorbid-Dinitrat:** 3–4 × 5–10 mg/d, ebenfalls vor den Mahlzeiten. Die endoskopisch-intrasphinktäre Injektion von Botulinustoxin (Botox®; Hemmung der Acetylcholinfreisetzung aus dem myenterischen Plexus; 5–10 E pro Quadrant intrasphinktär) befindet sich noch im Erprobungsstadium; die 1-Jahres-Erfolgsraten liegen unter 70 %.

Behandlung bei diffusem Ösophagusspasmus und anderen Motilitätsstörungen

Pharmakotherapie

„Kleine Psychotherapie", d. h. Beruhigung der Patienten durch Information über die Gutartigkeit ihres Leidens. Die günstige Wirkung einer niedrig dosierten Antidepressivatherapie konnte erstmals mit **Trazodon-HCl** (Thombran®) nachgewiesen werden. *Dosierung:* einschleichend bis zu 3 × 50 mg/d p. o. Behandlung heftiger Schmerzanfälle mit Kalziumantagonisten (z. B. Nifedipin, 3 × 10–30 mg/d.

Operative Maßnahmen

Bei hartnäckigen und gravierenden Beschwerden, die sich durch keine der genannten Maßnahmen bessern lassen, kann in Ausnahmefällen eine lange, extrasphinktäre Myotomie indiziert sein.

17.2.3 Infektionen des Ösophagus

Definition Entzündliche Veränderungen der Speiseröhre, ausgelöst durch Pilze (Candida albicans u. Ä.), Viren (CMV, HSV, EBV) oder Bakterien (z. B. Streptokokken).

Ätiologie, Pathogenese und Klinik Die häufigsten prädisponierenden Faktoren dieser Infektionen sind Störungen der Abwehrlage durch Immunsuppressiva, Breitbandantibiotika, Tumorerkrankungen, Diabetes mellitus, AIDS oder Zytostatikatherapie. Sie können sich jedoch in seltenen Fällen auch ohne diese Faktoren entwickeln. Häufig werden die Infektionen erst zufällig bei der Autopsie oder während einer aus anderen Gründen durchgeführten Endoskopie entdeckt, wenn nicht Dysphagie oder Odynophagie auf einen Ösophagusbefall hinweisen. Sicherung der Diagnose durch Endoskopie mit Bürstenabstrich, Biopsie und Kultur (häufig Mischinfektion von Candida und Herpes simplex).

Therapie

Symptomatische Therapie

Symptomatisch kann zur Linderung der Schmerzen beim Schlucken **Xylocain®-Viskös** bzw. **Tepilta®** (Oxetacain + Aluminium-/Magnesiumhydroxid) gegeben werden.

Spezielle Therapie

Die Vorgehensweise richtet sich nach dem klinischen und immunologischen Status des Patienten.

(1) *Soorösophagitis:* Da es bei Soorösophagitis zu einer systemischen Infektion durch Pilzinvasion in die Blutbahn kommen kann, ist eine Einleitung der Therapie auch vor dem mykologischen Erregernachweis berechtigt.

- **Lokale Mykostatika** erreichen nur die oropharyngeale Candidiasis, aber nicht die Candidaösophagitis.
- **Systemische Behandlung** (▶ Kap. 26.4): **Fluconazol** 1 × 100 mg/d, ggf. 200 mg/d p. o.; zur Rezidivprophylaxe 50–100 mg/d p. o. (Kps. oder Saft). Alternativ **Itraconazol** 100–400 mg/d p. o. Bei hochgradiger Abwehrschwäche, z. B. bei HIV-Patienten, kann wegen Rezidivneigung eine Dauertherapie mit 50–100 mg/d Fluconazol erforderlich sein.

(2) *Herpesvirusösophagitis (HSV):* Eine kausale Therapie ist bis jetzt nicht etabliert. Bei Patienten unter immunsuppressiver Therapie führt die Dosisreduktion meist zur Abheilung der Ösophagitis; bei Tumorpatienten nächsten Therapiezyklus verschieben bis zur Abheilung. Der Wert virustatischer Medikamente (z. B. Aciclovir) für die HSV-Ösophagitis ist noch nicht belegt. Ein Therapieversuch erscheint jedoch bei den Patienten gerechtfertigt, bei denen keine Besserung nach Reduktion der immunsuppressiven Therapie eintritt oder die eine solche Reduktion nicht tolerieren. **Aciclovir** 5–7,5 mg/kg alle 8 h i. v. für mindestens 5 Tage (▶ Kap. 26.2, ▶ Kap. 9.3.2.1); oral Aciclovir 5 × 400 mg/d. Alternativ bei HIV-Patienten **Valaciclovir** 3 × 1 g/d p. o. oder **Famciclovir** 4 × 500 mg/d p. o.

(3) *Zytomegalievirusösophagitis:* **Valganciclovir** 2 × 900 mg/d p. o., **Ganciclovir** i. v. 2 × 5 mg/kg KG; Suppressionsbehandlung: 1 × 5 mg/kg KG 3- bis 7-mal/Woche oder **Foscarnet** 2 × 90 mg/kg KG/d i. v. Gegebenenfalls Erhaltungstherapie bei HIV-Patienten mit Valganciclovir 2 × 450 mg/d p. o. oder Foscarnet 120 mg/kg KG/d i. v. an 5 Tagen pro Woche.

Prophylaxe

Die prophylaktische Gabe von **Amphotericin B** (Ampho-Moronal®) p. o. vor Beginn einer Zytostatikabehandlung hat sich in den meisten onkologischen Zentren etabliert.

17.2.4 Schädigung der Speiseröhre durch Medikamente, Säuren und Laugen

Eine Reihe von Medikamenten (Emeproniumbromid, Doxycyclin und andere Tetrazykline, KCl-retard, Eisensulfat, Bisphosphonate, z. B. Alendronat u. a.) kann, wenn mit zu wenig Wasser eingenommen, Schleimhautläsionen bis hin zu akuten Ulzerationen mit der Gefahr von Perforation und Striktur am Ösophagus erzeugen. Beobachtet werden Schleimhautläsionen besonders bei bettlägerigen und alten Patienten, aber auch bei jüngeren Patienten, wenn die genannten Medikamente ohne oder mit sehr wenig Flüssigkeit unmittelbar vor dem Zubettgehen eingenommen werden. Bei Verätzungen durch Säuren oder Laugen, z. B. in Reinigungsmitteln, in suizidaler Absicht, Asservierung der Noxe.

Klinik Akute Dysphagie, Odynophagie und Erbrechen. Zeichen der Peritonitis, Mediastinitis oder Schock weisen auf eine Perforation hin.

Diagnostik Gastroskopie so früh wie möglich. Kein Röntgen-Ösophagus-Breischluck, da zu geringe Sensitivität. Bei akuter Verätzung zusätzlich Röntgenbilder von Thorax und Abdomen („freie Luft"), sowie CT-Thorax/Abdomen.

Therapie

Medikamentös induzierte Ösophagusulzera heilen ohne spezielle Therapie rasch innerhalb von 1–3 Wochen ab. Der Wert zusätzlicher Maßnahmen wie Gabe von Antazida und PPI, z. B. Omeprazol 40 mg abends, ist in Studien nicht belegt; zur symptomatischen Behandlung der Schluckbeschwerden kann Tepilta® 4 × 2 Teel./d bis zur Schmerzfreiheit gegeben werden.

Zur Verhütung von Ösophagusläsionen Tabletten oder Kapseln, speziell der genannten Substanzklassen, in aufrechter Position (für mindestens 90 sec) mit mindestens 150 ml Wasser (Menge eines normalen Trinkglases) einnehmen lassen. Bei bettlägerigen Patienten sollte darüber hinaus nach Möglichkeit auf flüssige Darreichungsformen ausgewichen werden. Bei Ösophagusstenosen und Motilitätsstörungen der Speiseröhre potenziell schleimhautschädigende Medikamente vermeiden!

Bei akuter Verätzung kann durch Trinken von Wasser eine Verdünnung versucht werden. Kein Erbrechen induzieren und keine Magensonde zur Spülung wegen Perforationsgefahr! Weiterbehandlung auf Intensivstation mit Nahrungskarenz, parenteraler Ernährung und PPI i. v., z. B. Omeprazol 2 × 40 mg/d. Bei ausgeprägten Verätzungen Grad II und III werden gleichzeitig Antibiotika, z. B. Ciprofloxacin (Ciprobay® 2 × 400 mg i. v.) und hohe Dosen von Steroiden verabreicht, obwohl die Verhinderung einer späteren Strikturbildung im Ösophagus nicht eindeutig erwiesen ist und Steroide das Infektionsrisiko steigern.

17.2.5 Mallory-Weiss-Syndrom, Boerhaave-Syndrom

Definition Als **Mallory-Weiss-Syndrom** wird ein durch Erbrechen hervorgerufener Schleimhautriss am gastroösophagealen Übergang bezeichnet, der häufig von einer gastrointestinalen Blutung begleitet ist. Unter **Boerhaave-Syndrom** wird eine komplette Ruptur des Ösophagus verstanden, die ebenfalls nach Erbrechen, aber auch nach starken intraabdominalen Druckerhöhungen wie schwerem Heben auftreten kann. Kommt gehäuft vor bei Alkoholikern.

Diagnostik Gastroskopie, Röntgen-Thorax und -Abdomen, CT Thorax und Abdomen.

THERAPIE

Die meisten Mallory-Weiss-Läsionen heilen unter konservativer Therapie ab (Antazida, PPI, ▶ Kap. 17.5.1, „Therapie"). Die Ösophagusruptur muss sofort operativ versorgt werden. Lässt der Zustand des Patienten einen operativen Eingriff nicht zu, kann konservativ mit Absaugen des Mageninhalts, Breitbandantibiotika-Prophylaxe und ggf. Drainage des Mediastinums sowie Stent-Einlage in den Ösophagus therapiert werden.

17.2.6 Ösophaguskarzinom

▶ Kap. 22.2.4.1.

17.3 Gastritis

Definition Entzündliche Infiltration der Magenschleimhaut (akute Gastritis: neutrophile Granulozyten; chronische Gastritis: Lymphozyten und Plasmazellen).

Zwischen dem klinischen, endoskopischen und histologischen Begriff Gastritis bestehen große Unterschiede:

(1) Die Symptome des Patienten zeigen keine Beziehung zum Grad der Magenschleimhautentzündung.

(2) Das endoskopische Bild korreliert nicht mit den histologischen Veränderungen der Mukosa.

(3) Die Schleimhaut des Magens ist schmerzfrei.

Wegen dieser Differenzen sollen bei jeder Gastroskopie Biopsien aus makroskopisch veränderter und unveränderter Mukosa in Antrum und Korpus durchgeführt werden. Die Klassifikation der Pathologen in Autoimmungastritis (Typ A, 2–5 %), bakteriell bedingte Gastritis (Typ B, ca. 80 %), chemisch-toxisch bedingte Gastritis (Typ C, ca. 15 %), lymphozytäre Gastritis und Sonderformen wurde durch die Sydney-Klassifikation ergänzt: akute Gastritis, chronische Gastritis und Sonderformen. Doch sollten neben der endoskopisch makroskopischen Beschreibung (Erythem, Erosion, Blutung etc.) in der Diagnose noch Ätiologie, Magenregion, Histologie und Ausmaß der Entzündung angegeben werden, z. B. Hp-bedingte chronische Antrumgastritis leichten Grades mit hoher Aktivität.

17.3.1 Akute Gastritis (hämorrhagische, erosive Gastritis)

Definition Polyätiologische, mit Hyperämie, granulozytärer Zellinfiltration und Erosionen einhergehende passagere Entzündung der Magenschleimhaut.

Ätiologie und Pathogenese Infektionen (Helicobacter pylori in über 80 %, Streptokokken, Viren, Salmonellen), Alkoholexzesse, Medikamente (Zytostatika), verdorbene Nahrungsmittel, Stress (schwere Traumen, Operationen, Sepsis), Nahrungsmittelallergie. In etwa 10 % verursacht durch Einnahme salizylsäurehaltiger Medikamente und anderer NSAR, die die Prostaglandinsynthese hemmen und die Magenschleimhaut direkt schädigen (▶ Kap. 17.5.2).

Klinik Manchmal Druckgefühl, Schmerzen im mittleren Oberbauch, Nausea, evtl. Erbrechen.

THERAPIE

(1) *Diät und Flüssigkeitszufuhr:* bei schweren Formen Nahrungskarenz und ausreichende Flüssigkeitszufuhr (Tee; elektrolythaltiges Wasser). Noxen meiden (Kaffee, Alkohol, Nikotin). Bei Rückgang der Beschwerden vom 2. Tag an leicht verdauliche Kohlenhydrate (Haferschleim, Grieß- oder Reisbrei, Toast). Bei guter Verträglichkeit Zulage leicht ver-

daulicher Nahrungsmittel wie Quark, gekochtes Kalbfleisch, Fisch, langsamer Übergang auf normale Kost.

(2) *Spezielle Maßnahmen:* bei schwerer Dehydratation infolge Erbrechens parenterale Flüssigkeitszufuhr (▶ Kap. 19.12). Behandlungsversuch mit motilitätsbeeinflussenden, antiemetisch wirkenden Medikamenten wie **Metoclopramid, Domperidon** 3 × 1–2 Tbl./d und einem **Antazidum** (z. B. Magaldrat Riopan® 800 3 × 1 Tbl./d). Wenn durch NSAR verursacht, dieses absetzen und Gabe von PPI, z. B. **Omeprazol** 40 mg, 1 Tbl./d über 1–2 Wochen. Ist Dauertherapie mit NSAR erforderlich, z. B. bei chronischer Polyarthritis, gleichzeitig PPI, z. B. **Omeprazol, Lansoprazol** oder **Pantoprazol** 20–40 mg morgens verabreichen.

! WICHTIG
Verschwinden die Beschwerden unter dieser Therapie über 3 Wochen nicht, Diagnose akute Gastritis durch Oberbauchsonogramm und Gastroskopie mit Biopsien überprüfen.

17.3.2 Chronische Gastritis

Definition Häufige, mit dem Lebensalter zunehmende, chronische Magenschleimhautentzündung. Histologisch lässt sich eine Oberflächengastritis (lymphozytäre und plasmazelluläre Infiltration) von einer chronisch-atrophischen Form (Drüsenschwund mit Entdifferenzierung der spezifischen Zellen) abgrenzen. Die seltene atrophische Gastritis Typ A vom Perniziosatyp im Korpus gilt als fakultative Präkanzerose.

Ätiologie und Pathogenese Bei der seltenen atrophischen Gastritis Typ A bestehen Autoantikörper gegen Parietalzellen (Autoimmungastritis). Die Antrumgastritis Typ B wird durch Hp, die Gastritis Typ C durch Noxen wie Gallereflux und NSAR induziert. Die chronische Gastritis mit Hp führt in 10–15 % zu einem Ulcus pepticum im Magen und Duodenum, selten zu einem MALT-Lymphom, und erhöht die Inzidenz eines Magenkarzinoms um das Dreifache.

Klinik

! WICHTIG
Gastritis ist eine histologische Diagnose, sie ist klinisch und röntgenologisch nicht zu stellen. Histologisch nachgewiesene Gastritiden mit und ohne Hp-Nachweis verlaufen ebenso oft beschwerdefrei wie Beschwerden vom „Gastritistyp“ auch ohne Gastritis bestehen können.

Therapie

Sub- bzw. Anazidität bedarf keiner Therapie (▶ Kap. 17.5.1). Eine ausreichende Säuresubstitution ist praktisch nicht erreichbar, die Verdauung wird durch das Pankreas ausreichend gewährleistet.

Die Prävalenz der Hp-Infektion in Deutschland steigt mit dem Lebensalter an und beträgt bei Erwachsenen 24 %, ist aber deutlich höher bei Immigranten (36–86 %). Der Nachweis von Hp im Magen korreliert nicht mit der Häufigkeit einer Gastritis, sodass sich die Frage stellt, ob bei jedem eine Eradikationstherapie durchgeführt werden muss. Es wird empfohlen, Patienten mit Symptomen und histologisch nachgewiesener Gastritis mit Hp zu behandeln (▶ Kap. 17.5.1, „Kausale Therapie der Helicobacter pylori-positiven Ulkuskrankheit“), wobei erfahrungsgemäß nicht alle Patienten beschwerdefrei werden (▶ Kap. 17.5.1, „Pharmakotherapie und -prophylaxe“). Auch die asymptomatische chronische Hp-assoziierte Gastritis kann unter den Aspekten der Karzinomprävention oder künftiger NSAR- bzw. ASS-Medikation einer Eradikationsbehandlung unterzogen werden. Die Hp-Infektion kann mit übermäßiger, aber auch supprimierter Magensäuresekretion einhergehen, die sich nach Eradikation von Hp normalisiert. Wenn auch die Eradikation von Helicobacter (▶ Kap. 17.5.1, „Kausale Therapie der Hp-positiven Ulkuskrankheit") die Entzündungsaktivität und Epithelschäden der Gastritis deutlich verbessert, bleiben intestinale Metaplasie und Atrophie der Magenschleimhaut unverändert bestehen. Blutungen aus Magenerosionen sistieren rasch unter Nahrungskarenz und **Omeprazol** (40 mg, 2 × 1 Infusion/d für 2 Tage) oder **H_2-Blockern** (z. B. Ranitidin 2 × 100 mg/d i. v. für 2 Tage).

17.4 Funktionelle Störungen des Magen-Darm-Trakts

Fast die Hälfte aller Patienten, die einen Gastroenterologen aufsuchen, leidet an funktionellen Magen-Darm-Beschwerden. Die klinische Bedeutung dieses funktionellen Symptomenkomplexes liegt neben seiner Häufigkeit darin, dass dieser Symptomatik auch schwerwiegende organische Ursachen, z. B. ein Karzinom, zugrunde liegen können. Nach dem Rom-II-Konsens werden sechs gastroenterologische funktionelle Störungen unterschieden: ösophageale Störungen, gastroduodenale Störungen, Dickdarmstörungen, funktionelle abdominale Schmerzen, funktionelle Störungen des Galle-Pankreas-Systems, anorektale Störungen. Die funktionellen Störungen können sich überlappen, beim gleichen Patienten abwechselnd auftreten, nach beschwerdefreien Intervallen rezidivieren. Zwei Drittel der Patienten sind Frauen.

Definition Funktionelle Störungen sind das Ergebnis krankhaft veränderter Funktionen des Magen-Darm-Trakts, ohne dass biochemische und/oder morphologische Veränderungen mit den üblichen diagnostischen Maßnahmen nachweisbar sind.

Ätiologie und Pathogenese Pathophysiologisch finden sich erniedrigte Wahrnehmungsschwellen für mechanische und chemische Reize, die Ursache dafür ist ungeklärt (frühere Entzündung des Magen-Darm-Trakts, psychischer Stress etc.). Diese viszerale Hypersensitivität führt zu gestörter Motilität in den verschiedenen Abschnitten des Gastrointestinaltrakts. Etwa die Hälfte der Patienten leidet an psychischen Störungen wie Depression, Angst, Hypochondrie (Somatisierung von Beschwerden) und pathologischer Stressverarbeitung. Es sei aber angemerkt, dass Patienten mit funktionellen gastrointestinalen Beschwerden, die wegen dieser Beschwerden keinen Arzt aufsuchen (große Mehrzahl), sich psychisch nicht von der Normalbevölkerung unterscheiden. Ungesichert im Zusammenhang mit funktionellen Magen-Darm-Syndromen ist die Bedeutung von Nahrungsmittelunverträglichkeiten, Infektion mit Hp, gastroösophagealem Reflux bei fehlenden morphologischen Veränderungen und der Aerophagie.

Da im Einzelfall eine Trennung der sechs funktionellen Störungen nicht immer möglich ist, diese sich häufig überlappen und eine Trennung wegen vielfach identischer therapeutischer Maßnahmen auch nicht immer nötig ist, werden sie in zwei Symptomenkomplexen zusammengefasst:

(1) funktionelle Dyspepsie (ösophageale, gastroduodenale und Galle-Pankreas-Störung),

(2) Reizdarmsyndrom (abdominale Schmerzen, Dickdarm- und anorektale Störungen).

Klinik

(1) **Funktionelle Dyspepsie** (non-ulcer dyspepsia, NUD) ist gekennzeichnet durch
- eine Beeinträchtigung der Lebensqualität
- länger als 3 Monate anhaltende, meist variable Oberbauchbeschwerden, frühes Sättigungsgefühl, Völlegefühl, nichtsaures Aufstoßen, Übelkeit, gelegentlich Erbrechen, Sodbrennen (als Begleitsymptom)
- die Abwesenheit anderer Krankheiten, die die Beschwerden wahrscheinlich erklären

Nach den Symptomen unterscheidet man folgende Untergruppen:

- **Reflux-Typ** mit Aufstoßen und Sodbrennen. Abzugrenzen ist eine Refluxösophagitis (eine GERD kann auch ohne Refluxösophagitis bestehen).
- **Dysmotilitätstyp** mit Stasesymptomen: Druck im Oberbauch, Völlegefühl, Übelkeit, Brechreiz, schnelles Sättigungsgefühl, Blähungen. Die Beschwerden sind postprandial verstärkt.
- **Ulkustyp** mit Schmerzen im Epigastrium, Nüchternschmerz. Besserung postprandial. Werden die Beschwerden im rechten Oberbauch lokalisiert, sprechen manche von einer „Gallenwegsdyskinesie".

(2) **Reizdarmsyndrom** (Colon irritabile, irritable bowel syndrome, IBS): Es bestehen chronische, d.h. länger als 3 Monate bestehende Beschwerden, häufig Bauchschmerzen, oft in Beziehung zur Defäkation (meist Erleichterung), die sich im Vergleich zu vorher verändert hat bzgl. Frequenz (häufiger oder seltener), Konsistenz (breiig, wässrig, hart, Schafkotstuhl) und Entleerungsform (gesteigerter Stuhldrang, mühsame Entleerung, Schleimabgang, Gefühl der inkompletten Entleerung), Blähungen.

Bei beiden Symptomkomplexen werden häufig extraintestinale Beschwerden angegeben wie Mattigkeit, Schlafstörungen, Kopfschmerzen, Rückenschmerzen, Depression, Angstzustände, funktionelle Herzbeschwerden und Menstruationsbeschwerden.

Die Diagnose der funktionellen Magen-Darm-Erkrankung ist eine Ausschlussdiagnose. Die folgenschwerste Differenzialdiagnose betrifft das Karzinom. Hinweise auf die funktionelle Natur der beiden Syndrome sind eine Verlaufsdauer > 2 Jahre, die Wechselhaftigkeit der Beschwerden, fehlender Gewichtsverlust und fehlende nächtliche Beschwerden. Gegen eine funktionelle Magen-Darm-Störung sprechen kurze Anamnese, Gewichtsverlust, Blut im Stuhl, Fieber, keine Besserung in Entlastungssituation, Störung der Nachtruhe durch die Symptome und Progredienz der Beschwerden.

Diagnostik Bei der Vielzahl der differenzialdiagnostischen Möglichkeiten ist eine umfassende Diagnostik praktisch weder durchführbar noch i.d.R. erforderlich. Das Ausmaß der Diagnostik wird bestimmt durch die technischen Möglichkeiten, die Kosten und besonders durch die Erfahrung des Untersuchers.

Die Basisdiagnostik, die besonders den Karzinomausschluss zu berücksichtigen hat, besteht in einer ausführlichen Anamnese, die auch Familienanamnese, Dauer und Wechselhaftigkeit der Beschwerden, Fragen nach den Lebensumständen, Stress, Medikamenteneinnahme, Milchintoleranz und Genussgiften einbezieht, sowie in der körperlichen Untersuchung und einer Oberbauchsonografie. Bei älteren Menschen und bei Erstmanifestation auch in jüngeren Jahren Ultraschalluntersuchung des Abdomens sowie Endoskopie des oberen und unteren Magen-Darm-Trakts einschließlich oraler Endosonografie durchführen. **Laboruntersuchungen:** Blutbild (Anämie, Entzündung, Eosinophilie), BSG, Elektrolyte (Hypokaliämie, Hyperkalzämie), TSH basal, Serumamylase, Lipase, Haemoccult®-Test, Laktoseintoleranz (Atemanalytik, Gentest). Stuhluntersuchung auf Wurmeier und Lamblien. Differenzialdiagnostischer Ausschluss von Hyperparathyreoidismus, familiärem Mittelmeerfieber und akuter Porphyrie.

Therapie

Allgemeine Maßnahmen

(1) *Aufklärung über die Art der Erkrankung:* Nach der negativ verlaufenen klinischen Durchuntersuchung muss man dem Patienten eingehend das Fehlen einer organischen Erkrankung erläutern, ihm v.a. die Angst vor Krebs nehmen (Kanzerophobie!), psychosomatische Zusammenhänge aufzeigen und Beziehungen zu seiner Lebensweise herstellen. Die Beschwerden sind für den Patienten real und lästig, sie sollten nicht bagatellisiert, sondern vom Arzt als therapiebedürftig angenommen werden. Gesprächstherapie im Sinne einer

kleinen Psychotherapie mit Erläuterung des Stellenwerts funktioneller Beschwerden ist die wichtigste therapeutische Maßnahme.

(2) *Ernährungsberatung:* kein hastiges Essen (mit Zeitunglesen), sorgfältiges Kauen, ausreichende Flüssigkeitsaufnahme (2–3 l/d), individuelle Nahrungsmittelunverträglichkeit berücksichtigen, evtl. vorübergehend schwer verdauliche, blähende Speisen (Hülsenfrüchte, Kohlgemüse) meiden, Abbau von Genussmittelabusus (Kaffee, Alkohol).

(3) *Hilfen bei der Stressverarbeitung:* Regelmäßigkeit im Tagesablauf (ausreichender Schlaf), täglich körperliche Bewegung mit ausreichender körperlicher Belastung (Jogging, Gymnastik, Schwimmen etc.) für mindestens 20 min; Wechseldusche mit Bürstenmassagen; autogenes Training; Meditation; Hobbypflege (Musizieren, Sammeln, Malen etc.). Evtl. Psychotherapie.

Medikamentöse Therapie

Therapie der funktionellen Dyspepsie

Die medikamentöse Therapie ist durch die Untergruppen teilweise vorgegeben:

(1) Stehen *Refluxbeschwerden* und *Sodbrennen* im Vordergrund, werden bevorzugt **PPI** (Esomeprazol 20 mg/d, Omeprazol 20 mg/d oder Pantoprozol 40 mg/d) oder **H_2-Blocker** (Famotidin 1 × 40 mg/d, Ranitidin 2 × 150 mg/d) eingesetzt.

(2) Beim *Dysmotilitätstyp mit Stasesymptomen* zusätzlich Prokinetika wie **Metoclopramid** oder **Domperidon** jeweils 3-mal täglich vor den Mahlzeiten.

(3) Beim *„Ulkustyp" (NUD)* stehen wiederum PPI und H_2-Blocker im Vordergrund. Wird eine Gastritis mit Hp nachgewiesen, empfiehlt sich eine Eradikationstherapie (▶ Kap. 17.5.1, „Pharmakotherapie und -prophylaxe"). Wenn auch nicht alle Patienten dadurch beschwerdefrei werden, so führt die erfolgreiche Helicobacter-Sanierung zur Ausheilung der Gastritis und beugt weiteren Erkrankungen wie Ulcus pepticum, MALT-Lymphom und Magenkarzinom vor.

Therapeutika mit teilweise unklarem Wirkmechanismus und nicht gesicherter Effektivität sind: Iberogast® Tinktur 3 × 20 Tr. vor den Mahlzeiten, Simeticon (Lefax®-Tropfen) 3 × 1 Teel. nach den Mahlzeiten, Sulpirid (Dogmatil® 50 mg) 3 × 1 Kps./d, Amitriptylin (Saroten® 10 mg) 3 × 1 Tbl./d.

Therapie des Reizdarmsyndroms

Es gibt kein universelles, kausales Mittel gegen das Reizdarmsyndrom.

Entsprechend der Symptomatik wird Folgendes empfohlen:

(1) *Stuhlregulierung* bei Neigung zur *Obstipation* durch unverdauliche Faserstoffe wie Kleie und Leinsamen, soweit sie gut vertragen werden (evtl. vermehrte Flatulenz). Weniger Blähungen bilden wasserlösliche **Gelbildner** (Pektine, Mucilaginosa wie Mucofalk, Metamucil 1–2 Btl./d und reichlich Flüssigkeitsaufnahme). Gegebenenfalls ergänzen durch Laxativa wie **Lactulose** (20–40 ml/d), selten ist Bisacodyl (Dulcolax® 1 Tbl./d) zusätzlich erforderlich. Beim Obstipationstyp bei Frauen kann Prucaloprid (Resolor® 1 × 1–2 mg/d) hilfreich sein. Bei (mittel-)schwerem Reizdarmsyndrom mit Obstipation Linaclotid (Constella®, 1 × 290 µg/d).

(2) Bei Neigung zu *Diarrhö* können ebenfalls **Gelbildner** wie Mucofalk®, Metamucil® 1–2 Btl./d ohne Nachtrinken von Flüssigkeit eingesetzt werden. Dabei größere Mengen von Obst, Zitrusfrüchten, Kaffee und Milch (Lactulose!) meiden. Zusätzlich kann **Loperamid** (Imodium® 2 mg bis zu 6-mal pro Tag) die Diarrhö bremsen.

(3) Bei *krampfartigen Bauchschmerzen* helfen **Butylscopolamin** (Buscopan® 3 × 1 Tbl./d), **Trospiumchlorid** (Spasmex® 15 mg, 3 × 1 Tbl./d) oder **Mebeverin** (Duspatal® 3 × 2 Tbl./d).

(4) Bei starken *Blähungen* haben **Simeticon** (Lefax® 3 × 2 Tbl./d), Phytotherapie mit Iberogast® und Bakterienpräparate wie Mutaflor® (2 × 100 mg/d) positive Wirkungen gezeigt.

17

17.5 Ulcus pepticum („Ulkuskrankheit")

17.5.1 Unkompliziertes peptisches Ulkus

Definition Das peptische Ulkus ist ein kraterförmiger Schleimhautdefekt, der über die Lamina muscularis mucosae hinaus in die Magen-Darm-Wand penetriert.

Ätiologie und Pathogenese Ätiologisch ungeklärte Resistenzminderung der Schleimhaut gegen Salzsäure und Pepsin. „Ohne Säure kein peptisches Ulkus." Neben diesem Postulat hat sich ein zweites „ohne Helicobacter pylori kein Ulkus" etabliert. Drei Faktoren spielen eine Hauptrolle:

(1) Infektion mit Hp,

(2) Einnahme von NSAR,

(3) Überproduktion von Säure, z. B. Gastrinom.

Begünstigende Faktoren: psychische Belastungen, Rauchen, Krankheitsstress (Schock, Sepsis, Verbrennungen, postoperativ), Leberzirrhose, portokavaler Shunt, chronische Lungenkrankheiten, primärer Hyperparathyreoidismus, Polycythaemia vera. Der Ulkusschmerz scheint durch Säureeinwirkung und Störungen der Motilität zu entstehen.

Das Ulcus ventriculi ist seltener (♂ : ♀ = 1 : 1) als das Ulcus duodeni (♂ : ♀ = 2 : 1).

Klinik: Leitsymptome und -befunde Brennende, bohrende, nagende, gelegentlich krampfartige Schmerzen im Epigastrium, evtl. durch Nahrungsaufnahme gebessert (Säureneutralisation).

> **! WICHTIG**
> Bis zu 30 % der Ulzera machen keine subjektiven Beschwerden. Oft keine Korrelation der Beschwerden zu Größe und Abheilungsstadium des Ulkus.

Komplikationen Blutung, Penetration, Perforation, Stenose. Rezidive treten in 50–80 % auf, wenn die Ursachen nicht beseitigt wurden.

Differenzialdiagnose Funktionelle Magen-Darm-Störungen, Gastritis, Cholezystolithiasis, Pankreatitis, Refluxösophagitis, Angina pectoris, Tumoren von Magen, Pankreas und Kolon.

Laborwerte und Ultraschall können die Diagnose Ulcus pepticum nicht sichern. Diese wird gesichert durch eine Gastroduodenoskopie. Eine Röntgenuntersuchung des Magens ist nur bei Verdacht auf funktionelle Stenosierung erforderlich.

Diagnostik Ein Ulcus duodeni geht zu über 90 % mit einer Hp-Infektion einher und bedarf keiner bioptischen Absicherung. Beim Ulcus ventriculi sollten neben den Biopsien aus Ulkusrand und Ulkusgrund (8–10) zum Karzinomausschluss auch Biopsien (je 2) aus Antrum und Korpus entnommen werden zum Nachweis von Hp, der bei über 70 % nachweisbar ist (schon bei etwa 50 % der Normalbevölkerung in Europa!).

> **! WICHTIG**
> Jedes Magenulkus ist karzinomverdächtig. Daher ist seine vollständige Abheilung nach adäquater Therapie endoskopisch zu überprüfen.

Helicobacter pylori (Hp) Übertragungsweg von Mensch zu Mensch (fäkal-oral?) nicht gesichert. Außer Urease produziert er zytotoxische Enzyme (VacA, CagA), die zur Entzündungsreaktion in der Mukosa und zur Bildung von Serumantikörpern führen. Er siedelt nur auf Magenschleimhaut, eine gastrale Metaplasie im Bulbus duodeni ist Voraussetzung für 90 % aller Duodenalulzera. Die entzündliche Reaktion der Magenschleimhaut auf Hp (Gastritis, Ulkus) ist im Einzelfall abhängig von der Pathogenität des Keims (verschiedene Hp-Stämme mit Unterschieden in Mobilität, Adhärenzfaktoren, Ureaseabgabe und Zytotoxinen) und der Resistenz der Patienten. Auch nach Eradikation von Hp kommt es zur Wiederbesiedlung (etwa 2 %/Jahr), wobei die Risikofaktoren noch unklar sind. Nichtinvasiver Nachweis von Hp: Stuhlantigentest (z. B. FemtoLab H. pylori Cnx®), ^{13}C-Atemtest (Phylobactell®, UBIT®), Serumantikörpertest. Nach alleiniger vorangegangener PPI-Therapie war der Atemtest in 18 % negativ. Nach erfolgreicher Eradikationstherapie fallen die Antikörpertiter im Serum nach 6 Monaten um 50 % ab. Invasive Nachweistests mit Biopsien bei der Gastroskopie: Ureaseschnelltest (CLO-, HUT-Test), Mikroskopie der Schleimhautprobe nach Hämatoxylin-Eosin- oder Silberfärbung (Warthin-Starry).

Das seltene **Zollinger-Ellison-Syndrom,** z. B. bei häufig rezidivierenden Ulzera mit Diarrhö, wird durch Bestimmung des Serumgastrinspiegels mit Sekretintest diagnostiziert.

Therapie

Behandlungsziele

Beseitigung der Schmerzen, Ausheilung des Geschwürs, Vermeiden von Komplikationen und Verhinderung eines Rezidivs.

Allgemeine Maßnahmen

(1) *Allgemeines:* Das unkomplizierte peptische Ulkus heilt mit und ohne Therapie i. d. R. aus. Deshalb und aus sozioökonomischen Gründen ist eine stationäre Behandlung nur bei ambulant therapieresistenten Ulzera oder Komplikationen gerechtfertigt. Aufgeben des Zigarettenrauchens ist eine der wenigen Maßnahmen, die eine statistisch gesicherte Verkürzung der Heildauer und eine Senkung der Rezidivhäufigkeit bewirken.

(2) *Diät:* Im Gegensatz zu früheren Ansichten gibt es keine die Beschwerden verhindernde und die Abheilung beschleunigende spezifische „Ulkusdiät". Wegen der Erwartungshaltung der Patienten und des möglichen Placeboeffekts empfiehlt es sich manchmal, eine Diät anzuraten: gemischte, vollwertige, leicht verdauliche Kost unter Vermeidung von Säurelockern (Alkohol, Bohnenkaffee, starker Tee). Stark gebratene, sehr saure, heiße oder kalte Speisen oder Getränke werden im Allgemeinen schlecht vertragen. Die früher empfohlenen „häufigen, kleinen Mahlzeiten" bringen keinen Vorteil gegenüber 3–4 Mahlzeiten pro Tag. Vermieden werden soll alles, was „nicht vertragen wird".

Pharmakotherapie und -prophylaxe

Kausale Therapie der Helicobacter-pylori-positiven Ulkuskrankheit

Eradikationstherapie von Helicobacter pylori (Hp)

Patienten mit Ulcus duodeni haben zu rund 95 % und solche mit Ulcus ventriculi zu über 70 % Hp. Bei allen Patienten mit Ulcus duodeni und bei jenen mit Ulcus ventriculi, die Hp im Magen beherbergen, sollte eine Eradikationsbehandlung durchgeführt werden, weil damit das Ulkusleiden geheilt werden kann. So sanken nach erfolgreicher Eradikation von Hp die Rezidivrate von 91 % in 2 Jahren auf 3,5 % und die Ulkuskomplikationen von 39,5 % auf 0 %! Die folgenden Therapieschemata haben in großen Studien eine erfolgreiche Eradikation gezeigt:

(1) PPI, z. B. Omeprazol 2 × 20 mg/d, Amoxicillin 2 × 1 g/d, Clarithromycin 2 × 500 mg/d oral über 7 Tage, sog. **französische Tripeltherapie.** Hohe Eradikationsrate (> 90 %), hohe Rate von UAW (30 % Diarrhö, 25 % Geschmacksstörungen).

(2) PPI, z. B. Omeprazol 2 × 20 mg/d, Clarithromycin 2 × 250 mg/d, Metronidazol 2 × 400 mg/d oral über 7 Tage, sog. **italienische Tripeltherapie.** Eradikationsrate 85–90 %, UAW Diarrhö 13 %, Geschmacksstörungen 12 %.

(3) **Reserveschemata bei Therapieversagen:**

- PPI 2-mal/d plus 4 × 3 Kapseln Pylera® (Bismut-II-oxid 40 mg/Metronidazol 125 mg/ Tetracyclin 125 mg Hartkps.) für 10 Tage.
- PPI 2-mal/d plus Amoxicillin 2 × 1 g/d + Rifabutin 2 plus 150 mg/d für 10 Tage.

In diesen Schemata können PPI möglicherweise durch H_2-Rezeptorantagonisten ersetzt werden, die dann jedoch mindestens in der doppelten Standarddosis verwendet werden sollten (z. B. 2 × 300 mg/d Ranitidin).

Hp zeigt gegen Amoxicillin praktisch keine Resistenz, gegen Clarithromycin 3 %, gegen Metronidazol 27 %. Die sog. **englische Tripeltherapie** mit Omeprazol (2 × 20 mg/d), Amoxicillin (2 × 1 g/d) und Metronidazol (2 × 400 mg/d) hat deutlich schlechtere Eradikationsraten (80 %). Obwohl die PPI austauschbar erscheinen, z. B. Lansoprazol statt Omeprazol, weisen Metaanalysen auf eine Überlegenheit von Omeprazol (> 10 %) gegenüber Pantoprazol und Lansoprazol hin.

Misserfolge der Eradikationstherapie sind in erster Linie auf mangelnde Adhärenz des Patienten, sekundär auf Resistenz des Hp, Rauchen, Reinfektion (ggf. Hp-Suche bei Familienmitgliedern) oder Malignom zurückzuführen.

Weitere Therapie und Kontrollen

Nach der 7-tägigen Behandlung eines unkomplizierten Ulcus duodeni kann jede Therapie abgesetzt werden. Beim komplizierten Ulcus duodeni mit Blutung und beim Ulcus ventriculi wird empfohlen, die Therapie mit PPI (Omeprazol, 20 mg/d, Lanzprazol 30 mg/g, Pantoprazol 40 mg/d, Rabeprazol 20 mg/d) für weitere 3 Wochen fortzusetzen, was aber in Studien nicht als notwendig bewiesen ist. Nach einer Eradikationstherapie kann der Erfolg erst nach 6–8 Wochen kontrolliert werden durch einen ^{13}C-Harnstoff-Atemtest, Stuhlantigentest oder eine Gastroskopie, nicht durch Hp-IgG-Antikörper im Serum.

Während eine endoskopische Überprüfung der Abheilung des unkomplizierten Ulcus duodeni nach Eradikationstherapie nicht erforderlich ist, sollte bei allen anderen Patienten nach 6–8 Wochen die Gastroskopie mit Kontrollbiopsien auf Hp aus Antrum und Korpus und aus der ehemaligen Ulkusregion erfolgen. Wird ein *Ulkus-* bzw. *Hp-Rezidiv* festgestellt, ist der Einsatz eines Reserveschemas indiziert, z. B. **Omeprazol** 2 × 40 mg/d, **Amoxicillin** 2 × 1 g/d, **Rifabutin** 2 × 150 mg/d oral über 10–14 Tage oder PPI 2-mal/d + Amoxicillin 2 × 1 g/d + Levofloxacin 2 × 500 mg/d. Die oben erwähnte Quadrupeltherapie besitzt eine hohe Rate an UAW, z. B. den wismutbedingten metallischen Geschmack, den schwarzen Stuhl und eine mögliche Neurotoxizität.

Nach zweimaligem Therapieversagen soll eine Resistenztestung durchgeführt werden.

Beim *blutenden Ulkus* sollte bei der Notfallgastroskopie möglichst eine Biopsie zum Hp-Nachweis entnommen werden, das Ergebnis jedoch nicht abgewartet, sondern mit folgender Therapie sofort begonnen werden:

Omeprazol 80 mg i. v. sofort, dann 2 × 40 mg/d i. v., **Amoxicillin** 3 × 1 g/d i. v., **Metronidazol** 3 × 500 mg/d i. v. für 7 Tage.

Steht die Blutung sicher (Gastroskopiekontrolle) vorher, kann mit dem Schema I oral weiterbehandelt werden. Alternativ kann bis zum Blutungsstillstand nur mit Omeprazol behandelt und anschließend eine orale Eradikationsbehandlung durchgeführt werden.

Findet sich bei einem *Ulcus pepticum durch NSAR gleichzeitig eine Hp-Infektion,* sollten NSAR möglichst abgesetzt und eine Hp-Eradikationstherapie wie üblich durchgeführt werden. Nach den 7 Behandlungstagen sollte jedoch ein PPI, z. B. Omeprazol 20 mg (1 × 1 morgens präprandial), bis zur völligen Ausheilung weitergegeben werden.

Symptomatische Therapie der Hp-negativen Ulkuskrankheit

Unter dem Konzept, dass Schleimhautläsionen allein in der Gegenwart von Magensäure entstehen, ist das Behandlungsziel die Hemmung der Säuresekretion.

Protonenpumpenhemmer (PPI), H+-K+-ATPase-Inhibitoren

PPI sind derzeit die wirksamsten Medikamente in der Therapie des peptischen Ulkus und erreichen Heilungsraten > 90 % nach 4–6 Wochen Behandlung. Für die Ulkusheilung ist die Anhebung des pH-Werts im Magen über pH 4 für mehr als 15 h entscheidend. Solche Werte erreichen 40 mg Omeprazol oder 60 mg Lansoprazol täglich nach 1 Woche Therapie. PPI binden das säuresezernierende Enzym, die Protonenpumpe H^+-K^+-ATPase, irreversibel in der Parietalzelle. Die Pumpenmoleküle werden täglich zu rund 30 % erneuert. Die oral applizierten PPI sind säureempfindlich, werden erst im Dünndarm resorbiert und über den Blutweg in die Parietalzelle gebracht. Die Wirkung setzt nach 4–6 h ein. Nach i. v. Gabe von 80 mg Omeprazol ist eine Wirkung schon nach 20 min zu beobachten. Oral sollen alle PPI nüchtern vor dem Frühstück eingenommen werden.

(1) **Omeprazol** Tbl. zu 20 und 40 mg, Ampullen à 40 mg für i. v. Infusion. Wird nur zu etwa 60 % oral resorbiert und erreicht sein Wirkungsmaximum bei oraler Applikation erst nach 6 Tagen. I. v. Gaben bis 240 mg/d werden problemlos vertragen. Als Kurzinfusion können 2 × 40 mg i. v./d über 2–3 Tage gegeben werden, danach 40-mg-Tbl. oral (1 × 1) morgens. Zur Langzeittherapie sind nur 20-mg-Tbl. zugelassen.

(2) **Lansoprazol:** Kapseln zu 15 und 30 mg, keine i. v. Form. Wird zu 80 % resorbiert.

(3) **Pantoprazol:** Tbl. zu 20 und 40 mg. Wird zu 80 % resorbiert, erreicht sein Wirkungsmaximum erst nach 6 Tagen. Steigerung auf 80 mg/d bringt keine höhere Wirkung. Pantoprozol-ratiopharm Injektionslösung® 40 mg Amp. i. v.

(4) **Rabeprazol:** Tbl. zu 10 und 20 mg, keine i. v. Form. Wird zu 52 % oral rasch resorbiert.

(5) **Esomeprazol:** Tbl. zu 20 und 40 mg, keine i. v. Form. Erreicht höhere Plasmaspiegel als Omeprazol und hält bei mehr Patienten und länger den pH-Wert > 4.

Sowohl hoch dosierte H_2-Rezeptorenblocker als auch PPI führen zum Anstieg des Serumgastrins und zur antralen G-Zell-Hyperplasie, doch wurde dadurch weder ein Gastrinom noch ein Karzinoid beim Menschen ausgelöst. Allerdings können die Chromogranin-A-Spiegel im Serum ansteigen.

H_2-Rezeptorenblocker

Sie hemmen die histaminstimulierte Magensäuresekretion. Heilungsraten nach 6–8 Wochen 70–80 %. In der Rezidivprophylaxe und Langzeittherapie gilt Ranitidin als Mittel der ersten Wahl.

(1) **Ranitidin:** 2 × 150 mg oder 1 × 300 mg abends.

(2) **Famotidin:** 2 × 20 mg oder 1 × 40 mg abends.

(3) **Cimetidin:** 2 × 400 mg oder 1 × 800 mg abends.

UAW sind selten, höchste Rate bei Cimetidin (antiandrogener Effekt, UAW am ZNS); mögliche Interaktionen mit anderen Medikamenten durch Hemmung des hepatischen Arzneimittelabbaus (Antikoagulanzien etc.).

Unkomplizierte peptische Ulzera in Ösophagus, Magen, Duodenum und Jejunum (nach Billroth-II-Magenresektion) heilen unter der Einnahme eines PPI über 4–6 Wochen in über 90 % ab, unter H_2-Blocker in 70–80 % nach 6–8 Wochen. Dabei sollte der Patient nicht rauchen und kein NSAR einnehmen. Setzt man PPI bzw. H_2-Blocker nach Abheilung des Ulkus ab, rezidivieren die Ulzera häufig, z. B. Ulcus duodeni über 70 % innerhalb von 2 Jahren. Diese Rezidive lassen sich durch Eradikation von Hp weitestgehend vermeiden, wobei auch die Zahl der Ulkuskomplikationen sinkt.

Antazida

Sie spielen heute bei der Ulkustherapie keine Rolle mehr und können lediglich bei funktioneller Dyspepsie (Bindung von Gallensäuren durch Magaldrat [Riopan®]) probatorisch eingesetzt werden.

Parasympatholytika und Sedativa

Sie beschleunigen die Ulkusheilung nicht. Sie können bei spastischen Schmerzen als adjuvante Therapie eingesetzt werden, z. B. Buscopan® 4–6 × 1 Drg. oder 2 × 1 Supp./d.

Kontraindikationen der Parasympatholytika: Pylorusstenose, Prostatahyperplasie, organische Herzerkrankungen, Glaukom, Refluxösophagitis, Achalasie.

Rezidivprophylaxe

Nach Eradikation von Hp sinkt die Rezidivrate auf weniger als 5 %/Jahr. Beim Rezidiv wieder auf Hp und andere Ursachen überprüfen (▶ Kap. 17.5.1, „Ätiologie und Pathogenese“).

17.5.2 Ulzera durch nichtsteroidale Antirheumatika (NSAR)

NSAR stellen weltweit die am meisten applizierte Medikamentengruppe dar und verursachen 24 % aller peptischen Ulzera. Die Ulzera durch NSAR entstehen am häufigsten im Magen, seltener im Duodenum, aber auch im übrigen Dünndarm, Ösophagus und Kolon; es kommt aber auch zu Strikturen im Dünn- und Dickdarm.

> **! WICHTIG**
> Patienten in der Notaufnahme mit akuter gastrointestinaler Blutung haben zu 50 % NSAR eingenommen.

Ätiologie und Pathogenese NSAR hemmen die Cyclooxygenase, das Enzym zur Prostaglandinsynthese. Prostaglandine schützen die Magenschleimhaut durch Steigerung der Schleim- und Bikarbonatsekretion, der Schleimhautdurchblutung und Hemmung der Magensäuresekretion. Neben dieser systemischen Wirkung schädigen manche NSAR, z. B. ASS, lokal direkt die Schleimhaut. Bekannte Risikofaktoren für ein Ulcus pepticum unter NSAR: Ulkusanamnese, Alter > 60 Jahre, hohe Dosen von NSAR, gleichzeitige Einnahme von Cortisonpräparaten und/oder Antikoagulanzien, möglicherweise auch Hp, Rauchen und Alkohol.

Klinik Oft nur diffuse Oberbauchschmerzen, aber auch Bluterbrechen, Teerstuhl und Subileus. 40 % der Patienten mit Schleimhautläsionen (Erosionen und Ulzera) haben keine Beschwerden.

Diagnostik Gastroskopisch sind Ulzera durch NSAR typischerweise ohne entzündlichen Randwall, ohne Faltenstern, sie treten multipel und unregelmäßig verteilt im ganzen Magen auf. NSAR erhöhen die Blutausscheidung in das Darmlumen, sodass der Haemoccult®-Test oft positiv wird.

Therapie

(1) Absetzen der NSAR – soweit möglich – führt meist zur Abheilung. Als Schmerzmittel dann Metamizol oder Paracetamol geben.

(2) Unter PPI – die meiste Erfahrung liegt mit **Omeprazol** 1 × 20–40 mg/d p. o. morgens präprandial, vor – heilen auch große Ulzera rasch ab.

(3) H_2-Blocker, z. B. **Ranitidin** 300 (1 × 1 abends oral), sind deutlich schwächer in der Heilungswirkung.

(4) Besteht gleichzeitig eine Helicobacter-Infektion, sollte diese eradiziert werden (▶ Kap. 17.5.1, „Kausale Therapie der Helicobacter-pylori-positiven Ulkuskrankheit“).

(5) Muss die Behandlung mit NSAR trotz Ulkus fortgesetzt werden, dann **Omeprazol** 40 mg, 2 × 1 Tbl./d, präprandial verabreichen. Evtl. andere Schmerzmittelklasse oder neu-

eres NSAR mit COX-2-Wirkung wie Celecoxib (2 × 200 mg) oder Etoricoxib (1 × 60–120 mg/d p.o.) benutzen, wobei deren UAW zu berücksichtigen sind.

Prophylaxe

Gefährdet sind besonders Menschen > 60 Jahre, Raucher, Patienten mit positiver Ulkusanamnese und solche, die gleichzeitig Cortison > 10 mg/d einnehmen. NSAR sollten nur in der geringsten bei dem Patienten noch wirksamen Dosis über die unbedingt nötige Zeit eingenommen werden. Ist eine NSAR-Therapie über Monate erforderlich, sollte eine Hp-Infektion des Magens eradiziert werden. Bei Gefährdung besteht die beste Prophylaxe in der gleichzeitigen Gabe von PPI, z. B. **Omeprazol** 1 × 20–40 mg/d oral, H_2-Blocker haben deutlich geringere Schutzwirkung. Eventuell neue NSAR wie Meloxicam (Mobec®), Etoricoxib (Arcoxia®) oder Celecoxib (Celebrex®), die nur COX 2 hemmen, einsetzen, mit deutlich weniger Gefährdung.

17.5.3 Stressulkus

Definition Akutes Ulkus bei plötzlich einsetzender schwerer Grundkrankheit wie Schädel-Hirn-Trauma, Verbrennung, Sepsis und Schock. Wichtige Risikofaktoren sind Beatmung über 4 Tage, Koagulopathie (Thrombozyten < 50.000/μl oder partielle Thromboplastinzeit über dem zweifachen Normwert), Hypotonie.

Klinik Schon innerhalb 24 h nach Stressbeginn können Erosionen und Ulzerationen auftreten.

> **! WICHTIG**
> Die Blutung aus einem Stressulkus ist eine lebensbedrohliche Komplikation (Letalität 35–77 %), die meist zwischen dem 4. und 8. Tag auftritt.

THERAPIE

Prophylaxe

Eine Stressulkusprophylaxe reduziert die gastrointestinale Blutung um rund 50 %.

(1) **Protonenpumpenhemmer:** Mit ihnen kann die stärkste Anhebung des pH-Werts des Magensafts (> 4) erzielt werden. **Omeprazol** oder **Pantoprazol** 40 mg p. o. oder i. v.

(2) **H_2-Rezeptorenblocker:** pH-Wert des Magenaspirats muss > 4 bleiben: **Ranitidin** 1 Amp., 50 mg, als Bolus i. v., dann 6–8 Amp./d als Dauerinfusion. Nach 6 Tagen oft Wirkungsrückgang der H_2-Blocker. Bei Niereninsuffizienz Dosis reduzieren!

(3) **Sucralfat:** Sucrabest®-Granulat oder Ulkogant®-Suspension 4–6 × 1 g oral bzw. über Magensonde. Reduziert nicht die Magensäure; dadurch weniger nosokomiale Pneumonien bei Beatmungspatienten!

Manifestes Stressulkus

Bei manifestem Stressulkus und nach Blutstillung **Omeprazol** 80 mg i. v. als Bolus, danach 200 mg/24 h als Dauerinfusion. Blutung nach den Richtlinien der Notfallendoskopie behandeln (▶ Kap. 17.1, „Sofortmaßnahmen im Krankenhaus").

17.5.4 Therapieresistentes Ulcus pepticum

Definition Ulcus pepticum, das trotz Therapie über 3 Monate nicht abgeheilt ist.

Überprüfen: Adhärenz (Tabletten in richtiger Dosierung regelmäßig eingenommen?), Rauchen, Einnahme ulzerogener Medikamente (NSAR), Endoskopie mit mindestens 10 Biopsien des Ulkus zum Ausschluss eines Malignoms (Ulkus am gleichen Ort? Größe?), Überprüfung des Hp-Status, Ausschluss eines Gastrinoms u. a. (▶ Kap. 17.5.1, „Diagnostik“).

Therapie

Omeprazol 40 mg oral morgens präprandial über 6 Wochen oder **Ranitidin,** 300 mg, 1 Tbl. abends, ggf. in Kombination **mit Sucralfat** 4 × 1 g/d. Wenn auch unter dieser Therapie keine Heilung bzw. Verkleinerung über ⅓ des Ulkusdurchmessers erreicht wird, muss operiert werden.

17.5.5 Ulkuskomplikationen

Etwa 25 % aller Ulkuspatienten erleiden im Laufe ihrer Erkrankung eine Komplikation, am häufigsten eine Blutung.

17.5.5.1 Ulkusblutung

> **! WICHTIG**
> Hämatemesis (Bluterbrechen) ist immer ein Notfall!

Praktisches Vorgehen ▶ Kap. 17.1, „Sofortmaßnahmen bei frischen Blutungen“. Verdächtig auf Ulkusblutung sind ferner Teerstuhl, Abgang von rotem Blut peranal, Anämie, Hypotonie mit Tachykardie, positiver Haemoccult®-Test.

17.5.5.2 Penetration und Perforation

(1) **Penetration:** Durchbruch des Ulkus in die angrenzenden Organe ohne Entleerung des Darminhalts in die freie Bauchhöhle. Bei Penetration ins Pankreas oft charakteristischer Wechsel von periodischen Beschwerden zu Dauerschmerz, der in den Rücken ausstrahlt. Häufig Erhöhung der Serum- und Urinamylase, Ausbildung einer Pankreatitis jedoch selten. Nach Häufigkeit penetrieren Ulzera in Pankreas, Omentum, Leber, Gallenwege, Kolon und Gefäße. Zur Diagnostik Gastroskopie und Röntgen/CT Abdomen.

(2) **Perforation in die Bauchhöhle:** fast stets unter dem Bild des akuten Abdomens. Gedeckte Perforation, z. B. Ulcus pepticum jejuni, mit oft verschleierter Symptomatologie, offene Perforation stets mit Peritonitis und ihren dramatischen Begleiterscheinungen (▶ Kap. 17.9.1).

> **! WICHTIG**
> In der Abdomenübersichtsaufnahme in Linksseitenlage Luftsichel unter der Bauchwand.

Zusätzlich Leberwerte, 2–3 Erythrozytenkonzentrate kreuzen lassen, Oberbauchsonografie. Bei den ersten verdächtigen Hinweisen chirurgisches Konsil. Wenn rasche OP gewährleistet ist, kann eine Gastroskopie mit möglichst wenig Luftinsufflation unter Kontrolle der Kreislaufsituation durchgeführt werden.

Therapie

(1) *Penetration:* Das Ulcus penetrans stellt i. d. R. eine OP-Indikation dar.

(2) *Perforation:* Sofortoperation mit Revision, Übernähung der Perforationsstelle, evtl. mit Vagotomie.

17.5.5.3 Magenausgangsstenose

Definition Akute, **funktionelle** (reversible) Stenose bei frischer Ulkusbildung im Pylorusbereich mit Tonussteigerung, entzündlicher Schwellung und Ödembildung, begünstigt durch narbige Residuen alter Ulzera.

Chronische **organische** Stenose durch narbige Schrumpfung nach wiederholten juxtapylorischen oder duodenalen Geschwüren. Die Stenose wird funktionell wirksam, wenn der Pylorusdurchmesser < 5 mm beträgt.

Klinik: Leitsymptome und -befunde Rasche Sättigung nach wenigen Bissen, Übelkeit, Oberbauchschmerzen, Erbrechen von Nahrungsresten des Vortags. Bei chronischem Erbrechen Entwicklung einer hypochlorämischen, hypokaliämischen Alkalose und Gewichtsverlust.

> **! WICHTIG**
> Galle im Erbrochenen schließt eine Pylorusstenose praktisch aus.

Differenzialdiagnose Neigung zu chronischem Erbrechen bei nervösen Störungen (Migräne, Anorexia nervosa), Nahrungsretention nach Vagotomie, Gastroparese bei diabetischer Gastropathie, hypertropher Pylorusstenose, Magenkarzinom, Pankreaskarzinom.

Diagnostik Nach Absaugen des Mageninhalts Gastroskopie mit Biopsien zum Ausschluss von Malignom und Hp oder MDP.

> **! WICHTIG**
> Bei Pylorusobstruktion mit Anazidität liegt fast stets (95 %) ein Magenkarzinom vor.

Therapie

Bei akut entzündlicher Pylorusstenose konservativer Behandlungsversuch. Medikamentöse Therapie: **Omeprazol** als Infusion 3 × 40 mg/d für 2 Tage, dann 2 × 40 mg/d für weitere 5 Tage (▶ Kap. 17.5.1, „Pharmakotherapie und -prophylaxe"), ferner kontinuierliches Absaugen des Mageninhalts über 5–7 Tage unter bilanzierter, parenteraler Substitution. Prokinetikum: **Metoclopramid** 2–3 × 10 mg/d i. v. Bei Ansprechen Übergang auf Omeprazol oral, 40 mg, 1 Tbl. morgens, und Umstellung auf Flüssigkost (z. B. Sonana®, Fortimel®). Bei guter Verträglichkeit Verabreichung von Brei oder pürierten Speisen nach weiteren 24–36 h. Besteht nach Abklingen der Entzündung die Stenose weiter, kann eine endoskopische Ballondilatation auf 10–15 mm versucht werden (Erfolgsrate > 70 %). Liegt eine irreversible Stenose vor, ist eine OP unvermeidlich.

17.5.6 Therapierefraktäre Ulzera und häufige Rezidive

Die meisten Ulkuskranken werden innerhalb von 1 Woche nach Therapiebeginn beschwerdefrei. Therapierefraktäre Schmerzen sind eine Indikation zur stationären Aufnahme mit Überprüfung von Adhärenz und Diagnose: Ausschluss einer Penetration oder Perforation des Ulkus, einer funktionellen Pylorusstenose, eines Magenkarzinoms, eines **Zollinger-Ellison-Syndroms** oder einer G-Zell-Hyperplasie des Antrums (Gastrinom), einer anderen Erkrankung (z. B. Cholelithiasis, Pankreatitis) sowie des Fortwirkens säurelockender oder ulzerogener Noxen (Medikamente, Alkohol, Nikotin, Überprüfung der Adhärenz). Untersuchung auf **H. pylori,** wenn positiv: Eradikation (▶ Kap. 17.5.1, „Kausale Therapie der Helicobacter-pylori-positiven Ulkuskrankheit").

17

Therapie

Lassen sich die Ulzera und die Beschwerden durch eine intensive konservative Therapie mit PPI und einer Eradikation des *H. pylori* nicht beseitigen, ist ein chirurgisches Vorgehen zu erwägen.

17.5.7 Operationsindikationen bei Ulkuskomplikationen

Während die OP-Häufigkeit wegen unkomplizierter Ulzera nach Einführung der H_2-Blocker und PPI drastisch gesunken ist, blieb sie für die Ulkuskomplikationen praktisch unverändert. Dabei werden Magenresektionen (Billroth I und II etc.) nur noch selten durchgeführt, da meist hochselektive Vagotomie, Ulkusumstechung bei Blutung und Übernähung mit Omentum genügen. Bei der Nachbehandlung ist auf NSAR und Hp-Eradikation zu achten.

(1) **Ulkusblutung:** ▶ Kap. 17.1, „Sofortmaßnahmen in der Praxis“.

(2) **Ulkusperforation:** ▶ Kap. 17.5.5.2.

(3) **Magenausgangsstenose:** ▶ Kap. 17.5.5.3.

(4) **Ulkusrezidiv:** Als Richtlinie für eine OP-Indikation gilt nach Ausschluss einer Hp-Infektion und Einnahme von NSAR: 2 oder mehr Ulkusschübe pro Jahr in 2 aufeinanderfolgenden Jahren.

(5) **Therapierefraktäre Ulzera:**

- Argumente *für* eine OP: frühere Blutung, Perforation oder Penetration, wiederholte Ulkusbildung im Pyloruskanal oder postbulbär, Arbeitsunfähigkeit infolge hartnäckiger, starker Beschwerden.
- Argumente *gegen* eine OP: hohes OP-Risiko, erhebliche Untergewichtigkeit, persistierende Beschwerden bei abgeheiltem Ulkus.

(6) **Verdacht auf maligne Entartung** (Ulcus callosum, therapieresistentes Magengeschwür).

17.5.8 Verdauungsstörungen nach Magenoperationen

17.5.8.1 Verdauungsstörungen nach Vagotomie

Bei 30–50 % der Patienten bestehen in den ersten postoperativen Wochen Störungen der Motilität mit Druck- und Völlegefühl, Erbrechen und Diarrhö, die sich meistens spontan bessern.

Therapie

Sorgfältiges Kauen, langsames Essen, häufige kleine Mahlzeiten. Medikamente: **Domperidon** (Motilium®) 10–20 Tr., **Metoclopramid** 5–10 mg oral vor dem Essen.

17.5.8.2 Dumping-Syndrom

Postalimentäres Frühsyndrom Polysymptomatischer, durch Verlust der Reservoirfunktion des operierten Magens (meist Billroth II, selten oder nur vorübergehend bei Billroth I) verursachter postprandialer Beschwerdekomplex.

Die Pathogenese ist nicht völlig geklärt, wesentliche Auslösungsursachen sind:

(1) Mechanisch: Überdehnung des Jejunums durch Sturzentleerung des Magens – Zerrung der Mesenterialwurzel – reflektorische Kreislaufreaktion.

(2) Osmotisch: hypertone (zuckerreiche) Nahrung im Jejunum – Einstrom von Wasser aus der Blutbahn ins Darmlumen – hypovolämische Kreislaufveränderungen. Die Freisetzung vasoaktiver Polypeptide (Serotonin, Bradykinin) scheint an der Entstehung der Kreislaufveränderungen ursächlich beteiligt zu sein.

Die **klinische Symptomatik** ist in ihrer Kombination gastrointestinaler und zirkulatorischer Symptome typisch: Innerhalb von 30 min nach Nahrungsaufnahme Auftreten von Nausea, Rumoren im Leib, Druck im Oberbauch, Koliken, Blässe, Schwindel, Herzklopfen, Hypotonie bis zur Kollapsneigung in individuell verschiedenen Kombinationen.

Postalimentäres Spätsyndrom Bei Magenresezierten kann durch den schnellen Eintritt und die beschleunigte Resorption größerer Mengen von Kohlenhydraten im Dünndarm die Insulinsekretion überschießend stimuliert werden, sodass 2–3 h nach dem Essen eine reaktive Hypoglykämie auftreten kann.

Prophylaxe und Therapie

Herabsetzung der Osmolarität des Intestinalinhalts durch Einschränkung der Kohlenhydratzufuhr (besonders Mono- und Disaccharide), Bevorzugung komplexer Kohlenhydrate. Verkleinerung des Volumens des Intestinalinhalts durch Beschränkung der Flüssigkeitszufuhr.

Praktische Durchführung:

(1) *Diät:* häufige, kleine, feste, eiweiß- und fettreiche, kohlenhydratarme und „trockene" Mahlzeiten. Postprandial 40–60 min horizontale Lagerung. Eine schlackenreiche Kost wirkt oft günstig.

(2) *Pharmakotherapie:* Bei starken gastrointestinalen Beschwerden (gesteigerte Peristaltik, Diarrhöneigung) Versuch mit kleinen Dosen **Kalziumkarbonat** (2–3 g) zu den Mahlzeiten oder **Loperamid** (1 × 2 mg/d p. o.). Sehr wirksam sind **Octreotidinjektionen** s. c. (50–100 µg Sandostatin®) vor den Hauptmahlzeiten. Stehen Kreislaufsymptome im Vordergrund, ist ein Versuch mit **Betablockern** (z. B. 10–20 mg Propranolol) ca. 30 min vor der Nahrungsaufnahme zu empfehlen.

(3) *Operative Korrektur:* Die Beschwerden beim Dumping-Syndrom verlieren sich in den meisten Fällen einige Monate postoperativ spontan wieder. Bei Beschwerden über 1 Jahr hinaus muss die chirurgische Korrektur erwogen werden (z. B. Verkleinerung der Anastomosenöffnung, Umwandlung in Billroth-I- oder Roux-Y-Anastomose). Voraussetzungen und Empfehlungen vor Überweisung zur operativen Korrektur:

- Dumping-Syndrom mit ausgeprägter Symptomatik mehr als 6 Monate nach der OP,
- stationäre Überprüfung der Symptome unter strenger Diät und Medikamentenkontrolle, Gabe von Sandostatin® (50–100 µg, 3-mal täglich s. c.),
- psychiatrisches Konsil.

17.5.8.3 Postoperative Mangelsyndrome

Symptomatik und Therapie der durch Resorptionseinschränkung hervorgerufenen Unterernährungs- und Mangelzustände – besonders von Eisen, Kalzium, Vitamin B_{12} und Folsäure (▶ Kap. 17.7).

17.5.8.4 Ulcus pepticum jejuni

Nach resezierenden Magenoperationen mit und ohne Vagotomie tritt in 0,7–4 % innerhalb von 5 Jahren ein Ulcus pepticum jejuni auf.

Therapie

Wegen der schlechten Heilungstendenz wurde bisher meist eine operative Therapie (Nachresektion, Vagotomie) durchgeführt. Wegen der guten Behandlungsergebnisse mit PPI kann diese Therapie jetzt empfohlen werden, ebenso wie die Rezidivprophylaxe (▶ Kap. 17.5.1, „Rezidivprophylaxe").

17

17.6 Maligne Magentumoren

▶ Kap. 22.2.4.2.

17.7 Malabsorptions- und Maldigestionssyndrome

17.7.1 Allgemeine intestinale Resorptionsstörungen

Definition Selektive bis globale, lokale oder generalisierte Einschränkung der Aufnahme von Nahrungsstoffen durch den Darm infolge Störungen der Resorption (**Malabsorption**) oder Verdauung (**Maldigestion**).

Ätiologie und Pathogenese Es gibt sehr heterogene Entstehungsursachen intestinaler Resorptionsstörungen:

(1) **Malabsorption:**

- *Schleimhauterkrankungen:* Laktasemangel (Milchzuckerintoleranz), Zöliakie, Amyloidose, Sklerodermie, Strahlenenteritis, intestinale Lymphangiektasie, Morbus Whipple.
- Infolge *Verringerung der Resorptionsfläche:* ausgedehnte Dünndarmresektion, Ausschaltungsoperationen, enterale oder enterokolische Fisteln, Mesenterialarterienstenose.
- Infolge *parasitärer Erkrankungen:* Lambliasis, Dibothriocephalus latus, Hakenwürmer.
- *Endokrine Tumoren* mit chronischen Durchfällen: Zollinger-Ellison-Syndrom, Verner-Morrison-Syndrom.
- Angeborene enterale *Enzymdefekte*.

(2) **Maldigestion:**

- *Pankreasinsuffizienz:* chronische Pankreatitis, Pankreaskarzinom, Pankreaszysten, Pankreasresektion.
- *Störungen des Gallensäurenstoffwechsels:* intra- oder extrahepatische Cholestase bzw. Gallensäurendekonjugation aufgrund bakterieller Fehlbesiedelung des Dünndarms („blinde Schlinge", Fistelbildung, Strikturen) mit Fettstühlen und Gallensäurenverlustsyndrom bei Erkrankungen (Morbus Crohn) oder Resektion des terminalen Ileums mit chologenen Diarrhöen.

Klinik: Leitsymptome und -befunde Meteorismus, Bauchschmerzen, Durchfälle, manchmal Fieber, Anämie, Gelenk- und Knochenschmerzen, sehr häufig Gewichtsabnahme u. U. bis zur extremen Abmagerung. Bei beiden Formen massige, breiige, pastenartige Fettstühle, Stuhlgewicht meist > 400 g/d, Stuhlfettausscheidung > 7 g/d bei gesicherter oraler Aufnahme von 100 g Fett/d.

Spezifische Mangelerscheinungen Eisen (Eisenmangelanämie), Kalzium (kalzipenische Osteopathie, Osteomalazie oder Osteoporose ▶ Kap. 24.6), Kalium (▶ Kap. 19.12.6), fettlösliche Vitamine (A, D, E, K) sowie Vitamin B_{12} (▶ Kap. 20.1.1.2). In ausgeprägten Fällen **Eiweißmangelödeme.** Diese Mangelerscheinungen können auch dissoziiert auftreten.

Diagnostische Hinweise Stuhlgewicht, Stuhlfett. **Resorptionstests:** D-Xylose-Belastung. H_2-Atemtests mit Laktose (Laktoseintoleranz), Glukose (bakterielle Überwucherung), Vitamin-B_{12}-Resorptionstest (Schilling-Test), Transglutaminase-Antikörper bei Zöliakie. Gentest für adulte Laktasedefizienz verfügbar (Single Nukleotidpolymorphismus in Position 13910).

Pankreasdiagnostik Ultraschall, Computertomogramm oder MRT, orale Endosonografie, MRCP, ERCP, Elastase im Stuhl, Sekretin-Pankreozymin-Test.

Radiologische Befunde Malabsorptionsmuster mit Dilatation der Dünndarmschlingen, vermehrtem Flüssigkeitsgehalt sowie Segmentation und fleckiger Verteilung („Schneeflockengestöber") des Kontrastmittels. Ferner Faltenödem bei Schleimhauterkrankungen, Nachweis von blinden Schlingen oder Fisteln (Morbus Crohn), veränderte, anatomische Verhältnisse als OP-Folgen.

Endoskopie und Dünndarmbiopsie Zottenabflachung, Sicherung der Diagnose „glutensensitive Enteropathie" (Zöliakie, bei Erwachsenen früher auch einheimische Sprue genannt), Morbus Whipple, intestinale Lymphangiektasie, Untersuchung des Duodenalsekrets auf Parasiten (z. B. Lamblien).

THERAPIE

Bei der Mehrzahl der Malabsorptions- und Maldigestionssyndrome ist eine kausale Behandlung nicht möglich oder nicht ausreichend.

Die *symptomatische Therapie* besteht in diätetischen Maßnahmen, Gabe von Verdauungsfermenten und Substitution von Elektrolyten und Vitaminen bei Mangelerscheinungen:

(1) *Diät:*

- Allgemeine Richtlinien: häufige, kleine Mahlzeiten leicht aufschließbarer Nahrungsmittel. Als Zulagen Fertigprodukte angereicherter, hochwertiger Nahrungsbestandteile, z. B. Isosource MCT Pulver (334 kcal pro 80-g-Beutel), Fresubin Protein Energy Drink (200 ml mit 20 g Eiweiß, 300 kcal).
- Fett: fettarm, ca. 80 g/d in Form mittelkettiger Triglyzeride (z. B. Ceres-Margarine oder -Öl).
- Eiweißreiche Kost, 100 g/d oder mehr, vorwiegend als tierisches Eiweiß.

(2) **Substitution von Verdauungsfermenten** zu den Mahlzeiten (z. B. fermento duodenal®, Kreon®, Panzytrat® 25.000 oder 40.000). Bei pankreatogener Maldigestion müssen die vom Hersteller angegebenen Dosen ggf. um das 2- bis 4-Fache erhöht werden.

(3) **Substitution von Vitaminen, Elektrolyten und Eisen:**

- Vitamine:
  - Oral Vitamin C (1–2 × 50–100 mg/d).
  - Fettlösliche Vitamine (bei oraler Substitution ist dann eine höhere Dosierung erforderlich [z. B. Vitamin A = Arovit®, Vogan® 50.000 E/d, Vitamin D = Vigantol® 5–10 Tr., entsprechend 2.500–5.000 E /d, Vitamin E = Evion® 100 mg/d, Vitamin K_1 = Konakion® 10–20 mg/d], ggf. parenterale Substitution der Einzelvitamine), Vitamin-B-Komplex (z. B. Neurobion® 1 Amp. i. m.) alle 1–2 Wochen.
  - Vitamin B_{12} (z. B. Cytobion® oder Vitamin B12 Sanum® 1.000 µg, 1-mal monatlich i. m.).
  - Folsäure (z. B. Folsäure Hevert 5 mg® 1- bis 3-mal/Woche i. m. oder i. v.).
- Elektrolyte:
  - Kalzium oral (z. B. Calcium-Sandoz® forte oder fortissimum 1–3 Brausetabletten/d).
  - Kalium: kaliumreiche Nahrungsmittel, Kaliumchlorid (z. B. Kalinor® Brausetabletten, 1 × 1/d).
  - Eisen (z. B. Eryfer® oder Kendural® C 1–3 Kps. bzw. Depot-Tabletten täglich, Lösferron® 1–2 Brausetabletten/d).

17.7.2 Morbus Crohn (Enteritis regionalis)

▶ Kap. 17.11.

17.7.3 Morbus Whipple

Infektion mit Tropheryma whippelii, die Lymphknoten, Dünndarm, ZNS, Gelenke, Herz etc. befällt.

Klinik Lymphadenopathie, Arthralgie, Diarrhö meist mit Steatorrhö, Gewichtsabnahme, Fieber, Bauchschmerzen, seltener Meningitis, Krämpfe, Amaurose.

17

Diagnose Oberbauchsonogramm (Lymphome!), Dünndarmbiopsie aus dem tiefen Duodenum (Makrophagen mit sichelförmigen, PAS-positiven Plasmaeinschlüssen), neurologischer Status und PCR im Liquor cerebrospinalis, beides vor und nach Therapie! Im Zweifelsfall kann mittels PCR spezifische DNA (T. whippelii) in den Duodenalbiopsien nachgewiesen werden.

Therapie

In schweren Fällen **Ceftriaxon** 2 g/d i. v. für 2 Wochen, dann **Co-trimoxazol** (2 × 1 Tbl. à 960 mg/d für 1 Jahr). Alternativ Penicillin V 2 Mio. E/d oder Doxycyclin 0,2 g/d + Hydroxychloroquin 3 × 0,2 g/d.

17.7.4 Maldigestion durch Gallensäurendekonjugation

Definition Bakterienüberwucherung beim Syndrom der „blinden Schlinge" im Dünndarm.

Therapie

Tetrazykline (z. B. DoxyWolff® 100 mg/d, Tetracyclin-Heyl® 500 4 × 1 Filmtabletten/d) oder Einsatz von Rifaximin 2–3 × 400 mg /d über 1–2 Wochen, danach therapiefreies Intervall bis zum Wiedereinsetzen der Symptome. Eventuell operative Korrektur von Gallenabflusshindernissen, Fisteln, blinden Schlingen.

17.7.5 Zöliakie (Sprue)

Definition Schädigung der Dünndarmschleimhaut durch gliadininduzierte Aktivierung autoreaktiver T-Lymphozyten, die zum Verlust von Dünndarmepithel mit Umbau der Mukosa führt und dadurch ein Malabsorptionssyndrom bei genetisch prädisponierten Menschen auslöst.

Ätiologie und Pathogenese Gliadin, eine Fraktion des Glutens, kommt in Weizen, Roggen, Gerste und Hafer vor und ist damit in vielen Nahrungsmitteln wie Brot, Nudeln, Haferflocken, Grieß, Paniermehl, Puddingpräparaten etc. enthalten. Sein Kontakt mit der Schleimhaut führt zu einer immunologischen Reaktion mit vermehrter Zahl intraepithelialer Lymphozyten und Zerstörung der Mukosazellen auf den Dünndarmzotten („Zottenatrophie").

Klinik Diarrhö, Gewichtsverlust, Adynamie, Ödeme, Flatulenz, Bauchschmerzen, Übelkeit, Tetanie, Parästhesien, Depressionen, hämorrhagische Diathese, Knochenschmerzen, Menstruationsstörungen, Impotenz. Diese Symptome sind Folgen der Malabsorption von Eiweiß, Fett (Steatorrhö), Kohlenhydraten (osmotische Diarrhö), Vitaminen, Mineralien wie Eisen, Kalzium, Zink und Spurenelementen.

Diagnostik Entscheidend sind Quadrantenbiopsien aus 3 Dünndarmabschnitten (Zottenatrophie, intraepitheliale Lymphozyteninfiltration, Kryptenhyperplasie und Entzündung der Submukosa, Marsh-Klassifikation) und erhöhte Werte von Gewebstransglutaminase-Antikörpern (ELISA) im Serum (IgA-AK; bei IgA-Mangel Bestimmung von IgG-Antikörpern). Adäquate Therapie führt zur Normalisierung der Dünndarmzotten und zum Verschwinden der Antikörper. In Zweifelsfällen kann die HLA-Typisierung hilfreich ein. Abwesenheit von HLA-DQ2 und HLA-DQ8 schließt eine Zöliakie praktisch aus. Gleichzeitig bestehen oft Anämie, Hypalbuminämie, Hypokalzämie mit Osteoporose, Gerinnungsstörung. Pathologisch auch H_2-Atemtest und D-Xylose-Test, Stuhlfett erhöht.

Differenzialdiagnose Tropische und kollagene Sprue, Lambliasis, T-Zell-Lymphom, Morbus Whipple, Milcheiweißintoleranz, eosinophile Gastroenteritis.

Therapie

Therapieziel ist die Normalisierung der Dünndarmschleimhaut durch glutenfreie Diät.

(1) *Diät:* Wichtigstes Prinzip ist die strikte Einhaltung einer glutenfreien Kost. Entsprechende Kostvorschläge und Bezugsquellen sind über folgende Adressen erhältlich: Deutsche Zöliakie-Gesellschaft e. V., Kupferstraße 36, 70565 Stuttgart (Telefon 07 11/4 59 98 10) www.dzg-online.de.

(2) *Substitutionstherapie:* anfangs erforderlich durch Zugabe von Kalzium, Eisen, Zink, Vitaminen. Fett in der Kost (kein Weizenkeimöl!) soll in den ersten 3 Wochen nur 30–50 g/d ausmachen, danach 60–80 g/d. Bei Fortbestehen einer Reststeatorrhö (> 10 g/d) trotz konsequenter Diät sollte ein Teil der Fette als mittelkettige Triglyzeride (z. B. Ceres-Margarine bzw. -Öle) gegeben werden. Anfangs auch laktosefreie Kost wegen Laktasemangel (Mukosaschaden!), der sich später zurückbilden kann und allmähliches Zulegen von Milchprodukten rechtfertigt.

Bei ungenügendem Erfolg der diätetischen Behandlung sollte die Adhärenz des Patienten bzgl. glutenfreier Diät überprüft werden. Bei schwerer Erkrankung ist der Einsatz von Kortikosteroiden zunächst in hohen Dosen (Prednisolon 100 mg/d), später 15–25 mg/d gerechtfertigt. Wenn ohne Erfolg, sollte die Diagnose überprüft (Differenzialdiagnosen s. o.) und nach einer klonalen Expansion intraepithelialer T-Lymphozyten als Lymphomvorstufe gesucht werden. Ferner sollten andere Ursachen in Betracht gezogen werden: kollagene Sprue, Chemotherapie, Bestrahlung, Medikamente wie Neomycin, Laxanzien, Folsäuremangel und bakterielle Überwucherung bei Dünndarmdivertikulose und weitere Nahrungsmittelallergien, Milchunverträglichkeit, Sojaproteinintoleranz etc.

Verlauf und Kontrollen

Bei unkomplizierten Fällen wird sich die Dünndarmschleimhaut innerhalb mehrerer Monate normalisieren, die Nahrungsdefizite werden sich ausgleichen. Patienten, die keine Diät einhalten, zeigen weiterhin eine Entzündung in der Submukosa und eine (partielle) Zottenatrophie, auch wenn sie klinisch asymptomatisch sind. In Abhängigkeit vom klinischen Verlauf sind Endoskopiekontrollen in 1- bis 2 jährigen Abständen zu empfehlen.

> **! WICHTIG**
> Bei solchen Patienten bestehen erhöhte Risiken für die Entwicklung maligner Tumoren, z. B. malignes Lymphom im Dünndarm (etwa 40-fach), Ösophaguskarzinom (etwa 11-fach) und Malignome im HNO-Bereich (9-fach). Unter glutenfreier Diät nur initial erhöhtes Karzinomrisiko, im Verlauf wieder wie bei Normalbevölkerung (gilt nicht für maligne Tumoren des Dünndarms).

17.8 Diarrhö

▶ Kap. 1.4.4.

17.9 Akutes Abdomen und Appendizitis

17.9.1 Akutes Abdomen

Definition Syndrom, gekennzeichnet durch akute, starke Schmerzen im Bauchraum.

Ätiologie und Pathogenese Ursachen starker Schmerzen sind Spasmen von Hohlorganen (z. B. Harnleiter, Gallengang, Darm), akute Entzündung mit peritonealer Reizung bzw. Peritonitis, Durchblutungsstörungen (arteriell, venös, Einblutung), Trauma mit Organruptur, metabolische, neurologische und psychische Störungen sowie Schmerzeinstrahlungen in den Bauchraum durch Erkrankungen im Thorax und Genitalbereich.

Wichtige Ursachen abdominaler Schmerzen (gegliedert nach Häufigkeit in Europa):

(1) **Entzündungen:** Appendizitis, Adnexitis, Cholezystitis, Pyelonephritis, Pankreatitis, Divertikulitis, Ulkusperforation.

(2) **Koliken** durch Gallensteine, Nierensteine, Darmverschluss (Leistenbruch), Tubargravidität, Spasmen im Kolon bei schwerer Obstipation, Reizdarmsyndrom.

(3) **Durchblutungsstörungen:** Embolie, Thrombose von Mesenterialgefäßen, Aneurysmaruptur, Einblutung nach Trauma, Marcumar®-Therapie.

(4) **Stoffwechselkrankheiten:** diabetische Ketoazidose, Urämie, Allergie, Porphyrie.

(5) Schmerzeinstrahlung durch **extraabdominelle Erkrankung:** Pneumonie, Lungenembolie, Herzinfarkt, Wirbelsäulenerkrankung, Radikulitis, Hodentorsion.

Klinik Die diagnostische Treffsicherheit wird beeinflusst durch die subjektive Schmerzerfahrung und Schilderung des Patienten sowie die Erfahrung und Sorgfältigkeit des Arztes bei Anamnese, körperlicher Befunderhebung und Anordnung von Untersuchungen. Bei Verdacht auf akutes Abdomen notfallmäßige Klinikeinweisung!

Differenzialdiagnose ▶Tab. 17.2.

Anamnese Die wichtigste Maßnahme zur Klärung eines akuten Abdomens ist eine sehr sorgfältige Anamnese, die über 70 % der Diagnosen klärt!

Dazu gehören: Schmerzen: Wo? Seit wann? Wie? Ausstrahlung? Begleiterscheinungen (Fieber, Erbrechen, Durchfall)? Andere bekannte Krankheiten (Diabetes mellitus, Nieren-, Gallensteine, koronare Herzkrankheit, Ulkus)? Medikamente? Voroperationen? Reisen und Beruf? Menstruationsstörungen? Allergien? Trauma? Erkrankungen der Brustorgane (Husten mit Auswurf, Angina pectoris, Dysphagie, Dyspnoe, Schmerzen im Thoraxbereich)? Schmerzen bei Miktion und Defäkation? Schmerzen an Wirbelsäule und Gelenken?

Klinische Befunde

> **! WICHTIG**
> Patienten, die sich vor Schmerzen stöhnend bewegen, haben keine Perforation eines abdominalen Hohlorgans, eher Gallenkolik, Nierenkolik etc. Bei Peritonitis liegt der Patient bewegungslos und atmet flach, da jedes Husten und Berühren des Bauchs seinen Schmerz verstärkt.

In der Reihenfolge Inspektion, Auskultation, Perkussion und Palpation des Abdomens präzisiert man das wahrscheinliche Geschehen im Bauchraum, z. B. Ikterus, Herpes zoster, Hyperperistaltik mit hochgestellten, klingenden Darmgeräuschen oder Totenstille, Gefäßgeräusch, viel Luft oder Aszites, klopfschmerzhafte Bauchdecke, tastbarer Tumor, Untersuchung der Bruchpforten und rektale digitale Austastung (mit Stuhl am Fingerling Haemoccult®-Test!). Carnett-Test: Zur Differenzierung von Schmerzen in der Bauchdecke und/oder Reizung des Peritoneum parietale von viszeralen Schmerzen im Bauchraum lässt man den liegenden Patienten den Kopf anheben und palpiert dann sein Abdomen. Löst dies keine Schmerzen aus, ist die Schmerzquelle intraabdominell ohne Beteiligung des Peritoneum parietale. Temperaturmessung axillär und rektal, Lymphknoten an Hals, Achseln und Leisten, Klopfschmerz über Wirbelsäule und Nierenlager, periphere Gefühlsstörung und Ödeme. Weitere körperliche Untersuchung!

Weiteres Vorgehen in rascher Folge:

Tab. 17.2 Differenzialdiagnose des akuten Abdomens

Häufige Erkrankung	Anamnese	Palpation	Sonstige Befunde und diagnostische Maßnahmen	Röntgenaufnahmen von Thorax und Abdomen, Sonografie	Vorgehen
1. Akute intraabdominelle Entzündung mit lokaler oder allgemeiner Peritonitis					
Appendizitis (▶ Kap. 17.9.2)	Übelkeit, Erbrechen, in den rechten Unterbauch wandernder Schmerz	Anfänglich lokale Symptomatik (z. B. McBurney), später zunehmend diffuse peritonitische Symptomatik (diffuse Abwehrspannung, Loslassschmerz)	Temperaturdifferenz rektal – axillär › 1 °C, rektale Untersuchung! Leukozytose	Anfänglich unauffällig, später evtl. Zeichen des Ileus (s. u.), Sonografie, fokussiertes Spiral-CT	OP
Cholezystitis (▶ Kap. 18.2.3)	Übelkeit, Erbrechen, kolikartige, in den Rücken ausstrahlende Schmerzen	Druck-, Klopfschmerz im rechten Oberbauch	Leukozytose, evtl. Ikterus, Cholezystolithiasis	CT-Abdomen, Sonografie	OP binnen 48 h, ggf. spätelektiv nach 6 Wochen
Adnexitis, Divertikulitis, Morbus Crohn (▶ Kap. 17.11)	Nach Ursache unterschiedlich	Druckschmerz, evtl. tastbare Resistenz im Unterbauch	Leukozytose Sigmoidoskopie	CT-Abdomen, Sonografie	Evtl. operative Beseitigung des Infektionsherds
2. Perforation, Ruptur					
Ulcus duodeni oder ventriculi (▶ Kap. 17.5.5)	Plötzlicher, bohrender, heftigster Schmerz, Ulkusleiden, parenterale Ernährung	Brettharter Bauch!	Nofallgastroskopie Leukozytose	Subphrenische Luftsichel (in 60 % der Fälle)	OP
Extrauteringravidität	Häufig 6 Wochen nach letzter Regelblutung	Diffuse Abwehrspannung	Rektale Untersuchung!	Anfänglich unauffällig	OP

Tab. 17.2 Differenzialdiagnose des akuten Abdomens *(Forts.)*

Häufige Erkrankung	Anamnese	Palpation	Sonstige Befunde und diagnostische Maßnahmen	Röntgenaufnahmen von Thorax und Abdomen, Sonografie	Vorgehen
Milz-, Leberruptur	Stumpfes Bauchtrauma		Hb- und Hkt-Abfall, sonografisch gesteuerte Punktion		OP
3. a) Ileus mechanisch					
Hernien, Briden, Invagination, Tumor, Volvulus, Meckel-Divertikel	Kolikartige Bauchschmerzen, Erbrechen, Wind- und Stuhlverhalten (nicht bei hohem Dünndarmileus), blutige Stühle (bei Invagination und Volvulus), Meteorismus	Anfänglich keine allgemeinen peritonitischen Erscheinungen	Bruchpforten! Anfangs verstärkte (spritzende, klingende) Darmgeräusche, später Zeichen des paralytischen Ileus („Totenstille"), Sigmoidoskopie	Spiegelbildung, gashaltige Darmschlingen, proximal geblähter Darm CT Abdomen, Sonografie	OP
3. b) Ileus paralytisch					
Peritonitis (meist)	Stuhlverhalten, evtl. Erbrechen reflektorisch (Gefäßverschluss, Nieren-, Gallenkolik, Pankreatitis)	Diffuse Druckschmerzhaftigkeit	Keine Darmgeräusche („Totenstille"), ausgeprägter Meteorismus („Trommelbauch")	Meteorismus, Spiegelbildung, gashaltige Darmschlingen	In Abhängigkeit von der Ursache
4. Gefäßerkrankung					
Mesenterialinfarkt (90 % arteriell, 10 % venös)	Plötzlicher, diffuser Abdominalschmerz, Blutstuhl, Rhythmusstörungen, Herzinsuffizienz, Gefäßsklerose	Anfänglich keine Abwehrspannung	Evtl. Angiografie, Laktat, Leukozytose	Gefäßverkalkung, CT Abdomen (Kontrastmittel-)Sonografie	OP
5. Retroperitoneale Erkrankung					
Pankreatitis (▶ Kap. 18.3.1)	Diffuser Oberbauchschmerz (häufig links), Cholelithiasis, Alkoholabusus	Bauch eindrückbar! Evtl. diffuse Abwehrspannung	Lipase, Amylase erhöht, Leukozytose,	Sonografie, CT, ERCP, MRCP, orale Endosonografie Gallensteine, Pankreasverkalkungen, paralytischer Ileus, Nekrosestraßen	Konservativ, evtl. OP

Tab. 17.2 Differenzialdiagnose des akuten Abdomens *(Forts.)*

Häufige Erkrankung	Anamnese	Palpation	Sonstige Befunde und diagnostische Maßnahmen	Röntgenaufnahmen von Thorax und Abdomen, Sonografie	Vorgehen
Cholelithiasis (▶ Kap. 18.2.1, ▶ Kap. 18.2.2)	Kolikartiger Oberbauchschmerz (evtl. in rechte Schulter ausstrahlend)			Sonografie, CT, ERCP, MRCP, orale Endosonografie Gallensteine	Zunächst konservativ, endoskopische Steinentfernung
5. Retroperitoneale Erkrankung					
Urolithiasis (▶ Kap. 19.15)	Kolikartiger Flankenschmerz, in die Leiste ausstrahlend	Evtl. druckdolentes Nierenlager (je nach Steinlokalisation)	Erythrozyturie	Sonografie, CT Abdomen, später i. v. Urografie Konkrement, Harnstau	Zunächst konservativ
6. Extraabdominelle Erkrankungen					
Herzinfarkt, Pleuritis, Pneumonie, Aortenaneurysma					
7. Allgemeinerkrankungen, Stoffwechselentgleisung, Systemerkrankungen, Vergiftungen, Infektionen					
Diabetes mellitus, Urämie, Nebenniereninsuffizienz, Hyperparathyreoidismus, Porphyrie, Panarteriitis nodosa, Blei-, Thalliumvergiftung, Typhus	Anamnese, Befund und diagnostisches Vorgehen richten sich nach der Grunderkrankung				
8. Neurologische Erkrankungen					
Tabes dorsalis, Meningitis					

(1) **Laborwerte:** Blutbild, Amylase, Lipase, Bilirubin, Transaminasen, AP, γ-GT, LDH, Blutzucker, CRP, CK, Troponin, Kreatinin, Laktat, Elektrolyte, aPTT, INR, Urinstatus. Später ggf. weitere Werte wie Elektrophorese, Procalcitonin etc.

(2) **Abdomensonografie** immer indiziert. Bei Hinweis auf Flüssigkeit im Bauchraum Punktion: Blut? Amylase? Exsudat?

(3) **EKG:** Herzrhythmusstörungen, Hinweise auf Herzinfarkt, Lungenembolie?

(4) **Röntgen:** Thorax und evtl. Abdomen (freie Luft unter dem Zwerchfell, Luft in den Gallenwegen, Verkalkungen im Pankreas, Gallensteine, Nierensteine, Flüssigkeitsspiegel im Darm, Nierengröße). Kann der Patient nicht stehen, a. p. Aufnahme des Abdomens in linker Seitenlage. „Notfall-CT Abdomen" möglichst mit Kontrastmittel.

(5) Konsile durch Chirurgen und bei Frauen auch Gynäkologen.

(6) Bei Schmerzen im Oberbauch Notfallgastroskopie, im Unterbauch Notfallsigmoidoskopie.

Therapie

Die therapeutischen Maßnahmen richten sich nach der ursächlichen Krankheit. Wenn die o. g. Maßnahmen die Ursache des akuten Abdomens nicht rasch klären und der Patient Zeichen einer schweren Erkrankung hat:

(1) Überwachung auf Intensivstation mit ZVK zum Ausgleich von Wasser, Elektrolyten und Kalorien, evtl. Blutersatz. Bei hohem Fieber Blutkulturen, danach Gabe von Antibiotika.

(2) Kontrolle des klinischen Befunds alle 4 h: Vorsicht mit Schmerzmitteln und Fiebersenkung, die das typische Bild verändern: z. B. Metamizol 500 mg/ml, 2–5 ml/Amp. oder Pentazocin 30 mg, 1 Amp., langsam i. v.

(3) Wenn weiterhin Unklarheiten bestehen, Angiografie und/oder CT des Bauchraums, falls noch nicht durchgeführt.

! WICHTIG

Wenn starke endoskopisch nicht stillbare Blutung und Hypotension den Patienten gefährden, darf die rasche Laparotomie zur Klärung der Diagnose und evtl. Therapie nicht hinausgezögert werden!

17.9.2 Appendizitis

Definition Akute Entzündung der Appendix, häufig verursacht durch Obstruktion des Lumens und sekundäre bakterielle Infiltration der Wand mit Ausbildung von Mikroabszessen und drohender Perforation.

Ätiologie und Pathogenese Die Entstehung der Entzündung ohne Obstruktion ist unklar. Ursachen für die Obstruktion des Appendixlumens sind Fäkolithen, Fremdkörper, Parasiten wie Ascaris sowie benigne und maligne Tumoren (Karzinoid). Appendizitis kann gleichzeitig auftreten bei Infektionskrankheiten wie Masern, Mononukleose, HIV-Erkrankung. Häufigste Bakterien sind Bacteroides fragilis, E. coli und Peptostreptokokken.

Klinik Beginn mit leichten Bauchschmerzen meist periumbilikal, schlecht lokalisierbar, manchmal krampfartig mit Übelkeit. Nach 4–6 h Verschlimmerung mit deutlicherer Lokalisation im rechten Unterbauch und Ausstrahlung je nach Lage der Appendix in Oberbauch (subhepatisch), rechte Flanke (retrozökal) oder suprapubisch (im Becken gelegen). Fieber, Schüttelfrost, Erbrechen, Schmerzverstärkung bei Bewegungen, Husten und Hüpfen.

Untersuchungsbefunde Leichtes Fieber, selten > 38 °C (Temperaturdifferenz axillär zu rektal steigt > 1,0 °C an). Klopfschmerz im rechten Unterbauch im Vergleich zu links,

Bauchdeckenspannung rechts mehr als links, Druckschmerz am McBurney, Loslassschmerz rechts bei Eindrücken der Bauchdecke links (Blumberg-Zeichen). Bei Reizung des Retroperitoneums über dem M. psoas spürt der Patient Erleichterung durch Beugen des rechten Beins in der Hüfte (Psoasschmerz). Seltener positives Rovsing-Zeichen (bei Ausstreichen des Kolons vom linken Unterbauch zur Appendix hin wird dort ein Schmerz angegeben). Die Darmperistaltik ist meist verlangsamt. Wichtig ist eine rektale Untersuchung, bei der ein Druckschmerz an der rechten Darmwand ausgelöst werden kann!

Labor Meist geringe Leukozytose 10.000–20.000/µl und CRP-Erhöhung.

Ultraschall Die Sonografie des Abdomens gehört zu den wichtigsten Untersuchungen und kann zu 90 % die Diagnose sichern.

Röntgen Bei unklarer klinischer Situation Computertomografie. Ein CT in sog. fokussierter Spiraltechnik ohne i. v. Kontrastmittel klärte die Diagnose mit einer Sensitivität von 100 % und einer Spezifität von 95 %. Bei Patienten ohne Appendizitis konnte die Ursache der Beschwerden in 80 % gefunden werden. Die Diagnose ist schwierig bei Schwangeren, AIDS- und betagten Patienten.

Differenzialdiagnose Mesenteriale Lymphadenitis (Yersiniose), Gastroenteritis, Cholezystolithiasis, Ulcus pepticum, Pankreatitis, Leistenhernie, Morbus Crohn, Meckel-Divertikulitis, Harnwegsinfekt, Endometriose, gedrehte Ovarialzyste, Adnexitis und Tubargravidität.

Komplikationen Perityphlitis mit Abszessbildung, Perforation mit Peritonitis, Zökalphlegmone, Pylephlebitis mit Leberabszessen und Sepsis.

Therapie

Die *chirurgische Entfernung* der Appendix ist die häufigste Bauchoperation mit minimaler Komplikationsrate (< 0,5 %), wenn keine Abszedierung oder Perforation der Appendix besteht. Eine Appendektomie ist indiziert, wenn eine Appendizitis aufgrund der klinischen Diagnostik nicht mit hinreichender Sicherheit ausgeschlossen werden kann. Trotz aller diagnostischen Möglichkeiten werden schätzungsweise 5–10 % verkannt, wobei die Komplikationsrate nach 48 h Abwarten erheblich steigt und die Letalität bei 5–10 % liegt. Daher besser eine Appendektomie zu früh als zu spät! Frühzeitig zu operieren ist ungefährlicher als abzuwarten, da kein auch noch so erfahrener Arzt sagen kann, wie sich der weitere Ablauf der Erkrankung vollziehen wird. Es werden daher auch Patienten appendektomiert, bei denen pathologisch-anatomisch keine Appendizitis gefunden wird.

Neben der klassischen OP mit einem 4–5 cm langen Schnitt im rechten Unterbauch ist auch die *laparoskopische Appendektomie* möglich. Dabei sind die Liegedauer um 1 Tag kürzer, die Rehabilitation schneller, die OP-Zeit rund 50 % kürzer und postoperative Wundinfekte seltener.

Als postoperative Komplikationen sind Infekte der Bauchdecke, Nachblutungen, Zökalfistel und Ileus bekannt.

17.10 Ileus

Definition Je nach Ursache und Lokalisation lassen sich ein **mechanischer** von einem **paralytischen** und ein **Dünndarm-** von einem **Dickdarmileus** unterscheiden. Es besteht eine Transportstörung des Darminhalts mit Distension und Funktionsstörung des Darms.

Ätiologie und Pathogenese

(1) **Mechanischer Ileus:** Obstruktion (Tumor, Verwachsungen, besonders nach Abdominaloperationen, entzündliche Stenose, Gallensteine, Fremdkörper, Hämatom), Kompres-

sion (Tumor, Zyste), Strangulation, Brucheinklemmung, Invagination, Volvulus. Häufig werden Blutgefäße komprimiert, sodass Darmwandischämien eintreten können.

(2) **Paralytischer Ileus:** bakteriell, tryptisch oder toxisch bedingte Peritonitis (perforiertes Ulkus, Sepsis etc.), reflektorisch nach Trauma oder postoperativ, Gallen- und Nierenkoliken, akute Pankreatitis, toxisches Megakolon, metabolisch (Hypokaliämie, Coma diabeticum), Mesenterialarterien- oder -venenthrombose, Medikamente (Anticholinergika, Opiate), intestinale Pseudoobstruktion (Ogilvie-Syndrom).

Klinik: Leitsymptome

(1) **Schmerz:**
- Mechanischer Ileus: krampfartig, meist lokalisiert.
- Paralytischer Ileus: keine oder nur leichte, diffuse Schmerzen, solange keine Peritonitis besteht. Bei Peritonitis ausgeprägter regionaler oder diffuser abdominaler Spontanschmerz, Abwehrspannung.

(2) **Ileus mit Peritonitis:** Patient meidet jede Bewegung, Abwehrspannung, starker Druckschmerz.

(3) **Darmgeräusche:**
- Mechanischer Ileus: Hyperperistaltik mit lauten, oft klingenden Spritzgeräuschen, evtl. begleitet von sichtbaren Darmsteifungen (Hinweis auf Verschlusslokalisation).
- Paralytischer Ileus: keine Peristaltik, „Totenstille".

(4) **Meteorismus:** meist Frühsymptom bei Dickdarm- und paralytischem Ileus, bei hohem Dünndarmileus meist fehlend.

(5) **Stuhl- und Windabgang:**
- Bei Dünndarmileus anfänglich vorhanden, bei Dickdarmileus fehlend.
- Bei blutigem Stuhl Verdacht auf ulzerative Kolitis, Divertikulitis, ischämische Kolitis, Mesenterialinfarkt, Karzinom.

(6) **Erbrechen:**
- Je nach Dauer bzw. Höhe oder Ausdehnung des Verschlusses in der Reihenfolge: Mageninhalt, Galle, fäkulentes Erbrechen.
- Allgemein gilt: Je höher der Verschluss, desto früher und stärker das Erbrechen.
- Bei paralytischem Ileus meist erst nach 24 h, bei Dickdarmileus später.

(7) **Palpationsbefund:**
- Mechanischer Ileus: Abdomen anfänglich weich, nicht druckschmerzhaft, später zunehmende Abwehrspannung (peritoneale Reizung).
- Paralytischer Ileus: weiches, geblähtes, nicht druckempfindliches Abdomen, solange sich keine Peritonitis entwickelt.

Notfalldiagnostik entsprechend den Richtlinien bei akutem Abdomen (▶ Kap. 17.9.1).

> **! WICHTIG**
>
> Gefahren bei längerem Bestehen des Ileus: Hypovolämie mit Tachykardie, Blutdruckabfall, Kollapsneigung und **gramnegative Sepsis** (Gefahr des Schocks und/oder der Verbrauchskoagulopathie) infolge Durchwanderungsperitonitis mit Darmkeimen.

Therapie

Zielsetzung

Entblähung des Darms, Normalisierung des Wasser- und Elektrolythaushalts, Beseitigung einer Darmobstruktion oder -atonie.

! WICHTIG
Ileusverdacht ist stets eine Indikation zu sofortiger Krankenhauseinweisung.

Allgemeinmaßnahmen

(1) Völlige Nahrungskarenz.

(2) Beobachtung und Behandlung unter Intensivpflegebedingungen.

(3) **Ausgleich von Störungen des Wasser- und Elektrolythaushalts** unter Berücksichtigung der durch Absaugen entstehenden Elektrolyt- und Wasserverluste bei der Bilanzierung, meist metabolische Azidose (▶ Kap. 19.13.2).

(4) *Darmentlastung* durch Duodenalsonde: zunächst Absaugen von Luft und Flüssigkeit aus dem Magen. Weiterführung der Sonde in den Dünndarm in Rechtsseitenlage. Durch ständige Absaugung Entspannung der geblähten Darmschlingen. Bei tief sitzendem Passagehindernis und Subileuszuständen kann vorsichtig ein hoher Einlauf versucht werden.

(5) *Antibiotikaschutz:* präoperativ, aber auch bei konservativem Therapieversuch zur Behandlung bestehender Infekte. Mittel der Wahl: Kombination von Breitbandantibiotika mit Wirkung auf gramnegative Keime, z. B. **Ceftriaxon** (Rocephin®) 1 × 2 g i. v. **und Metronidazol** (z. B. Metronidazol i. v. Braun) 3 × 500 mg/d i. v. oder **Cefotaxim** (Claforan®) 3 × 2 g i. v. und **Gentamicin** (Refobacin®) 2 × 80 mg/d i. v.

Spezielle Therapie des mechanischen Ileus

(1) *Frühzeitige exploratorische Laparotomie* zur Beseitigung des Passagehindernisses, wenn kontinuierliches Absaugen das klinische Bild nicht bessert und/oder Temperatur und Leukozytenzahl ansteigen bzw. peritonitische Symptome auftreten. Vor der OP Störungen des Wasser- und Elektrolythaushalts weitgehend ausgleichen.

(2) *Abwartende Haltung* unter ständigem Kontakt mit den Chirurgen, wenn die Obstruktionszeichen postoperativ aufgetreten sind oder eine inkomplette Obstruktion sich unter konservativer Therapie (▶ Kap. 17.10, „Allgemeinmaßnahmen“) ständig bessert.

! WICHTIG
Bei mechanischem Ileus sind Prostigmin und Parasympatholytika kontraindiziert. Eine Laparotomie bei Ileus nach vorausgegangener Karzinomchirurgie im Abdomen ist nur sinnvoll, wenn eine nichtmaligne Ursache wahrscheinlich ist oder die palliative Wiederherstellung der Passage möglich erscheint.

Spezielle Therapie des paralytischen Ileus

Indikation zum chirurgischen Eingreifen bei Peritonitis, (noch operablem) Mesenterialarterienverschluss, sonst stets **konservative** Behandlung nach folgenden Richtlinien:

(1) Allgemeinmaßnahmen: ▶ Kap. 17.10, „Allgemeinmaßnahmen“.

(2) *Anregung der Darmperistaltik* durch **Neostigmin** (z. B. Neostigmin DeltaSelekt 0,5 mg Injektionslösung®) oder **Distigminbromid** (Ubretid®) 0,5 mg i. m. oder 0,5–1 mg als langsame i. v. Infusion in 250 ml 0,9-prozentigem NaCl über 2 h oder **Pyridostigmin** (Mestinon® 1–2 mg i. m.).

(3) Bei schwerem Kaliummangel bewirkt intensive Substitution (▶ Kap. 19.12.6) meist schnelle Rückbildung der Ileussymptome.

(4) Ein Versuch der therapeutischen Koloskopie mit wenig Luftinsufflation und Absaugen des Darminhalts ist gerechtfertigt, v. a. bei der Pseudoobstruktion, bei der es sich um

eine passagere Motilitätsstörung mit Ileussymptomatik handelt. Anschließend Darmdekompressionssonde möglichst über linke Kolonflexur hochlegen, Serumkalium ergänzen und Darmperistaltik anregen (s. [2]).

(5) Beim Versagen der konservativen Therapie: Entlastung durch Ileo- oder Zökostomie, operatives Einlegen der Sonde.

17.11 Morbus Crohn

Synonyma Regionale Enterokolitis, Ileitis terminalis; granulomatöse Kolitis.

Definition Granulomatöse, segmental angeordnete, transmurale chronisch-remittierende Darmentzündung mit Neigung zur Stenosen- und Fistelbildung, die den gesamten Magen-Darm-Trakt vom Mund bis zum Anus befallen kann.

Ätiologie und Pathogenese Die Ursache ist nicht genau bekannt. Wahrscheinlich handelt es sich um ein Zusammenwirken von genetischen Faktoren (z.B. NOD2-Gen), die zur Fehlregulation mukosaassoziierter Immunzellen führen, exogenen Faktoren wie Infektionen (z.B. mit Mykobakterien), Diät (z.B. gehärtete Fette), intestinale Barrierestörung (z.B. Defensinmangel) und Rauchen. Für den Morbus Crohn wurden mehrere krankheitsassoziierte Gene identifiziert; eine Reihe davon wird auch bei Colitis ulcerosa gefunden. Dies mag erklären, weshalb gelegentlich die Differenzialdiagnose Morbus Crohn/Colitis ulcerosa schwierig sein kann. Die Entzündung beim Morbus Crohn erfasst alle Wandschichten des Darmtrakts und kann in allen Bereichen vom Mund bis zum Anus auftreten („skip lesion"). Sie führt zu Ulzerationen, Strikturen, Abszessen und Fistelbildungen.

Klinik Beginn und häufige Lokalisation (ca. ¾ der Fälle) im terminalen Ileum („Ileitis terminalis") und Zökum, seltener im Ileum oder Kolon allein (ca. ¼ der Fälle). Beginn der Erkrankung meist vor dem 30. Lj., manchmal akut unter dem Bild einer Appendizitis.

Leitsymptome und -befunde **Durchfälle** (3–5 oder mehr breiige Stühle pro Tag, meist ohne Blut und Eiter), Druckempfindlichkeit der erkrankten Darmabschnitte, oft kolikartige Schmerzen im rechten und mittleren Unterbauch (klassische Fehldiagnose: „chronische Appendizitis"), Konglomerattumor, Neigung zu analer und enteraler Fistelbildung.

Extraintestinale Krankheitsmanifestationen: Erythema nodosum, Polyarthritis, Spondyloarthritis ankylopoetica, Sakroileitis, Pyoderma gangraenosum, Iridozyklitis, Chorioiditis, primäre sklerosierende Cholangitis, Hepatitis.

Allgemeinerscheinungen: Schwäche, Anorexie, Gewichtsverlust, subfebrile Temperaturen.

Laborbefunde: hypochrome Anämie, Erhöhung von BSG und CRP, Leuko- und Thrombozytose, Dysproteinämie vom Entzündungstyp (Albumin ↓, α_2- und β-Globuline ↑), erniedrigtes Serumferritin. AP, γ-GT, Elektrolyte, Magnesium, Zink, Folsäure, Vitamin B_{12}.

Diagnostische Hinweise Unklare, auch oligosymptomatische Erkrankungen mit chronischer Diarrhö oder Analfisteln sind verdächtig auf Morbus Crohn.

Ileokoloskopie: aphthenähnliche Schleimhautläsionen bis zu tiefen, sternförmigen oder longitudinal verlaufenden Ulzera in relativ normaler Umgebung, Pflastersteinrelief. Immer Stufenbiopsien aus Ileum und Kolon.

Radiologische Veränderungen: Zerstörung des Schleimhautreliefs, pflastersteinartige Füllungsdefekte, longitudinale Ulzera, stellenweise bandförmige Stenosen- (besonders terminales Ileum) und/oder Fistelbildung (enteroenteral, enterokolisch, rektovesikal, enterovaginal, enterokutan). Wechsel von erkrankten und nicht befallenen Darmabschnitten („skip lesions"). Oft Analfissuren, perianale und perirektale Fisteln und/oder Abszesse. Für die Lokalisationsdiagnostik und Therapiewahl sind weiterhin von Bedeutung: Sonografie, Gastroskopie, Hydro-MRT (besonders bei Fisteln!), die das Enteroklysma nach Sellink weitgehend ersetzt, und ggf. Ballonenteroskopie. Bei nicht mit dem Endoskop passierbaren Stenosen virtuelle CT-Kolografie zum proximalen Tumorausschluss.

Differenzialdiagnosen Reizdarmsyndrom, Appendizitis, Infektionen mit Salmonellen, Shigellen, Amöben, AIDS, Tuberkulose, Chlamydien, Yersinia enterocolitica. Letztere kann dem Morbus Crohn in Lokalisation, röntgenologischem, endoskopischem und histologischem Bild ähneln, wird aber durch erhöhte KBR und Stuhlkultur erkannt. Ferner müssen ischämische Kolitis und Divertikulitis ausgeschlossen werden. Der Morbus Crohn kann auch isoliert das Kolon befallen und muss von der Colitis ulcerosa unterschieden werden.

Therapie

Therapieziele

Rückbildung der entzündlichen Veränderungen und Symptombesserung, Erhaltung, u. U. chirurgische Wiederherstellung normaler Passageverhältnisse. Eine spezifische Therapie gibt es bislang nicht. Die Erkrankung kann wegen ihrer Chronizität, ihrer Tendenz zu Stenosierung und Fistelbildung sowie ihrer Rezidivneigung nach Operationen schwierige therapeutische Probleme aufwerfen.

Allgemeine Maßnahmen, Diät

Normale Kost, soweit möglich. Es gibt keine spezielle Crohn-Diät, und kein Nahrungsmittel hat wissenschaftlich gesichert eine kausale Beziehung zum Krankheitsverlauf (raffinierte Kohlenhydrate, „Leben ohne Brot“, Fischdiät, gehärtete Fette etc.). Häufig bestehen ein intestinaler Eiweiß- und Blutverlust aus den befallenen Darmsegmenten sowie eine Malabsorption z. B. von Vitaminen A, D, E, K, B_{12} bei Ileumbefall bzw. -resektion. Wichtig ist die Verhütung bzw. der Ausgleich von Mangelzuständen (Unterernährung, Eiweiß-, Vitamin- und Eisenmangel). Die Patienten ernähren sich aus Furcht vor postprandialen Schmerzen und Durchfällen oft nicht ausreichend. Die Diät entspricht den Richtlinien, die für das Malabsorptionssyndrom gegeben sind (▶ Kap. 17.7.1, „Therapie“).

Im akuten Stadium bessert eine *schlackenfreie Diät* („Astronautenkost“ Fortimel®, Modulen IBD®, Fresubin®, Nutricomp®, evtl. mit MCT, Menge langsam steigern!) über 1–2 Wochen häufig die Symptome und eignet sich daher, die akute Phase mit zu überwinden. Auch die kontinuierliche Gabe einer Oligopeptid- oder Polymerdiät (0,5–1,5 ml/h) über eine nasogastrale Sonde zeigte bei ca. 60 % der Patienten Erfolg (Formuladiäten 1). Eine Heilwirkung („Ruhigstellung“) bei chronischem Verlauf ist nicht erwiesen. Als Substitution bei Unterernährung und Mangelerscheinungen ist sie jedoch geeignet. Eine totale parenterale Ernährung ist meist nur prä-/perioperativ bei schlechtem Allgemeinzustand erforderlich, um die Operabilität zu steigern. Absolute Nikotinkarenz.

Zu vermeiden: grobe und blähende Speisen, besonders bei Stenosen. Individuelle Unverträglichkeiten (z. B. Milch) beachten. Nichtsteroidale Antirheumatika.

Pharmakotherapie

Unspezifische Behandlung

Bei mehr als 4 Stühlen/d kann die Frequenz vermindert werden durch **Loperamid** (Imodium® Kps. 2–3/d; Imodium®N-Lösung 2 × 10 ml; Imodium® lingual Tbl. 2 × 1/d). Spasmolytika wie **Butylscopolamin** oder **Mebeverin,** jeweils 1 Drg. vor den Mahlzeiten, reduzieren postprandiale Bauchkrämpfe. Vorsicht bei Darmstenosen, da beide Medikamente dann einen Ileus begünstigen!

Spezifische Behandlung

Entsprechend der Leitlinie der Deutschen Gesellschaft für Verdauungs- und Stoffwechselkrankheiten (DGVS): Aktualisierte S3-Leitlinie „Diagnostik/Therapie des Morbus Crohn“ 2014, AWMF-Register Nr. 021/004.

17

Therapie der einzelnen Stadien

Bei der Therapie des Morbus Crohn sind Befallsmuster und Krankheitsaktivität zu berücksichtigen:

(1) **Morbus Crohn mit Ileozökalbefall:**

- Leichte Kankheitsaktivität:
  - Budesonid (Budenofalk®) 9 mg/d, Dosisreduktion nach Erreichen der Remission (i. d. R. nach 8–10 Wochen zu erwarten).
  - Bei Kontraindikationen gegen Budesonid oder entsprechendem Patientenwunsch Mesalazin 4 g/d oder symptomatische Therapie.
- Mäßige Aktivität: Budesonid 9 mg/d (nebenwirkungsärmer, aber auch etwas weniger wirksam) oder systemisch wirkende Glukokortikoide, z.B. Prednisolon 1 mg/kg KG pro Tag p.o. (bei den meisten Patienten Erreichen der Remission innerhalb von 6 Wochen).
- Hohe Entzündungsaktivität: systemisch wirkende Glukokortikoide, z.B. Prednisolon 1 mg/kg KG proTag p.o. oder i.v., Dosisreduktion je nach Ansprechen (▶ Tab. 17.3).

(2) **Kolitis Crohn:**

- Leichte bis mittlere Krankheitsaktivität:
  - Sulfasalazin 3–6 g/d (evtl. alternativ Mesalazin) oder systemisch wirksame Glukokortikoide.
  - Bei distalem Kolonbefall zusätzlich lokale Therapie (Suppositorien, Klysmen, Schäume) mit Steroiden und 5-Aminosalicylsäure (5-ASA).
- Hohe Krankheitsaktivität: Behandlung mit systemisch wirksamen Glukokortikoiden.

(3) Morbus Crohn mit ausgedehntem Dünndarmbefall:

- Initiale Behandlung mit systemisch wirksamen Glukokortikoiden. Eine frühzeitige immunsuppressive Therapie (s. u.) sollte erwogen werden.
- Ggf. zusätzliche enterale Ernährungstherapie (s. o.) aufgrund der drohenden Malnutrition.

(4) **Befall des Ösophagus und Magens:** Bei gastroduodenalem Befall wird der primäre Einsatz systemisch wirksamer Steroide in Kombination mit PPI empfohlen.

(5) **Steroidrefraktäre Erkrankung:**

- Ausschluss von Komplikationen wie Abszesse oder Stenosen als Ursache der ausbleibenden Remission.
- Überprüfen evtl. chirurgischer Therapieoptionen (z.B. bei isoliertem Ileozökalbefall mit Fistel- und Abszessbildung).
- Bei weiterhin vornehmlich indizierter antientzündlicher Therapie Behandlung des steroidrefraktären Morbus Crohn mit mittlerer bis hoher Krankheitsaktivität mit immunsuppressiver Therapie, aufgrund des schnellen Wirkungseintritts bevorzugt mit TNFα-Antikörpern, z. B. Infliximab (Remicade®) 5 mg/kg KG i. v. einmalig zu Woche 0, 2 und 6, dann Erhaltungstherapie alle 8 Wochen; alternativ Adalimumab (Humira®) s. c. 160 mg zu Woche 0, 80 mg zu Woche 2, dann Erhaltungstherapie mit 40 mg s. c. alle 2 Wochen. Alternativ können bei Versagen oder Kontraindikation gegen die Therapie mit TNFα-Antagonisten die allerdings deutlich langsamer wirkenden Substanzen Vedolizumab ($\alpha_4\beta_7$ -Integrinantagonist) oder Ustekinumab (IL12/23-Antagonist) eingesetzt werden (s. u.)

(6) **Remissionserhaltung:**

- Grundsätzlich Nikotinabstinenz (Beendigung des Rauchens halbiert langfristig die Rezidivrate).
- Für die Durchführung einer remissionserhaltenden medikamentösen Therapie sprechen ein steroidrefraktärer oder steroidabhängiger Verlauf (d. h., dass 3 Monate nach Beginn einer Steroidschubtherapie wegen Wiederauftreten von Symptomen nicht < 10 mg Prednisolon/d bzw. nicht < 3 mg Budesonid/d reduziert werden kann oder innerhalb von 3 Monaten nach Absetzen der Steroidtherapie ein erneuter Schub auftritt), ein ausgedehnter Dünndarmbefall, der symptomatische Befall des oberen Gast-

rointestinaltrakts, symptomatische Fisteln, häufige Schübe, ein schwerer Schub oder hohe entzündliche Aktivität, ein komplizierter Verlauf in der Vergangenheit bzw. hohes Risiko für einen komplizierten Verlauf bei Diagnose.

- Zur remissionserhaltenden Therapie kommen Immunsuppressiva zum Einsatz, die bei frühzeitigem Therapiebeginn auch das raschere Ausschleichen der zur Schubtherapie eingesetzten Steroide ermöglichen:
  - Azathioprin bzw. 6-Mercaptopurin: 1,5–2,5 mg/kg KG/d bzw. 0,75–1,5 mg/kg KG/d. Da die Wirkung erst nach mehreren Wochen eintritt, wird die Behandlung i. d. R. überlappend mit der Schubtherapie, z. B. mit Prednisolon, begonnen.
  - Methotrexat: 15–25 mg pro Woche i. m. oder s. c.
  - TNFα-Antikörper: Infliximab (Remicade®) 5 mg/kg KG i. v. alle 8 Wochen bzw. Adalimumab (Humira®) 40 mg s. c. alle 2 Wochen.
  - Vedolizumab (darmselektiver $\alpha_4\beta_7$-Integrinantagonist; Entyvio®): 300 mg i. v. zu Woche 0, 2 und 6, dann alle 8 Wochen. Da die Zeit bis Wirkungseintritt mehrere Wochen betragen kann, wird die Behandlung i. d. R. überlappend mit der Schubtherapie, z. B. mit Prednisolon, begonnen. Ähnliches gilt für das kürzlich zugelassene Ustekinumab (IL-12/23-Antagonist, Stelara®), das bei der Erstgabe gewichtsadaptiert i. v. und dann nach 8 Wochen sowie im Weiteren alle 12 Wochen s. c. (90 mg) verabreicht wird.
- Budesonid und systemisch wirksame Glukokortikoide sind zur langfristigen Remissionserhaltung nicht geeignet (fehlende Effektivität, Nebenwirkungen).
- Die Dauer der immunsuppressiven Therapie ist individuell festzulegen, sollte jedoch i. d. R. langfristig (mehrere Jahre) erfolgen. Das Absetzen der Therapie kann in einer stabilen Remissionsphase ohne entzündliche Aktivität der Erkrankung erwogen werden.
- Zur Remissionserhaltung nach operativer Therapie kann Mesalazin (3–4 g/d) eingesetzt werden. Bei Risikofaktoren für einen komplizierten Verlauf (hohe präoperative Krankheitsaktivität, Nikotinabusus, penetrierender Verlauf, endoskopisch entzündliche Veränderungen in der Anastomose, junger Patient, ausgedehnter Befall) ist die postoperative Erhaltungstherapie mit Azathioprin oder 6-Mercaptopurin deutlich wirksamer.

(7) **Fisteln:**

- Vor Beginn der medikamentösen Therapie bei perianalem Fistelleiden sollten perianale Abszesse ausgeschlossen bzw. drainiert werden und sezernierende Fisteln mit einer Seton-Drainage versorgt werden.
- Zur medikamentösen Behandlung kommen in erster Linie TNFα-Antikörper in Betracht. Die zusätzliche Gabe von Steroiden sollte vermieden werden (weitere Fistelausdehnung möglich).
- Chirurgische Sanierung bei inaktivierter Fistel und Remission der Entzündungsaktivität im Rektum.
- Bei fehlendem Ansprechen auf die medikamentöse Therapie sollte ein Deviationsstoma angelegt werden.
- Interenterische Fisteln mit funktionellem Kurzdarmsyndrom, enterovesikale Fisteln, enterokutane Fisteln mit hoher Fördermenge und im Retroperitoneum blind endende Fisteln stellen OP-Indikationen dar.

Glukokortikoide

Wirksamstes Medikament im akuten Schub, wenn in hoher Dosierung in 2 Portionen verabreicht, z. B. Decortin®, Ultralan®, Urbason®, Decortilen® (▶ Tab. 17.3, ▶ Kap. 7 [▶ Tab. 7.1]). Bei fulminantem Verlauf Glukokortikoide i. v. verabreichen, sonst genügt die orale Gabe. Nur hohe Dosen Cortison, über den Tag verteilt, hemmen die Entzündung so effektiv, dass eine rasche klinische Besserung eintritt. Bezüglich Dosisempfehlung bei fulminantem Schub ▶ Tab. 17.3. Dosisreduktion nicht nach starrem Schema durchführen, sondern variabel je nach Krankheitsaktivität. Bei mäßig ausgeprägter Erkrankung mit Aktivitätsindex < 300 im Bereich terminales Ileum–Colon ascendens ist Budesonid (Entocort® 3 Kps. à 3 mg morgens nüchtern oder Budenofalk® Kps. à 3 mg, 3 × 1/d) indiziert.

Dieses topische Glukokortikoid wird dank spezieller Präparation erst in diesen Darmabschnitten freigesetzt und hat eine höhere Cortisonrezeptoraffinität als die bisherigen Glukokortikoide. Es wird zu rund 90 % beim First Pass durch die Leber abgebaut und hat dadurch sehr geringe Cortison-UAW. Bei Befall des linksseitigen Kolons kann Budesonid als abendlicher Einlauf verabreicht werden (Entocort rektal®).

Tab. 17.3 Dosierung von Prednison bei hoher Aktivität chronisch-entzündlicher Darmerkrankungen (UAW und Kontraindikationen der Glukokortikoide ▶ Kap. 7.2.1)

	Morgens	**Abends**
Aktivitätsindex[1] > 150		
1. Woche	75 mg	25 mg
2. Woche	50 mg	20 mg
3. Woche	40 mg	10 mg
4. Woche	30 mg	5 mg
5. Woche	25 mg	–
6. Woche	20 mg	–
7. Woche	15 mg	–
8. Woche	10 mg	–
Bei ausbleibender Besserung in der jeweiligen Dosisstufe verharren bis zum Ansprechen.		
Aktivitätsindex[1] < 150		
7.–12. Woche	10 mg	
Bei anhaltender Remission		
Über Monate bis zu ½ Jahr	5/10 mg, 0/10 mg, 0/5 mg alternierend; individuelle Dosisreduktion	
Bei Kolonbefall Kombination mit einem Mesalazinpräparat 2,5–4,5 g/d während der gesamten Behandlungsperiode.		

[1] „Der Aktivitätsindex berücksichtigt subjektive Beschwerden (Zahl der dünnen Stühle, Bauchschmerzen, Allgemeinbefinden) und klinische Befunde (crohnassoziierte Symptome, Resistenz im Abdomen, Hkt, Gewicht) und wertet sie durch Multiplikation mit unterschiedlichen Faktoren. Eine Punktzahl > 150 bezeichnet einen aktiven Morbus Crohn, eine Punktzahl > 350 einen sehr schweren Schub, der i. d. R. zur stationären Behandlung zwingt."(Best et al. 1976. Formulare zu erhalten bei Falk Foundation, Freiburg).

! WICHTIG

Der orale Einsatz von Budesonid bei extraintestinalen Manifestationen und Lokalisationen des Morbus Crohn außerhalb des Bereichs terminales Ileum und Colon ascendens ist nicht sinnvoll.

Aminosalicylate

Sie werden als Monotherapie oder in Kombination mit systemischen Steroiden eingesetzt in einer Dosierung von 2,5–4,5 g/d, z. B. **Mesalazin** (Salofalk®, Claversal®, Pentasa® je 500 mg/Kps., Pentasa® Sachet 1.000 mg) oder **Olsalazin** (Dipentum® 500) bei distalem Kolonbefall. Zur Pharmakotherapie mit Aminosalicylaten ▶ Kap. 17.12, „Pharmakotherapie". Im akuten Schub Dosierung 4–4,5 g/d. Zur Erhaltung der operativ induzierten Remission werden 2–3 g/d jeweils ½ h vor den Mahlzeiten über mindestens 2 Jahre empfohlen.

Antibiotika

Antibiotika sind bei akutem schwerem Schub (hohes Fieber, druckschmerzhaftes Abdomen, Leukozytose, erhöhtes CRP) indiziert; Abszess ausschließen durch Sonografie, evtl.

CT Abdomen. **Piperacillin** 3 × 4 g/d i. v. oder **Ciprofloxacin** 2 × 400 mg/d i. v. zusammen mit **Metronidazol** 3 × 500 mg/d i. v.

Immunsuppressiva

Bei Therapieresistenz gegen Steroide, häufig rezidivierenden akuten Schüben und zur Vermeidung von Steroid-UAW durch reduzierte Steroiddosis ist **Azathioprin** 2,0–2,5 mg/kg KG/d indiziert. Azathioprin wird meist überlappend mit einer Steroidschubtherapie begonnen. Die Azathioprin-Wirkung setzt erst nach 2–4 Monaten ein, wobei bei ⅔ der Patienten mit einem Therapieerfolg zu rechnen ist. Bei Azathioprin-Unverträglichkeit (außer nach Pankreatitis und schwerer Knochenmarksdepression) kann auf 6-Mercaptopurin ausgewichen werden.

> **! WICHTIG**
> Auf UAW wie Übelkeit, Diarrhö, akute Pankreatitis, Gelenkschmerzen, Transaminasenanstieg, Leuko- und Thrombozytopenie achten. Kein Allopurinol gleichzeitig geben. Methotrexat ist Therapeutikum der 2. Wahl, die Wirkung von Ciclosporin ist nicht gesichert.

Antikörper gegen Entzündungsfaktoren (Antizytokintherapie)

(1) **Antikörper gegen TNFα. Infliximab** (Remicade® 5 mg/kg KG i. v.) zur Behandlung steroidrefraktärer bzw. steroidabhängiger Verläufe ergab in rund 60 % eine verbesserte Lebensqualität und rasche Heilung, auch von Fisteln, nach einmaliger bzw. wiederholter Infusion. Die häufigsten UAW sind Kopfschmerzen, abdominale Beschwerden und Übelkeit. Akute Infusionsreaktionen entwickelten sich in 4,5 %, schwere Infektionen in 3,8 %. Als Alternative zu Infliximab steht **Adalimumab** (Humira®; zur Induktion 160 mg zu Therapiebeginn, dann 80 mg nach 2 Wochen s. c.; Erhaltungstherapie 40 mg alle 2 Wochen s. c.) für die Behandlung des schweren steroidrefraktären Morbus Crohn zur Verfügung. Bei Langzeittherapie wurde ein gehäuftes Auftreten von hepatosplenischen Lymphomen (meist bei Kotherapie mit Thiopurinen) und Hautkrebs berichtet. Daher regelmäßiges Hautkrebsscreening bei Langzeittherapie empfohlen.

- *Indikationen:* chronischer, aktiver Verlauf des Morbus Crohn, der auf Mesalazin, Steroide und Azathioprin nicht anspricht; Fisteln, die trotz chirurgischer Maßnahmen, Metronidazol und Azathioprin nicht abheilen.

> **! WICHTIG**
> Wegen häufig allergischer Reaktionen muss die Infusion von Infliximab klinisch überwacht werden.

- *Kontraindikationen:* ▶ Kap. 7.2.3.1. Eine „verzögerte Überempfindlichkeitsreaktion" kann nach einer Therapiepause von 15 und mehr Wochen auftreten.
- *Durchführung:* Gabe von Remicade® (5 mg/kg KG) als Infusion über 2 h unter klinischer Beobachtung! Zur Remissionsinduktion werden 3 Gaben empfohlen (0, 2 und 6 Wochen). Dabei können Glukokortikoide reduziert oder ganz abgesetzt werden. Remissionserhaltung über 1 Jahr mit Remicade® 5(–10) mg/kg KG alle 8 Wochen.

Bei HBsAg Positivität prophylaktische Gabe von Nukleos(t)idanaloga (z. B. Entecavir) empfohlen. Bei positivem Interferon-γ-Relase-Assay (IGRA) und ausgeschlossener offener Tuberkulose prophylaktische Gabe von Isoniazid (300 mg/d) und Vitamin B_6.

(2) **Antikörper gegen $\alpha_4\beta_7$-Integrin.** Der darmselektive Integrin-Antagonist Vedolizumab (Entyvio®) verhindert die Bindung von T-Helfer-Lymphozyten an das Endothel der Darmwand. Durch die darmselektive Wirkung sind weniger Therapienebenwirkungen zu erwarten als bei klassischen Immunsuppressiva, jedoch ist die Gabe von Vedolizumab bei aktiven schweren Infektionen kontraindiziert. Wirksamkeit sowohl bei mit TNFα-Antikörpern vorbehandelten Patienten mit Therapieversagen als auch bei noch nicht mit

TNFα-Antikörpern Behandelten nachgewiesen. Indiziert bei Kontraindikationen oder Versagen der TNFα-Antikörper-Therapie. Bis zum Wirkungseintritt vergehen mehrere Wochen, daher überlappender Beginn mit Schubtherapie (Steroidstoßtherapie). Gabe von 300 mg i. v. zu Woche 0, 2, 6 und dann alle 8 Wochen i. v.

Komplikationen und ihre Behandlung

(1) *Schwere, fulminante Verlaufsform* mit septischen Temperaturen, häufigen Durchfällen und schwerer Beeinträchtigung des Allgemeinbefindens. Therapie wie bei akuter, fulminanter, ulzeröser Kolitis (▶ Kap. 17.12).

(2) *Stenosen, Fisteln, Perforationen, Abszesse* stellen früher oder später eine OP-Indikation dar, wenn die konservative Behandlung versagt. Eine kurzstreckige Stenose (< 5 cm) an einer Anastomose nach Darmresektion kann durch Ballondilatation konservativ endoskopisch behandelt werden, wobei keine Fistel in diese Stelle münden darf. Sonst chirurgische Erweiterungsoperation (Strikturplastik). Bei komplexen Fisteln ist eine MRT zur exakten Ausdehnung und OP-Planung empfehlenswert. In sehr schweren Fällen Kolektomie mit Ileostoma. Perianale Fisteln: Wenn nur subkutan und intersphinktär, Spaltung der Fistel, sonst Fadendrainage. Auch bei Resektion im Gesunden beträgt die Rezidivquote des Morbus Crohn 50 % und mehr innerhalb von 2 Jahren. Enterovesikale Fisteln stellen eine absolute OP-Indikation dar.

(3) *Malabsorptions- und Maldigestionssyndrome:* Besonders bei Patienten mit ausgedehntem Ileumbefall, nach Ileumresektion oder mehrfacher Dünndarmresektion sind Mangelzustände an Vitamin B_{12}, Folsäure, den Vitaminen A, D und K, Zink, Eisen, Kalzium und Eiweiß möglich. Das Kurzdarmsyndrom kann auch mit einem Gallensäurenverlust und chologenen Diarrhöen einhergehen. Letztere können bei Resektionen unter 1 m Ileum schlagartig gebessert werden durch Bindung der Gallensäuren an **Colestyramin** 1–3 × 4 g/d. Bei nachgewiesenen Mangelzuständen (Anämie, Hypoproteinämie, Osteopenie, Akrodermatitis, Steatorrhö, Serumwerte der Vitamine etc.) Indikation zur Substitutionstherapie wie Zusatzkost („Astronautenkost“ 200–500 ml/d), Kalzium (1 g/d), Vitamin D (1.000 E/d), Zink (Zinkamin®-Falk) 2 × 1/d, Folsäure (Folsan®) 2 × 1, Vitamine A, K und B_{12} (Cytobion® 1.000 µg) jeweils 1-mal/Monat als i. m. Injektion.

(4) *Extraintestinale Manifestationen:* Arthralgien, Erythema nodosum, Sakroileitis, Pyoderma gangraenosum und primäre sklerosierende Cholangitis gehen in ihrer Aktivität auf i. v. Steroidmedikation zwar zurück, bedürfen jedoch Zusatztherapien:

- Lokalbehandlung der Uveitis und Iridozyklitis (Augenarzt!).
- Bei *Pyoderma gangraenosum* lokale cortisonhaltige Salben (z. B. Volonimat®) und zusätzlich **Azathioprin.**
- Bei *primäre sklerosierender Cholangitis* zusätzlich **Ursodeoxycholsäure** (Ursofalk®; 20 mg/kg KG/d).
- Bei *Arthralgien* Einsatz von **Sulfasalazin** und **Methotrexat. Cave:** NSAR können die Symptome verstärken.

17.12 Colitis ulcerosa

Definition Unspezifische, entzündliche, ulzerative Erkrankung des Kolons unklarer Genese.

Ätiologie und Pathogenese Die Ursache der Colitis ulcerosa ist unbekannt, jedoch konnte eine Reihe Colitis ulcerosa-assoziierter Gene gefunden werden, die wahrscheinlich eine inadäquate Immunantwort auf kommensale Mikrobiota vermitteln. Die Entzündung ist auf die Kolonmukosa begrenzt.

Klinik Beginn und häufigste Lokalisation (ca. 80 %) im Rektum und Sigmoid, von dort Tendenz zum Aufsteigen nach oben. Seltener ist der gesamte Dickdarm befallen. Je nach Lokalisation lassen sich eine isolierte hämorrhagische Proktitis, eine Rektosigmoiditis, eine linksseitige und eine totale Kolitis unterscheiden und vom Verlauf her akute und chronisch-rezidivierende mit geringer, mittelgradiger und hochgradiger Aktivität (▶ Tab. 17.4). Das kolorektale Karzinomrisiko ist erhöht. Es ist besonders hoch bei ausgedehnter Kolitis und steigt mit der Dauer der Erkrankung, dem Ausmaß der entzündlichen Aktivität sowie bei gleichzeitigem Vorliegen einer primäre sklerosierenden Cholangitis (PSC).

Tab. 17.4 Aktivität der Colitis ulcerosa nach Symptomen (S) und Endoskopiebefunden (E)

Symptome	Gering		Mittelgradig		Hochgradig	
	S	E	S	E	S	E
Stühle/d	3–5	Rötung	6–9	Punktförmige Blutungen	≥ 10	Ulzera
Blut im Stuhl	(+)	Granulation	++	Granulation	+++	Spontanblutungen
Schmerzen	0	Vermehrte Verletzlichkeit	+	Schleim	++	Granulation
Fieber	0		0	Gefäßmuster verschwunden	++	Gefäßmuster verschwunden
Anämie	0		(+)		++	Haustrierung weg
Leukozytose	0		0		++	
Hypoproteinämie	0		0		+	

Leitsymptome und -befunde Je nach Schwere der Erkrankung.

(1) Bei isolierter, **hämorrhagischer Proktitis** oft normal geformte Stühle mit Schleim- und Blutauflagerung oder nur Abgang von Schleim und Blut, bei wenig beeinträchtigtem Allgemeinbefinden.

(2) Bei **ausgedehnter chronischer Kolitis** blutig-eitrige Durchfälle, Neigung zu Meteorismus und Tenesmen. Reduktion des Allgemeinzustands durch Anorexie, Gewichtsverlust, Fieber.

(3) Bei **fulminant toxischer Verlaufsform** (toxisches Megakolon) schwerstes Krankheitsbild mit septischen Temperaturen, wässrig-blutig-eitrigen Durchfällen, Druckschmerzhaftigkeit und Überblähung des Kolons (meist des Transversums), Dehydratation, Hypotonie.

Labor CRP, BSG, Blutbild, Elektrolyte, Eiweiß, γ-GT, AP, SGPT, Bilirubin, p-ANCA (positiv bei 66 %, bei Morbus Crohn nur 10 %). Stuhl auf pathogene Keime wie Shigellen, Amöben, Salmonellen, Campylobacter, Yersinia enterocolitica, Clostridium difficile, EHEC.

Extraintestinale Manifestationen Kutane (Erythema nodosum, Pyoderma gangraenosum), polyarthritische, hepatische (Autoimmunhepatitis, sklerosierende Cholangitis), ophthalmologische (Iridozyklitis, Uveitis), kardiale (Myokarditis) Beteiligung.

Diagnostische Hinweise **Diagnose und Ausdehnung der Erkrankung werden durch eine Ileokoloskopie mit Stufenbiopsien gestellt:** Rötung, vermehrte Verletzlichkeit der Schleimhaut, Ödem, aufgehobene Gefäßzeichnung, granulierte Oberfläche, Erosionen, Ulzera und Pseudopolypen. Für die Kontrolle des Therapieerfolgs genügen meist Sigmoidoskopie und Laborparameter (Blutbild, CRP). Im abdominalen Ultraschall verdickte Kolonwand, bei toxischem Megakolon erweitertes Darmlumen (≥ 6 cm). Im KKE sägezahnähnliche, angenagte Dickdarmkonturen, „Kragenknopfabszesse“, Haustrenverlust bei Befall der Muskularis, starrer, verengter Darm bei chronischem Verlauf („Gartenschlauchphänomen“), Pseudopolypen. Bei Verdacht auf sklerosierende Cholangitis muss eine ERC durchgeführt werden; weniger treffsicher ist die MRC. Sicherung der Diagnose durch typisches Erscheinungsbild in der ERC, in Frühstadien durch Leberbiopsie.

Therapie

Allgemeine Therapieziele

Sie richten sich nach Ausdehnung, Aktivität und Lokalisation des Krankheitsprozesses und der Schwere der durch ihn hervorgerufenen Begleiterscheinungen.

> **! WICHTIG**
> Ein Patient mit hochgradiger Aktivität der Colitis ulcerosa bzw. toxischem Megakolon muss dringend in eine Klinik eingewiesen werden.

Allgemeine Maßnahmen

(1) *Hospitalisierung:* Nur bei hochgradiger Aktivität dringend oder zum Abfangen eines Schubs bei mittelgradiger Aktivität (▶ Tab. 17.4) erforderlich. Über 60 % der Patienten können ambulant behandelt werden.

(2) *Diät:* Es gibt keine spezifische Kost, die eine Colitis ulcerosa heilt. Bei hochgradiger Aktivität und toxischem Megakolon sind Nulldiät und parenterale Ernährung indiziert, während sonst eine weitgehend normale Kost unter Berücksichtigung individueller Unverträglichkeiten empfohlen wird. Im Übrigen sollte eine normale, gemischte, kalorienreiche (10.000–12.000 Joule) und eiweißreiche (100–125 g/d) Kost eingenommen werden.

(3) *Stuhlregulierung:* Bei quälendem Durchfall können **Loperamid** (Imodium® 3 × 2–4 mg/d), **Tinctura opii** oder **Spasmolytika** vorsichtig eingesetzt werden (tägliche Stuhlliste führen!).

> **! WICHTIG**
> Diese Medikamente begünstigen eventuell die Entwicklung eines toxischen Megakolons!

Eine gelegentliche Obstipation kann mit Quell- und Faserstoffen behandelt werden.

(4) *Ausgleich von Mangelzuständen:* Albumin bei Hypoproteinämie, Transfusion bei ausgeprägter Anämie, Flüssigkeit, Kalium, Eisen und Vitamine je nach Bedarf.

Pharmakotherapie

Entsprechend den Leitlinien DGIM, der Deutschen Gesellschaft für Verdauungs- und Stoffwechselkrankheiten, AWMF-Register Nr. 021/009.

Spezifische Therapie nach Erkrankungsaktivität

(1) *Akuter Schub* (leichter bis mittlerer Schweregrad nach Rachmilewitz):

- **Glukokortikoide: Prednison/Prednisolon:** wirksamstes Medikament. Initialdosis 60 mg/d p. o., Dosisreduktion variabel, je nach Ansprechen (z. B. um 5–10 mg/Woche). Dauer 3–6 Monate.
- **Aminosalicylate: Mesalazin:** Dosis 4 g/d p. o., Dosisreduktion nach Erreichen der Remission (z. B. um 1 g/Woche). Alternativ zu Steroiden. Bei linksseitiger Kolitis lokale Therapie: Mesalazin, Budesonid oder konventionelle Steroidklysmen.

(2) *Akuter Schub* (schwer, beginnendes Megakolon):

- **Prednisolon/Prednison:** Initialdosis 100 mg/d i. v. oder oral, Dosisreduktion je nach Ansprechen.
- Parenterale Ernährung: vor allem bei Subileus und Megakolon.
- **Ciclosporin:** Dosis 2(–4) mg/kg KG/d als Dauerinfusion i. v. (Dauer 1–2 Wochen), bei mangelhaftem Ansprechen auf systemische Steroide (alternativ Tacrolimus 0,01–

0,02 g/kg KG/d i. v.). Remissionserhaltung mit 5 mg/kg KG/d oral (Dauer 6 Monate) plus **Azathioprin.**

- **TNFα-Antikörper: Infliximab:** bei Nichtansprechen auf konventionelle Therapie mit Prednison und Azathioprin indiziert (5 mg/kg KG i. v. zu Woche 0, 2 und 6, danach alle 8 Wochen). Alternativ Adalimumab 160 mg zu Woche 0 und 80 mg zu Woche 2, dann 40 mg alle 2 Wochen s.c. oder der IgG1κ-Antikörper Golimumab 200 mg zu Woche 0, 100 mg zu Woche 2, dann alle 4 Wochen 50 mg (Patienten < 80 kg KG) bzw. 100 mg (Patienten > 80 kg KG) s.c.
- **Antibiotika:** bei Fieber/septischem Verlauf.

(3) *Chronisch aktive Erkrankung:*

- **Prednison/Prednisolon:** wirksamstes Medikament. Dosisanpassung individuell, je nach Erkrankungsaktivität; Dauer 6 Monate. Immer gleichzeitig Immunsuppression.
- **Azathioprin** 2–2,5 mg/kg KG/d bzw. **6-Mercaptopurin** 1 mg/kg KG/d.
- Bei nicht ausreichender Wirksamkeit TNFα-Antagonisten.
- Vedolizumab bei Kontraindikation oder Versagen der TNFα-Antikörper-Therapie.

(4) *Rezidivprophylaxe:* **Mesalazin:** 1,5–3 g/d, auf Dauer **Olsalazin/Sulfasalazin.** Bei Unverträglichkeit E. coli Nissle 200 mg/d p. o.

(5) *Postoperativ (Pouchitis):* **Metronidazol:** 2–3 × 400 mg/d, Dauer je nach Ansprechen.

Im Folgenden sind die einzelnen Therapeutika im Detail aufgeführt.

Aminosalicylate

Das älteste Medikament, **Sulfasalazin** (Azulfidine®, Colopleon®), wird bei oraler Einnahme frühzeitig im Dünndarm gespalten, sodass weniger als 50 % im Kolon wirksam sind.

Da das Spaltprodukt Sulfapyridin für die hohe UAW-Rate um 15 % verantwortlich ist, stehen heute **Mesalazin** (Salofalk®, Claversal®, Asacolitin®, Pentasa®) und **Olsalazin** (Dipentum®) im Vordergrund. Da Mesalazin im Dünndarm rasch resorbiert wird, wurde es umhüllt mit Eudragit S (Asacolitin® 400 mg, Auflösung bei pH > 7), Eudragit L (Salofalk®, Claversal® 500 mg, Auflösung bei pH > 6) oder Äthylcellulose (Pentasa® 500 mg, Pentasa® Sachet 1.000 mg). Während Asacolitin® fast vollständig in das Kolon gelangt und nicht selten bei starker Diarrhö unaufgelöst wieder im Stuhl erscheint, werden etwa 25 % des Mesalazins von Salofalk® bzw. Claversal® und 30–55 % von Pentasa® schon im Dünndarm freigesetzt. Olsalazin wird erst im Kolon zu 2 Molekülen Mesalazin gespalten und eignet sich besonders für die linksseitige Kolitis.

Glukokortikoide

Bei mittel- und hochgradiger Aktivität der Krankheit und/oder extraintestinalen Manifestationen (Iridozyklitis, Arthritis, Erythema nodosum, Pyoderma gangraenosum) zählen Glukokortikoide zu den wichtigsten Therapeutika, die auch bei distalem Befall, sog. linksseitiger Kolitis, eingesetzt werden in Form von Suppositorien, Klysmen (Betnesol®) und Schaum (Colifoam®). Neue topische Glukokortikoide, die beim „First Pass" durch die Leber fast vollständig abgebaut werden und fast keine Kortikoid-UAW verursachen, sind hochwirksam, z. B. **Budesonid** (Entocort® rektal), jedoch nicht bei extraintestinalen Manifestationen.

Immunsuppressiva

Sie können bei Mesalazinunverträglichkeit bzw. zum Einsparen von Glukokortikoiden bei UAW eingesetzt werden, z. B. **Azathioprin** (Imurek®, Azafalk® 50 mg) 1,5–2,5 mg/kg KG/d oral. Bei hochgradiger Aktivität der Colitis ulcerosa, die innerhalb von 5–7 Tagen unter hoher Dosis von Glukokortikoiden (> 100 mg Decortin®) nicht deutlich zurückgeht, kann **Ciclosporin A** (Sandimmun®) für 7–14 Tage zusätzlich verabreicht werden (2–4 mg/kg KG/d i. v.; initial als Dauerinfusion). Darunter kommt es in 80 % zu einer Remission.

Die orale Weiterbehandlung mit Ciclosporin A (Sandimmun Optoral® 2–5 mg/kg KG/d, Zielspiegel: 83–166 nmol/L [100–200 µg/L]) über 6 Monate kann die Remission nicht bei allen Patienten erhalten. Azathioprin kann über 3–4 Jahre verabreicht werden, ohne das Karzinomrisiko zu erhöhen. Methotrexat scheint bei Colitis ulcerosa unwirksam zu sein. Bei schwerer Colitis ulcerosa mit Steroid- und Immunsuppressivarefraktärität können TNF-Antikörper bei der Remissionsinduktion effektiv sein. Als darmselektives Immunsuppressivum ist Vedolizumab (Entyvio®) bei Kontraindikation oder Unwirksamkeit von TNFα-Antikörpern indiziert und potenziell UAW-ärmer. Bei Nichtansprechen oder Unverträglichkeit von Azathioprin oder Ciclosporin kann alternativ Tacrolimus eingesetzt werden (0,1–0,2 mg/kg KG p.o pro Tag, verteilt auf 2 Dosen; therapeutische Spiegel 4–8 ng/ml).

Antibiotika

Bei geringer und mittelgradiger Aktivität nicht indiziert, jedoch bei hochgradiger Aktivität und toxischem Megakolon ▶ Tab. 17.4).

Psychotherapie

Besonders wichtig ist bei dieser chronischen Erkrankung die verständnisvolle, geduldige und anteilnehmende Führung durch den behandelnden Arzt im Rahmen eines engen Vertrauensverhältnisses. Bei ausgeprägter psychischer Störung wird die Mitbetreuung durch einen Psychotherapeuten empfohlen.

Spezielle Therapie

Die Therapeutika sollen entsprechend Lokalisation, Ausdehnung und Aktivität der Krankheit eingesetzt werden.

Linksseitige Colitis ulcerosa

Bei der hämorrhagischen Proktitis genügen **Mesalazin**-Suppositorien, z. B. Salofalk®-Supp., Claversal S®-Zäpfchen 2 × 1/d. Bei Proktosigmoiditis sollten in erster Linie Mesalazin-Einläufe, z. B. Salofalk®-Klysmen 2 g (1-mal abends im Bett vor dem Einschlafen, möglichst lange behalten!), verabreicht werden. Bei hoher Aktivität der Colitis ulcerosa mit viel Blutabgang und Ausdehnung bis zur linken Kolonflexur ist die Kombination eines **lokalen Glukokortikoids**, z. B. Entocort® rektal, Betnesol® Rektal-Instillation (1-mal abends im Bett vor dem Einschlafen) und **Olsalazin** oral (Dipentum® 500 2 × 1–2 Tbl./d), sehr erfolgreich. Alternativ können **Mesalazin** als Einlauf (Salofalk® Klysmen 2 g) und Glukokortikoide oral, z. B. Decortin H 50–100 mg in 2 Dosen, verabreicht werden (▶ Tab. 17.3).

Ausgedehnte Colitis ulcerosa (über die linke Kolonflexur hinaus)

In erster Linie **Mesalazin** entsprechend der klinischen Aktivität der Erkrankung in einer Dosierung von 3–4 g/d. **Glukokortikoide** sind bei mittel- bis hochgradig aktiver Kolitis sowie extraintestinalen Manifestationen indiziert. Initial hohe Dosierung von 75–150 mg Prednison oder Dosisäquivalent (Decortin®, Ultralan®, Urbason®, Volon®) in 2 Einzelgaben über den Tag verteilt, evtl. auch i. v. Bei Ansprechen auf diese Behandlung wird die Dosis anfangs rasch, dann langsamer über 1–3 Monate reduziert (▶ Tab. 17.3). Bei schlechtem Ansprechen innerhalb von 10 Tagen Wechsel zu Ciclosporin oder TNFα-Antagonisten (▶ Kap. 17.12, „Pharmakotherapie").

Extraintestinale Manifestationen

(1) Bei *Arthralgien* statt Mesalazin **Sulfasalazin** einsetzen. Auch Immunsuppressiva (Azathioprin, Glukokortikoide, nicht Budesonid!) wirken gut. Kein NSAR geben!

(2) Bei *sklerosierender Cholangitis* kann **Ursodeoxycholsäure** 20–25 mg/kg KG/d oral verabreicht werden. Bei hochgradigen Gallengangstenosen auch Pigtails und Stents einsetzen; endokopische Dilatation führender Gallengangstenosen.

(3) Bei *Pyoderma gangraenosum* wirken hoch dosierte **Glukokortikoide.**

Colitis ulcerosa mit hochgradiger Aktivität und toxisches Megakolon

Akutes Abdomen mit Druckschmerzhaftigkeit des gesamten, stark geblähten Kolons, das im Ultraschall und in der Röntgenübersichtsaufnahme auf 6–10 cm erweitert ist, paralytischer Ileus („Totenstille"), hohes Fieber, Tachykardie, meist nach vorangegangenem Schub. Dazu gehören meist Anämie, Leukozytose, Hypokaliämie und Hypoproteinämie mit hoher BSG und erhöhtem CRP.

Die hochaktive Kolitis und das toxische Megakolon müssen wie folgt als Notfälle in der Klinik behandelt werden:

(1) Intensivüberwachung (▶ Kap. 3) mit Bilanzierung der gastrointestinalen Wasser- und Elektrolytverluste,

(2) Nahrungskarenz, Absaugen von Luft und Sekret durch nasogastrale Sonde,

(3) Infusionstherapie über ZVK zum Ausgleich von Wasser- und Elektrolytstörungen (▶ Kap. 19.12) sowie des Säure-Basen-Haushalts (▶ Kap. 19.13).

> **! WICHTIG**
> Oft sind erhebliche Mengen an Flüssigkeit (> 5 l/d) und Kalium (120 mmol/d) erforderlich. Anschließend parenterale Ernährung und Berücksichtigung der gastrointestinalen Verluste.

(4) Bluttransfusionen bei Hb < 5,61 mmol/L (< 9 g/dl).

(5) Sofortige parenterale Gabe von **Glukokortikoiden** (z. B. Solu-Decortin® H, Hostacortin® H solubile, Ultracorten® H „wasserlöslich" 100–150 mg/d i. v. in 2 Einzelgaben, z. B. 100 mg morgens, 50 mg abends).

(6) Sofortige parenterale Gabe von **Antibiotika,** bevorzugt Ceftriaxon, 1 × 2 g/d i. v., und Metronidazol, 3 × 500 mg/d i. v.

(7) Keine Parasympatholytika (Verstärkung der Darmatonie), Sedativa oder Narkotika; wenn unumgänglich, nur in kleinen Dosen.

(8) Endoskopische Dekompression des Kolons mit endoskopischer Platzierung einer Dekompressionssonde.

(9) Enge Zusammenarbeit mit dem Chirurgen. Wenn nach 3-tägiger konservativer Therapie keine deutliche klinische Besserung, OP (Proktokolektomie) erforderlich. Die Letalität des toxischen Kolons steigt mit der Verlaufsdauer.

Besteht kein Ileus, kann zusätzlich **Mesalazin** (Salofalk® 500 mg, Pentasa® Sachets 1.000 mg) oral oder als Klysma (Salofalk® Klysma 2 g) verabreicht werden. Wenn nach 7 Tagen keine Besserung eintritt, sollte zusätzlich **Ciclosporin** 2–4 mg/kg KG/d i. v. verabreicht werden. Nach 1–2 Wochen umstellen auf orales Ciclosporin (2–5 mg/kg KG/d) über 6 Monate. Gleichzeitig mit **Azathioprin** 1,5–2,5 mg/kg KG/d oral beginnen, dessen Wirkung erst nach 2–4 Monaten einsetzt. Alternativ Therapie mit TNFα-Antikörpern (Infliximab 5 mg/kg KG i. v. zu Woche 0, 2 und 6, dann alle 8 Wochen).

Operation

Indikationen sind freie oder gedeckte Perforation in die Bauchhöhle, vital bedrohliche Blutung trotz maximaler konservativer Therapie, therapierefraktäres toxisches Megakolon, Kolonkarzinom, hochgradige Dysplasien. Wenn Patienten auf die konservativen Therapiemaßnahmen nicht oder nicht ausreichend ansprechen oder häufig Rezidive erleiden, kann die Colitis ulcerosa durch die Entfernung des gesamten Kolons geheilt werden. Auch wenn die proximalen Kolonabschnitte nicht erkrankt sind, muss wegen der Rezidivgefahr immer eine totale Proktokolektomie mit ileoanalem Pouch und vorübergehender Loop-Ileostomie vorgenommen werden. Weitere Indikationen sind häufige fulminante Schübe der Kolitis mit hochgradiger Aktivität und die Entwicklung eines toxischen Megakolons. Es sollte immer versucht werden, die Notoperation beim toxischen Megakolon wegen hoher Letalität (10–20 %) zu vermeiden durch eine Elektivoperation mit einer Letalität bei 6 %. Die totale Proktokolektomie wird als OP der Wahl angestrebt. Hierbei ist die Stuhlkontinenz durch den normalen Sphincter ani und den Pouch als neues Stuhlreservoir erhalten. Zur postoperativen Pouchitisprophylaxe und zur Remissionserhaltung kann der probiotische Bakteriencocktail VSL-3 (2,5 g/d p. o.) eingesetzt werden.

In 5–30 % kommt es postoperativ zu einer **Pouchitis,** die mit **Metronidazol** (3 × 400 mg/d p. o.), ersatzweise auch **Ciprofloxacin** (2 × 500 mg) und/oder **Mesalazin**-Einläufen (Salofalk®-Klysmen 2 g 1-mal abends) oder **Glukokortikoiden** (Betnesol® Klysmen, Colifoam®) behandelt wird.

Rezidivprophylaxe

Nach eingetretener Remission genügt bei linksseitiger Colitis ulcerosa **Mesalazin** als Klysma (Salofalk®-Klysmen 1-mal abends) oder **Olsalazin** p. o. (Dipentum® 500 2–3 Kps./d), um durch die prophylaktische Gabe ein Rezidiv zu verhindern bzw. die Rezidivhäufigkeit signifikant zu reduzieren. Bei ausgedehnter Kolitis ist Mesalazin 1,5–3,0 g/d (Salofalk® 500, Pentasa® Sachet 1.000 mg) p. o. erforderlich. Bei nicht ausreichender Wirkung der 5-ASA-Präparate Azathioprin oder 6-Mercaptopurin bzw. TNFα-Antikörper oder Vedolizumab.

Nach 1–2 Jahren kann ein Auslassversuch gemacht werden, aber manchmal ist eine Dauertherapie erforderlich. Glukokortikoide haben in der Prophylaxe der Colitis ulcerosa keinen Stellenwert.

Kontrolluntersuchungen und Verlauf

Nach 8- (ausgedehnter Befall) bzw. 15-jähriger (Linksseitenkolitis) Krankheitsdauer wird jährlich eine Koloskopie mit Chromoendoskopie und Stufenbiopsien aus allen Kolonabschnitten (alle 10 cm 4 Biopsien) empfohlen. Bei hochgradigen Dysplasien ist die totale Kolektomie zu empfehlen (positiver prädiktiver Wert für ein synchrones Karzinom 67 %). Nach 20 Jahren steigt bei ausgedehnter Kolitis die Karzinomrate auf über 10 %. Konsequente Therapie mit Mesalazin reduziert das Risiko der Karzinogenese.

17.13 Divertikel

17.13.1 Divertikulose, Divertikulitis

Definition Divertikel sind umschriebene Ausbuchtungen der gesamten Darmwand (sog. echte Divertikel) oder Ausstülpungen von Mukosa und Muscularis mucosae durch eine Muskellücke der Darmwand (sog. Pseudodivertikel).

Ätiologie und Pathogenese Bei der Diverticulosis coli prolabiert die Schleimhaut durch die Muskelschicht an den Durchtrittsstellen der Gefäße (Pseudodivertikel). Ihre Bildung wird durch Darmwandschwäche und Erhöhung des intraluminalen Drucks (Obstipation) bei ballaststoffarmer Kost begünstigt. Selten vor dem 35. Lj., mit dem Alter an Häufigkeit zunehmend (im 7. Lebensjahrzehnt ca. 50 %). Meist multipel auftretend, bevorzugte Lokalisation im Sigmoid. Aus unbekannten Gründen kommt es in ca. 10 % der Fälle zur Entzündung (Divertikulitis) und in etwa 15 % zur Blutung.

Klinik

(1) **Divertikulose:** meist Zufallsbefund; macht i. d. R. erst bei Komplikationen Beschwerden.

(2) **Akute Divertikulitis:** Symptome einer „linksseitigen Appendizitis", die zu einer (i. d. R.) gedeckten Perforation führen kann. Druckschmerz, Bauchdeckenspannung, Subileus, Fieber, Leukozytose, erhöhtes CRP. Bei rektaler Untersuchung in 25 % Blut im Stuhl. Entzündung meistens durch Bacteroides fragilis und E. coli. Vor Antibiotikagabe Blutkultur abnehmen!

(3) **Chronische Divertikulitis:** Stuhlunregelmäßigkeiten (Obstipation, Diarrhö), Druck, krampfartige Schmerzen im linken Unterbauch. Dort u. U. tastbarer, druckempfindlicher Tumor. Sekundärkomplikationen: Blutung, Stenose.

Differenzialdiagnose Leistenhernie, Sigmakarzinom, Parametritis, gedrehte Ovarialzyste, Ureterstein links, Mesenterialinfarkt, Volvulus.

Diagnose Palpationsbefund, Oberbauchsonogramm (verdickte Darmwand, Abszess, gestaute Niere, Ovarialzyste), Abdomenübersichtsaufnahme. CT beste Methode zur Erkennung von Peridivertikulitis und Abszessen. Vorsichtiger KKE mit Gastrografin® ohne Druck, evtl. Koloskopie, letztere jedoch möglichst nicht bei akuter Divertikulitis (Perforationsgefahr!).

Komplikationen Am häufigsten Blutung (10–20 %), Abszess, Perforation, Peritonitis, Fistelbildung evtl. in Blase („Luftschiffer") oder Vagina, Stenose.

> **WICHTIG**
> Mit Ausnahme der Divertikelblutung, die zu 90 % innerhalb 3 Tagen spontan steht, stellen alle Komplikationen eine OP-Indikation dar.

Therapie

Divertikulose

Die Divertikulose per se erfordert keine spezielle Behandlung. Ziel sind regelmäßige, weiche Stühle: Stuhlregulierung durch ballaststoffreiche Kost, da der Druck auf die Darmwand bei steigender Füllung des Darms herabgesetzt wird. Weizenkleie 3–5 Essl./d (20–30 g) in Flüssigkeit oder Joghurt (einschleichend dosieren), Leinsaat 3 Essl. 1- bis 2-mal/d oder Präparate mit Quellstoffen aus der Schale der Plantago ovata (Mucofalk® oder Metamucil®) je 2–3 Teel. und viel Flüssigkeit (2 l/d) können alternativ eingesetzt werden. Die Divertikel bilden sich nicht zurück, und es ist nicht bewiesen, dass unter diesen Maßnahmen seltener Komplikationen auftreten. Verstärkte körperliche Aktivität soll die Ausbildung weiterer Divertikel bremsen. Bei Spasmen kann vorübergehend Butylscopolamin oder Mebeverin (1–2 Tbl.) verabreicht werden. Ziel der Behandlung: 1–2 weiche Stühle pro Tag.

Akute Divertikulitis

Behandlungsziele: Verhütung eines akuten Abdomens und Rückbildung der Entzündung.

Die Therapie richtet sich nach dem Schweregrad der Erkrankung:

(1) *Divertikulitis (unkompliziert bis mäßig schwer):* Sie spricht gut auf eine konservative Therapie an.

- Nahrungskarenz bzw. flüssige enterale Kost (d. h. nur Flüssigkeit, Nahrung ohne Ballaststoffe, z. B. Fresubin®, Fortimel®), ggf. parenterale Ernährung.
- Zur Schmerzreduktion lokale Kühlung (Eisblase). Zurückhaltung mit Opiaten!

- **Antibiotika,** z. B. Amoxicillin/Clavulansäure, Ciprofloxacin und/oder Metronidazol oral, ggf. Mezlocillin und Metronidazol i. v. Intravenöse Therapie mit Ciprofloxacin 2 × 200 mg/d, Mezlocillin, Piperacillin 3 × 4 g/d oder Cefotiam 2 × 2 g/d, kombiniert mit Metronidazol 3 × 500 mg/d (Anaerobier) über 7–10 Tage.
- Keine Laxanzien, Perforationsgefahr bei Einläufen!

Nach Abklingen der Entzündung weitere Behandlung ▶Kap. 17.13.1, „Divertikulose".

Falls nach 2 Tagen keine Besserung eintritt, ist an eine gedeckte Perforation zu denken. Wiederholte Divertikulitiden: Sigmaresektion (s. u.).

(2) *Divertikulitis mit Komplikationen:*

- Freie Perforation: Sofortoperation.
- Gedeckte Perforation: elektive OP.
- Lokale Peritonitis: OP: Resektion mit primärer Anastomose.
- Kotige Peritonitis: zweizeitiger chirurgischer Eingriff mit Rektumblindverschluss und Ileostoma.

Chronisch-rezidivierende Divertikulitis

Rezidive treten in etwa 25 % auf und werden behandelt wie die akute Divertikulitis. Nach 2 Rezidiven sollte die Indikation zur OP gestellt werden. Die sich wiederholenden Schübe und gedeckte Perforationen führen zu Darmwandveränderungen, entzündlichen Infiltrationen, multiplen Abszessen, Vernarbungen und Stenosen, im linken Unterbauch ist ein Konglomerattumor tastbar. Die Tendenz geht heute zu einer frühen OP, bevor sich diese Veränderungen ausgebildet haben. Die konservative Therapie entspricht derjenigen der Divertikulose (▶Kap. 17.13.1, „Divertikulose") und des irritablen Kolons (▶Kap. 17.4).

17.13.2 Divertikelblutung

Divertikel und Angiodysplasien sind die häufigsten Blutungsquellen im Kolon. Die Divertikelblutung entsteht durch Gefäßrupturen am Divertikeldach oder -rand und ist nicht an eine Divertikulitis gebunden.

Differenzialdiagnose Hämorrhoiden, ischämische Kolitis, Colitis ulcerosa, Kolonkarzinom und Shigellose.

Diagnostik Durch Prokto- und Sigmoidoskopie nach Einlauf zunächst rektal-anale Blutungsursachen (Hämorrhoiden, Verletzungen durch Thermometer etc.) ausschließen. Die Notfallendoskopie beim unvorbereiteten Patienten ist nicht sinnvoll! Daher Freispülen des Kolons über Magensonde mit 4 l Golytely-Lösung in 2 h und nach weiteren 2–3 h koloskopieren.

Therapie

In über 90 % steht die Divertikelblutung spontan innerhalb von 2–3 Tagen, sodass abwartende Haltung unter sorgfältiger Kontrolle von Kreislauf, Blutverlust etc. gerechtfertigt ist. Oral nur Flüssigkeit, Nahrung ohne Ballaststoffe, z. B. Fresubin®, Fortimel®, und Abführen mit Golytely oder Movicol®. Wurde nach guter Vorbereitung bei der Notfallkoloskopie die Blutungsquelle entdeckt, kann eine Blutstillung durch Unterspritzung mit Suprarenin® (1:1.000; 10-fach verdünnt) erfolgen. Gegebenenfalls Argon-Plasma-Koagulation oder Elektro-Hydro-Thermosondenkoagulation. Die Stelle sollte mittels Tuscheinjektion bzw. mit einem Clip markiert werden, um das spätere Wiederfinden zu erleichtern. Weiteres Vorgehen ▶Kap. 17.14, „Therapie".

17.14 Untere gastrointestinale Blutung

Definition Die Blutungsquelle ist distal des Treitz-Bands lokalisiert. Abgang von hellrotem, frischem bzw. frisch geronnenem Blut (Hämatochezie), aber auch von Teerstuhl (Meläna) bei längerer Verweildauer des Bluts im Kolon und Zersetzung durch Bakterien je nach Blutungslokalisation, Menge und Passagegeschwindigkeit. Sie ist seltener als die obere gastrointestinale Blutung (Verhältnis 1:10).

Ätiologie und Pathogenese Blutungsquellen sind Hämorrhoiden, angeborene oder erworbene Gerinnungsstörungen, Angiodysplasien, Kolondivertikel, Kolontumoren, faktitive Verletzungen (durch Einläufe, Thermometer), Colitis ulcerosa, Morbus Crohn, Ischämien, Dünndarmtumoren, Hämangiome, Meckel-Divertikel, Strahlenproktitis/-kolitis, Zustand nach endoskopischer Polypektomie oder Gummibandligatur von Hämorrhoiden. Einnahme von NSAR, Antikoagulanzien.

> **! WICHTIG**
> Bei massiver Blutung aus dem oberen Magen-Darm-Trakt kann ebenfalls rotes Blut per anum abgehen. „Roter Stuhl" auch durch Rote Bete und schwarzer Stuhl durch Heidelbeeren und Medikamente (Eisen, Kohle, Wismut).

Diagnostisches Vorgehen

(1) Digitale Untersuchung (Blut am Fingerling? Mit Stuhl Haemoccult®-Test).

(2) Rektoskopie, Proktoskopie.

(3) Ösophagogastroduodenoskopie.

(4) Koloskopie.

(5) Angiografie (nur aussichtsreich, wenn > 2 ml Blut/min in das Darmlumen gelangen).

(6) Wenn die Blutungsquelle sehr wahrscheinlich im Dünndarm liegt, kann die Kapselendoskopie in ⅔ der Fälle die Blutung orten. Zur Blutungsdiagnostik im Dünndarm ist die Single- oder Doppelballonendoskopie besonders geeignet, da sie gleichzeitig endoskopische Blutstillungsmaßnahmen erlaubt. Sie ist technisch und zeitlich aufwendig, i. d. R. können aber ca. 100–150 cm ab pyloro bzw. 50–100 cm ab Ileozökalklappe sicher erreicht werden.

(7) Radioaktiv markiertes Technetium i. v. und Untersuchung mit Gammakamera. Kein KKE, da durch ihn nur Hinweise (z. B. Divertikel), aber keine Sicherheit gegeben, viele Blutungsquellen übersehen (Angiodysplasien), Angiografie und Tc-Scan behindert und eine notwendig werdende OP des Dickdarms erschwert werden.

Therapie

Sofortmaßnahmen in der Praxis bei schwerer unterer Gastrointestinalblutung

(1) Bei Kollaps- und Schockgefahr venöser Zugang und i. v. Infusion von isotoner Vollelektrolytlösung, z. B. Sterofundin®, Tutofusin® o. Ä. (▶ Kap. 17.1).

(2) Telefonische Anmeldung im Einweisungskrankenhaus (Blutbank, chirurgisches Konsil).

(3) Transport ins Krankenhaus. Bei Schockgefahr oder schwerer, rezidivierender Blutung Transport unter Begleitung des Arztes.

Sofortmaßnahmen im Krankenhaus

(1) Venöser Zugang, Labor: Hb, Hkt, Leuko- und Thrombozyten, Elektrolyte, Kreatinin, Gerinnungsstatus, Blutgruppe, Säure-Basen-Status, Laktat.

(2) 3–5 Blutkonserven kreuzen.

(3) Infusions- und/oder Transfusionstherapie entsprechend klinischem Befund ▶Kap. 17.1. Bis Blut transfundiert werden kann, evtl. Gabe von Plasmaexpander oder Humanalbumin 5 %.

(4) **Sedierung,** falls erforderlich (Diazepam 5 mg i. v, Clonazepam).

(5) Digitale Untersuchung, Rektoskopie. Wenn negativer Befund:

(6) Ösophagogastroduodenoskopie. Wenn negativ, rasche Vorbereitung zur Koloskopie: Freispülen des Kolons über Magensonde mit 4 l **Golytely-Lösung** (Klean Prep®) in 2 h und **Metoclopramid** (20 mg i. v.); 2–3 h nach Golytely-Gabe koloskopieren! (Zusammensetzung der Golytely-Lösung: [mmol/L = mval/L] Na^+ 65; K^+ 5; Cl^- 53; HCO_3^-17; PEG [MG 3350] 105 g/L). Endoskopische Blutstillung (Argonbeamer, Unterspritzung etc.).

(7) Chirurgisches Konsil. In seltenen Fällen kann die Blutungsquelle nicht sicher geklärt werden, zwingt aber zur OP. Hierbei kann die intraoperative Endoskopie, z. B. durch Dünndarmöffnung (Koloskop einführen und Vorschieben durch Operateur), behilflich sein.

(8) Die selektive Mesenterialangiografie bringt selten eine Klärung des Blutungsorts, da sie nur bei Blutungsraten über 2 ml/min einen definitiven Befund zeigt.

Kausale Therapie

Je nach Art des Grundleidens konservatives oder chirurgisches Vorgehen.

17.15 Chronische Obstipation

▶Kap. 1.4.5.

17.16 Hämorrhoidalleiden

Definition Hämorrhoiden sind Erweiterungen der submukösen Gefäßkonvolute des über die Hämorrhoidalarterien versorgten Corpus cavernosum recti unmittelbar oberhalb der Linea dentata.

Ätiologie und Pathogenese Hyperplasien und Ektasien eines Schwellkörpers, des Corpus cavernosum recti, der als Teil des Kontinenzorgans wesentlich an der Verschlussfunktion des Schließapparats beteiligt ist. Prädilektionsstellen der Hämorrhoiden sind die Einmündungen der zuführenden arteriellen Gefäße aus dem inneren Hämorrhoidalplexus bei 2, 5 und 9 Uhr in Knie-Ellenbogen-Lage (3, 8, 11 Uhr in Steinschnittlage). Die Hämorrhoidalknoten sind nicht schmerzempfindlich. Es sind die sekundären Erscheinungen, die das Vorhandensein von Hämorrhoiden zum Hämorrhoidalleiden machen können: Brennen, Jucken, Blutung. Hämorrhoidalbeschwerden werden gefördert durch Obstipation, Laxanzienabusus, Übergewicht, mangelnde körperliche Bewegung und Schwangerschaften.

Klinik Entsprechend ihrer Größe und ihrem Verhalten beim Pressen unterscheidet man 4 Grade:

(1) **Grad I:** Hämorrhoiden sind nur endoskopisch und nicht digital zu erfassen, sie prolabieren in das Proktoskop. Häufigste Form (70 % aller Erwachsenen > 30 Jahre); es besteht Blutungsneigung.

(2) **Grad II:** Hämorrhoiden prolabieren beim Pressen bis zum Analrand und darüber hinaus, retrahieren sich aber spontan wieder. Blutungsneigung; oft Nässen.

(3) **Grad III:** Wie II, aber keine spontane Retraktion, jedoch digital reponierbar. Blutungsneigung geringer, da beginnende Fibrosierung.

(4) **Grad IV:** Wie III, jedoch nicht mehr reponibel wegen Fibrosierung.

Synonym für die Grade II–IV: Analprolaps.

Äußere Hämorrhoiden (selten) gehen vom Plexus venosus rectalis inferior aus (häufig falsche Bezeichnung für Prolaps oder andere anale Knoten [s. u.]).

Symptome Hämorrhoiden per se machen keine Beschwerden. Erst vaskuläre Stauung und entzündliche Veränderungen führen zum Hämorrhoidalleiden mit vermehrtem Feuchten in der Analregion, Nässen mit sekundär mazerierter Haut, Sekundärinfektion und Ekzem, Schmerzen und Blutung, dumpfem Druck, Fremdkörpergefühl oder Gefühl der unvollständigen Darmentleerung. Durch Eröffnung der oberflächlichen Schleimhautkapillaren ist das Blut hellrot, dem Stuhl aufgelagert oder es wird am Toilettenpapier bemerkt oder es tropft Blut nach der Defäkation ab.

Diagnose Inspektion mit Pressversuch, rektal digitale Untersuchung, Sigmoidoskopie und Proktoskopie.

Differenzialdiagnose Häufig werden alle Knoten in der Analregion pauschal als „Hämorrhoiden" bezeichnet. Das wichtigste Differenzierungsmerkmal ist die Tatsache, dass Hämorrhoiden von Schleimhaut überzogen sind. Andere Knoten im Analbereich: Marisken (Hautlappen, von Epidermis bedeckt), perianale Thrombose (meist plötzlich entstehender livider, prall elastischer, schmerzhafter Knoten), Vorpostenfalte bei Analfissur (infiltrierter, schmerzhafter Zapfen, in den die Fissur ausläuft), Condylomata acuminata (Feigwarzen, einzeln stehende oder rasenförmig angeordnete Papeln), Analkarzinom (sehr selten, indolenter, evtl. exulzerierter Knoten), Analfibrom (nach außen prolabierte hypertrophe Analpapille).

Therapie

Hämorrhoiden erfordern keine Behandlung, wenn sie keine Beschwerden machen. Mit den zahlreichen Hämorrhoidensalben und -zäpfchen lassen sich sekundäre Beschwerden lindern oder bessern, die Hämorrhoiden selbst werden nicht beseitigt. Die Hämorrhoidentherapie umfasst Gummibandligatur (die heute meistverwendete Methode), Sklerosierung, Infrarotkoagulation und chirurgische Entfernung. Hinzu kommen allgemeine Maßnahmen.

> **! WICHTIG**
> Keine Hämorrhoidenbehandlung wegen Blutung ohne vorherigen Ausschluss eines Rektumkarzinoms.

Allgemeine Maßnahmen

Stuhlregulierung durch Faser- und Ballaststoffe (z. B. Weizenkleie 1–2 × 1–2 Essl./d oder Mucofalk® 1–2 Beutel/d) zum Vermeiden von starkem Pressen verbessert Hämorrhoidalleiden nach 4–6 Wochen. Vorsichtige, aber gründliche Reinigung der Analregion nach dem Stuhlgang mit weichem Schwamm oder Lappen und Wasser statt mit Toilettenpapier. Danach nicht mit Papier, sondern mit Tuch sorgfältig abtrocknen. Einlegen eines Salbenlappens (Kompressen 10 × 10 cm) mit abdeckender Salbe bzw. Paste (Zinkpaste, Penatencreme) zum Vermeiden des Feuchtens und Nässens.

Symptomatische Behandlung

Durch die Einlage von Analtampons mit Mullstreifen (Posterine®, DoloPosterine N® Zäpfchen mit Mull) in den Analkanal kann ein Rückgang von Stauung und entzündlicher Schwellung gefördert werden. Die vielen auf dem Markt befindlichen Hämorrhoidalsalben erreichen die Hämorrhoiden gar nicht. Es werden die perianalen Sekundärsymptome behandelt. Cortisonhaltige Salben können, wenn sie über Wochen und Monate angewandt werden, selbst zu sekundären Hautschäden führen. Sie sollten i.d.R. nicht länger als 2–3 Wochen verwendet werden.

Gummibandligatur nach Barron

Bei dem Ligaturinstrument wird ein Gummiband über eine Hülse von 1 cm Durchmesser gestreift, die Hämorrhoide in die Hülse hineingesaugt und das Gummiband über den Knoten geschoben. Die Ligatur muss sicher oberhalb der Linea dentata angesetzt werden, da sonst starke Schmerzen auftreten. Die Hämorrhoide wird nekrotisch und fällt nach 2–5 Tagen ab. Nach 3 Wochen ist das Ulkus abgeheilt. Nicht mehr als 3 Ligaturen pro Sitzung. Kann auch in der Schwangerschaft durchgeführt werden. Rezidivrate etwa 25 % nach 3 Jahren. Seltene Komplikationen sind Blutungen und Sepsis. Bei ausreichendem Abstand zur Linea dentata ist die Methode schmerzlos.

Sklerosierungsbehandlung

Durch das Proktoskop wird mit einer speziellen Nadel das Sklerosierungsmittel oberhalb des oder in den Hämorrhoidalknoten injiziert. Dadurch werden die Blutzufuhr abgedrosselt und das Gewebe fibrosiert.

(1) *Methode nach Bensaude:* Injektion von 0,5–1 ml Polidocanol (Aethoxysklerol® 4 %) streng submukös oberhalb der Hämorrhoide in die Basis des Knotens. Insgesamt nicht mehr als 3,5 ml/Sitzung. 2–3 Sitzungen in 2- bis 3-wöchigen Intervallen.

(2) *Methode nach Blond:* Durch ein Proktoskop mit seitlichem Fenster wird die prolabierende Hämorrhoide mit Aethoxysklerol® 4 % oder Varigloban® 4 %, jeweils 0,1–0,3 ml submukös, injiziert, pro Sitzung insgesamt nicht mehr als 1 ml; meist 5–6 Sitzungen in 2-wöchigen Abständen erforderlich.

> **! WICHTIG**
> Keine Injektionen in die Mukosa über der Prostata, da es zu starken Schmerzen und Prostatitis kommen kann. Die Sklerosierungsmethoden sollten bei Hämorrhoiden in der Schwangerschaft nicht angewendet werden. Die Rezidivrate ist hoch mit rund 50 % nach 3 Jahren.

Infrarotkoagulation nach Neiger

Die Infrarotkoagulation zur Therapie des Hämorrhoidalleidens I. und II. Grades wird wegen unzureichender Effektivität nicht mehr empfohlen.

Operationen und konservative Methoden

In der Regel werden heute die 3-Zipfel-Methode nach Milligan-Morgan und eine Modifikation nach Parks sowie die zirkuläre Stapler-Hämorrhoidopexie nach Longo durchgeführt.

(1) Für die Behandlung von Hämorrhoiden I. Grades eignen sich die Sklerosierung und besonders bei größeren Hämorrhoiden die Gummibandligatur.

(2) Hämorrhoiden II. Grades werden mit der Gummibandligatur und eventuell mit Sklerosierung behandelt.

(3) Bei Hämorrhoiden III. Grades kann eine Gummibandligatur und Sklerosierung versucht werden, sonst Hämorrhoidektomie.

(4) Bei Hämorrhoiden IV. Grades OP, Versuch einer Sklerosierungsbehandlung zur Verringerung der Beschwerden.

Bei Schwangeren sollte die Hämorrhoidalbehandlung möglichst konservativ, evtl. durch Gummibandligatur, und operativ erst postpartal durchgeführt werden. Vorsicht auch bei dekompensierter Leberzirrhose, da Hämorrhoiden Teil des Pfortaderumgehungskreislaufs sind!

17.17 Tumoren des Dünn- und Dickdarms

▶ Kap. 22.2.4.3.

18 Leber, Pankreas und Gallenwege

D. Häussinger

18.1 Erkrankungen der Leber

18.1.1 Akute Virushepatitis

Definition Akute, diffuse Entzündung der Leber, induziert durch Viren.

Ätiologie und Pathogenese Hepatitisviren im engeren Sinne sind das Hepatitis-A- (HAV), -B- (HBV), -C- (HCV), -D- (HDV) und -E-Virus (HEV); darüber hinaus existieren vermutlich noch weitere (Nicht-A- bis -E-)Hepatitisviren. Ob das Hepatitis-G-Virus (HGV) zu klinisch relevanten akuten oder chronischen Hepatitiden führt, muss in Europa als zweifelhaft eingeschätzt werden. Möglicherweise spielt es eine Rolle bei einer kleinen Anzahl fulminanter Hepatitiden. Zu den Hepatitisviren im weiteren Sinne gehören Erreger, bei denen die Hepatitis nicht regelmäßig auftritt oder klinisch nicht im Vordergrund steht (v. a. CMV-, Herpes-, Epstein-Barr-, Mumps-, Röteln-, Coxsackie- und Gelbfieberinfektionen, aber auch SEN-Virus).

(1) **HAV:** RNA-Virus. Übertragung fäkal-oral. Inkubationszeit 2–7 Wochen. Keine Virusdauerträger, keine chronischen Verläufe, fulminante Verläufe um 1 ‰, Auftreten sporadisch und epidemisch. Virus hinterlässt lebenslange Immunität.

(2) **HBV:** DNA-Virus. Übertragung durch Blut- und Blutbestandteile (Nadelstichverletzung, Drogenabusus), Sexualkontakte sowie perinatal (vertikale Transmission auch durch e-Antigen-negative, chronisch infizierte Mütter!). Inkubationszeit 4 Wochen bis 6 Monate. Chronische Verläufe bei 5–10 %, fulminante bei 0,5–1 %. Hohe Prävalenz in Zentralafrika und Ostasien, weltweit ca. 350 Mio. Infizierte.

(3) **HCV:** RNA-Virus. Parenterale Übertragung wie bei HBV. Häufigster Erreger von Posttransfusionshepatitiden, stark verbreitet unter Drogenabhängigen, Übertragung bei Sexualkontakt und vertikale Transmission seltener als bei HBV. Infektionsmodus bei ca. 40 % der Fälle nicht eruierbar („sporadische Fälle"). Inkubationszeit 2 Wochen bis 6 Monate. Chronische Verläufe bei etwa 70–80 %, fulminante bei ca. 0,5 %. Weltweit ca. 170 Mio. Infizierte

(4) **HDV:** defektes RNA-Virus, das die Hülle des HBV (HBsAg) benutzt. Erkrankung daher nur bei gleichzeitiger (Simultaninfektion) oder vorbestehender HBV-Infektion (Superinfektion) möglich. In Deutschland im Wesentlichen auf Personen aus dem Mittelmeergebiet und Osteuropa, auf Drogenabhängige und Hämophile beschränkt. Übertragung wie bei HBV, chronische Verläufe bis 90 % bei HDV-Superinfektion und ca. 10 % bei Simultaninfektion, fulminante bei 1–25 %.

(5) **HEV:** RNA-Virus mit bevorzugter geografischer Verbreitung in Ostafrika, Indien und angrenzenden Gebieten sowie Mittelamerika. Übertragung fäkal-oral, besonders durch kontaminiertes Trinkwasser. Gefürchtet ist die hohe Rate fulminanter Hepatitiden bei Schwangeren (ca. 25 %), denen deshalb von Reisen in die genannten Gebiete dringend abzuraten ist. Hepatitis E als Reisekrankheit wird durch HEV Genotyp 1 hervorgerufen, während in Mitteleuropa erworbene, autochthone Fälle auf Infektionen mit HEV Genotyp 3 zurückzuführen sind. Genotyp 3 ist als Zoonose bei Wild- und Hausschweinen sowie Hirschen heimisch. Die Übertragung erfolgt durch unzureichend gegartes Fleisch. Die oft inapparenten Verläufe erklären die stellenweise hohe Anti-HEV-Seroprävalenz in Europa. Chronische Verläufe wurden in seltenen Fällen bei Immunsupprimierten, insbesondere Organtransplantierten, beschrieben. Auch eine parenterale HEV-Übertragung ist möglich.

Entscheidend für den Verlauf einer Virushepatitis sind Immunreaktionen der Betroffenen und darüber hinaus auch besondere Eigenschaften der Erreger (insbesondere Virusmutanten).

Klinik: Leitsymptome und -befunde Klinisch lassen sich die Virushepatitiden nicht unterscheiden. Prodromalstadium mit unspezifischen Symptomen wie subfebrilen Temperaturen, grippalen Symptomen, Juckreiz, Appetitlosigkeit, Übelkeit, Druckschmerz im rechten Oberbauch, Arthralgien (5–20 %), seltener flüchtige Exantheme. Im Manifestationsstadium: Ikterus, dunkel verfärbter Urin und heller Stuhl, Leber vergrößert und druckempfindlich, Milz kann vergrößert sein. Krankheitsdauer 4–8 Wochen. **Laborbefunde:** Bilirubin (überwiegend direktes) gering bis stark erhöht, aber insbesondere bei Hepatitis C häufig auch anikterische Verläufe, Transaminasen i. d. R. stark erhöht bis 3.000 U/L, GPT stärker erhöht als GOT, alkalische Phosphatase (AP) und γ-GT nur initial und bei cholestatischen Verläufen erhöht. Gerinnungsfaktoren bei unkomplizierten Verläufen nicht verändert, bei schweren Verläufen Abfall der Faktoren VII und V und später des Quick-Werts.

Besondere Verlaufsformen

(1) **Anikterische Hepatitis:** häufig, v. a. bei HBV und HCV.

(2) **Cholestatische Hepatitis:** schwer verlaufende Hepatitis mit ausgeprägter Hyperbilirubinämie und Anstieg der Cholestaseenzyme.

(3) **Protrahiert verlaufende akute Hepatitis:** Transaminasen über einen Zeitraum von mehr als 3 Monaten erhöht. Fließende Übergänge zur chronischen Hepatitis.

(4) **Subakute Hepatitis:** schwere, progrediente Verlaufsform, bei der innerhalb von Wochen Aszites, Leberversagen und letaler Ausgang drohen.

(5) **Fulminante Hepatitis:** seltene Verlaufsform mit zunehmender Leberinsuffizienz und Enzephalopathie wenige Tage bis zu 4 Wochen nach Krankheitsbeginn. Mortalität bei konservativer Intensivtherapie etwa 60–80 %.

Extrahepatische Manifestationen Serumkrankheitsähnliche Bilder im Prodromalstadium mit Arthralgien oder Arthritis sowie Exanthemen. Membranoproliferative Glomerulonephritis bei chronischer HCV-Infektion. 30–50 % der Fälle von Panarteriitis nodosa sind HBV-induziert (Immunkomplexkrankheit).

Seltene Organmanifestationen Myokarditis, Meningitis, Guillain-Barré-Syndrom, Pankreatitis, Thrombopenie und aplastische Anämie. Die überwiegende Mehrzahl der essenziellen gemischten Kryoglobulinämien sowie der Porphyria cutanea tarda ist ursächlich mit einer (chronischen) HCV-Infektion assoziiert.

Serologische Diagnostik Nachweis von Virusantigenen bzw. korrespondierenden Antikörpern (mittels Enzymassays [ELISA]) und Nachweis der Virusnukleinsäuren (bei Hepatitis B mit Hybridisierungs- oder PCR-Verfahren, bei Hepatitis C mittels PCR).

(1) **Hepatitis A:** Frische Infektion durch Anti-HAV-IgM charakterisiert, Anti-HAV-IgG kann lebenslang persistieren. Ein negativer Nachweis von Anti-HAV-IgM schließt eine akute Hepatitis A aus.

(2) **Hepatitis B:** Akute Krankheitsphase charakterisiert durch HBsAg, HBeAg und Anti-HBc-IgM i. S., Abnahme von HBsAg i. S. und Serokonversion von HBeAg nach Anti-HBe typisch für unkomplizierten Verlauf mit Ausheilung der Erkrankung. Persistenz von HBsAg und HBeAg > 13 Wochen gilt als Hinweis auf die Entwicklung chronischer Verläufe. Atypische Befunde bei Virusmutanten (z. B. „e-Minusmutante", bei der eine Mutation im Prä-Core-Bereich die e-Antigenbildung verhindert). Anti-HBc kann bei einem kleinen Teil der Patienten (u. a. auch solchen mit fulminanter Hepatitis B) den einzigen serologischen Marker darstellen.

(3) **Hepatitis C:** Antikörpernachweis mittels ELISA (Suchtest), wobei positive Befunde durch HCV-RNA-Bestimmung (RT-PCR) weiter abgeklärt werden müssen. Bei frischer Infektion treten die Antikörper erst mit 2- bis 6-monatiger Latenz auf; die HCV-RNA ist meist bereits nach 2 Wochen nachweisbar. Bei immundefizienten Patienten kann die Antikörperbildung ausbleiben. Infektionsnachweis dann nur durch PCR möglich, deren Positivität auch bei chronisch Infizierten fortbestehende Virusreplikation und Infektiosität anzeigt. Infektiositätsabschätzung durch Bestimmung des Virustiters (quantitative PCR) möglich, HCV-Genotypisierung und Virustiter zur Planung der Therapiedauer erforderlich (▶ Kap. 18.1.3).

(4) **Hepatitis D:** Neben den Zeichen der HBV-Infektion (HBsAg-Positivität) Anti-D im Serum nachweisbar. Weiterführende serologische Diagnostik in unklaren Fällen durch Anti-D-IgM oder PCR. Verdächtig auf D-Infektion sind insbesondere rasch progrediente Verläufe.

(5) **Hepatitis E:** Antikörpernachweis (Anti-HEV IgG und IgM) unzuverlässig, bei begründetem Verdacht, insbesondere bei Immunsupprimierten, direkter RNA-Nachweis (PCR) im EDTA-Blut und im Stuhl.

Therapie

Allgemeine Maßnahmen

(1) *Bettruhe:* Solange der Patient sich subjektiv beeinträchtigt fühlt, ist Bettruhe angebracht, die jedoch keinen nachgewiesenen Einfluss auf den Krankheitsverlauf hat.

(2) *Diät:* Das Essen soll ansprechend, leicht verdaulich und ausgewogen sein. Spezielle Vorschriften sind nicht erforderlich; Ausnahme: fulminante Hepatitis (▶ Kap. 18.1.2, „Allgemeine Maßnahmen").

(3) *Isolierung von Patienten mit Hepatitis:* Solange die Ursache einer akuten Hepatitis unbekannt ist, Patient isolieren (Einzelzimmer, separate Toilette, sorgfältige Händedesinfektion, Einmalhandschuhe bei möglichem Kontakt mit Ausscheidungen oder Blut).

- Allerdings besteht die höchste Infektiosität der **Hepatitis A** im Prodromalstadium, die Virusausscheidung im Stuhl verschwindet meist einige Tage nach Krankheitsausbruch. Isolierungsmaßnahmen können 1 Woche nach Auftreten des Ikterus aufgehoben werden.
- Die Virämie bei Patienten mit akuter **Hepatitis B** ist ebenfalls vor Krankheitsausbruch am stärksten und hält möglicherweise bis zur Serokonversion von HBeAg nach Anti-HBe, spätestens jedoch bis zur Elimination von HBsAg an. Für Familienangehörige (ausgenommen Sexualpartner) oder Mitpatienten im Krankenhaus besteht angesichts des parenteralen Übertragungsmodus kein nennenswert erhöhtes Infektionsrisiko, sofern allgemeine Vorsichtsmaßnahmen eingehalten werden (z.B. kein gemeinsames Benutzen von Gegenständen der Körperhygiene wie Nagelscheren, Zahnbürsten).
- Für die **Hepatitis C** gelten dieselben Verhältnisse. Ärztliches und pflegerisches Personal ist besonders bei Blutentnahmen und Injektionen gefährdet. Ein größeres Infektionsrisiko als bei akuten Hepatitiden geht von chronischen Hepatitis-B- und -C-Trägern aus, die oft asymptomatisch sind. Einzelunterbringung von Patienten mit Hepatitis B oder C ist i.d.R. (Ausnahme z.B. verhaltensgestörte Patienten) nicht erforderlich, prophylaktische Maßnahmen bei möglichem Kontakt mit Blut oder Körpersekreten sind dagegen besonders wichtig (Einmalhandschuhe, Vermeidung von Nadelstichverletzungen, aktive Impfung gegen Hepatitis B etc.).
- Bei akuter **Hepatitis in der Schwangerschaft** sollten invasive Maßnahmen (z.B. Amniozentese, die zur Infektion des Kinds führen kann) unterlassen werden. Eine akute Hepatitis stellt keine Indikation zur Sektio dar. Bei akuter und chronischer Hepatitis B der Mutter in der Schwangerschaft muss das Kind unmittelbar post partum simultan aktiv und passiv geimpft werden. Bei hoher Viruslast (> 200.000 IU/ml oder HBsAg > 4 $\log_{10}$ IU/ml) kann das Risiko einer vertikalen Transmission durch Gabe eines Nukleos(t)id-Analogons ab dem 2. Trimenon reduziert werden, wobei die Therapie mindestens ein halbes Jahr nach Entbindung fortgesetzt werden sollte. Eine bestehende antivirale Therapie mit Lamivudin oder Tenofovir kann in der Schwangerschaft fortgesetzt werden, eine Therapie mit Entecavir (oder Adefovir) muss umgestellt werden, Interferon muss unverzüglich abgesetzt werden.

Pharmakotherapie

Die Therapie der akuten Virushepatitis ist symptomatisch. Medikamente sollten wegen ihrer potenziellen Hepatotoxizität nur sehr zurückhaltend verordnet werden. Häufig zu Leberschäden führen u.a. α-Methyldopa, Ajmalin, Azathioprin, Chlorambucil, Chlorpromazin, Diphenylhydantoin, Erythromycin, Ibuprofen, Isoniazid, 6-Mercaptopurin, Methotrexat, Monoaminooxidasehemmer, Paracetamol, Phenobarbital, Phenprocoumon, Phenothiazine, Phenylbutazon, Probenecid, Propylthiouracil, Rifampicin, Sulfonamide, Sulfonylharnstoffe, synthetische Androgene, synthetische Gestagene, synthetische Östrogene, Tetrazykline, Thiamazol, Trimethoprim, trizyklische Antidepressiva. Außerdem ist strenge Alkoholkarenz erforderlich. Die Wirksamkeit sog. Leberschutzpräparate (Vitamine der B-Gruppe, essenzielle Phospholipide, Cholin, Silymarin u.a.) ist nicht erwiesen; ihre Applikation kann daher nicht empfohlen werden. Pharmakotherapie bei fulminanter Hepatitis ▶ Kap. 18.1.2, „Therapie". Kortikosteroide sind bei akuter Virushepatitis nicht indiziert, da sie chronische Verläufe begünstigen. Lediglich bei den seltenen, schweren, protrahiert verlaufenden cholestatischen Formen (Bilirubin > 512,7 µmol/L [> 30 mg/dl]) kann eine kurzfristige Steroidtherapie erwogen werden.

Für die Therapie der akuten Hepatitis B mit dem Nukleosidanalog Lamivudin (Zeffix®) gibt es keine gesicherte Grundlage; jedoch sollte Lamivudin (100 mg/d) bei fulminanter Hepatitis B gegeben werden. Auch Entecavir und Tenofovir (TDF) können verabreicht werden.

Wegen ihrer hohen Neigung zur Chronizität (55–85 %) wurde bei akuter Hepatitis C, bei der innerhalb von 8–12 Wochen keine spontane Viruselimination erfolgt, die Gabe von **α-Interferon** (zunächst 5–6 Mio. E/d für 1 Monat, gefolgt von 3 × 5–6 Mio. E/Woche für weitere 5 Monate) oder pegyliertem Interferon α_{2b} (Peginterferon α_{2b}), 1,5 µg/kg KG pro Woche für 6 Monate) empfohlen, da mit diesem Regime die Chronifizierung bei mehr als 90 % verhindert wurde. Für alle anderen akuten Hepatitiden ist diese Therapie nicht indiziert. Mit dem Aufkommen neuer, direkt wirkender, gegen HCV gerichteter antiviraler Substanzen (sogenannte DAAs; *directly acting antivirals*), die eine hohe Ausheilungsrate bei geringen Nebenwirkungen garantieren (s.u.), besteht für die akute HCV-Infektion keine dringende Indikation zur sofortigen Therapieeinleitung mehr, und erst bei chronischem Verlauf (HCV-RNA > 6 Monate positiv) ist eine Therapie einzuleiten. Eine Prä- oder Postexpositionsprophylaxe wird nicht empfohlen.

Nachbehandlung

Die akute **Hepatitis A** wird nicht chronisch; dies gilt auch für die seltenen protrahierten oder rezidivierenden Verläufe. Chronische Verläufe der **Hepatitis E** sind sehr selten und wurden vereinzelt bei immunsupprimierten Patienten berichtet. Nachuntersuchungen mit Kontrollen der Leberwerte sind lediglich bis zu deren Normalisierung angezeigt.

Die akute **Hepatitis B** darf als ausgeheilt angesehen werden, wenn innerhalb von 3 Monaten HBeAg und HBsAg aus dem Serum eliminiert sind, die entsprechenden Antikörper auftreten und die Enzymaktivitäten im Normalbereich liegen. Ein chronischer Verlauf (per definitionem HBsAg mehr als 6 Monate nachweisbar) muss angenommen werden, wenn HBsAg mehr als 13 Wochen im Serum persistiert; nur bei wenigen Patienten kommt es noch danach im Lauf von 12 Monaten zur Viruselimination. HBsAg-Träger unabhängig davon, ob sie HBeAg- oder Anti-HBe-positiv sind, je nach Aktivität des Krankheitsbilds in 4-, 8- bzw. 12-Wochen-Intervallen klinisch und biochemisch überwachen.

Bei Patienten mit **Hepatitis C oder D** gelten ähnliche Richtlinien. Bei chronischem Verlauf sollte bei HDV/HBV-Infektion möglichst bald eine Interferontherapie begonnen werden, da deren Erfolgsaussichten bei erst kurzer Krankheitsdauer deutlich günstiger sind (▶ Kap. 18.1.3).

Patienten, die eine akute Hepatitis komplikationslos überstanden haben, können i. d. R. spätestens nach 3 Monaten ihre berufliche Tätigkeit wieder aufnehmen. In Einzelfällen wird eine verzögerte Rekonvaleszenz mit Restbeschwerden wie Völlegefühl, Orthostase, Schwindel, Schweißneigung, schneller Ermüdbarkeit und Antriebsmangel beobachtet. In der Regel ist es ausreichend, den Patienten aufzuklären und zu beruhigen. Alkohol sollte für mindestens 6 Monate gemieden werden.

Infektionsprophylaxe

Allgemeine hygienische Maßnahmen

(1) Handschuhe tragen: bei direktem Kontakt mit Stuhl, Blut und kontaminierten Gegenständen (z. B. Injektion, Blutentnahme).

(2) Hände desinfizieren: vor und nach direktem Kontakt mit Patienten, bei direktem oder indirektem Kontakt mit Blut, Stuhl oder kontaminiertem Material.

(3) Schutzkleidung tragen: wenn Kontakt mit Blut oder Stuhl möglich.

(4) Nadeln und Spritzen ordnungsgemäß entsorgen: Kanülen in geeignete Behälter abwerfen, nicht in die Hülsen zurückstecken, Kennzeichnung von infektiösem Müll. Verwendung verletzungssicherer „safety needles"!

(5) Urin und Stuhl: hygienische Maßnahmen v. a. bei Hepatitis A von Bedeutung. Besondere Sorgfalt bei Erkrankungen im Kindesalter, bei HEV besondere Vorsichtsmaßnahmen bei Schwangeren.

(6) Desinfektion von medizinischen Geräten: insbesondere Thermometer, Endoskope, Beatmungssysteme u. Ä.

(7) Gebrauchsgegenstände: Entsorgung der Bettwäsche als infektiös.

(8) Laborproben: Vermeiden von Außenkontaminationen, sicherer Transport, Kennzeichnung als „Hepatitis".

(9) Information: Patienten mit akuter und chronischer Hepatitis B stellen ein besonderes Risiko für ihre Intimpartner dar. Sie müssen hierüber informiert werden ebenso wie über Möglichkeiten der Prävention (aktive Impfung der Sexualpartner/-innen, konsequenter Gebrauch von Kondomen).

(10) Konsequentes Meiden potenziell HAV- oder HEV-kontaminierter Nahrungsmittel bei Reisen in Länder mit niedrigen Hygienestandards (z. B. frische Salate, Eiswürfel, Speiseeis, ungekochte Muscheln u. a.). Durchgaren von Schweinefleisch (Grillen!) auch in Mitteleuropa!

(11) Schutzimpfung für Beschäftigte im Gesundheitswesen (s. auch Immunprophylaxe).

Immunprophylaxe der Hepatitis A

Aktive Immunprophylaxe

Ein aktiver Impfstoff (Havrix®, Havsorbat SSW®) hat sich als sehr gut verträglich und immunogen erwiesen. Die Grundimmunisierung erfolgt durch 2 Injektionen im Abstand von 6–12 Monaten. Die Schutzrate liegt bei > 98 %, bereits nach der ersten Impfung sind > 95 % der Geimpften geschützt.

Empfehlenswert ist die Impfung für

(1) Menschen, die in Gebiete mit hoher HAV-Durchseuchung reisen bzw. dort arbeiten (Südosteuropa, Mittlerer und Ferner Osten, ganz Afrika, Mittel- und Südamerika),

(2) Personal medizinischer Einrichtungen einschließlich entsprechender Laboratorien,

(3) Personal in Kinderheimen und Einrichtungen für geistig Behinderte,

(4) Kanalisations- und Klärwerkarbeiter,

(5) homosexuell aktive Männer,

(6) hämophile Patienten,

(7) Kontaktpersonen von Hepatitis-A-Erkrankten,

(8) Personen mit chronischer Lebererkrankung und fehlenden Anti-HAV-Antikörpern.

Bei Personen > 50 Jahre vorherige Testung auf Anti-HAV empfehlenswert, bei Vorliegen entsprechender Antikörper ist die Impfung unnötig. Es steht auch ein Impfstoff zur Verfügung, der gegen Hepatitis A und B gerichtet ist (Twinrix®).

Passive Immunprophylaxe

Die intramuskuläre Gabe von Immunserumglobulin mit mindestens 100 IE/ml Antikörper gegen HAV (z. B. Beriglobin®) post- oder präexpositionell kann eine apparente Virus-A-Hepatitis in 80–90 % der Fälle verhindern. Die aktiv-passive Simultanimpfung ist prinzipiell zu bevorzugen. Die passive Impfung ist indiziert postexpositionell (einmalig 0,17 ml/kg bei einem minimalen Antikörpergehalt von 100 IE/ml) bei Kontaktpersonen von Hepatitis-

A-Erkrankten bis zu 14 Tage nach Kontakt. Präexpositionell ist die Impfung nur dann zu empfehlen, wenn eine aktive Impfung nicht rechtzeitig möglich ist (0,17 ml/kg); sie sollte mit einer aktiven Immunprophylaxe kombiniert werden. Die Schutzdauer beträgt dann ca. 3 Monate mit einer Schutzrate von 90 %.

Immunprophylaxe der Hepatitis B

Aktive Immunprophylaxe

Zur aktiven Immunisierung steht die Hüllsubstanz des HBV (HBsAg) zur Verfügung (HBVAXPRO®, Engerix® B, letzteres formalinfrei). Gravierende UAW (im Wesentlichen allergische Reaktionen) sind extrem selten: Bei etwa 10 % der Geimpften kurzfristige Schmerzen im Bereich der Injektionsstelle, die im Bereich des M. deltoideus liegen sollte, oder leichte Allgemeinsymptome. Die Impfung umfasst 3 Injektionen zum Zeitpunkt 0 sowie nach 1 Monat und nach 6 Monaten.

Etwa 95 % der gesunden Impflinge zeigen nach der letzten Impfung protektive Anti-HBs-Konzentrationen. Bei Patienten mit terminaler Niereninsuffizienz oder Immunsuppression kann der Anteil der Nonresponder 30–40 % betragen. Bei diesen Patienten kann durch zusätzliche Impfungen 3 und 6 Monate nach der letzten Impfung je nach Impfschema oder durch eine Verdopplung der Dosis die Responderrate um bis zu 20 % gesteigert werden. Der Impferfolg sollte durch Bestimmung von Anti-HBs 4 Wochen nach der letzten Impfung überprüft werden. Konzentrationen von Anti-HBs < 10 IE/L wirken gegen Hepatitis B (und D) nicht protektiv. In solchen Fällen sofort wieder impfen. Bei Anti-HBs ≤ 100 IE/L erneute Impfung, bei Anti-HBs > 100 IE/L Auffrischimpfung spätestens nach 10 Jahren.

Die aktive Impfung gegen Hepatitis B ist auch in Deutschland in den Impfkalender für Säuglinge (1. Impfung im 3. Monat) aufgenommen worden. Kinder, die hiervon nicht erfasst wurden, sollten dringend als Jugendliche (13.–15. Lj.) geimpft werden.

Folgenden Personen ist im Erwachsenenalter eine aktive Hepatitis-B-Impfung dringend zu empfehlen:

(1) medizinisches und zahnmedizinisches Personal (auch Reinigungspersonal, das Kontakt mit potenziell HBV-kontaminiertem Abfall hat) sowie Mitarbeiter von Rettungsdiensten und Polizei,

(2) Patienten mit präterminaler Niereninsuffizienz rechtzeitig vor Aufnahme in die Dialyse sowie Patienten mit häufiger oder massiver Übertragung von Blut oder Blutbestandteilen (z. B. Hämophile oder vor großen chirurgischen Eingriffen),

(3) Patienten und Personal von psychiatrischen Anstalten und vergleichbaren Institutionen,

(4) Familienmitglieder und Sexualpartner von HBsAg-positiven Personen,

(5) Personen mit häufigem Wechsel der Sexualpartner, Drogenabhängige, länger einsitzende Strafgefangene,

(6) Reisende in Hepatitis-B-Endemiegebiete, bei denen ein enger Kontakt zur einheimischen Bevölkerung zu erwarten ist,

(7) HBsAg-negative HIV-Infizierte,

(8) Patienten vor geplanter Transplantation oder Immunsuppression.

Darüber hinaus ist die Impfung (wie auch eine aktive Immunisierung gegen Hepatitis A) bei Patienten mit vorbestehenden chronischen Lebererkrankungen, die nicht HBV-induziert sind, ratsam. Neugeborene von Müttern, deren HBsAg-Status unbekannt ist, sollten unmittelbar post partum geimpft werden.

Ein Impfschutz gegen das HBV verhindert auch die Infektion mit dem Hepatitis-D-Virus.

Passive Immunprophylaxe

Eine passive Immunisierung mit Hepatitis-B-Hyperimmungammaglobulin (Hepatitis-B-Immunoglobulin Behring®, Hepatect®), das einen hohen Anti-HBs-Titer aufweist, kommt nur für nicht aktiv gegen HBV geimpfte Personen infrage, die über Hautverletzungen oder Schleimhäute Kontakt mit HBsAg-positivem Material hatten (z. B. Nadelstichverletzungen mit HBsAg-positivem Blut). Sie sollte unmittelbar, spätestens jedoch innerhalb von 24–48 h, nach der Exposition erfolgen. Die empfohlene Dosis für Erwachsene beträgt 0,06 ml/kg Hepatitis-B-Immunoglobulin Behring® i. m. (12 IE/kg Anti-HBs, mindestens jedoch 500 IE) oder 6–10 IE/kg Hepatect® i. v. (mindestens 500 IE Anti-HBs innerhalb von 24 bis spätestens 72 h nach Exposition). Die passive Immunisierung sollte grundsätzlich mit der aktiven Impfung kombiniert werden (bei der Simultanprophylaxe mit dem Ig-Präparat von Behring Immunglobulin und Impfstoff kontralateral verabreichen). Hepatitis-B-Hyperimmungammaglobulin kann eine Hepatitis-B-Virusinfektion nämlich nicht sicher verhindern. Es werden häufig nur der Verlauf gemildert und die Inkubationszeit verlängert. Auch bei HBV-positiven Lebertransplantierten erfolgt eine Therapie mit Hepatitis-B-Immunglobulin zur Reinfektionsprophylaxe nach Organtransplantation in Kombination mit einem Nukleos(t)id-Analogon.

18

Aktive/passive Immunprophylaxe

Die aktive/passive Immunisierung verfolgt das Konzept, den Sofortschutz von Hepatitis-B-Hyperimmungammaglobulin mit dem Langzeitschutz der Hepatitis-B-Vakzine zu verbinden.

Für folgende Personen ist eine kombiniert aktive/passive Immunisierung indiziert:

(1) nicht aktiv gegen HBV geimpfte Personen, die über Hautverletzung (z. B. Nadelstich) oder Schleimhaut (z. B. Sexualkontakt) Kontakt mit HBsAg-positivem Material hatten,

(2) Neugeborene von HBsAg-positiven Müttern (unabhängig vom HBe-Status der Mutter) sofort nach der Geburt.

Auch bei HBV-positiven Lebertransplantierten kann nach erfolgter Transplantation parallel zur passiven Immunprophylaxe eine aktive Immunisierung mit dem Ziel, eine dauerhafte Anti-HBs-Antwort zu induzieren, versucht werden.

Prophylaxe der Hepatitis C

Zur Prophylaxe der Hepatitis C stehen derzeit (und wegen der außerordentlich großen genetischen Variabilität des HCV sehr wahrscheinlich auch mittelfristig) leider ausschließlich die Möglichkeiten der Expositionsprophylaxe zur Verfügung (Bekämpfung des i. v. Drogenkonsums, insbesondere „Needle-Sharing“, strenge Indikationsstellung bei Verabreichung von Blut und Blutprodukten, Vermeidung von Risiken bei unsterilen Tätowierungen oder Akupunkturen etc.)! Eine medikamentöse Prophylaxe mit den neuen DAAs wird derzeit nicht empfohlen. Chronisch Infizierte sollten dagegen möglichst rasch einer Therapie zugeführt werden.

18.1.2 Akutes Leberversagen

Definition Lebensbedrohliches Krankheitsbild mit Ausfall oder schwerer Störung der metabolischen Leberfunktion und Auftreten einer hepatischen Enzephalopathie ohne zuvor bestehende chronische Lebererkrankung (endogenes oder Leberzerfallskoma). Je nach Intervall zwischen Ikterusbeginn und Auftreten der Enzephalopathie wird das Leberversagen als hyperakut (Latenz < 7 Tage), akut (Latenz 7–28 Tage) oder subakut (Latenz 28–72 Tage) bezeichnet.

Ätiologie und Pathogenese Zusammenbruch der hepatischen Entgiftungsfunktion und Syntheseleistung ähnlich den Verhältnissen bei fortgeschrittener chronischer Leberinsuffizienz.

Ätiologisch finden sich folgende Erkrankungen und Toxine:

(1) fulminante Virushepatitis in 30–70 % (▶ Kap. 18.1.1),

(2) Medikamente (z. B. Paracetamol) in 30–50 %,

(3) direkte Hepatotoxine (Knollenblätterpilzvergiftung, Tetrachlorkohlenstoff u. a.) in 5–10 %,

(4) akute Fettleber (Schwangerschaft, Alkohol, Reye-Syndrom u. a.) in 5 %,

(5) andere Ursachen (z. B. Morbus Wilson) in etwa 6 % der Fälle.

Klinik Klinisch stehen die Zeichen der hepatischen Enzephalopathie im Vordergrund (▶ Kap. 18.1.6.4, „Klinik"). Komplizierend können komplexe Gerinnungsstörungen, Elektrolytstörungen (Hypokaliämie, Hyponatriämie trotz erhöhtem Gesamtkörpernatrium), Nierenfunktionseinschränkung (prärenal durch Hypovolämie oder renal durch akute tubuläre Nekrose oder hepatorenales Syndrom), arterielle Hypotonie, respiratorische Insuffizienz, schwere gastrointestinale Blutungen, Hirnödem sowie Infektionen hinzutreten.

Therapie

Allgemeine Maßnahmen

(1) *Basisversorgung:* besonders sorgfältige internistische Intensivbehandlung.

- Ausreichende Kalorienzufuhr, ggf. über ZVK (Basisbedarf: 30–35 kcal/kg). **Glukose** als bevorzugten Energieträger, Zuckeraustauschstoffe (Fruktose, Sorbit, Xylit) nicht einsetzen. Zusätzliche **Fettemulsionen** (0,7 g/kg, individuelle Steigerung bis auf max. 50 % der Gesamtkalorien möglich) können verwendet werden. Falls vonseiten der Enzephalopathie toleriert, sollte die **Eiweißzufuhr** etwa 60 g/d betragen. Die therapeutische Wirksamkeit verzweigtkettiger Aminosäuren ist bei akutem Leberversagen nicht ausreichend belegt. Lactulose sollte gegeben werden.
- Unter Kontrolle der Serumspiegel sind meist Kalium- und Phosphat-, häufig auch Magnesiumsubstitutionen erforderlich.
- Die Neigung zu Hypo- oder Hyperglykämien verlangt engmaschige Kontrollen des Blutzuckers und entsprechende Korrekturen durch Glukose (**cave:** Blutzuckerabfall auf < 3,89 mmol/L [< 70 mg/dl]) oder (Normal-)Insulin.
- Eine Hyponatriämie ist oft Ausdruck einer Überwässerung und einer gesteigerten ADH-Sekretion (klinische Kontrolle, ZVD!) und sollte dann durch Flüssigkeitsrestriktion behandelt werden.
- Bei arterieller Hypotonie steht die Volumengabe (am besten Frischplasma oder Albuminlösung) unter Kontrolle des zentralen Venen- bzw. Pulmonalarteriendrucks im Vordergrund. Katecholamine kommen erst in zweiter Linie infrage.

(2) *Vorgehen bei Hirnödem:* Im Fall eines Hirnödems, das bei etwa 80 % der Patienten im Koma auftritt und neben der Sepsis die häufigste Todesursache darstellt, sind Steroide unwirksam. Patienten mit erhöhtem Oberkörper (45°) lagern, alle unnötigen Reize vermeiden. Eine adäquate Perfusion des Gehirns ist nur gewährleistet, solange der arterielle Mitteldruck den intrakraniellen Druck um > 50 mmHg übersteigt. Eine kontrollierte Hyperventilation ($paCO_2$ 30–35 mmHg, nicht unter 30 mmHg) kann zwar kurzfristig Hirndruckanstiege beeinflussen, ist längerfristig jedoch nicht effektiv. Auch Hypothermie hat einen günstigen Einfluss.

Behandlungsmethode der Wahl: Mannitol 20 %, Sorbit 40 % (jeweils i. v. Bolus 0,5–0,75 g/kg KG, maximal 4–6-mal täglich), solange die Nierenfunktion intakt ist und die Plasmaosmolarität 320 mOsmol/L nicht überschreitet. In Einzelfällen kann die Anlage eines epiduralen Katheters zur intrakraniellen Druckmessung sinnvoll sein.

(3) *Vorgehen bei Nierenversagen:* Nierenersatztherapie, am schonendsten kontinuierliche Verfahren (kontinuierliche venovenöse Hämofiltration) einleiten. Sie sollte bei sonst

nicht beeinflussbarer Hypervolämie oder Hyperkaliämie sowie relativ früh (etwa bei Kreatininwerten > 442 µmol/L [> 5 mg/dl]) erfolgen.

(4) *Magen-Darm-Blutungen:* Zur Prophylaxe gastrointestinaler Blutungen **Protonenpumpenhemmer** (PPI, z. B. Omeprazol, Esomeprazol, Pantoprazol) oder **H_2-Rezeptorenblocker** (z. B. Famotidin, Ranitidin, das auch den Hirndruck in gewissem Umfang zu senken vermag) und **Sucralfat** verabreichen.

(5) Beatmung: Bei respiratorischer Insuffizienz *relativ früh beatmen*. Bei bis zu 30 % der Patienten tritt ein akutes Lungenversagen (ARDS) auf.

(6) *Gerinnungsstörungen:* Bei Gerinnungsstörungen ist frisch gefrorenes Plasma (**Fresh Frozen Plasma, gefrorenes Frischplasma/GFP**) die Therapie der Wahl. Die Indikation zum Ausgleich von Gerinnungsstörungen besteht bei Blutungen bzw. vor invasiven Eingriffen. Die prophylaktische Gabe von GFP hat keinen Einfluss auf die Mortalität. Initial 250 ml GFP verabreichen. GFP kann in gleicher Menge alle 6–8 h erneut eingesetzt werden. Allerdings bewirkt 1 ml GFP/kg KG lediglich einen Aktivitätsanstieg der Gerinnungsfaktoren um 1–2 %. Die GFP-Gabe geht demnach mit einer nicht immer tolerablen Volumenbelastung für den Patienten einher (ggf. Hämofiltration). In solchen Fällen stellt die Gabe von **Gerinnungsfaktorenkonzentraten** (PPSB, z. B. Beriplex® HS) eine Alternative dar. Dabei sollte ggf. zusätzlich **Antithrombin III** (Kybernin® HS) in einer der Anhebung der Gerinnungsfaktoren vergleichbaren Aktivität substituiert werden. Dies ist meist dann der Fall, wenn die Antithrombin-III-Spiegel weniger als 40 % des Normalwerts ausmachen (Substitution z. B. mit Kybernin® HS, initial 1.500 E, dann 1.000 E/24 h, Dosisanpassung je nach erreichter Anhebung der Gerinnungsfaktorenaktivitäten). Zur Kontrolle profuser Blutungen eignet sich auch **aktivierter rekombinanter Faktor VIIa** (NovoSeven®, 40–90 µg/kg KG). Bei einer Thrombozytenzahl < 30.000/µl können Thrombozytenkonzentrate indiziert sein. Heparin nur bei eindeutigen Hinweisen auf eine Verbrauchskoagulopathie und beim Fehlen einer aktuellen Blutung in sehr geringer Dosis (125 E/h) geben.

(7) **Antibiotika:** Wegen der ausgeprägten Gefährdung durch bakterielle und Pilzseptitiden täglich Kulturen von Blut und den übrigen einschlägigen Materialien anlegen und ggf. resistenzgerechte Antibiose einleiten. Eine prophylaktische systemische Breitspektrum-Antibiotikatherapie, z. B. Cefotaxim und Flucloxacillin oder Tazobactam, wird spätestens ab einem Enzephalopathiestadium II empfohlen. Das Überwiegen von Infektionen mit grampositiven Erregern erklärt sich wahrscheinlich durch Infektionen mit Hautkeimen über venöse Zugänge. Häufig werden auch eine zusätzliche *selektive Darmdekontamination* (100 mg Colistin + 80 mg Tobramycin + 500 mg Amphotericin B oral oder über Magensonde alle 6 h), **staphylokokkenwirksame Nasensalbe** sowie bei Frauen 5 g **Clotrimazol** als 10-prozentige antimykotische Vaginalcreme eingesetzt, die zwar die Gesamtüberlebensrate primär nicht signifikant verbessern, aber häufiger die Voraussetzung für eine spätere Lebertransplantation erhalten können. Ist eine gezielte antibiotische Therapie notwendig, nephrotoxische Antibiotika möglichst vermeiden.

(8) *Zusätzliche Maßnahmen:* frühzeitige Kontaktaufnahme zu einem Transplantationszentrum. Während Aktivkohleperfusionen und andere Maßnahmen im Sinne der sog. Leberassistenz enttäuschende Resultate gezeigt haben, sind die bisher allerdings noch beschränkten Erfahrungen mit Bioreaktoren („künstliche Leber") durchaus ermutigend. In gleicher Weise kann durch Albumindialyse (MARS®-System) oder fraktionierte Plasmaseparation und Adsorption (Prometheus®-System) die Wartezeit zur Transplantation überbrückt werden.

Spezielle Maßnahmen

Über diese, bei allen Formen des akuten Leberversagens anzuwendenden Therapiemaßnahmen hinaus stehen spezielle Behandlungsmöglichkeiten bei der Paracetamol- und der Knollenblätterpilzvergiftung zur Verfügung.

(1) Bei *Paracetamolvergiftung* (Einnahme von mindestens 10 g, bei vorgeschädigter Leber [Alkoholiker!] auch weniger) neben den üblichen Maßnahmen zur Giftelimination möglichst rasch **N-Acetylcystein** (z. B. Fluimucil®) verabreichen: *Dosierung:* zunächst 150 mg/kg i. v. in 250 ml 5-prozentiger Glukose innerhalb 15 min, dann 50 mg/kg in 500 ml 5-prozentiger Glukose mit Elektrolytzusatz über 4 h, gefolgt von 100 mg/kg in 1.000 ml Glukose mit Elektrolytzusatz über 16 h. Mehr als 15 h nach Ingestion ist die Einleitung dieser Therapie nicht mehr aussichtsreich. Ihr Wirkmechanismus liegt in der Bindung reaktiver Paracetamolmetaboliten.

(2) *Knollenblätterpilzvergiftung:* Die Basistherapie umfasst eine ausgiebige Magenspülung, Gabe von **Aktivkohle** (40–60 g/d) und **Lactulose** (60–100 ml/d), hohe Einläufe, Hämoperfusion oder alternativ forcierte Diurese. Gleichzeitig **Antidottherapie mit Silibinin** (Legalon®) und **Penicillin G** für 3 Tage einleiten. Diese Medikamente hemmen die Giftaufnahme in die Leber. *Dosierung:* Silibinin 20 mg/kg KG/d, verteilt auf 4 Infusionen von jeweils 2-stündiger Dauer gefolgt von 4-stündigem infusionsfreiem Intervall; Penicillin G 1 Mio. E/kg KG/d i. v.

(3) Akutes Leberversagen durch *Herpes-simplex-Virus:* **Aciclovir** (3 × 10 mg/kg KG i. v., Nierenfunktion beachten). Das Krankheitsbild geht mit einer sehr hohen Letalität einher.

Prognose

Die Prognose des akuten Leberversagens hängt von der Grunderkrankung, dem Ausmaß der Lebernekrose und auftretenden Komplikationen ab. Sie ist unter der genannten konservativen Therapie schlecht, insgesamt überleben nur etwa 20 % der Patienten.

Eine entscheidende Verbesserung der Prognose ist nur von einer Lebertransplantation zu erwarten. Diese sollte deshalb bei allen Patienten mit akutem Leberversagen rechtzeitig erwogen werden. Die Transplantationsindikation ist individuell zu stellen, beim akuten Leberversagen sind Lebensalter > 40 Jahre, Bilirubinanstieg > 290 µmol/L (> 17 mg/dl), Abfall des (Spontan-)Quick-Werts bzw. des (früher reagierenden!) Faktors V auf 0,20 (20 %) sowie Auftreten einer hepatischen Enzephalopathie 7 oder mehr Tage nach Eintreten des Ikterus besonders ungünstige prognostische Zeichen, die unbedingt zur Verlegung des Patienten in ein Transplantations- oder Leberzentrum veranlassen sollten, sofern keine Kontraindikation gegen eine Transplantation besteht (Sepsis, AIDS, aktive Psychose, Alkohol- oder Drogenabusus, unkontrolliertes Tumorleiden, vorbestehende schwere kardiale oder pulmonale Funktionseinschränkungen, Alter > 65 Jahre). Die Verlegung sollte rechtzeitig erfolgen, z. B. bei Entwicklung einer hepatischen Enzephalopathie Grad II bzw. bei Annäherung an die o. g. biochemischen Werte, da anderenfalls das Transportrisiko deutlich ansteigt und bei zu später Transplantation irreversible Schäden, insbesondere infolge eines Hirnödems, drohen. Im Fall einer Paracetamolvergiftung ist die Transplantationsindikation abweichend von den o. g. Parametern zu stellen, wenn der arterielle pH < 7,3 sinkt oder der Quick-Wert auf 0,15 (15 %) abfällt (INR > 4), Kreatinin > 309 µmol/L (> 3,5 mg/dl) ansteigt und ein Enzephalopathiestadium III eintritt. Eine durchaus interessante Option bei akutem Leberversagen stellt die auxiliäre Transplantation dar, bei der die eigene Leber in situ verbleibt und im Fall ihrer Erholung, die insbesondere bei jüngeren Patienten bis etwa 40 Jahre häufig erwartet werden kann, eine Langzeitimmunsuppression vermieden werden kann. Zur exakten Abgrenzung der Indikation zwischen orthotoper bzw. auxiliärer Lebertransplantation sind weitere Erfahrungen allerdings noch abzuwarten.

18.1.3 Chronische Hepatitis

Definition Eine chronische Hepatitis (CH) liegt vor, wenn eine Entzündung der Leber anhand klinischer, laborchemischer und ggf. histologischer Charakteristika über einen Zeitraum von mehr als 6 Monaten nachgewiesen wird.

Die weitere Klassifikation umfasst Ursache, entzündliche Aktivität („Grading"), Fibrosegrad und evtl. bereits eingetretene Zirrhose („Staging"). Die entzündliche Aktivität kann anhand biochemischer Parameter (insbesondere Transaminasenhöhe) eingeschätzt, am zuverlässigsten allerdings histologisch beurteilt werden. Besonders bei Hepatitis C können die histologischen Aktivitätszeichen wesentlich ausgeprägter sein als aufgrund der (phasenhaft durchaus normalen) Transaminasen zu erwarten wäre. Auch Fibrosegrad und Zirrhose sind zuverlässig nur histologisch erkennbar; jedoch ist die Histologie bei der Indikationsstellung zur Therapie meist verzichtbar. Neuerdings kann auch mithilfe der transienten Elastografie durch Fibroscan® oder die Acoustic-Radiation-Force-Impulse (ARFI)-Technologie das Ausmaß der „Lebersteifigkeit" gemessen werden. Mit dieser Technik kann nichtinvasiv das Vorliegen einer Leberzirrhose mit hoher Sensitivität nachgewiesen werden, jedoch ist eine Differenzierung niedriger Fibrosestadien nicht möglich. Zu beachten ist, dass bei akuter toxischer oder viraler Hepatitis hohe Werte der Lebersteifigkeit gefunden werden können, ohne dass eine Zirrhose vorliegt.

Ätiologie, Pathogenese und Diagnostik Die chronische Hepatitis ist ätiologisch heterogen. Man unterscheidet folgende Formen:

(1) Chronische Hepatitiden als Folge einer Hepatitis-B-, -C- oder -D-Infektion.

(2) Die autoimmune Hepatitis, die häufiger Frauen befällt.

(3) Erkrankungen, die unter dem Bild einer chronischen Hepatitis verlaufen können: primäre biliäre Cholangitis (PBC), Morbus Wilson, α_1-Antitrypsinmangel, medikamenteninduzierte Hepatitis (z. B. durch Isoniazid, α-Methyldopa).

(4) Kryptogene chronische Hepatitis, bei der die Ätiologie nicht erkennbar ist. Ein Teil der Fälle ist aber sicher virus-, alkohol- oder medikamenteninduziert bzw. insbesondere auf die immer häufiger werdende nichtalkoholische Steatohepatitis (NASH) zurückzuführen.

Bei der Hepatitis B lässt sich die Infektion durch HBsAg- und Anti-HBc-Bestimmung erkennen. Für Therapieentscheidungen ist es wichtig, darüber hinaus auch eine aktuell noch fortbestehende Virusreplikation, die zum weiteren Fortschreiten der Lebererkrankung führt, nachzuweisen (HBV-DNA im Serum; ▶Tab. 18.1).

Tab. 18.1 Differenzialdiagnose chronischer Hepatitiden (CH)

Parameter	HBV-induzierte CH	HCV-induzierte CH	Autoimmune Hepatitis	Medikamenten-induzierte CH	Primär biliäre Cholangitis (PBC)
HBV-Marker	+	–	–	–	–
Anti-HCV	–	+	–/(+)[1]	–	–
HCV-RNA	–	+	–	–	–
AMA-M2	–	–	–/(+)[2]	(+)	+[3]
ANA	–	–	+	(+)	–
SMA	(+)	(+)	+	(+)	–
LKM	–	–/(+)[1]	+	(+)	–
SLA	–	–	+	–	–
IgG im Serum	(↑)	(↑)	↑↑↑	(↑)	(↑)[4]

Anti-HCV = Antikörper gegen HCV; AMA = antimitochondriale Antikörper; ANA = antinukleäre Antikörper; SMA = Antikörper gegen glatte (smooth, S) Muskulatur; LKM = Antikörper gegen mikrosomale (M) Antigene in Leber (L) und Niere (kidney, K); SLA = Antikörper gegen lösliche (soluble, S) Leberantigene.

[1] Unspezifisch positive Reaktionen bei starker Hypergammaglobulinämie möglich, ein Teil der LKM-positiven Hepatitiden ist tatsächlich auf eine HCV-Infektion zurückzuführen. Spezifische Resultate durch PCR zum Nachweis von HCV-RNA.

[2] Bei cholestatischen Verlaufsformen bzw. Mischformen autoimmune Hepatitis/PBC.

[3] PBC-spezifische mitochondriale Antigene.

[4] IgM erhöht.

Folgende Formen der chronischen Hepatitis B können unterschieden werden:

(1) Niedrigvirämischer Trägerstatus: < 10^4 Viruskopien/ml (entspricht < 2.000 IU/ml); normale Transaminasen, HBeAg negativ, keine Entzündungsaktivität (HBeAg-negative chronische Infektion). Eine niedrigreplikative Hepatitis B mit erhöhten Transaminasen ist sehr selten, in diesem Fall Leberbiopsie zur Therapieentscheidung erwägen.

(2) Chronische Hepatitis: > 10^4 Viruskopien/ml, erhöhte Transaminasen, HBeAg-positiv oder -negativ, hohe Entzündungsaktivität. 8–20 % der Patienten entwickeln eine Zirrhose innerhalb von 5 Jahren.

(3) Hochreplikativer Trägerstatus: > 10^4 Viruskopien/ml, keine Entzündungsaktivität, normale Transaminasen.

Beachtet werden sollte, dass bei Hepatitis-B-Virusinfektionen Virusmutanten auftreten können, sodass selbst bei HBeAg-negativen Patienten ein hochreplikativer Verlauf vorliegen kann.

Bei der autoimmunen Hepatitis (AIH) brauchen nicht alle dort genannten Autoantikörper gemeinsam aufzutreten, vielmehr sind Untergruppen durch den Nachweis lediglich eines einzelnen Antikörpers charakterisiert (Typ 1 ANA +, SMA +/–; Typ 2 LKM +, SMA +/-; Typ 3 SLA +, SMA +/–). Die alleinige Bestimmung der ANA kann daher dazu führen, dass eine (behandlungsbedürftige!) autoimmune Hepatitis der Diagnostik entgeht. Autoimmunphänomene sind auch bei chronischer Virushepatitis häufig. Im Gegensatz zur Autoimmunhepatitis sind aber dann meist die Autoantikörpertiter niedrig, wobei auch autoantikörpernegative Verlaufsformen der AIH beschrieben worden sind.

Klinik Das klinische Bild ist sehr unterschiedlich. Beschwerden können fehlen, in uncharakteristischer Form oder als schweres Krankheitsbild parallel zur entzündlichen Aktivität in Erscheinung treten. Häufig bestehen Abgeschlagenheit, verminderte Leistungsfähigkeit, Druck im rechten Oberbauch, Appetitlosigkeit und Arthralgien. Die Leber ist meist konsistenzvermehrt und vergrößert tastbar. Bei den virusinduzierten CH ist die Milz seltener, bei den autoimmunen Formen i. d. R. vergrößert. Hautzeichen wie bei Leberzirrhose sind häufig. Die Transaminasen sind in Abhängigkeit vom Ausmaß der entzündlichen Aktivität erhöht, bei Hepatitis C jedoch auch bei Fortschreiten der Entzündung häufig normal. In der Elektrophorese sind bei den virusinduzierten CH die γ-Globuline mäßig, bei den autoimmunen Formen i. d. R. stark erhöht.

Therapie

Ziel der Behandlung chronischer Virushepatitiden ist es, durch Viruselimination den chronisch-entzündlichen Prozess zum Stillstand zu bringen und damit die Entstehung von Spätkomplikationen (Zirrhose, hepatozelluläres Karzinom) zu verhindern. Bei chronischer Hepatitis B steigt das Risiko, eine Zirrhose und ein hepatozelluläres Karzinom (HCC) zu entwickeln, mit der Höhe der Viruslast an, sodass eine replikationshemmende Therapie bei Zirrhose progressionshemmend wirkt. Als Risiko-Cutoff gilt eine Hepatitis-B-Virusmenge > 10^4 Kopien/ml bzw. > 2.000 IU/ml im Serum. Bei chronischer Hepatitis B und Zirrhose erfolgt eine medikamentöse Therapie auch bei geringerer Viruslast. Die lebensverlängernde Wirkung einer erfolgreichen Interferontherapie bei HBV- (und HCV-)Infektion ist erwiesen.

Allgemeine Maßnahmen

Lediglich bei ausgeprägter entzündlicher Aktivität ist körperliche Schonung angezeigt. Eine spezielle Diät ist nicht erforderlich. Alkohol soll grundsätzlich gemieden werden. Dies gilt bei allen Formen der CH mit stärkerer entzündlicher Aktivität, bei chronischer Hepatitis C jedoch in besonderem Maße, da sich die schädigenden Effekte des HCV und des Alkohols an der Leber offensichtlich wechselseitig verstärken und Alkohol per se die HCV-Replikation steigert.

Medikamentöse Therapie

Chronische Hepatitis B

Zur Behandlung stehen Interferone sowie Nukleosid- und Nukleotidanaloga zur Verfügung.

Interferontherapie

Therapie der Wahl ist **Peginterferon** α_{2a} (Pegasys® 180 µg/Woche) für 48 Wochen. In Ausnahmefällen kann herkömmliches **α-Interferon** (z.B. Interferon α_{2a} Roferon®-A 2,5–5 Mio. IE/m² KOF oder Interferon α_{2b} Intron A® 5–10 Mio. IE 3-mal/Woche s.c. für 6 Monate) gegeben werden. Eine Zulassung von **Peginterferon** α_{2b} (PegIntron®) für die Behandlung der chronischen Hepatitis B besteht nicht.

Durch die Therapie kommt es bei etwa 30 % der HBeAg-positiven Patienten zum HBeAg-Verlust mit Serokonversion zu Anti-HBe und bei bis zu 7 % auch zur Elimination von HBsAg. Nach Therapieende können innerhalb weniger Jahre allerdings noch weitere Responder (30–60 %) HBsAg eliminieren. Parallel zur Elimination von e-Antigen kommt es zu einer Beendigung oder Hemmung der Virusreplikation, einer Besserung der klinischen und biochemischen Parameter und einer Rückbildung der histologischen Aktivitätszeichen. Bei HbeAg-negativer HBV-Infektion sollte wegen hoher Rückfallquote die Peginterferon-Behandlung (Pegasys® 180 µg/Woche) wenigstens für 12 Monate erfolgen. Eine dauerhafte Virussuppression gelingt dann in etwa 20 % der Fälle.

Indikationen: entzündlich aktive Hepatitis B mit positivem e-Antigen bzw. positiver HBV-DNA im Serum. Die hochreplikative chronische Infektion ohne nennenswerte entzündliche Aktivität stellt keine Therapieindikation für Interferon dar.

Kontraindikationen: dekompensierte Leberzirrhose im Child-Stadium B und C, Autoimmunerkrankungen, insbesondere Autoimmhepatitis, Depression (auch anamnestisch!), Schwangerschaft und Stillzeit, schwere extrahepatische Erkrankungen, eine anamnestisch bekannte oder aktuell bestehende Psychose, zerebrale Anfallsleiden, Retinopathien, Thrombozytopenie < 70.000/µl oder Leukopenie < 2.000/µl, fortgeschrittene HIV-Infektion.

Prognostisch günstige Faktoren für ein Ansprechen auf die Interferonbehandlung sind eine kurze Verlaufsdauer der chronischen Hepatitis (< 2 Jahre), weibliches Geschlecht, hohe Transaminasen, niedrige HBV-DNA im Serum (< 10^8 Kopien/ml), Erwerb der Infektion im Erwachsenenalter, Genotyp A sowie Fehlen einer zusätzlichen Hepatitis-D-Infektion. Mit einem schlechten Ansprechen auf die Interferontherapie ist zu rechnen, wenn es innerhalb einer 12-wöchigen Therapie nicht zum Absinken der HBsAg-Spiegel im Serum kommt. Die aktuellen Leitlinien der EASL definieren folgende Stoppregeln: bei HBeAg-positiven Patienten fehlender Abfall der HBV-DNA nach Woche 12 (Genotyp A oder D) bzw. HBsAg > 20.000 IU/ml nach Woche 12 (Genotyp B und C) oder Woche 24 (alle Genotypen), bei initial HBeAg-negativen Patienten des Genotyps D ein fehlender Abfall des HBsAg kombiniert mit einem Abfall < 2 log der HBV-DNA. Für die übrigen Genotypen existieren für die HBeAg-negative chronische Hepatitis B keine klar definierten Stoppregeln.

UAW: regelhaft grippeähnliche Symptome mit Fieber (die durch Paracetamol therapiert werden können), Abgeschlagenheit und Gewichtsverlust, die im Verlauf der Anwendung jedoch zunehmend geringer werden. Seltener sind Haarausfall, Übelkeit und Erbrechen, Leuko- und Thrombozytopenie (Vorsicht bei vorbestehender portaler Hypertension mit Hyperspleniesyndrom), Transaminasenanstieg, Autoantikörperbildung, Retinopathien und das Auftreten von Depressionen oder manifesten Autoimmunerkrankungen.

Die *Autoimmunerkrankungen* betreffen am häufigsten die Schilddrüse. Es ist daher empfehlenswert, vor Therapieeinleitung nach Schilddrüsenautoantikörpern (mindestens gegen

Schilddrüsenperoxidase = TPO) zu suchen (bei deren Vorliegen hohe Gefährdung) und die Schilddrüsenfunktion im Verlauf der Therapie zu überwachen (mindestens basales TSH kontrollieren). Bei bereits bestehender, jedoch kompensierter Zirrhose ist eine einschleichende Dosierung zu empfehlen (3 × 0,5–1 Mio. E/Woche herkömmliches Interferon α mit Steigerung alle 14 Tage auf schließlich 3 × 3–4,5 Mio. E/Woche über 6 Monate oder Peginterferon α_{2a}, [Pegasys®, 90–135 µg/Woche]).

Nukleos(t)idanaloga

Bei Patienten, die auf eine Interferontherapie nicht angesprochen haben oder Kontraindikationen gegen eine Interferontherapie aufweisen, sollte eine Therapie mit Nukleos(t)idanaloga eingeleitet werden. Zugelassen sind die Nukleosidanaloga **Lamivudin** (Zeffix®, Epivir®, 100 mg/d), **Telbivudin** (Sebivo®, 600 mg/d) und **Entecavir** (Baraclude®, 0,5 mg/d, bei Lamivudinresistenz 1 mg/d) sowie die Nukleotidanaloga **Adefovir-Dipivoxil** (Hepsera®, 10 mg/d), **Tenofovir-Disoproxilfumarat** [TDF] (Viread®, 245 mg/d) sowie (seit 2017 zugelassen) **Tenofovir-Alafenamid** [TAF] (Vemlidy®, 25 mg/d). Diese Medikamente führen zu einer wirksamen Hemmung der Virusreplikation, die allerdings nach 1-jähriger Therapiedauer nur bei etwa 20 % der Patienten zu einer Serokonversion von HBeAg zu Anti-HBe führt. Die antivirale Potenz von Telbivudin, Entecavir und Tenofovir ist höher als die von Lamivudin oder Adefovir. Eine HBV-Genotyp-Abhängigkeit des Therapieansprechens ist bislang nicht bekannt. Bei HBeAg-positiven Patienten ist eine Serokonversion zu Anti-HBe anzustreben, bei initial HBeAg-negativen Patienten steht eine genaue Therapiedauer noch nicht fest. Frühzeitiges Absetzen der Therapie führt zum Rückfall. Die Therapiedauer sollte daher wenigstens 1 Jahr betragen, da die HBeAg-Serokonversionsrate nach 5 Jahren Therapie bis 50 % ansteigen kann. Sie beträgt nach 2-jähriger Telbivudin- bzw. Entecavir-Therapie etwa 33 %. Bei vor Therapiebeginn bereits anti-HBe-positiven Patienten ist die optimale Therapiedauer nicht bekannt; wenn es nicht zur Anti-HBs-Serokonversion oder zum HBs-Ag-Verlust kommt, ist wahrscheinlich eine lebenslange Therapie indiziert. Bei Patienten mit Zirrhose sollte die Therapie lebenslang fortgesetzt werden. Die Therapie mit Nukleos(t)idanaloga hat wenig UAW. Jedoch ist in jedem Fall eine Dosisadaptation an die Nierenfunktion zu beachten; bei Therapie mit TDF und Adefovir sind regelmäßige Kreatinin- und Phosphatkontrollen erforderlich, um frühzeitig Nierenfunktionsstörungen zu erkennen. Das kürzlich zugelassene TAF kann ohne Dosisanpassung bei Patienten mit einer eGFR bis 15 ml/min oder bei Hämodialyse eingesetzt werden, für Patienten mit einer eGFR < 15 ml/min, die nicht hämodialysiert werden, besteht keine Zulassung. Die Therapie mit Nukleos(t)idanaloga kann zur Selektion von HBV-Mutanten im Bereich des Polymerase-Gens und damit zum Wiederanstieg der HBV-DNA (Wiederdurchbruch der Infektion) führen. Verglichen mit anderen Nukleos(t)idanaloga wird eine Resistenzentwicklung bei Entecavir und Tenofovir seltener beobachtet. Die Resistenzprofile zwischen Nukleosid- und Nukleotidanaloga sind unterschiedlich. Bei einer Ausgangsviruslast < 10^6 Kopien/ml kann prinzipiell jedes zugelassene Medikament bei der Erstbehandlung eingesetzt werden. Bei höheren Viruslasten ist die Wahrscheinlichkeit des Auftretens einer Lamivudin-Resistenz erhöht, sodass bei Ersttherapie mit Nukleos(t)idanaloga heute die stärker antiviral wirksamen Medikamente Entecavir oder Tenofovir zu bevorzugen sind. Kombinationstherapien bieten wahrscheinlich keine Vorteile hinsichtlich der antiviralen Potenz, scheinen aber die Resistenzentwicklung zu vermindern. Eine Empfehlung zur Kombinationstherapie aus Interferon und Nukleos(t)idanalogon oder zweier Nukleos(t)idanaloga kann jedoch nicht gegeben werden. Von primärer Nukleos(t)idanaloga-Resistenz ist auszugehen, wenn nach 3-monatiger Therapie keine mehr als 90-prozentige Senkung der Viruslast bzw. nach 6 Monaten keine Reduktion der Viruslast < 10^3 Kopien/ml erzielt wurde. Eine sekundäre Resistenz liegt vor, wenn bei initial gutem Therapieansprechen ein Wiederanstieg der Viruslast um mindestens 1 log-Stufe über den Nadir erfolgt. In diesen Fällen muss zunächst die Einnahmeadhärenz überprüft und dann ggf. eine Therapieanpassung unter Berücksichtigung von Kreuzresistenzen erfolgen (▶ Tab. 18.2).

Tab. 18.2 Vorgehen bei Resistenzentwicklung unter Nukleos(t)idtherapie bei HBV-Infektion

Resistenzentwicklung unter	Maßnahme
Lamivudin	Wechsel auf Tenofovir
Adefovir	Wechsel auf Entecavir oder Tenofovir
Entecavir	Wechsel auf Tenofovir
Telbivudin	Wechsel auf Tenofovir
Tenofovir	Wechsel auf Entecavir oder zusätzliche Gabe von Telbivudin

Alle Patienten mit Leberzirrhose und messbarer Virämie sollten, auch bei Dekompensation, einer antiviralen Behandlung mit Nukleos(t)idanaloga zugeführt werden. Eine weitere Indikation zur Therapie mit Nukleos(t)idanaloga ist die Prophylaxe eines HBV-Krankheitsschubs bei geplanter Zytostatikatherapie oder immunsuppressiver Behandlung, bei Knochenmarktransplantation u. U. sogar bei anti-HBs-positiven Patienten. Die Kombinationstherapie mit Interferon α plus Nukleos(t)idanaloga bringt wahrscheinlich keinen Vorteil gegenüber der Interferon-Monotherapie. Bei Therapie mit Nukleos(t)idanaloga ist eine Dosisreduktion bei Niereninsuffizienz zu beachten. In der Schwangerschaft gelten Lamivudin und Tenofovir als sicher.

Chronische Hepatitis C

Die Einführung spezifischer, gegen Nicht-Struktur(NS)-Proteine des HCV gerichteter pharmakologischer Inhibitoren, sog. *directly acting antiviral agents (DAAs)*, hat in den letzten Jahren die Therapie der chronischen Hepatitis C revolutioniert. Die Kombination mehrerer DAAs erlaubt eine hoch wirksame, interferonfreie und nebenwirkungsarme Therapie auch bei schwierig zu behandelnden Patienten wie Therapieversagern nach interferonbasierter Vortherapie oder Patienten mit Leberzirrhose. In den aktuellen Leitlinien sind deshalb interferonbasierte Therapien nicht mehr vorgesehen.

Als Therapieindikation wird aufgrund der verbesserten Therapiemöglichkeiten grundsätzlich jede chronische Hepatitis-C-Erkrankung angesehen. Patienten mit fortgeschrittener Fibrose oder Leberzirrhose sollten prioritär behandelt werden, wobei auch die dekompensierte Leberzirrhose im Stadium Child-Pugh B oder C einer interferonfreien Therapie zugänglich ist. Vorrangig therapiebedürftig sind auch Patienten mit HIV- oder HBV-Koinfektion, klinisch signifikanten extrahepatischen Manifestationen wie Kryoglobulinämie, HCV-assoziiertem NHL oder ausgeprägter HCV-assoziierter Fatigue sowie Patienten mit hohem Transmissionsrisiko (z.B. Patientinnen im gebärfähigen Alter, homosexuell aktive Männer, i.v. Drogenabusus). Bei deutlich eingeschränkter Lebenserwartung aufgrund nicht-HCV-assoziierter Komorbiditäten wird keine Therapie empfohlen. Die Ausheilung der HCV-Infektion ist als fehlender Nachweis von HCV-RNA mittels eines hochsensitiven Assays nach 12 Wochen (sog. SVR 12) definiert.

Folgende Medikamente besitzen derzeit eine Zulassung für die Therapie der Hepatitis C:

Klassische Substanzen

Peginterferon α (Pegasys® 180 µg/Woche oder Pegintron® 1–1,5 µg/kg KG/Woche s.c.) in Kombination mit **Ribavirin** (Copegus® oder Rebetol®, üblicherweise 1.000 [< 75 kg KG] oder 1.200 mg [> 75 kg KG] oral verteilt auf eine Morgen- und eine Abenddosis). Hiermit wurden Ansprechraten von 40–50 % beim Genotyp 1 sowie von 70–90 % bei Patienten mit Genotyp 2/3 nach i. d. R. 24- bis 48-wöchiger Therapiedauer erzielt. Ribavirin kann die Wirkung verschiedener DAAs deutlich steigern und spielt daher bei bestimmten Genotypen, DAA-vorbehandelten Patienten sowie bei Patienten mit Leberzirrhose weiterhin eine Rolle.

Zu den den Einsatz oft limitierenden UAW sowie Kontraindikationen von Interferon ▶ Kap. 18.1.3, „Chronische Hepatitis B“. *Kontraindikationen* für eine Behandlung mit Ribavirin sind eine vorbestehende Anämie (Hb < 7,48 mmol/L [< 12 g/dl]; bei leichter Anämie ggf. Dosisreduktion), eine KHK, schwere Begleiterkrankungen sowie Schwangerschaft oder Kinderwunsch. *Wichtigste UAW* der Ribavirin-Behandlung ist eine (meist hämolytische) Anämie (40–60 % der Fälle), die zur Dosisreduktion oder sogar zum Absetzen von Ribavirin zwingen kann. Sie erreicht ihren Höhepunkt in den ersten 6 Wochen nach Therapiebeginn, sodass 1- bis 2-wöchentliche Blutbildkontrollen in der Anfangsphase der Behandlung erforderlich sind. Wegen der Teratogenität von Ribavirin ist bei Mann und Frau im zeugungs-/gebärfähigen Alter auf strenge Antikonzeption bis 6 Monate nach Therapieende zu achten.

Directly acting antiviral agents (DAAs)

Die **NS3/4A-Proteaseinhibitoren Boceprevir** (Victrelis®) und **Telaprevir** (Incivo®) waren die ersten DAAs, die 2011 in Deutschland zur Therapie des HCV-Genotyps 1 in Kombination mit Peginterferon und Ribavirin zugelassen wurden. Diese Tripeltherapie zeichnete sich gegenüber der klassischen Peginterferon/Ribavirin-Therapie durch etwa 20 % höhere Ansprechraten aus, war aber limitiert durch zahlreiche Medikamenteninteraktionen, komplexe Therapieschemata sowie z. T. schwere UAW (insbesondere Anämie, Hautausschlag, Juckreiz), sodass diese Substanzen seit der Zulassung neuer DAAs keinen Stellenwert in der HCV-Therapie mehr haben. Die Vermarktung von Incivo® wurde 2016 in der EU eingestellt.

Die DAAs umfassen folgende Substanzklassen:

(1) **NS5B-Polymeraseinhibitoren (Endung auf -buvir):**

- **Sofosbuvir,** ein nukleosidischer Hemmer der HCV-Polymerase mit hoher Resistenzbarriere, der pangenotypisch wirksam ist (als Sovaldi® in einer Dosis von 400 mg einmal morgens; als Harvoni® in einer *Fixed-Dose-Kombination* mit 90 mg Ledipasvir 1 × 1 Tbl./d oder als Epclusa® in einer *Fixed-Dose-Kombination* mit 100 mg Velpatasvir oder als Vosevi® in einer *Fixed-Dose-Kombination* mit 100 mg Velpatasvir und 100 mg Voxilaprevir). Die Therapie wird gut vertragen (häufigste UAW: Müdigkeit, Kopfschmerzen). Nicht zugelassen bei schwerer Niereninsuffizienz (eGFR < 30 ml/min/1,73 m²). Als Substrat des P-Glykoproteins (P-gp) besteht eine Kontraindikation für die gleichzeitige Anwendung mit P-gp-Induktoren wie Rifampicin, Carbamazepin, Phenytoin oder Johanniskraut. Auch die gleichzeitige Anwendung mit Amiodaron ist kontraindiziert.
- **Dasabuvir,** ein nicht nukleosidischer Hemmstoff der HCV-Polymerase, der in Kombination mit anderen Substanzen (Viekirax®, s.u.) in einer Dosierung von 2 × 250 mg/d als Exviera® für die Behandlung des Genotyps 1 zugelassen ist. Mit der Einstellung des Vertriebs ist Ende 2017 zu rechnen.

(2) **NS5A-Inhibitoren (Endung auf -asvir):** Inhibitoren des NS5A-Proteins hemmen die Virusreplikation. Die verfügbaren Substanzen sind gegen verschiedene Genotypen wirksam, weisen aber wie die Proteaseinhibitoren eine geringe Resistenzbarriere auf.

- **Ledipasvir:** nur als *Fixed-Dose-Kombination* in einer Dosierung von 90 mg mit Sofosbuvir 400 mg als Harvoni® verfügbar zur Therapie insbesondere der Genotypen 1 und 4. Das UAW-Spektrum der Kombination entspricht im Wesentlichen dem von Sofosbuvir.
- **Daclatasvir:** als Daklinza® in einer Einmaldosis von 60 mg/d in Kombination mit anderen DAAs grundsätzlich pangenotypisch einsetzbar. Eine Dosisreduktion bei Leber- oder Niereninsuffizienz ist nicht erforderlich, bei Anwendung mit starken CYP3A4-Inhibitoren (z. B. Clarithromycin, Ketoconazol) wird eine Dosisreduktion auf 1 × 30 mg/d bzw. bei CYP3A4-Induktoren wie Efavirenz eine Erhöhung auf 1 × 90 mg/d empfohlen. Die Gabe mit starken P-gp-Induktoren wie Rifampicin oder Johanniskraut ist kontraindiziert.
- **Ombitasvir:** als Bestandteil von Viekirax® in einer Dosierung von 12,5 mg/d nur in fixer Kombination mit Ritonavir-geboostertem Paritaprevir (s. u.) zur Behandlung der Genotypen 1 (mit Dasabuvir, s. o.) und 4 zugelassen. Mit der Einstellung des Vertriebs ist Ende 2017 zu rechnen.

18

Leber, Pankreas und Gallenwege

- **Velpatasvir:** als *Fixed-Dose-Kombination* in einer Dosierung von 100 mg mit Sofosbuvir 400 mg als Epclusa® bzw. mit Sofosbuvir 400 mg und Voxilaprevir 100 mg als Vosevi® verfügbar. Bei dieser Kombination handelte es sich um die erste pangenotypisch wirksame Kombinationstherapie, die 2016 in Deutschland zugelassen wurde. Hauptanwendungsgebiete sind Infektionen mit den Genotypen 2 und 3.
- **Elbasvir:** nur als *Fixed-Dose-Kombination* in einer Dosierung von 50 mg mit dem Proteaseinhibitor Grazoprevir 100 mg (s. u.) als Zepatier® zugelassen zur Therapie der Genotypen 1 und 4. Zepatier® war das erste HCV-Medikament, das ohne Einschränkung bei niereninsuffizienten Patienten verabreicht werden kann.
- **Pibrentasvir:** als *Fixed-Dose-Kombination* in einer Dosierung von 40 mg mit Glecaprevir 100 mg als Maviret®, das pangenotypisch und bei Niereninsuffizienz angewendet werden kann. Die Tagesdosis der Fixkombination beträgt 3 Tbl./d morgens.

(3) **NS3/4A-Proteaseinhibitoren (Endung auf -previr):** Zu den Proteasehemmern der 2. Generation mit Zulassung für die Behandlung von Infektionen mit den Genotypen 1 und 4 gehören folgende Substanzen:

- **Simeprevir:** als Olysio® in Kombination mit anderen Substanzen in einer Dosierung von 1 × 150 mg/d. Eine Verwendung bei schwerer Niereninsuffizienz oder dekompensierter Leberzirrhose wird nicht empfohlen. Die Kombination mit Sofosbuvir ist für die Behandlung der Genotypen 1 und 4 zugelassen, im Vergleich zu neueren Fixkombinationen aber i. d. R. nicht wirtschaftlich.
- **Paritaprevir:** als Bestandteil einer fixen Kombination mit Ombitasvir (s. o.) in einer Dosierung von 75 mg zusammen mit Ritonavir in einer niedrigen Dosis von 50 mg, das als CYP450-Inhibitor zu einer Verlängerung der Halbwertszeit von Paritaprevir führt. Die Tagesdosis beträgt 2 Tabletten Viekirax® morgens. Die Fixkombination ist für Patienten mit schwerer Niereninsuffizienz ohne Dosisanpassung zugelassen. Mit der Einstellung des Vertriebs ist Ende 2017 zu rechnen.
- **Glecaprevir:** als *Fixed-Dose-Kombination* in einer Dosierung von 100 mg mit Pibrentasvir 40 mg als Maviret®. Die Tagesdosis der Fixkombination beträgt 3 Tbl./d morgens.
- **Voxilaprevir:** als Bestandteil einer fixen Kombination mit Sofosbuvir (400 mg) und Velpatasvir (100 mg) in einer Dosierung von 100 mg. Tagesdosis: 1 Tbl. Vosevi®. Pangenotypisch wirksam auch bei kompensierter Child-A-Zirrhose und bei DAA-vorbehandelten Patienten.

Die UAW der neueren Proteaseinhibitoren umfassen Übelkeit, Hautausschlag und Juckreiz. Außerdem sind zahlreiche Medikamenteninteraktionen zu beachten. Proteaseinhibitorhaltige Therapieschemata sind bei Patienten mit dekompensierter Leberzirrhose wegen der Gefahr eines mitunter tödlich verlaufenden Leberversagens kontraindiziert.

Allgemeine Aspekte zur HCV-Therapie mit DAAs:

Bekannte und aktualisierte Medikamenteninteraktionen (sorgfältige Medikamentenanamnese, inklusive naturheilkundlicher Präparate!) für alle DAAs können online unter www.hep-druginteractions.org abgerufen werden. Eine routinemäßige Resistenztestung vor Therapiebeginn wird bei therapienaiven Patienten nicht generell empfohlen. Das Vorliegen des „günstigen“ Interleukin-28B-Polymorphismus spielt für die interferonfreien Therapieformen keine besondere Rolle mehr. Stopp-Regeln existieren nicht. Falls 4 Wochen nach Einleitung der antiviralen Therapie noch HCV-RNA nachweisbar ist, empfehlen die Leitlinien der AASLD eine erneute Messung nach 2 weiteren Wochen (6 Wochen nach Therapiebeginn). Sollte dann die Viruslast um mehr als das 10-Fache angestiegen sein, wird ein Abbruch der Therapie empfohlen. Die Viruslast soll außerdem zum Ende der Behandlung (*end-of-treatment*, EoT) sowie 12 und 24 Wochen nach Therapieende (SVR 12 und 24) bestimmt werden. Bei Patienten mit Leberzirrhose erfolgt die weitere Nachsorge in 3- bis 6-monatigen Abständen. Bei Patienten mit hohem Risiko für eine Reinfektion (MSM, IVDA) sollten jährliche Bestimmungen der Viruslast auch nach erfolgreicher Viruseradikation durchgeführt werden. Das Therapiemonitoring umfasst neben dem Überwachen der Therapieadhärenz das Erkennen bekannter und bisher unbekannter UAW (Pharmakovigilanz). Eine Kontrolle der Laborwerte (Blutbild, Transaminasen und Cholestaseparameter, Retentionsparameter) wird nach 4 Wochen sowie nach klinischer Notwendigkeit empfohlen; bei Gabe von Ribavirin ist eine Kontrolle des Blutbilds nach 2 und 4 Wochen erforderlich. Weitere Kontrollen der Leberwerte in 4-wöchigen Abständen werden bei Therapien mit proteaseinhibitorhaltigen Kombinationen empfohlen. Bei einem > 10fachen Anstieg der GPT oder einem < 10fachen Anstieg in Kombination mit einem signifikanten Anstieg von AP, Bilirubin oder INR bzw. dem Auftreten klinischer Symptome, die auf ein Leberversagen hindeuten, ist ein sofortiges Absetzen der antiviralen Therapie erforderlich.

Besondere Patientengruppen: Keines der DAAs ist für Schwangere und terminal Niereninsuffiziente zugelassen. Bei HCV/HIV-Koinfektion muss bei der Auswahl des Therapieregimes auf Medikamenteninteraktionen besonders geachtet werden. Die Elimination des HCV kann zu einer HBV-Reaktivierung führen, sodass bei Koinfizierten der HBV-Replikationsstatus zu überwachen und ggf. eine antivirale Therapie der chronischen Hepatitis B einzuleiten ist (▶ Kap. 18.1.3, Chronische Hepatitis B). Bei organtransplantierten Patienten sind die Interaktionen mit der immunsuppressiven Medikation besonders zu beachten. Die Therapie von Patienten mit dekompensierter HCV-assoziierter Leberzirrhose kann zu einer Verbesserung der Leberfunktion mit niedrigerem MELD-Score führen und somit die Notwendigkeit einer Lebertransplantation reduzieren.

Für die Re-Therapie bei Versagen von interferonfreien DAA-Kombinationstherapien müssen individuelle Therapieentscheidungen durch erfahrene Hepatologen getroffen werden, die von der Art der Vortherapie, dem Genoytp und dem Fibrosestadium des Patienten abhängen. Für die Behandlung von erfolglos DAA-vorbehandelten Patienten kommt Vosevi® (Sofosbuvir 400 mg/Voxilaprevir 100 mg/Velpatasvir 100 mg) infrage.

Genotypabhängige interferonfreie Therapie der chronischen HCV-Infektion

Im Folgenden werden auf aktuellen Leitlinien bzw. Empfehlungen basierende Therapieoptionen dargestellt. Für unterschiedliche Konstellationen sind durchaus mehrere, aus medizinischer Sicht gleichwertige Kombinationen möglich. Hierbei ist neben der antiviralen Effektivität auf Kontraindikationen, Medikamenteninteraktionen sowie wirtschaftliche Aspekte (Erstattungsfähigkeit gemäß G-BA-Votum) zu achten. Aufgrund neuer, kurz vor der Zulassung stehender Medikamente sowie möglicher neuer, bislang nicht beschriebener Nebenwirkungen (Pharmakovigilanz!) oder Medikamenteninteraktionen können sich kurzfristig neue Aspekte ergeben, sodass Leitlinien, Fachinformationen und G-BA-Beschlüsse in aktuellster Form zu berücksichtigen sind.

(1) *Genotyp 1:* Mehrere interferonfreie Kombinationstherapien stehen zur Verfügung, die auch bei therapieerfahrenen Patienten oder Patienten mit kompensierter Leberzirrhose SVR-12-Raten > 90–95 % zeigen.

- Die Kombination von **Sofosbuvir** und **Ledipasvir** (Harvoni®) als tägliche Einmalgabe über 12 Wochen stellt eine Standardtherapie für therapienaive und therapieerfahrene Patienten mit Genotyp 1 dar. Bei therapienaiven kaukasischen, nicht mit HIV koinfizierten Patienten ohne höhergradige Fibrose mit einer Viruslast $< 6 \times 10^6$ IU/ml ist eine Therapieverkürzung auf 8 Wochen möglich. Patienten mit Zirrhose sollten bei negativen Prädiktoren (Thrombozytenzahl < 75.000/µl) oder Vortherapie mit interferonhaltigen Schemata mit Harvoni® plus einer körpergewichtsadaptierten Gabe von **Ribavirin** für 12 Wochen behandelt werden. Bei Kontraindikationen gegen Ribavirin sollte bei diesen Patienten die Therapie mit Harvoni® auf 24 Wochen verlängert werden.
- Mit der Einstellung des Vertriebs von **Viekirax®** in Kombination mit **Exviera®** für die Behandlung des Genotyps 1 ist Ende 2017 zu rechnen. Die Therapiedauer bei Patienten ohne Zirrhose beträgt i. d. R. 12 Wochen, wobei der Subtyp 1b ohne Ribavirin behan-

delt werden kann. Therapienaive Patienten mit Subtyp 1b ohne Leberzirrhose (Fibrosestadien 0–2) können für 8 Wochen behandelt werden. Beim Subtyp 1a oder bei Leberzirrhose ist zusätzlich körpergewichtsadaptiert **Ribavirin** erforderlich. Für mit Boceprevir oder Telaprevir vorbehandelte Patienten wird Viekirax®/Exviera® nicht empfohlen. Bei Patienten mit kompensierter Zirrhose und Subtyp 1a sollte eine Verlängerung der ribavirinhaltigen Kombinationstherapie auf 24 Wochen erfolgen, wenn ein zusätzlicher negativer Prädiktor (AFP > 20 ng/ml, Albumin < 3,5 g/dl oder Thrombozytenzahlen < 90.000/µl) vorliegt.

- Seit 2016 ist **Zepatier®** für die Behandlung des Genotyps 1 zugelassen. Beim Genotyp 1b wird unabhängig von Viruslast, Fibrosestadium oder interferonhaltigen Vortherapien für 12 Wochen behandelt. Auch mit Boceprevir oder Telaprevir vorbehandelte Patienten können mit Zepatier® therapiert werden. Beim Genotyp 1a wird bei einer Viruslast > 800.000 IU/ml und/oder dem Vorliegen bestimmter NS5A-resistenzassoziierter Varianten eine Therapieverlängerung auf 16 Wochen in Kombination mit körpergewichtsadaptierter Ribaviringabe empfohlen. Insbesondere bei Patienten mit fortgeschrittener Niereninsuffizienz stellt Zepatier® eine relevante Therapieoption dar.
- Die Kombination von Sofosbuvir mit Velpatasvir, seit 2016 als **Epclusa®** zugelassen, ist pangenotypisch wirksam und kann unabhängig vom Subtyp und Fibrosestadium für 12 Wochen ohne Ribavirin verabreicht werden.
- Individuelle Kombinationen von **Sofosbuvir** (Sovaldi®) **mit Simeprevir** (Olysio®) oder **Sofosbuvir mit Daclatasvir** (Daklinza®) über 12 Wochen bei Patienten ohne Zirrhose bzw. bei Zirrhosepatienten in Kombination mit körpergewichtsadaptierter Ribaviringabe versprechen hohe SVR-Raten. Nicht zuletzt aus Kostengründen spielen die letztgenannten Optionen allerdings eine untergeordnete Rolle.

Mit den genannten Kombinationen stehen für den Genotyp 1 mehrere hochwirksame und gut verträgliche Medikamente zur Verfügung. Neben der Therapieverkürzung auf 8 Wochen, die unter bestimmten Umständen bei therapienaiven Patienten mit Genotyp 1b (Harvoni®, Viekirax®/Exviera®) bzw. 1a (Harvoni®) möglich ist, spielen Aspekte wie Begleiterkrankungen (Niereninsuffizienz) und -medikationen, Koinfektionen (HIV), der mögliche Verzicht auf Ribavirin sowie insbesondere auch wirtschaftliche Aspekte sowie die Nutzenbwertung des G-BA bei der endgültigen Therapieauswahl eine Rolle.

(2) *Genotyp 2:* Für den Genotyp 2 wird als Erst- und Re-Therapie von mit Interferon oder Sofosbuvir (Sovaldi®) + Ribavirin vorbehandelten Patienten eine Behandlung mit **Epclusa®** über 12 Wochen empfohlen (SVR 86–97 %). Auch bei Patienten mit kompensierter Leberzirrhose erfolgt diese Therapie ribavirinfrei. Hohe Ausheilungsraten können bei therapienaiven Patienten ohne Zirrhose durch eine 12-wöchige Therapie aus Sofosbuvir und Ribavirin erzielt werden (SVR 92 %). Hier muss jedoch das Vorliegen der St.-Petersburg-Variante ausgeschlossen werden, einer viralen Rekombination aus Genotyp 2k/1b, die wie ein Genotyp 1 behandelt werden muss.

(3) *Genotyp 3:* Als Standardtherapie für diesen Genotyp hat sich mit der Zulassung 2016 **Epclusa®** etabliert, das bei therapienaiven Patienten über 12 Wochen verabreicht wird. Bei präexistenten NS5A-resistenzassoziierten Varianten (insbesondere Y93H) sollte zusätzlich Ribavirin verabreicht werden, ebenso bei therapieerfahrenen Patienten mit Zirrhose. Alternativ kann die Kombination aus **Sofosbuvir und Daclatasvir** bei Patienten ohne Leberzirrhose über 12 Wochen eingesetzt werden (NS5A-Mutationen ausschließen). Die Kombination von Zepatier® mit Sofosbuvir mit oder ohne Ribavirin für 12–16 Wochen erwies sich bei mit Sofosbuvir und Ribavirin vorbehandelten Patienten als wirksam, ist jedoch nicht zugelassen. Als neue Therapieoptionen stehen seit kurzem Maviret® (Fixkombination aus Pebrentasvir 40 mg und Glecaprevir 100 mg) und Vosevi® (Fixkombination aus Sofosbuvir 400 mg/Voxilaprevir 100 mg/Velpatasvir 100mg) zur Verfügung.

(4) *Genotyp 4:* Für diesen in Mitteleuropa seltenen Genotyp stehen mehrere Therpieoptionen zur Verfügung. **Viekirax®** (ohne Dasabuvir/Exviera®) plus Ribavirin wird bei Pati-

enten mit und ohne kompensierte Leberzirrhose unabhängig von etwaigen Vortherapien für 12 Wochen eingesetzt. **Zepatier®** für 12 Wochen kann ebenfalls eingesetzt werden. Eine zusätzliche Gabe von Ribavirin und ggf. Therapieverlängerung auf 16 Wochen sollte bei negativen Prädiktoren wie Viruslast > 800.000 IE/ml, Leberzirrhose sowie fehlendem Ansprechen oder virologischem Durchbruch einer vorausgegangenen interferonbasierten Therapie erwogen werden. NS5A-Resistenzen erfordern beim Genotyp 4 keine Therapieverlängerung. **Harvoni®** wird ebenfalls für 12 Wochen eingesetzt, insbesondere bei interferonerfahrenen Patienten mit Zirrhose plus körpergewichtsadaptiertem Ribavirin.

(5) *Genotypen 5 und 6:* Die empfohlene interferonfreie Standardtherapie für diese in Deutschland sehr seltenen Genotypen besteht aktuell aus **Harvoni®** oder **Epclusa®** für 12 Wochen. Aus Kostengründen wird man hier i.d.R. der Therapie mit Harvoni® den Vorzug geben. Bei fehlendem Ansprechen auf eine Vortherapie oder Leberzirrhose kann die Hinzunahme von Ribavirin erwogen werden.

Bei Patienten mit **dekompensierter Leberzirrhose**, die in der Interferon-Ära nicht behandelt werden konnten, sind proteasehaltige DAA-Kombinationstherapien kontraindiziert. Somit verbleiben als pangenotypisch wirksame Kombinationen Epclusa® sowie Sovaldi® plus Daklinza® bzw. Harvoni® für die Genotypen 1 und 4 bis 6, jeweils in Kombination mit Ribavirin beginnend in niedriger Dosierung von 600 mg/d (bei Verträglichkeit auf 1.000–1.200 mg/d steigern) für 12 Wochen oder ribavirinfrei für 24 Wochen. Entgegen initialen Berichten ist das Risiko für die Entwicklung oder für ein Rezidiv eines hepatozellulären Karzinoms (HCC) unter der DAA-Therapie offensichtlich nicht erhöht.

Bei Therapieversagern einer **vorangegangenen DAA-Therapie** ist vor Beginn einer neuen DAA-Therapie eine Resistenzbestimmung zu empfehlen. Eine neue Therapie mit den bisher zugelassenen Kombinationen sollte nur bei entsprechender Dringlichkeit und nach folgenden allgemeinen Gesichtspunkten individuell festgelegt werden: Behandlung mit mindestens 2 DAAs und ggf. unter Hinzunahme von Ribavirin sowie Therapieverlängerung auf 24 Wochen, Wechsel bzw. Hinzunahme von NS3-Protease- bzw. NS5A- Inhibitoren im Vergleich zur Vortherapie, ggf. Off-Label-Kombination (wie Zepatier® plus Sofosbuvir [Sovaldi®] plus Ribavirin bei Genotyp 3).

Der Proteasehemmer Glecaprevir (100 mg) mit dem NS5A-Inhibitor Pibrentasvir (40 mg) als Fixkombination mit dem Markennamen **Maviret®** sowie die Fixkombination aus Sofosbuvir 400 mg, Velpatasvir 100 mg und dem Proteasehemmer Voxilaprevir 100 mg mit dem Markennamen **Vosevi®** sind pangenotypisch wirksam. Maviret® und Vosevi® können bei therapienaiven Patienten ohne Zirrhose für 8 Wochen, bei Leberzirrhose für 12 Wochen eingesetzt werden. Mit Vosevi® erzielten auch DAA-vorbehandelte Patienten mit resistenzassoziierten Varianten sehr hohe Ausheilungsraten. Maviret® bietet u. a. Patienten mit fortgeschrittener Niereninsuffizienz, die mit Sofosbuvir-basierten Therapien bislang nicht behandelt werden konnten, neue Therapieoptionen.

Die experimentelle Fixkombination aus Grazoprevir, dem NS5A-Inhibitor Ruzasvir sowie dem nukleotidischen NS5B-Inhibitor Uprifosbuvir erzielte ebenfalls sehr hohe Ansprechraten bei DAA-vorbehandelten Patienten. Da alle drei genannten Fixkombinationen einen Proteaseinhibitor enthalten, ist mit einer Zulassung für Patienten mit dekompensierter Leberzirrhose allerdings nicht zu rechnen.

Chronische Hepatitis D

Auch bei der chronischen Hepatitis D ist α-Interferon (3 × 9–10 Mio. E/Woche für 1 Jahr) verwendet worden, eine dauerhafte Viruselimination wird dabei selten erreicht. Therapiestandard ist heute die Behandlung mit **Peginterferon** α_{2a} (180 µg/Woche) für mindestens 12 Monate (Erfolgsquote 15–25 %). Die Behandlung führt auch über das Therapieende hinaus zur Reduktion der Viruslast und der entzündlichen Aktivität mit Verbesserung der Prognose, sodass die Therapie gerechtfertigt scheint. Bei replikativer HBV-Infektion nach erfolgloser Interferontherapie können Nukleos(t)idanaloga zur HBV-Therapie gegeben werden. Eine primäre Kombinationstherapie aus Interferon und Nukleos(t)idanaloga bietet keinen Vorteil.

Autoimmune Hepatitis

Durch eine immunsuppressive Therapie kann die Mortalität dieser Form der chronischen Hepatitis deutlich verringert und bei etwa 90 % der Patienten eine Remission erreicht werden. Die Therapie ist auch bei bereits eingetretener, noch kompensierter Zirrhose indiziert und wirksam. Eine Kombination von Prednisolon und Azathioprin wird dabei i. d. R. bevorzugt wegen deutlich geringerer UAW als unter einer höher dosierten Prednisolon-Monotherapie.

Dosierung: **Im akuten Schub Prednisolon,** beginnend mit 40–60 mg/d, Reduktion nach deutlichem Rückgang der Transaminasen (i. d. R. nach 2–4 Wochen) um 10 mg/Woche bis zur Dosis von 30 mg/d, danach weitere wöchentliche Reduktion um 5 mg/d bis zur Erhaltungsdosis. Diese beträgt i. d. R. 2,5–10 mg/d, richtet sich aber nach der Krankheitsaktivität.

Azathioprin: 1–2 mg/kg KG/d von Beginn der Therapie an. Behandlung über mindestens 2–3 Jahre fortführen. Nach Normalisierung der Laborparameter und des histologischen Bilds kann die Therapie langsam im Lauf eines weiteren Jahres reduziert und schließlich abgesetzt werden. Anschließend sind Kontrollen zunächst in 4- bis 6-wöchigen Abständen notwendig, da mehr als die Hälfte der Patienten im Langzeitverlauf ein Rezidiv erleiden, das dann zu einer Dauertherapie zwingt.

Zur **Erhaltung einer Remission** hat sich auch eine **Azathioprin-Monotherapie** (2 mg/kg KG/d unter Blutbild- und Nierenwertkontrollen) bewährt. Bei Frauen im gebärfähigen Alter mit Kinderwunsch sollte dagegen eine **Prednisolon-Monotherapie** bevorzugt werden (bzgl. der zu beachtenden begleitenden Maßnahmen einschließlich Osteoporoseprophylaxe ▶Kap. 7). Ein schrittweises Ausschleichen der immunsuppressiven Therapie ist nach lang anhaltender Remission nur bei etwa 20 % der Patienten erfolgreich; die Mehrheit der Patienten bedarf einer lebenslangen Immunsuppression.

Bei Patienten, die auf Azathioprin nicht angesprochen haben oder diese Substanz nicht vertragen, hat (bei jeweils sehr kleinen Patientenzahlen) eine Therapie mit Cyclophosphamid, 6-Mercaptopurin, Ciclosporin A, FK 506 oder Mycophenolat Mofetil Erfolge gezeigt. Anstelle von Prednisolon kann auch **Budesonid** (initial 9 mg/d, anschließend Reduktion auf Erhaltungsdosis zwischen 3 und 6 mg/d) eingesetzt werden, das wegen seines hohen First-Pass-Metabolismus in der Leber weniger systemische glukokortikoidspezifische UAW hervorruft. In der Zulassungsstudie war Budesonid mit Prednison verglichen worden, allerdings in beiden Gruppen in Kombination mit Azathioprin (1–2 mg/kg KG). Zu beachten ist ferner, dass Budesonid bei Leberzirrhose kontraindiziert ist. Während bei entzündlich hochaktiven Autoimmunhepatitiden an der Indikation zu der beschriebenen immunsuppressiven Therapie keinerlei Zweifel besteht, ist ihr Erfolg bei klinisch asymptomatischen und biochemisch bzw. histologisch nur gering aktiven Verläufen im Sinne einer Nutzen-Risiko-Abwägung unsicher. Derartige Patienten können daher zunächst auch lediglich einer engmaschigen Verlaufskontrolle unter einer niedrig dosierten Prednisolon-/Budesonid-Monotherapie oder – bei Symptomfreiheit – auch einer sorgfältigen Beobachtung des Spontanverlaufs unterzogen werden.

18.1.4 Leberzirrhose

Definition Chronische Lebererkrankung mit Zerstörung der Läppchenstruktur und knotigem Umbau des Leberparenchyms.

Ätiologie und Pathogenese Der chronisch entzündliche Prozess in der Leber führt zu Leberzelluntergang, Reparatur- und Regenerationsvorgängen, die durch zunehmende Fibrosierung und knotigen Umbau zur Zirrhose führen. Folgen sind eine eingeschränkte metabolische Leberleistung, Behinderung der Leberdurchblutung mit Ausbildung von Shunts, Rückwirkungen auf die Funktion extrahepatischer Organe und ein erhöhtes Risiko für die Entstehung von Leberzellkarzinomen.

Chronischer Alkoholismus und Virushepatitiden sind in Deutschland die Ursache von ¾ aller Leberzirrhosen. Eine Autoimmungenese kann in ca. 10 % der Fälle angenommen werden (autoimmune Hepatitis, primäre biliäre Cholangitis). Seltene Ursachen sind Hämochromatose, Morbus Wilson, α_1-Antitrypsinmangel, Gallenwegserkrankungen (sekundäre biliäre Zirrhose), Medikamente und Toxine, Budd-Chiari-Syndrom, konstriktive Perikarditis, Rechtsherzinsuffizienz. Bei 10–15 % bleibt die Ursache unklar (kryptogene Zirrhosen), jedoch liegt hier meist eine nichtalkoholische Steatohepatitis zugrunde.

Klinik Die klinische Manifestation der Leberzirrhose ist unterschiedlich. Der Krankheitsprozess, der zur Zirrhose führt, dauert i. d. R. viele Jahre. Nicht selten wird die Zirrhose als Zufallsbefund entdeckt oder erst durch Komplikationen wie Ösophagusvarizenblutung, Ikterus, Aszites, Ödeme und Enzephalopathie klinisch manifest. Das Vollbild der Erkrankung ist durch charakteristische Hautzeichen, z. B. Gefäßsternchen, Palmarerythem, Weißfleckung, Lackzunge und hormonelle Störungen (Gynäkomastie, Abnahme von Libido und Potenz beim Mann, Menstruationsstörungen bei der Frau) gekennzeichnet.

Die Leber ist derb, vergrößert oder volumenreduziert, die Milz ist häufig tastbar vergrößert. Daneben können weitere Zeichen der portalen Hypertension sichtbar sein. Die Transaminasen können in Abhängigkeit von der entzündlichen Aktivität unterschiedlich stark erhöht, bei inaktiver Zirrhose jedoch vollständig normal sein. Die laborchemischen Parameter der Leberfunktion (Quick-Wert, Albumin, Bilirubin) liegen bei kompensierten Zirrhosen ebenfalls oft im Normalbereich. Unauffällige Laborparameter sind daher nicht geeignet, das Vorliegen einer Zirrhose auszuschließen! Jedoch ist der Zirrhosenachweis mittels Lebersteifigkeitsbestimmung (Fibroscan®, ARFI-Technologie) mit hoher Sensitivität (80–90 %) möglich (Ausnahme: unspezifisch hohe Lebersteifigkeit bei akuter Hepatitis möglich). Zur Einschätzung des Schweregrads einer Zirrhose hat sich die Einteilung nach Child-Pugh (▶ Tab. 18.3) bewährt, die auch prognostische Aussagen anhand leicht erhebbarer Parameter zulässt. Kompensierte Zirrhosen lassen sich von den dekompensierten Zirrhosen mit portaler Hypertension, Aszites und Enzephalopathie unterscheiden.

Tab. 18.3 Child-Pugh-Klassifikation von Leberzirrhosen

Punkte je Parameter	**1**	**2**	**3**
Bilirubin i. S.	‹ 34,2 µmol/L (‹ 2 mg/dl)	34,2–51,3 µmol/L (2–3 mg/dl)	› 51,3 µmol/L (› 3 mg/dl)
Albumin i. S.	› 35 g/L (› 3,5 g/dl)	30–35 g/L (3,0–3,5 g/dl)	‹ 30 g/L (‹ 3,0 g/dl)
Aszites	Nicht vorhanden	Leicht therapierbar	Schwer therapierbar bzw. therapierefraktär
Enzephalopathie	Nicht vorhanden	Gering	Schwer
Quick-Wert	› 0,70 (› 70 %)	0,40–0,70 (40–70 %)	‹ 0,40 (‹ 40 %)
Child-Pugh-Stadium:	A 5–7 Punkte B 8–10 Punkte C ≥ 11 Punkte		

Für eine kausale Therapie und Prävention ist eine ätiologische Differenzierung notwendig. Bei jeder Leberzirrhose vor dem 40. Lebensjahr müssen eine Hämochromatose und ein Morbus Wilson ausgeschlossen werden.

Therapie

Der bindegewebige Umbau der Leber ist möglicherweise in seltenen Fällen reversibel. Die Behandlung richtet sich aber vorrangig gegen das Fortschreiten der Erkrankung und dient der Vermeidung von Komplikationen. Der **Prävention** kommt entscheidende Bedeutung zu. Sie besteht in Alkoholkarenz, Körpergewichtsnormalisierung, Virushepatitisprophylaxe, konsequenter immunsuppressiver Therapie bei Autoimmunhepatitis, Vermeidung hepatotoxischer Medikamente, frühzeitiger und konsequenter Behandlung einer Hämochromatose, eines Morbus Wilson, der chronischen Virushepatitiden oder einer rechtzeitigen Sanierung von Galleabflussstörungen.

Allgemeine Maßnahmen

(1) *Ausschaltung von Noxen:* konsequente Ausschaltung von Noxen, z. B. Alkohol, potenziell lebertoxische Medikamente (▶ Kap. 18.1.1, „Pharmakotherapie"), Vermeiden körperlicher Überanstrengung. In fortgeschrittenen Fällen zusätzlich Ruheperioden einschalten. Bettruhe und stationäre Behandlung sind nur bei entzündlichen Schüben oder zur Therapie von Komplikationen angezeigt. Bei portaler Hypertension auf ASS verzichten, da es das Blutungsrisiko erhöhen kann.

(2) *Ernährung:* Die Aufrechterhaltung oder Wiederherstellung eines normalen Ernährungszustands ist bei Patienten mit Leberzirrhose besonders wichtig (Malnutrition verschlechtert die Prognose), wobei der Eiweißanteil der Nahrung auch bei Patienten mit Enzephalopathie möglichst hoch gehalten werden sollte (▶ Kap. 18.1.6.4, „Spezielle Maßnahmen bei manifester HE"). Grundsätzlich sollte die Kost vielseitig zusammengesetzt und leicht verdaulich sein sowie individuelle Speiseunverträglichkeiten berücksichtigen. Bei kompensierten Zirrhosen betragen der Energiebedarf je nach körperlicher Aktivität ca. 25–30 kcal/kg des Idealgewichts (!) täglich, der Eiweißbedarf 1,0–1,2 g/kg/d. Bei bestehender Malnutrition täglich 35–40 kcal/kg und 1,5 g Eiweiß/kg anstreben. Die Energiezufuhr sollte zu etwa 50 % aus Kohlenhydraten bestehen. Bei parenteraler Applikation geschieht dies in Form von Glukose. Fett kann dann 35–50 % der Gesamtkalorien ausmachen. Für die Eiweißversorgung sind, abgesehen von reduzierter Proteintoleranz bei hepatischer Enzephalopathie, grundsätzlich Standardaminosäurelösungen ausreichend. Auf eine ausreichende Versorgung mit Vitaminen und Spurenelementen ist ebenso zu achten wie auf die häufig notwendige Substitution von Elektrolyten und Phosphat. Prinzipiell ist eine orale Ernährung gegenüber einer parenteralen immer zu bevorzugen. Das Ausmaß der Malnutrition wird bei Zirrhosepatienten meist unterschätzt!

Pharmakotherapie

Eine Reihe von Medikamenten ist bei bereits bestehender Leberzirrhose eingesetzt worden, um die Prognose zu verbessern. Trotz einzelner positiver Berichte über Substanzen wie Colchicin, Silymarin, Malotilat, Vitamin E, essenzielle Phospholipide u. a. ist deren Wert für die Therapie bisher nicht ausreichend belegt und ihre generelle Anwendung daher nicht indiziert.

(1) *Substitutionstherapie:* Die Resorption fettlöslicher Vitamine (A, D, E und K) kann gestört sein. Bei oraler Substitution ist dann eine höhere Dosierung erforderlich (z. B. **Vitamin A** = Arovit®, Vogan® 50.000 E/d, **Vitamin D** = Vigantol® 5–10 mg/d, **Vitamin E** = Evion® 100 mg/d, **Vitamin K_1** = Konakion® 10–20 mg/d). Bei manifesten Mangelzuständen empfiehlt sich die parenterale Gabe. Bei Erniedrigung des Prothrombinspiegels < 0,50 (< 50 %) Versuch einer anfänglich parenteralen Verabreichung von Vitamin K (z. B. Konakion® 10 mg/d i. v.). Nichtansprechen weist auf eine fortgeschrittene Leberparenchymerkrankung hin. Häufig besteht ein substitutionsbedürftiger Magnesium- oder Zinkmangel.

(2) **Glukokortikoide:** Patienten mit kompensierter Leberzirrhose auf dem Boden einer autoimmunen Hepatitis sollen immunsuppressiv behandelt werden (▶Kap. 18.1.3). Bei allen übrigen Formen einer Leberzirrhose sind Glukokortikoide nicht indiziert.

(3) *Weitere symptomatische Therapiemaßnahmen* kommen insbesondere bei deutlicher Cholestase in Betracht. Sie werden daher bei der Zirrhose auf dem Boden einer primär biliären Cholangitis als klassischem Beispiel eines solchen Verlaufs erwähnt (▶Kap. 18.1.5.1). Muskelkrämpfe bei Patienten mit Leberzirrhose können (nach Korrektur eventueller Elektrolytstörungen) durch Chinidin (2 × 200 mg/d) günstig beeinflusst werden.

(4) **Sedativa und Hypnotika:** Bei strenger Indikationsstellung kann **Oxazepam** oder **Lorazepam** in möglichst niedriger Dosierung eingesetzt werden (▶Kap. 12.3).

Lebertransplantation

Die Transplantation hat sich inzwischen zu einem etablierten Therapieverfahren entwickelt. Die 5-Jahres-Überlebensrate erreicht in Abhängigkeit von der Grundkrankheit, z. B. bei Zirrhose auf dem Boden einer primär biliären Cholangitis, bis zu 80 %. Prinzipiell muss daher bei allen Patienten, die unter konservativer Therapie (ggf. unter Einschluss von TIPSS oder der Shunt-Chirurgie) nur noch eine geringe Lebenserwartung haben, eine Transplantation in Erwägung gezogen werden. Verschiedene Parameter helfen, den Zeitpunkt für eine Transplantation bei chronischen Lebererkrankungen festzulegen.

Indikationen: Folgende Parameter können eine Indikation zur Lebertransplantation darstellen:

(1) Bilirubin im Serum > 136,7 µmol/L (> 8 mg/dl)

(2) Albumin im Serum < 25 g/L (< 2,5 g/dl)

(3) Quick-Wert < 0,40 (< 40 %)

(4) Cholinesterase < 1 kU/L

(5) Progrediente Katabolie

(6) Therapieresistenter Aszites

(7) Hepatische Enzephalopathie

(8) Spontane bakterielle Peritonitis

(9) Hepatorenales Syndrom

(10) Fortgeschrittene Osteopathie

Wichtig ist, dass die Patienten für die Transplantation noch einen möglichst guten Allgemein- und Ernährungszustand aufweisen. Die Indikationsstellung bzw. die Kontaktaufnahme mit einem hepatologischen oder Transplantationszentrum sollte daher nicht zu spät erfolgen, insbesondere auch angesichts der Wartezeit, die durch einen Mangel an Spenderlebern bedingt ist. Die Allokation für eine Lebertransplantation erfolgt mithilfe des MELD-Score (model of end stage liver disease), der sich aus einer Reihe von Laborparametern (Bilirubin, Kreatinin, Quick-Wert) errechnet. Die Lebendspende kann hier eine Alternative sein. Besonders problematisch ist die Indikation bei Patienten mit alkoholtoxischer Leberzirrhose. Sie sollte i. d. R. nur gestellt werden, wenn die Patienten zuvor mindestens 6 Monate abstinent waren und psychische Verfassung sowie soziales Umfeld der Patienten stabil erscheinen.

Auch bei Zirrhosen auf dem Boden einer chronischen Hepatitis B ist die Situation schwierig. Bei Patienten, bei denen eine Replikation des HBV nicht mehr besteht (HBV-DNA im Serum negativ, PCR negativ), sollte eine Transplantation erwogen werden, wobei deren Erfolg durch eine nachfolgende regelmäßige Applikation von Anti-HBs (Hepatitis-B-Hyperimmunglobulin) in einer Dosis, die im Serum kontinuierlich Anti-HBs-Titer von wenigstens 100 U/L sicherstellt, sowie durch Gabe von Nukleos(t)idanaloga (z. B. Tenofovir) verbessert werden kann. Bei fortbestehender Virusreplikation kommt es dagegen regelhaft zu einer Reinfektion des Transplantats, die bei einem Teil der Patienten rasch zu einer schwerwiegenden Beeinträchtigung der Transplantatfunktion führt. Eine Transplantation bei diesen Patienten ist daher sehr problematisch. Transplantationsfähigkeit kann aber durch präoperative Behandlung mit Nukleos(t)idanaloga erreicht werden, wenn es gelingt, die Virusreplikation effektiv zu unterdrücken (HBV-DNA-PCR). Post transplantationem ist die Fortführung dieser Therapie erforderlich, ebenso wie die Sicherstellung von Anti-HBs-Spiegeln > 100 U/L durch regelmäßige Gabe von Hepatitis-B-Hyperimmunglobulin.

Bei Hepatitis C kommt es regelhaft zur Reinfektion des Transplantats. Obgleich die Überlebensrate während der ersten Jahre nach Transplantation hierdurch nur wenig beeinträchtigt wird, sollte bei diesen Patienten nach Möglichkeit bereits vor Transplantation eine Kombinationstherapie mit DAAs, z. B. Ledipasvir und Sofosbuvir (Harvoni®), erwogen werden (▶Kap. 18.1.3, „Chronische Hepatitis C"). Diese werden bei Zirrhose in einer Kombination mit Ribavirin eingesetzt. Hierdurch kann bei den meisten Patienten die Virusreplikation wirkungsvoll bis zur Lebertransplantation unabhängig vom Genotyp unterdrückt und in bis zu 86–90 % eine SVR erreicht werden. Zudem ist zu erwarten, dass auf diese Weise bei mehr als 60 % der Fälle eine Reinfektion des Transplantats verhindert wird.

Kontraindikationen einer Lebertransplantation:

(1) Absolute Kontraindikationen:
- Sepsis
- Extrahepatisches Malignom oder fortgeschrittenes hepatozelluläres Karzinom
- Fortgesetzter Alkohol- oder Drogenabusus
- Aktive Psychose
- Cholangiozelluläres Karzinom
- Fortgeschrittene kardiopulmonale Erkrankung

(2) Relative Kontraindikationen:
- Alter > 60 Jahre
- Kachexie
- HIV-Infektion
- Aktive gastrointestinale Blutung
- Z. n. ausgedehnten oder wiederholten Oberbauchoperationen
- fortgeschrittene chronische Niereninsuffizienz
- Thrombose von Pfortader oder Mesenterialvenen

18.1.5 Besondere Formen der Leberzirrhose

18.1.5.1 Primär biliäre Cholangitis (PBC)

Definition Eigenständige Erkrankung mit charakteristischer Morphologie und Immunserologie. Endstadium einer chronischen nichteitrigen, destruierenden Cholangitis. Die Ätiologie ist unklar. Überwiegend werden Frauen jenseits des 40. Lebensjahrs betroffen.

Klinik Allgemeinsymptome wie uncharakteristische Oberbauch- und dyspeptische Beschwerden werden im Lauf von Jahren durch Juckreiz, Osteoporose, Zeichen der intrahepatischen Cholestase, Xanthom- und Xanthelasmenbildung ergänzt. Nicht selten treten ein Sicca-Syndrom und Symptome einer chronischen Polyarthritis, Autoimmunthyreoiditis oder Sklerodermie hinzu. Diagnostisch beweisend sind PBC-spezifische antimitochondriale Antikörper.

Therapie

Eine *kausale Therapie* ist nicht bekannt. Eine immunsuppressive Behandlung hat bislang keine überzeugenden Effekte gezeigt.

Die *symptomatische Therapie* umfasst folgende Maßnahmen:

(1) **Ursodeoxycholsäure-Dauertherapie:** Therapie der Wahl. *Dosierung:* z. B. Ursofalk®, 10–15 mg/kg KG/d. In mehreren Studien hat sich hierunter eine deutliche Besserung der subjektiven Symptome, der Leberenzymaktivitäten und des Bilirubins sowie im Vergleich zu Placebo auch histologisch ein günstigerer Verlauf objektivieren lassen. Dies gilt insbesondere für die frühen Krankheitsstadien, in denen durch diese Therapie auch die Prognose der Patienten im Hinblick auf Überleben bzw. Zeitpunkt einer notwendig werdenden Transplantation gebessert werden kann. Die Therapie mit Ursodeoxycholsäure, die i. d. R. sehr gut vertragen wird, ist daher frühzeitig einzuleiten. Bei Patienten mit unzureichendem Ansprechen auf eine Therapie mit Ursodeoxycholsäure steht der Farnesoid-X-Rezeptor Agonist Obeticholsäure (Ocaliva®, 5–10 mg/d) als zugelassene Zweitlinientherapie zur Verfügung. Anzumerken ist, dass die Hauptnebenwirkung von Obeticholsäure Pruritus ist. Zu beachten sind Mischformen zwischen autoimmuner Hepatitis und PBC, die sich durch den Nachweis von Autoantikörpern gegen Mitochondrien und weitere Antigene wie bei autoimmuner Hepatitis (▶Tab. 18.1) sowie eine entsprechende Histologie auszeichnen. Diese sollten zusätzlich immunsuppressiv behandelt werden (▶Kap. 18.1.3). Ob bei der PBC eine Kombination von Ursodeoxycholsäure mit niedrig dosiertem Prednisolon (10 mg/d) oder Budesonid (6 mg/d) die Prognose verbessern kann, lässt sich derzeit noch nicht absehen.

(2) *Therapie des Juckreizes:*

- Der Juckreiz kann symptomatisch mit dem Ionenaustauscherharz **Colestyramin** (z. B. Quantalan® 4–12 g/d) behandelt werden. Besonders wichtig ist die morgendliche Dosis, weil sich nachts die Gallensäuren in der Gallenblase ansammeln. Die Wirkung tritt erst nach ca. 10 Tagen ein. Einschleichend dosieren, nicht gleichzeitig mit anderen Medikamenten applizieren. Gastrointestinale Störungen sind seltenere UAW, eine Steatorrhö kann verstärkt werden.
- Auch UV-Bestrahlung, **Rifampicin** (beginnend mit 150 mg/d, steigerbar bis 2 × 300 mg/d) sowie die Opiatantagonisten **Naloxon** (2–3 × 0,4 mg/d) oder **Naltrexon** (25–50 mg/d), in Einzelfällen auch **Ondansetron** (3 × 3–8 mg/d) können einen Rückgang des Pruritus erreichen. Werden Rifampicin und Opiatantagonisten eingesetzt, diese unbedingt einschleichend dosieren und Leberfunktion überwachen.
- Der Pruritus kann auch durch orale Gabe von **Antihistaminika** mit sedierendem Effekt (z. B. Clemastin 2 × 1 Tbl./d) günstig beeinflusst werden. UAW können Mundtrockenheit, eingeschränktes Reaktionsvermögen und Schwindelzustände sein. Die lokale Anwendung von Antihistaminika kann versucht werden.
- Bei starkem Juckreiz bringt die Injektion von **Procain,** 100 mg langsam i. v., vorübergehende Besserung.

(3) *Therapie der Steatorrhö:* Die durch den Mangel an Gallensäuren hervorgerufene Steatorrhö, die durch Colestyramin noch verstärkt werden kann, sollte durch Reduktion der üblichen Nahrungsfette auf etwa 40 g/d und Gabe von Fetten, die mittelkettige Fettsäuren enthalten (Ceres-Margarine bzw. -Öl), behandelt werden. Fettlösliche Vitamine müssen dann parenteral substituiert werden.

(4) *Prophylaxe und Therapie der hepatischen Osteopathie:*

- Zur *Therapie* der hepatischen Osteopathie haben sich parenterale Gaben von **Vitamin D_3** in Kombination mit oraler Kalziumzufuhr (1,5 g/d, z. B. Calcium Sandoz forte®) bewährt. Hiermit lässt sich v. a. die Osteomalazie, weniger die hepatische Osteoporose beeinflussen. Körperliche Aktivität ist zu empfehlen.
- *Prophylaktisch* sollte neben **Kalzium Vitamin D_3** – je nach Ausmaß der Cholestase – alle 2–3 Wochen 100.000 IE zusammen mit anderen fettlöslichen Vitaminen verabreicht werden. Alternativen sind die 3-monatlichen Gaben von 1 Amp. D_3-Vicotrat® forte i. m. (600.000 IE Cholecalciferol) oder orale Gaben von hydroxylierten Vitamin-D_3-Metaboliten (z. B. Rocaltrol® 1–2 Kps. oral). Dosis individuell möglichst so bemes-

sen, dass der 25-OH-Vitamin-D-Spiegel im Normalbereich liegt. Unter einer Therapie mit Vitamin D und Kalzium sind regelmäßige Kontrollen des Serumkalziums und der Kalziumausscheidung nötig. Gegen die Osteopenie sind Bisphosphonate besser als Fluoride wirksam (Etidronat, z. B. Diphos® zyklisch 400 mg/d über 14 Tage alle 3 Monate). Auch bei PBC können zur Prophylaxe der postmenopausalen Osteoporose östrogenhaltige Membranpflaster (z. B. Estraderm TTS®, Dosierung nach Herstellerangaben) unter Überwachung der Leberfunktion (AP, γ-GT, Bilirubin) eingesetzt werden.

(5) *Lebertransplantation:* Patienten mit PBC weisen nach Lebertransplantation eine besonders günstige Prognose auf (5-Jahres-Überlebensrate > 80 %). Daher Transplantation unbedingt rechtzeitig vorbereiten. Hierbei hat es sich bewährt, abweichend von den oben angegebenen Werten bereits bei Bilirubinwerten > 102,5 µmol/L (> 6 mg/dl), Cholinesterasewerten < 2 kU/L und einem Quick-Wert < 0,60 (< 60 %) oder einer Verlaufsdauer der Erkrankung > 10 Jahre die Patienten in einem geeigneten Zentrum vorzustellen.

18.1.5.2 Primäre sklerosierende Cholangitis (PSC)

Die primäre sklerosierende Cholangitis stellt eine chronisch-fibrosierende Entzündung der intra- und extrahepatischen Gallenwege unbekannter Ätiologie dar, die gehäuft im Zusammenhang mit Colitis ulcerosa, seltener auch bei Morbus Crohn auftritt. Überwiegend werden junge männliche Erwachsene betroffen.

Die **Diagnose** wird durch den Nachweis charakteristischer Veränderungen in der ERC oder MRC gestellt.

Therapie

Die medikamentöse Therapie mit **Ursodeoxycholsäure** in einer Dosierung von 15–20 mg/kg KG/d hat trotz Besserung der laborchemischen Parameter wahrscheinlich keinen Einfluss auf die Langzeitprognose und wird deshalb nicht generell empfohlen. Nach vorläufigen Untersuchungen scheint Nor-Ursodesoxycholsäure einen günstigen Effekt auf die Laborwerte bei PSC zu haben; weitere Studien bleiben abzuwarten. Günstig wirkt sich dagegen die ggf. wiederholte endoskopische Ballondilatation hochgradiger Stenosen aus, die allerdings besondere Erfahrung verlangt. Nicht zuletzt wegen der Entwicklung cholangiozellulärer Karzinome auf dem Boden einer PSC sollte auch hier rechtzeitig an eine *Lebertransplantation* gedacht werden, wenn der Mayo-Score, der Alter, Bilirubin im Serum, Splenomegalie und histologisches Stadium berücksichtigt, oberhalb von 4 liegt.

18.1.5.3 Hämochromatose

Ätiologie und Pathogenese Die primäre, idiopathische Hämochromatose ist eine häufige autosomal-rezessiv vererbte Erkrankung des Eisenstoffwechsels und beruht in Europa und den USA zu 85–90 % auf einer homozygoten Punktmutation des HFE-Gens mit Cystein-Tyrosin-Austausch in Position 282. Etwa 5 % der Fälle sind auf eine Compoundheterozygotie (Cys282Tyr/His63Asp-Mutation) zurückzuführen. Die routinemäßige Gendiagnostik ist möglich. Die Mutation des HFE-Gens führt zu gesteigerter intestinaler Eisenresorption mit Ablagerung von Eisen in verschiedenen Organen, insbesondere Leber, Pankreas, Herz, Hoden, Nebenniere, Hypophyse und Haut. Die seltenen juvenilen Hämochromatosen sind oft auf Mutationen des Hepcidin- oder Hämojuvelin-Gens zurückzuführen.

Klinik Arthralgien, Abgeschlagenheit, grau-braunes Hautkolorit, Zeichen des Leberschadens (bis hin zur Zirrhose), Diabetes mellitus und Kardiomyopathie. Die Diagnose lässt sich durch Gendiagnostik oder Nachweis der Eisenüberladung im Lebergewebe (Leber-Eisenindex > 1,9) sichern; diagnoseweisend sind eine erhöhte Transferrinsättigung (> 60 %) und ein erhöhtes Serumferritin.

THERAPIE

(1) *Aderlasstherapie:* effektivste Therapieform. Mit einem Aderlass von 500 ml Blut werden dem Körper ca. 250 mg Eisen entzogen. Zunächst sind wöchentliche Aderlässe (400–500 ml) über 1–2 Jahre nötig, um die Eisendepots zu entleeren. Nach Erreichen eines Serumferritinwerts von 50–100 µg/L sind als Erhaltungstherapie meist nur noch 3–8 Aderlässe pro Jahr erforderlich. Die Aderlasstherapie darf nie vollständig abgebrochen werden und ist so zu steuern, dass ein Ferritinspiegel von 50–100 µg/L beibehalten wird. Da die genetische Analyse heute eine Frühdiagnose bereits vor Auftreten klinischer Manifestationen erlaubt, können bereits in diesem Stadium durch prophylaktische Aderlasstherapie spätere Organschäden vermieden werden.

(2) *Medikamentöse Therapie:* Der Eisenentzug durch **Deferoxamin** (Desferal®), einem parenteral zu verabreichenden Chelatbildner, allein hat sich als zu wenig wirksam erwiesen, sodass diese Maßnahme nur noch bei sekundären Hämosiderosen oder bei Hämochromatose-Patienten mit zusätzlichen Problemen wie Anämie oder schwerer Kardiomyopathie in Betracht kommt. In diesen Fällen stellt **Deferasirox** (Exjade®, 20 mg/kg KG/d) eine oral verabreichbare Alternative dar.

(3) *Diätetische Eisenrestriktion* ist lediglich unterstützend wirksam.

> **! WICHTIG**
> Untersuchung der Familienangehörigen, bei denen ggf. eine Aderlasstherapie bereits im asymptomatischen Stadium erfolgen muss!

18.1.5.4 Morbus Wilson

Definition Autosomal-rezessiv vererbte Kupferspeicherkrankheit.

Ätiologie und Pathogenese Der Gendefekt beruht auf Mutationen einer kupfertransportierenden ATPase und führt zu einer zunehmenden Kupferablagerung, bevorzugt in Hepatozyten, Gehirn, Augen und Nieren. Multiple Gendefekte sind bekannt; meist liegen Compoundheterozygotien vor, was eine routinemäßige Gendiagnostik erschwert.

Klinik An der Leber kann selten akutes Leberversagen, häufiger ein der chronischen Hepatitis ähnlicher Krankheitsprozess auftreten, der schließlich in der Zirrhose endet. Begleitend tritt nicht selten eine hämolytische Anämie auf. Bester Hinweis: Kayser-Fleischer-Kornealring (1–2 mm breiter, braunschwarzer Ring am äußersten Rand der Kornea, bedeutet auch Ablagerung von Kupfer im ZNS), kann jedoch im Frühstadium und nach Therapie fehlen. Neurologische Zeichen (nur bei Kupferablagerung im ZNS): Tremor, Rigor, Akinesie, dystone Störungen, Ataxie, Dysarthrie, Wesensveränderung bis zur Demenz, Psychosen.

> **! WICHTIG**
> Bei jeder chronischen Hepatitis vor dem 30. Lebensjahr muss ein Morbus Wilson ausgeschlossen werden.

Labor: Transaminasen, Bilirubin und γ-Globuline meist erhöht, oft Anämie. Coeruloplasmin < 0,2 g/L (< 20 mg/dl) sehr verdächtig. Freie Kupferkonzentration im Serum erhöht (> 10 µg/dl). Hohe Kupferkonzentration in der Leber (> 700 µg/g Trockengewicht, normal < 50 µg/g) ist beweisend. Gendiagnostik ist möglich.

Therapie

(1) **D-Penicillamin** (z. B. Metalcaptase®) ist Mittel der Wahl: 3 × 500 mg/d über Jahre führt zum Verschwinden des Kayser-Fleischer-Kornealrings sowie zum Rückgang der hepatischen und zerebralen Symptome. Unterstützend wirkt die Beschränkung der oralen Kupferzufuhr durch Benutzung von Kochgefäßen aus Glas und Verwendung von entmineralisiertem Wasser, wenn das Leitungswasser am Wohnort des Patienten Kupferwerte > 80 µg/L enthält. Nach 1-jährigem stabilem Krankheitsverlauf mit Normalisierung der Leberwerte und Verschwinden des Kayser-Fleischer-Rings Reduktion auf die Erhaltungsdosis von 750–1.000 mg/d möglich. Die Therapie muss jedoch lebenslänglich fortgeführt werden. Zur Therapieüberwachung eignet sich die Kupferausscheidung im 24-h-Urin, die nach 2-tägiger Medikamentenpause < 100 µg/d liegen sollte. Begleitend wird **Pyridoxin** (z. B. Benadon®, 25 mg/d) empfohlen.

18

UAW von D-Penicillamin: Nephropathie, Nausea, Leukopenie, Thrombozytopenie, Purpura, Myasthenie, Myositis und Symptome eines Lupus erythematodes disseminatus. Zu Therapiebeginn werden gelegentlich Hypersensibilitätsreaktionen (Exanthem, Fieber) beobachtet, die meist durch eine kurze Therapiepause mit Wiedereinschleichen der Medikation zu beheben sind, gelegentlich auch den vorübergehenden Einsatz von Kortikosteroiden erfordern.

(2) Bei Unverträglichkeit von Penicillamin oder als Alternative sollte der Chelatbildner **Trientin** (1–2 g/d in 3–4 Einzeldosen vor dem Essen, erhältlich über internationale Apotheken) verwendet werden.

(3) **Zink:** Bei Unverträglichkeit von Penicillamin kann Zink (Dosierung etwa 100 [75–300] mg/d in Form von Zinksulfat oder Zinkaspartat in 4 Einzeldosen jeweils 1 h vor den Mahlzeiten) verabreicht werden. Eine signifikante Besserung nach Zinkgabe kann jedoch erst nach 6–12 Monaten eintreten. Die Wirksamkeit von Zink ist weniger gut belegt als die von Penicillamin. Daher ist Zink nach Penicillamin und Trientin als Third-Line-Therapie anzusehen und am ehesten für die Erhaltungstherapie geeignet.

> **! WICHTIG**
> Untersuchung der Familienangehörigen!

18.1.6 Komplikationen der Leberzirrhose

18.1.6.1 Aszites

Ätiologie und Pathogenese Die Bildung von Aszites kommt durch das Zusammenwirken mehrerer Faktoren zustande:

(1) vermehrte Natriumretention infolge peripherer Vasodilatation mit kompensatorischer Aktivierung des sympathischen Nervensystems und des Renin-Angiotensin-Aldosteron-Systems,

(2) Aktivierung eines hepatorenalen Reflexes,

(3) Verminderung des onkotischen Drucks des Plasmas infolge Hypalbuminämie,

(4) vermehrte Produktion von Leberlymphe, die teilweise in die freie Bauchhöhle gelangt, infolge des Druckanstiegs in den Lebersinusoiden.

Die Leberzirrhose ist die weitaus häufigste Ursache eines Aszites. Differenzialdiagnostisch ist an intraabdominelle Malignome, entzündliche Ursachen, insbesondere eine Peritonealtuberkulose, Rechtsherzinsuffizienz, Budd-Chiari-Syndrom und pankreatogenen Aszites zu denken. Bei geringsten Zweifeln an der Ursache ist daher eine diagnostische Aszitespunktion mit Eiweißbestimmung, Leukozytenzählung, zytologischer und mikrobiologischer Untersuchung des Punktats unerlässlich.

Klinik Klinisch fassbar wird Aszites erst oberhalb einer Menge von etwa 1.000 ml. Die Sonografie weist auch kleinere Aszitesmengen zuverlässig nach.

Therapie

Allgemeine Maßnahmen

(1) *Bettruhe* begünstigt durch hydrostatische Druckänderung und Zunahme der Nierendurchblutung die Ausschwemmung von Aszites und Ödemen.

(2) *Kochsalzrestriktion:* Durch Meiden salzreicher Nahrungsmittel und Verzicht auf Salzen bei Zubereitung und Verzehr der Speisen lässt sich eine Verminderung der Kochsalzzufuhr auf etwa 3 g/d in durchaus zumutbarer Weise erreichen. Darüber hinausgehende Kochsalzrestriktionen erfordern spezielle Diätvorschriften, die i. d. R. allenfalls vorübergehend in der Klinik befolgt werden dürften. Bei stärkerer Kochsalzrestriktion Kaliumsubstitution von etwa 100 mmol/d.

(3) *Flüssigkeitsrestriktion:* Flüssigkeitszufuhr auf 1–2 l/d beschränken; dabei hat sich zumindest anfänglich eine schriftliche Aufzeichnung der aufgenommenen Volumina bewährt.

(4) *Strikte Alkoholkarenz:* Sie kann bei alkoholbedingter Leberzirrhose bereits zu einer Normalisierung des portalvenösen Druckgradienten und Besserung des Aszites führen.

Spezielle Maßnahmen

Sind die allgemeinen Maßnahmen nicht ausreichend wirksam, sind zusätzlich anzuwenden:

(1) **Diuretika:** In erster Linie empfiehlt sich die Gabe von Aldosteronantagonisten (**Spironolacton,** 100–400 mg/d, Wirkungseintritt nach 2–3 Tagen; **Eplerenon,** 25–50 mg/d, rascherer Wirkungseintritt). Auf das mögliche Auftreten einer Hyperkaliämie achten. In der Regel sollte zusätzlich ein Schleifendiuretikum verabreicht werden: **Furosemid** (40–120[–240] mg/d) oder **Torasemid** (5–40 mg/d). Alternativ kann das Benzothiadiazinanalogon **Xipamid** (10–40 mg/d) eingesetzt werden. Durch Kombination von letzterem mit Furosemid ist unter Umständen ein zusätzlicher Effekt erzielbar.

! WICHTIG

Da der Rückstrom von Aszites maximal 700–900 ml/d erreicht, soll unter der diuretischen Therapie der tägliche Gewichtsverlust 500–750 g nicht überschreiten, bei zusätzlichen peripheren Ödemen können täglich 1.000–1.500 g ausgeschwemmt werden. Bei ausgeprägter portaler Hypertension empfiehlt es sich, wegen eingeschränkter enteraler Resorptionsfähigkeit die Therapie i. v. einzuleiten. Eine zu stark forcierte diuretische Behandlung kann zu Nierenfunktionsverschlechterung, Hyponatriämie, Hypochlorämie, Alkalose, hepatischer Enzephalopathie und schließlich zum Leberkoma führen. Daher engmaschige klinische und laborchemische (Elektrolyte, Kreatinin) Kontrollen durchführen. Bei Kreatininanstieg oder Elektrolytentgleisungen diuretische Therapie unterbrechen bzw. Dosierung stark reduzieren. Alle Diuretika zunächst niedrig dosieren, falls nötig, Dosis langsam steigern (▶ Kap. 8). NSAR können bei Aszites die Nierenfunktion verschlechtern und sind daher konsequent zu meiden. Auch ACE-Hemmer, Angiotensin-II-Rezeptorantagonisten und unselektive Betablocker sollten bei Zirrhosepatienten mit Aszites zurückhaltend eingesetzt werden.

(2) **Albuminsubstitution:** Bei unzureichendem Ansprechen auf Diuretika und nachgewiesener Hypalbuminämie kann ein Therapieversuch mit **Humanalbumin** (z. B. 20-prozentig, 50 ml/d) unternommen werden, der i. d. R. jedoch allenfalls kurzfristig erfolgreich ist.

(3) *Aszitespunktion:*

- *Indikation:* Therapeutische Aszitespunktionen sind bei Patienten, die auf die vorgenannten Maßnahmen nur unzureichend reagieren („therapierefraktärer Aszites", 10–15 % aller Patienten mit Aszites), indiziert sowie bei infolge des Aszites stark gespanntem Abdomen oder einer fraktionellen Natriumausscheidung im Urin < 0,2 % als primäres Therapieverfahren zu empfehlen. Parazentesen führen im Rahmen einer stationären Behandlung gegenüber der Diuretikabehandlung zu einer kürzeren Verweildauer bei gleicher oder sogar niedrigerer Komplikationsrate. Als diagnostische Maßnahme sollte eine Aszitespunktion bei jeder Erstmanifestation von Aszites sowie bei jeder Verschlechterung von Aszites und hepatischer Enzephalopathie, die zur Aufnahme in die stationäre Behandlung führt, erfolgen.
- *Vorgehen:* Bei ausreichenden Gerinnungsverhältnissen (Quick-Wert ≥ 0,20 [20 %], INR < 2,5 und Thrombozyten ≥ 20 Gpt/L) nach sorgfältiger Desinfektion und Lokalanästhesie spiegelbildlich zum McBurney-Punkt eingehen. Es empfiehlt sich, vor dem Einstich die Haut tangential zu verschieben, damit nach der Punktion kein durch alle Wandschichten gerade verlaufender Punktionskanal zurückbleibt, der zum Austritt von Aszitesflüssigkeit durch den Stichkanal führen kann. Bis zu 6 l/d über 60–120 min ablassen. Anschließend Albuminverlust, der sich aus dem Eiweißgehalt des Aszites und dessen Volumen errechnen lässt, i. v. substituieren (üblicherweise 6–8 g /L abgelassenem Aszites). Anstelle von Albumin können auch Haemaccel (Haemaccel® 35, 150 ml/L abgelassenem Aszites) und Dextran 70 (8 g/L Aszites; **cave:** mögliche Hypersensitivitätsreaktion, vorherige Gabe von Promit®) verwendet werden, die billiger als Albumin sind, bei deutlichen Störungen der Blutgerinnung jedoch nicht verwendet werden sollten. Auch bei Patienten, die auf eine Parazentese mit einer Kreislaufdysregulation reagieren, hat sich Albumin gegenüber den anderen Plasmaexpandern bzgl. des Überlebens als überlegen erwiesen. Anstelle der wiederholten Punktionen kann der gesamte Aszites innerhalb einer Sitzung (bis zu 16 l über 8 h bei gleichzeitiger Substitution wie oben) abgelassen werden. Weitere Erfahrungen mit letztgenanntem Vorgehen erscheinen allerdings erforderlich, bevor es allgemein empfohlen werden kann.
- Eine sorgfältige Überwachung der Patienten (Kreislaufparameter, Elektrolyte, Nierenfunktion) ist unbedingt erforderlich. Im Anschluss sind die o. g. Allgemeinmaßnahmen sowie eine individuell dosierte diuretische Therapie erforderlich (i. d. R. mindestens 200 mg/d Spironolacton), um ein erneutes Nachlaufen des Aszites zu vermeiden.

(4) *TIPSS und peritoneovenöser Shunt:* Alternativ zu regelmäßigen Aszitespunktionen kann bei unzureichendem Therapieansprechen auf Diuretika bzw. bei Entwicklung eines hepatorenalen Syndroms die Anlage eines transjugulären intrahepatischen Stent-Shunts, TIPSS (▶ Kap. 18.1.6.3, „Prophylaxe der Rezidivblutung" [3]) erfolgen, mit dem je nach Studie etwa 60–80 % der Patienten mit therapierefraktärem Aszites erfolgreich behandelt werden können. Als wesentliche Komplikation ist jedoch mit einer Verstärkung oder Auslösung einer hepatischen Enzephalopathie zu rechnen.

Insbesondere Patienten mit niedrigem MELD-Score scheinen auch hinsichtlich der Mortalität von einer TIPSS-Anlage zu profitieren. Inwieweit sich die sog. Alfapumpe, eine implantierbare, automatisierte Pumpe, die Aszites mit niedriger Flussrate aus der Peritonealhöhle in die Harnblase pumpt, in der Therapie des therapierefraktären Aszites bei Leberzirrhose bewähren wird, bleibt abzuwarten. Weitgehend verlassen ist die Anlage eines peritoneovenösen Shunts (Denver-Shunt) wegen häufiger Komplikationen (Shuntinfektion und -okklusion, Verbrauchskoagulopathie, Lungenödem oder Ösophagusvarizenblutung infolge der Erhöhung des intravasalen Volumens).

(5) Bei therapierefraktärem Aszites sowie Aszites bei Patienten mit Varizenblutung und/oder spontaner bakterieller Peritonitis in der Anamnese sollte dringend eine *Lebertransplantation* erwogen werden (▶ Kap. 18.1.4, „Lebertransplantation").

18.1.6.2 Spontane bakterielle Peritonitis (SBP)

Bei Patienten mit Aszites auf dem Boden fortgeschrittener Lebererkrankungen stellt die SBP eine gravierende Komplikation dar, die nicht selten übersehen wird. Besonders gefährdet sind Zirrhosepatienten mit bereits früher durchgemachter SBP (Rezidivrate innerhalb eines Jahres ca. 70 %), gastrointestinaler Blutung und niedriger Proteinkonzentration (< 15 g/L) im Aszites. Verursacht wird die SBP in den meisten Fällen durch gramnegative, aerobe Erreger, die Bestandteil der normalen intestinalen Flora sind. Die klinischen Zeichen können sehr diskret sein (subfebrile oder auch normale Temperatur, nur geringe Druckdolenz des Abdomens, jedoch i. d. R. Verschlechterung des Allgemeinzustands, Auftreten einer hepatischen Enzephalopathie und unzureichendes Ansprechen des Aszites auf diuretische Therapie). Diagnostisch beweisend ist eine Zahl von > 250 neutrophilen Granulozyten/µl im Aszites.

Therapie

Therapie unverzüglich (noch vor Erhalt mikrobiologischer Befunde) i. v. einleiten. Bewährt haben sich **Ceftriaxon, Cefotaxim, Amoxicillin/Clavulansäure** und **Ampicillin/Sulbactam.** Auch Chinolone und Carbapeneme können eingesetzt werden, Aminoglykoside sollten dagegen (wegen ihrer Nephrotoxizität) vermieden werden. Die Therapiedauer sollte unter Berücksichtigung von Kontrollen der Leukozytenzahl im Aszites 7–10 Tage betragen.

Zur *Rezidivprophylaxe* nach erfolgreicher SBP-Behandlung ist eine kontinuierliche prophylaktische Therapie empfehlenswert (**Norfloxacin** 400 mg/d oder **Ciprofloxacin** 750 mg/Woche oder **Trimethoprim/Sulfamethoxazol**). Dies gilt v. a. für Patienten, bei denen eine Lebertransplantation vorgesehen ist. Eine Primärprophylaxe der SBP mit den genannten Antibiotika ist zu empfehlen bei Patienten mit einem Eiweißgehalt von < 1,5 g/L im Aszites, insbesondere wenn gleichzeitig eine schwere Leberinsuffizienz (Child-Pugh-Score > 9 mit Bilirubin > 3 mg/dl [> 51.3 µmol/L]) oder eine Niereninsuffizienz (Serum-Kreatinin > 1,2 mg/dl [> 106 µmol/L], Harnstoff > 25 mg/dl [> 4,2 mmol/L] oder Natrium < 130 mmol/L) vorliegt.

Bei Zirrhosepatienten mit SBP konnte kürzlich belegt werden, dass die i. v. Gabe von **Humanalbumin** (einmalig 1,5 g/kg KG bei Diagnosestellung) neben der obligaten Gabe von **Cephalosporinen** die Inzidenz von Nierenfunktionsstörungen vermindert und das Überleben günstig beeinflusst.

18.1.6.3 Portale Hypertension – Varizenblutung

Ätiologie und Pathogenese Die Leberzirrhose ist in Mitteleuropa die weitaus häufigste Ursache einer portalen Hypertension, weltweit ist die Schistosomiasis am bedeutsamsten. Weitere Ursachen: Budd-Chiari-Syndrom und Pfortaderthrombose.

Klinik Neben den klinischen Zeichen der Leberzirrhose als solcher macht sich die portale Hypertension häufig erst durch das Auftreten einer Hämatemesis bemerkbar. Typische Veränderungen stellen im Übrigen eine Splenomegalie, Venenerweiterungen im Bereich der Bauchwand, Aszites und gelegentlich ein venöses Strömungsgeräusch im Bereich des Nabels (Cruveilhier-Baumgarten-Syndrom) dar. Die Splenomegalie kann eine Anämie, Leuko- oder Thrombozytopenie im Sinne eines Hyperspleniesyndroms induzieren. Zum Nachweis von Ösophagusvarizen ist die endoskopische der radiologischen Untersuchung eindeutig überlegen. Hämorrhoiden sind wegen ihrer allgemeinen Häufigkeit diagnostisch unbedeutend, können jedoch gelegentlich bei Leberzirrhose ebenso wie Rektumvarizen zu starken Blutungen führen. Die endoskopische Gummibandligatur stellt dann eine einfache Behandlungsmethode dar. Die Ösophagusvarizenblutung manifestiert sich mit Hämatemesis und (gelegentlich auch nur) Melaena, bei starker Blutung kann auch rektal rotes Blut abgehen (Hämatochezie).

Therapie

Allgemeine Maßnahmen

Die allgemeinen Sofortmaßnahmen entsprechen grundsätzlich den Empfehlungen für die oberen gastrointestinalen Blutungen (▶ Kap. 17.1, „Sofortmaßnahmen in der Praxis"). Die Blutungsquelle sollte endoskopisch nachgewiesen werden, da auch bei gesicherter Leberzirrhose eine obere gastrointestinale Blutung in bis zu 50 % der Fälle nicht aus Ösophagusvarizen, sondern aus Magen- oder Duodenalulzera bzw. Schleimhauterosionen stammt. Zur Schockbekämpfung sollte eine adäquate Volumenersatztherapie erfolgen, während ein restriktives Transfusionsmanagement empfohlen wird; auf Einzelheiten der Korrektur der Gerinnungsstörungen wird weiter unten noch eingegangen. Elektrolyt- und Säure-Basen-Haushalt engmaschig kontrollieren und, wenn nötig, korrigieren. Zur Prophylaxe der hepatischen Enzephalopathie z. B. initial 50 ml **Lactulose** (z. B. Bifiteral®), dann 3 × 20–50 ml/d, 25 ml 20 % **Magnesiumsulfat** und hohe Einläufe verabreichen. Zur Infektionsprophylaxe ist bei Patienten mit gastrointestinaler Blutung die Gabe von **Antibiotika** für mindestens 3 Tage erforderlich (z. B. Amoxicillin/Clavulansäure 3 × 1.000/200 mg/d oder 2 × 200 mg/d Ciprofloxacin). Diese Maßnahme reduziert wahrscheinlich auch das Rezidivblutungsrisiko.

Spezielle Maßnahmen bei akuter Blutung

(1) *Endoskopische Therapie:* Therapie der Wahl. Durch Injektion von z. B. 0,5- bis 2-prozentigem **Polidocanol** (Aethoxysklerol®, jeweils max. 2 ml para- bzw. intravasal) kann ein Blutungsstillstand bei etwa 80–95 % der Patienten erreicht werden. Ähnlich erfolgreich und nebenwirkungsärmer ist die endoskopische Varizenligatur, deren Durchführbarkeit bei akuter Blutung jedoch durch schlechtere Sichtverhältnisse behindert sein kann. *Komplikationen* der Sklerosierungsbehandlung sind v. a. Aspiration von Blut, Ösophagusperforation, Mediastinitis sowie Ulkus- und Strikturbildung im Ösophagus. Sofern die endoskopische Therapie bei sehr starker Blutung und infolgedessen massiv beeinträchtigter Übersicht nicht durchführbar oder nicht erfolgreich ist, zunächst Ballonsonde einlegen und *medikamentöse Therapie* einleiten. Nach einigen Stunden gelingt es dann i. d. R., eine endoskopische Therapie vorzunehmen. Bei Blutungen aus Fundusvarizen sollte präferentiell eine endoskopische Therapie mit **Cyanacrylat** (Histoacryl®) vorgenommen werden.

(2) *Varizenkompression:*

- *Sengstaken-Blakemore-Sonde:* dreiläufige Doppelballonsonde, die etwa 55 cm tief eingeführt wird. Nach Lagekontrolle (Aspiration von Mageninhalt) Magenballon mit 150 ml Luft aufblasen, Sonde bis zur Kardia (federnder Widerstand) zurückziehen und mit Heftpflaster fixieren (kein Zug an der Sonde, da er eine Dislokation begünstigt!). Dann Ösophagusballon mithilfe eines Blutdruckmanometers bis auf 30–40 mmHg aufblasen und zuführenden Schlauch abklemmen. Anschließend Magenspülung, bis die Spülflüssigkeit klar ist. Die Anwendung der Sengstaken-Blakemore-Sonde ist eine nicht ungefährliche Maßnahme. *Komplikationen:* Aspiration, Ersticken beim Hochrutschen der Sonde, Drucknekrosen der Ösophaguswand. Es empfiehlt sich daher, neben der unverzichtbaren Dauerüberwachung des Patienten entweder andauernd oder mindestens alle 30 min Mund- und Rachensekret abzusaugen, alle 60 min eine Magenspülung und alle 120 min eine Druckkontrolle des Ösophagusballons vorzunehmen. Alle 6 h muss eine kurze (mindestens 5 min) Druckentlastung des Ösophagusballons zur Vermeidung von Druckulzera erfolgen. Die Sonde darf nicht länger als 24–48 h belassen werden, vor dem Entfernen sollte der Patient etwas Speiseöl trinken.
- *Danis-Stent:* Alternativ zur Sengstaken-Blakemore Sonde kann bei Blutungen aus Ösophagusvarizen auch der Danis-Stent (SX-ELLA Stent Danis®) zur Kompressionstherapie verwendet werden. Es handelt sich hierbei um einen vollgecoverten Nitinol-Stent, der über ein Applikationsystem in den distalen Ösophagus eingebracht wird. Studien

legen nahe, dass die Einlage eines Stents in der Therapie von Ösophagusvarizenblutungen effektiver als die Anlage einer Sengstaken-Blakemore Sonde ist.

- *Linton-Nachlas-Sonde:* Bei Blutungen aus Magenfundusvarizen wird die birnenförmige Linton-Nachlas-Sonde verwendet. Diese nach Vorschieben in den Magen mit 400–600 ml Luft auffüllen und nach dem Zurückziehen bis zur Kardia unter einem Zug mit einem etwa 250 g schweren Gewicht fixieren.

(3) *Senkung des Pfortaderdrucks durch Medikamente:* Zur medikamentösen Therapie einer Varizenblutung können Vasopressinanaloga und Nitroglyzerin oder Somatostatin angewandt werden.

- Eingesetzt wird **Triglyzyl-Lysin-Vasopressin** (**Terlipressin,** Glycylpressin®, 1–2 mg i. v., ggf. alle 4 h wiederholen bis 48 h). *UAW:* Hypertonie, Kontraktion von Koronarien und Hautgefäßen, abdominale Krämpfe und Durchfälle. Die Anwendung ist daher bei Patienten mit KHK und schwerer Hypertonie gefährlich. Zur Vermeidung von UAW zusätzlich **Nitroglyzerin** applizieren, das auch seinerseits den Varizendruck senken kann (z. B. Trinitrosan® 3–5 mg/h über Perfusor oder transdermale Applikation von 10 mg/12 h über 24 h).
- Alternativ kann **Somatostatin** (initial 250 µg i. v. als Bolus, dann 250 µg/h über 24–48 h bzw. bis zum Blutungsstillstand, bei Bedarf auch zusätzlich Wiederholung von Bolusinjektionen) bzw. das Somatostatinanalogon **Octreotid** (50 µg als Bolus, danach kontinuierliche Infusion von 25–50 µg/h i. v.) eingesetzt werden. Beide Substanzen besitzen gegenüber Vasopressinanaloga gleiche Wirksamkeit, rufen dagegen kaum relevante UAW hervor, sodass sie gegenüber Vasopressin bevorzugt werden sollten. Die medikamentöse Therapie einer Ösophagusvarizenblutung sollte dann zum Einsatz kommen, wenn eine endoskopische Therapie nicht rasch verfügbar ist oder nicht erfolgreich war. Die Rezidivblutungsneigung ist bei alleiniger medikamentöser Therapie jedoch hoch.

(4) *Intrahepatischer Stent-Shunt oder operative Therapie:* Bei endoskopisch und medikamentös nicht stillbarer Blutung kann ein transjugulärer intrahepatischer portosystemischer Stent-Shunt (TIPSS, s. u.), eine Notfall-Shuntoperation bzw. eine Ösophagussperroperation erwogen werden. Angesichts des hohen Risikos der chirurgischen Verfahren während einer akuten Blutung (Letalität bis > 50 %) stellt eine Notfall-TIPSS-Implantation (sofern an einem Zentrum mit ausreichender Erfahrung verfügbar) in dieser Situation die Therapie der 1. Wahl dar.

Prophylaxe der Rezidivblutung aus Ösophagusvarizen

Nach erfolgreicher akuter Blutstillung erleiden 50–70 % der Patienten in den folgenden Wochen eine Rezidivblutung. Zur Rezidivblutungsprophylaxe können medikamentöse, endoskopische, chirurgische Maßnahmen und intrahepatische Stents (TIPSS) eingesetzt werden.

(1) **Betablocker und Nitrate:** Nichtselektive Betablocker können das Risiko einer Rezidivblutung bei vorhandenen Varizen senken. Die größten Erfahrungen liegen für **Propranolol** vor. Dosis individuell so bemessen, dass die Herzfrequenz um 25 % (jedoch nicht < 60/min) sinkt; i. d. R. sind Dosen zwischen 20 und 240 mg/d erforderlich, die einschleichend dosiert werden sollten. Additiv zur Betablockade haben sich Nitrate (**Isosorbid-Mononitrat,** 2–3 × 20 mg/d einschleichend dosiert) als wirksam erwiesen, wobei unter der Kombination auf die Nierenfunktion besonders zu achten ist. Bei Kontraindikationen oder Unverträglichkeit von Betablockern kann eine Nitrat-Monotherapie durchgeführt werden. Außer bei Ösophagusvarizen sind günstige Effekte der Betablockade auch bei portal-hypertensiver Gastropathie nachgewiesen worden.

(2) *Endoskopische Varizenligatur und -sklerosierung:* Die Anwendung beider Verfahren im Intervall nach einer Ösophagusvarizenblutung führt zu einer deutlichen Senkung der Rezidivblutungsrate, ohne dass jedoch ein lebensverlängernder Effekt nachgewiesen ist.

Nach Verödung/Ligatur sämtlicher Varizen, i.d.R. nach mehreren Sitzungen in etwa 14-tägigen Abständen, bedürfen die Patienten weiterhin endoskopischer Nachkontrollen (z.B. halbjährlich) und eventueller Nachbehandlung. Die kombinierte Anwendung von Ligatur und Sklerosierungstherapie ist nach heutigem Stand nicht zu empfehlen. Die endoskopische Varizenligatur hat sich aufgrund deutlich niedrigerer Komplikationsraten (insbesondere Ulzera und Strikturen im Ösophagus betreffend) gegenüber der Sklerosierung zur endoskopischen Rezidivprophylaxe durchgesetzt. Die Obliteration der Varizen gelingt durch Ligatur auch in kürzerer Zeit. Allerdings wurden Varizenrezidive häufiger beobachtet als nach Sklerosierung, sodass regelmäßige endoskopische Kontrollen und ggf. nochmalige Ligaturen besonders wichtig sind.

(3) *Shunt-Operation und transjugulärer intrahepatischer portosystemischer Stent-Shunt (TIPSS):* Durch eine Shunt-OP lassen sich eine sichere Drucksenkung im Pfortaderbereich und eine Prophylaxe von Rezidivblutungen erreichen. Bei strenger Auswahl der Patienten (Alter möglichst < 50 Jahren, Serumbilirubin < 42,7 µmol/L [< 2,5 mg/dl], Serumalbumin > 30 g/L [> 3 g/dl], TPZ > 0,50 [> 50 %], fehlender Aszites und fehlende Zeichen einer hepatischen Enzephalopathie, präoperative Sicherung erhöhter portaler Druckwerte) beträgt das OP-Risiko 6–15 %. Allerdings ist bei 20–40 % der Operierten mit dem Auftreten einer hepatischen Enzephalopathie zu rechnen. Außerdem ist nicht gesichert, dass die mittlere Überlebenszeit nach einer Shunt-OP ansteigt. Eine wichtige Weiterentwicklung stellt der TIPSS dar, der unter radiologisch-sonografischer Kontrolle implantiert wird und eine effektive Drucksenkung im Pfortadergebiet bewirkt. Er bietet wie ein chirurgisch angelegter Shunt gegenüber den endoskopischen Verfahren Vorteile insofern, als er Blutungen auch aus Fundusvarizen und portal-hypertensiver Gastropathie verhüten kann, gleichzeitig eine effektive Behandlung eines „therapierefraktären" Aszites ermöglicht und eine evtl. spätere Lebertransplantation nicht beeinträchtigt. Darüber hinaus kann der Durchmesser des TIPSS nachträglich adjustiert werden. Nachteilig gegenüber der endoskopischen Therapie sind das Auftreten bzw. die Verschlechterung einer hepatischen Enzephalopathie, die bei etwa 25 % der Patienten nach TIPSS-Anlage zu erwarten ist, die Notwendigkeit relativ häufiger Zweiteingriffe zur Therapie von Stenosen oder Verschlüssen der Stents sowie der hohe Preis der notwendigen Materialien. Polytetrafluoroethylen-(PTFE-)überzogene Stents sind bzgl. Stent-Dysfunktion den herkömmlichen Metallstents überlegen. Die Implantation dieser Stents sollte an einem Zentrum mit ausreichender Erfahrung erfolgen.

Studien belegen, dass bei Patienten mit hohem Risiko eine frühzeitige TIPSS-Anlage (innerhalb 72 h nach Blutung und endoskopischer Primärversorgung) einer kombinierten endoskopischen und medikamentösen Therapie überlegen ist und mit einer signifikanten Reduktion von Rezidivblutungsrate und Mortalität einhergeht.

(4) *Weitere Maßnahmen:* Bei Patienten mit Leberzirrhose und portaler Hypertension sollte, um das Blutungsrisiko nicht zu erhöhen, ASS nicht eingesetzt werden und auch schwere körperliche Belastung vermieden werden, da sie den Druck in den Varizen erhöht.

Primärblutungsprophylaxe

Ziel ist die Verhütung der Erstblutung. Da jedoch nur bei etwa 30–40 % aller Ösophagusvarizenträger mit Varizenblutungen zu rechnen ist, sind nebenwirkungsarme Verfahren angezeigt. Eine primärprophylaktische endoskopische Behandlung, TIPSS oder Shunt-Operationen sind daher nicht generell indiziert. Mittel der Wahl zur Primärprophylaxe sind **Betablocker** (**Propranolol**) in einer Dosierung, die die Herzfrequenz um 25 % senkt (20–240 mg/d). Neueren Untersuchungen zufolge stellt Carvedilol (ein nichtselektiver Betablocker mit gleichzeitig α1-Adrenozeptor blockierender Wirkung) in einer Dosierung von 6,25 mg/d eine effektivere Alternative zu Propranolol dar.

Die prophylaktische Ligaturbehandlung bei Hochrisikopatienten (große Varizen, „red color sign", Child-C-Zirrhose) ist wahrscheinlich effektiver als die medikamentöse Prophylaxe und stellt bei Kontraindikationen oder Unverträglichkeit von Betablockern eine Alternative dar. Betablocker eignen sich zur Primärblutungsprophylaxe bei vorhandenen Varizen, können deren Entstehung aber nicht verhindern.

18.1.6.4 Hepatische Enzephalopathie (HE)

Definition Prinzipiell reversibles neuropsychiatrisches Krankheitsbild metabolischer Ursache, das im Gefolge akuter oder chronischer Leberkrankheiten auftreten kann.

Ätiologie und Pathogenese Pathogenetisch relevant sind Neurotoxine, insbesondere Ammoniak, die infolge unzureichender Entgiftungsleistung der erkrankten Leber und portosystemischer Shunts vermehrt zum Gehirn gelangen. Sie verursachen dort ein geringgradiges chronisches Gliaödem mit Auslösung einer oxidativ/nitrosativen Stressantwort mit konsekutiver Störung von Astrozytenfunktion und glioneuronaler Kommunikation, die zu Änderungen der synaptischen Plastizität und Störungen oszillatorischer Netzwerke im Gehirn führt. Das Gliaödem bei chronischen Lebererkrankungen führt i. d. R. zu keinen klinisch apparenten Hirndruckerscheinungen, während diese bei HE infolge eines akuten Leberversagens eine häufige Komplikation darstellen.

Häufig wird die HE bei chronischen Lebererkrankungen durch bestimmte Umstände ausgelöst bzw. verschlechtert, z. B. durch gastrointestinale Blutungen, spontane und operative Traumen, Infektionen, Sepsis, Diuretika- und Sedativaüberdosierung, Elektrolytentgleisungen, Abnahme der Nierenfunktion, Obstipation, SBP oder übermäßige orale Proteinzufuhr.

Klinik Variable Symptomatik mit häufigen akuten Exazerbationen (auslösende Faktoren!) im Verlauf. Man unterscheidet folgende Schweregrade, die prinzipiell reversibel sind:

(1) **Latente (minimale) HE:** keine offensichtlichen Symptome, jedoch pathologischer Ausfall psychometrischer Tests. Nachweisbar bei 30–70 % aller Zirrhotiker, geht oft mit einer Beeinträchtigung der Lebensqualität einher.

(2) **Manifeste HE:** augenfällige Symptome vorhanden.

- **Stadium I:** Persönlichkeitsveränderungen (z. B. Depressivität, Reizbarkeit), Schlafstörungen, Merkstörungen. .
- **Stadium II:** Müdigkeit, Interessenlosigkeit, Apathie, Koordinationsstörungen (Schriftprobe), flapping tremor.
- **Stadium III:** Patient schläft fast dauernd, ist aber erweckbar. Zeitliche und örtliche Desorientiertheit.
- **Stadium IV:** Koma mit (Stadium IVa) oder ohne (Stadium IVb) erhaltener Reaktion auf Schmerzreize.

Da die Graduierung der leichten HE Formen mitunter problematisch ist, wurde vorgeschlagen nur noch die geringgradige HE (umfasst minimale HE, HE I und II, stationäre Aufnahme nicht erforderlich) von der hochgradigen HE (HE III und IV; stationäre Aufnahme erforderlich) zu unterscheiden. Während die fortgeschrittene HE anhand des klinischen Bilds diagnostizierbar ist, eignet sich bei geringgradiger HE die Flimmerfrequenzanalyse zur objektiven Schwerebeurteilung und Verlaufsbeobachtung. Der diagnostische Wert sog. Papier-Bleistift-Tests auch in Testkombinationen (z. B. PHES-Test) ist kritisch zu hinterfragen.

Therapie

Maßnahmen bei manifester HE

Allgemeine Maßnahmen bei manifester HE

Die wichtigste Maßnahme ist die Suche nach auslösenden Faktoren (s. o.) und deren konsequente Behandlung (z. B. Blutstillung und Darmreinigung, Infektionsbekämpfung,

Überprüfung von Proteinzufuhr und Medikation, ggf. Absetzen von Diuretika und Sedativa, Ausgleich von Hypokaliämie und metabolischer Azidose etc.). Häufig können gleichzeitig mehrere auslösende Faktoren identifiziert werden, deren Korrektur bereits zu einer deutlichen Verbesserung der HE-Symptomatik führt. Unverzichtbar sind in höheren Stadien der HE die intensive Überwachung von Vitalfunktionen, Elektrolyt- und Säure-Basen-Haushalt, Ein- und Ausfuhr sowie eine ausreichende Kalorienzufuhr. Bei hochgradiger HE (Stadium III–IV) muss die Hospitalisation erfolgen.

Spezielle Maßnahmen bei manifester HE

Die Intensität der speziellen Maßnahmen hängt vom Ausmaß der HE ab.

(1) *Ausreichende Kalorienversorgung und Eiweißzufuhr:* Eine ausreichende Versorgung mit Nährstoffen (Bedarf 25–35 kcal/kg/d) ist besonders wichtig. Wenn möglich, sollte sie oral (evtl. per Magensonde) erfolgen. Auf eine ausreichende Substitution von Elektrolyten, Vitaminen und Spurenelementen ist zusätzlich zu achten. Nur bei schwerer Enzephalopathie initial Reduktion der oralen Eiweißzufuhr auf 0,3–0,5 g/kg KG/d, nach Besserung der Symptomatik schrittweise Steigerung auf etwa 1–1,2 g/kg KG/d. Eine eiweißfreie Ernährung ist lediglich nach gastrointestinalen Blutungen für 2–3 Tage tolerabel. Längerfristige Eiweißrestriktion verschlechtert die Situation durch Induktion des Abbaus körpereigener Proteine! Pflanzliches Eiweiß und Milcheiweiß sollten gegenüber Fleisch, Fisch und Wurst bevorzugt werden. Auch faserreiche Nahrung wirkt günstig.

(2) *Darmentleerung:* Eine Darmentleerung durch hohe Einläufe und Laxanzien wirkt insbesondere bei akut aufgetretener HE oder ausgeprägter Obstipation günstig; sie ist nach gastrointestinaler Blutung obligat. Auf eine sachgerechte Durchführung der Einläufe ist zu achten (Flüssigkeitsmenge 1–2 l, zunächst Links-, dann Rechtsseitenlage, dann Hochlagerung). Zu empfehlen sind **Lactuloseeinläufe** (200 ml Lactulose/L Wasser).

(3) *Reduktion der ammoniakproduzierenden Darmflora:* Hierzu eignen sich:
- **Lactulose** (z. B. Bifiteral®): Die Dosis beträgt im Koma initial 100 ml per Magensonde, anschließend wie auch bei weniger schweren Formen der HE 3 × 10–50 ml/d. Lactulose so dosieren, dass 2–3 weiche Stühle/d resultieren. *UAW:* Übelkeit, Blähungen, Diarrhöen, abdominale Krämpfe. Lactulose ist besonders gut zur Langzeittherapie und Sekundärprophylaxe geeignet. Gleich wirksam wie Lactulose ist **Lactitol** (Importal®), das sich gegenüber Lactulose durch seine Geschmacksneutralität auszeichnet. Die Anfangsdosis beträgt 0,5–0,7 g/kg/d, verteilt auf 3 Einzeldosen.
- **Schwer resorbierbare Antibiotika** wie **Paromomycin** (Humatin®, initial 3 g, danach 1–3 g/d): *Komplikationen:* gelegentlich Diarrhöen sowie Oto- und Nephrotoxizität aufgrund der, wenn auch geringen (3 %), Resorption. Daher zur Dauertherapie nicht geeignet (Therapiedauer 1 Woche, besondere Vorsicht bei Niereninsuffizienz).

Besser verträglich sind **Metronidazol, Vancomycin** und **Rifampicin.** Gut wirksam zur Sekundärprophylaxe der HE ist **Rifaximin** (Xifaxan®) in einer Dosierung von 2–3 × 400 mg/d p. o.

(4) *Weitere Maßnahmen:*
- Eine leichte Alkalisierung fördert die Harnstoffsynthese und kann dadurch günstig wirken.
- Die Wirksamkeit parenteral zu verabreichender **Aminosäurengemische** mit hohen Konzentrationen an verzweigtkettigen aliphatischen Aminosäuren und geringen oder fehlenden Anteilen an aromatischen Aminosäuren (z. B. Aminosteril N-Hepa®, Tagesdosis etwa 40 g Aminosäuren) konnte bei Patienten mit schwerer Enzephalopathie nicht belegt werden. Dagegen ist die günstige Wirkung oral verabreichter Präparate mit angereicherten verzweigtkettigen Aminosäuren (z. B. Falkamin® Pellets) erwiesen. Diese Präparate sind nur bei proteinintoleranten Patienten indiziert, bei denen es mit herkömmlichem Eiweiß nicht gelingt, die Proteinzufuhr auf das notwendige Maß (ca. 1 g/kg KG/d) zu steigern.

- Die ammoniaksenkende Wirkung von i. v. oder oral verabreichtem **Ornithin-Aspartat** (Hepa-Merz®) ist belegt, ebenso wie eine günstige Beeinflussung latenter und manifester Enzephalopathiesymptome bei i. v. Gabe (20 g/d Ornithin-Aspartat, Infusionsgeschwindigkeit 5 g/h). Bei oraler Verabreichung (3 × 3–6 g/d) konnte eine Wirksamkeit bei manifester, jedoch nicht bei latenter HE gezeigt werden.
- **Benzodiazepinrezeptorantagonisten** (**Flumazenil**) vermögen die Enzephalopathiesymptome bei einem Teil der Patienten zu verbessern; der Effekt ist jedoch gering und zeitlich begrenzt, sodass diese Substanzen für die Routinetherapie nicht geeignet sind. Ihr probatorischer Einsatz ist aber gerechtfertigt bei Verdacht auf das Vorliegen einer Sedativa-induzierten HE.
- Aufgrund widersprüchlicher Studienergebnisse ist der Wert der Zinksubstitution (z. B. Zinkamin® 15–45 mg/d) bei der HE-Therapie nicht abschließend beurteilbar.
- Eine Helicobacter-Eradikation hat wahrscheinlich keinen günstigen Einfluss auf die HE-Symptomatik.
- Im Stadium III und IV sind **PPI** (z. B. Omeprazol) oder **H_2-Rezeptorantagonisten** (z. B. Famotidin) zur Prophylaxe gastrointestinaler Blutungen angezeigt.
- Bei geeigneten Patienten ist die Indikation zur *Lebertransplantation* zu prüfen (▶ Kap. 18.1.4, „Lebertransplantation“).

Maßnahmen bei latenter HE

Inwieweit diese, durch Flimmerfrequenzanalyse und psychometrische Tests erfassbare Störung Krankheitswert besitzt, hängt entscheidend von den Alltagsanforderungen an den Patienten ab. Die Indikation zur Therapie ist daher individuell zu entscheiden. Allerdings weisen neuere Untersuchungen auf eine Beeinträchtigung der Straßenverkehrstauglichkeit bereits bei manchen Patienten mit minimaler HE hin. Therapeutisch infrage kommen **Lactulose** (3 × 5–30 ml), **Rifaximin** (2–3 × 400 mg/d) und/oder oral zu verabreichende **Präparate mit verzweigtkettigen Aminosäuren** bei proteinintoleranten Patienten. Der Therapieerfolg kann mithilfe der o. g. Messverfahren geprüft werden. Nach einer kürzlich erschienenen Studie haben Probiotika (Lactobacilli) und fermentierbare Fasern einen günstigen Einfluss auf die minimale HE, sind aber der Laktulose nicht überlegen.

18.1.6.5 Gerinnungsstörungen

Ätiologie und Pathogenese Die Pathogenese der hepatischen Gerinnungsstörungen ist außerordentlich komplex. Neben einer verminderten Synthese der in der Leber gebildeten Gerinnungsfaktoren infolge schwerer Leberparenchymschädigungen führt eine Abnahme der Gallensäurensekretion zur verminderten Vitamin-K-Resorption. Weiterhin eliminiert die gesunde Leber rasch aktivierte Gerinnungsfaktoren; diese Funktion ist bei Leberinsuffizienz und portosystemischen Anastomosen beeinträchtigt. Die Leber ist auch Hauptbildungsort von Thrombopoetin. Bei portaler Hypertension kann es zusätzlich zu einer vermehrten Sequestration von Thrombozyten in der Milz mit nachfolgender Thrombozytopenie kommen. Außerdem ist bei Lebererkrankungen die Produktion des wichtigsten physiologischen Inhibitors einer abnormen intravasalen Gerinnungsaktivierung, des Antithrombin III, vermindert.

Klinisch bedeutsame Gerinnungsstörungen treten bei unkomplizierter akuter Hepatitis ebenso wie bei der überwiegenden Mehrzahl der chronischen Lebererkrankungen nur sehr selten auf. Sie können aber bei Leberzirrhose mit fortgeschrittener portaler Hypertension, nach Auftreten einer Blutung, bei Sepsis oder Schockzuständen sowie beim akuten Leberversagen zu schwer lösbaren Problemen führen.

Klinik Je nach Schweregrad der Gerinnungsstörung zeigen sich Neigung zu Hämatomen bei Bagatelltraumata, Petechien, Suffusionen, Hämaturie und Konjunktivalblutungen. Differenzialdiagnostische Hinweise ▶ Kap. 21.

Therapie

Allgemeine Maßnahmen

Eine genaue Analyse des Gerinnungsstatus ist unerlässlich. Schockzustände und Infektionen müssen konsequent therapiert werden. Blutungen sind durch lokale Maßnahmen bzw. medikamentöse Therapie (▶Kap. 18.1.6.3, „Therapie") möglichst rasch unter Kontrolle zu bringen.

Spezielle Maßnahmen

Abhängig von der Gerinnungsanalyse sollten folgende Maßnahmen ergriffen werden:

(1) *Bei Vitamin-K-Mangel:* **Vitamin K** (10 mg/d initial langsam i. v., dann bedarfsabhängig).

18

(2) *Bei manifester Blutung ohne Anzeichen einer Verbrauchskoagulopathie:* **Transfusion von Erythrozytenkonzentraten und GFP.** Gerinnungsfaktorenkonzentrate wegen der Gefahr, aktivierte Faktoren zu übertragen, möglichst vermeiden. Thrombozytenkonzentrate können eine vorübergehende Wirkung entfalten.

(3) *Bei Verbrauchskoagulopathie* (Thrombozytenabfall, Erniedrigung von Fibrinogen und Antithrombin III, Nachweis von Fibrinspaltprodukten): **Antithrombin III** (z. B. Kybernin® HS 1 500). Antithrombin-III-Aktivität auf 70 % des Normalwerts anheben. Bei Fibrinogen < 1 g/L (< 100 mg/dl) bzw. Quick-Wert < 0,30 (< 30 %) gleichzeitig GFP zuführen, ggf. zusätzlich zu Antithrombin III Heparin in kleinsten Dosen (etwa 125 E/h). Die alleinige Gabe von Heparin hat sich weder beim akuten Leberversagen noch bei Leberzirrhose bewährt; es ist mit einem hohen Blutungsrisiko zu rechnen.

18.1.6.6 Nierenfunktionsstörungen, sog. hepatorenales Syndrom (HRS)

▶Kap 19. 2.

18.1.7 Alkoholische Leberschäden

Definition Durch Alkohol bedingte Leberschädigung in Form der alkoholtoxischen Fettleber, der Alkoholhepatitis oder der alkoholtoxischen Zirrhose. Mischformen sind möglich (z. B. alkoholhepatitischer Schub bei bereits bestehender Zirrhose).

Ätiologie und Pathogenese Der Alkoholabbau findet vorwiegend in der Leber statt. Folgen sind neben einer Induktion Zytochrom-P_{450}-abhängiger Enzyme eine Beeinflussung des Leberstoffwechsels (Hemmung von Glukoneogenese, Fettsäureoxidation und Proteolyse) und die Bildung teils immunogener Proteinaddukte. Während eine Leberverfettung obligat bei längerfristigem Alkoholkonsum auftritt, entwickeln nur 30–40 % aller Alkoholiker schwerere Formen der Leberschädigung wie Alkoholhepatitis und Zirrhose. Hier spielen neben der Alkoholmenge offensichtlich genetische Ursachen (z. B. Polymorphismen in den Genen PNPLA3, TM6SF2, MBOAT7) eine Rolle. Die Alkoholtoleranz hinsichtlich Leberschädigung ist bei Frauen deutlich geringer als beim Mann (Grenzwerte bei der Frau 10 g/d, beim Mann 20 g/d).

Klinik und Diagnostik Die alkoholische Fettleber verursacht häufig keine oder nur unspezifische Symptome wie Druckgefühl im Oberbauch und Inappetenz. Die Alkoholhepatitis in ihrer akuten Verlaufsform ist gekennzeichnet durch Oberbauchschmerzen, Fieber, Übelkeit, Erbrechen, Ikterus, Hepatomegalie, Leukozytose und gelegentlich Enzephalopathie, die subakute Verlaufsform zeigt weniger deutliche bzw. unspezifische Symptome. Schwere Formen stellen ein lebensbedrohliches Krankheitsbild mit hoher Letalität dar. Symptomatik der alkoholischen Leberzirrhose ▶Kap. 18.1.4, „Klinik". Bei differenzialdiagnostischen Problemen hat die Bestimmung des Carbohydrate-deficient-transferrin (CDT) wegen ihrer ungenügenden Spezifität nur begrenzten Wert.

Zum Nachweis von Alkoholkonsum ist Ethylenglucuronid (EthG) im Urin (uEthG) oder in den Haaren (hEthG) besser geeignet als CDT. Bei Alkoholkonsum innerhalb der letzten 1–3 Tage sind die EthG-Spiegel im Urin erhöht. Ein Harnwegsinfekt oder eine fortgeschrittene Niereninsuffizienz können ebenfalls erhöhte EthG-Werte im Urin bedingen.

Besonders wichtig sind Anamnese, Fremdanamnese sowie die Suche nach alkoholinduzierten Schäden an anderen Organen.

Therapie

(1) *Alkoholabstinenz:* wichtigste und unersetzliche Maßnahme bei allen Formen der alkoholischen Leberschädigung. Bei der Fettleber ist keine weitere Therapie erforderlich. Hier sind die Veränderungen reversibel. Bei den anderen Formen der alkoholischen Leberschädigung ist neben strikter und dauerhafter Alkoholkarenz häufig eine symptomatische Therapie erforderlich, wie sie für die Virushepatitiden (▶Kap. 18.1.1, „Therapie“) bzw. die Leberzirrhose (▶Kap. 18.1.4, „Therapie“) beschrieben wurde. Abstinenz allein führt auch zu einer signifikanten Senkung des Pfortaderdrucks und zur Verbesserung der Überlebensrate bei bereits bestehender Zirrhose.

(2) Eine ausreichende *Ernährung* (am besten oral, 25–35 kcal/kg KG/d, bei unterernährten Patienten 35–40 kcal/kg KG/d) ist besonders wichtig. Auf Vitaminmangelzustände ist zu achten.

(3) *Medikamente:* Von einer Vielzahl von Medikamenten (z. B. Thyreostatika, Vitamine, Orotsäure, Cholin, Silymarin), die bei alkoholischen Leberschädigungen angewendet wurden, konnte in größeren kontrollierten Studien kein günstiger Effekt nachgewiesen werden. **Pentoxifyllin** (Trental®, 3 × 400 mg/d p. o.) senkt möglicherweise die Letalität der schweren akuten Alkoholhepatitis durch seine TNFα-antagonisierende Wirkung, wobei dieser Effekt in einer großen doppelblinden randomisierten Studie nicht bestätigt werden konnte. Vom Einsatz von Anti-TNF-Antikörpern ist abzuraten.

(4) **Glukokortikoide:** Bei schwer verlaufender Alkoholhepatitis mit Ikterus, Abfall des Quick-Werts oder HE können Glukokortikoide (initial 40 mg/d Prednisolon, mit anschließend schrittweiser Dosisreduktion [▶Kap. 7.2.1] bei einer Gesamttherapiedauer von 4 Wochen) die Kurzzeitletalität senken. Darüber hinausreichende Effekte waren dagegen nicht zu beobachten. Wegen des erhöhten Infektionsrisikos und der Ausbildung einer Stoffwechselkatabolie sollte die Steroidbehandlung nur bei Patienten fortgeführt werden, die nach einwöchiger Behandlung mit einem deutlichen Abfall der Bilirubinkonzentration im Serum reagieren. Alle anderen Formen alkoholischer Leberschäden sollten nicht mit Steroiden behandelt werden. Zur Transplantation ▶Kap. 18.1.4, „Lebertransplantation“.

Zusammenfassend existieren nach wie vor keine befriedigenden medikamentösen Optionen bei der schweren alkoholischen Hepatitis, wobei bei schweren Verläufen aus der Sicht des Autors aufgrund mangelnder Alternativen ein Therapieversuch mit Glukokortikoiden gerechtfertigt erscheint.

18.1.8 Toxische Leberschäden

Definition Man unterscheidet obligate und fakultative Hepatotoxine. Bei den obligaten Hepatotoxinen tritt die Leberzellschädigung bei exponierten Menschen dosisabhängig und regelhaft auf, gewöhnlich in kurzem zeitlichem Abstand. Die Leberschädigung durch fakultative Hepatotoxine ist dagegen nicht dosisabhängig.

Ätiologie und Pathogenese Die zentrale Rolle der Leber im Stoffwechsel macht es verständlich, dass exogene Toxine und Medikamente ebenso wie deren Metabolite leberschädigende Wirkungen entfalten können (direkte Toxizität). Auch durch Hypersensitivitätsreaktionen kann, insbesondere bei wiederholter Gabe des entsprechenden Stoffs (z. B.

Halothan), eine schwere Reaktion ausgelöst werden (indirekte Toxizität). Ätiologisch kommt eine Vielzahl von Gewerbegiften infrage, z. B. Vinylchlorid, Nitroverbindungen, Amine, aromatische Kohlenwasserstoffe wie Benzol, halogenierte Kohlenwasserstoffe wie Tetrachlorkohlenstoff und Trichloräthylen, Blei, Mangan, Kupfer, Phosphor u. a. Dabei handelt es sich um obligate Hepatotoxine. Daneben wurde von mehr als 2.000 Medikamenten sowie von anderen Stoffen, z. B. „Ecstasy", der verschiedensten Substanzgruppen ein hepatotoxischer Effekt nachgewiesen.

Zum aktuellen Wissensstand potentieller hepatotoxischer Effekte verschiedenster Substanzen siehe (https://livertox.nih.gov).

Klinik Die klinische Symptomatik kann einer Hepatitis, einer intrahepatischen Cholestase oder einer Mischform zwischen beiden entsprechen, die in eine chronische Hepatitis und eine Leberzirrhose übergehen kann. Besonders bei den fakultativen Hepatotoxinen können Eosinophilie, Exantheme, Fieber und Arthralgien auftreten. Besonders häufige und schwerwiegende medikamenteninduzierte Leberschädigungen finden sich nach Einnahme einiger Medikamente (▶ Kap. 18.1.1, „Pharmakotherapie").

Therapie

Die Therapie besteht im Meiden der entsprechenden Noxe. Bei schweren cholestatischen Reaktionen sowie bei ausgeprägten Reaktionen auf indirekte Hepatotoxine kann eine kurzfristige **Steroidtherapie** (z. B. Prednisolon 30–50 mg/d mit schrittweiser Reduktion über etwa 10 Tage) günstig wirken. Im Übrigen entspricht die ggf. notwendige symptomatische Therapie derjenigen bei den entsprechenden Erkrankungen viraler Genese. Im Fall der *Paracetamolintoxikation* steht **N-Acetylcystein** als Antidot zur Verfügung (▶ Kap. 18.1.2, „Spezielle Maßnahmen").

18.1.9 Leberfunktionseinschränkungen bei Stoffwechselerkrankungen inklusive nichtalkoholischer Fettleber

Die Leber kann durch eine Reihe primär extrahepatischer Stoffwechselerkrankungen betroffen werden:

Am häufigsten gilt dies für Diabetes mellitus (▶ Kap. 25.2) und Adipositas, die zur Fettleber führen können. Die Therapie richtet sich gegen das Grundleiden. Aus der unkomplizierten, im Großen und Ganzen harmlosen Fettleber kann sich die nichtalkoholische Steatohepatitis (NASH) entwickeln. Diese ähnelt klinisch und histologisch der alkoholbedingten Steatohepatitis und kann zu Fibrose und Zirrhose sowie hepatozellulärem Karzinom führen. Das Krankheitsbild ist meist assoziiert mit Übergewicht, Diabetes mellitus, Insulinresistenz und Hypertriglyzeridämie. Mehrere Genpolymorphismen (z. B. im PNPLA3-, TM6SF2-, MBOAT7-Gen), die zur NASH prädestinieren, sind inzwischen bekannt. Die NASH bei Homozygotie für den PNPLA3 p.I148M-Polymorphismus wird von manchen Autoren als PASH bezeichnet.

Der Erfolg von über Gewichtsreduktion und Stoffwechseleinstellung hinausgehenden Therapiemaßnahmen (Ursodeoxycholsäure, Reduktion einer hepatischen Eisenüberladung, Vitamin E) ist bislang nicht gesichert, jedoch sprechen vorläufige Untersuchungen für einen günstigen Einfluss von **Rosiglitazon** und **Pioglitazon** sowie von **Betain** (2–4 × 2,5 g/d p. o.) auf die NASH. Die Rolle des FXR-Agonisten **Obeticholsäure** (**Ocaliva®**), der die histologischen Charakteristika der NASH einschließlich Fibrose im Vergleich zu Placebo verbesserte, bleibt aufgrund des ungünstigen Einflusses auf das Lipidprofil in der Langzeitanwendung unklar. Weitere Substanzen, die aktuell in Phase-II- und Phase-III-Studien getestet werden, sind Liraglutide, Elafibranor und Cenicriviroc. Aufgrund des erhöhten kardiovaskulären Risikos sollten Patienten mit nichtalkoholischer Fettleber einer kardiovaskulären Primärprävention zugeführt werden.

18.1.10 Lebertumoren

Zu unterscheiden von den primären Lebertumoren sind Lebermetastasen bei extrahepatischen Primärtumoren. Deren Therapie entspricht jener des Grundleidens (▶ Kap. 22). Bei kolorektalen Karzinomen kann die Resektion solitärer Lebermetastasen indiziert sein. Von den gutartigen primären Lebertumoren sind von besonderer Bedeutung das Leberzelladenom, das Hämangiom und die fokal-noduläre Hyperplasie, unter den malignen v.a. das primäre Leberzellkarzinom und das cholangiozelluläre Karzinom.

18.1.10.1 Leberzelladenome

Diese gutartigen Tumoren werden in den letzten Jahren häufiger beobachtet; es besteht eine eindeutige Beziehung zur Einnahme oraler Kontrazeptiva. Auch bei Glykogenspeicherkrankheiten bilden sich gehäuft Adenome aus. Basierend auf molekularen und immunhistochemischen Markern werden 4 Adenomsubtypen unterschieden (Klassifikation nach Bioulac-Sage et al.):

(1) HNF1α-mutierte Adenome (30–40 %)

(2) Inflammatorische Adenome (40–50 %)

(3) β-Catenin-mutierte Adenome (10–15 %)

(4) Unklassifizierbare Adenome (10 %)

Bei Nachweis eines β-Catenin-mutierten Adenoms wird eine Resektion empfohlen, da dieser Subtyp mit einem erhöhten Entartungsrisiko assoziiert ist.

Therapie

Beim Fehlen von Symptomen ist bei kleineren Adenomen das alleinige Absetzen der Kontrazeptiva bei 6- bis 12-monatiger sonografischer Überwachung vertretbar, da sich danach eine Rückbildung der Tumoren einstellen kann. Bei größeren (> 5 cm) Adenomen sollte eine operative Entfernung erwogen werden, da sie rupturieren und dabei lebensbedrohliche Blutungen hervorrufen können. Auch im Verlauf größenprogrediente Adenome sollten operativ entfernt oder zumindest durch eine gezielte Biopsie histologisch abgeklärt werden, da abhängig vom histologischen Subtyp bei etwa 10 % eine maligne Entartung zu erwarten ist. Orale Kontrazeptiva bleiben auch postoperativ kontraindiziert.

18.1.10.2 Hämangiome

Therapie

Kleinere Hämangiome sollten i. d. R. belassen werden, da das Risiko der Blutung gering ist. Bei größeren Hämangiomen kann die technisch nicht immer einfache Resektion erwogen werden, sie ist aber bei Beschwerdefreiheit nicht zwingend erforderlich.

18.1.10.3 Fokal-noduläre Hyperplasie

Meistens handelt es sich bei diesen oft kleinen, subkapsulär gelegenen Knoten um einen Zufallsbefund. Eine Beziehung zur Einnahme oraler Kontrazeptiva ist wahrscheinlich, aber nicht gesichert. Ein Entartungsrisiko besteht wahrscheinlich nicht.

Therapie

In der Regel ist eine weitere Beobachtung ausreichend. Eine chirurgische Therapie ist nur bei Ruptur (selten), sehr großen Herden oder deutlicher Wachstumstendenz indiziert.

18.1.10.4 Hepatozelluläres Karzinom (HCC)

Ätiologie, Pathogenese und Klinik Das Leberzellkarzinom entsteht überwiegend auf dem Boden einer Zirrhose, es tritt bei 5–10 % der Patienten mit Leberzirrhose auf. Chronische Hepatitis B- und C-Infektionen bedingen ein stark erhöhtes Risiko. Allerdings kann sich auch auf dem Boden von Leberzirrhosen anderer Genese (z. B. Alkohol, hereditäre Hämochromatose, NASH) ein primäres Leberzellkarzinom entwickeln. Das jährliche Risiko des Zirrhosepatienten, ein Leberzellkarzinom zu entwickeln, beträgt abhängig von der Zirrhoseursache 1–5 %. Insbesondere bei NASH, aber auch bei chronischer Hepatitis B können HCC auch in der nicht-zirrhotischen Leber entstehen. Nur etwa 60 % der Fälle zeigen eine starke Erhöhung des AFP im Serum.

Klinisch können die unspezifischen Symptome des Tumors von den Symptomen der gleichzeitig bestehenden Zirrhose nur schwer abgegrenzt werden. Dadurch erklärt sich auch, dass die Diagnose früher vielfach erst in einem fortgeschrittenen Stadium gestellt wurde. Jeder Patient mit Leberzirrhose ist daher, unabhängig von der Zirrhoseursache, in 3- bis 6-monatigen Abständen auf die Entwicklung eines hepatozellulären Karzinoms (Sonografie, ggf. Mehrphasen-CT oder MRT, fakultativ AFP-Bestimmung) zu untersuchen. Eine besondere Rolle scheint dem I148M-Polymorphismus des PNPLA3-Gens zuzukommen, der das HCC-Risiko bei NASH- und ASH-Patienten gendosisabhängig erhöht.

Therapie

▸ Kap. 22.2.4.5.

18.1.11 Arzneimitteltherapie bei Lebererkrankungen

▸ Kap. 12.3.

18.2 Erkrankungen der Gallenblase und Gallenwege

18.2.1 Cholezystolithiasis

Ätiologie und Pathogenese Selten vor dem 20. Lebensjahr, danach ansteigende Frequenz mit zunehmendem Alter (im 8. Lebensjahrzehnt 30 %). Frauen erkranken 2-mal häufiger als Männer. Man unterscheidet Cholesteringallensteine (> 80 %), Pigmentsteine (= Kalziumbilirubinat, 5 %) und Mischformen.

Pigmentsteine entstehen, wenn vermehrt unkonjugiertes Bilirubin in die Galle gelangt, z. B. bei bakterieller Dekonjugation, hämolytischen Anämien, Herzklappenersatz.

Cholesteringallensteine entstehen nur in cholesterinübersättigter Galle. Als Ursachen der Cholesterinübersättigung sind erhöhte Cholesterinsynthese, verminderte hepatische Gallensäuresynthese und -ausscheidung, verminderte biliäre Phospholipidsekretion und fettreiche Ernährung bekannt. Zusätzlich fehlt ein Antinukleationsfaktor in der Galle. Schlamm (Sludge) in der Gallenblase aus eingedicktem Mukoprotein und winzigen Cholesterinkristallen ist die Wiege der meisten Gallensteine und entsteht häufig bei Schwangerschaft, längerer totaler parenteraler Ernährung, Hunger und raschem Gewichtsverlust. Häufig liegen Polymorphismen in sog. Lith-Genen (z. B. *BSEP [ABCB11]*, *MDR3 [ABCB4]*, Cholesterintransporter *ABCG5/G8*) zugrunde, die die Gallensäuren- und Phospholipidausscheidung in die Galle beeinträchtigen und so die Lithogenität der Galle steigern. Polymorphismen in ABCG8 und in der UDP-Glucuronosyltransferase UGT1A1 sind für ca. 20 % des erblichen Gallensteinrisikos verantwortlich.

Ceftriaxon (Rocephin®) kann in der Gallenblase präzipitieren und Steine induzieren. Auch eine gestörte Motilität der Gallenblase spielt eine wichtige Rolle in der Pathogenese.

Klinik

(1) **Spezifische Symptome:**

- **Gallenkoliken:** Durch Einklemmung eines Gallensteins im Ductus cysticus oder choledochus treten krampfartige Schmerzen im rechten Oberbauch auf, die 15 min bis 5 h dauern, entlang dem rechten Rippenbogen in Rücken und Schulterblatt ausstrahlen. Häufig Übelkeit, Erbrechen und leichter Temperaturanstieg bis 38,5 °C rektal. Differenzialdiagnosen: Ulcus duodeni, Herzinfarkt, Nierenkolik, Lungenembolie.
- **Ikterus:** Bei totalem Verschluss des Ductus cysticus steigt das Serumbilirubin meist vorübergehend auf 17,1–51,3 µmol/L (1–3 mg/dl) an. Bei Verschluss des Ductus choledochus dagegen tritt ein deutlicher Ikterus auf, meist verbunden mit Juckreiz.

(2) **Unspezifische Beschwerden:** Druck im rechten Oberbauch, Völlegefühl, Meteorismus, Obstipation und Fettunverträglichkeit.

Diagnostische Hinweise Umschriebener Druckschmerz in der Gallenblasenregion, eventuell leichte Abwehrspannung der Bauchdecken bei Koliken. Häufig Klopfschmerz über der Gallenblase und dem rechten Rippenbogen. Positives Murphy-Zeichen.

Labor CRP, Blutbild mit Retikulozyten, Gerinnung, Transaminasen, γ-GT, AP, Bilirubin (direkt und indirekt), Cholinesterase, Amylase, Lipase. Bei totalem Verschluss des Ductus choledochus durch einen Gallenstein wird erst nach 4–6 h das direkte Bilirubin im Serum > 34,2 µmol/L (> 2 mg/dl) betragen. Dabei können die Serumtransaminasen kurzfristig auf das 5- bis 8-Fache ansteigen. Eventuell erhöhte Serumamylase und -lipase durch Begleitpankreatitis.

Differenzialdiagnosen Nierenkolik, Gastroenteritis, Ulcus pepticum, Pankreatitis, Appendizitis (subhepatisch), Herzinfarkt, Refluxösophagitis, Mesenterialinfarkt, Obstruktionsileus.

Apparative Untersuchungen

(1) **Oberbauchsonogramm:** Gallenblasensteine mit ≥ 2 mm Durchmesser können in > 95 % sofort diagnostiziert werden. Gallenblasenwand mit > 4 mm Dicke, Fiederung der Wandschichtung und druckschmerzhafte Gallenblase (Sono-Murphy-Zeichen) sind hochspezifisch für Cholezystitis. Erweiterung des Gallengangs auf > 6 mm spricht für Choledocholithiasis. Daher auch bei unspezifischen Beschwerden frühzeitig sonografieren.

(2) **Endoskopische retrograde Cholangiografie** (**ERC**) bei fraglichen Befunden wie Stenosen, Tumor und Gallengangsstein (mit Papillotomie zur Therapie).

(3) Die **Kernspintomografie** erlaubt computertechnisch ohne Röntgenstrahlenbelastung und ohne Kontrastmittel (MRCP) eine gute Rekonstruktion der Gallenwege. Aufgrund der Nichtinvasivität ist bei rein diagnostischen Fragestellungen die MRCP der ERCP vorzuziehen; sie eröffnet jedoch keine therapeutischen Möglichkeiten. CT der Gallenblase nur in den seltenen Fällen, bei denen eine Cholelitholyse infrage kommt (▶ Kap. 18.2.1, „Medikamentöse Gallensteinauflösung“).

Abdomenleeraufnahme, orales und i. v. Cholezystogramm sowie Choleszintigrafie spielen diagnostisch keine Rolle mehr.

Komplikationen Begleitpankreatitis, Gallenblasenhydrops, akute und chronische Cholezystitis, Gallenblasenempyem und Perforation. Totaler Verschluss des Ductus choledochus über mehr als 4 Wochen kann zu Cholangitis, sekundärer biliärer Zirrhose und Leberversagen führen.

Therapie

Allgemeine Maßnahmen

Die Mehrheit der Gallensteinträger ist beschwerdefrei und bedarf keiner Behandlung (Ausnahmen: Cholezystektomie bei Patienten mit Porzellangallenblase und schnell wachsenden Gallenblasenpolypen). Bei subjektiven Beschwerden Gallensteine entfernen, da sie in 35 % innerhalb von 10 Jahren zu Komplikationen führen. Bei völlig beschwerdefreien Patienten mit zufällig entdeckten Gallensteinen ist Abwarten bis zur Symptomatik gerechtfertigt, da die jährliche Komplikationsrate nur 0,1–0,2 % beträgt.

Therapie der Gallenkolik

(1) *Schmerzbekämpfung:*

- Bei leichten Koliken 1–2 Kps. **Glyzeroltrinitrat** (alternativ **Butylscopolamin** Supp. oder 20 mg i. v.) plus **Metamizol** (0,5–1 g i. v.). Der Patient sollte dabei wegen Hypotoniegefahr liegen!
- Bei schweren Koliken **Pethidin** (50–100 mg i. m. oder langsam i. v.) oder **Pentazocin** 30 mg, 1 Amp. langsam i. v., gefolgt von einem Spasmolytikum, **Butylscopolamin** 20 mg, 1 Amp., oder **Diazepam** 10 mg, 1 Amp. i. v. In 75 % hilft auch **Diclofenac** (75 mg) i. m. Nach 4–6 h Gabe von Spasmo-Cibalgin® comp. S (Supp.).

> **! WICHTIG**
> Morphium und seine Derivate sollten wegen Erhöhung des Sphinktertonus nicht gegeben werden!

(2) Für 24 h sollte der Patient nur Tee und Zwieback zu sich nehmen.

(3) Bei Fortbestehen der Koliken, Auftreten eines Ikterus oder Fieber (> 38,5 °C rektal) Klinikeinweisung wegen dringenden Verdachts auf akute Cholezystitis (▶ Kap. 18.2.3).

(4) *Indikationen zur Sofortoperation:* Fortbestehen der Kolik und Auftreten eines Ikterus trotz intensiver spasmolytischer Therapie (Steineinklemmung!), Zunahme der allgemeinen und lokalen Entzündungszeichen (Fieber, Leukozytose, Abwehrspannung) mit Gefahr von Empyembildung, Perforation und lokaler Peritonitis. Bei hohem OP-Risiko eventuell zuerst Cholezystostomie mit Drainage, später Cholezystektomie und Gallenwegsrevision.

Cholezystektomie

Chirurgische Entfernung der Gallenblase und -steine bei symptomatischen Patienten möglichst frühzeitig durchführen. Vorher Gastroskopie zum Ausschluss einer Erkrankung von Magen und Duodenum (z. B. gleichzeitig Ulcus pepticum).

Bei Patienten > 45 Jahren präoperativ immer EKG und Röntgen-Thorax. Je nach Alter des Patienten und Komplikationen beträgt die Operationsletalität 0,5–3 %. Bei etwa 5 % kann ein Gallensteinrezidiv auftreten. Die Cholezystektomie wird i. d. R. laparoskopisch durchgeführt (sog. minimalinvasive Chirurgie, MIC), auch wenn in 5–10 % intraoperativ auf die klassische Laparotomie „umgestiegen" werden muss. Diese Methode bringt für den Patienten weniger postoperative Schmerzen, kürzere Klinikliegezeiten (3–5 Tage postoperativ), Arbeitsfähigkeit nach 2 Wochen und kleinere Narben (meist 4 kleine Schnitte). Diesen Vorteilen stehen gegenüber ein größerer technischer und personeller Aufwand, längere OP-Zeit (etwa 50 min) bei mit klassischer Cholezystektomie vergleichbaren postoperativen Komplikationsraten von 3,5–5 %. Die Letalität der MIC ist niedriger als die der klassischen Cholezystektomie (0,2 % versus 1,2 %), die Gallengangsverletzungsrate mit 0,25–0,5 % jedoch höher. Wenn auch 10–20 % der Gallenblasensteine mit Choledocholithiasis einhergehen, so wird die ERC nicht routinemäßig vor jeder Cholezystektomie empfohlen; nur wenn Hinweise wie sonografisch erweiterter Ductus choledochus (> 6 mm) und sonografischer Nachweis von Gallengangsteinen, Bilirubin > 51 µmol/L (> 3 mg/dl) und Cholangitis bestehen, dann ERC mit Papillotomie präoperativ. Ansonsten werden bei der laparoskopischen Cholezystektomie entdeckte Gallengangsteine sofort oder postoperativ durch ERC und Papillotomie entfernt. Ist die Cholezystolithiasis offensichtlich mit Choledocholithiasis und Cholangitis, evtl. sogar Sepsis und biliärer Pankreatitis verbunden, sollte unbedingt präoperativ durch ERC mit Papillotomie und Steinextraktion das Abflusshindernis beseitigt werden. Nach Abheilen der Cholangitis und Pankreatitis unter Antibiotikatherapie (▶ Kap. 18.2.3, „Therapie“ [5]) kann dann die laparoskopische Cholezystektomie erfolgen.

Kontraindikationen für eine laparoskopische Cholezystektomie sind das Empyem der Gallenblase, frühere große Bauchoperationen, Gerinnungsstörungen, erhöhtes respiratorisches und kardiales Risiko, Schwangerschaft, Verweigerung der Einwilligung zur Laparotomie und Kontraindikationen für die konventionelle Cholezystektomie.

Postcholezystektomiesyndrom: Etwa 25 % der Patienten klagen auch nach Cholezystektomie über Oberbauchbeschwerden. In rund 50 % der Fälle finden sich Ursachen wie Ulcus pepticum, chronische Pankreatitis, Reizdarmsyndrom etc. In diesen Fällen waren die präoperativen Beschwerden meist nicht auf Gallensteine zurückzuführen! Um auch Narbenneurinome, Rezidivsteine, Papillensklerose etc. auszuschließen, ist eine intensive Diagnostik mit Durchführung von Gastroskopie, MRCP oder ERCP, Koloskopie und evtl. Computertomografie, neurologisch-psychiatrischen, orthopädischen und gynäkologischen Untersuchungen erforderlich.

Medikamentöse Gallensteinauflösung

Die konservative Behandlung der Gallensteine mittels Litholyse, evtl. in Kombination mit der extrakorporalen Stoßwellenlithotripsie (ESWL) wird heute nicht mehr empfohlen. Lediglich bei kleinen (< 5 mm), symptomatischen, jedoch unkomplizierten Cholesterinsteinen und funktionstüchtiger Gallenblase kann in Einzelfällen ein Therapieversuch mit **Ursodesoxycholsäure** (10 mg/kg KG/d) erfolgen. Jedoch besteht hohes Rezidivsteinrisiko, sodass letztendlich doch die Cholezystektomie erforderlich wird.

18.2.2 Choledocholithiasis

Bei Cholezystolithiasis besteht in 10–15 % eine Choledocholithiasis. Die Steine stammen aus der Gallenblase (sekundäre Gallengangsteine), wurden bei der Cholezystektomie übersehen oder danach neu gebildet oder kommen selten auch intrahepatisch in den Gallengangserweiterungen des Caroli-Syndroms oder beim sog. low phospholipid-associated cholelithiasis (LPAC-)Syndrom, dem Mutationen im Phospholipidtransporter MDR3 (ABCB4) zugrunde liegen, vor. Primäre Gallengangsteine sind meist braune Pigmentsteine.

Klinik Wie häufig intraduktale Steine asymptomatisch bleiben bzw. ins Duodenum passieren, ist nicht bekannt. Bei akutem Verschluss der Papilla Vateri Druckschmerz im rechten Oberbauch, Gallenkolik, Ikterus, eventuell Pankreatitis und Cholangitis.

Diagnostische Hinweise und Labor Erhöhung von Bilirubin, γ-GT, AP; Transaminasen können normal, aber auch bis zum 10-Fachen des Normalen, sehr selten mehr, erhöht sein. Weiterhin wichtig CRP, Blutbild, Kreatinin, Amylase, Lipase, Gerinnung. Sonogramm zeigt meist nur erweiterten Gallengang (> 6 mm; nach Cholezystektomie verdächtig, wenn > 8 mm), Steine nur in etwa 50 % nachweisbar. Die ERCP ist Goldstandard der Diagnostik und Therapie! Weitere Möglichkeiten: Endosonografie (95 % Sensitivität und Spezifität) und MRCP. Die perkutane transhepatische Cholangiografie nur einsetzen bei erweiterten Gallenwegen (höhere Erfolgsrate). Intraoperativ erreicht die Sonografie die gleiche Genauigkeit wie die operative Cholangiografie.

Therapie

Prinzip: Gallengangsteine mit und ohne Symptomatik entfernen!

Bei Patienten in operablem Zustand mit Cholezysto- und Choledocholithiasis ist die OP die Therapie der Wahl. Dabei wird meist im therapeutischen Splitting zuerst durch endoskopische Papillotomie und Steinextraktion die Choledocholithiasis beseitigt und danach die Cholezystektomie durchgeführt. Inzwischen kann auch bei der laparoskopischen Cholezystektomie gleichzeitig die Choledochusrevision mit einer Erfolgsrate von 70–80 % durchgeführt werden.

Bei hohem OP-Risiko (z. B. Sepsis bei Verschlussikterus, hohes Alter) kann zunächst durch endoskopische Papillotomie (bei Blutungsrisiko auch nur Ballondilatation der Papille!) und Steinextraktion, ggf. unter Einsatz der mechanischen Lithotripsie, die klinische Situation verbessert werden. Kann der Stein bei Hochrisikopatienten akut endoskopisch nicht entfernt werden, kann als Primärversorgung vorübergehend eine Endoprothese eingelegt werden. Bei Misslingen der endoskopischen oder perkutan-transhepatischen Steinextraktion können adjuvante Lithotripsieverfahren wie die extrakorporale Stoßwellenlithotripsie (ESWL), die intrakorporale Laserlithotripsie oder elektrohydraulische Lithotripsie (EHL) eingesetzt werden. Die Cholezystektomie kann später nach Besserung der Cholangitis bzw. der respiratorischen und kardialen Situation durchgeführt werden. Bei sehr alten oder Hochrisikopatienten kann die Gallenblase mit Steinen belassen werden, da Komplikationen und Koliken in weniger als 20 % in 10 Jahren auftreten. Die ERC mit Papillotomie sollte nicht routinemäßig präoperativ vor jeder Cholezystektomie durchgeführt werden (▶ Kap. 18.2.3, „Therapie"). Die Cholelitholyse hat bei Choledocholithiasis nur geringen Erfolg (15 %) und kann daher nicht empfohlen werden. Bei cholezystektomierten Patienten sowie bei Patienten mit Cholezystolithiasis in inoperablem Zustand steht die *endoskopische Papillotomie* (EPT) mit Steinextraktion therapeutisch an erster Stelle. Diese Eingriffe werden unter Sedierung, aber ohne Narkose, durchgeführt und auch von Patienten > 80 Jahren gut toleriert (Letalität < 2 %).

Komplikationen und deren Therapie

Pankreatitis (0,4–2 %), Blutung (1–4 %), Cholangitis (0,1–0,8 %), Perforation ins Retroperitoneum (0,1 %). Bei großen Gallengangsteinen (> 1 cm) ist manchmal eine Steinzertrümmerung durch ein Lithotripter-Drahtkörbchen endoskopisch nicht möglich. Bei Patienten mit hohem OP-Risiko kann evtl. durch eine **Stoßwellentherapie** eine Zerkleinerung des Steins mit anschließender endoskopischer Entfernung erreicht werden oder durch Laserlithotripsie über Cholangioskopie. Eine Steinverkalkung spielt hierbei meist keine Rolle. Eine ERCP mit Papillotomie ist nach Billroth-II-Magenresektion mit langer zuführender Schlinge und Roux-Y-Anastomose sowie nach Gastrektomie meist nur im Rahmen einer Doppelballonendoskopie möglich. Alternativ in diesen Fällen perkutane transhepatische Cholangiografie (PTC) und Entfernung der intraduktalen Steine. Die Komplikationsraten (Hämobilie, Pneumothorax, Galleleck ins Peritoneum) sind höher als bei Papillotomie mit Steinextraktion.

Bei Patienten mit liegendem T-Drain direkt nach Cholezystektomie und noch bestehender Choledocholithiasis gibt es folgende Möglichkeiten:

(1) Steinextraktion über T-Drain,

(2) endoskopische Papillotomie oder Papillendilatation und Steinextraktion (ohne oder mit Lithotripsie),

(3) Relaparotomie.

Rezidivsteine im Gallengang sind meist Pigmentsteine und können in 10 % erneut auftreten und wieder entfernt werden. Eine medikamentöse Prophylaxe durch Ursodeoxycholsäure, z. B. Ursofalk® 2 × 1 Kps./d, kann versucht werden, der Erfolg ist jedoch durch Studien nicht gesichert.

18.2.3 Cholezystitis

Ätiologie und Pathogenese Akute oder chronische Entzündung der Gallenblase, bei der in über 90 % eine Abflussbehinderung, z. B. Gallensteine, Tumor, Papillenstenose, vorliegt. Manchmal kommt es auch bei schweren Erkrankungen mit Septikämie zur Ausscheidung der Erreger über die Gallenwege (z. B. Salmonellen bei Typhus abdominalis). Häufigste Erreger sind E. coli, Klebsiellen und Enterokokken, aber auch Mischinfektionen mit Anaerobiern (Bacteroides spp. und Clostridien) sind möglich.

Klinik Schmerzen im rechten Oberbauch, Fieber, Übelkeit, Erbrechen, Appetitlosigkeit, Ikterus.

Komplikationen Empyem, Perforation mit Peritonitis oder cholezystoenterischer Fistel, dabei evtl. Gallensteinpassage in den Darm mit Gallensteinileus durch Stopp am Treitz-Band (hoher Ileus) oder an der Bauhin-Klappe, gramnegative Sepsis (▶ Kap. 26.1.1).

Diagnostische Hinweise Häufig frühere Gallenkoliken, druckempfindliche Gallenblasenregion mit Abwehrspannung, manchmal Gallenblasenhydrops tastbar. Im Sonogramm verdickte (> 4 mm) druckschmerzhafte Gallenblasenwand (positives Sono-Murphy-Zeichen) ist hochspezifisch für akute Cholezystitis.

Labor Erhöht sind CRP, Leukozyten, Serumbilirubin und γ-GT. Weiterhin sollten bestimmt werden: Serumtransaminasen, Amylase, AP, Hb, Hkt, Kreatinin, Elektrolyte, Gerinnungsparameter, Blutkulturen (aerob und anaerob) bei hohem Fieber, Urinstatus.

Apparative Untersuchungen EKG, Röntgen-Thorax, Abdomenübersicht, Oberbauchsonogramm (Gallensteine, verdickte Gallenblasenwand mit Flüssigkeitssaum, erweiterte Gallenwege).

Differenzialdiagnosen Akute Virushepatitis, Pankreatitis, Ulcus pepticum, Herzinfarkt, Appendizitis, subdiaphragmatischer Abszess, Pyelonephritis, rechtsbasale Pneumonie.

THERAPIE

Prinzip: Die Cholezystektomie ist die Therapie der Wahl. Bis dahin Ruhigstellung des entzündeten Organs, Schmerzlinderung und Antibiotika gegen die Entzündung, häufige Kontrollen zur frühzeitigen Erkennung einer eventuellen Komplikation.

(1) Jede akute Cholezystitis muss in die Klinik eingewiesen werden!

(2) In der Klinik Nulldiät und parenterale Ernährung über ZVK (z. B. 2 l Clinimix® 3,5 % GE oder Aminomix®, 500 ml Sterofundin®, 500 ml Glukose 5 %, weitere Flüssigkeit nach ZVD); sofort chirurgisches Konsil. Bei kurzer Anamnese (1–2 Tage) baldmöglichst Frühoperation anstreben (innerhalb 48 h, spätestens nach 72 h), sie zeigt die niedrigste Letalität. Bei längerer Anamnese und erhöhtem Risiko durch Begleiterkrankungen bringt die elektive Cholezystektomie nach 6–8 Wochen Vorbehandlung die besseren Ergebnisse.

(3) Überwachung von Blutdruck, Puls, ZVD und Urinausscheidung über 48 h. Bei hohem Fieber vor Antibiotikagabe Blutkulturen (aerob und anaerob) abnehmen.

(4) Antipyretikum **Paracetamol** Supp., **Metamizol** i. v. und **Spasmolytikum** (Butylscopolamin).

(5) **Antibiotika: Piperacillin in Kombination mit Betalaktamasehemmern,** z. B. Tazobac® 3 × 4,5 g/d i. v. Bei Penicillinallergie **Cephalosporin: Ceftriaxon** (1 × 2 g i. v.) oder **Cefepim** (2–3 × 2 g/d i. v.). Zur Bekämpfung der Anaerobier empfiehlt sich die gleichzeitige Gabe von **Metronidazol** (3 × 500 mg/d i. v.). Bei Gallenblasenempyem und Sepsis kann auch **Tobramycin** (3 × 80 mg/d i. v.) zusätzlich, **Imipenem/Cilastatin** (3–4 × 0,5–1 g/d i. v.), **Meropenem** (3 × 0,5–1 g/d i. v.) oder **Ciprofloxacin** (2 × 0,4 g/d) als Kurzinfusion eingesetzt werden. Keine Tetrazykline!

(6) Bei starken Schmerzen **Pentazocin** 30 mg oder **Pethidin** 50–100 mg i. m. oder langsam i. v.. Nicht zu viel Schmerzmittel, um eine Perforation nicht zu verschleiern.

(7) Befundkontrolle alle 4–6 h. Wenn innerhalb von 48 h unter dieser Therapie keine Besserung eingetreten ist, rasche OP unter Antibiotikaschutz.

(8) Bei Patienten in sehr schlechtem Allgemeinzustand, hohem Alter, Sepsis etc. ist die Gallenblasenpunktion unter sonografischer Kontrolle mit Entleerung und Drainage der infizierten Galle gerechtfertigt, wodurch meist eine rasche Besserung erreicht wird. Gleichzeitig hoch dosierte Antibiotika und später Cholezystektomie, sobald sich der Allgemeinzustand des Patienten stabilisiert hat. Bei gleichzeitigem Aufstau der Gallenwege (Sonogramm!) muss sofort eine ERCP durchgeführt werden, um evtl. Abflusshindernisse zu beseitigen.

18.2.4 Cholangitis

Definition Bakterielle, durch Abflusshindernisse begünstigte Entzündung der Gallenwege.

Ätiologie und Pathogenese Primär meist inkomplette Abflussbehinderung der Gallenwege durch Konkremente, Tumoren, Narbenstrikturen, Papillenstenose oder Askariden im Gallengang. Sekundäre Keimeinwanderung, z. B. nach biliodigestiver Anastomosenoperation in die gestauten Gallenwege oder nach Shunt-Einlage. Keimspektrum: Aerobier (meist E. coli, Enterobacter, Klebsiellen, seltener Enterokokken u. a.) oder seltener Anaerobier (Clostridien, Bacteroides). Streptococcus viridans (= Cholangitis lenta) führt zu chronischer Entzündung der Gallenwege mit schubweiser Exazerbation.

Klinik Episoden mit Fieber, eventuell Schüttelfrost (Sepsis!), Schmerzen im rechten Oberbauch, Ikterus. Häufig im Anschluss an eine Gallenkolik. Eventuell acholischer Stuhl und dunkler Urin.

Diagnostische Hinweise Bei Palpation vergrößerte, schmerzhafte Leber, selten tastbare Gallenblase. Erhöht sind Leukozyten, γ-GT, AP, Serumbilirubin. Selten Aerobilie auf Abdomenübersicht. Im Sonogramm oft erweiterte Gallenwege. Rasche Durchführung einer ERC (Goldstandard für Diagnose und Therapie!).

Komplikationen Leberabszesse, gramnegative Sepsis mit Schock und akutem Nierenversagen. Bei längerem Verlauf Ausbildung einer sekundär biliären Zirrhose.

Therapie

> **! WICHTIG**
> Die schwere akute Cholangitis mit septischem Bild ist ein Notfall (▶ Kap. 26.1.1).

(1) Sofortige Klinikeinweisung.

(2) Überwachung unter Intensivpflegebedingungen (▶ Kap. 3.3). Chirurgisches Konsil!

(3) Sorgfältige Kreislaufkontrolle (Blutdruck, ZVD, Hkt). Bei Bedarf Volumensubstitution.

(4) **Antibiotika** sofort nach Blutentnahme für Blutkulturen (aerob und anaerob) und Antibiogramm: **Piperacillin** (2 × 4 g/d i. v.) **plus Betalaktamasehemmer,** z. B. Tazobac® (3 × 4,5 mg/d i. v.), zusammen mit **Metronidazol** (3 × 500 mg/d i. v.). Bei Penicillinallergie kann **Ciprofloxacin** (3 × 400 mg/d i. v.) zusammen mit **Metronidazol** gegeben werden, um die Anaerobier zu bekämpfen. Imipenem und Ofloxacin erreichen in der Galle keine MHK.

> **! WICHTIG**
> Tetrazykline sind kontraindiziert.

(5) Bei Auftreten einer Oligurie trotz Volumensubstitution Maßnahmen zur Verhütung eines drohenden akuten Nierenversagens (▶ Kap. 19.1).

(6) *Ernährung:* anfangs Nulldiät, parenterale Flüssigkeitszufuhr in Form von äquilibrierten Elektrolyt-Zucker-Lösungen. Nach Besserung leichte Kost.

(7) *Endoskopische retrograde Cholangiografie (ERC)* sobald wie möglich unter Antibiotikaschutz und Kenntnis der Gerinnungsparameter ist die Therapie der Wahl. Die OP weist höhere Komplikationsraten und eine höhere Letalität auf. In rund 90 % der Fälle wird durch die ERC die Ursache der Abflussstörung geklärt und oft sofort auch beseitigt, z. B. Papillotomie und Steinextraktion. Gelingt die Steinentfernung nicht, muss eine nasobiliäre Sonde oder ein Stent gelegt werden. Es stehen jedoch alle Möglichkeiten der Lithotripsie zur Verfügung wie Dormiakörbchen, Stoßwellen- und Laserlithotripsie.

! WICHTIG

Antibiotika allein führen nicht zum dauerhaften Erfolg, nur die gleichzeitige Beseitigung der Abflussstörung. Gelingt die ERC nicht, kann vor einer OP die perkutane transhepatische Cholangiografie mit Cholangioskopie, Steinentfernung und Drainage versucht werden (PTCD).

(8) Die OP bei erfolgloser ERCP hat eine hohe Letalität (25–50 %).

(9) Bei weniger schweren Krankheitsbildern müssen sich nach Abklingen der Infektion die radiologische Diagnostik zur Lokalisation des Abflusshindernisses (▶ Kap. 18.2.2) und die chirurgische Revision der Gallenwege anschließen. Verzögerung der OP bringt die Gefahr erneuter Infektionsschübe und Komplikationen mit sich.

18.2.5 Karzinome der Gallenblase und des Gallenwegssystems

▶ Kap. 22.2.4.6.

18.3 Erkrankungen des Pankreas

18.3.1 Akute Pankreatitis

Definition Akute, lokale oder generalisierte, primär von den Azinuszellen ausgehende, enzymatische Autodigestion des Pankreas mit Ödembildung und Neigung zu nekrotischem Gewebsuntergang. Man unterscheidet eine milde und eine schwere Verlaufsform, was weitgehend der früheren ödematösen und nekrotisierenden Pankreatitis entspricht. Die akute Pankreatitis ist ein einmaliges Ereignis, während bei chronischer Pankreatitis rezidivierende Entzündungsschübe auftreten können, die sich klinisch als akute Pankreatitiden manifestieren und auch wie diese behandelt werden.

Ätiologie und Pathogenese Verschiedene Faktoren, deren Bedeutung und Zusammenspiel noch nicht geklärt sind, können ursächlich beteiligt sein. Die wichtigsten sind Druckerhöhung in den Pankreasgängen mit Aktivierung der Enzyme (z. B. Gallensteine), Alkoholabusus, Infektionen (Mumps, Hepatitis, AIDS, Scharlach, Typhus etc.), stumpfes Bauchtrauma, postoperativ nach Abdominalchirurgie und kardiopulmonalem Bypass, nach ERCP, Medikamente (Azathioprin, 6-Mercaptopurin, Chlorothiazid, Östrogene, Furosemid, Sulfonamide, Tetrazyklin, 5-Aminosalizylsäure, Didanosin, Pentamidin, Interferon α) sowie Stoffwechselstörungen (Hyperlipidämie, Hyperparathyreoidismus), Autoimmunreaktionen, Hämo- und Peritonealdialyse, nach Nieren- und Herztransplantationen, in etwa 5 % idiopathisch. Als genetische Risikofaktoren spielen u. a. Mutationen im Trypsinogen-Gen und des Trypsininhibitors *SPINK-1* eine Rolle. Die **häufigsten Krankheitsursachen** sind chronischer Alkoholismus (ca. 40 %) und Gallenwegserkrankungen (ca. 40–50 %), die **häufigsten Auslöser** Gallensteine, Alkoholexzesse und voluminöse, fettreiche Mahlzeiten. Durch die Entzündung werden große Mengen (2–6 l) extrazellulärer Flüssigkeit in die retroperitoneale Pankreasregion, das Mesenterium und den Darm sequestriert. Die Freisetzung vasoaktiver Substanzen wie Endothelin, NO und platelet activating factor, besonders bei der nekrotisierenden Pankreatitis, führt zu einer hyperdynamischen Kreislaufsituation (Puls > 90/min, Gefäßwiderstand sinkt) und löst Mikrozirkulationsstörungen aus, die ihrerseits die Pankreatitis verstärken können.

Klinik: Leitsymptome und -befunde Starker, meist abrupt einsetzender Oberbauchschmerz, stumpf oder bohrend, aber stetig, oft mit gürtelförmiger Ausstrahlung in den Rücken. Häufig Nausea und Erbrechen, Meteorismus (Subileus), Schmerzen bei tiefer Palpation im mittleren Oberbauch, aber anfangs keine Abwehrspannung, kein Loslassschmerz. Verminderte Darmgeräusche, Fieber bis 38,5 °C rektal.

Labor Anstieg der Serumamylase über das Dreifache des Normalen nach einer Latenzzeit von 2–4 h, der Serumelastase und -lipase nach 12–14 h. Die Höhe dieser Serumenzymwerte steht in keiner Beziehung zur Schwere der Pankreatitis und hat prognostisch keine Bedeutung. Gleichzeitig oft Anstieg von Blutzucker, Transaminasen, γ-GT, Bilirubin und/oder AP (Beteiligung des Gallenwegssystems). Zusätzlich zu bestimmen sind Kreatinin, Harnstoff, Elektrolyte, Fibrinogen und Spaltprodukte, Blutbild, Elektrophorese und bei Fieber > 39 °C Blutkulturen.

Schweregrad Verschiedene Scoring-Systeme wurden zur Erfassung von Schwere und Prognose einer akuten Pankreatitis vorgeschlagen; sie sind aber der klinischen Einschätzung nicht überlegen. Prognostisch ungünstig sind Hyperglykämie (> 11,1 mmol/L [> 200 mg/dl]), Leukozytose (> 16 Gpt/L [> 16 000/µl]), SGOT > 100 U/L, Hypokalziämie (< 2,0 mmol/L), CRP > 120 mg/L, erhöhte Granulozytenelastase und Verlaufsindizes (innerhalb 48 h) sowie Absinken von Hkt um mehr 10 %, Basendefizit > 4 mmol/L und arterieller pO_2 < 7,98 kPa (< 60 mmHg). Mehr als drei dieser Befunde, ein Ranson-Score ≥ 3, ein Apache-II-Score > 8 sowie blutiger Aszites und Methämoglobin im Serum (> 3,1 mmol/L [> 5 mg/dl]) sprechen für eine nekrotisierende (Letalität > 20 %) im Gegensatz zur ödematösen Pankreatitis (Letalität um 1 %). Eine ungünstige Prognose zeigen klinische Komplikationen an wie Schock, ARDS, Nierenversagen, Sepsis und Gerinnungsstörungen (s. u., Letalität > 20 %). Leukozytenelastase > 500 µg/ml und IL-6 > 500 ng/L (> 500 pg/ml) signalisieren jeweils ein Multiorganversagen. Zur Beurteilung von Schweregrad und Prognose ist auch der Ranson-Score (▶ Tab. 18.4) oder der Apache-II-Score geeignet (< 6 unkompliziert; > 12 fatal). Differenzialdiagnostisch ausschließen: Gallenkolik, Mesenterialinfarkt, Ulkusperforation, intestinale Obstruktion, Extrauteringravidität.

Diagnostische Hinweise **Enzyme:** hohe Serumamylase, -lipase (spezifischer!) und -elastase. Nach weitgehender Zerstörung des Pankreas kann der Anstieg dieser Enzyme gering sein oder fehlen. Unspezifische Anstiege der Amylase finden sich u. a. bei eingeklemmten Choledochussteinen, Magen-Darm-Perforationen, Niereninsuffizienz, Makroamylasämie. **Oberbauchsonogramm:** nur zu 80 % aussagefähig wegen Luftüberlagerung; häufig verdicktes, echoarmes Pankreas mit unscharfer Begrenzung, evtl. Pseudozyste. Achten auf erweiterten Gallengang! Ein steinfreier Gallengang schließt eine biliäre Genese nicht aus, da Steine bereits abgegangen oder nicht sichtbar sein können. Auch Nekrosen können im Sonogramm nicht nachweisbar sein! **CT/Spiral-CT** mit Kontrastmittel (i. v.) nach Beginn der Symptomatik ist der Goldstandard zur Unterscheidung zwischen ödematöser und nekrotisierender Pankreatitis. Auch im **MRT** sind Pankreasschwellung, peripankreatisches Exsudat und Nekrosen gut nachweisbar. Nekrosen sind sehr wahrscheinlich infiziert bei Prokalzitonin > 1,8 µg/L und CRP > 300 mg/L (Sensitivität 94 bzw. 83 %). Die Infektion der Pankreasnekrose verschlechtert die Prognose entscheidend. Gaseinschlüsse im CT weisen darauf hin, eine Feinnadelpunktion der Nekrose mit bakteriologischer Untersuchung kann die Infektion beweisen. Nur die **Positronenemissionstomografie** kann gut zwischen Tumor und Entzündung des Pankreas unterscheiden (Genauigkeit 90 %; Nachteile sind fehlende topografische Präzision, die durch PET-CT ausgeglichen werden kann [hohe Kosten]).

Tab. 18.4 Ranson-Score

Bei Aufnahme		**Innerhalb von 48 h**	
Alter > 55 Jahre	1 Punkt	Hkt-Abfall um > 0,10 (um > 10 %)	1 Punkt
Leukozyten > 16 Gpt/L (> 16.000/µl)	1 Punkt	Harnstoffanstieg um > 1,8 mmol/L (um > 5 mg/dl)	1 Punkt
LDH > 350 U/L	1 Punkt	Kalzium < 2 mmol/L	1 Punkt
GOT > 250 U/L	1 Punkt	paO_2 < 7,98 kPa (< 60 mmHg)	1 Punkt
Glukose > 11,1 mmol/L (> 200 mg/dl)	1 Punkt	Basendefizit > 4 mmol/L	1 Punkt
		Flüssigkeitsbilanz > 6 l/48 h	1 Punkt
Letalität der akuten Pankreatitis		**Beurteilung**	
0–2 Punkte	Letalität 1 %	0–2 Punkte	Milde Pankreatitis
3–4 Punkte	Letalität 16 %	≥ 3 Punkte	Schwere Pankreatitis
5–6 Punkte	Letalität 40 %		
> 6 Punkte	Letalität 100 %		

Therapie

Therapie in der akuten Phase

! WICHTIG

Bei jeder Pankreatitis, bei der Hinweise für eine biliäre Genese (Weite des Ductus hepaticus communis [DHC] > 7 mm, Hyperbilirubinämie und erhöhte γ-GT/AP **oder** DHC > 10 mm, Cholezystolithiasis und Koliken **oder** sonografischer V. a. Choledocholithiasis) bestehen, ist frühzeitig eine ERC durchzuführen (> 12 h nach Beschwerdebeginn bei mildem Verlauf und rückläufiger Symptomatik, < 12 h nach Beschwerdebeginn bei schwerem Verlauf mit persistierender Gallengangsobstruktion). Zum Steinnachweis sollte ggf. eine MRCP oder eine orale Endosonografie vorgeschaltet sein. Die ERC verschlechtert nicht den Verlauf der Pankreatitis. Die frühzeitige Diagnostik der Choledocholithiasis bzw. von Gallenschlamm (Sludge) ermöglicht die einzig kausale Therapie der biliären Pankreatitis durch Papillotomie und Steinextraktion! Der therapeutische Nutzen einer Papillotomie bei anderen Formen der akuten Pankreatitis ist nicht gesichert. Daher nur Einweisung in eine Klinik, in der CT und ERCP durchgeführt werden können.

(1) *Intensivüberwachung* (▶ Kap. 3.3), wenn mehr als drei prognostisch ungünstige Befunde (▶ Kap. 18.3.1, „Schweregrad") vorliegen, ein Ranson-Score > 3 oder ein Apache-II-Score > 8 besteht oder eine Komplikation wie Schock, ARDS, Nierenversagen und Gerinnungsstörung vorliegt. Thorax- und Abdomenleeraufnahme, Nulldiät, ZVK.

(2) *Schmerzbekämpfung:* bei mäßigen Schmerzen **Pentazocin** (20 mg i. v., 30 mg s. c. oder i. m. alle 3–4 h). Bei schweren Schmerzzuständen hat sich **Procain** (2 g/24 h i. v.) als Basis bewährt und bei Bedarf zusätzlich **Buprenorphin** (Temgesic® 0,3 mg langsam i. v. [1 Amp. à 1 ml], bis zu 4 Amp./d oder Temgesic® sublingual 0,2 mg bis zu 6/d) oder **Pethidin.** Bei Versagen ergänzende Periduralanalgesie. Spontaner Schmerzrückgang (i. A. nach 48 h) weist auf Rückbildung des akuten Entzündungsprozesses hin. Fortbestehen der Schmerzen ist verdächtig auf Entstehung von Komplikationen wie Pseudozysten.

(3) *Volumensubstitution:* Bei leichter Erkrankung ohne prognostisch ungünstige Symptome (▶ Kap. 18.3.1, „Therapie in der Wiederherstellungsphase") sollten mindestens 3-4 l

Flüssigkeit/d (Ringer-Lactat und 0,9-prozentige NaCl Lösungen, ggf. mit Zusatz fehlender Elektrolyte) i.v. verabreicht werden. Dabei müssen alle 6–8 h Kontrolluntersuchungen stattfinden (klinisches Bild, Blutdruck, ZVD, Urinmenge, Temperatur etc.). Bei schwerer Erkrankung (▶ Kap. 18.3.1, „Schweregrad“) besteht stets eine Hypovolämie als Folge von Flüssigkeitsverlusten in Bauchhöhle und Retroperitonealraum, die größenordnungsmäßig denen bei schweren Verbrennungen entsprechen.

> **! WICHTIG**
> Sofortige und ausreichende Volumensubstitution zur Verhütung eines Kreislaufschocks und/oder eines akuten Nierenversagens.

Richtlinien: initial 500–1.000 ml **Elektrolyt-Zucker-Lösungen.** Über den Rest des Tages 3.000 ml Elektrolyt-Zucker-Lösungen..

(4) Korrektur von Kalium-, Kalzium-, Natrium- oder Chloridverlusten durch entsprechende Zusätze. Errechnung des Korrekturbedarfs aus Magensaftverlust, Urinausscheidung und Ionogramm unter Berücksichtigung von ZVD, Hkt und Diurese.

(5) Wenn keine Blutung und Gerinnungsstörungen vorliegen, empfiehlt sich auch eine **Low-Dose-Heparinisierung,** z. B. 3 × 5.000 E Liquemin® oder Fragmin® P forte 1-mal/d s. c.

Folgende Maßnahmen werden meist durchgeführt, auch wenn sie nicht alle durch kontrollierte Studien belegt sind:

(1) Eine Ausschaltung der Pankreasstimulation soll auf verschiedenen Wegen erreicht werden:

- Absolute Nahrungskarenz bis zur Besserung des klinischen Bilds (etwa 5–10 Tage): Speisebrei im Duodenum ist der stärkste physiologische Stimulus der Pankreozyminsekretion. Bei leichter und mittelschwerer Pankreatitis wurden mit enteraler Ernährung ab Tag 3 über eine nasojejunale Sonde (jenseits Lig. Treitz) im Vergleich zur rein parenteralen Ernährung ein besserer Verlauf mit weniger infizierten Nekrosen, weniger Multiorganversagen, geringerer Mortalität und geringeren Kosten gefunden. Erklärung: Bei einem durch Nahrung nicht belasteten Darm kommt es nach wenigen Tagen zur Atrophie mit gesteigerter Permeabilität für Bakterien durch die Darmwand und damit – hypothetisch – leichter zur Infektion von Pankreasnekrosen. Sonde über Führungsdraht platzieren, kontraindiziert bei Ileus, Multiorganversagen, großen Pseudozysten, Pankreas-Darm-Fistel, pankreatogenem Aszites und Sepsis. Bei manchen Patienten ist die endoskopische Platzierung der Sonde nicht möglich, andere tolerieren die Sonde nicht, bei manchen tritt Diarrhö auf. Die Sondenkost soll etwa 25 kcal/kg KG enthalten und mit Glutamin angereichert sein. Ihr positiver Effekt wurde noch nicht in kontrollierten Studien gesichert.
- Nasogastrale Absaugung nur bei Erbrechen und schwerer Pankreatitis mit paralytischem Ileus (▶ Kap. 18.3.1, „Schweregrad“; Dauersog, günstigster Druck minus 30–60 cmH_2O). Bei geringem Absaugvolumen radiologische Kontrolle der Sondenlage. Absaugen beenden nach Verschwinden des Subileus.
- *Hemmung der Magensäuresekretion* (dadurch Hemmung der reaktiven Pankreasbikarbonatsekretion, gleichzeitig Stressulkusprophylaxe) durch **Omeprazol** 2 × 40 mg/d i. v. oder **H_2-Blocker** (Zantic® 6 Amp./d oder Pepdul® 3 Amp./d als Dauerinfusion) über 5 Tage, dann je nach klinischer Besserung Omeprazol 40-mg-Kps. oral (1 × 1 morgens). In kontrollierten Studien haben Somatostatin, Atropin, Glukagon, Kalzitonin, Proteaseinhibitoren (Trasylol®), Enzyminhibitoren (ε-Aminocapronsäure) und Gabelat-Mesilat bis heute keine signifikante Wirkung auf die Heilungsrate der Pankreatitis gezeigt.

(2) **Antibiotika** sollten prophylaktisch nicht generell verabreicht werden, sind aber sofort indiziert bei Temperaturen > 38,5 °C, Post-ERCP-Pankreatitis, Pankreasnekrosen im CT und schwerer Pankreatitis (drei und mehr prognostisch ungünstige Symptome [▶ Kap.

18.3.1, „Schweregrad"]), da durch sie schwere Komplikationen und die Letalität signifikant reduziert werden. **Ciprofloxacin** (2 × 200–400 mg/d i. v.) oder **Ceftazidim** (3 × 1–2 g/d i. v.). Bei nekrotisierender Pankreatitis besteht in 40 % der Fälle eine bakterielle Kontamination, daher immer Antibiotika. Bei schweren Infektionen **Imipenem** (4 ×1 g/d i. v.), **Meropenem** (3 × 1 g/d i. v.) oder **Ciprofloxacin** (2 × 400 mg/d) und zusätzlich jeweils **Metronidazol** (3 × 500 mg/d i. v.) geben. Keine Tetrazykline, Aminoglykoside oder Ampicillin!

(3) *Parenterale Erhaltungstherapie und Ernährung:* nach initialer Volumensubstitution (s. o.) parenterale Erhaltungstherapie bzw. Ersatz von Verlusten. Ermittlung des Korrekturbedarfs an Kalium, Kalzium, Magnesium, Natrium oder Chlorid aus den Magensaftverlusten, der renalen Elektrolytausscheidung und dem Ionogramm. Zum Ausgleich der durch Kalkseifenablagerung im Pankreas und in den umgebenden Geweben entstehenden Hypokalzämie zusätzliche Gabe von **Kalziumglukonat** (10 ml 10-prozentig über 10 min i. v.) so oft, wie es zur Beseitigung einer gesteigerten neuromuskulären Erregbarkeit oder Tetanie notwendig ist. Oft sind erhebliche Gesamtmengen erforderlich. Abfall des Serumkalziums < 2,0 mmol/L ist ein prognostisch schlechtes Zeichen. Bei der Infusionstherapie nur **Glukose** (300–400 g/d), **Elektrolyte** und **Aminosäuren** (50–100 g/d) verabreichen, z. B. Clinimix® 3,5 % GE (2 l/d), Aminomix® 2 (2 l/d), 1 Amp. Vitamingemisch, z. B. Cernevit® i. v./d, keine Fettinfusionen. Bei Normalgewicht genügen 1.500–2.000 kcal/d. Bei leichter akuter ödematöser Pankreatitis kann bereits nach 3–7 Tagen vorsichtig mit dem Kostaufbau mit kohlenhydratreicher, jedoch fett- und proteinarmer Nahrung begonnen werden (▶ Kap. 18.3.1, „Therapie in der Wiederherstellungsphase"). Bei schwerer Pankreatitis parenterale Ernährung, wobei anzumerken ist, dass von einigen Autoren ab dem 3. Tag auch die enterale Sondenernährung empfohlen wird.

(4) **Insulin:** nur bei anhaltender Hyperglykämie > 250 mg/dl indiziert. Patienten mit akuter Pankreatitis sind oft sehr insulinempfindlich; kleine, am Blutzuckerverhalten orientierte Dosen von Normalinsulin (5–15 E in 6-stündigen Intervallen s. c.) sind daher der Gabe von Depotinsulin vorzuziehen.

(5) *Prüfung des Therapieerfolgs:* Je nach Schweregrad (Ranson-Score, Apache-II-Score) der Pankreatitis alle 6–12 h Überprüfung klinischer Befunde (Abdomenschmerz, Peristaltik, Lungenauskultation, Blutdruck, ZVD, Temperatur, Urinmenge), Laborwerte (Amylase, Harnstoff, Gesamteiweiß/Albumin, LDH, Gerinnung, CRP, Blutzucker, Kreatinin, Elektrolyte, Leukozyten, Hb, Hkt, pO_2), täglich Oberbauchsonogramm. Wenn über 2 Tage keine Besserung erfolgt, CT anfertigen. Indikatoren einer Verschlechterung sind zunehmende Schmerzen, Fieber > 38,5 °C, Anstieg von Leukozyten und CRP, Sepsis, Auftreten einer respiratorischen und/oder renalen Insuffizienz. Im KM-CT dokumentierte Gaseinschlüsse in Nekrosen weisen auf eine Infektion hin. Zur Sicherung kann eine Feinnadelpunktion aus der Nekrosezone mit Gramfärbung und kultureller Anzüchtung durchgeführt werden. Bei hämorrhagisch nekrotisierender Pankreatitis (Pankreasnekrose > 30 %, Schock, Leukozytose, Hb-Abfall, blutiger Aszites) kann eine frühzeitige Hämofiltration (etwa 20 l/d über 1–2 Wochen) oder eine OP versucht werden (▶ Kap. 18.3.1, „Operationsindikationen").

Komplikationen bei schwerem Verlauf und ihre Therapie

(1) *Hyperglykämie:* durch vermehrte Glukagonsekretion, meist nur vorübergehende Stoffwechselstörung. Bei nekrotisierender Pankreatitis mit Zerstörung der Inselzellen kann ein Diabetes mellitus resultieren. Werte > 200 mg/dl sind Zeichen einer schlechten Prognose!

Therapie: kleine Dosen **Normalinsulin** (5–15 E s. c.) und häufige Blutzuckerkontrollen.

(2) *Hypokalzämie:* Senkung des Serumkalziumspiegels durch Bindung von Kalzium an Fettnekrosen und Entwicklung einer Hypalbuminämie. Kalziumwerte < 2,0 mmol/L im Serum weisen auf ungünstige Prognose hin!

Therapie: **Kalzium 10 %** langsam i. v. und **Humanalbumin** (50 ml 20 %).

(3) *Kreislaufschock:* offenbar nicht nur Volumenmangel durch Sequestration von Flüssigkeit, sondern auch durch vasoaktive Substanzen (Bradykinin, Kallikrein).

Therapie: Erhöhung der oben angegebenen Infusionsmengen (⅓ Plasmaersatzmittel, ⅔ Elektrolyt-Zucker-Lösung). Nur wenn der Schock durch Volumensubstitution und Dopamin nicht behoben wird, sollte **Prednison** versucht werden (▶ Kap. 3.5).

(4) *Gestörte Nierenfunktion:* von geringer Einschränkung bis zum ANV durch Volumenmangel, Sauerstoffsenkung und verminderte tubuläre Resorption niedrigmolekularer Serumproteine (▶ Kap. 19.1, „Klinik"). Vasodilatatoren bringen keine Besserung.

(5) *Akute respiratorische Insuffizienz (ARDS):* Tachypnoe durch Schädigung der Kapillarendothelien der Alveolen mit Permeabilitätsstörung. Wenn unter Spontanatmung und geringer O_2-Gabe (Nasensonde) der arterielle pO_2-Wert < 7,98 kPa (< 60 mmHg) sinkt, ist rasch eine kontrollierte, volumengesteuerte Beatmung mit positiv endexspiratorischem Druck (PEEP) einzuleiten (▶ Kap. 3.4.3).

(6) *Aszites und Pleuraerguss:* Pankreasgangruptur ist meist die Ursache der freien Drainage von Pankreassaft in Abdomen und Pleurahöhle, wobei der Aszites hohe Konzentrationen von Amylase, Lipase und Eiweiß zeigt, ebenso der meist linksseitige Pleuraerguss.

Therapeutisch kann **Somatostatin** (Sandostatin® 250 µg/h; Somatostatin 3 mg Curamed in 50-ml-Perfusorspritze über 12 h) für 10 Tage versucht werden bei gleichzeitiger totaler parenteraler Ernährung und endoskopisch in den Pankreasgang platziertem Drainagekatheter, der die Rupturstelle abdichtet.

(7) *Pankreaspseudozyste:* abgekapselte, manchmal gekammerte Ansammlung von Flüssigkeit mit hohem Gehalt an Pankreasenzymen (Amylase > 1.000 U/L). Klinische Hinweise sind anhaltende Oberbauchschmerzen und hohe Serumamylasespiegel nach 1 Woche konsequenter Therapie. Selten rupturiert (akutes Abdomen), vereitert (Abszess!) oder blutet die Zyste. Während akute Zysten, festgestellt durch Ultraschall oder CT, sich in 50 % der Fälle innerhalb von 4 Monaten spontan zurückbilden, bilden chronische Zysten eine dicke Wand und zeigen keine spontane Remission. Zysten > 5 cm können bei klinischen Beschwerden unter sonografischer Kontrolle und sterilen Kautelen mit der Feinnadel wiederholt abpunktiert werden. Vor Punktion einer Pseudozyste sollte mittels MRCP der Anschluss an das Pankreasgangsystem ausgeschlossen werden. Bei Zysten mit Verbindung zu einem Pankreasgang ist primär eine transpapilläre Drainage mittels ERCP zu empfehlen.

Eine wirksame Zystenobliteration durch Injektion einer Substanz über die Feinnadel gibt es derzeit nicht. Die Gabe von **Somatostatin** (Sandostatin®, Somatostatin 3 mg Curamed; Dosierung 3 mg/12 h i. v. Dauerinfusion über 10 Tage) und die Papillotomie mit Plastikstent-Einlage im Pankreasgang führte bei mehr als der Hälfte der Patienten zum Verschwinden der Pankreaspseudozysten. Wenn die Zyste dem Magen anliegt, ist ihre Drainage in den Magen durch endoskopische Einlegung von Pigtail-Kathetern oder speziellen Metall-Stents meist sinnvoll. Auch perkutane Katheterdrainage möglich (Vorsicht mit Blutung und Infektion). Eine operative Drainage (Y-Anastomose mit Jejunalschlinge, Marsupialisation) sollte erst nach Konsolidierung der Zystenwand (meist nach 6–8 Wochen) durchgeführt werden.

(8) *Pankreasabszess:* meist 1–4 Wochen nach akuter Pankreatitis. Bei nekrotisierender Pankreatitis finden sich in 40 % Bakterien des Gastrointestinaltrakts im nekrotischen Gewebe. Seltener Sekundärinfektion einer Pseudozyste. Klinische Hinweise sind hohes Fieber mit Schüttelfrost, zunehmende Bauchschmerzen und Leukozytose > 15 000/µl. Bei Verdacht ist eine Feinnadelpunktion mit Gramfärbung und kultureller Anzüchtung unter sonografischer oder computertomografischer Steuerung (nicht durch Darm!) gerechtfertigt.

Therapie: OP, **Antibiotika** wie **Imipenem** (4 × 1 g/d i. v.), **Meropenem** (3 × 1 g/d i. v.) oder **Ciprofloxacin** (2 × 400 mg/d i. v.), jeweils kombiniert mit **Metronidazol** (3–4 × 500 mg/d i. v.). Eventuell Spülung der Abszesshöhle mit 100 ml **Taurolidin** (Taurolin® 2 %).

(9) *Pankreasfistel:* Etwa 3 % nach schwerer Pankreatitis (pankreoenteral, pankreokutan), schließt sich spontan in 50 %. Bei Abflusshindernissen im Pankreasgang wird die Papillotomie mit Steinextraktion, danach evtl. Stent-Implantation für freien Abfluss empfohlen. Versuch des Fistelverschlusses endoskopisch mit Fibrinkleber Tissucol®, dabei gleichzeitig Nulldiät, parenterale Ernährung und Somatostatin (Sandostatin® 250 µg/h oder Somatostatin 3 mg Curamed 6 mg/24 h i. v.) über 10 Tage i. v. Wenn ohne Erfolg, OP.

(10) *Blutung bei schwerer Pankreatitis:* Bluterbrechen, Teerstuhl, Abfall von Hb und Hkt. Mögliche Ursachen: erosive Gastritis oder Duodenitis, Ulcus ventriculi oder duodeni, Mallory-Weiss-Läsion, Blutung aus dem Pankreasgang, Blutung in eine Pseudozyste oder in die Bauchhöhle.

Diagnostik:
- Ultraschall des Abdomens, evtl. mit Punktion
- Notfallgastroskopie
- Selektive Mesenterialangiografie

Dabei gleichzeitig Versuch, das Gefäß zu verschließen. Wenn unmöglich, OP.

(11) *Verbrauchskoagulopathie* (disseminierte intravaskuläre Gerinnungsstörung): Bildung von pulmonalen intravaskulären Mikrothromben mit Verbrauch von Gerinnungsfaktoren (▶ Kap. 21.3).

Operationsindikationen

Die akute Pankreatitis per se ist keine Indikation zur OP. Die OP kann erforderlich sein, wenn sich trotz Ausschöpfens aller konservativen Möglichkeiten der Zustand des Patienten innerhalb von 3 Tagen verschlechtert. Für eine OP sprechen große extra- und intrapankreatische Nekrosen, Verdacht auf Pankreasabszess, pankreatogener Aszites (hoher Amylasegehalt!), akutes Abdomen, Schock, Versagen der Intensivtherapie von Organkomplikationen wie ARDS, ANV über 3 Tage und Sepsis (oft bakterielle Kontamination der Nekrosen). Akute Pankreasresektionen und reine Nekrosektomien sind mit hoher Letalität verbunden (30–50 %) und sollten möglichst nicht in den ersten 2 Wochen durchgeführt werden. Eventuell Besserung durch Nekrosektomie mit Bursa-Lavage (Letalität < 10 %). Vor einer OP ist ein CT des Abdomens obligat.

Therapie in der Wiederherstellungsphase

(1) *Parenterale Erhaltungstherapie und Ernährung:* Fortsetzung der bilanzierten Wasser- und Elektrolytsubstitution. Vom 2. Tag an können neben **Kohlenhydratlösungen** zusätzlich **Aminosäurelösungen** (Gesamtkaloriengehalt 1.800–2.000 kcal) gegeben werden, z. B. Clinimix® 3,5 % GE oder Aminomix® 2 (2 l/d). Bei totaler parenteraler Ernährung (3 l Flüssigkeit/d) sollten **Spurenelemente,** z. B. Inzolen-KM21®, und Vitamine ergänzt werden, z. B. 1 Amp. Cernevit®/d mit der Infusion. Bei Alkoholikern fehlt häufig Vitamin B_1, daher zusätzlich Betabion® 1 Amp./d i. m. Je nach Entwicklung des klinischen Bilds kann nach 1 Woche von der parenteralen auf die orale Ernährung übergegangen werden.

(2) *Orale Ernährung:*
- Bei Schmerzfreiheit können am 3.–5. Tag probatorisch Tee und Zwieback verabreicht werden. Treten keine Beschwerden auf, orale Nahrungszufuhr weiter langsam aufbauen unter Reduktion der Infusionen (gut gesalzener Hafer- oder Reisschleim, Zwieback- oder Toastzulage ohne Milch- und Fettzusatz, Tee).
- 8. und 9. Tag: zusätzlich Kartoffelbrei mit etwas Milch, Nudeln, Magerquark, Joghurt, Infusionen beenden.
- 10.–14. Tag: weitere leicht verdauliche Eiweißzulage (mageres gekochtes Hühner- oder Kalbfleisch, magerer Schinken), ferner Kartoffel- oder Reisbrei mit Milchzusatz, passiertes Gemüse, schwach gesüßter Tee.

- In den folgenden 4–8 Wochen weiterer Diätaufbau unter Vermeidung schwer verdaulicher Speisen (Gebratenes, Kohlgemüse, scharfe Gewürze, hoher Fettgehalt). Alkohol ist in jeder Form zu meiden, bei der ödematösen Pankreatitis mindestens für 6 Monate, bei der nekrotisierenden lebenslang.

(3) *Magensekretionshemmung:* bei Schmerzfreiheit ab dem 5. Tag **PPI** (**Omeprazol,** 1 × 40 mg/d oral) oder **H_2-Blocker** oral (Ranitidin oder Famotidin, 1-mal abends) für weitere 2 Wochen.

(4) **Pankreasfermente,** z. B. Kreon®-Granulat 3 × 2 Btl./d nur bei bestehender exokriner Insuffizienz und oraler Nahrungsaufnahme sinnvoll (▶ Kap. 18.3.2, „Therapie").

> **! WICHTIG**
> Wiederaufflackern der akuten Symptomatik macht ein sofortiges Wiedereinsetzen der parenteralen Ernährung erforderlich (▶ Kap. 18.3.2, „Diagnostische Hinweise").

18.3.2 Chronische Pankreatitis

Definition Fibrosierende Entzündung mit fortschreitendem Untergang des Parenchyms und narbigem Ersatz, manchmal mit Pseudozysten und Verkalkungen im Gangsystem. Die chronische Pankreatitis mit nachgewiesenen Organveränderungen kann in akuten Schüben („chronisch-rezidivierend") oder kontinuierlich und progredient verlaufen („primär chronisch").

Ätiologie und Pathogenese Hauptursachen sind chronischer Alkoholismus (kalzifizierende Form, besonders bei jüngeren Männern) in 70 % und Cholelithiasis; selten Hyperparathyreoidismus, Autoimmunreaktionen, Hyperlipidämie, chronisch idiopathische und hereditäre Pankreatitis (z. B. bei Mutationen im Trypsinogen-Gen). Ein Teil der idiopathischen Formen ist wahrscheinlich auf Autoimmunpankreatitiden, die durch erhöhte Serum-IgG4-Spiegel und lymphozytäre Infiltrate im Pankreas charakterisiert sind, hervorgerufen. Die Ablagerungen von Proteinplaques sowie eine Drucksteigerung in den Pankreasgängen scheinen pathogenetisch eine Rolle zu spielen. Maldigestion und Diabetes mellitus treten erst nach Ausfall von mehr als 80 % des Pankreas auf.

Klinik: Leitsymptome und -befunde Rezidivierende, selten ständige heftige Oberbauchschmerzen von einigen Stunden bis mehreren Tagen Dauer und Ausstrahlung in den Rücken und/oder Hyperästhesie im Bereich von Dermatom Th 7–9 links. Etwa 10 % der Patienten haben keine Schmerzen. Völlegefühl, Nausea, Erbrechen, Meteorismus. Nahrungsaufnahme verschlimmert oft die Beschwerden. Dadurch Gewichtsverlust, ebenso durch Anorexie bei Äthylismus und evtl. Maldigestion. Letztere nur in fortgeschrittenen Fällen bis zur schweren Verdauungsinsuffizienz mit voluminösen, faulig riechenden Stühlen, schließlich pankreatogene Kachexie.

Diagnostische Hinweise Selten palpabler Tumor im Oberbauch (Differenzialdiagnose Pankreaskopfkarzinom) mit Verlegung des Gallen- und Pankreasgangs, Verschlussikterus und Courvoisier-Zeichen. Im Schub erhöhte Serumlipase, Serum- und Urinamylase, oft Leukozytose. Normale Amylase- und/oder Lipasewerte im Blut schließen eine chronische Pankreatitis nicht aus. Ständig erhöhte Serumamylase weist auf Pankreaszyste hin (Differenzialdiagnose Niereninsuffizienz, Makroamylasämie). Sonografisch vergößertes Pankreas oft mit erweitertem Gang, unregelmäßigem Reflexmuster, Fibroseechos, Pankreasverkalkungen, Zysten. Die Röntgenzielaufnahme des Pankreas zeigt in 10–30 % Kalzifikationen im Parenchym und Pankreassteine. Pankreasverkalkungen sichern die Diagnose einer chronischen Pankreatitis, keine weitere Diagnostik erforderlich, nur bei Tumorverdacht. Die MRCP führt ohne Strahlenbelastung zu sehr ähnlichen Ergebnissen wie die CT und ist wegen fehlender Nebenwirkungen zunächst der ERCP vorzuziehen (hierbei akuter Schub einer Pankreatitis möglich, Strahlenbelastung). Die ERCP ist nur noch gerechtfertigt zur

Therapie (Papillotomie und Steinentfernung, Stent-Einlage etc.). Die endoskopische Ultraschalluntersuchung (EUS) liefert als morphologisches Verfahren mindestens gleich gute Ergebnisse wie ERCP und CT. Pankreasgangveränderungen als Zeichen der chronischen Pankreatitis stimmen nur in 75–80 % mit pathologischen Funktionstests überein. Herabgesetzte Glukosetoleranz bzw. manifester Diabetes mellitus. Elastase im Stuhl vermindert, Pankreolauryl®-Test (Lipaseaktivität) pathologisch. Der Sekretin-Pankreozymin-Test ist sehr teuer, kompliziert und zeitaufwendig. Er bringt nur in speziellen Fällen wichtige Zusatzinformationen, z. B. dissoziierte Enzymstörung und Partialinsuffizienz. Steatorrhö in fortgeschrittenen Stadien (Stuhlfett > 7 g/d, bei oraler Aufnahme von 100 g Fett/d, Stuhlgewicht > 200 g/d). Bei Tumorverdacht zusätzlich CT oder MRT, Endosonografie, CA 19-9 und CEA. Positronenemissionstomografie (PET) bzw. PET-CT kann bei der Differenzierung chronische Pankreatitis – Pankreaskarzinom hilfreich sein (Nachteile: Strahlenbelastung, hohe Kosten). Evtl. Tissue polypeptide specific antigen > 200 U/L bei Pankreaskarzinom (Spezifität 98 %, Sensitivität 97 %). Bei dringendem Verdacht auf Tumor, der resektabel erscheint, sollte eine Feinnadelpunktion wegen der Gefahr der Tumorzellverschleppung allenfalls endosonografisch erfolgen. In unklaren Fällen diagnostische Laparotomie. Keine diagnostische Bedeutung mehr haben MDP, Angiografie, hypotone Duodenografie und Pankreasszintigrafie.

Therapie

In der akuten Exazerbation entspricht die Behandlung der einer akuten Pankreatitis (▶ Kap. 18.3.1, „Therapie"). Lediglich bei nachgewiesener Autoimmunpankreatitis sind Steroide indiziert. Da ansonsten eine spezifische kurative Therapie fehlt, gelten als symptomatische Therapieziele: Beseitigung von Noxen und lokalen Komplikationen, Schmerzlinderung und Substitution der Pankreasinsuffizienz. Für die Behandlung der chronischen Verlaufsform gelten folgende Richtlinien:

(1) *Absolute* und lebenslange *Alkoholkarenz:* Prävention von Schmerzen und eines akuten Schubs. Rauchverbot/-entwöhnung, da Rauchen die Krankheitsprogession fördert.

(2) Vermeidung potenziell pankreastoxischer Medikamente (▶ Kap. 18.3.1, „Ätiologie und Pathogenese").

(3) *Diät:* grundsätzlich hoher Kohlenhydrat- und Eiweißgehalt, Fett soviel wie ohne Steatorrhö verträglich. Keine schwer verdaulichen Speisen. Bei Maldigestion zusätzliche Gabe mittelkettiger Triglyzeride (MCT), die ohne Pankreaslipase resorbiert werden: Ceres-Diätspeiseöl und -margarine 50–100 g/d. Da MCT nicht hitzestabil sind, erst nach Erhitzen der Speisen zugeben!.

(4) **Fermentsubstitution:** indiziert bei Steatorrhö > 15 g/d, Gewichtsverlust. Therapieversuch bei Schmerzen, Diarrhö, Meteorismus und dyspeptischen Beschwerden. Hoch dosierte Gaben von Pankreasfermentpräparaten kurz vor oder während der Mahlzeiten. *Richtlinie:* Als Tagesdosis etwa 200.000 FIP-Einheiten Lipase/d. Präparate sollten magensaftresistent verkapselt sein, da Lipase säurelabil ist. Keine gallensäurehaltigen Enzympräparate verwenden. Da Tabletten und Kapseln erst in der interdigestiven Phase den Magen verlassen, immer magensaftresistente Granula oder Mikropellets (Durchmesser < 1,4 mm aus den Kapseln genommen) verabreichen, z. B. Kreon Granulat® (3 × 2 Btl./d), Kreon 40.000 Pellets® (3 × 1–2 Btl.). Bei schwerer Malabsorption kann die Fermentwirkung durch *Hemmung der Magensäuresekretion* in manchen Fällen deutlich verbessert werden: **PPI,** z. B. **Omeprazol,** 1 × 40 mg/d als Tablette morgens. Bei Meteorismus zusätzlich Lefax®, Paractol® 3 × 1–2 Tbl./d oder Paractol® liquid 3 × 1–2 Teel./d. Fermentsubstitution beseitigt nicht immer vollständig die Steatorrhö. Klinisches Ziel ist Gewichtskonstanz oder -zunahme.

(5) **Vitamin- und Kalziumsubstitution:** Kann bei Maldigestion erforderlich werden. Richtlinien beachten (▶ Kap. 17.7, „Therapie").

(6) *Schmerzbekämpfung:* Schmerzen können durch Entzündung, Nervenschädigung, Pseudozysten und Abflussbehinderung bei Pankreasgangstenose und Steinen verursacht werden.

> **! WICHTIG**
> Absolute Alkoholabstinenz und Abklärung anderer Ursachen (Ulcus pepticum, Gallensteine, Duodenalstenose etc.).

- Fermentsubstitution kann auch bei Fehlen einer Maldigestion zur Schmerzlinderung führen.
- Bei ausgeprägten Schmerzen sollen die Schmerzmittel nicht nur bei Bedarf, sondern gleichmäßig über den Tag verteilt eingenommen werden. Schmerztagebuch führen lassen über Intensität und Dauer. Bei Auftreten von Schmerzen trotz konsequenter Diätbehandlung **Spasmoanalgetika** (z. B. Spasmo-Cibalgin® S Drg. oder Supp., Buscopan plus® 3 x 1–2 Tbl. oder Supp.). Weiterhin mit zunehmender Wirkungsstärke seien genannt **Paracetamol** 3–4 × 500–1.000 mg/d, evtl. kombiniert mit einem Neuroleptikum, z. B. **Levomepromazin** 3 × 20 mg/d, **Pentazocin** 4- bis 6-mal 50-mg-Tbl./d, **Fentanyl** Pflaster (Durogesic® 12,5–50 µg/3 Tage). Zurückhaltung mit Opiaten, da Patienten oft süchtig werden (Polytoxikomanie).
- Gute Erfolge wurden nach CT-gesteuerter Blockade des Ganglion coeliacum gesehen (Anästhesist, „Schmerzklinik"). Eine Sympathektomie ist unwirksam. Stets sind die Ursache der Schmerzen zu eruieren und die Indikation zu endoskopischen (z. B. Stenting bei Stenosen) und operativen Vorgehen zu prüfen.
- Da bei chronischer Pankreatitis ein erhöhter Basaltonus des Pankreassphinkters nachgewiesen wurde, führt eine endoskopische Sphinkterotomie mit Entfernung von Pankreasgangsteinen und vorübergehendem Einlegen eines Drains in über 50 % zur Schmerzfreiheit und sollte unbedingt vor einer OP versucht werden (s. u. „Operation"). Pankreasgangsteine können vorher durch extrakorporale Stoßwellenlithotripsie zerkleinert werden.
- Wenn andere Schmerzursachen wie Gallensteine ausgeschlossen sind, kann durch eine thorakoskopische Splanchnikektomie eine anhaltende Schmerzlinderung ohne Einschränkung endo- und exokriner Pankreasfunktionen erreicht werden.
- Über eine Zeit von 4–8 Jahren wird das Pankreas durch die fortschreitende Entzündung weiter zerstört und fibrosiert, wobei die Schmerzen in 85 % der Fälle ebenfalls verschwinden.

(7) *Diabetes mellitus:* fast immer insulinbedürftig. Schwer zu steuern, da auch Glukagon fehlt. Häufig Hypoglykämien, weil Patienten wegen Schmerzen ungleichmäßig Nahrung aufnehmen. Daher keine Kalorieneinschränkung bei den durch Malabsorption schon unterernährten Patienten! Meist genügen etwa 40 E eines kurz wirkenden Kombinationsinsulins, aufgeteilt in 2 Tagesdosen (▶Kap. 25.2.1, „Insulin") oder eine intensivierte Insulintherapie.

(8) *Operation:* Bei Fortbestehen rezidivierender Schmerzzustände ist eine sorgfältige Abklärung ihrer Ursache im Gallen-Pankreas-Bereich erforderlich durch Sonografie, Gastroskopie, ERCP und CT. Stent-Einlage bei isolierten papillennahen Stenosen. Pankreasgangprothesenwechsel alle 3 Monate. Indikationen zum chirurgischen Eingreifen sind: Cholelithiasis, Kopfpankreatitis mit biliärer Stauung, Pseudozysten sowie schwer beherrschbare chronische Schmerzzustände (Gefahr des Narkotikamissbrauchs!). Je nach Lage kommen infrage: Bei Pankreatitis durch Choledocholithiasis und Cholezystolithiasis kann nach ERCP mit Papillotomie und Steinextraktion das Abklingen der meist leichten Pankreatitis abgewartet und nach 10–15 Tagen die laparoskopische Cholezystektomie angeschlossen werden. Sonst Pankreatikojejunostomie, Pankreaslinksresektion, duodenumerhaltende Pankreaskopfresektion. Die Whipple-Operation (Duodenopankreatektomie mit partieller

Gastrektomie oder pyloruserhaltend) wird fast nur noch bei Pankreaskarzinom durchgeführt. In ca. 70 % der Fälle führt die OP zur Schmerzfreiheit (Letalität 3–20 %). In jüngster Zeit wurde über sehr gute Ergebnisse der Schmerzfreiheit durch thorakoskopische Splanchnikus- und Vagus-Nervendurchtrennung berichtet.

18.3.3 Pankreaskarzinom

▶ Kap. 22.2.4.4.

19 Nieren und Harnwege

M. Girndt

19

19.1 Akutes Nierenversagen (ANV)

Definition In der Literatur existierten in der Vergangenheit sehr unterschiedliche Definitionen des akuten Nierenversagens. Inzwischen sollte einheitlich der Definition der „Kidney Disease Improving Global Outcomes (KDIGO)"-Leitlinie gefolgt werden. Danach liegt ein akutes Nierenversagen vor, wenn es innerhalb von 48 h entweder zu einem bedeutsamen Anstieg des Serumkreatinins (absoluter Anstieg ≥ 26 µmol/L [≥ 0,3 mg/dl] bzw. relativer Anstieg ≥ 50 % des Ausgangswerts) kommt oder eine Oligurie (< 0,5 ml/kg/h) über mindestens 6 h besteht. Die Stratifizierung der Patienten in die Schweregrade 1 bis 3 hat sich als prognostisch relevant erwiesen (▶ Tab. 19.1). Von einer Definition des ANV über die Notwendigkeit einer Nierenersatztherapie sollte man sich ganz lösen, da auch die früheren Stadien bereits eine erhebliche Steigerung des Mortalitätsrisikos bedingen.

Das ANV ist eine häufige und schwerwiegende Komplikation vieler Erkrankungen. Besonders häufig tritt es bei bereits vorgeschädigten Nieren (Diabetes mellitus, Hypertonie) und alten Menschen auf. Eine Nierenfunktionsverschlechterung in den Graden 1 bis 3 tritt bei bis zu 7 % aller ins Krankenhaus aufgenommenen Patienten und bei nahezu zwei Drittel aller Patienten auf Intensivstationen auf.

Tab. 19.1 Stadieneinteilung des akuten Nierenversagens (KDIGO-Leitlinie akutes Nierenversagen 2012) [F844-001] (with kind permission from Springer Science and Business Media)

Stadium AKI	„Kreatinin-Kriterium"	„Urinvolumen-Kriterium"
1	Kreatinin-Anstieg ≥ 26,4 µmol/L (≥ 0,3 mg/dl) *oder* Kreatinin-Anstieg 1,5- bis ≤ 2-fach	< 0,5 ml/kg/h für mehr als 6 h
2	Kreatinin-Anstieg 2- bis ≤ 3-fach	< 0,5 ml/kg/h für mehr als 12 h
3	Kreatinin-Anstieg > 3-fach *oder* Kreatinin-Anstieg ≥ 354 µmol/L (≥ 4,0 mg/dl) mit akutem Anstieg von mindestens 44 µmol/L	< 0,3 ml/kg/h für 24 h *oder* Anurie für 12 h

Tab. 19.2 Differenzialdiagnose der akuten prärenalen, renalen und postrenalen Niereninsuffizienz

Niereninsuffizienz	Charakteristika	Ursachen
1. Akute „prärenale" Niereninsuffizienz (= systemische Zirkulationsstörung mit renaler Hypoperfusion)	Nach Beseitigung der prärenalen Zirkulationsstörung normalisieren sich Nierendurchblutung und -funktion rasch (unmittelbare Reversibilität)	Hypovolämie (Dehydratation, Blut-, Plasmaverluste), kardiale Insuffizienz (z. B. Herzinfarkt mit Schock), terminale Leberinsuffizienz
2. Akute „renale" Niereninsuffizienz (akute renale Schädigung)	Keine Normalisierung durch Beseitigung einer prärenalen Zirkulationsstörung oder einer postrenalen Obstruktion	a) Schockniere (Hypovolämie, Sepsis, kardiogen), Crush-Hämolyse-Hitze-Niere, intravasale Gerinnung b) Nephrotoxine c) Akute Glomerulonephritis, akute interstitielle Nephritis, Vaskulitis (Panarteriitis nodosa, SLE, Sklerodermie, ANCA-Vaskulitis, medikamentös-allergisch), Hyperkalzämie, bilateraler Nierenarterienverschluss, bilaterale Nierenvenenthrombose
3. Akute „postrenale" Niereninsuffizienz (= Obstruktion der Harnwege)	Nach Beseitigung der Obstruktion setzt die Diurese ein	Obstruktion beider Ureteren oder eines Ureters bei kontralateral funktionsloser Niere (Urolithiasis, Papillennekrose, Tumoren, operative Ligatur, retroperitoneale Fibrose), Obstruktion der Urethra

Ätiologie und Pathogenese Die klassische Einteilung der akuten Nierenfunktionsverschlechterung unterscheidet „prärenale" von „renalen" und „postrenalen" Formen (▶ Tab. 19.2). Prärenale und postrenale Formen sind definitionsgemäß rein funktioneller Natur, d. h. bei Beseitigung der Ursache (Hypoperfusion oder Obstruktion der Harnableitung) unmittelbar reversibel. Beide können in ein renales ANV übergehen, sofern sie länger bestehen. Die funktionellen Formen sind grundsätzlich bei jedem Patienten zunächst auszuschließen. Sie sind jedoch ansonsten nicht Gegenstand der folgenden Überlegungen, die sich auf das renale ANV, das durch mikromorphologische Schädigung renaler Strukturen gekennzeichnet ist, beziehen. Unter den renalen Formen lassen sich aufgrund der spezifischen Therapieansätze die akuten genuinen Nierenkrankheiten, z. B. Glomerulonephritis, akute interstitielle Nephritis, Vaskulitis u. a. abgrenzen (▶ Kap. 19.6, ▶ Kap. 19.8).

Am häufigsten wird das ANV durch eine länger andauernde Hypoperfusion ausgelöst (Übergang der prärenalen in die renale Form, „Schockniere"). Im Schock kommt es zur katecholaminvermittelten Vasokonstriktion und Zentralisation, therapeutische Vasokonstriktoren können diesen Vorgang verstärken. Bei Rückgang der Nierendurchblutung auf 30–50 % entsteht im Nierenmark eine erhebliche Hypoxie. Die Nieren werden zwar mit ca. 20 % des HMV perfundiert, dennoch verfügt das Nierenmark bereits unter physiologischen Bedingungen über geringe Oxygenierungsreserven. Die Hypoxie tritt zuerst im inneren Mark auf, je nach Dauer und Schwere der Störung folgen dann die weiter außen liegenden Zonen. Oberflächlich-kortikale Nephrone mit sehr langen Henle-Schleifen bis tief ins Nierenmark sind daher besonders vulnerabel, bei milderen Verlaufsformen können die kürzeren Nephrone intakt bleiben (primär normo- bis polyurische Verlaufsformen bei ischämischer Schädigung).

Bei allen hier besprochenen Formen des ANV steht primär die Schädigung des Tubulusepithels im Vordergrund, entweder hypoxisch oder toxisch (z. B. medikamentös). Weniger gut verstanden ist die Pathogenese bei septischem Schock. Auch hier kann die Markischämie eine Rolle spielen, direkte toxische Effekte (Entzündungsmediatoren?) werden zusätzlich diskutiert. Bei Schädigung eines Tubulussystems führen vasokonstringierende Effekte,

Kontraktion des Mesangiums und der tubulo-glomeruläre Feedback zum Rückgang der glomerulären Filtration. Dies kann als Schutzmechanismus verstanden werden, um nicht bei fehlender Tubulusfunktion polyurisch Natrium und Wasser unkontrolliert zu verlieren.

Klinik Das ANV wird aufgrund der laborchemischen Veränderungen und/oder der Urinmenge pro Zeiteinheit diagnostiziert. Wichtig ist hierbei, die primär normurischen Formen nicht zu übersehen (▶ Tab. 19.1).

Insbesondere das zirkulatorisch-ischämische ANV, mitunter auch die toxische Form, verlaufen in 4 Stadien:

(1) **Schädigungsphase:** je nach Schädigungsereignis (Schock, Nephrotoxine) Stunden bis Tage, akute Tubuluszellschädigung.

(2) **Oligo-/anurisches Stadium** (Dauer: Tage bis Monate, im Mittel 10 Tage) mit den Folgen:

- *Natrium- und Wasserretention,* Ausbildung generalisierter Ödeme. Die „fluid lung", ein vorwiegend interstitielles Lungenödem, tritt nach 5–8 l Überwässerung auf und lässt sich zuerst röntgenologisch nachweisen. Hirnödem (Unruhe, gesteigerte neuromuskuläre Erregbarkeit, Bewusstseinsstörung), Herz-Kreislauf-Überlastung, Hypertonie.
- *Hyperkaliämie,* besonders bei erhöhtem Kaliumanfall: exogen (Diät, Transfusionen, iatrogene Zufuhr) und endogen (Azidose, Hyperkatabolismus, Trauma, Hämolyse). Gefahr von Herzrhythmusstörungen und Herzstillstand (EKG!).
- *Retention harnpflichtiger Substanzen:* Anstieg von Kreatinin (88–265 µmol/L [1–3 mg/dl] tgl.), Harnstoff (3,32–8,3 mmol/L [20–50 mg/dl] tgl., bei Hyperkatabolismus durch Eiweißmangel, Fieber, Steroide bis 33 mmol/L [200 mg/dl] tgl.), Harnsäure und „Urämietoxine". Klinisch treten nach 1–5 Tagen die Symptome der Urämie auf: Übelkeit, Erbrechen, gastrointestinale Blutungen, gesteigerte neuromuskuläre Erregbarkeit und Bewusstseinsstörungen.

(3) **Polyurisches Stadium** (Dauer bis ca. 3 Wochen): reduzierte Konzentrationsfähigkeit der Nieren bei wieder zunehmender GFR, tägliche Diurese > 5 l, mitunter 10 l und mehr.

(4) **Stadium der Restitution** (Dauer Monate bis ca. 2 Jahre): Nicht immer kommt es zur vollständigen Restitutio ad integrum, Defektheilung ist möglich.

> **! WICHTIG**
>
> Der Beginn eines ANV wird häufig übersehen, geringe Kreatininanstiege z. T. noch innerhalb des Normalbereichs werden nicht ernst genommen. Aufgrund der erheblichen Prognoseverschlechterung durch das ANV muss aktiv auf eine Verschlechterung des Serumkreatinins oder eine Diureseverminderung geachtet werden.

Diagnose und Differenzialdiagnose Die Diagnose beruht heute noch meist auf der Kreatininbestimmung im Blut. Dies ist eine unsensitive Methode, die die Nierenschädigung im Schnitt erst 24–48 h nach ihrem Beginn erkennt. Etwas sensitiver scheint die Bestimmung von Cystatin C im Blut zu sein. Echte Früherkennungsmarker sind in der klinischen Routine bisher nicht etabliert. Ein Beispiel hierfür ist das von distalen Tubuluszellen produzierte NGAL-Protein (Neutrophilen Gelatinase assoziiertes Lipocalin), das v. a. im Urin gemessen bereits ca. 2–3 h nach dem akuten Ereignis die tubuläre Schädigung anzuzeigen vermag. Wirklich verwertbare diagnostische Aussagen erhält man jedoch nur, wenn der exakte Schädigungszeitpunkt bekannt ist, wie z. B. beim postoperativen Nierenversagen.

Diagnostisches Vorgehen

(1) **Urinproduktion:** Ein Blasenkatheter zur Feststellung des Harnzeitvolumens ist nur indiziert, wenn der Patient den Urin nicht sammeln kann. Auch dann sollte er entfernt werden, sobald die Oligo-/Anurie (< 20 ml/h) nachgewiesen ist, da er überflüssig und in-

fektionsbegünstigend ist. Totale Anurie („kein Tropfen") oder Wechsel zwischen Anurie und Polyurie sprechen für eine postrenale Obstruktion.

(2) **Klinische Untersuchung:** Blutdruck, Venendruck, Pulsfrequenz, Atmung, Temperatur, Hautturgor, Ödeme, Reflexe, Krampfneigung, Bewusstseinslage, Augenhintergrund.

(3) **Sonografie:** Aufstau des Nierenhohlraumsystems bei postrenaler Obstruktion, vergrößerte, geschwollene Nieren beim ANV, Abgrenzung vom pseudoakuten Beginn einer bis dahin unerkannten chronischen Niereninsuffizienz (bereits geschrumpfte Nieren).

(4) **Laboruntersuchungen:**

- Blut: Kreatinin, Harnstoff, Harnsäure, Phosphat, Kalium, Natrium, Kalzium, CK, LDH, Blutbild, Säure-Basen-Status, Gesamteiweiß, Osmolalität, Thrombozyten, Gerinnungsstatus; ggf. Myoglobin, Hämoglobin und Haptoglobin.
- Serologie (in unklaren Fällen): ANA, Anti-DNS-Antikörper, ANCA, Kryoglobuline, Antibasalmembranantikörper, Komplement C3 und C4.
- Urin: Osmolalität, Natrium, Kreatinin, Sediment (ein sog. „aktives Sediment", d. h. Nachweis von Erythrozyten, Akanthozyten und Leukozyten spricht für eine Glomerulonephritis).

(5) **Röntgen-Thorax:** Überwässerung: „fluid lung".

(6) Bei Hypotonie/Schock kreislaufstützende Maßnahmen, bei Hypovolämie Volumenzufuhr zur Abgrenzung/Therapie des prärenalen Nierenversagens.

Mittels einfacher Blut- und Urinuntersuchungen lassen sich prärenale und renale Formen des ANV häufig gut unterscheiden (▶ Tab. 19.3).

Fakultative diagnostische Maßnahmen:

(1) Die **farbkodierte Duplexsonografie** kann den nichtinvasiven Nachweis arterieller oder venöser Gefäßverschlüsse ermöglichen.

(2) **CT/MRT-Angiografie:** bei Verdacht auf Verschluss der Nierenarterien/-venen.

(3) **Nierenbiopsie:** Bei persistierender Oligo-Anurie oder anderweitig nicht erklärbarer akuter Nierenfunktionsverschlechterung kann die Nierenbiopsie prognostisch und therapeutisch weiterhelfen und Diagnosen wie Glomerulonephritis, akute interstitielle Nephritis, Vaskulitis oder thrombotische Mikroangiopathie belegen. Sie ist i. d. R. erst einige Tage nach dem akuten Ereignis und nach Ausschöpfung der übrigen diagnostischen Maßnahmen sinnvoll.

Tab. 19.3 Differenzialdiagnostik der akuten oligurischen Niereninsuffizienz. Das hepatorenale Syndrom, das sich durch Volumenzufuhr nicht normalisieren lässt, unterscheidet sich von der prärenalen Niereninsuffizienz in diesen Parametern nicht

	Prärenale Niereninsuffizienz, hepatorenales Syndrom	Akutes oligurisches Nierenversagen
U-Na (mmol/L [mval/L])	< 10	> 40
U osm (mOsmol/kg)	> 500	< 350
U/P osm	> 1,3	< 1,1
U/P Harnstoff-N	> 8	< 3
U/P Kreatinin (U-/P-Krea)	> 40	< 20
Fraktionelle Na^+-Exkretion (%)[1]	< 1	> 1
Urinsediment	Normal (evtl. hyaline und feingranulierte Zylinder)	Grob granulierte und tubuläre Zylinder

P: Plasma; U: Urin.
[1] Die fraktionelle Natriumexkretion FeNa berechnet sich als FeNa (%) = 100 × (U-Na × P-Krea)/(P-Na × U-Krea).

Therapie

Prophylaxe des ANV

Die prompte und wirksame Beseitigung potenzieller Auslöser (Hypovolämie, Sepsis, kardiale Insuffizienz) kann die Ausbildung des ANV häufig vermeiden. Besonders in der Intensivmedizin sollte bereits frühzeitig darauf geachtet werden, ob das Serumkreatinin steigt. Es sollten ein arterieller Mitteldruck > 70 mmHg sowie ein Urinvolumen > 100 ml/h (ohne Diuretika) angestrebt werden. Zur Stabilisierung dieser Parameter dient die bedarfsorientierte Flüssigkeitszufuhr und ggf. eine frühzeitige Vasopressorentherapie. Potenziell nephrotoxische Substanzen nur unter Abwägung von Nutzen und Risiken, in adäquater Dosis und unter Kontrolle der Nierenfunktion einsetzen. Besonders gefährlich ist die gleichzeitige Einwirkung mehrerer potenzieller Auslöser des ANV.

> **! WICHTIG**
> Frühe Erkennung und Intervention sind entscheidend zur Beeinflussung des Verlaufs. Geringe Serumkreatininanstiege sind meist nicht Ausdruck einer Laborvariation, sondern einer deutlichen GFR-Verminderung!

Grundsätzlich ist ein ausreichender Volumenumsatz (Urinmenge 100 ml/h) hilfreich, toxische Wirkungen werden durch Volumenkontraktion generell verstärkt. Die Gabe von Diuretika zur Diuresesteigerung hat jedoch keinen positiven Effekt, sie gefährdet den Patienten eher durch eine unerkannte intravasale Volumendepletion.

In einigen Sonderfällen kann eine wirksame Prophylaxe des ANV durch eine Urinalkalisierung (Urin-pH 7,0–7,5) durch Bikarbonatgabe erreicht werden:

(1) *Methotrexat-Therapie:* Beginn 12 h vor Methotrexat-Gabe.

(2) *Cisplatin-Therapie:* Beginn 12 h vor Cisplatin-Applikation.

(3) *Myoglobinurie und Hämoglobinurie:* frühestmöglicher Einsatz.

(4) *Akute Hyperurikosurie:* frühestmöglicher Einsatz.

(5) *Röntgen-Kontrastmittel (KM)* bei Risikopatienten (Ausgangskreatinin > 133 μmol/L [> 1,5 mg/dl], Diabetes mellitus, Proteinurie, Plasmozytom):

- Hydratisierung: Eine ausreichende Hydratisierung vor und nach KM-Gabe ist die am besten belegte prophylaktische Maßnahme. Es erfolgt die Gabe von isotonen Kristalloidlösungen (Vollelektrolyt, Ringer oder NaCl 0,9 %) mit 1 ml/kg KG/h i. v. 12 h vor bis 12 h nach KM-Gabe. Die Überlegenheit einer Alkalisierung durch Verwendung einer Kombination von 850 ml **Glukose** 5 % + 150 ml **Natriumhydrogenkarbonat** 8,4 % als Infusionslösung ist nicht eindeutig gesichert. Bei ambulanten Patienten wird häufig eine entsprechende Menge oral zuzuführender Flüssigkeit empfohlen, bei Vorliegen mehrerer Risikofaktoren ist dies jedoch wahrscheinlich unzureichend. In diesen Fällen wird man eher die intravenöse Vorbereitung des Patienten empfehlen. Keine Diuretika ansetzen oder erhöhen, vorbestehende Medikation beibehalten. Die Daten zur oralen Gabe von 2 × 600–1.200 mg Acetylcystein (ACC) am Vortag sowie am Tag der KM-Gabe sind kontrovers, sodass diese Maßnahme zwar unschädlich, aber keinesfalls ein Ersatz für die Volumentherapie ist.
- Verwendung von nichtionischen, niederosmolaren KM.
- Geringstmögliche KM-Dosierung.
- Potenziell nachteilige Medikation vermeiden: Diuretika, Mannitol, Dopamin. Diuretika können sich nachteilig auf das ANV-Risiko auswirken, da sie das Intravasalvolumen und die Nierenperfusion zusätzlich verringern. Nephrotoxische Vormedikation absetzen: NSAR.

- Eine Dialysebehandlung zur Kontrastmittelentfernung ist i. d. R. nicht indiziert. Ausnahmen stellen chronische Dialysepatienten dar, bei denen die nächste Routinedialyse nach der KM-Gabe terminiert werden sollte.

Therapieziele

(1) Beseitigung der auslösenden Ursache (Schock, Nephrotoxine)

(2) Bilanzierung des Wasser- und Elektrolythaushalts mit dem Ziel Euvolämie

(3) Verhinderung der Urämie und ihrer Komplikationen

(4) Behebung von Komplikationen (z. B. Lungenödem, Hyperkaliämie, Anämie, Katabolie, Infektionen u. a.)

Allgemeine Maßnahmen

Wichtigste Maßnahmen bei ANV sind Kreislaufstabilisierung, Flüssigkeitsbilanzierung sowie konsequente Vermeidung nephrotoxischer Einflüsse. Die Ernährung soll Katabolie vermeiden und die Besonderheiten der eingeschränkten Nierenfunktion beachten (Hyperkaliämie, Hyperphosphatämie).

(1) *Flüssigkeitsbilanzierung:* Der Nettowasserverlust beträgt ca. 700 ml/d: Flüssigkeitsverlust durch Perspiratio insensibilis (12 ml/kg bzw. 300 ml beim beatmeten Patienten) und Fäzes (100 ml) abzüglich des endogen produzierten Oxidationswassers (300 ml). Die Flüssigkeitszufuhr bei Oligo-Anurie ergibt sich demnach aus der bestehenden Diuresemenge + max. 700 ml/d + Ersatz von zusätzlichen Verlusten (durch Fieber, Schwitzen, Hyperventilation, Erbrechen, Durchfall, Fisteln). Hyperkatabole Stoffwechsellage und Gewebsuntergang erhöhen den endogenen Wasseranfall. Um die Entstehung einer schleichenden Überwässerung zu vermeiden, ist eine Gewichtsabnahme von ca. 300 g/d (5 g/kg KG/d), je nach Hyperkatabolismus, einzukalkulieren. Wenn möglich tägliche Gewichtskontrolle!

(2) *Ernährung:*

- Keine zusätzliche Kaliumzufuhr (Hyperkaliämie!). Natriumzufuhr auf Ersatz extrarenaler Verluste beschränken (Überwässerung, Hypertonie!).
- Ausreichende Kalorienzufuhr 25–40 kcal/kg/d (Katabolie, Infektneigung, Wundheilungsstörung!).
- Die Eiweißzufuhr soll ebenfalls die Katabolie vermeiden und daher 1–1,2 g/kg KG betragen. Bei parenteraler Ernährung sollen Aminosäurelösungen verwendet werden, deren Zusammensetzung den Stoffwechsel bei Niereninsuffizienz berücksichtigt.

(3) Eine sehr strenge Blutzuckereinstellung während der Intensivtherapie hat sich weder für Diabetiker noch für Nichtdiabetiker als mortalitätssenkend herausgestellt. Bei ANV muss die verlängerte Halbwertszeit von Insulin beachtet werden, wodurch die Gefahr der Hypoglykämie steigt. Anzustreben ist ein Zielblutzucker von < 8,3 mmol/L (< 150 mg/dl).

Pharmakotherapie des ANV

Eine effektive Pharmakotherapie des bereits etablierten ANV ist nicht bekannt. Zahlreiche medikamentöse Ansätze wurden erfolglos untersucht. Prävention und Allgemeinmaßnahmen stellen die entscheidenden Interventionen dar. Darüber hinaus erfolgt eine Behandlung der Komplikationen, ggf. eine Nierenersatztherapie, bis zum Wiedereinsetzen der renalen Funktion.

Insbesondere folgende Substanzen wurden in Studien getestet und verbessern die Prognose **nicht,** sollten also nicht eingesetzt werden: Diuretika, Acetylsalicylsäure, Clonidin, Fenoldopam, Theophyllin und Dopamin.

Einsatz von Vasopressoren bei ANV

Bei Intensivpatienten im Schock ist der Einsatz von Vasopressoren unumgänglich. Die Aufrechterhaltung eines MAP von 70 mmHg ist eine wichtige Maßnahme zur Verhinderung des ANV bzw. zur Verbesserung des Verlaufs.

(1) **Norepinephrin** wirkt auf α_1- und β_1-Adrenozeptoren, führt zur peripheren Vasokonstriktion und reduziert den renalen Blutfluss durch intrarenale Vasokonstriktion. Im Schock überwiegt jedoch der positive Effekt der Stabilisierung des systemischen Blutdrucks und der über den Barorezeptorreflex vermittelten Verminderung des renalen Sympathikotonus.

(2) **Epinephrin** wirkt auf α_1-, β_1- und β_2-Rezeptoren. Die kardiale chronotrope und inotrope Wirkung, aber auch die proarrhythmogene Wirkung ist stärker als bei Norepinephrin. Renal ist auch die Vasokonstriktion ausgeprägter.

(3) **Dobutamin** hat keine direkten renalen Effekte. Durch seine kardiale Wirksamkeit über die Stimulation von β_1- und β_2-Rezeptoren werden Blutdruck und renale Perfusion stabilisiert, die GFR kann verbessert werden.

(4) **Dopamin** aktiviert β_1- und dopaminerge Rezeptoren, in hoher Dosierung zusätzlich α_1-Rezeptoren. In niedriger Dosierung überwiegt die positive Inotropie und renale Vasodilatation. Hoch dosiert kommt es zur α_1-vermittelten intrarenalen Vasokonstriktion.

(5) **Vasopressin** kann ohne intrarenale Vasokonstriktion zur Kreislaufstabilisierung eingesetzt werden. Im Vergleich zu Norepinephrin steigt die GFR bei gleicher systemischer Druckwirkung stärker an.

Allgemeine Pharmakotherapie bei eingeschränkter Nierenfunktion

Die Dosierung von Medikamenten ist der jeweiligen Nierenfunktion anzupassen. Hierbei besteht die Schwierigkeit, dass das Serumkreatinin oft nicht die aktuelle GFR reflektiert, weil der Patient sich nicht im Steady-State befindet. Da die Berechnung der eGFR in diesen Fällen nicht weiter hilft, ist die Bestimmung einer Kreatinin-Clearance aus Sammelurin erforderlich. Bei Nierenersatztherapie ist die unterschiedliche Dialysierbarkeit in Abhängigkeit von Molekulargewicht und Proteinbindung zu beachten. Außerdem können Pharmakokinetik und Pharmakodynamik der einzelnen Substanzen durch die Urämie selbst verändert werden (▶ Kap. 12.2).

Nierenersatzverfahren bei ANV

Absolute Indikationen zur Dialyse bei ANV sind:

(1) Hyperkaliämie > 6,0 mmol/L, die konservativ nicht mehr beherrscht werden kann (▶ Kap. 19.12.7),

(2) metabolische Azidose, pH < 7,15, insbesondere wenn die Zufuhr von Natriumbikarbonat durch die Hypervolämie limitiert ist,

(3) Hypervolämie, die konservativ nicht beherrschbar ist, Diurese < 0,5 ml/kg/h,

(4) urämische Symptomatik (Perikarditis, Enzephalopathie).

Die Frage, wann der richtige Zeitpunkt für die Einleitung eines Nierenersatzverfahrens bei ANV ist, war unlängst Gegenstand zweier randomisierter Studien. Diese ergaben jedoch widersprüchliche Ergebnisse. Es wurde deutlich, dass eine Indikationsstellung anhand einzelner physiologischer und laborchemischer Parameter bisher nicht möglich ist. Vielmehr muss der nephrologisch erfahrene Intensivmediziner unter Abwägung der patientenspezifischen Bedingungen und Komorbiditäten sowie der Kinetik der zugrundeliegenden Erkrankung und der Nierenfunktionsverschlechterung eine individuelle Indikationsstellung vornehmen. Eine zu frühzeitige Einleitung der Dialyse wird einige Patienten der Belastung des extrakorporalen Verfahrens aussetzen, die auch konservativ hätten therapiert werden können. Eine zu späte Einleitung hingegen gefährdet einen Teil der Patienten und setzt sie einem höheren Sterblichkeitsrisiko aus.

Zur Behandlung des ANV stehen kontinuierliche und diskontinuierliche Hämodialyse- und Hämofiltrationsverfahren zur Verfügung. Die Peritonealdialyse spielt außer bei kleinen Kindern in dieser Indikation keine Rolle mehr. Bei allen extrakorporalen Verfahren wird Blut mit einer Blutflussgeschwindigkeit von 100–300 ml/min dem Kreislauf entnommen, bei Passage eines Dialysefilters mit semipermeabler Membran von Wasser und gelösten Substanzen gereinigt und dem Organismus wieder zugeführt. In der Regel ist hierzu eine Antikoagulation des Bluts erforderlich. Im Fall des ANV erfolgt der Zugang zum Gefäßsystem über einen großlumigen zentralvenösen Zugang, meist in der V. jugularis. Dieser Zugang ist gegenüber den alternativen Wegen (V. subclavia, V. femoralis) wegen der niedrigeren Komplikationsrate zu bevorzugen.

Folgende **technische Prinzipien** kommen zum Einsatz:

(1) Bei der **Hämodialyse** erfolgt der Stoffaustausch per Diffusion über die Hohlfaser-Dialysekapillare. Die blutführende Kapillare wird ohne wesentlichen transmembranären Druckgradienten von Dialyseflüssigkeit umströmt. Kleinmolekulare Substanzen werden besonders effektiv ausgetauscht. Das Verfahren ist Methode der Wahl insbesondere bei Hyperkaliämie. Durch gesteuerte Filtrationskomponenten kann zusätzlich Plasmawasser eliminiert werden.

(2) Die **Hämodiafiltration** eliminiert größere Mengen an Plasmawasser durch Filtration über die Membran. Gelöste Substanzen werden per Konvektion zusammen mit dem Plasmawasser eliminiert. Die filtrierten Volumina werden durch Infusion von Substituatlösung ersetzt. Die Konvektion eliminiert höhermolekulare Substanzen besser als die Dialyse.

Vom **zeitlichen Ablauf** sind verschiedene Anwendungsmöglichkeiten gebräuchlich:

(1) **Kontinuierliche venovenöse Hämodialyse/-diafiltration** (CVVHD/CVVHF): Behandlung über 24 h täglich mit niedrigeren Blutflussraten (100–150 ml/min) und geringem Volumenentzug pro Zeiteinheit (50–100 ml/h). Vorteil: Verteilung des Volumenentzugs über längere Zeiträume, leichtere Volumenkontrolle auch bei parenteraler Ernährung. Als Standard-Antikoagulation wird die regionale Antikoagulation mit Zitrat empfohlen, nur bei Kontraindikationen hierzu die Anwendung von unfraktioniertem oder fraktioniertem Heparin. Bei der regionalen Antikoagulation wird dem Blut vor der Dialysemaschine der Kalziumchelator Zitrat zugesetzt. Unter Blockade des Kalziums wird das Blut im extrakorporalen Kreislauf ungerinnbar, vor Rückführung zum Patienten wird die Gerinnungsfähigkeit durch Zusatz von Kalzium wieder hergestellt. Kontraindikationen gegen Zitrat-Antikoagulation: schwere Leberinsuffizienz, schwere Schockzustände, bei denen der Zitratmetabolismus herabgesetzt ist.

(2) **Intermittierende Hämodialyse/-filtration** (IHD/IHF): extrakorporale Therapie über 3–5 h täglich oder jeden 2. Tag, Blutflussraten 150–300 ml/min, Volumenentzug bedarfsweise 400–800 ml/h. Vorteil: Patient ist zwischen den Behandlungen mobilisierbar, geringerer technischer Aufwand. Standardantikoagulation ist die Gabe von unfraktioniertem oder fraktioniertem Heparin, was zu einer systemischen Antikoagulation beim Patienten führt.

(3) **„slow extended dialysis"** (SLED): Behandlung 6–8 h/d, häufig über Nacht mit mittleren Blutflüssen und Volumenentzugsraten.

Ein grundsätzlicher Vorteil eines Behandlungsverfahrens hinsichtlich Mortalität oder renaler Prognose konnte nicht belegt werden. Somit spielen Verfügbarkeit des Verfahrens und organisatorische Überlegungen eine wichtige Rolle bei der Auswahl. Bei hämodynamisch instabilen Patienten ziehen wir kontinuierliche Verfahren wegen der geringeren Kreislaufbelastung vor.

Therapie der Komplikationen

Die Mehrzahl der aufgeführten Komplikationen lässt sich durch Einleitung einer Dialysebehandlung vermeiden oder behandeln. Die genannten konservativen Maßnahmen sind in erster Linie als Überbrückung bis zum Dialysebeginn und in einigen Fällen als unterstützende Maßnahmen zu verstehen.

(1) *Überwässerung:* Symptome sind Hyponatriämie, Flüssigkeitslunge, Herzinsuffizienz, Hypertonie, Steigerung der neuromuskulären Erregbarkeit. In einigen Fällen ist eine Diuresesteigerung durch Schleifendiuretika möglich, meist liegt eine dringliche Dialyseindikation vor.

(2) *Hyperkaliämie:* Die schwere Hyperkaliämie erfordert Sofortmaßnahmen (Serumkalium > 7,5 mmol/L, bei rascher Entwicklung und kardialer Vorschädigung schon bei niedrigeren Kaliumwerten):

- **250 ml Glukose 20 % + 20 E Altinsulin** in 20 min i. v. transportieren Kalium nach intrazellulär. Wirkungseintritt nach 10–20 min, Wirkdauer 2–4 h. Vorsicht: Gefahr des Rebounds nach Ende der Wirkung.
- Bei Vorliegen einer metabolischen Azidose: 100–200 ml **Natriumbikarbonat** 8,4 % in 20 min i. v. Wirkungseintritt nach 10–20 min.
- Zusätzliche extra-/intrazelluläre Umverteilung ist durch **β_2-Mimetika** möglich, z. B. **Salbutamol** 0,2–0,8 mg inhalativ (2–8 Sprühstöße). **Cave:** Tachykardiegefahr!
- **Kationenaustauscherharze** binden Kalium und führen zur intestinalen Kaliumausscheidung. 3 × 20 g Sorbisterit® in Kalziumphase p. o. oder 3 × 50 g Sorbisterit® in 200 ml Glukose 5 % als Klysma, das 30–60 min gehalten werden muss. Resonium® A tauscht Kalium gegen Natrium aus und ist bei Hypertonie und Hypervolämie ungünstiger. Wirkungseintritt bei oraler Aufnahme erst nach ca. 8 h!
- Bei intakter Diurese ist eine vermehrte renale Kaliumelimination durch **Schleifendiuretika** möglich (Furosemid, Torasemid i. v.).
- Nur bei EKG-Veränderungen: unmittelbare Hemmung des depolarisierenden Kaliumeffekts an der Zellmembran: 10–30 ml **Kalziumglukonat** 10 % über 2 min i. v. unter EKG-Monitorkontrolle. Die Wirkung tritt nach 1–3 min ein. Bei persistierenden EKG-Veränderungen erneute Kalziuminjektion nach ca. 5 min.
- Häufig wird eine Akutdialyse zur Kaliumelimination erforderlich.

> **! WICHTIG**
> Keine Kalziuminjektion bei digitalisierten Patienten!

(3) *Metabolische Azidose:* Obwohl experimentelle Daten auf nachteilige Auswirkungen einer Azidose hinweisen, konnten klinische Studien keinen Vorteil durch aggressive Bikarbonatgabe bei kritisch Kranken belegen. Hingegen kann die Natriumbelastung bei bereits volumenüberladenen Patienten nachteilig sein. Eine Bikarbonatgabe sollte auf die schwere Azidose beschränkt bleiben, vorzugsweise wird man eine Dialysebehandlung zum Azidoseausgleich einsetzen.

(4) *Hypokalzämie:* Sie führt selten zu einer therapiebedürftigen Symptomatik, da der Anteil des freien Kalziums durch die Azidose erhöht ist. Bei Ausgleich der Azidose tritt gelegentlich eine Tetanie auf, die durch 10–20 ml **Kalziumglukonat** 10 % zu beseitigen ist.

(5) *Infektionen:* Allgemeine Infektionsprophylaxe und Hygiene! Strenge Asepsis bei Venen- und Blasenkathetern. Antibiotische Therapie bei nachgewiesenen Infektionen in einer der Nierenfunktion angepassten Dosierung. Keine prophylaktische Antibiotikagabe!

(6) *Anämie:* Entwicklung innerhalb weniger Tage, wobei sich der Hämatokrit i. d. R. bei 20–25 % stabilisiert. Extrarenale Ursachen (Blutverlust, Hämolyse) ausschließen oder behandeln. Transfusionen sind erst bei klinischer Symptomatik (Schwäche, Schwindel, Bewusstseinsstörungen, Stenokardien) indiziert. Erythropoetin ist bei ANV nicht vorteilhaft.

(7) *Blutungen:* Intestinale Blutungen (erosive Gastritis, gastroduodenale Ulzera) sind besonders häufige Komplikationen des ANV. Sie werden begünstigt durch die urämische Hämostasestörung (v.a. Thrombozytenfunktionsstörung), in bestimmten Fällen zusätzlich durch die medikamentöse Behandlung (Penicillin, Cephalosporin, Heparin). Eine Stressulkusprophylaxe mit **Protonenpumpenhemmern** ist bei kritisch Kranken mit ANV indiziert. Vorgehen bei Blutung: endoskopische Lokalisierung und Blutstillung, bei stabilem Hämatokrit Dialyse zur Besserung der Urämie als Ursache der Gerinnungsstörung erwägen.

(8) Eine *Perikarditis* oder ein *Perikarderguss* treten bei bis zu 10 % der Patienten mit fortgeschrittener Niereninsuffizienz auf. Sie sind Zeichen der Urämie, d.h. einer zu spät einsetzenden oder unzureichenden Dialysebehandlung, durch Hyperhydratation wird die Ergussbildung begünstigt. Darüber hinaus sind die gängigen Ursachen einer Perikarditis wie Infektionen (z.B. Staphylokokkensepsis) in Betracht zu ziehen. Eine epikardiale Beteiligung mit ST- und T-Hebung im EKG ist bei der „urämischen" Perikarditis selten. Therapeutisch steht eine intensive, zunächst tägliche oder kontinuierliche Dialysebehandlung mit Beseitigung der urämischen Intoxikation und einer eventuellen Hyperhydratation an erster Stelle. Bei unzureichendem Effekt oder hämodynamischen Auswirkungen des Ergusses ist die Anlage eines intraperikardialen Verweilkatheters oder ggf. eine Perikardfensterung erforderlich.

Therapie des polyurischen Stadiums

Ursachen der Polyurie sind eine allmähliche Zunahme der GFR bei noch eingeschränkter tubulärer Konzentrationsleistung sowie eine Osmodiurese durch die während der Oligo-Anurie retinierten osmotischen Substanzen. Bei Beginn der Polyurie findet sich häufig eine tägliche Verdoppelung der Urinvolumina bis auf im Mittel 4–6 l/d. Die massive Diurese von plasmaisotonem Urin kann zu erheblichen Verlusten von Natrium und Wasser sowie Kalium und Chlorid führen. Die harnpflichtigen Substanzen können zu Beginn des polyurischen Stadiums noch ansteigen, besonders bei Katabolie. Ein Anhaltspunkt, einen Dialyseauslass zu erwägen, kann in der Unterschreitung eines Harnstoffwertes von ca. 16,6 mmol/L (ca. 100 mg/dl) gesehen werden.

Vorgehen

(1) *Überwachung:* Körpergewicht, Urinvolumen, Serumnatrium und -kalium (täglich). Außerdem harnpflichtige Substanzen, Serumkalzium, Hämatokrit. Eine tägliche Messung der Natrium- und Kaliumausscheidung im Urin ist meist nicht erforderlich.

(2) *Diät, Flüssigkeits- und Elektrolytzufuhr:*

- Kalorisch ausreichende Ernährung (40–50 kcal/kg/d).
- Tägliche Verluste von Wasser und Natrium (u.U. > 300 mmol/d) quantitativ ersetzen. In der Regel genügen hierzu ein reichliches Flüssigkeitsangebot und eine kräftig gesalzene Normalkost. Eine negative Flüssigkeits- und Natriumbilanz lassen sich aus dem Verhalten des Körpergewichts unschwer ablesen. Konstanz bzw. tägliche Reduktion des Körpergewichts um 200–500 g bei steigender Kreatinin-Clearance bzw. sinkendem Serumkreatinin spricht für eine angemessene Flüssigkeitszufuhr. Nimmt die Harnmenge 5–6 Tage nach Diuresebeginn weiterhin zu, Flüssigkeitszufuhr probeweise für 6 h einstellen und während dieser Zeit das Harnzeitvolumen messen. Fällt es signifikant ab, wurde zu viel Flüssigkeit gegeben.
- Die Hyperkaliämie bildet sich in der polyurischen Phase meist schneller zurück als die Azotämie. Bei Harnvolumina > 1.500 ml/d ist i.d.R. eine diätetische Kaliumrestriktion nicht mehr nötig. Im Unterschied zum oligo-anurischen Stadium besteht bei Polyurie die Gefahr der Hypokaliämie. Zum Ausgleich der Verluste genügt oft eine kaliumreiche Vollkost (▶Kap. 29, Tab. 29.10), nur bei Serumkalium < 3,5 mmol/L wird eine medikamentöse Substitution erforderlich (▶Kap. 19.12.6).

- Mit fortschreitender Normalisierung der Nierenfunktion (Normalisierung von Serumkreatinin und Kreatinin-Clearance, Anstieg der Konzentrationsleistung bei kurzfristiger probatorischer Flüssigkeitsrestriktion) können Flüssigkeitszufuhr und Elektrolytsubstitution schrittweise normalisiert werden.

Häufige Fehler bei Diagnostik und Therapie des ANV

(1) Vernachlässigung renoprotektiver Maßnahmen bei Gabe nephrotoxischer Medikamente, Röntgenkontrastmittel oder vor großen operativen Eingriffen, besonders bei Risikopatienten (hohes Alter, renale Vorschädigung, Proteinurie, Diabetes mellitus, arterielle Hypertonie).

(2) Verspätetes Erkennen des ANV infolge Vernachlässigung der Nierenfunktionsdiagnostik (Harnzeitvolumen, Serumkreatinin, Cystatin C, Serumharnstoff), besonders bei Intensivpatienten.

(3) Fehlerhafte Durchführung der Diuretikatherapie. Ihre Anwendung bei Hypovolämie bzw. Exsikkose kann den Volumenmangel als auslösende prärenale Ursache verstärken und damit das ANV verschlimmern.

(4) Ungenügende Asepsis bei der Sondierung der Harnwege oder Anlage zentralvenöser Katheter.

(5) Überwässerung bzw. Herz-Kreislauf-Überlastung („fluid lung", Lungenödem) als Folge wiederholter Versuche, die initiale Oligurie durch forcierte Flüssigkeitszufuhr zu durchbrechen.

(6) Elektrolytstoffwechselstörungen durch fehlerhafte und/oder ungenügend kontrollierte Intensivbehandlung.

(7) Zu späte Verlegung des Patienten zur Nierenersatzbehandlung oder zu späte Indikationsstellung zur Dialysetherapie.

19.2 Hepatorenales Syndrom (HRS)

Unter HRS wird eine funktionelle Niereninsuffizienz bei fortgeschrittener Lebererkrankung verstanden, es handelt sich also um eine Sonderform des ANV. Die funktionelle Natur zeigt sich u. a. darin, dass eine erfolgreiche Lebertransplantation zur Normalisierung der Nierenfunktion führt; umgekehrt kann die Niere eines Patienten mit HRS erfolgreich einem Patienten mit gesunder Leber transplantiert werden. Das HRS entwickelt sich meist erst im Terminalstadium einer Lebererkrankung. Fast immer liegt ein Aszites vor, in 75 % außerdem eine hepatische Enzephalopathie.

Mit zunehmender Störung der Leberfunktion kommt es zur Vasodilatation im Splanchnikusgebiet und damit zur Aktivierung der vasopressorischen Systeme (RAS, Sympathikus, Endothelin) mit Vasokonstriktion von Nieren und Peripherie. Pathogenetisch ist für die mesenteriale Vasodilatation v. a. eine vermehrte NO-Synthese als Folge einer vermehrten Translokation bakterieller Toxine aus dem Darm verantwortlich. Typischerweise bestehen eine Oligurie, eine niedrige Natriumexkretion (< 10 mmol/d), eine fraktionelle Natriumexkretion < 1 % sowie eine progrediente Erhöhung der harnpflichtigen Substanzen (▶ Tab. 19.3). Unsachgemäßer Einsatz von Diuretika kann durch intravasale Volumendepletion ein HRS auslösen oder verschlechtern.

Es hat sich die Unterscheidung in 2 Typen mit unterschiedlicher Prognose durchgesetzt.

(1) **HRS Typ 1:** schweres progredientes Nierenversagen (Serumkreatinin > 221 µmol/L [> 2,5 mg/dl] oder Kreatinin-Clearance um 50 % reduziert bzw. < 0,3 ml/s [< 20 ml/min]) innerhalb von 2 Wochen. Häufig Oligurie. Sehr schlechte Prognose.

(2) **HRS Typ 2:** moderate Einschränkung der Nierenfunktion (Serumkreatinin > 133 µmol/L [> 1,5 mg/dl] oder Kreatinin-Clearance < 0,65 ml/s [< 40 ml/min]).

Vor allem folgende Differenzialdiagnosen müssen ausgeschlossen werden:

(1) Renales ANV (z.B. durch Aminoglykoside, Röntgenkontrastmittel, Sepsis oder Blutungen),

(2) prärenale Niereninsuffizienz (kurzzeitige probatorische Volumenzufuhr: Diureseanstieg?).

Therapie

(1) Natriumrestriktion (< 50 mmol/d). Wasserrestriktion auf < 500 ml/d bei Serumnatrium < 130 mmol/L. In der Akutsituation des HRS keine Diuretika.

(2) Beseitigung zusätzlicher medikamentöser Faktoren einer Nierenfunktionseinschränkung (NSAR, ACE-Hemmer, nephrotoxische Substanzen).

(3) Der Vasopressinagonist **Terlipressin** mit überwiegendem V_1-Agonismus supprimiert die periphere Vasokonstriktion und verbessert Nierendurchblutung und GFR: Terlipressin 0,5–2 mg/4 h als Bolus i. v. Ein Cochrane-Review von 2012 fand bei Aggregation von 6 Studien eine Mortalitätsreduktion und eine Besserung des HRS durch diese Substanz. Ein Problem kann jedoch die Induktion ischämischer Komplikationen in den Nieren sein. Es handelt sich um keine kausale Therapie. Die Wirkung ist zeitlich begrenzt, häufig kann jedoch eine Überbrückung bis zur Stabilisierung der Leberfunktion erreicht werden.

(4) Kleine Studien berichten über erhebliche Erfolge unter einer kombinierten Behandlung mit **Midodrin** (peripherer α_1-Agonist) und **Octreotid** (Somatostatinagonist) als Alternative zum Vasopressinagonisten. Dosierung: Midodrin 3 × 7,5–12,5 mg/d und Octreotid 3 × 100–200 µg/d s. c.

(5) **Extrakorporale Verfahren** (sog. Leberdialyse mit dem MARS- oder Prometheus-Verfahren sowie Dialyseverfahren) sind indiziert zur Überbrückung bei akuten Lebererkrankungen, bei geplanter Lebertransplantation und diagnostisch noch unklaren Fällen mit Überwässerung. Die Indikation zum Einsatz der Dialyse bei Typ-1-HRS muss aufgrund der schlechten Prognose kritisch gestellt werden.

(6) Der transjuguläre intrahepatische portosystemische Shunt (TIPSS) verbessert Nierenfunktion und Natriumexkretion, vermindert die Aszitesbildung und ist bei leichten Formen eines HRS sinnvoll.

(7) Hinsichtlich der Nierenfunktion hilft die Lebertransplantation, wenn diese aufgrund der Gesamtsituation indiziert ist.

(8) **Prophylaxe:** präzise Steuerung der diuretischen Therapie über das Körpergewicht (Gewichtsabnahme 0,5–1,0 kg/d nicht überschreiten), Diuretikum der Wahl ist **Spironolacton** 50–250 mg/d, ggf. zusätzlich Schleifendiuretika. Bei spontaner bakterieller Peritonitis und schwerer alkoholischer Hepatitis lässt sich die Häufigkeit eines HRS Typ 1 durch Albumingabe vermindern: 1,5 g Albumin/kg KG i. v. und 1 g/kg KG i. v. nach 48 h, verbunden mit der Gabe von Cefotaxim.

19.3 Chronische Nierenkrankheit

Definition Irreversibler, oft fortschreitender Ausfall funktionstüchtiger Nephrone (auf dem Boden unterschiedlicher Nierenerkrankungen) mit entsprechender Einschränkung der Nierenfunktion, die bis zur terminalen Niereninsuffizienz (= Urämie) gehen kann. Die Schwere der chronischen Nierenkrankheit wird international nach Empfehlungen der „Kidney-Disease-Improving-Global-Outcomes-(KDIGO-)“Initiative in 5 Stadien einge-

Tab. 19.4 Stadieneinteilung der chronischen Nierenkrankheit (chronic kidney disease, CKD; KDIGO Clinical Practice Guideline for the Evaluation and Management of Chronic Kidney Disease). Die Stadien 1–4 werden um den Buchstaben T ergänzt, wenn der Patient ein Nierentransplantat hat, Stadium 5 wird um den Buchstaben D ergänzt, wenn der Patient eine regelmäßige Nierenersatztherapie erhält. Zusätzlich Angabe der Albuminurie (ausgedrückt als Albumin/Kreatinin-Quotient im mg Albumin pro g Kreatinin im Urin): A1 < 30 mg/g, A2 30–300 mg/g, A3 > 300 mg/g.		
Stadium	**Charakteristikum**	**eGFR (ml/min/1,73 m²)**
1	Nierenschaden mit normaler oder erhöhter GFR	> 90
2	Nierenschaden mit leichter GFR-Einschränkung	60–90
3a	Leicht bis mittelgradige GFR-Einschränkung	45–59
3b	Mittelgradig bis schwere GFR-Einschränkung	30–44
4	Schwere GFR-Einschränkung	15–29
5	Terminale Niereninsuffizienz	< 15 oder Dialyse

teilt (▶ Tab. 19.4). Grundlage ist die mit empirischen Formeln (CKD-EPI-Formel, MDRD-Formel) berechnete eGFR (estimated GFR; ▶ Kap. 28 [▶ Tab. 28.4]), wofür die Parameter Serumkreatinin, Alter und Geschlecht benötigt werden. Diese Abschätzung der GFR ist der Beurteilung des Serumkreatinins überlegen, weil Alter und Muskelmasse berücksichtigt werden. Oberhalb einer GFR von 60 ml/min sollte die MDRD-GFR jedoch nicht verwendet werden, da die Streubreite zu groß ist. Aufgrund der großen prognostischen Bedeutung für den Patienten soll nach der aktuellen Nomenklatur neben dem GFR-Stadium auch angegeben werden, ob und in welchem Ausmaß eine Albuminurie vorliegt (▶ Tab. 19.4). In Deutschland weisen mindestens 2 Mio. Menschen eine eGFR < 60 ml/min/1,73 m² auf, wobei die Prävalenz mit steigendem Alter stark zunimmt.

Ätiologie und Pathogenese Die wichtigsten Ursachen der terminalen, dialysepflichtigen Niereninsuffizienz sind in einer Übersicht zusammengestellt (▶ Tab. 19.5). Diabetes mellitus und arterielle Hypertonie stehen im Vordergrund. Es folgen glomeruläre, interstitielle oder hereditäre Nephropathien. Diese einzelnen Grundkrankheiten können unterschiedlich schnell zur terminalen Niereninsuffizienz (CKD 5D) führen. Mit fortschreitender Niereninsuffizienz treten die Symptome der Grundkrankheit in den Hintergrund und die uniforme, urämische Symptomatik beherrscht das klinische Bild.

Die urämischen Symptome erklären sich durch

(1) den Ausfall der exkretorischen Nierenfunktion: Abnahme von GFR (Anstieg harnpflichtiger Substanzen) und tubulärer Leistungen (Retention von Wasser, Natrium, Kalium, sauren Valenzen, Phosphat),

(2) eine Störung der inkretorischen Nierenfunktion: verminderte Bildung von Erythropoetin und aktivem Vitamin D, Aktivierung des Renin-Angiotensin-Systems.

Tab. 19.5 Prävalenz und Beeinflussbarkeit der wichtigsten Ursachen der terminalen Niereninsuffizienz (Prävalenz nach Qualitätssicherungsbericht Dialyse, MNC GmbH 2013).		
Grundkrankheit	**Häufigkeit**	**Beeinflussbarkeit**
Diabetes mellitus	26,1 %	Progressionsverzögerung
Vaskulär/hypertensiv	20,6 %	Häufig vermeidbar
Glomerulonephritis	17,8 %	Progressionsverzögerung
Interstitielle Nephropathie	6,5 %	Progressionsverzögerung
Zystennierenerkrankung (ADPKD)	6,5 %	Progressionsverzögerung
Andere Erkrankungen	19,2 %	?

Klinik

(1) In den **Stadien CKD 1–2** besteht häufig keine Symptomatik der Nierenkrankheit. Stadium 1 kann durch eine Proteinurie mit normaler oder erhöhter GFR gekennzeichnet sein. In dieses Stadium fallen Erkrankungen mit nephrotischem Syndrom und normaler GFR, die Symptomatik ist dann durch die Eiweißverluste bedingt. Weitere Zeichen einer renalen Erkrankung in Stadium CKD 1 können Hämaturie oder Leukozyturie sein.

(2) Im **Stadium CKD 3** finden sich oft bereits eine Zwangspolyurie (Mehrausscheidung harnpflichtiger Substanzen pro Nephron unter den Bedingungen einer osmotischen Diurese), Durstgefühl und Polydipsie. Auch dieses Stadium kann völlig symptomlos sein.

(3) Ab **Stadium CKD 4** (GFR < 30 ml/min) treten zahlreiche klinische Zeichen und Folgen der chronischen Niereninsuffizienz (z. B. Osteopathie, Azidose, Anämie) auf.

(4) Der Übergang in **Stadium CKD 5** ist gekennzeichnet durch zunehmende Folgeerkrankungen, Neigung zur Überwässerung, Hyperkaliämie und Azidose. Der Patient verspürt eine zunehmende Leistungsminderung, es kommt häufig zur Verschlechterung einer arteriellen Hypertonie.

Mit jedem Stadium der CKD verschlechtert sich die Überlebensprognose der Patienten. Die Übersterblichkeit aufgrund kardiovaskulärer und infektiöser Komplikationen ist dramatisch. Die starke prognostische Abstufung vor allem im Bereich zwischen GFR 30 und 60 ml/min hat dazu geführt, dass in der neuen Nomenklatur eine Auftrennung in Stadium 3a (45–59 ml/min) und 3b (30–44 ml/min) eingeführt wurde.

Eine GFR von < 10 ml/min ist meist nicht längerfristig zu überleben, im Endstadium treten die klassischen urämischen Symptome auf:

- Zentralnervensystem: Kopfschmerz, Übererregbarkeit des neuromuskulären Systems, Wesensveränderung, Somnolenz, Koma.
- Peripheres Nervensystem: Polyneuropathie.
- Gastrointestinaltrakt: Übelkeit, Erbrechen, Durchfälle, Blutungen.
- Blut: Anämie, hämorrhagische Diathese, Leukozytose.
- Herz-Kreislauf-System: Hypertonie, Herzinsuffizienz, Perikarditis.
- Lunge: „fluid lung".
- Haut: blass, trocken, schuppig, Juckreiz.
- Knochen: Osteomalazie und Ostitis fibrosa.

Diagnostik Einige Nierenerkrankungen verlaufen symptomarm mit jahre- und jahrzehntelanger Latenz, ohne erkannt zu werden. Der Übergang in das Stadium der terminalen Niereninsuffizienz erfolgt meist rasch (sog. pseudoakuter Beginn eines chronischen Nierenleidens), sodass klinisch eine Abgrenzung gegenüber dem ANV erforderlich ist.

Für eine chronische Niereninsuffizienz (und gegen ein ANV) sprechen:

(1) Norm- oder Polyurie (bei ANV häufiger Oligo-Anurie).

(2) Hypokalzämie und sekundärer Hyperparathyreoidismus.

(3) Ausgeprägte Anämie.

(4) Sonografisch kleine Nieren. Allerdings können auch bei chronischer Nierenkrankheit große Nieren vorkommen, z. B. bei diabetischer Nephropathie, Amyloidniere, Plasmozytomniere.

Die Labordiagnostik umfasst in unklaren Fällen und bei pseudoakutem Beginn Kreatinin und Harnstoff im Serum, berechnete GFR, Elektrolyte, Blutbild, evtl. immunologische Diagnostik (Autoantikörper), Proteinurie, Urinsediment, Bestimmung der Nierengröße mittels Sonografie, Darstellung des Augenhintergrunds (Fundus hypertonicus? Diabetische Retinopathie?). Evtl. Röntgen-Thorax zur Bestimmung der Volumenbelastung. Bei einer möglichen therapeutischen Konsequenz und noch nicht geschrumpften Nieren ist eine Nierenbiopsie erforderlich.

Therapie

Behandlungsziele

(1) Spezifische Behandlung der auslösenden Erkrankung (z.B. Kontrolle des Diabetes mellitus, immunsuppressive Behandlung einer Glomerulonephritis etc.). Siehe hierzu die jeweils krankheitsbezogenen Kapitel.

(2) Verhinderung des weiteren Untergangs von Nierengewebe (Progressionsverzögerung). Ab einer gewissen renalen Schädigung verselbstständigt sich der weitere renale Funktionsverlust auch dann, wenn die Grundkrankheit ausheilt. Durch chronische Überlastung der verbliebenen Nephrone werden diese weiter geschädigt. Eine Progressionsverzögerung erfolgt unabhängig von der ursprünglichen Grundkrankheit immer nach den gleichen Prinzipien.

(3) Besserung der urämischen Symptome, Begrenzung der Folgekrankheiten (Herz-Kreislauf-Erkrankungen, Hyperparathyreoidismus, Osteopathie).

(4) Rechtzeitiges Abbrechen der konservativen Therapie und Einleiten einer Dialysebehandlung bzw. Transplantation.

Progressionsverzögerung bei chronischer Niereninsuffizienz

Eine progressionsverzögernde Therapie wird in den CKD-Stadien 1 bis 5 durchgeführt. Nach Einleitung einer Nierenersatztherapie müssen die Therapiemaßnahmen häufig umgestellt werden.

Wichtigste Maßnahmen zur Progressionsverzögerung:

(1) Optimale Kontrolle der arteriellen Hypertonie. Mehr als 90 % der chronisch Nierenkranken haben eine therapiepflichtige arterielle Hypertonie. Ursächliche Komponenten sind eine Natrium- und Wasserretention, eine chronische Stimulation der Reninsekretion, eine Sympathikusüberaktivierung. Zielblutdruckwerte: < 140/90 mmHg bei Patienten ohne Albuminurie (< 30 mg/g Kreatinin) sowie < 130/80 mmHg, wenn eine Albuminurie/ Proteinurie vorliegt (KDIGO-Empfehlung 2012).

(2) Hemmung der Angiotensinwirkung durch ACE-Hemmer oder AT_1-Rezeporantagonisten. Besonders bei proteinurischen Erkrankungen ist eine Überlegenheit der Angiotensinblockade gegenüber gleich blutdruckwirksamen antihypertensiven Stoffklassen belegt. Die Kombination beider Angiotensinhemmer oder die Kombination eines Angiotensinhemmers mit einem Reninblocker hat sich nicht als vorteilhaft erwiesen.

(3) Konsequente Vermeidung aller nephrotoxischen Medikamente, besonders auch NSAR, nephrotoxischer Antibiotika, Röntgenkontrastmittel.

(4) Eine Cholesterinsenkung mittels Statinen verzögert die Progression chronischer Nierenkrankheiten nicht (SHARP-Studie), kann jedoch das Risiko atherosklerotischer Komplikationen vermindern, insbesondere bei ausgeprägter Proteinurie.

(5) Fortgesetzter Nikotinabusus beschleunigt die Progression einer chronischen Nierenkrankheit. Nikotinkarenz hemmt das Fortschreiten.

(6) Eine diätetische Proteinrestriktion kann helfen, die Progression zu vermindern (s. u.).

(7) Vermeidung eines sekundären Hyperparathyreoidismus durch rechtzeitigen Einsatz einer oralen Phosphatbindertherapie sowie von Vitamin D (Hyperkalzämie strikt vermeiden!).

(8) Eine normnahe Einstellung der renalen Anämie mit Erythropoetin oder Erythropoese-stimulierenden Agenzien (ESA) hat sich nicht als progressionsverzögernd erwiesen. Vor Beginn einer ESA-Gabe ist ein Eisenmangel auszuschließen oder zu korrigieren. Eine ESA-Therapie sollte bei Unterschreiten des Hb von 9 g/dl (5,6 mmol/L) eingeleitet werden. Im Hb-Bereich 9–10 g/dl stellt die Gabe eine Einzelfallentscheidung dar, die evtl. Vorteile hin-

sichtlich der Lebensqualität gegen das gesteigerte Risiko kardiovaskulärer und zerebraler Ereignisse abwägt. Die ESA-Therapie sollte Hb-Werte i.d.R. bis 11,5 g/dl (7,1 mmol/L) anstreben, 13 g/dl (8 mmol/L) sollten nicht überschritten werden.

(9) Hilfreich für die Progressionsverzögerung ist die Pufferung einer metabolischen Azidose, wobei das Standardbikarbonat im Normbereich gehalten werden sollte, z.B. mit oralem Natriumbikarbonat 1–3 × 1.000 mg/d.

Supportive Maßnahmen

Lebensweise

Angemessene körperliche Aktivität, um den Eiweißkatabolismus einzuschränken und möglichst günstige physische und psychische Voraussetzungen für eine Rehabilitation durch chronische Hämodialyse oder Transplantation zu erhalten.

Überwachung

Blutdruckkontrolle, regelmäßige Gewichtskontrolle durch den Patienten selbst mit Protokollierung! Bei Übergang von der „Zwangspolyurie" in die „Pseudonormurie" zusätzlich Bestimmung des Urinvolumens. In Abhängigkeit vom Grad der Niereninsuffizienz regelmäßige (im Abstand von 2 Wochen bis 2 Monaten) Kontrollen von Serumkreatinin, Kreatinin-Clearance, Harnstoff, Harnsäure, Phosphat, Kalium, Natrium, Kalzium und Blutbild.

> **! WICHTIG**
> Bei chronisch Nierenkranken immer die Unterarmvenen schonen, da sie zu einem späteren Zeitpunkt zur Anlage einer Cimino-Fistel dringend erforderlich sind!

Flüssigkeitszufuhr

Bei chronischer Niereninsuffizienz ist die Konzentrationsfähigkeit der Nieren frühzeitig, die Verdünnungsfähigkeit später gestört. Aufgrund der verringerten Anpassungsfähigkeit an unterschiedliche Volumenbelastungen entwickelt sich bei vermindertem Flüssigkeitsangebot rasch eine Exsikkose, bei erhöhtem Flüssigkeitsangebot eine Überwässerung. Die Retention osmotischer Substanzen führt über eine Mehrbelastung der noch intakten Nephrone zur osmotischen Diurese. Das Durstgefühl ist i.d.R. ungestört und sorgt für einen ausreichenden Ersatz der durch die osmotisch bedingte „Zwangspolyurie" verlorenen Flüssigkeit. Exsikkose und Volumenkontraktion führen über eine längere tubuläre Kontaktzeit mit dem Harn zu einer verstärkten Harnstoffrückresorption. Das Maximum der Harnstoffausscheidung liegt bei einer Diurese von ca. 2,5 l/d. Darüber hinausgehende Flüssigkeitszufuhr ist nutzlos und gefährlich. In fortgeschrittenem Stadium und bei Dialysepflicht ist die tägliche Gewichtskontrolle zur Flüssigkeitskontrolle unumgänglich! Prinzipiell gilt die Regel: Flüssigkeitszufuhr = 800 ml + Urinvolumen vom Vortag.

Aufgrund der eingeschränkten Adaptationsfähigkeit entwickelt sich bei überproportionalem Flüssigkeitsangebot rasch eine Überwässerung. Klinische Zeichen sind Hyponatriämie, Flüssigkeitslunge, Herzinsuffizienz und Hypertonie. In Abhängigkeit von der Nierenfunktion empfehlen sich **Schleifendiuretika** (**Furosemid,** 40–1.000 mg/d oder **Torasemid** 10–200 mg/d) und ggf. eine sequenzielle Nephronblockade. Bei fortgeschrittener Niereninsuffizienz stellt die schlecht behandelbare Überwässerung meist eine Dialyseindikation dar.

Elektrolytzufuhr

(1) **Natriumzufuhr:** Der Natriumbedarf der einzelnen Patienten variiert in Abhängigkeit von der Größe der renalen Natriumverluste zwischen 10 und ca. 300 mmol/d. Die Natri-

umbilanzierung muss deshalb individuell erstellt werden (Natrium im 24-h-Sammelurin!). Keine generelle Kochsalzbeschränkung! Sie führt häufig zu Natriumverarmung, Schrumpfung des EZR, Einschränkung der GFR und Anstieg der harnpflichtigen Substanzen. Kochsalzrestriktion (< 6 g NaCl/d) ist indiziert bei Herzinsuffizienz mit Lungenstauung und/oder Ödembildung sowie Hypertonie. Bei Neigung zu Exsikkose, Hypotonie, Hypovolämie sind NaCl-Zulagen erforderlich.

(2) **Kaliumzufuhr:** Die Kaliumausscheidung erfolgt vorwiegend über die Nieren, sodass bei Niereninsuffizienz in erster Linie mit einer Hyperkaliämie zu rechnen ist. In der Regel reicht eine Urinausscheidung von 1.000 ml/d zur Kaliumbilanzierung aus, unter medikamentösem Einfluss (Angiotensinhemmer, Aldosteronantagonisten) können Hyperkaliämien jedoch auch bei diesen Patienten auftreten und diätetische Maßnahmen erforderlich werden. Reicht die Diät (kaliumreiche Nahrungsmittel meiden, Gemüse und Kartoffeln zweimal abkochen) nicht aus, können Kaliumbinder (Sorbisterit® in Kalziumphase zu den Mahlzeiten) hinzugenommen werden. In einigen Fällen, vorwiegend bei interstitiellen Nierenerkrankungen, können Zwangspolyurie, kaliumarme Ernährung und Diuretikagabe zur therapiebedürftigen Hypokaliämie führen.

Eiweiß- und Kalorienzufuhr

Eine hohe Eiweißzufuhr kann über eine glomeruläre Hyperfiltration zur Progredienz eines chronischen Nierenleidens beitragen. Studien zur progressionsverzögernden Wirkung einer diätetischen Eiweißrestriktion erbrachten divergente Ergebnisse. Wahrscheinlich kann eine Niedrig-Eiweiß-Diät insbesondere bei proteinurischen Nierenerkrankungen und schneller Progredienz hilfreich sein. Tierische Proteine sind dabei eher progressionsfördernd, während dies für pflanzliche Proteine wahrscheinlich nicht zutrifft. Eine gute Beratung des Patienten ist wichtig, um eine Mangelernährung zu vermeiden. Diese ist mit einer Verschlechterung der Prognose assoziiert, wenn der Patient das dialysepflichtige Stadium erreicht hat.

Folgendes Vorgehen kann empfohlen werden (KDOQI Guidelines on nutrition in chronic renal failure):

(1) *Bei chronischer Niereninsuffizienz Stadium 1–4,* insbesondere bei Proteinurie: Reduktion der Proteinzufuhr auf 0,6–0,75 g/kg/d bei einer Kalorienzufuhr von 35 kcal/kg/d (Patienten > 60 Jahre: 30–35 kcal/kg/d). Diätberatung. Bei Hinweisen auf die Entwicklung einer Mangelernährung Steigerung der Protein- und Kalorienzufuhr.

(2) *Dialysepflichtige Niereninsuffizienz:* Basaler Energieumsatz, Eiweiß- und Kalorienbedarf sind unter einer Dialysebehandlung gesteigert. Die Eiweißzufuhr des Hämodialysepatienten sollte 1,2 g/kg/d betragen. Bei einem 80 kg schweren Patienten sind dies 100 g/d. Bei Peritonealdialyse ist der peritoneale Eiweißverlust zusätzlich diätetisch auszugleichen, die Eiweißzufuhr sollte hier bei mindestens 1,3 g/kg/d liegen. Die Kalorienzufuhr entspricht den Empfehlungen für nichtdialysepflichtige Patienten (< 60 Jahre: 35 kcal/kg/d, ≥ 60 Jahre: 30–35 kcal/kg/d).

Vitaminzufuhr

Eine routinemäßige Substitution von Vitaminen bei chronischer Niereninsuffizienz CKD 1–4 ist nicht erforderlich. Bei der Gabe von Multivitaminpräparaten ist Vorsicht geboten, da Vitamin A bei Niereninsuffizienz kumuliert und Intoxikationserscheinungen verursachen kann, die das Bild einer Urämie vortäuschen können. Vitaminpräparate sollten keine fettlöslichen Vitamine enthalten. Bei Dialysepatienten empfiehlt sich die Zufuhr wasserlöslicher Vitamine, die durch die Dialyse verloren gehen: B_1 (Thiamin) 8 mg/d (oder 3 × 16 mg/Woche), B_2 (Riboflavin) 3 × 8 mg/Woche, B_6 (Pyridoxin) 3 × 20 mg/Woche, Folsäure 160 µg/d und Vitamin C (Ascorbinsäure) 100 mg/d. Entsprechende Kombinationspräparate speziell für diese Patienten sind im Handel.

Pharmakotherapie bei Niereninsuffizienz

Medikamente und/oder ihre Metaboliten werden von den Nieren wie harnpflichtige Substanzen behandelt. Besonders Medikamente, die normalerweise vorwiegend renal ausgeschieden werden, weisen bei Niereninsuffizienz eine gestörte Elimination auf (▶ Kap. 12.2).

Einige Bereiche der Pharmakotherapie weisen bei chronischer Niereninsuffizienz Besonderheiten auf:

(1) *Hypertoniebehandlung:* Die Hypertonie entsteht bei fortgeschrittener Niereninsuffizienz vorwiegend durch Natrium- und Wasserretention, weitere Komponenten sind Renin- und Sympathikusaktivierung. In den CKD-Stadien 1–4 ist die Blutdrucknormalisierung essenziell zur Progressionsverzögerung, bei Dialysepflicht soll sie v. a. eine kardiale Entlastung erreichen und der Linksherzhypertrophie entgegenwirken. Bei zahlreichen Antihypertensiva ist eine Dosisreduktion erforderlich. **Angiotensinhemmer** sind zur Progressionsverzögerung, besonders bei Proteinurie, zu bevorzugen. Sie können unter adäquater Überwachung auch bei eingeschränkter Nierenfunktion eingesetzt werden. Der Natrium- und Volumenretention wird durch den Einsatz von **Diuretika** entgegengewirkt. Ab einem Serumkreatinin > 177 µmol/L (> 2 mg/dl) sollten wegen der Hyperkaliämiegefahr kaliumsparende Diuretika und wegen der reduzierten Wirksamkeit Thiazide zurückhaltend oder nur noch in Kombination mit einem Schleifendiuretikum eingesetzt werden. Der Sympathikusüberaktivierung lässt sich durch **Clonidin** oder **Moxonidin** begegnen. Darüber hinaus erfolgt die antihypertensive Behandlung nach allgemeinen Grundsätzen für Nierengesunde.

(2) *Orale Antikoagulation:* Bei chronischer Niereninsuffizienz besteht ein deutlich erhöhtes Blutungsrisiko (Risiko der gastrointestinalen Blutung 7-fach höher bei eGFR < 30 ml/min). Dies beeinflusst die Indikationsstellung für eine orale Antikoagulation. Sofern eine harte Indikation (Herzklappenprothese, Lungenembolie etc.) vorliegt, werden Vitamin-K-Antagonisten unter regelmäßiger INR-Kontrolle (Zielwerte wie Nierengesunde) gegeben. Bei Vorhofflimmern können die direkten Faktor-Xa-Inhibitoren Rivaroxaban und Apixaban bis zu einer GFR von 15 ml/min gegeben werden, Dabigatran sollte wegen seines renalen Eliminationswegs bei einer GFR < 30 ml/min nicht mehr verordnet werden. Besonders schwierig ist die Antikoagulation bei Vorhofflimmern bei Dialysepatienten – die direkten oralen Antikoagulanzien sind für diese Patienten nicht zugelassen. In Studien konnte bei Dialysepatienten mit Vorhofflimmern keine Prognoseverbesserung durch Vitamin-K-Antagonisten erreicht werden, während das Blutungsrisiko deutlich anstieg. Eine Kombination der oralen Antikoagulation mit Thrombozytenaggregationshemmern sollte nach Möglichkeit vermieden werden. Antagonisten der Vitamin-K-abhängigen Gerinnungsfaktoren hemmen auch die Bildung von Kalzifizierungsinhibitoren wie Fetuin-A. Hierdurch wird die Verkalkung von Gefäßen und Weichteilen beim Dialysepatienten gefördert. Wir antikoagulieren Dialysepatienten während der Dialyse mit niedermolekularem Heparin (NMH), das einen deutlichen Überhang des gerinnungshemmenden Effekts nach der Dialysesitzung aufweisen.

(3) *Digitalisierung:* Bei instabiler, wechselnder Nierenfunktion ist **Digitoxin** aufgrund seiner vorwiegend extrarenalen Elimination vorzuziehen (0,1 mg/d an 4–5 Tagen/Woche). Bei stabiler Nierenfunktion (u. a. bei chronischer Dialysebehandlung) kann sowohl Digoxin als auch Digitoxin in reduzierter Dosis gegeben werden. Bei Dialysepatienten und Patienten mit Schwankungen im Elektrolythaushalt ist die Indikation zur Digitalisierung besonders streng zu stellen.

Prophylaxe und Therapie von Folgekrankheiten der Niereninsuffizienz

Störungen des Kalzium-Phosphat-Stoffwechsels

Ab einer GFR < 60 ml/min vermindert sich die renale Phosphatausscheidung. Kompensatorisch werden vermehrt phosphaturische Faktoren (Parathormon, FGF23) gebildet, wodurch die Serumphosphatwerte meist bis zu einer GFR von 30 ml/min normal gehalten werden können. Bei weiterer Nierenfunktionsverschlechterung steigt das Serumphosphat an. Daneben reduziert sich ab einer GFR < 60 ml/min die Bildung des aktiven Vitamins D (1,25-[OH]$_2$-Vitamin D_3 = Kalzitriol) in den Nieren. Hyperphosphatämie und Kalzitriolmangel begünstigen eine Hypokalzämie, was wiederum einen starken Stimulus für die Parathormonsekretion darstellt. Kalzitriol stellt auch selbst einen Hemmstoff der Nebenschilddrüsenaktivität dar, sodass ein Kalzitriolmangel die Entwicklung eines sekundären Hyperparathyreoidismus fördert. Die Konstellation von Hyperphosphatämie, Kalzitriolmangel und Hyperparathyreoidismus führt zur Störung des Knochenstoffwechsels und zur Kalkeinlagerung in Gefäße und Weichteile. In den letzten Jahren hat sich der Fokus mehr zu den Gefäßveränderungen verschoben, da diese mit der hohen Mortalität des Nierenkranken verbunden sind. Es handelt sich dabei nicht um eine passive Kalkeinlagerung in die Gefäßwand, sondern um die Auslösung eines aktiven Differenzierungsprozesses in den glatten Gefäßmuskelzellen, in denen eine Osteogenese induziert wird.

Folgende Formen der renalen Osteopathie treten auf:

(1) Die *Ostitis fibrosa* (vermehrter Skelettumbau mit erhöhter osteoklastärer Resorption) entsteht v. a. durch die Parathormonwirkung am Skelett.

(2) Die *adyname Knochenerkrankung* ist durch fehlende Knochenumbauprozesse und einen mechanisch inkompetenten Knochen gekennzeichnet. Zu niedrige Parathormonspiegel scheinen eine Rolle zu spielen, sind aber nicht der einzige Auslöser. Durch die fehlenden Auf- und Abbauprozesse kann der Knochen seine Pufferfunktion für das Serumkalzium nicht ausreichend wahrnehmen, es resultiert eine Hyper- oder Hypokalzämieneigung.

(3) Die *Osteomalazie* (fehlende Mineralisation des Osteoids) ist in ihrer Genese unzureichend geklärt. Es besteht keine Korrelation zu 1,25-$(OH)_2$-Vitamin-D_3-Spiegeln. Ein Teil der Erkrankungen entstand als toxische Wirkung von Aluminium aus entsprechenden Phosphatbindern oder Antazida. Die Erkrankung wird nur noch selten beobachtet.

(4) Die *Osteopenie* (Reduktion der kortikalen und spongiösen Knochenmasse) entspricht der Osteoporose beim Nierengesunden.

(5) Die *β_2-Mikroglobulin-(β_2M-)Amyloidose* kann bei längerer Dialysedauer auftreten, ist aber aufgrund der modernen Dialyseverfahren nur noch sehr selten zu beobachten. Die Amyloidablagerungen bestehen aus β_2-Mikroglobulin und finden sich in Gelenken, Bandscheiben und Sehnenscheiden. Klinische Manifestationen sind destruierende Arthropathie und Spondarthropathie sowie das Karpaltunnelsyndrom. β_2M wird bei terminaler Niereninsuffizienz nicht mehr renal eliminiert, durch Low-Flux-Dialysatoren kann es nicht ausreichend aus der Zirkulation entfernt werden. Möglicherweise kommt eine inflammationsbedingte Überproduktion durch Monozyten und Granulozyten hinzu. Sind die Serumkonzentrationen über mehrere Jahre um ein Mehrfaches der Norm erhöht, kann sich eine β_2M-Amyloidose ausbilden.

Prophylaxe und Therapie

Eine optimale Führung des Kalzium-Phosphat-Stoffwechsels zielt auf eine Verhinderung sowohl der Gefäß- und Weichteilverkalkungen als auch der Knochenerkrankungen. Ab einer GFR < 60 ml/min sollten regelmäßig Kalzium, Phosphat und intaktes Parathormon (PTH) im Serum bestimmt werden. Zielwerte für diese Parameter formuliert eine KDIGO-Leitlinie (▶ Tab. 19.6). Sie orientieren sich an den Normgrenzen der zwischen einzelnen klinischen Labors unterschiedlichen Bestimmungsmethoden. Der artifizielle Wert eines Kalzium-Phosphat-Produkts, der früher für die Einschätzung des Risikos für Weichteil- und Gefäßverkalkungen herangezogen wurde, ist verlassen, da ihm kein höherer Vorhersagewert als dem Serumphosphat allein zugeordnet werden konnte. Wichtig erscheint, dass eine Substitution von nativem Vitamin D (25-OH-D_3) erfolgen soll, um die frühzeiti-

Tab. 19.6 Therapeutische Zielgrößen des Kalzium-Phosphat-Stoffwechsels (nach KDIGO-Leitlinie)

CKD-Stadium	GFR (ml/min)	25-OH-D_3-Blutspiegel (ng/ml)	Serumphosphat	Serumkalzium	Intaktes PTH
3–4	60–15	30–60	Im Normalbereich	Im Normalbereich	Zielwert unbekannt
5	< 15 oder Dialyse	30–60	Richtung Normalbereich absenken	Im Normalbereich	Zwischen 2- und 9-fachem des Normalwerts

ge Entwicklung eines Hyperparathyreoidismus einzudämmen und die Prognoseverschlechterung durch Vitamin-D-Mangel zu vermeiden. Interventionsmöglichkeiten bestehen hinsichtlich des Phosphats (Diät, Phosphatsenker, PTH-Senkung) und des PTH (Hypokalzämievermeidung, Kalzitriol und Derivate, Cinacalcet).

(1) *Normalisierung des Serumphosphats:*

- Diätetische Phosphatrestriktion auf 800–1.000 mg/d: Durch reduzierte Zufuhr von Fleisch- und Milchprodukten kann die Phosphatzufuhr von 1–2 g/d auf 0,5–1 g/d gesenkt werden. Die diätetische Phosphatrestriktion ist die Voraussetzung für die weiteren medikamentösen Maßnahmen. Diätberatung, Schulungsprogramme und Nährstofftabellen helfen dem Patienten bei der Diätgestaltung. Besondere Bedeutung haben dabei die Nahrungsmittelzusatzstoffe, die häufig viel Phosphat enthalten. Sie werden überproportional bei der Herstellung von Fertigprodukten eingesetzt.
- Hemmung der intestinalen Phosphatresorption durch orale **Phosphatbinder:** Es stehen kalziumhaltige und kalziumfreie Phosphatbinder zur Verfügung. Alle Präparate müssen mit den Mahlzeiten genommen werden, um das Nahrungsphophat abzubinden. Die Therapieprinzipien können kombiniert werden.
  - Unter den **kalziumhaltigen Phosphatbindern** ist **Kalziumazetat** das Mittel der Wahl, da Kalziumkarbonat seine Wirkung nur im sauren Milieu entfaltet und in Kombination mit einer Protonenpumpenhemmertherapie wenig wirksam ist. Eine Alternative stellt die Kombination aus Kalziumazetat und Magnesiumcarbonat dar, um bei vergleichbarer Phosphatbindung die Kalziumbelastung des Organismus zu reduzieren. Bei Gabe von Kalzium und Magnesium mit der Mahlzeit wird die Resorption des Nahrungsphosphats durch Ausfällung unlöslicher Phosphatsalze im Darm gehemmt. *Dosierung:* verschiedene Präparate, Dosierung nicht über 3–4 × 1.500 mg/d. Vorteile: geringe Kosten, Wirkung gegen Hypokalzämie. Nachteile: Gefahr von Hyperkalzämie, Gefäß- und Weichteilverkalkung sowie übermäßiger PTH-Suppression und adynamer Knochenerkrankung; kein Einsatz bei Serumkalzium ≥ 2,6 mmol/L. Die Gesamtzufuhr an Kalzium (diätetisch und Phosphatbinder) sollte 2.000 mg/d nicht überschreiten (1 g Kalziumkarbonat enthält 400 mg elementares Kalzium!).
  - **Aluminiumhaltige Phosphatsenker** wirken durch die Bildung unlöslicher Phosphatsalze im Darm. Aluminium wird aus den Phosphatbindern in kleinen Mengen resorbiert, sodass die Behandlung nicht länger als 6 Wochen durchgeführt werden sollte. Aluminium kann eine Aluminiumenzephalopathie, eine Osteomalazie und eine Verschlechterung der renalen Anämie auslösen. Die Resorption wird durch Zitronen-, Ascorbin-, Milch- und andere Säuren verstärkt, die daher nicht mit Aluminium zusammen appliziert werden dürfen. *Dosierung:* verschiedene Präparate, 3- bis 4-mal/d zu den Mahlzeiten. Vorteile: geringe Kosten, keine Hyperkalzämiegefahr. Nachteile: Toxizität.
  - **Lanthanhaltige Phosphatbinder** bilden ebenfalls unlösliche Phosphatsalze im Darm, die Applikation erfolgt als Kautabletten zu oder kurz nach den Mahlzeiten. *Dosie-*

rung: Lanthancarbonat Kautabletten 750 mg 1–5 Stück/d. Vorteile: keine Hyperkalzämiegefahr. Nachteil: hohe Kosten.
- Eisenhaltige Phosphatbinder (PA21; Velphoro®). Ein Nebeneffekt hierbei ist eine messbare Eisenresorption, die, wenn gezielt eingesetzt, hilfreich sein kann. Dosierung: initial 3–6 Tbl. á 500 mg Eisen tgl.
- Kalzium- und metallfreie Alternativen sind das Polymergel **Sevelamer** (als Hydrochlorid oder Karbonat im Handel) sowie **Colestilan.** Die Substanzen werden i. d. R. als Bestandteil einer Kombinationsbehandlung mit kalziumhaltigen Phosphatbindern und/oder Vitamin-D-Derivaten eingesetzt. *Dosierung:* Sevelamer-Derivate: 2–3 × 800 mg/d, Colestilan: 2–3 × 1–3 g/d; alle Gaben jeweils zu oder kurz nach den Mahlzeiten. Vorteile: keine Hyperkalzämiegefahr. Nachteile: hohe Kosten, große Substanzmengen.
- Eine Hyperkalzämie muss vermieden werden, eine Hypokalzämie darf erst nach Phosphatsenkung substituiert werden. Bei refraktärer Hyperphosphatämie Diät, Therapietreue und Effektivität der Dialysebehandlung prüfen!

(2) *Behandlung des sekundären Hyperparathyreoidismus (sHPT):*

- Sowohl bei Prädialyse- als auch bei Dialysepatienten wird heute i. d. R. ein Mangel an Cholecalciferol substituiert. Eine Hyperkalzämie muss ausgeschlossen, das Serumkalzium überwacht werden. Es eignen sich z. B. 20.000 E Cholecalciferol alle 2–4 Wochen oral.
- **Aktiviertes Vitamin D** supprimiert die Nebenschilddrüsen und wirkt der PTH-Stimulation durch Hypokalzämie entgegen. Bei fortgeschrittener Niereninsuffizienz besteht ein Kalzitriolmangel. Eine routinemäßige Substitution ist nicht indiziert, aktivierte Vitamin-D-Präparate sind jedoch gut wirksame Therapeutika des sHPT. Gefahren der Anwendung sind die Auslösung einer adynamen Knochenerkrankung und die Hyperkalzämie bzw. Gefäßverkalkung.
  - Eine allgemeine Kalzitriolsubstitution im Prädialyse- und Dialysestadium ist nicht indiziert. Kalzitriol oder Derivate sollten appliziert werden, sobald PTH in Verlaufskontrollen deutlich ansteigt und eine High-Turnover-Osteopathie droht (▶ Tab. 19.6). Hyperkalzämie ist eine Kontraindikation gegen aktives Vitamin D. Sinkt PTH unter Therapie unter den Zielbereich, ist Gabe zu stoppen.
  - Alternativ zu Kalzitriol (0,25 µg jeden 2. Tag bis 0,5 µg/d nach Serumkalzium und PTH!) kommen **Alfacalcidol** (0,25–1,0 µg/d) oder **Paricalcitol** (1–4 µg/d) in Betracht. Paricalcitol scheint eine geringere Hyperkalzämiegefahr aufzuweisen. Alle Kalzitriolderivate müssen nach Serumkalzium und PTH dosistitriert werden.
- **Calcimimetika (orales Cinacalcet, parenterales Etelcalcetid)** wirken über eine Sensibilisierung der Kalziumrezeptoren der Parathyreoidea. Hierdurch werden PTH-Synthese und -Freisetzung gehemmt. Langfristig scheint eine Regression einer nicht allzu hyperplastischen Parathyreoidea erreichbar. Durch verminderte Kalziumphosphatfreisetzung aus dem Knochen infolge der Calcimimetika-Therapie werden auch die Phosphatsenkung und der Kalziummetabolismus beeinflusst. *Dosierung:* Cinacalcet: 30–180 mg/d, Etelcalcetid 5-10 mg pro Dialysesitzung unter strikter Kontrolle von Serumkalzium und PTH. Einsatz nur bei dialysepflichtigen Patienten.
- Parathyreoidektomie: Seit Einführung von Calcimimetika wandelt sich die Indikationsstellung zur Parathyreoidektomie, da viele Patienten mit einer Kombinationsbehandlung aus Phosphatsenkung, Kalzitriolderivat und Calcimimetikum führbar sind. Die frühzeitige optimale Therapie des sekundären Hyperparathyreoidismus verhindert die Ausbildung großer Nebenschilddrüsenadenome.
- Akzeptierte Indikationen zur Parathyreoidektomie sind stark erhöhte PTH-Werte (> 80,0–100,0 pmol/L [> 800–1.000 pg/ml]) und
  - therapieresistente Hyperkalzämie,
  - unbeherrschbare Hyperphosphatämie,
  - Nachweis erheblicher Gefäßverkalkungen oder Osteopathie,

- große Parathyreoidea, da diese sich nur verzögert rückbilden kann,
- evtl. zur Transplantationsvorbereitung.

(3) Heute selten benötigt wird die **Deferoxamin**-Gabe (DFO) bei aluminiuminduzierter Osteopathie. Eine DFO-Behandlung ist indiziert, wenn Symptome der Aluminiumintoxikation bestehen oder bei asymptomatischen Patienten, deren Serumaluminiumspiegel wiederholt > 60 µg/L vor und > 150 µg/L nach 5 mg/kg DFO liegen. DFO 1 × 5 mg/kg und Woche während der letzten 60 min einer High-Flux-Dialyse. Eine seltene, aber gravierende Nebenwirkung (90 % Mortalität) der DFO-Behandlung ist die Mukormykose, ferner Hypotonie, Anaphylaxie und eine passagere Verschlechterung der neurologischen Symptome durch Übertritt des DFO-Aluminium-Komplexes in den Liquor.

(4) *β_2M-Amyloidose:* Ein Wechsel der Dialysemembran zu einem High-Flux-Dialysator bzw. die Hämodiafiltration kann zur Besserung der Schmerzsymptomatik führen. Die Nierentransplantation verhindert zusätzliche Ablagerungen, ein Rückgang der Amyloidose ist nicht gesichert. Allerdings ist die frühzeitige Nierentransplantation die einzige gesicherte prophylaktische Maßnahme bei Patienten mit terminaler Niereninsuffizienz.

Renale Anämie

Die renale Anämie ist normochrom und normozytär, ihre wesentlichen Ursachen sind Erythropoetinmangel, Erythroblastenhemmung durch Kumulation von „Urämietoxinen", verkürzte Erythrozytenüberlebenszeit und Eisenmangel (besonders bei Hämodialysepatienten). Ab einer GFR < 30 ml/min ist mit dem Auftreten einer renalen Anämie zu rechnen. Eine Therapie kann klinische Symptome und Lebensqualität verbessern, eine Normalisierung des Hämoglobins verbessert jedoch weder die Lebenserwartung noch bremst sie die Progredienz chronischer Nierenkrankheiten in früheren Stadien der Niereninsuffizienz. Aufgrund der Gefahr einer Übersterblichkeit und vermehrter zerebrovaskulärer Ereignisse werden Hämoglobinwerte deutlich unterhalb der Norm des Gesunden angestrebt.

(1) *Bluttransfusionen* sollten nur bei dringlicher klinischer Indikation gegeben werden (Atemnot, Stenokardien, Tachykardie, Schwindelgefühl), weil dadurch die bereits eingeschränkte Blutbildung zusätzlich gehemmt wird. Außerdem entsteht eine Gefährdung durch mögliche Erregerübertragung, Transfusionsreaktionen und Hämosiderose.

(2) *Eisensubstitution:* Meist ist die Eisenzufuhr indiziert, da ein erhöhter intestinaler Verlust besteht. Initiierung einer Erythropoetintherapie führt zur raschen Entleerung der Eisenspeicher und sollte daher von einer Eisensubstitution begleitet werden. Bei Niereninsuffizienz bis zum Stadium 4 kann eine orale Eisengabe (100 mg/d) erwogen werden, bei Dialysepatienten ist i. d. R. aufgrund der schlechten Resorption eine i. v. Substitution erforderlich. Neue eisenhaltige Phosphatbinder könnten eine Option zur oralen Eisensubstitution auch bei Dialysepatienten eröffnen. Zielwerte: Transferrinsättigung > 20 % (alle Patienten), Ferritin > 100 µg/L (Prädialyse) bzw. > 200 µg/L (Dialyse). Ferritinwerte > 500–800 µg/L sind zu vermeiden.

(3) **Erythropoetin:** Vor Einsatz von Erythropoetin ist ein Eisenmangel auszuschließen bzw. zu substituieren. Ein Absinken des Hämoglobinwerts auf < 9 g/dl (< 5,58 mmol/L) soll durch Erythropoetingaben verhindert werden, unter Therapie sollen die Hämoglobinwerte nicht > 13 g/dl (8,06 mmol/L) ansteigen. Optimal stellt man die renale Anämie auf Werte zwischen 10 g/dl (6,2 mmol/L) und 11,5 g/dl (7,13 mml/L) ein. Neben den humananalogen rekombinanten Erythropoetinen **Epoetin alfa** und **Epoetin beta** stehen modifizierte Substanzen mit wesentlich längerer Wirkdauer (**Darbepoetin alpha** und **Cera**) zur Verfügung. *Initiale Dosierung:* Epoetin: 3 × 20 E/kg und Woche s.c.; Darbepoetin: 1 × 0,45 µg/kg und Woche; Cera: 0,6 µg/kg alle 2 Wochen. Alle Substanzen können grundsätzlich s.c oder i. v. appliziert werden (außer: Zulassungseinschränkung auf i. v. Gabe bei einigen Epoetin-Generika!). Der Hkt-Anstieg sollte 0,5–0,75 %/Woche betragen. Regelmäßige Hb-Kontrolle und ggf. Dosisanpassung sind erforderlich. *UAW:* Hypertonie (er-

höhter peripherer Widerstand durch Aufhebung der kompensatorischen Vasodilatation), Thromboseneigung in Fistel und Dialysator, Hyperkaliämie (erhöhter Appetit, verminderte Dialyseeffektivität) und etwas höher liegende harnpflichtige Substanzen.

(4) *Weitere Maßnahmen:* Wichtig ist außerdem die Beseitigung von Faktoren, die zusätzlich eine Anämie begünstigen (z. B. Hyperparathyreoidismus, Aluminiumintoxikation). Bei makrozytärer Anämie (selten) Folsäure und/oder Vitamin B_{12}, die über die Dialyse verloren gehen können, ersetzen.

Renale Azidose

Die bei fortgeschrittener Niereninsuffizienz häufig anzutreffende Azidose hat zahlreiche ungünstige Einflüsse auf den Metabolismus: Verstärkung der Hyperkaliämieneigung, Proteinkatabolismus, Knochenentkalkung. Eine schwere Azidose stellt bei fortgeschrittener Niereninsuffizienz eine Indikation zum Beginn der Dialysebehandlung dar. In allen Stadien der Niereninsuffizienz sind Serumbikarbonatwerte im Nombereich, d.h. ≥ 22 mmol/L, anzustreben, da bei niedrigeren Werten mit gesteigertem Proteinkatabolismus zu rechnen ist. Die Behandlung erfolgt mit Natriumbikarbonat (3 × 1–2 g/d) oder Kalzium-Natrium-Zitrat (5–15 g/d) oral. Keine Kombination von Zitrat mit Aluminiumgaben zur Phosphatsenkung!

Hyperurikämie

Erhöhte Harnsäurewerte finden sich bei Niereninsuffizienz infolge der Retention sehr häufig. Dennoch sind Gichtattacken eher selten. Sehr hohe Harnsäurekonzentrationen (> 600 µmol/L [10 mg/dl]) können in den Stadien 2–4 der Nierenschädigung zu einer weiteren Verschlechterung der Nierenfunktion führen. Hier ist ein dosisangepasster Einsatz von Allopurinol (150 mg/d) sinnvoll. Bei Dialysepatienten sollte Allopurinol hingegen zurückhaltend verwandt werden (100 mg/d); es ist v. a. bei Patienten mit Gichtanamnese und bei besonders hohen Harnsäurewerten indiziert.

Urämische Perikarditis und Polyneuropathie

Beide Erkrankungen sind Ausdruck einer erheblichen urämischen Intoxikation. Bei Prädialysepatienten müssen sie zur umgehenden Einleitung einer Dialysebehandlung führen. Tritt eine *Perikarditis* beim Dialysepatienten auf, deutet dies auf eine unzureichende Dialysebehandlung hin (zu kurze Dialysezeit, unzureichender Blutfluss durch schlechten Shunt/Katheter, Rezirkulation im Shunt). Zur Akutbehandlung werden die Dialyse intensiviert (verlängerte Dialysedauer, evtl. tägliche Dialyse), eine Hyperhydratation beseitigt sowie eine hochkalorische, eiweißreiche Ernährung veranlasst, um eine Katabolie zu beseitigen. Bei rasch zunehmendem Perikarderguss mit hämodynamischen Auswirkungen (ZVD-Anstieg, Blutdruckabfall) ist ein Perikardverweilkatheter erforderlich. Langfristig können Perikarditis und Polyneuropathie durch eine intensivierte Dialyse beeinflusst werden (Shunt überprüfen, Dialysezeit verlängern, evtl. High-Flux-Dialyse oder Hämodiafiltration).

Die urämische *Polyneuropathie* ist mitunter sehr schlecht behandelbar. Erbringt die Intensivierung der Dialyse keine Besserung und kann eine Nierentransplantation kurzfristig nicht erfolgen, kann ein medikamentöser Behandlungsversuch der äußerst schmerzhaften und belastenden Komplikation erfolgen. Das „Burning-Feet-Syndrom" spricht mitunter auf Substitution von **Thiamin** 5–15 mg/d und wasserlösliche Vitamine an. Bei polyneuropathischen Schmerzen werden verschiedene Substanzen eingesetzt, oft muss der individuell beste Effekt durch Erproben herausgefunden werden: **Gabapentin** 100–300 mg/d, **Carbamazepin** 200–400 mg/d, **Pregabalin** 25–75 mg/d.

Einleitung der Nierenersatztherapie

Die chronische Dialysebehandlung sollte vor Eintreten urämischer Komplikationen begonnen werden. Zeichen hierfür sind Abnahme der Urinproduktion, Gewichtszunahme, Auftreten urämischer Symptome wie Übelkeit, Brechreiz, Müdigkeit und Juckreiz sowie Anstieg harnpflichtiger Substanzen. Es gibt keine Grenze für Serumkreatinin, Harnstoff oder GFR, bei der die Dialyse begonnen werden muss. Dennoch wird es häufig im Bereich der GFR zwischen 6 und 10 ml/min nötig sein, das Nierenersatzverfahren einzuleiten.

Ein Nierenersatzverfahren sollte unbedingt bei folgenden Indikationen begonnen werden:

(1) Hyperkaliämie > 7,0 mmol/L,

(2) schwere, nicht zu korrigierende metabolische Azidose,

(3) medikamentös nicht zu beherrschende Überwässerung mit Linksherzinsuffizienz und interstitiellem Lungenödem,

(4) Mangelernährung, Katabolismus,

(5) hämorrhagische Diathese,

(6) therapieresistente Hypertonie,

(7) Perikarditis, Perikarderguss

(8) periphere und zentrale Neuropathie, insbesondere beim Vorliegen motorischer Ausfälle,

(9) nicht beherrschbare Verschlechterung des Allgemeinzustands und der urämischen Symptomatik (z. B. gastrointestinale Symptomatik, schwere korrekturbedürftige Anämie).

Solange alle diese Komplikationen nicht bestehen, kann unter engmaschiger nephrologischer Kontrolle abgewartet werden. Die Vorbereitungen auf die chronische Hämo- oder Peritonealdialysebehandlung und/oder Transplantation sollten dann allerdings bereits abgeschlossen sein, um rasch mit der Behandlung beginnen zu können. Muss die Dialyse als Notfall über einen temporären zentralvenösen Katheter eingeleitet werden, bedingt dies für den Patienten nachweislich ein höheres Sterblichkeitsrisiko.

19.4 Blutreinigungsverfahren und Nierentransplantation

19.4.1 Blutreinigungsverfahren

19.4.1.1 Verfahren

Extrakorporale Blutreinigungsverfahren beruhen auf drei grundsätzlichen Prinzipien: entweder wird Plasmawasser hochvolumig abfiltriert und durch eine Substitutionslösung ersetzt (Hämofiltration), Plasmawasser osmotisch durch Diffusion von löslichen Stoffen befreit (Hämodialyse) oder Gesamtplasma aus dem Blut abfiltriert (Plasmapherese). Abfiltriertes Plasma kann über Aktivkohle (Hämoperfusion) oder mehr oder weniger spezifische Adsorptionssysteme (Immunadsorption) geleitet, gereinigt und zum Patienten zurückgeführt werden. Alternativ wird das Plasma verworfen und durch Frischplasma oder Albuminlösung ersetzt. Die Hämofiltration kann darüber hinaus zur Wasserelimination verwandt werden. Die Hämodialyse kann dies primär nicht, es kann jedoch eine kontrollierte Filtrationskomponente zugeschaltet werden, die diese Flüssigkeitsbilanzierung übernimmt.

Die Einsatzbereiche der Blutreinigungsverfahren sind sehr breit. Sie umfassen neben der Therapie des akuten und chronischen Nierenversagens auch exogene Intoxikationen sowie Erkrankungen, bei denen die Entfernung immunaktiver Proteine aus dem Blut bedeutsam ist. Ein Sonderverfahren stellt die Peritonealdialyse dar, die als Austauschmembran das Peritoneum verwendet. Zu dem ebenfalls extrakorporalen Verfahren der Lipidapherese ▶ Kap. 25.5 „Lipidapherese“.

Folgende Blutreinigungsverfahren werden praktisch angewendet:

(1) **Hämodialyse (HD):** Stoff- und Flüssigkeitsaustausch über eine semipermeable Membran, die Blut und Dialyseflüssigkeit voneinander trennt. Gelöste Substanzen werden durch Diffusion, Flüssigkeit durch zugeschaltete Ultrafiltration entfernt.

(2) **Ultrafiltration (UF):** Flüssigkeitsentzug über einen Druckgradienten oder über einen osmotischen Gradienten. Minimale Entgiftung durch Konvektion. Ultrafiltrationsvolumen entspricht Flüssigkeitsüberschuss des Patienten.

(3) **Hämofiltration (HF):** hochvolumige Ultrafiltration mit nahezu vollständiger Volumensubstitution durch balancierte Infusionslösung. Hohe Entgiftung durch Konvektion.

(4) **Hämodiafiltration (HDF):** Verfahren, das die Hämodialyse und Hämofiltration technisch kombiniert und daher Konvektion und Diffusion gemeinsam einsetzt.

(5) **Kontinuierliche Nierenersatzverfahren:** CAVHF = kontinuierliche arteriovenöse Hämofiltration, CVVHF = kontinuierliche venovenöse Hämofiltration, CVVHD = kontinuierliche venovenöse Hämodialyse.

(6) **Plasmapherese (PH):** Filtration von Proteinen und höhermolekularen Substanzen durch Membranen mit sehr hoher Permeabilität.

(7) **Peritonealdialyse (PD):** Das Peritoneum dient als „physiologische Dialysemembran“. Der Stoffaustausch erfolgt durch Diffusion und Konvektion, der Flüssigkeitsentzug über einen osmotischen Gradienten.

(8) **Hämoperfusion (HP), Plasmaperfusion (PP):** Die Stoffelimination erfolgt durch Adsorption an Adsorbenzien (z. B. Aktivkohle), die mit Blut bzw. Plasma perfundiert werden.

(9) **Immunadsorption (IA):** Plasmapherese mit nachfolgender Plasmaperfusion über Immunadsorptionssäulen zur Entfernung z. B. von Immunglobulinen.

19.4.1.2 Indikationsgebiete für Blutreinigungsverfahren

Akutes und chronisches Nierenversagen

Zum Einsatz von Dialyseverfahren zur Behandlung des akuten Nierenversagens ▶ Kap. 19.1. Hämodialyse und Hämofiltration kommen als intermittierende und kontinuierliche Verfahren in Betracht, während die Peritonealdialyse außer bei Kleinkindern keine Rolle spielt.

Zur Indikationsstellung zur extrakorporalen Therapie bei chronischer Niereninsuffizienz ▶ Kap. 19.3. Hier können intermittierende (3-mal wöchentlich) Hämodialyse oder -filtration eingesetzt werden, alternativ ist auch die Peritonealdialyse ein wertvolles Verfahren. Die Peritonealdialyse als Heimdialyseverfahren verschafft dem Patienten wesentlich mehr Freiheit. Arztbesuche nur alle 4–6 Wochen und eigenständige Therapieführung durch den Patienten erlauben häufig eine bessere Rehabilitation. Kontraindikationen bestehen bei Patienten, die nicht in der Lage sind, das Verfahren selbst durchzuführen oder die schwere abdominale Erkrankungen oder Voroperationen aufweisen. Insgesamt wird die Peritonealdialyse zu wenig genutzt (etwa 5 % der chronischen Dialysepatienten).

Intoxikationen

Akute Vergiftungen können durch extrakorporale Blutreinigungsverfahren behandelt werden. Voraussetzung hierfür ist, dass das Toxin in relevanter Konzentration im Blut aufzufinden ist, d. h. der Verteilungsraum nicht zu groß ist. Hämodialyse und Hämofiltration kommen in Betracht, wenn die Substanz kleinmolekular ist und nicht zu stark eiweißgebunden vorliegt, sodass sie entweder filtriert oder dialysiert werden kann. Höhermolekulare oder stark eiweißgebundene Toxine können z. T. durch Hämo- oder Plasmaperfusion eliminiert werden. Die Wahl des Behandlungsverfahrens muss neben den physikoche-

mischen Eigenschaften des Toxins immer Toxinmenge, Einnahmezeitpunkt und klinische Situation des Patienten berücksichtigen.
Informationen zur Elimination von Toxinen sind online zu finden in Tabelle 19.7.

Autoimmunerkrankungen
Die Plasmapherese ist ein weit verbreitetes, jedoch unspezifisches Verfahren des Plasmaaustauschs. Welcher Wirkungsmechanismus von Bedeutung ist, hängt vom Grundleiden ab und ist im Einzelnen häufig unbekannt. Möglich ist eine Entfernung von Antikörpern, zirkulierenden Immunkomplexen und Mediatoren des Immun- und Entzündungsgeschehens. In Sonderfällen kann anstelle der Entfernung einer schädigenden Substanz auch die Zufuhr einer nützlichen, dem Plasma fehlenden Substanz das therapeutische Prinzip sein.

Sofern es sich bei dem pathogenen Agens der jeweiligen Erkrankung um ein Immunglobulin handelt, kann alternativ zur Plasmapherese die Immunadsorption eingesetzt werden. Hierbei wird das aus dem Blut abgetrennte Vollplasma nicht verworfen und durch Humanalbuminlösung oder Fremdplasma ersetzt, wie dies bei der Plasmapherese der Fall ist. Vielmehr werden dem Plasma mittels Immunadsorptionssäulen die Immunglobuline entzogen. Das übrige Plasma wird dem Patienten wieder zugeführt. Diese Behandlung hat den Vorteil, ohne Fremdproteingaben auszukommen. Auch eliminiert sie gezielt Immunglobuline und führt nicht zur Depletion zahlreicher anderer Plasmaeiweiße.

Mit diesen extrakorporalen Verfahren werden überwiegend seltene Autoimmunerkrankungen behandelt. Es gibt daher nur wenige, kleine publizierte Serien und kaum belastbare kontrollierte Studien zur Wirksamkeit der Methoden. Zu beachten ist, dass bei immunologisch induzierten Erkrankungen die extrakorporale Therapie nur als zusätzliche, potenziell rasch wirksame Maßnahme und nicht als alleinige Behandlung anzusehen ist.

Die folgenden Indikationen der Plasmapherese oder Immunadsorption können zurzeit als weitgehend gesichert gelten:

(1) **Antibasalmembran-Antikörper-positive, rasch progrediente Glomerulonephritis:** Goodpasture-Syndrom, besonders bei schwerem Verlauf und bei Lungenblutungen.

Geeignet: Plasmapherese.

(2) **Rasch progrediente Glomerulonephritis bei ANCA-assoziierter nekrotisierender Vaskulitis/mikroskopischer Polyangiitis:** Bei fortgeschrittener Nierenfunktionseinschränkung mit Serumkreatinin > 500 µmol/L (> 5,8 mg/dl) kann die zusätzliche Plasmapherese (7-malig) im Vergleich zur alleinigen i. v. Gabe von Methylprednisolon (3 × 1.000 mg) die renale Prognose verbessern, wobei in allen Fällen eine Basisbehandlung (z. B. mit Prednisolon und Cyclophosphamid) erfolgen muss.

Geeignet: Plasmapherese.

(3) **Myasthenia gravis,** besonders bei schweren und krisenhaften Verläufen. Die Entfernung des gegen den Acetylcholinrezeptor der Muskelendplatte gerichteten Autoantikörpers hat häufig einen prompten Effekt.

Geeignet: Plasmapherese, Immunadsorption.

(4) **Guillain-Barré-Syndrom:** Bei rascher Progredienz (< 1 Woche) und (drohender) Respiratorpflichtigkeit erscheint die Plasmaseparation als wirkungsvolle Therapieoption.

Geeignet: Plasmapherese, Immunadsorption.

(5) **Chronisch inflammatorische demyelinisierende Polyneuropathie** in therapierefraktären Fällen, gute Therapieeffekte in Einzelfallbeobachtungen.

Geeignet: Plasmapherese, Immunadsorption.

(6) **Hyperviskositätssyndrom:** Bei IgM- oder IgG-Paraproteinämie kann die Plasmapherese die Plasmaviskosität rasch senken. IgM-Paraproteine lassen sich aufgrund des hohen intravasalen Anteils besonders gut beeinflussen.

Geeignet: Plasmapherese.

(7) **Kryoglobulinämie** mit hoher Aktivität (hohe Kryoglobulintiter und rasche Verschlechterung der Organfunktion).

Geeignet: Plasmapherese.

(8) **Hämolytisch-urämisches Syndrom (HUS) und thrombotisch-thrombozytopenische Purpura (TTP).** Beim Erwachsenen ist die Plasmapherese mit gleichzeitiger Frischplasmasubstitution die Behandlung der Wahl bei HUS/TTP. Die TTP entsteht in der Mehrzahl der Fälle durch Mangel an oder Autoantikörper gegen eine Protease, die Von-Willebrand-Faktor-Multimere spaltet (ADAMTS13). Die Plasmapherese kann Autoantikörper entfernen; parallel kann hochvolumig Frischplasma infundiert werden, um die Protease zu substituieren. Beim atypischen HUS (ohne Durchfallerkrankung/E.coli-Infektion) steht die Substitution bestimmter Proteine der Komplementkaskade im Vordergrund. Das klassische HUS bei E.-coli-O157-Infektion spricht schlechter oder nicht an.

Geeignet: Plasmapherese.

(9) **Rheumatoide Arthritis.** Bei anderweitig therapierefraktären Verläufen im akuten Schub.

Geeignet: Immunadsorption.

Leberversagen

Im akuten Leberversagen kann eine extrakorporale Therapie als Überbrückungsbehandlung bis zur Leberregeneration oder -transplantation eingesetzt werden. Das Prinzip ist die Elimination sonst hepatisch ausgeschiedener Substanzen durch eine Kombination aus Hämodialyse und Hämoperfusion. Die Elimination eiweißgebundener Substanzen erfolgt entweder durch Plasmaperfusion (z. B. Prometheus-System®) oder durch Dialyse gegen eine Albuminlösung. Diese wird in einem separaten Flüssigkeitskreislauf über Adsorptionssäulen geleitet und so regeneriert (Molecular Adsorbents Recirculating System, MARS®).

Lipidstoffwechselstörungen

▶Kap. 25.5.

19.4.2 Nierentransplantation

19.4.2.1 Indikation

Grundsätzlich können nahezu alle Formen des chronischen Nierenversagens mit einer Nierentransplantation behandelt werden. Auch Grunderkrankungen wie die diabetische Nephropathie, deren Rekurrenz im Transplantat zu erwarten ist, stellen keine Kontraindikation dar, da das Wiederauftreten lange Zeiträume benötigt. Kontraindikationen zur Anmeldung auf die Warteliste zur Transplantation bestehen in nicht kurativ behandelten Malignomen und schweren kardiovaskulären Erkrankungen. Nicht sanierbare Infektionen und psychiatrische Krankheiten können ebenfalls einer Transplantation entgegenstehen. Etwa 30–40 % der Patienten mit terminaler Niereninsuffizienz sind für eine Nierentransplantation geeignet. Auch ältere Patienten (> 65 Jahre) können erfolgreich transplantiert werden; hier sind die vorbereitenden Untersuchungen allerdings besonders sorgfältig vorzunehmen. Etwa 20 % der Transplantationen werden als Lebendspende von Verwandten oder nahe stehenden Personen durchgeführt, die Mehrzahl nach postmortaler Organspende. Die durchschnittliche Wartezeit auf ein Organ liegt in Deutschland derzeit bei 5–7 Jahren.

19.4.2.2 Immunsuppression

Eine immunsuppressive Kombinationsbehandlung ist eine unverzichtbare Voraussetzung zur Nierentransplantation. Das Risiko einer Transplantatabstoßung ist unmittelbar perioperativ am größten und nimmt mit der Zeit ab. Etwa 6 Monate nach Transplantation wird bereits eine deutlich in Dosis und Wirksamkeit reduzierte Erhaltungstherapie durchgeführt. Viele Zentren beginnen mit einer Dreifachbehandlung aus Glukokortikoiden, einem Calcineurininhibitor (z.B. Ciclosporin, Tacrolimus) und einer antiproliferativen Substanz (Mycophenolsäurederivate, Azathioprin). Je nach immunologischem Risiko (vorimmunisierter Patient, schlechte HLA-Übereinstimmung) wird die Behandlung um eine Induktion (z.B. T-Zell-, IL-2-Rezeptor-Antikörper) erweitert. Risiken der Immunsuppression sind Infektionen (auch opportunistische Erreger) und Malignome, v.a. viral induzierte Malignome wie EBV-assoziierte Lymphome und Nichtmelanom-Hauttumoren. Daneben gibt es substanzspezifische Nebenwirkungen.

Folgende Therapeutika sind gebräuchlich:

(1) **Glukokortikoide** hemmen die Funktion antigenpräsentierender Zellen sowie die von T-Lymphozyten. Sie greifen an zahlreichen Stellen der Immunaktivierung ein und wirken sehr rasch.

(2) Die **Calcineurininhibitoren (CNI) Ciclosporin A** und **Tacrolimus** inhibieren direkt die Aktivierung von T-Lymphozyten. Aufgrund ihres engen therapeutischen Fensters müssen sie unter häufiger Blutspiegelkontrolle dosiert werden. Sie weisen zahlreiche Arzneimittelinteraktionen auf (Abbau über Cytochrom-P450-Isoenzym 3A4).

- Medikamente, die das Cytochrom-P450-Isoenzym hemmen und die CNI-Spiegel erhöhen: Kalziumantagonisten: Verapamil (CNI-Spiegelerhöhung um 300 %), Diltiazem (20–30 %), Nicardipin (200 %); Nifedipin und Nitrendipin haben keinen Einfluss. Antiinfektiöse Substanzen: Erythromycin (75–215 %), Clarithromycin, Ketoconazol (200–1.000 %), Itraconazol und Fluconazol. Grapefruitsaft.
- Medikamente, die die Cytochrom-P450-Aktivität induzieren und damit die CNI-Spiegel erniedrigen: Antikonvulsiva: Phenytoin, Phenobarbital, Carbamazepin. Antituberkulotika (Rifampicin).

(3) **Mycophenolsäurederivate** haben neben der Hauptwirkung auf die Aktivierung von T-Lymphozyten auch einen Hemmeffekt auf die B-Zellen.

(4) In der Induktionsphase perioperativ kommt je nach immunologischem Risiko der Transplantation als 4. Substanz ein **IL-2R-Rezeptor-Antagonist** oder zur T-Lymphozytenelimination ein T-Zell-Antikörper (**ATG®, Thymoglobuline®**) hinzu.

Ein *gebräuchliches Therapieschema* sieht wie folgt aus:

(1) Präoperative Gabe des IL-2-Rezeptor-Antikörpers **Basiliximab** (Simulect®) 20 mg i.v. innerhalb 2 h vor Transplantation, einmalige Wiederholung an Tag 4.

(2) **Methylprednisolon:** intraoperativ 500 mg i.v., 6 h postoperativ 250 mg i.v., 1. postop. Tag: 125 mg i.v., 2. postop. Tag: 90 mg p.o., 3. postop. Tag: 70 mg p.o. Dosisreduktion bis 20 mg am 12. postop. Tag, dann langsam auf die dauerhafte Erhaltungsdosis von 4 mg/d ab 6 Monaten nach Transplantation.

(3) Ab 6 h postoperativ Beginn mit **Tacrolimus** 2 × 0,1 mg/kg/d, Fortführung unter Blutspiegelkontrollen. Ziel-Plasmaspiegel für Tacrolimus: 8–13 ng/ml, ab Monat 3 5–10 ng/ml.

(4) **Mycophenolsäure** (Mycophenolat-Mofetil [MMF] 2 × 1.000 mg/d oder Mycophenolsäure 2 × 720 mg/d), Dosisreduktion bei Nebenwirkungen.

19.4.2.3 Akute Transplantatabstoßungsreaktion

Bei Ersttransplantation ist in 30 %, bei Zweittransplantation in 37 % mit einer Transplantatabstoßungsreaktion zu rechnen. Eine frühe akute Transplantatabstoßung (innerhalb der ersten beiden Monate) vermindert die Transplantatfunktionsrate nach 1 Jahr um 27 %. Zeichen der Transplantatabstoßungsreaktion sind Anstieg des Serumkreatinins, Rückgang der Diurese, Blutdruckanstieg, Anstieg duplexsonografischer Widerstandsparameter. Die klassischen Zeichen wie Fieber, Transplantatschmerz und -schwellung können wenig ausgeprägt sein oder fehlen.

Therapie

Therapie der akuten interstitiellen Transplantatabstoßungsreaktion: **Methylprednisolon** 500 mg/d i. v. über 3–5 Tage. Der Erfolg dieser Maßnahme beträgt 60–70 %. Bei Steroidresistenz (Serumkreatinin und Diurese bleiben unbeeinflusst) und in unklaren Fällen ist eine histologische Sicherung der persistierenden Abstoßung erforderlich (perkutane Nierenbiopsie), um die Indikationsstellung zur Behandlung mit T-Zell-Antikörpern und/oder Plasmapherese abzusichern. Risiko der Abstoßungstherapie ist die Begünstigung von Infektionen und Malignomen.

19.4.2.4 Organspende

Die Identität von Hirntod mit Tod des menschlichen Individuums ist weltweit nahezu generell anerkannt. In der Phase des „dissoziierten" irreversiblen Funktionsverlusts des Hirns gegenüber den übrigen Organen können ausreichend funktionstüchtige Transplantate entnommen werden.

Der Hirntod ist durch den irreversiblen Verlust der Großhirn- und Hirnstammfunktion und das Auftreten der folgenden Symptome gekennzeichnet:

(1) Bewusstlosigkeit (Koma),

(2) Ausfall der Spontanatmung,

(3) Ausfall von Hirnstammreflexen (Lichtstarre beider, wenigstens mittel-, meistens maximal weiten Pupillen, wobei keine Wirkung eines Mydriatikums vorliegen darf, Fehlen des okulozephalen Reflexes, Fehlen des Kornealreflexes, Fehlen von Reaktionen auf Schmerzreize im Trigeminusbereich, Fehlen des Pharyngeal-Tracheal-Reflexes).

Das Vorliegen aller dieser Befunde muss übereinstimmend von zwei Untersuchern festgestellt werden, die unabhängig von der Transplantations- oder Entnahmegruppe sind. Als wichtigste ergänzende Untersuchung dient das Null-Linien EEG über 30 min oder entsprechende Beobachtungszeiten.

Ursachen des dissoziierten Hirntods:

(1) **Primäre Ursachen:** Schädel-Hirn-Trauma, spontane intrakranielle Blutung, Hirninfarkt, primärer Hirntumor, akuter Verschlusshydrozephalus.

(2) **Sekundäre Ursachen:** Hypoxie, kardial bedingter Kreislaufstillstand, lang dauernder Schock.

Eine Organspende ist immer dann in Betracht zu ziehen, wenn

(1) die klinischen Zeichen des Hirntods sich andeuten,

(2) ein vorbestehender irreversibler Schaden des zu entnehmenden Organs ausgeschlossen werden kann,

(3) eine Übertragung von Krankheiten (Sepsis, Malignom) unwahrscheinlich ist (eine lokale oder behandelbare Infektion stellt keine Kontraindikation dar).

Das Lebensalter stellt keine Grenze für die Organspende dar.

19.5 Diabetische Nephropathie und hypertensive Nierenschäden

19.5.1 Diabetische Nephropathie (DN)

Definition Chronisch-progrediente Nierenerkrankung bei Diabetes mellitus (DM) Typ 1 oder 2 bei Ausschluss sonstiger, diabetesunabhängiger Ursachen. In der Regel bestehen eine persistierende Proteinurie (> 0,5 g/d) und eine arterielle Hypertonie. Das Vorliegen einer diabetischen Retinopathie und/oder Neuropathie spricht sehr für die diabetische Genese einer Nierenfunktionsstörung, gerade beim Typ 2 kommt die Nierenschädigung aber auch ohne die anderen mikrovaskulären Veränderungen vor. Typischerweise manifestiert sich die DN beim DM Typ 1 nach > 10–15 Jahren, beim DM Typ 2 sehr unterschiedlich, mitunter bereits 3–5 Jahre nach Diagnosestellung. Risikofaktoren: genetische Disposition, unzureichende Stoffwechselkontrolle, Hypertonie, Nikotinabusus.

Ätiologie und Pathogenese Die Pathogenese ist multifaktoriell. Relevant sind die glomeruläre Hyperfiltration und die Wirkung des profibrotischen Angiotensin II, die zu den mehr vaskulären Veränderungen (Glomerulosklerose) führen, daneben die stoffwechselbedingten Funktionsänderungen der mesangialen Zellen (Expansion, Schädigung) und der Podozyten (Strukturänderung der glomerulären Basalmembran). Entscheidende intervenierbare Pathogenesefaktoren sind Blutdruck und Stoffwechsellage.

Klinik In der Frühphase ist eine konstante Mikroalbuminurie (30–300 mg Albumin/d oder Albumin-Kreatinin-Quotient > 30 mg/g Kreatinin) nachweisbar. Vor Entwicklung der Niereninsuffizienz wird das klinische Bild wesentlich durch extrarenale Symptome des diabetischen Spätsyndroms (Vaskulopathie, Neuropathie, diabetisches Fußsyndrom, Retinopathie, Gastroenteropathie) bestimmt, die Nephropathie ist häufig lange asymptomatisch. Bei GFR-Bestimmung in frühen Phasen der Erkrankung findet sich die typische Hyperfiltration, eine prognostisch ungünstige Veränderung. Bei DM Typ 2 kommt es mit zunehmender Nierenfunktionsverschlechterung oft temporär zur Verbesserung der diabetischen Stoffwechselsituation aufgrund einer Verminderung des renalen Insulinkatabolismus.

Mitunter entwickelt sich bei der DN ein nephrotisches Syndrom, das dann klinisch führend wird. Eine Indikation zur Nierenbiopsie besteht fast nur bei Hinweis auf andere Nierenkrankheiten, z. B. bei inadäquat kurzer Verlaufszeit, Fehlen anderer Organmanifestationen des diabetischen Spätsyndroms oder einem aktiven Urinsediment. Eine Mikrohämaturie findet sich bei DN in 30 %, ist jedoch nichtglomerulärer Genese. Der Nachweis von > 5 % Akanthozyten unter den Urinerythrozyten spricht für eine diabetesunabhängige glomeruläre Erkrankung und sollte bioptisch geklärt werden. Bei bis zu 30 % der Patienten mit DM Typ 2 beruht die Niereninsuffizienz zumindest teilweise auf diabetesunabhängigen Ursachen.

Therapie

(1) Für Entwicklung und Fortschreiten der DN sind die Ausprägung der arteriellen Hypertonie und die Hyperglykämie entscheidend.

> **! WICHTIG**
> Der Blutdruck ist auf Zielwerte < 140/90 mmHg einzustellen. Liegt bereits eine Albuminurie vor, sollten Werte < 130/80 mmHg angestrebt werden.

(2) Bei proteinurischen Erkrankungen sind Angiotensinhemmstoffe bei gleicher Blutdrucksenkung in ihrer Wirkung auf die Nierenfunktion anderen Antihypertensiva überle-

gen. In klinischen Studien wurde dies für *DM Typ 1* für **ACE-Hemmer** belegt, für *DM Typ 2* für **AT_1-Rezeptorantagonisten.** Eine Gleichwertigkeit beider Prinzipien für beide Diabetestypen ist anzunehmen. Obwohl hierdurch eine weitergehende Reduktion einer Proteinurie erreicht werden kann, ist die Kombination von ACE-Hemmern mit AT_1-Rezeptorantagonisten (ONTARGET-Studie) oder die Kombination eines Angiotensinhemmstoffs mit dem direkten Renininhibitor Aliskiren (ALTITUDE-Studie) nicht vorteilhaft.

(3) Auch normotensive Diabetiker mit und ohne Mikroalbuminurie profitieren von einer Angiotensinhemmung, soweit der Blutdruck dies erlaubt (BENEDICT- und ROADMAP-Studien).

(4) Normnahe Stoffwechselkontrolle kann in den Frühstadien die Hyperfiltration reduzieren, die Entwicklung und das Fortschreiten einer Mikroalbuminurie und Nierenfunktionsstörung bremsen. Eine sehr strikte Blutzuckereinstellung wurde jedoch in den vergangenen Jahren als risikobehaftet erkannt, besonders bei Patienten mit begleitender Makroangiopathie (ACCORD-Studie). Gerade bei Nierenfunktionsstörungen ist das Hypoglykämierisiko erhöht (verlängerte Insulin-HWZ). Anzustreben ist ein HbA_{1c} von ≤ 7,0 %.

(5) Gegenüber anderen blutzuckersenkenden Medikamenten führt der SGLT2-Inhibitor **Empagliflozin** zu einer zusätzlichen Progressionsverzögerung der Nephropathie. Die Substanz kann bis zu einer GFR von 45 ml/min eingesetzt werden. Sie entfaltet ihre Wirkung am ehesten durch eine Änderung der glomerulären Hämodynamik, verbunden mit einer leichten diuretischen Wirkung und einem blutdrucksenkenden Effekt.

(6) Raucherentwöhnung anstreben, da der Nikotinabusus einen relevanten zusätzlichen vaskulären Risikofaktor darstellt und die Progression der diabetischen Nephropathie fördert.

(7) Eine hohe diätetische Zufuhr von tierischen Proteinen begünstigt die glomeruläre Hyperfiltration. Eine relevante protektive Wirkung einer strengen Proteinrestriktion konnte jedoch in Studien nicht gesichert werden. Möglicherweise ist dieser Aspekt bei optimaler Stoffwechsel- und Blutdruckkontrolle sowie Angiotensinhemmung kaum noch relevant. Empfohlen wird eine moderate Proteinzufuhr von 0,8 g/kg/d.

(8) Die Indikation zur Nierenersatztherapie in der Terminalphase der DN wird wie bei anderen Nierenerkrankungen spätestens bei Eintritt von urämischen Symptomen gestellt und dadurch beim Diabetiker häufig schon bei GFR-Werten von um 10 ml/min erforderlich.

19.5.2 Hypertensive Nierenschädigung

Definition Die chronische, progrediente Nierenschädigung durch arterielle Hypertonie gehört zu den häufigsten Ursachen der terminalen Niereninsuffizienz, ihre Prävalenz nimmt zu. Infolge chronischer arterieller Hypertonie bilden sich zwei Schädigungsmuster: vaskuläre Druckschäden im Sinne einer Hypertrophie von Intima und Media renaler Arterien und Arteriolen sowie parallel die ischämische glomeruläre Läsion, eine schwere Glomerulosklerose.

Ätiologie und Pathogenese Entscheidend für die Ausbildung der Veränderungen ist der systemarterielle Blutdruck. Hinzu kommen bedeutsame genetische Faktoren, die bestimmte Individuen und Rassen (z. B. Schwarzafrikaner) besonders empfänglich für die Veränderungen machen. Es besteht eine relativ gute Beziehung zwischen renalen Veränderungen und Dauer bzw. Schwere des Hochdrucks. Die druckbedingte Nephrosklerose weist Ähnlichkeiten mit dem diabetischen Schädigungsmuster auf. Der Verlauf ist langsam, über Jahre progredient.

Klinik Die klinische Präsentation ist unspezifisch. Bei den Patienten besteht eine langjährige arterielle Hypertonie sowie eine schleichende Verschlechterung der Nierenfunktion.

Häufig besteht eine Mikroalbuminurie oder eine mittelgradige Proteinurie, selten ein nephrotisches Syndrom. Sonografisch finden sich bei bereits eingeschränkter GFR eher kleine Nieren mit bereits verschmälertem Parenchymsaum. Diagnostisch wichtig ist der Nachweis nichtrenaler Hochdruckfolgeschäden: Die hypertensive Nephrosklerose tritt in hoher Konkordanz mit der linksventrikulären Hypertrophie und ggf. mit hypertensiven Augenhintergrundveränderungen auf. Eine Nierenbiopsie ist i. d. R. nicht angezeigt und wird nur in unklaren Fällen vorgenommen. Differenzialdiagnostisch muss die Nierenfunktionsverschlechterung bei höhergradiger Nierenarterienstenose abgegrenzt werden, die mit der gleichen Klinik (Hypertonie, Kreatininanstieg, unauffälliges Sediment) einhergeht. Außerdem sind entzündlich-glomeruläre Krankheiten (aktives Sediment!) und interstitielle Nierenkrankheiten (tubuläres, kleinmolekulares Proteinuriemuster!) abzugrenzen. Aufgrund der potenziell unterschiedlichen Therapie ist die duplexsonografische Diagnostik der Nierenarterien erforderlich.

Therapie

Die Progression einer hypertensiven Nierenläsion wird durch Senkung und Kontrolle des Blutdrucks verzögert.

Folgende Therapieprinzipien sind anerkannt:

(1) Ähnlich der Vorgehensweise bei DN werden normnahe Blutdruckwerte angestrebt. Dabei ist der Zielblutdruck bei dieser Erkrankung nicht gut durch adäquate Studien belegt. Eine Drucksenkung auf Werte < 140/90 mmHg ist möglicherweise ausreichend. Wichtiger scheint die kontinuierliche Erreichung dieses Ziels zu sein. Es gibt Hinweise, dass kurzzeitige Druckanstiege zu einer erheblichen und dauerhaften Nierenfunktionsverschlechterung beitragen können. Eine Subgruppenanalyse der SPRINT-Studie zeigt keine Vorteile einer Blutdrucksenkung < 120 mmHg systolisch, wenn eingangs bereits eine GFR-Einschränkung besteht.

(2) Bei proteinurischen Formen ist die Verwendung von AT_1-Rezeptorantagonisten der gleich starken Blutdrucksenkung mit anderen Medikamenten überlegen. Im Analogieschluss, jedoch ohne wissenschaftliche Evidenz, werden auch nichtproteinurische Patienten mit hypertensiver Nephropathie präferenziell mit ACE-Hemmern oder AT_1-Rezeptorantagonisten behandelt.

(3) Die erfolgreiche Angioplastie einer hämodynamisch relevanten Nierenarterienstenose kann eine hierdurch bedingte Nierenfunktionsverschlechterung bessern. Die Indikationsstellung muss jedoch das periprozedurale Risiko in Betracht ziehen und bedarf einer differenzierten Einzelfallentscheidung. Der morphologische Nachweis einer Stenose allein sollte auch bei Hypertonie nicht zu einer Angioplastie führen. Bei höhergradiger Stenose mit duplexsonografisch eindeutiger hämodynamischer Relevanz und begleitender Nierenfunktionseinschränkung kommt sie in Betracht.

19.6 Glomerulonephritis (GN)

Definition Entzündliche Erkrankung der Glomeruli unterschiedlicher Ätiologie, gekennzeichnet durch Schädigung der Filtrationsfunktion (Proteinurie), der Entgiftungsleistung (Verminderung der GFR, Kreatininanstieg, Natrium- und Wasserretention) und glomeruläres Sediment (Hämaturie, Akanthozyten, Erythrozytenzylinder), wobei die Symptome einzeln oder gemeinsam auftreten können.

Ätiologie und Pathogenese Zahlreiche Auslöser sind bekannt. Meist handelt es sich um antigene Substanzen, die exogenen (Bakterien, Viren, Medikamente) oder endogenen (Autoimmunerkrankungen, Malignome) Ursprungs sein können. Mitunter kann die glomeruläre Einheit selbst das Antigen für eine Autoimmunreaktion liefern (Goodpasture-Syndrom). Die Immunreaktion spielt sich entweder direkt im Glomerulus ab oder ihre Produkte (Immunkomplexe, Zytokine, Complement) werden im glomerulären Filter wirksam. Der immunologisch bedingten Schädigung von Glomerulusbestandteilen kann eine glomeruläre Reaktion (Proliferation, Matrixbildung) folgen.

Man unterscheidet:

(1) **GN mit bekanntem Antigen:** Streptokokken, Staphylokokken, Pneumokokken, Treponema pallidum, Plasmodium falciparum, Toxoplasmose, Hepatitis B/C, Penicillamin, Gold- und Quecksilberpräparate, Vakzine, maligne Tumoren.

(2) **GN ohne bekannte Ursache:** Minimal-Change-GN, idiopathische GN.

(3) **GN bei Systemerkrankungen:** SLE, Panarteriitis nodosa, Sklerodermie, Purpura Schoenlein-Henoch, ANCA-assoziierte Vaskulitis, Goodpasture-Syndrom.

19

Klinik und Diagnostik Zwischen Ätiologie, (Immun-)Pathogenese, feinstruktureller Morphologie und Klinik der GN besteht keine feste Beziehung: Zum Beispiel können Streptokokken eine exsudativ-proliferative GN, eine mesangial-proliferative GN oder eine intra-/extrakapillär-proliferative GN auslösen. Praktisch sinnvoll ist die Einteilung in 4 klinische Verlaufsklassen, die bestimmte „Vorzugsbeziehungen" zur jeweiligen histologischen Veränderung aufweisen (▶ Tab. 19.8).

Tab. 19.8 Vorzugsbeziehungen zwischen klinischem Verlauf und Histologie bei Glomerulonephritis (GN)

Klinik	Histologie
Akute GN	Exsudativ-proliferative GN
Rasch progrediente GN	Intra-/extrakapillär proliferative GN mit Halbmondbildung Renale Vaskulitis
Nephritische GN	Mesangioproliferative GN IgA-Nephritis Membranoproliferative GN
Nephrotisches Syndrom	Minimal-Change-GN Membranöse GN Fokal-sklerosierende GN

Letztlich wird in vielen Fällen eine bioptische Diagnosesicherung erfolgen müssen, sofern die histologische Diagnose eine therapeutische Konsequenz erwarten lässt oder eine prognostische Einschätzung erlaubt.

Indikationen zur Nierenbiopsie sind

(1) nephrotisches Syndrom,

(2) rasche Verschlechterung der Nierenfunktion unklarer Genese (z. B. rasch progrediente Glomerulonephritis),

(3) akute Niereninsuffizienz unklarer Genese,

(4) Systemerkrankung (z. B. SLE) mit V. a. renale Beteiligung,

(5) prognostische Aussage z. B. bei rezidivierender Hämaturie, nichtnephrotischer Proteinurie (z. B. Berufswahl, als diagnostischer Schlussstrich zur Vermeidung einer Vielzahl weiterer belastender Untersuchungen).

19.6.1 Akute Glomerulonephritis

Definition Plötzlich einsetzende glomeruläre Nierenerkrankung mit dem Bild des akuten nephritischen Syndroms, d.h. mit unterschiedlich ausgeprägter Hämaturie, Proteinurie, Nierenfunktionseinschränkung, Natrium-Wasser-Retention, Blutdruckerhöhung, z.T. auch Oligurie.

Die akute GN tritt überwiegend infektionsbegleitend auf, bevorzugt nach Streptokokkeninfektionen. Es kommen jedoch auch zahlreiche andere Erreger infrage, z.B. Bakterien (Pneumokokken, Klebsiellen, Staphylokokken, Meningokokken u.a.), Viren (Varizellen, Mumps, Masern, infektiöse Mononukleose, Hepatitis B, Cytomegalie u.a.), Protozoen (Malaria, Toxoplasmose, Trichinose) und Pilze (Histoplasmose). Histologisch findet sich meist das Bild der exsudativ-proliferativen GN.

19.6.1.1 Akute Poststreptokokken-GN

Ätiologie und Pathogenese Die akute Poststreptokokken-GN ist die klassische Variante der postinfektiösen Immunkomplex-GN. Aufgrund der adäquaten Antibiotikatherapie bei Streptokokkeninfektionen wird sie heute nur noch selten beobachtet. Sie wird durch bestimmte „nephritogene" β-hämolysierende A-Streptokokken (Serotyp 1, 4, 12 oder 49) ausgelöst, die endemisch oder sporadisch auftreten können. Die GN folgt folgenden Infektionen: Angina tonsillaris, seltener Sinusitis, Pharyngitis, Otitis media, Scharlach, Erysipel oder anderen Hautinfekten. Die nephritogenen Bakterien induzieren eine Antikörperantwort sowie eine Antigen-Antikörper-Komplexbildung. Nach Ablagerung dieser Immunkomplexe im glomerulären Filter kommt es zur lokalen Inflammation, zur klassischen Aktivierung des Komplementsystems (Labor: niedrige Komplementkonzentrationen) und hierdurch zur glomerulären Schädigung.

Klinik Postpharyngitische Nierenerkrankung mit 1- bis 4-wöchiger Latenz zwischen Infektion und akuter GN. Neben allgemeinem Krankheitsgefühl, evtl. Kopf- und Lendenschmerzen finden sich ein Abfall der GFR (meist < 50 %) und ein Kreatininanstieg. Oligurische Verläufe sind möglich. Typisch sind das aktive Sediment, Mikro-/ Makrohämaturie mit Akanthozyten, mäßige Leukozyturie und Zylinder. Eine Proteinurie kann vorkommen, jedoch sehr selten in nephrotischer Größenordnung. Die Natrium-Wasser-Retention führt zu Ödembildung, Hypertonie sowie Suppression des Renin-Angiotensin-Aldosteron-Systems (RAAS; **cave:** Hyperkaliämieneigung und hyperchlorämische Azidose), mitunter zur Linksherzinsuffizienz mit Lungenstauung. Im Labor finden sich erhöhte Retentionsparameter, hohe BSG, Hypoproteinämie, Antistreptolysintiter in ca. 50 % (Maximum 3–4 Wochen nach Infekt); erhöhter Anti-Streptokokken-DNAse-Titer. Letztere Immunphänomene bleiben jedoch nach Streptokokkenkontakt lange erhöht und sind daher unspezifisch. Eher hilft die obligate Komplementerniedrigung (C3, CH50) bei Poststreptokokken-GN diagnostisch weiter.

Differenzialdiagnose Abzugrenzen sind

(1) rasch progrediente GN (Autoimmunmarker, Verlauf, ggf. Histologie),

(2) akute interstitielle Nephritis (tubuläres Proteinuriemuster, fehlende Akanthozyten),

(3) akutes Nierenversagen nichtimmunologischer Genese (fehlende Immunphänomene).

Prognose Die Prognose der Poststreptokokken-GN bei Kindern ist gut, sie heilt in > 90 % der Fälle aus. Beim Erwachsenen trifft dies für die exsudativ-proliferative Poststreptokokken-GN ebenfalls zu. Hier kommt es jedoch, v.a. bei der sporadischen Form, in < 10 % zur rasch progredienten GN mit extrakapillärer Proliferation und Fortschreiten zur terminalen Niereninsuffizienz. In weiteren ca. 14 % der Verläufe treten später (bis zu 10 Jahre) nach unvollständiger Remission wieder Proteinurie, Hypertonie und Nierenfunktionseinschränkung auf, wahrscheinlich sind dies die Krankheitsverläufe mit histologisch mesangial-proliferativer GN. Glomerulonephritiden in Assoziation zu anderen Infektionen heilen ebenfalls mehrheitlich nach Sanierung der Infektion ab, weisen bei Erwachsenen jedoch in Einzelfällen eine weniger günstige Langzeitprognose auf. Prognostisch ungünstig ist das Auftreten eines nephrotischen Syndroms zu Beginn der postinfektiösen GN. Bei Erwachsenen sind daher jährliche nephrologische Verlaufskontrollen angezeigt.

Therapie

Die Abheilung der Nierenveränderungen lässt sich durch medikamentöse Maßnahmen nicht nachweislich beeinflussen. Auch die Elimination des Streptokokkenantigens hat keinen gesicherten Einfluss auf den weiteren Krankheitsverlauf. Diät und Medikamente werden deshalb zur Behandlung von Komplikationen und zur Prophylaxe eingesetzt.

Allgemeine Maßnahmen

(1) Im akuten Stadium *(Bett-)Ruhe,* besonders wenn Ödeme, Hochdruck, Oligurie und Urämie vorhanden sind. Darüber hinaus hat eine strenge, prolongiert durchgeführte Bettruhe keinen Einfluss auf die Prognose der akuten Poststreptokokken-GN. Schulbesuch und körperlich leichte Berufstätigkeit sind nach der Akutphase wieder möglich. Vermeidung von Durchnässung, Abkühlung und körperlicher Erschöpfung.

(2) *Flüssigkeitsrestriktion:* nur bei Oligurie. Tägliche Flüssigkeitszufuhr = 800 ml + Summe der Ausscheidung vom Vortag.

(3) *Kochsalzrestriktion* < 6 g/d bei schwerer Hypertonie, ausgeprägten Ödemen und Oligurie. Die Kochsalzrestriktion genügt oft zur Ausschwemmung der Ödeme.

(4) *Eiweißrestriktion* < 0,5 g/kg und Tag nur bei Oligurie und Urämie sinnvoll. Lockerung der Restriktion parallel zur Besserung der Nierenfunktion.

(5) *Kaliumzufuhr:* Obst, Fruchtsäfte u. a. kaliumreiche Nahrungsmittel sind bei Hyperkaliämie einzuschränken.

(6) *Ernährung:* eher kalorienreiche Normalkost. Überwiegend Kohlenhydrate und Fette, um Katabolie zu vermeiden.

(7) *Dialysebehandlung* nur bei nicht beherrschbarer Überwässerung, Hyperkaliämie oder erheblicher Retention (z. B. Kreatinin > 700 µmol/L [> ca. 8 mg/dl]).

Pharmakotherapie

(1) Da sich überraschend häufig auch nach der typischen Latenzzeit zwischen akuter Infektion und GN noch Streptokokken in Rachenabstrichen finden, wird grundsätzlich eine möglichst frühzeitige **Penicillinbehandlung** empfohlen, auch um eine Infektion der Umgebung mit nephritogenen Streptokokken zu verhindern. Depot-Penicillin G 800 000–1.000.000 E/d i. m. oder Phenoxymethylpenicillin 1–1,2 Mio. E/d p. o. über 10 Tage.

Bei **Penicillinallergie** erfolgt die Behandlung mit einem anderen streptokokkenwirksamen Antibiotikum, z. B. mit **Cephalosporinen, Clarithromycin** (▶ Kap. 9.1.3).

(2) Zusätzlich zur Kochsalzrestriktion **bedarfsweise Diuretika** (▶ Kap. 8), wenn Ödeme und eine Hypertonie vorliegen. Geeignet sind die stark wirksamen **Schleifendiuretika** (Furosemid, Torasemid, Piretanid). Dosierung unter Berücksichtigung der Nierenfunktion.

(3) Antihypertensive Behandlung (▶ Kap. 15.1.1).

(4) Steroide und zytotoxische Substanzen sind bei der Poststreptokokken-GN mit und ohne nephrotisches Syndrom wirkungslos. Lediglich in Ausnahmefällen, bei rasch progredienter Verlaufsform des Erwachsenen kann ein Therapieversuch mit Prednisolon (z. B. 1 mg/kg KG tgl., dann absteigende Dosis) erfolgen (▶ Kap. 19.6.4).

Herdsanierung

Die Tonsillektomie (oder auch die Beseitigung einer chronischen Sinusitis oder Otitis) wird zur Vermeidung von Infektrezidiven durchgeführt. Allerdings hat diese Maßnahme keinen darüber hinausgehenden Einfluss auf den Verlauf der GN. Die Herdbeseitigung sollte nur bei eindeutiger Indikation (nachgewiesene Eiterherde in Tonsillen oder Nebenhöhlen) 4–6 Wochen nach Abklingen der akuten Symptome und unter Penicillinschutz (1–3 Mio. E/d, ab 1 Tag vor OP über ca. 8 Tage) durchgeführt werden.

19.6.1.2 Andere postinfektiöse Nierenerkrankungen

Im Anschluss an eine Reihe von nicht durch Streptokokken hervorgerufenen Infektionen kann es zur akuten GN mit meist milder klinischer Symptomatik kommen. In den meisten Fällen heilt die Nierenerkrankung spontan aus und hat keine Tendenz zur Progression. Differenzialdiagnostisch ist eine akute interstitielle Nephritis abzugrenzen, die ebenfalls im Rahmen einer Vielzahl dieser Infektionen auftreten kann (▶ Kap. 19.8.1). Therapeutisch unterscheiden sich die Maßnahmen nicht von denen bei Poststreptokokken-GN, lediglich auf eine antibiotische Behandlung wird verzichtet. Abhängig vom klinischen Verlauf kann eine kurzzeitige Steroidbehandlung (1–3 Wochen) erfolgen, um das Abklingen der Entzündung zu beschleunigen und die Ausbildung interstitieller Fibrosierung zu vermeiden. Allerdings fehlt hierfür die Evidenz aus systematischen klinischen Studien.

19.6.2 Rasch progrediente GN (RPGN)

Definition Rasch fortschreitende, oft oligo-/anurische glomeruläre Nierenerkrankung mit nephritischem Sediment und Proteinurie (meist nichtnephrotisch), die innerhalb von Wochen bis Monaten zur terminalen Niereninsuffizienz führt (GFR-Abfall > 50 % innerhalb von 3 Monaten). Histologisch findet sich vorwiegend eine intra- und extrakapillär-proliferative GN mit Halbmondbildung.

> **! WICHTIG**
> Der rasche Therapiebeginn bei RPGN ist entscheidend für die renale Prognose!

Ätiologie und Pathogenese Immunpathogenetisch lassen sich 3 Formen unterscheiden (▶ Tab. 19.9):

(1) Anti-Basalmembran-RPGN

(2) Immunkomplex-RPGN

(3) RPGN ohne Immundepots

Tab. 19.9 Immunpathogenetische Klassifikation der RPGN

Klassifikation	Häufigkeit
Anti-Basalmembran-RPGN • Mit Lungenblutung (Goodpasture-Syndrom) • Ohne Lungenblutung	12 %
Immunkomplex-RPGN • Postinfektiös (Streptokokken, Weichteilabszesse etc.) • Vaskulitis (SLE, Purpura Schoenlein-Henoch, Kryoglobulinämie) • Primäre GN (IgA-Nephritis, membranoproliferative GN, idiopathisch)	42 %
RPGN ohne histologische Immunablagerungen (pauci immun) • ANCA-assoziiert (granulomatöse Polyangiitis, mikroskopische Polyangiitis) • Hypersensitivitätsvaskulitis • Panarteriitis nodosa • Idiopathisch (?)	44 %

Differenzialdiagnose Folgende Erkrankungen können klinisch mit einer raschen Nierenfunktionsverschlechterung wie bei einer RPGN verlaufen: akute GN, akute interstitielle Nephritis, thrombotische Mikroangiopathie mit Nierenbeteiligung, renale Krise bei Sklerodermie, akute Nierenvenenthrombose.

In der Regel ist zur Klärung eine Nierenbiopsie erforderlich. Erkrankungen, die ebenfalls mit Hämoptoe und Nierenbeteiligung einhergehen: SLE, Purpura Schoenlein-Henoch, essenzielle Kryoglobulinämie, Nierenvenenthrombose mit Lungenembolie, Herzinsuffizienz bei Urämie.

19.6.2.1 Anti-Basalmembran-RPGN

19

Klinik Die Anti-GBM-RPGN verläuft mit Hämaturie, Proteinurie und rascher Nierenfunktionsverschlechterung. Klinisch imponieren Krankheitsgefühl, Müdigkeit, Ödeme. In etwa 70 % kommen Lungenblutungen dazu, häufiger bei jungen Männern. Die Trias Lungenblutungen, RPGN und antiglomeruläre Basalmembranantikörper (GBM-Antikörper) wird als Goodpasture-Syndrom bezeichnet. Respiratorische Infekte, Rauchen oder Inhalation von Kohlenwasserstoffen sind Risikofaktoren für die Lungenbeteiligung. Diese beginnt meist mit Bluthusten (blutig tingiertes Sputum bis massive Hämoptoe) und Atemnot. Die Erkrankung kann auch mit den Zeichen der Niereninsuffizienz beginnen, und das pulmorenale Syndrom kommt später hinzu. Außerdem besteht meist eine ausgeprägte Anämie, die sich durch Hämoptoe und Niereninsuffizienz nicht ausreichend erklären lässt. Röntgenologisch finden sich in der Lunge feine, milchglasartige Eintrübungen bis zu grobfleckigen, unscharf begrenzten, teilweise konfluierenden Herden. Die Veränderungen können vollkommen verschwinden und dann überraschend schnell wieder auftreten. Die GN ist, von seltenen Ausnahmen abgesehen, rasch progredient und führt unbehandelt innerhalb eines Jahres zur terminalen Niereninsuffizienz.

Diagnostische Hinweise Die Diagnose des Goodpasture-Syndroms wird durch das Vorhandensein der Trias Lungenblutungen, Glomerulonephritis und GBM-Antikörper gestellt. Die GBM-Autoantikörper lassen sich zuverlässig im Serum (ELISA) nachweisen. Typisch ist ferner die lineare Immunfluoreszenz in der Nierenbiopsie durch IgG-Ablagerung an der Basalmembran. Diagnostisch bedeutsam ist außerdem die Bestimmung von ANCA, ANA, Anti-DNS und Kryoglobulinen. Bis zu 30 % der Patienten mit Goodpasture-Syndrom weisen auch ANCA auf. Diese Patienten haben einen tendenziell günstigeren Verlauf der RPGN, neigen jedoch zu Rezidiven, die sonst bei Anti-GBM-RPGN ungewöhnlich sind.

Therapie

Die Prognose ist ohne Behandlung sehr ernst, leichte Verläufe sind selten. Der rasche Therapiebeginn ist entscheidend für die renale Prognose. Die Therapie der Wahl besteht aus Entfernung der auslösenden Autoantikörper durch **Plasmapherese** sowie einer **Immunsuppression** mit (Methyl-)Prednisolon und Cyclophosphamid. Der Zusatznutzen der Plasmapherese gegenüber einer alleinigen Immunsuppression wird durch einige unkontrollierte Studien sowie eine kleine randomisierte Untersuchung an 17 Patienten belegt. Durch Plasmapherese verbesserte sich der Anteil dauerhaft dialysepflichtiger Patienten von 66 auf 25 %. Auch bei initial bereits vorliegender Oligurie oder Kreatininwerten > 575 µmol/L (> 6,5 mg/dl) und bei bereits bestehender Dialysepflicht ist die Plasmapherese noch sinnvoll.

Es empfiehlt sich folgendes therapeutische Vorgehen:

(1) **Methylprednisolonstoßbehandlung:** 500–1.000 mg/d i. v. über 3–5 Tage, dann Prednisolon 1 mg/kg KG tgl. p. o. in absteigender Dosis über 3–6 Monate.

(2) Die orale **Cyclophosphamid-Behandlung** (2 mg/kg tgl. p. o. über mindestens 8 Wochen, in Abhängigkeit von der Krankheitsaktivität über 3(–6) Monate) ist heute überwiegend durch die weniger toxische intermittierende intravenöse Cyclophosphamidgabe analog der Behandlung des SLE ersetzt (0,75–1 g/m^2 i. v. für 6 Zyklen im 4-wöchigem Abstand). Begleitend sollte eine Pneumocystis-Prophylaxe mit Trimethoprim-Sulfamethoxazol 3 × 960 mg/Woche erfolgen.

(3) **Plasmapherese** gegen Albumin (bei Blutungsgefahr, z. B. nach Nierenbiopsie, auch gegen Frischplasma), 1- bis 1,5-mal Plasmavolumenaustausch pro Sitzung täglich oder jeden 2. Tag über mindestens 2 Wochen. Das Plasmavolumen (Liter) kann nach der Formel (0,065 × Körpergewicht) × (1–Hkt) abgeschätzt werden. Nach 2 Wochen Entscheidung über die Fortführung der Plasmaseparation anhand des klinischen Verlaufs und der Anti-GBM-Titer.

Grundsätzlich verläuft die Anti-GBM-RPGN selbstlimitiert. Die Autoantikörper verschwinden im Mittel nach 11 Monaten auch ohne Behandlung, Rezidive sind selten. Eine dauerhafte Immunsuppression wie bei der ANCA-assoziierten RPGN ist nicht indiziert. Bei Nichtansprechen und dialysepflichtiger Niereninsuffizienz ist von einem irreversiblen Strukturschaden der Nieren auszugehen und die Immunsuppression zu limitieren, sofern die pulmonale Situation dies erlaubt.

19.6.2.2 Immunkomplexbedingte RPGN

Die schweren Verlaufsformen der postinfektiösen Glomerulonephritiden haben im Vergleich zu den vaskulitischen Systemerkrankungen eine eher günstige Prognose (Spontanheilung 50 %, partielle Heilung 18 %). Bei den übrigen immunkomplexbedingten RPGN-Formen (z. B. SLE, Purpura Schoenlein-Henoch) kommt zur rasch progredienten GN die Klinik der jeweiligen Grunderkrankung hinzu, der renale Verlauf kann jedoch sehr gleichartig sein.

Therapie

Bei der postinfektiösen RPGN ist die entscheidende therapeutische Maßnahme die Elimination des Infektionsherds (z. B. Entfernen eines infizierten ventrikuloatrialen Shunts, Spaltung eines Abszesses, antibiotische Behandlung einer Endokarditis). Wenn sich ein solcher Herd nicht nachweisen lässt, Behandlung wie bei den lupusinduzierten oder vaskulitischen Formen: Immunsuppression mit **Kortikosteroiden** und **Cyclophosphamid** (▶ Kap. 19.6.2.3).

19.6.2.3 RPGN ohne Immundepots, ANCA-assoziierte Vaskulitiden

Der größte Anteil der RPGN ohne Immundepots ist durch den Nachweis von ANCA gekennzeichnet. Die renale Symptomatik entspricht der von anderen Formen der RPGN mit Beginn häufig im Anschluss an respiratorische oder grippale Infekte. Allgemeines Krankheitsgefühl, evtl. Lendenschmerzen, Hämaturie, Proteinurie, Bluthochdruck (oft mit Augenhintergrundveränderungen!), rascher Anstieg harnpflichtiger Substanzen, Zeichen von Überwässerung (Gewichtszunahme, Ödeme, Flüssigkeitslunge) und Urämie. Der Beginn kann dem bei akuter GN vergleichbar sein, in vielen Fällen beginnt das Krankheitsbild aber auch eher schleichend. Bei RPGN findet sich wesentlich häufiger eine Oligo-Anurie als bei akuter GN. Hinzu kommen sehr häufig die systemischen Manifestationen der vaskulitischen Krankheitsbilder.

Therapie

In der Regel besteht die Behandlung der RPGN ohne Immundepots, mehrheitlich ANCA-assoziiert, initial in einer Steroidstoßtherapie und gleichzeitiger Cyclophosphamidgabe. Die ursprünglich sehr schlechte Prognose (Mortalität 90 % innerhalb von 2 Jahren) ließ sich hierdurch deutlich verbessern. In der Regel schließt sich der Induktionsbehandlung (3–6 Monate) eine längere (12–18 Monate ab Remission) oder dauerhafte Erhaltungstherapie an. Ursprünglich wurde die kontinuierliche orale Cyclophosphamidtherapie als Standard angesehen. Aufgrund der positiven Erfahrungen bei der Lupusnephritis wird vielfach zur Limitierung von Maximaldosis und Toxizität eine i. v. Cyclophosphamid-Pulstherapie angewandt. Eine randomisierte kontrollierte Studie (EUVAS-Studie) erbrachte Gleichwertigkeit der oralen und i. v. Applikationsform hinsichtlich der Remissionsinduktion bei geringerer Toxizität der Pulstherapie. Die Erfahrung zeigt, dass im Einzelfall bei unzureichendem Ansprechen auf die i. v. Gabe durch Eskalation auf eine orale Therapie eine Remission induziert werden kann.

Als Behandlungsalternative zu Cyclophosphamid ist der monoklonale CD20-Antikörper Rituximab zugelassen. Diese Substanz depletiert die B-Lymphozyten und wird bei einer Reihe antikörpervermittelter Erkrankungen mit Erfolg eingesetzt. Die Zulassungsstudien belegten eine Nichtunterlegenheit gegenüber Cyclophosphamid. Eine geringere Kurzzeittoxizität konnte nicht nachgewiesen werden; ob ein Vorteil hinsichtlich langfristiger Konsequenzen besteht, ist derzeit noch unbekannt. Die Substanz kann in der Primärtherapie oder bei Rezidiv/refraktärem Verlauf nach Cyclophosphamid eingesetzt werden.

Eine generelle Indikation zur Plasmapherese besteht bei RPGN ohne Immundepots nicht, die Überlebensraten können hierdurch nicht beeinflusst werden. Bei Patienten mit besonders rascher Nierenfunktionsverschlechterung, initial bereits stark eingeschränkter Nierenfunktion (Kreatinin > 513 µmol/L [> 5,8 mg/dl]) oder Dialysepflicht führt eine möglichst rasche Plasmapherese zu einer besseren renalen Prognose. Auch bei pulmonaler Hämorrhagie ist eine möglichst rasche Plasmapheresebehandlung indiziert.

Induktionsbehandlung

(1) **Methylprednisolonstoßbehandlung:** 500–1.000 mg/d i. v. über 3–5 Tage, dann Prednisolon 1 mg/kg KG/d p. o. in absteigender Dosis. Zum Ende der Induktionstherapie (nach 4–6 Monaten) sollte eine Dosis < 10 mg/d erreicht sein.

(2) **Cyclophosphamid-Pulstherapie** (gemäß EUVAS-Studie 6 Gaben): 15 mg/kg i. v. 3-mal im Abstand von 2 Wochen, dann gleiche Dosis 3-mal im Abstand von 3 Wochen. Die maximale Einzeldosis von 1,2 g wird nicht überschritten. Bei Patienten > 60 Jahren Dosisreduktion um 2,5 mg/kg, > 70 Jahren um 5 mg/kg, bei Kreatinin > 300 µmol/L (> 3,4 mg/dl) zusätzliche Dosisreduktion um 2,5 mg/kg. Erfahrungsgemäß ist eine Streckung der Verabreichungsintervalle auf jeweils bis zu 4 Wochen möglich. Parallel adäquate Volumengabe (3 l/d) und Uromitexan-Schutz (200 mg i. v. oder oral) zur Vermeidung der hämorrhagischen Zystitis. Begleitend sollte eine **Pneumocystis-Prophylaxe mit Trimethoprim-Sulfamethoxazol** 3 × 960 mg/Woche durchgeführt werden.

(3) Als Alternative zu Cyclophosphamid kommt **Rituximab** in Betracht; 375 mg/m^2 KO in vier i. v. Applikationen im Abstand von jeweils 1 Woche.

(4) Bei Serumkreatinin > 513 µmol/L (> 5,8 mg/dl) 5- bis 7-malige **Plasmapherese** jeden 2. Tag mit Austausch von 60 ml/kg KG Plasma gegen Humanalbumin (Frischplasma nur bei Blutungsgefahr, z. B. nach Nierenpunktion).

Erhaltungstherapie

(1) An die Remissionsinduktion schließt sich regelhaft eine Erhaltungstherapie an, die je nach Krankheitsaktivität über 1,5–3 Jahre fortgeführt wird. Bei dialysepflichtigen Patienten ohne extrarenale Krankheitsmanifestation kann auf eine Erhaltungstherapie verzichtet werden.

(2) Mittel der Wahl zur Remissionserhaltung ist **Azathioprin.** Beginnend 1–3 Monate nach der letzten Cyclophosphamidgabe wird Azathioprin im ersten Jahr mit 2 mg/kg tgl. oral, danach mit 1,5 mg/kg tgl. dosiert. Ausschleichen der Steroide in den ersten 2 Monaten der Erhaltungstherapie.

(3) Bei Azathioprin-Unverträglichkeit) kommt **Mycophenolat** (2 × 1 g/d) zum Remissionserhalt in Betracht. Die Substanz ist für diese Indikation jedoch nicht zugelassen.

(4) Nach Rituximab-Therapie zur Induktion kann man auch die Erhaltungstherapie mit diesem Antikörper durchführen. Alternativ kommt eine Azathioprin-Erhaltung in Betracht. Die Behandlungsschemata zur Erhaltungstherapie mit Rituximab sind bisher nicht einheitlich etabliert, in Betracht kommt eine 4- bis 6-monatliche Gabe von einmalig 375 mg/m^2.

19.6.3 Nephritisches Syndrom

Definition Entzündliche glomeruläre Erkrankungen, die durch ein glomeruläres („aktives") Sediment (Mikro-/Makrohämaturie mit > 5 % Akanthozyten, Erythrozytenzylinder, evtl. begleitend Leukozyturie), Proteinurie im meist nichtnephrotischen Ausmaß (< 3,5 g/d) sowie sehr häufig durch eine Verschlechterung der exkretorischen Nierenfunktion gekennzeichnet sind. Unter dem Bild des nephritischen Syndroms findet sich ein breites Spektrum an Verläufen von der asymptomatischen Hämaturie/Proteinurie bis zur progredienten, zur Dialysepflicht führenden Erkrankung.

Ätiologie und Pathogenese Die wichtigsten Formen der als nephritisches Syndrom verlaufenden Erkrankungen sind

(1) asymptomatische Hämaturie und/oder Proteinurie,

(2) IgA-Nephritis,

(3) parainfektiöse oder paraneoplastische glomeruläre Erkrankungen,

(4) mesangioproliferative GN ohne IgA-Ablagerung, z. B. bei Purpura Schoenlein-Henoch,

(5) membranoproliferative GN.

Von der chronischen GN ist die chronisch-progrediente Nierenfunktionsverschlechterung abzugrenzen, die nach abgelaufener GN keine entzündliche Aktivität mehr aufweist, aufgrund der verminderten funktionellen Nephronenmasse aber dennoch progredient verläuft.

Therapie

Behandlungsziele

(1) Beeinflussung des entzündlichen Nierenprozesses: bei parainfektiösen Erkrankungen etc. Elimination des Antigens, Hemmung der Antikörperbildung und Entzündung. Bei der Wahl der Behandlung Prognose der Erkrankung berücksichtigen, um eine Übertherapie relativ benigner Verlaufsformen zu vermeiden.

(2) Verhinderung einer zusätzlichen Nierenschädigung durch Hypertonie, interkurrente Infekte, nephrotoxische Substanzen, Herzinsuffizienz, Salzverlust, Hyperparathyreoidismus.

(3) Hemmung der nichtentzündlichen Progression bei chronischer Nierenschädigung: Angiotensinhemmung zur Senkung des intraglomerulären Drucks (insbesondere bei Proteinurie).

19.6.3.1 Asymptomatische Hämaturie/Proteinurie

Persistierende oder rezidivierende glomeruläre Mikrohämaturie und/oder Proteinurie ohne Nierenfunktionseinschränkung und ohne arterielle Hypertonie. Wichtig ist die diagnostische Abgrenzung vom breiten Spektrum der nichtglomerulären Hämaturien (mehr als 5 % Akanthozyten unter den Urinerythrozyten weisen mit > 90 % Spezifität auf das Vorliegen einer glomerulären Genese der Hämaturie hin). Hinter dieser Klinik verbergen sich verschiedene Krankheitsentitäten: am häufigsten eine milde verlaufende, prognostisch günstige IgA-Nephritis, aber auch eine parainfektiöse GN oder das benigne Syndrom der dünnen glomerulären Basalmembran. Viele Fälle werden nicht bioptisch geklärt. Wichtig sind Verlaufskontrollen, um progrediente Krankheitsbilder rechtzeitig zu erkennen. Die Prognose der isolierten Mikrohämaturie ist sehr günstig, liegt jedoch (auch) eine Proteinurie vor, erhöht sich das 10-Jahres-Risiko einer Niereninsuffizienz (Kreatinin > 177 µmol/L [> 2,0 mg/dl]) auf 30 %.

Therapie

Eine spezifische Therapieindikation besteht bei isolierter glomerulärer Mikrohämaturie nicht, bei Proteinurie ist auch bei normotonen Blutdruckwerten eine entsprechend niedrig dosierte Angiotensinhemmung empfehlenswert.

19.6.3.2 IgA-Nephritis

Klinik Die IgA-Nephritis ist die häufigste idiopathische GN. Pathogenetische Einflussfaktoren sind genetische Prädisposition, verstärkte mukosale IgA-Bildung, insbesondere einer vermindert galaktosylierten Form des IgA, Infektassoziation oder Assoziation mit chronischen Lebererkrankungen. Die IgA-Nephritis manifestiert sich meist im 2.–3. Lebensjahrzehnt. In der Regel besteht eine permanente oder rezidivierende glomeruläre Mikrohämaturie, mitunter eine Makrohämaturie, nicht immer eine mäßig ausgeprägte, glomeruläre Proteinurie (1–2 g/d). Aufgrund der geringen Symptome werden diese Glomerulonephritiden oft rein zufällig oder erst bei fortgeschrittener Niereninsuffizienz festgestellt.

Bei der IgA-Nephritis sind verschiedene Verlaufsformen möglich: persistierende Mikrohämaturie, intermittierende Makrohämaturie mit Verschlechterung der Nierenfunktion. Übergänge möglich in RPGN, nephrotisches Syndrom, maligne Hypertonie. In etwa 50 % der Fälle ist mit einer progredienten Niereninsuffizienz zu rechnen, die sich oft über sehr lange Zeiträume (10–25 Jahre) entwickelt.

Die arterielle Hypertonie ist bei allen Verlaufsformen häufig und nimmt bei fortgeschrittener Niereninsuffizienz zu. Sie kann im Vordergrund der klinischen Symptomatik stehen („vaskulär-hypertone Verlaufsform"). Kommt es im Rahmen der GN zur progredienten Niereninsuffizienz, treten deren Folgeerscheinungen klinisch hinzu: Anämie, Hypertonie, Osteopathie, Flüssigkeitsretention u. a. (▶ Kap. 19.3).

Diagnostische Hinweise und Differenzialdiagnose Die Indikation zur Nierenbiopsie ist großzügig zu stellen, da neben einer differenzialdiagnostischen Abgrenzung zunehmend auch die Prognose der IgA-Nephritis aus der Histologie abgeschätzt werden kann (Oxford-Klassifikation). Die prognostischen Aussagen der histologischen Klassifikation können bei der Indikationsstellung helfen, wobei die extrakapilläre Proliferation (Halbmonde) bei der IgA Nephritis im Gegensatz zu den Vaskulitiden kein Argument für eine Intensivierung der Therapie darstellt. Differenzialdiagnostisch sind benigne und maligne

Nephrosklerose, Pyelonephritis, Analgetikaniere und Glomerulonephritis bei Systemerkrankungen abzugrenzen.

Therapie

Die Behandlung unterscheidet sich je nach individueller Situation des Patienten:

(1) Bei allen Patienten werden die progressionsverzögernden Maßnahmen (s. o.) durchgeführt. Blutdrucksenkung und Anwendung von Angiotensinblockern verbessern die Prognose. Zielblutdruck abhängig von der Proteinurie: Eiweißausscheidung < 1 g/d: 130/80 mmHg; ≥ 1 g/d: 125/75 mmHg.

(2) Patienten mit Proteinurie < 1 g/d, normaler GFR und, falls biopsiert, „benigner" Histologie (Oxford-Klassifikation) werden beobachtet und nicht immunsuppressiv therapiert.

(3) Seit langem wird die Einnahme von **Fischöl** (reich an Omega-3-Fettsäuren) als progressionsverzögernd bei IgA-Nephritis diskutiert. In einer Dosierung von 3 g polyunsaturierten Fettsäuren tgl. zusätzlich zu einer Angiotensinblockade kann sie einen antiproteinurischen Effekt haben.

(4) Bei der Mehrzahl der Patienten mit IgA-Nephritis wird man keine immunsuppressive Therapie durchführen. Besteht trotz optimaler Supportivtherapie eine Proteinurie zwischen 1,0 und 3,5 g/d mit progredienter GFR-Verschlechterung, jedoch bei Therapiebeginn noch guter exkretorischer Funktion (Kreatinin < 133 µmol/L [< 1,5 mg/dl]), kann im Einzelfall eine hoch dosierte Steroidbehandlung nach dem **Pozzi-Schema** erwogen werden. Ausgeprägte glomeruläre Sklerose oder tubuläre Atrophie/intersititelle Fibrose sprechen gegen eine solche Behandlung. Durchführung: **Methylprednisolon** 1,0 g/d i. v. an 3 aufeinanderfolgenden Tagen zu Beginn der Monate 1, 3 und 5 gefolgt von 0,5 mg/kg oral jeden 2. Tag für insgesamt 6 Monate.

(5) Bei rasch progredientem Verlauf sowie ausgeprägter extrakapillärer Proliferation in der Histologie kommt eine Kombinationsbehandlung nach dem **Ballardie-Schema** mit **Prednisolon** 40 mg/d (mit langsamer Reduktion auf 10 mg/d) **und Cyclophosphamid** oral 1,5 mg/kg tgl. für 3 Monate in Betracht. Eine kleine Fallserie unterstützt, dass bei RPGN-Verlaufsformen und bereits hohem Kreatinin bei Erstvorstellung eine Plasmapheresebehandlung versucht werden kann.

(6) Azathioprin und Mycophenolat haben keinen positiven Effekt auf den Verlauf.

19.6.3.3 Membranoproliferative GN (MPGN)

Die idiopathische MPGN ist eine seltene Erkrankung mit typischer lichtmikroskopischer Morphologie. Es erscheint sinnvoll, im praktischen Alltag statt der bisherigen elektronenmikroskopischen Klassifikation eine pathophysiologische Einteilung der Erkrankung zu verwenden. Wichtig ist hierbei der Nachweis von Immunglobulinablagerungen im Glomerulus. Immunglobulin-positive Erkrankungen sind häufig infektionsassoziiert (Hepatitis B, Hepatitis C mit Kryoglobulinämie, zahlreiche bakterielle Infektionen, Malaria), treten bei Autoimmunkrankheiten (SLE, Sjögren-Syndrom) oder paraneoplastisch auf, es gibt idiopathische Formen. Immunglobulin-negative Formen entstehen aufgrund Fehlregulation des Komplementsystems. Allen Formen gemeinsam sind Komplement-C3-Ablagerungen in den glomerulären Kapillarschlingen sowie eine Hypokomplementämie. Bei den Immunglobulin-negativen Formen kann häufig der C3-Nephritisfaktor im Blut nachgewiesen werden, ein Autoantikörper gegen die C3-Konvertase des alternativen Wegs der Komplementaktivierung.

Die idiopathische MPGN verläuft häufig chronisch progredient. Etwa 50 % der unbehandelten Patienten sind nach 10 Jahren terminal niereninsuffizient. Prognostisch ungünstig sind das Vorliegen eines nephrotischen Syndroms (10–20 % der Fälle), einer Niereninsuffizienz und einer arteriellen Hypertonie sowie von Halbmonden in der Nierenbiopsie.

Therapie

Es liegen keine kontrollierten Studien zur Therapie der MPGN vor.

Folgende Empfehlungen erscheinen gerechtfertigt:

Immunglobulin-positive Formen:

(1) Bei sekundären Formen steht die Behandlung der auslösenden Ursachen im Vordergrund (Behandlung der Infektion, Autoimmunerkrankung etc.). Eine spezifische Therapie der GN ist in diesen Fällen i. d. R. nicht erforderlich.

(2) Bei Proteinurie < 3 g/d und Kreatinin < 133 μmol/L (< 1,5 mg/dl) gibt es keine überzeugenden Belege für einen Vorteil einer Immunsuppression. Erforderlich sind symptomatische Therapie, Blutdrucknormalisierung und Einsatz von Angiotensinhemmern.

(3) Bei nephrotischer Proteinurie und/oder progredienter Nierenfunktionsverschlechterung kann analog zu pädiatrischen Erfahrungen eine Steroidbehandlung durchgeführt werden: **Prednison** 1 mg/kg tgl. für 12–16 Wochen, bei Ansprechen langsame Dosisreduktion über 6–8 Monate.

(4) Bei rapid-progredienter Erkrankung kann der Einsatz von Cyclophosphamid und Steroiden erwogen werden. Einzelberichte rechtfertigen den Therapieversuch mit Rituximab.

Immunglobulin-negative Formen:

Es existieren lediglich Fallberichte, die die therapeutischen Konzepte unterstützen.

(1) Bei Nachweis von C3-Nephritisfaktor kommt ein Behandlungsversuch mit Steroiden, Rituximab und/oder Plasmapherese in Betracht.

(2) Bei Komplementfaktor-H-Mangel kann eine Plasmapheresetherapie gegen Frischplasma (analog der Behandlung des atypischen HUS) erwogen werden.

19.6.4 Nephrotisches Syndrom

Definition Große Proteinurie (> 3,5 g/d) evtl. mit Lipidurie aufgrund einer erhöhten glomerulären Permeabilität, Hypo-/ Dysproteinämie, Ödeme und Hyperlipidämie.

Ätiologie und Pathogenese Im Prinzip kann jede Glomerulonephritis mit einem nephrotischen Syndrom einhergehen, außer wenn die Glomeruli durch den Krankheitsprozess zu schnell zerstört werden. Die große Proteinurie (> 3,5 g/d) kommt in erster Linie durch Albumin zustande, da dessen Molekulargewicht niedrig und die Serumkonzentration hoch ist.

(1) Die sich entwickelnde **Hypoproteinämie** hat eine globale Steigerung der hepatischen Eiweißsynthese zur Folge, wobei sich für die einzelnen Proteine aufgrund ihrer unterschiedlichen glomerulären Permeabilität ein neues Gleichgewicht, d. h. eine Dysproteinämie einstellt: Albumin ↓↓, α_1 ↓, α_2- und β-Globuline ↑, γ-Globuline ↓.

(2) Die **Hyperlipidämie** (Hypertriglyzeridämie und Hypercholesterinämie) entsteht durch den renalen Verlust von Lipoproteinlipase und durch eine gesteigerte Lipoproteinsynthese.

(3) In der Vergangenheit nahm man an, dass die **Ödeme** Folge des renalen Eiweißverlusts mit Abfall des kolloidosmotischen Drucks im Plasma seien. Infolge vermehrter onkotischer Wasserverlagerung ins Interstitium und konsekutiver Verminderung des intravasalen Volumens kommt es zur Aktivierung des RAAS mit nachfolgender Natrium- und Wasserretention. Dieses pathophysiologische Modell ist aufgrund neuerer Erkenntnisse nicht

zu halten. Vielmehr scheint die primäre Pathologie in einer überhöhten Natrium- und Wasserrückresorption der kortikalen Sammelrohre aufgrund einer Stimulation der basolateralen Na^+/K^+-ATPase zu liegen. Wodurch die Na^+/K^+-ATPase stimuliert wird, ist bisher unbekannt, ein Zusammenhang mit dem Proteingehalt des Primärharns ist möglich. Beim nephrotischen Syndrom kommt eine erhöhte Permeabilität der endothelialen Flüssigkeitsbarriere im ganzen Körper hinzu. Dadurch führt die massive Natriumretention zu Ödemen und meist nicht zur Hypertonie. Der transendotheliale osmotische Gradient hingegen ist nicht pathologisch verändert.

Die häufigsten **Ursachen** des nephrotischen Syndroms sind:

(1) **Idiopathisches nephrotisches Syndrom (bei primärer GN):**
- Minimal-Change-GN (23–30 %),
- membranöse GN (25–30 %),
- fokal-sklerosierende GN (15–20 %),
- besondere Verlaufsformen nahezu aller GN (selten).

(2) **Nephrotisches Syndrom bekannter Ätiologie (sekundäre GN):**
- Bakterien (Poststreptokokken-GN, „Shunt"-Nephritis, Endokarditis),
- Viren (Hepatitis B, Hepatitis C, HIV, EBV),
- Protozoen (Malaria, Toxoplasmose),
- Würmer (Schistosomiasis, Filariasis).

(3) **Medikamentös-toxisch:** Quecksilber-, Goldverbindungen, Penicillamin, Probenecid, Captopril, NSAR, Heroin.

(4) **Allergene:** Pollen, Bienenstich.

(5) **Paraneoplastisches nephrotisches Syndrom:**
- Solide Tumoren (Karzinome oder Sarkome): Lunge, Kolon, Magen, Mamma
- Leukämien und Lymphome: Morbus Hodgkin, Myelom.

(6) **Vaskulitiden und Systemerkrankungen:** SLE, Panarteriitis nodosa, Purpura Schoenlein-Henoch, Kryoglobulinämie, Amyloidose.

(7) **Verschiedene Erkrankungen:** Diabetes mellitus, Alport-Syndrom, familiäres Mittelmeerfieber, Präeklampsie, chronische Transplantatabstoßung, schwere Herzinsuffizienz, Refluxnephropathie, Nephrosklerose.

Klinik Die klassischen Symptome des nephrotischen Syndroms sind Proteinurie, Hypo- und Dysproteinämie, Ödeme, Hyperlipidämie und Lipidurie (im Urin Fettkugeln in Zylindern und Epithelzellen, Fettkörnchenzellen sowie Cholesterinkristalle als „Malteserkreuze"). Von klinischer Bedeutung sind weiterhin eine gesteigerte Thromboseneigung (Verlust gerinnungshemmender Proteine wie Antithrombin III, gesteigerte Thrombozytenaggregation), eine erhöhte Infektneigung (Verlust von γ-Globulinen) und eine veränderte Pharmakokinetik von Substanzen mit hoher Eiweißbindung. Das Risiko, bei nephrotischem Syndrom eine tiefe Beinvenenthrombose zu erleiden, wird auf bis zu 15 % der Fälle eingeschätzt. Partielle Nierenvenenthrombosen sind sogar noch häufiger, v. a. bei membranöser GN. Das Risiko korreliert mit dem Ausmaß der Dysproteinämie und steigt unterhalb eines Serumalbumins von 20 g/L (2,0 g/dl) deutlich an.

Außerdem findet sich eine Abnahme von Eisen, Kupfer und Gesamtthyroxin im Serum, da die entsprechenden Transportproteine verloren gehen.

Das Syndrom entwickelt sich meist schleichend, bei Minimal-Change-GN kommt es zu spontanen Remissionen und Rezidiven. Das medikamenteninduzierte nephrotische Syndrom verschwindet nach Absetzen der Noxe. Aufgrund des breiten Ursachenspektrums stellt das nephrotische Syndrom eine der wichtigsten Indikationen für die Nierenbiopsie dar. Differenzialdiagnose des Ödems: renales Ödem anderer Genese (nephritisch, bei fortgeschrittener Niereninsuffizienz), kardiales Ödem, hepatisches Ödem, exsudative Enteropathie (betrifft alle Eiweißfraktionen), medikamenteninduziertes Ödem (Laxanzien, NSAR, Kalziumantagonisten), Lymph-, Myx-, Lipödem.

Therapie unabhängig vom Grundleiden

Allgemeine Maßnahmen

(1) *Ausschalten der Noxe:* Medikamenteninduzierte Formen sind nach Absetzen der Medikamente reversibel, in seltenen Fällen allerdings erst nach 6–12 Monaten (Penicillamin). Auch die Behandlung des Grundleidens (SLE, Infektion, Tumor, chronische Entzündung mit sekundärer Amyloidose) kann die Proteinurie beseitigen.

(2) *Kochsalzrestriktion* (< 6 g NaCl/d) : Die NaCl-Zufuhr muss deutlich unter der Ausscheidung liegen. Bei schwerem Ödem sind die Bestimmung der Natriumexkretion im Urin und eine darauf abgestimmte Zufuhr erforderlich.

(3) *Eiweißzufuhr:* Der Wert einer eiweißreichen Kost (> 1,5 g Eiweiß/kg KG tgl.) ist nicht gesichert, da exogen zugeführtes Eiweiß einen proteinuriefördernden Effekt hat. Im Gegensatz hierzu scheint eine mäßiggradige Eiweißrestriktion von 0,7 g Eiweiß/kg KG tgl. zu einem Rückgang der Proteinurie und zu einem Anstieg der Serumproteinkonzentration zu führen.

(4) Eine i. v. Albuminzufuhr ist nicht hilfreich, da der transendotheliale osmotische Gradient auch bei Hypalbuminämie nicht relevant verändert ist (s. o.). Die gesteigerte endotheliale Flüssigkeitspermeabilität hingegen kann durch Albumininfusionen nicht beeinflusst werden. Darüber hinaus werden > 90 % der zugeführten Proteine innerhalb von 1–2 Tagen renal wieder ausgeschieden.

Allgemeine Pharmakotherapie

Ödeme

Bei nephrotischem Syndrom liegt oft eine Diuretikaresistenz vor, die v. a. darauf beruht, dass die überhöhte distale Natriumrückresorption die Wirkung der an der Henle-Schleife wirkenden Diuretika teilweise wieder zunichte macht. Neben einer stufenweisen Steigerung der Dosis des **Schleifendiuretikums** (z. B. **Furosemid** 40–80–120–250 mg) bietet sich hier v. a. die Kombination mit einer weiter distal am Tubulus angreifenden Substanz an. Besonders geeignet sind aufgrund der Lokalisation der primären Störung im kortikalen Sammelrohr die dort wirkenden sog. **kaliumsparenden Diuretika** (**Amilorid, Triamteren**). Diese sind nur noch **in Kombination mit Hydrochlorothiazid** im Handel. Grundsätzlich sind auch Thiazide als Kombinationspartner des Schleifendiuretikums sinnvoll, theoretisch aber weniger wirksam, da sie proximal des kortikalen Sammelrohrs angreifen.

Diuretikagabe nur unter strenger Kontrolle des Volumenstatus! Nierenfunktionsverschlechterung oft durch diuretikabedingte intravasale Volumendepletion!

Nur bei echter Hypovolämie und hochgradiger Hypoproteinämie mit Oligurie kommt eine i. v. Zufuhr von 100–200 ml 20-prozentigem Humanalbumin in Betracht, nicht zur Mobilisierung von Ödemen!

Hyperlipoproteinämie

Sie ist i. d. R. diätetisch nicht ausreichend zu beeinflussen und häufig sehr ausgeprägt. Patienten mit nephrotischem Syndrom sollten daher medikamentös mit Statinen behandelt werden. Das Risiko kardiovaskulärer Komplikationen hängt von der Dauer des Bestehens einer Hyperlipoproteinämie ab.

Erhöhte Thromboseneigung

Es besteht eine generelle Thromboseneigung, die auf Fibrinogenerhöhung, Antithrombin-III-Verlust, gesteigerter Thrombozytenaggregation, Hypovolämie, evtl. Steroidmedikation beruht. Trotz fehlender kontrollierter Studie hierzu erscheint spätestens ab einem Serumalbumin von ≤ 20 g/L (2,0 g/dl) eine orale Antikoagulation mit Vitamin-K-Antagonisten ratsam. Bei membranöser GN ist das Risiko besonders hoch. Eine Observationsstudie legt hier eine orale Antikoagulation bereits bei Unterschreiten eines Serumalbumins von 28 g/L (2,8 g/dl) nahe. Die Ziel-INR liegt bei 2,0–3,0. Die Wirksamkeit von Heparin kann aufgrund eines renalen Antithrombin-III-Verlusts vermindert, die Kinetik von Vitamin-K-Antagonisten aufgrund ihrer hohen Eiweißbindung bei renalem Verlust verändert sein. Niedermolekulare Heparine können eingesetzt werden. Acetylsalicylsäure scheint in bestimmten Fällen mit gesteigerter Thrombozytenaggregation wirksam zu sein. Mit direkten oralen Antikoagulanzien bestehen in dieser Indikation bisher keine hinreichenden Erfahrungen.

Verminderte Infektabwehr

Sie macht eine frühzeitige antibiotische Therapie von Infektionen erforderlich.

19.6.4.1 Minimal-Change-Glomerulonephritis (MCGN)

Beim Erwachsenen sollte die Diagnose vor Therapieeinleitung i. d. R. bioptisch abgesichert werden. Ca. 10–20 % der Fälle mit nephrotischem Syndrom beruhen auf einer MCGN. Klinisch ist die Differenzialdiagnose zu anderen Ursachen oft nicht möglich. Spontanremissionen kommen in 5–10 % der Fälle vor, die Prognose wird durch Komplikationen des nephrotischen Syndroms bestimmt. In der Mehrzahl der Fälle wird eine leichte GFR-Verminderung gesehen, die terminale Niereninsuffizienz ist eine Rarität. In der Regel normalisiert sich die Nierenfunktion bei Remission der Proteinurie. Die MCGN rezidiviert relativ häufig (> 50 % der Fälle) und geht mitunter im späteren Verlauf klinisch und histologisch in eine fokal-segmental sklerosierende GN über.

Therapie

Die Standardtherapie besteht in Glukokortikoiden als Monotherapie. Die Remissionsraten liegen bei ca. 75 %, die Zeit bis zum Ansprechen liegt zwischen wenigen Wochen und 4 Monaten. Nur etwa 7–12 % der Patienten sind primär steroidresistent, die übrigen erreichen eine partielle Remission (Proteinurie 1–3,5 g/d). Rezidive sind meist ebenfalls gut durch Steroidgabe zu kontrollieren. Schlechtes Ansprechen bei Spätrezidiven lenkt den Verdacht auf einen Übergang in eine FSGN (▶ Kap. 19.6.4.2), es sollte eine Rebiopsie erfolgen.

Folgendes Therapieschema hat sich bewährt:

(1) **Prednisolon** 1 mg/kg tgl. oral (max. 80 mg/d) für 4–8 Wochen. Falls bis dahin keine Remission vorliegt, Fortsetzung bis max. Woche 16. Eine Woche nach Remission Dosisreduktion um 5 mg jeden 3. Tag bis auf 20 mg/d. In der Folge Tagesdosis pro Woche um 5 mg reduzieren, sodass eine Gesamttherapiedauer von mindestens 4 Monaten erreicht wird.

(2) Nur bei Steroidresistenz oder häufigen Rezidiven kommt als weitere Therapieoption die **Kombination mit Cyclophosphamid** in Betracht. Evaluiert in kleinen Serien ist die orale Gabe von 2–3 mg/kg tgl. über 8 Wochen. Steroiddosis wie ohne Cyclophosphamid. Ein Ansprechen dieser Therapie ist bei 80 % der steroidresistenten Patienten zu erwarten. Die intravenöse Pulstherapie wie bei Lupusnephritis wird zur Einsparung von Toxizität erfolgreich praktiziert, ist aber nicht durch Studien abgesichert.

(3) Eine weitere Option ist **Ciclosporin A.** Es erreicht bei einer Dosierung von 2 × 1–2 mg/kg tgl. in Monotherapie Remissionen bei 60 % der steroidresistenten Patienten und wird häufig auch bei Steroidabhängigkeit eingesetzt. Blutspiegelmonitoring initial zur Verringerung toxischer Nebenwirkungen ratsam (Vollblutspiegel initial 80–100 ng/ml), im Verlauf sollte die Dosis auf die minimale wirksame Dosis herunter titriert werden.Nach Absetzen von Ciclosporin tritt nahezu regelhaft ein Rezidiv auf, weshalb wir in der Substanz lediglich ein Reservemedikament sehen. Problem ist die Nephrotoxizität bei Langzeittherapie, die zur Dialysepflicht führen kann, daher Dosisminimierung.

(4) Fallbeschreibungen liegen vor zum erfolgreichen Einsatz von **Mycophenolsäure** bei steroidresistenten Verläufen. Hier besteht keine Zulassung, eine generelle Empfehlung kann nicht gegeben werden.

Bei nephrotischem Syndrom spricht man von *Steroidresistenz*, wenn nach adäquater Therapiedauer die Proteinurie > 3,5 g/d verbleibt. Eine *Steroidabhängigkeit* liegt vor, wenn das Absetzen des Steroids rasch zu einem Rezidiv führt.

19.6.4.2 Fokal-segmental sklerosierende GN (FSGN)

Etwa 35 % der idiopathischen nephrotischen Syndrome werden durch die primäre FSGN hervorgerufen. Es besteht eine enge Beziehung zwischen MCGN und FSGN. Es ist strittig, ob es sich um den gleichen pathophysiologischen Prozess oder um unterschiedliche Entitäten handelt. Daneben können morphologisch gleichartige Veränderungen auch als Folgeläsion anderer glomerulärer Erkrankungen auftreten (sekundäre FSGN). Die sekundären Formen werden nicht immunsuppressiv behandelt. Hier müssen die konservativen Therapiemaßnahmen des nephrotischen Syndroms (konsequente Blutdrucknormalisierung, Angiotensinhemmung, Statingabe, ggf. Antikoagulation) greifen. Im Weiteren beziehen sich die Ausführungen auf die primäre FSGN.

Die FSGN beginnt in Arealen der marknahen Rinde (fokal) und nur in Abschnitten des glomerulären Kapillarknäuels (segmental). Besonders im Frühstadium kann die Erkrankung der Nierenbiopsie entgehen, die dann als MCGN interpretiert wird. Im Unterschied zur MCGN geht die FSGN mit einer arteriellen Hypertonie und Verschlechterung der Nierenfunktion einher. Die Erkrankung ist wesentlich schlechter therapierbar als die MCGN. Steroide führen zu einer kompletten Remission des nephrotischen Syndroms in 16 %, zur partiellen Remission in 20 %. Steroidresistenz besteht bei 64 % der Patienten. Mit einer terminalen Niereninsuffizienz ist bei Steroidresistenz in etwa 50 % innerhalb von 5 Jahren zu rechnen, bei Therapieansprechen sinkt das Risiko auf etwa 8 %. Auch die partielle Remission führt zur Verbesserung der renalen Prognose.

Therapie

Trotz relativ schlechter Ansprechraten sollte nach Ausschluss sekundärer Formen bei Vorliegen eines nephrotischen Syndroms ein Behandlungsversuch mit Kortikosteroiden gemacht werden. Bei Ansprechen verbessern sie die Prognose erheblich. Wichtig ist eine ausreichende Therapiedauer.

(1) Initialbehandlung mit **Prednisolon** 1 mg/kg tgl. bis zur Remission, mindestens aber für 4 Wochen, dann langsame Dosisreduktion mit einer Gesamtbehandlungsdauer nicht unter 3–6 Monaten. Bleibt die Remission länger als 4 Wochen aus, wird die hoch dosierte Behandlung auf 12–16 Wochen ausgedehnt.

(2) Liegt eine Steroidresistenz oder Steroidabhängigkeit vor, kann **Ciclosporin A** angewandt werden. Eine Studie fand eine Überlegenheit der Kombination aus Ciclosporin A mit Prednisolon gegenüber alleiniger Steroidgabe. Probleme sind das Rezidiv nach Absetzen und die nephrotoxischen Langzeiteffekte. Dosierung: 2 × 1–2 mg/kg tgl. über 4–6 Monate. Blutspiegelkontrollen mit Zielwerten von 80–100 ng/ml.

(3) Für **Mycophenolsäure** liegen positive Einzelberichte vor. Konkrete Empfehlungen können nicht gegeben werden.

(4) Es gibt Berichte, dass **Rituximab** bei steroidabhängigen oder häufig rezidivierenden Verläufen eine Remission induzieren kann.

(5) Bei Steroidabhängigkeit kann eine Behandlung mit **Cyclophosphamid** erwogen werden (2–3 mg/kg tgl. über 8 Wochen, 60 % Remissionen). Bei Steroidresistenz ist sie jedoch nicht aussichtsreich (< 20 % Remissionen).

(6) Für therapierefraktäre Fälle mit fortschreitender Niereninsuffizienz ist ein Behandlungsversuch mit Plasmapherese (1-mal wöchentlich 1,5-faches Plasmavolumen gegen Humanalbumin) analog zur bei Rekurrenz der Erkrankung im Nierentransplantat recht gut etablierten Vorgehensweise gerechtfertigt.

19.6.4.3 Idiopathische membranöse GN

Die idiopathische membranöse GN ist wahrscheinlich eine durch Autoantikörper vermittelte Erkrankung. Viele Fälle sind durch Antikörper gegen das Podozytenprotein Phospholipase-A_2-Rezeptor (anti-PLA2-R) bedingt, mindestens ein weiterer Antikörper ist beschrieben (THSD7A). Die Antikörper binden direkt an Podozyten, die sie unter Komplementaktivierung schädigen. Die Verläufe der Erkrankung sind sehr unterschiedlich. Viele Patienten behalten eine stabile exkretorische Nierenfunktion, sie sind lediglich durch das nephrotische Syndrom mit seinen Folgen bedroht. Bei ca. ⅓ der Fälle kommt es zur progredienten Nierenfunktionsstörung bis hin zur terminalen Niereninsuffizienz. Risikofaktoren für eine progrediente Erkrankung sind: Alter > 30 Jahre, männliches Geschlecht, initial eingeschränkte Nierenfunktion, ansteigendes Serumkreatinin, persistierende Proteinurie (> 6–8 g/d) über 6 Monate. Patienten mit Vollbild des nephrotischen Syndroms sind eher gefährdet als solche mit isolierter Proteinurie. Da viele Patienten eine eher gute Prognose haben, ist es gerechtfertigt, den Spontanverlauf der membranösen GN abzuwarten. Allerdings ist zu berücksichtigen, dass eine Therapie weniger Aussicht auf Erfolg bietet, wenn sie erst bei einem Serumkreatinin > 133 µmol/L (> 1,5 mg/dl) beginnt. Die Patienten müssen daher eng beobachtet werden, damit die Therapie spätestens bei Absinken der GFR einsetzen kann. Aufgrund der großen Häufigkeit sekundärer Formen ist bei der membranösen GN zumindest bei Patienten > 50 Jahre vor Einleitung der Therapie stets eine Malignomsuche angezeigt.

Therapie

Die allgemeinen Therapiemaßnahmen des nephrotischen Syndroms sollten ausgeschöpft werden. Verbleibt nach optimaler Angiotensinblockade und Blutdrucksenkung auf < 120/80 mmHg eine große Proteinurie über längere Zeit (> 6 g/d über mehr als 9 Monate oder > 9 g/d über mehr als 6 Monate) oder tritt eine Verschlechterung der Nierenfunktion hinzu, ist eine immunsuppressive Therapie indiziert. Bei fortgeschrittener Niereninsuffizienz (GFR < 30 ml/min) sollte man jedoch mit der Immunsuppression sehr zurückhaltend sein. Die alleinige Steroidtherapie ist bei membranöser GN nicht wirksam.

Folgende Konzepte sind zu empfehlen:

(1) Therapie der ersten Wahl ist die **Cyclophosphamid-Steroid-Therapie:** Prednisolon 1 g/d über 3 Tage gefolgt von Prednisolon 0,4 g/kg tgl. für 27 Tage; anschließend für 1 Monat Cyclophosphamid oral 2,5 mg/kg tgl.; 2-malige Wiederholung des Prednisolon- und Cyclophosphamid-Abschnitts. Diese Vorgehensweise ist gleichwertig zum Ponticelli-Schema (s.u), jedoch weniger toxisch.

(2) Alternativ bei Unverträglichkeit/Kontraindikationen gegen Cyclophosphamid kommt **Ciclosporin A in Kombination mit Prednisolon oder als Monotherapie in Betracht.**

Ciclosporin A in niedriger Dosis von 2 × 1–2 mg/kg tgl. über einen Zeitraum von etwa 15 Monaten unter Blutspiegelkontrolle (Vollblutspiegel 80–100 ng/ml), je nach Krankheitsschwere in Kombination mit Prednisolon 10–15 mg/d. Bei fehlendem Ansprechen Behandlung nach 3–4 Monaten absetzen. Kontrollierte Studien stehen aus. Evtl. die niedrigste noch wirksame Dosis (Schwellendosis) zur Remissionserhaltung ermitteln.

(3) **Rituximab** wird mit bisher begrenzter Erfahrung in refraktären Fällen eingesetzt (4-malige Gabe von 375 mg/m^2 in wöchentlichem Abstand).

(4) **Alternierende Methylprednisolon- und Chlorambucilgabe (Ponticelli-Schema):** Methylprednisolon 1 g/d über 3 Tage gefolgt von Methylprednisolon 0,4 g/kg tgl. für 27 Tage; anschließend für 1 Monat Chlorambucil 0,2 mg/kg tgl.; 2-malige Wiederholung des Methylprednisolon- und Chlorambucil-Abschnitts. Sehr gute Studien, komplette oder partielle Remission in 88 % der Fälle, Protokoll jedoch wegen hoher Toxizität kaum gebräuchlich.

(5) Nach Erreichen einer (Teil-)Remission wird keine Erhaltungstherapie durchgeführt. Bei Relaps kann das Cyclophosphamid-Regime einmalig wiederholt werden oder auf eine Alternativtherapie ausgewichen werden.

19.7 Systemkrankheiten mit renaler Beteiligung

Systemische Vaskulitiden und Kollagenosen mit Befall kleiner Gefäße können zur Nierenbeteiligung in Form einer GN führen. Umgekehrt kann eine GN die oligosymptomatische Erstmanifestation einer systemischen Vaskulitis darstellen. Die Klassifikation der Vaskulitiden erfolgt nach der Größe der befallenen Gefäße (▸ Tab. 19.10). Für klinische Belange hat sich darüber hinaus eine Einteilung anhand der nachgewiesenen Antikörper bewährt (▸ Tab. 19.11). Darüber hinaus können systemische Autoimmunerkrankungen wie Sklerodermie oder Amyloidose zu einer Nierenbeteiligung führen. Neben den zahlreichen Varianten paraneoplastischer Nierenerkrankungen, die hier nicht besprochen werden, führt insbesondere das multiple Myelom zu charakteristischen renalen Manifestationen.

Tab. 19.10 Klassifikation der Vaskulitiden

	Lokalisation	Besonderheiten
Vaskulitis großer Gefäße		
Takayasu-Arteriitis	Primär Aorta und abgehende Arterien	Entzündung besonders an den Arterienabgängen
Riesenzellarteriitis	Große und mittlere Arterien	Meist obere Körperhälfte oder Kopf betreffend (Polymyalgia rheumatica, Arteriitis temporalis)
Polyarteriitis nodosa	Mittelgroße und kleine Arterien	Systemische nekrotisierende Vaskulitis (Assoziation mit HBV)
Kawasaki-Krankheit	Große und mittelgroße Arterien	Bevorzugung der Koronarien, des Kindesalters, Assoziation mit mukokutanem Lymphknoten-Syndrom
Vaskulitis der kleinen Gefäße		
Granulomatöse Polyangiitis (GPA)	Mittelgroße und kleine Arterien, Arteriolen, Kapillaren, Venolen	Granulome im Respirationstrakt, nekrotisierende immunhistologisch negative RPGN, c-ANCA
Mikroskopische Polyangiitis (MPA)	Kapillaren, Venolen, Arteriolen	p-ANCA

Tab. 19.10 Klassifikation der Vaskulitiden *(Forts.)*

	Lokalisation	Besonderheiten
Eosinophile Granulomatose mit Polyangiitis (EGPA)	Mittelgroße und kleine Arterien, Kapillaren, Venolen	Bevorzugt Lunge und Haut, Asthma und Hypereosinophilie
Vaskulitis der kleinen Gefäße		
Purpura Schoenlein-Henoch	Kleine Gefäße	Haut, Darm, Glomeruli, Gelenke
Essenzielle Kryoglobulinämie	Kapillaren, Arteriolen, Venolen	Immunglobulinkomplexe präzipitieren in Kälte und lösen sich in Wärme. Häufig mit HCV assoziiert.
Hypersensitivitätsvaskulitis	Kleine Hautgefäße mit Venolen	„Leukozytoklastische Vaskulitis" a) Purpura Schoenlein-Henoch b) Kryoglobulinämie c) Hypersensitivitätsvaskulitis i. e. S. Hautvaskulitis mit Purpura und Petechien
Systemischer Lupus erythematodes (SLE)	Arteriolen, Kapillaren, Venolen	Meist GN. Auch bei RA, Polychondritis, Morbus Behçet u. a.
Goodpasture-Syndrom	Kapillaren	RPGN, pulmonale Alveolitis mit Anti-GBM-AK

Tab. 19.11 Klassifikation der Vaskulitiden anhand der nachgewiesenen Antikörper

Antikörper	Grundkrankheit
Antinukleäre Antikörper (ANA)	SLE Sharp-Syndrom = mixed connective tissue syndrome (MCTD) Sklerodermie u. a. Kollagenosen
Kryoglobuline, ANCA	Kryoglobulinämie Granulonmatöse Polyangiitis Mikroskopische Polyangiitis EGPA
Anti-GBM-Antikörper	Goodpasture-Syndrom Anti-GBM-Glomerulonephritis
Antikörpernegativ	Purpura Schoenlein-Henoch und Vaskulitiden der größeren Gefäße ohne glomeruläre Beteiligung wie Riesenzellarteriitis, Takayasu-Arteriitis u. a.

19.7.1 Systemischer Lupus erythematodes (SLE)

Klinik Die Lupusnephritis stellt eine häufige und prognostisch wichtige Manifestation des SLE dar. Bei 70 % der Patienten mit SLE finden sich ein pathologischer Urinbefund und/oder eine Niereninsuffizienz, bei 90 % lichtmikroskopische und bei ca. 100 % elektronen- und immunfluoreszenzmikroskopische Veränderungen. Häufig stehen extrarenale Manifestationen im Vordergrund (Arthritis, Serositis, Anämie, thrombozytopenische Purpura, Vaskulitis des ZNS) und bestimmen dann auch das therapeutische Vorgehen. Renal findet sich eine Vielzahl histologischer Veränderungen, die mit einer unterschiedlichen Prognose einhergehen und deshalb eine unterschiedlich intensive Therapie erfordern. Eine Stratifizierung ist nur über eine Nierenbiopsie möglich. Daneben fließen Nierenfunktion, quantitative Proteinurie und Urinsediment in die Beurteilung ein. Die Klassifikation erfolgt anhand des international anerkannten Systems der International Society of Nephrology (▶ Tab. 19.12), die Therapie orientiert sich an den Empfehlungen der European League against Rheumatism (EULAR).

Tab. 19.12 Klassifikation der Lupusnephritis nach dem System der International Society of Nephrology/Renal Pathology Society 2003

Klasse	Histologie	Therapiegrundsatz
I	Minimale mesangiale GN: • Lichtmikroskopie: normale Glomeruli • Immunfluoreszenz: mesangiale Immundepots	Keine Immunsuppression
II	Mesangioproliferative GN: • Lichtmikroskopie: mesangiale Hyperzellularität, Matrixexpansion • Immunfluoreszenz: fokal subendotheliale Immundepots	Keine Immunsuppression
III	Fokale Lupusnephritis: • Lichtmikroskopie: intra-/extrakapilläre Proliferation < 50 % der Glomeruli • Immunfluoreszenz: fokal subendotheliale Immundepots	Abhängig von histologischer Aktivität und Verlauf: abwarten oder Immunsuppression
IV	Diffus proliferative Lupusnephritis: • Lichtmikroskopie: intra-/extrakapilläre Proliferation ≥ 50 % der Glomeruli • Immunfluoreszenz: global subendotheliale Immundepots	Immunsuppression
V	Membranöse GN: • Lichtmikroskopie: Verdickung der glomerulären Kapillarwände • Immunfluoreszenz: subepitheliale Immundepots	Meist keine Immunsuppression. Bei schwerem nephrotischem Syndrom evtl. wie Klasse IV
VI	Glomeruläre Sklerose: Lichtmikroskopie: > 90 % weitgehend vernarbte Glomeruli ohne entzündliche Aktivität	Keine Immunsuppression

Therapie

Die Therapieindikation ergibt sich aus der histologischen Klassifikation sowie den Aktivitätszeichen (Nierenfunktion, Proteinurie, Sediment), sofern nicht aufgrund extrarenaler Manifestationen ohnehin eine immunsuppressive Behandlung erforderlich wird. In der Regel gliedert sich die Behandlung in eine Remissionsinduktion (3–6 Monate) und eine Erhaltungstherapie. Begleitend ist immer an eine optimale Blutdruckeinstellung sowie eine Angiotensinhemmung, ferner die Behandlung evtl. vorliegender Begleiterscheinungen einer chronischen Nierenfunktionseinschränkung zu denken. Die klassischen Medikamente zur Behandlung der Lupusnephritis sind Steroide und Cyclophosphamid zur Induktion sowie Azathioprin in der Erhaltungsphase. Als Alternative kann mit Steroiden und Mycophenolsäure (Induktion und Erhaltung) sowie Rituximab (Induktion in refraktären Fällen) behandelt werden, auch wenn für beide keine entsprechende Zulassung besteht.

(1) *Minimale mesangiale GN (Klasse I):* bei guter renaler Prognose keine Indikation zur immunsuppressiven Therapie. Verlaufskontrollen zur Erkennung eines Übergangs in Klassen III–IV, bei Wandel des klinischen Bildes ggf. Rebiopsie.

(2) *Mesangioproliferative GN (Klasse II):* wie Klasse I.

(3) *Fokale GN (Klasse III):* meist oligosymptomatisch, in 20 % der Fälle nephrotisches Syndrom. Die Definition bezieht sich auf den Anteil befallener Glomeruli (< 50 %). Bei geringer Anzahl von Glomeruli in der Nierenbiopsie ist die Abgrenzung zur diffus-proliferativen Form (Klasse IV) mitunter schwierig. Wichtig ist auch die Aktivitätsbeurteilung in der Histologie. Bei weitgehend inaktiven Läsionen ist die Prognose günstig, es besteht keine renale Indikation zur Immunsuppression. Bei hohem Anteil von Glomeruli mit intra-/extrakapillärer Proliferation und aktiven Läsionen abhängig von der Klinik Indikation zur

Therapie wie Klasse-IV-Lupusnephritis. Die Klasse-III-Lupusnephritis neigt im Verlauf zum Übergang in eine Klasse-IV-Nephritis, ggf. Indikation zur Rebiopsie.

(4) *Diffuse proliferative GN (Klasse IV):* meist progrediente Niereninsuffizienz, häufig auch nephrotisches Syndrom. Die Prognose kann durch eine aggressive Immunsuppression günstig beeinflusst werden (Ansprechen bei 50–70 % der Patienten). Vermeidung der Dialysepflicht durch Cyclophosphamidtherapie (9 % vs. 20 % bei alleiniger Steroidgabe). Eine frühzeitige Behandlung verbessert nachhaltig die Aussichten auf Dialysefreiheit. Hinsichtlich Cyclophosphamid hat sich das bei niedrigerer Kumulativdosis verträglichere Euro-Lupus-Schema gegenüber dem ursprünglichen NIH-Schema durchgesetzt. Mehrere Studien belegen inzwischen auch die Gleichwertigkeit von MMF in der Induktionstherapie (ALMS-Studie). Sowohl Wirksamkeit als auch Nebenwirkungsprofil beider Behandlungskonzepte unterschieden sich nicht. Bei Lupusnephritis ist nach Remissionsinduktion eine Erhaltungstherapie für mindestens 3 Jahre erforderlich.

- *Induktionstherapie:*
  - Bei schweren Verläufen Therapiebeginn mit **Prednisolon-Stößen** (1 g/d i. v. für 3 aufeinanderfolgende Tage).
  - **Euro-Lupus-Schema: Cyclophosphamid-Stoßtherapie** in fester Dosis 500 mg i. v. für 6 Zyklen im 2-wöchigem Abstand. Zusätzlich zu Beginn der Behandlung ein **Prednisolon-Stoß** von 750 mg/d i. v. an 3 aufeinanderfolgenden Tagen gefolgt von 0,5 mg/kg tgl. Prednisolon über 4 Wochen und Übergang auf eine niedrig dosierte Erhaltungstherapie.
  - Unter Cyclophosphamid sind zum Schutz gegen die hämorrhagische Zystitis eine gute Hydratisierung (3 l/d) und **Uromitexan** 200 mg i. v. oder p. o. nach 0, 4, 8, 12 h wichtig. Bei jungen Frauen sollte zum Schutz der Ovarialfunktion **Goserelin** oder **Leuprorelin** eingesetzt werden (Zoladex®-GYN 3,8 mg oder Enantone®-GYN einmal monatlich s. c.). Dies muss jedoch 10 Tage vor der Cyclophosphamid-Applikation gegeben werden und kann daher bei dringlichem Therapiebeginn erst zum zweiten Zyklus zum Einsatz kommen.
  - **Aufgrund höherer Toxizität heute nur noch selten eingesetzt wird das NIH-Schema: Cyclophosphamid-Stoßtherapie** 0,75–1 g/m² i. v. für 6 Zyklen im 4-wöchigem Abstand, anschließend in 3-monatigem Abstand über 1–3 Jahre. Zusätzlich **Prednisolon** 0,5–1 mg/kg tgl. p. o. über 4–8 Wochen.
  - Alternativ kann die Initialtherapie (off-label) mit **MMF durchgeführt werden** (einschleichende Dosierung, in der 1. Woche 2 × 0,5 g, dann 2 × 1 g, Zieldosis in der 3. Woche 2 × 1,5 g/d). Nebenwirkungen können eine Dosisreduktion erforderlich machen. Begleitend wird Prednisolon initial 60 mg/d mit langsamer Dosisreduktion gegeben. Übergang in die Erhaltungstherapie nach 6 Monaten. Eine Gleichwertigkeit mit dem Euro-Lupus-Schema ist für leichte bis mittelschwere Verläufe gezeigt.
  - **Rituximab** ist derzeit eine Therapieoption (off label) für refraktäre Verläufe. Die bisher größte Serie mit diesem Antikörper gegen B-Lymphozyten beobachtete 22 Patienten, die nicht auf eine konventionelle Behandlung angesprochen hatten. Die Krankheitsaktivität konnte bei 12 dieser Patienten deutlich reduziert werden. Die Anwendung erfolgte in der Dosis 0,5–1,0 g an Tag 1 und 15. Eine Empfehlung kann derzeit noch nicht gegeben werden.
  - Ein Effekt der **Plasmapherese** hat sich in Studien weder für die milden noch für die schweren Lupusnephritiden nachweisen lassen. Dennoch halten wir bei sehr schweren und therapieresistenten Verläufen den kurzfristigen Einsatz der Plasmapherese als Ultima Ratio für gerechtfertigt.
- *Erhaltungstherapie:*
  - Zur Erhaltungstherapie kommt die Gabe von **Azathioprin** (2 mg/kg KG tgl.) oder **MMF** (2 × 1 g/d) in Betracht. Mehrere Vergleichsstudien zeigten die Gleichwertigkeit beider Konzepte, die ALMS-Studie erbrachte sogar eine Überlegenheit von MMF. Hinsichtlich der Verträglichkeit gab es keine Unterschiede, die Auswahl

kann unter individuellen Verträglichkeitsgesichtspunkten getroffen werden (z. B. bei Kinderwunsch Azathioprin, da MMF in der Schwangerschaft kontraindiziert ist). Bei Induktion mit **Cyclophosphamid** beginnt die Erhaltungstherapie 4 Wochen nach der Induktionstherapie, um toxische Effekte zu reduzieren. Wird mit **MMF** induziert, kann sich die Erhaltungstherapie unmittelbar anschließen. Unabhängig von der ausgewählten Erhaltungsbehandlung ist meist parallel eine niedrige Steroiddosis erforderlich, diese liegt bei 2,5–10 mg/d. In Anbetracht der hohen Rezidivrate wird man die Erhaltungstherapie über mindestens 3 Jahre nach Remissionsinduktion führen.

(5) *Membranöse GN (Klasse V):* meist nephrotisches Syndrom, häufig Steroidresistenz. In den meisten Fällen günstige Prognose, langsame Progredienz. Somit keine regelhafte Indikation zur immunsuppressiven Behandlung, Ausnahmen bei sehr schwerem nephrotischem Syndrom oder hohen proliferativen Anteilen (wie Klasse IV) in der Biopsie. Wenn Behandlungsindikation besteht, Therapie wie bei Klasse-IV-Lupusnephritis.

19

(6) *Fortgeschrittene sklerosierende Veränderungen (Klasse VI):* Bei diesen Formen ist keine Beeinflussung des Nierenleidens durch Immunsuppression mehr zu erwarten. Die Immunsuppression der extrarenalen Manifestationen ist an die verschlechterte Nierenfunktion anzupassen, um evtl. Toxizität zu begrenzen.

19.7.2 Polyarteriitis nodosa (PAN)

Klinik Die Polyarteriitis nodosa ist eine relativ seltene Vaskulitis mittelgroßer Arterien (▶ Kap. 23.2.5.2). Überwiegend tritt die Erkrankung idiopathisch auf, bei bis zu einen Drittel der Betroffenen als Folge einer chronischen Hepatitis-B-Infektion. Solche sekundären Formen werden durch die Therapie der Grundkrankheit gebessert. Die Erkrankung betrifft nahezu alle Organsysteme, typisch ist der Befall von Haut, peripheren Nerven, Muskulatur und Gastrointestinaltrakt. Bis zu 75 % der Patienten mit PAN weisen eine Nierenbeteiligung mit Hämaturie und mäßiger Proteinurie auf. Eine arterielle Hypertonie ist sehr häufig, ebenso die Niereninsuffizienz. Nierenhistologisch finden sich vaskulitisch veränderte und lumenverschmälerte Arteriolen.

Es lassen sich zwei Formen unterscheiden:

(1) **Makroform (klassische Polyarteriitis nodosa der Niere):** Entzündung und fibrinoide Nekrosen der mittelgroßen und kleinen Nierenarterien. Klinisch Proteinurie, Mikro-/Makrohämaturie, meist Bluthochdruck. Schubweiser Verlauf mit zunehmender Niereninsuffizienz, evtl. Flankenschmerz, Rindeninfarkte. In der Regel keine Assoziation mit ANCA.

(2) **Mikroform (mikroskopische Polyangiitis):** intra-/extrakapillär-proliferative GN, z. T. herdförmige fibrinoide Nekrosen der Arteriolen. Klinisch meist ausgeprägte Hämaturie und Proteinurie („aktives Urinsediment"). Rasch progredienter Verlauf und evtl. Lungenbeteiligung. ANCA-assoziierte Erkrankung (▶ Kap. 19.6.2).

Diagnostik Biopsie von Niere und Muskulatur. Renovasografie (Gefäßabbrüche, Infarkte, arterielle Mikroaneurysmen).

THERAPIE

Die 5-Jahres-Überlebenszeit ohne Behandlung beträgt 13 %. Mit Therapie sind heute Überlebensraten von 80–90 % erreichbar. Behandlung einer Grundkrankheit (z. B. Hepatitis B) führt häufig zur Remission der Nierenerkrankung. Milde Erkrankungsformen können mit einer Steroidmonotherapie behandelt werden. Bei renaler Beteiligung erscheint dies jedoch nicht ausreichend.

(1) Rascher Therapiebeginn mit **Cyclophosphamid,** 2 mg/kg tgl. oral, und **Prednisolon,** 1 mg/kg tgl. Ein Ansprechen ist innerhalb von 4 Wochen zu erwarten. Dann langsamer

Abbau der Steroiddosis auf eine Erhaltungsdosis von 20 mg/d und Reduktion von Cyclophosphamid auf 1 mg/kg tgl. Gesamttherapiedauer 12 Monate, zu deren Ende das Steroid ausgeschlichen sein sollte.

(2) Eine **intravenöse Cyclophosphamidgabe** kommt ebenfalls in Betracht und scheint nicht schlechter wirksam zu sein, sie wird häufig besser toleriert: 750 mg/m^2 in 4-Wochen-Abständen über 1 Jahr, bei Niereninsuffizienz in reduzierter Dosis.

(3) Konsequente antihypertensive Medikation (prognostisch wichtig).

(4) Plasmapherese hat keinen Effekt bei PAN.

19.7.3 Purpura Schoenlein-Henoch

Klinik Neben Haut (95 %), Gelenken und Gastrointestinaltrakt (Durchfall, Koliken, Invaginationsileus) sind die Nieren in > 30 % beteiligt. In seltenen Fällen Lungenbefall mit Hämoptoe und rezidivierenden Pleuritiden. Häufigste systemische Vaskulitis bei Kindern, sie kommt jedoch auch beim Erwachsenen vor. Eine Infektassoziation wird vermutet. Typisch ist die leukozytoklastische Vaskulitis der Haut. Die histologischen Veränderungen an den Nieren variieren von fokal-segmental betonter, proliferativer GN über die diffuse membranoproliferative GN bis zur seltenen rasch progredient verlaufenden intra-/extrakapillär-proliferativen GN. Somit unterscheiden sich Symptome, Verlauf und Prognose: z. T. nur Mikrohämaturie, z. T. nephrotisches Syndrom, Hypertonie und Oligo-Anurie. Am häufigsten finden sich mesangiale IgG- und IgA-Ablagerungen und histologische Veränderungen, die von der IgA-Nephritis nicht zu unterscheiden sind. Insgesamt jedoch eher günstige Prognose (10-Jahres-Überlebenszeit > 90 %). In > 50 % heilt die Nierenerkrankung innerhalb von 2 Jahren aus, bei Erwachsenen werden im Langzeitverlauf aber 20–30 % der Erkrankten dialysepflichtig.

Therapie

(1) Keine Besserung der renalen Symptomatik durch Steroide, Zytostatika und Heparin. Allerdings lassen sich extrarenale Symptome (Gelenke, Gastrointestinaltrakt) durch Steroidmedikation günstig beeinflussen.

(2) Eine Therapie der renalen Erkrankung kommt nahezu nur bei rapid-progressiven Verläufen und intra-/extrakapillärer Proliferation mit Halbmonden in mehr als 50 % der Glomeruli in Betracht, da diese Patienten eine schlechte renale Prognose haben.

(3) Kontrollierte Therapiestudien liegen nicht vor. Einzelfallberichte verweisen auf Erfolge einer Steroid-Stoßbehandlung (Prednisolon 1 g/d an 3 aufeinanderfolgenden Tagen gefolgt von 1 mg/kg tgl. für 3 Monate), evtl. auch Cyclosporin oder Plasmapherese.

19.7.4 ANCA-assoziierte nekrotisierende Vaskulitiden

▶ Kap. 19.6.2.

19.7.5 Sklerodermie

Klinik Eine milde Proteinurie und/oder Nierenfunktionsverschlechterung ist bei Sklerodermie nicht selten. Etwa 5–10 % der Patienten mit systemischer Sklerose entwickeln eine schwerwiegende renale Beteiligung („renale Krise") . Sie beginnt akut und wird meist durch einen heftigen Blutdruckanstieg und eine Nierenfunktionseinschränkung erkennbar. Der Blutdruckanstieg ähnelt vielfach einer malignen Hypertonie und ist symptomatisch (Kopfschmerzen, Angina pectoris, Lungenödem, Enzephalopathie, Krampfanfälle). Ein Kreatininanstieg ist nahezu obligat, es findet sich eine mäßige glomeruläre Proteinurie, das Sediment ist eher unspezifisch. Parallel werden in mehr als der Hälfte der Fälle eine hämolytische Anämie und eine Thrombozytopenie beobachtet. Die renale Sklerodermiekrise ist ein Notfall mit unbehandelt schlechter Prognose (mittlere Überlebenszeit < 1 Jahr).

Pathogenese und Risikofaktoren Die Ursache der renalen Krise ist nicht bekannt. Vermutet wird eine endotheliale Funktionsstörung ähnlich der thrombotischen Mikroangiopathie, in deren Folge es zu einer morphologischen und funktionellen Einengung renaler Arteriolen kommt. Dies führt zu einer massiven Reninaktivierung, die ein typisches Merkmal der Sklerodermiekrise darstellt. Faktoren, die das Risiko einer renalen Krise bei systemischer Sklerose erhöhen, sind diffuse systemische Sklerose (im Vergleich zu kutan-limitierter Erkrankung), rasche Progredienz der Hautveränderungen, Anwendung von Kortikosteroiden (besonders in hoher Dosierung), Vorhandensein von Autoantikörpern gegen RNA-Polymerase.

Therapie

(1) Eine entscheidende Bedeutung hat die Gabe von **ACE-Hemmern.** Die Angiotensinblockade scheint direkt in den Pathomechanismus einzugreifen und verbessert die Prognose wesentlich. Ob ACE-Hemmer auch einen protektiven Effekt hinsichtlich des Auftretens der renalen Krise haben, ist nicht klar. ACE-Hemmer sollten gegenüber Angiotensin-Rezeptorblockern bevorzugt werden, weil für letztere unzureichende Informationen zur Wirksamkeit vorliegen.

(2) Ist die Angiotensinhemmung nicht ausreichend zur Blutdruckeinstellung auf niedrige Zielwerte < 130/80 mmHg, kommen weitere Antihypertensiva zum Einsatz. Wir präferieren hier **Kalziumantagonisten.**

(3) Steroide in der renalen Krise möglichst nicht eingesetzen!

(4) Einzelfallbeschreibungen liegen vor zur Gabe von Prostazyklin oder dem Einsatz der Plasmapherese, dies kann jedoch nicht generell empfohlen werden.

19.7.6 Sarkoidose

Die Nierenbeteiligung bei Sarkoidose ist nicht ungewöhnlich, schwerwiegende, zur Dialysepflicht führende Verläufe sind jedoch selten. Relativ häufig kommt es zur Nierenschädigung durch Hyperkalzämie und Hyperkalzurie. Die Veränderungen entstehen durch die vermehrte Bildung von 1,25-Dihydroxycholecalciferol, einer Folge der Überstimulation der 1α-Hydroxylase in Makrophagen bei Sarkoidose. Die Hyperkalzurie dient der Kompensation des vermehrten Kalziumanfalls durch gesteigerte intestinale Resorption. Sie kann zu Nephrolithiasis (bis 14 % der Patienten), Mikrohämaturie und Nephrokalzinose (2–3 %) führen. Letztere führt abhängig von der Dauer zur Nierenfunktionseinschränkung bis hin zur terminalen Niereninsuffizienz. Eine renale Vorschädigung jeglicher Art erhöht das Risiko erheblich.

Selten kann bei Sarkoidose auch eine granulomatöse Nephritis auftreten, die durch interstitielle epitheloidzellige Granulome gekennzeichnet ist. Klinisch fallen die tubuläre Proteinurie (meist < 1 g/d) sowie eine Leukozyturie auf, Niereninsuffizienz ist selten.

Therapie

Therapeutisch werden bei Nierenbeteiligung im Rahmen einer Sarkoidose eine hohe Flüssigkeitszufuhr (> 2.500 ml/d) sowie die Gabe von Schleifendiuretika eingesetzt. Thiazide steigern hingegen die Kalziumrückresorption und dürfen daher nicht zum Einsatz kommen. Die Hyperkalzämie kann durch Inflammationshemmung und damit Rückgang der

1α-Hydroxylaseaktivität reduziert werden. Neben Steroiden ist für diesen Zweck auch Hydroxychloroquin einsetzbar.

Die granulomatöse interstitielle Nephritis spricht sehr gut auf Steroide (Prednisolon initial 1 mg/kg KG) an.

19.7.7 Multiples Myelom (Plasmozytom)

Das Plasmozytom ist durch die Produktion monoklonaler Paraproteine gekennzeichnet (Leichtketten oder komplette Immunglobuline der vom jeweils maligne entarteten B-Zell-Klon produzierten Spezifität). Die unterschiedlichen Formen der renalen Schädigung hängen vom jeweils produzierten Paraprotein ab. Bis zu 50 % der Patienten mit Plasmozytom haben eine leichte bis mäßige Nierenfunktionseinschränkung, 2–10 % werden dialysepflichtig.

Ätiologie und Pathogenese Es gibt 4 häufigere Schädigungsformen der Nieren bei Plasmozytom. Welche Art der Nierenschädigung im Einzelfall auftritt, wird überwiegend durch die physikochemischen Eigenschaften des vom Plasmazellklon produzierten Paraproteins bestimmt.

(1) **Plasmozytomniere:** ca. 50 % der Fälle. Tubulointerstitielle Schädigung durch Immunglobulin-Leichtketten. Diese können mit ihrem Molekulargewicht von 22.000 D den glomerulären Filter passieren und im Urin als Bence-Jones-Proteine auftreten. Bei der Rückresorption aus dem Primärharn entfalten sie eine toxische Wirkung auf die Tubulusepithelien und lösen Entzündungsreize aus, die eine interstitelle Fibrosierung anstoßen. In einigen Fällen können die Leichtketten mit dem Tamm-Horsfall-Protein zu unlöslichen lamellierten Zylindern präzipitieren, die die distalen Tubulusabschnitte verlegen.

Klinik: Nierenfunktionsverschlechterung, tubuläre und Bence-Jones-Proteinurie.

(2) Abhängig von der Art der Paraproteine kann es zur Multimerisierung und Konformationsänderung hin zu einer **AL-Amyloidose** kommen. Sie ist durch hyaline Ablagerungen mesangial, entlang der Basalmembran und interstitiell mit typischem Refraktionsverhalten (Polarisationsmikroskopie) gekennzeichnet. Bis zu 10 % der Plasmozytompatienten.

Klinik: nephrotisches Syndrom.

(3) Seltener ist die **Leichtketten-Ablagerungserkrankung** (light-chain deposition disease), die bei glomerulärer Ablagerung von (meist kappa-)Leichtketten entlang der glomerulären, aber auch der tubulären Basalmembran entsteht.

Klinik: Nierenfunktionsverschlechterung, z. T. glomerulär-aktives Sediment, z. T. nephrotisches Syndrom.

(4) Ein weiterer wesentlicher renaler Schädigungsmechanismus ist die Hyperkalzämie und **Nephrokalzinose,** die infolge Osteolysen bei Plasmozytom vorkommen kann.

Klinik: Nierenfunktionsverschlechterung, evtl. Mikrohämaturie.

Therapie

(1) Eine spezifische Therapie der renalen Veränderungen existiert nicht. Besonders wichtig ist es, jegliche anderweitige renale Belastung zu vermeiden, z.B. NSAR, toxische Antibiotika, Röntgenkontrastmittel.

(2) Ausreichende Hydratisierung verringert die Kontaktzeit toxischer Leichtketten mit den Tubuluszellen. Bei der Plasmozytomniere kann eine Harnalkalisierung das Risiko der Leichtkettenausfällung im distalen Tubulus senken. Schleifendiuretika sollten hingegen

vermieden werden, denn sie begünstigen die Ausfällung durch eine erhöhte NaCl-Konzentration im Tubulus.

(3) Senkung der Paraproteinbildung durch Chemotherapie des Plasmozytoms, soweit möglich. Prüfung der Indikation zur autologen Stammzelltransplantation.

(4) Bei hoher Paraproteinkonzentration und/oder Hyperviskositätssyndrom kann eine Plasmapherese zur Erholung der Nierenfunktion beitragen. Besteht Dialysepflicht, kann eine Steigerung der Elimination von Leichtketten gegenüber einer regulären Dialyse durch eine Dialysemembran mit erhöhter Ausschlussgrenze (sog. High-Cut-off-Membran) erreicht werden. Bisher jedoch in Studien kein Nachweis eines prognostischen Vorteils, Einsatz stets nur adjuvant zur onkologischen Therapie.

19.7.8 Amyloidose

Amyloid entsteht durch Konformationsänderung und Multimerisierung von Proteinen zu einer charakteristischen fibrillären Ultrastruktur, die sich durch besondere Stabilität und Unlöslichkeit auszeichnet. Zahlreiche Proteine können die Grundlage für Amyloid bilden, je nach Amyloidtyp unterscheidet sich das Organbefallsmuster dieser Ablagerungskrankheit. Renale Amyloidosen entstehen v. a. aus dem Serumamyloid-A-Protein (AA-Amyloidose, bei chronisch-entzündlichen Grunderkrankungen) und aus Immunglobulin-Leichtketten (AL-Amyloidose, bei Plasmozytom). Eine wichtige Ursache für die renale AA-Amyloidose ist das familiäre Mittelmeerfieber.

Klinik Die renale Amyloidose manifestiert sich überwiegend durch ein nephrotisches Syndrom bei vergrößerten Nieren. Das Sediment ist hingegen unauffällig. Es entwickelt sich eine Niereninsuffizienz, tubuläre Funktionsstörungen können beobachtet werden. Aufgrund der Amyloideinlagerung in die Gefäßwände auch in der Peripherie kommt es typischerweise eher zur Hypotonie, insbesondere zur ausgeprägten Orthostasereaktion. Weitere Organmanifestationen treten hinzu, je nach Amyloidtyp u. a. ein kardialer, gastrointestinaler oder neuropathischer Befall. Die Prognose ist ungünstig, v. a. bei AL-Amyloidose und Plasmozytom. Bei AA-Amyloidose beträgt die mittlere Überlebenszeit 133 Monate.

Therapie

Die Behandlung der renalen Amyloidose ist schwierig und wenig aussichtsreich.

(1) Eine Therapie der Grundkrankheit und die Verhinderung weiterer Amyloidbildung sind wichtig, können aber nur über lange Zeiträume zu einer renalen Verbesserung führen. In vielen Fällen (Plasmozytom) sind diese Zeiträume länger als die Lebenserwartung aufgrund der Grundkrankheit. Grundsätzlich werden aber auch Amyloidfibrillen im Körper wieder abgebaut.

(2) Beim *familiären Mittelmeerfieber* führt **Colchicin** 1–2 mg/d zu einer deutlichen Verminderung der inflammatorischen Aktivität, zur Stabilisierung der renalen Amyloidose und zum Rückgang der Proteinurie. Dies scheint auch auf die Amyloidose durch rheumatoide Arthritis unter Behandlung mit TNF-Inhibitoren zuzutreffen.

(3) Die Dialysebehandlung bei Patienten mit Amyloidose ist durch die Hypotonieneigung erschwert, jedoch möglich. Eine Transplantation kommt bei beherrschbarer Grundkrankheit (z. B. rheumatoide Arthritis mit AA-Amyloidose) und gutem Allgemeinzustand in Betracht.

(4) Spezifische Therapeutika zur Auflösung von Amyloidfibrillen stehen heute noch nicht zur Verfügung.

19.7.9 Hämolytisch-urämisches Syndrom (HUS) und thrombotisch-thrombozytopenische Purpura (TTP)

Das hämolytisch-urämische Syndrom ist durch die Symptomatik eines Nierenversagens zusammen mit Hämolyse und Thrombozytopenie gekennzeichnet. Die Pathogenese unterscheidet sich trotz des klinisch mitunter ähnlichen Bilds erheblich von der TTP, bei der die neurologische Symptomatik führt. Während bei letzterer die thrombozytäre Störung im Vordergrund steht (▶ Kap. 20.1.3.2), ist das HUS ein endothelial-renales Krankheitsbild, das durch Störungen in der Komplementkaskade hervorgerufen wird und enge Beziehungen zur membranoproliferativen GN aufweist.

Formen

(1) Das „klassische HUS" ist eine Erkrankung, die überwiegend im Kindesalter auftritt, durch Durchfallerkrankung gekennzeichnet ist und durch enterohämolytische E. coli (EHEC) ausgelöst wird. Bei dieser Form ist ein bakteriell produziertes Toxin für die Endothelschädigung mit nachfolgendem Thrombozytenverbrauch mit mikrovaskulären Gefäßverschlüssen und ischämischen Organläsionen verantwortlich. Die Prognose des klassischen HUS ist günstig, die Therapie supportiv. Im Rahmen eines epidemischen Auftretens des EHEC-assoziierten HUS wurde deutlich, dass die Erkrankung bei Erwachsenen sehr viel schwerwiegender und prognostisch ungünstiger verlaufen kann.

(2) Das „atypische HUS" (aHUS) ist primär eine Störung der Komplementkaskade. Zahlreiche einzelne Komplementdefekte wurden im Zusammenhang mit dieser Erkrankung beschrieben, was die große klinische Heterogenität erklärt. Allen Formen gemeinsam ist, dass es durch ungeregelte Komplementaktivierung am Endothel zu den makroskopischen Schäden kommt. Ursachen können ungeregelt überaktive Komplementkomponenten oder gestörte Komplementinhibitoren sein. Häufig liegt eine genetische Prädisposition zugrunde, die unter den Bedingungen einer Infektion (nicht EHEC!), einer Paraneoplasie, bei Schwangerschaft oder unter bestimmten Medikamenten (z. B. Ciclosporin) manifest wird. Ob alle sekundären Formen des aHUS auf diese Weise erklärt werden können, ist noch unbekannt.

Diagnostik

(1) Die Trias Hämolyse, Thrombopenie und Nierenversagen lässt an das HUS denken. Man untersucht den Blutausstrich auf Fragmentozyten und schließt eine Coombs-positive Hämolyse aus. Differenzialdiagnostisch ist die TTP abzugrenzen, die hauptsächlich eine neurologische Symptomatik, weniger ein Nierenversagen zeigt.

(2) Zur Abgrenzung bestimmt man die Aktivität der ADAMTS13-Protease und untersucht auf Antikörper gegen dieses Protein, beide Tests verlaufen bei HUS unauffällig.

(3) Klinisch abzugrenzen ist die Verbrauchskoagulopathie bei Sepsis mit Nierenversagen. Ist diese Differenzialdiagnose ausgeschlossen, wird man ohne Zeitverzug und ohne auf weitere diagnostische Ergebnisse zu warten die Therapie einleiten.

(4) Eine genetische Typisierung des Komplementdefekts könnte künftig bei den primären Formen differenzialtherapeutisch wichtig werden. Sie ist bereits heute wichtig, wenn infolge des Nierenversagens eine Nierentransplantation durchgeführt werden soll. Einige Komplementdefekte werden derzeit als prohibitiv gegen eine Transplantation angesehen.

Therapie

Das diarrhöassoziierte HUS bei Kindern wird supportiv behandelt. Beim aHUS ist eine rasche spezifische Therapieeinleitung wichtig, um Sterblichkeit und dauerhafte Dialysepflicht drastisch zu reduzieren.

(1) Wichtigste primäre Therapie ist die Durchführung intensiver Plasmapheresen mit Austausch gegen Frischplasma, 1,5-faches Plasmavolumen pro Sitzung, 1-mal tgl. über im

Schnitt 7–16 Tage. Hierdurch werden nicht nur evtl. Antikörper oder pathogenetisch wirksame Stoffe entfernt, sondern v. a. normale Komplementinhibitoren substituiert. Prognostisch entscheidend ist der rasche Behandlungsbeginn. Verlaufsparameter zur Therapiesteuerung: Thrombozytenzahl sowie LDH.

(2) **Eculizumab** ist ein monoklonaler Antikörper gegen die C5-Komplementkomponente. Er kann die Komplementaktivierung unterbrechen und ist für die Behandlung des aHUS zugelassen. Da die Komplementinhibition mit der Gefahr fehlender Abwehrmöglichkeiten gegen Meningokokken einhergeht, ist vor einer elektiven Anwendung eine entsprechende Impfung zwingend erforderlich. Muss Eculizumab angewandt werden, ohne dass zuvor eine Meningokokkenimpfung durchgeführt werden kann, ist eine Antibiotikaprophylaxe erforderlich. Eculizumab verursacht exorbitante Therapiekosten!

Anwendung: 900 mg i. v. einmal wöchentlich über 4 Wochen, dann 1.200 mg i. v. alle 14 Tage. Bisher ist unklar, ob und wann eine Eculizumab-Therapie wieder beendet werden kann. In einer kleinen Serie von 10 Patienten, bei denen die Behandlung im Schnitt nach 19,5 Monaten gestoppt wurde, kam es bei 3 Patienten zu einem Rezidiv, das dann durch Wiederaufnahme der Therapie beherrscht werden konnte.

(3) Die zusätzliche Gabe von **Prednisolon** (1 mg/kg tgl.) ist pathophysiologisch wenig begründet, kann in der Akutphase bei unzureichendem Effekt der Plasmapherese probatorisch jedoch hinzugenommen werden, da es Formen gibt, bei denen Autoantikörper gegen Komplementkomponenten eine Rolle spielen.

(4) Weitere Therapieansätze wie **Rituximab** oder **Vincristin** sind nur für die TTP beschrieben. Die Wirksamkeit bei HUS ist unklar.

19.7.10 Cholesterinembolie-Syndrom

Bei Patienten mit deutlich ausgeprägter Atherosklerose kann es zum Cholesterinembolie-Syndrom kommen. Die Nieren sind bevorzugte Ziele dieser Embolien. Bei Verletzung atheromatöser Plaques werden Cholesterintröpfchen mobilisiert, die in andere Organe embolisieren und dort eine erhebliche Entzündungsreaktion im Gewebe auslösen. Dadurch wird der Organschaden wesentlich ausgeprägter als bei gleich großen, lokal aber inerten Thromboembolien. Risikofaktoren für das Auftreten der Erkrankung sind neben der Atherosklerose die kürzlich erfolgte interventionelle oder operative Gefäßintervention sowie die Antikoagulation. Cholesterinembolien können spontan auftreten. Sie lösen schätzungsweise bis zu 10 % der akuten Nierenfunktionsverschlechterungen bei alten Patienten aus.

Klinik Die Cholesterinembolisation fällt oft als akute Nierenfunktionsverschlechterung auf. Aufgrund des länger persistierenden Ausschwemmens von Cholesterin aus Gefäßplaques ist die Nierenschädigung nicht einzeitig, sondern mitunter rasch progredient. Die Entstehung einer terminalen Niereninsuffizienz ist nicht selten. Die Nierenerkrankung ist nur bioptisch (Nierenbiopsie, ggf. auch Hautbiopsie) eindeutig einzuordnen, da die meist geringe Proteinurie und das unspezifische Sediment nicht hilfreich sind. Das Vollbild des Syndroms erlaubt jedoch die klinische Diagnosestellung. Wahrscheinlich werden viele milde Verlaufsformen übersehen oder als vaskulär-hypertensive Niereninsuffizienz eingeordnet. Die Prognose des Krankheitsbilds ist schlecht, die größte Untersuchung hierzu beschrieb das Auftreten einer terminalen Niereninsuffizienz in 33 % der Fälle sowie eine 2-Jahres-Mortalität von 28 %.

Das Vollbild der i. d. R. systemisch ausgebildeten Erkrankung kann klinisch anhand folgender Kriterien diagnostiziert werden:

(1) atherosklerotische Vorerkrankung, häufig vorausgehende Gefäßintervention und/oder Antikoagulation,

(2) akute oder subakute Nierenfunktionsverschlechterung,

(3) Hautembolien bevorzugt an den Extremitäten mit blau-lividen Zehenverfärbungen, Livedo reticularis, Petechien, Nekrosen,

(4) Muskelschmerzen, CK-Erhöhung,

(5) gastrointestinale Symptome, Übelkeit, Erbrechen, gastrointestinale Blutung,

(6) zerebrale Beteiligung, Verwirrtheit, neurologische Ausfälle,

(7) charakteristische Embolien der Retina (Hollenhorst-Plaques),

(8) systemische Entzündungsreaktion mit Leukozytose, CRP-Anstieg, Eosinophilie und Eosinophilurie.

Therapie

Eine spezifische Therapie ist nicht bekannt. Wichtig ist die Prävention, d. h. das kritische Hinterfragen der Indikationen zu invasiven Gefäßprozeduren bei Hochrisikopatienten (> 70 Jahre, ausgeprägte Atherosklerose, Antikoagulation, vorbestehende Nierenfunktionseinschränkung), evtl. auch die Auswahl alternativer Gefäßzugänge (z. B. Brachialarterien bei ausgeprägter Beckengefäßatherosklerose).

Therapeutische Ansätze:

(1) Absetzen der Antikoagulation soweit vertretbar. Im Gegensatz zur Thromboembolie keine Einleitung einer antikoagulierenden Behandlung!

(2) **ACE-Hemmer** zur Behandlung der häufig verschlechterten Blutdrucklage.

(3) **Steroide** könnten die entzündliche Reaktion und damit die Gewebsschädigung durch Cholesterinembolien limitieren. Dieser Ansatz ist allerdings nur durch Einzelfallbeschreibungen belegt. Aufgrund der schlechten Prognose der Erkrankung und der fehlenden therapeutischen Alternativen behandeln wir zumindest bei Vorliegen systemischer Entzündungszeichen mit Prednisolon 1 mg/kg tgl. oral für 2 Wochen mit nachfolgendem Ausschleichen über 4–6 Wochen.

(4) Hoch dosierte **Statingabe** könnte die Rezidivhäufigkeit senken (in Studien unzureichend belegt).

19.8 Interstitielle Nephritis (IN)

Der Begriff „interstitielle Nephritis" fasst die bakteriellen und nichtbakteriellen Formen zusammen. Die bakterielle interstitielle Nephritis (Pyelonephritis) wird im Zusammenhang mit den Harnwegsinfektionen (▶ Kap. 19.14) besprochen.

19.8.1 Akute interstitielle Nephritis (AIN)

Ätiologie und Pathogenese Die parainfektiöse akute interstitielle Nephritis entsteht im Gefolge von Infektionen mit verschiedenen Erregern wie Streptokokken, Diphtheriebakterien, Leptospiren, Brucellen, Rickettsien und verschiedenen Viren. Typisch ist die parainfektiöse AIN, die bei Scharlach als Frühreaktion innerhalb der ersten Tage vorkommt. Im Unterschied hierzu tritt die akute GN als postinfektiöse Zweiterkrankung ca. 2–3 Wochen nach Krankheitsbeginn auf.

Wie bei der medikamenteninduzierten AIN dürfte es sich in den meisten Fällen um eine Überempfindlichkeitsreaktion handeln. Für die allergische Genese sprechen Begleitphänomene wie Exanthem und Eosinophilie. Eine Vielzahl von Medikamenten kommt als Auslöser einer AIN infrage (▶ Kap. 19.9).

Klinik Die Symptome der AIN reichen von der mäßiggradigen Erythrozyturie, Proteinurie (kleinmolekular-tubulär) und evtl. Leukozyturie, die möglicherweise nur zufällig entdeckt werden, bis zum Vollbild des dialysepflichtigen akuten Nierenversagens. In typischen Fällen finden sich allergische Begleitphänomene wie Exanthem, Eosinophilie des peripheren Blutbilds (in 10–20 % der Fälle nachweisbar), Eosinophilurie (Sensitivität: 67 %) sowie ein Komplementabfall. Weitere Symptome sind Fieber, Krankheitsgefühl, Hämaturie, Proteinurie und, je nach Schweregrad der Nierenschädigung, eine Retention harnpflichtiger Substanzen. Der Blutdruck ist meist normal, kann jedoch bei Oligo-Anurie mit entsprechender Natrium-Wasser-Retention erhöht sein. Die Nieren sind meist druck- und klopfschmerzhaft. Sonografisch normal große bis vergrößerte Nieren mit glatter Oberfläche. Histologisch findet sich ein interstitielles Ödem mit diffusen peritubulären Rundzellinfiltrationen von Lymphozyten, Plasmazellen und Eosinophilen. Die tubuläre Basalmembran ist verdickt und kann unterbrochen sein, wobei die distalen Tubuli die deutlichsten Veränderungen aufweisen.

Eine besondere Verlaufsform hat das epidemische hämorrhagische Fieber, die durch das Hantavirus ausgelöste akute interstitielle Nephritis. Hantaviren kommen weltweit vor, werden von Nagern auf den Menschen übertragen und lösen unterschiedlich schwere Allgemeinerkrankung, Fieber, Abdominalschmerzen und Erbrechen, Thrombozytopenie und Hämorrhagie sowie Nierenversagen bei AIN aus. Die AIN ist schwerwiegend, häufig mit ausgedehnten interstitiellen Einblutungen. Die Allgemeinerkrankung kann lebensbedrohlich verlaufen (besonders bei asiatischen und amerikanischen Virusstämmen), die Prognose der AIN ist i. d. R. gut. Eine spezifische Therapie ist nicht bekannt.

Differenzialdiagnose

(1) **Akute Glomerulonephritis** (▶Kap. 19.6.1): hierbei 2–3 Wochen Latenz nach einem Streptokokkeninfekt, im typischen Fall Ödeme, Hypertonie und Hämaturie. Im Unterschied hierzu entsteht die AIN parainfektiös, d. h. wenige Tage nach Infektionsbeginn. Die histologische Abgrenzung ist eindeutig.

(2) **Akute Pyelonephritis** (▶Kap. 19.14): Bakteriurie, Leukozyturie, Fieber und klopfschmerzhaftes Nierenlager. Nierenfunktionsverschlechterung nur bei schweren septischen Verläufen.

(3) **Akutes Nierenversagen** (▶Kap. 19.1): Bei der AIN fehlt der stadienhafte Ablauf mit Oligo-Anurie und darauffolgender Polyurie. Eine Polyurie ist bei AIN aufgrund der interstitiellen Schädigung allerdings häufig.

(4) **Cholesterinembolie-Syndrom** (▶Kap. 19.7.10): Eine die Cholesterinembolien begleitende Entzündungsreaktion mit Eosinophilurie und eine Nierenfunktionseinschränkung sind mitunter nur bioptisch von der AIN abgrenzbar.

Eine Nierenbiopsie ist bei AIN nicht in jedem Fall erforderlich, da die Diagnose häufig klinisch eindeutig zu stellen ist. In unklaren Fällen sollte jedoch immer eine rasche bioptische Klärung der Differenzialdiagnose angestrebt werden.

Therapie

(1) Bei *parainfektiöser AIN* konsequente Fortführung der antimikrobiellen Therapie des infektiösen Grundleidens. Kommt das Antibiotikum als Auslöser der AIN in Betracht, sollte auf ein Antibiotikum gewechselt werden, das keine Kreuzallergie erwarten lässt.

(2) Bei *medikamenteninduzierter AIN* ist das Weglassen der Noxe die entscheidende Maßnahme. Die Erkrankung heilt dann spontan, es bleibt jedoch in vielen Fällen eine mäßige Nierenfunktionseinschränkung bestehen. Mehrere kleine, nicht kontrollierte Serien, überwiegend bei medikamentös ausgelösten Formen, zeigen im Schnitt einen kürzeren Krankheitsverlauf und eine bessere Nierenfunktion nach Ausheilung, wenn die AIN mit Steroiden behandelt wird. Wir empfehlen daher bei schweren Verläufen (Kreatinin

> 221 µmol/L [> 2,5 mg/dl]) die Gabe von **Prednisolon** 1 mg/kg tgl. p. o. für 2 Wochen mit nachfolgend raschem Ausschleichen, Therapiedauer nicht über 1–2 Monate.

(3) Mitunter ist es erforderlich, eine Phase der Oligo-Anurie mithilfe der Dialyse zu überbrücken.

19.8.2 Chronische nichtbakterielle interstitielle Nephritis (CIN)

Vorbemerkungen Ursachen der chronischen nichtbakteriellen interstitiellen Nephritis sind Analgetikaabusus, vesikoureteraler Reflux und andere Harntransportstörungen, metabolische Störungen (Hypokaliämie, Hyperurikämie, Hyperoxalurie, Hyperkalzämie), Blei, Lithium, Balkannephropathie und andere seltene Ursachen (Zytostatika, immunologische Ursachen). Aufgrund ihrer praktischen Bedeutung wird an dieser Stelle auf die **Analgetikanephropathie** eingegangen.

Ätiologie und Pathogenese der Analgetikanephropathie Die langjährige Einnahme von Mischanalgetika (> 1 g/d über 3 Jahre oder > 3 kg unabhängig vom Zeitraum) führt nahezu regelhaft zur chronischen interstitiellen Nephritis. Die Schädigung erfolgt über einen direkten medikamententoxischen Effekt auf Tubuli und Gefäße sowie über eine Hemmung der Prostaglandinsynthese mit Abnahme der Markdurchblutung. Eine Dehydratation erhöht die tubuläre Analgetikakonzentration und die Toxizität. Grundsätzlich haben alle NSAR nephrotoxische Wirkungen. Besondere Bedeutung kommt allerdings dem **Phenacetin** und dessen Hauptmetabolit **Acetaminophen** zu. Die Häufigkeit der Erkrankung ist deutlich rückläufig, seit Phenacetin nicht mehr eingesetzt wird und analgetische Kombinationspräparate vom Markt genommen wurden. Wahrscheinlich kommt diesen die größte nephrotoxische Bedeutung zu (Phenacetin + Koffein, Phenacetin + ASS etc.). Acetaminophen wird weiter breit verwendet. Die nephrotoxische Wirkung scheint geringer zu sein, ebenso bei ASS.

Klinik der Analgetikanephropathie Charakteristisch sind Kopfschmerzanamnese (> 50 % Migräne seit früher Jugend) mit entsprechendem Analgetikaverbrauch (> 3 kg Mischanalgetika), Neigung zur Polytoxikomanie. Abakterielle, „sterile" Leukozyturie, sonografisch Papillennekrosen und -verkalkungen. Komplikationen sind Superinfektionen (klinisch Pyelonephritis) und Abgang von Papillennekrosen (Hämaturie, Koliken). Chronisch schleichender Verlauf bis zur terminalen Niereninsuffizienz. Wird der Analgetikakonsum eingestellt, ist die Prognose günstig, sofern noch keine fortgeschrittene Niereninsuffizienz vorliegt (GFR < 30 ml/min).

Therapie der Analgetikanephropathie

(1) Striktes Aussetzen der Noxe

(2) Behandlung interkurrenter Harnwegsinfekte

(3) (Kopf-)Schmerzbekämpfung (Patientenführung)

(4) Allgemeine Maßnahmen zur Progressionsverzögerung einer chronischen Niereninsuffizienz (▶ Kap. 19.3)

19.9 Medikamentöse Nierenschäden

Die klinische Bedeutung medikamentöser Nierenschäden liegt in deren Häufigkeit und in den z. T. fatalen Folgen. Die Symptome reichen von der leichten, passageren und nur zufällig entdeckten Nierenfunktionsverschlechterung über das reversible ANV bis hin zur chronischen, dialysepflichtigen Niereninsuffizienz. Die einzelnen Medikamente führen zu bevorzugten morphologischen Läsionen, die sich in glomeruläre, tubuläre, interstitielle und vaskuläre Schäden unterteilen lassen. Unabhängig von der morphologischen Lokalisation der Schädigung ist von der Pathogenese her zu unterscheiden zwischen einem rein toxischen Schaden (z. B. aminoglykosidinduziertes ANV) oder einer Überempfindlichkeitsreaktion (penicillininduzierte AIN). Eine Substanz kann auch über beide Pathomechanismen ihre Schädigung entfalten (z. B. tubulotoxisches ANV bzw. AIN durch Cephalosporine).

Klinisch brauchbar ist eine Unterscheidung der medikamentösen Nierenschäden aufgrund ihrer klinischen Symptomatik:

(1) **Akutes Nierenversagen:** ausgelöst durch Aminoglykoside, Amphotericin B, Cephalosporine, Röntgenkontrastmittel, NSAR, Dextrane, EDTA-, Glykolverbindungen, Methoxyfluran, Oxalsäure, Phenylbutazon, Pilzgifte, Tetrachlorkohlenstoff, Arsen, Blei, Cadmium, Chrom, Eisen, Gold, Kupfer, Platin, Quecksilber, Silber, Thallium, Uran, Uranylnitrat, Wismut.

19

(2) **Nephritisches Syndrom:**

- Medikamente, die eine akute interstitielle Nephritis auslösen können, sind bei den Antibiotika/Chemotherapeutika häufig Penicillin G, Methicillin, Ampicillin, Rifampicin, Sulfonamide und selten Oxacillin, Amoxicillin, Azlocillin, Carbenicillin, Nafcillin, Cefalotin, Cefalexin, Minocyclin, Co-trimoxazol. Bei anderen Medikamenten selten Thiazide, Furosemid, Allopurinol, Azathioprin, Phenazon, Phenylbutazon, Phenytoin, Phenobarbital, Naproxen, Cimetidin, Clofibrat, Paraaminosalicylsäure, Gold- und Wismutsalze.
- Eine renale Angiitis kann ausgelöst werden durch Allopurinol, Amphetamin, Arsen, Gold, Iodverbindungen, Penicillin G, Phenytoin, Propylthiouracil, Sulfonamide, Thiazide und Wismut.

(3) **Nephrotisches Syndrom:** Medikamente, die ein nephrotisches Syndrom auslösen können, sind Quecksilberverbindungen, Gold, Wismut, Thallium, Penicillamin, Heroin, Captopril, Phenindion, Tolbutamid, Perchlorat, Trichlorethylen und Probenecid.

(4) **Chronische Niereninsuffizienz:** Auslöser können Analgetika sein.

(5) **Störung des Konzentrierungsmechanismus:** Substanzen, die zur **Flüssigkeitsretention** führen können, sind Nikotin, Narkotika (Opiate), Clofibrat, Carbamazepin und Vincristin (durch ADH-Freisetzung), Cyclophosphamid (durch ADH-Imitation), orale Antidiabetika (Chlorpropamid, Tolbutamid), Biguanide, Analgetika (wie Acetylsalicylsäure, Indometacin, Paracetamol; durch zelluläre ADH-Potenzierung), Diuretika (Hydrochlorothiazid, Furosemid; ADH-unabhängig) und Thioridazin (dursterzeugend). Bei chronischer Applikation können auch Diuretika – ADH-unabhängig – zur Hyponatriämie, zur Abnahme der GFR mit vermehrter Reabsorption des Restfiltrats und damit zur Flüssigkeitsretention führen.

(6) Substanzen, die eine **Polyurie** bewirken, sind Alkohol, Phenytoin, Noradrenalin, Levallorphan (durch verminderte ADH-Freisetzung). Lithium, Demeclocyclin, Fluoride (Methoxyfluran), Colchicin, Amphotericin B, Gentamicin (durch ADH-abhängige Störung des Konzentrierungsmechanismus) sowie Sulfonylharnstoffe (durch ADH-unabhängige Störung des Konzentrierungsmechanismus).

19.10 Hereditäre Nephropathien

19.10.1 Autosomal-dominante polyzystische Nierenerkrankung (ADPKD)

Definition Relativ häufige autosomal-dominant erbliche Nephropathie mit progredienter Zystenbildung in Nephronen und Sammelrohren und Mitbeteiligung anderer Organsysteme wie Leber, Gefäße, Herz. Prävalenz unter Patienten mit terminaler Niereninsuffizienz ca. 5 %, Häufigkeit in der Allgemeinbevölkerung etwa 1:1.000.

In 85 % wird die Erkrankung durch das PKD1-Gen (Chromosom 16, rascherer Verlauf) verursacht, in ca. 15 % durch das PKD2-Gen (Chromosom 4). Ein seltener 3. Lokus ist noch unbekannt.

Klinik Frühzeitig treten Hypertonie, Harnwegsinfektionen, Zysteneinblutungen, Makrohämaturie und Nephrolithiasis auf. Eine Niereninsuffizienz kommt meist erst bei fortgeschrittener Zystenbildung hinzu, dabei initial oft ein Konzentrationsdefekt, später GFR-Verminderung. Meist große, palpable Nierentumoren, mitunter mit raumforderndem Effekt, der zu Verdauungsstörungen führen kann. Typische Begleiterkrankungen sind Hirnarterienaneurysmen (familiäre Häufung, bildgebende Diagnostik daher nur in den betroffenen Familien mittels MRT oder Angio-CT), Mitralklappenprolaps sowie Kolondivertikulose. Die Zysten der übrigen befallenen Organe sind meist klinisch ohne Bedeutung.

Klinische Diagnosekriterien der ADPKD sind positive Familienanamnese plus:

(1) < 30 Jahre: mindestens 2 Zysten uni- oder bilateral.

(2) 30–60 Jahre: mindestens jeweils 2 Zysten oder insgesamt 5 Zysten.

(3) > 60 Jahre: insgesamt mindestens 8 Zysten bilateral.

Therapie

(1) Konsequente Blutdrucknormalisierung. Zielblutdruck für alle Patienten < 140/90 mmHg. Bei männlichen Patienten mit sehr starkem Zystenwachstum schon in jungen Jahren kann durch Blutdrucksenkung < 110/75 mmHg die Größenzunahme der Nieren zusätzlich gebremst werden. ACE-Hemmer haben bei dieser Erkrankung keine über die Blutdrucksenkung hinausgehende zusätzliche progressionshemmende Wirkung.

(2) Frühzeitige Behandlung von Zystitiden zur Verhinderung der Aszension, Behandlung von Infektionen mit Nierenbeteiligung oder Zysteninfektionen mit Chinolonen (gute Zystenpenetration), Cephalosporinen.

(3) Im Tierversuch hemmen sowohl Vasopressinantagonisten (z. B. Tolvaptan) als auch mTOR-Inhibitoren (z. B. Sirolimus, Everolimus) das Zystenwachstum. Klinische Studien zu mTOR-Inhibitoren erbrachten zwar eine Hemmung des Zystenwachstums, jedoch keine Bewahrung der Nierenfunktion. Hierfür kann keine Therapieempfehlung gegeben werden. Hingegen konnte Tolvaptan sowohl Zystenwachstum als auch Nierenfunktionsverschlechterung bremsen. Vom Einsatz der recht nebenwirkungsreichen Dauertherapie profitieren v. a. Patienten mit rascher Progression in jungem Lebensalter; die Familienanamnese gibt wichtige Hinweise (Zeitpunkt der Dialysepflicht bei Familienangehörigen). Gegebenenfalls ist der Genotyp zu berücksichtigen. Die Indikationsstellung muss individuell erfolgen. Dosierung: Tolvaptan oral in zwei asymmetrisch geteilten Dosen je nach Verträglichkeit bis auf 90 + 30 mg auftitrieren.

(4) Indikationen für die Nephrektomie können rezidivierende Infektionen oder Einblutungen oder ein intolerabler raumfordernder Effekt sein. Dabei ist immer die große Bedeutung der bei ADPKD meist recht lange erhaltenen Restdiurese für den Dialysepatienten zu bedenken.

19.10.2 Autosomal-rezessive polyzystische Nierenerkrankung (ARPKD)

Definition Autosomal-rezessiv erbliche Nephropathie mit Manifestation vorwiegend im Kindes- und Jugendalter mit zystischer Erweiterung v. a. der Sammelrohre. Obligate Leberbeteiligung mit zystischer Degeneration der Gallenwege und kongenitaler Leberfibrose. Gendefekt auf Chromosom 6, Häufigkeit 1:20.000 Geburten.

Klinik und Therapie Bilateral vergrößerte Nieren, Hypertonie, rezidivierende Harnwegsinfektionen. Sonografisch vergrößerte Nieren mit erhöhter Echogenität, portale Hypertension, Diagnose durch Leberbiopsie. Bereits perinatal bis zu 50-prozentige Mortalität, Entwicklung einer terminalen Niereninsuffizienz bis zum 5. Lebensjahr bei 24 % der Patienten.

Eine spezifische Therapie ist nicht bekannt, Supportivmaßnahmen, Blutdrucknormalisierung.

19.10.3 Alport-Syndrom

19

Definition Hereditäre Nephropathie mit Mikrohämaturie, Aufsplitterung der glomerulären Basalmembran (elektronenmikroskopisch), Augenveränderungen (Lenticonus anterior) und begleitender Innenohrschwerhörigkeit. In 80–85 % X-chromosomale Erbkrankheit, autosomal-rezessive oder -dominante Erbgänge in 10 %.

Ätiologie und Pathogenese Pathogenetisch liegt die Synthese einer falschen α5-Kette des Kollagens IV zugrunde. Dadurch kommt es zu einer unzureichenden Tripelhelixbildung der α3-, α4- und α5-Ketten und damit zu einer Störung der Basalmembranbildung sowie zum Fehlen des Goodpasture-Antigens (NC1), das normalerweise auf der α3-Kette des Kollagens IV lokalisiert ist.

Klinik Fortschreitendes glomeruläres Nierenleiden mit begleitender Innenohrschwerhörigkeit. Typischerweise glomeruläre Hämaturie, Proteinurie unterschiedlichen Ausmaßes. Bei X-chromosomalem Erbgang sind ausschließlich Männer vom Vollbild der Erkrankung betroffen, Frauen sind Konduktorinnen mit allenfalls milden Symptomen, i. d. R. ohne terminale Niereninsuffizienz. Dialysepflicht tritt meist frühzeitig im 20.–30. Lebensjahr auf. Das klinisch typische Alport-Syndrom ohne Familienanamnese und bei jungen Frauen lässt an die autosomal-rezessive Form denken.

Diagnose Die typische Symptomentrias Niereninsuffizienz, Innenohrschwerhörigkeit, Lenticonus anterior zusammen mit positiver Familienanamnese beim männlichen Patienten lässt die Diagnose stellen. Sofern in der Familie bereits ein histologischer Nachweis geführt wurde, kann im Einzelfall auf die Biopsie verzichtet werden. In allen anderen Fällen sollte nierenhistologisch in der Immunfluoreszenz das Fehlen der Kollagen-α5-Kette und in der Elektronenmikroskopie die Aufsplitterung der Basalmembran nachgewiesen werden.

THERAPIE

(1) Eine spezifische Therapie des Alport-Syndroms ist nicht bekannt. Blutdrucktherapie zur Vermeidung zusätzlicher Schäden ist obligat, ein Vorteil durch Angiotensinhemmung unbewiesen.

(2) Nach Nierentransplantation histologische Entwicklung einer Anti-GBM-Transplantatnephritis (< 5 %), da bei den Patienten das Goodpasture-Antigen (NC1) fehlt. Dies ist jedoch keine Kontraindikation zur Transplantation, da meist milde Verläufe auftreten und es nur selten zur RPGN kommt.

19.10.4 Morbus Fabry

Definition X-chromosomal vererbte systemische Glykosphingolipid-Speicherkrankheit, die auf unterschiedlichen Gendefekten für die α-Galaktosidase A beruht und bei der Globosid in Endothelzellen und zahlreichen Organen abgelagert wird. Befall nahezu aller Organe, Niereninsuffizienz in der 3. Lebensdekade, Dialysepflicht nach 10–20 Jahren.

Klinik Beginn häufig mit der Symptomentrias neuropathische Schmerzen, Angiokeratome der Haut und Niereninsuffizienz. Begleiterscheinungen sind Koronarverengung und Herzinsuffizienz, Störungen der zerebrovaskulären Funktion mit Infarzierung oder Blutung, pulmonale Obstruktion. Renal findet sich zunächst eine Mikrohämaturie, im Urin können typische Lipidpartikel gesehen werden (Malteserkreuze). Erhebliche Hypertonie und Nierenfunktionsverschlechterung.

Therapie

(1) Seit einigen Jahren stehen zwei Präparationen der bei Morbus Fabry unzureichend gebildeten α-Galaktosidase A zur Substitution zur Verfügung. Sie können die Globosidkonzentrationen im Plasma senken und die Speicherung im Gewebe reduzieren. Anwendung: Replagal® 0,2 mg/kg oder Fabrazyme® 1 mg/kg als Infusion jede 2. Woche.

(2) Begleitend Blutdruckkontrolle zur Vermeidung zusätzlicher Schäden sowie symptomatische Therapie der neuropathischen Schmerzen.

19.11 Nieren- und Hochdruckkrankheiten in der Schwangerschaft

Hypertonie in der Schwangerschaft ist definiert als Blutdruck > 140/90 mmHg (oder Zunahme um mindestens 30/15 mmHg).

Klinik Folgende Verlaufsformen der Hypertonie in der Schwangerschaft können unterschieden werden:

(1) **Idiopathische Präeklampsie:** neu aufgetretene, schwangerschaftsbedingte Hypertonie (> 140/90 mmHg) mit Proteinurie (> 0,3 g/d), die i. d. R. nach der 20. Schwangerschaftswoche (SSW) auftritt. Nach der Blutdruckhöhe wird unterschieden zwischen schwerer Präeklampsie mit einem diastolischen Blutdruck > 110 mmHg, mittelgradiger Präeklampsie mit einem diastolischen Blutdruck > 100 mmHg und milder Präeklampsie mit einem diastolischen Blutdruck > 90 mHg. Die häufig begleitende Ödembildung ist prognostisch von untergeordneter Bedeutung.

(2) **Pfropfpräeklampsie:** Zunahme von Hypertonie und Proteinurie bei vorbestehender Nieren- und Hochdruckkrankheit. Auftreten meist vor der 20. SSW.

(3) **Chronische, schwangerschaftsunabhängige Hypertonie** essenzieller oder sekundärer Genese.

(4) **Passagere Schwangerschaftshypertonie:** schwangerschaftsbedingte Hypertonie ohne Proteinurie. Entsteht im 3. Trimenon oder im Wochenbett und normalisiert sich innerhalb von 10 Tagen nach der Entbindung. Die Hypertonie wiederholt sich bei späteren Schwangerschaften in 80 % der Fälle.

Hinsichtlich des Verlaufs ist das Risiko für die Mutter, das Kind und den weiteren Verlauf des Nieren- und Hochdruckleidens zu betrachten:

(1) Bei idiopathischer Präeklampsie, Pfropfpräeklampsie und chronischer, schwangerschaftsunabhängiger Hypertonie besteht Eklampsiegefahr (zerebraler Krampfanfall), und damit ein unmittelbares Risiko für die Mutter, v. a. durch die mögliche Hirnblutung.

(2) Das kindliche Risiko ist bei der Pfropfpräeklampsie am höchsten (Totgeburt und perinatale Mortalität > 20 %), bei der idiopathischen Präeklampsie und der chronischen, schwangerschaftsunabhängigen Hypertonie ebenfalls erhöht (ca. 10 %), lediglich die passagere Schwangerschaftshypertonie gefährdet das Kind nicht.

(3) Nierenerkrankung und Hochdruck verschlechtern sich in Abhängigkeit vom Schweregrad ihrer Ausprägung in einem hohen Prozentsatz während der Schwangerschaft, z. T. bleibend und progredient (▶ Tab. 19.13). Bei Lupusnephritis und Amyloidose auf dem Boden eines familiären Mittelmeerfiebers ist in besonderem Maße mit einer Verschlechterung des Nierenleidens durch die Schwangerschaft zu rechnen.

(4) Als HELLP-Syndrom bezeichnet man das Auftreten von Hämolyse, Leberwerterhöhung (elevated liver enzymes) und Thrombozytopenie (low platelets). Es handelt sich wahrscheinlich um eine schwere mikroangiopathische Verlaufsform der Präeklampsie.

Tab. 19.13 Einfluss der Schwangerschaft (SS) auf die Nierenfunktion der Mutter mit vorbestehender Nierenerkrankung (nach Epstein 1996)

Serumkreatinin initial	Abnahme der Krea-Clearance während der SS	Davon bleibende oder progrediente Einschränkung der Nierenfunktion nach SS
< 124 µmol/L (< 1,4 mg/dl; bei „milder" Nierenerkrankung)	16 %	
124–168 µmol/L (1,4–1,9 mg/dl)	40 %	50 %
≥ 177 µmol/L (≥ 2,0 mg/dl)	65 %	Ca. 100 % (in 35 % rasch terminal niereninsuffizient)

19

Ätiologie und Pathogenese In der normalen Schwangerschaft nimmt der diastolische Blutdruck zwischen der 13. und 20. SSW im Mittel um 10 mmHg ab und steigt dann bis zum 3. Trimenon wieder auf die Ausgangswerte vor der Schwangerschaft an. Der systolische Blutdruck bleibt im Wesentlichen unverändert.

Die idiopathische Präeklampsie entsteht auf dem Boden einer generalisierten endothelialen Störung, wahrscheinlich ausgehend von der uteroplazentaren Strombahn. Normalerweise wandern Zellen des Zytotrophoblasten in die mütterlichen Spiralarterien des Uterus hinein und formen diese kleinen Arteriolen in große Konduktionsarterien um. Hierdurch wird die Blutversorgung der Plazenta gewährleistet. Bei Präeklampsie bleibt dieser Prozess der Frühschwangerschaft unvollständig, die uteroplazentare Perfusion ist grenzwertig niedrig. Wahrscheinlich als Kompensation werden vermehrt angiogenetische und vasokonstriktive Faktoren gebildet, die zu einer systemischen Dysbalance der endothelialen Funktion der Mutter führen. Lösliche angiogenetisch wirksame Faktoren wie das sFlt-1 spielen eine wichtige pathogenetische Rolle, experimentelle Therapien basieren auf der Entfernung dieses Mediators aus dem Blut durch Plasmapherese. Es entsteht ein Endothelschaden mit einem Missverhältnis von vasodilatatorischem Prostazyklin und vasokonstriktorischem Thromboxan und letztlich die Symptomatik der Präeklampsie.

Diagnostik Zur Früherkennung einer Präeklampsie sind folgende Kontrollen erforderlich: Blutdruck, Proteinurie, Gewicht, Harnsäure im Serum (vermehrte Harnsäureabsorption), Augenhintergrund, Hb, Hkt, gynäkologische Kontrolluntersuchung.

Zeichen einer drohenden Eklampsie:

(1) Blutdruck > 160/110 mmHg,

(2) neu aufgetretene Proteinurie > 2 g/d,

(3) Kreatininanstieg > 106 µmol/L (> 1,2 mg/dl),

(4) Thrombozytenzahl < 100 Gpt/L (< 100.000/µl) oder Fragmentozyten bzw. andere Zeichen einer mikroangiopathischen hämolytischen Anämie,

(5) Oberbauchbeschwerden, besonders epigastrisch und im rechten Oberbauch,

(6) Kopfschmerzen, Sehstörungen und andere zerebrale Symptome,

(7) kardiale Dekompensation, meist bei Hochdruck oder kardialen Veränderungen,

(8) Retinablutungen, Exsudate und Papillenödem,

(9) Zeichen der fetalen Wachstumsstörung,

(10) Rückgang der Diurese.

Therapie

Allgemeine Maßnahmen

(1) Bettruhe verbessert die Uterusdurchblutung (wichtig!). Einige Stunden pro Tag in Linksseitenlage, um eine Kompression der V. cava durch den Uterus zu vermeiden.

(2) Sedierung: **Diazepam** 30–50 mg/d.

Pharmakotherapie

Ziel der Behandlung der Schwangerschaftshypertonie ist es, Hochdruckkomplikationen bei der Mutter zu verhindern und die fetale Reifung sicherzustellen. Eine abrupte Blutdrucksenkung beinhaltet die Gefahr der plazentaren Minderdurchblutung.

Aus mütterlicher Sicht gilt als absolute Indikation zur Hochdrucktherapie ein Blutdruck ≥ 160/110 mmHg, da oberhalb dieser Werte mit zerebralen Blutungen durch ein Versagen der Autoregulation der Hirndurchblutung zu rechnen ist. Da es sich um junge Frauen mit meist gesundem Gefäßsystem handelt, dürfte ein pharmakologischer Therapiebeginn unterhalb dieser absoluten Indikation regelhaft nicht erforderlich sein, es sei denn, es besteht eine Nierenerkrankung oder ein Endorganschaden. In diesem Fall ist ein Behandlungsbeginn bereits bei diastolischen Werten ≥ 90 mmHg zu empfehlen. In neueren Untersuchungen ließ sich nicht sichern, dass ein Therapiebeginn bereits bei milder Hypertonie (> 140/90 mmHg) die Hochdruckkomplikationen bei der Mutter verhindert und die Prognose des Fetus verbessern kann.

Die antihypertensive Medikation kann den Fetus indirekt über eine verminderte Durchblutung und direkt über eine Störung der umbilikalen oder fetalen Zirkulation beeinflussen. Zur medikamentösen Behandlung (diastolischer Zielblutdruck 90–105 mmHg) werden α-Methyldopa, β_1-selektive Blocker und Kalziumantagonisten empfohlen, Diuretika sind relativ und Angiotensinhemmer absolut kontraindiziert:

(1) Für **α-Methyldopa** (1–3 × 125 bis 4 × 500 mg/d) besteht die breiteste (auch Langzeit-) Erfahrung in der Schwangerschaft. Außerdem liegt eine Nachuntersuchung der Kinder über 7,5 Jahre vor. Bei Therapiebeginn zwischen der 16. und 20. SSW wurde ein verminderter Kopfumfang der Neugeborenen beobachtet, der offenbar ausweislich einer 7,5-jährigen Nachuntersuchung bedeutungslos war. α-Methyldopa gelangt nur in niedriger Konzentration in die Muttermilch und kann in der Stillperiode weiter eingenommen werden.

(2) Der β_1-selektive Blocker **Metoprolol** (2 × 47,5 bis 2 × 95 mg/d) kann in der Schwangerschaft eingesetzt werden. Bei Behandlungsbeginn vor der Schwangerschaftsmitte sind Wachstumsverzögerungen beschrieben. Außerdem kann eine fetale Bradykardie auftreten. Metoprolol geht in die Muttermilch über, sodass bei Säuglingen von behandelten Müttern auf eine Bradykardie geachtet werden sollte. Insgesamt wird die Einnahme als „mit dem Stillen vereinbar“ beurteilt.

(3) **Kalziumantagonisten: Verapamil** kann gegeben werden, insbesondere dann, wenn gleichzeitig eine tokolytische Therapie erfolgt. Mit Dihydropyridin-Kalziumantagonisten bestehen zunehmend mehr Erfahrungen, sie können ab dem 2. Trimenon ebenfalls eingesetzt werden, sind aber nicht erste Wahl. Kurz wirksame Präparate (unretardiertes Nifedipin) sind zu vermeiden.

(4) **Diuretika** vermindern zusätzlich das bei Präeklampsie ohnehin verringerte Plasmavolumen und können die uteroplazentare Durchblutung verschlechtern. Sie sollten nur in Ausnahmefällen eingesetzt werden:

- Linksherzinsuffizienz,
- Fortführung der Diuretika, wenn die Behandlung schon vor der Schwangerschaft oder vor der 20. SSW eingesetzt wurde.

Diuretika sind während der Stillperiode nicht geeignet. Thiazide unterdrücken die Laktation, für Furosemid, Amilorid und Triamteren gibt es keine entsprechenden Untersuchungen.

Nicht geeignet sind ACE-Hemmer, AT_1-Rezeptorantagonisten und Aliskiren: Sie führen zu Wachstumsstörungen, Oligohydramnion, Fehlbildungen, fetaler Niereninsuffizienz und sind auch während der Stillperiode kontraindiziert.

Therapie der Eklampsie

Beseitigung der Krampfbereitschaft und rasche Blutdrucksenkung, ohne die plazentare Durchblutung zu gefährden (Zielblutdruck akut 140–150/90–105 mmHg).

(1) **Urapidil** 5 mg Bolus über 2 min i. v., Perfusor 2–20 mg/h oder

Dihydralazin 6,25 mg Bolus i. v., Perfusor 3–24 mg/h.

(2) **α-Methyldopa** oder **β_1-Blocker** als antiadrenerges Prinzip, wenn auf Dihydralazin eine Reflextachykardie auftritt.

(3) **Magnesiumsulfat:** 4–6 g (40–60 ml 10-prozentige Lösung) langsam innerhalb von 15 min i. v. Dann ca. 1–2 g/h als Dauertropf. Der Serummagnesiumspiegel sollte 3–4 mmol/L betragen. Tagesmaximaldosis 20 g. Kontraindiziert bei Myasthenia gravis, Gefahr der überschießenden Blutdrucksenkung bei Vorbehandlung mit Kalziumantagonisten. Überwachung: Verlust des Patellarsehenreflexes zeigt Überdosierung an.

(4) **Diazepam:** 10–30 mg i. v.

(5) Geburtseinleitung: 4–6 h nach dem letzten eklamptischen Anfall.

19.12 Störungen des Wasser- und Elektrolythaushalts

19.12.1 Wasser- und Elektrolytverteilung im Organismus

Der menschliche Organismus besteht zu 60 % seines Gesamtkörpergewichts (KG) aus **Wasser.** Davon verteilen sich ⅔ auf das intrazelluläre Volumen (IZV), ⅓ auf das extrazelluläre Volumen (EZV). Das EZV setzt sich aus Intravasalvolumen IVV (ca. ⅓) und interstitiellem Volumen ISV (ca. ⅔) zusammen. Die unterschiedlichen Flüssigkeitskompartimente enthalten in unterschiedlichen Mengen Natrium und Kalium als wichtigste Osmolyte. Klinisch bedeutsame Ionen sind darüber hinaus Kalzium und Magnesium.

(1) Der gesamte **Natriumbestand** des Organismus beträgt ca. 60 mmol/kg KG. Etwa 70 % davon sind osmotisch verfügbar, die restlichen 30 % werden in Knochen, Muskeln und Haut nicht wassergelöst gespeichert. 97 % des austauschbaren Natriums verteilen sich auf das EZV (40 mmol/kg), nur 3 % auf das IZV (1,5 mmol/kg). In welcher Weise die nichtosmotisch wirksam gespeicherten Natriummengen in den Flüssigkeitshaushalt eingespeist werden können, ist derzeit Gegenstand wissenschaftlicher Untersuchungen.

(2) **Kalium** ist das quantitativ wichtigste Kation in der menschlichen Zelle. Der Kaliumbestand beträgt 54 mmol/kg KG, wovon 45 mmol/kg rasch austauschbar sind. 98 % des Gesamtkörperkaliums finden sich intrazellulär, 2 % extrazellulär und maximal 0,4 % im Plasma.

(3) **Kalzium** liegt in großen Mengen im Knochen gebunden vor. Vom Gesamtkörperbestand von ca. 1.000 g (25.000 mmol) befindet sich < 1 % in Lösung (ca. 140 mmol), davon 33 mmol im EZV. Das Serumkalzium beträgt normalerweise 2,2–2,6 mmol/L. Davon sind 50 % frei ionisiert, 40 % proteingebunden (zu 75 % an Albumin) und 10 % komplexgebunden (Bikarbonat, Zitrat und Phosphat).

(4) Von den 22 g **Magnesium** (900 mmol) des menschlichen Körpers sind 50 % im Knochen gebunden. Das gesamte austauschbare Magnesium beträgt 140 mmol, wovon sich 10 mmol im EZV befinden.

19.12.2 Regelsysteme des Natrium- und Wasserhaushalts

Verteilung und Regulation von Natrium und Wasser müssen im Zusammenhang besprochen werden, da sie sich intensiv gegenseitig bedingen. Wasser wird bis auf wenige Ausnahmen frei über die Kompartimentgrenzen verteilt, es folgt i. d. R. osmotischen Gradienten. Natrium verbleibt hingegen infolge aktiver Transportmechanismen (Na^+/K^+-ATPase) fast ausschließlich extrazellulär. Daher wirken sich isolierte Änderungen des Natriumbestands ausschließlich auf das EZV aus, Änderungen des Wasserbestands wirken sich hingegen auf EZV und IZV gleichermaßen aus (▶ Tab. 19.14).

Tab. 19.14 Störungen des Natrium- und Wasserbestands und ihre Therapie [G415] (mit freundlicher Genehmigung von Thieme)

Störung	Veränderung	Symptome	Therapie
Natriumbestand	EZV	Halsvenenfüllung, ZVD, RR (Orthostase), Puls, Gewicht, Diurese, Urinosmolalität, Urinnatrium, Hkt, Hb, Serumeiweiß, Lunge, III. Herzton, Hautturgor, Schleimhäute	Natriumrestriktion, Natriumzufuhr, Natriumelimination
Freier Wasserbestand	EZV + IZV	Osmolalität, Serumnatrium, Durst	Wasserrestriktion, Wasserzufuhr, Wasserelimination

Die Natriumkonzentration im Blut wird durch kein Regelsystem des Körpers direkt kontrolliert. Sie ergibt sich aus dem Zusammenspiel der Regelkreise für das intravasale Volumen und die Osmolarität.

(1) **Sensoren des intravasalen Volumens** finden sich im venösen (Herzvorhöfe, Lungenstrombahn) und im arteriellen System (Karotisbulbus). Ferner ist der renale Perfusionsdruck eine Messgröße des Volumenhaushalts. Volumensensoren wirken sich über die Sympathikusaktivität auf Vasokonstriktion und Reninfreisetzung, über die Freisetzung natriuretischer Faktoren (ANP, BNP) auf die Natriurese und über die zentrale ADH-Freisetzung auf die Wasserausscheidung aus. Renale Perfusion und distal-tubuläres Natriumangebot regeln direkt die Reninfreisetzung. Die Reninaktivität wiederum kontrolliert die Bildung von Angiotensin (Vasokonstriktion) und Aldosteron (Natriurese).

(2) **Sensoren der Osmolarität** im Intravasalraum befinden sich im Hypothalamus. Sie regeln die Freisetzung von Vasopressin (ADH), das über eine Steuerung von Wasserkanälen im renal-kortikalen Sammelrohr die Ausscheidung von Wasser reguliert.

Alle genannten Regelmechanismen mit Ausnahme des ADH wirken über eine Steuerung der Natriurese mit begleitender passiver Wasserverteilung. Sie beeinflussen daher den Volumenhaushalt, nicht aber die Serumnatriumkonzentration. ADH hingegen regelt die Rückresorption von elektrolytfreiem Wasser im renalen Sammelrohr und kann auf diese Weise das Verhältnis von Wasser zu Natrium im Körper verschieben, also Hyper- oder Hyponatriämie verursachen.

Die Konsequenzen von Natrium- und Wasserzufuhr sind wie folgt:

(1) **Natriumzufuhr** führt zur kurzfristigen Erhöhung der Osmolarität im EZV. Dies führt unmittelbar zur Wasserverlagerung in das EZV, die Serumnatriumkonzentration ändert sich nicht, das EZV expandiert. Nachfolgend setzt eine (langsame) Gegenregulation durch die Volumensensoren und eine Natriurese ein, durch die sich das EZV wieder normalisiert.

(2) **Wasserzufuhr** führt zur Ausweitung von EZV und IZV und damit zu einem Absinken des Serumnatriums und der Osmolarität. Als rasche Gegenregulation wird ADH gehemmt, wodurch die Ausscheidung freien Wassers steigt. Dies ist ein geregelter Prozess, der in pathologischen Situationen gestört sein kann. Dann führt die Wasserzufuhr zur Hyponatriämie.

(3) **Volumenmangel oder Volumenverlagerung** nach extravasal führen über Aktivierung der Volumensensoren zur Aktivierung der natriumretinierenden Mechanismen (v.a. RAS). Mit der renalen Natriumrückresorption kommt es auch zur Wasserretention, die Serumnatriumkonzentration ändert sich nicht. Durch intravasalen Volumenmangel wird jedoch auch die ADH-Sekretion induziert. Durch elektrolytfreie Wasserrückresorption kann es dann zum Absinken des Serumnatriums kommen.

19

! WICHTIG

Änderungen der Serumnatriumkonzentration reflektieren den Wasserbestand des Körpers, nicht den Natriumbestand.

19.12.3 Hyponatriämie

Ätiologie und Pathogenese Hyponatriämie = Serumnatrium < 135 mmol/L. Vor der pathogenetischen Einordnung ist eine Pseudohyponatriämie (z. B. bei Hyperlipidämie, Hypergammaglobulinämie, Hyperglykämie) auszuschließen, die ohne Hypoosmolalität verläuft und keinen eigenständigen Krankheitswert hat.

Hyponatriämie als Zeichen einer gestörten Relation zwischen Natrium und Wasser mit relativem oder absolutem Wasserüberschuss kann durch eine Reihe unterschiedlicher Störungen ausgelöst werden. Es hat sich für das Verständnis bewährt, neben dem Serumnatrium das Urinnatrium und den Füllungsgrad des EZV zu beurteilen (▶ Tab. 19.15). Allerdings ist zu beachten, dass eine bereits bestehende diuretische Therapie das Urinnatrium verfälscht und ggf. die Beurteilung unmöglich machen kann.

Tab. 19.15 Differenzialdiagnose der Hyponatriämie (Clinical practice guideline on diagnosis and treatment of hyponatraemia. Nephrol Dial Transpl 2014; 40:924)

	EZV erniedrigt (echter Natriummangel)	EZV normal (Natriumbestand normal)	EZV erhöht (Natriumbestand erhöht)
Urinnatrium hoch (> 20 mmol/L)	Renaler Natriumverlust: Diuretika (v. a. Thiazide), Nebenniereninsuffizienz, interstitielle Nierenerkrankungen	Hohe Wasserzufuhr: Polydipsie, Biertrinker. Inadäquat hohe ADH-Sekretion: ZNS- und Lungenprozesse. Nichtosmolare ADH-Stimulation: Schmerzen, emotionaler Stress, Glukokortikoid-Mangel, Hypothyreose, Medikamente	Niereninsuffizienz
Urinnatrium niedrig (< 20 mmol/L)	Extrarenaler Natriumverlust: Erbrechen, Durchfall, Schweiß, Verbrennungen	O. g. Ursachen bei Natriumrestriktion	Herzinsuffizienz, Leberinsuffizienz, nephrotisches Syndrom

Folgende pathogenetische Formen der Hyponatriämie sind zu berücksichtigen:

(1) Der **Hyponatriämie mit vermindertem EZV** liegt eine nichtosmolare Stimulation der ADH-Sekretion zugrunde infolge der Aktivierung von Volumensensoren bei echtem Volumenmangel oder Natrium- und Volumendepletion bei diuretischer Therapie.

In dieser Situation hat der Patient ein deutlich vermindertes Gesamtkörpernatrium sowie ein im Verhältnis geringer vermindertes Gesamtkörperwasser.

(2) Die **Hyponatriämie mit normalem EZV** hat verschiedene Ursachen: übermäßige Zufuhr freien Wassers, inadäquate ADH-Sekretion, nichtosmolare ADH-Stimulation und Medikamente. Der Medikamentenwirkung liegen unterschiedliche Mechanismen zugrunde. Einige Substanzen steigern die renale Empfindlichkeit für ADH (Chlorpropamid, Cyclophosphamid, NSAR) oder die ADH-Sekretion (Carbamazepin, Vincristin, Narkotika). Auch die chronische Diuretikabehandlung kann eine nichtosmolare ADH-Stimulation auslösen.

In dieser Situation hat der Patient ein normales Gesamtkörpernatrium sowie ein leicht erhöhtes Gesamtkörperwasser.

(3) Bei **Hyponatriämie mit erhöhtem EZV** kommt die nichtosmolare ADH-Stimulation infolge eines verminderten effektiven arteriellen Blutvolumens zustande. Aufgrund einer endothelialen Schrankenstörung besteht ein erheblicher extravasaler Natrium- und Wasserbestand. Die renale Natriumretention ist aktiviert, daher niedriges Urinnatrium (sofern keine diuretische Medikation besteht). Aber auch eine eingeschränkte Nierenfunktion kann Grund dieser Konstellation sein, bei der Wasser im Überschuss zu Natrium retiniert wird.

In dieser Situation hat der Patient ein erhöhtes Gesamtkörpernatrium sowie ein noch deutlich stärker erhöhtes Gesamtkörperwasser.

In den meisten Fällen spielt eine übermäßige Freisetzung oder Wirkung von ADH eine Rolle. Lediglich bei Niereninsuffizienz und absolutem Wasserexzess (Biertrinker) ist ADH niedrig.

Klinik Bei Hyponatriämie sind zwei Komplexe für die Symptomatik bedeutsam: der Füllzustand des EZV und die Osmolarität.

Klinische Zeichen für die **Füllung des EZV** sind:

(1) **Parameter des Intravasalvolumens:**

- **Halsvenenfüllung:** Normalerweise füllen sich die Vv. jugulares externae beim flach liegenden Patienten bis zum Oberrand des M. sternocleidomastoideus (entspricht einem ZVD von ca. 8 cmH_2O [6 mmHg]). Bei EZV-Defizit fehlt diese Füllung („flache Jugularvenen"). Bei Oberkörperlagerung im Winkel von 45° kollabieren normalerweise die Vv. jugulares externae. Bei erhöhtem EZV (ZVD > 8 cmH_2O) beobachtet man weiterhin gefüllte Halsvenen.
- **Zentraler Venendruck:** ZVD-Werte < 4 cmH_2O (3 mmHg) sprechen für ein EZV-Defizit. Kommt es beim Aufrichten des Patienten um 45° zum Abfall des ZVD um ≥ 10 cmH_2O (7,5 mmHg), ist ein ansonsten maskiertes EZV-Defizit anzunehmen.
- **Blutdruck und Puls:** Der Blutdruck wird meist bis zu einem intravasalen Defizit von ca. 30 % über eine Vasokonstriktion aufrechterhalten. Ein früher Hinweis für ein Volumendefizit ist der orthostatische Blutdruckabfall.
- **Diurese, Urinosmolalität, Urinnatrium:** Eingeschränktes Urinvolumen, erhöhte Osmolalität > 400 mOsmol/kg und Urinnatrium < 20 mmol/L sprechen für ein EZV-Defizit.
- **Hämatokrit und Hämoglobinkonzentration:** zur Beurteilung des Intravasalvolumens nur eingeschränkt verwertbar. Voraussetzung: normales Erythrozytenvolumen bzw. normale Hb-Konzentration oder zumindest konstante Kompensationsmechanismen zwischen zwei Vergleichsmessungen. Wasserüberschuss führt charakteristischerweise

zu einem Hb-Abfall, aber zu keiner Hkt-Veränderung, da sich Wasser gleichermaßen intra- wie extrazellulär verteilt.
- **Plasmaeiweiß:** Die Verwertbarkeit dieses Parameters setzt eine Konstanz der intravasalen Eiweißmenge voraus. Ein erhöhtes Plasmaeiweiß kann dann für eine Volumenkontraktion, ein niedriges für einen Wasserüberschuss sprechen.

(2) **Parameter des interstitiellen Volumens:**
- **Ödeme:** Sie haben vielfältige Ursachen, darunter auch die Expansion des EZV.
- **Lungenvenenstauung, III. Herzton:** Eine Lungenstauung ist radiologisch oft viel früher zu erkennen als auskultatorisch. In die Bewertung von pulmonalen Stauungszeichen und III. Herzton muss das Vorliegen einer evtl. Herzinsuffizienz einbezogen werden.
- **Hautturgor, Schleimhäute:** unspezifische, vieldeutige Parameter. Gerade beim älteren Patienten ist die Abnahme des Hautturgors physiologisch und deshalb diagnostisch wertlos, wenn nicht sogar gefährlich (**cave:** Überinfusion!). Auch trockene Schleimhäute sind häufig irreführend, da sie durch eine vermehrte Mundatmung oder durch Medikamente bedingt sein können.

Klinisch werden Störungen der Osmolarität v. a. durch zentralnervöse Symptome deutlich: Schwäche, Apathie, Übelkeit, Brechreiz, Kopfschmerzen, generalisierte Krämpfe, Hirnblutungen, Koma und Hirntod. Das Gehirn reagiert unspezifisch sowohl auf die Zunahme als auch auf den Abfall der Osmolarität. Eine Hyponatriämie > 125 mmol/L ist selten symptomatisch, ab 120 mmol/L kann sie, abhängig von der Geschwindigkeit des Entstehens, bedrohlich werden. Für das Gehirn ist jedoch weniger die Natriumkonzentration als die Osmolarität bedeutsam. Sinkt die Osmolarität, kommt es zur Schwellung der Hirnzellen.

Die Osmolarität lässt sich näherungsweise durch folgende Beziehung beschreiben:

Serumosmolalität (mOsmol/kg) = Serumnatrium (mmolLl) × 2 + R.

Der Normalwert beträgt 280–290 mOsmol/L. Störungen der Osmolarität können neben dem Serumnatrium durch eine Reihe weiterer Faktoren ausgelöst werden. Ob zusätzliche Osmolyte bedeutsam sind, lässt sich durch Vergleich der über die Gefrierpunkterniedrigung direkt ermittelten Serumosmolalität mit der aus dem Serumnatrium berechneten Osmolarität ermitteln. Zusätzliche Osmolyte werden in der Formel durch den Korrekturfaktor R beschrieben. Dieser beträgt:

(1) bei Hyperglykämie $^1/_{18}$ Serumglukose in mg/dl,

(2) bei Urämie $^1/_6$ Harnstoff in mg/dl,

(3) bei Alkoholintoxikation $^1/_6$ Ethanol in mg/dl.

Bei Angabe der entsprechenden Osmolyte in mmol/L entspricht die molare Konzentration der osmotischen Wirksamkeit. Klinisch wichtig ist allerdings, dass frei über die Zellmembran austauschbare Osmolyte (Ethanol, Harnstoff) nicht zu einem osmotischen Gradienten und einer intrazellulären Flüssigkeitsdepletion führen, sie steigern die Osmolarität intra- und extrazellulär in gleicher Weise. Glukose hingegen verbleibt extrazellulär und erzeugt damit diesen gefährlichen Gradienten.

Akute Störungen sind weitaus bedrohlicher als chronische, vital bedrohlich ist eine Hyperosmolalität (> 340 mOsmol/kg) bzw. eine Hypoosmolalität (< 250 mOsmol/kg). Besteht eine Hyponatriämie mehr als 24–48 h, haben sich die Hirnzellen bereits durch Verlagerung von K^+, Aminosäuren, Na^+, Cl^- und H_2O nach extrazellulär adaptiert. Würde nun therapeutisch eine zu rasche Normonatriämie erreicht, bestünde die Gefahr einer weiteren Hirnschädigung durch zelluläre Dehydratation.

Therapie

Grundsätzliche Behandlungsregeln

(1) Die Behandlung der Hyponatriämie besteht in einer Beseitigung oder Besserung der zugrunde liegenden Störung, z. B. Absetzen von Medikamenten, Behandlung von Durchfall, Herzinsuffizienz, Hormonersatz bei Hypothyreose oder Nebenniereninsuffizienz u. a.

(2) Vorsichtiger Ausgleich einer Hyponatriämie bei Serumnatrium < 120 mmol/L: Faustregel: langsam entstandene „chronische" Hyponatriämie (geschätzter Abfall des Serumnatrium < 0,5 mmol/L pro Stunde) auch langsam korrigieren (Anhebung des Serumnatriums < 0,5 mmol/L pro Stunde). Diese langsame Korrektur empfiehlt sich auch für alle unklaren Situationen, die keine Abschätzung der Entstehungsgeschwindigkeit der Hyponatriämie erlauben. Zu rasche Korrektur kann eine pontine Myelinolyse hervorrufen mit schwersten irreversiblen neurologischen Schäden bis hin zum Tod. Demgegenüber sollte eine akut entstandene Hyponatriämie (Abfall des Serumnatriums > 0,5 mmol/L pro Stunde) rasch angehoben werden (Anstieg Serumnatrium = 1 mmol/L pro Stunde), v. a. bei ernsthaften klinischen Symptomen.

> **! WICHTIG**
> Beim Ausgleich der Hyponatriämie muss ihre Entstehungsgeschwindigkeit zwingend berücksichtigt werden!

Differenzialtherapie nach klinischer Konstellation

(1) *Hyponatriämie mit erniedrigtem EZV:* Korrektur durch Zufuhr von NaCl und Wasser, da ein echter Mangel auszugleichen ist. Bei leichten asymptomatischen Formen ist eine perorale Korrektur möglich (z. B. gesalzene Fleischbrühe). Bei symptomatischer Hyponatriämie Zufuhr von **isotoner NaCl-Lösung** (0,9 %) i. v. Diuretika absetzen. Anstieg des Serumnatrium etwa 1 mmol/L pro Liter isotone Lösung. **Cave:** Unerwartet hohe Diurese und zu rascher Natriumanstieg können auftreten, wenn die ADH-Wirkung plötzlich wegfällt und der Überschuss an freiem Wasser rasch ausgeschieden wird. Abhilfe schafft, auf 3-prozentige NaCl-Lösung umzusteigen (Infusionsrate/3!).

(2) *Hyponatriämie mit normalem/erhöhtem EZV:* Eine konsequente Wasserrestriktion ist die entscheidende Maßnahme. Die Flüssigkeitszufuhr muss geringer sein als der obligatorische Flüssigkeitsverlust (< 500 ml + Urinvolumen). Im Regelfall keine therapeutische Zufuhr von Natrium (erhöht das EZV weiter)! Bei symptomatischer Hyponatriämie kann die zerebrale Gefährdung derart im Vordergrund stehen, dass neben der Wasserrestriktion zusätzlich die Diuretikagabe in Kombination mit hypertoner NaCl-Lösung als einzige Möglichkeit zur Zustandsbesserung erforderlich ist. Vorgehen: Furosemid 20–40 mg i. v. unter Flüssigkeitsersatz mit 3-prozentiger NaCl-Lösung i. v. kann die Ausscheidung von hypotonem Urin induzieren. Gegebenenfalls Wiederholung nach 2–4 h. Gleichzeitig Kontrolle von Na^+- und K^+-Ausscheidung im Urin und quantitativer intravenöser Ersatz. Häufige, ggf. 2-stündliche Messung des Serumnatriums.

Für die Behandlung des SIADH ist in Deutschland der ADH-Antagonist **Tolvaptan** zugelassen, der eine Wasserdiurese und Normalisierung des Serumnatriums induziert. Grundsätzlich wirkt die Substanz auch bei Hyponatriämie infolge Herz- oder Leberinsuffizienz. Bisherige Studien konnten jedoch keinen Überlebensvorteil durch tolvaptaninduzierte Normalisierung des Serumnatriums nachweisen, sodass eine Zulassung für diese Indikationen hierzulande (im Gegensatz zu den USA) bisher nicht erfolgte.

(3) *Asymptomatische Hyponatriämie:* zurückhaltende Therapie, Wasserrestriktion. Bei chronischer, asymptomatischer Hyponatriämie ist ein Versuch mit **Demeclocyclin-Hydrochlorid,** 600–1.200 mg/d, möglich, das einen milden nephrogenen Diabetes insipidus indu-

ziert. Kontrolle der harnpflichtigen Substanzen, da eine Niereninsuffizienz auftreten kann. Ob sich ein prognostischer Vorteil ergibt, ist fraglich. Keine Anwendung bei Leberzirrhose.

(4) *Hyponatriämie bei Niereninsuffizienz:* Bei symptomatischer Hyponatriämie mit Niereninsuffizienz kann eine extrakorporale Flüssigkeitselimination erforderlich werden (Hämofiltration, Hämo-, Peritonealdialyse). Bei ausgeprägter Hyponatriämie Hämodialyse zurückhaltend einsetzen, da sie das Serumnatrium sehr rasch anhebt (Dialysatnatrium meist $\geq$ 125 mmol/L), eine Hämofiltration ist bei gleichzeitig vorliegender Überwässerung besser steuerbar.

(5) *Hyponatriämie mit Hypokaliämie:* Liegt begleitend eine Hypokaliämie vor, führt die **Kaliumsupplementation** zu einem Natrium-Shift aus den Zellen heraus, einem Eintritt von Kalium und Chlorid in die Zellen und dadurch zu einer Wasserverschiebung nach intrazellulär. Extrazellulär verändert sich also das Verhältnis von Natrium zu Wasser. Die dadurch bedingte Korrektur des Serumnatriums kann erheblich sein und muss hinsichtlich der Korrekturgeschwindigkeit berücksichtigt werden.

19.12.4 Hypernatriämie

Vorbemerkung Hypernatriämie = Serumnatrium $>$ 150 mmol/L. Hypernatriämie bedeutet in jedem Fall Hyperosmolalität und Defizit an freiem Wasser. Auch die Hypernatriämie kann mit erniedrigtem, normalem und erhöhtem EZV einhergehen.

(1) Die Ursachen der **Hypernatriämie mit vermindertem EZV** sind:

- Verminderte Wasserzufuhr: Bewusstseinsstörung, gestörtes Durstempfinden, gastrointestinale Verluste.
- ADH-Mangel bei hypothalamischer Läsion (zentraler Diabetes insipidus) .
- Verminderte renale Ansprechbarkeit auf ADH (nephrogener Diabetes insipidus): chronische Pyelonephritis, tubuläre Schädigung bei ANV oder postrenaler Obstruktion, Hypokaliämie, Hyperkalzämie, Medikamente (Lithium, Demeclocyclin, Methoxyfluran, Colchicin, Amphotericin B, Gentamicin), hereditäre Formen.
- Osmodiurese: Mannitol, länger anhaltende Hyperglykämie.

(2) Die **Hypernatriämie mit erhöhtem EZV** ist meist iatrogen bedingt (z. B. Natriumbikarbonat-, Natrium-Penicillin-Zufuhr).

(3) Die **Hypernatriämie mit normalem EZV** (sog. essenzielle zentralnervöse Hypernatriämie) entsteht über eine Sollwertverstellung durch organische Läsionen des Hypothalamus. Die Hypernatriämie ist chronisch und kann Werte von 160–190 mmol/L erreichen.

Klinik ▶Kap. 19.12.3 hinsichtlich der Zeichen für Veränderungen des EZV. Serumnatriumwerte $>$ 155 mmol/l gehen mit neurologischen Zeichen einher: Lethargie, allgemeine Schwäche, Krampfanfälle und Koma können hinzutreten.

THERAPIE

(1) Bei *Hypernatriämie mit vermindertem EZV* genügt meist reichliches Trinken. Bei klinischer Symptomatik oder Serumnatrium $>$ 160 mmol/L sollte eine intravenöse Zufuhr von freiem Wasser erfolgen (5-prozentige Glukoselösung). Infusionsgeschwindigkeit $<$ 500 ml/h, da sonst eine Glukosurie mit Verlust von freiem Wasser durch osmotische Diurese möglich ist.

(2) Der Ausgleich der *chronischen Hypernatriämie* muss vorsichtig (Rate maximal 1–2 mmol/L pro Stunde über 48 h) erfolgen, da eine zu rasche Korrektur durch Wasserzufuhr ein Hirnödem induzieren kann.

(3) Bei *zentralem Diabetes insipidus* kann der ADH-Mangel durch das synthetische Vasopressinderivat **Desmopressin** ausgeglichen werden: Desmopressin (Minirin®) Nasenspray 1–2 × 10 µg/d oder Tabletten, 3 × 0,1–0,2 mg/d.

(4) Bei *nephrogenem Diabetes insipidus* führen **Thiazide** oder **kaliumsparende Diuretika** zur Abnahme der Diurese, Schleifendiuretika jedoch nicht. Der Grund scheint in der Volumenkontraktion und Stimulation natriumretinierender Mechanismen zu liegen, die allerdings bei Gabe von Schleifendiuretika nicht voll zum Tragen kommen. Eine hohe Kochsalzzufuhr hebt den Thiazideffekt jedoch wieder auf, daher Natriumrestriktion! Dosierung: **Hydrochlorothiazid** 1–2 × 25 mg/d.

(5) Bei *Hypernatriämie mit erhöhtem EZV* NaCl-Restriktion und Diuretikagabe (Schleifendiuretika). In seltenen, sehr schweren Fällen sowie bei fortgeschrittener Niereninsuffizienz kann der Einsatz eines extrakorporalen Verfahrens (Hämofiltration, Dialyse) erforderlich werden. Hierbei ist darauf zu achten, den Ausgleich nicht zu rasch durchzuführen.

(6) Eine *Hypernatriämie mit normalem EZV* infolge einer Sollwertverstellung findet sich bei hypothalamischen Prozessen („zentrale Hypernatriämie"). Die Therapie ist problematisch, wenn die zerebrale Störung nicht zu beheben ist. Als Richtlinie kann gelten: Zufuhr von freiem Wasser (Glukose 5 %), Natriumrestriktion und Kaliumersatz. Diuretika sind nachteilig, weil sie die Hypokaliämie verstärken.

19.12.5 Regelsysteme des Kaliumhaushalts

Kalium ist das quantitativ führende intrazelluläre Ion (Gesamtpool ca. 3.000–3.500 mmol), der extrazelluläre Pool ist mit 60–80 mmol sehr klein. Nahezu alle Körperzellen weisen die membranständige Na^+/K^+-ATPase auf, die den elektrochemischen Gradienten aufrechterhält. Das Serumkalium wird sehr eng bei etwa 4,1 ± 0,5 mmol/L reguliert. Bei exogener Zufuhr müssen sehr rasch wirksame und effektive Regulationssysteme eingreifen, um eine Überladung des EZV mit Kalium zu verhindern.

Regulationssysteme des Serumkaliums sind:

(1) Regulatoren der intra-extrazellulären Verteilung:

- Shift nach intrazellulär: Insulin, β_2-Adrenozeptorenstimulation, α-Rezeptorenblocker, Alkalose.
- Shift nach extrazellulär: Hyperglykämie, Betablocker, α-Adrenozeptorenstimulation, Azidose, Hyperosmolarität.

(2) Regulatoren der renalen (und intestinalen) Exkretion:

- Vermehrte Ausscheidung: Aldosteron, Schleifendiuretika.
- Verminderte Ausscheidung: Aldosteronblockade, Azidose.

Weitere wichtige Determinanten des Serumkaliums sind die exogene Zufuhr sowie die exkretorische Nierenfunktion. Eine nachgeordnete, im pathologischen Fall aber durchaus relevante Rolle spielt die intestinale Exkretion. Die Kaliumausscheidung erfolgt zu 90 % über den Urin mit sehr hoher Adaptationsfähigkeit an die diätetische Zufuhr (ca. 50–150 mmol/d), zu 10 % über den Intestinaltrakt und nur in geringem Maße über den Schweiß. Renal wird Kalium frei glomerulär filtriert und nahezu vollständig proximaltubulär reabsorbiert. Diese Reabsorption steuert aber nicht die Kaliumbilanz. Dies geschieht durch das Ausmaß der Sekretion im distalen Tubulus. Voraussetzung ist ein ausreichender tubulärer Fluss, der Kalium abtransportiert und den Diffusionsgradienten zwischen Tubuluszelle und Lumen aufrechterhält. Üblicherweise reicht eine tägliche Diurese > 1.000 ml aus, um die Entstehung einer Hyperkaliämie zu verhindern. Tritt dennoch eine Hyperkaliämie auf, ist diese häufig medikamentös bedingt.

Der Organismus reagiert auf eine hohe exogene Kaliumzufuhr sehr rasch mit vermehrter renaler Kaliumausscheidung. Ein Kaliummangel kann hingegen zu einer schleichenden

Verarmung des intrazellulären Kaliumpools führen. Dies erklärt den mitunter unerwartet hohen Substitutionsbedarf bei länger bestehender Hypokaliämie.

19.12.6 Hypokaliämie

Ätiopathogenese Hypokaliämie = Serumkalium < 3,5 mmol/L.

Ursachen der Hypokaliämie:

(1) **Verminderte Zufuhr:** parenterale Ernährung ohne Kalium, Alkoholismus, Anorexia nervosa.

(2) **Extra-intrazelluläre Umverteilung:** Alkalose, Hyperinsulinismus, Diuretika, idiopathische hypokaliämische Lähmung.

(3) **Vermehrte renale Ausscheidung:**

- Ohne Bluthochdruck: Diuretika (häufigste Ursache!), Alkalose, sekundärer Hyperaldosteronismus (Leberzirrhose, nephrotisches Syndrom), Bartter-/Gitelman-Syndrome, persistierende Alkalose nach Erbrechen bei Natriummangel.
- Mit Bluthochdruck: primärer Hyperaldosteronismus, Hyperreninismus (Nierenerkrankungen, Nierenarterienstenose), Morbus Cushing, Lakritzabusus.

(4) **Vermehrte gastrointestinale Ausscheidung:**

- Mit metabolischer Alkalose: Erbrechen, Verluste durch Magen- oder Duodenalsonde.
- Mit metabolischer Azidose: Durchfall, Laxanzienabusus, Kolonpapillom, Enterostomie, Darmfistel.

Pathophysiologische Besonderheiten hierbei sind folgende:

(1) **Azidose und Alkalose** beeinflussen das Serumkalium deutlich. pH-Änderungen von 0,1 haben reziproke Änderungen des Serumkaliums von 0,4–1,2 mmol/L zur Folge. Eine **Alkalose** führt in allen Körperzellen zur Abgabe von Protonen im Tausch gegen K^+. Die intrazelluläre Kaliumanreicherung findet auch in der Tubuluszelle statt und bewirkt eine vermehrte Sekretion von K^+ im Austausch gegen Na^+ in den Urin.

(2) Bei **Erbrechen oder Verlust von Magensaft** über Sonden entsteht der Kaliummangel weniger durch Verlust des vergleichsweise kaliumarmen Magensafts. Das Problem liegt vielmehr in der Alkalose durch den Säureverlust. Diese führt zur Kaliurese (s. o.), hinzu kommt ein volumeninduzierter Hyperaldosteronismus.

(3) Die **familiäre hypokaliämische Lähmung** ist eine seltene, autosomal-dominant vererbte Krankheit, bei der es zur anfallsweisen Hypokaliämie (Auslöser z. B. Katecholamine, Insulin, Infektionen) kommt.

(4) **Lakritze** enthält Glycyrrhetinsäure, einen Hemmstoff des Enzyms, das natürliches Kortisol in Cortison umwandelt und damit die Wirkung am Mineralokortikoidrezeptor verhindert. Somit simuliert Lakritze die Aldosteronwirkung.

(5) Das **Bartter-** und das **Gitelman-Syndrom** sind hereditäre Defekte renal-tubulärer Membranpumpen. Klinisch entsprechen die Veränderungen bei Bartter-Syndrom den Effekten einer Therapie mit Schleifendiuretika, bei Gitelman-Syndrom denen einer Thiazidbehandlung, beide mit Volumendepletion, RAAS-Stimulation, Hypokaliämie.

Klinik Im Rahmen der Hypokaliämie entstehen neuromuskuläre, kardiovaskuläre, aber auch metabolische und renale Störungen:

(1) **Neuromuskuläre Symptome:** Lähmung der quergestreiften Muskulatur (durch Zunahme des Ruhemembranpotenzials und Verlängerung der Aktionspotenzialdauer), die an den unteren Extremitäten beginnt und aufsteigt, schließlich auch die Atemmuskulatur befallen kann, in schweren Fällen auch Rhabdomyolyse.

(2) **Gastrointestinale Symptome:** Magenatonie, Ileus.

(3) **Urogenitale Symptome:** Blasenlähmung mit Harnretention.

(4) **Renale Veränderungen** treten eher bei chronischer Hypokaliämie auf: klinisch eingeschränkte Konzentrationsfähigkeit, Polyurie, vermehrte Reninsekretion, interstitielle Fibrose, Niereninsuffizienz und Dialysepflicht.

(5) **Kardiovaskuläre Symptome:** Abnahme der T-Welle, Auftreten einer U- bzw. TU-Verschmelzungswelle, Arrhythmien, in schweren Fällen myogene Herzinsuffizienz.

(6) **Metabolische Symptome:** verminderte Insulinsekretion, verminderte Glukosetoleranz.

! WICHTIG
Vorsicht: Überhöhtes Risiko einer Hypokaliämie bei digitalisierten Patienten!

Therapie

(1) *Schwere Hypokaliämie:* Bei schwerer Hypokaliämie mit klinischer Symptomatik, bei unkooperativen Patienten oder gestörter intestinaler Funktion ist die i. v. Kaliumzufuhr erforderlich. Aufgrund des kleinen extrazellulären Kaliumpools und der damit verbundenen Gefahr der Kaliumüberladung ist eine sehr schnelle Zufuhr nicht möglich. Als Richtdosis kann 0,2 mmol/kg KG pro Stunde Kalium zugeführt werden (maximal 10–20 mmol/h, lediglich bei vitaler Bedrohung 40 mmol/h). **Einmolares KCl-Konzentrat** (7,45 %) am besten einer Vollelektrolytlösung zusetzen, deren Endkonzentration nicht > 40 mmol/L Kalium betragen soll. Die Gefahr einer zu raschen, hoch dosierten Kaliumzufuhr liegt v. a. im Kammerflimmern. Glukose- und/oder Insulingaben sollten bis zum Ausgleich des Serumkaliums pausiert werden. Kalium nicht in glukosehaltigen Lösungen applizieren, da hierdurch mehr Kalium intrazellulär fixiert werden könnte als per Infusion zugeführt wird.

Eine u. U. tödliche Hypokaliämie kann durch die kombinierte Gabe von Glukose, Insulin und Natriumbikarbonat (bei diabetischer Ketoazidose, ▶ Kap. 25.2.3.1) entstehen, wenn nicht ausreichend Kalium zugeführt wird. Infusionslösung bei ausgeprägter hypokaliämischer Alkalose: **Darrow-Lösung I:** 36 mmol/L K^+ und 103 mmol/L Na^+, beide als Chlorid. Bei hypokaliämischer Azidose: **Darrow-Lösung II:** 36 mmol/L K^+ und 52 mmol/L Laktat. Alternative: rektale Instillation von 20 ml einmolarem **Kaliumacetat.**

(2) *Mäßiggradige Hypokaliämie:* Die orale Kaliumzufuhr ist der parenteralen Gabe vorzuziehen, da hierdurch der kleine extrazelluläre Kaliumpool nicht überschwemmt wird. Auch das Anion ist bei der Kaliumsubstitution bedeutsam: **Kaliumchlorid** ist meist vorzuziehen, weil es zusätzlich die Alkalose beseitigt. **Kaliumzitrat/-hydrogenkarbonat** (Kalinor®-Brause) verstärkt hingegen eine diuretikainduzierte hypokaliämische Alkalose.

Um Schleimhautreizungen zu vermeiden, sollte die Einnahme nach den Mahlzeiten mit reichlich Flüssigkeit erfolgen. Dünndarmlösliche Dragées können zu Jejunalulzera führen. Die Tagesdosis (40–80 mmol/d) orientiert sich am Serumkalium. Einzeldosis: 1 Rekawan® 1.000 mg Filmtbl. enthält 13,4 mmol K^+ (1 g KCl), 1 Rekawan® retard oder Kalinor® retard Kps. lediglich 8 mmol K^+ (600 mg KCl). 1 Kalinor®-Brausetablette enthält 40 mmol K^+ (1,56 g) in Form von Kaliumzitrat und Kaliumhydrogenkarbonat. Magnesiummangel kann den renalen K^+-Verlust verstärken und den K^+-Ausgleich behindern!

(3) *Prophylaxe der Hypokaliämie:* Zur Vorbeugung der Hypokaliämie bei längerfristiger Diuretikatherapie empfiehlt sich die alleinige oder zusätzliche Gabe eines kaliumsparenden Diuretikums: **Amilorid** (5/50 mg) und **Triamteren** (50/25 mg) sind allerdings nur noch in Fixkombination mit HCT im Handel, alternativ **Spironolacton** (50 mg). Kaliumsparende Diuretika sind bei eingeschränkter Nierenfunktion (Serumkreatinin > 177 µmol/L [> 2 mg/dl]) wegen einer möglichen Hyperkaliämie gefährlich und außerdem unzureichend wirksam. Für spezielle Indikationen (sequenzielle Tubulusblockade bei Diuretika-

resistenz) und unter engmaschiger Kontrolle können sie allerdings auch hier von großem Nutzen sein.

19.12.7 Hyperkaliämie

Ätiologie und Pathogenese Hyperkaliämie = Serumkalium > 5,5 mmol/L.

Ursachen einer Hyperkaliämie:

(1) **Verminderte Ausscheidung:** akute oder chronische Niereninsuffizienz, kaliumsparende Diuretika (v.a. Spironolacton), Angiotensinhemmung, NSAR, Hypoaldosteronismus (Morbus Addison, Hyporeninämie, u.a. bei Diabetes mellitus), isolierte renale Kaliumexkretionsstörung, schwere Obstipation bei chronischer Niereninsuffizienz (Wegfall der kompensatorischen intestinalen Kaliumausscheidung bei Niereninsuffizienz).

(2) **Intra-extrazelluläre Umverteilung:** Azidose, Hyperglykämie, Digitalisvergiftung, Succinylcholingabe, Argininfusion, zelluläre Freisetzung (Trauma, Hämatombildung, Chemotherapie bei Malignomen), idiopathische hyperkaliämische Lähmung.

(3) **Vermehrte Zufuhr:** Bluttransfusionen, kaliumhaltige Penicilline, iatrogene Kaliumzufuhr.

Klinik Klinisch ist eine leichte Hyperkaliämie nicht zu erkennen, Symptome sind uncharakteristisch und nicht richtungweisend. Die Gefährlichkeit der Hyperkaliämie hängt sowohl von den absoluten Kaliumwerten (besonders risikoreich: Serumkalium > 7,0 mmol/L) als auch von der Geschwindigkeit der Entwicklung (je rascher, desto gefährlicher) sowie vom begleitenden Vorliegen einer Azidose, Hyponatriämie oder Hypokalzämie (steigern das Risiko) ab.

(1) **Neuromuskuläre Symptome:** Die Abnahme des Ruhemembranpotenzials an der Skelettmuskulatur führt zu Muskelschwäche bis hin zur Lähmung. Sie beginnt an den unteren Extremitäten, steigt nach oben und kann die Atemmuskulatur einbeziehen.

(2) **Kardiovaskuläre Symptome:** Frühzeichen im EKG ist eine Verkürzung der QT-Zeit (raschere Repolarisation) mit Entwicklung einer hohen, spitzen und zeltförmigen T-Welle. Anschließend Verlängerung der PQ-Zeit, Verschwinden der T-Welle, schließlich Höhenabnahme und Verbreiterung des QRS-Komplexes. Im fortgeschrittenen Stadium können sich QRS-Komplexe und T-Welle sinusförmig verbinden und das Kammerflimmern einleiten.

Therapie

(1) *Schwere Hyperkaliämie.* Ab Serumkalium > 7,0 mmol/L, bei rascher Entstehung, kardialer Vorschädigung oder EKG-Veränderungen auch bei niedrigeren Kaliumwerten ist eine Soforttherapie erforderlich.

- Maßnahmen zur *Umverteilung des Kaliums* nach intrazellulär:
  - 200 ml **Glukose** 20 % + 20 E **Altinsulin** in 20 min i.v.
  - 2 Sprühstöße (0,2 mg) **Salbutamol** inhalativ, mehrfach innerhalb von 30 min wiederholen oder **Terbutalin** 100–200 ng/kg pro Minute (z.B. 0,5 mg Bricanyl® in 50 ml NaCl 0,9 % mit 0,6–1,2 ml/min über Perfusor).
  - Nur bei Azidose: 100–200 ml **Natriumbikarbonat** 8,4 % in 20 min i.v.
- Durch Kaliumumverteilung ist eine rasch wirksame (innerhalb 20–30 min), jedoch kurz anhaltende (2–3 h) Behandlung der Hyperkaliämie möglich. Sie ersetzt nicht die definitive Kaliumelimination aus dem Körper, da es bei Nachlassen der Umverteilungsmaßnahmen zum Rebound kommt.
- Maßnahmen zur *Kaliumelimination:*
  - **Schleifendiuretika** (bei erhaltener Diurese): Dosis angepasst an die jeweilige Nierenfunktion, bei kontrahiertem EZV kombiniert mit 0,9-prozentiger NaCl-Infusion.

- **Kationenaustauscherharze** (Resonium A®, 50 g in 150 ml Wasser als rektaler Einlauf, 30 min halten oder 15–30 g oral) binden etwa 1 mmol Kalium pro g.
- Bei Niereninsuffizienz ggf. Akutdialyse zur Kaliumelimination.

- Maßnahmen bei *Herzrhythmusstörungen:* unmittelbare Hemmung des depolarisierenden Kaliumeffekts an der Zellmembran durch Kalziumgabe (**cave:** nicht bei digitalisierten Patienten!): 10–30 ml **Kalziumglukonat** 10 % über 2 min i. v. unter EKG-Monitorkontrolle. Die Wirkung tritt nach 1–3 min ein. Bei persistierenden EKG-Veränderungen erneute Kalziuminjektion nach ca. 5 min.

(2) *Mäßiggradige Hyperkaliämie:* Hier genügt meist die Gabe von **Kationenaustauscherharzen** (Sorbisterit® in Kalzium- oder Natriumphase, Resonium® A, 2–3 × 10–15 g). Bei peroraler Gabe ist auf die Einnahme während der Mahlzeiten zu achten.

(3) *Prophylaxe der Hyperkaliämie:* Beseitigung der auslösenden Ursachen, diätetische Kaliumrestriktion, Vorsicht mit Hyperkaliämie induzierenden Medikamenten.

19.12.8 Regelsysteme des Kalziumhaushalts

Die Kalziumbilanz des Körpers wird an drei Stellen reguliert:

(1) intestinale Aufnahme und Sekretion (netto ca. 5 mmol Zufuhr/d bei einem Nahrungsgehalt von 20–30 mmol Kalzium/d),

(2) renale Ausscheidung (im Steady-State ebenfalls ca. 5 mmol/d),

(3) Einbau oder Freisetzung im Knochenkompartiment.

Die intestinale Kalziumaufnahme wird hauptsächlich durch Vitamin D reguliert. Die renale Kalziumrückresorption bzw. -ausscheidung steht unter der Kontrolle des Parathormons. Die rasche Kompensation von Veränderungen des Serumkalziums erfolgt durch die parathormongesteuerte renale Gegenregulation. Hierzu steht eine große Spannweite der renalen Kalziumausscheidung zur Verfügung. Parathormon wird sekundenschnell auf Signalgebung des Kalziumrezeptors der Nebenschilddrüsenzellen freigesetzt. Ein- und Ausbau von Kalzium in den Knochen, das weitaus größte Kalziumkompartiment des Körpers, steht ebenfalls unter dem Einfluss von Parathormon.

Im Serum liegt die normale Kalziumkonzentration bei 2,1–2,6 mmol/L, davon liegen etwa 55 % albumingebunden und 45 % ionisiert vor. Der ionisierte Anteil ist der biologisch wirksame, der innerhalb eines schmalen Bands reguliert wird (1,16–1,3 mmol/L). Bei Verminderung des Serumalbumins fällt daher das Gesamtkalzium gegenüber dem ionisierten Kalzium ab (etwa 0,2 mmol/L pro 10 g/L Abfall des Albumins). Das Verhältnis von freiem zu albumingebundenem Kalzium ist darüber hinaus erheblich pH-abhängig. Bei Azidose sinkt die Eiweißbindung, das freie Kalzium steigt an, Alkalose hat den gegenteiligen Effekt.

19.12.9 Hypokalzämie

Ätiologie Hypokalzämie = Serumkalzium (Gesamtkalzium) < 2,2 mmol/L bzw. ionisiertes Kalzium < 1,1 mmol/L.

Ursachen der Hypokalzämie:

(1) **Verminderte intestinale Absorption:**

- Vitamin-D-Mangel (ungenügende Zufuhr, Malabsorption, Niereninsuffizienz, Phenylhydantoin, Barbiturate),
- Parathormonmangel (selten idiopathisch, nach OP oder Bestrahlung),
- verminderte Kalziumabsorption bei Malabsorption.

(2) **Verminderte Kalziummobilisation aus dem Knochen:** Hypoparathyreoidismus (idiopathisch, Resektion, Hungry-Bones-Syndrom, Magnesiummangel), Pseudohypoparathyreoidismus (Endorganresistenz gegen PTH-Wirkung).

(3) **Vermehrte renale Ausscheidung:** renal-tubuläre Azidose, Schleifendiuretika.

(4) **Kalziumablagerungen:** akute Pankreatitis, Hyperphosphatämie, Phosphatinfusionen, Rhabdomyolyse.

(5) **Kalziumbindung:** Massentransfusion, Zitrat aus Blutkonserven bindet ionisiertes Kalzium, insbesondere bei Leberinsuffizienz und vermindertem Zitratabbau.

(6) **Medikamente:** Bisphosphonate oder Calcimimetika können eine Hypokalzämie auslösen.

Klinik

(1) **Neuromuskuläre Symptome:** periorale Parästhesien, Karpopedalspasmen, Laryngospasmus mit Dyspnoe, fokale oder generalisierte Krampfanfälle, Verwirrtheit, Müdigkeit, Vergesslichkeit, Psychosen. Positives Chvostek- (N. facialis), Lust- (N. peronaeus) und Trousseau-Phänomen (Armmuskelkrampf nach Kompression der A. brachialis durch Blutdruckmanschette) als Ausdruck der Übererregbarkeit des peripheren Nervensystems. Durch Hyperventilation (respiratorische Alkalose) kann die Krampfbereitschaft verstärkt werden, da die Alkalose den Anteil an ionisiertem Kalzium senkt.

(2) **Intestinale Symptome:** Diarrhö.

(3) **Ektodermale Symptome:** trockene Haut, Ekzeme, Alopezie, brüchige Nägel, Katarakte.

(4) **Kardiovaskuläre Symptome:** QT-Verlängerung, Herzinsuffizienz, Rhythmusstörungen, Hypotonie.

Therapie

Akute symptomatische Hypokalzämie

Kalziumglukonat 10 % 10–40 ml i. v. über 10–15 min (Vorsicht bei gleichzeitiger Digitalismedikation: Arrhythmogenität gesteigert, bei Hyperphosphatämie: zunächst Phosphatsenkung, dann Kalziumsupplementation, um Ausfällung von Kalziumphosphat zu vermeiden). Anschließend Titration des Serumkalziums durch langsame i. v. Infusion mit 10-prozentigem Kalziumglukonat bis zum Verschwinden der Symptomatik. Dann orale Kalziumzufuhr. Bei unzureichendem Effekt Vitamin-D (Cholecalciferol), bei Niereninsuffizienz 0,5–2,0 µg/d **Kalzitriol** (1,25-$[OH]_2D_3$).

Chronische Hypokalzämie

(1) **Orale Kalziumgabe** und ggf. Vitamin-D-Substitution. Das tägliche Angebot soll 1.800–2.400 mg Ca^{2+} erreichen. Wegen des geringen Gehalts an elementarem Kalzium (ca. 10 %) sind hoch dosierte Verabreichungsformen erforderlich (Kalziumlactoglukonat-Brausetabletten mit 500 bzw. 1.000 mg Ca^{2+}), Ergänzung durch kalziumreiche Nahrungsmittel (Milch, Milchprodukte).

(2) **Vitamin-D-Präparate:** Bei chronischem, durch orale Kalziumzufuhr nicht zu beseitigendem Kalziummangel (Rachitis, Osteomalazie durch Mangelernährung oder intestinale Malabsorption; Hypoparathyreoidismus; chronische Niereninsuffizienz) müssen zur Verbesserung der intestinalen Kalziumresorption Vitamin D_3 (Cholecalciferol) bzw. dessen Metabolite gegeben werden.

- **Indikation und Dosierung:**
  - Rachitis, Osteomalazie bei Mangelernährung: **Vitamin D_3** 2.000–4.000 IE/d, entsprechend 2–4 × 1.000 IE für 6–12 Wochen, dann Reduktion auf 400–500 IE/d unter Kontrolle der Kalzium- und Phosphatkonzentration im Serum.
  - Osteomalazie infolge Malabsorption, z. B. Steatorrhö: **Vitamin D_3** 20.000–80.000 IE/d. Dazu Kalzium in hohen Dosen als Kalzium-Brausetabletten 1.000 mg/d

unter Kontrolle der Kalzium- und Phosphatkonzentration im Serum und der renalen Kalziumausscheidung.

– Schwerste Malabsorptionszustände, Vitamin-D-resistente Rachitis oder renale Osteopathie bei chronischer Niereninsuffizienz unter Dialyse, erfordern entweder weitaus höhere Initialdosen oder den Einsatz von hydroxylierten Metaboliten des **Vitamins D_3:** 1α-OH-D_3 (EinsAlpha®, Bondiol®); 1α-25-$(OH)_2D_3$ (Rocaltrol®, Decostriol®). Dosierungen: EinsAlpha® 2,5–5,0 µg/d, Rocatrol® je nach Kalzium- und Phosphatkonzentration im Serum 2–3 × 0,25 µg/Woche.

(3) Bei allen Formen der Vitamin-D_3-Substitution muss die Erhaltungsdosis nach der renalen Ausscheidung von Kalzium (100–150 mg = 2,5–3,75 mmol/24 h) eingestellt werden, sobald sich die Serumkalziumkonzentration dem Normalwert nähert. Hyperkalzurie bedeutet Überdosierung, Hypokalzurie Unterdosierung.

Die therapeutische Breite aller Vitamin-D-Präparate ist gering, der Wirkungsbeginn langsam (2–4 Tage), die Wirkdauer durch Kumulation beträchtlich. Bei Frauen mit Kinderwunsch muss die Dosis bereits 2–3 Monate vor der Empfängnis auf 1 mg/d oder weniger erniedrigt sein, um Fehlbildungen und eine idiopathische Hyperkalzämie des Kinds zu verhüten.

Sonderfall des postoperativen Hypoparathyreoidismus

Nach Operation eines Hyperparathyreoidismus kann es zu einer erheblichen und lang dauernden Hypokalzämie kommen. Diese resultiert aus einer vorübergehenden osteoanabolen Situation nach Wegfall hoher PTH-Spiegel (Hungry-Bones-Syndrom). Bei erheblichem Abfall des Serumkalziums ist eine Behandlung mit hoch dosiertem **Cholecalciferol** oder, v. a. bei Niereninsuffizienz, mit aktiven Vitamin-D-Metaboliten (Initialdosis 1–4 µg/d) indiziert. Wegen der kumulativen Wirkung muss die Dosis nach 3–4 Tagen reduziert werden.

19.12.10 Hyperkalzämie

Ätiologie und Pathogenese Hyperkalzämie = Serumkalzium (Gesamtkalzium) > 2,7 mmol/L bzw. ionisiertes Kalzium > 1,2 mmol/L.

Ursachen der Hyperkalzämie:

(1) **Vermehrte Zufuhr:** kalziumhaltige Nahrungssupplemente, kalziumhaltige Ionenaustauscher. Heute selten: Milch-Alkali-Syndrom.

(2) **Vermehrte intestinale Absorption:** Vitamin-D-Überdosierung, gesteigerte Vitamin-D-Empfindlichkeit (idiopathische Hyperkalzämie des Kinds), Hyperparathyreoidismus, Sarkoidose, Nebennierenrindeninsuffizienz.

(3) **Vermehrte Kalziummobilisierung aus dem Knochen:** Hyperparathyreoidismus, Knochentumoren, osteolytische Knochenmetastasen, Plasmozytom, paraneoplastische Parathormonsekretion, Hyperthyreose, Immobilisierung, Morbus Paget.

(4) **Kalziumfreisetzung aus der Muskulatur:** Rhabdomyolyse.

(5) **Verminderte renale Kalziumausscheidung:** Thiazide.

Klinik

(1) **Neuromuskuläre Symptome:** Verwirrtheit, Psychosen, Bewusstseinsstörungen, Muskelschwäche.

(2) **Renale Symptome:** Polyurie, Polydipsie, Nephrokalzinose, Nephrolithiasis, Niereninsuffizienz.

(3) **Intestinale Symptome:** Ulzera, Obstipation, Ileus.

(4) **Ektodermale Symptome:** Pruritus.

(5) **Kardiovaskuläre Symptome:** QT-Verkürzung, Hypertonie.

(6) **Ubiquitäre Symptome:** Gewebsverkalkungen (Herz, Lunge, Gefäße, periartikulär, Kornea).

Die **hyperkalzämische Krise** beginnt stürmisch mit Polyurie, gefolgt von Dehydratation und akutem Nierenversagen. Im Vordergrund des klinischen Bilds stehen gastrointestinale Symptome (Erbrechen, abdominale Schmerzen, Obstipation bis zum paralytischen Ileus), generalisierte Muskelschwäche und Bewusstseinsveränderungen (Benommenheit, Verwirrtheit, Koma). Nicht selten (20–30 %) tritt eine hämorrhagische Pankreatitis als Komplikation hinzu.

Therapie

Die symptomatische Hyperkalzämie bedarf der unmittelbaren Therapie. Serumkalziumwerte > 3 mmol/L sollten nicht längere Zeit (Tage) toleriert werden, da sie Gefäßverkalkungen und Niereninsuffizienz induzieren können.

Folgende Maßnahmen sind zu ergreifen:

(1) **Rehydrierung** durch Gabe von NaCl 0,9 % i. v. Urinmenge bei 100–150 ml/h halten.

(2) **Schleifendiuretika:** Furosemid 40–120 mg im Abstand von 4 h mit Substitution der Na^+-, K^+- und Wasserverluste.

(3) **Bisphosphonate** zur Osteoklastenhemmung, insbesondere bei Auslösung der Hyperkalzämie durch osteolytische Prozesse. Max. Effekt 2–4 Tage nach Infusion. Geeignete Präparate z. B. **Zoledronsäure** (4 mg in 100 ml NaCl 0,9 % über 15 min i. v.) oder **Pamidronsäure** (15–30 mg als Infusion, bei Ausgangskalzium < 3,5 mmol/L einmalig, bei Kalzium 3,5–4,0 mmol/L an 2, bei Kalzium > 4,0 mmol/L an 3 aufeinanderfolgenden Tagen).

(4) **Kalzitonin** 4 IE/kg KG s. c. alle 12 h. Therapiedauer wegen Tachyphylaxie auf 48 h begrenzt, Kalzitonin-Nasenspray zur Hyperkalzämiebehandlung nicht ausreichend wirksam.

(5) **Prednison** 50–100 mg/d wirkt bei Sarkoidose, Vitamin-D-Überdosierung und einigen Tumorformen, nicht jedoch bei Hyperparathyreoidismus (Wirkung nach 2–3 Tagen).

(6) **Cinacalcet** (1 × 15–90 mg/d) wird zur Behandlung des primären und sekundären Hyperparathyreoidismus eingesetzt. Es hemmt rasch und effektiv die PTH-Sekretion der Nebenschilddrüsen. Zur Behandlung der Hyperkalzämie kommt es nur dann in Betracht, wenn erhöhtes PTH pathogenetisch eine Rolle spielt.

(7) Bei unzureichendem Ansprechen der Therapie: Hämodialyse.

(8) Therapie der zugrunde liegenden Störung, soweit möglich (u. a. rasche Operation eines evtl. zugrunde liegenden primären Hyperparathyreoidismus).

19.12.11 Regelsysteme des Magnesiumhaushalts

Das Serummagnesium liegt normalerweise bei 0,7–1,0 mmol/L. Davon sind 60 % frei ionisiert, 25 % proteingebunden und 15 % komplexgebunden. Magnesium und Kalzium haben am Eiweiß die gleichen Bindungsstellen. Normalerweise werden mit der Nahrung täglich ca. 12–15 mmol Magnesium zugeführt, von denen 25–60 % absorbiert werden. Intestinal werden täglich 0,5–1 mmol und renal ca. 4 mmol ausgeschieden. Magnesium wird wie Na^+ und Ca^{2+} in einem hohen Prozentsatz im Bereich der aufsteigenden Henle-Schleife reabsorbiert. Dies erklärt, dass Zustände mit erhöhtem Natrium- und Kalziumverlust auch mit einer erhöhten Magnesiumelimination einhergehen.

19.12.12 Hypomagnesiämie

Ätiologie und Pathogenese Hypomagnesiämie = Serummagnesium < 0,7 mmol/L.

Ursachen der Hypomagnesiämie:

(1) **Verminderte Zufuhr:** Mangelernährung, Alkoholabusus, parenterale Ernährung.

(2) **Magnesium-Shift:** akute Pankreatitis, Hungry-Bones-Syndrom nach Parathyreoidektomie, Gravidität, Therapie der diabetischen Ketoazidose.

(3) **Intestinale Verluste:** Diarrhö, Steatorrhö, Malabsorption, chronischer Alkoholismus.

(4) **Renale Verlust:** Diuretika, Osmodiurese, Hyperkalzämie, Hyperparathyreoidismus, kongenitaler tubulärer Defekt, erworbener tubulärer Defekt (Aminoglykoside, Cisplatin, Ciclosporin), primärer Hyperaldosteronismus.

Klinik

(1) **Neuromuskuläre Symptome:** Muskelschwäche, Faszikulationen, Psychosen, Bewusstseinsstörungen, Krämpfe.

(2) **Kardiovaskuläre Symptome:** Stenokardien, Rhythmusstörungen, Herzinsuffizienz, erhöhte Digitalisempfindlichkeit (verminderte Na^+/K^+-ATPase-Aktivität).

(3) **Viszerale Symptome:** Dysphagie, Ösophagospasmus, Darmkrämpfe.

THERAPIE

(1) Bei akuter, symptomatischer Hypomagnesiämie: 50 % **Magnesiumsulfat** (20 mmol Mg^{2+}/10 ml in 100 ml Glukose 5 %) über 10–20 min und anschließend 20 mmol Mg^{2+}/24 h als Dauerinfusion.

(2) Bei chronischen Zuständen: magnesiumhaltige Nahrung (Obst, Nüsse, Gemüse) bzw. Magnesiumsalze in einer Dosis von ca. 50 mmol/d.

(3) Bei parenteraler Ernährung auf Zusatz von ca. 8 mmol Magnesium/d achten.

19.12.13 Hypermagnesiämie

Ätiologie und Pathogenese Hypermagnesiämie = Serummagnesium > 1,6 mmol/L.

Ursachen der Hypermagnesiämie:

(1) **Vermehrte Zufuhr:** Antazida, Magnesiumtherapie, magnesiumhaltige Laxanzien.

(2) **Endogene Freisetzung:** Rhabdomyolyse, Zytostatikatherapie.

(3) **Verminderte renale Ausscheidung:** akute und chronische Niereninsuffizienz, Nebennierenrindeninsuffizienz, Hypothyreose, Lithiumtherapie.

Klinik

(1) **Neuromuskuläre Symptome:** Verwirrtheit, Bewusstseinsstörungen, Atemlähmung, Reflexabschwächung.

(2) **Kardiovaskuläre Symptome:** Hypotonie, Bradykardie, verbreiterte QRS-Komplexe, PQ-Verlängerung.

(3) **Viszerale Symptome:** Übelkeit, Brechreiz, Blasen- und Mastdarmlähmung.

THERAPIE

(1) **Kalziumglukonat** 10 % i. v. ist in der Lage, die neuromuskulären Symptome zu antagonisieren, deren Ursache eine Hemmung der Acetylcholinfreisetzung ist.

(2) **Glukose-Insulin-Infusion** begünstigt die Magnesiumaufnahme nach intrazellulär.

(3) Nach Beendigung der Zufuhr normalisiert sich das Serummagnesium i.d.R. rasch, bei vitaler Bedrohung oder Niereninsuffizienz kann die Hämodialyse eingesetzt werden.

19.13 Störungen des Säure-Basen-Haushalts

19.13.1 Grundlagen und Definitionen

Im Intermediärmetabolismus fallen ständig relativ große Mengen organischer Säuren an. Aufgrund der pH-Abhängigkeit vieler biochemischer Prozesse muss jedoch die Azidität im Blut sehr eng kontrolliert werden. Hierzu verfügt der Körper über mehrere sehr effektive Puffersysteme. Die größte Pufferkapazität hat das Hämoglobin, dann folgen Bikarbonatsystem, Phosphatsystem und Plasmaproteine. Durch die regulatorischen Fähigkeiten von Niere und Lunge können die flüchtigen und nichtflüchtigen Säuren, die kontinuierlich anfallen und abgepuffert werden, rasch ausgeschieden werden. Der weitaus größte Säureanfall entsteht in Form der Kohlensäure (20.000 mmol/d). Daneben fallen physiologisch nur geringe Mengen (80 mmol/d) an nichtflüchtigen Säuren wie Milchsäure und Acetessigsäure an. Trotz der relativ geringen Kapazität des Bikarbonatpuffers spielt dieses System für die Elimination der Säuren die entscheidende Rolle.

Bei vermehrtem Anfall von H^+-Ionen wird die Reaktion

$$H^+ + HCO_3^- \rightarrow H_2CO_3 \rightarrow H_2O + CO_2$$

nach rechts verschoben. CO_2 wird hierbei durch die Lunge abgeatmet (ca. 400 l/d). Daneben können Protonen renal durch Phosphat- (10–30 mmol/d) und Ammoniakpuffer (30–50 mmol/d) ausgeschieden werden. Daraus ergibt sich die „titrierbare Azidität" des Urins von 50–80 mmol/d, die bei azidotischer Stoffwechsellage durch Steigerung der Ammoniakproduktion erheblich zunehmen kann. Für jedes sezernierte H^+-Ion wird in der Tubuluszelle ein HCO_3^--Ion regeneriert, das in die extrazelluläre Flüssigkeit zurückdiffundiert.

Für die **Beurteilung des Säure-Basen-Haushalts** muss man die Normalwerte von pH und pCO_2, Standardbikarbonat (Konzentration des Bikarbonats bei normalem pCO_2 von 5,32 kPa [40 mmHg]) und „Base Excess" (Mangel an Säure oder Base, die notwendig wäre, um den pH-Wert bei Abweichung wieder zu korrigieren) kennen (▶ Tab. 19.16).

Tab. 19.16 Normalwerte für die Beurteilung des Säure-Basen-Haushalts

Parameter	Normalwert
pH	7,36–7,44
pCO_2 (arteriell)	4,79–5,86 kPa (36–44 mmHg)
pCO_2 (venös)	5,86–6,92 kPa (44–52 mmHg)
Standardbikarbonat	22–26 mmol/L
Base Excess	0 ± 2 mmol/L

Abweichungen vom Normalbereich werden als Azidose bzw. Alkalose bezeichnet. Die Kompensationsmöglichkeiten von Niere und Lunge können entscheidende Veränderungen des pH-Werts lange verhindern. Das bedeutet, dass trotz normalem pH eine (kompensierte) Alkalose oder Azidose vorliegen kann. Unabhängig hiervon wird eine Azidose dann angenommen, wenn der pH-Wert < 7,35 liegt, eine Alkalose dann, wenn der pH-Wert > 7,44 liegt.

Eine klinische Beurteilung des Säure-Basen-Gleichgewichts erfolgt durch Bewertung des Bikarbonat-Kohlensäure-Systems anhand der Henderson-Hasselbalch-Beziehung:

$$pH = pK + \log (HCO_3-/H_2CO_3)$$

Bezüglich der Interpretationen der „reinen" Störungen des Säure-Basen-Haushalts mithilfe dieser Gleichung ▶Tab. 19.17.

Tab. 19.17 Interpretation der Störungen des Säure-Basen-Status mithilfe der Henderson-Hasselbalch-Gleichung

1. Respiratorische Azidosen			
pH normal	HCO_3^-	↑	(metabol. komp. respir. Azidose)[1]
	pCO_2	↑	
pH ↓	HCO_3^-	↑	(metabol. partiell komp. respir. Azidose)
	pCO_2	↑↑	
pH ↓↓	HCO_3^-	↑	(metabol. nicht mehr komp. respir. Azidose)
	pCO_2	↑↑↑	
2. Metabolische Azidosen			
pH normal	HCO_3^-	↓	(respir. komp. metabol. Azidose)
	pCO_2	↓	
pH ↓	HCO_3^-	↓↓	(respir. partiell komp. metabol. Azidose)
	pCO_2	↓	
pH ↓↓	HCO_3^-	↓↓↓	(respir. nicht mehr komp. metabol. Azidose)
	pCO_2	↓	
3. Respiratorische Alkalosen			
pH normal	HCO_3^-	↓	(metabol. komp. respir. Alkalose)
	pCO_2	↓	
pH ↑	HCO_3^-	↓	(metabol. partiell komp. respir. Alkalose)
	pCO_2	↓↓	
pH ↑↑	HCO_3^-	↓	(metabol. nicht mehr komp. respir. Alkalose)
	pCO_2	↓↓↓	
4. Metabolische Alkalosen			
pH normal	HCO_3^-	↑	(respir. komp. metabol. Alkalose)
	pCO_2	↑	
pH ↑	HCO_3^-	↑↑	(respir. partiell komp. metabol. Alkalose)
	pCO_2	↑	
pH ↑↑	HCO_3^-	↑↑↑	(respir. nicht mehr komp. metabol. Alkalose)
	pCO_2	↑	

[1] wird selten erreicht

Respiratorische Störungen des Säure-Basen-Haushalts sind solche, bei denen die primäre Veränderung beim pCO_2-Wert und somit dem Kohlensäurespiegel liegt. Respiratorische Veränderungen werden langsam durch die renalen Kompensationsmöglichkeiten aufgefangen mit der Folge, dass akute respiratorische Störungen zu deutlichen, chronische hingegen nur zu geringen pH-Verschiebungen führen.

Metabolische Störungen sind solche, bei denen primär der Bikarbonatspiegel verändert ist. Sie werden rasch durch die Lunge kompensiert (Hyperventilation bei Azidose, Hypoventilation bei Alkalose), wobei akute metabolische Störungen rasch nahezu voll kompensiert werden können, während bei chronischen metabolischen Störungen die Kompensation durch Hyper- oder Hypoventilation meist unvollständig ist.

Reine respiratorische oder metabolische Störungen sind im klinischen Alltag selten. Meist liegen kombinierte Störungen vor, sodass es schwer wird, primäre Störungen und sekundäre Kompensationsvorgänge zu unterscheiden. Aus den aufgeführten Formeln (▶Tab. 19.18) kann abgeschätzt werden, welche primäre Stoffwechselstörung welchen quantitativen Kompensationsmechanismus erwarten lässt. Aus dieser Kalkulation kann man ableiten, ob eine angenommene Stoffwechselstörung weitgehend „rein" ist oder ob andere Störungen mit angenommen werden müssen.

19

Tab. 19.18 Kalkulation, welche primäre Stoffwechselstörung welchen quantitativen Kompensationsmechanismus erwarten lässt

Primäre Stoffwechselstörung	Kompensationsmechanismus
Metabolische Azidose	Erwarteter pCO_2 (mmHg) = 1,5 × HCO_3^- (mmol/L) + 8
Metabolische Alkalose	Erwarteter pCO_2 (mmHg) = 0,95 × HCO_3^- (mmol/L) + 15
Akute resp. Azidose	Erwarteter Δ HCO_3^- (mmol/L) = Δ pCO_2 (mmHg)/10
Akute resp. Alkalose	Erwarteter Δ HCO_3^- (mmol/L) = Δ pCO_2 (mmHg)/3
Chronische resp. Azidose	Erwarteter Δ HCO_3^- (mmol/L) = Δ pCO_2 (mmHg)/5
Chronische resp. Alkalose	Erwarteter Δ HCO_3^- (mmol/L) = Δ pCO_2 (mmHg)/2

19.13.2 Metabolische Azidose

Pathophysiologie Eine metabolische Azidose liegt bei verminderter Bikarbonatkonzentration im Plasma und Abnahme des pH-Werts vor. Metabolische Azidosen entstehen häufig durch vermehrten Säureanfall und seltener durch Verlust von Basen. Der Bikarbonatspiegel sinkt durch die Aufnahme von Protonen (Abpufferung von Säuren) oder durch primären renalen bzw. gastrointestinalen Verlust. Zur respiratorischen Kompensation ▶Tab. 19.17. Die Kompensationsmöglichkeit der Lunge ist jedoch begrenzt, sodass der pCO_2-Wert selten auf < 2,0 kPa (< 15 mmHg), nie < 1,33 kPa (< 10 mmHg) sinkt. Die Nieren (soweit sie nicht selbst in die Pathogenese mit einbezogen sind) kompensieren eine metabolische Azidose durch vermehrte Säureelimination und gesteigerte Bikarbonatrückresorption und -synthese.

Im Rahmen der azidotischen Stoffwechsellage tritt Kalium aus der Zelle aus (teils im Austausch mit H^+, teils als Folge der verminderten Natrium-Kalium-Austauschmechanismen), sodass häufig eine Hyperkaliämie resultiert. Der Kaliumspiegel verändert sich reziprok zum pH: Abnahme des pH um 0,1 entspricht einer Zunahme des Plasmakaliums um 0,5–1,0 mmol/L.

Anionenlücke Für die Frage, ob eine metabolische Azidose durch das Vorhandensein einer unbekannten nichtflüchtigen Säure hervorgerufen wird, bewährt sich die Berechnung der Anionenlücke. Natrium ist im EZV das quantitativ wichtigste Kation. Ihm stehen die Anionen Chlorid und Bikarbonat gegenüber. Die Summe aus Chlorid und Bikarbonat ist normalerweise etwas kleiner als die Natriumkonzentration, die Differenz (Anionenlücke) bildet andere, üblicherweise nicht gemessene Anionen (Albumine, Sulfate, Phosphate) ab.

Eine Vergrößerung der Anionenlücke zeigt das Vorhandensein zusätzlicher nicht gemessener Anionen im Blut an. Normalerweise liegt eine Anionenlücke von etwa 12 mmolL vor.

$$Na^{+} - (Cl^{-} + HCO_3^{-}) = \text{Anionenlücke } (140 - [105 + 23] = 12)$$

Zu den häufigsten für eine vergrößerte Anionenlücke verantwortlichen Säuren zählen Acetessigsäure, β-Hydroxybuttersäure und Milchsäure (Laktat). Acetessigsäure und β-Hydroxybuttersäure entstehen bei diabetischer Ketoazidose, akuter Alkoholintoxikation und chronischem Alkoholabusus sowie bei längerem Hungerzustand und Leberausfall. Eine große Anionenlücke wird auch bei verschiedenen Intoxikationen (Ethylenglykol, Methylalkohol, Ethanol, Salicylsäure, Toluol) beobachtet.

Bei Niereninsuffizienz steigt die Anionenlücke parallel zur Kreatininerhöhung durch Retention von Sulfaten sowie Phosphat, außerdem durch eine verminderte renale Bikarbonatsynthese an:

$$\text{Anionenlücke} = 11{,}5 + 0{,}5 \times \text{Kreatinin (mg/dl)} = 11{,}5 + 0{,}57 \times \text{Kreatinin/100 (mmol/l)}$$

Auch bei fortgeschrittener Niereninsuffizienz sollte die Anionenlücke nicht größer als 20 mmol/L sein. Mit zunehmender Niereninsuffizienz nimmt entsprechend das Standardbikarbonat ab:

$$\text{Bikarbonat (mmol/l)} = 24 - 0{,}6 \times \text{Kreatinin (mg/dl)} = 24 - 0{,}68 \times \text{Kreatinin/100 (mmol/l)}$$

Die Anionenlücke ist grundsätzlich auch pH-abhängig. Bei Azidose sinkt sie pro Abnahme des pH um 0,1 um je 2 mmol/L. Umgekehrt nimmt die Anionenlücke bei Alkalose beträchtlich zu, wobei der Anstieg des pH um 0,1 eine Zunahme um je 6,5 mmol/L bewirkt.

Bei normaler Anionenlücke und hyperchlorämischer metabolischer Azidose ist an eine renal-tubuläre Azidose, an eine Acetazolamidtherapie, an gastrointestinalen Bikarbonatverlust oder an die Zufuhr von Säureäquivalenten (Ammoniumchlorid) zu denken.

Ätiologie Die Anionenlücke ist differenzialdiagnostisch wegweisend bei der Ursachensuche einer metabolischen Azidose:

(1) **Vergrößerte Anionenlücke:** vermehrte Säureproduktion (Ketoazidose, Laktatazidose), Intoxikationen, Nierenversagen.

(2) **Normale Anionenlücke:** Alkaliverluste (renal-tubuläre Azidose, Diarrhö, Uretersigmoidostomie, Acetazolamidtherapie, Zufuhr von Säureäquivalenten).

Derartige metabolische Veränderungen gehen fast immer mit Erhöhung des Serumchloridspiegels einher.

Eine Laktatazidose tritt unter folgenden Bedingungen auf:

(1) primär bei Leberzellverfall, Leukämie, Kohlenmonoxidvergiftung, Pankreatitis, gramnegativer Sepsis, Vitamin-B_1-Mangel,

(2) sekundär bei Schocksituationen (Gewebehypoxie): Kreislaufversagen, pulmonales Versagen,

(3) medikamenteninduziert bei Therapie mit Biguaniden.

Im hypoxischen Gewebe wird die Glykolyse stimuliert, der Kohlenhydratabbau unter Hypoxie ist jedoch unvollständig, die Laktatproduktion aus Pyruvat wird gefördert. Definitionsgemäß liegt eine Laktatazidose dann vor, wenn der pH-Wert des Bluts auf < 7,2 sinkt und die Laktatkonzentration auf > 5,0 mmol/L steigt. Eine Ausnahme stellt der kardiogene Schock dar, bei dem Laktatspiegel auch < 5,0 mmol/L mit einer sehr schlechten Prognose verknüpft sind. Von der Laktatazidose ist begrifflich die Hyperlaktatämie zu trennen. Diese kann zwar auch mit einer Azidose vergesellschaftet sein, hat jedoch andere

Ursachen (Tumorerkrankungen, schwere Lebererkrankungen, Medikamente wie Salizylate, Nitroprussid-Natrium, Ethanol).

Klinik Durch Stimulation des Atemzentrums nehmen Atemtiefe und später auch Atemfrequenz um ein Vielfaches zu (pH = 7,2: 4-fach, pH = 7,1: 8-fach). Die kompensatorische Hyperventilation wird aber nur bei akuten Azidosen wahrgenommen. Bei schwerer Azidose (pH < 7,1) werden starke Müdigkeit, zunehmende Verwirrung, Stupor bis hin zum Koma beobachtet. Bei derartigen pH-Werten verlieren die Katecholamine ihre kardiovaskuläre Wirkung, sodass die Herzkontraktilität abnimmt, der Blutdruck sinkt und eine weitgehende Vasodilatation (warme Haut!) eintritt. Die pH-bedingt verminderte Glukoseutilisation bedroht insbesondere komatöse Patienten, die zwangsläufige Hyperkaliämie kann zu Rhythmusstörungen, Kammerflimmern und Herzstillstand führen.

Therapie

Hauptziel ist die Beseitigung der Grundstörung (Therapie der diabetischen Ketoazidose ▶Kap. 25.2.3.1).

(1) Bei Absinken des Blut-pH-Werts auf < 7,2 bzw. der Bikarbonatkonzentration auf < 15 mmol/L ist eine Behandlung durch parenterale Zufuhr von Bikarbonat notwendig.

Zur parenteralen Substitution wird ausschließlich **Natriumbikarbonat,** also $NaHCO_3$ in isotoner (1,4-prozentig) bzw. molarer Lösung (8,4-prozentig), verwendet (eine molare Lösung enthält pro 1 ml je 1 mmol Na^+ und 1 mmol HCO_3^-). Die mittlere Infusionsrate beträgt für die isotone Lösung 250 ml/h, für die molare Lösung 50 ml/h. Unter Reanimationsbedingungen kann auch die schnelle Infusion von 100 ml der molaren Lösung innerhalb von 5 min notwendig werden. Bei Verwendung der molaren Lösung muss die hohe Natriumkonzentration beachtet werden, die bei Nieren- und Herzinsuffizienz zur Überwässerung beitragen kann. Die weitere Therapie wird durch fortlaufende Stoffwechselkontrollen (Ziel pH > 7,2) gesteuert.

(2) Bei Vorliegen einer *Laktatazidose* muss in erster Linie die Grundkrankheit erfolgreich behandelt werden. Die Gabe von **Bikarbonat** führt in diesem Fall zwar meist zu einem zügigen, jedoch nicht anhaltenden Anstieg des Plasmabikarbonats, wenn die Laktatbildung weiterläuft.

Eine vollständige Korrektur des Bikarbonatdefizits darf bei Laktatazidose auch deshalb nicht erfolgen, weil nach Normalisierung der Ursachen der Laktatazidose eine gefährliche, schwer zu korrigierende metabolische Alkalose eintreten kann. Daher sollte die Bikarbonatkorrektur besonders bei Laktatazidosen nur bis zu einem Blut-pH von 7,2 betrieben werden. Gelingt dies bei einer schweren Laktatazidose (insbesondere bei Intoxikation) nicht, muss der Einsatz einer Hämodialysebehandlung (Bikarbonatdialyse!) erwogen werden.

(3) Die Therapie einer metabolischen Azidose als Folge von Durchfällen und anderen *intestinalen Alkaliverlusten* erfolgt in erster Linie durch Auffüllung des Volumenverlusts und durch die Substitution der fehlenden Elektrolyte.

(4) In seltenen Fällen kann eine *Verarmung an Vitamin B_1* zur Laktatazidose führen. Diese Situation kann u. U. schon nach wenigen Tagen parenteraler Mangelernährung auftreten. Nach intravenöser Gabe von **Thiamin** (400 mg) bildet sich die Laktatazidose in wenigen Stunden zurück.

(5) Da die Alkalitherapie durch Kaliumeinstrom in die Zelle eine Hypokaliämie hervorruft, sind eine laufende Kontrolle und Korrektur des Serumkaliums erforderlich. Liegt eine *Hypokalzämie* bei einer metabolischen Azidose vor, sollte rechtzeitig **Kalzium** substituiert werden, da bei Korrektur der Azidose durch Abnahme der ionisierten Kalziumfraktion eine hypokalzämische Tetanie auftreten kann.

! WICHTIG

Eine „normale" Kaliumkonzentration bei Azidose ist immer Ausdruck eines Kaliummangels.

(6) *Chronische metabolische Azidose:* Bei chronischer Niereninsuffizienz besteht meist eine leicht- bis mittelgradige Azidose. Ausgleich der Azidose auf ein Standardbikarbonat ≥ 22 mmol/L verzögert die Progression chronischer Nierenkrankheiten und hemmt die Entwicklung einer Malnutrition. Bei vielen chronisch Nierenkranken ohne Dialysetherapie ist es daher erforderlich, **Natriumbikarbonat** oral zu substituieren. Bei regelmäßiger Dialyse erfolgen ein Azidoseausgleich sowie eine Bikarbonatzufuhr. Auch hier kann jedoch eine orale Bikarbonatzufuhr erforderlich sein, um das Standardbikarbonat ≥ 22 mmol/L im Intervall zwischen den Dialysen zu halten. Alternativ zu Natriumbikarbonat kann bei Kalziummangel und Hyperkaliämietendenz auch der **Hexakalzium-Hexanatrium-Heptazitrat-Hydratkomplex** (Acetolyt®) in einer Dosierung von 2–3 × 1–2 Messlöffel zu 2,5 g (in Wasser gelöst) eingesetzt werden. Liegt gleichzeitig ein Kaliummangel vor (wie bei renal-tubulärer Azidose vom distalen Typ), ist die Gabe des **Hexakalium-Hexanatrium-Pentazitrat-Hydratkomplexes** (Uralyt-U®) in einer Dosierung von 2–3 × 1–2 Messlöffel zu 2,5 g zu empfehlen.

19.13.3 Metabolische Alkalose

Pathophysiologie Die metabolische Alkalose ist durch einen erhöhten pH-Wert (> 7,44) und eine vermehrte Bikarbonatkonzentration im Plasma gekennzeichnet.

Ätiologie Hervorgerufen wird eine metabolische Alkalose durch vermehrten Säureverlust aus dem Magen oder über die Nieren, vermehrte Zufuhr von Alkali und chronischen Volumenmangel. Die häufigste Ursache ist die „Volumenkontraktionsalkalose" durch überdosierte diuretische Therapie bzw. durch Missbrauch von Schleifendiuretika und Laxanzien (Pseudo-Bartter-Syndrom). Eine seltene Ursache ist die angeborene Störung des Na^+-K^+-Cl^--Transporters, des Zielkanals der Schleifendiuretika in der Henle-Schleife (Bartter-Syndrom). Aufrechterhalten wird eine metabolische Alkalose meist durch vermehrte tubuläre Bikarbonatrückresorption. Bikarbonat wird proximal und distal rückresorbiert, Hypokaliämie, Hypovolämie und pCO_2-Erhöhung steigern die proximale, Mineralokortikoide die distale Rückresorption.

Die wichtigsten Ursachen einer metabolischen Alkalose sind:

(1) **Gastrointestinale Ursachen:** Erbrechen, Ableitung des Magensafts.

(2) **Renale Ursachen:** Diuretika.

(3) Überfunktion der Nebennierenrinde: primärer Hyperaldosteronismus, Morbus Cushing, adrenogenitales Syndrom.

(4) Milch-Alkali-Syndrom.

(5) Exogene Bikarbonatbelastung, posthyperkapnische Alkalose.

(6) **Pseudo-Bartter-Syndrom:** Schleifendiuretika und Laxanzienexzess.

(7) **Bartter-Syndrom:** angeborene Chloridrückresorptionsstörung.

Klinik Die klinischen Symptome sind meist dezent. Bei schwerer Alkalose sind Parästhesien, gesteigerte Reflexe, Neigung zu Muskelkrämpfen und in schweren Fällen Verwirrtheit bis zum Stupor zu beobachten. Die Symptome sind von denen der meist gleichzeitig bestehenden Hypokaliämie schwer zu unterscheiden; so finden sich elektrokardiografisch T-Wellen-Abflachungen und Rhythmusstörungen.

Für die Differenzialdiagnose ist die Unterscheidung in metabolische Alkalosen mit und ohne Volumenmangel hilfreich. Bei bestehendem Volumenmangel liegt meist eine Hypochlorämie mit erniedrigter Chloridausscheidung (< 10 mmol/L) vor.

Therapie

Leichte Formen einer metabolischen Alkalose (Serum-pH < 7,6, Bikarbonat < 40 mmol/L) bedürfen keiner spezifischen Therapie. Bei Volumenmangel als Ursache führt die Gabe von Flüssigkeit und Kochsalz rasch zur Korrektur. Bei schwerer metabolischer Alkalose ist die Substitution freier H^+-Ionen in Form von **L-Argininchlorid** (21-prozentig oder 1-molar), bis zu 1.000 ml/d, notwendig.

Der Mangel an Protonen entspricht dem Überschuss an Bikarbonat, berechnet auf 40 % des Körpergewichts. Als Richtlinie gilt, dass innerhalb von 2–4 h maximal die Hälfte der fehlenden Protonen substituiert wird.

Bei Patienten mit Hypervolämie und metabolischer Alkalose sowie Serumkreatininwerten < 176,8 µmol/L (< 2,0 mg/dl) kommt ein Therapieversuch mit **Acetazolamid,** einem Karboanhydrasehemmer (1–2 × 500 mg/d i. v. oder p. o.) in Betracht.

19

19.13.4 Respiratorische Azidose

Pathophysiologie Eine respiratorische Azidose ist durch erhöhte pCO_2-Werte (> 6,00 kPa [> 45 mmHg]) bei Abfall des pH (< 7,3) gekennzeichnet. Bei akuter respiratorischer Insuffizienz (Formeln ▶Tab. 19.18) sinkt nach Ausschöpfung der begrenzten Pufferkapazität des Bluts und des Gewebes der pH rasch ab. Mit Zeitverzögerung steigen die renale Säureausscheidung und die renale Bikarbonatsynthese. Entsprechend sind bei chronischer respiratorischer Azidose der pH-Wert nur geringfügig abgesenkt und die Bikarbonatkonzentration deutlich erhöht. Bei rascher Verbesserung einer chronischen respiratorischen Azidose resultieren ein Überhang an Bikarbonat und eine metabolische Alkalose, die erst über längere Zeit durch die Nieren wieder abgebaut werden kann.

Ätiologie Ursachen einer respiratorischen Azidose:

(1) **Pulmonal:** mechanische Obstruktion (Asthma, Trachealstenose, Tumor, Fremdkörper), restriktive pulmonale Veränderungen (Lungenresektion, Lungenfibrose, Pickwick-Syndrom [Adipositas permagna], Pleuraverschwartung, schwere Kyphoskoliose der Brustwirbelsäule, schwere und ausgedehnte Infiltrationen, Lungenödem).

(2) **Myogen-neurogen:** Atemmuskelinsuffizienz im Rahmen einer Muskelatrophie, Myasthenia gravis, Poliomyelitis, aufsteigende Paralysen, posttraumatisch und reflektorisch bei Schmerzen.

(3) **Zentralnervös:** Beeinträchtigung des Atemzentrums durch Tumor, Trauma und Medikamente (Sedativa, Schlafmittel, Antidepressiva, Narkotika), CO_2-Narkose bei Sauerstoffzufuhr bei chronischer Hyperkapnie.

Zu den pulmonalen Ursachen ▶Kap. 16.

Klinik Die hämodynamischen Auswirkungen entsprechen denen einer metabolischen Azidose: Vasodilatation, Hypotonie, Verwirrtheit, Somnolenz, Polyglobulie, konjunktivale Injektion, Papillenödem.

Die Differenzierung zwischen Auswirkungen der Azidose und der fast immer begleitenden Hypoxie ist meist nicht genau möglich. Häufig lässt sich zudem bei der Blutgasanalyse und der Bestimmung der Säure-Basen-Veränderungen eine Kombination von respiratorischer und metabolischer Azidose feststellen, da im Rahmen der Hypoxie gleichzeitig peripher ein Laktatanfall zu metabolisch-azidotischen Veränderungen führt.

Therapie

Eine rasche Besserung der Grunderkrankung ist zur Beherrschung der akuten respiratorischen Azidose dringend notwendig. Bei chronischen Prozessen (z. B. chronisch obstruktive Lungenerkrankung, COPD) ist eine entscheidende Besserung der Grunderkrankung häufig jedoch nicht möglich. Bezüglich der Indikation zur assistierten Beatmung ▶ Kap. 3.4.1, ▶ Kap. 16.11.2.

Hauptziel der Behandlung sowohl akuter wie auch chronischer respiratorischer Azidosen ist die **Reduktion des erhöhten pCO_2-Werts.** Im Fall einer akuten respiratorischen Azidose kann eine vollständige Korrektur angesteuert werden. Im Fall chronischer respiratorischer Veränderungen besteht jedoch bei rascher Senkung des pCO_2 (s. o.) die Gefahr der metabolischen Alkalose mit den klinischen Zeichen von Verwirrtheit bis hin zum Delir, mit zerebralen Krämpfen, Arrhythmien und arterieller Hypotension. In derartigen Fällen ist die rasche Verabreichung von **L-Lysin-Hydrochlorid** oder **L-Argininchlorid** (bis zu 100 ml/h) unter Umständen notwendig.

Acetazolamid wurde zur Behandlung des chronisch respiratorisch insuffizienten Patienten oder des Schlafapnoesyndroms diskutiert. Der Karboanhydrasehemmer behindert die renalen Adaptationsvorgänge und hält den pH-Wert tiefer (azidotischer) als es dem Kompensationsvermögen des Patienten entspricht. Die hierdurch angestrebte Verstärkung des Atemantriebs ist jedoch nicht ausreichend belegt, eine Therapieempfehlung kann v. a. im Hinblick auf die metabolischen Konsequenzen der erheblichen Azidose nicht gegeben werden.

19.13.5 Respiratorische Alkalose

Pathophysiologie Die respiratorische Alkalose wird durch eine akute oder chronische Hyperventilation hervorgerufen. Sie ist durch eine Zunahme des pH-Werts im Blut und eine verminderte pCO_2-Konzentration im Plasma gekennzeichnet. Zur Kompensation des erniedrigten pCO_2 steigert die Niere die HCO_3^--Ausscheidung und die Chloridreabsorption, während die H^+-Elimination eingeschränkt wird.

Die Senkung des pCO_2 selbst bewirkt

(1) durch Konstriktion der zerebralen Gefäße eine zerebrale Minderdurchblutung,

(2) eine Abnahme des ionisierten Kalziums.

Ätiologie Die häufigste Ursache der akuten respiratorischen Alkalose ist die psychogene Hyperventilation bei Angst- und Erregungszuständen, ferner die angstbetonte Überreaktion bei pulmonalen Dyspnoeursachen und bei Höhenkrankheit. Darüber hinaus kommt sie vor bei Sepsis und in der Schwangerschaft.

Klinik Alkalose verstärkt die neuromuskuläre Erregbarkeit. Die Symptome der akuten Störung sind perorale Parästhesien, Krampfneigung und Tetanie; sie werden vermutlich durch eine pH-bedingte Abnahme der Konzentration von ionisiertem Plasmakalzium hervorgerufen. Als Ausdruck der zerebralen Minderdurchblutung werden Unruhe und Bewusstseinsstörung beobachtet.

Therapie

Die Behandlung der respiratorischen Alkalose erfolgt durch Verhinderung der alveolären Hyperventilation. In den meisten Fällen von psychogen ausgelösten Alkalosen gelingt es, durch vermehrte Rückatmung der ausgeatmeten Atemluft in eine Plastiktüte den pCO_2-Wert wieder zu normalisieren. Zur Prophylaxe der akuten Höhenkrankheit (bei Beginn der Symptomatik) kann **Acetazolamid** in einer Dosierung von 1–2 × 500 mg/d p. o. verabreicht werden.

19.14 Harnwegsinfektion

Definitionen Harnwegsinfektion bedeutet das Vorhandensein von Mikroorganismen oberhalb des Blasensphinkters verbunden mit einer Abwehrreaktion, die als Leukozyturie erkennbar wird. Die Pyelonephritis als sog. „obere" Harnwegsinfektion lässt sich von der Zystitis als einer „unteren" Harnwegsinfektion klinisch nicht immer sicher abgrenzen.

Der Begriff Harnwegsinfektion umfasst eine Reihe unterschiedlicher Krankheitsbilder mit sehr verschiedener prognostischer Bedeutung:

(1) **Akute Zystitis:** Harnwegsinfektion mit Leukozyturie und signifikanter Bakteriurie (> 100.000 Keime/ml), zusätzlich oft Hämaturie. Unkomplizierte Zystitis ohne weitere Organbeteiligung kommt nur bei der Frau vor, beim Mann liegt durch die Prostatabeteiligung regelhaft eine komplizierte Zystitis vor.

(2) **Akute Pyelonephritis:** bakterielle parenchymatöse Infektion von Niere und Nierenbecken.

19

(3) **Chronische Pyelonephritis:** deformierende Entzündung von Niere und Nierenbecken unterschiedlicher Genese, ohne dass Bakterien oder andere Erreger eine Rolle spielen müssen.

(4) **Urethralsyndrom:** Dysurie und Pollakisurie ohne signifikante Bakteriurie (in 40–50 % dennoch Bakterien im Blasenpunktat), aber meist mit Leukozyturie (diagnostische Bedeutung der Leukozyturie bei der akuten Dysurie von Frauen!).

(5) **Asymptomatische Bakteriurie:** Bakteriurie ohne klinische Zeichen einer Harnwegsinfektion.

Ätiologie und Pathogenese Die Erreger von Harnwegsinfektionen kommen überwiegend aus der Darmflora. Der häufigste Erreger ist E. coli (> 70 %). Bei Jungen findet sich häufig Proteus, bei sexuell aktiven Frauen auch Staphylococcus. Der Invasion in die Blase geht eine Besiedlung des Introitus vaginae bzw. beim Mann der Prostata voraus. Die Prostatitis kann zur Zystitis, Pyelonephritis, Sepsis und zum akuten Harnverhalt führen. Die Invasion in die Blase wird begünstigt durch instrumentelle Eingriffe bzw. Katheterisierung, Fehlbildungen (z. B. vesikoureteraler Reflux!), neurogene Störungen, Abflusshindernisse und Geschlechtsverkehr. Nicht jede Blasenbesiedlung führt zur symptomatischen Harnwegsinfektion. Voraussetzung hierfür ist das Haften der Bakterien am Urothel. Das Verhältnis von Haften und Wachstumsgeschwindigkeit der Bakterien einerseits und Mukosaabwehrmechanismen und Harnfluss andererseits bestimmt, ob aus der Bakterieninvasion eine Infektion wird.

Auch Besiedlung und Infektion von Nierenbecken und Nierenmark kommen in erster Linie durch Keimaszension im Ureterlumen zustande. Eine hämatogene Infektion der Nieren ist selten (Staphylokokken, Salmonellen, Tuberkulose). Eine chronische Infektion von Nierenbecken und -mark (chronische Pyelonephritis) entwickelt sich wohl nur bei gleichzeitigem Vorliegen prädisponierender Faktoren.

Das Urethralsyndrom hat verschiedene Ursachen: In 40–50 % finden sich im Blasenpunktat und Katheterurin Bakterien trotz insignifikanter Bakteriurie im Mittelstrahlurin, in 20 % eine Urethritis mit Chlamydia trachomatis. Seltener sind Neisseria gonorrhoeae, Trichomonas vaginalis, Candida albicans und Herpes simplex, die einer spezifischen Therapie bedürfen.

Es gibt drei Lebensphasen mit erhöhtem Risiko einer symptomatischen Harnwegsinfektion bzw. einer Pyelonephritis:

(1) Säuglings-/Kleinkindalter (Harnwegsfehlbildungen, Schmierinfektion),

(2) Erwachsenenalter der Frau (Schwangerschaft, sexuelle Aktivität),

(3) Senium (Prostatahyperplasie, Diabetes mellitus).

Klinik Die akute Zystitis ist durch Pollakisurie und Brennen beim Wasserlassen gekennzeichnet. Meist findet sich nur eine geringe systemische Entzündungsreaktion, jedoch eine Leukozyturie. Bei der akuten Pyelonephritis kommen im typischen Fall Fieber, Flankenschmerz, druck- und klopfempfindliches Nierenlager und systemische Entzündungszeichen hinzu. Die asymptomatische Bakteriurie und die symptomatische Harnwegsinfektion beim Erwachsenen führen nicht zur Nierenschädigung, wenn keine prädisponierenden Faktoren vorhanden sind (z. B. Obstruktionen, Harnwegsfehlbildungen). Die Symptomatik der chronischen Pyelonephritis ist eher uncharakteristisch, z. T. schleichend, aber auch akut exazerbierend wie bei akuter Pyelonephritis. Intermittierend oder persistierend finden sich Leukozyturie, Bakteriurie und Leukozytenzylinder, meist nur geringe Proteinurie. Mittelfristig entwickelt sich eine Nierenfunktionseinschränkung.

Diagnostik

(1) Die Diagnose der Harnwegsinfektion erfordert bei typischer **Symptomatik** den gemeinsamen Nachweis von Leukozyten und Bakterien im Urin (Unterscheidung von der bakteriellen Urinkontamination außerhalb der Harnwege). Bei der erwachsenen Frau kann die unkomplizierte, sporadische Zystitis ohne großen diagnostischen Aufwand rein symptomatisch behandelt werden.

(2) Bei der Verwendung von **Urin-Teststreifen** muss man sich der Limitationen bewusst sein: Der Nachweis der Leukozytenesterase hat eine Sensitivität von nur 57 %, ist bei älteren Frauen aber in > 40 % falsch positiv. Der Nitrittest weist eine Sensitivität von ca. 50 % auf; fällt er positiv aus, ist die Infektion wahrscheinlich. Bei klinischem Verdacht erfolgt die Urinmikroskopie und Zellzählung im spontan gelassenen Urin (normal < 10 Leukozyten/µl, 8 Erythrozyten/µl). Die mikroskopische Urinanalyse sollte möglichst rasch, zumindest innerhalb von 2 h, nach der Miktion erfolgen. Bei Dysurie ist die sofortige Untersuchung unerlässlich, da Trichomonaden nur im warmen Urin durch ihre Geißelbeweglichkeit zu erkennen sind.

(3) Außer bei unkomplizierten Zystitiden ist i. d. R. ein **Keimnachweis** anzustreben: Reinigung des äußeren Genitales mit Leitungswasser (Desinfektionsmittel können das mikrobiologische Ergebnis verfälschen), quantitative Urinkultur und Antibiogramm aus Mittelstrahlurin.

(4) In unklaren Fällen kann die **Blasenpunktion** durchgeführt werden. Der Blasenpunktionsurin ist im Normalfall keimfrei.

(5) Eine **Katheterisierung** zur Diagnostik ist aufgrund des Keimeinschleppungsrisikos nur in Ausnahmefällen indiziert.

(6) **Sonografie:** Sonografisch können Abflussstörung, Restharnbildung, Konkremente sowie die Zeichen der chronischen Pyelonephritis festgestellt werden: Verminderung der Nierengröße, Seitendifferenz (> 2 cm), Narbenbildung (bei vesikoureteralem Reflux vorwiegend im oberen und unteren Nierenpol), Deformierung des Nierenhohlraumsystems (Verplumpung und Ausweitung der Kelche), Verschmälerung des Nierenparenchymsaums.

(7) **I. v. Urogramm:** nur noch in Ausnahmefällen indiziert. Sonografisch nicht erkennbare Steine oder Abflusshindernisse sind im Computertomogramm zu diagnostizieren.

Die weiterführende Diagnostik sollte von der möglichen therapeutischen Konsequenz abhängig gemacht werden.

In höherem Lebensalter müssen in erster Linie Tumoren, Steinleiden, beim Mann eine Prostatahyperplasie und bei der Frau eine Inkontinenz ausgeschlossen werden.

Differenzialdiagnose Eine abakterielle („sterile") Leukozyturie spricht für Analgetikanephropathie (Papillennekrosen), Nierentuberkulose (meist Hämaturie und ausgeprägte Leukozyturie).

Therapie

Behandlungsziele

Beseitigung der klinischen Symptome und Verminderung der Risiken einer Urosepsis und einer dauerhaften Parenchymschädigung. Bei rezidivierenden oder komplizierten Infektionen Beseitigung prädisponierender Faktoren (z. B. funktioneller oder anatomischer Obstruktionen).

Allgemeine Maßnahmen

(1) Lokale Wärmeapplikation und Spasmolytika.

(2) Ausreichende Diurese (> 1,5 l/d) wirkt einer Keimbesiedlung des Urogenitaltrakts entgegen.

(3) Abhängig von der Symptomatik kann eine kurzzeitige analgetische Therapie mit NSAR durchgeführt werden (Vorsicht bei renaler Vorschädigung).

Antibakterielle Chemotherapie

Intensität und Dauer orientieren sich an der Schwere der Infektion, der Empfindlichkeit der Erreger, der Möglichkeit, die Bakteriurie zu beseitigen, dem Vorliegen von Risikofaktoren (anatomische oder funktionelle Obstruktion, Vorhandensein eines Katheters, Steinleiden).

Unkomplizierte Harnwegsinfektion

Die Kriterien der unkomplizierten Harnwegsinfektion (oberflächliche Schleimhautinfektion) sind eine Symptomdauer < 48 h, nur wenige vorausgegangene Harnwegsinfektionen, das Fehlen einer anatomischen oder funktionellen Obstruktion, von Katheter oder Steinleiden. Da beim Mann grundsätzlich von einer Prostatabeteilung auszugehen ist, kann die Harnwegsinfektion nicht in diese Kategorie eingeordnet werden.

(1) Die unkomplizierte Zystitis mit leichter Symptomatik kann allein mit allgemeinen Maßnahmen behandelt werden. Spontanheilungsraten innerhalb 1 Woche liegen bei 30–50 %, schwerwiegende Komplikationen sind nicht zu befürchten. In der Regel wird man zur Antibiotikatherapie raten, da diese zu rascherer Symptomfreiheit führt.

(2) Es sollte eine antibiotische Kurzzeitbehandlung (Einmaldosis oder eine Therapie über 3–5 Tage) bevorzugt werden.

(3) Aufgrund der Resistenzlage gegen Co-Trimoxazol gilt inzwischen **Fosfomycin** 3 g oral einmalig oder ein **Aminopenicillin mit Betalaktamaseinhibitor** (Sultamicillin 2 × 375 mg/d) als Therapie der Wahl (S3-Leitlinie Harnwegsinfektion).

(4) Alternativen sind **Nitrofurantoin** 2 × 100 mg/d über 5 Tage, **Pivmecillinam** 3 × 400 mg/d über 3 Tage oder **Nitroxolin** 3 × 250 mg/d über 5 Tage.

(5) **Fluorchinolone** oder **Cephalosporine** sollten wegen der Gefahr der Selektion multiresistenter Erreger oder der Begünstigung der Clostridium-difficille-assoziierten Kolitis *nicht mehr* als Erstlinientherapeutika eingesetzt werden.

(6) Unkomplizierte Harnwegsinfektionen in der Schwangerschaft werden mit Fosfomycin oder Cephalosporinen der Gruppe 2 oder 3 behandelt.

Harnwegsinfektionen mit Parenchymbeteiligung

Vorbemerkungen

In diese Kategorie fallen alle Harnwegsinfektionen beim Mann (Prostatabeteiligung) sowie die Pyelonephritiden. Die Kurzzeit-Chemotherapie ist unzureichend, da sie mit einer hohen Rezidivrate (ca. 50 %) einhergeht. Empfohlene Dauer der antibiotischen Behandlung deshalb bei Frauen i. d. R. 2 Wochen und bei Männern 2–4 Wochen. Regelhaft sollte vor Therapiebeginn Urin, bei Pyelonephritis auch Blut, zur bakteriologischen Analyse gewonnen werden.

Vorgehen

(1) Therapie der Wahl bei Pyelonephritis ist die Gabe von **Fluorchinolonen** (z.B. Levofloxacin 1 × 750 mg/d) oder **Cefpodoxim** (2 × 200 mg/d). Co-Trimoxazol wird auch bei leichten Formen nicht mehr als ausreichende Behandlungsvariante angesehen.

(2) Bei leichten Verlaufsformen kann eine orale Therapie durchgeführt werden. Bei schwerem Krankheitsbild bzw. Urosepsis ist ein i. v. Behandlungsbeginn mit den gleichen Substanzen erforderlich.

(3) Beim schwerkranken Patienten kann der Einsatz eines Breitspektrumpenicillins mit Betalaktamaseinhibitor (z. B. Piperacillin/Tazobactam) mit einem Aminoglykosid (Amikacin, Gentamicin) erforderlich sein. Nach Eintreffen des Antibiogramms sollte eine Deeskalation angestrebt werden, um die nephrotoxischen Wirkungen längerer Aminoglykosidgaben zu vermeiden. Bei Niereninsuffizienz ist die Bestimmung von Aminoglykosid-Plasmaspiegeln erforderlich.

(4) Bei chronischer Pyelonephritis bestehen deformierende Veränderungen von Niere und Nierenhohlraumsystem, also eine morphologische Schädigung. Die antibakterielle Chemotherapie sollte über den regulären Zeitraum von 2–3 Wochen bei akuter Pyelonephritis hinausgehen und bis zu 6 Wochen betragen.

Rezidivierende Harnwegsinfektionen

Bei 50 % der Harnwegsinfektionen kommt es innerhalb eines Jahres zu einer weiteren Infektion. Dabei handelt es sich meist (> 80 %) um eine Reinfektion, die nach einem längeren Intervall auftritt, seltener um ein Rezidiv mit demselben Organismus, das durch sein frühzeitiges Auftreten charakterisiert ist.

Ein Rezidiv mit demselben Organismus bedeutet ein Versagen der Behandlung und kann folgende Ursachen haben:

(1) Falsches Antibiotikum

(2) Zu kurze Behandlungsdauer

(3) Mangelhafte Medikamenteneinnahme

(4) Zu niedrige Konzentration des Medikaments am Wirkort

(5) Auftreten resistenter Keime

(6) Vorliegen von Nierensteinen

Bei rezidivierenden Harnwegsinfektionen in engen zeitlichen Abständen zunächst Beratung des Patienten über Verhaltensänderung (Trinkmenge 1,5 l/d, Vermeidung der Unterkühlung, postkoitale Blasenentleerung). Ferner kommen phytotherapeutische Ansätze oder die antibiotische Langzeitbehandlung über ca. 6 Monate in Betracht.

Vorgehen

(1) In Studien wurden positive Effekte der oralen oder parenteralen Immunstimulation auf die Rezidivrate von Harnwegsinfektionen gesehen. Hierzu kommt die orale Gabe von Zellwandextrakten aus E.coli (**Uro-Vaxom**®, 1 × 6 mg/d über 3 Monate) oder die intramuskuläre Gabe von inaktivierten Bakterienstämmen (**StroVac**®, Grundimmunisierung mit 3 Injektionen im Abstand von je 1–2 Wochen) in Betracht.

(2) Ansäuerung des Urins mit **L-Methionin** (3 × 0,5 g/d) oder **Ascorbinsäure.** Anzustreben sind Urin-pH-Werte um 5.

(3) In der Postmenopause Vaginalcreme mit 0,5 mg Östrogen pro Anwendung, zunächst 1-mal täglich abends über einen Zeitraum von 2 Wochen, dann 2-mal pro Woche über weitere 8 Monate.

(4) **Preiselbeersaft** (300 ml/d) scheint über eine Hemmung der bakteriellen Adhäsion zumindest die Rezidiv-Bakteriurie zu vermindern. Widersprüchliche Studienlage.

(5) Bei rezidivierenden Harnwegsinfektion im zeitlichen Zusammenhang mit dem Geschlechtsverkehr kann bei Frauen eine postkoitale Antibiotikatherapie erfolgen

(6) Bei Versagen der nicht-antibiotischen Behandlung kann eine antibiotische Langzeitbehandlung über 3–6 Monate versucht werden. Geeignete Antibiotika (möglichst nach Antibiogramm auswählen, abendliche Gabe): **Cotrimoxazol** 3 × 240 mg/Woche, **Nitrofurantoin** 1 × 50 g(d., **Norfloxacin** 1 × 200 mg/d, **Trimethoprim** 1 × 100 mg/d oder **Cefaclor** 1 × 250 mg/d.

Asymptomatische Bakteriurie

Die asymptomatische Bakteriurie wird heute in den meisten Fällen nicht mehr antibiotisch behandelt. Lediglich in seltenen Ausnahmen (unter therapeutischer Immunsuppression oder bei Risikoschwangerschaften) sind negative Folgen einer asymptomatischen Bakteriurie zu befürchten. Hingegen ist der Einsatz von Antibiotika durchaus mit Störungen der Darmflora, der Entwicklung von antibakteriellen Resistenzen und Komplikation wie einer Clostridien-Kolitis assoziiert. Auch in der unkomplizierten Schwangerschaft, bei Diabetikern oder bei Dauerkatheterträgern besteht keine Indikation, eine asymptomatische Bakteriurie antibiotisch zu behandeln. Bei Risikoschwangerschaften dürfen nur Antibiotika verwendet werden, die nicht toxisch sind und bei denen in der Spätschwangerschaft auch ausreichende Fruchtwasserspiegel erzielt werden, z. B. Ampicillin (▶ Kap. 9.1.3.19), Cephalosporine (▶ Kap. 9.1.3.3), möglichst Antibiogramm abwarten.

Urethralsyndrom

Beim akuten Urethralsyndrom (Dysurie mit Leukozyturie ohne signifikante Bakteriurie) besteht in 46 % eine Infektion mit in der Routine nicht diagnostizierten Bakterien und in 20 % mit Chlamydia trachomatis. Nach Ausschluss einer Vaginitis stellt die Kurzzeit-Chemotherapie ein pragmatisches Vorgehen dar. Wenn die Beschwerden persistieren, kein Hinweis auf Neisseria gonorrhoeae, Trichomonas vaginalis oder Candida albicans besteht, dürfte am ehesten eine Infektion mit Chlamydia trachomatis vorliegen. Die Behandlung der Chlamydienurethritis erfolgt mit **Doxycyclin** 2 × 100 mg/d über 10 Tage.

19.15 Nephrolithiasis

5 % der Erwachsenen haben während ihres Lebens eine oder mehrere Nierensteinepisoden. Rezidivhäufigkeit: 20–50 %.

Nach der Zusammensetzung unterscheidet man:

(1) kalziumhaltige Steine (70–80 %); davon über ⅔ Kalziumoxalat, ⅓ Kalziumphosphat,

(2) Infektsteine = Struvitsteine (7–20 %),

(3) Harnsäuresteine (5–15 %),

(4) Zystin- und Xanthinsteine (< 2 %).

Ätiologie und Pathogenese Nierensteine entstehen durch Ausfällung von Salzen aus übersättigter Lösung, wenn ein kritisches Löslichkeitsprodukt überschritten wird. Liegt das Ionenprodukt knapp unter dem kritischen Löslichkeitsprodukt, ist die Salzlösung zwar schon übersättigt, aber es fehlt die zur Spontanausfällung erforderliche Aktivierungsenergie (metastabiler Bereich). Präexistente Kristalle wachsen in diesem metastabilen Bereich allerdings weiter, wenn die „inhibitorische Aktivität" der Lösung unzureichend ist. Steinrezidive bei vorbestehenden „Steinkeimen" können deshalb leichter entstehen als neue Steine.

Das Risiko der Steinbildung nimmt zu:

(1) Mit steigendem Ionenprodukt (Sättigungsgrad der lithogenen Ionen), d.h. bei vermindertem Urinfluss (Dursten) und vermehrter Ausscheidung von Kalzium, Oxalat, Phosphat und Urat.

(2) Mit Abnahme der „inhibitorischen Aktivität" , womit alle Vorgänge gemeint sind, die eine Nukleation und Aggregation der Ionen verhindern. Inhibitoren sind Zink, Zitrat, Magnesium, Pyrophosphat, saure Mukopolysaccharide.

(3) Bei Vorhandensein weiterer prädisponierender Faktoren:
- Urinstase begünstigt bakterielle Infektionen.
- Fremdkörper dienen als Steinnukleus, an dem im „metastabilen Bereich" der übersättigten Lösung das Steinwachstum einsetzt.
- Saurer Urin begünstigt die Entstehung von Uratsteinen, alkalischer Urin von Phosphatsteinen.

Klinik Die Symptomatik hängt von Größe, Form und Lokalisation des Nierensteins ab. Es bestehen folgende Prädilektionsstellen für eine Steineinklemmung:

(1) Kelchhals

(2) Nierenbeckenausgang

(3) Gefäßkreuzung des Harnleiters

(4) Ureterostium.

Der Blasenstein wird normalerweise bei der Miktion entleert, kann aber durch appositionelles Wachstum Hühnereigröße erreichen. Der große Blasenstein verursacht außer der Pollakisurie wenig Beschwerden. Ebenso symptomarm ist der Nierenbeckenausgussstein, der zusammen mit bakteriellen Infekten jedoch zur schleichenden Parenchymschädigung führen kann.

Die Nierenkolik, ggf. mit Übelkeit, Erbrechen, Meteorismus, fluktuierender Diurese, Oligo-Anurie und passagerem Ileus, ist das führende Symptom. Bei Lokalisation im Ureter meist krampfartige Schmerzen längs des Ureterverlaufs, bei Nierenbeckensteinen eher dumpfer Druck im Nierenlager. Die meisten Nierensteine sind asymptomatisch und werden zufällig entdeckt. Im Urin findet sich fast immer eine mikroskopische Erythrozyturie, seltener eine makroskopische Hämaturie, beim infizierten Stein eine Leukozyturie. Im Sediment evtl. Kristalle des steinbildenden Kristalloids.

Diagnostik

(1) **Urinuntersuchung:** pH, Sediment, Kammerurin, Mittelstrahlurin mit Keimzahl- und Resistenzbestimmung.

(2) **Sonografie:** Steinlokalisation, Erkennung eines Nierenstaus.

(3) **Röntgenuntersuchung:** I. v. Urografie erst nach Abklingen der Nierenkolik oder nach deren spasmoanalgetischer Behandlung durchführen! Das rasch anflutende Kontrastmittel führt zum weiteren Anstieg des Binnendrucks (Gefahr der Ruptur des Nierenhohlraumsystems). Die Computertomografie ist besonders hilfreich zum Nachweis von Harnsäurekonkrementen.

(4) **Chemische Steinanalyse:** mit Beginn der Kolik Wasserlassen durch Gaze.

(5) Abklärung des „metabolisch aktiven" Nierensteinleidens (= Bildung von Steinen oder Grieß innerhalb der letzten 12 Monate):

- Im frisch gelassenen Morgenurin und im nüchternen Zustand: Kalzium-Kreatinin-Quotient, pH-Wert (mit pH-Meter), qualitativer Zystinnachweis.
- Im 24-h-Urin (▶ Tab. 19.19): Kalzium- und Harnsäureausscheidung, Kreatinin-, Phosphat-Clearance. Bei Normokalzurie: Kalziumausscheidung im 24-h-Urin nach Belastung mit 1 g Kalzium.
- Im Serum: ionisiertes Kalzium, Gesamteiweiß, Phosphat, Harnsäure, Kreatinin, Parathormon.

Tab. 19.19 Obere Normalwerte für die Tagesausscheidung lithogener Substanzen (Männer/Frauen)

Substanz	Oberer Normalwert	
Kalzium	< 300/250 mg	(7,5/6,25 mmol)
Harnsäure	< 800/750 mg	(4,8/4,5 mmol)
Zitrat	450–600 mg	(2,3/3,1 mmol)
Oxalat	< 45 mg	(0,5 mmol)
Zystin	< 30 mg	(0,13 mmol)

Therapie

Nicht jeder Nierenstein erfordert eine medikamentöse oder operative Therapie bzw. eine Schlingenextraktion. 8 % der Steine gehen spontan ab. Für die Beurteilung ist das Verhältnis von „Geburtswegen" (ableitende Harnwege) und „Geburtsobjekt" (Stein) wichtig. Eine operative Behandlung ist i. A. dann indiziert, wenn nach Größe, Form und Lage des Konkrements ein spontaner Abgang unwahrscheinlich ist, die Schlingenextraktion oder Lithotripsie nicht infrage kommt oder durch Stauung und Infektion die Gefahr einer Nierenschädigung besteht.

Vorgehen

(1) Bei abgangsfähigem Konkrement: reichliche Flüssigkeitszufuhr, Urinausscheidung > 1,5–2 l/d.

(2) Körperliche Bewegung, die den Steinabgang begünstigt (Treppensteigen, Radfahren, Seilhüpfen, Schwimmen u. a.).

(3) Bei abgangsfähigen distalen Uretersteinen ist der Einsatz eines **Kalziumantagonisten** oder **α-Rezeptorenblockers** gerechtfertigt.

(4) Bei Fieber: Urinkultur und hochdosierte antibiotische Behandlung (Gefahr der foudroyanten Urosepsis!).

(5) Bei **Nierenkolik:**

- Spasmolyse mit **Butylscopolamin:** 1–2 Amp. (20 mg) i. v.
- Analgesie mit **Metamizol** 1 Amp. (2,5 g) i. v., **Tramadol** 1 Amp. (100 mg) i. v., **Pethidin** 1 Amp. i. v. (100 mg) oder **Piritramid** 1–2 Amp. (15–30 mg) i. v. **NSAR,** z. B. Indometacin 2–3 Supp./d (100 mg/d), sind über eine Verminderung des intrapelvinen Drucks sehr effektiv.
- Alternative Ansätze können versucht werden wie Betablocker (z. B. Metoprolol) oder Nitroglyzerin.

Prophylaxe

Allgemeine Maßnahmen

Erhöhte Flüssigkeitszufuhr (natrium-, kalzium- und oxalsäurearme Flüssigkeit!): Urinausscheidung > 1,5 l/d, spezifisches Gewicht < 1.015! Vor dem Schlafengehen ca. 0,5 l trinken, um Ionenkonzentration während der Nacht niedrig zu halten. Bei übermäßigem Schwitzen (z. B. Sauna) möglichst rascher Flüssigkeitsersatz.

Steinspezifische Prophylaxe

Kalziumhaltige Steine

(1) Bei Hyperkalzämie:

- Niedriges oder normales Phosphat, erhöhtes iPTH: primärer Hyperparathyreoidismus; *operative Therapie.*
- Hohes oder normales Phosphat, iPTH niedrig: Sarkoidose und andere Granulomatosen, Milch-Alkali-Syndrom (Antazida, meist Niereninsuffizienz und metabolische Alkalose), Vitamin-D-Intoxikation, Immobilisierung, selten maligne Tumoren, familiäre hypokalzurische Hyperkalzämie: Therapie der Grundkrankheit, Allgemeinmaßnahmen.

(2) Bei Normokalzämie:

- Hyperkalzurie:
  - Idiopathische Hyperkalzurie (am häufigsten). Ursachen: genetisch, idiopathisch, nutritiv, renaler Kalziumverlust. *Therapie:* **Thiazide.**
  - Renale tubuläre Azidose Typ I (RTA, distale Form, selten): Hyperkalzurie, Hypozitraturie, hyperchlorämische metabolische Azidose (bei der kompletten Form) mit Urin-pH > 5,5. Bei Säurebelastung (inkomplette Form) fehlende Ansäuerung des Urins auf pH < 5,5. Zitratausscheidung < 100 mg/d und Urin-pH im Sammelurin > 6,5. Kalziumphosphatsteine. *Therapie:* **Kalziumzitrat,** Behandlung des Grundleidens bei erworbenen Formen.
- Normokalzurie:
  - Mit Hyperurikosurie: Ursache meist nutritiv.
  - Mit Hyperoxalurie: Ursache nutritiv, selten genetisch, enterale Hyperoxalurie (z. B. Kurzdarmsyndrom). *Therapie:* Bei enteraler Hyperoxalurie **Kalziumkarbonat** 1–4 g/d, **Colestyramin** 4–16 g/d. **Kalziumzitrat** bei gleichzeitiger Neigung zur Azidose und Hypozitraturie. Bei primärer Hyperoxalurie hohe Trinkmengen, **Thiazid, Kaliumzitrat, Pyridoxin** bis 200 mg/d.
  - Mit Hypozitraturie: Erhöhte Aufnahme tierischer Proteine, RTA Typ I.
  - Kombinierte Defekte.

Vorgehen:

(1) Allgemeinmaßnahmen bei Nephrolithiasis und Hyperkalzurie:

- reichliche Flüssigkeitszufuhr, um ein minimales Urinvolumen von 2 l/d zu gewährleisten,
- Natriumrestriktion (etwa 100 mmol/d),
- Oxalatrestriktion (Vermeiden von Tee, Nüssen etc.),
- Meiden von fleischreicher Nahrung,
- vermehrte Zitratzufuhr (Zitrusfrüchte),
- mäßiggradige Zufuhr von Kalzium (etwa 1 Glas Milch täglich).

(2) **Thiazide** führen zur vermehrten tubulären Kalziumrückresorption und damit zur Senkung der Urinkalziumausscheidung, ein Effekt, der z. T. über eine Kontraktion der extrazellulären Flüssigkeit zustande kommt und deshalb durch Natriumbelastung wieder aufgehoben wird. Mit der Thiazidbehandlung sollte deshalb eine natriumarme Diät eingeleitet werden.

- Einschleichende Dosierung 12,5–100 mg/d **Thiazid** oder 25–200 mg/d **Chlortalidon** p. o. Initialdosis wöchentlich steigern, bis etwa die Hälfte der angegebenen Maximaldosis erreicht ist. Die Dosierung richtet sich nach der Urinkalziumausscheidung, die < 150 mg/d liegen und um 50 % zurückgehen sollte. Serumkalziumkontrolle!
- Indikationen: absorptive Hyperkalzurie, kalziumhaltige Rezidivsteine bei Normokalzurie, nichtoperierte Reststeine (Wachstumshemmung).
- Kontraindikationen: „resorptive" Hyperkalzurie (z. B. primärer Hyperparathyreoidismus, Metastasen), **cave:** bedrohliche Hyperkalzämie!

(3) **Allopurinol** bei Kalziumoxalatsteinträgern senkt die Steinrezidivrate. Die verminderte Harnsäureausscheidung verbessert die Löslichkeit für Kalziumoxalat-Ionen und erhöht die inhibitorische Aktivität der sauren Mukopolysaccharide. Nur bei unzureichendem Thiazideffekt.

(4) **Natrium-Zellulose-Phosphat** (3–5 g/d) ist ein Ionenaustauscher mit hoher Kalzium- und Magnesiumaffinität, der intestinal praktisch nicht resorbiert wird. Magnesiumsubstitution erforderlich, schwierige Einnahme. Evtl. bei Thiazidunverträglichkeit.

19

(5) **Orthophosphat** vermindert die intestinale Kalziumabsorption und erhöht die renale Phosphat- und Pyrophosphatausscheidung (Zunahme der inhibitorischen Aktivität). *Dosierung:* 1–2 g/d (3 × 2–3 Drg. Reducto® zu den Mahlzeiten). Die Erhöhung der renalen Phosphatexkretion erhöht die Gefahr von Phosphatsteinen. Nur bei Steinfreiheit und absoluter Infektfreiheit.

Infektsteine

Bakterien als Nukleus produzieren Urease, die Ammoniak aus Harnstoff abspaltet. Kristallbildung durch Erhöhung des Aktivitätsprodukts von Magnesium-Ammonium-Phosphat sowie durch Anstieg des Urin-pHs mit Bildung schwer löslicher sekundärer und tertiärer Phosphate.

Empfohlene Prophylaxe:

(1) Chirurgische Beseitigung prädisponierender Faktoren.

(2) Antibiotische Behandlung des Harnwegsinfekts (meist Proteus).

(3) Harnansäuerung auf pH < 6,0. Ziele: Hemmung des Bakterienwachstums und Erhöhung des Anteils an besser löslichem primärem Phosphat ($H_2PO_4^-$): **Ammoniumchlorid** (Extin® N Tbl. 3 × 1–3/d), **L-Methionin** 3 × 1–2 Tbl. à 0,5 g/d.

Harnsäuresteine

Hyperurikosurie = Harnsäureausscheidung > 800 mg (> 4,8 mmol) beim Mann und > 750 mg (> 4,5 mmol) bei der Frau. Bei 30 % aller Harnsteinpatienten liegt eine Hyperurikosurie vor.

Empfohlene Prophylaxe:

(1) Purinarme Kost: Vermeiden kernhaltiger Innereien wie Leber, Milz, Hirn sowie von Fisch, Fleisch und Geflügel.

(2) **Allopurinol:** Harnsäureausscheidung im Urin sollte < 400 mg/d liegen.

(3) Bei vorhandenen Steinen: Alkalisierung des Urins auf pH 6,2–6,8 (bei pH > 7 Gefahr der Phosphatsteinbildung!): **Kalium-Natrium-Zitrat** (Uralyt-U®) nach Urin-pH. Steinauflösung möglich.

Zystinsteine

Ursache ist meist die Zystinurie, eine autosomal-rezessive Erbkrankheit mit verminderter proximal-tubulärer Zystinreabsorption. Normale Zystinausscheidung < 30 mg/d, bei Zystinurie 30–3.000 mg/d. Semiquantitative Bestimmung mit Cystinognost-Test. Im Sediment sechseckige Zystinkristalle.

Empfohlene Prophylaxe:

(1) Hohe Flüssigkeitszufuhr, die Löslichkeit von Zystin im Urin beträgt etwa 300 mg/L. Diese Konzentration sollte deutlich unterschritten werden. Nächtliche Flüssigkeitszufuhr erforderlich.

(2) Alkalisierung des Urins auf pH-Werte 7,0–7,4 mit **Kaliumzitrat** oder **Kaliumbikarbonat.** Natriumsalze meiden, da sie aufgrund ihrer Volumenexpansion die Kalzium-, Zystin- und Harnsäureexkretion begünstigen.

(3) Natriumrestriktion (< 50 mmol/d).

(4) **Captopril** enthält Sulfhydrylgruppen, die zu einem Captopril-Zystin-Komplex führen, der etwa 200-mal löslicher ist als Zystin allein. Kann bei begleitendem Hochdruck berücksichtigt werden, der quantitative Effekt dieser Therapie ist allerdings beschränkt.

20 Blutbildendes und lymphatisches System

J. Duyster, unter Mitarbeit von J. Heinz

20.1 Korpuskuläre Störungen der Hämatopoese

20.1.1 Anämien

Vorbemerkungen Eine Anämie (= Verminderung der Hämoglobinkonzentration und/oder des Hämatokrits und/oder der Erythrozytenzahl) ist ein Symptom und keine isolierte hämatologische Erkrankung. Sie bedarf immer der weiteren Abklärung. Die Einteilung von Anämien kann entweder auf dem pathogenetischen Mechanismus, der für die Anämie verantwortlich ist (verminderte Produktion, gesteigerter Abbau, Blutverlust), erfolgen (▶ Tab. 20.1) oder anhand der maschinell errechneten Erythrozytenindizes (MCV, MCH; ▶ Tab. 20.2). Die Betrachtung des Blutausstrichs und die morphologische Beurteilung der Erythrozyten hinsichtlich Größe, Form, Anfärbbarkeit und eventuell das Vorhandensein von Einschlüssen können die weitere Diagnostik entscheidend beeinflussen. Weitere wichtige Parameter der Erythropoese sind die absolute Retikulozytenzahl (Norm: 3–18 ‰) sowie der Retikulozytenproduktionsindex (= RPI), der die Leistungsfähigkeit des Knochenmarks bewertet (RPI < 2: hyporegenerative Erythropoese; RPI > 2: hyperregenerative Erythropoese). Zu unterscheiden sind Anämien, die nicht durch eine Verminderung der Hämoglobinkonzentration, sondern durch Blutverdünnung (relative Anämien) bedingt sind (z.B. Hydrämie in der Schwangerschaft).

Tab. 20.1 Pathogenetische Einteilung der Anämien

Verminderte Produktion	Gesteigerter Abbau	Erhöhter Verlust
• Vitamin-B_{12}-/Folsäuremangel • Eisenmangel • Stammzellerkrankungen • Infiltration des Knochenmarks (KM) durch Tumorzellen • KM-Suppression durch zytotoxische Medikamente, Bestrahlung • Erythropoetinmangel • Hypothyreose, Androgenmangel • Anämie bei chronischen Erkrankungen/Entzündungen (IL-6-, hepcidinmediiert)	• Hereditäre Membran- oder Hämoglobindefekte • Erworbene Hämolysen: autoimmun, thrombotisch-thrombozytopenische Purpura (TTP), Malaria, medikamenteninduziert, mechanisch	• Offene und okkulte Blutungen • Induzierter Blutverlust (z. B. häufige Blutentnahmen, Blutspende) • Große Operationen • Große inapparente Weichteilblutungen (retroperitoneal, Oberschenkel), besonders bei Antikoagulanzientherapie

20

Tab. 20.2 Morphologische Einteilung der Anämien nach dem mittleren corpuskulärem Hämoglobin (MCH oder HbE)

MCH < 0,43 fmol (< 28 pg)	MCH 0,43–0,53 fmol (28–34 pg)	MCH > 0,53 fmol (> 34 pg)
Hypochrome Anämie	Normochrome Anämie	Hyperchrome Anämie
• Eisenmangel • Hämsynthese ↓, z. B. Bleivergiftung • Globinsynthese ↓ z. B. Thalassämie	• Hämolyse • Aplastische Anämie • Renale Anämie • Akute Blutverluste	• Vitamin-B_{12}- oder Folsäuremangel • Chronische Hämolyse • Alkoholismus • Therapie mit Antimetaboliten

- Variabel beim myelodysplastischen Syndrom sowie bei chronischen Erkrankungen oder im Rahmen von Tumoren, Entzündungen, Infektionen.
- Hypochrome Anämien sind i. d. R. meist mikrozytär, normochrome Anämien normozytär und hyperchrome Anämien makrozytär/megaloblastisch.
- Bei gleichzeitigem Eisenmangel und Vitamin-B_{12}-/Folsäuremangel kann eine normochrome/normozytäre Anämie im Labor nachweisbar sein.

20.1.1.1 Hypochrome Anämien

Hypochrome mikrozytäre Anämien finden sich bei Störungen der Häm-/Hämoglobinsynthese (Eisenmangel, Hämoglobinopathien).

Eisenmangelanämien

Vorbemerkungen Der Eisenhaushalt des Körpers ist wegen der geringen Speicherkapazität (nur 20 % des Körpereisens von 4–5 g) und des ständigen physiologischen Verlusts in einem labilen Gleichgewicht. Jeder vermehrte Verlust führt innerhalb weniger Monate zu einem Eisenmangel, der durch die Nahrungsaufnahme nur bedingt kompensiert werden kann. Nach der Diagnose einer Eisenmangelanämie muss eine intensive Abklärung der Ursache erfolgen, insbesondere zum Ausschluss eines Malignoms.

Ätiologie und Pathogenese

(1) **Blutverluste:** gastrointestinale Blutverluste (Medikamentenanamnese, z. B. NSAR, Antikoagulanzien, Gastritis, Ulkus, Karzinom, Angiodysplasien, Hämorrhoiden), urogenitale Verluste (häufigste Ursache bei Frauen: Menstruationsblutung) und Blutverluste aus dem Respirationstrakt. Blutspender, Aderlasstherapie, Anaemia factitia. Blutverluste sind nicht nur die häufigste Ursache, sondern führen auch am schnellsten zu einem Eisenmangel: Mit 2 ml Blut wird 1 mg Eisen verloren! Weltweit stellt die Hakenwurminfektion die häufigste Ursache gastrointestinaler Blutverluste dar (1 Mio. Menschen infiziert).

(2) **Erhöhter Eisenbedarf:** Schwangerschaft, seltener in der Stillzeit, bei gesteigerter Blutneubildung.

(3) **Ungenügende Eisenzufuhr** durch einseitige Essgewohnheiten wie Diäten, fleischfreie Ernährung, Alkoholismus, Mangelernährung.

(4) **Verminderte Eisenresorption:** Im Rahmen eines Malabsorptionssyndroms. (u. a. an eine Sprue denken, ▶Kap 17.7.4). Lang dauernde Einnahme von Schwarztee (Tannine), Kaffee (Phytinsäure) oder Antazida (Magnesiumtrisilikat) kann die Eisenresorption vermindern. Histaminrefraktäre Achlorhydrie, Z. n. Gastrektomie oder Gastroenterostomie. Eine isolierte Eisenresorptionsstörung (z.B. TMPRSS6- oder SLC11A2-Mutation) ist sehr selten.

Klinik Symptome einer Anämie (z. B. Blässe, Müdigkeit, Schwäche, Schwindel, Leistungsabfall, Herzklopfen, Konzentrationsstörungen). Die Symptomatik ist dabei abhängig von der Geschwindigkeit der Entstehung der Anämie. Zusätzlich Auftreten spezifischer Eisenmangelsymptome: trophische Störungen von Haut (raue, rissige Haut, Mundwinkelrhagaden), Hautanhangsgebilden (brüchige Nägel, Hohlnägel, glanzloses, sprödes Haar mit Aufsplitterung der Haarspitzen) und Schleimhäuten (Glossitis, sideropenische Dysphagie = Plummer-Vinson-Syndrom).

Für die Beurteilung des Körpereisens ist die Bestimmung von Serumferritin (Speichereisen, ca. 20 % des Eisenbestands) und Transferrin bzw. löslichem Transferrinrezeptor erforderlich. Der lösliche Transferrinrezeptor (sTfR) ist bei Eisenmangel erhöht, bei Anämie bei chronischen Erkrankungen jedoch normal (**cave:** testabhängige Referenzbereiche).

Der Eisenmangel bewirkt zunächst eine Depletion des Speichereisens bei noch normaler Erythropoese (Eisenfärbung des Knochenmarks zeigt verminderte Eisenspeicherung). In dieser Phase ist Ferritin bereits erniedrigt (gesicherter Eisenmangel, wenn Ferritin bei Männern < 20 µg/L und bei Frauen < 15 µg/L. **Cave:** Ferritin ist ein Akute-Phase-Protein mit Erhöhung bei entzündlichen und malignen Erkrankungen, deshalb Bestimmung von CRP zur Interpretation. Bei CRP > 5 mg/L können Ferritinwerte < 100 µg/L bei Männern und < 20 g/L bei Frauen Hinweise auf einen Eisenmangel sein.). Dieser Depletion folgt die Phase des verminderten Eisenangebots an die Erythropoese, was sich noch nicht als Anämie dokumentiert, jedoch messbar wird durch eine Erhöhung der totalen Eisenbindungskapazität (TEBK; normal: 270–420 µg/100 ml) sowie eine deutliche Verminderung der Transferrinsättigung < 10 % (normal: 18–45 %). Es resultieren Mikrozytose und Hypochromasie. Erst danach wird eine Anämie manifest.

Typische Laborkonstellation für eine Eisenmangelanämie sind: Ferritin ↓, Transferrinspiegel ↑, Serumeisenspiegel ↓, Transferrinsättigung ↓, lösliche Transferrinrezeptor ↑. Hämoglobinelektrophorese normal.

Therapie

Behandlungsziele

Ausschalten der Ursache und Substitution des Eisenverlusts bis zur Auffüllung der Eisendepots. Transfusionen sind i. d. R. überflüssig, da eine rasche Besserung durch eine Eisentherapie zu erwarten ist. In der Regel ist eine orale Substitution zu bevorzugen.

Orale Eisentherapie

Dafür stehen viele Präparate (z. B. ferro sanol®, Lösferron®) zur Verfügung, die folgende Forderungen erfüllen müssen:

(1) Tägliche Zufuhr von ca. (50)–100–200 mg Elementareisen (Fe^{2+}).

(2) Rasche Löslichkeit im Magen- oder Duodenalsaft.

(3) Vorliegen des Präparats in 2-wertiger Form (Ferro-Verbindungen); deutlich bessere Resorption als Fe^{3+}.

(4) Keine Mischpräparate (z. B. mit Folsäure).

(5) Einnahme nüchtern (ca. ½ bis 1 h vor/nach dem Essen) mit Wasser oder Fruchtsaft (Vitamin C verbessert die Resorption). Fast alle festen Speisen vermindern die Resorption ▶Kap. 20.1.1.1, „Ätiologie und Pathogenese“.

Die Wirkung der oralen Eisenzufuhr zeigt sich in einem Anstieg der Retikulozytenzahlen einige Tage nach Beginn der Therapie. Der tägliche Hb-Anstieg beträgt ca. 0,06–0,12 mmol/L (0,1–0,2 g%). Orale Eisentherapie nach Normalisierung des Serumferritins 2–3 Monate fortsetzen, um auch die Eisendepots aufzufüllen, i. d. R. etwa 6 Monate.

Nebenwirkungen der oralen Therapie: gastrointestinale Beschwerden, Übelkeit, Obstipation, seltener Diarrhöen. Bei gastrointestinalen Beschwerden kann versucht werden, die Dosis auf drei Gaben und die Einnahme zwischen den Mahlzeiten zu verteilen. Bei ausbleibender Besserung, Wechsel des Präparats.

Spricht ein anämischer Patient mit gesichertem Eisenmangel auf die Therapie nicht an, können folgende Gründe vorliegen:

(1) Das Eisenpräparat wurde nicht oder falsch eingenommen, häufig gastrointestinale UAW durch Eisenpräparate. Evtl. Präparat wechseln.

(2) Es bestehen weiter Blutverluste.

(3) Gleichzeitig bestehender Vitamin-B_{12}- und/oder Folsäuremangel.

(4) Der Patient kann kein Eisen resorbieren (selten)

Parenterale Eisentherapie

Die Indikation zur parenteralen Fe-Zufuhr (z. B. Ferinject®, Ferrlecit®, Venofer®) stellt sich selten (Resorptionsstörungen, fehlende Compliance, Gabe von EPO bei Tumorpatienten). Bei der parenteralen Zufuhr wird Fe^{3+} gegeben.

UAW: Wegen des relativ niedrigen Eisenbindungsvermögens des Plasmas können bei der i. v. Eisentherapie Kopfschmerzen, Hitzegefühl, Übelkeit, Erbrechen, Herzschmerzen und eine schwere anaphylaktische Reaktion (selten) auftreten. Als sichere und effektive Therapie hat sich insbesondere die Therapie mit Ferinject® bewährt.

Dosierung: Die Dosis beträgt bei

- Hb < 10 g/dl:
  - Körpergewicht (KG) 35 kg bis < 70 kg: 1.500 mg.
  - KG ≥ 70 kg: 2.000 mg.
- Hb > 10 g/dl:
  - KG 35 kg bis < 70 kg: 1.000 mg.
  - KG ≥ 70 kg 1.500 mg.
- Wert ≥ 14 g/dl unabhängig vom Körpergewicht: 500 mg.

Die max. Wochendosis für Ferinject® beträgt 1.000 mg, die max. Tagesdosis 62,6 mg.

Die benötigte Dosis berechnet sich wie folgt:

Eisenmenge [mg] = Körpergewicht [kg]) × Hb-Defizit [g/dl]) × Faktor 3,5.

Gabe als langsame i. v. Injektion oder als Infusion über 20–30 min. Bei Venofer® Verabreichung einer Testdosis.

Bei einem KG > 35 kg berechnet sich das Eisendefizit wie folgt:

Gesamteisendefizit [mg] = KG [kg] × (15 g/dl (= Soll-Hb) – Ist-Hb) [g/dl] × 2,4 + 500 mg Speichereisen [mg].

Benötigte Gesamtmenge Venofer (in ml) = Gesamteisendefizit in mg/20 mg/ml.

Hypochrome Anämie ohne Eisenmangel

Ätiologie und Pathogenese Zu dieser Gruppe gehören die Anämie bei chronischen Krankheiten (▶ Kap. 20.1.1.1, „Anämie bei chronischen Krankheiten"), die Hämoglobinopathien (z.B. Thalassämien; ▶ Kap. 20.1.1.3) und die **sideroachrestischen Anämien** (englisch „sideroblastic anemia"). Bei dieser Form liegt eine Eisenverwertungsstörung vor, bei der das in ausreichender Menge vorhandene Eisen aufgrund von Enzymdefekten nicht für die Porphyrinsynthese oder den Pyridoxinstoffwechsel zur Verfügung steht. Das nicht verwertete Eisen wird in den Erythroblasten abgelagert, die im Knochenmark in der Eisenfärbung als Ringsideroblasten nachzuweisen sind. Zusätzlich lagert sich das Eisen im RES und in den parenchymatösen Organen ab.

Es gibt hereditäre und erworbene Formen der sideroachrestischen Anämien. Zur erworbenen Form gehören die refraktäre Anämie mit Ringsideroblasten (RARS; ▶ Kap. 20.2.1) sowie Anämien nach toxischen Medikamenten (z. B. Chloramphenicol, Isoniazid) oder nach längerer Alkoholeinwirkung, ferner bei Einwirkung exogener Gifte, z. B. Blei. In sehr seltenen Fällen kann ein Vitamin-B_6-Mangel vorliegen.

Klinik, Leitsymptome und -befunde der sideroachrestischen Anämie Hypochromasie der Erythrozyten, relative Retikulozytopenie, Serumferritin und Transferrinsättigung erhöht. Zum Teil ineffektive Erythropoese im Knochenmark, Ringsideroblasten, normale oder nur geringfügig verkürzte Erythrozytenüberlebenszeit, Siderophilie mit Eisenablagerung in verschiedenen Organen, v. a. Leber, Pankreas, Herz, Haut und Schleimhäuten.

Therapie

Bei der sekundären Form: weglassen der verantwortlichen Noxe. Therapieversuch mit Vitamin B_6 (Pyridoxin), insbesondere wirksam bei der X-chromosomal vererbten Form. Zur Elimination des zu viel gespeicherten Eisens parenteral **Deferoxamin** (Desferal®) oder oral **Deferipron** (Ferriprox®) oder **Deferasirox** (Exjade®; ▶ Kap. 20.1.1.3, „Thalassämie"). Eine Eisentherapie ist kontraindiziert. Therapie des myelodysplastischen Syndroms ▶ Kap. 20.2.1.

Anämie bei chronischen Krankheiten

Ätiologie und Pathogenese Die Entstehung der Anämie bei chronischen Infekten, entzündlichen Erkrankungen und Neoplasien ist multifaktoriell. Sie ist neben der Eisenmangelanämie die häufigste Anämie. Eine Schlüsselrolle kommt dem Hepcidin zu, das als Akute-Phase-Protein bei chronischen Entzündungen durch IL-6 induziert in der Leber gebildet wird. Hepcidin führt zur Verschiebung von Serumeisen in das retikuloendotheliale System (RES). Somit kann das Eisen nicht mehr für die Hb-Synthese zur Verfügung stehen. Beobachtet werden eine leichte Verkürzung der Erythrozytenüberlebenszeit und ein gestörter Eisenstoffwechsel mit niedrigem Serumeisen- und hohem Gewebseisenspiegel (Ferritin erhöht!). Die verkürzte Erythrozytenüberlebenszeit ist wohl mit einer Apoptose der Erythropoese assoziiert. Die Anämie bei chronischen Krankheiten ist i. d. R. normochrom, normozytisch und hypoproliferativ, gelegentlich hypochrom und mikrozytär (▶ Tab. 20.2).

Klinik Die Klinik dieser milden bis mäßiggradigen Anämie (Hb 4,4–6,9 mmol/L [7–11 g/dl]) wird meist bestimmt durch die Symptome der Grundkrankheit. Die Anämie kann normozytär/normochrom sein, aber auch mikrozytär/hypochrom (Differenzialdiagnose Eisenmangelanämie!). Häufig erniedrigte Retikulozytenzahl, Transferrinsättigung erniedrigt, Ferritin erhöht. **Cave:** Ferritin gehört zu den Akute-Phase-Proteinen und ist im Rahmen der Grunderkrankung oft erhöht. Abgrenzung zur Eisenmangelanämie durch Bestimmung des löslichen Transferrinrezeptors, der bei der Eisenmangelanämie erhöht und bei der Anämie im Rahmen von chronischen Erkrankungen normal ist (weitere Einzelheiten ▶ Kap. 19.3).

Therapie

Behandlung der Grunderkrankung, keine Eisensubstitution! Bei symptomatischer Anämie ggf. Bluttransfusionen oder Erythropoetin.

Thalassämie

Thalassämien sind eine heterogene Gruppe von i. d. R. autosomal-rezessiv vererbten Hämoglobinopathien. Je nach betroffener Globingen-Region werden α- oder β-Thalassämien unterschieden. Klinisch wird die β-Thalassämie in eine minor, intermedia und major eingeteilt. In Mitteleuropa wird in erster Linie die Thalassaemia minor beobachtet, die i. d. R. keine schwere Anämie bedingt. Die Abgrenzung von der Eisenmangelanämie ist wichtig: Familienanamnese (Zunahme in unseren Region auf Grund der Migration); leichte Anämie mit deutlicher Mikrozytose und Hypochromasie und normalen bis erhöhten Erythrozytenzahlen (4,5–6 Mio./µl) und niedrigen Hb-Werten (9–10 g/dl) bei normalen bis erhöhten Serumeisen- und Ferritinwerten; häufig bestehen eine Splenomegalie und ein Subikterus; Durchführung einer Hb-Elektrophorese. Patienten mit Thalassaemia major zeigen schon in den ersten Lebensjahren die klinischen Symptome einer Anämie sowie Gedeihstörung und Hepatosplenomegalie. Bei inadäquater Therapie kann es zu Infektionen, Wachstumsretardierung und Knochendeformierungen kommen.

20

Therapie

Die Thalassaemia minor bedarf i. d. R. keiner Therapie. Ein eventuell zusätzlich bestehender Eisenmangel sollte ausgeglichen werden. Bei den anderen Formen, insbesondere bei der Thalassaemia major, sollte die Möglichkeit einer allogenen Stammzelltransplantation von einem Familienspender geprüft werden, da diese Therapieoption den bisher einzig kurativen Therapieansatz darstellt. Ansonsten symptomatische Therapie u. a. mit Transfusion von Erythrozytenkonzentraten, Therapie der Hämochromatose (z. B. **Deferoxamin** s. c. 20–60 mg/kg KG/d, **Deferipron** p. o. 3 × 25 mg/kg KG/d oder **Deferasirox**- p. o. 10–30 mg/kg KG/d; ▶ Kap. 18.1.5.3, „Therapie“).

20.1.1.2 Hyperchrome Anämien

Ätiologie und Pathogenese Den hyperchromen makrozytären Anämien liegt in über 90 % der Fälle ein Mangel an Vitamin B_{12} oder Folsäure zugrunde. Beide Substanzen sind als Koenzyme bei der Nukleinsäuresynthese notwendig. Ein Mangel bedingt Störungen der DNA-Synthese mit verzögerter Replikation und Zellteilung und daraus resultierender Reifungsdissoziation zwischen Zellkern und Zytoplasma. Im Knochenmark findet man eine ineffektive Myelopoese mit großen Zellen und gestörter Kern-Plasma-Relation.

(1) **Vitamin-B_{12}-Mangel:** Vitamin B_{12} (Cobalamin) kann nur durch Bakterien synthetisiert werden. Pflanzen, Früchte und Gemüse enthalten das Vitamin in nur geringen Mengen. Fleisch und Milchprodukte sind reich an Vitamin B_{12}, den höchsten Gehalt haben Leber und Niere. Vitamin B_{12} wird durch Kochen nicht zerstört. Der tägliche Bedarf beträgt 1–3 µg. Die Körperreserven betragen 2–3 mg und reichen bei Ausbleiben der Zufuhr für ca. 3–5 Jahre. Der normale Gehalt des Serums an Vitamin B_{12} beträgt 147–733 pmol/L (200–1.000 pg/ml); Werte < 110 pmol/L (< 150 pg/ml) beweisen einen Vitamin-B_{12}-Mangel. Vitamin B_{12} kann nur mithilfe des in den Parietalzellen des Magens gebildeten Intrinsic Faktors (IF) resorbiert werden. Die Resorption findet im terminalen Ileum statt.

Hauptursachen der Vitamin-B_{12}-Mangelzustände sind:

- Verminderte Zufuhr: bei fleischfreier, streng vegetarischer Diät.
- Verminderte / gestörte Resorption: verminderte Bildung von IF bei atrophischer Autoimmungastritis mit Antikörpern gegen Parietalzellen des Magens (= Perniziosa = Morbus Biermer), Gastrektomie, Zerstörung der Magenschleimhaut, Anti-IF-Antikör-

per im Magensaft, Helicobacter-pylori Infektion, atropphische Gastritis Infolge von Darmerkrankungen: Malabsorptionssyndrome, Ileitis, Sprue, Dünndarmresektion. Infolge kompetitiven Verbrauchs durch Parasiten: Fischbandwurm. Pathologische Besiedlung des Dünndarms mit Bakterien, z. B. bei Divertikeln oder in Blindsäcken (Blind-Loop-Syndrom).
- Vermehrter Verbrauch in der Schwangerschaft.

(2) **Folsäuremangel:** Folsäure findet man in zahlreichen tierischen und pflanzlichen Nahrungsmitteln. Reich an Folsäure sind v. a. Leber sowie Weizenkeime und Blattgemüse. Sie ist hitzelabil; durch Kochen wird sie bis zu 90 % zerstört. Der tägliche Bedarf beträgt 200–400 µg, in der Schwangerschaft 800 µg, bei hämolytischen Anämien mit sehr hoher Produktion der Erythrozyten bis zu 25 mg. Bei folsäurefreier Ernährung reicht die Körperreserve etwa 3 Monate, bis es zu megaloblastären Veränderungen im Knochenmark kommt. Die Folsäurekonzentration im Serum beträgt 6,8–45,2 nmol/L (3–20 ng/ml).

Hauptursachen der Folsäuremangelzustände sind:
- Verminderte Zufuhr infolge einseitiger Diät, bei chronischem Alkoholismus (Alkohol zerstört den enterohepatischen Kreislauf der Aufnahme von Folat), Anorexia nervosa.
- Verminderte Resorption bei Steatorrhö, Sprue, nach ausgedehnter Darmresektion; bei Therapie mit Antiepileptika (Diphenylhydantoin), Triamteren sowie bei vermehrtem intraluminalem Verbrauch durch Bakterien (Blind-Loop-Syndrom) usw.
- Vermehrter Bedarf in der Schwangerschaft, bei hyperaktiver Hämatopoese und chronischer Dialyse.

(3) **Medikamente:** Eine Megaloblastose kann ferner bedingt sein durch Antimetaboliten, die hemmend eingreifen in die Purinsynthese wie Virustatika, Zytostatika (z.B. Methotrexat, 5-Fluorouracil, Thioguanin, Alkylanzien), Trimethoprim.

Klinik Der Mangel an Vitamin B_{12} oder Folsäure führt zu einer Markhyperplasie mit Megalozytose der Erythro- (Megaloblasten) und Granulozytopoese („Riesenmyelozyten", „Riesenstabkernige") und im peripheren Blut zu einer progredienten, schweren Anämie mit Makro- und Megalozyten und Anstieg von MCV und MCH, einer Granulozytopenie mit Hypersegmentierung der Granulozyten, einer Thrombozytopenie sowie einer LDH-Erhöhung. Weiterhin klinische Zeichen der Anämie. Typisch ist das strohgelbe Hautkolorit, das durch das gleichzeitige Vorliegen einer Blässe und eines Ikterus zustande kommt.

Charakteristisch sind die prompte Rückbildung dieser Erscheinungen und das Auftreten einer Retikulozytose schon nach Zufuhr kleinster Mengen von Vitamin B_{12} oder Folsäure. Neben dem hämatopoetischen Zellsystem kommt es auch zu Defekten an oralen, gastrointestinalen (Hunter-Glossitis) und vaginalen Epithelien. Bei Vitamin-B_{12}-Mangel werden zudem Störungen am Nervensystem beobachtet (funikuläre Myelose mit verminderter oder aufgehobener Tiefensensibilität, die Monate vor der Anämie auftreten kann, Parästhesien, Sehstörungen, Reflexausfälle). Zusätzlich Auftreten von Demenz, Verwirrung, psychotische Störungen. Bei perniziöser Anämie gelegentlich Vitiligo.

> **! WICHTIG**
> Bei älteren Patienten bei neuropsychiatrischen Symptomen immer auch an einen Vitamin-B_{12}-Mangel denken.

Diagnostische Hinweise für einen Vitamin B_{12} Mangel und Differenzialdiagnose

(1) BB (Leuko- und Thrombozytopenie), Diff.-BB (hypersegmentierte Granulozyten bei Vitamin-B_{12}-Mangel), Retikulozyten vermindert. Knochenmarkpunktion. Erhöhung von LDH.

(2) Bestimmung der Vitamin-B_{12}- und Folsäurekonzentration im Serum sowie von Antikörpern gegen Parietalzellen und „Intrinsic Faktor" (IF).

(3) Gastroskopie zur histologischen Sicherung einer atrophischen Gastritis und zum Malignomausschluss.

(4) Bei Vitamin-B_{12}-Spiegel im Graubereich: Bestimmung von Homocystein und Methylmalonsäure, die beide bei Vitamin-B_{12}-Mangel erhöht sind.

(5) Der früher verwendete Schilling-Test ist heute durch den Nachweis von Antikörpern gegen Parietalzellen und IF i. d. R. überflüssig und aufgrund der fehlenden Verfügbarkeit von ^{57}Co auch nicht mehr durchführbar.

(6) Andere Ursachen einer Makrozytose können sein: Alkoholismus, Lebererkrankungen, Retikulozytose, Myelodysplasie, Medikamente (z. B. Antimetaboliten, Trimethoprin).

THERAPIE

Vorgehen bei Vitamin-B_{12}-Mangel (perniziöser Anämie)

Die Empfehlungen bzgl. des initialen Behandlungsregimes variieren erheblich und sind vom Ausmaß der Symptomatik abhängig zu machen. Möglich ist ein Behandlungsbeginn mit einer täglichen i. m. oder s. c. Injektion von 1.000 μg **Cyanocobalamin** oder **Hydroxycobalamin** über 7 Tage, gefolgt von wöchentlichen Injektionen über einen Zeitraum von 4–8 Wochen und einer lebenslangen Therapie mit 500–1.000 μg i. m. alle 1–3 Monate, sofern die Ursache der Avitaminose nicht beseitigt werden kann.

Bereits am 5.–7. Tag bessert sich das subjektive Befinden der Patienten, es kommt zur Retikulozytenkrise (sprunghafter Anstieg von Retikulozyten im peripheren Blut als Regenerationszeichen der Hämatopoese). Da es im Verlauf der starken Regeneration zu einem erhöhten Folsäure- und Eisenbedarf kommt, ist die gleichzeitige Substitution (per os) für die Dauer von 2–3 Monaten angezeigt.

Bei schwerer Thrombozytopenie oder anderen Problemen mit der i. m. Applikation kann eine hoch dosierte orale (!) Therapie eingeleitet werden mit 2.000 μg/d für 4 Monate, anschließend 1.000 μg/d (Absorption durch passive Diffusion).

Patienten mit neurologischer Symptomatik (funikuläre Myelose) bedürfen keiner höher dosierten Vitamin-B_{12}-Therapie; die Symptome verschwinden jedoch oft erst nach Monaten und z. T. nur unvollständig. Ein Therapieversuch mit Vitamin B_{12} sollte bei neurologischen Symptomen und Vorliegen einer Anämie auf alle Fälle versucht werden, auch wenn die Laborparameter nicht eindeutig einen Vitamin-B_{12}-Mangel belegen.

Bei bestehender Anazidität im Rahmen einer atrophischen Gastritis sind wegen der leicht erhöhten Inzidenz von Magenkarzinomen regelmäßige Stuhluntersuchungen auf okkultes Blut und in regelmäßigen Abständen eine Gastroskopie zu empfehlen.

Bei einem Vitamin-B_{12}-Mangel, der nicht durch eine Perniziosa bedingt ist, Behandlung der Grunderkrankung (z. B. Helicobacter-Eradikation, Behandlung von Essstörungen).

Vorgehen bei Folsäuremangel

(1) Die *Initialbehandlung* mit **Folsäure** erfolgt oral mit 5–15 mg/d oder bei schweren Durchfällen parenteral mit 2 mg/d und wird so lange fortgesetzt, bis die Folsäurekonzentration im Serum normal ist.

(2) Als *Erhaltungsdosis* genügen 1–5 mg/d. Die relative Häufigkeit eines Folsäuremangels während der Schwangerschaft und der fast immer bestehende latente Eisenmangel rechtfertigen ausnahmsweise die Therapie mit einem **Eisen-Folsäure-Kombinationspräparat**, z. B. Ferro-Folgamma® während der letzten 3 Monate der Schwangerschaft.

Eine Therapie mit Folsäure kann ebenfalls bei chronischen hämolytischen Anämien sowie bei Thalassämie und Sichelzellanämie (erhöhter Bedarf) in einer Dosierung von 1–2 mg/d indiziert sein.

20.1.1.3 Hämolytische Anämien

Ätiologie und Pathogenese Mit dem Begriff „Hämolyse" bezeichnet man die vermehrte Destruktion von Erythrozyten mit einer Verkürzung ihrer Lebensdauer (normal: etwa 120 Tage). Von der „peripheren Hämolyse", d.h. dem vermehrten Abbau der zirkulierenden Erythrozyten, wird die sog. intramedulläre Hämolyse abgegrenzt („ineffektive Erythropoese"); sie ist durch den Untergang erythrozytärer Vorstufen am Ort der Bildung charakterisiert. Sie kommt in geringem Umfang auch beim Gesunden vor. Der Anteil von Bilirubin aus dem erythropoetischen Gewebe überschreitet normalerweise nicht 10–15 % des Bilirubinumsatzes. Als Folge des vermehrten Hb-Abbaus bei Hämolyse kommt es im Serum zum Anstieg des indirekten Bilirubins und zum Absinken der Haptoglobinkonzentration. Ist das Haptoglobin im Serum völlig aufgebraucht, wird das „freie" Hb über die Nieren ausgeschieden; es kommt zur Hämoglobinurie, die nur bei schwersten intravasalen Hämolysen beobachtet wird. Zeichen der Aktivierung der Erythropoese ist der Anstieg der Retikulozytenzahl. Das Knochenmark kann die Produktion an Erythrozyten auf das Mehrfache steigern und die Verluste durch die Hämolyse so weit kompensieren, dass eine Anämie nicht manifest wird (kompensierte Hämolyse). Besteht die Hämolyse über längere Zeit, kann der vermehrte Abbau der Erythrozyten zu Milzvergrößerung, Bildung von Gallenwegskonkrementen und Organsiderosen führen. Die Splenomegalie ist dadurch zu erklären, dass die Milz ihre normale Funktion, fehlgebildete oder geschädigte Erythrozyten aus dem Blut zu entfernen, in erhöhtem Umfang erfüllen muss. Bei Hämolysen von kurzer Dauer kann die Splenomegalie fehlen.

Allgemeine Zeichen der Hämolyse

(1) Als Folge des vermehrten Erythrozytenabbaus: vermehrtes indirektes Bilirubin im Serum, erniedrigtes Haptoglobin (**cave:** Haptoglobin ist ein Akute-Phase-Protein). Verkürzte Erythrozytenüberlebenszeit; LDH-Erhöhung.

(2) Als Folge der erhöhten Erythrozytenneubildung: Retikulozytenvermehrung, Knochenmarkhyperplasie mit reaktiver Steigerung der Erythropoese.

(3) Evtl. Milzvergrößerung.

Bei ausgeprägter intravasaler Hämolyse finden sich neben einer deutlich erhöhten LDH, eine Hämoglobinämie und Hämoglobinurie sowie Hämosiderinurie (v.a. bei chronisch intravasalen Hämolysen, z.B. PNH, von diagnostischer Bedeutung); der renale Eisenverlust kann zur Eisenmangelanämie führen.

Korpuskuläre Defekte

Die intrakorpuskulären Defekte betreffen entweder die Membran, abnormale Hämoglobine oder den Stoffwechsel der ATP-Synthese (für die O_2-Aufnahme des Hb) bzw. den antioxidativen Stoffwechsel (z.B. Glutathion, NADPH).

Hereditäre Sphärozytose (Kugelzellanämie)

Sie ist die häufigste angeborene hämolytische Anämie in Deutschland, mit einer Prävalenz von etwa 1:2.000. In der Regel autosomal-dominante Vererbung, rezessive Formen oder Neumutationen sind selten. Durch genetische Veränderungen kommt es zu Veränderungen von Bestandteilen der Erythrozytenmembran (Verlust von Membranlipiden), was eine Störung der Membranstabilität zur Folge hat. Die Erythrozyten haben eine verminderte osmotische Resistenz und nehmen eine Kugelform an. Dies führt zum beschleunigten Abbau der Erythrozyten in der Milz. Symptome sind meist Anämie und Ikterus bereits im Kindesalter, Splenomegalie, Gallensteine und rezidivierende hämolytische Krisen (Auslöser: häufig Infekte). Bei V.a. eine Sphärozytose Durchführung des AGLT- (Acidified Glyzerol Lysis Time) und des EMA-Tests (Durchflusszytometrie).

Therapie

Eine kausale Therapie ist nicht vorhanden. Therapie der Wahl ist die Splenektomie, die, wenn keine starke Wachstumsretarierung vorliegt, nicht vor dem 7.–10. Lebensjahr vorgenommen werden sollte (erhöhte Gefahr einer fulminanten Sepsis bei splenektomierten Kindern, langjährige Antibiotikaprophylaxe sowie Pneumokokken- und Haemophilus-influenzae-B-Vakzine vor Splenektomie!). Ggf. auch Durchführung einer subtotalen Splenektomie zur Verminderung der infektiösen Komplikationen. Die Splenektomie wird in Abhängigkeit der klinischen Symptomatik durchgeführt. Bei leichten Fällen ist sie i. d. R. nicht indiziert. Die Splenektomie bewirkt oft eine klinische „Heilung" (bei Persistenz der Formanomalie der Erythrozyten) und ermöglicht eine normale Entwicklung und Lebensführung des Betroffenen. Tritt nach der Splenektomie kein Erfolg ein, ist an der Richtigkeit der Diagnose zu zweifeln. Machen sich Jahre nach der Splenektomie wieder Zeichen der Hämolyse bemerkbar, ist auf Nebenmilzen zu achten.

Hereditäre Enzymdefekte

Zur Hämolyse führen Enzymdefekte im Energiestoffwechsel (Glykolyse). Der infolge seiner Häufigkeit wichtigste Defekt ist der **Mangel an Glukose-6-Phosphatdehydrogenase (G6PD-Mangel)** der Erythrozyten (weltweit 200 Mio. betroffen; 1 : 1.000 bei Nordeuropäern, bis 1 : 2 bei kurdischen Juden; X-chromosomal vererbt). Die Hämolyse wird meist erst durch die Einnahme bestimmter Medikamente, Nahrungsmittel (z. B. Favabohnen [Favismus]) oder durch Infekte provoziert. Hämolytische Krisen zeigen sich u. a. durch Fieber, Schüttelfrost, Ikterus, Kopfschmerzen, abdominale Schmerzen. Patienten mit G6PD-Mangel haben eine erhöhte Resistenz gegen Malariaplasmodien.

Beim **Pyruvatkinasemangel** (häufigster Defekt der Glykolyse) handelt es sich um ein Krankheitsbild, das sich als chronische Hämolyse unterschiedlichen Ausmaßes präsentiert. In der Regel asymptomatisch.

Therapie

(1) *Glukose-6-Phosphatdehydrogenase-Mangel:* Von größter Bedeutung sind Erkennung und Vermeidung der die Hämolyse induzierenden Substanzen (z. B. Antimalariamittel, Sulfonamide, Nitrofurane, Antipyretika/Analgetika [Acetylsalicylsäure, Phenacetin], Chinin, ungekochte Favabohnen [„Favismus"], Erbsen. Liste von Medikamenten unter www.g6pd.org). Der Wert einer Splenektomie ist zweifelhaft.

(2) *Pyruvatkinasemangel:* In schweren Fällen Durchführung einer Splenektomie.

Paroxysmale nächtliche Hämoglobinurie (PNH)

Inzidenz: ca. 1,3 Fälle/1 Mio. Einwohner. Die PNH ist eine erworbene, nichtmaligne klonale Erkrankung der pluripotenten hämatopoetischen Stammzelle. Sie ist charakterisiert durch eine chronische intravasale Hämolyse mit schubweisen Exazerbationen (z. B. durch Infektionen, starke körperliche Anstrengungen) sowie Zytopenien und Thrombosen, wobei die klinische Symptomatik sehr heterogen ist. Der PNH liegt eine somatische Mutation im PIG-A Gen zugrunde, mit daraus resultierender Störung des GPI-Ankers (Glucosyl-Phosphatidyl-Inositol-Ankers). Es kommt zu einem Fehlen von Komplement inaktivierenden Proteinen, insbesondere von CD55 und CD59, was zu einer verminderten Resistenz gegenüber aktivierten Komplementfaktoren führt. Dies führt zu einer komplementvermittelten Hämolyse und Aktivierung von Thrombozyten mit Thromboseneigung (die Membrandefekte finden sich auch in den Thrombozyten und Granulozyten). An eine PNH ist zu denken, wenn eine erworbene, Coombs-negative hämolytische Anämie, eine Zytopenie (evtl. Panzytopenie) und trotz evtl. Thrombozytopenie eine Hyperkoagulopathie mit Thrombusbildungen (sowohl venös als auch arteriell) auftreten. Typische Lokalisationen für venöse Thrombosen sind bei der PNH: Leber- (Budd-Chiari-Syndrom), Portal- und

Zerebralvenen. Weitere klinische Manifestationen können eine renale und/oder pulmonale Beteiligung sein.

Die Standardmethode zur Sicherung einer PNH besteht in der Durchführung einer durchflusszytometrischen Untersuchung von mindestens zwei Zellreihen (z.B. Granulozyten und Erythrozyten) mit mindestens 2 verschiedenen Reagenzien, ggf.molekulargenetischer Nachweis einer PIG-A-Genmutation

THERAPIE

Bei schweren hämolytischen Krisen und ausgeprägter Thromboseneigung sollte die Knochenmarktransplantation als kurative Maßnahme unter Abwägung des Risikos erfolgen, insbesondere wenn das klinische Bild einer Panzytopenie vorliegt. Bei hämolytischer Krise Therapieversuch mit **Cortison** (z.B. Prednisolon 1 mg/kg KG/d für einige Tage; Wert allerdings nicht gesichert). Bei Anämie Transfusion von Erythrozytenkonzentraten. Prophylaktische Antikoagulation bei einem Anteil von ≥ 50 % GPI-defizienten Granulozyten und einer Thrombozytenzahl > 100 Gpt/L ohne Eculizumab-Therapie. Bei thromboembolischen Ereignissen therapeutische Antikoagulation mit Phenprocoumon oder einem NMH. Direkte orale Antikoagulanzien wurden bei Patienten mit PNH nicht geprüft, sodass aktuell keine Empfehlung für DOAC besteht. Weitere supportive Maßnahmen: Gabe von Folsäure 1–5 mg/d, Substitution von Eisen bei Eisenmangel, rasche Therapie von Infektionen. Bei symptomatischen Patienten Therapie mit **Eculizumab** (Soliris®), einem monoklonalen Antikörper gegen den Komplementfaktor C5. *UAW:* erhöhtes Risiko für Infektionen (insbesondere Meningokokken), weshalb vor Therapiebeginn (mindestens 2 Wochen zuvor) eine Meningokokken-Schutzimpfung durchgeführt werden sollte. Stand-by-Prophylaxe mit z.B. Ciprofloxacin.

Extrakorpuskuläre – erworbene – Störungen

Autoimmunhämolytische Anämien (AIHA) durch Wärmeantikörper

Inzidenz: ca. 0,8:100.000. Gemeinsames Merkmal dieser Gruppe ist der Nachweis von Antikörpern auf Erythrozyten mit dem direkten Coombs-Test (meist IgG; Reaktionsoptimum bei 37 °C). Sie betreffen etwa 75 % aller autoimmunhämolytischen Anämien. Die AIHA durch Wärmeantikörper tritt häufiger bei Frauen auf. Der Abbau der antikörperbeladenen Erythrozyten erfolgt v.a. in der Milz.

> **! WICHTIG**
> Die Hämolyse kann lebensbedrohlich sein! Jede Autoimmunhämolyse ist ein hämatologischer Notfall.

Nicht selten ist die Hämolyse der erste fassbare Hinweis auf eine bis dahin nicht erkannte Grunderkrankung. Coombs-positive hämolytische Anämien werden gehäuft gefunden als Begleiterkrankungen bei malignen Lymphomen, beim Lupus erythematodes und anderen Autoimmunerkrankungen. Ferner medikamentöse Auslösung, am häufigsten durch α-Methyldopa bei längerer Einnahme. Bei Kindern häufig nach viralen Infektionen. Auftreten auch nach Stammzell- oder Organtransplantation. Bei ca. 40 % der Patienten findet sich keine Grunderkrankung oder erkennbare Ursache.

THERAPIE

Die Therapie der symptomatischen Formen richtet sich nach der Art der Grunderkrankung. Bei den idiopathischen Formen werden folgende Maßnahmen nach einem Stufenplan eingesetzt: Kortikosteroide, Rituximab, Splenektomie, Immunsuppressiva.

Kortikosteroide sind das Mittel der ersten Wahl. Die Empfehlungen bzgl. der Dosierung des Kortikoids variieren. Ein mögliches Vorgehen ist: Bei Fällen mit schwerer Hämolyse und Hb-Werten < 3,7 mmol/L (< 6 g/dl): Einleitung der Therapie mit i. v. applizierbaren Prednisolonpräparaten 100–500 mg/d in den ersten 24–48 h. Orale Dosis zur Stabilisierung der Hb-Werte beibehalten. Sobald die Hb-Werte ansteigen und die Retikulozytenzahlen sinken, Dosis reduzieren (30–45 mg/d) und auf Erhaltungsdosis (12–15 mg/d) übergehen (2–3 Monate). In ca. 70 % der Fälle ist dieses Vorgehen erfolgreich. Bei leichteren Fällen auch orale Prednisolontherapie mit einer Dosis von 1–2 mg/kg KG/d. Auch nach Rückbildung der Hämolysezeichen und Normalisierung des roten Blutbilds kann der Coombs-Test noch für Wochen und Monate positiv bleiben. Bei längerer Kortikosteroidtherapie an Osteoporoseprophylaxe denken (▶ Kap. 7.2.1, „Unerwünschte Arzneimittelwirkungen“).

Erythrozytentransfusionen sind nur bei lebensbedrohlicher Hämolyse indiziert. Probleme können sich ergeben bei der Blutgruppenbestimmung des Empfängers und bei der Kreuzprobe mit dem Spenderblut. Die Wirkung der Transfusion ist infolge der schnellen Zerstörung auch der transfundierten Erythrozyten oft nur kurzfristig. Bei Schwierigkeiten in der Blutgruppenserologie und hohem Transfusionsbedarf trotz hoch dosierter Prednisolontherapie rechtzeitig an Milzexstirpation denken, die gelegentlich aus vitaler Indikation erforderlich ist.

Bei Relaps, Nichtansprechen oder Kontraindikationen einer Splenektomie zeigen retrospektive Studien eine Responserate von 70 % bei Therapie mit einem CD20 Antikörper (z.B. **Rituximab**). Die Dosis beträgt 375 mg/m^2 wöchentlich für 4 Gaben. Bei i. d. R. guter Verträglichkeit von Rituximab sollte diese Therapie vor einer Splenektomie eingesetzt werden.

Die *Entfernung der Milz,* die bei der AIHA im Allgemeinen nicht stark vergrößert ist, erfolgt mit dem Ziel, autoantikörperbildendes Gewebe und ein Sequestrationsorgan auszuschalten. Sie ist auch bei den Fällen indiziert, bei denen Kortikosteroide in einer Dosierung > 10–15 mg/d und länger als 6 Monate gegeben werden müssen. In bedrohlichen Fällen, als Vorbereitung zur OP oder temporär, bis andere Maßnahmen greifen, kann auch eine Plasmapherese durchgeführt werden (Problem: kontinuierliche Antikörperproduktion; große extravasale Verteilung von IgG).

Wird der hämolytische Prozess auch nach Milzexstirpation nicht unter Kontrolle gebracht oder ist eine Splenektomie aus anderen Gründen nicht möglich, empfiehlt sich die Anwendung von **Immunsuppressiva,** z. B. **Azathioprin** 2–3 mg/kg KG/d bis zum Ansprechen, nach 3 Wochen Dosiserhöhung erwägen, in Kombination mit Prednisolon (15–30 mg/d), oder der Einsatz von **Cyclophosphamid** (2–3 mg/kg KG/d oral, alternativ 500–1.000 mg i. v. alle 3–4 Wochen) für mindestens 3 Monate. Die Prognose ist abhängig von der Grunderkrankung, den interkurrenten Komplikationen (hohes Thromboserisiko) und der Intensität der ärztlichen Aufsicht. Die AIHA muss stets als ernste und potenziell tödliche Erkrankung betrachtet werden.

Autoimmunhämolytische Anämien durch Kälteantikörper

Etwa 15 % aller autoimmunhämolytischen Anämien. Bei den Kälteautoantikörpern handelt es sich meist um Antikörper mit einem Wirkungsoptimum < 30 °C. Klinisches Bild (Akrozyanose) und Hämolyse resultieren aus der Interaktion zwischen Antikörpern, Erythrozyten und Komplement in den peripheren Partien des Körpers, insbesondere den Akren, wenn die Temperatur < 30 °C absinkt. Das Krankheitsbild der chronischen Kälteagglutininkrankheit betrifft ältere Erwachsene und kann symptomatisch bei chronischer Hepatitis-C-Infektion, anderen viralen Infektionen (EBV, CMV), Mykoplasmainfektionen, Kollagenosen und lymphoproliferativen Erkrankungen auftreten, häufig manifestiert sich ein malignes Lymphom erst Jahre später. Die idiopathische Form zeichnet sich durch sehr hohe Kälteagglutinintiter aus. Die akute Verlaufsform, mit meist spontaner Heilungstendenz, beobachtet man bei Infekten mit Viren, v. a. bei infektiöser Mononukleose, oder bei Mykoplasmainfektionen. Nur bei höherem Kälteagglutinintiter (> 1:1.000) kommt es zur Hämolyse.

Therapie

Vermeiden von Kälteexposition, insbesondere der Akren. Falls Transfusionsbedarf besteht, komplementfreie und auf Körpertemperatur aufgewärmte Erythrozytenkonzentrate verwenden.

Bei der idiopathischen Form sind Kortikoide allenfalls bei niedrigem Kälteagglutinintiter effektiv. Gleiches gilt für Immunsuppressiva und Zytostatika. Eine Splenektomie ist i. d. R. ineffektiv.

In Studien konnte ein Ansprechen mit **Rituximab** (Dosis 375 mg/m^2 wöchentlich) allein oder in Kombination mit **Fludarabin** gezeigt werden. Bei sehr starker Hämolyse können durch den Einsatz einer Plasmapherese der Antikörperspiegel kurzfristig gesenkt und ein passagerer therapeutischer Effekt erzielt werden.

Paroxysmale Kältehämoglobinurie

Bei dieser bei Erwachsenen sehr seltenen Form einer AIHA (ca. 2 %) findet sich ein IgM-Antikörper (Donath-Landsteiner-Hämolysin) mit der Spezifität Anti-P, der bei Kälte (0–15 °C) bindet und bei 37 °C zur intravasalen Hämolyse führt. Der Coombs-Test ist nur für Komplement positiv. Die Erkrankung tritt entweder idiopathisch oder bei Lues (tertiäre Syphilis) auf. Ferner findet sich eine akute passagere Form, v. a. bei Kindern nach Virusinfekten.

Therapie

Eine spezifische Therapie gibt es nicht. Kortikoide sind nicht wirksam.

Medikamenteninduzierte Hämolysen

Medikamente können Antikörper (Autoantikörper oder medikamentenabhängige Antikörper) induzieren, die zur Hämolyse führen. Dabei können drei Pathomechanismen unterschieden werden:

(1) Autoantikörper vom Typ IgG, die mit oder ohne Anwesenheit des auslösenden Agens eine Hämolyse verursachen (z. B. Diclofenac),

(2) Immunkomplextyp, bei der IgM oder IgG in Anwesenheit des Medikaments zu einer Reaktion führen (z. B. Amphotericin B),

(3) Mischtyp.

Etwa 5–6 Tage nach Medikamentenexposition kann es zur Antikörperbildung kommen, häufig auch erst nach Beendigung der Exposition. Die Therapie besteht im Absetzen der Medikation. Vermeiden einer Reexposition. Bei Hämolyse vom Autoimmuntyp ggf. Steroide.

Mechanische Hämolysen

Mechanische Zerstörung der Erythrozyten in der Makro- und Mikrozirkulation: Bei der Ablagerung von Fibrinsträngen in kleinen Gefäßen (z. B. hämolytisch-urämisches Syndrom, Verbrauchskoagulopathie), bei Endothelschäden (z. B. hypertensive Krise), bei Herzklappenprothesen und bei der sog. Marschhämolyse (Hämolyse in den Gefäßen der Fußsohlen).

20.1.1.4 Aplastische Anämien

Vorbemerkungen Die Bezeichnung „aplastische Anämie“ umfasst eine pathogenetisch uneinheitliche Gruppe von Blutkrankheiten, die durch periphere Zytopenie und Knochenmarkhypoplasie charakterisiert ist. In seltenen Fällen besteht eine isolierte Hypo- oder Aplasie der Erythropoese (pure red cell anemia [PRCA]). Die einzelnen Zellsysteme können, besonders bei chronischen Verlaufsformen, unterschiedlich stark betroffen sein.

Die aplastische Anämie ist Ausdruck einer Stammzellerkrankung mit Verminderung der Stammzellen und Vorläuferzellen im Knochenmark. Das häufige Ansprechen auf Immunsuppressiva macht eine autoimmunologische Genese wahrscheinlich (primär oder sekundär infolge der Stammzellenerkrankung).

Ätiologie und Pathogenese Jährliche Inzidenz in Mitteleuropa: etwa 0,2–0,4 : 10.000 Einwohner. Ursachen:

(1) **Idiopathische Form** (ca. 70 %).

(2) **Medikamente und Chemikalien** (ca. 25 %): Chloramphenicol kann über zwei Mechanismen zur Hypo- bis Aplasie des Knochenmarks führen: entweder dosisabhängig zu einer vorübergehenden Knochenmarkdepression oder dosisunabhängig zu einer irreversiblen Knochenmarkaplasie (bei wahrscheinlich vorhandener genetischer Disposition; Inzidenz etwa 1 : 15.000 bis 1 : 40.000). Neben den Zytostatika mit ihrer dosisabhängigen myelotoxischen Wirkung können auch NSAR, v. a. Phenylbutazon, Goldverbindungen, Nifedipin und viele andere Medikamente sowie Chemikalien wie Benzol oder DDT Knochenmarkaplasien bewirken, gelegentlich nach monatelanger Latenz.

(3) **Ionisierende Strahlen:** Das hämatopoetische und lymphatische Gewebe ist sehr strahlensensibel, und zwar in der Reihenfolge: Granulo-, Thrombo- und Erythrozytopoese. Eine Gesamtdosis von 40 Gy führt häufig zur irreversiblen Schädigung des blutbildenden Knochenmarks (Depletion von hämatopoetischen Stammzellen).

(4) **Virale Infektionen:** Virushepatitis C, EBV-Infektion (infektiöse Mononukleose), AIDS, CMV, Parvoviren (B-19-Parvovirus: vorübergehende aplastische Krise; PRCA).

(5) **Immunologische Störungen:** Thymome, eosinophile Fasziitis, Graft-versus-Host-Reaktion (durch Transfusionen akzidentelle Übertragung histoinkompatibler Lymphozyten bei Patienten mit schwerer angeborener oder erworbener zellulärer Immundefizienz).

> **! WICHTIG**
> Bei Patienten mit aplastischer Anämie nur bestrahlte Blutprodukte transfundieren!

(6) **Paroxysmale nächtliche Hämoglobinurie.**

(7) **Kongenitale aplastische Anämien:** Fanconi-Anämie. Verminderung einer Zellreihe bei der Diamond-Blackfan-Anämie, bei der kongenitalen dyserythropoetischen Anämie, beim Kostmann-Syndrom (kongenitale Granulozytopenie) und bei der amegakaryozytären Thrombopenie (TAR-Syndrom).

(8) **Myelophthise:** Infiltration des Knochenmarks durch maligne Zellen (z. B. Mammakarzinom, kleinzelliges Bronchialkarzinom, Haarzell-Leukämie) oder Granulome kann zu schwerer Panzytopenie führen.

Klinik Bei der aplastischen Anämie findet sich eine Bi- oder Trizytopenie. Im peripheren Blutbild zeigt sich eine i. d. R. normochrome Anämie (mit verminderter Retikulozytenzahl), eine Leukopenie durch Granulozytopenie (mit Folge von Infektionen) und/oder eine Thrombozytopenie mit Blutungen. Die Knochenmarkbiopsie zeigt eine Hypo- oder Aplasie (Zellularität < 25 %) mit vermehrten Lymphozyten, Retikulum-, Plasma- und Mastzellen. Das normale hämatopoetische Gewebe ist durch Fettzellen ersetzt, wenngleich Inseln hämatopoetischen Gewebes noch bleiben können! Eine Vergrößerung von Leber oder Milz und eine Lymphadenopathie gehören nicht zum Krankheitsbild einer aplastischen Anämie.

Therapie

> **! WICHTIG**
> Die Verlegung in eine Spezialeinheit ist unbedingt erforderlich, um die Entscheidung zwischen einer Knochenmarktransplantation und einer immunsuppressiven Therapie rasch zu treffen.

Ein *kausales Vorgehen* ist nur bei den sekundären Formen durch Vermeidung der medikamentösen, chemischen oder sonstigen Noxen möglich. In Zweifelsfällen sollten alle Medikamente abgesetzt oder durch andere Substanzen ersetzt werden. Aufgrund prognostischer Kriterien erfolgt eine Unterscheidung in drei Schweregrade (▶Tab. 20.3).

Tab. 20.3 Klassifikation der aplastischen Anämie (AA)[1]

Typ	Abkürzung	Neutrophilie Granulozyten	Thrombozyten
Aplastische Anämie	AA	< 1,0 Gpt/L (< 1.000/µl)	< 50 Gpt/L (< 50.000/µl)
Schwere AA	SAA	< 0,5 Gpt/L (< 500/µl)	< 20 Gpt/L (< 20.000/µl)
Sehr schwere AA	vSAA	< 0,2 Gpt/L (< 200/µl)	< 20 Gpt/L (< 20.000/µl)

[1] 2 von 3 Kriterien müssen erfüllt sein. Für die Diagnose einer aplastischen Anämie muss obligat eine Hypo- oder Aplasie des Knochenmarks vorliegen.

Die Behandlung der aplastischen Anämie ist abhängig von der Schwere der Erkrankung, dem Alter des Patienten und dem Vorhandensein eines potenziellen Knochenmark- bzw. Blutstammzellspenders. Bei PRCA kommt es häufig zu einer spontanen Regeneration; deshalb sind invasive Therapieverfahren i. d. R. nicht indiziert (aber: Ausschluss Thymom!).

(1) **Allogene hämatopoetische Stammzelltransplantation** (allo SZT): Bei Patienten < 50 Jahren sollte bei Vorliegen einer schweren oder sehr schweren aplastischen Anämie die Möglichkeit einer SZT (HLA-identische Familien- oder Fremdspender) als Primärtherapie in Betracht gezogen werden. Bei Versagen einer immunsuppressiven Therapie bei SAA, Überprüfung einer SZT als Sekundärtherapie.

(2) **Immunsuppression:** Die Standardtherapie besteht in einer Kombination mit Antilymphozytenserum (empfohlen wird die Gabe von Pferde-ATG, da dieses dem Kaninchen-ATG überlegen ist), Methylprednisolon und Ciclosporin A. Das Ansprechen auf eine immunsuppressive Therapie erfolgt langsam; eine Normalisierung der peripheren Blutwerte wird i. d. R. nicht erreicht. Ansprechraten liegen zwischen 40 und 70 %, mit Rezidivraten von 40 %. Das Ansprechen ist umso besser, je jünger der Patient und je günstiger die Ausgangswerte im Blut sind. Bei einem Teil der Patienten (10–20 %), die eine Partialremission zeigen, entwickelt sich im Verlauf erneut eine schwere Aplasie, eine PNH oder eine akute Leukämie.

(3) **Wachstumsfaktoren:** Die Wirksamkeit der derzeit in der Klinik eingesetzten hämatopoetischen Wachstumsfaktoren (Erythropoetin, G-CSF, GM-CSF, SCF) bei der aplastischen Anämie ist gering. Je ausgeprägter das aplastische Syndrom ist, d. h., je weniger normale Stammzellen persistieren, desto geringer der therapeutische Effekt. Ob eine Kombination verschiedener Wachstumsfaktoren mit einer immunsuppressiven Therapie Vorteile bringt, bleibt abzuwarten.

(4) **Transfusion:** Bis zur Entscheidung, ob eine SZT durchgeführt wird, ist mit Transfusionen äußerste Zurückhaltung geboten (s. o.). Sind dennoch Erythrozytentransfusionen notwendig, bestrahlte Produkte einsetzen, ebenso wie Leukozytenfilter. Thrombozytentransfusionen werden i. d. R. erst bei Auftreten von Blutungszeichen, insbesondere Schleimhautblutungen, durchgeführt (Leukozytenfilter zur Vermeidung einer Alloimmunisierung und zur Minimierung des Risikos einer CMV-Infektion). Anheben der Thrombozytenwerte auf > 50 Gpt/L vor Therapiebeginn mit ATG.

(5) **Antibiotika:** Bei Auftreten von Infektionen sofort mit einer Breitbandantibiotikatherapie beginnen. Persistiert das Fieber über 48–72 h hinaus, zusätzlich grampositive Keime abdecken (Vancomycin). Bei Weiterbestehen des Fiebers Gabe eines Antimykotikums (z. B. Amphotericin B). Bei Frauen muss medikamentös die Regelblutung unterdrückt werden.

20

20.1.2 Granulozytopenien

Ätiologie und Pathogenese Folgende klinischen Bedingungen können zu einer peripheren Neutropenie führen:

(1) **Verminderte Granulozytopoese:**
- Im Rahmen einer Panzytopenie:
  - Knochenmarkhypoplasie/-aplasie (▶ Kap. 20.1.1.4), Osteomyelofibrose.
  - Lleukämische und andere neoplastische Infiltrationen des Knochenmarks.
  - megaloblastäre Anämien.
- Medikamentös ausgelöst, unabhängig vom Immunsystem mit unbekanntem Reaktionsmechanismus (zahlreiche Medikamente).
- Chronische idiopathische Neutropenie.
- Zyklische Neutropenie.
- Kongenitale Neutropenie (Kostmann-Syndrom, Prävalenz: < 1:300.000 Neugeborene).

(2) **Verminderte Überlebenszeit der ausgereiften Granulozyten:**
- virale (meist postinfektiös) sowie bakterielle Infekte (z. B. Typhus, Tuberkulose),
- Sepsis,
- Hypersplenismus,
- Autoimmunneutropenie (z. B. bei AIDS),
- arzneimittelallergische Granulozytopenie vom Typ Pyramidon®-Agranulozytose.

(3) **Benigne familiäre Leukopenie** (Neutrophile ca. 2 Gpt/L [2.000/µl]; keine Infektzeichen): dominant vererbte Erkrankung, bei verschiedenen ethnischen Gruppen.

Meistens beobachtet man Granulozytopenien im Rahmen einer Reduktion aller peripheren Blutzellen, z. B. nach zytostatischer Therapie oder bei Knochenmarkinfiltration. Isolierte Granulozytopenien sind selten.

Prototyp einer isolierten Hemmung der Granulozytopoese ist die arzneimittelallergische Granulozytopenie auf der Grundlage einer Medikamenten-Hapten-Antikörperreaktion vom Typ der Pyramidon®-Agranulozytose. Sie tritt auf, wenn ein Patient Antikörper gegen ein sensibilisierendes Arzneimittel gebildet hat und erneut dieses Medikament einnimmt. Die Zahl der zirkulierenden Granulozyten fällt innerhalb von Stunden auf sehr niedrige Werte, gelegentlich auf Null ab, während das Knochenmark das Bild einer ausgesprochenen Reifungshemmung der Granulozytopoese mit Vorherrschen der Promyelozyten zeigt (sog. Promyelozytenmark).

Klinik Die Klinik ist geprägt von Intensität und Dauer der Granulozytopenie. Fieber, Nekrosen und Geschwürsbildungen, zunächst im Bereich von Mundhöhle und Rachen („Angina agranulocytotica"), später auch im Bereich des Darmtrakts, an Anus und Vulva, sowie Abszessbildungen an der Haut sind Ausdruck von Infekten, die meist von endokommensalen Keimen ausgehen.

THERAPIE

Die wichtigste Maßnahme ist das Weglassen des potenziell auslösenden Medikaments, im Zweifelsfall aller Medikamente. Bei fieberhaften Zuständen sofort Antibiotikatherapie einleiten (▶ Tab. 20.4, ▶ Kap. 20.1.1.4, „Therapie" [5]).

Tab. 20.4 Absolute Granulozytenzahl und Infektionsrisiko

Granulozyten	Infektionsrisiko	Antibiose bei Infektzeichen
› 1,5 Gpt/L (› 1.500/µl)	Keines	Je nach Klinik
1,0–1,5 Gpt/L (1.000–1.500/µl)	Leicht erhöhtes Risiko	Ambulante orale Antibiose möglich

Tab. 20.4 Absolute Granulozytenzahl und Infektionsrisiko *(Forts.)*

Granulozyten	Infektionsrisiko	Antibiose bei Infektzeichen
0,5–1,0 Gpt/L (500–1.000/µl)	Signifikant erhöhtes Risiko	In der Regel stationäre Aufnahme, i. v. Antibiose. Abhängig von der Klinik (z. B. erwartete Dauer der Neutropenie) auch ambulante Therapie möglich
0,2–0,5 Gpt/L (200–500/µl)	Stark erhöhtes Risiko. Häufig fehlende klinische Zeichen des Infekts (Mangel von Effektorzellen/-mediatoren)	Immer stationäre parenterale Antibiose
< 0,2 Gpt/L (< 200/µl)	Sehr stark erhöhtes Risiko	Immer stationäre Therapie. An resistente Erreger und Pilzinfektionen denken

Bei Lymphopenien (CD4 < 200/µl) wird eine Pneumocystis-jiroveci-Prophylaxe mit Trimethoprim/Sulfamethoxazol (3 Tbl./Woche), Dapson (100 mg/d) oder Penthamidin-Inhalationen (300 mg/Monat) empfohlen. Bei entsprechender Anamnese auch an eine Tuberkuloseprophylaxe mit Isoniazid (300 mg/d) denken. Zyklische Granulozytopenien, chronische idiopathische Neutropenien sowie v. a. auch das Kostmann-Syndrom sind Prototypen hämatopoetischer Störungen, die mit Wachstumsfaktoren erfolgreich behandelt werden können. Randomisierte Studien zeigten zudem, dass hämatopoetische Wachstumsfaktoren (GM-CSF, G-CSF) bei einer durch Chemotherapeutika bzw. durch Fremdzellinfiltration induzierten Knochenmarkhypoplasie zu einem früheren und schnelleren Anstieg der neutrophilen Granulozyten führen; verbunden damit konnte eine Reduktion der Fieberepisoden, der Infekte sowie der Dauer des Krankenhausaufenthalts nachgewiesen werden. Ist allerdings davon auszugehen, dass sich nur noch eine minimale Anzahl hämatopoetischer Vorläuferzellen im Knochenmark findet, kann kein positiver Effekt dieser Wachstumsfaktoren erwartet werden. Bei der schweren Form der aplastischen Anämie (▶Kap. 20.1.1.4) sind sie nicht effektiv.

20.1.3 Thrombozytopenien

Vorbemerkungen Die normale Zahl der Thrombozyten im peripheren Blut liegt bei 150–400 Gpt/L (150.000–400.000/µl) und zeigt nur geringe physiologische Schwankungen. Die Lebenszeit der Thrombozyten beträgt 7–10 Tage.

Ätiologie und Pathogenese Thrombozytopenien sind die häufigste Ursache erworbener hämorrhagischer Diathesen. Liegt keine Thrombopathie und/oder eine zusätzliche Blutgerinnungsstörung vor, treten spontane Blutungen meist erst bei Thrombozytenzahlen < 10 Gpt/L (< 10.000/µl) auf.

Ursachen von Thrombozytopenien:

(1) **Verminderte Thrombozytenproduktion:**
- Virale oder bakterielle Infektionen (z. B. AIDS, Masern, CMV, EBV, Mykoplasmen, Tuberkulose).
- Knochenmarkhypoproliferation aller Zellreihen; aplastische Anämie, Z. n. Chemo-/Radiotherapie, Knochenmarkinfiltration (Leukämien, Tumoren), Myelofibrose, Vitamin-B_{12}-/Folsäuremangel, paroxysmale nächtliche Hämoglobinurie.
- Alkohol, Thiaziddiuretika, Östrogene.
- Zyklische Thrombopenie.

(2) **Erhöhte Thrombozytendestruktion:**
- Immunologisch mediierte Thrombozytopenie:
  - Immunthrombozytopenie (ITP) akute Form (z. B. postinfektiös bei zahlreichen Viren wie HIV, EBV, Hepatitisviren); chronische Form (Morbus Werlhof); Posttransfusionspurpura; sekundär (z. B. CLL, Non-Hodgkin-Lymphome, SLE).

– Arzneimittelbedingte Thrombozytopenie: heparininduzierte Thrombopenien (▶ Kap. 20.1.3.3), Gold, andere Medikamente, z. B. Chinin, Chinidin, Cimetidin.
– Antiphospholipid-Syndrom.

• Nichtimmunologisch mediierte Thrombozytopenie: Verbrauchskoagulopathie, Hypersplenismus, Infektionen/Sepsis, thrombotisch-thrombozytopenische Purpura (Moschcowitz-Syndrom), hämolytisch-urämisches Syndrom, Präeklampsie/Eklampsie, maligne Hypertonie, extrakorporale Perfusion, kardiale Prothesen, HELLP-Syndrom (Hämolyse, erhöhte Leberenzyme, niedrige Thrombozyten bei Schwangeren).

Die klinisch häufigste Form ist die Immunthrombozytopenie (ITP)

Pseudothrombozytopenie: Bei ca. 1:1.000 Autoagglutination von Thrombozyten in vitro besonders mit EDTA als Antikoagulans; Kontrolle mit Zitratblut oder im Ausstrich.

20.1.3.1 Immunthrombozytopenie (ITP)

Klinik Etwa 0,2–0,4 Neuerkrankungen pro 10.000/Jahr. Die ITP ist eine i. d. R. IgG-vermittelte Immunreaktion gegen membranständige Thrombozytenantigene und tritt unter zwei klinischen Formen auf:

(1) primäre ITP ohne begleitende Grunderkrankung,

(2) sekundäre ITP im Rahmen einer Grundkrankheit, z. B. bei lymphoproliferativen Erkrankungen, Autoimmunerkrankungen (z. B. systemischer Lupus erythematodes, Antiphospholipid Syndrom etc.), viralen und bakteriellen Infekten, Medikamente.

Als chronische Form wird eine persistierende Thrombozytopenie länger als 12 Monate bezeichnet. Eine spontane Remission ist hier eher nicht mehr zu erwarten. Bei kürzerer Krankheitsdauer kann eine spontane Remission eintreten, insbesondere in den ersten 3 Monaten.

Klinische Leitsymptome Petechiale Blutungen, insbesondere an den unteren Extremitäten und der Mundschleimhaut, Hämatome am ganzen Körper nach geringen Traumen. Bei Frauen können verstärkte und verlängerte Periodenblutungen das erste Zeichen einer chronischen ITP sein. Milz und Lymphknoten sind nicht vergrößert; bei Splenomegalie und/oder Lymphadenopathie liegt i. d. R. eine andere Erkrankung (häufig malignes Lymphom oder myelodysplastisches Syndrom) vor. Hämatologische Befunde: hochgradige Thrombozytopenie bei stark verkürzter Überlebenszeit der Thrombozyten. Leukozyten- und Erythrozytenzahlen sind normal. Besteht eine Anämie, entspricht diese dem Grad der Blutung. Der Coombs-Test ist negativ. Im Knochenmark kann die Zahl der Megakaryozyten vermindert, normal oder vermehrt sein; oft Vermehrung junger Megakaryozyten. Keine knochenmarkfremden Zellen. Eine Knochenmarkpunktion ist bei Patienten > 60 Jahre, auffälligem Blutbild, vor Splenektomie sowie bei fehlendem Therapieansprechen durchzuführen. Eine intrazerebrale Blutung (Auftreten insbesondere bei älteren Patienten) tritt in bis zu 5 % der Fälle auf.

Das gleichzeitige Bestehen einer Coombs-positiven AIHA und einer Immunthrombozytopenie wird als Evans-Syndrom bezeichnet. Es handelt sich dabei um eine seltene Autoimmunerkrankung, oft im Zusammenhang mit anderen Erkrankungen, z. B. CLL. Die Diagnose einer ITP wird klinisch durch Ausschluss anderer Ursachen der Thrombozytopenie gestellt. Labortests (Antikörpernachweis auf Thrombozyten) können eine ITP weder ausschließen noch beweisen!

Therapie

Eine Therapieindikation ist gegeben bei Blutungsmanifestationen unabhängig von der Thrombozytenzahl sowie bei Thrombozytenwerten < 20–30 Gpt/L (< 20.000–30.000/µl). Die individuelle Blutungsneigung ist sehr variabel und nicht nur von der Thrombozytenzahl abhängig. Die therapeutischen Maßnahmen werden in folgender Reihenfolge eingesetzt:

(1) *Erstlinientherapie:*

- **Kortikosteroide: Prednisolon** 1–2 mg/kg/d. Drei Viertel der Patienten zeigen einen initialen Thrombozytenanstieg. Langsame Dosisreduktionen bei Erreichen einer Thrombozytenzahl von 100 Gpt/L (100.000/µl). Ist nach etwa 4 Wochen keine entscheidende hämatologische Besserung erreicht bzw. kann eine adäquate Thrombozytenzahl (> 30–40 Gpt/L [> 30.000–40.000/µl]) nur mit höheren Kortikoiddosen aufrechterhalten werden, sind weitere therapeutische Maßnahmen indiziert. Alternativ: Stoßtherapie mit **Dexamethason** (alle 14–28 Tage 40 mg/d für 4 Tage für 4–6 Zyklen). Als möglicher Vorteil einer Dexamethason Stoßtherapie kann die kürzere Dauer der Kortisontherapie mit Verringerung von Komplikationen und einem rascherem Thrombozytenanstieg genannt werden. Bei längerer Kortikosteroidtherapie an Osteoporoseprophylaxe denken (▶ Kap. 7.2.1, „Unerwünschte Arzneimittelwirkungen“).
- *Weitere therapeutische Maßnahmen:* Gabe von **intravenösen γ-Globulinen** (400 mg/kg KG/d über 5 Tage oder 1.000 mg/kg KG/d für 3 Tage) bei Schwangerschafts-ITP, immunkompromittierten Patienten (z. B. AIDS), starker Blutung sowie als Vorbereitung für eine Operation (rascherer Anstieg der Thrombozyten als durch Kortikoide, Anstieg allerdings nur passager für Wochen). Bei Blutungen im Sinne einer *Notfalltherapie* gleichzeitige Gabe von Erythrozytenkonzentraten und Einzelspender-Thrombozyten, kombiniert mit Kortikoiden und hoch dosierten i. v. Immunglobulinen. Evtl. Notsplenektomie erwägen.

(2) *Zweitlinientherapie:*

- *Splenektomie:* Mit der Entfernung der Milz werden der Hauptort der Sequestration und antikörperbildendes Gewebe (großer B-Zell-Pool) beseitigt. Häufig steigt die Thrombozytenzahl schon wenige Stunden nach Milzexstirpation an. In etwa 60 % kommt es zur partiellen Remission oder Normalisierung der Thrombozytenwerte. Als Ursache für auftretende Rezidive nach Splenektomie kommen Nebenmilzen infrage. Der Verdacht kann bei Fehlen von Jolly-Körperchen in den Erythrozyten erhärtet werden, der Nachweis erfolgt szintigrafisch; eine zweite Splenektomie kann erfolgreich sein. Vor der Splenektomie an Pneumokokken-Vakzine denken!
- **Rituximab** (375 mg/m²/Woche für 4 Wochen) kann bei guter Verträglichkeit vor einer Splenektomie indiziert sein. Es zeigt sich häufig ein initialer Anstieg der Thrombozyten nach 1–2 Wochen. In Langzeitergebnissen keine Verbesserung der Responseraten im Vergleich zu Placebo. Allerdings scheinen einzelne Patienten doch von der Gabe zu profitieren, sodass ein Therapieversuch gerechtfertigt erscheint, insbesondere da die Therapie mit TRA i. d. R. eine dauerhafte (kostenintensive) Therapie darstellt. Keine Zulassung, aber als Second-Line-Therapie in den DGHO-Empfehlungen genannt. Evtl. höhere und längere Remissionsraten durch Kombination von Dexamethason und Rituximab.
- **Thrombopoetinrezeptoragonisten (TRA): Romiplostim** (1–10 µg/kg s. c. 1-mal/Woche) ist ein Hybrid aus Peptid und Antikörper, der an dem Thrombopoetinrezeptor mit dem Fc-Teil fusioniert ist. **Eltrombopag,** ein „small molecule“ (25–75 mg/d p. o.), zeigt eine vergleichbare therapeutische Wirksamkeit wie Romiplostim. Zulassung bei Versagen der Erstlininientherapie mit Kortison. Ein Anstieg der Thrombozytenzahl > 50 Gpt/L wird bei ca. 80 % der therapierefraktären Patienten erreicht. In der Regel handelt es sich um eine Dauertherapie. Allerdings gibt es zunehmend Berichte über Remissionen nach Beendigung der TRA-Therapie, sodass eine Beendigung der Therapie unter engmaschiger Thrombozytenkontrolle gerechtfertigt erscheint.

(3) *Drittlinientherapie:* Erwogen werden kann der Einsatz von Ciclosporin A, Cyclophosphamid, Vincristin, Vinblastin, Azathioprin oder Mycophenolat-Mofetil.

20.1.3.2 Thrombotische Mikroangiopathien (TMA; thrombotisch-thrombozytopenische Purpura [TTP] – hämolytisch-urämisches Syndrom [HUS])

Ätiologie und Pathogenese Thrombotische Mikroangiopathien sind gekennzeichnet durch eine hämolytische Anämie, Thrombopenie und unterschiedliche Organmanifestationen infolge thrombotischer Verschlüsse der Mikrozirkulation. Bei der thrombotisch-thrombozytopenischen Purpura (TTP, M. Moschkowitz) stehen hämolytische Anämie, Thrombopenie und neurologische Symptome im Vordergrund, während beim hämolytisch-urämischen Syndrom (HUS) das akute Nierenversagen und die Hämolyse im Vordergrund stehen. Thrombozytopenie und neurologische Symptome sind beim HUS weniger ausgeprägt. Eine Unterscheidung kann aufgrund überlappender klinischer Symptomatik und laborchemischer Veränderungen schwierig sein.

Bei der TTP liegt eine eine Defizienz der von-Willebrand-Faktor(vWF)-spaltenden Protease ADAMTS13 vor. Unter physiologischen Bedingungen werden große vWF-Multimere von Endothelzellen sezerniert und von ADAMTS13 gespalten. Diese sind unter normalen Bedingungen nicht reagibel. Bei ADAMTS13-Mangel sind die supranormalen vWF-Multimere erhöht. Diese sind besonders reagibel und können zu einer Aktivierung von Thrombozyten mit Bildung von Mikrothromben führen. Bei der TTP werden eine angeborene, idiopathische und eine sekundären Form unterschieden. Bei der angeborenen Form liegen genetische Defekte von ADAMTS13 vor. Bei der idiopathischen Form kommt es zur Bildung von inhibitorischen Autoantikörper gegen ADAMTS13 mit einer Proteaseaktivität < 5 %. Die sekundäre Form kann in Assoziation mit Infekten (HIV), Schwangerschaft, nach allogener Knochenmarktransplantation, Medikamenten (z. B. Gemcitabin, Mitomycin, Ciclosporin, Clopidogrel), bei Autoimmunerkrankungen auftreten und geht mit einer moderat reduzierten ADAMTS13 Proteaseaktivität (10–25 %) einher.

Beim HUS unterscheidet man ein *typisches* (STEC-HUS) von einem *atypischem* HUS (aHUS). Es findet sich eine normale Aktivität der vWF-Protease. Zu weiteren Details zum HUS ▶ Kap. 19.7.9.

Klinik Je nach Genese ist das Krankheitsbild variabel, jedoch sind Kardinalsymptome der thrombotischen Mikroangiopathien:

(1) Mikroangiopathische hämolytische Anämie (negativer Coombs-Test; starke Erhöhung der Retikulozyten; Nachweis von Fragmentozyten und Normoblasten; stark erhöhte LDH als sensibelster Indikator) bei 100 %.

(2) Thrombozytopenie (Thrombozyten oft < 30 Gpt/L [< 30.000/μl]), insbesondere bei der TTP.

(3) Fluktuierende, ischämisch bedingte ZNS-Dysfunktionen (Verhaltensstörungen, sensomotorische Defizite, Krämpfe, Koma) bei 63 %. Häufiger bei TTP

(4) Akutes Nierenversagen bis hin zur Dialysepflichtigkeit, insbesondere beim HUS. 90 % der Patienten haben im Verlauf der Erkrankung Fieber.

(5) Bei infektassoziierten Formen (STEC-HUS): vorangehende wässrige/blutige Durchfälle.

Die Mikrothromben können außer zu ZNS-Symptomen auch zu Mikroinfarkten im Abdomen, in den Augen (Retinaischämie) und im Herzen (Überleitungsstörungen, plötzlicher Herztod) führen.

Bei V. a. auf eine TTP sollten neben der Routinediagnostik (Blutbild, Fragmentozyten, Retikulozyten, klinische Chemie [Hämolyseparameter], Coombs-Test) auch eine Bestimmung der ADAMTS13-Protease Aktivität und der Anti-ADAMTS13-Antikörper durchgeführt werden. Bei V. a. HUS Durchführung einer Stuhlprobe zum Nachweis von Shigatoxin sowie Bestimmung der Aktivität des Komplementsystems (C3, C3d, C4, CH50, APH50). Gegebenenfalls Bestimmung von Antikörpern gegen Komplementfaktor H und genetische Untersuchungen.

Neben der typischen akuten Verlaufsform unterscheidet man auch eine intermittierende Form mit gelegentlichen Episoden in unregelmäßigen Abständen sowie eine chronisch-rezidivierende TTP.

Die Mortalität beträgt bei der TTP ohne Therapie > 90 %, bei frühzeitiger Plasmapherese < 20 %. Rezidivrate 20–40 %. Das typische HUS hat eine generell gute Prognose, im Verlauf aber bei 20 % Entwicklung einer chronischen Niereninsuffizienz. Beim aHUS Mortalität zwischen 8 und 25 %. Bei genetischer Disposition ungünstige renale Prognose. Deutliche Verbesserung der Prognose durch Eculizumab.

Differenzialdiagnosen Verbrauchskoagulopathie (geringe Hämolyse), Evans-Syndrom, PNH (nur geringe Erythrozytenfragmentation), Autoimmunerkrankungen, Infekte, HELLP-Syndrom, Glomerulonephritis u.a.

Therapie

Die thrombotische Mikroangiopathie ist ein internistisch-hämatologischer Notfall!

Bei TTP sind folgende Maßnahmen zu ergreifen:

(1) **Plasmapherese** mit **Plasmaaustausch mit gefrorenem Frischplasma** (GFP): Austauschvolumen: 40 ml/kg KG. Dauer: bis zur Remission, jedoch mindestens 5 Tage. Bis zur Einleitung der Plasmapherese sofortiger Beginn der GFP-Zufuhr. Bei ungenügendem Ansprechen: täglich zweimalige Plasmapherese.

(2) **Kortikoide:** z. B. Prednison 1–2 mg/kg KG/d oder Methylprednisolon 2 × 125 mg/d i. v.

(3) Bei erworbener antikörpervermittelter TTP und ungenügendem Ansprechen zusätzlich **Rituximab,** wöchentlich 375 mg/m² i. v. für 4 Wochen.

(4) Bei Nichtansprechen/Reservetherapien: Bortezomib (Einzelfallberichte); Ciclosporin A (**Cave:** kann thrombotische Mikroangiopathie triggern); Cyclophosphamid; Splenektonmie; Caplacizumab (Anti-von-Willebrand-Faktor-Immunglobulin, exerimenteller Therapieansatz, in Europa nicht zugelassen).

Therapie bei HUS ▶ Kap. 19.7.9.

Supportive Therapie bei TTP/HUS:

(1) Evtl. Erythrozytengabe.

(2) Thrombozytengabe nur bei lebensbedrohlichen Blutungen und vor interventionellen Eingriffen!

20.1.3.3 Heparininduzierte Thrombozytopenie (HIT)

Ätiologie und Pathogenese Bei der heparininduzierten Thrombozytopenie unterscheidet man zwei Formen, die sich durch Ätiologie und Pathogenese, insbesondere aber in der klinischen Relevanz voneinander unterscheiden:

(1) Bei der klinisch nicht relevanten HIT Typ I kommt es durch nichtimmunologische Mechanismen zu einer dosisabhängigen Frühthrombozytopenie (Auftreten 1–2 Tage nach Beginn der Heparintherapie; Thrombozyten i. d. R. nicht < 100 Gpt/L [100.000/µl]). Hier scheint ein direkter Effekt von Heparin auf die Plättchenaktivierung eine Rolle zu spielen. Klinische Komplikationen treten nicht auf, die Heparintherapie kann fortgeführt werden. Die Häufigkeit beträgt 10–20 %.

(2) Bei der zweiten Form, der eigentlichen HIT (HIT Typ II), kommt es durch immunologische Ereignisse (Bildung von Antikörpern gegen Plättchenfaktor-4-[PF4-]Heparin-Komplex) zu einer Thrombozytenaktivierung mit nachfolgender Thrombozytopenie, aber auch gleichzeitiger Thrombinbildung mit daraus resultierender Thromboseneigung im

arteriellen und venösen Gefäßsystem. Bei Fortführung der Heparintherapie kann es zu einer zunehmenden Thrombozytopenie, insbesondere aber zu Thrombosen kommen, weshalb die Therapie mit Heparin sofort unterbrochen und eine alternative Antikoagulation eingeleitet werden sollte (▶ Kap. 20.1.3.3, „Therapie"). Die Häufigkeit wird, je nach Patientengut, für UFH mit 2–5 % und für NMH mit < 1 % beschrieben.

Klinik der HIT Das Leitsymptom, die Thrombopenie, tritt 5–14 Tage nach Beginn der Heparintherapie auf, nach vorausgegangener Exposition (< 100 Tage) aber auch schon nach Stunden. Es kann eine ausgeprägte Thrombozytopenie (< 100 Gpt/L [< 100.000/µl], selten < 20 Gpt/L [< 20.000/µl]) oder ein Abfall der Thrombozytenwerte um > 50 % des Ausgangswerts auftreten (d. h., die Thrombozyten können sich auch im Normalbereich befinden!). Als Warnzeichen kann ein Exanthem oder eine Nekrose an der Einstichstelle auftreten. Trotz Thrombozytopenie treten i. d. R. keine Blutungen auf, sondern, mit hoher Inzidenz (bis zu 53 %), venöse und arterielle Thrombosen mit Nierenfunktionsstörung, Lungenembolie und Infarkten (Komplikationen können auch noch Wochen nach Absetzen des Heparins auftreten!), insbesondere bei Fortführung der Heparintherapie.

20

Diagnostik der HIT Die einfachste Diagnostik besteht in der Messung der Thrombozytenwerte. Zum Nachweis der HIT-Antikörper werden zwei Testverfahren angewandt: funktionelle Tests (z. B. HIPA) und Antigentest (Nachweis der PF4-Heparin-Komplexe). Wenn verfügbar, sollte eine Kombination aus beiden Testverfahren durchgeführt werden. Dabei erfolgt die Diagnose einer HIT klinisch, die Tests dienen zur Bestätigung. Zur Beurteilung der Wahrscheinlichkeit eines Vorliegens einer HIT dient der 4T-Score (▶ Tab. 20.5). Die **4 T** stehen für den Grad der Thrombozytopenie, den Tag des Auftretens des Thrombozytenabfalls, Thrombosen oder anderen Komplikationen und etwaige andere (oTher) Gründe. Dieser Score hat einen sehr hohen negativ prädiktiven Wert, d. h., Patienten mit niedrigem Score < 4 haben mit großer Wahrscheinlichkeit keine HIT. Der positive Vorhersagewert eines hohen Scores hängt von der Klink des Patienten ab. **Cave:** Dieser Score zeigt Schwächen in der Beurteilung bei kritisch Kranken.

Tab. 20.5 4T-Score zur Einschätzung der klinischen Wahrscheinlichkeit für eine HIT (mod., weitere Details: Lo et al. 2006)

4 T	2 Punkte	1 Punkt	0 Punkte
Thrombozytopenie	Niedrigster Wert ≥ 20 Gpt/L oder Abfall > 50 %	30–50 % Abfall oder Wert 10–19 Gpt/L	< 30 % Abfall oder Wert < 10 Gpt/L
Tag des Auftretens des Thrombozytenabfalls	5–10 Tage oder ≤ 1 Tag bei früherer Heparingabe innerhalb der letzten 30 Tage	> 10 Tage oder ≤ 1 Tag bei Heparintherapie innerhalb der letzten 31–100 Tage	< 4 Tage (keine frühere Heparingabe)
Thrombosen	Frische Thrombose, Hautnekrose, systemische Reaktion nach Heparinbolus	Progressive Thrombose, erythematöse Hautläsion, V. a. Thrombose	Keine
Andere Ursachen für Thrombozytenabfall	Keine	Möglich	Andere Ursachen vorhanden

HIT sehr wahrscheinlich: 6–8 Punkte; wahrscheinlich: 4–5 Punkte; unwahrscheinlich: 0–3 Punkte.

Therapie

Bei klinischem Verdacht auf eine HIT müssen – auch ohne positiven Testnachweis – die Heparingabe sofort beendet und die Antikoagulation auf Alternativen umgestellt werden

WICHTIG

Cave: Auf „verstecktes" Heparin achten, z. B. in Gerinnungspräparaten (AT, PPSP) oder Blockung von zentralen Kathetern.

Gleichzeitig mit dem sofortigen Absetzen des Heparins muss eine alternative therapeutische Antikoagulation eingeleitet werden. Deren Art hängt von verschiedenen Faktoren ab: Begleiterkrankungen (insbesondere Leber-, Niereninsuffizienz), Erfahrung des Behandlers mit dem jeweiligen Präparat, Möglichkeit des Monitorings. Als alternative Antikoagulanzien sind folgende Medikamente in Deutschland zugelassen:

(1) **Danaparoid-Natrium:** 2 × 1.500–3.000 IE in Abhängigkeit von KG und Nierenfunktion. Entwicklung von Anti-PF4-Antikörpern in 5 % in vitro. HWZ 24 h. Renale Eliminierung → **cave** bei Dialysepatienten! Monitoring mittels Faktor-Xa-Spiegel (▶ Kap. 10.5.5).

(2) **Argatroban:** 0,5–2 µg/kg/min über maximal 14 Tage. HWZ 45 min. Elimination > 90 % hepatisch → Dosisreduktion bei Leberinsuffizienz. Monitoring über die aPTT (Ziel: 1,5 bis 3 fache Verlängerung). **Cave:** Auch Verlängerung des INR, ohne klinische Relevanz (▶ Kap. 10.5.4.1)!

Fondaparinux wird trotz fehlender Zulassung zunehmend als Alternative eingesetzt. **Rivaroxaban** kann bei Patienten mit HIT in der Vorgeschichte zur Thromboseprophylaxe nach Knie- oder Hüftgelenkersatz angewendet werden. Auch für andere direkte orale Antikoagulanzien gibt es Fallberichte für den Einsatz bei HIT, eine offizielle Zulassung ist allerdings nicht vorhanden. Insbesondere bei akuter HIT aktuell noch zurückhaltender Einsatz.

Das Problem aller Alternativpräparate besteht darin, dass keine Antidots verfügbar sind. Keine Gabe von NMH (wegen Kreuzreaktivität). Bei bestehender Thrombose überlappender Beginn mit Kumarinen. Therapiebeginn aber erst nach Normalisierung der Thrombozytenwerte sowie in einschleichender Dosierung wegen der Gefahr der Verstärkung eines prokoagulatorischen Zustands durch Verminderung von Protein C.

20.2 Neoplasien des hämatopoetischen und lymphatischen Systems

Die Klassifikation der neoplastischen Erkrankungen des hämatopoetischen und lymphatischen Systems wurde modifiziert (WHO 2016). Mit zunehmendem Verständnis der molekularen Pathogenese unterliegt auch diese Klassifikation einer stetigen Evolution. Gleiches gilt für die am Genotyp orientierten Therapiekonzepte. Auf Grund der Komplexität der neuen WHO Einteilung wird auf eine tabellarische Darstellung verzichtet und im nachfolgenden die wichtigsten klinischen Entitäten besprochen.

20.2.1 Myelodysplastisches Syndrom (MDS)

Vorbemerkungen Inzidenz: ca. 4–5/100.000 Einwohnern/Jahr, gehört damit zu den häufigsten malignen hämatologischen Erkrankungen. Das MDS ist eine Erkrankung des höheren Lebensalters (ab dem 70. Lebensjahr 20/100.000/Jahr). Bei der Myelodysplasie handelt es sich um eine erworbene klonale Erkrankung der pluripotenten hämatopoetischen Stammzelle. Die Dysplasie der Hämatopoese führt zur Reifungsstörung in allen Zellreihen mit ineffektiver Blutbildung bei hyperzellulärem, später oft hypozellulärem Knochenmark. Typischerweise makrozytäre Anämie sowie Leuko- und Thrombozytopenie. Das klinische Bild wird bestimmt durch die periphere Zytopenie, wobei der Krankheitsbeginn schleichend und eine Anämie oft erstes Symptom ist. In ca. einem Drittel der Fälle Übergang in eine akute Leukämie.

10–15 % zeigen einen komplexen Karyotyp (häufig: Inversion 3, del 5q-, Monosomie 7q-, Trisomie 8, 11q-, del 20q-, Verlust des Y-Chromosoms). Mittels IPSS-Score (International prognostic scoring system) oder dem IPSS-R Score (International Prognostic Scoring System-Revised) kann die Prognose bewertet werden.

Einteilung Von einem primären MDS unterscheidet man sog. sekundäre Myelodysplasien, die als mutagen induziert angesehen werden (Chemotherapeutika: Alkylanzien, Procarbazin, Etoposid, Nitrosoharnstoffe; Bestrahlung; chemische Karzinogene). Dysplastische Knochenmarkveränderungen können auch sekundär z.B. durch Alkohol, Medikamente, einem Vitamin-B_{12}- oder Folsäuremangel oder bei Virusinfektionen auftreten. Zur Unterscheidung kann der Nachweis zytogenetischer Aberrationen oder die Detektion von MDS-typischen Mutationen sein.

Nach der Definition der WHO (2016, vereinfachte Darstellung) werden unterschieden:

(1) MDS mit unilineärer Dysplasie (MDS-SLD)

(2) MDS mit Ringsideroblasten (MDS-RS) mit unilineärer oder multilineärer Dysplasie

(3) MDS mit multilineärer Dysplasie (MDS-MLD)

(4) MDS mit Blastenexzess (MDS-BE)

(5) MDS mit isoliertem del(5q)

(6) MDS, nicht klassifizierbar(MDS-U)

Bei > 20 % Blasten im Knochenmark spricht man von einer Sekundärleukämie, die i. d. R. eine akute myeloische Leukämie darstellt. Allerdings umfasst der aktuell gültige Prognose-Score für die MDS (IPSS-R) weiterhin Patienten mit bis zu 30 % Blasten. Von der De-novo-AML unterscheidet sich die Sekundär-AML durch den klinischen Verlauf, ein schlechteres Ansprechen auf die Chemotherapie und eine schlechtere Prognose.

Therapie

Bei Patienten bis mindestens 70 Jahre in gutem AZ und EZ sollte Kontakt mit einem Knochenmarktransplantationszentrum aufgenommen werden. Die Therapie richtet sich nach Risikoprofil, Alter, ECOG, Organfunktion. Empfehlenswert ist ein geriatrisches Assesment (▶ Kap. 5.2). Nachfolgend werden die Grundzüge der Therapie dargestellt.

(1) *Low-Risk-MDS (IPSS-Score 0–1):*

- Supportive Maßnahmen: Antibiotika, Bluttransfusionen, Erythropoetin in Abhängigkeit des EPO-Spiegels (Gabe bei Serum-EPO < 500 IE/L), Eisenchelatoren.
- **Lenalidomid** (bei del 5q-); Antilymphozytenglobulin (bei hypoplastischem MDS), **Ciclosporin.**
- Epigenetische Therapie (DNA-Demethylierung wichtiger DNA-Sequenzen, Histondeacetylierung, z. B. Decitabine [bei MDS nicht zugelassen], Azacytidin), durch die eine Ausreifung der dysplastischen Zellen erreicht werden soll. Dies sollte vorzugsweise in einem Zentrum erfolgen, um die Therapieindikation zu prüfen und ggf. den Einschluss in eine Studie zu ermöglichen.
- Bei Panzytopenie und/oder Hochrisiko-Zytogenetik allogene Stammzelltransplantation prüfen.

(2) *High-Risk-MDS (IPSS-Score 1,5–3,5):*

- Supportive Maßnahmen.
- Niedrig intensivierte Therapie: DNA-Methylasehemmer (Azacytidin), immunsuppressive Therapie.
- High-Intensity-Therapie: Evaluation einer Hochdosis-Chemotherapie mit allogener Stammzelltransplantation. Bei fehlendem Fremdspender, Chemotherapie in Anlehnung an AML Therapie.

Bei der hypoplastischen Variante des MDS wurden durch Immunsuppressiva Teilremissionen bei bis zu 30 % berichtet (Therapie mit Immunsuppressiva nur in Studien!).

20.2.2 Myeloproliferative Neoplasien (MPN)

Unter der Bezeichnung **myeloproliferative Neoplasien** fasst man die chronische myeloische Leukämie (CML, ▶ Kap. 20.2.2.1), die Polycythaemia vera (▶ Kap. 20.2.2.2), die primäre Myelofibrose (▶ Kap. 20.2.2.3), die essenzielle Thrombozythämie (▶ Kap. 20.2.2.4), die chronische Eosinophilenleukämie und die chronische Neutrophilen-Leukämie zusammen. Dieses Konzept hat sich für die Klinik als nützlich erwiesen, da

(1) die Störungen meist das gesamte blutbildende Knochenmark betreffen,

(2) in einer frühen Phase der Erkrankung die Abgrenzung von Grenzfällen schwierig sein kann, z. B. der thrombozythämische Beginn einer chronischen myeloischen Leukämie,

(3) häufig Übergänge von einer Form in die andere beobachtet werden.

Neben der BCR-ABL-Translokation bei der CML sind Mutationen in der Kinase JAK2 bei MPN häufig: 95–97 % bei Polycythaemia vera, 23–75 % bei essenzieller Thrombozythämie und 43–57 % bei primärer Myelofibrose.

20.2.2.1 Chronische myeloische Leukämie

Vorbemerkungen Die CML ist eine myeloproliferative Erkrankung, die durch eine neoplastische Transformation einer pluripotenten hämatopoetischen Stammzelle entsteht. Sie manifestiert sich klinisch in einer Überproduktion v. a. von Zellen der granulo- und thrombopoetischen Reihe mit Auftreten einer **pathologischen Linksverschiebung** (permanentes Auftreten von Vorstufen – Metamyelozyten bis Blasten) im Differenzialblutbild und einer Splenomegalie. Jährliche Inzidenz: etwa 1,5–2 pro 100.000.

Differenzialdiagnostisch sind andere MPN abzugrenzen. Die Sicherung der Diagnose erfolgt durch den Nachweis des Ph(Philadelphia)-Chromosoms bzw. des BCR-ABL-Rearrangements. Unbehandelt transformiert die CML über eine **akzelerierte Phase in den sog. Blastenschub.**

(1) *Akzelerierte Phase (AP-CML):*
- Blastenanteil 10–19 % der weißen Blutzellen im peripheren Blut oder im Knochenmark oder
- Basophile > 20 % im peripheren Blut oder
- persistierende Thrombozytopenie (< 100 Gpt/L [< 100.000/µl]) unabhängig von der Therapie oder persistierende, therapierefraktäre Thrombozytose (> 1.000 Gpt/L [> 1.000.000/µl]) oder
- zunehmende Splenomegalie und Leukozytose trotz Therapie oder
- zusätzliche genetische Aberrationen, Zeichen der klonalen Evolution oder
- z. T. megakaryozytäre Proliferation, flächenhaft oder in Clustern, mit retikulärer oder Kollagenfibrose und/oder granulozytärer Dysplasie.

(2) *Blastenkrise (BC-CML):* Diagnosestellung, wenn mindestens ein Kriterium erfüllt ist:
- ≥ 20 % Blasten im peripheren Blut oder im Knochenmark,
- extramedulläre Blastenproliferation.

Therapie

Grundsätzlich sollten die Patienten im Rahmen klinischer Studien therapiert werden. Die Therapie der Wahl ist ein Tyrosinkinaseinhibitor (TKI), ggf. Zytoreduktion mit Hydroxyurea vor Beginn der TKI-Therapie. In der Erstlinientherapie zugelassen sind **Imatinib** (Glivec®) und die Zweitgenerationsinhibitoren **Dasatinib** und **Nilotinib.** Mit diesen Substanzen sollte eine schnelle hämatologische, zytogenetische und auch molekulare Remission erzielt werden (siehe ELN: www.Leukemia-net.org). Bei suboptimalem Ansprechen oder Therapieversagen sollte eine Umstellung auf einen anderen Kinaseinhibitor vorgenommen werden. Als mögliche Therapie nach Versagen der Erstlinientherapie ist die Gabe von

Bosutinib möglich, das ebenfalls einen Inhibitor der 2. Generation darstellt. Da suboptimales Ansprechen und Therapieversagen häufig mit Mutationen in der BCR-ABL-Kinase-Domäne assoziiert sind, sollten vor jeder Therapieumstellung eine BCR-ABL-Sequenzierung durchgeführt und ein entsprechend wirksamer Second-Line-Inhibitor ausgewählt werden. Im Falle einer Mutation T315I und bei Versagen anderer TKI wird eine Therapie mit dem TKI der 3. Generation **Ponatinib** empfohlen. Patienten, die nicht optimal auf TKI ansprechen, sollten in einem Transplantationszentrum vorgestellt werden. Patienten in Akzelerationsphase und Blastenschub profitieren häufig nur kurzzeitig von einem Kinaseinhibitor. Bei diesen Patienten sollte deshalb möglichst eine allogene Stammzelltransplantation in Remission angestrebt werden. Eine Therapiepause des TKI bei längerfristiger molekularer Remission oder eine Erhaltungstherapie mit Interferon nach Absetzen des TKI sollte aktuell nur im Rahmen von Studien durchgeführt werden.

20.2.2.2 Polyzythaemia vera (PV)

Vorbemerkungen Unter physiologischen Bedingungen ergibt die Blutvolumenbestimmung (Isotopenverdünnungsmethode) folgende Normalwerte:

(1) Erythrozytenmasse: 28–32 ml/kg.

(2) Plasmavolumen: 34–38 ml/kg.

(3) Gesamtblutvolumen: 62–70 ml/kg.

Ätiologie, Pathogenese und Klinik Die Polycythaemia vera (PV) ist eine Erkrankung der pluripotenten hämatopoetischen Stammzelle, die durch eine Überaktivierung promitogener Zytokinsignalwege (v. a. Erythropoetin) verursacht wird. Nahezu alle Fälle von PV zeigen aktivierende Mutationen in diesem Signalweg, mit Abstand am häufigsten ist die JAK2V617F-Mutation. Dies führt zu einer Hyperplasie insbesondere der Erythropoese, kann aber auch alle drei Knochenmarkzellreihen betreffen. Die Prognose ist bei optimaler Therapie gut und wird durch thromboembolische Komplikationen und das Auftreten von Leukämien (ca. 10 % der Fälle) bestimmt.

Zur WHO-Klassifikation der diagnostischen Kriterien der Polycythaemia vera (Inzidenz: ca. 1,9/100.000/Jahr), der essenziellen Thrombozythämie (Inzidenz: ca. 2,5/100.000/Jahr) und der primären Myelofibrose (Inzidenz: 0,5–1,5/100.000/Jahr) ▶ Tab. 20.6. Die Diagnose einer Polycythaemia vera setzt entweder alle 3 Major Kriterien oder die Major Kriterien 1 und 2 sowie das Minor Kriterum voraus.

Tab. 20.6 WHO-Klassifikation der diagnostischen Kriterien der Polycythaemia vera, essenziellen Thrombozythämie und der primären Myelofibrose (2016)

Kriterien	Polycythaemia vera	Essenzielle Thrombozythämie	Primäre Myelofibrose (fibrotische Phase)
Major	**1** Hb › 16,5 g/dl (Mann), Hb › 16,0 g/dl (Frau). oder Hämatokrit › 49% (Mann), Hämatokrit › 48% (Frau) oder andere Evidenz einer gesteigerten Erythrozytenmasse **2** Hyperproliferation des Knochenmarks **3** Mutation von JAK2 V617F oder JAK2 exon12 Mutation	**1** Thrombozyten › 450.000/µl, keine reaktive Thrombose. **2** Gesteigerte Megakaryopoese, Ausschluss einer Präfibrose oder Fibrose **3** Keine zutreffenden WHO-Kriterien für *BCR-ABL* CML, PV, PMF, MDS oder andere myeloide Neoplasie. **4** Nachweis Anwesenheit einer *JAK2, CALR* oder *MPL* Mutation	**1** Megakaryozytäre Proliferation und Atypie, begleitet von retikulärer und/oder kollagener Fibrose Grad 2 oder 3 **2** Kein Hinweis gemäß WHO auf *BCR/ABL* CML, PV, ET, MDS oder andere myeloische Neoplasie **3** Nachweis einer *JAK2, CALR* oder *MPL* Mutation oder bei fehlendem Nachweis dieser Mutationen: Nachweis eines anderen klonalen Markers oder Abwesenheit einer reaktiven Myelofibrose

Tab. 20.6 WHO-Klassifikation der diagnostischen Kriterien der Polycythaemia vera, essenziellen Thrombozythämie und der primären Myelofibrose (2016) *(Forts.)*

Kriterien	Polycythaemia vera	Essenzielle Thrombozythämie	Primäre Myelofibrose (fibrotische Phase)
Minor	**1** Subnormaler Erythropoetinspiegel	Anwesenheit eines klonalen Markers oder Fehlen von Beweisen für eine reaktive Thrombozytose	**1 Anämie** **2** Erhöhte LDH. **3** Leukozytose > 11x10⁹/L **4** Palpable Splenomegalie **5** Leukoerythroblastose

Wenn die genannten Kriterien nicht erfüllt sind, liegt i. d. R. eine sekundäre Polyzythämie vor, die in hypoxämische und nicht hypoxämische Formen unterteilt wird.

Therapie der Polycythaemia vera

Therapieziel: Vermeidung subjektiver Beschwerden wie Schwindel, Hypertonie oder Juckreiz, Verhinderung von thrombotischen Ereignissen und Blutungskomplikationen. Entscheidender Risikofaktor ist der erhöhte Hämatokrit; die Anzahl der Thrombozyten korreliert nichtsignifikant mit der Häufigkeit thrombohämorrhagischer Komplikationen.

Angestrebt werden:

(1) Rasche Reduzierung der Blutviskosität durch Senkung des Hkt auf normale Werte (< 0,45 [< 45 %] bei Männern, < 0,43 [< 43 %] bei Frauen) durch Aderlässe (Vorsicht bei älteren Patienten!).

(2) Thromboseprophylaxe mit **Acetylsalicylsäure** (ASS, 100 mg/d). Diese führt zu einem Überlebensvorteil und sollte, außer bei Kontraindikationen, immer zum Einsatz kommen. **Cave:** vermehrte Blutungsneigung bei sehr hohen Thrombozytenzahlen (**> 1 Mio./µl**) durch das Vorliegen eines erworbenen von-Willebrand Syndroms.

(3) Hemmung der Zellproliferation im Knochenmark (bei Progression, Auftreten von Komplikationen).

Die Wahl der Therapie richtet sich nach dem Alter und Risikofaktoren (insbesondere für vaskuläre Ereignisse) der Patienten:

Initial Durchführung einer *Aderlasstherapie*. Beginn mit Aderlässen von 250–500 ml in 1- bis 3-tägigen Abständen, bis der Hkt < 45 % gesenkt ist.

Lassen sich jedoch Risikofaktoren für thrombohämorrhagische Komplikationen finden (in der Vorgeschichte thrombohämorrhagische Ereignisse, hoher Phlebotomiebedarf) oder besteht eine massive symptomatische Splenomegalie bzw. ein nicht beherrschbarer Pruritus, zytoreduktive Therapie mit **Hydroxyurea** (20 mg/kg KG/d in der 1. Woche, Dosisanpassung in Abhängigkeit des Ansprechens; max. Dosis 40 mg/kg KG. Evtl. erhöhtes Leukämierisiko bei Langzeittherapie!).

Bei jüngeren Patienten auch Therapie mit **Interferon α** oder **PEG-Interferon** (keine Zulassung) erwägen. Bei Resistenz oder Unverträglichkeit gegenüber **Hydroxyurea** kann der JAK2-Inhibitor **Ruxolitinib** (Jakavi®) eingesetzt werden. **Anagrelide** (▶ Kap. 20.2.2.4, „Therapie") ist zur Senkung erhöhter Thrombozytenzahlen ebenfalls wirksam.

Bei starkem *Pruritus* können Interferon, Chlorpromazin , Procarbazin oder Cimetidin sowie SSRI versucht werden. Die Hyperurikämie wird mit Allopurinol behandelt.

20.2.2.3 Primäre Myelofibrose (PMF)

Ätiologie, Pathogenese und Klinik Die PMF wird auch als Osteomyelofibrose, als idiopathische myeloische Metaplasie oder – im amerikanischen Schrifttum – als „agnogenic myeloid metaplasia“ bezeichnet. Es liegt eine Stammzellerkrankung vor, bei der eine chronische Überstimulation hämatopoetischer Vorläuferzellen zu einer sekundären Fibrose des Knochenmarks führt. Etwa die Hälfte aller PMF-Patienten hat aktivierende Mutationen in promitogenen Zytokinsignalwegen wie JAK2V617F. Die Erkrankung ist durch eine Anämie, ein leukoerythroblastisches Blutbild, unterschiedlich ausgeprägte Fibrose des Knochenmarks und eine extramedulläre Hämatopoese in Milz und Leber charakterisiert. Typisch ist eine deutliche Splenomegalie. Die Knochenmarkaspiration erbringt häufig kein Material (Punctio sicca); daher ist eine Biopsie notwendig. Differenzialdiagnostisch kommt in erster Linie die Abgrenzung gegenüber den anderen myeloproliferativen Erkrankungen infrage, die alle eine sekundäre Myelofibrose entwickeln können (bei der Polycythaemia vera in 10 % der Fälle), ferner die Abgrenzung gegenüber der akuten Myelofibrose (FAB-M7-Leukämie).

THERAPIE

Die Therapie wird abhängig vom ermittelten Risikoscore der International Working Group (IWG-MRT) durchgeführt. Dabei werden Alter > 65 Jahre, konstitutionelle Symptome (Fieber, Gewichtsverlust, Nachtschweiß), Hb < 10 g/dl, Leukozyten > 25 Gpt/L (> 25.000/μl) und Blasten im peripheren Blutbild ≥ 1 % in die Berechnung einbezogen. Eine kurative Knochenmarktransplantation ist bei jungen Patienten mit *Intermediärrisiko 2* (zwei der o. g. Kriterium liegen vor) oder *Hochrisiko* (= drei o. g. Kriterien liegen vor) anzustreben. Bei den übrigen Patienten beschränkt sich die Therapie auf palliative Maßnahmen, wobei bei Patienten mit Niedrigrisiko- und Intermediärrisiko-1-Profil ohne klinische Probleme auch eine Watch-and-wait-Strategie vertretbar ist. Bei Patienten mit symptomatischer Splenomegalie oder ausgeprägten klinischen Symptomen sollte eine Therapie mit dem JAK2-Inhibitor **Ruxolitinib** (Jakavi®) durchgeführt werden. Weitere mögliche palliative therapeutische Optionen sind Hydroxyurea, Interferon, Cortison (insbesondere bei zusätzlich bestehender Autoimmunhämolyse) sowie EPO.

20.2.2.4 Essenzielle Thrombozythämie

Klinik Erkrankung der pluripotenten Stammzelle, charakterisiert durch eine Hyperplasie des Knochenmarks, insbesondere des megakaryozytären Systems mit im Verlauf ansteigender peripherer Thrombozytenzahl mit Auftreten von Mikrozirkulationsstörungen (z. B. Erythromelalgie = schmerzhafte Rötung mit Brennen und Schwellung der Finger und Zehen, TIA) sowie thromboembolischen (sowohl venös als auch arteriell) und hämorrhagischen Episoden. Insbesondere bei Auftreten von venösen Verschlüssen von Bauchgefäßen muss an eine essenzielle Thrombozythämie oder auch an eine Polycythaemia vera gedacht werden. In diesen Fällen sollte eine Bestimmung des JAK2 Mutationsstatus erfolgen. Die Blutungsneigung kommt oft durch das Vorhandensein eines erworbenen von-Willebrand-Syndroms zustande, insbesondere bei Plättchenzahlen > 1 Mio./μl.

Differenzialdiagnostisch gilt es, neben den anderen myeloproliferativen Erkrankungen v. a. sekundäre Thrombozytosen auszuschließen. Für die Diagnose müssen alle 4 Hauptkriterien oder die ersten 3 Hauptkriterien und das Nebenkriterium erfüllt sein (▶ Tab. 20.6).

THERAPIE

Die Therapie richtet sich nach dem Vorliegen von Risikofaktoren. Eine Risikostratifizierung kann anhand des IPSET-thrombosis-score (International Prognostic Score of thrombosis in World Health Organization essential thrombocythemia) erfolgen. Als Hochrisikopatienten gelten Patienten, bei denen einer der folgenden Faktoren vorliegt: Alter > 60 Jahre mit einer *JAK2 V617F*-Mutation und/oder thromboembolische bzw. schwere Blutungskomplikationen. Patienten mit Alter > 60 Jahre ohne eine *JAK2 V617F*-Mutation und ohne thrombembolische Ereignisse in der Vorgeschichte werden dem Intermediärrisiko zugeordnet. Niedrigrisiko-Patienten sind Patienten im Alter ≤ 60 Jahre mit *JAK2*-Mutation und ohne thrombembolische Ereignisse in der Vorgeschichte. Patienten ≤ 60 Jahre ohne *JAK2*-Mutation und ohne thrombembolische Ereignisse sind des Very-low-Risk-Gruppe zuzuordnen. Im Einzelfall sollten auch weitere kardiovaskuläre Risikofaktoren zur Therapieentscheidung mit einbezogen werden. Bei Vorhandensein von Mikrozirkulationsstörungen Therapie mit **ASS** 100 mg, wodurch eine rasche Besserung der Symptomatik erreicht werden kann. Keine Gabe von ASS bei bestehender Blutungsneigung und bekanntem Ulkusleiden sowie bei hohen Plättchenzahlen (> 1 Mio./µl) mit Vorliegen eines von-Willebrand-Syndroms.

Bei älteren Hochrisikopatienten (> 60 Jahre) sollte eine zytoreduktive Therapie mit **Hydroxyurea** (20 mg/kg KG/d Anfangsdosis) durchgeführt werden. Bei ungenügendem Ansprechen Umstellen der Therapie auf **Anagrelide** (Dosis 0,5–2,0 mg/d). Bei jüngeren Hochrisikopatienten (< 60 Jahre) kann der Einsatz von **α-Interferon** überlegt werden, da die Therapie mit Hydroxyurea möglicherweise das Risiko für Sekundärleukämien oder andere Malignome erhöht. Etwa 60–70 % der therapierten Patienten sprechen sehr gut auf diese Behandlung an, nach Erreichen einer kompletten Remission kann meistens eine sehr niedrig dosierte Erhaltungsdosis gegeben werden. Pegyliertes Interferon scheint dabei nebenwirkungsärmer zu sein. Bei Niedrigrisikopatienten kann aufgrund des nicht wesentlich erhöhten Thromboserisikos eine „Watch-and-wait"-Strategie durchgeführt werden, während Patienten mit intermediärem Risiko mit ASS behandelt werden können. Patienten mit niedrigem und intermediärem Risiko müssen regelmäßig kontrolliert werden, um den Übergang in ein Hochrisiko zu detektieren. Bei optimaler Betreuung haben Patienten mit essenzieller Thrombozythämie eine nahezu normale Lebenserwartung.

20.2.3 Akute Leukämie (AL)

Vorbemerkungen Jede neu diagnostizierte oder vermutete AL ist wie ein **Notfall** zu bewerten und ohne Zeitverlust in ein entsprechend ausgestattetes Zentrum einzuweisen.

Die **Diagnose** der AL kann i. d R. schnell und zuverlässig aus Blut- und Knochenmarkausstrichen gestellt werden. Die genauere **Typisierung** erfolgt nach morphologischen Befunden, zytochemischen Reaktionen (Peroxidase, PAS, Esterase sowie Sudanschwarz für FAB-Klassifikation), immunologischen (Oberflächenmarker), zyto- (z. B. Philadelphia-Chromosom) und molekulargenetischen Kriterien (z. B. T-Zell-Rezeptor-Gen- oder Immunoglobulin-Gen-Rearrangement.

Die **akute lymphatische Leukämie** (**ALL**) ist eine hämatologische Neoplasie einer lymphatischen Vorläuferzelle. Inzidenz: im Kindesalter 5,3/100.000/Jahr (Altersgipfel im 4. Lebensjahr), im Erwachsenenalter 1,1/100.000/Jahr. Man unterscheidet die B- von der T-Zell-Leukämie. Die klinische Klassifikation in immunologische Subtypen orientiert sich an den GMALL-Studien. Subtypisiert werden die ALL durch ihren Immunphänotyp in pro-B- (etwa 11 % aller ALL), c-(common-) (51 %), prä-B- (10 %) und reife B-ALL (4 %) sowie in die „early"-T- (6 %), „mature"-T- (6 %) und die thymische ALL (12 %). Die B-ALL (Burkitt-Typ) geht meist mit ZNS- und abdominaler Manifestation einher und wird gehäuft bei HIV-infizierten Patienten beobachtet. Chromosomenanomalien sind bei allen Typen häufig; bei erwachsenen Patienten wird bei ca. 30–40 % das Philadelphia-Chromosom (Ph1) nachgewiesen, das mit einer deutlich ungünstigeren Prognose einhergeht. Eine hohe Leukozytenausgangszellzahl (> 30 Gpt/L [> 30.000/µl]), Alter > 35 Jahre, bestimmte chromosomale Veränderungen und verzögertes Ansprechen auf die Therapie bedingen eine schlechtere Prognose.

Die Inzidenz der **akuten myeloischen Leukämie** (**AML**) beträgt 3–4 Fälle/100.000/Jahr mit steigender Häufigkeit im höheren Lebensalter (Inzidenz ab dem 65. Lebensjahr: 15/100.000/Jahr). Die AML ist definiert als > 20 % myeloische Blasten im peripheren Blut/Knochenmark. Wichtigster prognostischer Marker bei der AML sind zytogenetische und genetische Aberrationen. Dies spiegelt sich auch in der aktuellen WHO Klassifikation von 2016 wider.

Therapie

Therapieplanung

Die Therapierichtlinien dienen nur der Information der mitbehandelnden Ärzte. Primäre Therapie in einem hämatologischen Zentrum! Das Ziel einer Kuration kann nur durch eine intensive Therapie erreicht werden und sollte immer im Rahmen einer aktuellen Studie durchgeführt werden.

Die Behandlung gliedert sich in verschiedene Phasen mit festgesetzten therapeutischen Maßnahmen.

(1) Induktionstherapie: Ziel der Induktionstherapie ist das Erreichen einer kompletten Remission.

(2) Konsolidierungstherapie: Ziel ist die Aufrechterhaltung der kompletten Remission.

(3) Reinduktionstherapie: erneute hoch dosierte kombinierte Chemotherapie mit dem Ziel der Aufrechterhaltung der kompletten Remission.

(4) Erhaltungstherapie: Fortführung einer „milderen" Chemotherapie nach Abschluss der intensiven Therapie zur Aufrechterhaltung einer kompletten Remission.

Die Induktionstherapie wird unabhängig von der peripheren Zellzahl (d. h. auch bei bestehender Leuko- und Thrombozytopenie) durchgeführt. In der kritischen Phase dieser Aplasie ist die supportive Basistherapie (▶Kap. 20.2.3, „Supportivmaßnahmen bei akuten Leukämien") mit Schutz vor lebensbedrohlichen Infekten und Blutungen für den Patienten unentbehrlich. Weiterhin müssen die Toxizitäten der Zytostatika auf andere Organsysteme beachtet werden (▶Kap. 22.1.1).

Die Voraussetzung für eine langfristige Kuration bei akuten Leukämien ist das Erreichen einer kompletten Remission, d. h. die Normalisierung aller leukämiebedingten Parameter.

Aufgrund der Seltenheit dieser akut lebensbedrohenden Erkrankung, der Toxizität der Therapie auf der einen Seite und der potenziellen Heilbarkeit auf der anderen Seite sollten akute Leukämien nur in spezialisierten Zentren behandelt werden.

Therapie der akuten lymphatischen Leukämie (ALL)

In Anlehnung an die guten Ergebnisse bei der Therapie der ALL im Kindesalter mit kompletten Remissionen von ca. 95 % und einer hohen Heilungsquote von ca. 60 % wird auch bei der ALL des Erwachsenen ein analoges, intensives komplexes Therapieprotokoll eingesetzt. Nach Abschluss der Induktions-/Konsolidierungs- und Reinduktionstherapie wird die Behandlung in Form einer Erhaltungstherapie über 2 Jahre fortgesetzt. Hiermit können etwa 40 % der Patienten kurativ behandelt werden. Bei Patienten mit BCR-ABL-Positivität wird zusätzlich zur Chemotherapie Imatinib eingesetzt sowie bei CD20-Positivität zusätzlich Rituximab.

Bei prognostisch ungünstigen Formen wird eine allogene Transplantation in der 1. Remission durchgeführt. Um das Auftreten einer Meningeosis leucaemica (▶Kap. 20.2.3, „Prophylaxe und Behandlung der Meningeosis leucaemica") zu verhindern, wird eine prophylaktische Behandlung des ZNS durchgeführt.

Regelmäßige Nachsorgen zur frühen Erfassung eines eventuellen Rezidivs sind wichtig, da auch in dieser Situation eine kurative Therapie durchgeführt werden kann. Eine entscheidende Rolle spielt hier die Bestimmung der minimalen Resterkrankung (MRD, z. B. mittels quantitativer PCR), die aktuell der wichtigste prognostische Faktor bei der ALL des Erwachsenen darstellt.

Aktuelle Informationen zu den derzeit laufenden Studien sind unter www.kompetenznetz-leukaemie.de zu finden.

Therapie der akuten myeloischen Leukämie (AML)

Durchführung nach einem risikoadaptierten und genostratifizierten Therapiekonzept im Rahmen einer der aktuell laufenden Studien. Nach Diagnosestellung sollte die Induktionschemotherapie rasch begonnen werden, da ein verzögerter Beginn mit einer deutlichen Verschlechterung der Prognose einhergeht. Die Standardinduktionstherapie beinhaltet die Kombination aus einem Anthrazyklin (z. B. Daunorubicin 60 mg/m^2, Idarubicin 10–12 mg/m^2 oder Mitoxantron 10–12 mg/m^2) und Cytarabin (100–200 mg/m^2). Eine Ausnahme stellt die akute Promyelozytenleukämie (APL, FAB M3) dar, bei der umgehend eine Therapie mit All-trans-Retinolsäure (ATRA) eingeleitet werden muss.

Generell gilt, dass eine Kuration nur durch intensive Therapiemaßnahmen zu erreichen ist. Patienten, die nach der Induktionstherapie eine Vollremission erreicht haben, sollten bei Vorliegen genetischer Risikofaktoren einer allogenen Stammzelltransplantation zugeführt werden (▶ Kap. 20.2.3, „Allogene Stammzelltransplantation [SZT]“).

Ältere unfitte Patienten, bei denen keine aggressive Therapie durchgeführt werden kann, können z. B. mit den hypomethylierenden Substanzen (HMA) 5-Azacytidin und Decitabin therapiert werden. Weitere Alternativen stellen eine Therapie mit niedrig dosiertem Cytarabin und die symptomatische Gabe von Hydroxyurea dar. Zu beachten ist, dass es bei der Gabe von HMA zu einem verzögerten Ansprechen kommen kann, sodass die Wirksamkeit erst nach 3–4 Monaten beurteilt werden sollte.

Therapie des Rezidivs: Primär werden bei langem therapiefreiem Intervall die Induktionstherapie wiederholt und eine allogene Stammzelltransplantation angestrebt.

Supportivmaßnahmen bei akuten Leukämien

Patienten mit AL sind im Verlauf ihrer Erkrankung besonders gefährdet durch infektiöse Komplikationen, Blutungen sowie Toxizitäten der Chemotherapie. Wichtiger Bestandteil der Therapie der akuten Leukämien sind daher intensive supportive Maßnahmen.

Prophylaxe und Behandlung von Infekten

(1) *Infektionsprophylaxe:* In der Regel prophylaktische Gabe von Antibiotika (z. B. Levofloxacin) oder Antimykotika (z. B. Fluconazol oder Posaconazol). Bei längerer Kortikoidtherapie (insbesondere bei lymphatischen Leukämien) wird die prophylaktische Gabe von Co-trimoxazol empfohlen.

(2) Einfache *Isolierung* (Mundschutz und Händedesinfektion für Personal und Besucher).

(3) Bei *systemischen Pilzinfektionen* ist eine antimykotische Therapie z. B. mit **Amphotericin B** (0,5–1 mg/kg/d) oder der liposomalen Form (3 mg/kg KG/d; weniger UAW) oder **Voriconazol** (6 mg/kg alle 12 h an Tag 1; anschließend 4 mg/kg alle 12 h) notwendig (▶ Kap. 26.4). Bei anhaltendem Fieber in der Neutropenie (trotz Gabe von Breitbandantibiotika und Vancomycin) sollte spätestens nach 48–72 h eine antimykotische Therapie eingeleitet werden.

(4) Bei länger dauernder Kortikoidtherapie (v. a. beim Absetzen ohne gleichzeitige Prophylaxe mit Co-trimoxazol) kann es zum Auftreten einer Pneumocystis-jiroveci-Infektion kommen. Die Diagnose wird durch die BAL gesichert; die Behandlung erfolgt durch Hochdosis-Co-trimoxazol oder mit Pentamidin.

(5) Der **Einsatz hämatopoetischer Wachstumsfaktoren** mit dem Ziel, die Regeneration der normalen Hämatopoese zu beschleunigen, erscheint zweckmäßig.

Thrombozytopenische Blutungen

Behandlung und Prophylaxe erfolgen durch Substitution mit Thrombozytenkonzentraten. Bei Thrombozytenzahlen < 10 Gpt/L (< 10.000/µl) sollte in jedem Fall substituiert werden. Um bei den Patienten, die i. d. R. eine monatelange intensive Therapie mit längeren Phasen einer Thrombozytopenie vor sich haben, eine Alloimmunisierung gegen Thrombozyten zu verhindern, ist es wichtig, eine Leukozytendepletion bei Thrombo- und Erythrozytenkonzentraten durch Einsatz von Leukozytenfiltern durchzuführen (Einsatz bereits bei der ersten Thrombo- bzw. Erythrozytentransfusion notwendig). Der Vorteil dieser Systeme liegt außerdem in der Depletion CMV-infizierter Leukozyten. Außerdem sollten die Blutprodukte bestrahlt werden, um die Gefahr einer Graft-versus-Host-Reaktion zu vermeiden.

Plasmatische Gerinnungsstörungen sind, insbesondere bei der Promyelozytenleukämie (FAB-M3), nicht selten Ursache einer hämorrhagischen Diathese. Gabe von GFP, Fibrinogen sowie Thrombozytenkonzentraten.

Prophylaxe und Behandlung der Hyperurikämie („Tumorlyse-Syndrom")

Prophylaxe und Behandlung der *Hyperurikämie* („Tumorlyse-Syndrom") zur Vermeidung einer akuten Harnsäurenephropathie erfolgen schon zu Beginn der zytostatischen Therapie mit **Allopurinol** (300 mg/d) und reichlicher Flüssigkeitszufuhr. Rekombinante **Rasburicase** (Fasturtec®) i. v. senkt erhöhte Harnsäurewerte rasch und sehr effektiv.

Prophylaxe und Behandlung der Meningeosis leucaemica

20

Eine Meningeosis leucaemica kommt selten bei der AML (ca. 10 %), jedoch gehäuft bei der ALL (ohne ZNS-Prophylaxe ca. 75 %) vor. Deshalb wird bei der ALL im Rahmen der Standardtherapie bereits während der Induktionstherapie eine ZNS-Prophylaxe durchgeführt. Diese besteht aus der intrathekalen Gabe von **Methotrexat** (15 mg) und **Cytarabin** (40 mg), allein oder in Kombination mit **Dexamethason** (4 mg) mit oder ohne Radiotherapie der zerebralen Meningen. Bei manifester Meningeosis werden hoch dosierte, liquorgängige systemische Chemotherapeutika (z. B. Methotrexat, Cytarabin, Thiotepa) empfohlen.

Allogene Stammzelltransplantation (SZT)

Die allogene SZT hat durch Verbesserung der Konditionierung, der supportiven Maßnahmen, der konsequenten Fremdspendertypisierung und -suche und der besseren Beherrschung der Graft-versus-Host-Reaktion (GvHD) eine wesentliche Erweiterung des Indikationsspektrums erfahren. Stammzellen können entweder aus dem Knochenmark oder nach Mobilisation durch Wachstumsfaktoren +/– Chemotherapie aus dem Blut gewonnen werden. In neuerer Zeit werden auch Stammzellen aus Nabelschnurblut zur Transplantation eingesetzt.

Durch eine Reduktion der Intensität der Konditionierungstherapie können akute Komplikationen deutlich vermindert werden, sodass eine allogene Transplantation auch bei älteren, fitten Patienten (bis ≥ 70 Jahre bei gutem AZ) durchgeführt werden kann. Jedoch sind die nach der Akutphase der Therapie einsetzenden Komplikationen und Risiken (insbesondere GvHD) weiter vorhanden.

Indikationen

Die Indikationen zur SZT sind im Fluss, deshalb sollte in jedem Fall bei folgenden Indikationen Kontakt mit einem Transplantationszentrum aufgenommen werden:

(1) Schwere aplastische Anämie

(2) Akute nichtlymphoblastische Leukämie in der 1. Remission

(3) Akute lymphoblastische Leukämie
- Bei Risikopatienten in der 1. Remission
- Bei den anderen Patienten in der 2. Remission

(4) Myelodysplastisches Syndrom

(5) Myeloproliferative Erkrankungen
- Chronische myeloische Leukämie
- Osteomyelofibrose

(6) High-Grade-NHL (nach Rezidiv nach Autotransplantation)
- Risikopatienten (▶ Kap. 20.2.4.2) nach Erreichen einer Remission
- Chemosensitive Patienten im Relaps

(7) Paroxysmale nächtliche Hämoglobinurie (bei schweren Verläufen)

(8) Kongenitale Defektimmunopathien

(9) Nichtmaligne Erkrankungen
- Osteopetrosis, Wiskott-Aldrich-Syndrom, Morbus Hurler, Morbus Gaucher, Osteogenesis imperfecta
- Fanconi-Anämie, Thalassämie, Diamond-Blackfan-Anämie

(10) Solide Tumoren (autolog)
- Neuroblastom
- Hodentumoren (Hochrisiko)
- Andere chemotherapiesensible Tumoren

(11) Autoimmunerkrankungen (experimentell)

Alle Patienten sollten in Zentren und innerhalb von Studienprotokollen behandelt werden. Mit unklarer Konstellation in jedem Fall mit einem Zentrum zur Frage der Indikationsstellung Kontakt aufnehmen.

Voraussetzungen für die Durchführung einer allogenen SZT

(1) Bei gutem AZ Alter bis > 70 Jahre, Remission, guter AZ ohne floride Infektion.

(2) Spender mit möglichst identischem HLA-Muster: Geschwister (Chance der Kompatibilität 25 %), Nichtverwandte (bei HLA-Identität), Fremdspendersuche bei ca. > 90 % der Patienten erfolgreich, bei ca. 10 Mio. weltweit registrierten freiwilligen Spendern.

20.2.4 Maligne Lymphome

Finden sich bei einem Erwachsenen isolierte oder generalisierte Lymphknotenschwellungen, gelten folgende Grundsätze:

(1) Vergrößerte Lymphknoten, die sich nicht innerhalb von 3–4 Wochen zurückbilden oder deren Genese nicht geklärt ist (Blutbild, Knochenmarkaspiration, HIV-Test, Lues-, Toxoplasmose-Serologie, Paul-Bunnell-Test, EBV-Serologie usw.), müssen der Probeexzision zugeführt werden.

(2) Ist das histologische Ergebnis nicht eindeutig, werden weitere Biopsien vorgenommen bis zur Klärung der Diagnose. Ziel des operativen Eingriffs ist die Gewinnung einer Histologie, nicht die operative Ausräumung oder Debulking-OP.

(3) Prinzipiell sollten maligne Lymphome – v.a. bei kurativ therapierbaren Patienten – nur nach Vorstellung in einem entsprechenden Zentrum im Rahmen von Studien therapiert werden.

(4) Bei jungen Patienten sollte vor Therapiebeginn eine Vorstellung in einer Reproduktionsambulanz erfolgen.

20.2.4.1 Hodgkin-Lymphom

Vorbemerkungen Das Hodgkin-Lymphom ist eine maligne lymphatische Systemerkrankung, die histologisch durch wenige Tumorzellen („Hodgkin"-Zellen und mehrkernige „Sternberg-Reed"-Riesenzellen) sowie Granulationsgewebe („Lymphogranulomatose") gekennzeichnet ist. Die Hodgkin- und Sternberg-Reed-Zellen entwickeln sich zum größten Teil aus B-Lymphozyten des Keimzentrums.

Ätiologie und Pathogenese der Erkrankung sind weitgehend unbekannt. Risikofaktoren können virale Infektionen sein. So kann bei bis zu 40 % der Hodgkin-Lymphome das EBV-

Genom nachgewiesen werden. Auch Patienten mit HIV-Infektion oder Patienten unter Immunsuppression haben ein erhöhtes Risiko für ein Hodgkin-Lymphom.

Die **Prognose** von Patienten mit Hodgkin-Lymphom ist generell als exzellent zu bezeichnen. In frühen und mittleren Stadien ist nach 5 Jahren ein rezidivfreies Leben von > 90 % zu erwarten. Selbst in fortgeschrittenen Stadien werden durch Einsatz neuerer aggressiver Chemotherapieprotokolle (z. B. BEACOPP, Stanford V) 5-Jahres-Überlebensraten zwischen 80–90 % erreicht. Die Prognose eines Patienten mit Morbus Hodgkin wird im Wesentlichen durch das Ausbreitungsstadium bestimmt.

Diagnostik und Stadieneinteilung Die klinische Stadieneinteilung (▶ Tab. 20.7) umfasst Anamnese, körperliche Untersuchung, Lymphknoten-, Knochenmarkbiopsie, Laboruntersuchungen (inkl. BSG), Röntgenuntersuchung des Thorax, CT von Hals, Thorax und Abdomen (im Einzelfall: Sonografie, MR und PET; entsprechend den jeweiligen Therapieprotokollen der Deutschen Hodgkin-Studiengruppe, DHSG). Zusätzliche Untersuchungen (EKG, Echokardiogramm, Lungenfunktion, TSH, Gonadenfunktion) dienen zur Toxizitätsbeurteilung. Wichtig: Hinweis auf fertilitätserhaltende Maßnahmen und entsprechende Vorstellung des Patienten.

20

Tab. 20.7 Stadieneinteilung des Hodgkin-Lymphoms (nach Ann-Arbor)

Stadium	Befall
I	Befall einer einzigen Lymphknotenregion (I), evtl. mit Übergriff auf benachbartes Gewebe per continuitatem oder einzelner Herd in einem extralymphatischen Organ (I_E)
II	Befall von zwei oder mehr Lymphknotenregionen auf der gleichen Seite des Zwerchfells (II) oder lokalisierter Befall eines extralymphatischen Organs plus einer oder mehrerer Lymphknotenregionen auf der gleichen Seite des Zwerchfells (II_E)
III	Befall von Lymphknotenregionen beiderseits des Zwerchfells (III), evtl. mit lokalisiertem Befall extralymphatischer Organe per continuitatem (III_E). Befall von Milz wird speziell angegeben (III_S)
IV	Nicht lokalisierter Befall eines oder mehrerer extralymphatischer Organe oder Gewebe mit oder ohne Befall lymphatischen Gewebes

Alle Stadien werden in A oder B unterteilt. Stadium B bedeutet Vorhandensein eines oder mehrerer der folgenden drei Symptome: 1. Gewichtsverlust von mehr als 10 % des Körpergewichts innerhalb von 6 Monaten, 2. Temperaturen > 38,0 °C, 3. Nachtschweiß.

Zusätzlich zum Stadium werden noch nachfolgende Risikofaktoren definiert, die zusammen mit dem Stadium, eine Zuordnung zu Prognosegruppen erlaubt.

Risikofaktoren der DHSG Beim Hodgkin-Lymphom gelten folgende Befunde als Risikofaktoren (RF):

(a) Großer Mediastinaltumor (≥ ⅓ des maximalen Thoraxquerdurchmessers)

(b) Extranodaler Befall

(c) Erhöhte BSG (≥ 50 mm/h bei Fehlen bzw. ≥ 30 mm/h bei Vorliegen von B-Symptomen)

(d) ≥ 3 Lymphknotenareale.

Therapie

Wegen der kurativen Intention der Therapie (in allen Stadien) sollte grundsätzlich eine Vorstellung an einem hämatologischen Zentrum erfolgen! Alle Patienten sollten im Rahmen laufender kontrollierter Studien behandelt werden. Es können hier nur allgemeine Richtlinien angegeben werden, die dem derzeitigen internationalen Stand der Therapie des Hodgkin-Lymphoms entsprechen.

Bei der *zytostatischen Therapie* werden derzeit in Deutschland das **BEACOPP-** und das **ABVD-Protokoll** angewandt (▶ Tab. 20.8); die Remissionsraten liegen dabei (alle Stadien zusammengefasst) über 80 %. Eine Erhaltungstherapie wird nicht durchgeführt.

Tab. 20.8 Chemotherapie des Morbus Hodgkin

Schema			Zyklus
„ABVD“			Wiederholung Tag 29
Doxorubicin	25 mg/m²/d	i. v.	Tag 1 + 15
Bleomycin	10 mg/m²/d	i. v.	Tag 1 + 15
Vinblastin	6 mg/m²/d	i. v.	Tag 1 + 15
Dacarbazin/DTIC	375 mg/m²/d	i. v.	Tag 1 + 15
„BEACOPP Basis“			Wiederholung Tag 22 (+ G-CSF)
Bleomycin	10 mg/m²/d	i. v.	Tag 8
Etoposid	100 mg/m²/d	i. v.	Tag 1–3
„BEACOPP Basis“			Wiederholung Tag 22 (+ G-CSF)
Doxorubicin	25 mg/m²/d	i. v.	Tag 1
Cyclophosphamid	650 mg/m²/d	i. v.	Tag 1
Vincristin	1,4 mg/m²/d	i. v.	Tag 8, max. 2 mg/d absolut
Procarbazin	100 mg/m²/d	p. o.	Tag 1–7
Prednison	40 mg/m²/d	p. o.	Tag 1–14
„BEACOPP eskaliert“			Wiederholung Tag 22
Bleomycin	10 mg/m²/d	i. v.	Tag 8
Etoposid	200 mg/m²/d	i. v.	Tag 1–3
Doxorubicin	35 mg/m²/d	i. v.	Tag 1
Cyclophosphamid	1.250 mg/m²/d	i. v.	Tag 1
Vincristin	1,4 mg/m²/d	i. v.	Tag 8, max. 2 mg/d absolut
Procarbazin	100 mg/m²/d	p. o.	Tag 1–7
Prednison	40 mg/m²/d	p. o.	Tag 1–14

Für die Therapie außerhalb von Studien gelten in Deutschland folgende Empfehlungen:

(1) *Stadium I und II ohne RF:* 2 Zyklen ABVD plus IF-Radiatio mit 20 Gy.

(2) *Stadium I und IIA mit RF, IIB mit RF c, d:* 2-mal BEACOPP eskaliert + 2-mal ABVD (Patienten < 60 Jahre) oder 4-mal ABVD mit anschließender IF-Radiatio mit 30 Gy.

(3) *Stadium IIB mit RF a, b, III und IV:*

- Alter < 60 Jahre: 6 Zyklen BEACOPP eskaliert. Bei Restbefund ≥ 2,5 cm Durchführung eines PET. Bei Positivität: Radiatio mit 30 Gy.
- Alter > 60 Jahre: 6–8 Zyklen ABVD und Nachbestrahlung mit 30 Gy bei Restbefunden ≥ 1,5 cm.

Die Therapie im Fall eines *Rezidivs* und bei primärem Therapieversagen ist von verschiedenen Faktoren abhängig: Zeitpunkt des Rezidivs, Stadium im Rezidiv, Vortherapien, Alter des Patienten und Karnofsky-Index. Deshalb sollten alle Patienten mit Rezidiv an einem hämatologischen Zentrum vorgestellt werden, um ein optimales Therapiekonzept zu erarbeiten. Aktuell wird, falls dem Patienten dies zugemutet werden kann, die Durchführung einer Hochdosis-Chemotherapie mit autologer SZT empfohlen. Bei Risikopatienten sollte nach Durchführung der autologen Stammzelltransplantation eine Erhaltungstherapie mit dem CD30-Antikörper-Toxin-Konjugat **Brentuximab Vedotin** durchgeführt werden. Bei Rezidiv nach SZT kann bei jungen Patienten die allogene Transplantation erwogen werden (experimenteller Therapieansatz). In palliativer Intention Therapie mit **Brentuximab Vedotin** oder mit dem PD1-Inhibitor **Nivolumab.** Nivolumab ist bei Rezidiv nach autologer Stammzelltransplantaion und einer Bretuximab Therapie in Deutschland zugelassen. Wenn möglich, Therapie dieser Patienten im Rahmen laufender Studien (http://www.ghsg.org).

20.2.4.2 Non-Hodgkin-Lymphome (NHL)

Klassifizierung Durch Immunphänotypisierung im Zusammenhang mit den histologischen Kriterien ist es möglich, eine Klassifizierung zu erlangen, die der physiologischen Entwicklungsreihe der lymphatischen Zellen entspricht (B-Zellen, T-Zellen und deren Vorstufen). Die frühere europäische **Kiel-Klassifikation** und die **REAL-Klassifikation** („Revised European American Lymphoma Classification“) wurden durch die Klassifikation der WHO von 2016 ersetzt Aus Gründen der Übersicht wird hier die klinische Klassifikation in „indolente“ und „aggressive“ Lymphome beibehalten.

Stadieneinteilung Die Stadieneinteilung erfolgt nach der Ann-Arbor-Klassifikation (▶ Tab. 20.7), mit Ausnahme der CLL (▶ Kap. 20.2.4.3), der Haarzell-Leukämie und des multiplen Myeloms (▶ Kap. 20.2.4.5).

20

Im Gegensatz zum Hodgkin-Lymphom haben die NHL schon primär eine frühe Tendenz zu einem disseminierten Lymphknotenbefall und einem extranodalen Organbefall.

Das klinische Staging bei den NHL sollte eine Computertomografie von Hals, Thorax und Abdomen (alternativ MR Hals/Abdomen bei jungen Patienten oder Ganzkörper-PET-CT) sowie eine Knochenmarkbiopsie und -aspiration beinhalten. Eine Lumbalpunktion ist notwendig bei nachgewiesenem Befall von Knochenmark, Nasenhöhlen, Orbita sowie Hoden. Eine Gastro- und Koloskopie plus röntgenologische Darmpassage sind notwendig bei Befall des Waldeyer-Rachenrings, wie umgekehrt eine Laryngoskopie bei Befall des Gastrointestinaltrakts erforderlich ist.

Therapie

Vorbemerkungen

Die Therapie richtet sich grundsätzlich nach dem klinischen Stadium der Erkrankung, dem histologischen Typ sowie nach Risikofaktoren. Die Therapie ist aufgrund der Heterogenität der NHL weit weniger standardisiert als beim Hodgkin-Lymphom. Die primäre Therapieplanung sollte deshalb an einem hämatologischen Zentrum und im Rahmen klinischer Studien durchgeführt werden.

Für das praktische Vorgehen ist es zweckmäßig, die NHL nach klinischen Kriterien in indolente (low grade, Lebenserwartung unbehandelt: Jahre), aggressive (high grade, Lebenserwartung unbehandelt: Monate) und hochaggressive Lymphome (Lebenserwartung unbehandelt: Wochen) einzuteilen.

Vor Beginn einer Therapie muss bei Patienten mit hochmalignen NHL die Prognose mithilfe des Internationalen Prognostischen Index (IPI) abgeschätzt werden (▶ Tab. 20.9). Dazu werden folgende Risikofaktoren herangezogen:

(1) Alter > 60 Jahre

(2) LDH > obere Normgrenze

(3) ≥ 2 extranodale Herde

(4) Fortgeschrittenes Stadium (III/IV)

(5) Tumorbedingter schlechter Allgemeinzustand (ECOG-WHO 3–5 [Karnofsky-Index < 70 %])

Tab. 20.9 „International Prognostic Index" (IPI) bei Patienten mit aggressiven Non-Hodgkin-Lymphomen

Risikogruppe	Zahl der Risikofaktoren	5-Jahres-Überleben
Niedrig	0–1	73 %
Niedrig-intermediär	2	51 %
Hoch-intermediär	3	43 %
Hoch	4–5	26 %

Da für jüngere Patienten < 60 Jahre der extranodale Befall kein unabhängiger Risikofaktor zu sein scheint, wurde ein altersabhängiger IPI entwickelt (aaIPI): Karnofsky < 70 %, Stadium III–IV, erhöhte LDH. 1 Punkt: niedrig-intermediäres, 2 Punkte: hoch-intermediäres; 3 Punkte: hohes Risiko

Anhand des ermittelten Index erfolgen dann die Therapieplanung und ein möglicher Studieneinschluss.

Niedrigmaligne (indolente) Non-Hodgkin-Lymphome

Bei den indolenten Lymphomen dominiert eine Population klonaler, kleiner Zellen („-zyten"), die eine niedrige Wachstumsfraktion aufweisen und infolge eines verlängerten Überlebens (z. B. dereguliertes bcl-2-Gen) akkumulieren. Sie zeigen eine ausgeprägte Tendenz zu zirkulieren, sodass es sich meist schon bei Diagnosestellung um eine primär disseminierte Erkrankung handelt. Indolente Lymphome weisen zwar nur eine langsame Progredienz auf, können jedoch nur selten geheilt werden. Ausnahmen stellen ein Stadium I/II dar, bei denen durch eine Strahlentherapie eine Kuration erreicht werden kann. Das Therapieziel in fortgeschrittenen Stadien ist die Palliation, d. h., eine Therapie ist nur bei vorhandenen oder zu erwartenden Symptomen indiziert. Es können mehrere Jahre vergehen, bis ein Fortschreiten der Erkrankung eine Therapie notwendig werden lässt. Bei Patienten mit indolenten Lymphomen ist zu beachten, dass bei etwa 15–20 % im Verlauf eine Transformation zu hochmalignen Lymphomen stattfinden kann (Richter-Transformation), sodass bei einer deutlichen Akzeleration der Erkrankung eine Überprüfung der Diagnose erfolgen muss. Bezüglich einer vereinfachten Darstellung der Therapierichtlinien für niedrigmaligne (indolente) Lymphome ▶ Tab. 20.10. Chemotherapieprotokolle ▶ Tab. 20.11. Beim *follikulären Lymphom* kann für 2 Jahre eine Erhaltungstherapie mit **Rituximab** durchgeführt werden (Rituximab 375 mg/m^2 alle 2 Monate). Aktuelle Studien des Kompetenznetzes Lymphome unter www.lymphome.de.

Tab. 20.10 Therapierichtlinien für niedrigmaligne Lymphome

Stadium	Therapie
Limitiertes Stadium (ca. 10 %; Stadium I/II, keine B-Symptome, Tumor < 10 cm)	Strahlentherapie (involved field)
Fortgeschrittenes Stadium (ca. 90 %; Stadium III/IV, B-Symptome, „bulky disease")	a) Jüngere Patienten in gutem Allgemeinzustand: intensive Chemotherapie +/– Stammzelltransplantation
	b) Ältere Patienten, schlechter Allgemeinzustand: „watch and wait"palliative Bestrahlung, nichtaggressive Chemotherapie

Hochmaligne (aggressive) Non-Hodgkin-Lymphome

Bei den *aggressiven NHL* liegt eine schnelle Zellproliferation vor; das Ansprechen auf die zytostatische Therapie ist primär gut, mit einer intensiven Polychemotherapie können Vollremissionen und Heilungen der Patienten erreicht werden. Das Therapieziel bei den hochaggressiven NHL ist kurativ, sodass intensive Therapien mit entsprechenden Risiken gerechtfertigt sind (z. B. Therapien analog ALL-Protokoll). In den allermeisten Fällen handelt es sich um Lymphome der B-Zellreihe.

Behandlungsstandard bei aggressiven NHL der B-Zellreihe ist die Chemotherapie nach dem R-CHOP-Protokoll mit verschiedenen Modifikationen (CHOP 14, CHOEP, andere) mit Langzeitüberleben von 40–50 % der Patienten (▶ Tab. 20.11). Da sich die Lymphomtherapie rasch fortentwickelt, ist es sinnvoll, die aktuellen Studienprotokolle unter www.lymphome.de einzusehen.
Es ist besonders wichtig, dass die Patienten bereits zu Beginn der Therapie die volle, dem Protokoll entsprechende Dosis erhalten. Es konnte für das CHOP-Protokoll gezeigt werden, dass Patienten, die initial nur 50 % der Dosis erhielten, wesentlich schlechtere Langzeitergebnisse erzielten.

Bei jüngeren Hochrisikopatienten sollte eine intensivierte Therapie mit Hinzunahme von MTX sowie Erhöhung der Anzahl der Rituximab-Gaben erwogen werden. Ebenfalls ist bei Patienten mit Hochrisiko eine Hochdosistherapie mit nachfolgender autologer SZT zu erwägen. Bei Patienten, die keine Remission erreichen, gilt es, frühzeitig Alternativen (Salvage-Therapie, s. u.) mit nachfolgender Hochdosistherapie mit autologer oder allogener SZT durchzuführen.

Hochaggressive Lymphome (lymphoblastisches Lymphom sowie Burkitt-Lymphome) werden wie akute T- bzw. B-Zell-Leukämien behandelt (Therapie nur an einem Zentrum).

Tab. 20.11 Chemotherapie-Protokolle zur Behandlung maligner Lymphome (Auswahl)

Therapieprotokolle			**Zyklus**
Therapieprotokolle für maligne Lymphome			
„Rituximab“			
Rituximab	375 mg/m²/d	i.v.	Tag 1, 8, 15, 22,
„Ofatumumab“			
Ofatumumab	300 mg abolut	i.v.	Wöchentlich (1.–2. Gabe)
	2.000 mg absolut	i.v.	Wochentlich (3.–8. Gabe)
	2.000 mg absolut	i.v.	4-wöchentlich (9.–12. Gabe)
„Obinutuzumab + Chlorambucil“			
Obinutuzumab	100 mg absolut	i.v.	1. Zyklus, Tag 1
	900 mg absolut	i.v.	1. Zyklus, Tag 2
	1.000 mg absolut	i.v.	1. Zyklus, Tag 15
	1.000 mg absolut	i.v.	2. Zyklus Tag 1
Chlorambucil	0,5 mg/kg KG	p.o.	Tag 1, 15 je Zyklus
„R-CHOP“		Wiederholung Tag 22	
Rituximab	375 mg/m²/d	i.v.	Tag 0
Cyclophosphamid	750 mg/m²/d	i.v.	Tag 1
Doxorubicin	50 mg/m²/d	i.v.	Tag 1
Vincristin	1,4 mg/m²/d	i.v.	Tag 1, maximal 2 mg absolut
Prednison	100 mg absolut	p.o.	Tag 1–5
Bei erhöhtem Risiko für ZNS-Befall: intrathekale Therapie: Cytosin-Arabinosid 40 mg absolut i.th., Dexamethason 4 mg absolut i.th., Methotrexat 15 mg absolut i.th. Tag 1, Woche 2, 6, 10 (CHOP14, Wiederholung Tag 15 mit G-CSF im Intervall), R-CHOP in Kombination mit Rituximab (s. u.)			

Tab. 20.11 Chemotherapie-Protokolle zur Behandlung maligner Lymphome (Auswahl) *(Forts.)*

Therapieprotokolle		**Zyklus**	
Therapieprotokolle für niedrigmaligne Lymphome			
„Chlorambucil/Prednison (Knospe)"		Wiederholung Tag 22	
Chlorambucil	18 mg/m²/d	p.o.	Tag 1
Prednison[1]	75 mg/m²/d	p.o.	Tag 1
	50 mg/m²/d	p.o.	Tag 2
	25 mg/m²/d	p.o.	Tag 3
Dosissteigerung von Chlorambucil um 5 mg/m²/d pro Zyklus je nach Verträglichkeit möglich [1] Prednison nur bei Autoimmunphänomenen (z. B. Autoimmunhämolyse)			
„R-Bendamustin"		Wiederholung Tag 28	
Rituximab	375 mg/m²	i.v.	Tag 0, 1. Kurs Tag 1 ab 2. Zyklus
Bendamustin	90 mg/m²/d	i.v.	Tag 1–2
„Fludarabin mono"		Wiederholung Tag 29	
Fludarabin	25 mg/m²/d	i.v.	Tag 1–5
„R-Idelalisib"		Wiederholung Tag 15 (1.–5. Zyklus) Wiederholung Tag 29 (6.–8. Zyklus)	
Rituximab	375 mg/m² 500 mg /m²	i.v. i.v.	Tag 1, 1. Zyklus Tag 1, 2.–8. Zyklus
Idelalisib	150 mg –0 – 150 mg	p.o.	Tag 1-14 (1.–5. Zyklus) Tag 1-28 (6.–8. Zyklus)
„R-Fludarabin/Cyclophosphamid"		Wiederholung Tag 29	
Rituximab	375 mg/m² 500 mg/m²	i.v. i.v.	Tag 0, 1. Kurs Tag 0 ab 2. Zyklus
Fludarabin	25 mg/m²/d	i.v.	Tag 1–3
Cyclophosphamid	250 mg/m²/d	i.v.	Tag 1–3
„2-CDA mono"		Wiederholung Tag 22	
2-CDA	0,14 mg/kg/d	i.v. oder s.c.	Tag 1–5
Aktuelle Studienprotokolle unter www.lymphome.de.			

Therapeutische Besonderheiten ergeben sich auch bei Lymphomen im Rahmen einer AIDS-Erkrankung (i. d. R. wie bei nicht an AIDS erkrankten Patienten), bei gastrointestinalen Lymphomen oder bei ZNS-Lymphomen. Die Behandlung dieser Patienten sollte immer onkologischen Zentren vorbehalten sein.

Bei einem *Relaps* eines High-Grade-NHL ist die Langzeitprognose ungünstig. Hier sollte durch eine aggressive Chemotherapie eine erneute Remission der Erkrankung erreicht werden. Patienten mit einem „chemotherapiesensitiven" Rezidiv sollten dann einer Hochdosistherapie mit SZT (autolog und/oder allogen) zugeführt werden, da nur hierdurch eine Kuration möglich ist. Bei mehrfachen Rezidiven und älteren Patienten, die nicht einer autologen SZT zugeführt werden können, kann das Anthracendion-Derivat **Pixantron** verabreicht werden.

20.2.4.3 Chronische lymphatische Leukämie

Vorbemerkungen Bei der CLL handelt es sich um ein indolentes B-Non-Hodgkin-Lymphom (▶Kap. 20.2.4.2) mit leukämischer Ausschwemmung. Sie ist die häufigste leukämische Erkrankung in Mitteleuropa. Die früher als T-CLL bezeichnete Form wird heute als T-Prolymphozytenleukämie (T-PLL) bezeichnet. Die Diagnosesicherung erfolgt durch die Immunphänotypisierung der Lymphozyten (Expression von CD19, CD20, CD23 mit dem T-Zell-Antigen CD5, Leichtkettenrestriktion Ig κ oder Ig λ), die mindestens 5.000 monoklonale B-Lymphozyten pro µl im peripheren Blut ausmachen. Differenzialdiagnostisch sind eine monoklonale B-Lymphozytose, reaktive Lymphozytosen (virale Infekte, Kollagenosen) und andere leukämisch verlaufende Lymphome auszuschließen.

Klinik Klinisch findet sich häufig als Zufallsbefund eine Lymphozytose. Im weiteren Verlauf treten Lymphadenopathie, Spleno- und Hepatomegalie sowie Zeichen der Knochenmarkinsuffizienz auf. Auch finden sich relativ häufig Autoimmunphänomene (z. B. hämolytische Anämie, Immunthrombozytopenie). Die Patienten klagen im Verlauf der Erkrankung über B-Symptome und haben eine vermehrte Infektneigung.

20

Ein Stadium C nach Binet gilt als prognostisch ungünstig (▶Tab. 20.12). Als weitere ungünstige Prognosefaktoren gelten u. a. eine Lymphozytenverdopplungszeit < 6 Monaten, die Transformation in ein hochmalignes Lymphom sowie der Nachweis einer Deletion 17p13.

Tab. 20.12 Klinisches Stadium nach Binet und Überlebenszeit von Patienten mit CLL

Stadium	Befunde
A	Keine Anämie, keine Thrombopenie, < 3 betroffene Lymphknotenareale[1], Überlebenszeit normal
B	Keine Anämie, keine Thrombopenie, > 3 beteiligte Lymphknotenareale, Überlebenszeit 6 Jahre
C	Anämie mit Hb < 6,2 mmol/L (< 10 g%) oder Thrombopenie mit Thrombozyten < 100 Gpt/L (< 100.000/µl), mediane Überlebenszeit 2 Jahre

[1] Als betroffene Lymphknotenareale gelten axilläre, zervikale und inguinale Lymphknoten, unabhängig, ob ein- oder beidseitig, Leber und Milz (beide Organe gelten als ein betroffenes Areal).

Therapie

Die Therapie der CLL ist trotz Intensivierung der Chemotherapie und Einsatz von Antikörpern weiterhin palliativ. Die bisher einzig kurative Therapie ist die Durchführung einer allogenen SZT. Eine Therapie sollte deshalb nur bei symptomatischen Patienten im Stadium Binet A oder B sowie generell bei Patienten im Stadium Binet C erfolgen.

Symptome, die eine Therapie bedingen sind:

(1) Lymphozytenverdopplungszeit < 6 Monate oder 50 % Anstieg in 2 Monaten,

(2) krankheitsassoziierte Symptome wie Gewichtsverlust, Nachtschweiß und Fieber,

(3) auf Standardtherapie refraktäre AIHA oder Autoimmunthrombopenie,

(4) symptomatische Splenomegalie oder Lymphadenopathie,

(5) vermehrte Anfälligkeit gegenüber Infektionen.

Die Wahl der Therapie ist dabei abhängig von Alter, Komorbiditäten, Nierenfunktion und genetischen Risikofaktoren des Patienten. Wenn möglich, sollte die Therapie im Rahmen aktueller Studien durchgeführt werde. Die Patienten werden in die Gruppen fit (go go), unfit (slow go) oder gebrechlich (no go) eingeteilt. Außerhalb von Studien kann bei fitten Patienten (≤ 65 Jahre) mit normaler Nierenfunktion und ohne klinisch relevante Komorbiditäten eine Therapie mit Fludarabin, Cyclophosphamid und Rituximab (FCR) durchgeführt werden. Bei Patienten > 65 Jahre Durchführung einer Therapie mit Rituximab und Bendamustin. Bei unfitten Patienten kann entweder eine Therapie mit Ofatumumab und Chlorambucil, Obinutuzumab und Chlorambucil oder Rituximab-Bendamustin oder Ibrutinib durchgeführt werden. Bei unfitten Patienten > 65 Jahre ist auch eine Therapie mit Ibrutinib möglich (▶ Tab. 20.11).

Hochrisikopatienten mit Deletion 17p13 oder PT53-Mutation sollten mit einem TKI therapiert werden. Aktuell stehen zwei Präparate zur Verfügung: **Ibrutinib** als Monotherapie und **Idelalisib** in Kombination mit Rituximab. Beide TKI sind für Hochrisikopatienten in der Erstlinientherapie sowie bei vorbehandelten Patienten zugelassen. Als First-Line-Therapie gilt die Therapie mit Ibrutinib. Für Patienten, die für eine Therapie mit Ibrutinib und Idelalisib nicht geeignet sind oder ein Therapieversagen zeigten, kann eine Therapie mit **Venetoclax** (oraler Inhibitor des B-Zell-Lymphom-2-Proteins [BCL-2]) durchgeführt werden. Bei Rezidiv hängt die Therapie von der Dauer der Remission, der bisher durchgeführten Therapie, dem Risikoprofil und dem Allgemeinzustand ab. Insbesondere bei Patienten, die refraktär auf die initial durchgeführte Therapie sind, eine kurze Remissionsdauer (< 2–3 Jahre) oder eine del 17p13/PT53-Mutation haben, sind Ibrutinib, Ibrutinib/Bendamustin/Rituximab (IBR) und Idelalisib/Rituximab die wirksamsten Therapien. Bei initialer Therapie mit Ibrutinib oder Idelalisib ist Venetoclax in der Rezidivtherapie zugelassen. Venetoclax ist auch bei Patienten ohne del 17p13/PT53-Mutation im Rezidiv zugelassen, bei denen sowohl unter einer Chemoimmuntherapie als auch unter einem BCRi (B-cell receptor pathway inhibitor) ein Therapieversagen auftrat. Bei jüngeren Patienten mit Höchstrisiko, die nach einer TKI-Therapie rezidivieren oder ein schlechtes Ansprechen zeigen, sollte die Indikation für eine allogene SZT geprüft werden.

Eine alleinige Kortikoidtherapie ist indiziert bei Zeichen einer AIHA oder einer Autoimmunthrombopenie ohne weitere Zeichen einer behandlungsbedürftigen CLL.

Als supportive prophylaktische Maßnahme ist bei *rezidivierenden Infekten* und Hypogammaglobulinämie die Gabe von **γ-Globulinen** (10 g alle 3–4 Wochen) sinnvoll.

Bei ausgeprägter Splenomegalie besteht häufig ein *Hypersplenismus*, der oft infolge der Knochenmarkinfiltration durch die Grunderkrankung nur schwer zu erkennen ist. Zeigt die eingeleitete Chemotherapie keine deutliche Besserung der Hypersplenismusfolgen, können durch Milzexstirpation Anämie und/oder Thrombozytopenie positiv beeinflusst werden.

! WICHTIG

Vorherige Pneumokokkenvakzination!

Weitere Indikationen zur Splenektomie sind nicht beherrschbare immunhämolytische Anämien und exzessive Milzvergrößerungen mit Infarzierungen oder gastrointestinalen Verdrängungserscheinungen.

Bei einem Teil der Patienten kann die CLL nach unterschiedlich langem Zeitintervall in ein High-Grade-NHL (Richter-Syndrom) übergehen (meist immunoblastische Lymphome im Abdomen). Die Prognose ist ungünstig, eine Therapie mit einem Protokoll für hochmaligne NHL sollte erwogen werden. Dadurch kann häufig eine Remission des High-Grade-NHL erzielt werden bei Persistenz der CLL.

20.2.4.4 Haarzell-Leukämie

Klinik Die Haarzell-Leukämie ist selten und gehört zu den indolenten B-Zell-Lymphomen mit charakteristischer Morphologie (feine Zytoplasma-Ausläufer im Lichtmikroskop). Betroffen sind häufiger Männer mittleren Alters (50 Jahre). Bei > 90 % der Patienten mit klassischer Haarzell-Leukämie ist eine BRAF-V600E-Mutation nachzuweisen.

Klinisch stehen eine Panzytopenie und Splenomegalie mit entsprechenden Komplikationen im Vordergrund. Häufig auch opportunistische Infektionen (z. B. atypische Mykobakterien). Von der klassischen Haarzell-Leukämie wird die Haarzell-Leukämie-Variante unterschieden, die sich klinisch, zytologisch, immunologisch und zytochemisch von der klassischen Form unterscheidet.

Therapie

Eine Therapie sollte nur bei symptomatischer Erkrankung (neutrophilen Granulozyten < 1.000/µl und/oder rezidivierenden Infekten und/oder Thrombozyten < 100.000/µl und/oder Hb < 11 g/dl) eingeleitet werden. Als erste Therapieoption gilt die Therapie mit dem Purinanalogon (PA) **2-Chlorodeoxyadenosin** (2-CDA), das nach einmaliger Therapie bei über 75 % der behandelten Patienten zu langfristigen Remissionen führt. Alternativ kann eine Therapie mit **Pentostatin** durchgeführt werden, das ebenfalls zu komplettem Remissionen bei ≥ 75 % führt. Bei schwerer Neutropenie auch Therapie mit koloniestimulierenden Faktoren (z. B. G-CSF, Neupogen®). Bei Kontraindikationen gegen PA kann eine Therapie mit Interferon α erwogen werden. Auch eine Monotherapie mit einem CD20-Antikörper kann bei Kontraindikationen gegen die zuvor genannten Therapien erwogen werden. Bei Rezidiven nach > 3 Jahre kann eine erneute Therapie mit der Erstlinientherapie durchgeführt werden. Bei Rezidiven innerhalb von 3 Jahren kann ein Therapieversuch mit einem anderen PA als in der Erstlinientherapie durchgeführt werden. Bei Nichtansprechen kann **Rituximab** entweder zusätzlich zum PA oder als Monotherapie gegeben werden. Bei PA-refraktären Patienten kann eine Therapie mit einem BRAF-Inhibitor versucht werden, wobei aktuell die Therapie mit **Vemurafenib** am besten belegt ist. BRAF Inhibitoren sind bei der Haarzell-Leukämie-Variante nicht wirksam, da diese keine entsprechende Mutation (*BRAF* V600E) haben. Generell sollten diese Patienten im Rahmen klinischer Studien therapiert werden. Bei gutem Management haben Patienten mit Haarzell-Leukämie eine sehr günstige Prognose (70 % der Patienten mit klassischer Haarzell-Leukämie haben eine normale Lebenserwartung).

20.2.4.5 Paraproteinämien

Einteilung Man unterscheidet folgende Erkrankungen, die zu einer Paraproteinämie (d. h. Vermehrung eines monoklonalen Immunglobulins oder Teilen des Moleküls) führen:

(1) multiples Myelom (IgG, IgA und selten IgE und IgD),

(2) Makroglobulinämie „Morbus Waldenström" (IgM),

(3) Bence-Jones-Plasmozytom (isolierte Produktion und Ausscheidung von Leichtketten im Urin),

(4) AL-Amyloidose mit Ablagerung von monoklonalen leichten oder schweren Ketten des Immunglobulinmoleküls in verschiedenen Organen (▶ Kap. 23),

(5) Schwerkettenkrankheit.

Von diesen malignen Erkrankungen abzugrenzen ist die sog. **benigne Gammopathie (monoklonale Gammopathie unbekannter Signifikanz, MGUS)**. Sie ist bei etwa 1–3 % der über 50-Jährigen nachzuweisen. Sie ist charakterisiert durch folgende Befunde:

(1) M-Protein < 30 g/L,

(2) Plasmazellinfiltration des Knochenmarks < 10 %,

(3) unauffälliger, durch die Gammopathie nicht beeinflusster klinischer Befund,

(4) keine röntgenologischen Skelettveränderungen, keine Hyperkalzämie, keine Anämie, keine anderweitig erklärbare Niereninsuffizienz.

Das MGUS stellt eine Präkanzerose dar. Das Risiko für den Übergang in ein Lymphom (z.B. multiples Myelom) beträgt ca. 1–1,5 %/Jahr, wobei das Risiko von der Höhe des Paraproteins abhängt. Das Intervall der Kontrolluntersuchung hängt vom Risiko des Übergangs in ein Lymphom ab.

Hiervon abzugrenzen sind die sog. sekundären monoklonalen Gammopathien im Rahmen lymphoproliferativer Erkrankungen (NHL, CLL), bei Kollagenosen, chronischen Infekten (z.B. Osteomyelitis), bei Myasthenia gravis (gelegentlich) und soliden Tumoren (sehr selten, wahrscheinlich handelt es sich dabei um ein zufälliges gleichzeitiges Vorhandensein einer benignen idiopathischen Gammopathie). Alle Paraproteinämien zeigen ähnliche Translokationen des Locus 14q32 als Hinweis auf eine verwandte „Pathogenese".

Multiples Myelom (Plasmozytom; MM)

Klinik Das multiple Myelom ist den B-Non-Hodgkin-Lymphomen zuzuorden und ist gekennzeichnet durch die Produktion kompletter oder inkompletter monoklonaler Immunglobuline (= Paraprotein). Von Leichtkettenmyelom spricht man, wenn keine kompletten Immunglobuline gebildet werden. Falls die Myelomzellen keine kompletten Immunglobuline oder keine Leichtketten sezernieren, handelt es sich um ein asekretorisches Myelom (selten, ca. 1–3 %). Die Symptomatik ist vielgestaltig, wobei bei bis zu 20 % der Patienten das MM als Zufallsbefund diagnostiziert wird. Häufige klinische Symptome sind u.a. Knochenschmerzen, Infektneigung, zunehmende Müdigkeit und Schwäche. Nicht selten wird das MM auch im Rahmen der Abklärung einer Niereninsuffizienz festgestellt („Cast-Nephropathie"). Hinweise auf das Vorliegen eines MM sind eine maximal beschleunigte BSG („Sturzsenkung"), ein schmalbasiger *M-Gradient* in der Serumelektrophorese und uncharakteristische Knochenschmerzen. Die Diagnose eines MM kann gestellt werden, wenn folgende Kriterien erfüllt sind (definiert von der International Myeloma Working Group):

(1) Nachweis von mehr als 10 % klonaler Plasmazellen im Knochenmark und

(2) Nachweis eines monoklonalen Paraproteins im Serum und/oder

(3) Nachweis eines monoklonalen Paraproteins im Urin und

(4) Endorganschäden (CRAB-Kriterien).

Als CRAB-Kriterien sind definiert: Hyperkalzämie (hypercalcemia) und/oder Niereninsuffizienz („renal insufficiency") und/oder Anämie („anemia") und/oder osteolytische oder diffuse Knochendestruktion (bone lesions).

Davon unabhängig kann auch ein **isoliertes** Plasmozytom mit und ohne Paraproteinausscheidung als Weichteil- (extramedulläres Plasmozytom) oder Knochentumor durch histologische Untersuchung nachgewiesen werden (ca. 4 %).

Therapie

Die Therapie richtet sich nach dem Krankheitsstadium (▶ Tab. 20.13), dem Allgemeinzustand des Patienten und vorliegenden Risikofaktoren. Die Erkrankung ist mit den derzeitigen konservativen therapeutischen Ansätzen nicht heilbar. Die wahrscheinlich einzige kurative Therapie ist die Durchführung einer allogenen SZT. Als prognostisch besonders bedeutungsvoll gelten die Serum-β_2-Mikroglobulinspiegel sowie das Serumalbumin, worauf das International Staging System (ISS) der International Myeloma Working Group basiert. (▶ Tab. 20.14). Zytogenetische Veränderungen besitzen ebenfalls prognostische Bedeutung. Patienten mit bestimmten chromosomalen Aberrationen (z.B. del13, del(17p-), t(4;14), u.a.) werden zur Hochrisikogruppe gerechnet.

Tab. 20.13 Stadieneinteilung des multiplen Myeloms nach Durie und Salmon

Stadium	Kriterien
I	**Alle** nachfolgenden Kriterien müssen erfüllt sein:
	Hb > 6,5 mmol/L (> 10 g/dl)
	Serumkalzium normal
	Keine röntgenologischen Veränderungen am Skelettsystem oder nur ein osteolytischer Herd
	Paraprotein: IgG < 50 g/L (< 5 g/dl), IgA < 30 g/L (< 3 g/dl) und Bence-Jones-Protein im Urin < 4 g/24 h
II	Weder I noch III
III	**Eines oder mehrere** der nachfolgenden Kriterien:
	Hb < 5,3 mmol/L (< 8,5 g/dl)
	Serumkalzium erhöht
	≥ 2 Osteolysen bzw. ausgeprägte Osteopenie
	Paraprotein: IgG > 70 g/L (> 7 g/dl), IgA > 50 g/L (> 5 g/dl), Bence-Jones-Proteinausscheidung > 12 g/24 h
Zusatzkriterien (alle Stadien)	A – normale Nierenfunktion
	B – gestörte Nierenfunktion (Kreatinin > 177 µmol/L [> 2 mg/dl])

Tab. 20.14 International Staging System (ISS)

Stadium	Serumkonzentration
I	β_2-Mikroglobulin < 3,5 mg/L und Albumin > 3,5 g/dl
II	Weder Stadium I noch Stadium III
III	β_2-Mikroglobulin > 5,5 mg/L

Im *Stadium I* wird nicht behandelt, sondern der spontane Verlauf abgewartet.

Im *Stadium II und III* (< 70 Jahre oder > 70 Jahre und transplantationsfähig) werden als Induktionstherapie Protokolle mit **Cyclophosphamid, Antrazyklin, Dexamethason, Thalidomid, Bortezomib oder Lenalidomid verwendet** (**cave:** UAW: Polyneuropathie, Thrombosen bei Thalidomid und Lenalidomid).

Patienten > 70 Jahre, die nicht mehr transplantationsfähig sind, können mit dosisreduzierten Therapieprotokollen der o. g. Medikamente handelt werden.

Nach der Induktionstherapie sollte, in Abhängigkeit von Risikoprofils und Ansprechen auf die Induktionstherapie, eine ein- oder zweimalige Hochdosistherapie mit autologer SZT angestrebt werden.

Der Stellenwert der allogenen SZT wird derzeit in Studien geprüft und sollte bei Hochrisikopatienten oder bei Rezidiv nach einer autologen SZT geprüft werden. Eine Erhaltungstherapie nach erfolgter autologer SZT kann mit Lenalidomid durchgeführt werden. Bei Hochrisikopatienten sollte die Möglichkeit einer Erhaltungstherapie mit Bortezomib geprüft werden (aktuell keine Zulassung in dieser Indikation).

Bei *rezidiviertem, refraktärem Plasmozytom* kann eine Therapie mit Revlimid- oder Bortezomib-haltigen Kombinationstherapien durchgeführt werden. Neuere Substanzen, die im Rezidiv eingesetzt werden können, sind Carfilzomib und Pomalidomid. Weiterhin sollte die Möglichkeit der Durchführung einer zweiten autolgen SZT geprüft werden. Bei dem seltenen solitären Plasmozytom erfolgt die Therapie mit einer Strahlentherapie und/oder Operation.

Generell sollten Patienten mit einem MM im Rahmen aktueller Studien therapiert werden.

Bei einem *Hyperviskositätssyndrom* im Rahmen der Hyperproteinämie wird durch eine Plasmapherese eine rasche Reduktion der Blutviskosität erreicht. Eine *Hyperkalzämie* wird durch Infusionstherapie mit NaCl, Steroiden, Kalzitonin und Bisphosphonaten i. d. R. sehr gut beherrscht; Voraussetzung ist eine gute Diurese (▶ Kap. 19.12.10). Zur Prophylaxe einer *Nierenfunktionsstörung* bei Bence-Jones-Proteinurie, Urin alkalisieren. Bei frakturgefährdeten *Osteolysen* ist eine palliative Strahlentherapie indiziert. Bei diffuser Osteoporose und Osteolysen kann ein Stützkorsett erforderlich sein zur Linderung der Schmerzen und zum Erhalt der Mobilität der Patienten. Eine supportive Begleittherapie mit Bisphosphonaten wird empfohlen.

Immunozytom (Morbus Waldenström)

Der Morbus Waldenström gehört zu den niedrigmalignen Lymphomen. Obligat ist eine Proliferation lymphoider Zellen im Knochenmark mit Produktion von monoklonalem IgM (Makroglobulin). Histologisch entspricht es einem lymphoplasmozytischen Lymphom (LPL). Klinisch stehen Anämie, Hepatosplenomegalie, Blutungen sowie Phänomene, die mit der erhöhten Blutviskosität zusammenhängen, im Vordergrund. Symptome und Manifestationen der Makroglobulinämie sind Raynaud-Symptomatik, insbesondere bei Kälteexposition; Augenhintergrundveränderungen (Fundus paraproteinaemicus) mit Hämorrhagien, Exsudationen und Sehstörungen; zerebrale Durchblutungsstörungen mit mannigfaltigen neurologischen Ausfallserscheinungen bis zum „Coma paraproteinaemicum“, hämostaseologische Störungen als unmittelbare Auswirkung der Interaktion zwischen IgM und Thrombozyten/Gerinnungsfaktoren (z. B. erworbenes Von-Willebrand Syndrom).

Therapie

(1) Eine Therapie wird erst bei Auftreten von Symptomen eingeleitet.

(2) Die *Plasmapherese* ist als Notfallmaßnahme bei Hyperviskositätssyndrom indiziert.

(3) Die Standardtherapie ist eine Kombination eines CD20-Antikörpers (z. B. Rituximab) und einer der folgenden Protokolle: CHOP, FC, Bendamustin oder Cyclophosphamid/Dexamethason, wobei FCR aufgrund seines Nebenwirkungspropfils nicht als Therapie der ersten Wahl gilt. (▶ Tab. 20.11). Bei älteren „unfitten“ Patienten kann auch eine Monotherapie mit Rituximab durchgeführt werden, bei allerdings geringerer Ansprechrate und kürzerem progressionsfreiem Intervall. Auch muss bei hohen IgM Werten ggf. primär eine Plasmapherese durchgeführt werden, da es zu einem Anstieg des IgM nach Rituximab-Gabe kommen kann (Flare-Phänomen). Bei Patienten, die nicht für eine CD20-Antikörper-/Chemotherapie geeignet sind, stellt die Monotherapie mit dem oralen BTK-Inhibitor Ibrutinib eine Alternative dar.

(4) Die Rezidivtherapie hängt u. a. von Remissionsdauer, Vortherapie und Allgemeinzustand des Patienten ab. Bei Rezidivfreiheit ≥ 24 Monaten kann die Erstlinientherapie erneut versucht werden. Alternativen stellen die Therapie mit Ibrutinib (als Monotherapie) oder Bortezomib in Kombination mit einem CD20-Antikörper dar. Bei jungen Patienten mit aggressivem Verlauf ist die autologe Stammzelltransplantation eine weitere Option.

Literatur

http://www.ghsg.org.
www.g6pd.org.
www.kompetenznetz-leukaemie.de.
www.Leukemia-net.org.
www.lymphome.de.

21 Hämostase

C. M. Kirchmaier, unter Mitarbeit von D. Pillitteri

21.1 Hämorrhagische Diathesen

Ätiologie Hämorrhagische Diathesen sind angeborene oder im Verlauf einer Grundkrankheit auftretende Hämostasestörungen, die zu Spontanblutungen führen oder zu Hämorrhagien, die in keinem Verhältnis zu dem sie auslösenden Trauma stehen. Sie werden durch folgende Störungen der Hämostase hervorgerufen:

(1) Substanzieller Mangel eines Gerinnungsfaktors

(2) Fehlbildung (angeborene Mutation oder erworbene Veränderungen) und damit Funktionsstörung eines Gerinnungsfaktors

(3) Überschuss eines Inhibitors der Blutgerinnung

(4) Pathologische Steigerung der Fibrinolyse

(5) Verminderung der Thrombozyten

(6) Funktionsstörung der Thrombozyten

(7) Blockade von Rezeptoren

(8) Umsatzstörung (höherer Verbrauch an Gerinnungsfaktoren und Thrombozyten als nachgebildet werden)

(9) Störung der Gefäßpermeabilität (Endothelschäden)

Pathophysiologie Die Hämostase (Blutstillung) wird durch das Zusammenwirken der drei Teilkomponenten Blutgefäßsystem, Thrombozyten und plasmatisches Blutgerinnungssystem gewährleistet. Bei einer Verletzung liegen subendotheliale Strukturen frei. An den adhäsiven Proteinen des Subendothels haften über Rezeptoren die Thrombozyten und bilden nach Aktivierung einen Plättchenpfropf als primären Wundverschluss (primäre Hämostase). Dieser Plättchenpfropf wird durch Fibrinfäden, das Endprodukt des plasmatischen Gerinnungssystems, stabilisiert. Das plasmatische Gerinnungssystem gliedert sich in ein „inneres System", dessen Einzelfaktoren im Blut vorhanden sind, und in ein „äußeres System", dessen Komponenten teilweise aus dem Gewebe (hauptsächlich Freisetzungsprodukte von Endothel und glatten Muskelzellen) stammen. Für die Funktionsfähigkeit des „inneren Systems" sind außerdem Phospholipide der Thrombozytenmembran erforderlich. Die Aktivierung des plasmatischen Gerinnungssystems erfolgt durch Kontaktaktivierung der Faktoren XII und XI sowie durch Präkallikrein und hochmolekulares Kininogen an geschädigtem Endothel, freiliegenden subendothelialen Strukturen oder Fremdoberflächen. Dadurch werden enzymatische Reaktionen ausgelöst, die zur Umwandlung des Fibrinogens in Fibrin führen. Die Verknüpfung des Gerinnungssystems mit dem Endothel erfolgt durch gewebsständige Rezeptoren. Inhibitoren (z. B. Antithrombin, Protein C, Protein S) beschränken den Gerinnungsprozess auf den lokal notwendigen Verschluss eines

Endotheldefekts. Der Abbau eines gebildeten Blutgerinnsels im Rahmen der Reparationsprozesse erfolgt durch Freisetzung fibrinolytischer Substanzen aus der Endothelzelle. Die Fibrinolyse wird durch blut- und gewebsständige Aktivatoren zur Wirkung gebracht, die Plasminogen in das aktive Enzym Plasmin umwandeln. Auch die Fibrinolyse wird durch Inhibitoren auf die lokal notwendige Lyse eines Fibrinthrombus begrenzt. Blutgerinnung und Fibrinolyse bewirken demnach den Wundverschluss und die Wiederherstellung einer intakten Strombahn.

Entsprechend den Einzelkomponenten des Hämostasesystems unterscheidet man **plasmatische, thrombozytäre** und **gefäßbedingte** Hämostasestörungen, die jeweils **angeboren** (**hereditär**) oder **erworben im Rahmen einer anderen Erkrankung** auftreten können. Besondere pathophysiologische Mechanismen verursachen eine Verbrauchskoagulopathie oder eine Hyperfibrinolyse (▶ Kap. 21.2, ▶ Kap. 21.3). Inhibitorendefizite oder Mutationen von Gerinnungsfaktoren, die einen Angriff des Inhibitors verhindern, bewirken eine Thromboseneigung (▶ Kap. 21.4).

Klinik: Leitsymptome und -befunde Die Blutungsbereitschaft bei hämorrhagischen Diathesen zeigt sich in Spontan- und Verletzungsblutungen ungewöhnlicher Stärke. Eine Spontanblutung droht i. d. R. bei Verminderung eines Gerinnungsfaktors oder der Thrombozyten bzw. deren Funktion auf Werte < 10 % der Norm. Ohne traumatische Provokation bleiben hämorrhagische Diathesen klinisch oft symptomlos. Alle Blutungserscheinungen der Haut, Schleimhäute und inneren Organe können durch eine Hämostasestörung hervorgerufen werden, wenn es auch einige charakteristische Symptome bei bestimmten Hämostasestörungen gibt.

Diagnostische Hinweise Oft gelingt es, bereits mit einfachen Methoden eine Klassifizierung einer Hämostasestörung zu erreichen (▶ Tab. 21.1), wodurch eine gezielte Basistherapie ermöglicht wird. Letztlich ist jedoch für die optimale Therapie eine exakte Diagnose erforderlich, die technisch sehr aufwendig sein kann. Daher sollte die genaue Diagnose möglichst im beschwerdefreien Intervall gestellt werden. Nur so schützt man den Patienten im Notfall vor zeitraubenden diagnostischen Maßnahmen und ermöglicht eine schnelle, optimale Behandlung. Das Eintragen der Diagnose in Notfallausweise und/oder Impfpässe erleichtert in Notfällen das therapeutische Handeln.
In seltenen Fällen treten Hemmkörper gegen einzelne Gerinnungsfaktoren (z. B. Hemmkörperhämophilie, Faktor-VIII-Hemmkörper bei Lupus erythematodes) als Ursache einer hämorrhagischen Diathese auf, die sich klinisch nicht von Aktivatordefiziten unterscheidet. Hier versagt die übliche Substitutionstherapie. Diagnostisch helfen in derartigen Fällen spezielle Hemmkörperuntersuchungen weiter, die auch eine quantitative Bewertung ermöglichen.

Klinik der plasmatisch bedingten Hämostasestörungen Flächenhafte Hautblutungen sind neben lokalen, traumatisch bedingten Blutungen ein relativ typisches Zeichen einer plasmatischen Hämostasestörung. Besonders kennzeichnende Blutungsereignisse sind spontane Gelenkblutungen bei Hämophilie A und B und Wundheilungsstörungen bei Faktor-XIII-Mangel. Der Faktor-XII-Mangel zeichnet sich zwar durch eine stark verlängerte PTT aus, führt aber zu keinen Blutungen, weshalb Operationen i. d. R. ohne Substitutionsbehandlung ausgeführt werden können. Die übrigen plasmatischen Gerinnungsstörungen sind durch keine typische klinische Symptomatik ausgewiesen. Bezüglich einer Übersicht über die Systematik der plasmatischen Hämostasestörungen (Koagulopathien) ▶ Tab. 21.2. Die dort aufgeführten Normwerte sind als %-Werte angegeben. In der Praxis werden die Quotientangaben nach dem SI-System (▶ Kap. 28) bisher selten benutzt.

Tab. 21.1 Einfache Laboruntersuchungen und ihre Ergebnisse bei hämorrhagischen Diathesen. Die aufgeführten Tests müssen ggf. noch durch Sonderuntersuchungen (z. B. Faktoreneinzelbestimmung) ergänzt werden. Verbrauchskoagulopathie und Hyperfibrinolyse kommen oft gleichzeitig vor. Dementsprechend treten unterschiedliche Kombinationen der Laborergebnisse auf

	Blutungszeit	Thrombozytenzahl	Thromboplastinzeit	PTT (partielle Thromboplastinzeit)	Thrombinzeit	Thrombin-Koagulase- oder Reptilasezeit	Fibrinogenspiegel	AT-III-Spiegel
Hypo-/Afibrinogenämie	(↑)	N	↑	↑	↑	↑	↓	
Hämophilie A und B	N	N	N	↑	N	N	N	N
Faktor-II-, -VII-, -X-Mangel (z. B. durch Leberschaden, Vitamin-K-Mangel, Antikoagulanzientherapie)	N	N	↑	↑	N	N	N	N
Heparineffekt	N	N	N	↑	↑	N	N	N
Verbrauchskoagulopathie[1]	N	↓	(↓)	↓ (↑)	N (↑)	N	(N) (↓)	↓
Hyperfibrinolyse[1]	↑	N	↑	↑	↑	↑	↓	N
Thrombozytopenie	↑	↓	N	N	N	N	N	N
Thrombozytopathie	↑	N	N	N	N	N	N	N
Vaskuläre hämorrhagische Diathesen	↑	N	N	N	N	N	N	N

N = normal; ↑ = verlängert oder erhöht; ↓ = verkürzt oder erniedrigt.
[1] Werte stadienabhängig variabel.

Tab. 21.2 Übersicht über die erworbenen und hereditären Koagulopathien (PTA)

Gerinnungsfaktor	Blutgerinnungsstörung durch qualitativen oder quantitativen Faktorenmangel		Biologische HWZ (h)	Hämostaseologische Mindestaktivität (% der Norm)
	Hereditär	Erworben		
Faktor I: Fibrinogen	Hypo-/Afibrinogenämie Dysfibrinogenämie	Hypo-/Afibrinogenämie durch a) Bildungsstörung (z. B. Leberschaden) b) Hyperfibrinolysen (z. B. Prostatakarzinom, therapeutische Fibrinolyse) c) Verbrauchserhöhung (Verbrauchskoagulopathie)	96–120	20–30 (= 80–100 mg/dl)
Faktor II: Prothrombin	Hypoprothrombinämie	Hypoprothrombinämie durch Bildungsstörungen bei Leberschäden, Vitamin-K-Mangel, Antikoagulanzien	48–60	30–40
Faktor V: Proaccelerin	Parahämophilie	Faktor-V-Mangel bei schweren Leberschäden, Hyperfibrinolyse	12–15	10–15
Faktor VII: Prokonvertin	Faktor-VII-Mangel	Faktor-VII-Mangel bei Leberschäden, Vitamin-K-Mangel, Antikoagulanzien	2–5	5–10
Faktor VIII: Antihämophiles Globulin A	Hämophilie A, Von-Willebrand-Syndrom	Faktor-VIII-Mangel bei Verbrauchskoagulopathie, Hyperfibrinolyse	8–12	25–30
Faktor IX: Christmas-Faktor	Hämophilie B	Faktor-IX-Mangel bei Leberschäden, Vitamin-K-Mangel, Antikoagulanzien	18–30	20–25
Faktor X: Stuart-Prower-Faktor	Stuart-Prower-Defekt	Faktor-X-Mangel bei Leberschäden, Vitamin-K-Mangel, Antikoagulanzien	24–48	10–20
Faktor XI: Plasma thromboplastin antecedent	PTA-Mangel	Faktor-XI-Mangel bei Leberschäden	60–80	15–20
Faktor XII: Hageman-Faktor	Hageman-Faktor-Mangel	Leberschaden	48–60	(10–20)
Faktor XIII: Fibrinstabilisierender Faktor (FSF)	FSF-Mangel	Verbrauchskoagulopathie, Morbus Crohn, Colitis ulcerosa	100–120	10

Klinik des Von-Willebrand-Syndroms Die häufigste angeborene Hämostasestörung ist das Von-Willebrand-Syndrom (vWS; auch Willebrand-Jürgens-Syndrom genannt). Der von-Willebrand-Faktor (vWF) ist für die Haftung der Thrombozyten an das subendotheliale Kollagen der endothelialen Matrix notwendig. Er besteht aus vielen Einzelkomponenten (Multimere), die zusammen als großes Molekül den Faktor VIII umhüllen und vor vorzeitigem Abbau schützen. Bei Fehlbildungen oder Mangel des vWF kommt es zur unzureichenden Bildung eines Plättchenpfropfs und damit zu einer verlängerten Blutung. Ferner kommt es durch Fehlen der Proteinhülle zu einer vorzeitigen Degradation und damit Verminderung des Faktors VIII.

Das Syndrom ist labortechnisch in unterschiedlicher Ausprägung durch eine Verminderung der Faktoren VIII (FVIII:C, d.h. Faktor-VIII-clotting-activity), von-Willebrand-Faktor-Antigen (vWF:Ag) und Ristocetin-Kofaktor (vWF:RCo) sowie durch eine Verlängerung der Blutungszeit bei gestörter Ristocetin-induzierter Thrombozytenagglutination charakterisiert. Die verschiedenen Formen des vWS sind durch die unterschiedlichen Defekte des vWF-Molekülkomplexes (Multimere) nach elektrophoretischer Auftrennung zu unterscheiden (Typ 1; Typ 2A; Typ 2B; Typ 2M; Typ 2N, Typ 3). Das angeborene vWS Typ 1 ist das häufigste Blutungsleiden (vWF-Konzentrationen 25–50 %, leichte Form, Prävalenz 1:100 der Normalbevölkerung). Klinisch tritt sehr häufig Nasenbluten auf. Meistens sind die Patienten unter normalen Lebensbedingungen symptomfrei. Nur bei operativen Eingriffen, auch leichterer Art (Zahnextraktion), und Verletzungen kommt es zu starken Blutungen und Nachblutungen.

Ein erworbenes vWS beobachtet man unter bestimmten Medikamenten (z.B. Valproinsäure), bei lymphoproliferativen Erkrankungen, seltener bei myeloproliferativen Erkrankungen, monoklonalen Gammopathien, Hypothyreosen und bestimmten Herzfehlern. Es verschwindet nach Therapie der Grundkrankheit.

Klinik des Vitamin-K-Mangels und der Vitamin-K-Verwertungsstörungen Ein Vitamin-K-Mangel kann sich bei gestillten Neugeborenen oder bei Resorptionsstörungen (Malabsorptionssyndrom, Sprue) einstellen. Dabei kommt es zu einer hämorrhagischen Diathese infolge eines Defizits der Gerinnungsfaktoren II, VII, IX und X. Eine reversible Vitamin-K-Verwertungsstörung durch Synthesehemmung tritt bei Behandlung mit Vitamin-K-Antagonisten (▶ Kap. 10.5.8) und bestimmten Cephalosporinen (▶ Kap. 9.1.3.3) auf. Schließlich führen schwere Leberschäden zur irreversiblen Vitamin-K-Verwertungsstörung durch Ausfall der Syntheseleistung der Leber (▶ Kap. 18.1.6.5).

Klinik der thrombozytär bedingten Hämostasestörungen Thrombozytär bedingte Störungen der primären Hämostase treten häufiger auf als plasmatische Hämostasestörungen und sind zum überwiegenden Anteil erworben. Klinische Leitsymptome sind petechiale Hautblutungen und – vergleichbar wie beim vWS – Schleimhautblutungen. Neben der Verminderung der Plättchenzahlen (Thrombozytopenien; ▶ Kap. 20.1.3) gibt es funktionelle Störungen (Thrombozytopathien). Eine Thrombozythämie (▶ Kap. 20.2.2.4) kann sowohl zu thrombotischen Verschlüssen als auch zur Blutungsneigung führen. Bei Hämorrhagien dominieren Thrombozyten mit kleinem Volumen.

Man unterscheidet bei hereditären Thrombozytenfunktionsstörungen:

(1) Störungen der Adhäsion (Bernard-Soulier-Syndrom, Platelet-type von Willebrand Disease)

(2) Störungen der Aggregation (Glanzmann Thrombasthenia)

(3) Speichergranuladefekte (Storage-Pool-Defekt)

(4) Enzymdefekte (z.B. Cyclooxygenase-, Thromboxan-Synthetase-Defekt)

(5) Störungen der Plättchenaktivierung und Signaltransduktion (z.B. ADP-Rezeptor-, Kollagen-Rezeptor-Defekt)

(6) Riesenplättchen-Thrombozytopathien (MYH9-assoziierte Erkrankungen)

(7) Störungen der prokoagulatorischen Plättchenaktivität (z.B. Scott-Syndrom)

Diagnostisch stellen sich Thrombozytopathien durch eine verlängerte Blutungszeit, normale oder moderat verminderte Plättchenzahl (Bernard-Soulier-Syndrom, Riesenplättchen-Thrombozytopathien) und normale vWF-Spiegel dar. Die Klassifizierung der einzelnen Thrombozytenfunktionsstörungen ist sehr komplex und bleibt dem Speziallabor vorbehalten.

Klinik der vaskulären Hämostasestörungen Vaskuläre Hämostasestörungen können sich erheblich in ihrem Erscheinungsbild unterscheiden. Klinisch kann man den Morbus Osler an den typischen Teleangiektasien im Gesicht erkennen, die allerdings erst mit zunehmendem Lebensalter ausgeprägt auftreten. Petechiale Hautblutungen sind bei verschiedenen anderen Hauterscheinungen (z. B. Pigmentierungen, Hautatrophien) kombiniert und stellen dann typische dermatologische Erkrankungen dar.

Systematik der vaskulären Hämostasestörungen:

(1) Kongenitale vaskuläre Hämostasestörungen:
- hereditäre Teleangiektasie (Morbus Osler)
- Von-Hippel-Lindau-Krankheit
- Ehlers-Danlos-Syndrom

(2) Erworbene vaskuläre Hämostasestörungen:
- Purpura Schoenlein-Henoch
- vaskuläre allergische Purpura
- thrombotische Mikroangiopathie
- C-Avitaminose
- Purpura senilis

Therapie

Zielsetzung

Die Therapie hämorrhagischer Diathesen dient i. d. R. der Beherrschung einer Verletzungsblutung, der Stillung einer spontanen Blutung, einer operativ induzierten, ungewöhnlich starken Blutung oder der Prophylaxe dieser Erscheinungen. Nur selten ist im blutungsfreien Intervall eine Therapie erforderlich und sinnvoll. Bei manifesten Blutungen richtet sich die Behandlung nach Lokalisation und Stärke der Hämorrhagie. Bei schweren hämorrhagischen Diathesen (z. B. Hämophilie A und B) ist eine prophylaktische Substitutionstherapie sehr wirkungsvoll und verhindert schwere Spontanblutungen. Diese Prophylaxe wird von den Patienten meist in Form der „Heimselbstbehandlung" ausgeführt. Bei der Auswahl des therapeutischen Vorgehens Nutzen-Gefahren-Relation wegen möglicher unerwünschter Therapiefolgen (Hepatitis-, HIV-Risiko, Hemmkörperinduktion, Hypervolämie, ökonomische Aspekte) beachten. Erworbene hämorrhagische Diathesen (▶ Tab. 21.2) erfordern die Behandlung der Grundkrankheit. Bei Verbrauchskoagulopathien gelten besondere Therapieregeln (▶ Kap. 21.3, „Therapie").

Therapeutisches Vorgehen

Allgemeine Maßnahmen

Behandlung der Hypovolämie (hämorrhagischer Schock!) unter Einschluss der Erhaltung eines großvolumigen venösen Zugangs (▶ Kap. 3.2.2); ggf. Frischplasmagabe und evtl. Erythrozytenkonzentrate. I.m. Injektionen sind absolut kontraindiziert.

Lokale Maßnahmen

Druckverbände; Tamponaden z. B. Bellocq-Tamponade; chirurgische Blutstillung; Anwendung besonderer lokaler Maßnahmen, z. B. Alveolentamponade, „Bluterschienen" bei Zahnextraktionen; Fibrinkleber.

Spezielle Therapie

Sie erfolgt in Abhängigkeit von der Diagnose.

Bei erworbenen Hämostasestörungen Behandlung der sie auslösenden oder unterhaltenden Grundkrankheit. Bei Blutgerinnungsfaktorenmangel konsequente Substitutionsbehandlung, die zur Anhebung der Faktorenkonzentration deutlich über das hämostaseologische Minimum führt. Bei schwereren Blutungen oder größeren Operationen Faktorendefizit weitgehend normalisieren (50–80 % der Norm).

Bei Mangel an Gerinnungsfaktoren, für die keine Konzentrate zur Verfügung stehen (Faktor-V- und -XI-Mangel) sind Spiegel von etwas über 30 % anzustreben. Dabei gilt der Grundsatz der hohen, hämostatisch effektiven Anfangsdosierung und einer ausreichenden Erhaltungsdosis bis zur Abheilung des Gewebsdefekts. Als Dosierungshilfe bei der Substitutionstherapie kann folgende Faustregel empfohlen werden: Erhöhung der Konzentration eines Gerinnungsfaktors im Blut um 1 % im Mittel wird durch die Infusion von 1 E/kg KG erreicht. Dabei entspricht 1 E eines Gerinnungsfaktors seiner Gerinnungsaktivität in 1 ml Plasma. Die Substitution wird als fraktionierte Bolustherapie oder Bolusgabe mit nachfolgender Dauerinfusion von etwa 2–4 E Faktorenkonzentrat/kg KG/h durchgeführt. Substitutionstherapie unbedingt durch geeignete Laboruntersuchungen überprüfen. Hierzu am besten die Aktivität des substituierten Faktors oder notfalls eine Globalmethode mit entsprechender Sensitivität für den Gerinnungsdefekt bestimmen:

(1) Bei Fibrinogenmangel: Fibrinogenbestimmung.

(2) Bei Defizit der Faktoren II, V, VII, X: TPZ (Quick-Wert, alternativ Prothrombinzeit in sec).

(3) Bei Defizit der Faktoren VIII, IX, X, XI, XII: PTT.

Faktor-VIII- und vWF-Stimulation

Desmopressin (DDAVP, Minirin®) bewirkt nach i. v. Gabe über eine Stimulation der Endothelzellen einen Anstieg der Faktoren VIII, vWF:Ag und Ristocetin-Kofaktor und eine leichte Fibrinolyse im Blut. Der Effekt kann bei 1- bis 2-maliger Applikation im Abstand von 12–24 h maximal 3–4 Tage aufrechterhalten werden. *Dosierung:* 0,3 µg/kg KG in 50–100 ml 0,9-prozentiger NaCl-Lösung über 30–45 min i. v. infundieren. Desmopressin wird auch über die Nasenschleimhaut aufgenommen, sodass eine nasale Therapie möglich ist: 2 Spray-Stöße à 150 µg Octostim® Nasenspray: bei Personen < 40 kg 1 Spray-Stoß à 150 µg. Die s. c. Applikation ist ebenfalls möglich, allerdings in Deutschland nicht zugelassen.

Der Erfolg der Stimulation kann durch Bestimmung von Faktor VIII (FVIII:C), vWF:RCo und vWF:Ag 1 h und zusätzlich 4 h nach Ende der Infusion nachgewiesen werden. Eine Response besteht bei einem mindestens 2-fachen Anstieg von FVIII:C, vWF:RCo und vWF:Ag 1 h nach Infusionsende. Die zusätzliche Applikation eines Antifibrinolytikums (z. B. Tranexamsäure p. o. oder i. v.) kann unterstützend wirken. DDVAP kann bei milder Hämophilie A und beim vWS Typ 1 und 2 (allerdings nicht indiziert bei Typ 2B, bei Typ 3 kein Ansprechen) zur Blutungsprophylaxe, bei Blutungen oder Operationen (z. B. Zahnextraktionen) verabreicht werden. Die Desmopressinbehandlung kann auch bei kongenitalen oder erworbenen Thrombozytopathien wirksam sein. Bei Versagen der Stimulation oder größeren operativen Interventionen verbunden mit einer längeren Substitution muss eine Therapie mit einem von-Willebrand-haltigem Präparat, z. B. mit Haemate P®, Wilate®, Willfact® (Dosierung entsprechend der Intervention oder Blutung, ▶ Tab. 21.3) erfolgen (s. o.). Mögliche *UAW:* gelegentlich Flush, Kopfschmerzen, Anstieg von Pulsfrequenz und Blutdruck, Blutdruckabfall, Hyponatriämie (bei OP Bilanzierung erforderlich).

Kontraindikationen zur Minirin®-Therapie: Herzfehler, thromboembolische Ereignisse, nicht einstellbare arterielle Hypertonie, chronische Nierenkrankheiten, Epilepsie, schwere Migräne.

Tab. 21.3 Dosierungen von Faktorenpräparaten, die bei Bedarf zur Behandlung bei Hämophilie A, B oder vWS empfohlen werden (Dosisempfehlungen gemäß der Querschnitts-Leitlinien zur Therapie mit Blutkomponenten und Plasmaderivaten der Bundesärztekammer, 4. Auflage 2008)

Indikation/Blutungstyp	Mittlere Initialdosis (E/kg KG)[1]
Gelenkblutungen/Muskelblutungen	20–40
Lebensbedrohliche Blutung	50–80
Weichteilblutungen	
• Bedrohliche bzw. ausgedehnte Blutungen (z. B. Hirnblutungen, Zungenbiss, Karpaltunnelsyndrom, retroperitoneale Blutungen, Oberschenkel-, Waden-, Muskelblutungen)	40–60
• Kleinere Haut- und Muskelblutungen	15–30
Schleimhautblutungen, Urogenitalblutungen	
• Gastrointestinaltrakt, Mundbereich	30–60
• Epistaxis	20–40
• Hämaturie	20–40
Operationen	
• OP mit großer Wundfläche und/oder hoher Blutungsgefahr einschließlich Tonsillektomie	50–80
• OP mit kleinen Wundflächen (z. B. Zahnextraktion, Herniotomie)	25–40

[1] Orientierende Spannbreite.

Therapie mit Vitamin K

Ein Vitamin-K-Mangel oder eine reversible Vitamin-K-Verwertungsstörung wird mit einer einmaligen Dosis von 5–20 mg **Vitamin K** p. o. oder i. v. (Vorsicht, Schockreaktion möglich) behandelt. Die Dosis kann nach Bedarf ein- oder mehrmals wiederholt werden. Die volle Wirkung tritt mit 1- bis 2-tägiger Verzögerung ein. Bei irreversiblen Verwertungsstörungen oder sofort notwendiger Normalisierung der Faktor-II-, -VII-, -IX- und -X-Konzentrationen im Blut ist nur die Substitutionsbehandlung mit GFP oder auch PPSB (Prothrombinkonzentrat) wirksam (▶Kap. 10.5.8, „Antidot“). Beim PPSB-Einsatz muss jedoch beachtet werden, dass verschiedene Konzentrate kein Antithrombin enthalten und bei einigen Präparaten prothrombotische Aktivitäten vorhanden sind. Somit besteht bei seiner Anwendung ein Thromboserisiko. Die Substitutionsbehandlung mit GFP ist dagegen weniger effektiv.

Prophylaxe

Patienten mit einer Hämostasestörung sollten sich keinem vermeidbaren Verletzungsrisiko (z. B. gefährliche Sportarten oder Berufe mit hohem Verletzungsrisiko) aussetzen.

Bei schweren Hämostasestörungen (schwere Hämophilie A und B) ist eine prophylaktische Substitutionsbehandlung zu empfehlen. Diese sollte bei Hämophilie A 3-mal/Woche und bei Hämophilie B 1- bis 2-mal/Woche in der Dosierung von 20–30 IE/kg KG erfolgen. Diese prophylaktische Therapie wird meist in Form der Heimselbstbehandlung ausgeführt.

Bei Blutungen ist entsprechend dem Blutungstyp eine Initialdosis des entsprechenden Faktorenpräparats erforderlich, das gemäß der Querschnitts-Leitlinien der Bundesärztekammer verabreicht werden sollte (▶Tab. 21.3).

Bei vorgesehenen **operativen Maßnahmen** ist in Abhängigkeit von Umfang und Blutungsrisiko der OP eine Substitutionsbehandlung durchzuführen. Dabei sind bestimmte Mindestaktivitäten des fehlenden Gerinnungsfaktors erforderlich (▶ Tab. 21.2). Nach Applikation einer ausreichend hohen Initialdosis ist in der postoperativen Phase eine konsequente Erhaltungstherapie mit Gerinnungsfaktorenkonzentrat bis zur blutungssicheren Wundheilung erforderlich. Die Effektivität der Substitutionsbehandlung ist zunächst täglich bis zur nachblutungssicheren Wundheilung zu überprüfen.

Therapie der plasmatisch bedingten Hämostasestörungen

Plasmatische Hämostasestörungen, für deren Ausgleich keine spezifischen Faktorenpräparate zur Verfügung stehen, werden mit **Fresh Frozen Plasma (gefrorenes Frischplasma, GFP)** substituiert. Limitierend ist das erforderliche Substitutionsvolumen mit dem Risiko der Hypervolämie. Bei Faktor-V- und -XI-Mangel sind 15–20 ml/kg KG GFP zu verabreichen. Im Einzelnen sollten die verschiedenen plasmatischen Hämostasestörungen (▶ Tab. 21.4) substituiert werden. Dabei sind Präparate mit hoher spezifischer Aktivität, niedrigem Proteingehalt und effektiver Virusinaktivierung zu bevorzugen. Die Chargendokumentationspflicht gemäß § 14 des Transfusionsgesetzes ist bei GFP und allen Faktorenkonzentraten sowie Fibrinkleber zu beachten.

Tab. 21.4 Plasmatische Hämostasestörungen und ihre Therapie (Beispiele)

Hämostasestörung	Substitutionspräparat	Handelsname, Hersteller	Konzentration/ Aktivität
Hypo-/Afibrinogenämie, Dysfibrinogenämie	Fibrinogen	Haemocomplettan® P, CSL Behring	1 g, 2 g Fibrinogen
		Fibryga®, Octapharma	1 g Fibrinogen
Faktor-II-Mangel und Faktor-X-Mangel	PPSB	Multiple Hersteller	Faktoren II, CII, IX und X: 200 bis 600 E
Faktor-V-Mangel	Frischplasma (GFP), ggf. zusätzlich Thrombozytenkonzentrate	Blutbanken, Octaplas® LG, Octapharma	Faktor V und Faktor VII: mindestens 1 E/ml
Hämophilie A (F-VIII-C-Mangel)	F-VIII-Konzentrat	Rekombinant: • ADVATE, Baxalta/Shire • KOVALTRY, Bayer • NovoEight, Novo Nordisk • Nuwiq, Octapharma • ReFacto® AF, Pfizer • Elocta, SOBI (verlängerte HWZ) Plasmatisch: • Beriate® P, CSL Behring • Faktor VIII SDH Intersero, Intersero • Fandhi®, Grifols • Haemate® P, CSL Behring • Haemoctin® SDH, Biotest • IMMUNATE STIM plus, Baxalta/Shire • Octanate®, Octapharma • Voncento, CSL Behring • Wilate®, Octapharma	F VIII 250/500/1.000/ 1.500/2.000/3.000 E

Tab. 21.4 Plasmatische Hämostasestörungen und ihre Therapie (Beispiele) *(Forts.)*

Hämostasestörung	Substitutionspräparat	Handelsname, Hersteller	Konzentration/ Aktivität
Hemmkörperhämophilie A[1]	• Fraktion FEIBA (Factor Eight Inhibitor Bypassing Activity) • Rekombinanter Faktor VIIa • Porciner Faktor VIII	• FEIBA NF, Baxalta/Shire • NovoSeven®, Novo Nordisk • OBIZUR, Baxalta/Shire	• FEIBA: 500, 1.000 E • NovoSeven®: 1 mg (50 kIE), 2 mg (100 kIE), 5 mg (250 kIE), 8 mg (400 kIE) • OBIZUR: 500 E
Von-Willebrand-Syndrom	vWF-haltige Konzentrate	Haemate® P, CSL Behring Haemoctin® SDH, Biotest Immunate STIM plus, Baxalta/Shire Voncento, CSL Behring Wilate®, OCTAPHARMA Willfact®, SOBI mildes Typ-1-vWS: Minirin i. v./ Octostim-Nasenspray, Ferring Arzneimittel/CSL Behring	
Hämophilie B (Faktor-IX-Mangel)	Faktor-IX-Konzentrat	Rekombinant: BeneFIX, Pfizer Rixubis, Baxalta/Shire Alprolix, SOBI (verlängerte HWZ) Idelvion® (Albutrepenanocog alfa), CSL Behring (verlängerte HWZ) Plasmatisch: • AlphaNine®, Grifols • Berinin® P, CSL Behring • Betafact®, LFB • Haemonine®, Biotest • IMMUNINE, Baxalta/Shire • Mononine®, CSL Behring • Octanine® F, OCTAPHARMA	250–2.000 E
Faktor-XI-Mangel	GFP FXI-Konzentrat (Hemoleven®, LFB; in Deutschland nicht zugelassen)		
Faktor-XII-Mangel	In der Regel keine Therapie erforderlich		
Faktor-XIII-Mangel	Faktor-XIII-Konzentrat	Fibrogammin® P, CSL Behring NovoThirteen, Novo Nordisk (rekombinant)	250 oder 1.250 E 2.500 E

[1] Kontraindiziert bei Verdacht oder Nachweis einer Verbrauchskoagulopathie. Entsprechende Laborkontrollen erforderlich. Weitere Hinweise der Hersteller beachten!

Therapie des von-Willebrand-Syndroms: Das vWS wird nach dem Typ des vWS, dem Ansprechen auf DDAVP (Desmopressin) und evtl. bestehenden Kontraindikationen gegenüber DDAVP therapiert. Bei stärkeren Blutungen und größeren operativen Eingriffen erfolgt eine Substitutionsbehandlung mit **von-Willebrand-haltigen Konzentraten** (▶Tab. 21.3, ▶Tab. 21.4). Leichtere Blutungen oder kleinere operative Eingriffe können durch Stimulation der Endothelzellen zur Freisetzung von vWF (Minirin®-Ampullen, Octostim® Nasenspray) behandelt werden, es sei denn, es handelt sich um Typ 2b.

UAW: Bei wiederholter und hoch dosierter Anwendung von Faktorenkonzentraten kann es zur Antikörperbildung gegen den jeweils substituierten Faktor kommen (Hemmkörperkoagulopathie). Dadurch wird die Substitutionsbehandlung wirkungslos. Bei Faktor-VIII-Inhibitoren < 5 Bethesda-E/ml können hohe Dosen Faktor-VIII:C-Konzentrat blutstillend wirken. Liegt die Inhibitoraktivität darüber, Bypass-Präparate (FEIBA) oder rekombinanten Faktor VIIa (NovoSeven®) anwenden. Seit kurzem steht auch ein rekombinanter porciner Faktor VIII zur Verfügung. Die mögliche Desensibilisierungsbehandlung sollte Hämophiliezentren vorbehalten bleiben (Immuntoleranztherapie).

Selten entwickeln sich unter einer hoch dosierten Therapie mit Faktor-VIII- oder -IX-Konzentraten Isoagglutinine, die zur Hämolyse führen.

Ferner besteht grundsätzlich die Gefahr der Übertragung von Virusinfektionen. Daher sollte bei den einzelnen Substitutionspräparaten auf Hepatitis- und HIV-Sicherheit geachtet werden. Aspiration von Blut in die Faktorenkonzentrate wegen der Gefahr der Gerinnselbildung vermeiden. Zusätze von Medikamenten in Faktorenkonzentraten sind nicht zulässig.

Erfolgskontrolle: Jede Substitutionsbehandlung ist durch die Bestimmung der Konzentration des substituierten Faktors im Empfängerblut auf ihre Wirksamkeit zu überprüfen. Falls Einzelfaktorenbestimmungen nicht ausgeführt werden können, müssen mindestens adäquate Globalmethoden angewandt werden.

Therapie der thrombozytären Hämostasestörungen

Die Therapie von Thrombozytenfunktionsstörungen ist abhängig von den jeweiligen Basisdefekten. Bei Thrombozytenrezeptordefekten (Thrombasthenie Glanzmann) werden leukozytengefilterte **Thrombozytenkonzentrate** (z. B. Thrombozytapheresepräparate) gegeben. Bei mehrfacher Anwendung besteht hierbei die Gefahr der Antikörperbildung. Bei Vorliegen solcher Autoantikörper ist rekombinanter FVIIa (NovoSeven®) zur Therapie der Thrombasthenie Glanzmann zugelassen. Empfohlene Dosierung: 90–120 µg/kg KG als Kurzinfusion; Wiederholung nach 3 h.

Milde Thrombozytenfreisetzungsstörungen können mit **Desmopressin-Infusionen** (▶ Kap. 21.1, „Faktor-VIII- und vWF-Stimulation") behandelt werden. Eine Testinfusion („Minirin®-Test") mit Bestimmung der Blutungszeit ist im blutungsfreien Intervall wünschenswert. Bei Therapieversagen können Thrombozytenkonzentrate in Verbindung mit Haemate® oder alternativ Faktor VIIa gegeben werden. Die lokalen Maßnahmen entsprechen denen der Hämophiliebehandlung.

Therapie der vaskulären Hämostasestörungen

Die unterschiedliche Genese der vaskulären Hämostasestörungen ermöglicht keine allgemein gültigen Therapiemaßnahmen. Soweit es sich bei Vasopathien um Folgeerscheinungen anderer Erkrankungen handelt, sind diese primär zu behandeln.

Im Einzelnen können folgende Empfehlungen gegeben werden:

(1) *Morbus Osler:* lokale Blutstillung (Tamponaden). Erythrozytenkonzentrate bei größerem Blutverlust. Massive Auftransfusion kann aber die Blutung wieder induzieren. Behandlung der oft entstehenden Eisenmangelanämie. Ätzbehandlung der Nasenschleimhaut erfolglos.

(2) *Purpura Schoenlein-Henoch:* Da Infekt- und Arzneimittelallergien zu den häufigsten Ursachen zählen, ist eine gezielte antibiotische Therapie (Risiko: Herxheimer-Reaktion), Beseitigung eines Streuherds oder Absetzen unverträglicher Arzneimittel zu empfehlen. Symptomatisch kann, wenn kein Infekt vorliegt, Prednison und evtl. zusätzlich 50–100 mg/d Azathioprin (Imurek®) wirksam sein. Organkomplikationen spezifisch behan-

deln (z. B. Niereninsuffizienz, ▶ Kap. 19.3, „Therapie"). Bei Faktor-XIII-Mangel adäquate Substitution.

(3) *Vaskuläre allergische Purpura:* In dieser Gruppe werden verschiedene Purpuraformen (u. a. auch Purpura pigmentosa progressiva) zusammengefasst. Bei Arzneimittel-, Kontakt- oder Nahrungsmittelallergie Noxe meiden. Medikamentös kann 100 mg Prednison/Prednisolon in absteigender Dosis angewandt werden.

(4) *Thrombotische Mikroangiopathie* (Morbus Moschcowitz): ▶ Kap. 20.1.3.2.

(5) *Skorbut:* Vitamin C, 0,2–1,0 g/d.

(6) *Purpura senilis:* versuchsweise Calcium-Rutinion® und/oder Vitamin E (200–400 mg/d).

21.2 Hyperfibrinolytische Syndrome

Ätiologie und Pathogenese Die Fibrinolyse ist die physiologische Ergänzung des Blutgerinnungsvorgangs. Sie bewirkt den Abbau eines fibrinhaltigen Gerinnsels und trägt damit wesentlich zur Rekanalisation eines thrombotischen Gefäßverschlusses und zum Abbau von Fibrinablagerungen im Gewebe bei. Der Fibrinolysevorgang wird durch Plasmin hervorgerufen, das Fibrin in Fibrinopolypeptide zerlegt. Plasmin entsteht aus seiner Vorstufe Plasminogen unter der Einwirkung verschiedener im Blut oder Gewebe auftretender Aktivatoren (z. B. Urokinase, Gewebeplasminogenaktivator). Diese wiederum entwickeln sich aus Proaktivatoren (▶ Kap. 10.6). Unter pathologischen Bedingungen kann es zu einer starken Fibrinolyse (Hyperfibrinolyse) kommen, wodurch nicht nur Fibrin, sondern auch Fibrinogen, Faktor V und Faktor VIII lysiert werden. Erfolgt die Zerstörung dieser Faktoren in kurzer Zeit, übersteigt der Abbau der Gerinnungsfaktoren ihre Nachbildung. Daraus entwickelt sich ein Gerinnungsfaktorenmangel, der zu einer hämorrhagischen Diathese führt. Plasmin wird durch Antiplasmine neutralisiert, sodass bei angeborenem α_2-Antiplasmin-Mangel (sehr selten) eine hämorrhagische Diathese auftritt.

Hyperfibrinolytische Syndrome sind selten. Häufiger sind „reaktive Hyperfibrinolysen" als Folge einer zu intensiven Fibrinolyse bei Verbrauchskoagulopathie (▶ Kap. 21.3).

Klinik: Leitsymptome und -befunde Flächenhafte Haut-, Verletzungs- und typischerweise Nachblutungen aus Punktionsstellen (Gefäß-, Sternalpunktion). Diese Symptome können auch bei einer entgleisten Thrombolysetherapie beobachtet werden (▶ Kap. 10.6). Erworbene Hyperfibrinolysen kommen vor bei Prostataoperationen, Prostatakarzinom, Pankreaskarzinom, intrauterinem Fruchttod, Fruchtwasserembolie, Abruptio placentae.

Diagnostische Hinweise Verlängerung von Thrombinzeit, Reptilasezeit, Quick-Wert und PTT, erniedrigter Fibrinogenspiegel, normale Thrombozytenzahl. Die Plasminaktivität ist erhöht, α_2-Antiplasmin erniedrigt, im Plasma lassen sich Fibrinspaltprodukte nachweisen. Differenzialdiagnostisch kann die Hyperfibrinolyse gegenüber der reaktiven Hyperfibrinolyse bei Verbrauchskoagulopathie durch eine normale Thrombozytenzahl abgegrenzt werden. Diese Differenzialdiagnose ist häufig schwierig wegen der fließenden Übergänge zwischen beiden Hämostasestörungen.

THERAPIE

Primär wichtig ist die Behandlung der Grundkrankheit, die die Hyperfibrinolyse induziert. Außerdem sind bei ausgeprägter Hyperfibrinolyse Antifibrinolytika unter fortlaufender Laborkontrolle zur Dosisanpassung zu erwägen: **Tranexamsäure** (Cyklokapron®) 0,5–1 g/d langsam i. v. oder p. o. Schließlich kann die Substitution von Fibrinogen und/oder Gerinnungsfaktorenkonzentraten erforderlich werden.

21.3 Verbrauchskoagulopathie

Ätiologie Verbrauchskoagulopathien (disseminierte intravaskuläre Gerinnung) können bei zahlreichen, in ihrer Ätiologie unterschiedlichen Erkrankungen vorkommen (▶ Tab. 21.5):

(1) Schwere Infekte, Sepsis: durch gramnegative Keime, Meningokokkeninfektion, Malaria, Cholera, Rickettsiosen, Viruserkrankungen.

(2) Hämatologische Erkrankungen: Promyelozytenleukämie, multiples Myelom, hämolytisch-urämisches Syndrom, Hämangiome (Kasabach-Merritt-Syndrom).

(3) Vergiftungen: chemische Gifte, Schlangengifte.

(4) Mikrozirkulationsstörungen: Fettembolien, Hitzschlag, Transfusionszwischenfälle.

(5) Akute Nekrosen und Malignome: akute Pankreatitis, große Malignomnekrosen, akute Lebernekrose, ausgedehnte Weichteilverletzungen.

(6) Schockzustände: hämorrhagischer, Endotoxin-, anaphylaktischer, Verbrennungs-, Elektroschock.

(7) Gynäkologische und geburtshilfliche Erkrankungen: Eklampsie, HELLP-Syndrom, vorzeitige Plazentaablösung, intrauteriner Fruchttod, Fruchtwasserembolie, septischer Abort.

Verbrauchskoagulopathien entwickeln sich aus einer gesteigerten Gerinnungsbereitschaft, die zur intravasalen Fibrinausfällung in verschiedenen Abschnitten der Endstrombahn führt.

Pathophysiologie Die Verbrauchskoagulopathie wird durch das Auftreten gerinnungsaktiver Substanzen, Gewebstrümmer, Aktivierung der Blutgerinnung im Bereich von Stasen in der Endstrombahn und/oder gleichzeitig mangelnder Inaktivierung dieser Substanzen durch Inhibitoren ausgelöst. Außerdem versagt bei ihrer Entstehung das Monozyten-Makrophagen-System (MMS) bei seiner Aufgabe, Eiweißabbauprodukte aus dem Blut abzufangen, zu speichern und abzubauen (Clearance-Funktion des MMS). Die dadurch induzierte disseminierte intravaskuläre Koagulation (DIC) führt zur Mikrothrombenbildung in der Endstrombahn verschiedener Organe (Niere, Lunge, Leber) mit entsprechender Organfunktionsstörung. Verläuft dieser Prozess schnell, ist der Verbrauch an Gerinnungsfaktoren und Thrombozyten größer als ihre Produktion. Es entstehen ein Hämostasedefekt und damit eine Blutungsneigung. Dieser Vorgang wird noch durch die „reaktive Fibrinolyse" kompliziert, die den Abbau des intravasal entstandenen Fibrinniederschlags zum Ziel hat. Oft wird aus der im Mikrothrombosebereich sinnvollen Lyse ein generalisierter Prozess, der zu einer weiteren Störung der Hämostase führt: Verminderung der Faktoren V, VIII und Fibrinogen, Fibrinogenpolymerisationsstörung (Antithrombin-VI-Effekt). Es ergibt sich ein Circulus vitiosus, der einen völligen Zusammenbruch der Hämostase mit schwerer hämorrhagischer Diathese zur Folge hat. Das Vollbild der Verbrauchskoagulopathie läuft in 3 Stadien ab:

(1) **Stadium I:** Hyperkoagulabilität: Absinken von Thrombozytenzahl und AT-Spiegel bei Verkürzung der PTT. Thrombin-Antithrombin-Komplex (TAT), Prothrombin-Fragment 1 + 2 erhöht.

(2) **Stadium II:** Dekompensation der Hämostase: weitere Abnahme der Thrombozyten, des AT-Spiegels, der Gerinnungsfaktoren, insbesondere des Fibrinogens, hohe Fibrinmonomerkonzentration im Blut. PTT und Quick-Wert verlängert, TAT und D-Dimere erhöht.

(3) **Stadium III:** Zusammenbruch der Gerinnung und Entwicklung einer reaktiven Fibrinolyse: hochgradige Thrombozytopenie, starker Mangel an Fibrinogen und anderen Faktoren, hohe Fibrinogenspaltproduktkonzentration und Hyperfibrinolysezeichen (Labor:

PTT, Quick-Wert, Thrombinzeit, Reptilasezeit, AT-Wert, Clotlyse-Test pathologisch, ausgeprägte Erhöhung der D-Dimere).

Klinik: Leitsymptome und -befunde Primär entwickeln sich bei einer Verbrauchskoagulopathie die Zeichen einer Mikrothrombosierung in der Endstrombahn mit unterschiedlichen Organfunktionsstörungen (Niere, Lunge, Leber; Stadium I). Diese Phase bildet sich oft ohne spezielle Therapie zurück, sodass man zunächst nicht an die Entwicklung einer Verbrauchskoagulopathie denkt. Dies bedeutet aber nicht, dass auf die Behandlung (s. u.) verzichtet werden darf. Im Stadium II und III kommt es unter Akzentuierung der Organfunktionsausfälle zu Blutungen an Haut, Schleimhäuten oder inneren Organen. Diese Symptome verstärken sich bei weiterer Entwicklung der Verbrauchskoagulopathie in einem dramatischen Ausmaß, sodass die Erkrankung trotz Therapie oft tödlich endet.

Diagnostische Hinweise Bei Vorliegen einer zur Verbrauchskoagulopathie disponierenden Erkrankung frühzeitig Laboruntersuchungen durchführen, die das Krankheitsbild erkennen lassen (Thrombozytenzahl, AT, PTT, Thrombinzeit, Reptilasezeit, Fibrinogenspiegel, D-Dimere, Fibrinmonomere). Die Bedeutung der Laborergebnisse ist unter der Beschreibung der Stadieneinteilung geschildert. Im Einzelfall kann die frühzeitige Diagnose einer Verbrauchskoagulopathie schwierig sein. Deshalb sind häufig Laborkontrollen durchzuführen, um den Ablauf der Erkrankung zu erfassen.

Therapie

Behandlungsziele

Prophylaxe und Therapie der Verbrauchskoagulopathie zielen auf die Vermeidung einer intravaskulären Gerinnung und im weiteren Verlauf auf die Substitution der verbrauchten Gerinnungsfaktoren ab.

Allgemeine Maßnahmen

Konsequente Behandlung einer Erkrankung, die potenziell eine Verbrauchskoagulopathie induzieren kann (z. B. Schockbehandlung, antibiotische Therapie, vorzeitige Entbindung). Vermeidung zusätzlicher iatrogener Blutungsrisiken (z. B. i. m. Injektionen, Verletzungen der Schleimhäute bei Sondierungen und Intubation). Bei lokalisierbaren Blutungen mechanische Blutstillung.

Spezielle Maßnahmen

In Abhängigkeit vom Stadium der Verbrauchskoagulopathie:

(1) *Prophylaxe:* niedermolekulares **Heparin.**

(2) *Stadium I:* **Heparin** 500–1.000 E/h i. v. als Dauerinfusion. Falls AT-Spiegel < 0,7 (< 70 %), AT-Substitution, um das Defizit auszugleichen.

(3) *Stadium II:* Unter Verzicht auf Heparingabe abgesunkenen AT-Spiegel substituieren. Ferner kann jetzt eine **Gerinnungsfaktorensubstitution** notwendig werden: **GFP, Fibrinogen,** wenn Konzentration im Blut < 1 g/L (< 100 mg/dl). **PPSB-Plasma,** falls Quick-Wert < 0,3 (< 30 %). **Faktor-XIII-Konzentrat** (Fibrogammin®), wenn Faktor XIII < 0,5 (< 50 %). **Erythrozytenkonzentrat** bei Anämie. Entwickelt sich die Gerinnungsstörung zum Stadium I zurück, wird die Therapie diesem Stadium entsprechend fortgeführt.

(4) *Stadium III:* Therapie wie im Stadium II, wobei i. d. R. höhere Substitutionsdosen erforderlich sind. Eine antifibrinolytische Therapie ist kontraindiziert.

! WICHTIG
Die Therapie muss unbedingt durch häufige Laborkontrollen überwacht werden!

21.4 Inhibitorendefizite und thrombophile Gerinnungsstörungen

Ätiologie Ein Mangel eines physiologischen Inhibitors der Blutgerinnung verhindert die Kompensation der Gerinnungsaktivierung und führt zur Thromboseneigung (Thrombophilie). Die Defizite der Inhibitoren treten entweder genetisch bedingt angeboren oder als erworbene Defekte bei verschiedenen Grundkrankheiten (z. B. Leberschäden, Verbrauchskoagulopathie) auf.

Pathophysiologie Inhibitoren der Blutgerinnung neutralisieren aktivierte Gerinnungsfaktoren im strömenden Blut und begrenzen dadurch die Hämostase auf den Ort einer Endothelverletzung. Klinisch relevante Gerinnungsinhibitoren sind Antithrombin, Protein C und Protein S.

Antithrombin (AT) wird in der Leber gebildet und hemmt äquimolar die aktiven Gerinnungsfaktoren Thrombin (IIa), VIIa, IXa, Xa, XIa und XIIa. Die Reaktion wird durch Heparin katalysiert. Ohne AT ist Heparin praktisch wirkungslos (▶ Kap. 10.5.1, ▶ Kap. 10.5.2).

Protein C wird in der Leber unter Mitwirkung von Vitamin K gebildet, über den Endothelrezeptor Thrombomodulin durch Thrombin zu dem aktivierten Protein-C-Komplex (APC) aktiviert und baut die aktivierten Faktoren V und VIII ab. **Protein S** wirkt als Kofaktor bei diesem Vorgang.

Die Inhibitoren bzw. deren Komplexe spalten aktivierte Gerinnungsfaktoren. Mutationen an der Schnittstelle der Proteasen führen zu einem Thromboserisiko. Als relativ häufiges Thromboserisiko ist eine Resistenz des Faktors Va gegen den aktivierten Protein-C-Komplex (APC-Resistenz) bekannt, hervorgerufen durch eine Punktmutation auf dem Faktor-V-Gen (Faktor-V-Leiden). Eine Mutation des Prothrombins führt ebenfalls zu einem Thromboserisiko. Diese beiden Gendefekte stellen die häufigsten angeborenen thrombophilen Risiken dar.

Klinik Angeborene Inhibitorendefizite steigern in Abhängigkeit vom Grad des Defekts die Thrombosebereitschaft. Bei AT-, Protein-C- und Protein-S-Mangel unter 0,6 (< 60 %) treten bereits in jungen Jahren schwere venöse Thrombosen und Lungenembolien auf. Weitere Thromboserisiken (Immobilisation, operative Eingriffe, Ovulationshemmer) begünstigen die Thromboseentstehung zusätzlich. Ein homozygoter Protein-C-Mangel ruft schon kurz nach der Geburt eine Purpura fulminans hervor. Die Entwicklung einer Kumarinnekrose wird durch Protein-C-Mangel begünstigt (▶ Kap. 10.5.8, „UAW“). Unter der Gabe von Vitamin-K-Antagonisten sinken Protein C und Protein S ab. Dabei wird aber die Gerinnungsbalance i. d. R. nicht gestört, da die Faktoren II, VII, IX und X ebenfalls vermindert werden.

Schwere Leberschäden, Überbeanspruchung des Gerinnungssystems (Polytrauma, Verbrauchskoagulopathie) führen zu einem Inhibitorenmangel und begünstigen die Entstehung einer Thrombose.

Die Diagnose erfolgt durch Bestimmung der AT-, Protein-C- und Protein-S-Werte im Blut. Nach Feststellung einer APC-Resistenz kann die Störung durch eine genanalytische Untersuchung (Faktor-V-Gen) bewiesen werden. Die Prothrombin-Mutation ist nur durch eine Genanalyse zu diagnostizieren (Prothrombin-Genmutation G 20210A). Bezüglich des Thrombophilie-Screenings ▶ Tab. 21.5.

Tab. 21.5 Thrombophilie-Screening

V. a. angeborene Störungen	V. a. erworbene Störungen
Faktor V R 606 Q	Lupusantikoagulans
Faktor II G 20210 A	IgG-Kardiolipin-Antikörper
Antithrombin	Homocystein
Protein S	
Protein C	
Fibrinogen	
Homocystein	
Faktor VIII	
Plasminogenaktivator-Inhibitor	

Therapie

Das Thromboserisiko bei Inhibitorenmangel wird durch gerinnungshemmende Mittel oder Substitutionsbehandlung kompensiert. Eine generelle Prophylaxe bei asymptomatischen heterozygoten Merkmalsträgern ist nicht erforderlich. Sie sollte aber durchgeführt werden, wenn bereits thromboembolische Ereignisse aufgetreten sind. Bei zusätzlichen Thromboserisiken (Immobilisation, z. B. bei chirurgischen Eingriffen oder Langstreckenflügen, Schwangerschaft) muss unbedingt eine Prophylaxe in halbtherapeutischer Dosierung ausgeführt werden:

(1) *AT-Mangel:* als Thromboseprophylaxe über längere Zeit: **Vitamin-K-Antagonisten** (▶ Kap. 10.5.8). In der Schwangerschaft und in anderen besonderen Situationen (größere Operationen): **AT-Substitution** und **Heparin** 2 × 5.000 E/d. Der AT-Spiegel sollte > 0,8 (> 80 %) liegen.

(2) *Protein-C-, Protein-S-Mangel:* unter **Heparinschutz** (NMH in therapeutischen Dosen gemäß Herstellerangaben oder Heparin 500–800 E/h als Dauerinfusion) langsam einschleichende Therapie mit **Vitamin-K-Antagonisten** bis zum therapeutischen Bereich (INR: 2,0–3,0). Danach Fortsetzung der Behandlung bis zum Ende des erhöhten Thromboserisikos oder lebenslang bei homozygoten und Kombinationsdefekten und/oder Rezidivthrombosen. Therapierisiken, Therapiekontrolle und UAW: ▶ Kap. 10.5.8.

(3) Bei *heterozygoter APC-Resistenz, Protein-C-Mangel oder Prothrombin-Mutation* ohne Thrombose ist ohne zusätzliches Risiko **keine Prophylaxe** erforderlich. Treten Thromboserisiken auf (z. B. Operationen, Immobilisation), werden je nach erforderlicher Prophylaxedauer Heparin oder Vitamin-K-Antagonisten eingesetzt. Vor Langstreckenflügen wird die einmalige Prophylaxe mit NMH diskutiert. Eine Schwangerschaft stellt ebenfalls ein erhöhtes Thromboserisiko dar, dieses ist am höchsten im Wochenbett, deshalb sollte eine Antikoagulation mit NMH über 6 Wochen post partum weitergeführt werden (▶ Tab. 21.6). Größere Behandlungszahlen liegen bisher für Dalteparin, Enoxaparin und Nadroparin vor (derzeitige Dosisempfehlungen ▶ Tab. 21.7). Nach der Behandlung einer einmaligen, isolierten Beinvenenthrombose ist eine antikoagulatorische Nachsorge von 6 Monaten (abhängig vom venösen Rückfluss) erforderlich. Patienten mit Bein-Becken-Venenthrombosen, insbesondere mit begleitender Lungenembolie, sollten mindestens 1 Jahr Antikoagulanzien erhalten. Homozygote Merkmalsträger und Patienten mit mehrmaligen Thrombosen bei heterozygotem Protein-C-Mangel oder APC-Resistenz sowie Patienten mit Kombinationsdefekten werden auf Dauer antikoaguliert. Die Risikoeinschätzung zur Antikoagulation kann labortechnisch durch die Bestimmung von Thrombin-Antithrombin-Komplex (TAT), D-Dimeren, Prothrombinfragment 1 + 2 unterstützt werden.

Tab. 21.6 Behandlungsempfehlungen: Thrombophilie und Schwangerschaft

Risiko	Befund	Prophylaxe
Niedrig	• Familiäre Thromboseanamnese • Thrombophilie ohne eigene/familiäre Thromboseanamnese	NMH postpartal (mindestens 6 Wochen), in der Schwangerschaft physikalische Methoden
Mittel	• Thromboseanamnese ohne Thrombophilie • Wiederholte Spontanaborte ohne Präeklampsie/HELLP-Syndrom und Thrombophilie ohne Thromboseanamnese • Homozygote Faktor-V-Leiden-Mutation ohne Thromboseanamnese	NMH während der Schwangerschaft und für mindestens 6 Wochen postpartal
Hoch	• Herzklappenersatz • Thrombose in der aktuellen Schwangerschaft • Rezidivierende Thrombosen • Homozygote Faktor-V-Leiden-Mutation ohne kombinierte thrombophile Defekte und Thromboseanamnese • Antithrombin-Mangel mit/ohne Thrombose	NMH in therapeutischer Dosierung während der Schwangerschaft oder postpartal orale Antikoagulation. Peripartal UFH i. v. a PTT-adjustiert.

Tab. 21.7 Postpartales Management bei Thrombophilie

Risiko	Dosis	
Mittel	40 mg Enoxaparin 3.000 Anti-Xa-E[1] Certoparin 3.500 Anti-Xa-E Tinzaparin 1.750 Anti-Xa-E Reviparin 2.500–5.000 Anti-Xa-E Dalteparin 0,3 ml Nardroparin 2–3 × 7.500 IU UFH	10–12 h vor der Geburt absetzen, 4–6 h postpartal weiterführen
Hoch	40–80 mg Enoxaparin 8.000 Anti-Xa-E Certoparin 50–75 Anti-Xa-E/kg KG Tinzaparin 5.000–10.000 Anti-Xa-E Dalteparin 40–60 Anti-Xa-E Nardroparin UFH aPTT-adjustiert	24 h vor der Geburt UFH, 4–6 h vor der Geburt absetzen, 4–6 h postpartal weiterführen

[1] Anti-Xa-E = Anti-Xa-Einheiten

Frauen mit APC-Resistenz, Prothrombin-Mutation oder Protein-C-Mangel sollten auf Ovulationshemmer verzichten. Da Rauchen bei diesen Defekten das Thromboserisiko um mehr als das 20-Fache erhöht, ist auf strikte Nikotinkarenz zu achten.

21.5 Lupusantikoagulans

Ätiologie Das Lupusantikoagulans zählt zu den Antiphospholipid-Antikörpern und ist das Produkt eines Autoimmunphänomens, das bei Autoimmunerkrankungen (z. B. Lupus erythematodes), Virusinfektionen, lymphoproliferativen Erkrankungen und medikamentös induziert (z. B. durch Chlorpromazin, Chinidin, Streptomycin) auftreten kann. Eine genetische Prädisposition scheint bedeutsam zu sein (HLA-Klassen: -DR4, -DR7, -DRw53). Die Mechanismen, die zum Lupusantikoagulans führen, sind nicht bekannt.

Pathophysiologie Bisher wurden vier Antiphospholipid-Antikörper charakterisiert: Antikörper bei Patienten mit falsch positiver Syphilis, Lupusantikoagulans, Antikardiolipin-Antikörper und Antikörper gegen β_2-Glykoprotein I. Beim Lupusantikoagulans handelt es sich um Autoantikörper (IgM, IgG), die gegen Phospholipid-Protein-Komplexe gerichtet sind. Dadurch werden phospholipidabhängige Reaktionen, auch Gerinnungsreaktionen (z. B. Gerinnungszeit, PTT, Einzelfaktorentests), gehemmt. Die Gerinnungswerte sind pathologisch verlängert, ohne dass ein Faktorenmangel vorliegt. Das Lupusantikoagulans kann durch spezifische Verfahren nachgewiesen werden.

Klinik In der Regel ist das Lupusantikoagulans mit einer venösen oder arteriellen Thromboseneigung verbunden. Dies wird auf eine gleichzeitig existierende endotheliale Dysfunktion bezogen. Bei schwangeren Frauen kommt es gehäuft durch Mikrozirkulationsstörungen der Plazenta zu Aborten. Diese treten meist ab der 10. SSW auf. Ebenso besteht das Risiko von Frühgeburten vor der 34. SSW wegen schwerer Präeklampsie, Eklampsie und Plazentainsuffizienz. Das Lupusantikoagulans kann zur Bildung intrakardialer Thromben und perikardialer Hämatome führen. Besteht zusätzlich eine Thrombozytopenie, kann es beim Lupusantikoagulans zu hämorrhagischen Erscheinungen kommen. Ferner können durch Ischämien an Ösophagus, Magen und Darm gastrointestinale Symptome auftreten. Ebenso treten durch arterielle und venöse Thrombosen und Embolien entsprechende ZNS-Komplikationen auf (Apoplex, Amaurosis fugax).

Therapie

Eine kausale Therapie gibt es bisher nicht. Risikomedikamente absetzen, Grundkrankheit behandeln. Patienten ohne Thrombosen werden nicht antikoaguliert, eine Prophylaxe ist nicht erforderlich. In thrombophilen Risikophasen (OP, Immobilisation, Gravidität) wird eine Prophylaxe mit **niedermolekularen Heparinen** angeraten.

Standardtherapie bei thrombotischen Ereignissen ist die Gabe von Heparin, gefolgt von **Kumarinen.** Die Hochdosistherapie mit Kumarinen (INR < 3) reduziert die Inzidenz eines neuen thrombotischen Ereignisses auf 1,3 % pro Patient pro Jahr. Bei Niedrigdosistherapie (INR < 2,5) reduziert sich die Inzidenz lediglich auf 23 %. Obwohl eine INR von 3,0–4,0 mit einer erhöhten Blutungsneigung assoziiert ist, bleibt der absolute Benefit durch die Thromboseprophylaxe positiv erhalten. Die gleichzeitige Gabe von Aspirin und Kumarinen wird unterschiedlich bewertet. Antikoagulation so lange weiterführen, bis das Lupusantikoagulans nicht mehr nachweisbar ist. Immunsuppressiva nur bei Versagen der gerinnungshemmenden Therapie einsetzen.

21.6 Faktor-VIII-Erhöhung

Erhöhte Plasmaspiegel des Faktors VIII führen zu einem erhöhten Thromboserisiko. Da Faktor VIII reaktiv erhöht sein kann und daher schwankt, sind mehrere Bestimmungen erforderlich, bevor therapeutische Konsequenzen gezogen werden. Ein dauerhaft erhöhter Faktor-VIII-Spiegel bedeutet ein erhöhtes Rezidivrisiko nach Erstthrombose und ist deshalb bei geplanter Beendigung der Antikoagulation zu berücksichtigen.

21.7 Hyperhomocysteinämie

Die Erhöhung des Homocysteins kann zu Thrombosen und atherosklerotischen Komplikationen führen. Homocystein ist eine Aminosäure, die bei der Umwandlung von Methionin in Cystein entsteht. Ursache für die Erhöhung des Cysteins kann die Mutation eines Gens der Methylentetrahydrofolatreduktase (MTHFR) oder ein Mangel der für diesen Vorgang notwendigen Vitamine B_6, B_{12} und Folsäure sein. Eine Senkung des Homocysteins ist durch Substitution mit Vitamin-B-Komplex und Folsäure möglich, wird aber derzeit hinsichtlich des klinischen Benefits kontrovers diskutiert. Die Diagnostik des Gendefekts erfolgt durch eine Analyse des MTHFR-Gens.

22 Solide Tumoren

M. R. Weihrauch

22.1 Allgemeine Grundlagen

Die Behandlung solider Tumoren richtet sich nach Organspezifität, Histologie, Ausdehnung der Erkrankung, genetischen Markern und Allgemeinzustand des Patienten. Die primäre Prävention ist die effektivste Maßnahme gegen Krebserkrankungen. Insbesondere im Hinblick auf die bei Männern und aktuell auch bei Frauen führende Krebssterblichkeit durch Bronchialkarzinome ließen sich durch Zigarettenabstinenz ca. 85–90 % der Karzinome verhindern. Zusätzlich wird die Schutzimpfung gegen humane Papillomaviren 16 und 18 (Gardasil® und Cervarix®) bei Mädchen zwischen 12 und 17 Jahren von der STIKO empfohlen, um Zervixkarzinomen vorzubeugen. Bei Vorliegen einer Tumorerkrankung ist die Früherkennung der wichtigste Faktor einer kurativen Therapie. Die Krebsvorsorgeuntersuchung sollte daher allen Patienten immer wieder angeraten werden. Von den gesetzlichen Krankenkassen werden folgende Untersuchungen erstattet:

(1) **Gynäkologische Tumoren:** Abstrichuntersuchung der Zervix ab dem 20. Lebensjahr (Lj.), ggf. HPV-Test ab dem 30. Lj., Brustuntersuchung ab dem 30. Lj.; Mammografie-Screening zwischen dem 50. und 70. Lj. alle 2 Jahre.

(2) **Urologische Tumoren (Männer):** urologische/rektale Untersuchung, PSA-Bestimmung ab dem 45. Lj. (letztere keine Leistung der GKV im Rahmen der Vorsorge).

(3) **Kolorektale Tumoren:** Test auf okkultes Blut im Stuhl und digital-rektale Untersuchung ab dem 50. Lj., Koloskopie ab dem 55. Lj. 2-mal im Abstand von 10 Jahren bei unauffälligem Befund.

(4) **Hauttumoren:** ab dem 35. Lj. alle 2 Jahre.

Wegen der unzureichenden Beteiligung an Krebsvorsorgeprogrammen (Frauen ca. 40 %, Männer ca. 15 %) sollten routinemäßig beim Arztbesuch immer wieder Fragen nach Stuhlunregelmäßigkeiten, chronischem Husten, tastbaren Knoten, unklarem Gewichtsverlust gestellt werden. Bei Frauen ist auf die monatliche Selbstuntersuchung der Brust hinzuweisen.

Bei lokalisierten Tumoren stehen chirurgische Intervention und lokale Strahlentherapie an erster Stelle, während bei Tumoren mit starker Metastasierungsneigung, bei manifesten diffusen Metastasen und bei ausgedehnten Rezidiven eine systemische Therapie indiziert ist. Heilung ist in diesem Zustand selten, ein palliativer Effekt (Reduktion von Beschwerden, Verbesserung des Allgemeinzustands ± Lebensverlängerung) häufig möglich.

Eine adjuvante Therapie (▶Kap. 22.1.5.1) nach erfolgter Operation kann bei den Tumoren, die frühzeitig zu okkulter Fernmetastasierung neigen, indiziert sein. Bei einigen Tumoren ist eine primäre systemische Therapie („neoadjuvante Therapie") sinnvoll; durch Größenreduktion des Primärtumors wird eine bessere Operabilität oder der Organerhalt möglich (Mamma-, Bronchial- und Rektumkarzinom in bestimmten Stadien).

Die onkologische Therapie wird von Jahr zu Jahr durch die Vielzahl neu zugelassener Medikamente komplexer. Vor allem führen die vielen nichtzytostatischen Medikamente wie die Targeted Drugs und Antikörper durch die Vielzahl der möglichen Kombinationen mit Zytostatika in verschiedenen Indikationen und Therapielinien dazu, dass sich onkologische Zentren immer weiter spezialisieren müssen.

Hochdosis-Chemotherapien mit Stammzellersatz sind nach wie vor nur bei hämatologischen Neoplasien und wenigen spezifischen Tumorentitäten (Hodenkarzinom) sinnvoll.

Die **Berechnung der Solldosis** im Rahmen der zytostatischen Therapie geschieht – bis auf Ausnahmen – nach der Körperoberfläche in m^2 (Bestimmung ▶Kap. 29, Tab. 29.1). Übergewichtige Patienten sollten bei ansonsten regelrechten Organfunktionen (Herz, Leber, Nieren) voll ausdosiert werden, da sonst ein schlechteres Therapieergebnis droht.

Psychoonkologie: Eine zytostatische Chemotherapie ist ein belastender Eingriff in Psyche und Organismus des Patienten. Für den Patienten, der unter seiner Diagnose und Therapie leidet, ist bei der Therapie daher die psychische Führung ebenso wichtig wie die manuelle Zytostatikaapplikation. Heutzutage gehört das Angebot einer psychoonkologischen Betreuung der Patienten somit in das Standardkonzept der onkologischen Behandlung. Hierbei ist oftmals die kurzfristige Krisenintervention wichtiger als eine langfristige Psychotherapie.

Eine **stationäre Aufnahme** ist bei der Therapie solider Tumoren nur selten notwendig und gerechtfertigt. Angehörige sind frühzeitig einzubeziehen, auf Lebensumstände, besonders Essgewohnheiten, ist einzugehen. Bei einer Therapie unter palliativer Indikation dürfen UAW nicht den Erfolg der Therapie übersteigen.

22.1.1 Zytostatika

22.1.1.1 Indikationen, Toxizität, Interaktionen, Besonderheiten

Bezüglich einer Zusammenfassung der Zytostatika nach Stoffgruppen ▶Tab. 22.1.

Tab. 22.1 Aufteilung der antineoplastisch wirksamen Substanzen (WHO)

5. Alkylanzien
- Alkylsulfonate
  - Busulfan
  - Treosulfan
- Ethylenimine
  - Thiotepa
- Nitrosoharnstoffe
  - Carmustin
  - Lomustin
  - Nimustin
- Stickstofflostderivate
  - Bendamustin
  - Chlorambucil
  - Cyclophosphamid
  - Ifosfamid
  - Melphalan
  - Trofosfamid

6. Antimetaboliten
- Folsäure-Analoga
  - Methotrexat (MTX)
  - Premetrexed (Alimta®)
- Purin-Analoga
  - Cladribin
  - Fludarabin
  - 6-Mercaptopurin
  - Pentostatin
  - Thioguanin
- Pyrimidin-Analoga
  - Azacytidin
  - Cytarabin
  - Fluorouracil (FU)
  - Capecitabin
  - Tegafur/Uracil (UFT)
  - Gemcitabin

7. Pflanzenalkaloide
- Podophyllin-Derivate
  - Etoposid
  - Teniposid
- Taxane
  - Docetaxel
  - Paclitaxel
- Vinca-Alkaloide
  - Vinblastin
  - Vincristin
  - Vindesin
  - Vinorelbin

8. Antibiotika (AB)
- Anthrazykline
  - Daunorubicin
  - Doxorubicin
  - Doxorubicin liposomal
  - Epirubicin
  - Idarubicin
  - Mitoxantron
- Sonstige zytostatische AB
  - Bleomycin
  - Dactinomycin
  - Mitomycin

9. Sonst. Zytostatika
- Platinverbindungen
  - Carboplatin
  - Cisplatin
  - Oxaliplatin
- Campthotecin-Derivate
  - Irinotecan
  - Topotecan
- Sonstige
  - Amsacrin
  - L-Asparaginase
  - Dacarbazin
  - Eribulin
  - Estramustin-P.
  - Hydroxycarbamid
  - Miltefoscin
  - Procarbazin
  - Temozolomid
  - Trabectedin (Yondelis®)

10. Signaltransduktions-inhibitor (STI)
  - Axitinib (Inlyta®)
  - Bortezomib (Velcade®)
  - Bosutinib (Bosulif®)
  - Imatinib (Glivec)
  - Ibrutinib (Imbruvica®)
  - Idelalisib (Zydelig®)
  - Nintedanib (Vargatef®)
  - Pazopanib (Votrient®)
  - Ruxolitinib (Jakavi®)
  - Vandetanib (Caprelsa®)
  - Erlotinib (Tarceva®)
  - Vandetanib (Zactima®)
  - Sorafenib (Nexavar®)
  - Temsirolimus (Torisel®)
  - Sunitinib (Sutent®)
  - Thalidomid
  - Lenalidomid (Revlimid®)
  - Lapatinib (Tyverb®)
  - Gefitinib (Iressa®)
  - Nilotinib (Tasigna®)
  - Dasatinib (Sprycel®)
  - Afatinib (Gilotrif®)
  - Regorafinib (Stivarga®)
  - Crizotinib (Xalkori®)

11. Monoklonale Antikörper
  - Alemtuzumab (Campath®)
  - Catumaxomab (Removab®)
  - Ofatumumab (Arzerra®)
  - Bevacizumab (Avastin®)
  - Cetuximab (Erbitux®)
  - Gemtuzumab (Mylotarg®)
  - Rituximab (Mabthera®)
  - Trastuzumab (Herceptin®)
  - ^{90}Y-Ibritumomab (Zevalin®)
  - Panitumumab (Vectibix®)
  - Ipilimumab (Yervoy®)
  - Pertuzumab (Perjeta®)

12. Hormone
- Antiandrogene
  - Bicalutamid
  - Cyproteronacetat
  - Flutamid
- Antiöstrogene
  - Tamoxifen
  - Toremifen
  - Fulvestrant
- Aromatasehemmer
  - Anastrozol
  - Letrozol
  - Exemestan
- Gestagene
  - Medroxyprogesteron-acetat
  - Megestrolacetat
- GnRH-Analoga
  - Buserelin
  - Goserelin
  - Leuprorelinacetat
  - Triptorelin

13. Zytokine
- Wachstumsfaktoren
  - Erythropoetin
  - Filgrastim (G-CSF)
  - Lenograstim (G-CSF)
  - Darepoeitin
  - PEG-Filgrastim
  - Oprelvekin[1] (Neumega®)
- Interferone
  - α-Interferon
  - β-Interferon
  - γ-Interferon
- Interleukine
  - Interleukin-2

14. Sonstige Substanzen
- Aflibercept (Zaltrap®)

[1] In Deutschland nicht zugelassen, Import gemäß § 73,3 AMG.

Informationen zu Indikationen, Toxizität, Interaktionen und Besonderheiten einzelner Zytostatika sind online zu finden in Tab. 22.2.

22.1.1.2 Allgemeine Toxizität von Zytostatika

Alle Zytostatika haben erhebliche systemische UAW, die bei der Therapie zu beachten sind. Durch Dosisanpassung, prophylaktische oder therapeutische Gabe eines Antidots (z. B. Folinsäure nach MTX-Therapie) oder supportive Maßnahmen (z. B. Antiemetika) kann die Toxizität vermieden oder in Grenzen gehalten werden. Insbesondere sollten die Standards einer modernen antiemetischen Therapie eingehalten werden (▶Kap. 1.4.1, „Behandlung bei zytostatikabedingtem Erbrechen").

Grundsätzlich sollte die **WHO-Skala der spezifischen UAW**, unterteilt in die Grade 1–5, bei der Beurteilung der Therapie berücksichtigt werden:

(1) *Grad 1* (gering) ist tolerabel (trotzdem – wenn möglich – vermeiden oder therapieren!).

(2) *Grad 2* (mäßig) ist eine zwingende Indikation zu Gegenmaßnahmen.

(3) *Grad 3* (stark).

(4) *Grad 4* (lebensbedrohlich) sollten nicht auftreten (Therapie überdenken!).

(5) *Grad 5* Tod durch Therapie.

Bei fehlenden UAW (Grad 0) sollte umgekehrt eine Dosiserhöhung bedacht werden oder es sollte überprüft werden, ob die Therapie ordnungsgemäß appliziert wurde, z. B. 5-FU statt im Bolus i. v. als Infusion über 2 h mit Reduktion von UAW und Verlust von Wirkung, simultane Gabe von 5-FU und Allopurinol mit gleichem Effekt!

22

Viele Zytostatika rufen bei einem akzidentiellen Paravasat heftige lokale Reaktionen bis zu Nekrosen hervor, die einer sofortigen Therapie bedürfen (▶Kap. 22.3.5).

Mit Ausnahme von Bleomycin, Vincristin und L-Asparaginase sind alle Zytostatika knochenmarktoxisch. Während sich eine Anämie nur langsam ausbildet und durch Transfusionen kurzfristig verbessert werden kann, stellen Leuko- und Thrombozytopenien oft eine Begrenzung der Therapie dar. Der nächste Therapiezyklus kann erst nach Erholung der Werte (normalerweise Leukozyten > 2,5 Gpt/L [> 2.500/µl] bzw. Thrombozyten > 100 Gpt/L [> 100.000/µl]) durchgeführt werden, oder es muss eine Dosisreduktion erfolgen.

Bei einem Abfall der Granulozyten im Therapieintervall < 1,0 Gpt/L (< 1.000/µl) und gleichzeitigem Infekt ist der Einsatz von G-CSF (Biograstim®, Ratiograstim®, Neupogen®, Granozyte® oder das Retardpräparat Neulasta®) im nächsten Zyklus indiziert, wenn keine Dosisreduktion der Zytostatika durchgeführt wird. Durch den Einsatz dieser Zytokine werden die Phase der Zytopenie und Agranulozytose verkürzt und die Gefahr einer lebensbedrohlichen Infektion mit hohen Therapiekosten vermindert. Beginn: Bei Neulasta® 24 h nach Chemotherapie, bei den übrigen Präparaten frühestens 24 h nach Ende der Zytostatikatherapie, spätestens an Tag 5, bis zur Erholung des Knochenmarks (KM), am ehesten zu erkennen am Anstieg der Thrombozyten. Bei zu frühem Absetzen nach dem ersten Anstieg der Granulozyten kann ein erneuter Abfall auf kritische Werte eintreten. Fieber in Aplasie (Leukozyten < 1,0 Gpt/L [< 1.000/µl] oder Neutrophile < 0,5 Gpt/L [< 500/µl]) ist generell als Notfall zu erachten und bedarf einer sofortigen Abklärung, meistens einer stationären Aufnahme und zwingend einer antibiotischen Therapie!

In unterschiedlichem Ausmaß sind alle Zytostatika potenziell mutagen, kanzerogen und teratogen. Eine Schwangerschaft sollte prinzipiell in den ersten 2 Jahren nach einer Chemotherapie vermieden werden. Vor einer Chemotherapie, aber auch vor Therapien mit Signaltransduktionsinhibitoren (z. B. Lenalinomid, Imatinib), muss eine Schwangerschaft ausgeschlossen werden.

22.1.2 Tumorklassifikation

Für die Erfolgsbeurteilung der Therapie sind eine exakte Dokumentation und eine standardisierte Stadieneinteilung unbedingte Voraussetzungen. Für die Vergleichbarkeit von Therapieergebnissen wurde ein internationales System der Tumorklassifikation geschaffen, das **TNM-System,** das die ungenaue alte Stadieneinteilung weitgehend abgelöst hat. Ausnahme sind hämatologische Neoplasien, Hirntumoren und das kleinzellige Bronchialkarzinom (limited/extensive disease). Zur Vereinfachung und bei gleicher therapeutischer Konsequenz werden einzelne Entitäten des TNM-Stadiums zu größeren **Stadien** (UICC/AJCC) zusammengefasst.

Das **TNM-System** beruht auf

Tumorgröße bzw. Eindringtiefe in Wandschichten:	T1–3 (4)
Befall von Lymphknoten (LK):	N0–2 (3)
Nachweis von Metastasen:	M0/1

Die Unterteilungen sind für jede Tumorentität definiert. Bei multiplen Tumoren (z. B. Mamma- oder Kolonkarzinom) wird die höchste T-Kategorie genommen, die Multiplizität oder die Anzahl wird in Parenthese gesetzt, z. B. pT2(m) oder pT2(3), bei bilateralen Tumoren wird jeder Tumor einzeln bezeichnet.

T1–3	I. d. R. auf das Organ begrenzt.
T4	Überschreitung der Organgrenze.
N0	Kein LK-Befall.
N1/2 (3)	Regionaler LK-Befall je nach Sitz und Anzahl, entfernte LK werden als Metastasen gewertet – M1(LYM).
M1	Fernmetastasen.
Tx/Nx/Mx	Minimalanforderungen für eine Stadienbeurteilung liegen nicht vor.

Die M1-Kategorie wird nach Organen weiter spezifiziert:

Lunge (PUL); Knochen (OSS), Leber (HEP), ZNS (BRA), Lymphknoten (LYM); Knochenmark (MAR), Pleura (PLE), Peritoneum (PER). Nebenniere (ADR), Haut (SKI), andere (OTH).

Mit der Bezeichnung C (certainty factor) wird die Sicherheit der Einteilung bezeichnet.

C1	Klinische Untersuchung	Klinisches Stadium
C2	Spezielle apparative Untersuchung	
C3	Chirurgische Exploration	Pathologisches Stadium
C4	Vollständige pathologische Aufarbeitung	
C5	Autopsie	

Die V- und L-Klassifikationen betreffen die Invasion von Tumorzellen in Blut- und Lymphgefäße:

VX oder **LX**	Nicht beurteilbar.
V0 oder **L0**	Keine Gefäßinvasion.
V1 oder **L1**	Mit Gefäßinvasion (V1 nur mikroskopisch).
V2	Makroskopische Gefäßinvasion.

Das Präfix vor dem TNM-System bedeutet:

c	Klinisches Stadium
p	Pathologisches Stadium
m	Multiple Primärtumoren
u	Aufgrund einer Ultraschalluntersuchung (Endosonografie)
r	Rezidivstadium
y	Zustand nach neoadjuvanter Therapie
a	Klassifikation erst durch Autopsie

Die histologische Klassifikation der Malignität erfolgt nach dem **Grading.** Die Einteilung in G2 (mäßig dfferenziert) ist eine mikroskopische Beurteilung durch den Pathologen, durch Genanalysen (CHIP) lassen sich G2-Tumoren nahezu alle in G1 oder G3 klassifizieren:

G1	Gut differenziert, wenige Mitosen.
G2	Mäßig differenziert.
G3	Schlecht differenziert, viele Mitosen.
G4	Anaplastisch.

Die Vollständigkeit der operativen Entfernung eines Tumors wird durch R-Klassifikation bestimmt:

R0	Kein Residualtumor.
R1	Nur histologisch nachweisbarer Residualtumor (Resektionsrand).
R2	Makroskopisch nachweisbarer Residualtumor bzw. nicht resektable Metastasen.
Rx	Keine Angaben.

Die Stadieneinteilung (UICC oder AJCC) beruht auf der Zusammenfassung des gesamten TNM-Systems und dient der klinischen Vereinfachung bei therapeutischen Entscheidungen. Sie sind für jede Tumorentität einzeln definiert.

Die Tumorlokalisation wird durch die einheitliche ICD-10-Klassifikation definiert, der histologische Typ durch die M-Klassifikation, maßgeblich ist derzeit die ICD-10-Klassifikation nach SGB V von 2006.

22.1.3 Erfolgsbeurteilung

(1) Die Beurteilung von Remissionen solider Tumoren wird hauptsächlich mittels bildgebender Verfahren wie CT und MRT durchgeführt. Das Ansprechen auf Therapie (oder Veränderungen im therapiefreien Intervall) werden radiologisch nach den RECIST-Kriterien an zuvor definierten Zielläsionen vorgenommen.

Definitionen nach RECIST Version 1.1:

- **Komplette Remission (complete remission, CR):** vollständige Rückbildung sämtlicher Tumorherde. Eine objektive CR ist i. d. R. begleitet von einer vollständigen Rückbildung aller subjektiven Symptome.
- **Teilremission (partial remission, PR):** Rückbildung der Summe der Durchmesser der Zielläsionen um mindestens 30 %, kein Auftreten neuer Herde. Meist mit einer erheblichen Verbesserung der subjektiven Symptome verbunden.

- **Progression (PD):** Zunahme der Summe der Durchmesser aller Zielläsionen um mindestens 20 % und/oder Auftreten neuer Tumorherde.
- **Stabile Erkrankung (SD, stable disease oder NC, no change):** weder PR noch PD.

(2) **Probleme bei der Beurteilung:** Bei vielen der neuen Substanzen (Antikörper, small molecules) ist das Anwenden der RECIST-Kriterien oft wenig hilfreich, da es unter Therapie oft nur zu einer stabilen Erkrankung kommt. Eine exakte Erfolgsbeurteilung ist oft schwierig bei malignen Ergüssen, subjektiven Beschwerden oder pathologischen Laborparametern. Problematisch ist ferner die Bestimmung des Erfolgs oder Misserfolgs bei osteoplastischen und osteolytischen Knochenmetastasen, da auch bei weitgehender Vernichtung der Tumorzellen der radiologische Befund sich nicht oder nur langsam ändert. Bei Knochenmetastasen kann jedoch das Verschwinden von Knochenschmerzen bei gleichzeitiger Normalisierung einer zuvor erhöhten alkalischen Phosphatase oder eine Sklerosierung von Osteolysen als Erfolgsparameter benutzt werden. Gleiches gilt für den Abfall des Serumspiegels der „Tumormarker" (CEA, AFP, HCG, Carbohydratantigene u. a.).

(3) **Dokumentation:** Die möglichst exakte Dokumentation des Erfolgs bzw. Misserfolgs ist die Basis weiterer therapeutischer Entscheidungen. Je nach Tumorerkrankung sollte erstmalig eine Evaluation nach 6–8 Wochen erfolgen, danach unter oder nach Therapie etwa alle 3 Monate. Bei einer progressiven Erkrankung muss die Therapie aufgrund Unwirksamkeit abgebrochen und ggf. auf andere, nicht kreuzresistente Kombinationen umgesetzt werden.

Bei hochsensiblen Tumoren, die durch eine zytostatische Therapie kuriert werden können (Hodenkarzinome, Chorionepitheliom, SCLC in „limited disease"), kann das Ziel der Therapie nur die schnelle und komplette Remission sein. Bei ungenügendem Ansprechen Therapie daher frühzeitig umstellen. Bei anderen Tumoren (z. B. Mammakarzinom) haben Patienten mit einer CR nach Chemotherapie ein deutlich längeres Überleben als Patienten mit PR oder SD. Ziel in diesen Situationen der Therapie ist deshalb das Erreichen einer CR auch unter Inkaufnahme einer höheren Toxizität – im Gegensatz zur rein palliativ ausgerichteten Chemotherapie.

22.1.4 Tumormarker

Zur Primärdiagnostik und besonders in der Nachsorge maligner Erkrankungen ist der Nachweis von Tumormarkern im Serum ein wichtiges Hilfsmittel. Es ist dabei zu unterscheiden zwischen Hormonen und Serumenzymen, die Hinweise auf den Befall eines bestimmten Organs geben, und den „Tumormarkern" im engeren Sinne.

22.1.4.1 Indikationen

(1) Als Screening zur Vorsorge: PSA beim Prostatakarzinom (Kosten werden derzeit nicht von allen Krankenkassen übernommen). Bei einem Wert > 4,5 µg/L (> 4,5 ng/ml) sollten weitere Untersuchungen (Tastbefund, Biopsie) angeschlossen werden.

(2) Abschätzung der Tumormasse und als prognostisches Kriterium: sehr vage, weil nur eine statistische Korrelation besteht.

(3) Zum exakten Staging bei den Hodenkarzinomen (TNM-S-Klassifikation). LDH, AFP und HCG tragen zur Differenzialdiagnose und Therapieentscheidung bei.

(4) Als Parameter für die Radikalität der Operation: Ein fehlender Abfall auf den Normalwert spricht für Resttumor/Metastasen. Die HWZ im Serum ist bei engmaschiger Kontrolle zu beachten!

(5) Als Erfolgsbeurteilung einer Chemo- oder Radiotherapie: primärer Anstieg aufgrund von Tumorzellschädigung und dadurch bedingter Freisetzung der Tumormarker, anschließender Abfall in Relation zur Tumorrückbildung.

(6) Im Rahmen der Nachsorge werden Tumormarker zwar häufig bestimmt, der klinische Wert ist jedoch sehr zweifelhaft.

22.1.4.2 Regeln

(1) Tumormarker haben mit Ausnahme des PSA in der Früherkennung des Prostatakarzinoms und des AFP beim hepatozellulären Karzinom (HCC) beim generellen Vorsorge-Sreening keinen Wert.

(2) Gezielte Indikation und Auswahl der Marker ersparen hohe Kosten.

(3) Ein positiver Marker reicht als Verlaufsparameter.

(4) Spezifität und Sensitivität der Marker sind zu beachten.

22.1.4.3 Einteilung

Eine ausführliche Beschreibung aller Tumormarker würde den Rahmen dieses Kapitels sprengen, die diagnostisch wichtigen Marker sind in den Organkapiteln aufgeführt und werden hier nur tabellarisch aufgelistet:

(1) **Enzyme oder Isoenzyme (geringe Spezifität und Sensitivität):** γ-GT, LDH, alkalische Phosphatase, saure Phosphatase, NSE (neuronspezifische Enolase, beim kleinzelligen Bronchialkarzinom und bei neuroendokrinen Tumoren).

(2) **Hormone (hohe Spezifität und Sensitivität):** auch bei paraneoplastischen Syndromen: HCG, Thyreoglobulin, Kalzitonin, Parathormon.

22

(3) **Tumorantigene (Tumorstoffwechselprodukte oder tumorassoziiert mit unterschiedlicher Spezifität sowie hoher Sensitivität):**
- *Onkofetale Antigene:* CEA, AFP.
- *Carbohydratantigene:* CA 125 (Ovar), CA 15-3 (Mamma), CA 19-9 (Kolon, Pankreas), CA 50 (GIT), CA 72-4 (Magen) und viele andere. (**Cave:** Nur begrenzte Organspezifität!).
- *Proliferationsantigen:* TPS.
- *Tumorassoziierte Antigene:* Ferritin, Paraprotein, PSA (Prostata), SCC (Plattenepithelkarzinom), MCA (muzinproduzierende Tumoren – z. B. Mammakarzinom).
- *Sekretorische Proteine:* Chromogranin A (neuroendokrine Tumoren).

22.1.5 Besondere Therapieformen

22.1.5.1 Adjuvante Chemotherapie

Bei den meisten Tumoren vergehen bis zum Zeitpunkt der Diagnose und operativen Resektion viele Jahre, in denen regelmäßig eine hohe Anzahl Tumorzellen über Blut- und Lymphgefäße ausgestreut werden. Diese sind primär nicht in der Lage, Metastasen zu bilden, da dafür weitere spezifische Mutationen in den Zellen notwendig sind. Durch spezifische Färbungen oder molekulargenetische Untersuchungen lassen sich diese Zellen im Blut und Knochenmark nachweisen, ihre Bestimmung hat nur prognostischen Wert. Je nach Dauer der Erkrankung und der Tumorentität steigt die Wahrscheinlichkeit einer Mikrometastasierung an. Das statistische Risiko lässt sich bei historischen Kontrollen unbehandelter Patienten gut nachvollziehen.

Zur Elimination dieser okkulten Mikrometastasierung wird die adjuvante Therapie eingesetzt, die das Risiko eines Rezidivs abhängig vom Stadium und vom Tumor deutlich senken kann. Bei dieser Therapie ist zu beachten, dass statistisch ein Teil der Patienten keine Mikrometastasen hat, bei einem weiteren Teil der Patienten ein Tumor vorliegt, der insgesamt oder teilweise gegen die eingesetzten Zytostatika resistent ist, sodass gesunde Patienten unnötig und kranke vergeblich behandelt werden, um andere Patienten zu heilen. Die adjuvante Therapie darf daher keine Langzeitschäden setzen, die den Erfolg der Therapie infrage stellen.

Bei den folgenden Tumoren besteht eine gesicherte bzw. fragliche Indikationen zur postoperativen adjuvanten Chemotherapie:

(1) Generell bei allen (primär oder sekundär operablen) Stadien:

- SCLC
- Osteosarkom, Ewing-Sarkom, Wilms-Tumor, Neuroblastom

(2) In bestimmten Stadien (siehe Einzelkapitel):

- Mammakarzinome
- Kolonkarzinome
- Rektumkarzinome in Kombination mit Radiotherapie
- Ovarialkarzinome
- Magenkarzinom
- Weichteilsarkome
- Harnblasenkarzinome
- NSCLC
- Prostatakarzinome

22.1.5.2 Primäre systemische (neoadjuvante) Therapie

Eine primäre systemische (= präoperative) Therapie hat 3 Ansätze:

(1) Wie die postoperative adjuvante Therapie die Vernichtung okkulter Mikrometastasen

(2) Den Primärtumor angreifen, verkleinern und zerstören, sodass nach der Therapie eine bessere operative Voraussetzung gegeben ist, z. B. bei brusterhaltender Operation beim Mammakarzinom

(3) Die „In-vivo"-Testung des Therapieregimes.

Gesicherte Indikationen für eine neoadjuvante Therapie sind Mammakarzinom (bei allen Stadien, bei denen auch eine adjuvante Chemotherapie indiziert ist), Rektumkarzinom (UICC II/III mit Radiotherapie), fortgeschrittenes Magenkarzinom sowie Adenokarzinome des ösophagogastralen Übergangs, Osteosarkom, NSCLC im Stadium IIIA. Ausschließlich in Studien durchzuführen ist die primäre systemische Therapie beim Pankreas-, Zervixkarzinom (IB/IIB) und bei Kopf-Hals-Tumoren.

22.1.5.3 Regionale Therapie

Sinn und Ziel der regionalen Chemotherapie ist die Erhöhung der Zytostatikakonzentration im Tumorgebiet. Diese kann erreicht werden durch eine Erhöhung der Dosis bei selektiver Applikation oder durch eine Verlängerung der Expositionszeit im Tumor. Mit der Durchführung der regionalen Therapie sind bestimmte Anforderungen verbunden: wirksame und dosisabhängige systemische Therapie, deren Dosis durch die UAW limitiert ist, und Begrenzung der Tumorerkrankung auf ein anatomisch definiertes Gebiet, das technisch zu erreichen ist. Das verwendete Zytostatikum muss in aktiver Form vorliegen. Die regionale Therapie umfasst ein breites Spektrum verschiedener Möglichkeiten (▶ Tab. 22.3) und wird bei einigen Erkrankungen mit einer Embolisation kombiniert (Chemoembolisation, TACE). Ebenso ist das Einbringen strahlender Partikel in die Leber möglich (SIRT).

Tab. 22.3 Möglichkeiten der regionalen Chemotherapie

Behandlungsform	Applikationsort	Indikationen
Intratumorale Therapie		Malignes Melanom
Intrakavitäre Therapie	Liquorraum	AML, Leptomeningeosis carcinomatosa
	Pleuraraum	Mammakarzinom u. a.
	Perikardhöhle	Mammakarzinom, maligne Lymphome
	Peritonealhöhle	Gastrointestinale Tumoren, Ovarialkarzinom
	Harnblase	Harnblasenkarzinom
Intraarterielle Infusion	A. hepatica	Primäre und sekundäre Lebertumoren
	A. mammaria interna	Mammakarzinom, Lokalrezidive
	A. carotis externa	Kopf-Hals-Tumoren
	Aa. bronchiales	Bronchialkarzinom
	Aa. axillares, Aa. femorales	Sarkome der Extremitäten
Intraportale Infusion		Sekundäre Lebertumoren
Regionale Perfusion	Extremitätenperfusion	Malignes Melanom, Sarkome
	Leberperfusion	Primäre und sekundäre Lebertumoren
	SIRT	Lebermetastasen, z. B. beim kolorektalen Karzinom
Chemoembolisation	Leber	Primäre Lebertumoren, Karzinoidmetastasen, Lebermetastasen
	Niere	Nierenzellkarzinom
Intrathekale Therapie	Lumbalpunktion mit Applikation von z. B. Cytarabin	Tumoren mit Liquorbefall, z. B. Mammakarzinom

Intrakavitäre Therapie Die intrakavitäre Therapie des Liquorraums wird routinemäßig bei der Behandlung der ALL (▶ Kap. 20.2.3) durchgeführt, bei einer Leptomeningeosis carcinomatosa (z. B. beim Mammakarzinom) kann sie in Verbindung mit der lokalen Strahlentherapie sinnvoll sein.

Die Therapie des **Pleuraergusses** stellt häufig ein großes Problem dar, da eine Entlastungspunktion als alleinige Maßnahme wegen des raschen Nachlaufens unzureichend ist.

Ergüsse treten am häufigsten auf beim Mamma-, Bronchial-, Ovarialkarzinom und bei Lymphomen. Sie können durch Pleurakarzinose bedingt sein, die sich regelmäßig durch den Nachweis maligner Zellverbände im Punktat sichern lässt (= maligner Pleuraerguss). Ein tumorzellfreier Erguss kann als Reizerguss durch Thoraxwandmetastasen oder Resorptionsstörungen bei Lymphabflussstörungen bedingt sein. Eine lokale Therapie (s. [2] + [3]) in die Pleurahöhle ist nur beim malignen Erguss sinnvoll, eine Verklebung des Pleuraspalts (s. [4] + [5]) hilft in beiden Fällen. Wiederholte **Entlastungspunktionen** können erforderlich sein, der Erfolg ist jedoch zeitlich begrenzt, der Eiweißverlust erheblich. Folgende weitere Maßnahmen kommen in Betracht:

(1) Systemische Chemotherapie – in der Mehrzahl der Fälle ohnehin indiziert.

(2) Lokale Chemotherapie, d. h. Instillation von Zytostatika in die Pleurahöhle. Die instillierten Substanzen wirken nur begrenzt, durch die geringe Diffusion werden nur die äußeren Zellschichten erreicht, sie führen aber auch über eine chemisch induzierte Pleuri-

tis zur Verklebung der Pleurablätter. Die Substanzen werden großteils resorbiert, sodass eine gleichzeitige systemische Chemotherapie in voller Dosierung unmöglich ist. Wegen der geringen subjektiven Toxizität hat sich **Mitoxantron** besonders bewährt. Methodik: vollständige Drainage des Pleuraraums, Dauersog mit 25–30 cmH_2O über 24 h. Sonografische Kontrolle der Vollständigkeit der Punktion. Instillation von Mitoxantron (30 mg) in 50 ml 0,9-prozentiges NaCl. Ablassen nach 48 h mit Dauersog, evtl. Wiederholung der Mitoxantrontherapie bei erneutem Erguss > 250 ml.

(3) Aszitesbehandlung mit **Catumaxomab** (Removab®).

(4) Instillation von **radioaktivem ^{90}Yttrium-Kolloid.**

(5) **Pleurodese mit Tetrazyklin** (≈ 30–40 %) oder **Talkum** (≈ 80–90 % Erfolg).

(6) Pleurodese durch Instillation von **Fibrinklebern.**

Therapie des malignen Aszites Der Begleitaszites bei malignen Erkrankungen ruft regelmäßig eine starke Beeinträchtigung der Lebensqualität hervor, eine Therapie ist meistens erforderlich. Das Auftreten des Aszites kann unterschiedlich schnell geschehen, in Spätphasen ist die tägliche Menge von mehreren Litern nicht ungewöhnlich. Häufig ist der Aszites auch das erste Anzeichen der malignen Erkrankung.

Die häufigsten Tumoren, bei denen ein Aszites durch eine Peritonealkarzinose auftreten kann, sind Ovarial-, Magen-, Endometrium-, Kolon-, Leber- und Pankreaskarzinome. Die Diagnose wird klinisch und sonografisch gestellt. Die Bestätigung erfolgt zytologisch, wobei sich die Tumorzellen häufig an Fibringerinnsel anlagern. Der Nachweis durch einen hohen Tumormarker im Aszites (Aszitesspiegel > Serumspiegel) ist ebenfalls möglich.

Zur Therapie stehen verschiedene Möglichkeiten zur Auswahl:

(1) Aldosteronantagonisten (nur bei zytologisch negativem hepatischem Aszites)

(2) Zytostatikaapplikation

(3) Behandlung mit Catumaxomab (Removab®)

(4) Interne Radiotherapie (^{90}Yttrium-Kolloid)

(5) Peritoneovenöser Shunt

Diuretika (Aldosteronantagonisten) sind nur bei hepatischer Abflussbehinderung sinnvoll, bei zytologischem Tumorzellnachweis sind sie wie alle anderen diuretischen Maßnahmen sinnlos.

Die **intraperitoneale Zytostatikaapplikation** ist am besten untersucht und hat bei einigen Tumoren (Ovarial- und Magenkarzinom) einen guten palliativen Effekt zumindest auf die Aszitesbildung gezeigt. Ungelöst ist das Verteilungsproblem, da häufig trotz fehlender Verwachsungen keine homogene Verteilung erreicht wird.

Eine weitere Behandlungsmöglichkeit ist die intraperitoneale Applikation von **Catumaxomab,** einem trispezifischen Antikörper (gegen EpCAM, CD3 gerichtet und mit Fc-Fragment). Er zeigte in klinischen Studien eine Wirkung bei Patienten mit malignem Aszites bei Karzinomen. Mit ihm konnte eine Verlängerung des punktionsfreien Intervalls erreicht werden, was jedoch mit relativ hohen Therapiekosten verbunden ist.

Technik: Der Zugang erfolgt bei manifestem Aszites zur Entlastung (Diagnostik) am „linken" McBurney-Punkt, aus Sicherheitsgründen unter sonografischer Kontrolle, um Darmverletzungen zu vermeiden. Der Aszites wird möglichst vollständig abgelassen, obwohl dabei erhebliche Eiweißmengen verloren gehen. In wenigen Fällen gelingt es mit einmaligem Ablassen, eine anhaltende Reduktion der Neubildung des Aszites zu erreichen. In der Situation der adjuvanten Therapie ohne Aszites wird die Peritonealhöhle über ein für diesen Zweck implantiertes Portsystem oder mit einer Verres-Nadel punktiert.

Bei Gabe von Zytostatika mit hoher Eiweißbindung (Mitoxantron, Cisplatin, Paclitaxel) erfolgt eine Spülung des Peritonealraums über den liegenden Zugang mit 2–4 l NaCl 0,9 %

(auf 30 °C anwärmen), bei fehlender Eiweißbindung (5-Fluorouracil [5-FU], Cytarabin) kann diese Spülung entfallen.

Radiofrequenzablation (RFA)/laserinduzierte Thermotherapie (LITT) Lokalverfahren wie RFA und LITT werden v.a. zur Lokalbehandlung einzelner, ggf. nicht operabler Metastasen verwendet. Beide Verfahren haben ihren Schwerpunkt in der Therapie von Leber-, aber auch Lungenmetastasen, vornehmlich von kolorektalen Karzinomen. Bei diesen Verfahren wird eine Sonde in die jeweilige Metastase eingeführt, die durch hohe Temparaturentwicklung an der Sondenspitze verkocht wird. Bei singulären Metastasen bieten beide Verfahren oft eine bessere Tumorkontrolle und deutlich weniger Nebenwirkungen als eine kontinuierliche palliative Chemotherapie. Beide Verfahren sind nicht bei diffuser Metastasierung anzuwenden.

Stereotaktische Bestrahlung/„Cyberknife" Bei der stereotaktischen Bestrahlung oder „Cyberknife" ist es möglich, hohe Strahlenenergie auf singuläre Metastasen abzugeben. Wie bei RFA und LITT ist es dabei möglich, lokal vereinzelte Metastasen in Organen mit wenigen Nebenwirkungen zu behandeln. Das Verfahren kann – abgesehen von der klassischen und etablierten Indikation bei Hirntumoren – z.B. bei singulären, nicht resektablen Leber- oder Lungenmetastasen des kolorektalen Karzinoms angewendet werden.

Selektive interne Radiotherapie (SIRT) Die SIRT ist ein Verfahren, bei der radioaktive Partikel (Mikrosphären) über die Leberarterie in die metastatisch befallene Leber eingebracht werden können (Radioembolisation). Somit erfolgt eine Radiotherapie der Leber von innen. Die Therapie ist bislang noch kein Standard und sollte Therapiesituationen vorbehalten bleiben, in denen Standardtherapien versagt haben oder kontraindiziert sind. Die SIRT wird teils begleitend mit systemischer Chemotherapie verabreicht. Indikation ist z.B. das kolorektale Karzinom mit diffuser Lebermetastasierung bei Fehlen weiterer distanter Metastasen. Die SIRT kann ggf. starke Nebenwirkungen verursachen (epigastrische Beschwerden, Gastritis, Pankreatitis).

Intraarterielle Therapie Die intraarterielle Therapie wird unverändert kontrovers diskutiert. Gesichert ist ihre Überlegenheit mit höherer Ansprechrate und Schnelligkeit des Tumorrückgangs und der Beschwerden. Ein Vorteil hinsichtlich Gesamtüberlebenszeit konnte ebenfalls nachgewiesen werden. In der Hand des Geübten kann diese Therapieform bei ausgewählten Patienten von Vorteil sowohl hinsichtlich Remission und Lebensqualität als auch hinsichtlich Überlebenszeit sein.

Den Vorteilen der Therapie stehen aber auch Nachteile (▶ Tab. 22.4) und Komplikationen unter anderem durch die Pumpen- und Portsysteme gegenüber. Die Indikation zur regionalen Therapie muss im Einzelfall abgewogen werden. Häufig kann eine systemische Therapie begonnen und erst bei deren Versagen oder bei späterem Progress die regionale Therapie eingesetzt werden.

Tab. 22.4 Vor- und Nachteile der regionalen Therapie

Vorteile	Nachteile
Hohe Remissionsrate Gegebenenfalls Verlängerung der Überlebenszeit Weniger Toxizität in regionaler Applikation als systemische Therapien Ambulante Langzeittherapie möglich	Auftreten von Metastasen außerhalb des regionalen Bereichs Katheterkomplikationen Operative Implantation des Katheters

Mit Verbesserung der systemischen Therapie verliert diese Methode an Bedeutung.

22.1.5.4 Immuntherapie, Biomodulatoren und Signaltransduktionshemmung

Die Therapie mit monoklonalen Antikörpern allein oder in Verbindung mit einer zytostatischen Therapie ist inzwischen bei vielen Tumoren fester Bestandteil der Therapie. Ebenso gehören Signaltransduktions- (STI) bzw. Tyrosinkinaseinhibitoren (TKI) bei einigen Erkrankungen (metastasiertes Nierenzellkarzinom) zur etablierten Therapie.

(1) **Interferone** verlieren aufgrund der Vielzahl neu zugelassener Medikamente zunehmend an Bedeutung. Indikationen sind Nierenzellkarzinom und malignes Melanom.

(2) **Interleukine** können beim Nierenzellkarzinom (in Kombination mit Bevacizumab) und beim malignen Melanom eingesetzt werden. Es handelt sich aber um eine Therapie mit starken UAW (Fieber, Blutdruckabfall, Ödeme). Sie sollte nur in onkologischen Fachabteilungen durchgeführt werden.

(3) **Colony-stimulating factors (CSF):** Ein weiterer Fortschritt in der Therapie wurde durch den Einsatz von Faktoren (G-CSF, Erythropoetin, Thrombopoetin) erreicht, die das Knochenmark nach einer zytostatikabedingten Schädigung stimulieren. **G-CSF** kann die Phase der Knochenmarkdepression verkürzen oder eine aggressivere Therapie ohne Gefahr der anhaltenden Agranulozytose ermöglichen. **Erythropoetin** kann eine tumor- oder chemotherapiebedingte Anämie durch maximale Stimulation der Erythropoese verbessern, allerdings ohne Einfluss auf das Gesamtüberleben. Die alleinige palliative Erythropoetin-Therapie führte in einer Studie zu einer höheren Sterblichkeit beim NSCLC! Indikationen sind therapiebedingte Anämien (Hb 6,9 mmol/L [< 11 g/dl] bei soliden Tumoren [Mamma-, Ovarial-, SCLC und Hodenkarzinom] und bei Hämoblastosen; ▶ Kap. 20.2.3).

(4) **Monoklonale Antikörper** sind gegen spezifische Wachstumsrezeptoren auf der Zelloberfläche von Tumorzellen oder gegen Endothelrezeptoren, die für eine Tumorangiogenese verantwortlich sind, gerichtet. Sie wirken durch Blockade der Wachstumsrezeptoren und führen zur Apoptose der Tumorzellen. Neuere Antikörper blockieren PD-L1 und unterstützen so die natürliche Immunantwort gegen die Tumorzellen. Antikörper können aber auch mit verschiedenen weiteren Substanzen (Toxinen, radioaktiven Isotopen) gekoppelt werden und diese als Schlepper direkt an die Tumorzelle bringen. In Kombination mit einer Zytostatikatherapie kann eine additive Wirkung erreicht werden, da der Antikörper im Gegensatz zu Zytostatika auch ruhende Zellen angreifen kann.

(5) **Signalmodulatoren:** Der Signalweg innerhalb der Zellen vom Wachstumsrezeptor auf der Zelloberfläche bis zum Zellkern ist in großen Teilen aufgeklärt. Die verantwortlichen Gene (z. B. ras, muc, p53) sind identifiziert. Die Übertragung des Signals erfolgt i. d. R. durch Phosphatkinasen, die ein weiteres Molekül aktivieren oder supprimieren. In Kenntnis des Molekülaufbaus wurden spezifische Inhibitoren entwickelt, die diese Signalwege unterbrechen können. Die Zahl der zugelassenen Moleküle steigt kontinuierlich. Mittlerweile werden jährlich deutlich mehr Signalmodulatoren als Zytostatika neu zugelassen.

(6) **Vakzinationstherapien** zielen auf die Stimulation tumorspezifischer zytotoxischer T-Zellen ab. Bislang ist ihr Einsatz nur Studien vorbehalten, bisherige Ergebnisse zeigten – außer bei immunsensitiven Tumoren wie Melanomen – wenig Erfolg.

22.1.5.5 Supportive Therapie

(1) *Schmerzbehandlung:* Bei Vorliegen von Schmerzen sollte eine zügige Schmerztherapie eingeleitet werden (▶ Kap. 1.2).

(2) *Ernährung:* Viele Tumorpatienten leiden durch die Erkrankung bzw. durch die Therapie (Mukositis durch Chemotherapie und Radiatio) an Gewichtsverlust. Es sollte daher eine ausreichende Kalorien- und Flüssigkeitszufuhr sichergestellt sein. Eventuell sollte eine Ernährungsberatung in Betracht gezogen werden. Wenn der Patient nicht ausreichend Kalorien durch das Essen aufnehmen kann, kann flüssige orale Kost (Trinknahrung), eine

parenterale Ernährung oder eine enterale Ernährung über eine perkutane endoskopische Gastrostomie (PEG) in Betracht gezogen werden. Ebenso können im palliativen Setting appetitsteigernde Medikamente (Dexamethason) eingesetzt werden.

(3) Bei *Knochenmetastasen* kann der lytische Abbau durch **Bisphosphonate** oder den RANK-Ligand-Inhibitor **Denosumab** (Xgeva®) gehemmt werden. In mehreren Studien wurde belegt, dass die Häufigkeit knochenmetastasenbedingter Komplikationen reduziert und ihr zeitliches Auftreten signifikant hinausgeschoben werden konnten.

Die Therapie mit **Bisphosphonaten** kann prophylaktisch (z. B. Mammakarzinom, multiples Myelom), bei Nachweis von Knochenmetastasen und in der hyperkalzämischen Krise (bei allen Tumorentitäten) begonnen werden. Sie können in Kombination mit einer Chemo-, Hormon- und Strahlentherapie gegeben werden. Den Bisphosphonaten wird auch eine eigenständige spezifische Antitumorwirkung unterstellt.

- **Zoledronat**: Infusion (> 15 min) 4 mg alle 4 Wochen (normale Kreatinin-Clearance).
- **Chondronat**: p. o. 800–1.000 mg/d, i. v. 1.000–1.500 mg (2 h) alle 4 Wochen.
- **Pamidronat**: Infusion (2–6 h) 90 mg alle 4 Wochen.
- **Ibandronat**: Infusion (120 min) 6 mg alle 4 Wochen.

Bei der Behandlung mit **Denosumab** (Xgeva®) werden 120 mg alle 4 Wochen s. c. verabreicht. Im Gegensatz zu Bisphosphonaten ist bei Denosumab keine Dosisanpassung bei Niereninsuffizienz erforderlich.

! WICHTIG

Bisphosphonate und Denosumab verursachen nicht selten Kieferosteonekrosen, die oft behandlungsresistent und schmerzhaft sein können. Bei chronischen Entzündungsprozessen von Zähnen und/oder Kiefer ist eine zahnärztliche Sanierung vor Beginn einer Therapie unbedingt angezeigt! Die Patienten müssen über mögliche Komplikationen aufgeklärt und Zahnärzte vor Eingriffen über die Therapie informiert werden.

Denosumab muss obilgat mit Vitamin D und Kalzium kombiniert werden (auch bei Bisphosphonaten empfohlen), da sonst eine Hypokalzämie droht.

(4) *Pathologische Frakturen:* Behandlung in Zusammenarbeit mit dem orthopädischen Chirurgen. Vermeidung drohender pathologischer Frakturen oft durch Radiotherapie oder prophylaktische Osteosynthese möglich.

(5) *Querschnittslähmung:* Bei neurologischen Störungen durch Kompression des Myelons ist die Therapie der Wahl die frühzeitige operative Ausräumung aller komprimierenden Tumor- und/oder Knochenanteile mit anschließender Radiotherapie. Eine alleinige Radiotherapie ergibt deutlich schlechtere Ergebnisse. Die Laminektomie ist überholt und nicht sinnvoll.

(6) *Anämie* ▶ Kap. 20.1.1.

(7) *Granulozytopenie:* Durch G-CSF können die Myelopoese stimuliert sowie Stärke und Dauer einer Agranulozytose vermindert und verkürzt werden. Dem prophylaktischen Einsatz stehen hohe Kosten entgegen. G-CSF sollte eingesetzt werden, wenn eine vorangegangene Granulozytopenie (< 1,0 Gpt/L [< 1.000/µl]) mit einem Infekt vorlag, der sich ohne Therapie mit Wachstumsfaktoren oder ohne Dosisreduktion bei 80 % der Patienten wiederholen würde. Bei Patienten mit Granulozytopenie ohne Infekt ist im weiteren Verlauf nur bei 5 % mit einem Infekt zu rechnen, eine vorsorgliche Behandlung kann unterbleiben.

(8) *Thrombozytopenie:* Generell gilt: Bei Werten < 10 Gpt/L (< 10.000/µl) ist ein Thrombozytenersatz immer indiziert, darüber hinaus sollten Substitutionen bei Blutungszeichen oder rasch fallenden Werten erfolgen (▶ Kap. 20.1.3).

(9) *Nausea/Emesis:* Die emetische Wirkung vieler Zytostatika bedarf einer intensiven Therapie, da die Patienten häufig bis zur Grenze ihrer Belastbarkeit behandelt werden müssen. Ziel muss grundsätzlich die völlige Beschwerdefreiheit sein, die bei ca. 60–80 % der Patienten zu erreichen ist. Einzelheiten der Therapie der Emesis ▶Kap. 1.4.1.

22.2 Chemotherapie solider Tumoren

Nachfolgend wird eine Übersicht über die Chemotherapie der häufigsten malignen Erkrankungen gegeben. Auf Tumorentitäten, die einer Behandlung in Spezialzentren nach häufig wechselnden Studienprotokollen unterliegen (z. B. Sarkome), wurde zugunsten der bedeutendsten internistischen Tumorerkrankungen verzichtet.

22.2.1 Mammakarzinom

22.2.1.1 Mammakarzinom der Frau

Vorbemerkung Beim Mamma- wie beim Ovarialkarzinom gilt eine Reihe von Risikofaktoren, die letztendlich alle den Hormonhaushalt der Frauen berühren. Es sind mittlerweile einige wenige Brustkrebsgene bekannt. Die Gene BRCA1 und BRCA2 sind die bedeutsamsten Gene für das hereditäre Mammakarzinom. Die Wahrscheinlichkeit, im Lauf des Lebens einen Brustkrebs zu bekommen, beträgt bei Patientinnen mit Mutationen in diesen Genen 50–85 % gegenüber 10 % der genetisch unbelasteten Frauen. Die Bestimmung der Mutation dieser Gene ist möglich, bei entsprechender Belastung ist eine ausführliche Beratung notwendig.

Die Reduzierung des Risikos durch prophylaktische Ovarektomie und/oder bilaterale subkutane Mastektomie ist möglich, aber im Einzelfall abzuwägen.

Die Vorsorgeuntersuchung einschließlich Mammografie und Sonografie ist gesetzlich geregelt: Ab einem Alter von 30 Jahren einmal jährlich Tastuntersuchung von Brust und Achselhöhlen; Mammografie ab dem 50. Lj. alle 2 Jahre bis zum 69. Lj. Diese Maßnahmen und die Selbstuntersuchung der Frau können die Prognose wirkungsvoll verbessern.

Prognosefaktoren Die Behandlung des Mammakarzinoms richtet sich wesentlich nach den Prognosefaktoren. Die folgenden Faktoren sind empfohlen und für die Therapieentscheidung beim frühen Mammakarzinom berücksichtigt.

(1) *Befall des Sentinel-LK bzw. Anzahl* der histologisch *befallenen LK;* Tumorgröße,

(2) histologischer Typ, *Grading*, Lymph- und Blutgefäßinvasion,

(3) *immunhistologischer Proliferationsmarker (Ki-67),*

(4) *Östrogen- (ER) und Progesteronrezeptoren (PgR),*

(5) *HER2-Status,*

(6) Gentest mit 21- bzw 70-Gen-Signatur (derzeit keine Regelleistung der Krankenkassen).

Weiterhin wird wegen unterschiedlicher Prognose, Behandlungen und Konsequenzen hinsichtlich der Nachsorge unterschieden zwischen In-situ- und invasiven Karzinomen. Erstere sind eine Domäne der Gynäkologie und werden hier nicht besprochen.

Die invasiven Karzinome weisen eine sehr unterschiedliche Histologie auf: **Infiltrierend duktal** 75 %), **infiltrierend lobulär** (5–10 %) und Übergangsformen. Die Tumortypen zeigen häufig eine axilläre Metastasierung, haben aber einen unterschiedlichen Typus der Fernmetastasierung: Duktale Karzinome metastasieren häufiger in Knochen und parenchymatöse Organe (Lunge, Leber, Hirn), lobuläre Karzinome überwiegend meningeal, auf die Serosa und an andere atypische Stellen. Sonderformen sind das **Paget-Karzinom,** das einem in die Mamille eingewachsenen duktalen Karzinom entspricht, und das **inflammato-**

rische Karzinom, das durch erysipelartige Veränderungen der Brusthaut mit histologischem Hautbefall und begleitender lymphatischer Infiltration der Haut charakterisiert ist.

Therapie

Patienten mit Mammakarzinom sollten ausschließlich in dafür zertifizierten Brustzentren behandelt werden. Durch Gründung dieser Zentren mit definierter Mindestzahl von Patientinnen, Qualifikation der Therapeuten, apparativer und organisatorischer Ausstattung sowie obligatorischer interdisziplinärer Zusammenarbeit soll die Umsetzung des vorhandenen Wissens schnell und effektiv erfolgen. Die Resultate der Therapie werden überprüfbar, Fehler können schneller erkannt und behoben werden.

Operative Therapie

Grundlage der operativen Therapie ist das Ergebnis von Mammografie, Sonografie und das histologische Ergebnis der gezielten Bopsie. Eine brusterhaltende Therapie (BET) ist grundsätzlich anzustreben (mit postoperativer Strahlentherapie der „Restbrust"), eine Ablatio mammae oder subkutane Mastektomie ist nur bei multizentrischen Karzinomen, großen Carcinoma-in-situ-Anteilen, ungünstigem Größenverhältnis von Tumor und Brust oder Wunsch der Patientin (z. B. zur Vermeidung der sonst notwendigen Strahlentherapie) notwendig. Bei großen Tumoren, die primär nicht brusterhaltend reseziert werden können, besteht durch eine primäre systemische Therapie die Möglichkeit der Tumorverkleinerung mit postprimärer brusterhaltender Resektion!

22

Vor der *axillären Lymphonodektomie* wird der „Wächter-Lymphknoten" (Sentinel-LK) entfernt, der entsprechend markiert werden kann. Bei negativem Befund kann der Eingriff beendet werden, bei positivem Schnellschnittbefund erfolgt die Entfernung der Lymphknoten im Level 1 und 2 (Level 3 wegen des Risikos eines postoperativen Lymphödems belassen).

Bei Patientinnen mit BRCA1- oder BRCA2-Mutation und entsprechend hohem Brustkrebsrisiko kann eine prophylaktische Ablatio (ca. 90 % Reduktion) oder – kosmetisch besser – eine subkutane Mastektomie zum Ausschalten des Risikos führen (**cave** Ovarialkarzinom!). Auch die beidseitige Ovarektomie führt zu einer Senkung des Mammakarzinomrisikos um ca. 50 %. Eine Alternative sind 6-monatliche Mammografieuntersuchungen und/oder die Gabe von Antiöstrogenen. Die Risikoreduktion ist geringer, dafür entfällt das psychische Trauma der Entfernung von Brust oder Ovarien.

Adjuvante Therapie

Adjuvante Chemo- und Hormontherapie

Die Einteilung der Mammakarzinome zur Therapieentscheidung einer neoadjuvanten oder adjuvanten Therapie erfolgt auf Basis von Genexpressionsprofilen, die mittels histochemischer Surrogatparameter identifiziert werden (▶ Tab. 22.5). Die Hormonsensitivität („responsiveness") wird in 3 Gruppen unterteilt (hoch, intermediär, nicht vorhanden).

Tab. 22.5 Molekulare Subtypen des Mammakarzinoms und Empfehlungen zur adjuvanten Chemo- und Hormontherapie (Konsensuskonferenz St. Gallen 2013)

Molekularer Subtyp	Subgruppe	Definition	Therapie
Luminal A		ER und PgR positiv. HER2-negativ. Ki-67 niedrig. Rezidivrisiko niedrig basierend auf multi-gene-expression assay, falls vorhanden	Endokrine Therapie. Chemotherapie ggf nur, wenn: • hoher 21-Gen-Recurrence-Score (RS) (› 25), • 70-gene high risk status, • G3-Histologie, • mehr als 3 LK befallen
Luminal B	HER2 negativ	ER positiv. Ki-67 hoch. PgR negativ oder niedrig. Rezidivrisiko hoch basierend auf multi-gene-expression assay, falls vorhanden	Endokrine Therapie +/– Chemotherapie
	HER2 positiv	ER positiv. Jedes Ki-67. Jedes PgR	Endokrine Therapie + Chemotherapie + Anti-HER2-Therapie
HER2-Typ		HER2 positiv (non-luminal). ER oder PgR negativ	Chemotherapie + Anti-HER2 Therapie
Basalzell-Typ		Triple negative (ductal). ER und PgR negativ. HER2 negativ	Chemotherapie

Sondergruppen sind:

(1) Das inflammatorische Mammakarzinom: Es hat bei primärer operativer Therapie eine schlechte Prognose (mittlere Überlebenszeit < 18 Monate). Durch eine primäre Chemotherapie mit anschließender sekundärer Resektion und/oder Strahlentherapie kann die 5-Jahres-Überlebensrate auf 35–55 % angehoben werden.

(2) Die junge Patientin < 35 Jahre hat eine besonders schlechte Prognose und bedarf zumeist einer aggressiveren Therapie.

Therapiemöglichkeiten:

(1) *Adjuvante Hormontherapie:* Sie wird bei allen Frauen eingesetzt, die ER- und/oder PgR-positiv sind. Es werden unterschiedliche Strategien bzgl. des menopausalen Status angewendet.

Prämenopausale Frauen sollten Tamoxifen erhalten, da Aromataseinhibitoren (AI) nicht indiziert sind (außer in Kombination mit einem GnRH-Analogon). Die Therapiedauer sollte bis zu 10 Jahre betragen. Patientinnen < 40 Jahren sollten 2 Jahre die Kombination von Tamoxifen mit einem GnRH-Analogon und danach 3 bis weitere 10 Jahre Tamoxifen erhalten. Sollte die Frau postmenopausal werden, kann ein Wechsel auf einen AI erwogen werden.

Postmenopausale Frauen können zum Beispiel in Abhängigkeit von Risikofaktoren mit einem AI für 5 Jahre behandelt werden oder mit Tamoxifen für 5 Jahre und danach mit einem AI für weitere 5 Jahre. Weiterhin ist bei postmenopausalen Patientinnen die Gabe eines Bisphosphonats alle 6 Monate empfohlen, da dies das Auftreten von Knochenmetastasen verzögern oder gar verhindern kann.

- **Tamoxifen** 20 mg/d für alle prä- und postmenopausalen Patientinnen ohne vaskuläre Risiken (Tamoxifen erhöht das Thromboserisiko) – Wechsel nach 2–3 Jahren auf einen AI (Dauer der Gesamttherapie 5–10 Jahre).
- Alternativ oder bei erhöhtem Thromboserisiko oder Unverträglichkeit gegen Tamoxifen gleich zu Beginn einen **Aromataseinhibitor** (für 5 Jahre), bei prämenopausalen Patientinnen gleichzeitig Ausschaltung der Ovarfunktion (GnRH-Analoga).
- Nach 5 Jahren Tamoxifen weitere 5 Jahre AI.

Alle AI (Arimidex®, Femara® und Aromasin®) sind in Studien (wechselnder Zeitpunkt des Therapiebeginns) überprüft mit ähnlichen positiven Ergebnissen, alle haben eine ähnliche Toxizität – Osteoporose und dadurch bedingte Frakturen in unterschiedlichem Ausmaß. Hier könnte theoretisch die Gabe eines Bisphosphonats indiziert sein (4 mg Zoledronat, 6 mg Ibandronat alle 6 Monate), eine Zulassung zu dieser Indikation besteht aber derzeit nicht. Bei einer Indikation zur Chemotherapie sollte die Hormontherapie erst nach Abschluss der Chemotherapie begonnen werden. Bei prämenopausalen, hormonrezeptorpositiven Patientinnen konnte in einer Metaanalyse gezeigt werden, dass eine ablative Hormontherapie (GnRH-Analoga über 1–3 Jahre in Kombination mit Tamoxifen über 5 Jahre) gegenüber einer Chemotherapie der ersten und zweiten Generation (CMF, EC, FE(50) C) ein identisches rezidivfreies und Gesamtüberleben erbrachte, zugleich aber eine bessere Lebensqualität nach 3–5 Jahren bedingte, sodass sie im Einzelfall eine therapeutische Alternative darstellt. Patientinnen ohne Amenorrhö unter Chemotherapie oder mit rascher Rekonstitution nach Chemotherapie haben eine schlechtere Prognose. Eine zusätzliche GnRH-Therapie bei Fortbestehen der Menses unter oder nach adjuvanter Chemotherapie ist indiziert.

Bei rezeptornegativen prämenopausalen Patientinnen kann durch eine passagere Stilllegung der Ovarien durch GnRH-Analoga während der adjuvanten Chemotherapie ein Schutz gegen eine spätere therapiebedingte Amenorrhö mit erhöhtem Risiko einer Osteoporose erfolgen.

(2) *Adjuvante Chemotherapie* (Beginn möglichst bis Tag 14 postoperativ, spätestens aber bis Woche 6). Grundsätzlich können die adjuvanten Chemotherapien auch als neoadjuvante/primäre Chemotherapien durchgeführt werden. Dies kann den Vorteil einer präoperativen Tumorverkleinerung („Downstaging") haben. Eine Chemotherapie sollte bei histologischen Grad-3-Tumoren, hohem Ki-67, niedrigem Hormonrezeptorstatus, HER2-Positivität, Status triple-negative, Gensignatur mit Hochrisiko oder bei mehr als 3 befallenen Lymphknoten durchgeführt werden. Eine Standardchemotherapie ist nicht definiert, obwohl die meisten Experten eine Therapie mit einem Taxan (Docetaxel oder Paclitaxel) und einem Anthrazyklin mit Cyclophosphamid empfehlen (z. B. TAC-Schema, EC/Doc-Schema). Eingesetzt werden die angeführten Schemata. Folgende Fakten können als weitgehend gesichert gelten:

- Patientinnen mit HER2/neu-positivem Mammakarzinom erhalten in der adjuvanten Therapie **Trastuzumab** (Herceptin®) und **Pertuzumab** (Perjeta®) in den Stadien II und III.
- 6-mal **CMF** (CYC oral) ist den weiter aufgeführten Schemata unterlegen.
- **Anthrazykline** sollten in einer Dosis gegeben werden, die einer wöchentlichen Gabe von Adriamycin 20 mg/m² oder Epirubicin 30 mg/m² entspricht.
- **Adjuvante Therapien sind z. B. 4 × Epirubicin/Cyclophosphamid (EC) → 4 × Docetaxel (alle 3 Wochen) oder 4 × EC (alle 3 Wochen) → 12 Paclitaxel (wöchentlich)**
- *Bei ≥ 10 positiven Lymphknoten besteht eine sehr schlechte Prognose*, die taxanfreien Schemata haben keinen positiven Effekt! Die Hochdosistherapie mit Stammzellsupport wurde wegen fehlenden Erfolgs verlassen.

Schemata zur adjuvanten Chemotherapie des Mammakarzinoms

A) Guter Allgemeinzustand, nodal-negativ			
1. **CMF (6 Zyklen)**			
Cyclophosphamid	100 mg/m²	p.o.	Tage 1–14
(nur bei oraler Unverträglichkeit)	500 mg/m²	i.v.	Tage 1 + 8
Methotrexat	40 mg/m²	i.v.[2]	Tage 1 + 8
5-FU	600 mg/m²	i.v.	Tage 1 + 8; Wdh. Tag 29
2. EC			
Epirubicin[1]	90 mg/m²	i.v.	Tag 1
Cyclophosphamid[1]	600 mg/m²	i.v.	Tag 1; Wdh. Tag 22
B) Guter Allgemeinzustand, nodal-positiv			
3. TAC (6 Zyklen)			
Docetaxel[3]	75 mg/m²	Inf.	Tag 1
Doxorubicin	50 mg/m²	i.v.[2]	Tag 1
Cyclophosphamid	500 mg/m²	i.v.	Tag 1; Wdh. Tag 22
4. AC-T/EC-T (4 + 4 Zyklen)			
Doxorubicin	60 mg/m²	i.v.[2]	Tag 1
(oder Epirubicin)	90 mg/m²	i.v.	Tag 1
Cyclophosphamid	600 mg/m²	i.v.	Tag 1
Nach 4 Zyklen gefolgt von weiteren 4 Zyklen			
Paclitaxel[3]	175 mg/m²	Inf. (3 h)	Tag 1; Wdh. Tag 22[4]
C) Antikörpertherapie (nach oder parallel zur adjuvanten Chemotherapie über 12 Monate)			
5. Trastuzumab (Herceptin®)[5]	6 mg/kg KG	Inf.	Tag 1, alle 3 Wo.
Pertuzumab (Perjeta®)[6]	420 mg abs.	Inf.	Tag 1, alle 3 Wo.

[1] Reduzierte Dosis von Epirubicin und Cyclophosphamid bei starken UAW (WHO-Grad 3/4), die durch Supportive nicht zu beherrschen sind.
[2] Epirubicin/Doxorubicin in eine schnell laufende Infusion langsam i. v. oder als Kurzinfusion über Port.
[3] Prämedikation beachten.
[4] Mit G-CSF auch Wdh. an Tag 15 (= dosisdichte Therapie).
[5] Initialdosis bei 3-wöchentlicher Gabe: 8 mg/kg KG.
[6] Initialdosis bei 3-wöchentlicher Gabe: 840 mg absolut.

Adjuvante Strahlentherapie

(1) *Nach Ablatio mammae:* Als generelle Routinemaßnahme abzulehnen. Die Strahlentherapie ist in der Lage, die Häufigkeit von Lokalrezidiven wirkungsvoll zu vermindern, in einigen Studien wurde auch die Überlebenszeit verlängert. Die Indikation zur lokalen Strahlentherapie ergibt sich aus dem potenziellen Risiko des Lokalrezidivs (ASCO-Leitlinien)

- bei > 4 befallenen Lymphknoten,
- bei ≥ T_3 oder Stadium III.

(2) *Nach brusterhaltender Operation:* Die postoperative Strahlentherapie ist Teil der Therapie, da keine Sicherheit der kompletten Resektion (Primärtumor und/oder multifo-

kale Karzinome) gegeben ist. Bei Indikation zu einer adjuvanten Chemotherapie (▶Tab. 22.5) wird die Strahlentherapie nach Abschluss der Chemotherapie, sonst unmittelbar postoperativ begonnen. Wenn eine Patientin die Strahlentherapie ablehnt, ist ihr die Ablatio mammae zu empfehlen.

Komplementäre Maßnahmen

Häufig wird von Patientinnen der Wunsch nach komplementären Maßnahmen geäußert. Laut der Arbeitsgemeinschaft der gynäkologischen Onkologie sind folgende Maßnahmen wissenschaftlich gesichert wirksam:

(1) Erreichen eines normalen BMI (verbesserte Prognose). Hingegen sind gewichtsregulierende Extremmaßnahmen (z. B. Fasten o. Ä.) mit einer negativen Prognose korreliert.

(2) Sport, körperliche Betätigung: 3–5 h pro Woche Gehen mit mittlerer Geschwindigkeit verbesserte das krankheitsfreie und Gesamtüberleben sowie die Lebensqualität.

(3) *„Comprehensive intervention"*: Maßnahmen wie Yoga, Hypnose, Fortbildungen, Beratungen zu Lebensstil und Gesundheitsverhalten können ebenso die o. g. Parameter verbessern.

(4) Vitamin-D-Gabe bei Vitamin-D-Mangel (St. Gallen Konferenz, 2013).

Nachsorge (nach der Primärtherapie)

Die postoperative Nachsorge wird vielfach über Leitzentren und Nachsorgepässe schematisiert durchgeführt. Sie wird derzeit sehr kontrovers beurteilt. Außer Frage steht die Kontrolle der operierten und der kontralateralen Brust. Die technische Nachsorge mit dem Ziel der Früherkennung klinisch asymptomatischer Fernmetastasen hat nicht zur Verbesserung der Prognose geführt und ist daher abzulehnen. Dies gilt aber nicht für beschwerdeorientierte Untersuchungen! Der Haupteinsatz in der Nachsorge liegt in der psychischen Führung und der Rehabilitation der Patientinnen.

Eine weitere patientenunabhängige Notwendigkeit der Nachsorge ist in der Überpüfung der Qualität und Effektivität der primären Therapie begründet (Brustzentren).

Palliative Therapie

Bei Nachweis von Fernmetastasen ist eine kurative Therapie nicht mehr möglich. In ausgewählten Fällen kann jedoch bei Vorliegen von einzelnen Metastasen eine lokale Therapie indiziert sein. Vor Beginn einer palliativen Therapie sollten folgende Parameter geprüft werden: Hormonrezeptorstatus für eine Hormontherapie, HER2-Status für eine Anti-HER2-Therapie, Vorliegen von Knochenmetastastasen wegen des Einsatzes von Bisphosphonaten oder RANK-Ligand-Inhibitoren, Ansprechen auf vorausgegangene Therapien und der Performance-Status der Patientin. Generell sind die Ziele jeder Therapie der Erhalt und die Verbesserung der Lebensqualität. Demzufolge wird – wenn möglich – immer zuerst die Möglichkeit der Hormontherapie ausgeschöpft. Lokale Probleme (Lokalrezidiv, isolierte Knochenmetastasen) können strahlentherapeutisch behandelt werden.

Palliative Hormontherapie

Indikationen für eine palliative Hormontherapie sind hormonrezeptorpositive Tumoren oder eine erfolgreiche vorangegangene Hormontherapie. Eine endokrine Therapie ist nicht indiziert, wenn eine schnelle Remission erreicht werden muss oder wenn Hirnmetastasen vorliegen.

Die Hormontherapie wird sequenziell durchgeführt. Bei Ansprechen auf die Therapie dauert die erste Remission 9–18 Monate, jede weitere Remission nach Umstellung der Therapie ist deutlich kürzer.

Reihenfolge der Hormontherapie:

(1) Bei *prämenopausalen* Patientinnen (≤ 50 Jahre) wird die ablative Hormontherapie durch Kastration durchgeführt: medikamentös durch **GnRH-Analoga** (Zoladex®, ProFact®-Depot) oder durch Ovarektomie bzw. Radiomenolyse. Tamoxifen ist dann die Therapie der ersten Wahl.

(2) *Postmenopausale* Patientinnen:

- Im Rezidiv wird zunächst ein **Aromatasehemmer** (Arimidex®, Femara®) oder **Aromataseblocker** (Aromasin®) eingesetzt. Der Vorteil der Aromatasehemmer/-blocker liegt in den deutlich geringeren UAW. Eine Präferenz für eines der drei Präparate ist hinsichtlich ihrer Antitumorwirkung nicht gegeben, sie unterscheiden sich im UAW-Spektrum (Osteoporose, Erhöhung von Gesamt- und LDL-Cholesterin).
- Für Patientinnen ohne oder mit lange zurückliegender adjuvanter Tamoxifentherapie ist **Tamoxifen** oder **Fulvestrant**, ein Östrogenrezeptor-Downregulator, der zweite oder dritte Schritt. Beide Präparate haben Vor- und Nachteile (Preis, Applikationsform, UAW).
- An dritter Stelle stehen **Gestagene**, die deutlich höhere UAW aufweisen (s. u.). Wegen der hohen Kosten ist die individuelle Dosierung durch Bestimmung des Serumspiegels (mindestens 100 ng/ml) festzulegen. Androgene werden derzeit wegen der ungünstigen UAW nicht mehr eingesetzt.
- **Gestagene** sind auch indiziert als „letzte" Maßnahme zu oder nach einer zytostatischen Therapie, da ihnen eine knochenmarkprotektive Wirkung nachgesagt wird und sie gleichzeitig das Befinden der Patientin durch Appetitsteigerung, Schmerzlinderung und Gewichtszunahme positiv beeinflussen.

Therapieabfolge beim metastasierten Mammakarzinom

1. a)	Anastrozol (Arimidex®)	1 mg p. o.	Täglich
b)	Letrozol (Femara®)	2,5 mg p. o.	Täglich
c)	Exemestan (Aromasin®)	30 mg p. o.	Täglich
2. Antiöstrogen			
a)	Tamoxifen[1]	20–30 mg p. o.	Täglich
b)	Fulvestrant (Faslodex®)	250 mg i. m.	Alle 4 Wo.
3. a)	Megestrolacetat	160 mg p. o.	Täglich
b)	Medroxyprogesteronacetat[2]	500–1.000 mg p. o.	Täglich

[1] UAW: selten: passagere Leuko- und Thrombozytopenien, Völlegefühl, Endometriumproliferation und -karzinome, Depressionen und Hitzewallungen; Hyperkalzämiesyndrom.

[2] UAW: Wassereinlagerung, Gewichtszunahme (ungünstig bei Knochenmetastasen!). **Cave:** Blutzucker.

Palliative Chemotherapie

Das Mammakarzinom gehört zu den durch Zytostatika gut zu beeinflussenden Tumoren; die enttäuschenden Ergebnisse früherer Zeit wurden durch den Übergang von der Monotherapie zur kombinierten Chemotherapie und durch die Einführung neuer Substanzen erheblich verbessert. Die Remissionsquoten liegen bei 50–80 %, eine Vollremission ist keine Seltenheit (4–27 %) und geht mit einer deutlich besseren Prognose einher. Die Remissionsdauer beträgt im Mittel 13 Monate. Über die notwendige Dauer der Chemotherapie nach Erreichen einer Remission fehlen derzeit genauere Kenntnisse, es besteht jedoch die überwiegende Meinung, dass nach 6–12 Monaten die Therapie unterbrochen werden sollte bis zum Auftreten eines erneuten Rezidivs. Patientinnen mit günstiger Prognose können bei gleichem Therapieerfolg mit einer Monotherapie behandelt werden. Eine Kombinationschemotherapie ist bei höherer Toxizität nur bei Patientinnen mit höherem „Remissionsdruck“ sinnvoll, also z. B. bei rasch progredienter Erkrankung mit z. B. diffuser Metastasierung in der Leber.

Eine einheitliche Sequenz in der Therapieabfolge ist nicht etabliert, die angegebenen Schemata sind eine kleine Auswahl der Möglichkeiten und sollten nur als grobe Richtschnur für eine individuelle Therapie gelten. Die Folgebehandlung beim Rezidiv oder besonders bei Versagen der Primärtherapie ist sehr problematisch. Eine Standardtherapie als „2nd line“ ist nicht etabliert. Grundsätzlich ist der Wunsch der Patientin in die Therapieentscheidung einzubeziehen. Schemata mit **Taxanen** haben die höchsten Ansprechraten (60–80 %), sind aber für viele Patientinnen wegen der kompletten Alopezie mit Verlust auch von Wimpern und Augenbrauen nicht tolerabel. Die Alopezie kann mit anderen Schemata (**Mitoxantron/Bendamustin** oder **Cisplatin/Gemcitabin**) fast vollständig vermieden werden, die Ansprechrate ist jedoch geringer. Orales **5-FU** (Capecitabin [Xeloda®]) macht die Therapie angenehmer. Dies gilt auch für eine Therapie mit Vinorelbin.

Untersucht werden derzeit in wechselnden Kombinationen Taxane, Vinorelbin, Gemcitabin und liposomal enkapsuliertes Doxorubicin (Caelix®, Myocet®) mit den bisherigen Standardmedikamenten. Die letztgenannten Anthrazykline haben eine deutlich geringere Kardiotoxizität und werden daher zunehmend eingesetzt, insbesondere bei Vorbelastung durch Anthrazykline in der adjuvanten Therapie. **Eribulin** erweitert die Möglichkeiten nach Versagen einer Taxan- und Anthrazyklintherapie.

Immuntherapie: Der monoklonale Antikörper **Trastuzumab** (Herceptin®) ist fester Bestandteil jeder Therapielinie, wenn auf der Tumorzelle der Wachstumsrezeptor HER2 überexprimiert ist (3+). Zu beachten sind ebenso wie bei der Hormonrezeptoranalyse eine zuverlässige Labordiagnostik sowie die Änderung des Rezeptormusters in Primärtumor und Metastasen wie auch im Verlauf der Erkrankung. Wenn technisch leicht möglich, sollte bei metachroner Metastasierung eine erneute Bestimmung erfolgen. Trastuzumab ist bei fehlender Überexpression bzw. Genamplifizierung nicht gerechtfertigt. Die Antikörpertherapie wird auch bei guter stabiler Remission im Gegensatz zur zytostatischen Therapie bis zur Progression fortgeführt. Zu beachten ist die Kardiotoxizität des Herceptin®, besonders in Kombination mit Doxorubicin! Der Antikörper **Pertuzumab** wird in der Kombination mit Trastuzumab und Docetaxel verabreicht und verbessert das progressionsfreie Überleben gegenüber Trastuzumab/Docetaxel. Bei Versagen oder Unverträglichkeit von Trastuzumab kann auch der Tyrosinkinaseinhibitor **Lapatinib** (Tyverb®) eingesetzt werden.

Der VEGF-Antikörper **Bevacizumab** (Avastin®) ist in Kombination mit **Paclitaxel** in der Erstlinienbehandlung zugelassen.

Bei *Cancer en cuirasse* und anderen Hautmetastasen kann nach Versagen oder im Rezidiv nach lokaler Strahlentherapie eine lokale Therapie mit **Miltefoscin** (Miltex®) eine passagere Besserung bringen.

Bisphosphonattherapie: Bei Knochenmetastasen kann die lytische Aktivität der Osteoklasten durch Bisphosphonate gehemmt und dadurch unabhängig von der kausalen Tumortherapie eine progrediente Knochendestruktion hinausgezögert werden. Alternativ steht der RANK-Ligand-Antikörper **Denosumab** zur Verfügung (▶ Kap. 22.1.5.5).

Schemata zur palliativen Chemotherapie des metastasierten Mammakarzinoms

A) Monotherapien

1	Epirubicin wö	30 mg/m²	i. v.	Tage 1, 8, 15, ... wö.
2	Mitoxantron	14 mg/m²	i. v.	Tag 1
3	Gemcitabin	800–1.000 mg/m²	Inf. (30 min)	Tag 1, 8, 15

2 und 3: Wdh. Tag 29.

B) Kombinierte Therapie mit geringen UAW

4a	Cyclophosphamid	600 mg/m²	i.v.	Tag 1 (+8)
	Methotrexat	40 mg/m²	i.v.	Tag 1 (+8)
	5-FU	600 mg/m²	i.v.	Tag 1 (+8)
4b	Ersatz von Cyclophosphamid durch Bendamustin (120 mg/m²), MTX + FU = identisch = höhere Wirkung, kein Haarausfall.			
5	Epirubicin	60–90 mg/m²	i.v.	Tag 1
	Cyclophosphamid	600 mg/m²	i.v.	Tag 1
6	Doxorubicin	50 mg/m²	i.v.	Tag 1
	Vinorelbin	25 mg/m²	Inf. 8–15 min	Tage 1, 8
7	Mitoxantron	6 mg/m²	Inf.	Tage 1 + 2
	Bendamustin	100 mg/m²	Inf.	Tage 1–3
8	Vinorelbin	25 mg/m²	i.v.	Tage 1 + 8
	Mitoxantron	12 mg/m²	i.v.	Tag 1
9	Folinsäure	500 mg/m²	Inf. (30 min)	Wöchentlich × 6
	5-FU	2.600 mg/m²	Inf. (24 h)	Wochentlich × 6

4a/b Wdh. Tag 22 (Therapie nur 1 Tag) oder Tag 28 Therapie an Tag 1 + 8.
5–8 Wdh. Tage 22–29, je nach AZ, UAW, KM-Funktion.
9 Wdh. in Woche 8 (Tag 42).

C) Aggressivere Therapien mit stärkeren UAW (nur bei Patientinnen mit hohem „Remissionsdruck")

10	Doxorubicin	60 mg/m²	i.v.	Tag 1
	Docetaxel	75 mg/m²	Inf. (1 h)	Tag 1
11	Doxorubicin	60 mg/m²	i.v.	Tag 1
	Paclitaxel	175 mg/m²	Inf. (3 h)	Tag 1
12	Docetaxel	75 mg/m²	i.v.	Tag 1
	Capecitabin	1250 mg/m²	p.o. 2-mal/d	Tage 1–14
13	5-FU	500 mg/m²	i.v.	Tag 1
	Epirubicin	90–120 mg/m²	i.v.	Tag 1
	Cyclophosphamid	500 mg/m²	i.v.	Tag 1

10–13 Wdh. Tage 22–29, je nach AZ, UAW, KM-Funktion.

Kombinierte Immunochemotherapie

14	Trastuzumab	2 (4[1]) mg/kg	Inf. (3 h)	Wöchentlich
	Paclitaxel	90 mg/m²	Inf. (1 h)	Wöchentlich
15	Trastuzumab	2 (4[1]) mg/kg	Inf. (3 h)	Wöchentlich
	Docetaxel	75 mg/m²	Inf. (1 h)	Tag 1, Wdh. Tag 22

[1] 4 mg/kg nur in der 1. Woche.

Leitlinien

Leitlinien zur Behandlung der Mammakarzinome sind in der Website der Arbeitsgemeinschaft Gynäkologische Onkologie unter http://www.ago-online.de

22.2.1.2 Mammakarzinom des Mannes

Die Inzidenz ist gering, Risikofaktoren sind unbekannt. Es ist keine gesetzliche Vorsorgeuntersuchung sinnvoll.

Therapie

Die Behandlung ist wie beim Mammakarzinom der Frau: eingeschränkte radikale Mastektomie mit Axilladissektion mit Bestimmung der Hormonrezeptoren, Grading und evtl. weitere prognostische Parameter. Die postoperative Strahlentherapie ist häufiger indiziert, da der Tumor i. d. R. sehr dicht der Thoraxwand aufgesessen hat. Über den Wert einer adjuvanten Chemotherapie liegen wegen der Seltenheit der Tumoren keine gesicherten Daten vor, sie wird aber analog dem Karzinom der Frau gehandhabt. Die Prognose ist insgesamt ungünstiger, da der Tumor zum Zeitpunkt der Diagnose häufiger okkult metastasiert ist.

Die palliative Hormon- und Chemotherapie ist mit der Therapie des Mammakarzinoms der Frau identisch.

22.2.2 Urogenitalkarzinome

22.2.2.1 Prostatakarzinom

22

Vorbemerkungen Häufigster Tumor des Mannes. In Deutschland sterben ca. 10.000 Männer pro Jahr an den Folgen eines Prostatakarzinoms. Die Inzidenz ist stark altersabhängig, extrem selten unter 40 Jahren, bei 90-Jährigen fast immer zu finden (meist ohne klinische Relevanz!). *Risikofaktoren:* familiäre Häufung, genetische Prädisposition, fettreiche Ernährung.

Das Prostatakarzinom hat keine Frühsymptome, nur durch eine fachbezogene Vorsorgeuntersuchung kann heute aufgrund verbesserter diagnostischer Möglichkeiten die Früherkennung sicherer erfolgen. Als Screening eignen sich die Bestimmung des PSA mit alters- und volumenspezifischen Normgrenzen (**cave:** Blutentnahme vor der Palpation!) und die digitale rektale Austastung. Zusammen mit der transrektalen ultraschallgesteuerten Feinnadelbiopsie können Prostatakarzinome frühzeitig entdeckt werden. Dies ist besonders wichtig für jüngere Patienten (< 60 Jahre), da die Karzinome in diesem Alter klinisch eine schlechtere Prognose haben. Das Prostatakarzinom im Senium hat häufig klinisch keine Bedeutung, die unten aufgeführten Therapieempfehlungen gelten daher nicht für diese Gruppe, da die UAW der meisten Therapieoptionen jeden Vorteil der Tumortherapie aufheben!

Stadieneinteilung und Histologie Prostatakarzinome sind fast ausnahmslos Adenokarzinome. Wichtig ist das Grading – der Gleason-Score, der eine direkte Aussage über die Prognose erlaubt und Einfluss auf die Therapie hat. Ein anfangs hoch differenziertes Prostatakarzinom kann im Lauf der Zeit entdifferenzieren.

Therapie

Vorgehen entsprechend der Stadieneinteilung

(1) Bei den *lokal begrenzten Prostatakarzinomen* (pT1–2 N0 M0) steht die kurative Therapie im Vordergrund. Hier konkurriert die radikale Prostatektomie zunehmend mit der konformalen Hochdosis-Strahlentherapie (Linearbeschleuniger, Multileaf-Kollimator, 3-D-Planung), der intensitätsmodulierten Strahlentherapie (IMRT) und der lokalen Brachytherapie mit J-125-Seeds-Implantation (letztere nur bei Gleason-Score < 6). Rückfall-

freie Zeit und Gesamtüberleben sind gleich, unterschiedlich sind Therapiefolgen (Inkontinenz: 5–20 %, Impotenz: 50–80 %). Da randomisierte Studien fehlen, ist im Einzelfall unter Einbeziehung des Patientenwunschs zu entscheiden.

(2) Bei den *lokal fortgeschrittenen Prostatakarzinomen* ab pT3 N0 M0) sollte neben der lokalen Therapie auch die ablative Hormontherapie durchgeführt werden.

(3) Beim *metastasierten Prostatakarzinom* ist die Erhaltung der Remission und damit der Lebensqualität durch hormonale Androgenablation die Basis für die primäre Therapieoption. Eine zytostatische Therapie ist möglich, sie hat aber nur eine begrenzte Wirksamkeit, die Relation zwischen UAW und Minderung tumorbedingter Beschwerden muss gewahrt werden. Lokalisierte schmerzhafte Knochenmetastasen sollten bestrahlt werden (Schmerzlinderung in 80 %!).

(4) Beim *älteren Patienten mit eingeschränkter Lebenserwartung* insbesondere bei niedrigem Gleason-Score ist die Option: „Watchful waiting" jeder anderen Therapie vorzuziehen.

Therapieformen

Bei lokal inoperablem Befund (Lymphknotenbefall) oder Fernmetastasen ist die primäre Hormontherapie indiziert. 20–30 % aller Patienten sprechen aber auf eine Hormontherapie nicht an, 80 % der initialen Responder zeigen aufgrund von Resistenzentwicklung eine Progredienz des Karzinoms innerhalb von 1–2 Jahren. Der optimale Zeitpunkt der Hormontherapie wird daher kontrovers diskutiert. Die primäre totale Androgenblockade verbessert nach Metaanalysen das Überleben nicht und verursacht nur hohe Kosten! Die weiteren Hormontherapien haben meist nur einen kurzen Erfolg, häufig bewirken sie nur eine Schmerzlinderung ohne objektivierbare Remission.

(1) *Testosteronentzug* durch subkapsuläre Orchiektomie oder (teurer) medikamentös mit **Depot-GnRH-Analoga (Goserelin, Leuprolid, Buserelin):** Mittlere Dauer der Remission ca. 12–18 Monate, ca. 20 % der Patienten sind nach 5 Jahren noch in Remission. *UAW:* Hitzewallungen (50 %) und psychische Störungen.

(2) Die *totale Androgenblockade* durch zusätzliche Gabe von **Flutamid** oder **Bicalutamid** (Casodex®) ist verlassen worden, da kein zusätzlicher Benefit zu erreichen ist! Als zweiter Therapieschritt ist ein Versuch sinnvoll (Erfolg bei ca. 10 %). *UAW:* Leberfunktionsstörungen, Durchfall. Bei Tumorprogression nach kompletter Androgenblockade kann ein Absetzen von Flutamid bei 20 % eine Remission induzieren (kurze Dauer).

(3) **Östrogentherapie:** weitgehend verlassen wegen hoher UAW-Rate und kurzer Wirkdauer.

(4) Eine **Kortikosteroid- oder Gestagentherapie** mit **Prednison** oder **Medroxyprogesteronacetat** (MPA; 1.000 mg/d p. o.) kann Knochenschmerzen günstig beeinflussen. *UAW:* Gewichtszunahme, Ödeme.

(5) **Chemotherapie: Docetaxel** in Kombination mit **Prednison** (Schema 4) konnte in mehreren Studien eine hohe Ansprechrate (38 % der Patienten mit CR/PR) mit Verlängerung der Überlebenszeit erreichen. Wegen der Toxizität ist jede Therapie im Einzelfall zu entscheiden und sollte nur von erfahrenen Therapeuten (Onkologen) durchgeführt werden. Weiterhin steht **Cabazitaxel** als Zweitlinientherapie nach Docetaxel zur Verfügung, mit einer Remissionsrate nach RECIST von ca. 15 % und eine Verlängerung der medianen Überlebenszeit um 2,4 Monate.

(6) **Bisphosphonate:** Knochenschmerzen lassen sich durch Bisphosphonate positiv beeinflussen (▶ Kap. 22.1.5.5). Gelegentlich hilft auch Kalzitonin, den Schmerz deutlich zu beeinflussen. Alternativ kann **Denosumab** (Xgeva®), ein monoklonaler Antikörper, gegeben werden. Bei diesem ist keine Dosisanpassung bei Niereninsuffizienz notwendig.

(7) **Samarium-153-Phosphat oder Strontium.** als symptomatische Therapie von Knochenschmerzen.

Schemata zur Behandlung des Prostatakarzinoms

1. Estramustinphosphat	560–840 mg	p.o.	Tage 1–14
Dann weiter:	3×140 mg	p.o.	Täglich
2. Epirubicin	30 mg/m²	i.v.	1× wöchentlich
3. Mitoxantron	12 mg/m²	Inf.	Tag 1
4. Docetaxel	75 mg/m² oder 20 mg/m²	Inf. (1 h)	Tag 2 wöchentlich
5. Prednison	10 mg (absolut)	p.o.	Durchgehend; Wdh. Tag 29

Wdh. (S 3 + 4) alle 4 Wochen.

22.2.2.2 Das fortgeschrittene/metastasierte Nierenzellkarzinom

Das Nierenzellkarzinom ist der häufigste Nierentumor. Die 5-Jahres-Überlebenszeit beträgt (alle Stadien) etwa 45 %. Die Inzidenz ist abhängig vom Tabakkonsum.

22

Therapie

Das Nierenzellkarzinom ist weitgehend zytostatikaresistent mit Ansprechraten sowohl in der Mono- als auch in der Kombinationstherapie < 10 %. Außerhalb von Studien ist eine Chemotherapie daher nicht indiziert. Die Immuntherapie mit **Lymphokinen** (Interferonen und Interleukin 2) tritt als Therapieform in den Hintergrund, weil sie mit starken Nebenwirkungen behaftet ist und neue Substanzgruppen bessere Ansprechraten aufweisen. Die Therapie mit IFN-α hat heutzutage noch einen Stellenwert in Kombination mit dem VEGF-Antikörper **Bevacizumab** (Avastin®) als Erstlinientherapie des fortgeschrittenen/metastasierten Nierenzellkarzinoms.

Die Signaltransduktionsinhibitoren und mTOR-Inhibitoren **Sunitinib** (Sutent®; 50 mg für 4 Wochen, gefolgt von 2 Wochen Pause), **Sorafenib** (Nexavar®; 400 mg kontinuierlich), **Temsirolimus** (Torisel®), **Pazopanib** (Votrient®), **Everolimus** (Afinitor®) und **Axitinib** (Inlyta®) stehen zur Behandlung des metastasierten Nierenzellkarzinoms zur Verfügung. Sie ermöglichen – bei überschaubarem UAW-Profil – relativ hohe Remissionsraten von bis zu 30 % (im Gegensatz zu 10 % bei IFN-α) sowie ein progressionsfreies Überleben von 11 Monaten (verglichen mit 5 Monaten für IFN-α). Bei der Therapie mit Signaltransduktionshemmern gilt es zu beachten, dass die üblichen RECIST-Kriterien wenig Wert haben, sondern vielmehr das progressionsfreie Überleben, da partielle und komplette Remissionen eher selten sind. Als Erstlinientherapie kann Sunitinib, Pazopanib oder Bevacizumab/IFN-α verwendet werden.

22.2.3 Bronchialkarzinom (BC)

Vorbemerkungen Das Bronchialkarzinom ist in den westlichen Ländern in den letzten Jahrzehnten zur häufigsten Krebstodesursache geworden. Bei Frauen hat das Bronchialkarzinom aktuell das Mammakarzinom als häufigste Krebstodesursache abgelöst. Hauptursache ist das Rauchen. Demgegenüber treten andere Ursachen wie Luftverschmutzung, Asbest, radioaktive Substanzen weit zurück.

! WICHTIG

Gesicherte Fakten: 85–90 % aller Patienten mit BC waren oder sind Raucher. Das Risiko, an einem BC zu erkranken, beträgt bei einem Konsum von 20 pack-years ca. 10–15 % (pack-year = Packungen à 20 Zigaretten/d × Jahre). Ein Mitraucher hat ein um 30 % höheres Risiko, ein BC zu bekommen, als ein Nicht-Mitraucher. Dies gilt besonders für Kinder mit rauchenden Eltern! „Leichte" Zigaretten bieten keinen Schutz. Auch 16 Jahre nach Ende des Zigarettenkonsums ist das Risiko bei ‹ 20 Zigaretten pro Tag noch um den Faktor 1,6 erhöht, bei Konsum von › 20 um den Faktor 4. Der Verlust der Lebenszeit beträgt beim Durchschnittsraucher 10 Jahre im Vergleich zum Nie-Raucher.

Von 100 Patienten mit BC haben 50 zum Zeitpunkt der Diagnose Fernmetastasen und kommen für eine kurative Resektion oder Bestrahlung nicht mehr in Betracht. Bei weiteren 25 % finden sich bei der Mediastino- bzw. Bronchoskopie im Mediastinalbereich Metastasen, die eine radikale Operation unmöglich machen. Von 100 Patienten werden somit nur 25 operiert, von den Operierten überlebt ein Viertel 5 Jahre, d. h., nur 6 % aller Patienten sind heilbar.

Bei Patienten, die wegen eines ausgedehnten Primärtumors mit regionären Metastasen nicht operabel sind, bei denen jedoch keine Fernmetastasen vorliegen, kann der Versuch einer kurativen Radiotherapie gemacht werden.

Histologische Klassifizierung Nach der international akzeptierten Einteilung der WHO unterscheidet man 4 Haupttypen des Bronchialkarzinoms, die zusammen 96 % aller malignen Neoplasien des Bronchialsystems ausmachen:

(1) Kleinzelliges Karzinom (SCLC): 20 %

(2) Nichtkleinzellige Karzinome (NSCLC): 75 %, davon
- Plattenepithelkarzinom: 25–30 %.
- Adenokarzinom: 30–35 %.
- großzelliges Karzinom: 10–15 %.

(3) Sonstige: 5 %.

Die **Prognose** der einzelnen histologischen Typen ist wegen ihrer unterschiedlichen Lokalisation und ihrer unterschiedlich ausgeprägten Tendenz zur frühen Metastasierung unterschiedlich. Das Plattenepithel- und das kleinzellige Karzinom sind oft zentral gelegen, was die Resektion erschwert und – v. a. beim SCLC mit seiner extremen Metastasierungsneigung – zum raschen Befall mediastinaler Strukturen führt. Das Adeno- und das großzellige Karzinom sind häufiger peripher gelegen, was für eine chirurgische Intervention vorteilhaft ist. Dennoch verhindert auch bei dieser Lokalisation meist die rasche Metastasierung einen kurativen Eingriff. Die extrem ungünstigen Ergebnisse der Operation des SCLC haben dazu geführt, dass dieser Typ primär nicht operiert wird. In über 95 % liegt eine klinisch oft zunächst nicht fassbare hämatogene Metastasierung vor. Eine posttherapeutische Exstirpation des tumortragenden Lungenanteils nach Erreichen der CR ist eine Option.

Auch die **Strahlenempfindlichkeit.** der histologischen Typen ist unterschiedlich. Am empfindlichsten ist das SCLC. Die Erfolge einer lokalen Bestrahlung werden aber i. d. R. überschattet durch die ausgedehnte hämatogene Metastasierung.

Ebenfalls unterschiedlich ist die Empfindlichkeit der histologischen Typen gegenüber **Zytostatika.** Das aggressivste Karzinom – das SCLC – reagiert am empfindlichsten. Alle anderen Typen sind schlechter zu beeinflussen. Bis heute liegen jedoch keine zuverlässigen Daten darüber vor, welches Zytostatikum bzw welche Kombination von Zytostatika bei den einzelnen histologischen Typen optimal ist.

Der Begriff „personalisierte Therapie" trifft v. a. auf das NSCLC aufgrund der neuen **Kinaseinhibitoren** zu. Bei Patienten mit NSCLC ist daher heutzutage eine molekularpathologische Analyse unerlässlich. Die PD-L1-Antikörper **Nivolumab** und **Pembrolizumab** führen als Immuntherapeutika zu einer höheren Überlebenszeit in den metastasierten Stadien.

Stadieneinteilung Die angegebene Klassifizierung des Bronchialkarzinoms (▶ Tab. 22.6; American Joint Committee on Cancer) bezieht sich auf das NSCLC. Die SCLC werden anders unterteilt (▶ Tab. 22.7), da die Erfahrung gezeigt hat, dass praktisch immer Mikrometastasen vorliegen und ein Vorgehen nach dem TNM-Stadium eine Untertherapie darstellen würde.

Tab. 22.6 Stadieneinteilung der nichtkleinzelligen Bronchialkarzinome (TNM und AJCC)

TNM-System			
T1	≤ 3 cm		
T2	› 3, ≤ 7 cm oder Infiltration der Pleura, Infiltration des Hauptbronchus, aber › 2 cm distal der Carina, Atelektase oder obstruktive Pneumonitis, die bis zum Hilus reicht, aber nicht die gesamte Lunge beteiligt und ohne Pleuraerguss ist		
T3	Tumorgröße › 7 cm oder Infiltration von Brustwand mit Rippen, Zwerchfell, parietalem Perikard, mediastinaler Pleura oder Atelektase einer Lunge oder Hauptbronchusbefall ‹ 2 cm Abstand von der Carina oder Metastase im selben Lungenlappen (früher T3)		
T4	Tumor egal welcher Größe, der Carina, Mediastinum, Herz, Trachea, Speiseröhre, große Gefäßen, N. recurrens oder Wirbelsäule infiltriert oder Metastase in anderem Lungenlappen der gleichen Lunge (früher M1)		
Stadien (AJCC)			
IA	T1 N0 M0	IB	T2 N0 M0
IIA	T1 N1 M0	IIB	T2 N1 M0 oder T3 N0 M0
IIIA	T1–3 N2 M0 oder T3 N1 M0	IIIB	T1–3 N3 M0 oder T4 N0–3 M0
IV	T1–4 N0–3 M1		

N0: keine Metastasen in den regionalen Lymphknoten (LK), N1: Metastasen in ipsilateralen peribronchialen und/oder hilären LK; N2: Metastasen in ipsilateralen mediastinalen LK und/oder ipsilateralen subcarinalen LK; N3: Metastasen in kontralateralen hilären/mediastinalen LK, Metastasen in supraklavikulären LK. M0: keine Fernmetastasen; M1: Metastasen vorhanden/Metastasen in anderem Lungenlappen

Tab. 22.7 Stadieneinteilung des kleinzelligen Bronchialkarzinoms (Marburger Klassifikation)

Stadium	Charakteristika
Very Limited Disease (Stadium I) – VLD	• T1 oder T2 mit ipsilateralen hilären LK-Metastasen
Limited Disease (Stadium I bis III nach TNM) – LD	• Befall eines Hemithorax mit oder ohne ipsilaterale hiläre LK-Metastasen • Ipsi- oder kontralaterale mediastinale LK-Metastasen • Ipsilaterale infraklavikuläre LK-Metastasen • Pleuraerguss (ohne Tumorzellen)
Extensive Disease I (Stadium III/IV nach TNM) – ED I	• Infiltration von Herz, Ösophagus oder Wirbelsäule • Maligner Pleura- und/oder Perikarderguss • Rekurrens- und/oder Phrenikusparese • Vena-cava-superior-Syndrom • Lymphknotenbefall supraklavikulär (ipsi-, kontralateral)
Extensive Disease II (Stadium IV nach TNM) – ED II	• Alle Patienten mit hämatogenen Fernmetastasen

22

22.2.3.1 Nichtkleinzelliges Bronchialkarzinom (NSCLC)

Symptome sind Husten, Sputum, Hämoptysen, später auch Luftnot, Stridor und Obstruktionspneumonie. Beim Raucher sollten diese Symptome zwingend zum Ausschluss eines BC führen. Irreführend in der Diagnostik sind die häufiger vorhandenen paraneoplastischen Syndrome.

Therapie

Vorgehen entsprechend der Stadieneinteilung

(1) *Stadium IA/B und IIA/B* (ca. 25 % der Patienten): Grundsätzlich Resektion anstreben. Durch Verbesserung der operativen Möglichkeiten ist die Indikation auch bei älteren Patienten gegeben. Der Tumor kann häufig ohne größeren Lungengewebsverlust reseziert werden. Der Nutzen einer postoperativen adjuvanten Chemotherapie wurde in mehreren Studien gesichert und gilt für Patienten < 70 Jahre mit gutem AZ. Bei nicht tumorbedingter Inoperabilität: lokale Strahlentherapie.

(2) *Stadium IIIA* (ca. 20 % der Patienten): Wenn Alter und Gesamtzustand es erlauben, primäre simultane Radio-/Chemotherapie mit dem Ziel, Operabilität zu erreichen.

(3) *Stadium IIIB* (ca. 30 % der Patienten): Je nach Allgemeinzustand, Alter und Beschwerden des Patienten ist die Therapie individuell festzulegen von multimodaler Therapie (s. Stadium IIIA) bis hin zu „best supportive care" beim alten Patienten.

(4) *Stadium IV* (ca. 25 % der Patienten): palliative Therapie (Chemo- und/oder Radiotherapie), wenn die Beschwerden dies erfordern. Heilung ist nicht möglich, Linderung der Beschwerden jedoch sehr häufig.

22

Chemotherapie

(1) **Adjuvante Chemotherapie:** Die Indikation ist in mehreren Studien für die Stadien IB und II gesichert, die Studienpopulation (Ausschlusskriterien) entspricht jedoch nicht dem normalen Patientenaufkommen. Die Indikation sollte daher im Einzelfall nach Alter, AZ und Begleiterkrankungen abgewogen werden. Geprüft wurden die Kombinationen **Cisplatin/Vinorelbin, Cisplatin/Etoposid** und **Cisplatin/Gemcitabin.** Die Ergebnisse der Studien sind zwischen 4 und 15 % höhere 5-Jahres-Überlebensraten. Alle Patienten sollten über die Möglichkeit aufgeklärt und in die Entscheidung mit einbezogen werden.

Solide Tumoren

(2) **Palliative Chemo-/TKI-Therapie:** Die Ergebnisse der Chemotherapie wurden durch die Einführung von **Taxanen, Gemcitabin** und **Vinorelbin** verbessert. Eine Zweierkombination ist einer Monotherapie überlegen, in randomisierten Studien konnte keine der unten aufgeführten Kombinationen (1–5) als überlegen identifiziert werden, Unterschiede bestanden nur in den UAW. Eine Dreierkombination erhöht die Toxizität, hat keine Vorteile bzgl. des rezidivfreien und Gesamtüberlebens und ist daher abzulehnen.

Bevacizumab (Avastin®) ist in Kombination mit **Paclitaxel/Carboplatin** der alleinigen Chemotherapie überlegen (**cave:** wegen Blutungsgefahr nicht anwenden bei Plattenepithelkarzinomen!).

Bei lokalisierten Tumoren (IIIA, IIIB ohne malignen Pleuraerguss) sind die Ergebnisse der simultanen kombinierten Radio-/Chemotherapie besser. Die ersten 2 Zyklen der Chemotherapie können entweder in voller Dosierung auch während der Radiotherapie gegeben werden (**Carboplatin/Paclitaxel**) oder in wöchentlicher Dosis als Radiosensitizer (Carboplatin 150 mg/m² KOF). Nach Abschluss der Radiotherapie erfolgen weitere Zyklen (bis zu 4) je nach Ansprechen. Eine „Erhaltungstherapie" mit **Pemetrexed** oder **Erlotinib** nach 6 Zyklen Erstlinientherapie verbessert das progressionsfreie Überleben gegenüber einer alleinigen Kontrolle. Noch unklar ist heutzutage, ob es sich bei dieser Erhaltungstherapie nicht um eine vorgezogene Zweitlinientherapie handelt, da das Gesamtüberleben einem späteren Einsatz einer Zweitlinientherapie nicht überlegen zu sein scheint.

Bei Personen, die nie geraucht haben (und ggf. bei allen Patienten mit metastasiertem Adenokarzinom der Lunge), muss obligat eine molekularpathologische Analyse zur Bestimmung von Mutationen durchgeführt werden. Heutzutage sind Mutationen im EGF-Rezeptor (EGFR) und im ALK-Gen therapierelevant. Bei **mutiertem EGFR-Status** ist eine Therapie mit **Gefitinib, Erlotinib** oder **Afatinib** zu empfehlen, da diese Therapie nebenwirkungsärmer ist als vergleichbare Chemotherapien. Zudem ist das Gesamtüberleben unter Therapie mit einem TKI bei diesen Patienten (ca. 10–15 % aller Adeno-Bronchialkarzinome) mit 20 Monaten deutlich besser als mit reiner Chemotherapie. Die typischen Hautreaktionen („skin rash") gelten bei Auftreten als prognostisch günstig.

Bei **ALK-positivem Status** und nach Therapieversagen sollten die neuen TKI **Crizotinib** (Xalkori®) oder **Ceritinib** (Zykadia®) eingesetzt werden. Tarceva® ist auch bei Patienten mit unmutiertem EGFR-Status zugelassen.

Der Antikörper **Nivolumab** (Opdivo®) ist als Monotherapie zur Behandlung des lokal fortgeschrittenen oder metastasierten NSCLC nach vorheriger Chemotherapie zugelassen und führt zu einer medianen Überlebenszeitverlängerung von ca. 3 Monaten. Der Antikörper **Pembrolizumab** (Keytruda®) ist beim PD-L1 exprimierenden NSCLC als Monotherapie zugelassen.

Therapien nach Möglichkeit ambulant durchführen (Lebensqualität!). Bei Chemotherapie nach 2 (evtl. 3) Zyklen, bei TKI-Therapie nach 6 Wochen Kontrolle durchführen. Bei Therapieversagern Therapie abbrechen oder umstellen. Bei Patienten im reduzierten AZ und Indikation zu einer Chemotherapie kann auch Vinorelbin (30 mg/m², Tag 1 + 8, q 3 Wo) oder Gemcitabin (1.000 mg/m² Tag 1, 8, 15; q 4 Wo) als Monotherapie gegeben werden.

Schemata zur adjuvanten Therapie des NSCLC Stadium IB, IIA/B (4 Zyklen!)

1	Cisplatin	100 mg/m²	Inf. (30 min)	Tag 1
	Gemcitabin	1000 mg/m²	Inf. (15 min)	Tage 1, 8, 15
2	Cisplatin	50 mg/m²	Inf. (30 min)	Tage 1, 8
	Vinorelbin	25 mg/m²	Inf. (10 min)	Tage 1, 8, 15

1 + 2: Wdh. an Tag 29 für 4 Zyklen.

Schemata zur palliativen Therapie des NSCLC

A) Radio-/Chemotherapie (bisher kein Standard definiert! Möglichst in Studien)

	Carboplatin	AUC 2	Inf. (30 min)	Wöchentlich
+	Paclitaxel[1]	50 mg/m²	Inf. (60 min)	Wöchentlich

Während der Dauer RT – gefolgt von 2 Zyklen systemischer Chemotherapie in voller Dosis, s. Schema 5 (Proc. ASCO 2003 #2564).

	Cisplatin	80 mg/m²	Inf. (30 min)	Tag 1
+	Vinorelbin	15 mg/m²	Inf. (15 min)	Tage 1, 8, 15, 22

B) Alleinige Chemotherapie (Auswahl)

	Cisplatin	100 mg/m²	Inf. (30 min)	Tag 1
+	Vinorelbin	30 mg/m²	Inf. (10 min)	Tage 1, 8, 15, 22, Wdh. Tag 29
	Cisplatin	100 mg/m²	Inf. (30 min)	Tag 1
+	Gemcitabin	1.000 mg/m²	Inf. (15 min)	Tage 1, 8, 15, Wdh. Tag 29

	Docetaxel	75 mg/m²	i.v.	Tag 1
+	Cisplatin	75 mg/m²	i.v.	Tag 1, Wdh. Tag 22
	Paclitaxel[1]	200–225 mg/m²	i.v. 3 h	Tag 1
+	Carboplatin	AUC 6	i.v. 30 min	Tag 1, Wdh. Tag 22
TKI-Therapien bei EGFR-Mutation				
	Erlotinib (Tarceva®)	150 mg	p.o./d	Kontinuierlich
	Gefitinib (Iressa®)	250 mg	p.o./d	Kontinuierlich
	Afatinib (Gilotrif®)	40 mg	p.o./d	Kontinuierlich
TKI-Therapien bei ALK-positivem Status				
	Crizotinib (Xalkori®)	2 × 250 mg	p.o./d	Kontinuierlich
Therapien mit PD-L1-Antikörper				
	Nivolumab (Optivo®)	3 mg/kg KG	Inf. (60 min)	Tag 1, Wdh. Tag 15
	Pembrolizumab (Keytruda®)	2 mg/kg KG	Inf. (30 min)	Tag 1, Wdh. Tag 22
Patienten in reduziertem AZ und mit Therapiewunsch				
	Vinorelbin-Mono	30 mg/m²	Inf. (10 min)	Tage 1, 8, Wdh. Tag 22
	Gemcitabin-Mono	1.000 mg/m²	Inf. (15 min)	Tage 1, 8, Wdh. Tag 22
	Erlotinib (Tarceva®)	150 mg	p.o./d	Kontinuierlich
	Gefitinib (Iressa®)	250 mg	p.o./d	Kontinuierlich
Second-Line-Therapie				
Prämedikation mit Dexamethason, Folsäure und Vitamin B_{12} beachten (▶ Kap. 22.1.1.1)!				
	Docetaxel	75 mg/m²	i.v.	Tag 1, Wdh. Tag 22
	Pemetrexed (Alimta®)	500 mg/m²	Kurzinf. (10 min)	Tag 1, Wdh. Tag 22

[1] **Cave:** Prämedikation: 20 mg Dexamethason p.o. am Abend vor der Therapie. 20 mg Dexamethason frühmorgens vor der Therapie. 1 Amp. Ranitidin/1 Amp. Dimetinden (Fenistil®) vor Insusion.

Eine prophylaktische ZNS-Bestrahlung wird im Gegensatz zum SCLC nicht durchgeführt, da die meisten Patienten vor der Manifestation der ZNS-Metastasen versterben. Bei Langzeitremissionen, besonders beim Adenokarzinom, neurologische Symptomatik gut überwachen.

Bei Versagen der ersten Therapie oder im Rezidiv kann eine Zweitlinientherapie mit nichtkreuzresistenten Zytostatika erfolgen. Lebensqualität und UAW beachten.

Als Zytostika werden in der 2nd-Line-Therapie **Taxane** (wenn nicht schon in der 1st-Line-Therapie eingesetzt) und **Pemetrexed** angewendet.

22.2.3.2 Kleinzelliges Bronchialkarzinom (SCLC)

Das SCLC gilt als systemische Erkrankung, da eine hämatogene Metastasierung sehr früh eintritt (Stadieneinteilung ▶ Tab. 22.7). Die Wachstumsgeschwindigkeit ist sehr hoch mit entsprechend hohem Ansprechen auf eine zytostatische Therapie.

Therapie

Therapie der Wahl ist – im Gegensatz zum NSCLC – der sofortige Einsatz der aggressiven Chemo- oder Radio-/Chemotherapie. Ausnahme sind kleine periphere Herde oder der definitive histologische Befund nach primärer Resektion – eine postoperative Chemotherapie ist aber auch hier notwendig.

(1) Im *Stadium VLD und LD* (in geringerem Prozentsatz) sind Heilungen möglich. Daher ist eine simultane Radio-/Chemotherapie evtl. mit Resektion abhängig von AZ, Alter und Ansprechen auf die Therapie durchzuführen. Die Aufteilung der Cisplatindosis auf 2 Einzelgaben vermindert die Toxizität erheblich, verringert nicht die Wirkung. Bei kompletter Remission (bronchoskopisch) ist eine prophylaktische ZNS-Bestrahlung sinnvoll; die Rate an ZNS-Metastasen wird verringert, das Überleben verbessert. Die Radiotherapie sollte dabei frühzeitig – auch während der laufenden systemischen Therapie – begonnen werden.

(2) Im *Stadium ED* ist eine Heilung nicht möglich. Dennoch können mit den u. a. Schemata eine hohe Ansprechrate und eine Verlängerung der Überlebenszeit von ca. 12 Monaten erreicht werden, sodass ein therapeutischer Nihilismus nicht angezeigt ist.

Schemata zur Behandlung des SCLC

Schemata zur simultanen Radio-/Chemotherapie des lokalisierten SCLC (VLD/LD)

Cisplatin	60 mg/m²	Inf.	Tag 1
Etoposid	120 mg/m²	Inf. (1 h)	Tage 1–3, Wdh. Tag 22

Strahlentherapie: 2 Gy/d, GHD 50 Gy. Nach der Strahlentherapie weitere Chemotherapie (insgesamt 6 Zyklen).

Schemata zur palliativen Therapie des fortgeschrittenen SCLC (ED)

Initialtherapie (ohne simultane RT)

1	Cisplatin	80 mg/m²	Inf.	Tag 1
	Etoposid	150 mg/m²	Inf. (1 h)	Tage 1–3, Wdh. Tag 22
2	Carboplatin	AUC 6	Kurzinf.	Tag 1
	Etoposid	120 mg/m²	Inf. (1 h)	Tage 1–3, Wdh. Tag 22
3	**CEV-Schema**			
	Carboplatin	AUC 3–4	i. v.	Tag 1
	Etoposid	140 mg/m²	i. v.	Tage 1–3
	Vincristin	2 mg	i. v.	Tage 1, 8, 15, Wdh. Tage 22–29
4	**Irinotecan/Cisplatin**			
	Irinotecan	60 mg/m²	i. v.	Tage 1, 8, 15
	Cisplatin	60 mg/m²	i. v.	Tag 1, Wdh. Tag 28 × 4
5	**VIP-Schema**			
	Etoposid	75 mg/m²	Inf. (1 h)	Tage 1–4
	Ifosfamid	1200 mg/m²	Inf. (1 h)	Tage 1–4
	Cisplatin	20 mg/m²	Inf. (1 h)	Tage 1–4 Wdh. Tag 22

6	**ACO/AIO-Schema**			
	Doxorubicin	45 mg/m²	i.v.	Tag 1
	Cyclophosphamid[1]	1000 mg/m²	i.v.	Tag 1
	oder Ifosfamid[1]	2000 mg/m²	Kurzinf.	Tage 1–4
	Vincristin	2 mg	i.v.	Tag 1, Wdh. Tag 22
Rezidivtherapie				
7	Topotecan[2]	1,5 mg/m²	Kurzinf.	Tage 1–5, Wdh. Tag 29
8	Bendamustin	120 mg/m²	Inf. (30–60 min)	Tage 1–2, Wdh. Tag 22
Palliative Therapie (ED, schlechter AZ)				
9	Etoposid	100 mg/m²	Kurzinf.	Tage 1–3
	anschließend	50(–100) mg	p.o.	Täglich, wöchentliche BB-Kontrolle!

[1] Mesnaprophylaxe.
[2] Auch orale Therapie mit Topotecan möglich (in Deutschland noch nicht im Handel).

22.2.4 Gastrointestinale Tumoren

Die Tumoren des oberen Gastrointestinaltrakts haben eine außerordentlich schlechte Prognose, da sie im Allgemeinen erst im weit fortgeschrittenen, häufig inoperablen Zustand diagnostiziert werden. Die 5-Jahres-Überlebensrate beträgt für das Magenkarzinom (alle Stadien) 5 %, für das Karzinom des exokrinen Pankreas nur 3 %. Die Prognose der kolorektalen Karzinome ist deutlich besser, nicht zuletzt, weil diese Adenokarzinome bei den meisten Patienten ein weniger aggressives Wachstumsverhalten aufweisen als die Tumoren des oberen Gastrointestinaltrakts. Die 5-Jahres-Überlebensrate beträgt 50 %, bedingt durch die Früherkennung im Rahmen der Vorsorgeuntersuchungen, der besseren Operabilität und durch die Einführung der adjuvanten Chemotherapie. Durch konsequente Vorsorgeuntersuchungen, Standardisierung der Operationsverfahren und Einführung neuer Zytostatika wurde eine weitere Verbesserung erreicht.

22.2.4.1 Ösophaguskarzinom

Der Ösophagus wird in 3 Gebiete unterteilt, oberes, mittleres und unteres Drittel. Karzinome kommen charakteristisch häufig an den drei physiologischen Engen vor: Krikopharyngealraum, Trachealbifurkation und sphinkternah. Häufigkeit und Histologie sind in den drei Gebieten sehr unterschiedlich. Im oberen Drittel (10–15 %) und im mittleren Drittel (35–40 %) kommen fast nur Plattenepithelkarzinome vor. Adenokarzinome werden fast nur im unteren Drittel gefunden mit einer starken Zunahme in den vergangenen 30 Jahren. Gesicherte Risikofaktoren des Plattenepithelkarzinoms sind Alkohol- und Nikotinabusus. Wegen der gleichzeitigen Schädigung anderer Regionen („Schluck-Rauch-Straße") sollte nach Zweittumoren primär und im weiteren Verlauf gefahndet werden.

Risikofaktor des Adenokarzinoms des unteren Drittels ist die Refluxösophagitis mit Entartung zum Barrett-Ösophagus. Die starke Zunahme dieser Entität, verbunden auch mit einer Zunahme der Kardiakarzinome, ist statistisch mit Übergewicht verbunden. Wegen der hohen Rate von Entartungen sind beim Barrett-Ösophagus engmaschige endoskopische Kontrollen entsprechend dem Risikoprofil (Dysplasie) sinnvoll.

Symptome sind Dysphagie, Gewichtsverlust, schmerzhafter Schluckakt, retrosternale Schmerzen, Husten. Zur Diagnostik gehören Breischluck, Endoskopie, CT und Endosonografie (Lymphknotenbefall).

Therapie

(1) *Oberes Drittel:* Wegen der schwierigen Operation – häufig wäre auch eine Laryngektomie erforderlich – ist hier die simultane Radio-/Chemotherapie Therapie der Wahl.

(2) *Mittleres Drittel:* Bei Tumoren im Stadium I/IIA (T1–T3 N0) Resektion anstreben. Eine präoperative Chemo-/Radiotherapie ist in Studien sinnvoll, die Ergebnisse sind widersprüchlich. Eine postoperative Radio-/Chemotherapie ist im N+-Stadium notwendig. Bei Tumoren > 5 cm und besonders bei präoperativ nachweisbaren Lymphknotenmetastasen ist eine kombinierte Radio-/Chemotherapie mit gleichen Langzeitergebnissen der Resektion ebenbürtig ohne Verlust des Organs.

(3) *Unteres Drittel:* In diesem Bereich ist – bei Vorliegen eines Adenokarzinoms des gastroösophagealen Übergangs – eine neoadjuvante Chemotherapie indiziert (▶ Kap. 22.2.4.2, „Therapie").

Die palliative Chemotherapie von Lokalrezidiven und Fernmetastasen ist weiterhin enttäuschend, erstes Ziel in dieser Phase ist die ungestörte Nahrungspassage, die durch Bougierung (evtl. mit Lasertherapie) und anschließender endoskopischer Implantation eines Stents erreicht werden kann. Zusätzlich kann in dieser Phase trotz vorangegangener perkutaner Strahlentherapie die Brachytherapie eingesetzt werden, ebenfalls mit dem Ziel des Erhalts der Nahrungspassage.

Schema zur Behandlung des Ösophaguskarzinoms

DDP/FU	FU	1000 mg/m²	kont. Inf. (24 h)	Tage 1–4
	Cisplatin	75 mg/m²	i. v.	Tag 1
			Wdh.	Tag 29

Simultane perkutane Strahlentherapie über 5 Wochen, Chemotherapie 4-mal, alle 4 Wochen.

22

22.2.4.2 Magenkarzinom

Eine generelle Vorsorgeuntersuchung ist in Deutschland nicht vorgesehen. Insgesamt nimmt die Inzidenz der Magenkarzinome ab, besonders die der Karzinome im Korpus- und Antrumbereich, während die Karzinome im ösophagokardialen Übergang stark zunehmen, ebenso wie die Adenokarzinome im unteren Ösophagusbereich, wahrscheinlich durch Zunahme der Refluxösophagitiden. Eine Infektion mit H. pylori wird in diesem Zusammenhang als Risikofaktor identifiziert (Risiko < 1 %, aber Befall bei 40–50 % der Magenkarzinompatienten nachweisbar).

Die gastralen neuroendokrinen Tumoren des Magens werden gesondert besprochen (▶ Kap. 22.2.4.7)

Eine weitere Entität ist der **gastrointestinale Stromatumor** (GIST), der sich histologisch gut abgrenzen lässt. Standardtherapie beim inoperablen oder metastasierten Stromatumor ist der Einsatz des „Signaltransduktionsinhibitors" (STI) **Imatinib** (Glivec®) 400 mg/d p. o. Die Remissionsrate ist hoch, die Remissionsdauer aber begrenzt. Mittlerweile sind weitere STI in der klinischen Erpobung. Die adjuvante Therapie mit Imatinib ist beim GIST mittlerweile etabliert.

Therapie

(1) *Neoadjuvante Therapie:* Patienten mit Adenokarzinomen von distalem Ösophagus, ösophagogastralem Übergang und Magen sollten prä- und postoperativ chemotherapiert werden. Das Gesamtüberleben konnte in der „FLOT4 Studie" von 35 Monaten (Daten der Magic Studie) auf 50 Monate gesteigert werden.

FLOT3-Schema (Wdh. Wo. 2)

Docetaxel	50 mg/m²	i. v. (1 h)	Alle an Tag 1
Oxaliplatin	85 mg/m²	i. v. (2 h)	
5-FU	2.600 mg/²	i. v. (über 24 h)	
Folinsäure	200 mg/m²	i. v. (2 h)	

(2) *Adjuvante Therapie:* Eine Studie aus den USA hat einen eindeutigen positiven Einfluss bewiesen. Die Studie hat jedoch methodische Probleme: schlechter Verlauf des Kontrollarms bei inadäquater Lymphknotendissektion (54 % < D1), sodass noch keine generelle Empfehlung ausgesprochen werden kann.

(3) Die *palliative Therapie* erreicht hohe Ansprechraten (bis 50 %) mit Minderung der Beschwerden bei der Mehrzahl der Patienten. Bei allen Patienten mit Adenokarzinom sollte eine HER2/neu-Testung analog dem Mammakarzinom vorgenommen werden. Bei HER2/neu-Tumoren (3+ oder FISH-pos.) ist eine Therapie mit **Trastuzumab** (Herceptin®) **+ Cisplatin + 5-FU** oder **Capecitabin** indiziert, diese zeigt mit ca. 16 Monaten ein besseres Gesamtüberleben als die alleinige Chemotherapie mit ca. 12 Monaten (TOGA-Studie).

Bei HER2/neu-negativen Patienten wird eine Chemotherapie empfohlen. Bei jüngeren Patienten und Patienten in gutem AZ sollte diese eine Kombinationstherapie sein, wobei lediglich taxanhaltige Schemata einen geringen Überlebensvorteil bei höherer Toxizität aufzuweisen scheinen (z. B. DCF-Schema, FLOT3-Schema). Die Zweitlinientherapie ist mittlerweile ebenfalls etabliert. Mögliche Zytostatika zur Behandlung sind Irinotecan, Platin, Taxane, Fluoropyrimidine. Weiterhin kann der VEGF-Antikörper Ramicirumab (Cyramza®) in Kombination mit Paclitaxel als Zweitlinientherapie eingesetzt werden.

Schemata zur palliativen Chemotherapie des Magenkarzinoms

1 **EOX-Schema (**Wdh. an Tag 22)

Epirubicin	50 mg/m²	Kurzinfusion über 2 h	Tag 1
Oxaliplatin	130 mg/m²	p. o. 2-mal tgl.	Tag 1
Capecitabine	625 mg/m²	alle 12 h	Tage 1–21

Je 1 Amp. Kalzium und Magnesium vor und nach Oxaliplatin in 10 min als Prophylaxe gegen die Neurotoxizität.

2 **PLF-Schema** (Wdh. Wo. 8)

Cisplatin	50 mg/m²	Inf. (15 min)	Wochen 1, 3, 5
Folinsäure	500 mg/m²	Inf. (30 min)	Wöchentlich × 6
5-FU	2.000 mg/m²	kont. Inf. (24 h)	Wöchentlich × 6

3 **ILF-Schema** (Wdh. Wo. 8)

Irinotecan	80 mg/m²	Inf. (15 min)	Tag 1
Folinsäure	500 mg/m²	Inf. (30 min)	Tag 1
5-FU	2.000 mg/m²	kont. Inf. (24 h)	Tage 1–5

4 **DCF-Schema** (Wdh. Wo. 3)

Docetaxel	75 mg/m²	i. v. (1 h)	Tag 1
Cisplatin	75 mg/m²	Inf. (30 min)	Tag 1
5-FU	750 mg/m²	kont. Inf. von Tag 1 bis 5	Tage 1–5

5	**Irinotecan 2nd line** (Wdh. Wo. 8)			
	Irinotecan	100–125 mg/m^2	Kurzinf.	Tage 1, 8, 15, 22
6	**Docetaxel 2nd line** (Wdh. Wo. 3–4)			
	Docetaxel	75–100 mg/m^2	Kurzinf.	Tag 1
7	**FLOT3-Schema** (Wdh. Wo. 2)			
	Docetaxel	50 mg/m^2	i. v. (1 h)	Alle an Tag 1
	Oxaliplatin	85 mg/m^2	i. v. (2 h)	
	5-FU	2.600 mg/^{2}	kont. Inf. (24 h)	
	Folinsäure	200 mg/m^2	i. v. (2 h)	
8	**TOGA-Studienschema**			
	Trastuzumab	8 mg/kg Loading Dose in Zyklus 1, danach 6 mg/kg	i. v. (1 h)	Tag 1
	Cisplatin	80 mg/m^2	i. v. (1 h)	Tag 1
	Capecitabin	1.000 mg/m^2 alle 12 h	p. o.	Tage 1–14

22.2.4.3 Kolorektale Karzinome

Das kolorektale Karzinom entsteht i. d. R. aus der sog. Adenom-Karzinom-Sequenz. Daher ist die Vorsorgekoloskopie mit 55 bzw. 65 Jahren die beste Präventionsmethode, bei der Adenome lokal abgetragen werden können. Die Sensitivität ist sehr hoch. Im Gegensatz hierzu ist der jährliche Test auf okkultes Blut im Stuhl mit einer niedrigen Sensitivität behaftet (ca. 30 %).

Risikofaktoren für kolorektale Karzinome sind Rauchen, Übergewicht, Bewegungsmangel, hoher Konsum von „rotem“ Fleisch, hoher Alkoholkonsum. Wichtig sind die genetisch bedingten Syndrome (FAP, Gardner-Syndrom, Peutz-Jeghers-Syndrom, Lynch-Syndrom = HNPCC), Colitis ulcerosa und andere, die zu einer engmaschigen Kontrolle bis hin zur prophylaktischen Kolektomie führen sollten.

Beim Kolonkarzinom gelten heutzutage folgende Punkte als gesichert:

(1) Vorsorgeuntersuchungen sind die besten Maßnahmen, ein Kolonkarzinom zu verhindern (s. u.).

(2) Bei Diagnosestellung muss geprüft werden, ob ein genetischer Faktor vorliegt (bes. bei jungen Patienten, Anwenden der Amsterdam-Kriterien). Hier müssen Verwandte 1. Grades untersucht werden, um weitere Erkrankungsfälle zu vermeiden.

(3) Sollten Metastasen bei Erstdiagnose vorliegen, ist unbedingt zu prüfen, ob diese resektabel oder lokal behandelbar sind; dies kann die Prognose entscheidend verbessern. Danach schließt sich heutzutage eine additive Chemotherapie an.

(4) Die adjuvante Chemotherapie ist bei allen Kolonkarzinomen ab UICC III (und Sonderfälle UICC II) indiziert. Älteren Patienten sollte nicht aus Nihilismus eine adjuvante Therapie vorenthalten werden! Diese Patientengruppe profitiert genauso gut wie jüngere. **Die adjuvante Therapie muss 4–6 Wochen nach der Operation eingeleitet werden, sonst droht Prognoseverschlechterung.**

(5) Die neoadjuvante Radio-/Chemotherapie ist der adjuvanten beim Rektumkarzinom ab UICC II hinsichtlich der Lokalkontrolle und der Rate der sphinktererhaltenden Operationen deutlich überlegen.

(6) In der palliativen Situation bieten kombinierte Immun-/Chemotherapien ein medianes Überleben von ca. 22 Monaten (gegenüber ca. 6 Monaten durch „best supportive care"), sie sollten den Patienten daher empfohlen werden.

Hinsichtlich der Zeitintervalle des Koloskopie-Screenings ▶ Tab. 22.8.

Tab. 22.8 Koloskopie-Screening bei Patienten mit/ohne Risikofaktoren für ein kolorektales Karzinom

Patientengruppe	1. Koloskopie	Wiederholung
Patient ohne Risiko	Ab dem 50. Lj. (Kassenleistung ab dem 55. Lj.)	60. bzw. 65. Lj.
Patient mit Verwandten 1. Grades mit Kolonkarzinom bzw. Kolonadenom	40. Lj. oder 10 Jahre vor Erkrankungsalter des Verwandten – je nachdem, was früher eintritt	Alle 5 Jahre
Patient mit Kolonkarzinom	6 Monate nach OP (Nachsorge)	Nach 3 Jahren erneut
Patient mit HNPCC	Ab 20.–25 Lj.	Alle 1–2 Jahre (+ Gastroskopie + gynäkologische Untersuchung)
Patient mit FAP	Ab 10.–12. Lj.	Jährliche Sigmoidoskopie, prophylaktische Proktokolektomie
Patient mit Colitis ulcerosa	8. Jahr nach Erstdiagnose „Pankolitis" bzw. 15. Jahr nach Erstdiagnose „linksseitige Kolitis"	Alle 2 Jahre
Patient mit Morbus Crohn	Unklar, am ehesten wie Colitis ulcerosa	

Bei Patienten < 50 Jahren müssen die „Amsterdam-Kriterien" geprüft werden, die eine einheitliche Erfassung von Patienten mit hereditärem nichtpolypösem Kolonkarzinom (HNPCC) geben:

In einer Familie müssen mindestens 3 Personen an einem HNPCC-assoziierten Tumor (Kolon, Endometrium, Magen, Ovar, Harnblase, Niere, Dünndarm, Gehirn) erkrankt sein, wobei alle folgenden Kriterien erfüllt sein müssen:

(1) Einer der 3 Patienten ist ein Verwandter 1. Grades der beiden anderen Patienten.

(2) Mindestens 2 aufeinanderfolgende Generationen sind betroffen.

(3) Mindestens ein kolorektales Karzinom wurde vor dem 50. Lebensjahr diagnostiziert, wobei eine FAP ausgeschlossen wurde.

(4) Die Tumoren wurden histopathologisch verifiziert.

Die Stadieneinteilung des kolorektalen Karzinoms erfolgt sowohl nach der TNM- wie auch nach der UICC-Klassifikation (▶ Tab. 22.9).

Tab. 22.9 Stadieneinteilung des kolorektalen Karzinoms

TNM-Klassifikation	
T1	Tumor infiltriert Submukosa
T2	Tumor infiltriert Muscularis propria
T3	Tumor infiltriert Subserosa
T4	Tumor infiltriert Organe und Strukturen
N0	Keine regionären Lymphknoten

Tab. 22.9 Stadieneinteilung des kolorektalen Karzinoms *(Forts.)*			
N1	Metastasen in 1–3 Lymphknoten (von ≥ 12)		
N2	Metastasen in 4 oder mehr Lymphknoten		
M0	Keine Fernmetastasen		
M1	Fernmetastasen		
UICC-Klassifikation			
Stadium I	T1, T2	N0	M0
Stadium II	T3 (IIA), T4 (IIB)	N0	M0
Stadium III	T1, T2 (IIIA), T3, T4 (IIIB)	N1	M0
Stadium IIIC	Jedes T	N2	M0
Stadium IV	Jedes T	Jedes N	M1

Therapie

Operative Therapie

22

Die Ergebnisse der Resektion sind durch standardisierte Operationsverfahren, insbesondere beim Rektumkarzinom mit der „totalen Mesorektumentfernung" (TME), deutlich verbessert worden. Hier konnte die Lokalrezidivrate in „guten" chirurgischen Abteilungen auf 4–7 % reduziert werden, wenn im Präparat die Entfernung tiefste Tumorinfiltration – operierte Zirkumferenz > 2 mm betrug (< 1 mm = 38 % Lokalrezidive!). Das Problem ist unverändert die okkulte Fernmetastasierung, die im Stadium IIB (T4) und besonders im Stadium III (N+) deutlich ansteigt. Vor allem Lokalrezidive sind beim Rektumkarzinom ein Problem, was sowohl Lebensqualität als auch -quantität erheblich einschränken kann.

Adjuvante Therapie

Die postoperative adjuvante Therapie hat in folgenden Risikogruppen einen festen Platz im Therapiekonzept.

(1) *Kolonkarzinom:*
- T3 N0 M0 (UICC I) bei Vorliegen von mindestens einem Risikofaktor:
  - präoperativer CEA-Spiegel > 5 µg/L (> 5 ng/ml),
  - aneuploider DNA-Satz,
  - hoher S-Phasen-Anteil,
  - Siegelring- oder wenig differenzierter Tumor,
  - Chromosomenaberration (17p- oder 18q-Deletion),
  - Stadium L1 oder V1/2 (noch nicht gesichert),
  - Notoperation (z. B. bei Stenose),
  - Perforation.
- T4 N0 M0.
- Jedes T bei N1–3 M0 (UICC III).

Die in der adjuvanten Therapie zugelassenen Standardschemata sind unten aufgeführt.

Folgende Faktoren sind weitgehend gesichert:
- **XELOX** oder **FOLFOX-4** sind Standardregime zur adjuvanten Behandlung der Kolonkarzinome im UICC-Stadium III (und II mit Risikofaktoren). FOLFOX-4 ist dem Mayo-Regime hinsichtlich FFTF und Gesamtüberleben überlegen (ca. 78 vs. 70 % bei UICC II und III).

- Patienten ab 70 Jahre oder Patienten mit vorbestehender schwerer Polyneuropathie sollten adjuvant nur orales **Capecitabin** erhalten.
- Die **orale 5-FU-Therapie mit Capecitabin** ist der intravenösen Therapie zumindest gleichwertig.
- Der monoklonale Antikörper **Bevacizumab** zeigte in Kombination mit FOLFOX-4 in der adjuvanten Therapie keinen Vorteil gegenüber FOLFOX-4.
- Der Erfolg einer adjuvanten Therapie im Stadium II ist nur gering (insgesamt < 4 %), der Einsatz bedarf im Einzelfall einer strengen Indikationsstellung (Risikofaktoren).

Körperliche Betätigung und Sport mit mehr als 18 MET-h (metabolic equivalent Task) pro Woche, entsprechend z. B. 6 h Spazierengehen oder 3 h Schwimmen/Joggen, reduziert das relative Rückfallrisiko um ca. 50 % und ist somit allen Patienten in den Stadien I–III anzuraten.

Aus den o. g. Punkten ergibt sich, dass Patienten < 70 Jahre mit XELOX unter Beachtung der Neurotoxizität behandelt werden sollten (alternativ FOLFOX-4). Bei Patienten, die XELOX oder FOLFOX-4 hinsichtlich der Neurotoxizität ablehnen (oder nicht erhalten können), sollte eine adjuvante Therapie mit Capecitabin durchgeführt werden. Ebenso sollten Patienten ≥ 70 Jahre mit Capecitabin behandelt werden. Eine individuelle Risikoabschätzung zur Patientenberatung ist im Internet unter http://www.adjuvantonline.com möglich.

Schemata zur adjuvanten Chemotherapie des Kolonkarzinoms

1. FOLFOX-4-Schema (Wdh. Tag 15) × 12 Zyklen

Oxaliplatin	85 mg/m²	über 2 h in Glukose 5 %	Tag 1
Folinsäure	200 mg/m²	über 2 h	Tage 1 + 2
5-FU	400 mg/m²	i. v.-Bolus	Tage 1 + 2
5-FU	600 mg/m²	über 22 h	Tage 1 + 2

2. XELOX-Schema (Wdh. Tag 22) × 8 Zyklen

Oxaliplatin	130 mg/m²	über 2 h in Glukose 5 %	Tag 1
Capecitabin	1.000 mg/² morgens	oral	Tage 1–14
Capecitabin	1.000 mg/² abends	oral	Tage 1–14

Je 1 Amp. Kalzium und Magnesium vor und nach Oxaliplatin in 10 min, als Prophylaxe gegen Neurotoxizität; bei Oxaliplatintoxizität Oxaliplatindosis reduzieren oder absetzen

3. Capecitabin mono (nur bei Kontraindikation gegen Oxaliplatin) (Wdh. an Tag 22 insgesamt 24 Wochen, also 8 Zyklen)

Capecitabin	1.250 mg/m²	morgens	Tage 1–14
Capecitabin	1.250 mg/m²	abends	Tage 1–14

Bei schlechter Verträglichkeit (Hand-Fuß-Syndrom) Reduktion auf 75 % möglich.

(2) *Rektumkarzinom:* Alle Patienten ab Stadium T3 N0 M0 (UICC II) sollten eine neoadjuvante Radio-/Chemotherapie erhalten. Diese ist der adjuvanten Therapie hinsichtlich der Lokalrezidivrate überlegen (6 vs. 13 %). Zusätzlich können bei tief sitzenden Rektumkarzinomen häufiger sphinktererhaltende Operationen durchgeführt werden. Das neoadjuvante Konzept beim Rektumkarzinom enthält auch einen adjuvanten (Chemotherapie-) Teil, der mit **Capecitabin** durchgeführt werden kann bzw. bei nodalpositiven Patienten oder Patienten mit schlechter Response auf die neoadjuvante Therapie nach individueller Risikoabschätzung mit **XELOX** analog dem Kolonkarzinom (Studienergebnisse stehen

aus). Sollte eine neoadjuvante Radio-/Chemotherapie verpasst worden sein, ist eine adjuvante Radio-/Chemotherapie indiziert.

Bei geringem Risiko nach TME kann die lokale Radiotherapie auch diese Ergebnisse weiter verbessern, sie sollte daher nicht unterlassen werden.

Neoadjuvante Radio-/Chemotherapie beim Rektumkarzinom

5-FU	1.000 mg/m²	kont. Inf.	Tage 1–5, Wo. 1 + 5
oder Capecitabin	825 mg/m²	p. o. 2-mal/d alle 12 h	während Radiotherapie (5 Wo.)
Radiotherapie 28 × 1,8 Gy (50,4 Gy)			
Operation			
4–5 Wochen *postoperativ*			
5-FU	500 mg/m²/d	Bolusgabe	Tage 1–5
Wdh. an Tag 29, insgesamt 4 Zyklen			
oder Capecitabin	1.250 mg/m²	p. o. 2-mal alle 12 h	Tage 1–14
Wdh. an Tag 21, insgesamt 4(–8) Zyklen			

(3) **Additive Chemotherapie vor oder nach Resektion von Lebermetastasen:** Der Vorteil einer additiven Chemotherapie nach Operation konnte gegenüber einer alleinigen Nachbeobachtung belegt werden. Das in der Studie (Portier et al. 2006) verwendete Mayo-Schema ist wahrscheinlich dem FOLFOX-4-Schema unterlegen. Neoadjuvant sollte analog Nordlinger et al. eine Therapie mit 3 Zyklen XELOX vor der Operation verabreicht werden.

22

Palliative Therapie

Zunächst muss festgestellt werden, ob im Stadium IV tatsächlich eine palliative Situation vorliegt! Patienten mit resektablen Metastasen müssen einem operativen Zentrum zugeführt werden. Eventuell ist es auch möglich, primär irresektable Metastasen durch eine Chemotherapie resektabel zu machen (v. a. FOLFIRI + Cetuximab bei Patienten mit KRAS-wt-Status zeigte hohe Ansprechraten). Die kurative Chance für Patienten nach Lebermetastasenresektion beträgt ca. 30 %!

Die palliative Therapie führt bei der Mehrzahl der Patienten zu einer verbesserten Lebensqualität sowie zu einer deutlichen Verlängerung der Überlebenszeit. Ein therapeutischer Nihilismus ist bei Patienten in gutem AZ nicht gerechtfertigt, zumal die Therapie gut kontrollierbare UAW hat. Unter Ausschöpfung aller derzeit verfügbaren Substanzen kann das mediane Überleben von 6 Monaten ohne Therapie auf ca. 2 Jahre mit Therapie erhöht werden. Therapiebeginn bei nachgewiesenem Tumorprogress möglichst früh ansetzen. Das Abwarten bis zur klinischen Symptomatik führt zu deutlich schlechteren Ergebnissen. Nach 2–3 Therapiezyklen kann der Nachweis über die Wirksamkeit der Therapie erbracht (Bildgebung und CEA/CA 19-9) und diese bei Therapieversagen beendet werden. Zugelassen zur Primärtherapie sind **5-FU** (i. v. und oral), **Irinotecan, Oxaliplatin** und die monoklonalen Antikörper **Bevacizumab** (Avastin®) und **Cetuximab** (Erbitux®, nur bei KRAS-wt). Standardschemata sind die 5-FU-Infusionsregime oder die orale 5-FU-Gabe mit Capecitabin. Die aufgeführten Schemata FOLFOX/FOLFIRI sowie XELOX und XELIRI (Schemata 2–7) sind in verschiedenen Modifikationen untersucht und bis auf marginale Unterschiede gleichwertig, haben jedoch ein unterschiedliches Toxizitätsspektrum: 5-FU i. v.: höhere Hämatotoxizität; 5-FU oral: höhere gastrointestinale Toxizität und Hand-Fuß-Syndrom; Oxaliplatin: signifikante Neurotoxizität; Irinotecan: höhere Rate toxischer Diarrhöen. Tegafur-Uracil (UFT) ist nur als orale Monotherapie zugelassen; Vorteil ist die fehlende Hauttoxizität.

Eine weitere Verbesserung sind die monoklonalen Antikörper **Cetuximab, Panitumumab** (bei KRAS-wt) – gerichtet gegen den EGF-1-Rezeptor – und **Bevacizumab** – gerichtet gegen den VEGF-Rezeptor.

Bevacizumab, Panitumumab und Cetuximab sind in Kombination mit Chemotherapie in der Erstlinientherapie zugelassen. Cetuximab und Panitumumab sind jedoch nur bei Patienten mit unmutierter KRAS-Variante („KRAS-Wildtyp") zu verwenden. Aflibercept kann in Kombination mit FOLFIRI bei Progress oder nach einem oxaliplatinhaltigen Regime angewendet werden.

Bevacizumab zeigt auch in der 2nd-Line-Therapie in Kombination mit Chemotherapie Wirkung (BRiTE-Studie). Für Patienten mit hohem „Remissionsdruck" (rasche Progression) und unmutiertem KRAS-Status empfiehlt sich eine Cetuximab-Kombinationstherapie in der 1st-Line-Therapie, da diese die höchsten Remissionsraten aufweist. Ein sog. Doppel-Targeting mit EGFR- und VEGF-Blockade, also die Kombination von Cetuximab und Bevacizumab, erwies sich in der CRYSTAL-Studie als unterlegen gegenüber dem einfachen Einsatz von Chemotherapie mit Bevacizumab und sollte daher nicht eingesetzt werden.

Zu beachten ist die besondere **Toxizität von Irinotecan** (Diarrhö) **und Oxaliplatin** (Neurotoxizität), die zu schweren Schäden führen können. Die Diarrhö nach Irinotecan sollte primär konsequent mit Loperamid (4 mg initial, dann 2 mg alle 2 h) behandelt werden, bei fehlender Besserung nach 24 h ist eine Klinikeinweisung notwendig! Eine weitere Maßnahme zur Therapie der Diarrhö ist Budesonid oder Octreotid (2 × 100 µg/d s. c.). Die akute Neurotoxizität des Oxaliplatins ist zu beachten. Bei Patienten, die über Tage anhaltende Beschwerden haben, ist ein Absetzen von Oxaliplatin zu erwägen, da ein irreversibler Langzeitschaden eintreten kann. Das Hand-Fuß-Syndrom nach Capecitabin kann durch Dosisreduktion auf 75 % und Vitamin B_6 (100 mg/d) versuchsweise kupiert werden.

Der Multityrosinkinaseinhibitor **Regorafinib** (Stivarga®) ist für Patienten nach Ausschöpfung aller anderer Therapien zugelassen.

Indikationen zur palliativen Therapie sind:

(1) nachgewiesene Tumorprogression,

(2) tumorbedingte Symptome vorhanden oder zu erwarten,

(3) guter Allgemeinzustand (WHO Grad 2 und 3).

Schemata zur palliativen Therapie der kolorektalen Karzinome

A) Standard-Schemata

1. AIO-Schema

Folinsäure	500 mg/m²	Inf (30 min)	Wöchentlich × 6
5-FU	2.600 mg/m²	Inf. (24 h)	Wöchentlich × 6; Tag 56

2. FOLFOX-4-Schema +/– Bevacizumab (Wdh. an Tag 15 [nsgesamt 12 Zyklen])

Oxaliplatin	85 mg/m²	über 2 h *in Glukose 5 %*	Tag 1
Folinsäure	200 mg/m²	über 2 h	Tage 1 + 2
5-FU	400 mg/m²	i. v. Bolus	Tage 1 + 2
5-FU	600 mg/m²	über 22 h	Tage 1 + 2
Bevacizumab[1]	5 mg/kg	Inf. (90 → 60 → 30 min)	Tag 1

Je 1 Amp. Kalzium und Magnesium vor und nach Oxaliplatin in 10 min als Prophylaxe gegen Neurotoxizität.. Bei Oxaliplatintoxizität Oxaliplatindosis reduzieren oder absetzen.

22

Solide Tumoren

3. FOLFOX-6-Schema +/– Bevacizumab (Wdh. an Tag 15 [insgesamt 12 Zyklen])			
Oxaliplatin	100 mg/m²	über 2 h *in Glukose 5 %*	Tag 1
Folinsäure	400 mg/m²	über 2 h	Tag 1
5-FU	400 mg/m²	i. v. Bolus	Tag 1
5-FU	2.400(–3.000) mg/m²	über 46 h	Tag 1
Bevacizumab[1]	5 mg/kg	Inf. (90 → 60 → 30 min)	Tag 1
Je 1 Amp. Kalzium und Magnesium vor und nach Oxaliplatin in 10 min als Prophylaxe gegen Neurotoxizität. Bei Oxaliplatintoxizität Oxaliplatindosis reduzieren oder absetzen.			
4. FOLFIRI-Schema +/– Bevacizumab (Wdh. an Tag 15 [insgesamt 12 Zyklen])			
Irinotecan	180 mg/m²	über 1 h	Tag 1
Folinsäure	200 mg/m²	über 2 h	Tage 1 + 2
5-FU	400 mg/m²	i. v. Bolus	Tage 1 + 2
5-FU	600 mg/m²	über 22 h	Tage 1 + 2
Bevacizumab[1]	5 mg/kg	Inf. (90 → 60 → 30 min)	Tag 1
5. „Simplified FOLFIRI"-Schema +/– Bevacizumab (Wdh. an Tag 15 [insgesamt 12 Zyklen]			
Irinotecan	180 mg/m²	über 1 h	Tag 1
Folinsäure	400 mg/m²	über 2 h	Tag 1
5-FU	400 mg/m²	i. v. Bolus	Tag 1
5-FU	2.400 mg/m²	über 46 h	Tag 1
Bevacizumab[1]	5 mg/kg	Inf. (90 → 60 → 30 min)	Tag 1
6. XELIRI-Schema +/– Bevacizumab (Wdh. an Tag 21)			
Irinotecan	200 mg/m²	über 1–1,5 h	Tag 1
Capecitabin	800 mg/m²	morgens	Tage 1–14
Capecitabin	800 mg/m²	abends	Tage 1–14
Bevacizumab[1]	5 mg/kg	Inf. (90 → 60 → 30 min)	Tag 1
7. XELOX-Schema +/– Bevacizumab (Wdh. an Tag 21)			
Oxaliplatin	130 mg/m²	über 2 h *in Glukose 5 %*	Tag 1
Capecitabin	800 mg/m²	morgens	Tage 1–14
Capecitabin	800 mg/m²	abends	Tage 1–14
Bevacizumab[1]	5 mg/kg	Inf. (90 → 60 → 30 min)	Tag 1
Je 1 Amp. Kalzium und Magnesium vor und nach Oxaliplatin in 10 min als Prophylaxe gegen Neurotoxizität.			

8. Cetuximab (Erbitux®)/Irinotecan nach Versagen einer irinotecanhaltigen Therapie (normalerweise Drittlinienbehandlung, auch in Kombination mit 5-FU/Folinsäure möglich) bei Patienten mit unmutiertem KRAS (Wdh. an Tag 8).

Cetuximab		150 mg/m² (loading dose bei erster Infusion 400 mg/m²)	über 1 h (evtl. mit Prämedikation H_1-/H_2-Blocker)	Tag 1
Irinotecan		80 mg/m²	über 1 h	Tag 1

9. Panitumumab (Vectibix®) bei Patienten mit KRAS-Wildtyp (Wdh. Tag 15)

Panitumumab		6 mg/kg	über 1 h	Tag 1

B) Monotherapie bei älteren Patienten oder Patienten mit schlechtem AZ

10.	Capecitabin	1250 mg/m²	p. o. 2-mal/d (alle 12 h)	Tage 1–14, Wdh. Tag 22
11.	UFT	100 mg/m²	p. o. 3-mal/d (alle 8 h)	Tage 1–28
	Folinsäure	30 mg/m²	p. o. 3-mal/d (alle 8 h)	Tage 1–28; Wdh. Tag 36

[1] Bevacizumab wird vor Irinotecan und Oxaliplatin infundiert. Es sollte frühestens 4–6 Wochen (wegen Perforationsgefahr/Wundheilungsstörungen) nach Operation verabreicht werden.

Eine mögliche Therapieabfolge ist:

Erstlinienbehandlung: Bevacizumab/FOLFIRI. Zweitlinienbehandlung: FOLFOX (oder XELOX). Drittlinienbehandlung: Cetuximab/Irinotecan oder Panitumumab mono (bei KRAS-wt). Viertlinienbehandlung: Z. B. mit Regorafinib.

Oder Erstlinienbehandlung: Cetuximab/FOLFIRI, Panitumumab/FOLFIRI oder Panitumumab/FOLFOX (bei KRAS-wt). Zweitlinienbehandlung: FOLFOX/Bevacizumab. Drittlinienbehandlung: Regorafenib.

Nachsorge

Das kolorektale Karzinom ist einer der wenigen Tumoren, bei denen eine konsequente Nachsorge Vorteile erbracht hat. Alle 3 Monate sollten ein Ultraschall des Abdomens, ein Röntgen-Thorax und CEA/CA19-9 zum Ausschluss von Metastasen erfolgen. Gegebenenfalls ist bei hohem N-Status eine 3-monatliche CT-Nachsorge gerechtfertigt, um frühzeitig bei neu aufgetretenen Metastasen eine kurativ intentionierte Resektion prüfen zu können. Inzwischen wurden Leitlinien zur Nachsorge erarbeitet, die generelle Zustimmung gefunden haben. Die Zahl der Kontrollkoloskopien wurde reduziert: erste Kontrolle nach 1 Jahr, bei Normalbefund weitere Kontrollen in 3-jährigen Abständen.

Regionale Therapie der Leber

Wenn Lebermetastasen im Verlauf nachgewiesen werden, sind folgende Maßnahmen gegeneinander abzuwiegen:

(1) *Resektion:* sinnvoll bei wenigen auf einzelne Segmente beschränkte Metastasen, die sich komplett entfernen lassen (inkl. additiver Chemotherapie, s. o.).

(2) *Thermische Ablation:* Radiofrequenzablation (RFA), laserinduzierte Thermoablation (LITT) oder – seltener angewendet – Kryotherapie. Voraussetzung: < 6 Metastasen < 4 cm Durchmesser.

(3) *Transarterielle Chemoembolisation (TACE):* Durch eine passagere Embolisation wird ein Flow-Verminderung erreicht, die eine längere Kontaktzeit und damit höhere Diffusion des Zytostatikums im Kapillarbereich zur Folge hat (z. B. Mitomycin und Spherex® oder Embolex®).

(4) *Selektive interne Radiotherapie (SIRT):* lokale Einbringung strahlender Partikel. Diese Therapie wird nur in wenigen Zentren angeboten, wird jedoch mittlerweile von den gesetzlichen Krankenkassen übernommen.

(5) *Kombinierte Therapie:* Resektion mehrerer Segmente mit thermischer Ablation der Restmetastasen, präoperative systemische oder regionale Chemotherapie mit dem Ziel der Metastasenverkleinerung, um Operabilität zu erreichen.

22.2.4.4 Tumoren des Pankreas

Karzinome des exokrinen Pankreas

Die Karzinome sind selten, werden häufig erst im fortgeschrittenen Stadium erkannt und sind dann inoperabel. Frühe Stadien werden „zufällig" bei einer Sonografie entdeckt; hier sind in kurativer Indikation ausgedehnte Resektionen indiziert und in Zentren mit großer Erfahrung mit Erfolg durchgeführt.

Therapie

Nach einer R0-Resektion ist durch eine adjuvante Gemcitabin-Monotherapie eine Verbesserung der Prognose um ca. 10 % zu erreichen. Die simultane Radiotherapie des ehemaligen Tumorgebiets wird kontrovers diskutiert und sollte routinemäßig nicht durchgeführt werden.

In der palliativen Situation kommen Gemcitabin, FU, Cisplatin und experimentell Oxaliplatin zum Einsatz. Die Ansprechraten im Sinne einer partiellen Remission sind gering (8–15 %), eine Verbesserung der Lebensqualität ist jedoch bei 30 % zu erreichen, sodass die Entscheidung zur Therapie nicht zuletzt wegen der geringen UAW leichter fällt. Zu beachten ist hauptsächlich die Knochenmarktoxizität. In Einzelfällen kann auch eine lokale Strahlentherapie kombiniert mit 5-FU sinnvoll sein. Die Kombination von Erlotinib mit Gemcitabin bringt – über alle Patienten gemittelt – nur einen 2-wöchigen Überlebensvorteil. Allerdings profitieren Patienten mit Hautausschlag mehr. Daher ist ein probates Vorgehen, die teure Kombinationstherapie für 6 Wochen zu verabreichen. Wenn keine Hauterscheinungen auftreten, sollte Erlotinib nicht fortgeführt und mit Gemcitabine weiterbehandelt werden. Bei jungen Patienten oder Patienten in sehr gutem AZ kann auch mit FOLFIRINOX in der Zweitlinie behandelt werden, das allerdings eine hohe Toxizität aufweist.

Schemata zur adjuvanten und palliativen Therapie des Pankreaskarzinoms

Adjuvante Gemcitabin-Monotherapie			
Gemcitabin	1.000 mg/m²	Inf. (15 min)	wö. × 7, Wdh. Wo 9
Ab 2. Zyklus Tag 1, 8, 15, Wdh. Tag 29.			
Adjuvante Radio-/Chemotherapie (noch experimentell)			
5-FU	650–1.000 mg/m²	Inf. (24 h)	Tag 1–5, 22–26
+ simultane Strahlentherapie 450 Gy (25 × 1,8 Gy) + Boost 5,4–9 Gy.			

Palliative Therapie			
Gemcitabin evtl. + Erlotinib (100 mg/d p.o.)	1.000 mg/m²	Inf. (15 min)	wö. × 7, dann wö. × 3; Wdh. in Wo 0 resp. 4
Gemcitabin	800 mg/m²	Inf. (15 min)	Tag 1, 8, 15
Cisplatin	75 mg/m²	Inf.	Tag 1, Wdh. Tag 29

Maligne Tumoren des endokrinen Pankreas

Diese Tumoren gehören zu der Gruppe der gastroenteropankreatischen peripheren neuroendokrinen Tumoren (GEP-NET; ▶ Kap. 22.2.4.7). Die Diagnostik ist bestimmt durch die Klinik der im Übermaß sezernierten Hormone (Serotonin, Insulin; Gastrin, Glukagon u. a.).

22.2.4.5 Primäre Lebertumoren

Primäre maligne Lebertumoren sind in den westlichen Industrieländern selten. Man unterscheidet zwischen hepato- und cholangiozellulärem Karzinom sowie einigen seltenen Sarkomen. Der Zusammenhang zwischen maligner Entartung und Hepatitis-B- oder -C-Virus ist gesichert. In Ländern mit hoher Durchseuchung der Bevölkerung mit dem Hepatitis-B-Virus (z. B. Südostasien) ist dieser Tumor sehr häufig und kann dort sogar an erster Stelle der malignen Erkrankung stehen. Weitere Risikofaktoren: Alkoholabusus und Aflatoxinexposition durch fehlerhafte Lagerung von Lebensmitteln. Fernmetastasen sind selten.

Therapie

Die Therapie der primären Leberkarzinome richtet sich nach Größe, intrahepatischer Metastasierung und Zustand der Leber. Bei ausreichender Leberfunktion kann eine ausgedehnte Resektion (bis zur erweiterten Links- oder Rechtshemihepatektomie) mit kurativer Intention durchgeführt werden. Bei zugrunde liegender Leberzirrhose (Child B und C) ist bei kleinen hepatozellulären Karzinomen auch eine Lebertransplantation möglich.

Als Alternative bietet sich bei kleinen und solitären Herden (< 3 cm) eine sonografie- oder CT-gesteuerte Radiofrequenz- (RITA), Laser- (LITT) oder Kryotherapie sowie jetzt seltener eine perkutane Ethanolinstillation (PEI) an. Die Langzeitergebnisse sind in einzelnen Studien mit der Resektion vergleichbar, untereinander gibt es keine Vergleiche. Die Ergebnisse sind von der Erfahrung des Therapeuten abhängig. Bei größeren (> 5 cm) oder multiplen Herden versagt diese Therapie.

Bei dieser Tumorgröße kann die regionale Therapie (▶ Kap. 22.1.5.3), insbesondere in Form der Chemoembolisation (TACE), zu anhaltenden Remissionen führen und sollte deshalb immer berücksichtigt werden. In einigen Fällen kann nach einer erfolgreichen Chemoembolisation Operabilität erreicht werden. Voraussetzungen dieser Therapie sind jedoch eine ausreichende Leberfunktion und das Fehlen einer zirrhosebedingten portalen Hypertension mit hepatofugalem Reflux. Bei jüngeren Patienten unbedingt Kontakt mit einem Zentrum aufnehmen. Zur Embolisation werden Lipiodol®, Mikrosphären, Gelfoam-Puder oder Durapartikel benutzt, als Zytostatika überwiegend Adriamycin/Epirubicin. Die Chemoembolisation erfolgt über einen Katheter, der transkutan von der A. femoralis in die A. hepatica propria oder – mit günstigeren Ergebnissen – in die den Tumor versorgenden Segmentarterien vorgeschoben wird. Bei einer Langzeittherapie muss der Katheter operativ oder angiografisch in die A. hepatica propria implantiert werden.

Bei fortgeschrittenen Stadien konnte bislang nur – recht erfolglos – die systemische Chemotherapie eingesetzt werden (Remissionsrate < 10 %).

Im Jahr 2007 wurde erstmals eine große randomisierte Studie vorgestellt, die die Überlegenheit von 2 × 400 mg/d **Sorafenib** als kontinuierliche Therapie gegenüber Placebo eindeutig belegen konnte. Obwohl es nur zu einer geringen Ansprechrate von ca. 5 % kam, wurde das progressionsfreie Überleben verlängert (im Median von ca. 8 Monaten auf ca. 11 Monate). Sorafenib (Nexavar®) gilt damit als Standard für die systemische Therapie des hepatozellulären Karzinoms. Die Therapiekosten sind jedoch hoch.

Wie bei den neuroendokrinen Tumoren des GIT kann auch bei Leberzellkarzinomen **Octreotidacetat** eingesetzt werden (Sandostatin®). Eine Studie zeigte einen positiven Einfluss auf Tumorgröße und Überlebenszeit nach Therapie mit Octreotid. Die Therapie mit Tamoxifen (positive Östrogenrezeptoren auf der Tumorzelloberfläche) ist in einer Metaanalyse nicht wirksam.

Im Rahmen der Nachsorge sind beim hepatozellulären Karzinom die Bestimmung des AFP-Titers, beim cholangiozellulären Karzinom CA 19-9 wichtige Parameter der Verlaufsbeobachtung.

22.2.4.6 Gallenblasenkarzinom

Karzinome der Gallenblase und der extrahepatischen Gallenwege sind selten (< 4 % aller Malignome). Bei der Mehrzahl der Gallenblasenkarzinome ist ein Zusammenhang mit langjährigem Gallensteinleiden anzunehmen. Nur die Prognose des zufällig entdeckten Karzinoms im Rahmen einer Cholezystektomie aufgrund eines Steinleidens ist günstig. Beim fortgeschrittenen Karzinom sind auch radikale Operationsverfahren mit hoher Mortalität und Morbidität verbunden, ohne die Langzeitprognose zu verbessern. In den meisten Fällen sind nur Palliativoperationen (Wiederherstellung des Gallenflusses) möglich, evtl. eine palliative PTCD zur externen oder internen Gallenwegsdrainage.

Eine Sonderform ist der **Klatskin-Tumor,** ein Gallenwegskarzinom an der Leberpforte. Er wächst langsam, führt früh zur Gallenwegsobstruktion und kann mit ausgedehnten rekonstruktiven chirurgischen Verfahren in Zentren reseziert werden.

Therapie

Da die Kombinationstherapie mit **Gemcitabin** und **Cisplatin** in einer Studie die höchsten Remissionsraten erreichte, sollte sie bei Patienten in gutem AZ angewendet werden. Supportive Maßnahmen zum Abfluss der Galle (Stent oder PTCD) sind häufig indiziert.

22.2.4.7 Neuroendokrine Tumoren des gastroenteropankreatischen Systems (GEP-NET)

Durch die WHO-Klassifizierung wurden alle neuroendokrinen Tumoren zusammengefasst, da sie pathogenetisch von den gleichen Zellen ausgehen, auch wenn sie sich in der klinischen Symptomatik und dem biologischen Verhalten sehr unterscheiden. Histochemisch kann bei diesen Tumoren Chromogranin A nachgewiesen werden, was sie von allen anderen Tumoren des GIT unterscheidet. Es besteht eine Verbindung zum MEN-Syndrom.

Die Klassifikation nach dem biologischen Verhalten umfasst 3 Untergruppen:

- 1a hoch differenzierter neuroendokriner Tumor (benignes Verhalten),
- 1b hoch differenziertes neuroendokrines Karzinom (langsam wachsend, invasiv, metastasierend),
- 2 niedrig differenziertes neuroendokrines Karzinom (sehr maligne, meist kleinzellig).

Das klassische Karzinoid entspricht dem Typ 1b, zum Typ 2 gehören u. a. das SCLC und das Merkel-Zell-Karzinom der Haut.

Es wird weiterhin nach der Tumorlokalisation unterschieden in Magen, Duodenum (und proximalem Jejunum), Ileum (einschließlich distalen Jejunums), Appendix, Kolon-Rektum und Pankreas. Innerhalb der Gruppen wird nach morphologischen Kriterien (Tumorgröße, Angioinvasion, Metastasierung) sowie hormoneller Aktivität unterschieden, sodass insgesamt eine Zahl verschiedener Entitäten entstanden ist, deren Einzelbesprechung den Umfang dieses Kapitels sprengen würde.

Die Zahl der GEP-NET ist in den letzten Jahren angestiegen, wahrscheinlich aber nur im Zuge der verbesserten Diagnostik. Die hoch differenzierten Tumoren mit benignem Verhalten werden meist nur als Zufallsbefund entdeckt, sind operativ/endoskopisch i. d. R. (da klein) leicht zu entfernen und bedürfen mit Ausnahme einer spezifischen Nachsorge (Multizentrizität) keiner weiteren Therapie.

Die hoch differenzierten Karzinome entsprechen in der Mehrzahl den früher sog. Karzinoiden mit Serotoninsekretion; dazu gehören aber ebenso die anderen hormonproduzierenden Tumoren wie Gastrinom, Insulinom, Glukagonom, VIPom, Somatostatinom und andere. Je nach Lokalisation ist die klinische Ausprägung sehr unterschiedlich, Gastrinome im Magen und Duodenum rufen beide ein Zollinger-Ellison-Syndrom hervor, der Duodenaltumor ist meist kleiner, metastasiert aber sehr früh. Ein duodenales Somatostatinom entwickelt im Gegensatz zum pankreatischen keine hormonelle Aktivität.

Bei früher klinischer Symptomatik durch die hormonelle Aktivität oder durch Obstruktion kann operativ eine Heilung erreicht werden. Häufig liegen jedoch bereits Lymphknoten- oder Lebermetastasen vor. Die Bestimmung von Chromogranin A (EDTA-Plasma) erlaubt ein einfaches Screening bei entsprechendem Verdacht.

Serotoninproduzierende NET („Karzinoide") kommen am häufigsten in Ileum (23 %), Appendix (38 %) und Rektum (13 %) vor. Das Karzinoidsyndrom (Flush, Diarrhö, Herzattacken und [seltener] Asthmaanfälle) ist typisch für Karzinoide des Ileums und der Appendix und selten bei Karzinoiden im Rektum. Aufgrund der geringen Tumormasse des Primärtumors und der hohen Leber-Clearance tritt es häufig erst bei fortgeschrittenen Tumoren mit massiver Lebermetastasierung auf. Alkoholkonsum ist bei Flush-Symptomatik zu meiden.

Die Diagnostik ist wegen der weit gestreuten Lokalisation umfangreich und umfasst Untersuchungen von Lunge und Gastrointestinaltrakt (Endoskopie, CT, MRT) sowie die Angiografie der Darmgefäße, da sich der sehr gefäßreiche Tumor insbesondere bei einer Pharmakoangiografie gut darstellt. Zur Metastasensuche eignet sich die szintigrafische Darstellung der Somatostatinrezeptoren mit markiertem Octreotid (positiv in 70–80 %), die auch für die Therapie entscheidend sein kann.

Therapie

Wegen der möglichen langen Spontanverläufe bei den *hoch differenzierten Karzinomen* ist die Indikation zur Chemotherapie limitiert und erst bei nachgewiesenem Progress und klinischer Symptomatik gegeben. Unter Berücksichtigung von therapiebedingten UAW ist **Octreotid** (Sandostatin LAR® 20 mg i. m. alle 4 Wochen) Therapie der Wahl bei allen somatostatinrezeptorpositiven Tumoren (histochemischer Nachweis oder Rezeptorszintigrafie, s. o.). **Cave:** Hypoglykämien nach Injektion! Auch **Interferon** α (0,5–1 Mio. IE/d s. c.) kann beim Serotinom die Flush-Symptomatik bessern. Die zytostatische Therapie ist bei allen niedrig differenzierten NET erst bei Versagen der Hormontherapie einzusetzen.

Als wirksame Substanzen haben sich 5-FU, Adriamycin und Streptozotocin erwiesen. Im randomisierten Vergleich ist die Kombination Adriamycin/Streptozotocin den anderen Kombinationen überlegen.

Schemata zur Chemotherapie der neuroendokrinen Tumoren

Hormontherapie (bei sensiblen Tumoren – siehe Text)			
Octreotid oder	2 × 100–150 µg	s. c.	Täglich
Depotform	10–30 mg	i. m.	2-wöchentlich
Interferon α	3–6 Mio. E	s. c.	Täglich
Systemische Chemotherapie			
5-FU	500 mg/m²	i. v.	Tage 1–5
Streptozotocin[1]	500 mg/m²	i. v.	Tage 1–5, Wdh. Tag 29
Doxorubicin	50 mg/m²	i. v.	Tag 1
Streptozotocin[1]	500 mg/m²	i. v.	Tage 1–5, Wdh. Tag 29
Bei entdifferenzierten, kleinzelligen neuroendokrinen Tumoren			
Etoposid	130 mg/m²	kont. i. v.	Tage 1–3
Cisplatin	45 mg/m²	kont. i. v.	Tage 2 + 3

[1] Zanosar®, Pckg. à 1 g, Pfizer/USA; Import nach AMG § 73.3

Eine Besonderheit ist die Therapie isolierter symptomatischer Lebermetastasen. Da diese Metastasen extrem stark arteriell vaskularisiert sind, kann durch eine Chemoembolisation (Mikrosphären, Gelfoam; gemischt mit Adriamycin) eine langfristige Remission erzielt werden.

22

Bei gut differenzierten, neuroendokrinen Tumoren des Pankreas sind der Multikinasehemmer Sunitinib (Sutent®) und der m-TOR-Inhibitor Everolimus (Afinitor®) zugelassen, wenn diese nicht mehr resezierbar und/oder metastasiert sind.

Niedrig differenzierte NET mit schnellem Tumorwachstum werden wie die kleinzelligen Karzinome der Lunge behandelt (▶ Kap. 22.2.3.2), da letztere mit den niedrig differenzierten NET pathogenetisch viele Gemeinsamkeiten aufweisen und auch zur Gruppe der NET gehören.

22.2.5 Schilddrüsenkarzinome

Man unterscheidet histologisch vier Typen: differenzierte papilläre und follikuläre (90 %), medulläre (5–10 %) und anaplastische Tumoren (< 5 %). Risikofaktoren sind eine vorausgegangene Radiotherapie (z. B. wegen eines malignen Lymphoms) und die genetische Prädisposition des medullären Schilddrüsenkarzinoms beim MEN-Syndrom.

Therapie

▶ Kap. 24.2.9.

Beim operativ und perkutan radiotherapeutisch nicht mehr beherrschbaren Schilddrüsenkarzinom kommen infrage:

(1) *Radioiodtherapie:* Die Therapie mit ^{131}Iod kommt bei iodspeichernden, differenzierten Tumoren (papilläre und follikuläre Karzinome) in Betracht. Remissionen werden in etwa 60 % erreicht. Für diese Therapie Substitution mit Schilddrüsenhormonen mindestens 2 Wochen vor Therapie absetzen; es darf im Vorfeld der Therapie (radiologische Diagnostik mit Kontrastmittel) nicht zu einer Iodüberladung des Körpers gekommen sein. Alternativ kann durch die Gabe von gentechnologisch hergestelltem TSH eine Radioiodtherapie ohne vorheriges Absetzen der Schilddrüsenhormone gegeben werden.

(2) *Chemotherapie/TKI:* Die anaplastischen oder medullären Schilddrüsenkarzinome sind nicht iodspeichernd. Einzige Zytostatika mit nachgewiesener Wirkung sind **Adriamycin** und **Epirubicin,** die Remissionsrate beträgt 30–40 %. Dosierung: 50–75 mg/m² i. v. alle 3 Wochen bis zur Tumorresistenz oder bis zum Erreichen der maximalen Gesamtdosis von 550 bzw. 850 mg/m². Kürzlich wurde der Tyrosinkinaseinhibitor **Lenvatinib** zur Behandlung des therapierefraktären differenzierten Schilddrüsenkarzinoms zugelassen.

22.2.6 CUP-Syndrom

Bei etwa 5 % aller Tumorpatienten besteht eine diffuse Metastasierung, ohne dass ein Primärtumor gefunden wird (CUP/KUP-Syndrom = „Karzinom mit unbekanntem Primärtumor"). Trotz intensiver Diagnostik bleibt im weiteren Krankheitsverlauf bei zwei Drittel der Patienten und bei der Sektion bei einem Drittel der Patienten der Primärtumor unauffindbar, wurde daher offenbar von der körpereigenen Immunabwehr vernichtet.

Obwohl die Tumoren vonseiten der Lokalisation und Histologie sehr unterschiedlich sind, bestehen doch im Verlauf Gemeinsamkeiten: Häufig sind mehrere Organsysteme befallen, die Prognose ist schlecht und lokale chirurgische oder radiotherapeutische Maßnahmen können Symptome bessern, am Krankheitsverlauf jedoch nichts ändern.

Die zytostatische Behandlung dieser Patienten zeigte in großen Studien oft nur wenig Erfolg; zwischenzeitlich sind jedoch erhebliche Fortschritte gemacht worden, sodass sich Diagnostik und Therapie gewandelt haben.

Ziel der Diagnostik ist die Suche nach Patientensubgruppen, die von einer möglichen Therapie profitieren. Da durch die Möglichkeiten der Immunhistochemie eine Identifizierung des Primärtumors gegeben sein kann, ist die offene Biopsie einer Punktion immer vorzuziehen mit Asservation von Frischmaterial.

Licht- und Immunhistochemie, molekulargenetische Analysen, Bestimmung von Tumormarkern und die Klinik mit der Lokalisation der Metastasen ergeben eine Arbeitshypothese, die Grundlage einer Chemotherapie sein kann.

Aufgrund einer möglichen (nicht belastenden) Hormontherapie oder besonders bei kurativem Therapieansatz müssen folgende Tumoren sicher ausgeschlossen sein:

(1) Maligne Lymphome (Immunhistochemie)

(2) Teratokarzinome (extragonadaler Ursprung möglich, Tumormarker β-HCG, AFP, NSE)

(3) SCLC (Tumormarker: CEA, NSE)

(4) Schilddrüsenkarzinom (Radioiodtherapie!)

(5) Prostatakarzinom (Tumormarker: PSA)

(6) Besondere Lokalisationen bei Lymphknotenmetastasen
- Halslymphknoten bei Kopf-Hals-Tumoren (Plattenepithelkarzinom)
- Leistenlymphknoten bei Urogenitaltumoren (Plattenepithelkarzinom: Zervix, Vagina)
- Axilläre Lymphknoten bei Mammakarzinom (Adenokarzinom, Tumormarker CA 15-3)

Therapie

Wenn die Arbeitsdiagnose mit einer der oben aufgeführten Punkte übereinstimmt, sollte die Therapie wie bei gesicherter Diagnose durchgeführt werden (siehe entsprechende Kapitel).

Bei der überwiegenden Zahl der Patienten bleibt nach der Diagnostik jedoch nur „Adenokarzinom" ohne weitere Lokalisation übrig. Beim Vorliegen eines Adenokarzinoms sollte histologisch nach Hinweisen auf den Primärtumor gesucht werden durch immunhistochemische Färbungen auf PSA (Prostatakarzinom) bzw. auf Hormonrezeptoren (Mammakarzinom). Häufig ist die Bestimmung von TTF-1 sinnvoll, da dieser Marker einen Hinweis auf ein Bronchialkarzinom gibt.

Grundsätzlich besteht bei schlechter Prognose (mittlere Überlebenszeit 4–6 Monate) und schlechter Response (Ansprechraten von 10–30 %) nur eine eingeschränkte Indikation zur Behandlung. Der Therapiewunsch des Patienten ist häufig die Hauptindikation.

Da einige Patienten exzellent ansprechen, der Hauptanteil jedoch nicht, ist eine Evaluation des Therapieerfolgs und der UAW spätestens nach dem 2. Zyklus erforderlich, um bei fehlender Response dem Patienten weitere UAW der unwirksamen Therapie zu ersparen.

Schemata zur Behandlung des CUP-Syndroms

1.	Differenziertes Adenokarzinom	Paclitaxel/Carboplatin (analog Bronchialkarzinom), ggf. andere platinhaltige Schemata
2.	Anaplastisches oder undifferenziertes Karzinom	Carboplatin/Etoposid ▶ Kap. 22.2.3
3.	Plattenepithelkarzinom	Cisplatin/Etoposid ▶ Kap. 22.2.3

22.3 Therapie wichtiger Komplikationen

Eine Anzahl schwerer, z. T. lebensbedrohlicher Komplikationen, die bei zahlreichen Tumoren auftreten können, wird im Folgenden besprochen.

22

22.3.1 Hyperkalzämie

Sie tritt bei Tumoren mit ausgedehnter Skelettmetastasierung (meist Mamma-, Bronchial- oder Nierenkarzinom), bei Tumoren mit ektoper Parathormonbildung (Bronchial-, hepatozelluläres Karzinom) oder im Zusammenhang mit einer Hormontherapie auf.

Therapie

Bei Hyperkalzämie im Rahmen einer Hormontherapie diese sofortig absetzen. Im Übrigen Behandlung nach den in Kapitel 19 angegebenen Richtlinien (▶ Kap. 19.12.10).

22.3.2 Obere Einflussstauung

Die obere Einflussstauung (Vena-cava-superior-Syndrom) ist eine typische Komplikation des Bronchialkarzinoms, seltener tritt sie bei Lymphomen und anderen Tumoren auf.

Sollte noch keine Diagnose vorliegen, ist es wichtig, eine Histologie zu gewinnen, möglichst vor Gabe von Kortison, das insbesondere bei Non-Hodgkin-Lymphomen die Diagnose erheblich erschweren kann. Bei einer alleinigen mediastinalen Raumforderung ist auch eine Mediastinoskopie möglich (Sensitiviät 100 % vs. 70 % bei CT-gesteuerter Punktion), die – entgegen älteren Befürchtungen – mit keiner erhöhten Mortalität vergesellschaftet ist.

Therapie

(1) *Bestrahlung:* Auch bei relativ resistenten Tumoren kann eine Teilrückbildung mit erheblicher klinischer Besserung erreicht werden.

(2) Gleichzeitig Beginn einer **Kortikosteroidtherapie** (4–8 mg Dexamethason [Decadron®, Fortecortin®] alle 6 h i. v. oder p. o.) zur Kontrolle des begleitenden Ödems, das sich zu Beginn der Bestrahlung kurzfristig verstärken kann.

(3) Systemische *Chemotherapie* gleichzeitig oder nach Abschluss der Bestrahlung.

22.3.3 Querschnittssyndrom

Relativ häufige Komplikationen aller Tumoren mit Tendenz zu ausgedehnter Skelettmetastasierung (Bronchial-, Mammakarzinom, Hypernephrom). Wichtigster Grundsatz: kein Zeitverlust bei Diagnostik und Therapie! Lähmungen, die länger als 12–24 h bestehen, sind kaum noch beeinflussbar.

Therapie

Nach Sicherung der Diagnose (MRT):

(1) Antiödemtherapie mit **Kortikoiden** (4–8 mg Dexamethason alle 4–6 h i. v. oder p. o.).

(2) Operative Ausräumung aller Tumor- und Knochenanteile, wenn technisch möglich, zur Dekompression des Myelons. Keine Laminektomie. Im Idealfall nach 8–14 Tagen Beginn der

(3) lokalen Strahlentherapie.

(4) Systemische Chemotherapie nach Abschluss der Strahlentherapie, wenn vom Gesamtzustand und vom Tumor indiziert.

22.3.4 Hirnmetastasen

Häufige Komplikationen v. a. des Bronchial- und Mammakarzinoms. Hirnmetastasen manifestieren sich häufig unter einer sonst erfolgreichen Chemotherapie, da praktisch alle Zytostatika mit Ausnahme der Harnstoffderivate, Topotecan und Temozolamid nicht oder nur ungenügend die Blut-Hirn-Schranke passieren.

Therapie

(1) **Kortikoide, Mannitinfusion** (Osmofundin®) zur Behandlung des begleitenden Hirnödems.

(2) Bestrahlung des ZNS. Auch bei erfahrungsgemäß wenig sensiblen Tumoren (z. B. malignes Melanom) sollte ein Versuch gemacht werden, da die unerwünschten Wirkungen einer ZNS-Bestrahlung bei Dosen bis 60 Gy unter Berücksichtigung der schlechten Langzeitprognose gering sind.

(3) Chirurgische Intervention bei Solitärmetastasen und bei strahlenresistenten Tumoren erwägen.

22.3.5 Zytostatika-Paravasate

Therapie

(1) Bei Verdacht auf Paravasat Injektion/Infusion sofort abbrechen.

(2) Absaugen des Paravasats durch die liegende Kanüle.

(3) Bei Blasen oder großem Paravasat diese(s) mit 16er-Kanülen von allen Seiten absaugen.

(4) Hochlagern der Extremität.

(5) Details nach Zytostatikum;

- **Adriamycin, Daunorubicin, Epirubicin, Mitomycin:**
  - Nur als Sofortbehandlung: 1(–3) ml $NaHCO_3$ 8,4 % über die liegende Nadel.

- Lokale Applikation von Dimethylsulfoxid (DMSO 99 %) auf die Haut des gesamten Paravasatgebiets und Umgebung alle 3–4 h für mindestens 3 Tage.
- Lokale Kühlung mit Eis.

- **Vincristin, Vinblastin, Vindesin, Vinorelbin:**
  - Infiltration des Paravasatgebiets mit Hyaluronidase (Hyalase „Dessau") 150–300 IE.
  - Einmalig trockene milde Wärme.
  - Keine Kortikoide!
- **Etoposid, Teniposid:**
  - Einmalig trockene milde Wärme.
  - Evtl. Hyaluronidase-Infiltration 150 IE in 3 ml NaCl.
- **Dactinomycin, Cisplatin:**
  - Intermittierende Kühlung (3-mal/d 1 h für 3 Tage),
  - DMSO-Gabe s. o. oder
  - lokale Infusion mit Natriumthiosulfat 10 % und Aqua ad injectabilia (4 : 6) 2–4 ml.
- **Paclitaxel, Docetaxel:** lokale Kühlung mit Kältepackungen, keine Hyaluronidase.
- **Irinotecan, Topotecan:** lokale Kühlung 15–20 min alle 4–6 h für 3 Tage, Ruhigstellung.

(6) Exakte Dokumentation des gesamten Vorgangs.

(7) Chirurgisches Konsil, ggf. Wundbehandlung bei Nekrosen.

22.3.6 Allgemeine Komplikationen

22

Im Verlauf einer Tumorerkrankung treten häufig Allgemeinsymptome auf, die einer unterstützenden (supportiven) Therapie bedürfen. Vielfach sind diese Symptome der zytostatischen Therapie zuzuordnen, sie können jedoch ebenso Zeichen des fortgeschrittenen Tumorleidens sein. Ihre Behandlung ist von gleich großer Bedeutung, haben diese Symptome doch direkten Einfluss auf die Lebensqualität. Für besondere und intensivere Behandlungsformen wurden Palliativstationen und Hospize aufgebaut, die jedoch nicht den Kontakt zu dem Arzt, der einen Tumorkranken über Jahre hinweg begleitet hat, ersetzen können.

THERAPIE

Folgende palliative/supportive Therapie ist Bestandteil der primär onkologischen Behandlung:

(1) Ernährungstherapie (enteral und parenteral)

(2) Schmerztherapie (▶ Kap. 1.2).

(3) Psychologische Führung des Patienten mit Aufklärung (schonend, aber wahrheitsgetreu).

(4) Beratung der Angehörigen zur Hilfe und Selbsthilfe.

23 Rheumatische Erkrankungen

E. Märker-Hermann, T. Poralla

23.1 Vorbemerkungen

Die in diesem Kapitel zusammengefassten rheumatischen Krankheitsbilder stellen im Hinblick auf Ätiologie und Pathogenese eine heterogene Gruppe von Erkrankungen dar. Ein diese Krankheitsbilder verbindendes (aber keineswegs obligates) klinisches Symptom ist der Gelenkschmerz, der in vielen Fällen jedoch lediglich als ein Symptom einer Systemerkrankung angesehen werden muss. Ursache und Auswirkung sind dagegen vielfältig und rechtfertigen keine einheitlich verbindlichen therapeutischen Maßnahmen. Die Therapie dieser Erkrankungen zielt auf die Unterbrechung der immunpathologischen und/oder entzündlichen Reaktionskette (einschließlich der hiermit einhergehenden Schmerzsymptomatik), Hemmung knöcherner Destruktionen und Vermeidung von Schäden („Damage") an Blutgefäßen und betroffenen Organen. Schließlich müssen Folgezustände der entzündlichen Destruktion behandelt werden, ggf. auch durch rheumachirurgische Eingriffe. Die Erkennung und Behandlung internistischer Komorbiditäten ist bei rheumatischen Erkrankungen von großer Relevanz. Bei der rheumatologischen Differenzialdiagnostik sind grundsätzlich folgende Symptome voneinander abzugrenzen:

Beispiele:

(1) *Entzündlich/artikulär:* rheumatoide Arthritis.

(2) *Entzündlich/extraartikulär:* Polymyositis, Polymyalgia rheumatica.

(3) *Nichtentzündlich/artikulär:* Arthrose.

(4) *Nichtentzündlich/extraartikulär:* Fibromyalgie-Syndrom.

Diagnostisch hilfreich sind Anamnese und klinisches Bild, Labor und bildgebende Diagnostik (insbesondere BSG, CRP, Röntgen).

23.2 Krankheiten des rheumatischen Formenkreises im engeren Sinn („entzündliche rheumatische Erkrankungen")

Definition Erkrankungen zumeist unbekannter Ätiologie, deren Gemeinsamkeit im Leitsymptom des entzündlichen Schmerzes am Bewegungsapparat liegt. Es handelt sich um generalisierte Systemerkrankungen, deren Verlauf und klinisches Bild jeweils in Abhängigkeit von den vorwiegend befallenen Organsystemen wechselhaft sind. Der Verlauf ist meist chronisch-progredient, unter Umständen auch remittierend oder schubweise. Immunpathologische Prozesse sind für einzelne Krankheitsbilder belegt.

23.2.1 Rheumatoide Arthritis (RA)

Ätiologie und Pathogenese Chronische Systemerkrankung mit bevorzugtem Befall der synovialen Strukturen von Gelenken, Sehnenscheiden und Bursen, die zu den zellulär vermittelten Autoimmunerkrankungen unbekannter Ätiologie mit immungenetischer Disposition (DRB1*04-Allele „Shared Epitope") gerechnet wird. Rheumafaktoren (Autoantikörper gegen IgG-Fc) kommen in ca. 80 % der Patienten vor (seropositive RA), ca. 20 % der Fälle bleiben Rheumafaktor-negativ (seronegativ). Diagnostisch und pathogenetisch wichtig sind zudem Antikörper (AK) gegen zyklische citrullinierte Peptide (ACPA, Anti-CCP-AK), die in 60–80 % der RA-Fälle nachgewiesen werden. Die RA nimmt einen progredienten Verlauf mit zunehmender Destruktion und zunehmendem Funktionsverlust der befallenen Gelenke. Systemische Komplikationen (Serositis, Befall innerer Organe, sekundäre Vaskulitiden, sekundäre Amyloidose, beschleunigte Arteriosklerose), eine signifikant vermehrte kardiovaskuläre Komorbidität und Therapiefolgen können zu einer eingeschränkten Lebenserwartung führen. Frauen erkranken häufiger als Männer (Frauen : Männer = 3 : 1), ein Manifestationsgipfel liegt zwischen dem 50. und 70. Lebensjahr. Im entzündeten RA-Gelenk besteht ein Zytokin-Ungleichgewicht mit einem Anstieg sog. proinflammatorischer Zytokine (TNFα, IL-1, IL-6), einem relativen Mangel an inhibitorischen Zytokinen (IL-4, fraglich IL-10) und einer gestörten RANK/RANKL-Balance, die zur Aktivierung von Osteoklasten führt.

Klinik **Leitsymptom** ist der Gelenkschmerz, der zumeist symmetrisch in mehreren kleinen und großen Gelenken auftritt und je nach Akuität als chronischer Ruhe-, Belastungs- und/oder Bewegungsschmerz empfunden wird. Man unterscheidet Früh- und Aktivitätssymptome (Morgensteife) von funktionellen Spätsyndromen (Schwanenhals- bzw. Knopflochdeformität oder der Ulnardeviation in den einzelnen Etagen der Fingergelenke sowie der Hammerzehenbildung im Vorfuß). Typisch ist eine Morgensteifigkeit, die zu Beginn meist die

Fingergrund- (MCP-) und Fingermittel- (PIP-) sowie die Handgelenke betrifft. Die chronische Arthritis manifestiert sich klassischerweise schleichend (in ca. 80 %) als symmetrische Polyarthritis der MCP-, PIP-, Handgelenke mit gleichzeitigem Befall der Vorfüße. Sie verursacht je nach Dauer und Intensität neben dem Schmerz klinische Entzündungszeichen am Gelenk (livide Verfärbung, Wärme, Schwellung als synoviale Proliferation oder Ergussbildung). Prinzipiell können **alle** artikulären (Synovialis, Knorpel, Knochen, Bänder, Kapseln), aber auch alle gelenknahen extraartikulären Komponenten (Sehnen, Sehnenscheiden, Bursen) von den entzündlichen Veränderungen betroffen sein (z. B. Ruptur des periartikulären Bandapparats als Entzündungsfolge führt zu typischen Fehlstellungen im Gelenk trotz intakter Gelenkflächen). Gelenkferne Manifestationen der Krankheit (insbesondere Myalgien, Muskelatrophien, Vaskulitiden) dürfen nicht übersehen werden. Häufig Atrophie der umliegenden Muskelpartien. Im Spätstadium irreversible Destruktion (Knorpel- und Knochenschäden) und daraus resultierende Fehlstellung und Bewegungseinschränkung (typisch: Ulnardeviation in den Fingergrundgelenken), Subluxation, Hyperextension in den proximalen Interphalangealgelenken, diese häufig als Folge periartikulärer Veränderungen (s. o.). Rheumaknoten kommen über den exponierten Streckseiten der Gelenke, insbesondere entlang der Ulna im Ellenbogenbereich, auch in viszeraler Verteilung (Lunge, Sklera, Herz) vor.

Differenzialdiagnostisch sind die Rheumaknoten von den Tophi der Gicht und den derben Knochenappositionen, z. B. an den distalen Interphalangealgelenken (Heberden-Arthrose), zu unterscheiden. Die viszeralen Rheumaknoten (insbesondere Lungen!) werfen erhebliche differenzialdiagnostische Probleme auf gegenüber einem (auch neben gesicherter RA bestehenden) zusätzlichen Tuberkulom oder Malignom (evtl. Probebiopsie erforderlich!).

Allgemeinsymptome: leichte Ermüdbarkeit (Fatigue), Neigung zu erhöhter Temperatur und Gewichtsverlust. Die Dauer der häufig beschriebenen „Morgensteife" wird als ein Maßstab für die Krankheitsaktivität gewertet.

Diagnostische Hinweise: Neben Anamnese und klinischer Symptomatik geben Labor und Röntgenuntersuchungen weitere diagnostische Hinweise. Die neuen EULAR-/ACR-Klas-

Tab. 23.1 Die 2010 ACR/EULAR-Klassifikationskriterien der rheumatoiden Arthritis (Alethaha et al. 2010).

Einschluss von Patienten, die 1. mindestens 1 Gelenk mit definitiver Synovitis aufweisen und 2. bei denen eine andere Diagnose die Erkrankung/Synovitis nicht besser erklärt	
A. Gelenkbeteiligung	**Punkte**
1 großes Gelenk	0
2–10 große Gelenke	1
1–3 kleine Gelenke (mit oder ohne große Gelenke)	2
4–10 kleine Gelenke (mit oder ohne große Gelenke)	3
› 10 Gelenke (davon mindestens 1 kleines Gelenk)	5
B. Serologie (mindestens 1 Test zur Klassifikation notwendig)	
Neg. RF *und* neg. ACPA	0
Niedrig pos. RF *oder* niedrig pos. ACPA	2
Hoch pos. RF *oder* hoch pos. ACPA	3
C. Akutphase-Reaktanten (mindestens 1 Test zur Klassifikation notwendig)	
Normales CRP und normale BSG	0
Abnormales CRP oder abnormale BSG	1

Tab. 23.1 Die 2010 ACR/EULAR-Klassifikationskriterien der rheumatoiden Arthritis (Alethaha et al. 2010). *(Forts.)*	
D. Dauer der Symptome	
< 6 Wochen	0
≥ 6 Wochen	1
Die Klassifikation einer Arthritis als RA ist möglich bei Positivität ≥ 6 Punkten	

sifikationskriterien sind hilfreich bei der Klassifikation einer Arthritis als RA, auch bei früher Arthritis (▶ Tab. 23.1).
Labor: Unspezifische Entzündungszeichen: Beschleunigung der BSG, gelegentlich Leukozytose, erhöhtes CRP, Erniedrigung des Eisen- und Erhöhung des Ferritin-Spiegels im Serum, normo- oder hypochrome Anämie. Erhöhung der α_2-, evtl. auch der γ-Globuline. Typisch, aber nicht krankheitsspezifisch, ist der Nachweis von Rheumafaktoren. APCA sind hoch spezifisch für die RA, sind insbesondere bei früher RA sensitiver als der Rheumafaktor und prognostisch hinweisend auf einen aggressiveren und erosiven Verlauf. Sie haben einen positiven prädiktiven Wert für die zukünftige Manifestation einer RA, d.h. sie können schon Monate bis Jahre vor Ausbruch der Gelenksymptomatik im Serum nachweisbar sein.

Röntgenologisch können schon vor den eigentlichen irreversiblen Gelenkdestruktionen (Verschmälerung des Gelenkspalts als Zeichen der Knorpelreduktion, gelenknahe Usuren und Zystenbildungen usw.) frühzeitig Veränderungen wie gelenknahe Osteoporosen und Weichteilschwellungen nachgewiesen werden. Radiologische Stadien der RA werden mithilfe von Scores (z.B. Sharp- und Larsen-Score) dokumentiert. In Frühfällen hilfreich ist die Arthrosonografie oder das MRT.

Therapie

Vorbemerkungen

Obgleich eine kausale Therapie mit Aussicht auf volle Heilung nicht zur Verfügung steht, können durch sorgfältig überwachte und individuell eingestellte Behandlung der Krankheitsverlauf in den meisten Fällen günstig beeinflusst und die Progression gehemmt werden. Erklärtes Ziel ist es heute, durch eine sehr frühe (Symptomdauer weniger als 3 Monate) und sich konsequent anpassende „Basistherapie" mit lang wirkenden Antirheumatika (Disease modifying antirheumatic Drugs, DMARDs) einen signifikanten Teil der Patienten in Remission zu bringen. Übergeordnetes Ziel ist die gemeinsame Entscheidung zwischen Patient und Rheumatologen, das Prinzip der „Shared Decision". Dieses Prinzip beinhaltet alle Aspekte der Erkrankung, also Informationen zur Krankheit, zu ihren Risiken und Komorbiditäten, den Instrumenten der Aktivitätsbeurteilung, Entscheidungen zum individuellen Therapieziel und zur Therapieart, zu den Vorteilen und eventuellen Risiken der Therapie. Eine wichtige Richtlinie für das therapeutische Vorgehen wird durch die individuelle klinische und serologische **Entzündungsaktivität** vorgegeben, die nach validierten Parametern der Krankheitsaktivität wie dem Disease Activity Score DAS28 und der Krankheitsremission (z.B. ACR-20, -50, -70, DAS-Remission) gemessen wird. Die Therapie sollte so frühzeitig und konsequent wie möglich, so aggressiv wie notwendig, aber so schonend wie möglich, d.h. dem klinischen Verlauf stets „maßgeschneidert" angepasst, sein. Als prognostisch ungünstig und eine frühe aggressivere Therapie rechtfertigend gelten bereits bei Erstvorstellung vorhandene polyartikuläre Manifestationen mit hoher BSG (hoher DAS-28), radiologisch sichtbare Erosionen, positive und hochtitrige ACPA, ein positiver Rheumafaktor, vaskulitische Manifestationen und ein höheres Lebensalter bei Erstmanifestation. Rauchen verschlechtert die Prognose einer RA!

Therapieziele:

(1) Hemmung der immunpathologischen Vorgänge, Progressionshemmung der destruierenden Synovialitis, Hemmung der knöchernen Gelenkerosionen.

(2) Unterdrückung der entzündlichen Reaktionen (einschließlich Schmerz).

(3) Erhaltung der Gelenkfunktion bzw. Verhinderung von Deformierungen, Verbesserung der Lebensqualität.

(4) Orthopädisch-chirurgische Korrektur von Gelenkschäden, sofern hierdurch die Verbesserung der Gelenkfunktion oder der Statik erreicht wird.

(5) Psychische Stabilisierung der durch chronische Schmerzen und/oder Bewegungseinschränkung alterierten Patienten. Übernahme von Eigenverantwortung durch den Patienten in den gemeinsamen Therapieentscheidungen.

Allgemein unterstützende Maßnahmen

(1) **Physiotherapie:** Gezielte aktive oder passive Bewegungsübungen sollten täglich innerhalb der Grenzen durchgeführt werden, die durch Schmerz oder Ermüdbarkeit gesetzt sind. Ziel ist es, einer Versteifung oder Fehlstellung der befallenen Gelenken und einer muskulären Atrophie entgegenzuwirken. In akuten Schüben kann eine lokale Anwendung von feucht-kühlen Umschlägen oder Eispackungen auf das befallene Gelenk schmerzlindernd und abschwellend wirken. Bei weitgehender Inaktivität des Krankheitsprozesses können krankengymnastische Übungen im warmen Bad durch Gewichtsentlastung der Gelenke in ihrer therapeutischen Wirkung gesteigert werden.

(3) **Psychologische Betreuung:** Die Tatsache eines chronischen Krankheitsverlaufs mit Schmerz und Aktivitätsverlust stellt eine starke psychische Belastung dar. Eine entsprechend unterstützende Betreuung, die u. U. die unmittelbare Umgebung des Patienten einschließen muss, sollte insbesondere in der Frühphase der Krankheit, unter anderem mit dem Ziel der Vermittlung von „Krankheitsakzeptanz“ und „Schmerzbewältigung“, in die Behandlung einbezogen werden. Gegebenenfalls können Antidepressiva (z. B. Saroten® o. Ä., ▸ Kap. 11.1.2) zur Anwendung kommen, dies auch unter dem Aspekt der Schmerzdistanzierung.

(4) **Weitere Maßnahmen:** Auf die Bedeutung von Ergotherapie, Maßnahmen zum Gelenkschutz, Hilfsmittelversorgung, Anpassung von Lagerungs- und Übungsschienen oder auch Schuhversorgung sei im Hinblick auf funktionelle und auch psychologische Aspekte in diesem Zusammenhang nur hingewiesen. Vermittlung von Selbsthilfegruppen (Rheumaliga).

Pharmakotherapie

▸ Kap. 23.2.1, „Therapie, Vorbemerkungen“.

Folgende Medikamente stehen zur Auswahl:

(1) Nichtsteroidale Antirheumatika (NSAR), einschließlich der COX-2-Inhibitoren

(2) Krankheitsmodifizierende Pharmaka (Disease modifying antirheumatic Drugs [DMARDs], „Basistherapeutika“)

(3) Kortikosteroide

(4) Immunsuppressiva

(5) Biologika (Zytokinantagonisten, Antikörper gegen B- und T-Zell-Rezeptoren)

(6) „Small Molecules“ (JAK-Inhibitoren)

Nichtsteroidale Antirheumatika (NSAR)

Pharmakologie: Wegen ihrer raschen analgetischen und antiphlogistischen Wirkung sind NSAR bei vielen rheumatischen Erkrankungen Mittel der ersten Wahl in der symptomorientierten medikamentösen Behandlung. Wir verfügen über eine Vielzahl unterschiedlicher Substanzen, die sich statistisch zwar nicht wesentlich in ihrer Wirksamkeit oder in ihrem UAW-Profil unterscheiden, interindividuell aber doch große Unterschiede sowohl bzgl. der Effektivität wie auch im Hinblick auf die Verträglichkeit aufweisen. Es handelt sich um Pharmaka mit raschem Wirkungseintritt und relativ schnellem Abbau (Stunden bis maximal Tage). Die herkömmlichen NSAR, schwach lipophile Säuren mit einer oder mehreren aromatischen bzw. heteroaromatischen Ringsystemen, hemmen in unterschiedlichem Ausmaß die Prostaglandinsynthese über die beiden Zyklooxygenase-Isoformen COX-1 und COX-2. Die COX-2-Inhibitoren mit einer selektiven Hemmung der COX-2 weisen ein geringeres Potenzial an schwerwiegenden gastrointestinalen UAW auf, da sie die biologischen protektiven Regelfunktionen des Isoenzyms in der Magenschleimhaut im Vergleich zu herkömmlichen NSAR nicht beeinträchtigen. Bezüglich UAW an Nieren und am kardiovaskulären System bieten sie gegenüber konventionellen klassischen NSAR keine Vorteile. Vielmehr wurden sogar zwei eingeführte COX-2-Inhibitoren wegen eines erhöhten Risikos kardialer UAW in der Langzeiteinnahme wieder vom Markt genommen. Weitere Analysen kamen allerdings zu dem Schluss, dass auch herkömmliche NSAR bzgl. kardialer UAW keinesfalls als unbedenklich eingestuft werden können. In jedem Fall sollte sowohl für herkömmliche NSAR als auch für COX-2-Inhibitoren gelten: Einsatz der niedrigst möglichen Dosis für die kürzest mögliche Behandlungsdauer!

Eine individuelle Präparateauswahl sollte zur Vermeidung von Risiken eher nach den jeweiligen pharmakologischen Eigenschaften und nach den individuellen Risiken und Komorbiditäten des Patienten getroffen werden:

(1) Bekannte Interaktionen mit anderen Medikamenten

(2) Ausscheidungsorgan

(3) Halbwertszeit

(4) Vorerkrankungen und Risiken des Patienten (Alter, Niereninsuffizienz, vorangegangene Magen-Darm-Ulzera, Herzinsuffizienz, KHK, arterielle Hypertonie, Antikoagulanzientherapie)

UAW: Das Spektrum an UAW der NSAR ist ähnlich, auch wenn Unterschiede in der Inzidenz (insbesondere auch der Lokalisation) zu beobachten sind. Sie unterscheiden sich für die Einzelsubstanzen nach unerwünschten Wirkungen (gekoppelt insbesondere an die Hemmwirkung der Prostaglandinsynthese mit bevorzugter Lokalisation an Magen-Darm-Trakt, Niere mit Wasserretention, ZNS, Uterustonus) und eigentlichen UAW (Zielorgane insbesondere blutbildendes System, Haut, allergische Reaktionen, Niere – interstitielle Nephritis). Bei etwa 15–30 % der Patienten finden sich gastroduodenale Erosionen oder Ulzerationen. Das Risiko für gastrointestinale UAW wird im Wesentlichen durch höheres Lebensalter, gastrointestinale Ulzera oder Blutungen in der Anamnese, Komedikationen wie z. B. Steroide oder Antikoagulanzien, schwere Allgemeinerkrankungen oder Helicobacter-pylori-Besiedelung bestimmt. In der Prophylaxe als sicher haben sich Misoprostol, ein Prostaglandinanalogon, sowie die Protonenpumpenhemmer (z. B. Omeprazol 20 mg/d) erwiesen. Misoprostol führt in der empfohlenen Dosierung von 2–4 × 200 µg/d gelegentlich zu Diarrhöen, was den Einsatz limitieren kann. NSAR-Ulzera sind nicht durch H_2-Blocker zu verhindern. Besondere Vorsicht und Abwägung bzgl. des Einsatzes von NSAR sind geboten bei Patienten mit Bluthochdruck, Herzinsuffizienz, KHK, erhöhten kardiovaskulären Risikofaktoren.

Interaktionen: Wegen hoher Eiweißbindung mögliche Interaktion mit anderen Pharmaka mit ebenfalls hoher Eiweißbindung (z. B. Phenprocoumon, bestimmte Kardiaka, Antihypertonika, Antidiabetika u. a.). Risiko insbesondere in der Einstellungsphase oder bei inkonstanter Dosierung (Schwankung des Plasmaspiegels). Gefahr der Interaktionen am

Tubulointerstitium der Nieren bei gleichzeitiger Gabe von ACE-Hemmern, Diuretika, Cephalosporinen.

> **! WICHTIG**
> In der antirheumatischen Langzeittherapie mit NSAR sind daher neben klinischer Überwachung auch Blutdruckmessung und laborchemische Kontrollen erforderlich (Leber, Niere, Blutbild).

Weitere Einzelheiten ▶ Kap. 1.2, bzgl. Interaktionen mit anderen Arzneimitteln ▶ Kap. 12.1.

> **! WICHTIG**
> Interaktion mit verschiedenen Arzneimitteln, besonders mit Cumarinderivaten. Prothrombinzeit insbesondere bei Therapiebeginn, Dosisänderung und nach Absetzen häufig kontrollieren und Kumarindosis anpassen (▶ Kap. 10.5.8).

(1) *Arylessigsäurederivate* (z. B. Acemetacin, Diclofenac):

Dosierung: 50 bis maximal 200 mg über den Tag verteilt mit den Mahlzeiten.

UAW: S. o. Bei gastrointestinalen Störungen sind Suppositorien gelegentlich subjektiv besser verträglich, obwohl die gastrointestinalen Erosionen durch den systemischen, nicht den lokalen Effekt zustande kommen! Die Substanzen innerhalb dieser Stoffgruppe unterscheiden sich untereinander hinsichtlich Verträglichkeit und Wirksamkeit; eine gute antiphlogistisch/analgetische Wirkung ist für alle Präparate nachgewiesen.

(2) *Arylpropionsäurederivate* (z. B. Ibuprofen, Naproxen): Die klassische Substanz dieser Stoffgruppen ist Ibuprofen, das wegen relativ guter Verträglichkeit und Wirksamkeit bei RA und auch bei aktivierten Arthrosen insbesondere im angelsächsischen Bereich eine breite Anwendung findet. Dosierung bei Einzelsubstanzen unterschiedlich (s. jeweilige Herstellerempfehlung).

(3) *Oxicame* (Piroxicam, Meloxicam): Piroxicam hat eine besonders lange Halbwertszeit, nur einmalige Gabe täglich erforderlich. Insgesamt schwerere Steuerbarkeit. Neigung zu Salz-Wasser-Retention.

(4) *Selektive COX-2-Inhibitoren:* Die selektiven COX-2-Inhibitoren (Coxibe) wurden unter der Annahme entwickelt, dass die mit der COX-1-Inhibition verbundenen unerwünschten Wirkungen der NSAR vermieden oder reduziert werden können (s. o.), was sich auch für eine Reduktion gastrointestinaler Erosionen und Ulzera als zutreffend erwiesen hat. In Langzeitstudien zeigte sich jedoch bei einem Teil der Coxibe in höherer Dosierung eine signifikante Häufung kardiovaskulärer UAW und Todesfälle. Es stehen die Substanzen Celecoxib (Tagesdosis 200–400 mg) und Etoricoxib (Tagesdosis 120 mg für wenige Tage, ansonsten 60–90 mg als Einmaldosis) zur Verfügung. Diese können in ihren Indikationsgebieten verordnet werden, wenn gastrointestinale Risiken den Einsatz herkömmlicher NSAR limitieren. Bei Patienten mit ischämischer Herzkrankheit und Schlaganfall ist die Einnahme von Coxiben kontraindiziert. Besondere Vorsicht und Abwägung sind geboten bei Patienten mit Bluthochdruck, kardiovaskulären Risikofaktoren wie Diabetes mellitus, Hypercholesterinämie, Rauchen oder mit arterieller Verschlusskrankheit.

(5) *Topische Antirheumatika:* Eine Reihe o. a. NSAR steht in topischer Applikationsform zur Verfügung (z. B. Diclofenac, Ibuprofen, Indometacin, Salizylate u. a.). Ihnen wird über direkte Penetration ein schwacher lokaler Therapieeffekt zugeschrieben. Häufig beeinflussen die Trägersubstanzen als Vehikel die Penetration durch die Haut oder über Verursachung zusätzlicher Reizfaktoren (alkoholische Lösung, Hyperämie) den postulierten Effekt der NSAR. Eine tiefe Penetration ist unwahrscheinlich, sinnvoll ist der Einsatz ggf.

bei kleinen Gelenken und oberflächlich gelegenen Bursitiden, eine wesentliche systemische Verfügbarkeit liegt nicht vor (keine transdermale systemische Medikation).

Krankheitsmodifizierende Pharmaka (Disease modifying antirheumatic Drugs – DMARD)

Pharmakologie: Substanzen mit langsamem Wirkungseintritt (Wochen bis Monate), von denen ein Eingriff in die immunpathologischen Prozesse bei der RA und eine Progressionshemmung der entzündlich-destruktiven Prozesse erwartet werden. Eine direkte analgetische oder antiphlogistische Sofortwirkung besteht nicht, wohl aber eine Beeinflussung der Bindegewebsproliferation, der Zytokinsekretion, der knöchernen Erosionen und der immunologischen Reaktionsabläufe. Gegenüber den NSAR kommt ihnen somit bei der Behandlung des akuten Schmerz- und Entzündungssyndroms keine Bedeutung zu, während ihnen insbesondere bei der Langzeitbetreuung ein ausschlaggebender therapeutischer Effekt zuzusprechen ist (Erreichung von Krankheitsremissionen möglich!). Sie sind als „Basistherapeutika" indiziert, sobald die Diagnose einer RA gesichert ist und sollten schon in den ersten 3 Monaten nach Symptombeginn eingesetzt werden. Man sollte heute schon zum Zeitpunkt der Erstdiagnose die Wahl des Basistherapeutikums von der Prozessaktivität und der zu erwartenden Prognose (▶ Kap. 23.2.1, „Therapie, Vorbemerkungen") abhängig machen und ggf. sogar frühzeitig Kombinationen verschiedener DMARDs einsetzen (▶ Tab. 23.2).

Tab. 23.2 Basistherapie (Disease modifying antirheumatic Drugs, „DMARD") der RA

Substanzgruppe	Substanz	Dosierung
Antimetabolite	Methotrexat (MTX)	1-mal wöchentlich 7,5–20 mg (max. 25 mg) oral oder s. c.
	Leflunomid	10–20 mg/d, initial Aufsättigung 100 mg/d über 3 Tage möglich
	Azathioprin	2 mg/kg KG. Dauertherapie meist 1–2 mg/kg KG/d
Antimalariamittel	Chloroquin	250 mg/d (1 Tbl.), Gewicht < 50 kg → 162 mg/d (= 2 Tabl. à 81 mg)
	Hydroxychloroquin	2 × 200 mg/d, Gewicht < 50 kg → 1 × 200 mg/d
Sulfasalazopyridin	Sulfasalazin	Einschleichend: 1. Woche 500 mg/d 2. Woche 2 × 500 mg/d, 3. Woche 3 × 500 mg/d, ab 4. Woche 2 × 1.000 mg/d, Steigerung auf 3 × 1.000 mg/d möglich
Parenterale Goldpräparate (Injektion tief i. m.)	Aurothiomalat	*Aufsättigung:* 1. Woche 10 mg, 2. Woche 20 mg, 3.–20. Woche 50 mg Erhaltungstherapie ab 21. Woche: 50 mg jede 2.–4. Woche
Immunsuppressiva	Cyclophosphamid	2 mg/kg KG/d oral. Bei Lupusnephritis oder Vaskulitis auch Bolustherapie i. v. (▶ Kap. 8)
	(Ciclosporin A, nicht zur Therapie der RA zugelassen)	(Initial 2,5–3,5 mg/kg KG/d auf 2 Tagesdosen verteilt)

(1) *Methotrexat (MTX):* Die Behandlung mit dem Antimetaboliten MTX gilt heute weltweit als der „Goldstandard“ der antirheumatischen DMARD-Therapie. Die günstige Relation zwischen Wirksamkeit und UAW-Risiken führte dazu, dass für MTX die besten Daten zur Langzeitadhärenz vorliegen. Sein Einsatz ist bei jeder aktiven RA, auch bei gesicherten Frühformen als Monotherapie oder auch in Kombination indiziert, falls keine Kontraindikationen vorliegen. Dosierung zwischen 10 und 25 mg parenteral (i. v., i. m. oder s. c.) oder bei einer Dosierung bis 15 mg in Tablettenform einmal pro Woche. Die Wirkung tritt nach etwa 8-wöchiger Behandlung ein. Insbesondere bei Dosen ab 15 mg/Woche gilt die Empfehlung zur Folsäuresubstitution mit 5 mg Folsäure 1-mal jeweils am Tag nach der MTX-Applikation.

UAW: Übelkeit, Leukopenie, Infektanfälligkeit, Stomatitis, Dermatitis; Erhöhung der Leberenzyme (bei Erhöhung über das Dreifache der Norm Therapiepause bzw. Dosisreduktion und Gabe von Folsäure). Eine konsequente klinische und laborchemische Überwachung ist erforderlich, selten wird eine (hyperergische?) Pneumonitis beobachtet (Fieber, trockener Husten, typisches Röntgenbild). Therapie: sofortiges Absetzen und Gabe von Kortikosteroiden (z. B. Prednisolon 60 mg/d) bis zum Verschwinden der Symptomatik. Bei nicht rechtzeitig beachteter Alveolitis kommt es zu irreversibler Lungenfibrose mit potenzieller Rechtsherzbelastung!

Eine Schwangerschaft sollte während der Behandlung mit Methotrexat und in den ersten 3 Monaten nach Absetzen des Medikaments sicher verhütet werden. Bei einer GFR von 30–60 ml/min muss eine Dosisreduktion auf 50 % der Regeldosis erfolgen, dabei engmaschige Laborkontrollen, bei einer GFR < 30 ml/min ist MTX kontraindiziert.

(2) **Leflunomid:** Pyrimidinantagonist, besitzt eine ähnlich starke basistherapeutische Wirkung wie MTX.

Dosierung: initiale Aufsättigung über 3 Tage mit 100 mg/d möglich, Dauertherapie mit 20 mg/d. (in Einzelfällen 10 mg/d möglich). Der Wirkungseintritt ist nach 4–6 Wochen, damit also relativ früh, zu erwarten. Regelmäßige engmaschige Kontrolluntersuchungen betreffen das Blutbild, die Transaminasen und den Blutdruck.

UAW: Diarrhöen, Übelkeit, Blutdrucksteigerungen, Transaminasenanstieg, Haarausfall, Allergien, Blutbildveränderungen, Infektanfälligkeit. Bei schwereren UAW sollte das Medikament wegen seiner langen HWZ aktiv eliminiert werden (Cholestyramin).

(3) **Sulfasalazin**: Dieser Substanz, die über Jahrzehnte bevorzugt zur Behandlung entzündlicher Darmerkrankungen (▶ Kap. 17.12, „Aminosalicylate“) eingesetzt wurde, kommt auch in der Rheumatologie eine wichtige Bedeutung in der Hemmung der Entzündung und der Beeinflussung des Krankheitsverlaufs zu. Wirkungseintritt frühestens nach 8–10 Wochen, die Wirkung ist aber i.d.R. schwächer als diejenige von MTX.

Dosierung: initial 1 × 500 mg/d, nach jeweils 1 Woche um weitere 500 mg/d steigern auf die übliche Erhaltungsdosis von 2-(bis 3-)mal 1.000 mg/d. *UAW:* gelegentlich Allergie (Haut bis hin zum seltenen Lyell-Syndrom), Cholestase, selten Auswirkungen auf die Blutbildung, interstitielle Nephritis. Regelmäßige Kontrolluntersuchungen von Blutbild, Kreatinin und alkalischer Phosphatase (AP) erforderlich; Urinstatus.

(4) **Antimalariamittel** (Chloroquin und Hydroxychloroquin) sind als Monotherapie von eher milden Krankheitsverläufen und Überlappungssyndromen mit Kollagenosen vorbehalten und kommen v. a. in einer Kombination mit MTX (ggf. plus Sulfasalazin) zur Anwendung.

Dosierung: In Abhängigkeit vom Körpergewicht: Chloroquin 4 mg/kg (i.d.R. ab 65 kg 250 mg/d), Hydroxychloroquin 6 mg/kg (Tagesdosis bei 50 kg 1 × 00 mg und 2 × 200 mg im täglichen Wechsel, ab 65 kg 2 × 200 mg). Wirkungseintritt erst nach 4–6 Monaten.

UAW: relativ häufig Magenunverträglichkeit, Kopfschmerz, Sehstörungen (als möglicher Ausdruck einer reversiblen Korneaveränderung). Gelegentlich irreversible Retinaschädigung. Daher: augenärztliche Überwachung vor Therapiebeginn und im Verlauf alle 6 Monate!

(5) **Parenterale Goldsalze** (Aurothiomalat): bis ca. 1983 (Einführung von MTX in die Therapie der RA [s. o.]) „Goldstandard" in der Therapie der RA, wird Aurothiomalat heute praktisch nicht mehr eingesetzt. Wegen relativ häufiger und ggf. schwerer UAW sollten Goldsalze nur gegeben werden, wenn andere DMARDs oder Biologika zu keiner Besserung des klinischen Bilds führten oder nicht vertragen werden. Strenge klinische und laborchemische Überwachung der Patienten!

Dosierung: grundsätzlich langsam einschleichend in 1-wöchigen Abständen steigernd, in der 1. Woche 10 mg, in der 2. Woche 20 mg, von der 3. Woche an 50 mg tief intragluteal einmal wöchentlich. Bei guter Wirksamkeit Verlängerung des Intervalls auf 2- bis 4-wöchentlich. Der Therapieerfolg ist erst nach 6 Monaten abschließend einzuschätzen. Eventuelle Unverträglichkeitsreaktionen treten meist bereits nach den ersten Injektionen auf. Autoimmun geprägte (ANA-positive) Fälle von RA sollten nicht mit Gold behandelt werden.

UAW: toxisch-allergische Effekte insbesondere an Haut (Dermatitis, in milden Fällen lediglich als Juckreiz), Schleimhäuten (Stomatitis) und Nieren (Nephritis mit Albuminurie, Erythrozyturie). Seltenere Veränderungen des Blutbilds (Thrombo-, Granulo-, Panzytopenie). Kontrollen von Blutbild und Urinstatus zunächst in 1-wöchigen, später in 3- bis 4-wöchigen Abständen durchführen.

(6) **Azathioprin:** Dieses Immunsuppressivum (ein Antimetabolit), dessen Einsatz in der Therapie der RA insgesamt an Bedeutung abgenommen hat, sollte erwogen werden, wenn Organkomplikationen und sekundäre Vaskulitiden aufgetreten sind, die durch MTX und Kortikosteroide nicht ausreichend kontrolliert werden. Auch bei eingeschränkter Nierenfunktion bietet sich Azathioprin als Alternative zu MTX an.

23

Dosierung: Initial 1,5–2 mg/kg KG, im Allgemeinen zwischen 100 und 150 mg/d.

UAW: ▶ Kap. 7.2.2.1.1.

(7) *Ciclosporin A* hat in der Monotherapie der RA in einer Dosierung von 3–5 mg/kg KG/d keinen großen Stellenwert und ist auch in dieser Indikation nicht zugelassen. In der Kombinationstherapie mit MTX (strenge Indikationsstellung bei therapierefraktären Verläufen und sorgfältige Überwachung!) sind allerdings gute Ansprechraten bei mit MTX unzureichend kontrollierten Fällen beschrieben worden.

(8) *Cyclophosphamid*: Der Einsatz des Alkylans Cyclophosphamid ist Fällen von schwerer Organbeteiligung einer RA (Alveolitis) und sekundären Vaskulitiden vorbehalten. Die Therapie erfolgt in oraler Form (2 mg/kg KG/d) zeitlich begrenzt.

Zu Einzelheiten und UAW der Therapie mit MTX, Leflunomid, Azathioprin, Ciclosporin A und Cyclophosphamid ▶ Kap. 7.

Kombinationstherapie

Während der gleichzeitige Einsatz von NSAR sowohl mit DMARDs wie auch mit Kortikosteroiden in angepasster Dosierung zur üblichen pharmakotherapeutischen Behandlung des entzündlichen Rheumapatienten gehört, haben neuere Studien gezeigt, dass – in Analogie zur Chemotherapie onkologischer Erkrankungen – zwei oder drei sich ergänzende DMARD-Präparate in Kombination bei einem Teil der Patienten, die zuvor gegenüber einer Einzelsubstanz therapierefraktär waren, positive Therapieeffekte erzielen können, ohne dass es zu einer signifikanten Steigerung unerwünschter Wirkungen kommt. Die nach Studienlage empfehlenswerten Kombinationen beruhen praktisch immer auf MTX als primärem Kombinationspartner: MTX plus Hydroxychloroquin, MTX plus Hydroxychloroquin plus Sulfasalazin, MTX plus Ciclosporin A, MTX plus Leflunomid. Sorgfältige Überwachung notwendig!

Kortikosteroide

Pharmakologie: Kortikosteroide finden in der Therapie entzündlich-rheumatischer Erkrankungen einen breiten Einsatzbereich. Neben der akut entzündungshemmenden Komponente und Beeinflussungen immunologischer Reaktionen konnte in jüngster Zeit nachgewiesen werden, dass niedrig dosierte Kortikosteroide in der Dauertherapie auch einen progressionshemmenden Einfluss auf den Verlauf einer RA einschließlich der erosiven Knochenveränderungen haben. Dennoch muss vor einer unkritischen Behandlung der RA mit kortisonhaltigen Präparaten gewarnt werden.

Indikationen (strenge Indikationsstellung): Bei RA stellen schwere Organbeteiligungen und/oder die sekundäre Vaskulitis eine absolute Indikation dar. Relative Indikationen betreffen akute Schübe der RA (Beginn mit z.B. 20 mg/d, langsam reduzieren bis 5 mg/d), die frühe RA im 1. Jahr nach Symptombeginn (5–7,5 mg/d), insbesondere zur Überbrückung bis zum Wirkungseintritt einer DMARD-Therapie, sowie beim Vorliegen von Kontraindikationen für den Einsatz von NSAR und DMARDs (z. B. stärker eingeschränkte Nieren- oder Leberfunktion). Für die Langzeittherapie sind Dosen unterhalb von 7,5 mg/d Prednisolon oder äquivalente Dosen anderer Kortikosteroide anzustreben (▶ Kap. 7.2.1). Ein Prednisonpräparat mit veränderter Galenik (Lodotra®) wird abends gegen 22:00 Uhr eingenommen, setzt Prednison in der 2. Nachthälfte frei und reduziert bei gleicher Tagesdosis häufig die Dauer der Morgensteifigkeit bei RA-Patienten. Wenn sich die Prednisolondosis nicht in einem Zeitraum von ca. 6 Monaten auf unter 7,5 mg/d reduzieren lässt, sollte entweder die Diagnose überdacht oder die kortikoidsparende Therapie mit DMARDs und/oder Biologika so angepasst werden, dass die Glukokortikoide so weit wie möglich reduziert oder ausgeschlichen werden können.

UAW von Kortikosteroiden (**cave:** insbesondere bei Kombination mit NSAR erhöhtes Risiko „stummer Ulzera", ▶ Kap. 7.2.1, „Unerwünschte Arzneimittelwirkungen").

Parenterale Depotpräparate sind abzulehnen.

Die **lokale Kortikosteroidinjektion** (intraartikulär), wasserlöslich oder als Kristallsuspension, kann bei führendem Befall einzelner Gelenke zu rascher subjektiver Besserung führen, die UAW einer systemischen Kortisonbehandlung können dabei vermindert, jedoch nicht aufgehoben werden. Keine Dauerbehandlung! Indiziert erscheint sie bei der Behandlung von akuten mono- oder oligoartikulären Formen, zusätzlich auch bei extraartikulärem Befall (Bursitis, Tendovaginitis). **Mittlere Dosierung:** je nach Größe des Gelenks 10–40 mg Prednisolon oder Äquivalent. Auf strengste Asepsis achten, eine infektiöse Arthritis muss sicher ausgeschlossen sein! Insbesondere bei gewichttragenden Gelenken wie den Kniegelenken kann durch häufige intraartikuläre Kortikosteroidinjektionen das Auftreten einer Sekundärarthrose begünstigt werden.

Biologika

Wesentliche neue Erkenntnisse zur Pathogenese der RA haben in den vergangenen Jahren zur Entwicklung von Antagonisten bestimmter proinflammatorischer Zytokine geführt. Dies gilt insbesondere für Inhibitoren von TNFα, IL-1 und IL-6 als den wesentlichen proinflammatorischen Zytokinen in der Pathophysiologie entzündlich rheumatischer Prozesse. Weitere zielgerichtete Therapien mit monoklonalen Antikörpern bei der RA wurden gegen B-Lymphozyten und akzessorische T-Zell-Moleküle entwickelt. Zu den bei RA zugelassenen Substanzen und deren Dosierung ▶ Tab. 23.3.

(1) **TNFα-Inhibitoren:** Zur Behandlung der RA zugelassen sind ein monoklonaler chimärer Antikörper gegen TNFα (Infliximab [Remicade®, als „Biosimilar" Remsima®, oder Inflectra®]), die humanen monoklonalen Antikörper Adalimumab (Humira®), Golimumab (Simponi®) sowie Certolizumab Pegol (Cimzia®) und das lösliche rekombinante TNF-Rezeptor-Fusionsprotein Etanercept (Enbrel® bzw. als Biosimilar Benepali®).

Tab. 23.3 Biologika, die zur Therapie der rheumatoiden Arthritis zugelassen sind und deren Dosierung

Substanzgruppe	Substanz	Dosierung
Monoklonaler Antikörper gegen TNFα	Infliximab	3 mg/kg KG Woche 0, 2, 6, danach alle 8 Wochen als Infusion, in Kombination mit MTX
	Adalimumab	40 mg als s. c. Spritze alle 2 Wochen (Monotherapie oder Kombination mit MTX)
	Golimumab	50 mg als s. c. Spritze alle 4 Wochen (Monotherapie oder Kombination mit MTX)
	Certolizumab Pegol	Woche 0, 2, 4 als s. c. Spritze 400 mg, danach alle 2 Wochen 200 mg (Monotherapie oder Kombination mit MTX)
Lösliches rekombinantes TNF-Rezeptor-Fusionsprotein	Etanercept	25 mg als s. c. Spritze 2-mal pro Woche oder 50 mg als s. c. Spritze 1-mal pro Woche (Monotherapie oder Kombination mit MTX)
Monoklonale Antikörper gegen löslichen und membrangebundenen IL-6-Rezeptor	Tocilizumab	• Als Infusion 8 mg/kg KG alle 4 Wochen, minimale Dosis 480 mg (Monotherapie oder Kombination mit MTX) • Als s. c. Spritze 162 mg 1-mal pro Woche
	Sarilumab	Als s. c. Spritze 200 mg alle 2 Wochen (in Kombination mit MTX). Im Falle einer durch die Behandlung ausgelösten Neutropenie, Thrombozytopenie oder Erhöhung der Transaminasen Dosisreduktion auf 150 mg alle 2 Wochen empfohlen.
IL-1-Rezeptorantagonist	Anakinra	100 mg/d als s.c. Spritze, in Kombination mit MTX
Monoklonaler Antikörper gegen CD20 (auf B-Zellen)	Rituximab	1.000 mg als Infusion (über 4 h) Woche 0 und 2 in Kombination mit MTX, Wiederholung nach 6 Mon.
CTLA4-Ig-Fusionsmolekül	Abatacept	• Als Infusion Woche 0, 2, 4, dann alle 4 Wochen, Dosierung der Infusion nach KG: KG ‹ 60 kg 500 mg, KG 60–100 kg 750 mg, KG › 100 kg 1.000 mg. • Als s. c. Spritze 125 mg 1-mal pro Woche

Indikationen (strenge Indikationsstellung und Überwachung entsprechend den Empfehlungen der Deutschen Gesellschaft für Rheumatologie!): Voraussetzung für die Verordnung ist die gesicherte Diagnose einer RA und eine trotz entsprechender Behandlung aktive Erkrankung, d. h. Versagen zumindest zweier konventioneller Basistherapeutika, eines davon MTX. Die Therapie hiermit sollte allein oder in Kombination in adäquater Dosis über einen ausreichend langen Zeitraum (i. d. R. insgesamt 6 Monate) erfolgt sein. Weitere Voraussetzungen sind die Mitbetreuung und Dokumentation unter Verwendung validierter Messinstrumente (z. B. Disease Activity Score DAS-28, HAQ oder FFbH, visuelle Analogskalen, serologische Aktivitätsparameter) durch einen internistischen Rheumatologen oder eine internistisch-rheumatologische Abteilung. Zu den Eingangsuntersuchungen gehören auch die Anfertigung eines Röntgenthorax und ein Bluttest (z. B. Quantiferon-Gold-Test®) zum Ausschluss einer Tuberkulose.

Bezüglich weiterer Einzelheiten und UAW ▶ Kap. 7.

Hervorzuheben ist, dass das Risiko schwerwiegender Infektionen unter Therapie mit TNF-Blockern erhöht ist, es wurden in ca. 0,05 % der behandelten Patienten Tuberkulosen beobachtet. Eine aktive Tuberkulose ist eine Kontraindikation gegen TNF-Blocker, bei latenter (inaktiver) Tuberkulose kann unter sorgfältiger Nutzen-Risiko-Abwägung eine TNF-Blocker-Therapie unter begleitender präventiver Tuberkulosetherapie (mit INH) begonnen werden. Unter TNF-Blockern können ANA und Anti-dsDNA-AK induziert werden; beim Auftreten einer „Lupus-like-Disease“ muss die Therapie abgebrochen werden. Zudem wurden Verschlechterungen einer vorbestehenden Herzinsuffizienz und sehr seltene Fälle von demyelinisierenden Erkrankungen berichtet. Es gibt keine Hinweise für eine erhöhte Inzidenz von soliden Tumoren unter TNF-Blocker-Therapie. In Studien fand sich eine erhöhte Inzidenz von Lymphomen (insbesondere Non-Hodgkin-Lymphomen [NHL]) unter TNF-Blockern. Es ist jedoch wahrscheinlich, dass dies auf die ohnehin bei lange bestehender und aktiver RA erhöhte Lymphominzidenz und nicht auf den TNF-Blocker selbst zurückzuführen ist. Besondere Vorsicht ist jedoch prinzipiell geboten bei Patienten mit lymphoproliferativen Erkrankungen oder anderen Tumoren in der Anamnese.

Eine Behandlung mit TNF-Antagonisten ist wegen unzureichender Wirkung abzubrechen, wenn es nicht innerhalb von 8–12 Wochen zu einer signifikanten Besserung der klinischen und laborchemischen Parameter gekommen ist.

(2) **Interleukin-1-Rezeptorantagonist:** Anakinra (Kineret®) muss ebenfalls mit MTX kombiniert werden und wird täglich in Form von 1 Ampulle (100 mg) s. c. injiziert. Die Wirksamkeit ist nach bisherigen Erfahrungen insgesamt derjenigen von TNF-Inhibitoren unterlegen, daher nur seltener Einsatz bei RA.

(3) **Tocilizumab** (RoActemra®) ist ein humanisierter Anti-IL-6-Rezeptor-Antikörper, der als Monotherapie (oder in Kombination mit MTX) zur Therapie der RA zugelassen ist, und zwar bei aktiver RA bei DMARD-Versagen auch als First-Line-Biologikum. Bei schwerer, aktiver und progressiver RA kann Tocilizumab auch bei Patienten eingesetzt werden, die zuvor noch nicht mit MTX behandelt wurden (EU-Zulassungserweiterung Sept. 2014). UAW: ▶ Kap. 7.2.3.5. Sarilumab, ein komplett humaner Anti-IL-6R-Antikörper, wurde im Juli 2017 zugelassen in Kombination mit MTX, kann aber bei MTX-Unverträglichkeit auch in der Monotherapie gegeben werden.

(4) **Gegen B-Lymphoyzten gerichtete monoklonale Antikörper: Rituximab** (MabThera®) ist ein chimärer monoklonaler Anti-CD20-Antikörper, der bereits seit mehreren Jahren in der Hämatoonkologie in der Therapie von B-Zell-NHL eingesetzt wird. Seine Wirksamkeit über eine Depletion von (CD20-positiven) B-Lymphozyten unterstreicht die Rolle von B-Zellen bei der RA. MabThera® ist in Kombination mit MTX zur Therapie bei RA-Patienten zugelassen, die auf konventionelle Basistherapeutika und mindestens einen TNFα-Blocker nicht angesprochen haben. Zu beachten sind mögliche akute Infusionsreaktionen bei der ersten Infusion, deutlich seltener bei den nachfolgenden Infusionen (Blutdruckabfall, Hautreaktionen, Fieber), die durch eine Prämedikation (mit 100 mg Prednisolon i. v. und einem Antiallergikum) allerdings i. d. R. verhindert werden können. Eine Reaktivierung latenter Tuberkulosen wurde nicht beobachtet. Die Rituximab-Infusionen können im Abstand von 6 Monaten (frühestens nach 4 Monaten) wiederholt werden.

(5) **Co-Stimulationsblockade: Abatacept** (Orencia®), ein Fusionsprotein von CTLA-4 mit dem Fc-Teil eines Immunglobulins (IgG1), ist eine Substanz aus der Gruppe der selektiven Co-Stimulationsblocker. Abatacept ist in Kombination mit MTX zur Therapie bei RA-Patienten zugelassen, die bisher unzureichend auf eine Behandlung mit einem oder mehreren Basistherapeutika oder einem TNFα-Blocker angesprochen haben. Bei schwerer, aktiver und progressiver RA kann Abatacept auch bei Patienten eingesetzt werden, die zuvor noch nicht mit MTX behandelt wurden (EU-Zulassungserweiterung Sept. 2016). Abatacept wird in Form von Kurzinfusionen alle 4 Wochen oder s. c. 1-mal wöchentlich appliziert. Die Behandlung mit Abatacept sollte auch bei geplanter s. c. Applikation mit einer i. v.-Aufsättigungsdosis (Loading Dose) begonnen werden. Im Anschluss an diese sollte die erste s. c. 125-mg-Injektion innerhalb eines Tages gegeben werden, gefolgt von wöchentlichen s. c. 125-mg-Injektionen. Kopfschmerzen und Übelkeit in Zusammenhang mit derAbatacept-Infusion sind die häufigsten UAW, schwerwiegende Infektionen traten insgesamt sehr selten auf, Reaktivierungen einer latenten Tuberkulose wurden bislang nicht beobachtet.

Small Molecules: Januskinase-Inhibitoren

2017 wurden zwei Substanzen einer neuen Klasse von DMARDs zur Therapie der mittelschweren bis schweren aktiven rheumatoiden Arthritis zugelassen, wenn eine vorherige

Therapie mit einem oder mehreren DMARDs unzureichend angesprochen hatte oder diese nicht vertragen wurden. Es handelt sich um selektive und reversible Inhibitoren der Januskinasen 1 und 2 (JAK1 und JAK2; Baricitinib) bzw. bevorzugt JAK1 und JAK3 (Tofacitinib), wodurch wiederum die Phosphorylierung und Aktivität von STATs reduziert wird. Die Effizienz scheint derjenigen von Biologika nicht unterlegen zu sein. Vor Therapiebeginn Ausschluss einer latenten Tuberkuloseinfektion erforderlich.

(1) **Tofacitinib** (Xeljanz®) wird in Kombination mit MTX verabreicht, kann aber auch als Monotherapie im Falle von Kontraindikationen gegen MTX oder Unverträglichkeiten gegeben werden. Der Wirkungseintritt ist relativ rasch, häufig bereits nach 1 Woche.

Dosierung: 2 × 5 mg/d (morgens und abends je 1 Tbl.).

Regelmäßige engmaschige Kontrolluntersuchungen betreffen Differenzialblutbild, Transaminasen und Lipide, anfangs alle 4 Wochen, danach alle 3 Monate. Kontraindiziert bei Schwangerschaft, Überempfindlichkeit, bei einer aktiven Infektion und einer schweren Leberinsuffizienz. Wechselwirkungen mit CYP-Inhibitoren und CYP-Induktoren müssen berücksichtigt werden.

UAW: Infektanfälligkeit (Infekte der oberen Luftwege, Nasopharyngitis), Kopfschmerzen, Durchfall, Transaminasenanstieg, Hypercholesterinämie.

(2) **Baricitinib** (Oluminat®) kann als Monotherapie oder in Kombination mit MTX angewendet werden. Der Wirkungseintritt ist relativ rasch, häufig bereits nach 1 Woche.

Dosierung: Die Regeldosierung beträgt 1 × 4 mg/d. Eine Dosis von 2 mg/d ist bei Patienten ab 75 Jahren empfohlen und kann auch bei Patienten mit anamnestisch rezidivierenden Infekten oder nach anhaltender Kontrolle der Krankheitsaktivität in Betracht kommen. Bei eingeschränkter Nierenfunktion (Kreatinin-Clearance zwischen 30 und 60 ml/min) ebenfalls Dosisreduktion auf 2 mg/d.

Regelmäßige engmaschige Kontrolluntersuchungen betreffen Blutbild, Transaminasen und Lipide. Kontraindiziert bei Schwangerschaft, Überempfindlichkeit, bei einer aktiven Infektion, einer schweren Leberfunktionsstörung und einer Niereninsuffizienz mit einer Kreatinin-Clearance < 30 ml/min. Wechselwirkungen mit OAT3-Inhibitoren wie z.B. Probenicid müssen berücksichtigt werden.

UAW: Übelkeit, Infektanfälligkeit, Transaminasenanstieg, Hypercholesterinämie, Kreatinkinaseanstieg, Neutropenie, Thrombozytose.

Sequenzielle medikamentöse Therapie

Zur sequenziellen medikamentösen Therapie der RA ▶ Tab. 23.4.

Tab. 23.4 S1-Leitlinie der Deutschen Gesellschaft für Rheumatologie (DGRh): Handlungsempfehlungen der DGRh zur sequenziellen medikamentösen Therapie der rheumatoiden Arthritis 2012: adaptierte EULAR Empfehlungen und aktualisierter Therapiealgorithmus (beinhaltet noch nicht die JAK-Inhibitoren) (with kind permission from Springer Science and Business Media)

Empfehlung		Alternativen
Monotherapie	MTX 15 mg/Woche + Prednisolol	Leflunomid Sulfasalazin
Nach 4–6 Wochen		
	MTX-Optimierung, Prednisolonanpassung	Gold parenteral (Hydroxy-)Chloroquin Ciclosporin A Azathioprin

Tab. 23.4 S1-Leitlinie der Deutschen Gesellschaft für Rheumatologie (DGRh): Handlungsempfehlungen der DGRh zur sequenziellen medikamentösen Therapie der rheumatoiden Arthritis 2012: adaptierte EULAR Empfehlungen und aktualisierter Therapiealgorithmus (beinhaltet noch nicht die JAK-Inhibitoren) (with kind permission from Springer Science and Business Media) *(Forts.)*

Empfehlung		Alternativen
Nach 4–6 Wochen		
DMARD-Kombination	MTX + Leflunomid oder MTX + Sufasalazin + Hydroxychloroquin[1]	MTX + Ciclosporin A
Nach 3 Monaten		
1. Biologikum	Abatacept[2], Adalimumab[2], Certolizumab[2], Etanercept[2], Golimumab, Infliximab, Tocilizumab[2], + MTX	Anakinra + MTX
Nach 3–6 Monaten		
2. Biologikum	Abatacept[2], Rituximab, TNF-Inhibitoren[2], Tozilizumab[2] + MTX	Weitere immunmodulierende Therapien inklusive Cyclophosphamid

[1] Bei Vorliegen hoher Krankheitsaktivität, insbesondere mit ungünstigen Prognosefaktoren, wird dieser Schritt übersprungen und nach 4–6 Wochen mit dem 1. Biologikum weitertherapiert.
[2] Abatacept, Adalimumab, Certolizumab, Etanercept, Tocilizumab sind auch für die Monotherapie zugelassen, wenn MTX nicht einsetzbar ist.

Nach den aktualisierten EULAR-Empfehlungen 2016 könnte statt des 1. Biologikums alternativ auch ein JAK-Inhibitor (Tofacitinib oder Baricitinib) eingesetzt werden.

Chirurgische Maßnahmen

Gelenkpunktion

Vor allem monoartikuläre Gelenkergüsse sollten aus diagnostischen Gründen (insbesondere Ausschluss einer septischen Arthritis!) abpunktiert werden. Punktion unter strengster Asepsis (großflächige Hautdesinfektion, Verwendung von Einmalspritzen, sterilem Lochtuch, sterilen Handschuhen usw.). Bei korrekter Technik ist keine Lokalanästhesie erforderlich. Vollständige Abpunktion des Ergusses. Anschließend kann ein Kortikosteroid intraartikulär injiziert werden (s. o.). *Kontraindikation für die Steroidinjektion:* infektiöse Arthritis, Infektion in Gelenknähe, Blutgerinnungsstörung. Die *Nachbehandlung* richtet sich nach der Intensität des Gelenkbefalls, die Punktion selbst erfordert keine Ruhigstellung. Patienten jedoch vor einer Überlastung des „gebessert" erscheinenden Gelenks warnen.

Chirurgische Verfahren und Synoviorthese

Bei aktiver und therapieresistenter Verlaufsform ist bei bevorzugt oligoartikulär aktivem Gelenkbefall eine **Synovektomie** zu erwägen (alternativ Radiosynoviorthese [z. B. Yttrium bei großen, Erbium oder Rhenium bei kleineren Gelenken intraartikulär]). Bei Synovektomien bevorzugt arthroskopische Operation, ggf. nach 6 Wochen nachfolgende Radiosynoviorthese (zweizeitig). Diese kann in der Frühphase indiziert sein, um einer Knorpelschädigung vorzubeugen; sie kann ebenso in der Spätphase durch Entfernung des massiv proliferierten Gewebes zur weitgehenden Wiederherstellung der Gelenkfunktion führen. Gelegentlich wird eine generelle Besserung des Krankheitsverlaufs nach Synovektomie aus einem akut befallenen Gelenk beobachtet.

Bei bereits eingetretenen Gelenkdeformationen können **Arthroplastik, Osteotomie, Arthrodese** oder **endoprothetischer Gelenkersatz** eine Stellungs- und Funktionskorrektur sowie eine wesentliche Minderung der Schmerzen bewirken. Die optimale Versorgung des Rheumapatienten liegt in einer interdisziplinären Versorgung (u. a. von internistischen und orthopädisch-chirurgischen Rheumatologen, zusätzlich von Krankengymnasten, Ergotherapeuten, Psychologen u. a.).

23.2.2 Sonderformen der rheumatoiden Arthritis

23.2.2.1 Felty-Syndrom

Klassische RA mit der zusätzlichen Symptomatik einer Splenomegalie und Leukopenie < 4,0 Gpt/L (< 4.000/μL) auf der Basis der Splenomegalie. Außerdem (histologisch unspezifisch) Lymphknotenschwellungen und häufig assoziiertes sekundäres Sjögren-Syndrom.

Therapie

Zusätzlich zu der Behandlung der RA (s. o.) ist ggf. aus hämatologischer Indikation der Einsatz von Granulozyten-stimulierendem Faktor (G-CSF) oder sogar die Splenektomie zu erwägen, jedoch sind – wie bei der RA – DMARD, insbesondere auch Kortikosteroide und MTX, sowie Biologika wirksam.

23.2.2.2 Adultes Still-Syndrom

Der systemischen Verlaufsform der juvenilen idiopathischen Arthritis (JIA) ähnelndes Krankheitsbild von Erwachsenen > 16 Jahren mit der klinischen Trias: hohes intermittierendes Fieber über mehrere Wochen, makulo-papulöses oder makulöses lachsfarbenes flüchtiges Exanthem an Stamm und Extremitäten und Arthralgien oder Arthritiden. Bei rund 70 % der Patienten sind starke Rachenentzündungen ein Frühsymptom. Leber, Milz und Herz können mitbetroffen sein. Im Labor sind eine Leukozytose und eine starke Ferritinerhöhung typisch. Rheumafaktoren und ANA sind negativ. Ätiologie und Pathogenese sind unbekannt.

23

Therapie

NSAR in hoher Dosierung sind Mittel der ersten Wahl. Bei ca. 50 % der Patienten reichen NSAR alleine nicht aus. In diesen Fällen müssen **Kortikosteroide** (1–2 mg/kg/d) eingesetzt werden. **DMARD** sind indiziert, wenn langfristig Steroide eingespart werden müssen. Hier kommen in erster Linie MTX und Azathioprin in Betracht. Bei therapierefraktären Fällen wurde als erstes Biologikum der Anti-IL-1-Antikörper Canakinumab (Ilaris®) als Monotherapie oder in Kombination mit MTX zugelassen. Die Dosierung beträgt 4 mg/kg (bis zum Maximum von 300 mg) als s.c. Injektion alle 4 Wochen (▶ Kap. 7.2.3).

23.2.3 Spondyloarthritiden (SpA)

Definition Entzündliche Systemerkrankungen unklarer Ätiologie, die die Iliosakralgelenke (ISG), die Wirbelsäule, periphere Gelenke und Enthesen befallen, eine starke genetische Assoziation aufweisen (familiäre Häufung, häufig HLA-B27-assoziiert) und extraskelettale Manifestationen zeigen können. Zu dieser Krankheitsgruppe gehören die Spondylitis ankylosans (Morbus Bechterew), die reaktive Arthritis/Reiter-Syndrom, die mit chronisch-entzündlichen Darmerkrankungen assoziierten Spondyloarthritiden, die (Spondylo-) Arthritis psoriatica, die juvenile idiopathische Arthritis vom SpA-Typ und die undifferenzierten axialen oder peripheren Spondyloarthritiden.

23.2.3.1 Spondylitis ankylosans (Morbus Bechterew)

Klinik Chronisch-progressive Erkrankung mit Entzündungen, enchondralen Knochenneuformationen, Ossifikationen und Ankylose von ISG, Wirbelkörpern, kleinen Wirbelgelenken, intervertebralen Bandscheiben und Sehnenansätzen. Folge dieser Prozesse ist die progrediente Versteifung der Wirbelsäule sowie der Kostovertebralgelenke. Häufig oligoarthritische Beteiligung peripherer Gelenke. Erkrankungsgipfel im 3. Lebensjahrzehnt, gehäuftes Auftreten bei Männern (Verhältnis 2 : 1). Krankheitsverlauf bei Männern statistisch insgesamt ungünstiger (radiologische Veränderungen), Frauen aber häufig stärker durch Schmerzen beeinträchtigt. In der Pathogenese spielen genetische Faktoren (HLA-B27, andere Gene) und wahrscheinlich triggernde Infektionen eine wichtige Rolle.

Diagnostische Hinweise **Ein entzündlicher Typ des chronischen Rückenschmerzes** (Lebensalter bei Beginn < 40 Jahre, Dauer > 3 Monate, Aufwachen in der 2. Nachthälfte [wegen Rückenschmerzen], alternierender Gesäßschmerz, frühmorgendlicher Kreuzschmerz mit Durchschlafstörungen, Besserung durch Bewegung), mit und ohne periphere Arthritis (häufig Oligoarthritis), sollte immer an eine Spondyloarthritis denken lassen. In etwa 10–20 % der Fälle Auftreten einer Uveitis, sehr selten kardiale Beteiligung (Aortitis, AV-Blockierungen), Amyloidose. **Röntgenologische** Veränderungen im Bereich der ISG (Erosionen, Sklerosierungen), später der Wirbelsäule. In Frühfällen MRT der ISG zum Nachweis der ISG-Arthritis. **Laborchemisch** häufig, jedoch nicht immer unspezifische Entzündungszeichen; Rheumafaktoren negativ. Über 90 % der Patienten sind HLA-B27-positiv. HLA-B27 allein beweist die Erkrankung jedoch nicht (Vorkommen von HLA-B27 in der Normalbevölkerung ca. 8 %).

Therapie

Zur Therapie ▶ Tab. 23.5.

Tab. 23.5 Therapie des Spondylitis ankylosans

Therapiemaßnahmen	Wirbelsäule	Periphere Manifestationen
Allgemeine Maßnahmen	Aufklärung, Bewegungstherapie, physikalische Therapie, Rehabilitation, Selbsthilfegruppen	
Pharmakotherapie	NSAR (kortisonfreie Antirheumatika)	
		Sulfasalazin
		Intraartikuläre Kortikosteroide
		Systemisch Kortikosteroide
	Biologika (TNFα-Antagonisten, Anti-IL-17-Antikörper)	
Chirurgische Maßnahmen	Operation	

Zusätzlich zu beachten:
- Komorbiditäten: kardiovaskuläres Risiko, Osteoporose.
- Änderung der Rückenschmerzsymptomatik im Krankheitsverlauf. **Cave:** spinale Frakturen.

Allgemeine Maßnahmen

Die Behandlung zielt auf Schmerzfreiheit, Hemmung der Knochen- und Gelenkentzündungen sowie Verhinderung oder Hemmung der knöchernen Ankylose. Konsequente Kombination aus Pharmako- und Physiotherapie. **Physikalische Therapie** insbesondere in Form von aktiven und passiven Bewegungsübungen. Ständig kontrollierte krankengymnastische Behandlung („Bechterew-Gymnastik"), geeignete sportliche Betätigung (z. B. Schwimmen, Nordic Walking, Volleyball) und Atemgymnastik haben einen wesentlichen Einfluss auf die Verminderung von Spätschäden (Versteifung). Selbsthilfe.

Klinik Meist asymmetrische Oligo- oder Polyarthritis mit Periostitis, Ostitis und mäßigen bis ausgeprägten, jedoch unspezifischen entzündlichen Laborveränderungen (BSG, CRP, Leukozytose, gesamte Rheumaserologie negativ). Häufig asymmetrischer Befall der kleinen, jedoch auch der großen Gelenke, mit frühzeitigen und ausgeprägten Skelettdestruktionen (Mutilationen) und Knochenneubildungen einhergehend. Typisch: Schwellung eines Fingers oder einer Zehe („Befall im Strahl" oder „Daktylitis"), Ankylosen, „Tüpfelung" oder Onycholyse der Finger- und Zehennägel bei sonst unauffälligem Integument. Die Intensität der arthritischen Beschwerden steht nicht in direkter Relation zum Ausmaß der Haut- und Nagelveränderungen. Der Achsenskelettbefall (Iliosakralarthritis, Spondylitis) ist häufig nicht von dem eines Morbus Bechterew zu unterscheiden. Psoriasisarthritis-typische Gelenkveränderungen können auch ohne psoriatische Hautveränderungen auftreten, sodass im Fall einer entsprechend positiven Familienanamnese (Psoriasis bei einem Verwandten 1. Grades) die Diagnose einer „Arthritis psoriatica sine psoriase" gestellt werden kann.

Therapie

(1) **NSAR:** Einsatz wie bei RA. Eine Verschlimmerung der Psoriasis ist möglich, aber insgesamt sehr selten.

(2) **DMARD:** In erster Linie sollten **MTX** (10–25 mg an 1 Tag/Woche), **Leflunomid** 20 mg/d oder Sulfasalazin in der üblichen Dosierung von 2 × 1 g/d eingesetzt werden. Als Alternative kann bei therapierefraktären Verläufen **Ciclosporin A** in einer Dosis von 2,5–3 mg/kg KG/d angewendet werden, wobei Ciclosporin A zur Behandlung der kutanen Psoriasis zugelassen ist. Eine Kombinationstherapie von MTX und Ciclosporin A ist möglich und wirksam.

(3) **TNF-Antagonisten: Etanercept** ist zur Behandlung der Arthritis psoriatica zugelassen (Dosis: 2 × 25 mg/Woche s. c. oder 1 × 50 mg/Woche s. c.), ebenso wie **Infliximab** (Dosierung 5 mg/kg KG als Infusion Woche 0, 2, 6, danach alle 8 Wochen), **Adalimumab** (40 mg s. c. alle 14 Tage), **Certolizumab** (400 mg s. c. Woche 0, 2 und 4, danach 200 mg alle 2 Wochen) und **Golimumab** (50 mg s. c. alle 4 Wochen; ▶ Kap. 23.2.1, „Pharmakotherapie", ▶ Kap. 7).

(4) **Anti-IL-12/IL-23-Rezeptor-Antikörper: Ustekinumab (Stelara®).** Dieser seit 2009 zur Therapie der mittelschweren bis schweren Plaque-Psoriasis zugelassene monoklonale Antikörper kann seit 2013 auch zur Therapie der aktiven Psoriasisarthritis eingesetzt werden (allein oder in Kombination mit MTX), wenn Patienten auf eine vorherige Therapie mit nichtbiologischen DMARDs nicht ausreichend angesprochen haben. *Dosierung:* Bei KG ≤ 100 kg 45 mg, bei KG > 100 kg 90 mg s. c. zu Woche 0 und 4, danach alle 12 Wochen. *UAW:* Bei insgesamt günstigem Sicherheitsprofil gehören zu den häufigsten UAW Infektionen der oberen Luftwege, Depressionen, Schwindel, Kopfschmerz, Durchfall, Juckreiz, Rücken- und Muskelschmerz. Selten wurde bei Patienten mit Psoriasis während der Behandlung mit Ustekinumab über das Auftreten einer exfoliativen Dermatitis berichtet.

(5) **Phosphodiesterase-4-(PDE4-)Inhibitor: Apremilast,** ein oral applizierbares „small molecule", zugelassen seit Januar 2015 für die Behandlung von mittelschwerer bis schwerer chronischer Plaque-Psoriasis und Psoriasisarthritis im Fall einer unzureichenden Wirkung oder Unverträglichkeit vorheriger antirheumatischer DMARD-Therapien. *Dosierung:* Regeldosis 2 × 30 mg/d (allein oder in Kombination mit MTX). Zur Vermeidung gastrointestinaler UAW Einschleichen über 6 Tage mit Tabletten zu 10 mg bzw. 20 mg empfohlen. Bei schwerer Nierenfunktionsstörung (GFR ≤ 30 ml/min) Dosisreduktion auf 30 mg/d. *UAW:* Nach den Zulassungsstudien insgesamt günstiges Sicherheitsprofil. Zu den häufigsten UAW gehören Durchfall, Übelkeit, Erbrechen, Infektionen der oberen Luftwege, Rhinopharyngitis, Oberbauchschmerzen.

(6) **Anti-IL-17A-Antikörper Secukinumab** (Cosentyx®)

Die Wahl der medikamentösen der Therapie hängt entscheidend davon ab, welche Manifestation der psoriatischen Erkrankung (d.h. kutane Psoriasis, Nägel, periphere Gelenke, axialer Befall, Enthesitis, Daktylitis) vorliegt oder im Vordergrund steht, und muss in vielen Fällen auch mit dem behandelnden Dermatologen abgesprochen werden. Bzgl. einer Entscheidungshilfe zur individuellen Therapie ▶ Tab. 23.6.

Tab. 23.6 Darstellung der Kenntnisse zur Wirksamkeit der einzelnen Präparate bei den verschiedenen Krankheitsmanifestationen: periphere Arthritis (Oligo-/Polyarthritis), axialer Typ, Enthesitis, Daktylitis, Haut (Psoriasis vulgaris), Nägel (Nagelpsoriasis). Nach: Behrens et al. 2016

	Periphere Arthritis	Axialer Typ	Enthesitis	Daktylitis	Haut[1]	Nägel[1]
Methotrexat	+	–	0	(+)	+	+/0
Sulfasalazin	+	–	?	?	?	?/0
Leflunomid	+	–	?	(+)	+	?
Fumarsäureester	0	–	0	0	+	+/0
Apremilast	+	?	+	(+)	+	+
Etanercept	+	+	+	+	+	+
Infliximab	+	+	+	+	+	+
Adalimumab	+	+	+	+	+	+
Golilumab	+	+	+	+	+	+
Certolizumab Pegol	+	+	+	+	+	+
Ustekinumab	+	(+)	+	+	+	+
Secukinumab	+	+	+	+	+	+

+ sichere Evidenz für Wirksamkeit; (+) schwache Evidenz für Wirksamkeit; ? unklare Evidenz; – nicht wirksam; 0 nachgewiesene Unwirksamkeit
[1] Bewertung nach der S3-Leitlinie Psoriasis

23.2.3.5 Undifferenzierte nichtradiologische axiale oder periphere Spondyloarthritis

Klinik Monate oder Jahre vor der definitiv zu stellenden Diagnose einer Spondylitis ankylosans (mit den zur Klassifikation notwendigen nativ-radiologisch sichtbaren Veränderungen der ISG-Arthritis mindestens Stadium II beidseits) kann bereits eine ausgeprägte klinische Symptomatik bestehen und die ISG-Arthritis im MRT sichtbar sein. Gemäß neuer internationaler Kriterien für eine undifferenzierte nichtradiologische Spondyloarthritis kann ein Patient mit chronischem Rückenschmerz und Symptombeginn vor dem 45. Lebensjahr als axiale Spondyloarthritis klassifiziert werden, wenn in der Bildgebung (Röntgen oder MRT) eine eindeutige Sakroiliitis vorliegt in Verbindung mit mindestens einem klinischen SpA-Merkmal (z.B. entzündlicher Rückenschmerz, HLA-B27 oder gutes Ansprechen auf NSAR, um die Merkmale mit der größten klinischen Relevanz zu nennen). Bei negativer oder nicht vorhandener Bildgebung kann ein Patient mit chronischem Rückenschmerz und Beginn < 45 Jahre alternativ auch in einem rein klinischen Arm als axiale SpA klassifiziert werden, wenn HLA-B27 positiv ist (zwingendes Kriterium) und ≥ 2 weitere klinische SpA-Manifestationen vorliegen. Als Eingangsmanifestation für die Klassifikation als „periphere Spondyloarthritis" nach den ASAS-Kriterien muss eine periphere Arthritis vom SpA-Typ (bevorzugt untere Extremität und/oder asymmetrisch) und/oder eine Enthesitis (Sehnenansatzentzündung) und/oder eine Daktylitis (Entzündung eines ganzen Fingers oder Zehs) vorliegen. Die Klassifikation als periphere SpA kann erfolgen, wenn zusätzlich mindestens einer der folgenden typischen SpA-Parameter vorliegt: Psoriasis, chronische entzündliche Darmerkrankung, vorangegangene Infektion (üblicherweise Urethritis oder Gastroenteritis), Uveitis, positives HLA-B27 oder Sakroiliitis in der Bildgebung.

Therapie

(1) **NSAR:** Einsatz wie bei Spondylitis ankylosans, d. h., es sollten Päparate wie Diclofenac in ausreichender Dosierung und ausreichend lange gegeben werden, bei nicht ausreichender Wirkung sollte ein 2. Präparat versucht werden.

(2) **DMARD: Sulfasalazin** in der üblichen Dosierung von 2 × 1 g/d einschleichend dosiert nur bei peripherer Arthritis, nicht in Bezug auf das Achsenskelett wirksam.

(3) Intraartikuläre **Kortikosteroide,** insbesondere bei Befall weniger Gelenke.

(4) Bei Unwirksamkeit der Maßnahmen (1) bis (3) ist der Einsatz eines **TNF-Blockers** zu erwähnen. Für die Indikation der undifferenzierten SpA sind **Adalimumab** 40 mg s. c. alle 2 Wochen, **Certolizumab** 400 mg s. c. Woche 0, 2 und 4, danach 200 mg alle 2 Wochen, **Etanercept** 2 × 25 mg/Woche s. c. bzw. 1 × 50 mg/Woche s. c. und **Golimumab** 50 mg s. c. alle 4 Wochen zugelassen.

23.2.4 Kollagenosen

23.2.4.1 Systemischer Lupus erythematodes (SLE)

Synonym: Lupus erythematodes disseminatus (LED).

23

Ätiologie und Pathogenese Der SLE gilt als Prototyp einer systemischen Autoimmunerkrankung mit multipler Organbeteiligung. Charakteristisch ist der Nachweis von Autoantikörpern gegen Zellkernbestandteile (ANA). Krankheitsspezifischer sind Antikörper gegen native ds-DNA und Anti-Sm-AK, auch Ro/SSA-, La/SSB- und RNP-AK können auftreten. Durch Bindung und Aktivierung von Komplement entstehen entzündliche Reaktionen in Form von vaskulitischen Veränderungen vorwiegend im Kapillargebiet (Niere, Pleura, Perikard, Gelenke, Haut u. a.). Die Ätiologie des SLE ist nicht bekannt, diskutiert werden genetische, hormonelle und exogene (UV-Licht, Infektionen, Medikamente) Faktoren.

Klinik: Leitsymptome und -befunde, Verlauf und Prognose Der klinische Verdacht auf SLE besteht insbesondere bei Hautexanthemen auf lichtexponierten Partien (klassisch: „Schmetterlingsexanthem“ im Gesicht) nach Sonnenexposition, rezidivierenden Fieberschüben ohne nachweisbare Ursache, Proteinurie, Pleuritis oder Perikarditis ungeklärter Genese, chronisch-rezidivierenden Arthralgien oder Arthritiden; insbesondere bei Zusammentreffen von genannten Symptomen. Es bestehen Krankheitsgefühl und allgemeine Leistungsminderung. Für den klinischen Verlauf gelten keine festen Regeln. Einerseits kann ein hoch akutes Geschehen innerhalb von Monaten letal enden, andererseits kann der Prozess chronisch über viele Jahre verlaufen, schließlich können akute Schübe und spontane Remissionen einander abwechseln. Die Prognose wird entscheidend vom Ausmaß der Organmanifestationen (Lupusnephritis, ZNS, Karditis, hämatologische Beteiligung wie Thrombozytopenie, u. a.) bestimmt. Während durch frühzeitige und ausreichende Gabe von Kortikosteroiden in Kombination mit Immunsuppressiva die Lebenserwartung in den vergangenen Jahren deutlich verbessert werden konnte, drohen heute frühzeitige Atherosklerose und interkurrente Infektionen (häufig als Therapiefolge) als häufige Todesursachen im Langzeitverlauf. Unabhängige Prädiktoren für die Mortalität sind Nierenbeteiligung, Thrombozytopenie, hohe Krankheitsaktivität, pulmonale Beteiligung,

ZNS-Beteiligung und höheres Alter (> 50 Jahre) zum Zeitpunkt der Erstdiagnose. Im Spätstadium steht häufig die Niereninsuffizienz mit ihren Folgen im Vordergrund (▶ Kap. 19.7.1).

Diagnostische Hinweise Neben dem Zusammentreffen mehrerer genannter klinischer Symptome kann die Diagnose insbesondere serologisch gesichert werden: Nachweis von ANA in signifikantem Titer, Immunkomplexe, erniedrigtes Komplement als Ausdruck des Komplementverbrauchs im zugrunde liegenden Immunprozess. Ferner kommt es häufig zu mäßiger Anämie, Leukopenie (insbesondere Lymphopenie!), Thrombozytopenie, Hypergammaglobulinämie, stark beschleunigter BSG. Bei Nierenbefall Proteinurie, Leukozyturie, Erythrozyturie. Mittels Immunfluoreszenz kann die Ablagerung von γ-Globulinen und Komplement subepidermal (Hautbiopsie) oder im Glomerulus (Nierenbiopsie) nachgewiesen werden. Ein Teil der Patienten mit SLE entwickelt ein sog. sekundäres Antiphospholipid-Syndrom (APS). Diese Patienten weisen ein positives Lupusantikoagulans mit einer verlängerten partiellen Thromboplastinzeit (PTT) auf, es lassen sich Anti-Kardiolipin-AK nachweisen. Klinisch ist das APS bedeutsam durch das Auftreten rezidivierender venöser oder arterieller Thrombembolien, gehäufter ZNS-Symptome und rezidivierender Aborte.

THERAPIE

Allgemeine Maßnahmen

Sonnenbestrahlung vermeiden, da sie den Krankheitsprozess aktivieren kann. Eine Schwangerschaft oder die Einnahme östrogenhaltiger Hormonpräparate kann bei unzureichend beherrschter Lupusaktivität (v.a. aktiver Nephritis oder ZNS-Beteiligung) zum Krankheitsschub führen. Verwendung von Sonnenschutzcremes mit hohem Lichtschutzfaktor. Beendigung eines eventuellen Nikotinkonsums. Übrige Maßnahmen allgemeiner Art richten sich nach den jeweils vorherrschenden Symptomen.

Pharmakotherapie

(1) **NSAR und Antimalariamittel:** Bei geringen klinischen Symptomen (Myalgien, leichte arthritische Beschwerden) reichen NSAR aus (▶ Kap. 23.2.1, „Nichtsteroidale Antirheumatika [NSAR]"). Antimalariamittel (▶ Kap. 23.2.1, „Krankheitsmodifizierende Pharmaka ...") haben bei mildem Verlauf mit Haut- und Gelenkbeteiligung sowie Allgemeinsymptomen (Müdigkeit, Myalgien) einen positiven Einfluss auf das Beschwerdebild und sollten wegen ihrer positiven Wirkung auf die Gesamtprognose eines SLE möglichst jedem Patienten mit SLE unabhängig von weiteren Therapeutika gegeben werden.

(2) **Kortikosteroide:** Arthritiden, die auf NSAR und Antimalariamittel nicht ausreichend ansprechen, werden mit niedrig dosierten Kortikosteroiden behandelt. Im akuten Krankheitsverlauf, insbesondere bei gravierender Organbeteiligung (Niere, Perikard, Pleura, ZNS) sowie bei peripherer Vaskulitis, besteht eine vitale Indikation für eine hoch dosierte Gabe von Kortikosteroiden. Die Initialdosis liegt je nach Akuität der Krankheit bei 1–2 mg/kg KG Prednisolon pro Tag bis zum Nachlassen der Aktivitätszeichen (z. B. Perikarditis). Methylprednisolon-Bolustherapie (3 Tage 750–1.000 mg/d als Infusion über jeweils 1 h) bei lebensbedrohlicher Organmanifestation wie ausgeprägter Thrombozytopenie, hämolytischer Anämie, rasch progressiver Nephritis, pulmonaler Hämorrhagie, ZNS-Befall. Steroiddosis dann in Anpassung an das klinische Bild konsequent reduzieren. In vielen Fällen ist eine Dauermedikation mit Kortikosteroiden in niedriger Dosierung (5–7,5 mg/d) erforderlich.

(3) **Immunsuppressiva:** Im Hinblick auf die diskutierten immunpathologischen Schädigungsmechanismen ist die Anwendung immunsuppressiv wirksamer Substanzen wie Cy-

clophosphamid, Azathioprin, Ciclosporin A, MTX insbesondere in Kombination mit Kortikosteroiden sinnvoll und häufig unumgänglich. Die Steroiddosis kann dabei meist reduziert werden. Strenge Indikationsstellung für den Einsatz der Immunsuppressiva:

- **Azathioprin:** Dosis 1–2,5 mg/kg/d. Bei moderater Multiorganmanifestation, besonders Polyserositis, hämolytischer Anämie, Thrombozytopenie, Nephritis (bei milderen Lupusnephritiden wie z. B. der mesangioproliferativen Lupusnephritis). Eine weitere gesicherte Indikation liegt in der immunsuppressiven Erhaltungstherapie der fokalen, der diffus segmentalen oder globalen Lupusnephritis nach erfolgreicher Cyclophosphamid-Induktionstherapie (ab Monat 6).
- **Methotrexat:** Dosis 10–25 mg/Woche. Bei Arthritis, Myositis. **Cave:** Niereninsuffizienz bei Nephritis!
- **Ciclosporin A:** Dosis 3–5 mg/kg/d. Bei hämolytischer Anämie, Thrombozytopenie, therapierefraktäre Proteinurie bei Nephritis.
- **Cyclophosphamid:** bevorzugt als Bolustherapie 500–750 mg/m² KOF/d als Infusion monatlich über 6 Monate. Bei schwerer fokaler, diffus segmentaler oder globaler Lupusnephritis, ZNS-Befall, Pneumonitis, pulmonaler Hämorrhagie. Cyclophosphamid oral (1–2 mg/kg/d) bei rein membranöser Nephritis (WHO-Klasse V) im Fall des Versagens von Kortikosteroiden. Ein modifiziertes Cyclophosphamid-Bolusschema mit deutlich niedrigerer Absolutdosis hat nach einer europäischen Lupusnephritis-Studie gleich gute Ergebnisse in der Induktionstherapie ergeben bei signifikant niedrigeren UAW in Bezug auf schwerwiegende Infektionen und Amenorrhö. Dieses Schema sieht die Infusion von 500 mg Cyclophosphamid (Absolutdosis als Bolusinfusion) 6-mal im Abstand von je 14 Tagen vor. Anschließend Erhaltungstherapie mit Azathioprin oder Mycophenolat-Mofetil.

> **! WICHTIG**
> Konsequente Laborkontrolle dringend erforderlich. Als Blasenschutztherapie bei Cyclophosphamid-Bolustherapie Mesna 200–400 mg i. v. Stunde 0, 4 und 8.

- **Mycophenolat-Mofetil:** Dosis 2–3 × 1 g/d. Obwohl dieses Immunsuppressivum nicht für die Indikation des SLE zugelassen ist, wird es off-label eingesetzt als Induktionstherapie bei Lupusnephritis und als Erhaltungstherapie nach erfolgreicher Induktionstherapie. Wirksamkeit auch bei hämatologischen Manifestationen (immunhämolytische Anämie, Thrombopenie) und ZNS-Manifestation (▶ Kap. 20.1.3, ▶ Kap. 7.2.2.1.4).

(4) **Hoch dosierte Immunglobuline:** Dosis 0,4 g/kg/d über 5 Tage. Bei steroidrefraktärer Thrombozytopenie, hoch aktivem SLE bei gleichzeitiger Infektion.

(5) **Belimumab** (Benlysta®) ist ein monoklonaler Antikörper gegen den B-Lymphozytenstimulator BLyS, der als Zusatztherapie bei erwachsenen Patienten mit SLE zugelassen ist. Der Einsatz von Belimumab wird bei Patienten mit einem trotz einer individuell angepassten Standardtherapie klinisch und serologisch (v. a. hoch positiven ds-DNA-AK-Nachweis) aktivem SLE empfohlen. Die Standardtherapie besteht i. d. R. aus Antimalariamitteln, einem Immunsuppressivum (z. B. Azathioprin) und/oder Glukokortikoiden. Auch die Notwendigkeit von regelmäßig höheren Dosierungen von ≥ 7,5 mg Prednisolonäquivalent/d kann eine mögliche Indikation für Belimumab darstellen. Aufgrund fehlender Daten kann der Einsatz bei einer aktiven Nieren- und/oder ZNS-Beteiligung zurzeit nicht empfohlen werden. *Dosierung:* einstündige i. v. Infusion mit 10 mg/kg KG, wobei eine Prämedikation (Antihistaminikum mit oder ohne Antipyretikum) gegeben werden kann. Die ersten 3 Dosen werden im Abstand von jeweils 2 Wochen verabreicht, danach einmal alle 4 Wochen.

(6) **Rituximab (off lable!):** monoklonaler B-Zell-depletierender Anti-CD20-Antikörper bei therapierefraktärem SLE (Erfahrungen bei Autoimmunthrombozytopenie, Lupusnephritis, ZNS-Manifestationen, allerdings nicht bei SLE zugelassen). Dosierung bislang

nicht einheitlich empfohlen, z. B. als Monotherapie 4-mal im Wochenabstand 375 mg/m² KOF oder 2-mal Rituximab in Kombination mit einer Cyclophosphamid-Bolustherapie.

(7) *Nichtimmunsuppressive Begleittherapie der Lupusnephritis:* Bei ausgeprägtem nephrotischem Syndrom wird bei Reduktion des Serumalbumins auf 20–25 g/L eine Low-Dose-Heparinisierung (vorher ATIII-Spiegel kontrollieren!) empfohlen, ab einem Serumalbumin < 20 g/L eine orale Vollantikoagulation. Bei Nierenbefall sollten zusätzlich zur Immunsuppression ACE-Hemmer (z. B. Captopril, Enalapril) verabreicht werden. Eine optimale Blutdruckeinstellung ist wichtig (Normotonie anstreben!). Behandlung der Hypercholesterinämie im Rahmen des nephrotischen Syndroms (z. B. durch Pravastatin).

(8) *Therapie des APS bei SLE:* Bei Patienten mit APS ist im Falle venöser Thromboembolien eine dauerhafte Antikoagulation mit Phenprocoumon erforderlich. Nach arteriellen Verschlüssen erfolgt eine dauerhafte Therapie mit ASS 300 mg/d. Bei reinem laborchemischem Nachweis von Antiphospholipid-AK ohne klinische Manifestation eines APS ggf. Low-Dose-ASS.

23.2.4.2 Systemische Sklerose

Synonym: Systemische Sklerodermie.

Ätiologie und Pathogenese Progressive systemische Bindegewebserkrankung unbekannter Ätiologie mit Fehlvernetzung des Kollagens. Es wird davon ausgegangen, dass es auf immunologischem Weg zu einer Endothelschädigung kommt, dass Endothelin-1 und PDGF die Fibroblastenproliferation stimulieren und eine defekte Regulation der Kollagenbiosynthese vorliegt.

Klinik Beginn häufig mit Raynaud-Syndrom als Ausdruck der Digitalarterieneinengung durch Intimaverdickung. Die Krankheit ist charakterisiert durch fortschreitende Induration und Verdickung der Haut (Sklerodaktylie) meist im Bereich von Gesicht und Extremitäten, Verlust der Mimik („Tabaksbeutelmund") und der Beweglichkeit sowie Fingerkuppenulzera. Myositische Manifestationen möglich. Befall der inneren Organe einschließlich Gastrointestinaltrakt (Ösophagusbefall mit Schluckstörungen und Refluxbeschwerden; Dünn- und Dickdarm mit chronischer Diarrhö oder Obstipation), Lunge (Alveolitis, Lungenfibrose), Herz (insbesondere im Rahmen einer pulmonalen Hypertonie) und Nieren (vaskuläre Nierenbeteiligung, progrediente Niereninsuffizienz, maligne Hypertonie). Im Labor imponieren unspezifische Entzündungszeichen und immunologische Antikörperprofile (ANA bei systemischer Sklerose in über 95 % positiv, Antikörper gegen Topoisomerase/Scl 70 prognostisch typisch für frühen Organbefall).

Sonderform *CREST-Syndrom:* möglicherweise keine eigene Entität, sondern besondere Verlaufsform der systemischen Sklerose (in der angelsächsischen Literatur: „Limitierte kutane Sklerodermie"). Die Diagnose beruht auf den klinischen Symptomen: Calcinosis in betroffenen Arealen, Raynaud-Symptomatik, Störung der ösophagealen (engl. „esophageal") Motilität, Sklerodaktylie, Teleangiektasien. Der klinische Verlauf entspricht mit Einschluss des Befalls innerer Organe dem der systemischen Sklerose; die Prognose ist im Allgemeinen günstiger, da ein Lungenbefall seltener ist. Laborchemisch ist der Nachweis von Anti-Zentromer-AK charakteristisch. Die therapeutischen Maßnahmen haben sich dem klinischen Verlauf und den sich ergebenden sekundären Problemen anzupassen.

THERAPIE

Bisher keine überzeugende kausal orientierte Therapie verfügbar. Therapieziele sind die Unterdrückung von Immunprozessen, eine Hemmung der Fibrogenese, Verbesserung der Mikrozirkulation, eine Nephroprotektion und Beeinflussung der pulmonalen Hypertonie.

Pharmakotherapie

(1) *Vasoaktive Therapie:* Zur Beeinflussung des sekundären Raynaud-Phänomens werden **Kalziumantagonisten** (z.B. Diltiazem einschleichend in hohen Dosierungen bis 360 mg/d), Captopril oder Prazosin eingesetzt. Therapieversuch mit Fluoxetin 20 mg/d. Zudem bei schwerem Raynaud-Syndrom und darüber hinaus auch bei stärkeren peripher ischämischen Veränderungen und Nekrosen bzw. Ulzera Einsatz des Prostazyklinanalogons **Iloprost** (Ilomedin®-Infusion von 0,5–2 ng/kg KG pro Minute über 6–8 h, über 5–8 Tage, in Einzelfällen auch länger). Der Effekt von Ilomedin® ist auch noch Tage bis Wochen nach Infusionsende nachweisbar. In schweren Fällen des Raynaud-Syndroms und digitaler Ulzerationen PDE-5-Inhibitoren (Sildenafil 20–60 mg/d).

Der Endothelin-Antagonist **Bosentan** (Tracleer®) kann in einer Dosierung von 2 × 125 mg/d das Auftreten neuer akraler Ulzerationen bei Sklerodermie verhindern.

(2) **NSAR:** bei Arthralgien und Arthritiden Therapie mit NSAR in möglichst niedriger Dosierung (**cave:** Nierenfunktionsverschlechterung bei Nierenbeteiligung der systemischen Sklerose! ▶ Kap. 23.2.1, „Nichtsteroidale Antirheumatika [NSAR]“).

(3) **Glukokortikoide** kommen vorwiegend bei hoher Entzündungsaktivität und floridem polyarthritischen Befall, Myositis oder aktiver Alveolitis zum Einsatz (initial 0,5–1 mg/kg KG/d). **Cave:** Hohe Kortikosteroiddosen erhöhen das Risiko einer renalen Krise mit schwerer Hypertonie und Niereninsuffizienz!

(4) **Immunsuppressiva:** Die Indikation ist kritisch zu stellen und sollte den rasch progredienten Formen der systemischen Sklerose mit entzündlich aktiver Beteiligung innerer Organe (hier insbesondere Befall der Lunge) vorbehalten bleiben. Cyclophosphamid (Endoxan®) in oraler Form (1–2,5 mg/kg KG/d) oder als Bolustherapie (750 mg/m² KOF alle 4 Wochen über 1 Jahr) ist wirksam bei florider fibrosierender Alveolitis. Wenige Studien existieren zur Wirksamkeit von Azathioprin. MTX (15–20 mg/Woche) kommt zum Einsatz bei Arthritiden und bei der Therapie der aktiven sklerödematösen Hautmanifestation. Beim Einsatz von Ciclosporin A besteht ein erhöhtes Risiko des Auftretens von Niereninsuffizienzen und Blutdruckerhöhungen (renale Krise; ▶ Kap. 7). Bei schweren Fällen mit rascher Progression der systemischen Sklerose autologe Stammzelltransplantation erwägen.

(5) *Therapie der gastrointestinalen Motilitätsstörungen:* Protonenpumpenhemmer, Prokinetika, bei Darmatonien auch Erythromycin.

(6) *Therapie der Nierenmanifestation und der arteriellen Hypertonie:* Ein frühzeitiger Einsatz von ACE-Hemmern (z.B. Captopril, Enalapril) oder AT_1-Rezeptor-Antagonisten kann die Überlebensprognose deutlich verbessern.

(7) *Therapie der pulmonalen Hypertonie (PAH):* Grundsätzlich ist die Therapie der PAH komplex und sollte nur in enger Kooperation mit einem Zentrum für PAH erfolgen. Die Therapie der PAH bei Sklerodermie lehnt sich an die allgemeinen Therapieempfehlungen bei pulmonaler Hypertonie an. An allgemeinen Maßnahmen erfolgt die Therapie mit Antikoagulanzien, Sauerstoff und Diuretika (v.a. Spironolacton). Bei positivem Ausfall des Vasoaktivitätstests Einsatz von oralen Kalziumantagonisten (z.B. Diltiazem, wobei dieses häufig in hohen Dosen bis zu 3 × 120 mg/d eingesetzt werden muss). Bei unzureichender Wirkung bzw. Herzinsuffizienz NYHA III Einsatz von Endothelin-Antagonisten (Bosentan) oder inhalativem Iloprost. Weitere Therapieoptionen sind Epoprostenol und PDE-5-Inhibitoren (Sildenafil, Tadalafil) oder Kombinationen bestehend aus Bosentan und PDE-5-Inhibitoren.

(8) Als neue *experimentelle* Therapieansätze in Erprobung: „extrakorporale Photopherese“ und in therapierefraktären Fällen evtl. „autologe Stammzelltransplantation“ in hierfür geeigneten Zentren.

23

Physikalische Maßnahmen

Ziel ist die Erhaltung betroffener Funktionen, z.B. Atemgymnastik, kardiopulmonales Training, Bewegungsübungen, Lymphdrainage und Bindegewebsmassage der Extremitäten, insbesondere vorbeugende Maßnahmen gegen Kontrakturen. Sorgfältige lokale Pflege von Haut und Nägeln.

23.2.4.3 Polymyositis – Dermatomyositis

Ätiologie und Pathogenese Entzündliche, immunologisch vermittelte Muskel- und Bindegewebserkrankungen. Zu den idiopathischen Polymyositiden im Erwachsenenalter zählen die primär idiopathische Polymyositis (PM), die primär idiopathische Dermatomyositis (DM), die PM oder DM in Assoziation mit einem Malignom und die Einschlusskörperchenmyositis. Die Ursache der PM/DM ist unbekannt, virale Auslöser werden als exogene Trigger diskutiert. Bei der Polymyositis dominieren endomysiale T-zelluläre Infiltrate (v.a. aktivierte zytotoxische CD8+-T-Zellen), bei der Dermatomyositis perivaskuläre Infiltrate von CD4+-T-Zellen und B-Lymphozyten. Insbesondere die adulte Form der Dermatomyositis ist häufig mit malignen Tumoren im Sinne eines paraneoplastischen Syndroms assoziiert! Die seltene Einschlusskörperchenmyositis ist durch lichtmikroskopisch sichtbare Vakuolen gekennzeichnet, die von basophilen Granula umgeben sind.

Klinik Befallen ist insbesondere die Muskulatur des Hüft- und des Schultergürtels mit dem führenden klinischen Symptom der Muskelschwäche (sehr langsam progredient bis foudroyant fortschreitend). Auch distale Muskeln, Nacken- oder Schlundmuskulatur können befallen sein. Konsekutiv sichtbare Muskelatrophien. Das Symptom des Muskelschmerzes tritt nur bei ca. der Hälfte der Patienten auf, ist also nicht obligat. Typische zusätzliche Hautmanifestationen der Dermatomyositis sind auffällige „marmorierte“ Hautverfärbungen, flächige Erytheme periorbital („Lilac Edema“) oder über der Streckseite der Extremitäten und dem Dekolleté, Nagelfalzveränderungen, violette Rötungen, sog. Gottron-Papeln, über den Fingerknöcheln und eine Kalzinose der Haut. Organbeteiligungen (Herz, Lunge) können vorkommen, zudem Arthralgien und ein Raynaud-Syndrom.

Diagnostisch weiterführend sind eine Erhöhung der Muskelenzyme im Serum (CK, LDH, Aldolase, Transaminasen), verdächtige elektromyografische Befunde, Muskelödeme in der Weichteilsonografie und im MRT und beweisend schließlich die typischen histologischen Veränderungen (Biopsie!). Autoantikörper (ANA, Jo-1-AK und andere) sind nur bei einem Teil der Patienten nachweisbar.

Sonderform **Antisynthetase-Syndrom (Jo-1-Syndrom):** Polymyositis in Assoziation mit fibrosierender Alveolitis (Lungenfibrose), Polyarthritis und Nachweis von Autoantikörpern gegen die Histidyl-tRNA-Synthetase (Jo-1-Antikörper).

Therapie

Allgemeine Maßnahmen

Die physikalische Therapie ist ein wesentlicher Bestandteil der Behandlung. Während der akuten Erkrankung besteht sie vorwiegend in guter Lagerung zur Verhinderung von Kontrakturen, später in kontrollierten aktiven und passiven Bewegungsübungen. Keine Wärmeanwendungen im aktiven Stadium! Zum Ausschluss eines paraneoplastischen Syndroms sollte zunächst (insbesondere bei älteren Patienten mit DM) nach einem Malignom gefahndet werden. Nach dessen operativer Entfernung häufig spontane Remission der Myositis, bei Tumorrezidiv auch Rezidiv der Myositis.

Pharmakotherapie

(1) **Kortikosteroide:** Die meisten Fälle reagieren gut auf Kortikosteroide; diese sind im Schub der Erkrankung dringend indiziert in einer Initialdosis von 1 mg Prednisolon/kg KG/d. Schrittweise Reduktion nach frühestens 2 Wochen beginnend, Erhaltungsdosis je nach klinischem und laborchemischem (CK!) Befund. In schwersten Fällen Glukokortikoid-Bolustherapie von 1.000 mg Prednisolon über 3 Tage.

(2) **Immunsuppressiva: Azathioprin** (2 mg/kg KG/d) oder **MTX** (10–25 mg/Woche) werden als steroidsparende Immunsuppressiva eingesetzt. **Cyclophosphamid** sollte bei bedrohlichem Organbefall (Lunge, Herz) eingesetzt werden. Immunsuppressiva bei Patienten mit Jo-1-Syndrom eher frühzeitig einsetzen, erfolgversprechend scheint namentlich **Ciclosporin A** in einer Dosis von mindestens 3,5 mg/kg/d zu sein. Positive Studienergebnisse liegen auch für **Mycophenolat-Mofetil** in einer Dosis von 2 × 1.000 mg/d und bei refraktärer Dermatomyositis für Rituximab (Off-Label-Use) vor.

(3) In therapeutisch resistenten oder hoch aktiven Verlaufsformen Einsatz von **hoch dosierten Immunglobulinen i. v.** (Dosierung 0,4 g/kg KG/d i. v. über 5 Tage, Wiederholung mehrfach in monatlichen Abständen). Einzelne positive Therapieerfolge wurden für i. v.-Immunglobuline auch für die Einschlusskörperchenmyositis beschrieben, die ansonsten auf Kortikosteroide oder Immunsuppressiva nicht oder nur geringgradig anspricht.

23.2.4.4 Primäres Sjögren-Syndrom

23

Chronische, langsam progrediente Autoimmunerkrankung der exokrinen Drüsen unbekannter Ätiologie mit lymphozytären Infiltrationen (CD4+-T-Zellen) der Speichel- und Tränendrüsen. Klinische Leitsymptome sind eine Keratoconjunctivitis sicca und eine Xerostomie. Eine chronische Schwellung der Parotitiden sowie Arthralgien und Arthritiden sind häufig. Selten Manifestation einer interstitiellen Nephritis. Einige Patienten entwickeln im Verlauf maligne NHL (meist B-Zell-Lymphome), sodass ein regelmäßiges diesbezügliches Screening obligat ist. Neben dem „primären Sjögren-Syndrom" häufig Begleiterkrankungen bei entzündlichen rheumatischen Grunderkrankungen. Serologisch sind Antikörper gegen Speicheldrüsen, positive Rheumafaktoren und ANA (in 70–90 %) häufig zu finden. Typisch für das Sjögren-Syndrom sind Antikörper gegen die Zellkernantigene Ro/SS-A und La/SS-B.

Therapie

Meist nur symptomatische Maßnahmen zur Behandlung der Sicca-Symptomatik (niedrig visköse **Augentropfen** auf Polyvinylalkohol- oder Polyvidonbasis sowie höher visköse zellulose-, hyaluronsäure- und varbomerhaltige Substanzen und Augensalben). Als lokalmechanische Maßnahme kommt eine Tränengangsokklusion infrage. **Salivaersatz** mittels künstlichem Speichel (Glandosane®-Spray). Versuch mit Pilocarpin (Salagen®, 3–4 × 5 mg/d). Zur Verhinderung von Mundschleimhautinfektionen regelmäßige Mundspülungen, ggf. vorübergehend mit Nystatin-Zusatz. Noch nicht in Deutschland auf dem Markt ist **Cevimelin** (Evoxac®), ein Acetylcholinderivat mit erhöhter Affinität für M1- und M3-Muscarinrezeptoren auf Speichel- und Tränendrüsenepithel, das aber über die Auslandsapotheke verfügbar ist. Evtl. Gabe von **NSAR** (▶ Kap. 23.2.1, „Nichtsteroidale Antirheumatika [NSAR]") bei Arthralgien. Die systemische Anwendung von **Kortikosteroiden** kann in akuten Schüben (v.a. Gelenkbeteiligung, sekundäre Vaskulitis, akute Form der interstitiellen Nephritis oder myositische Mitbeteiligung) therapeutisch wirksam sein. Kontraindikationen gegen Kortikoide: lokale Applikation bei infizierter Kornea oder Kornealgeschwüren.

DMARD-Therapie: Einige Studien sprechen für einen Einsatz von Antimalariamitteln (Hydroxychloroquin) bei systemischer Erkrankung mit Arthralgien, Fatigue und Sicca-

Symptomatik. **Immunsuppressiva** wie Cyclophosphamid oder Azathioprin sollten nur bei Schüben mit schwerwiegender Organbeteiligung (ZNS, Vaskulitis, Lunge) eingesetzt werden.

Bei führender Arthritis Einsatz von **MTX** möglich.

Experimentelle Therapie mit **Rituximab** bei therapierefraktärem Sjögren-Syndrom mit Organbefall und bei sekundärem B-Zell-NHL.

23.2.4.5 Mixed Connective Tissue Disease (Sharp-Syndrom, MCTD)

Overlapsyndrom mit einer Kombination von Charakteristika unterschiedlicher rheumatischer Erkrankungen (RA, SLE, Sklerodermie, Polymyositis, Sjögren-Syndrom). Meistens geht ein langjähriges Raynaud-Syndrom voraus, besonders häufig finden sich Arthralgien, diffuse Fingerschwellungen und Myalgien. Die Krankheit wird laborchemisch definiert durch einen hohen Titer antinukleärer Antikörper (granuliertes Färbemuster im Immunfluoreszenztest) und spezifische Antikörper gegen ein extrahierbares nukleäres Antigen (Anti-U1nRNP). Die therapeutischen Maßnahmen richten sich nach den klinischen Symptomen und Organmanifestationen und orientieren sich an der Therapie der genannten einzelnen Kollagenosen (Therapiemöglichkeiten s. dort).

23.2.5 Systemische Vaskulitiden

Vaskulitiden repräsentieren eine heterogene Gruppe von entzündlichen Systemerkrankungen, die durch eine entzündliche Infiltration und Nekrosen von Blutgefäßen gekennzeichnet sind. Unter praktischen Gesichtspunkten hat sich eine Klassifikation nach der Größe der befallenen Gefäße bewährt, die Nomenklatur der Chapel Hill Consensus Conference von 1993 wurde 2012 revidiert.

Die 2012 revidierte **Vaskulitis-Nomenklatur nach der internationalen Chapel Hill Consensus Conference** (Jenette et al. 2013):

- Großgefäßvaskulitis
  - Riesenzell-Arteriitis
  - Takayasu-Arteritis
- Vaskulitis mittelgroßer Gefäße
  - Polyarteriitis nodosa
  - Kawasaki-Erkrankung
- Vaskulitis kleiner Gefäße
  - ANCA-assoziiert
  - Granulomatose mit Polyangiitis (Wegener)
  - Mikroskopische Polyangiitis
  - Eosinophile Granulomatose mit Polyangiitis (Churg-Strauß)
- Immunkomplexaassoziiert
  - Anti-GBM-Erkrankung
  - Kryoglobulinämische Vaskulitis
  - IgA-Vaskulitis (Henoch-Schönlein)
  - Hypokomplementämische Urtikaria-Vaskulitis (Anti-C1q-Vaskulitis)
- Vaskulitis variabler Gefäßgrößen
  - Morbus Behçet
  - Cogan-Syndrom
- Vaskulitis einzelner Organe
  - Kutane leukozytoklastische Angiitis
  - Kutane Arteritiis
  - Primäre Vaskulitis des zentralen Nervensystems
  - Isolierte Aortitis
  - Andere

- Systemische Vaskulitis in Assoziation mit anderen Systemerkrankungen: Lupus-Vaskulitis, rheumatoide Vaskulitis, Sarkoidvaskulitis, andere
- Sekundäre Vaskulitis (Vaskulitis in Assoziation mit einem möglichen ätiologischen Agens)
  - Hepatitis-C-virus-associated cryoglobulinemic vasculitis
  - Hepatitis-B-virus-associated vasculitis
  - Syphilisassoziierte Aortitis
  - Drug-associated immune complex vasculitis
  - Drug-associated ANCA-associated vasculitis
  - Cancer-associated vasculitis
  - Others

23.2.5.1 Riesenzellarteriitis einschließlich Arteriitis temporalis

Ätiologie und Pathogenese Häufigste primäre Vaskulitis in Europa und Nordamerika. Histopathologisch transmural infiltrierte Gefäßwand großer und mittelgroßer Arterien mit Auftreten typischer Riesenzellen. Klinisch führend ist häufig die Manifestation an der A. temporalis, andere Stromgebiete großer bis mittelgroßer Arterien sind aber ebenfalls betroffen (Aorta, Aa. axillares, brachiales, carotides, vertebrales, iliacae, femorales). Ein auslösendes Agens ist nicht bekannt, die Erkrankung ist gehäuft mit HLA-DR4 assoziiert. Pathogenetisch spielen Makrophagen, T-Zellen und Zytokine (IL-6) eine Rolle. Die Arteriitis temporalis ist bei einem großen Teil der Patienten mit einer Polymyalgia rheumatica assoziiert, letztere kann jedoch auch ohne nachweisbare Riesenzellarteriitis auftreten.

Klinik Die isolierte **Riesenzellarteriitis/Arteriitis temporalis** (ohne Polymyalgie) kann klinisch einzig durch massive Kopfschmerzen oder durch die Allgemeinsymptome Gewichtsabnahme oder Fieber unklarer Genese auffallen. Andere häufige Symptome sind Kopfhautschmerzen und eine Claudicatio beim Kauen. Diagnosesicherung durch Biopsie der A. temporalis sollte angestrebt werden, duplexsonografisch ist die Verdickung der Gefäßwand mit umgebendem Ödem („Halo") darstellbar. Neben der klinisch nicht immer tastbar befallenen Temporalarterie sind Manifestationen im Bereich anderer Stromgebiete gefürchtet und durchaus häufig (insbesondere A. ophthalmica [**cave** Erblindung], vertebrobasiläres Stromgebiet; zerebrale Arterien, Aorta [**cave** Aneurysmenbildung]). Die Erkrankung betrifft häufiger Frauen als Männer, bevorzugte Altersgruppe: ab dem 60. Lebensjahr. Die begleitende Polymalgie zeigt sich als ausgeprägte Schwäche und Schmerzzustände im Nacken und Schultergürtel. Ausgeprägte unspezifische serologische Entzündungszeichen („Sturzsenkung", CRP-Erhöhung). Keine spezifische Serologie, insbesondere Rheumaserologie und Autoantikörper negativ.

Therapie

Wegen der möglichen Komplikationen im betroffenen Gefäßbereich (z. B. akute Erblindung, Infarkt, Aortenaneurysma) ist bei Riesenzellarteriitis eine hoch dosierte **Kortisonmedikation** indiziert (beginnend mit 1–2 mg/kg KG/d Prednisolonäquivalent je nach klinischer und serologischer Aktivität). Bei bereits bestehenden Sehstörungen Steroid-Bolustherapie mit 1.000 mg/d an 3 aufeinanderfolgenden Tagen. Schrittweise langsame Reduktion der Kortisondosis unter Kontrolle der serologischen Entzündungsparameter, insbesondere des CRP. Sollte deren Normalisierung nur mit Erhaltungsdosen von 15 mg/d Prednisolon oder mehr zu erreichen sein oder eine Aortitis vorliegen, kann die zusätzliche Gabe von **Immunsuppressiva** (insbesondere **MTX** 1 × 15–25 mg/Woche oder **Azathioprin** 2 mg/kg KG/d, in seltenen Fällen auch **Cyclophosphamid** 2 mg/kg/d) erwogen werden. Hierbei regelmäßige Kontrolle des Differenzialblutbilds erforderlich. Der primäre Einsatz von Immunsuppressiva oder auch von TNFα-Inhibitoren in Kombination mit Kortikosteroiden bietet wahrscheinlich keinen Vorteil. Ein positives Phase-III-Studienergebnis zum Einsatz von **Tocilizumab** (als s.c. Spritze 162 mg 1-mal pro Woche) hat in den USA zur Zulassung von Tocilizumab bei Riesenzellarteriitis geführt. Die Therapie der Riesenzellarteriitis erfolgt üblicherweise für mindestens 1 Jahr mit der niedrigst möglichen Steroiddosis, Rezidive sind nach Absetzen der Therapie häufig! Zusätzliche Gabe von **ASS** 100 mg/d und Osteoporoseprophylaxe.

23.2.5.2 Polyarteriitis nodosa

Ätiologie und Pathogenese Seltene Vaskulitis unbekannter Ätiologie. Eine Immunpathogenese mit Immunkomplexablagerungen und T-zellvermittelten Reaktionen wird diskutiert.

Der Erkrankung gehen nicht selten Virusinfektionen (insbesondere Hepatitis B) oder Arzneimittelbehandlungen (z. B. mit Sulfonamiden) voraus.

Klinik Die Erkrankung ist charakterisiert durch segmentale, entzündliche, nekrotisierende Veränderungen meist kleiner und mittlerer Arterien mit der Folge von Durchblutungsstörungen in den betroffenen Versorgungsgebieten mit ggf. dramatischer Konsequenz, z. B. bei Befall der Koronarien (Myokardinfarkt), der Mesenterialarterien (Darminfarkt), Hirnarterien (Insult) oder der A. ophthalmica (Erblindung). Sekundär kommt es zur Ausbildung von Mikroaneurysmen, die diagnostisch (Angiografie!) wegweisend sein können.

Bei der relativ häufig zu beobachtenden Beteiligung der Nierengefäße kann es zur renovaskulären Hypertonie mit deren Sekundärfolgen kommen. Eine Glomerulonephritis (GN) kommt hingegen praktisch nie vor. Periphere Nerven sind häufig befallen (schmerzhafte Schwerpunktneuropathie). In der Kutis (insbesondere der unteren Extremitäten) Auftreten von hämatomartig verfärbten, druckschmerzhaften Indurationen unterschiedlicher Größe. Je nach Befall des Gefäßsystems (segmental oder systemisch) schwanken die subjektiven Beschwerden zwischen geringer Beeinträchtigung und starkem Verfall der körperlichen Kräfte. Laborchemisch häufig hohe BSG, Hypergammaglobulinämie. Rheumaserologie und antinukleäre Faktoren meist negativ. Gelegentlich Eosinophilie. HB_S-Antigen häufig positiv.

Therapie

Sorgfältige anamnestische Erhebung hinsichtlich der Suche nach möglichen Grunderkrankungen (Virushepatitis)! Die Erkrankung ist therapeutisch häufig schwer zu beeinflussen. Primär sollten hohe Dosen von **Kortikosteroiden** zur Anwendung kommen, initial mit Prednisolon 50–100 mg/d, später langsame individuelle Erhaltungsdosis, die meist nach 3–4 Monaten im Bereich von 20 mg/d liegt. Weitere Reduktion in kleinen Schritten. Bessert sich die Symptomatik nicht innerhalb weniger Tage, sollte eine kurz dauernde weitere Erhöhung der Steroiddosis (z. B. Methylprednisolon-Bolustherapie mit 1.000 mg/d über 3 Tage) erfolgen und zusätzliche Immunsuppressiva wie **Cyclophosphamid** oral 2 mg/kg KG/d eingesetzt werden (▶ Kap. 7).

Die Empfehlung für den Einsatz von Cyclophosphamid lautet derzeit noch, dass die Therapie noch für mehrere Monate über den Beginn der Remission gegeben werden oder durch eine Erhaltungstherapie mit **Azathioprin** ersetzt werden sollte.

Im fortgeschrittenen Stadium wird sich die Behandlung auf Sekundärphänomene richten müssen, die sich als Folge von Durchblutungsstörungen in den betroffenen Organen oder der renovaskulären Hypertonie ausbilden. Bei Hepatitis-B-assoziierter Panarteriitis nodosa wird die Kombination aus einer Kortikosteroidtherapie und einer antiviralen Behandlung mit Nukleosidanaloga eingesetzt (Lamivudin 100 mg/d, Entecavir 0,5 mg/d oder Telbivudin 600 mg/d).

23.2.5.3 Granulomatose mit Polyangiitis (Wegener)

Ätiologie und Pathogenese Granulomatöse Entzündung des oberen und unteren Respirationstrakts mit systemischer Vaskulitis kleiner und mittlerer Gefäße (Arterien, Arteriolen, Venolen, Kapillaren) und häufig assoziierter nekrotisierender Glomerulonephritis. Die Ätiologie ist unbekannt, bestimmte bakterielle Infektionen von Nase und Nasennebenhöhlen (Staphylokokken) scheinen Schübe der Erkrankung auslösen zu können. Im Unterschied zu anderen Vaskulitiden ist das Fehlen von Immunkomplexen charakteristisch („pauci-immune Vaskulitis"). Antineutrophile zytoplasmatische Antikörper (ANCA), gerichtet gegen das Zielantigen Proteinase-3, scheinen nicht nur diagnostisch wichtig zu sein, sondern auch eine zentrale Rolle in der Immunpathogenese zu spielen.

Klinik Initialstadium häufig auf den HNO-Bereich beschränkt (sog. lokoregionäres Stadium) mit nekrotisierenden Granulomen, blutigem Schnupfen, Ulzerationen. Das Generalisationsstadium zeigt sich klinisch als Fieber, Gewichtsverlust, Arthralgien und Myalgien. Befall der Lunge durch noduläre Infiltrate, teils nekrotisierend und Kavernen bildend. Nierenbefall typischerweise als rapid-progrediente Glomerulonephritis (histologisch proliferative GN mit Halbmondbildung). Häufig auch periphere Nervenbeteiligung und Episkleritis. Serologisch imponieren hohe unspezifische Entzündungszeichen. Der Nachweis von c-ANCA ist nahezu krankheitsspezifisch.

THERAPIE

(1) Im rein *lokoregionären Stadium* ist ein zeitlich begrenzter Therapieversuch mit **Trimethoprim-Sulfamethoxazol**, ggf. in Kombination mit Low-Dose-Kortikosteroiden als Langzeittherapie gerechtfertigt; engmaschiges Monitoring und Folsäuresubstitution notwendig. Bei unzureichendem Ansprechen Absetzen von Trimethoprim-Sulfamethoxazol und Einsatz von MTX 20–25 mg/Woche (bevorzugt parenteral).

(2) Im *Generalisationsstadium:* bei systemischen Symptomen ohne Befall lebenswichtiger Organe Therapie mit **Prednisolon** und **MTX.** Bei Nieren- oder Lungenbefall Therapie nach dem **Fauci-Schema** bis zur Teilremission: Cyclophosphamid oral 2–3 mg/kg KG/d in Kombination mit Kortikosteroiden (1–2 mg/kg KG/d Prednisolonäquivalent). Die optimale periphere Leukozytenzahl sollte zwischen 3 und 4 Gpt/L (3.000–4.000/µl) liegen (bzgl. UAW und Vorsichtsmaßnahmen ▶Kap. 7.2.1, „Besonderheiten bei der Anwendung", ▶Kap. 7.2.1, „Unerwünschte Arzneimittelwirkungen"). Bei bereits eingetretener Niereninsuffizienz zu Therapiebeginn Reduktion der Cyclophosphamid-Dosis auf 1 mg/kg KG/d. Eine i. v. Bolustherapie (z. B. 750 mg/m^2 KOF) alle 4 Wochen scheint der kontinuierlichen oralen Cyclophosphamid-Therapie in der Wirkung nicht unterlegen zu sein bei gleichzeitig niedrigerer kumulativer Dosis. Bei fulminanten Verläufen initial Methylprednisolon-Bolustherapie mit 1.000 mg/d an 3 aufeinanderfolgenden Tagen oder auch Kombination von Cyclophosphamid mit Plasmapherese.

Bei schwerer, aktiver Granulomatose mit Polyangiitis kann zur Induktion einer Remission, insbesondere auch bei einem schweren Rezidiv nach Erstbehandlung mit Cyclophosphamid, **Rituximab** in Kombination mit **Glukokortikoiden** eingesetzt werden. Es wird empfohlen, vor der ersten Rituximab-Infusion Methylprednisolon hoch dosiert (1.000 mg/d i. v.) über 3 Tage zu verabreichen, die letzte Kortikosteroidgabe kann am selben Tag erfolgen wie die erste Infusion von Rituximab. Danach und während des Zeitraums der Rituximab-Behandlung beträgt die Steroiddosis 1 mg/kg/d und sollte anschließend ausschleichend reduziert werden. Die empfohlene Rituximab-Dosis beträgt 375 mg/m^2 KOF einmal wöchentlich über einen Zeitraum von 4 Wochen (insgesamt 4 Infusionen).

(3) *Experimentelle Therapien:* Bei Versagen der Cyclophosphamid-Therapie, namentlich bei einem Überwiegen granulomatöser Manifestationen wie visusbedrohenden Orbi-

ta- oder pulmonalen Granulomen, wurde im Rahmen von Pilotstudien **Infliximab** (3–5 mg/kg KG) eingesetzt.

(4) *Immunsuppressive Erhaltungstherapie:* Wegen der hohen Toxizität des Fauci-Schemas im Rahmen einer längerfristigen Therapie (Infektionen, Malignomentstehung, Knochenmarktoxizität) wird frühzeitig auf eine andere immunsuppressive Erhaltungstherapie der ANCA-assoziierten Vaskulitiden (bei Patienten ohne Niereninsuffizienz) umgesetzt. Hiernach kann empfohlen werden, nach Erreichen einer Teilremission unter Cyclophosphamid bereits nach 4 Monaten auf eine Erhaltungstherapie mit **Azathioprin** umzusetzen. Als Erhaltungstherapie eignet sich zudem **Leflunomid** in einer Dosis, die mit 30 mg/d höher liegt als die Dosis zur Therapie der RA. Auch **MTX** (25–30 mg/Woche parenteral) wird als Erhaltungstherapie eingesetzt. Auch eine relativ niedrig dosierte Rituximab-Erhaltungstherapie (500 mg alle 6 Monate) scheint erfolgreich zu sein.

23.2.5.4 Mikroskopische Polyangiitis (MPA)

Ätiologie und Pathogenese Zu den ANCA-assoziierten „pauci-immunen" Vaskulitiden gehörend; es wird eine der Granulomatose mit Polyangiitis ähnliche Pathogenese vermutet. Histopathologisch Vaskulitis kleiner Gefäße, keine Granulombildung.

Klinik Fast immer mit einer rapid-progressiven GN einhergehend, ähnlich wie bei der Granulomatose mit Polyangiitis kommen auch pulmorenale Syndrome mit alveolärer Hämorrhagie und Nierenversagen vor. Ansonsten unspezifische rheumatische Symptome (Arthralgien, Arthritiden, Myalgien), Befall des Nasopharynx möglich. Im Labor hohe unspezifische Entzündungsparameter, diagnostisch spezifisch ist der Nachweis von ANCA mit perinukleärem Fluoreszenzmuster (p-ANCA) mit dem Zielantigen der Myeloperoxidase (MPO).

Therapie

Die Therapie entspricht sowohl in der Induktions- als auch in der Erhaltungstherapie derjenigen der Granulomatose mit Polyangiitis (▶ Kap. 23.2.5.3, „Therapie").

23.2.5.5 Eosinophile Granulomatose mit Polyangiits (EGPA, früher Churg-Strauß-Syndrom)

Ätiologie und Pathogenese Die EGPA wird zu den hypereosinophilen Syndromen gezählt, zusätzlich liegt eine nekrotisierende Vaskulitis vor. Die Ätiopathogenese ist noch nicht geklärt. Wegen des typischen phasenhaften Verlaufs mit allergischen Prodromi (Asthma bronchiale, atopische Rhinitis) gefolgt von Eosinophilie und IgE-Vermehrung werden allergische Mechanismen diskutiert. IL-5 ist eines der wichtigsten, die Eosinophilie stimulierenden Zytokine. Es findet sich eine Überreaktion von T-Helfer-2-Lymphozyten. Diskutiert wird auch eine Ablagerung IgE-haltiger Immunkomplexe.

Klinik Oft jahrelange Prodromi von Asthma bronchiale und Allergien. In der Generalisationsphase Arthralgien, Myalgien, Lungeninfiltrationen, Sinusitiden, Mono- und Polyneuropathien, kutane Vaskulitiden, im Verlauf ggf. Kardiomyopathie und intestinaler Befall. Nierenbefall nur selten. Histologisch extravaskuläre Akkumulation von Eosinophilen. Im Labor Eosinophilie (> 10 % im Differenzialblutbild), IgE-Erhöhung, unspezifische Entzündungsparameter erhöht; vereinzelt Nachweis von c-ANCA oder p-ANCA (i.d.R. MPO-ANCA).

Therapie

In den meisten Fällen gutes Ansprechen auf **Kortikosteroide** (1 mg/kg KG/d Prednisolonäquivalent). Zur langfristigen Krankheitskontrolle werden aber oft inakzeptabel hohe Dosen mit den entsprechenden UAW benötigt. Zur Steroideinsparung und bei unzureichendem Ansprechen Kombination mit **Azathioprin** (2 mg/kg KG/d), **MTX** (15–25 mg/Woche) oder bei lebensbedrohlichen Verläufen mit **Cyclophosphamid** (2 mg/kg KG/d). IFN-α wurde bei Patienten mit EGPA als Alternative zu Cyclophosphamid eingesetzt. Positive Studienergebnisse liegen für eine Therapie mit dem IL-5-Antikörper Mepolizumab vor.

23.2.5.6 Behçet-Syndrom

Ätiologie und Pathogenese Das Behçet-Syndrom ist gekennzeichnet durch rezidivierende aphthös-ulzerierende Mundschleimhaut- und Genitalveränderungen, eine Uveitis und charakteristische Hautveränderungen. Es wird als Vaskulitis variabler Gefäßgrößen klassifiziert mit einer immunvermittelten Vaskulitis, Infarzierungen und lymphatischen Infiltrationen. Die Ätiologie ist unbekannt, es besteht eine genetische Prädisposition (HLA-B51).

Klinik In Europa besonders häufig in der Türkei vorkommend (bis zu 200 auf 100.000 Einwohner), bevorzugt Männer im 3. Lebensjahrzehnt betroffen. Typisch sind aphthöse, schmerzhafte Ulzerationen der Mundschleimheut, genitale Aphthen/Ulzerationen an Penis, Skrotum und Vulva. An okulären Manifestationen Hypopyon-Iritis, Uveitis anterior oder posterior, retinale Vaskulitis. Gelenkbefall (Oligoarthritis, Enthesitiden) bei ca. 40 %. An der Haut erythematöse Papeln und Pusteln, Pseudofollikulitiden und Erythema nodosum. Ein positiver Pathergie-Test kann diagnostisch verwendet werden. Prognostisch und therapeutisch bedeutsam sind neurologische Manifestationen (aseptische Meningoenzephalitis, selten apoplektische Insulte, Kopfschmerzen) und eine Vaskulitis der Pulmonalarterie mit Aneurysmabildung.

Therapie

23

Die Therapie ist symptomatisch. **Glukokortikosteroide** unterdrücken die Krankheitsaktivität, können sie jedoch selten komplett kontrollieren. Bei unzureichender Wirkung Kombination mit **Azathioprin** oder **MTX.** Zur Behandlung der oralen und genitalen Aphthen kommt **Colchicin** (Colchicum dispert®) zum Einsatz (Dosis 3 × 0,5 mg/d). Für die okulären Manifestationen eignet sich **Ciclosporin A** in Dosen von 3–5 mg/kg KG/d und (experimentell) IFN-α. Bei schweren ZNS-Manifestationen neben hoch dosierten Steroiden Verabreichung von **Chlorambucil** (Leukeran®) in einer Initialdosis von 0,1 mg/kg KG/d oder von **Cyclophosphamid** 2 mg/kg KG/d. In schweren Formen einer okulären Manifestation mit drohendem Visusverlust wurde mit gutem Erfolg **Infliximab** 5 mg/kg KG eingesetzt; hier genügte oft eine Infusion zur Wiederherstellung des Sehvermögens (▶ Kap. 7). Ähnlich gute Daten existieren für **Adalimumab** 40 mg s. c. alle 2 Wochen.

23.2.5.7 Cogan-I-Syndrom

Ätiologie und Pathogenese Seltene Autoimmunerkrankung unbekannter Ursache, die durch entzündliche Augenveränderungen und audiovestibuläre Symptome charakterisiert und nicht selten mit systemischen Autoimmunerkrankungen aus dem rheumatischen Formenkreis assoziiert ist. Das Cogan-Syndrom wird als Vaskulitis variabler Gefäßgrößen klassifiziert. Es sind vorwiegend junge Erwachsene befallen.

Klinik Klinisch typisch ist ein gemeinsames Auftreten von Augen- und Ohrensymptomatik mit folgenden Anzeichen: interstitielle Keratitis/Uveitis und andere Augensymptome wie Augenbrennen, Augenschmerzen, Lichtscheu und Verschlechterung des Sehvermögens. Diese Augensymptome sind kombiniert mit audiovestibulären Störungen ähnlich einer Menière-Erkrankung (Verschlechterung des Hörvermögens, Tinnitus, Schwindel, Erbrechen, Spontannystagmus) und progredienter Innenohrschwerhörigkeit bis zur vollständigen Taubheit innerhalb von 2 Jahren. Vaskulitiden unterschiedlicher Gefäßgrößen (Aortitis, Arteriitis der Koronarien, Kleingefäßvaskulitiden) können vorkommen.

Therapie

Die Therapie ist symptomatisch. **Glukokortikosteroide** unterdrücken die Krankheitsaktivität, bei fehlenden rheumatologischen Systemmanifestationen erfolgt zunächst eine lokale Kortison-Therapie (intratympanale Steroidinjektionen, steroidhaltige Augentropfen), häufig sind systemische Kortikosteroide notwendig, ggf. kortisonsparende Immunsuppression (Azathioprin, MTX). Enge Kooperation v.a. mit den HNO-ärztlichen Kollegen (Lokaltherapie, Hörgeräteanpassung, Kochleaimplantat). Systemmanifestationen, insbesondere vaskulitische Manifestationen, müssen immunsuppressiv behandelt werden (systemische Kortikosteroide, Azathioprin, bei schweren Fällen Cyclophosphamid, einzelne positive Berichte existieren zum Einsatz von TNFα-Blockern.

23.2.6 Polymyalgia rheumatica

Ätiologie und Pathogenese Häufige entzündlich-rheumatische Erkrankung des älteren Menschen, die zu Schmerzen der Muskulatur, v.a des Schulter- und Beckengürtels, führt und mit ausgeprägten Entzündungszeichen im Blut einhergeht. Die Patienten sind im Allgemeinen über 60 Jahre alt, Frauen sind 2- bis 3-mal so häufig betroffen wie Männer, einige Patienten haben gleichzeitig eine Arteriitis temporalis. Pathophysiologisch kommt es zu einer unspezifischen Steigerung der Produktion proinflammatorischer Zytokine, insbesondere IL-1 und IL-6. Exogone Einflüsse (z. B. Viren) werden als Auslöser diskutiert.

Klinik Beginn subakut, ausgeprägte Schwäche und Schmerzzustände im Bereich der rumpfnahen Muskulatur (insbesondere Nacken- und Schultergürtelbereich, auch Oberschenkelmuskulatur) mit stark schmerzhafter Einschränkung der aktiven Beweglichkeit in den Schultergelenken (passive Beweglichkeit frei!). Häufig auch klinische Allgemeinsymptomatik (Abgeschlagenheit, evtl. Fieber, Inappetenz, Gewichtsabnahme), deutliche Erhöhung von CRP und BSG. An rheumatischen Symptomen können Arthritiden im Bereich der Hände und Bursitiden/Tenosynovitiden der Schultern und Hüften auftreten.

Therapie

Bei reiner Polymyalgia rheumatica ohne Riesenzellarteriitis ist eine initiale **Prednisolondosis** von 15–25 mg/d ausreichend. Bessern sich die klinische Symptomatik nicht innerhalb von 3 Tagen und das CRP nicht innerhalb von 1 Woche (beides bis hin zur Normalisierung), muss die Diagnose infrage gestellt werden (Paraneoplasie?). Schrittweise langsame Reduktion der Kortisondosis unter Kontrolle der serologischen Entzündungsparameter, insbesondere des CRP. Sollte deren Normalisierung nur mit Erhaltungsdosen von 10–15 mg/d Prednisolon oder mehr zu erreichen sein, kann die zusätzliche Gabe von **Immunsuppressiva** (insbesondere **MTX** 1 × 15–20 mg/Woche oder **Azathioprin** 2 mg/kg KG/d) erwogen werden. Hierbei regelmäßige Kontrolle des Differenzialblutbilds erforderlich. Die Therapie erfolgt üblicherweise für mindestens 1 Jahr mit der niedrigst möglichen Steroiddosis, Rezidive sind nach Absetzen der Therapie häufig! Osteoporoseprophylaxe bedenken.

23.2.7 Infektiöse Arthritis

Ätiologie und Pathogenese Ausdruck einer lokalen bakteriellen Infektion, die meist hämatogen oder durch direkte Erregerinokulation (traumatisch, nach Gelenkpunktionen oder per continuitatem) entstehen kann. Befallen sind im Wesentlichen die großen Gelenke. Die häufigsten Erreger im Erwachsenenalter sind Staphylokokken (*S. aureus*, seltener *S. epidermidis*), Streptokokken, Pneumokokken, E. coli, Pseudomonas aeruginosa. Bei jüngeren Patienten sind Gonokokken sowie bei i. v. Drogenabusus Staphylokokken häufig. Besonders zu berücksichtigen sind prädisponierende Faktoren für hämatogene Infektarthritiden wie Diabetes mellitus, chronische Niereninsuffizienz, Neoplasien, HIV-Erkrankung, immunsuppressive Therapie oder Leberzirrhose. Sonderformen stellen infektiöse Arthritiden durch Mycobacterium tuberculosis oder durch atypische Mykobakterien und Candida-Arthritiden dar. Der Nachweis erfolgt durch Kultur des Gelenkpunktats. Bei Patienten mit endoprothetischem Gelenkersatz wird häufig eine periphere Hautläsion (Ulcus cruris, Nagelbettvereiterung) an der gleichen, aber auch an der kontralateralen Extremität als „Eintrittspforte" für eine Protheseninfektion gesehen.

Klinik Plötzlicher Beginn eines hoch akuten, meist monoarthritischen Bilds (Schwellung, Rötung, Ergussbildung, ausgeprägter Spontan-Berührungs-Bewegungsschmerz). Fieber bis zu septischen Temperaturen. Laborchemisch je nach Akuität unspezifische Entzündungszeichen (BSG, Elektrophorese, Leukozytose) bei negativer Rheumaserologie. Bei abwehrgeschwächten Patienten kann das klinische Bild atypisch sein (z. B. ohne Fieber)! Sofortige Punktion mit Synoviaanalyse und mikrobiologischer Kultur und Abnahme von Blutkulturen indiziert.

Therapie

Allgemeine Maßnahmen

Ziel ist die Sanierung des Infekts unter Erhalt der Gelenkfunktion. Jeder nachgewiesene Gelenkinfekt ist prinzipiell eine Indikation zur unverzüglichen lokalen operativen Therapie in Abhängigkeit von Lokalisation, Begleiterkrankungen, Alter und vorbestehender Gelenkpathologie (arthroskopische Verfahren mit Lavage, Débridement, Synovektomie, ggf. offene Arthrotomie) mit Spül-Saug-Drainagen der befallenen Gelenke in funktionell günstiger Position. Purulente Gelenkergüsse wiederholt abpunktieren (Saugdrainage, ggf. Spül-Saug-Drainage). Dadurch wird eine subjektive Erleichterung geschaffen, insbesondere aber der destruktive Einfluss des enzymhaltigen purulenten Exsudats auf das Knorpelgewebe vermindert. Nach Rückgang der Entzündung intensive Bewegungstherapie zur Prophylaxe von Gelenkversteifung.

Pharmakotherapie

Nach Erregergewinnung zunächst kalkulierte, dann gezielte und konsequente **antibiotische Therapie.** Bis zum Erhalt der Erregerdifferenzierung und des Antibiogramms bei fehlendem Hinweis auf atypische Erreger kalkulierte Therapie mit Amoxicillin-Clavulansäure 3 × 2,2 g als Kurzinfusion. Nach Erregerbestimmung und Antibiogramm Umstellung auf eine spezifische i.v. Antibiotikatherapie (Präparate und Dosierung ▶ Kap. 9.1, ▶ Kap. 26). Die jeweiligen Antibiotika in hohen Dosierungen geben, jedoch nicht lokal injizieren. Ihr Wirkspiegel in der Synovialflüssigkeit entspricht dem im Blut.

23.2.8 Lyme-Arthritis

▶ Kap. 26.1.19.

Ätiologie und Pathogenese Die Lyme-Borreliose ist eine durch eine Infektion mit der Spirochäte Borrelia burgdorferi (durch Zeckenstich übertragen) verursachte Infektionskrankheit, die unbehandelt typischerweise in verschiedenen Stadien verläuft.

Klinik Rheumatische Beschwerden (Arthralgien, Myalgien) können bereits im Stadium I (1–4 Wochen nach Zeckenstich), dem Stadium des Erythema migrans, auftreten. Flüchtige, wandernde, teils heftige Arthralgien und Myalgien treten auch im Stadium II (Wochen bis Monate nach dem Zeckenstich) auf. Unter der eigentlichen **Lyme-Arthritis** versteht man eine Manifestation des Stadiums III der Lyme-Borreliose, sie tritt im Mittel 6 Monate nach der Infektion auf (maximal bis zu 2 Jahren später). Es handelt sich typischerweise um eine akut rezidivierende Mono- oder Oligoarthritis, befallen ist fast immer ein Kniegelenk.

Eine primär chronisch verlaufende Polyarthritis kleiner Gelenke spricht gegen die Diagnose einer Lyme-Arthritis.

Die Diagnose sollte klinisch und durch Erfragen der typischen Symptome (Erythema migrans?) gestellt werden, sie wird durch den Nachweis spezifischer Borrelien-Antikörper gestützt. Im Stadium der Lyme-Arthritis sind Borrelien-Antikörper der IgG-Klasse immer positiv (isoliert positive IgM-Antikörper sprechen gegen die Diagnose). Erregernachweis auch möglich mittels spezifischer PCR aus Synovia oder Synovialisbiopsie.

! WICHTIG

Die „Durchseuchung" der Bevölkerung mit asymptomatisch verlaufenden Infektionen ist heute so hoch, dass ein positiver Titer allein die Diagnose einer floriden, behandlungsbedürftigen Borreliose nicht rechtfertigt. Die klinischen und serologischen Entzündungszeichen sind wichtiger zu bewerten als ein positiver Titer bei klinischen und serologischen Normalbefunden. Folglich kann ein positiver Titer für eine angebliche „persistierende" Symptomatik erhebliche diagnostische Probleme ergeben.

Therapie

Allgemeine analgetisch-antiphlogistische Therapie mit NSAR.

Orale **antibiotische Therapie: Doxycyclin** 2 × 100 mg/d über 30 Tage (alternativ bei Unverträglichkeiten Amoxicillin 3 × 500–750 mg/d). Intravenöse Therapie möglich mit **Ceftriaxon** 1 × 2 g/d über 14–21 Tage (alternativ Cefotaxim 3 × 2 g/d oder Penicillin G 4 × 5 Mio. IE/d über 14–20 Tage).

Eine klinische Beurteilung des Therapieerfolgs ist oft erst nach 3 Monaten möglich. Persistierende oder schwankende IgG-Antikörpertiter bleiben oft lebenslang erhalten und stellen keinen Parameter des Therapieerfolgs dar, sollten keinesfalls eine Indikation zu erneuten antibiotischen Therapien darstellen. Bei persistierender Arthritis nach Antibiotikatherapie ist auch ein Behandlungsversuch mit intraartikulär applizierten **Kortikosteroiden** möglich. Auch chirurgische Synovektomien können indiziert sein. Eine Bestimmung der Antikörpertiter im Verlauf ist zur Beurteilung des Therapieerfolgs nicht geeignet; die Titer persistieren und schwanken häufig über Monate und Jahre.

23.2.9 Rheumatisches Fieber

Ätiologie und Pathogenese Folgekrankheit einer Infektion mit β-hämolysierenden Streptokokken der Gruppe A (z. B. nach Tonsillitis, aber auch ohne klinische Prodrome), die zeitlich dem rheumatischen Fieber etwa 2–3 Wochen vorausgegangen ist. Der Pathomechanismus ist im Einzelnen nicht bekannt, das Vorliegen immunpathologischer Phänomene als Ausdruck einer Sensibilisierung gegen Streptokokken oder deren Produkte (z. B. Kreuzreaktionen mit dem Streptokokken-M-Protein) ist anzunehmen. Es handelt sich um eine generalisierte Erkrankung, vorwiegend mit Schädigungen von Gelenken, Herzmuskel und Herzklappen (▶ Kap. 13.5.3), Nieren (▶ Kap. 19.6.1.1) und ZNS. Zum Zeitpunkt des akuten rheumatischen Fiebers sind Streptokokken selbst meist nicht mehr nachweisbar.

Klinik Das akute rheumatische Fieber ist bei Kindern und insbesondere bei Erwachsenen in Mitteleuropa extrem selten geworden. Das klinische Bild imponiert durch eine akut einsetzende, wandernde Polyarthritis, zumeist der großen Gelenke, Fieber bis zu 40 °C. In schweren Fällen, allerdings fast nie bei Erwachsenen, zusätzlich Zeichen einer Karditis, eines Erythema marginatum, einer Chorea minor sowie gelegentlich subkutaner Knötchen und einer Proteinurie. Als rheumatologisch relevante Spätfolge kann es zur „Jaccoud-Arthropathie" kommen.

Diagnostische Hinweise Die Diagnose gilt als gesichert, wenn neben den entsprechenden klinischen Symptomen ein stark erhöhter Antistreptolysin-O-Titer nachgewiesen wird, insbesondere ein Titeranstieg in der Frühphase der Erkrankung. Serologisch weiterhin unspezifische Entzündungszeichen (erhöhte BSG, Leukozytose).

Therapie

Da das eigentliche Infektgeschehen bereits abgelaufen ist, richtet sich die Behandlung kausal auf zwei unterschiedliche Ziele: Behandlung des rheumatischen Fiebers einerseits, Prophylaxe einer Reinfektion und damit des erneuten Auftretens eines rheumatischen Fiebers andererseits.

Allgemeine Maßnahmen

Strenge Bettruhe insbesondere bei Fieber und/oder Herzbeteiligung bis zum Abklingen aller entzündlichen Erscheinungen vonseiten der Gelenke und des Herzens sowie bis zur weitgehenden Normalisierung der BSG. Außer während des akut-entzündlichen Stadiums aktive und passive Bewegungsübungen der befallenen Gelenke im Rahmen schmerzfreier Beweglichkeit.

Analgetisch-antiphlogistische Therapie

(1) **Nichtsteroidale Antirheumatika (NSAR)** zur symptomorientierten kontinuierlichen Therapie der führenden rheumatologischen Symptomatik (Arthritis) und des Fiebers. *UAW:* Diese sind insbesondere bei Gabe höherer Dosierung vielfältig (▶Kap. 23.2.1, „Nichtsteroidale Antirheumatika [NSAR]“, ▶Kap. 1.2, „Nichtopioidanalgetika“), jedoch nach Reduktion der Dosis meist rasch reversibel. Vorsicht bei Nieren- und Leberschaden!

(2) **Kortikosteroide** können bei akuten Fällen, insbesondere bei Patienten mit schwerer Peri- und Myokarditis, lebensrettend sein. Sie sollten bei Vorliegen einer Herzbeteiligung gegeben werden, auch wenn die Ausbildung von Herzklappenfehlern durch Kortikosteroide offensichtlich nicht verhindert wird (▶Kap. 13.5.3). Die Dosierung richtet sich nach dem klinischen Bild, i. d. R. initial 1 mg Prednisolon/kg KG/d für 10–14 Tage. Eine möglichst rasche, schrittweise Reduktion der Dosis anstreben; bei klinischer Reaktivierung erneut Erhöhung der Kortikoiddosis.

Antibakterielle Therapie und Langzeitprophylaxe

Da während *der akuten Phase* die Persistenz einer floriden Streptokokkeninfektion nicht sicher auszuschließen ist, erfolgt eine antibiotische Therapie mit Penicillin V 3 × 1 Mio. I.E./d in Tablettenform für 10 Tage. Alternativ bei Penicillinallergie (▶Kap. 9.1.3.14) Makrolide (Erythromycin 4 × 250 mg/d oder Clarithromycin 2 × 250 mg/d für 10 Tage) oder orale Cephalosporine wie Cefaclor.

Rezidivprophylaxe: Da das rheumatische Fieber als Hypersensitivitätssyndrom gegenüber Streptokokken aufgefasst werden muss, deren Spätfolgen (Karditis, Klappenfehler, Nephritis) gefürchtet werden, ist eine Verhütung einer Neuinfektion das Ziel der prophylaktischen Therapie, insbesondere bei Patienten, die zu Rezidiven neigen und eine Karditis hatten: sorgfältige Herdsanierung (Tonsillektomie, Zahnsanierung, Operation chronisch-entzündlicher Nebenhöhlenprozesse unter Penicillinschutz). Prophylaktische Penicillindauertherapie zur Reinfektionsprophylaxe über ca. 10 Jahre mit Benzathin-Benzylpenicillin 1,2 Mio. I.E. i.m. alle 4 Wochen. Der langjährigen Rezidivprophylaxe wird eine entscheidende Verbesserung der Prognose zugeschrieben, insbesondere weil Rezidive zu verstärkter Gefährdung der Organbeteiligung (Herz, Niere) zu führen. Zur Antibiotikaprophylaxe bei alleiniger Poststreptokokken-Arthritis existieren keine validen Empfehlungen.

23.2.10 Para- und postinfektiöse Arthritiden bei viralen Infektionen

Praktisch alle viralen Infektionen können im Rahmen einer immunologischen Reaktion an der Synovialmembran zu dem Bild einer postinfektiösen Arthritis führen. Die Zuordnung ist im Einzelfall schwierig, sie gelingt über positiven Antikörpernachweis. Das arthritische Beschwerdebild verschwindet nach Überwindung der Infektion. Häufige Auslöser sind Rötelnviren, Parvovirus B19, Grippeviren, Hepatitisviren (hier tritt die Arthritis häufig noch vor der Erhöhung der Leberenzyme auf!), Rotaviren und viele andere.

Therapie

Symptomatische Medikation mit NSAR (▶ Kap. 23.2.1, „Nichtsteroidale Antirheumatika [NSAR]").

23.2.11 Sonstige Begleitarthritiden

Eine Vielzahl nichtinfektiöser Ursachen kann als begleitendes Symptom polyarthritische Beschwerden verursachen.

Dies gilt für alle Arten allergischer Reaktionen (einschließlich Arzneimittelallergien), für alle Tumoren („paraneoplastisches Syndrom"!), für eine Reihe seltener metabolischer und endokriner Erkrankungen mit Auswirkungen insbesondere auf das Skelettsystem (Chondrokalzinose, Ochronose, Akromegalie, Hyperparathyreoidismus, Hämochromatose, Hypothyreose), aber auch für primäre biliäre Zirrhose, Dialysearthropathie und andere Ursachen.

Therapie

Behandlung der Grundkrankheit soweit möglich, ggf. symptomatische Maßnahmen, insbesondere NSAR (▶ Kap. 23.2.1, „Nichtsteroidale Antirheumatika [NSAR]").

23.2.12 Arthritis urica

▶ Kap. 25.4.

23.2.13 Weitere entzündliche System- und Gelenkerkrankungen

Eine Vielzahl weiterer entzündlicher Systemerkrankungen manifestiert sich mit dem Syndrom einer Oligo- oder Polyarthritis, z. B. Sarkoidose, rezidivierende Polychondritis, Hämoglobinopathien (Thalassämie) u. v. a.

23.3 Nichtentzündliche rheumatische Erkrankungen

23.3.1 Arthrose

Ätiologie und Pathogenese Nichtentzündliche Veränderungen der Gelenke durch „Degeneration" von Knorpelgewebe und Neubildung von Knochen an den Gelenkflächen und -rändern resultierend in einer mangelnden Integrität des Gelenkknorpels und Verlust seiner biomechanischen Funktionen. Diese Veränderungen können in sämtlichen großen und kleinen Gelenken vorliegen. Die vielfach vorgenommene Unterteilung zwischen den bisher beschriebenen „entzündlichen" und der Arthrose als „nichtentzündlicher" Gelenkerkrankung erscheint jedoch eher willkürlich, da auch bei dem klinisch relevanten Bild der Arthrose (neben Fehlstellungen) Aktivierungszustände und entzündliche Folgereaktionen einer mechanischen Störung des arthrotisch veränderten Gelenks im Vordergrund stehen.

Die degenerativen Gelenkerkrankungen können Folge eines **primären** Umbauprozesses sein, dessen Ursachen im Einzelnen nicht bekannt sind (es werden genetische Faktoren vermutet), die aber u. a. in einer verminderten Durchblutung bestehen und somit der Gelenkerkrankung im Kapselbereich zugeschrieben werden. Zum anderen kann es sich um den Ausdruck **sekundärer** Veränderungen handeln. Hierbei kommen in erster Linie Fehlhaltungen, Überlastung durch Übergewicht oder berufliche Exposition, Traumen, abgelaufene Entzündungen, Stoffwechselerkrankungen u. a. als auslösende Faktoren infrage.

Im Hinblick auf die Behandlung ist diese Unterteilung von untergeordneter Bedeutung. Eine Wiederherstellung untergegangener Knorpel- und Knochenstruktur ist bisher nicht möglich. Bei sekundären Arthrosen kann ggf. durch Behandlung der Ursache ein Fortschreiten der Veränderungen unterbrochen werden.

Klinik Die Beschwerden sind je nach befallenem Gelenk mannigfaltig. Bewegungseinschränkung und Schmerz stehen im Vordergrund. Typisch sind „Anlaufschmerzen“, Ermüdungsschmerzen und Schmerzverstärkung bei Belastung. Es kann sich um einen lokalen Gelenkschmerz, aber auch um einen Muskel- oder Nervenschmerz periartikulär handeln, als Ausdruck eines reflektorischen Spasmus oder einer Reizung am Nervenaustrittspunkt (degenerative Veränderungen der Wirbelsäule). Die Intensität der Beschwerden steht mit dem radiologisch zu dokumentierenden Ausmaß der Gelenkveränderungen nicht immer in direkter Relation.

Diagnostische Hinweise Einschränkung der Beweglichkeit, diese ist bei Fehlen entzündlicher Begleiterscheinungen nur in den Endgraden schmerzhaft. Palpatorisch ist über den befallenen Gelenken bei passiver Bewegung Reiben nachweisbar. Typische Veränderungen an den Fingern: Derbe Auftreibung ohne entzündliche Weichteilschwellung als Zeichen lokaler Hyperostosen. Röntgenologisch typische Verschmälerung des Gelenkspalts als Zeichen von Knorpelschwund, Hyperostosen an den Gelenkkanten, gelegentlich „Geröllzysten“ unterhalb der Gelenkflächen, im Spätstadium Fusion des Gelenks. Sonderform: Polyarthrose, bei der Frau häufig in den Jahren um die Menopause auftretend, vorwiegend mit Befall der kleinen Fingergelenke (distale Interphalangealgelenke = Heberden-Arthrose; proximale Interphalangealgelenke = Bouchard-Arthrose; Daumen-Sattelgelenk = Rhizarthrose), aber auch in den großen Gelenken.

Therapie

Die Therapie zielt zum einen auf die Verminderung des Schmerzes, zum anderen auf Verbesserung oder Wiederherstellung der Gelenkfunktion.

Allgemeine und physikalische Maßnahmen

Wesentlicher Bestandteil der Behandlung degenerativer Gelenkerkrankungen. Hierzu gehören *orthopädische Maßnahmen* zur Beseitigung von Fehlhaltung, Entlastung von tragenden Gelenken durch Benutzung einer Gehhilfe, Reduktion des Körpergewichts bei Übergewicht. *Lokale Wärmeanwendung* sowie aktive und passive Bewegungsübungen tragen zur Erhaltung oder Wiederherstellung der Beweglichkeit in den Gelenken bei, verbessern die Durchblutung und somit die Ernährung der Gelenkstrukturen, beseitigen oder verhindern Muskelspasmen und unterstützen oder erübrigen die Pharmakotherapie. Aerobes Trainig, Propriozeptionstraining und sog. Aquafit wirken sich bei Gonarthrose positiv aus. Individuelle Anpassung von Orthesen bei Gelenkinstabilität. Bei Fingerpolyarthrose ergonomisch geformte Hilfsmittel.

Pharmakotherapie

(1) **NSAR** können in Fällen mit begleitenden Entzündungsvorgängen versucht werden (Dosierung und Einzelheiten ▶Kap. 23.2.1, „Nichtsteroidale Antirheumatika [NSAR]“).

Häufig sind reine Analgetika, insbesondere **Paracetamol,** ausreichend symptomatisch wirksam. Anderenfalls empfiehlt sich aufgrund des relativ günstigen UAW-Profils bei entzündlichen Aktivierungszuständen der Einsatz von **Ibuprofen** in niedriger Dosis (z. B. 3 × 400 mg/d) oder niedrig dosierter **Coxibe** (z. B. Etoricoxib 40–60 mg/d bzw. Celecoxib 1–2 × 100 mg/d).

(2) **Sog. Chondroprotektive:** Die Gabe von **D-Glucosaminsulfat** oral wird als therapeutische Option diskutiert. Bei aktivierten Arthrosen des Hüft- und Kniegelenks können Hyalate intraartikulär versucht werden; ihre Wirksamkeit ist nicht gesichert.

(3) Eine systemische **Kortikosteroidmedikation** sollte vermieden werden. Dagegen kann gelegentlich eine lokale intraartikuläre Steroidinjektion, insbesondere beim Vorliegen lokaler Begleitentzündungen, indiziert sein (▶ Kap. 23.2.1, „Kortikosteroide"). Diese sollte jedoch nicht häufig wiederholt werden.

(4) Die externe Anwendung von „Antirheumatika"-haltigen Salben (z. B. Diclofenac oder Ibuprofen) hat gerade bei den vielfältigen extraartikulären Symptomen bei Arthrose (z. B. Myogelosen, Tendinosen) durchaus ihre Bedeutung.

Chirurgische Maßnahmen

Bei jüngeren Patienten, insbesondere bei angeborener oder erworbener Fehlstellung, *Umstellungsosteotomie,* womit die Beweglichkeit des befallenen Gelenks sowie die physiologische Belastung auch der übrigen Gelenke wiederhergestellt werden. In Fällen schwerster Gelenkveränderungen kann der Einsatz einer *Arthroplastik* (Endoprothese) erfolgen. Ein derartiger Eingriff ist insbesondere bei solchen Gelenken indiziert, deren Funktionsausfall zur Aufhebung der selbstständigen Fortbewegung führt (Knie, Hüfte). Die Indikation für einen Gelenkersatz sollte „konservativ" von einem erfahrenen Operateur gestellt werden. Besteht keine Möglichkeit zum Gelenkersatz, kann die *Arthrodese* (Gelenkversteifung) in orthopädisch günstiger Position (häufig in den kleinen Gelenken) zur Beseitigung des Schmerzes und zur Reaktivierung des Patienten führen.

23.3.2 Fibromyalgie-Syndrom (FMS)

Synonym: Generalisierte Tendomyopathie (GTM).

Großflächiges, vorzugsweise chronisches muskuläres Schmerzsyndrom („Weichteilrheumatismus"), für das keine andere rheumatische Erkrankung verantwortlich gemacht werden kann. *Typisch:* gänzlich unauffällige Laborwerte, röntgenologisch keine fassbaren Pathologika am Bewegungsapparat; klinisch gesteigerte Druckschmerzhaftigkeit an den anatomischen Zonen des Übergangs großer Muskeln in den zugehörigen Periostbereich (dadurch auch bewegungsabhängige Steigerung des Schmerzempfindens!) und periartikulär. Nach den Kriterien des American College of Rheumatology (ACR) wurden 18 Hauptschmerzpunkte (und negative Kontrollpunkte!) definiert. Auffällig sind häufig (primär/sekundär?) Auffälligkeiten im psychovegetativen Bereich, häufig als depressive Komponente, andere vegetative Symptome wie Colon irritabile, Migräne, Schlafstörungen, Dermografismus. Im Einzelfall schwierige Abgrenzung zu Somatisierungsstörungen.

Diagnose Nach den Kriterien des ACR müssen 11 von 18 anatomisch definierten Körperregionen (s. o.) eine gesteigerte Schmerzhaftigkeit bei Palpation (mit 4 kp/cm^2) ergeben. Definierte Kontrollpunkte müssen negativ ausfallen. Vegetative Dysregulation wie Schlafstörungen und Depression gehören nach europäischen Kriterien zur Erstellung der Diagnose, sie werden von der ACR nicht benannt.

! WICHTIG

Häufige Fehldiagnosen ergeben sich aus der unkritischen Zählung der vorgegebenen Schmerzpunkte, die z. B. auch bei degenerativen Wirbelsäulenveränderungen und polytopen Arthrosen in ausreichender Zahl positiv ausfallen können!

THERAPIE

Gegenüber den Folgen degenerativer Wirbelsäulenveränderungen, die auf physikalische Therapie relativ rasch und gut ansprechen, ist das therapeutische Ansprechen der Fibromyalgie auf physikalische Maßnahmen begrenzt. Die Therapie sollte immer multimodal sein.

(1) *Allgemeinmaßnahmen:* Wichtigste Maßnahmen sind die Aufklärung des Patienten und die Beseitigung von Stress- und Überlastungssituationen (psychologische Mitbetreuung, Psychotherapie). Monotone berufliche Fehlhaltungen müssen gemieden, Umsetzung des Arbeitsplatzes erwogen werden. Keine unbegründete vorzeitige Berentung!

(2) *Physikalische Therapie* besteht einerseits in Muskelentspannung, v.a. aber in Ausdauertraining und Sporttherapie.

(3) *Medikamentöse Therapie* ist immer eine unterstützende Therapie, die sich in erster Linie auf **Analgetika** (z. B. Paracetamol) stützt. Morphinpräparate sollten unbedingt vermieden werden. Unterstützend, je nach klinischem Bild, **Psychopharmaka** (insbesondere Amitriptylin 12,5–25 mg/d am Abend oder Serotonin-Rückaufnahmeinhibitoren wie Citalopram). Positive Studienergebnisse liegen auch für Duloxetin (60 mg/d) und Pregabalin einschleichend bis zu 2 × 300 mg/d vor. Der Einsatz von Kortison, DMARD der RA-Therapie und Immunsuppressiva ist kontraindiziert!

23.3.3 Morbus Paget (Osteodystrophia deformans)

Definition Lokalisierte Störung der Knochenneubildung initial durch eine Steigerung der durch Osteoklasten vermittelten Knochenresorption, gefolgt von gesteigerter Knochenneubildung durch Osteoblasten.

23

Ätiologie und Pathogenese In ihrer Ursache bisher unklare, lokalisierte Störung des Knochenstoffwechsels mit leichter familiärer Häufung. Eine virale Infektion der Osteoklasten wird als Ursache diskutiert.

Klinik Neben vielen klinisch „stummen" Krankheitsformen wird das Bild der „manifesten" Erkrankung dominiert durch Knochenschmerz in den befallenen Regionen, wobei der Schmerz auf Mikrofrakturen ebenso wie auf Folgen der Hyperostose zurückgeführt werden kann. Gelegentliches Auftreten „spontaner" Frakturen in den betroffenen Skelettbereichen. Überwärmung von Hautarealen, die über betroffenen Knochen liegen. Bei Schädelbefall Hypakusis durch ankylosierte Ohrknöchelchen oder eine Kompression der Hörnerven. Herzinsuffizienz durch Volumenbelastung in Folge des hypervaskularisierten Knochens.

Laborchemisch charakteristisch ist eine starke Erhöhung der AP (Knochen-Phosphatase) bei normaler γ-GT. Röntgenologische und skelettszintigrafische Untersuchungen bestätigen den lokalisierten Mehrumbau des Knochens.

THERAPIE

Die therapeutischen Maßnahmen richten sich auf die Erzielung von Schmerzhemmung (symptomatisch) und auf die Normalisierung des gesteigerten Knochenumbaus:

(1) Zur Behandlung der Schmerzen sind übliche **Analgetika** einzusetzen (▶ Kap. 1.2).

(2) Zur Normalisierung des Knochenstoffwechsels **Bisphosphonate,** z. B. Etidronat 400 mg/d oral (6 Monate) oder Risedronat 30 mg/d oral für 2 Monate. Besonders schnell und anhaltend wirksam ist eine einmalige Infusion von Zoledronsäure 5 mg (Aclasta®). Weiterhin zugelassen zur Therapie des Morbus Paget sind Pamidronat (Aredia®) 30 mg/Woche als Infusion über 4 h (6 Wochen) und Kalzitonin 100 E/d s. c. gefolgt von bis zu 300 E/Woche s. c.

Der Therapieerfolg ist neben der Schmerzminderung insbesondere aus der Normalisierung ursprünglich erhöhter Werte der AP abzuleiten.

UAW von i. v. Bisphosphonaten: Bisphosphonatinfusionen können in etwa 15 % der Fälle grippeähnliche Symptome (Akut-Phase-Reaktion) wie Temperaturanstieg, Gelenk- und Gliederschmerzen, geringe Flushsymptomatik und leichte Knochenschmerzen auslösen. Diese Symptomatik hält i. d. R. nur 1–2 Tage an.

Literatur

Alethaha D et al. 2010 Rheumatoid arthritis classification criteria: an American College of Rheumatology/European League Against Rheumatism collaborative initiative. Arthritis Rheum 2010; 62: 2.569–2.581.

Behrens F et al. Psoriasisarthritis. Übersicht medikamentöser Therapieorptionen und Anwendungsbesonderheiten. Z Rheumatol 2016; 75: 471–488.

Jenette JC et al. 2012 Revised International Chapel Hill Consensus Conference Nomenclature of Vasculitides. Arthritis Rheum 2013; 65: 1–11.

24 Endokrinium

M. Schott

24.1 Krankheiten von Hypothalamus und Hypophyse

24.1.1 Partielle und komplette Hypophysenvorderlappeninsuffizienz

Ätiologie und Pathogenese Progredienter Ausfall bis zum Totalausfall aller Hypophysenhormone durch verdrängendes Wachstum eines Hypophysentumors, eines hypophysennahen Tumors (z. B. Kraniopharyngeom, Metastase) oder selten einer endokrinen Autoimmunerkrankung (polyglanduläres Autoimmunsyndrom) oder auch durch vaskuläre Minderperfusion bedingte Nekrosen des Hypophysenvorderlappens (HVL; postpartal „Sheehan-Syndrom“, andere vaskuläre, entzündliche oder granulomatöse Prozesse). Zunächst partielle Ausfälle i. d. R. der somato- und gonadotropen Zellen, später häufig – aber nicht gesetzmäßig – Totalausfall. Weiterhin als Folge operativer Eingriffe und einer Strahlentherapie im Bereich der Hypophyse bzw. des Hypophysenstiels. Wegen der individuell unterschiedlichen Basalsekretion der peripheren Drüsen, besonders von Schilddrüse und Nebennierenrinden, klinisch schleichender Beginn, der erst nach Jahren oder unter speziellen Belastungssituationen kritisch wird.

Klinik: Leitsymptome und -befunde Die Symptomatik ist Folge der Ausfälle der einzelnen hypophysären Hormone und ihrer peripheren Drüsen. Die ersten Ausfälle betreffen i. d. R. den somato- und gonadotropen Funktionskreis. Retardierungen auf diesen Sektoren stehen besonders während der Entwicklungsphase des Jugendlichen im Vordergrund.

Im Einzelnen: Nachlassen von Libido und Potenz, Oligo- und Amenorrhö, Ausfall der sekundären Geschlechtsbehaarung, Infertilität, Übelkeit, Erbrechen, Gewichtszunahme, Hypothermie, Obstipation. Blasses Hautkolorit, Adynamie, und Hypoglykämien. Zusätzliche Symptomatik vonseiten des Primärgeschehens. Beim suprasellär wachsenden Hypophysentumor Kopfschmerzen und ChiasmaKompressionssyndrom.

Röntgenologische Befunde Nachweis einer Raumforderung im Hypophysen- bzw. sehr selten Hypothalamusbereich (MRT oder in 2. Linie Computertomogramm der Schädelbasis mit Kontrastmittelbolus).

Diagnostische Hinweise Nachweis der Schädigung des somatotropen (Insulin-Hypoglykämie, GH-RH-Arginin-Belastung), gonadotropen (LH-RH-Test), thyreotropen (TSH) und adrenokortikotropen (Insulin-Hypoglykämie-Test) Funktionskreises. Dabei Bestimmung der hypophysären und peripheren glandulären Hormone. Die Prolaktinfreisetzung kann entsprechend der Lokalisation der Läsion vermindert oder vermehrt sein.

Therapie

(1) Ausgleich der vital erforderlichen glandulären Ausfallerscheinungen des HVL (sekundäre Nebennierenrinden-[NNR-]Insuffizienz und sekundäre Hypothyreose), Behandlung weiterer Erkrankungen (Herzinsuffizienz, Diabetes mellitus usw.).

(2) Operative Entfernung des Hypophysentumors (durch transsphenoidalen Zugang bzw. durch Kraniotomie). Versuch einer Sanierung eines evtl. anderen Grundleidens (Kraniopharyngeom, metastasierender Tumor etc.).

(3) *Vollsubstitution:* therapeutischer Ausgleich: ®).

- Ausgleich der sekundär-hypophysär bedingten Hypothyreose (▶ Kap. 24.2.7, „Therapie“) durch 50–150 μg **Levothyroxin** oder ausnahmsweise Äquivalente eines T_3-T_4-Mischpräparats.
- Ausgleich der sekundär-hypophysär bedingten NNR-Insuffizienz: **Glukokortikoide** (15[–30] mg Hydrocortison oral; alternativ hierzu Tablette mit verzögerter Wirkstofffreisetzung [Handelsname: Plenadren® als 5- und 20-mg-Tablette]).
- Substitution mit **rekombinantem menschlichem Wachstumshormon:** tägliche Injektionen zwischen 0,1 und 0,5 mg. Zielgröße ist der IGF-I-Spiegel (in Perzentilen angegeben).
- Therapie des sekundären Hypogonadismus des Mannes mit **Testosteron** i. m. (häufig alle 4 Wochen, altenativ Nebido® 1.000 mg alle 3 Monate), transdermal täglich mittels Gel (Testogel®, Androtop®, Testim®, Testotop®).
- Therapie des sekundären Hypogonadismus der Frau mit **Östrogenen** bzw. Östrogen-Gestagen-Kombination oral entsprechend Lebensalter (Sequenzpräparat zur Auslö-

sung von Periodenblutungen, z. B. Trisequens®, Cyclo-Progynova® u. a.), Östrogenpräparaten bzw. Östrogen-Gestagen-Kombinationspräparaten bei Vermeidung von Abbruchblutungen (Presomen® mite 0,3–0,6 mg/d, Kliogest® u. a.). Hormonersatztherapie in der Menopause nur selten bei gravierenden klimakterischen Beschwerden und dann bevorzugt transdermal (z. B. Estragest TTS
- Bei gleichzeitigem Diabetes insipidus ▶ Kap. 24.1.5.

(4) Kontrollintervalle (Überprüfung der Substitutionstherapie, Tumorrezidiv?, Anpassung an Sekundärerkrankungen u. a.) anfangs entsprechend den klinischen Erfordernissen, später halbjährlich bis einmal im Jahr.

24.1.2 Akromegalie

Die Akromegalie beruht auf einer Mehrsekretion von Wachstumshormon mit den typischen Veränderungen an allen Organen des Körpers.

Ätiologie und Pathogenese Autonome Wachstumshormonmehrproduktion meistens durch ein Makroadenom (> 1 cm) des HVL, selten anderer Genese. In ca. 20 % der Fälle gleichzeitige Mehrproduktion von Prolaktin. Zusätzliche hypophysäre Ausfälle entsprechend Größe und Lokalisation des Adenoms.

Klinik: Leitsymptome und -befunde Vergrößerung der Akren (Nase, Kinn, Hände und Füße – Zunahme von Hutnummer, Handschuh- und Schuhgröße, Ringe müssen geweitet werden), Kopfschmerz, Menstruationsanomalien bzw. Amenorrhö, Libidoverlust, Hyperhidrose, Hypertrichose, Hautpigmentierungen, Sehstörungen bis zum Chiasmakompressionssyndrom, allgemeine Schwäche. Viszeromegalie: Vergrößerung von Zunge, Herz, Leber, Struma, Uterus myomatosus. Nervale Wurzelreizsymptome, Karpaltunnelsyndrom. Polypen im Kolon und Magen, gehäuft Kolonkarzinome. Gehäuftes Auftreten eines Schlafapnoesyndroms.

Röntgenologische Veränderungen Nachweis einer Aufweitung der Sella turcica. Hyperostosis frontalis, Vergrößerung der Sinus frontales, Stumpfwerden des Kieferwinkels und Progenie, Überbiss, Auseinanderweichen der Zähne. Osteoporose und appositionelles Wachstum an den Wirbelkörpern, hypertrophe Arthrose der großen Gelenke. Zunahme der Fersenweichteildicke und Vergrößerung des Sesambeinindexes.

Diagnostische Hinweise IGF I (Insulin-like-Growth-Faktor I) bzw. IGF-BP3 im Serum erhöht > 99. Perzentile. Nachfolgend Durchführung eines GH-Suppressiontests: fehlende Suppression des hGH (d.h. hGH > 1,0 μg/L [> 1,0 ng/ml]) nach oraler Glukosegabe (75 g) als Beweis einer pathologisch erhöhten Wachstumshormonsekretion. Leichte Hyperprolaktinämie, gestörte Glukosetoleranz, Diabetes mellitus als Spätsyndrom in ca. 20 %. MRT mit Gadolinium: hypophysäre Raumforderung meistens in Form eines Makroadenoms (> 1 cm) und selten in Form eines Mikroadenoms (< 1 cm); Makroadenom nicht selten mit supra- bzw. paraselläre Ausbreitung und Chiasmasyndrom. Perimetrie: auf bitemporale Hemianopsie und Visus achten. Nachweis bzw. Ausschluss weiterer hypophysärer Ausfälle. Unbehandelt erhöhte kardiovaskuläre Mortalität, gehäuft Kolonpolypen, behandlungsbedürftiges Schlafapnoesyndrom.

Therapie

Therapie der Wahl ist die operative Entfernung des HVL-Adenoms entsprechend Größe und Ausdehnung i. d. R. durch transsphenoidale Hypophysenoperation.

Zusätzlich medikamentöser Ausgleich der tumorbedingten Ausfallerscheinungen des HVL. Medikamentöse Primärtherapie mit Somatostatinanaloga ist möglich.

! WICHTIG
Sekundäre Hypothyreose und sekundäre NNR-Insuffizienz!

Behandlung weiterer Begleiterkrankungen (Herzinsuffizienz, Hypertonie, Diabetes mellitus, Tumorsuche usw.).

Medikamentöse Suppression der pathologisch gesteigerten Wachstumshormon-(GH-)Sekretion

Zum Einsatz kommen an erster Stelle **Somatostatinanaloga Lanreotid und Octreotid und ggf. Pasireotid,** teilweise aber auch die **Dopaminagonisten Cabergolin** und **Quinagolid** sowie der **Wachstumshormonantagonist Pegvisomant.**

Indikationen:

(1) **Lanreotid** (Somatuline Autogel®) oder **Octreotid** (Sandostatin®, Sandostatin LAR®) oder seit neuestem **Pasireotid** (Signifor®): bei Kontraindikationen einer operativen Therapie.

(2) Bei verbliebener Tumorrestsekretion nach inkompletter operativer Tumorentfernung, Rezidivwachstum nach Operation, nach neurochirurgischem Zweiteingriff und postoperativ nachweisbarer GH-Mehrsekretion mit Nachweis eines erhöhtem IGF I Serum-Spiegels).

(3) Bei Persistenz Kombination von Somatostatinanaloga und Pegvisomant (Somavert®) häufig noch effektiv (Spezialisten vorbehalten).

Therapeutika:

Somatostatinanaloga: *Dosierung:* Injektionen s.c. allein (Regeltherapie 3 × 100–200 μg/d) bzw. monatliche Injektionen von **Octreotid** (Sandostatin®, Sandostatin®-LAR 10–40 mg, einmalige Depotinjektion pro Monat). **Lanreotid** in Gelform (Somatuline Autogel®) erlaubt eine tief subkutane Injektion (Depotwirkung über 4 Wochen). Die Behandlung muss lebenslang erfolgen. Mit Somatostatinanaloga kann in bis zu 70 % eine biochemische Remission und eine Tumorschrumpfung erreicht werden. *UAW:* bei Therapiebeginn Schwindel, Fettstühle, Flatulenz, Durchfälle, Glukosestoffwechselstörungen; Langzeit: asymptomatische Cholelithiasis (30–60 %). Dauerbehandlung bedarf spezieller Erfahrung. **Pasireotid** (Signifor®) ist ein weiteres, neues Somatostatinanalogon mit bevorzugter Hemmung des SSTR-5-Rezeptors. Es ist für die Behandlung der Akromegalie zugelassen (2 × 0,6–0,9 mg/d s.c. oder als LAR-Präparat in den Muskel [20–60 mg] einmal pro Monat; Zulassung ebenfalls für den Morbus Cushing).

Pegvisomant (Somavert®) verdrängt kompetitiv GH vom GH-Rezeptor. In bis zu 30 % wird eine Normalisierung von IGF-I und eine Besserung eines pathologischen Glukosestoffwechsels erreicht.

Dopaminagonisten wie Bromocriptin und Lisurid spielen heute eine untergeordnete Rolle. Nur bei einem geringen Teil der Patienten kann GH unter 5 μg/ml gesenkt werden. Ein Therapieversuch mit **Cabergolin** (0,5–1 mg an 2 Tagen/Woche bis zu [selten] täglich 0,5 mg = 1 Tbl. Dostinex®) über 3 Monate ist aufgrund der oralen Anwendbarkeit gerechtfertigt; bei IGF-1 Abfall/Normalisierung Fortführung der Therapie.

Therapie der eventuellen Begleithyperprolaktinämie (▶ Kap. 24.1.3, „Therapie“).

Strahlentherapie

Externe Hochvoltbestrahlung mit exakt eingegrenzten Bestrahlungsfeldern. Die perkutane Strahlentherapie wird i. d. R. durchgeführt, wenn eine primäre Operation oder die Operation eines Rezidivtumors nicht durchgeführt werden kann und eine medikamentöse Therapie nicht ausreicht. Stereotaktisch geführte Einzeldosisbestrahlung (Radiochirurgie):

Gegenüber der konventionellen Strahlentherapie bietet die Methode eine selektive Bestrahlung des Zielorgans mit einer geringen Strahlenexposition des umliegenden Gewebes. Eine Schonung der Resthypophyse gelingt jedoch selten.

Behandlung nach Tumorexstirpation oder Strahlentherapie

(1) Überprüfung der verbliebenen HVL-Funktionsreserve. Kontrolle der evtl. persistierenden GH-Restsekretion.

(2) Bei weiterhin bestehender GH-Mehrproduktion medikamentöse Therapie (▶ Kap. 24.1.2, „Medikamentöse Suppression der pathologisch gesteigerten Wachstumshormon-[GH-]Sekretion") mit **Somatostatinanaloga** oder **Pegvisomant.**

(3) Behandlung hypophysärer Ausfälle (▶ Kap. 24.1.1, „Therapie" [3]).

(4) Bei weiterhin therapeutisch nicht beeinflussbarem (hormonaktivem) Tumorrest ggf. Zweitoperation und/oder Strahlentherapie bzw. Kombination eines Somatostatinanalogons mit Pegvisomant.

24.1.3 Hyperprolaktinämie

Relativ häufige, klinisch wenig hervortretende Erkrankung mit Veränderungen, die sich in erster Linie auf die gonadale Funktion auswirken.

Ätiologie und Pathogenese Autonome Prolaktinmehrproduktion durch Mikro- oder Makroadenom des HVL. In etwa 20 % gleichzeitige GH-Mehrproduktion. Weitere organische Ursachen: Schädigungen im Bereich des Hypophysenstiels, exzessive TRH-Sekretion bei primärer Hypothyreose, Niereninsuffizienz, ferner Reizung von Thoraxnerven und Mamillenirritation. Häufig medikamentös verursacht durch Neuroleptika, Antidepressiva, Antiemetika, Antihistaminika, Methyldopa, Reserpin, Östrogene (hohe Dosen), Cimetidin u. a.

Der erhöhte Prolaktinspiegel führt zu einem Anstieg des Dopamins im ZNS und damit zu einer Hemmung der pulsatilen LH-RH-Ausschüttung mit nachfolgendem sekundärem Hypogonadismus.

Klinik: Leitsymptome und -befunde Die Symptomatik ist Folge der direkten Wirkung des Prolaktins auf die Brustdrüse, des sekundär bedingten Hypogonadismus und der Symptome der sonstigen Grunderkrankungen (Hypophysentumor, Hypothyreose etc.).

Im Einzelnen: Nachlassen von Libido und Potenz, anovulatorische Zyklen, Oligo-, später Amenorrhö, Infertilität. Beim Mann selten Ausbildung einer Gynäkomastie. Galaktorrhö sehr selten, bei der Frau temporär in 20–30 %. Bei gleichzeitig bestehendem großem Hypophysentumor Kopfschmerzen, Chiasmakompressionssyndrom, hypophysäre Funktionsstörung.

Diagnostische Hinweise Serumprolaktin morgens (bei mehrfacher Messung) > 200 µg/L (> 200 ng/ml) praktisch beweisend für Prolaktinom; bei Werten unterhalb muss differenzialdiagnostisch neben einem Mikroprolaktinom auch an andere, sekundäre Ursachen der Hyperprolaktinämie gedacht werden. Nachweis des sekundären Hypogonadismus bzw. anderer hypophysärer Partialdefekte (▶ Kap. 24.1.1, „Klinik").

THERAPIE

Anders als bei den anderen Hypophysentumoren steht beim Prolaktinom eine medikamentöse Therapie zur Verfügung, mit der selbst große, nach suprasellär reichende Adenome zur Rückbildung gebracht werden können. Operationen nur bei vitaler Indikation, bedrohlichen neurologischen Ausfällen, Einblutung oder Visusverlust.

Medikamentöse Therapie

Die Therapie mit **Dopaminagonisten** führt zu einer raschen und effektiven Hemmung der Prolaktinsekretion bei bis zu 90 % der Patienten, z. T. innerhalb von Stunden und Tagen, und zu einer Schrumpfung der Tumoren mit Entlastung des Chiasma opticums. Eine mindestens 25-prozentige Größenreduktion wird bei ca. 70 % erreicht. Bevorzugt werden Präparate der 2. Generation wie **Cabergolin** (Dostinex®, 1–2 × 0,25–1 mg/Woche) und **Quinagolid** (Norprolac®, 75–300 µg/d). Sie weisen eine bessere Verträglichkeit und hierdurch gesteigerte Adhärenz auf als die der 1. Generation. **Bromocriptin** ist das am längsten bekannte Präparat. Die Dosierung beträgt initial einschleichend ½ Tbl./d (1,25 mg), Dosissteigerung alle 3 Tage um jeweils ½ Tbl. bevorzugt abends und auf die Mahlzeiten verteilt. Die Anfangsdosierung des selten verabreichten **Lisurid** (Dopergin®) beträgt 0,1 mg mit Steigerung bis 3 × 0,2 mg/d. Auf Magenbeschwerden, Übelkeit und orthostatische Beschwerden ist besonders bei Therapiebeginn zu achten.

Therapieziel: rascher Abfall der Prolaktinspiegel schon nach 1–2 Wochen und möglichst Normalisierung der Prolaktinspiegel. Rückbildung der Tumorgröße innerhalb 1 Woche bei Kompressionssymptomatik. Bei Kinderwunsch oder erfolgter Schwangerschaft unter Therapie Fortsetzung, falls erforderlich, mit **Pravidel** wegen nicht beobachtetem Malformationsrisiko. UAW beachten (▶ Kap. 24.1.2, „Medikamentöse Suppression der pathologisch gesteigerten Wachstumshormon-[GH-]Sekretion"). Anfangs enge klinische Kontrolle der Tumorgröße. Bei gleichbleibendem niedrigem Prolaktinspiegel nach ca. 3 Jahren kontrollierter Auslassversuch möglich. Weitere Nachuntersuchungen zum Ausschluss eines Tumorrezidivs sind unverzichtbar.

Seltene *UAW* sind Obstipation, Schwindel und Nasenschleimhautschwellungen, bei hoher Dosierung digitale Vasospasmen, Dyskinesien, psychische Beeinträchtigung und Unverträglichkeit von Alkohol. Bei den hier verwendeten Dosierungen besteht keine erhöhte Gefahr von Herzklappenveränderungen. Bei akut einsetzenden und persistierenden sehr starken Kopfschmerzen mit Sehstörungen und Erbrechen an eine hämorrhagische Nekrose denken und Sella chirurgisch entlasten. Therapie mit Glukokortikoiden bei HVL-Insuffizienz. Operative Therapie und Strahlentherapie. Die therapeutischen Erfolge v. a. der Therapie mit **Dopaminagonisten** haben auch bei Makroprolaktinomen mit Kompressionssyndromen (Chiasmakompressionssyndrom und supraselläre Ausbreitung) zugunsten der konservativen Therapie entschieden. Auch große Tumoren werden meist unter dieser Therapie rasch kleiner, sodass die operative Therapie auf die wenigen nicht auf Dopaminagonisten ansprechenden Tumoren beschränkt bleibt.

Behandlung nach Tumorexstirpation oder Strahlentherapie

▶ Kap. 24.1.2, „Medikamentöse Suppression der pathologisch gesteigerten Wachstumshormon-[GH-]Sekretion". Kontrolle und weitere medikamentöse Therapie der evtl. persistierenden Hyperprolaktinämie. Behandlung hypophysärer Ausfälle (▶ Kap. 24.1.1, „Therapie").

24.1.4 Hypophysäres Koma

Kombination von Addison-Krise (Hypokortisolismus) und Myxödemkoma. Im Vordergrund steht meist die Symptomatik des akuten Hypokortisolismus.

Therapie

Behandlung s. Therapieschemata von Addison-Krise (▶ Kap. 24.4.1.1, „Akute Nebennierenrindeninsuffizienz, Therapie"), Myxödemkoma (▶ Kap. 24.2.8, „Therapie") und Sexualsteroide (▶ Kap. 24.1.1, „Therapie").

24.1.5 Diabetes insipidus

Ätiologie und Pathogenese Der Diabetes insipidus centralis beruht auf einem Adiuretinmangel und ist Folge ungenügender Wasserrückresorption im distalen Teil des Nephrons (Ursachen: Schädigung des Hypothalamus-Hypophysen-Systems, nach Traumata, supraselläre Tumoren, Metastasen, entzündliche Erkrankungen, z. B. Sarkoidose, nach neurochirurgischen Eingriffen, idiopathisch wahrscheinlich autoimmunologisch, selten hereditär); er spricht therapeutisch auf antidiuretisches Hormon (ADH) an. Beim nephrogenen hereditären Diabetes insipidus (selten, Symptome kurz nach der Geburt) besteht ein angeborener Defekt im distalen tubulären System der Niere; er ist ADH-resistent. Es fehlt der für die Wasserrückresorption nötige Aquaporinkanal AQP2. Beim Erwachsenen müssen als Ursachen nephrotoxische Schädigungen am distalen Tubulus und UAW verschiedener Medikamente angenommen werden.

Klinik: Leitsymptome und -befunde Polyurie (2,5–12 und mehr Liter pro Tag), Hypernatriämie bis zum Koma, spezifisches Gewicht des Harns < 1.005 (< 200 mosmol/kg Wasser), Harnosmolalität niedriger als die des Serums, Serumosmolalität (> 320 mosmol/kg) nach 6- bis 8-stündigem Wasserentzug erhöht, Polydipsie mit Zwangscharakter, Nykturie. Ohne Flüssigkeitszufuhr folgen Exsikkose, Fieber, Delir, Kollaps.

Diagnostische Hinweise Ausschluss anderer Allgemeinerkrankungen, die eine Polyurie bedingen können (z. B. Diabetes mellitus, Hyperkalzämie, Nierenerkrankungen, Metastasen anderer Primärtumoren). Flüssigkeitsbilanz (Ein-/Ausfuhr). Bei klinischem Verdacht Bestimmung von Serumnatrium und -osmolalität, Urinosmolalität, Hämatokrit (Hkt). Bestätigung durch Durstversuch (über 12–18 h) unter stationären Bedingungen, Abbruch bei einer Ausscheidung von mehr als 300–500 ml/L. Normale Konzentrationsfähigkeit 800–1.200 mosmol/kg, bei Diabetes insipidus < 250 mosmol/kg. Minirin®-Gabe beseitigt die Symptomatik. Nichtansprechen weist auf tubuläre Schädigung und Diabetes insipidus renalis hin. Bei primärer Polydipsie ebenfalls eingeschränktes Urin-Konzentrationsvermögen auf ca. 450–750 mosmol/kg. Neuere Studien weisen auf die alleinige Bestimmung von Co-Peptin (C-terminales proAVP) am Anfang und am Ende eines Durstversuchs zur Diagnosesicherung eines Diabetes insipidus hin. Radiologische und neurologische Untersuchung der Schädelbasis.

Differenzialdiagnose Schwierig abgrenzbar ist die psychogen bedingte Polydipsie, die im Durstversuch erst nach etwa 8 h eine normale Konzentrationsfähigkeit aufweist.

THERAPIE

Bei Adiuretinausfall Therapie des Diabetes insipidus und Behandlung des evtl. vorhandenen Grundleidens. Die Substitution einer vorhandenen HVL-Insuffizienz demaskiert einen gleichzeitig vorher asymptomatisch bestehenden Diabetes insipidus.

Therapie des Diabetes insipidus centralis

DDAVP (Desamino-D-8Arg-Vasopressindiacetat, Minirin®), ein Analogon des Vasopressins. Die Desaminierung verstärkt die antidiuretische Wirkung und deren Dauer, der Ersatz von L- durch D-Arginin bringt die pressorische Wirkung des Vasopressins praktisch zum Verschwinden. Wirkdauer 12–20 h. 10–20 μg DDAVP (entsprechend 0,1–0,2 ml Minirin®-Lösung) als Spray intranasal oder Minirin® 0,1 bzw. 0,2 mg als Tabletten. Bei leichten Formen einmalige abendliche Applikation, sonst entsprechend Flüssigkeitsausscheidung, Serumosmolalität und Serumnatriumkonzentration Medikation morgens und abends. Nach Nasenoperationen oder Operationen im Bereich von Hypothalamus und Hypophyse zunächst parenterale Zufuhr (1–2 × ½–1 Amp. à 0,04 mg/d).

Während der Dosisfindung Einschränkung der Flüssigkeitszufuhr wegen Gefahr der Wasserintoxikation. Medikamentöse Verstärkung der ADH-Wirkung beachten (Carbamazepin, Chlorpropamid, Clofibrat [bis 2 g/d]). Die Therapie des Diabetes insipidus mit den letztgenannten Medikamenten ist nach der Einführung des DDAVP in den Hintergrund getreten.

Therapie des nephrogenen ADH-resistenten Diabetes insipidus

Diätetisch: Einschränkung von Kochsalz in der Nahrung, gleichzeitiger Ersatz des Kaliumverlusts. Therapeutische Wasserzufuhr. Medikamentös: Hydrochlorothiazid (25–100 mg/d), Chlortalidon (200–400 mg/d), ferner Versuch mit Indometacin oder Acetylsalicylsäure. Beim Diabetes insipidus renalis kann eine Senkung der täglichen Urinmenge um 50 % erzielt werden. Kaliumkontrollen und eventueller Ersatz (z. B. 3 g Kalium/d).

24.2 Krankheiten der Schilddrüse

Eine differenzierte Diagnose mit einer genaueren Beurteilung der **morphologischen** und **funktionellen** Beschaffenheit der Schilddrüse ist Voraussetzung für eine individuelle ätiopathogenetisch begründete Therapie und deren Überwachung.

24.2.1 Iodmangelstruma

Definition Durch Iodmangel bedingte Schilddrüsenvergrößerung.

Epidemiologie Aufgrund der inzwischen hohen Akzeptanz von Iodsalz im lebensmittelherstellenden Handwerk, in der Gastronomie und der Lebensmittelindustrie (in letzter Zeit allerdings abnehmend) liegt aktuell die mediane Iodausscheidung bei gesunden Erwachsenen in Deutschland bei ca. 120–130 µg/L und damit weitgehend im empfohlenen Bereich der WHO (100–200 µg/L).

Die Schilddrüsengrößen 8- bis 12-Jähriger haben sich normalisiert. Bei jungen Erwachsenen und älteren Personen liegt die Strumaprävalenz entsprechend bevölkerungsbasierter Daten insbesondere bei Frauen bei 10–20 % bzw. bei 40–45 %; Knoten finden sich altersabhängig häufiger (junge Erwachsene insb. Frauen 10–20 %; ältere Personen 60–70 %).

Ätiologie und Pathogenese Infolge der Iodarmut in Böden, im Wasser und damit auch in tierischen sowie pflanzlichen Nahrungsmitteln bewirkt der intrathyreoidale Iodmangel eine Vergrößerung (Hypertrophie) und durch lokale Wachstumsfaktoren (IGF I, IGF II) eine Vermehrung der Thyreozyten (Hyperplasie). TGF-β und Iodlipide hemmen das Wachstum. Iodmangelstrumen entstehen besonders häufig während Pubertät, Gravidität, Stillzeit und kommen daher bei Frauen öfter vor. Mit zunehmendem Lebensalter entstehen über ein komplexes multifaktorielles Geschehen behandlungsbedürftige Folgekrankheiten in Form nodöser Strumen mit regressiven und autonomen Parenchymveränderungen. Das familiär gehäufte Auftreten lässt eine genetisch bedingte Iodfehlverwertung vermuten.

Klinik Im Anfangsstadium abgesehen von einer Zunahme des Halsumfangs keine Beschwerden, später Druck-, Enge-, Kloß- und Fremdkörpergefühl im vorderen Halsbereich, Atemnot, inspiratorischer Stridor, Schluckbeschwerden, Einflussstauung, Abneigung gegen hoch schließende Kleidung.

Diagnostische Hinweise Inspektion, Palpation (Knoten?), Auskultation, Sonografie zur Bestimmung der Schilddrüsengröße:

Obere Referenzwerte für Erwachsene:

(1) Frauen 18 g,

(2) Männer 25 g.

Das Gewicht in Gramm entspricht dem sonografisch ermittelten Volumen in Milliliter.

Sonografie auch zur Untersuchung der Parenchymstruktur mit Nachweis lokaler Läsionen (z. B. regressiv degenerierte Knoten, Kalkherde, Zysten u. a.), die jenseits des 30. bis 40. Lebensjahrs häufig nachweisbar sind. Beleg der Euthyreose: TSH-Konzentration im Serum (Referenzbereich: 0,3 bis ca. 4 mU/L), ggf. FT_4- und FT_3-Konzentration im Serum. Messung der Iodurie (lt.- WHO-Empfehlung > 200 µg/g Kreatinin) nur für epidemiologische Untersuchungen sinnvoll. Gesamt-T_4 (erfasst auch das durch thyreoxinbindendes Globulin [TBF] gebundene T_4) ist für die Diagnostik nicht mehr geeignet. Bei Schilddrüsenknoten > 1 cm Ausschluss einer Autonomie durch Szintigrafie mit globaler und regionaler Quantifizierung der Aufnahme von radioaktivem Pertechnetat ($^{99m}TcO_4$), ggf. vor und nach Suppression mit Schilddrüsenhormonen (▶ Kap. 24.2.2). Bei sonografisch diffus verminderter Echogenität und Hypervaskularisation sowie bei familiärer Disposition zum Ausschluss einer Immunthyreopathie (▶ Kap. 24.2.3) bzw. Entzündungen (▶ Kap. 24.2.6) thyreoidale Peroxidase-Antikörper (TPO-AK), bei szintigrafisch funktionslosen, mehr als 1 cm großen Knoten Aspirationszytologie zum Malignitätsausschluss (▶ Kap. 24.2.9).

Therapie

Prävention und Prophylaxe

Bei Verwendung von mit Iodsalz hergestellten Lebensmitteln kann nach epidemiologischen Daten auf eine medikamentöse Prophylaxe mit Iodid inzwischen verzichtet werden. Zielgruppen einer noch erforderlichen medikamentösen Prophylaxe (150–200 µg/d) sind Schwangere und Stillende, die bei familiärer Kropfdisposition frühzeitig autonome Zellklone entwickeln. Eine Schilddrüsendiagnostik ist vor Beginn einer Prophylaxe bei unter 18-jährigen Patienten fakultativ, bei Erwachsenen jedoch obligat.

Iodid zur Strumaprophylaxe (▶ Kap. 24.2.1, „Pharmakotherapie"):

Tagesdosen: 100 µg/d, Schwangere 150-200 µg/d, Zwillingsschwangerschaften 300 µg/d, Stillende 200 µg/d oder *Einmaldosis* pro Woche von 1,5 mg Iod (Jodetten Depot® 1,5 mg).

Pharmakotherapie

(1) **Iodid zur Hemmung der Thyreozytenproliferation:**

- *Indikationen:* Bei Patienten < 40 Jahre erfolgversprechend.
- *Kontraindikationen:* latente und manifeste Hyperthyreosen (▶ Kap. 24.2.2, ▶ Kap. 24.2.3), chronische Thyreoiditis (▶ Kap. 24.2.6).
- *Dosierung:*
  - *Tagesdosen:* 100–200 µg/d, Schwangere und Stillende 150–200 µg/d. Alternativ:
  - *Wochendosen:* 1,4 mg.
- *UAW:* selten Iodakne, Dermatitis herpetiformis.

(2) **Kombinationen von Iodid und Levothyroxin** (L-T_4):

- *Indikationen:* alternativ oder bei erfolgloser Monotherapie mit Iodid zur zusätzlichen Hemmung der Zellhypertrophie, Entlastung der Hormonproduktion bei Vermeidung einer TSH-Suppression, d. h. einer subklinischen Hyperthyreosis factitia. Die Kombinationstherapie ist zur Behandlung der Knotenstruma am wirksamsten (publizierte LISA-Studie).

> **! WICHTIG**
> Ab dem mittleren Lebensalter (ca. 40. Lebensjahr) steigt das Risiko einer iodinduzierten oder durch L-T_4 demaskierten thyreoidalen Autonomie (▶ Kap. 24.2.2).

- *Tagesdosen:* 100–150 µg Iodid in Kombination mit 50–125 µg L-T_4 abhängig von der TSH-Konzentration im Serum (Zielgröße: 0,5–1,0 mU/L).

(3) **Levothyroxin (L-T_4):**

- *Indikationen:* ▶Kap. 24.2.7, „Pharmakotherapie". Hauptanwendung nach (near-)totaler Thyreoidektomie (▶Kap. 24.2.1, „Chirurgische Therapie") und ablativer Radioiodtherapie (▶Kap. 24.2.1, „Radioiodtherapie") mit (sub)klinischer Hypothyreose (▶Kap. 24.2.7). Die Therapie der benignen Struma ist möglich, bevorzugt werden jedoch Iod und L-T_4. Eine relevante Autonomie muss bei Knoten ausgeschlossen werden. Teil- oder Vollsubstitution bei Autoimmunthyreoiditis (▶Kap. 24.2.6.3) mit subklinischer (kontrovers diskutiert) und manifester Hypothyreose. Versuch bei sporadischer (nicht durch Iodmangel entstandener) Struma. Nachteilig ist eine Iodverarmung der Schilddrüse.
- *Dosierung:* einschleichende Dosierung bis auf 75–150 µg L-T_4 in einmaliger Tagesdosis (biologische HWZ 7 Tage). Einnahme 30 min vor dem Frühstück, um eine ca. 80-prozentige Resorption zu erreichen. Vermeidung einer Hyperthyreosis factitia.

(4) **Liothyronin (L-T_3):**

- *Indikationen:* Verdacht auf fehlende In-vivo-Konversion von L-T_4 zu L-T_3 (selten), Überbrückung des Abbruchs einer L-T_4-Therapie (▶Kap. 24.2.9, „Medikamentöse Therapie nach Thyreoidektomie"). Insgesamt sehr seltene Indikation.
- *Tagesdosen:* wegen der kurzen biologischen HWZ (19 h) 2–3 Tagesdosen von im Mittel je 20–30 µg, rasche Wirkung.

(5) **Kombinationen aus L-T_4 und L-T_3:**

- *Indikationen:* gestörte In-vivo-Konversion von L-T_4 zu L-T_3 (z. B. infolge Leberkrankheiten oder Mangelzuständen), zur Optimierung der Versorgung der Körperzellen mit der stoffwechselrelevanten Wirkform L-T_3 (▶Kap. 24.2.7). Sehr seltene Indikation.
- *Dosierung:* einschleichende Dosierung, insbesondere bei älteren Patienten (> 60 Jahre) niedrige Dosen, Nüchterneinnahme.

Unerwünschte Arzneimittelwirkungen: Iodid und synthetische Schilddrüsenhormone sind identisch mit dem in der Natur vorkommenden Iod bzw. den körpereigenen Hormonen L-T_3 und L-T_4. Sie sind bei richtiger Dosierung selbst bei jahrelanger Einnahme unschädlich. Bei unerkannter thyreoidaler Autonomie kann sich der bereits im oberen Normalbereich befindliche endogene Hormonpool erhöhen (▶Kap. 24.2.2). Eine einschleichende und durch Laborkontrollen überwachte Dosierung kann eine Hyperthyreosis factitia mit supprimierter TSH-Konzentration und erhöhten Konzentrationen von FT_4 und seltener FT_3 im Serum (nach letzter Tabletteneinnahme vor 24 h) meistens vermeiden. Dies ist wünschenswert, einerseits wegen der Gewichtszunahme durch Appetitsteigerung, andererseits wegen des Osteoporoserisikos, besonders bei postmenopausalen Frauen ohne Östrogensubstitution. Die Einnahme von L-T_3 und L-T_4 beeinträchtigt nicht die Wirkung anderer Medikamente.

Verlaufskontrollen: sonografische Volumetrie, FT_3, FT_4, TSH i. S. in Abständen von 6–12 Monaten.

Erfolge: Durch Iodid Volumenreduktion einer Iodmangelstruma um 30–40 %. Nach 1-jähriger L-T_4-Therapie Übergang auf eine Prophylaxe mit Iodid (▶Kap. 24.2.1, „Prävention und Prophylaxe").

Misserfolge: bei Unterdosierung, inkonsequenter Tabletteneinnahme, Abbruch der Behandlung, großer Struma nodosa (insbesondere mit hypofunktionellen Knoten), sporadischer Struma (spricht meist nicht auf L-T_4 an) etc.

Chirurgische Therapie

Indikationen: trotz medikamentöser Therapie an Größe zunehmende Strumen, Impression der Trachea mit Dyspnoe, Stridor, thyreoidaler Autonomie (▶Kap. 24.2.2) bzw. Malignomverdacht infolge schnell wachsender hypofunktioneller Knoten (▶Kap. 24.2.9). Präoperativ: Blutbild, FT_3, FT_4, TSH, Ca^{2+}; Sono- und Szintigrafie, ggf. Röntgen Trachea/MRT HNO.

24

Durchführung: funktionskritische Resektion, bevorzugt Hemithyreoidektomie zur Vermeidung der Notwendigkeit einer Reoperation. Tendenz zu radikaleren Eingriffen, aber nur durch erfahrenen Schilddrüsenchirurgen.

Medikamentöse Nachbehandlung: nach funktionsgerechter Resektion bei Belassen ausreichenden funktionstüchtigen Schilddrüsenparenchyms Rezidivprophylaxe mit 200 µg Iodid/d und möglicherweise auch L-T_4. Bei kleinen Schilddrüsenresten und TSH > 4 mU/L im Serum 50–125 µg L-T_4/d bzw. bedarfsgerechte Kombination aus L-T_4 und Iodid (▶ Kap. 24.2.1, „Pharmakotherapie", ▶ Kap. 24.2.7, „Pharmakotherapie"). Anhand regelmäßiger Verlaufskontrollen Dosisanpassung an den Bedarf. Bei postoperativem Hypoparathyreoidismus Substitution mit Kalzium, ggf. Kalzitriol (▶ Kap. 24.3.2.1, „Therapie").

Radioiodtherapie

Indikationen: Rezidivstrumen, Operationsangst, Versagen der medikamentösen Therapie, Multimorbidität, v. a. bei Patienten in fortgeschrittenem Lebensalter mit erhöhtem Operationsrisiko.

Durchführung: Durch das **Radiopharmakon ^{131}I** bewirken Herddosen von 150–200 Gy (▶ Kap. 24.2.3, „Radioiodtherapie") eine strahlentherapeutische Reduktion des Schilddrüsenparenchyms um 30–50 % zur Entlastung von Trachea und venösem Rückstrom. *Medikamentöse Nachbehandlung:* ▶ Kap. 24.2.7, „Pharmakotherapie".

24.2.2 Schilddrüsenautonomie

Definition Zunahme autonomer Thyreozyten in Iodmangelstrumen mit TSH-unabhängiger Hormonproduktion.

Ätiologie und Pathogenese In nahezu jeder länger bestehenden Iodmangelstruma entwickeln sich fokale und/oder disseminierte Areale mit autonomer Funktion und autonomem Wachstum durch endogen überaktive Thyreozyten, Mutationen in kodierenden Gensequenzen des humanen TSH-Rezeptors und der G-Proteine mit familiär gehäuftem Vorkommen. Über den hypophysären Regelkreis resultiert neben den hyperfunktionellen Knoten eine Suppression des perinodulären Gewebes. Autonome Zellklone verursachen zunächst keine, später eine subklinische bzw. manifeste Hyperthyreose durch TSH-unabhängige Aufnahme von Iod in die autonomen Thyreozyten, v. a. nach höhergradigen Iodexpositionen, z. B. durch iodhaltige Diagnostika und Therapeutika (z. B. Röntgenkontrastmittel, Amiodaron, externe Antiseptika; ▶ Kap. 24.2.4).

Klinik Im Gegensatz zur plötzlich auftretenden Basedow-Hyperthyreose (▶ Kap. 24.2.3) schleichender Beginn, zunächst subklinische, später – v. a. nach Iodexposition – manifeste Hyperthyreose, meist mit Tachykardie, Gewichtsverlust, Reizbarkeit, motorischer Unruhe, Schlafstörungen, Wärmeintoleranz, Hyperhidrosis, Tremor, Adynamie, Diarrhö, psychischer Labilität.

> **! WICHTIG**
> Die Autonomie ist die häufigste Ursache der Altershyperthyreose und wird im Frühstadium oft verkannt.

Diagnostische Hinweise Bei einer TSH-Konzentration < 0,4 mU/L zur Abschätzung des Schweregrads: im Frühstadium selten isolierte Erhöhung von FT_3 möglich, später von FT_4 im Serum, ggf. Ausschluss einer Autoimmunthyreopathie (TPO-AK und TRAK, ▶ Kap. 24.2.3, ▶ Kap. 24.2.6.3), Schilddrüsenszintigrafie mit Ermittlung der regionalen $^{99m}TcO_4$-Aufnahme in einzelnen, sonografisch echoarmen Arealen (auch wenn diese zystisch und/oder regressiv verändert sind). In multinodösen Strumen kommen infolge regressiver Veränderungen auch hypofunktionelle Knoten vor. Bei TSH-Konzentration > 0,3 mU/L ggf.

24 Endokrinium

Wiederholung der Szintigrafie zur Demaskierung der Autonomie nach Suppression des TSH (häufig ist diese jedoch nicht zwingend indiziert).

! WICHTIG

Eine regionale bzw. globale $^{99m}TcO_4$-Aufnahme > 2 % bei supprimiertem TSH belegt eine therapiebedürftige fokale oder disseminierte Autonomie.

Therapie

Prävention

Bei subklinischer Hyperthyreose (TSH < 0,3 mU/L, FT_3 und FT_4 normalwertig) sollten zur Vermeidung einer manifesten Hyperthyreose statt Methoden, die die Applikation iodhaltiger Röntgenkontrastmittel erforderlich machen, Sonografie oder sehr selten Magnetresonanztomografie als bildgebende Verfahren Einsatz finden. Eventuell prophylaktische Therapie (▶ Kap. 24.2.2, „Chirurgische Therapie"). Gegebenenfalls Blockade der thyreoidalen Iodaufnahme durch Natriumperchlorat, z. B. 500 mg (25 Tr. Irenat® p. o., ▶ Kap. 24.2.3, „Pharmakotherapie") sowohl vor als auch 2–4 h nach der Iodexposition, an 7–10 Folgetagen 3 × 300 mg/d (3 × 15 Tr. Irenat®), bei hohem Risiko zusätzlich 20 mg Thiamazol/d über 7–10 Tage (▶ Kap. 24.2.2, „Chirurgische Therapie").

Aufgrund der besseren Iodversorgung der Bevölkerung sind Autonomie und iodinduzierte Hyperthyreose seltener geworden.

Allgemeine Maßnahmen

Krankheitsadaptierte Lebensführung, z. B. Vermeiden körperlicher Überlastung; Betablocker, auch zur Senkung der Pulsfrequenz und der sympathischen Aktivität sowie Einschränkung der peripheren Konversion von T_4 zu T_3, bevorzugt durch 3 × 10 bis 3 × 40 mg/d Propranolol; evtl. Sedativa.

24

Pharmakotherapie

Thyreostatika (▶ Kap. 24.2.3, „Pharmakotherapie"):

(1) Bei *latenter Hyperthyreose* kurzfristig, um festzustellen, ob der Patient von einer definitiven Therapie (▶ Kap. 24.2.2, „Radioiodtherapie", ▶ Kap. 24.2.2, „Chirurgische Therapie") profitiert.

(2) Bei *manifester Hyperthyreose*, da Spontanheilung nicht eintritt, nur zur Überbrückung vor ^{131}I-Therapie oder Strumaresektion. Langzeitbehandlung nur bei multimorbiden, älteren Patienten. Bei durch Iod induzierter Hyperthyreose (▶ Kap. 24.2.3) 30 mg/d **Thiamazol** (Blockade der Hormonsynthese) in Kombination mit **Na-Perchlorat** (3 × 300 mg/d Irenat®; Blockade der Iodaufnahme).

Bei hohem intrathyreoidalem Iodgehalt verzögerter Wirkungseintritt.

Radioiodtherapie

Indikation: bei thyreoidaler Autonomie Therapie der ersten Wahl. Durch ^{131}I (▶ Kap. 24.2.3, „Radioiodtherapie") werden autonome Thyreozyten selektiv strahlentherapeutisch „eliminiert". Bevorzugt bei manifester Hyperthyreose und kleinen Strumen (< 60 ml), aber auch bei subklinischer Hyperthyreose als Krankheitsprophylaxe.

Herddosen: 150–200 Gy bei disseminierter, (300–)400 Gy bei unifokaler und multifokaler Autonomie, bezogen auf die autonomen Anteile. Keine Altersgrenze bei Erwachsenen. Kontraindikationen beachten (▶ Kap. 24.2.3, „Radioiodtherapie").

Vorbereitung: zur Schonung des perinodulären, nicht der Autonomie unterliegenden Schilddrüsengewebes bei kompensierten autonomen Adenomen Suppression analog Vorgehen wie bei Suppressionsszintigrafie (▶ Kap. 24.2.2, „Diagnostische Hinweise"). Bei bereits endogen supprimierten oder grenzwertig niedrigen TSH-Konzentrationen im Serum und bei älteren Patienten keine L-T_4-Vorbehandlung.

Durchführung: Nach Absetzen von Thyreostatika ^{131}I-Applikation erst bei erneuter Suppression der TSH-Konzentration im Serum. Da ^{131}I sich auch in Speicheldrüsen anreichert, zur Anregung der Speichelsekretion Trinken von z. B. Zitronensaft, um Sialadenitis zu vermeiden. Bei größeren Strumen und Einengung der Trachea evtl. Kortikosteroide (z. B. 30–60 mg/d Prednisolon initial, ausschleichende Dosierung) zur Vermeidung einer Strahlenthyreoiditis (▶ Kap. 24.2.6.5).

Nachsorge: zunächst überbrückende, langsam ausschleichende Thyreostase (▶ Kap. 24.2.3, „Pharmakotherapie"), bis die ^{131}I-Therapie im Bereich der Autonomie nach 3–6 Monaten zu szintigrafisch inaktiven Arealen führt mit Normalisierung von TSH, FT_3 und FT_4 im Serum. Höchste Erfolgsrate und niedrigste Hypothyreoserate bei multifokaler Autonomie. Eine bewusst strahlentherapeutisch induzierte Hypothyreose bedarf einer Substitution mit L-T_4 (▶ Kap. 24.2.7, „Pharmakotherapie"). Zur Prävention einer erneuten Autonomie ausreichende alimentäre und/oder medikamentöse Versorgung mit Iod (mindestens 150 µg/d Iodid; ▶ Kap. 24.2.1, „Pharmakotherapie").

Chirurgische Therapie

Indikationen: große Strumen (> 50–60 ml), v. a. bei zusätzlichen funktionslosen Knoten und Kontraindikationen für eine ^{131}I-Therapie (▶ Kap. 24.2.3, „Radioiodtherapie"), z. B. Schwangerschaft, Stillzeit, Kinderwunsch in den nächsten 6 Monaten. Eine Thyreoidektomie kommt als Notfalloperation bei durch Iod induzierter Hyperthyreose infrage (▶ Kap. 24.2.4).

Präoperative Behandlung: **Betablocker** (**Propranolol**) und/oder **Thyreostatika** für Operation in Euthyreose (▶ Kap. 24.2.3, „Pharmakotherapie"). Funktionsgerechte Resektion nach Sono- und Szintigramm.

Medikamentöse Nachbehandlung: Bei Euthyreose postoperativ Rezidivprophylaxe mit **Iodid** (100–200 µg/d) grundsätzlich empfehlenswert (▶ Kap. 24.2.2, „Prävention").

Je nach Größe des Schilddrüsenrests und peripherer Stoffwechsellage (in etwa 50 % postoperative Hypothyreose) **L-T_4-Substitution** (▶ Kap. 24.2.7, „Pharmakotherapie"), möglichst **in Kombination mit Iodid** (▶ Kap. 24.2.1, „Pharmakotherapie").

Alternative Verfahren

Die lokale Instillation von hochprozentigem Ethanol in autonome Adenome ist umstritten und sollte nur ausnahmsweise bei Kontraindikationen gegen Operation und ^{131}I-Therapie angewandt werden.

24.2.3 Basedow-Hyperthyreose (Morbus Basedow)

Definition Autoimmunkrankheit mit unkontrollierter Stimulation der Schilddrüse, assoziiert mit extrathyreoidalen Manifestationen (▶ Kap. 24.2.5) sowie selten mit anderen Autoimmunkrankheiten (perniziöse Anämie, Adrenalitis, Vitiligo, Diabetes mellitus, polyendokrines Autoimmunsyndrom II u. a.).

Ätiologie und Pathogenese Bei genetisch prädisponierten Personen entwickelt sich ursächlich ein Toleranzverlust des Immunsystems gegenüber Schilddrüsen-Autoantigenen. Das klinische Bild der Hyperthyreose (Prävalenz 0,1–2 %, Frauen 5- bis 10-mal häufiger als Männer) entsteht durch schilddrüsenstimulierende Antikörper gegen den TSH-Rezeptor, die auch zum Schilddrüsenwachstum beitragen. Die Kombination des Morbus Basedow mit einer Autonomie wird sehr selten beobachtet (Marine-Lenhart-Syndrom). Die Schwangerschaftshyperthyreose kann subklinisch und manifest besonders im 1. Trimenon auftreten und ist meist durch das Schwangerschaftshormon (hCG) mit seiner partiell thyreotropen Wirkung und viel seltener durch den Morbus Basedow bedingt.

Klinik Im Gegensatz zur Autonomie überwiegend vor dem 35. Lebensjahr, v. a. bei Frauen plötzlich auftretende polysymptomatische ausgeprägte Hyperthyreose: allgemeine Unruhe, feuchtwarme Haut, Hyperhidrosis, Tremor, Dauertachykardie, vermehrte Darmmotilität, Gewichtsverlust, Apathie, Muskelschwäche, Schlafstörungen, Zyklusstörungen, diffus vergrößerte, oft schwirrende Schilddrüse. Sicheres Zeichen für einen Morbus Basedow ist in 60 % die endokrine Orbitopathie (▶ Kap. 24.2.5).

Diagnostische Hinweise Sonografisch verminderte Echogenität und Hypervaskularisation des meist knotenfreien Schilddrüsenparenchyms (DD Hashimoto-Thyreoiditis, ▶ Kap. 24.2.6.3). In ca. 99 % erhöhte TRAK. Automatisierte Messung der TRAK möglich. Aktuell kommt auch ein neuer (automatisierter) Assay zur Messung stimulierender TRAK zu Einsatz. Als Begleitphänomen in 80 % erhöhte TPO-AK, in 30 % erhöhte Thyreoglobulin(Tg)-AK (TAK), supprimiertes TSH, erhöhtes FT_3 und FT_4 im Serum.

Differenzialdiagnose In Zweifelsfällen Szintigrafie zur Differenzierung gegenüber Schilddrüsenautonomie (▶ Kap. 24.2.2) bzw. Hashimoto-Thyreoiditis (niedriger $^{99m}TcO_4$-Uptake; ▶ Kap. 24.2.6.3).

Therapie

Allgemeine Maßnahmen

Ruhe, Meiden von Belastungen (Basedow-Kranke sind ohne Therapie arbeitsunfähig), ausreichende Flüssigkeitszufuhr, hochkalorische Ernährung. Bei Übererregbarkeit und Schlafstörungen initial Sedativa, ggf. **Betablocker** (▶ Kap. 24.2.2, „Allgemeine Maßnahmen"). Patienten mit thyreoidaler Autoimmunität sollten unbedingt das Rauchen beenden, insbesondere Patienten mit endokriner Orbitopathie (▶ Kap. 24.2.5, „Therapie der immunogenen Orbitopathie").

24

Pharmakotherapie

Thyreostatika

Da bei 50 % der Erkrankten abhängig von der Dauer der symptomatischen Behandlung eine Spontanremission eintritt, zunächst mindestens 12 bis maximal 18 Monate medikamentöse Therapie, bei Misserfolg oder Rezidiv Strumaresektion (▶ Kap. 24.2.3, „Chirurgische Therapie") oder ^{131}I-Therapie (▶ Kap. 24.2.3, „Radioiodtherapie").

Die medikamentöse Therapie erfolgt mit **Thionamiden** (Thyreostatika). Sie hemmen den Iodeinbau und damit die Neusynthese von T_3 und T_4. Wirkungseintritt erst nach Verbrauch der präformierten Hormonvorräte. Behandlungsdauer im Mittel 12 Monate unter Überwachung von Blutbild, γ-GT und GPT. Eine verkürzte Behandlungsdauer von < 12 Monaten (> 6 Monaten) kann bei sehr hohen TRAK im Serum (> 10 IU/L) und möglicherweise bestehender endokriner Orbitopathie angestrebt werden. Hierzu existieren bisher jedoch keine randomisierten Studien.

Äquivalenzdosen: möglichst Niedrigdosiskonzept, je nach Schweregrad und abhängig von der Wirkdauer (▶ Tab. 24.1).

Tab. 24.1 Äquivalenzdosen der gebräuchlichsten Thyreostatika

Substanz	Initialdosis (mg/d)	Erhaltungsdosis (mg/d)
Thiamazol (1-mal/d)	20–30	2,5–10
Carbimazol (1-mal/d)	20–40	5–15
Propylthiouracil (2-mal/d)	150–300	50–200
Perchlorat (4–6-mal/d)	1.200–2.000	100–400

Niedrige Dosen bei Iodverarmung der Schilddrüse, hohe Dosen bei hochgradiger Iodexposition, indirekt gemessen an der Iodurie bzw. dem $^{99m}TcO_4$-Uptake.

Eigenschaften und Dosierung: Das primär unwirksame **Carbimazol** geht in vivo nach Leberpassage in **Thiamazol** (Wirkzeit 24 h) über. Carbimazol wird für eine äquipotente Wirkung um den Faktor 1,6 höher dosiert. **Propylthiouracil** bei unter Thiamazol oder Carbimazol auftretenden allergischen bzw. toxischen UAW. Propylthiouracil hat eine kürzere Wirkzeit von 12 h, daher 2–3 Tagesdosen. **Perchlorat** wirkt durch Blockade des Natrium-Iodid-Symporters. Nach Iodkontamination ist der Effekt fraglich. Vor Applikation iodhaltiger Medikamente oder Röntgenkontrastmittel ist zur Vermeidung einer iodinduzierten Hyperthyreose (▶Kap. 24.2.2, „Prävention") eine Prophylaxe mit Perchlorat möglich (durch eine Kompetition von Iod und Perchlorat). Die unter Äquivalenzdosen genannten Tageshöchstmengen sollten bei Abwägung der Nutzen-Risiko-Bilanz nur bei ausgeprägten Hyperthyreosen und höhergradigen Iodexpositionen überschritten werden.

UAW: Dosisabhängig in den ersten Wochen: in ca. 10 % (bei hohen Dosen bis 30 %) Pruritus, Exantheme, Urtikaria, Erythem, Arzneimittelfieber, Haarausfall, Gelenk- und Muskelschmerzen, Geschmacksstörungen, Übelkeit, Erbrechen, Kopfschmerzen. Reversibel nach Umsetzen von Carbimazol oder Thiamazol auf Propylthiouracil. Regelmäßige Überwachung von Differenzialblutbild einschließlich Thrombozyten und Leberenzymen. Patienten sind über die Möglichkeit einer plötzlichen Thrombozytopenie, Agranulozytose, Panzytopenie (Tonsillitis, hohes Fieber) aufzuklären.

Begleitmedikation mit Levothyroxin (L-T4)

Bei Langzeitthyreostase kann in seltenen Fällen (ältere Patienten) parallel eine L-T_4-Therapie erfolgen (Dosierung von 25–100 µg/d) (▶Kap. 24.2.1, „Pharmakotherapie"), um eine stabil ausgeglichene Stoffwechsellage zu erreichen.

Therapiedauer und Prognose

Verlaufskontrollen in zunächst 3-, danach 6- bis 12-wöchentlichem Abstand. Kriterien für eine in 50 % der Fälle nach einjähriger Thyreostase eintretende Remission sind die Normalisierung der bei aktivem Autoimmunprozess verminderten Echogenität und Hypervaskularisation im Sonogramm. Auslassversuch nach ca. 1 Jahr. Niedrige TSH-Konzentration im Serum sowie anhaltend hohe FT_3-, FT_4- und TRAK-Konzentration > 10 mU/L im Serum sprechen für eine Persistenz, sodass ebenso wie bei einem Rezidiv definitive Therapiemaßnahmen infrage kommen. Ein Auslassversuch nach ca. 6 Monaten bei andauernder thyreostatischer Therapie und TRAK-Konzentration > 10 mU/L ist nicht sinnvoll; hier ist eine definitive Therapie in Erwägung zu ziehen (▶Kap. 24.2.3, „Chirurgische Therapie", ▶Kap. 24.2.3, „Radioiodtherapie").

Schwangerschaft, Stillzeit

In der *Frühschwangerschaft* und *Postpartalzeit* besteht eine geringe Gefahr für ein Rezidiv oder einen erstmals auftretenden Morbus Basedow (eine Hyperthyreose als Folge einer hohen hCG-Konzentration im Serum oder durch andere, die Schilddrüse stimulierende Faktoren ist auszuschließen). Keine Iodid-Gabe (▶Kap. 24.2.1, „Prävention und Prophylaxe"). Initial 100 mg/d **Propylthiouracil** (im 1. Trimenon), möglichst niedrige Dosis; ab dem 2. Trimenon **Thiamazol. In der Stillzeit wieder Umstellung auf Propylthiouracil.**

> **! WICHTIG**
> Thyreostatika gehen diaplazentar auf den Fetus über, T_3 und T_4 permeieren nur in geringen Mengen.

Für den Fetus besteht die Gefahr einer Strumabildung und Hypothyreose mit konsekutiver Entwicklungsverzögerung, die durch L-T_4 nicht ausgeglichen werden kann. Deshalb ist eine so niedrig wie mögliche Thyreostatikadosis bei hochnormalen FT_3- und FT_4-Konzentrationen im Serum anzustreben. Thyreostatika können (sehr selten) eine teratogene Wirkung entfalten (z. B. Omphalozele, Choanalatresie). Die FT_3- und FT_4-Konzentrationen im Serum der Mutter sollten bei **supprimierter** TSH-Konzentration im Serum im oberen Normalbereich liegen. Da TRAK diaplazentar übergehen und dadurch eine fetale oder neonatale Hyper- bzw. Hypothyreose infolge stimulierender bzw. blockierender Antikörper möglich ist, empfiehlt sich die wiederholte TRAK-Bestimmung (22. Schwangerschaftswoche) zur Überwachung des Fetus. Bei großer Struma der Mutter evtl. Strumaresektion im 2. oder 3. Trimenon (▶Kap. 24.2.2, „Chirurgische Therapie"). 2- bis 3-fach erhöhte TRAK-Werte zeigen ein erhöhtes Risiko an.

Während der *Stillphase* am ehesten **Propylthiouracil** verabreichen.

Therapiekontrollen

Halsumfang, Herzfrequenz, Körpergewicht, Augenveränderungen (▶Kap. 24.2.5, „Klinik"), FT_3- und FT_4-Konzentration im oberen, TSH-Konzentration im unteren Referenzbereich. Selten UAW. Differenzialblutbild und Leberenzymaktivitäten initial in 2- bis 3-wöchentlichen, später in 2- bis 3-monatlichen Abständen. Nach 12 Monaten Auslassversuch. Bei Persistenz der Krankheit erfolgt eine ablative Therapie (▶Kap. 24.2.3, „Chirurgische Therapie", ▶Kap. 24.2.3, „Radioiodtherapie").

24

Chirurgische Therapie

Indikationen: Komplette Thyreoidektomie nach erfolgloser thyreostatischer Therapie, z. B. aufgrund hochgradiger Iodexposition, bei kurzfristig unzureichendem Therapieerfolg, bei Rezidiven nach thyreostatischer Therapie, bei großen Strumen (> 60 ml) und/oder Knoten (Karzinomverdacht), bei lokalen Beschwerden, bei ausgeprägten UAW der Thyreostatika, iodinduzierter, medikamentös nicht beherrschbarer Hyperthyreose, florider, medikamentös schwer beeinflussbarer endokriner Orbitopathie (▶Kap. 24.2.5) sowie bei Kontraindikation zur Radioiodtherapie.

Medikamentöse Vorbehandlung: **Thyreostatika** (▶Kap. 24.2.3, „Thyreostatika") bei ausgeprägter Hyperthyreose. Zur Vorbereitung hat man früher (sehr selten) eine sog. präoperative „Plummerung" zur Blockade der Hormonfreisetzung mit 1–5 ml/d einer 10-prozentigen KI-Lösung i. v. oder 2-prozentigen KI-Lösung oral über 8–10 Tage durchgeführt. Dies kommt heutzutage praktisch nicht mehr zur Anwendung.

Chirurgisches Vorgehen und Nachsorge: zur Vermeidung eines Hyperthyreoserezidivs ausgedehnte Schilddrüsenresektion (komplette Thyreoidektomie; Nachsorge ▶Kap. 24.2.7, „Pharmakotherapie"). Bei in maximal 1 % auftretendem permanentem Hypoparathyreoidismus entsprechende Substitution (▶Kap. 24.3.2.1, „Therapie" bzw. ▶Kap. 19.12.9, „Sonderfall des postoperativen Hypoparathyreoidismus"). Bei Hyperthyreoserezidiv ^{131}I-Therapie. Gefahr der Rekurrensparese auch bei Thyreoidektomie bei erfahrenem Chirurgen < 1 %.

Radioiodtherapie

Indikationen: In Deutschland wird ^{131}I meist erst als Zweitmaßnahme nach Versagen bzw. Unverträglichkeit einer thyreostatischen Behandlung, bei Kontraindikation zur Schilddrüsenoperation oder nach unzureichender Schilddrüsenresektion bei etwa 35 % der Patienten eingesetzt (gegenüber 85 % in USA). Die ^{131}I-Therapie bietet sich als Primärmaßnahme ohne Berücksichtigung des Patientenalters bei rein diffusen Schilddrüsen (Größe < 40–60 g) an.

Durchführung: Die therapeutisch erforderliche ^{131}I-Menge wird mithilfe eines Radioiod-Zweiphasentests individuell ermittelt und in Deutschland während eines ca. 3-tägigen stationären Aufenthalts in einer nuklearmedizinischen Therapieeinheit verabreicht. Weltweit wird die Behandlung überwiegend ambulant durchgeführt. Die ^{131}I-Therapie kann unter niedrig dosierten Thyreostatika (außer Na-Perchlorat; ▶Kap. 24.2.2, „Prävention") durchgeführt werden. Zur Verbesserung der ^{131}I-Aufnahme wird empfohlen, Thionamide 3 Tage vor und nach der Gabe abzusetzen. Bei zunehmendem strahlentherapeutischem Effekt ausschleichende Dosierung. Durch Herddosen von 150–200 Gy wird bei 80–90 % aller Patienten bei einmaliger ^{131}I-Applikation nach 3–6 Monaten eine deutliche Abnahme der Schilddrüsengröße und eine Euthyreose erreicht bzw. eine Hypothyreose bewusst in Kauf genommen. Es besteht eine lebenslange Substitutionspflicht mit Levothyroxin (▶Kap. 24.2.7, „Pharmakotherapie").

UAW: Insbesondere bei begleitender endokriner Orbitopathie sollte eine komplette Thyreoidektomie (▶Kap. 24.2.3, „Chirurgische Therapie") wegen der durch ^{131}I induzierten Antigenfreisetzung mit der Gefahr einer Zunahme der Augenveränderungen angestrebt werden. Eine ^{131}I-Applikation würde nur unter gleichzeitiger Gabe von Prednisolon (▶Kap. 24.2.5, „Therapie der immunogenen Orbitopathie") erfolgen: aber auch in diesem Fall erhöhtes Risiko einer Verschlechterung der Augensymptome. Die ^{131}I-Therapie bedingt kein erhöhtes Karzinomrisiko. Die Strahlenexposition der Keimdrüsen und des Knochenmarks liegt < 0,01–0,03 Gy, das genetische Risiko bei 0,02 %. Es bestehen keine mutagenen Effekte. Bei beiden Geschlechtern sollte in den 6–12 Monate nach ^{131}I-Applikation eine Kontrazeption erfolgen. Regelmäßige Nachsorge, um eine strahlentherapeutisch induzierte, in 80 % der Fälle erst nach mehreren Jahren auftretende Hypothyreose zu erkennen und eine Substitution mit L-T_4 (▶Kap. 24.2.7, „Pharmakotherapie") einzuleiten.

Kontraindikationen: Schwangerschaft, Stillzeit, Kinderwunsch innerhalb der nächsten 6 Monate, große Strumen mit Beeinträchtigung der Trachea sowie zusätzlich bestehende hypofunktionelle („kalte") Knoten (▶Kap. 24.2.1).

24.2.4 Thyreotoxische Krise

Definition Lebensbedrohliche Exazerbation einer durch thyreoidale Autonomie oder Morbus Basedow induzierten Hyperthyreose (Letalität bis 30 %, v. a. im Alter).

Ätiologie und Pathogenese Nicht erkannte bzw. unzureichend behandelte Hyperthyreosen können durch Iodexzess (▶Kap. 24.2.2, „Ätiologie und Pathogenese"), fieberhafte Infekte, Traumen, Stress, Operationen, schwere Krankheiten in eine Krise übergehen.

Klinik: Symptome Akuter lebensbedrohlicher Zustand: Tachykardie mit Frequenz > 140/min, Herzrhythmusstörungen, Übelkeit, Erbrechen, Hyperthermie, Dehydratation, beeinträchtigtes Bewusstsein, Adynamie, profuse Durchfälle, Unruhe, Agitation, Hyperkinese, Verwirrtheit, örtliche und zeitliche Desorientierung, Somnolenz, Koma.

Diagnostische Hinweise Laborwerte bestätigen die Diagnose, allerdings ohne enge Korrelation zum Schweregrad.

Therapie

Prävention

Vor Anwendung iodhaltiger Röntgenkontrastmittel oder Medikamente TSH-Konzentration im Serum messen, bei supprimierten TSH-Werten weitergehende Diagnostik (▶ Kap. 24.2.2, „Diagnostische Hinweise", ▶ Kap. 24.2.3, „Diagnostische Hinweise"), bei Hyperthyreose medikamentöse Blockade durch **Perchlorat** (Irenat®), evtl. in Kombination mit **Thiamazol** (▶ Kap. 24.2.3, „Pharmakotherapie"), bei manifester Hyperthyreose Vermeiden iodhaltiger Therapeutika oder Röntgenkontrastmittel, z. B. durch Einsatz alternativer Verfahren wie MRT oder Sonografie.

Pharmakotherapie

Sofortige Intensivüberwachung.

Propranolol 1–5 mg i. v. oder 120–240 mg über Magensonde (Zielwert-Herzfrequenz 80–100/min). Eine neuere Studie weist auf einen Überlebensvorteil beim Einsatz eines kardioselektiven Betablockers gegenüber nicht selektiven Betablockern (Propranolol) hin. Weiterhin: **Thiamazol** (z. B. 3 × 40–80 mg i. v.), **Prednisolon** (50 mg i. v. alle 6–8 h) wegen Einschränkung der Nebennierenfunktion, Flüssigkeits- und Elektrolytzufuhr (v.a. bei Fieber, Schwitzen, Diarrhö), O_2-Beatmung, Eisbeutelkühlung, Sondenernährung (**cave:** Hungerazidose bei hohem Kalorienverbrauch), Stabilisierung von Herz und Kreislauf, Thromboembolie- und Antibiotikaprophylaxe, evtl. Plasmapherese zur Elimination zirkulierender T_3- und T_4-Konzentrationen im Serum.

Notfallthyreoidektomie

Frühzeitige Entscheidung innerhalb von 48 h für ausgiebige Schilddrüsenresektion zur Entfernung der gespeicherten Hormone und Verhinderung einer Schilddrüsenhormonneubildung.

24.2.5 Immunogene Orbitopathie/Dermatopathie

Definition Bei ca. 60 % der Patienten mit Morbus Basedow auftretende extrathyreoidale Manifestation mit lymphozytärer Infiltration des retrobulbären Gewebes der Orbita, bei 4 % in Form einer infiltrativen Dermatopathie an der Vorderseite der Unterschenkel (prätibiales Myxödem).

Ätiologie und Pathogenese Die Ätiologie ist noch nicht sicher geklärt. Gemeinsame Antigene (möglicherweise TSH-Rezeptor und fraglich IGF-1-Rezeptor) des Schilddrüsen-, Orbita- bzw. Unterhautfettgewebes der Unterschenkelvorderseite regen Fibroblasten zur verstärkten Synthese von Kollagen und Glykosaminoglykanen an. Vermehrte lokale Adipogenese.

Klinik

(1) **Immunogene Orbitopathie:**

- **Symptomatik:** Meist schleichendes doppelseitiges Auftreten (20 %), häufiger unter (40 %) oder nach Behandlung (40 %) eines Morbus Basedow: Druckgefühl hinter den Augen, Lidödeme, Karunkelschwellung, Lidretraktion, Kopfschmerzen, Photophobie, Fremdkörpergefühl, Augentränen, Protrusio bulborum, Diplopie, Störung des venösen Abflusses.
- **Diagnostische Hinweise:** Exophthalmometrie, Motilitätsprüfung, Lidspaltenmessung, Nachweis einer Konvergenzschwäche.
- **Ophthalmologische Untersuchung:** Augeninnendruck (Blickrichtungstonometrie), Fundoskopie, Motilität, Perimetrie, visuell evozierte Potenziale. Bildgebung ist selten erforderlich, dann bevorzugt Orbitasonografie, evtl. Kernspintomografie mit Bestim-

mung der T_2, Relaxationszeiten zur Abschätzung der Floridität des Autoimmunprozesses in den extraokulären Augenmuskeln (DD: Retrobulbäre Tumoren oder Myositis).

(2) **Immunogene Dermatopathie:** selten. Leicht erhabene, rötlich livide, hyperpigmentierte und orangenhautähnliche Veränderung an der Vorderseite der Unterschenkel.

Therapie

Therapie der immunogenen Orbitopathie

(1) *Allgemeinmaßnahmen:* Beendigung eines Nikotinabusus (▶ Kap. 24.2.3, „Allgemeine Maßnahmen"), keine abwartende Haltung. Beseitigung der Hyperthyreose, aber Vermeidung einer (auch subklinischen) Hypothyreose (▶ Kap. 24.2.3, „Pharmakotherapie"). Möglichst keine initiale ^{131}I-Therapie, da es infolge Antigenfreisetzung zu einer Zunahme der Augenveränderungen kommen kann. Frühzeitiges Hinzuziehen eines Augenarztes. Engmaschige Verlaufskontrollen in 2- bis 3-wöchentlichen Abständen.

(2) *Symptomatische lokale Behandlung:* getönte Brillen mit Windschutz, v. a. bei Photophobie. Tagsüber Tränenersatzmittel (Methylzellulose-Augentropfen), nachts Augensalben (ggf. Okklusivverband). Hochlagerung des Kopfs. Bei Diplopie vorübergehend Prismenfolien, bei Hornhautulzera Uhrglasverband. Orbitale Lymphdrainage.

(3) *Pharmakotherapie:*

- **Glukokortikoide:** frühzeitige Gabe während des dynamisch aktiven entzündlichen Stadiums vor dem Übergang in ein chronisch fibrotisches Stadium. Patient zuvor aufklären. Ausreichend dosieren, z. B. **Prednisolon,** 1,5 mg/kg KG/d (z. B. initial 100 mg), wöchentliche Abdosierung um 10 mg mit Ausschleichen über 12 Wochen. Bei hoher Aktivität einschließlich Diplopie bevorzugt **Methylprednisolon** 1 × 500 mg/Woche i. v. über 6 Wochen, 1 × 250 mg/Woche i. v. über 6 Wochen wegen besserer Wirksamkeit (sog. EUGOGO-Schema der Europäischen Schilddrüsengesellschaft). UAW sind überraschenderweise bei i. v.-Applikation seltener und geringer. Bei Rauchern ist die Wirksamkeit prinzipiell erheblich eingeschränkt. **Cave:** Selten schwere Leberschädigung bei i. v.-Hochdosis-Kortikoiden möglich, 3 Fälle mit letalem Leberversagen wurden beschrieben (kumulative Kortikoiddosis 24 g). Engmaschige Kontrollen der Leberwerte dringend erforderlich.
- Keine gesicherten Therapieverfahren sind Somatostatinanaloga (z. B. Octreotid), Immunsuppressiva (Methotrexat, Ciclosporin), Immunglobuline, Plasmapherese und Natriumselenit (bei niedrigem Aktivitätsgrad). Studien mit Rituximab zur B-Zell-Depletion haben ebenfalls keinen eindeutigen Therapieerfolg gezeigt.

(4) *Retrobulbärbestrahlung:* Im Frühstadium der Krankheit, unterstützt durch Glukokortikoide (s. o.), über seitlich von den Schläfen applizierte Felder protrahiert in Einzeldosen von 2 × 1 Gy/Woche über 10 Wochen bis zu einer Gesamtherddosis von 20 Gy je Orbita zur Reduktion der Entzündung und Antigenwirkung in den extraokulären Augenmuskeln, insbesondere bei Motilitätsstörungen. Herddosen von 10–12 Gy sind gleich wirksam und zu bevorzugen.

(5) *Thyreoidektomie:* Frühzeitig bei schwer beeinflussbarem Verlauf, anschließend evtl. Elimination der restlichen Thyreozyten durch ^{131}I (▶ Kap. 24.2.3, „Chirurgische Therapie", ▶ Kap. 24.2.3, „Radioiodtherapie"). Aktuelle Studien weisen bei Anwendung einer additiven Radioiodtherapie auf einen möglicherweise besseren klinischen Verlauf hin.

(6) *Orbitadekompression:* Bei fehlendem Ansprechen der konservativen Therapie, bei Abnahme des Visus durch Kompression des N. opticus oder bei ausgeprägter Protrusio bulborum mit Hornhautläsion oder bei persistierender Diplopie. Verfahren: endonasale Entfernung der unteren medialen (oder lateralen) Orbitawand, der Siebbeinzellen, ggf. nach Eröffnung des Orbitabodens, ggf. Lidkorrektur.

(7) *Verlauf und Prognose:* Der kaum vorhersehbare Verlauf (schlechte Prognose bei hohen TRAK-Werten) erschwert eine Aussage über die Wirksamkeit der Behandlungsmaßnahmen. Eine interdisziplinäre Zusammenarbeit von Hausärzten, Endokrinologen, Nuklearmedizinern, Augenärzten, Chirurgen, HNO-Ärzten, Strahlentherapeuten ist Voraussetzung für den Erfolg des meist polypragmatischen Vorgehens.

Therapie der immunogenen Dermatopathie

Kortikosteroidhaltige Salben über Nacht (Okklusivverband), in hartnäckigen Fällen lokale Infiltration von Kortikosteroiden.

24.2.6 Thyreoiditiden

Definition Heterogene Krankheitsgruppe, bei der die entzündliche Infiltration eine bakterielle, virale, lymphozytäre bzw. granulomatöse Genese hat.

24.2.6.1 Akute Thyreoiditis

Seltene hämatogene bakterielle Infektion. Erhebliche Lokalbeschwerden, beschleunigte BSG, Leukozytose. Initial passagere Hyperthyreose infolge Entleerung der Hormonspeicher, später Abszedierung mit Fieber.

Therapie

Antiphlogistika, Antibiotika (z. B. Chinolone), meist Ausheilung, selten chirurgische Sanierung.

24.2.6.2 Subakute Thyreoiditis

24

Klinik Auch als subakute Thyreoiditis de Quervain bezeichnet. Vor allem bei Frauen im mittleren Lebensalter. Nach Virusinfektion der oberen Luftwege ausgeprägte Schmerzen mit Ausstrahlung zu den Kieferwinkeln, allgemeines Krankheitsgefühl, Glieder- und Muskelschmerzen, subfebrile Temperaturen. Initial passagere Hyperthyreose (Unruhe, Schwitzen, Herzklopfen), „Sturzsenkung", fehlende Leukozytose, erhöhte FT_3- und FT_4-Konzentrationen im Serum. Sonografisch Herde verminderter Echogenität, szintigrafisch fehlende $^{99m}TcO_4$-Aufnahme. **Zytologie:** Epitheloidzellen, Riesenzellen.

Therapie

Keine kausale Behandlung bekannt. Bei Hyperthyreose nur **Propranolol** (▶ Kap. 24.2.3, „Pharmakotherapie"), da die vermehrte Hormonfreisetzung durch Thyreostatika nicht beeinflusst wird. **Antiphlogistika** (1–2 g Acetylsalicylsäure, 50–150 mg Diclofenac bzw. Indometacin). Bei fehlendem Ansprechen Einsatz von ca. 30 (–60) mg/d **Prednisolon,** nach Beschwerdefreiheit ausschleichende Dosierung. Eine in Spätphasen auftretende Hypothyreose kann vorübergehend mit L-T_4 (▶ Kap. 24.2.7, „Pharmakotherapie") bis zur Restitutio ad integrum substituiert werden. Tendenz zur Spontanheilung mit insgesamt guter Prognose. Bei wiederholten Rezidiven chirurgische Sanierung (▶ Kap. 24.2.1, „Chirurgische Therapie").

24.2.6.3 Immunthyreoiditis

Klinik Besonders bei Frauen, evtl. gemeinsam mit anderen Autiommunkrankheiten, z. B. Morbus Addison, Diabetes mellitus, perniziöse Anämie, glutensensitive Enteropathie (Sprue), Vitiligo. Einschleichender schmerzloser Beginn, sonografisch verminderte Echogenität und Hypervaskularisation, erhöhte TPO-AK (90 %), selten TRAK. Selten hyperthyreote Phase („Hashitoxikose"), meist zunächst normale, mit zunehmender Atrophie mäßig erhöhte TSH-Konzentration im Serum. An der Hypothyreose wird die chronische Thyreoiditis oft erst erkannt (▶ Kap. 24.2.7). Niedriger $^{99m}TcO_4$-Uptake. Bei Antikörpernachweis und laborchemischen Auffälligkeiten wird diese auch als silent Thyreoiditis bezeichnet. **Zytologie:** lymphozytäre und plasmazelluläre Infiltrate.

Die klassische Hashimoto-Thyreoiditis mit Struma ist in Deutschland relativ selten. Die atrophische Form mit Hypothyreose überwiegt.

Therapie

Bei Euthyreose abwartende Haltung, bei subklinischer und manifester Hypothyreose, insbesondere bei Schwangeren bedarfsgerechte Substitution mit L-T_4 (▶ Kap. 24.2.7, „Pharmakotherapie"). TSH, FT_3 und FT_4 im Serum sollten im Bereich der Norm liegen. Eine L-T_4-Überdosierung sollte insbesondere bei älteren Patienten vermieden werden. Eine Kortikosteroidtherapie kann den Autoimmunprozess nicht aufhalten. TPO-AK haben keinen gesicherten Stellenwert bei der Verlaufsuntersuchung. Iod in höherer Dosierung (> 100 µg/d) kann bei prädisponierten Personen den Immunprozess verstärken. Eine Iodidgabe sollte vermieden werden, Iodsalz ist unbedenklich.

24.2.6.4 Postpartale Thyreoiditis

Bei ca. 4 % aller Stillenden selbstlimitierende zytotoxische Autoimmunreaktion mit oft erhöhten TPO-AK im Serum und zunächst vermehrter Ausschüttung von Schilddrüsenhormonen bzw. anschließend vorübergehender Hypothyreose, meist symptomlos. Heilt meist innerhalb von 3–12 Monaten folgenlos aus (erhöhte Rezidivrate bei TPO-AK-Persistenz und erneuter Schwangerschaft).

Therapie

Während der hyperthyreoten Phase bei Bedarf symptomatisch **Propranolol.** Iodexpositionen meiden. In etwa 5 % Entwicklung einer substitutionsbedürftigen Hypothyreose (▶ Kap. 24.2.7).

24.2.6.5 Strahlenthyreoiditis

Gelegentlich nach hoch dosierter ^{131}I-Applikation oder externer Bestrahlung der vorderen Halsregion.

Therapie

Vorübergehend **Antiphlogistika** (z. B. Diclofenac, selten Prednisolon), meist keine Langzeitschäden.

24.2.6.6 Arzneimittelinduzierte Thyreoiditis

Schmerzlose lymphozytäre Infiltration mit progredienter Zerstörung der Schilddrüsenfollikel als Folge zytotoxischer Immunreaktionen durch Therapie mit Interferon α oder iodhaltigem Amiodaron. Dadurch Erhöhung der TPO- und Thyreoglobulin-Antikörper. Die amiodaroninduzierte Thyreoiditis ist charakterisiert durch eine normal große Schilddrüse, fehlenden $^{99m}TcO_4$-Uptake, ggf. Echoarmut, verminderte (selten verstärkte) Vaskularisation, Funktion: häufig länger andauernde Hyperthyreose; Hypothyreose seltener.

Therapie

Meist Spontanheilung nach Absetzen auslösender Arzneimittel. Bei Bedarf vorübergehende Substitution mit L-T_4 (▶Kap. 24.2.7, „Pharmakotherapie"). Bei Hyperthyreose **Glukokortikoide** (z. B. 30 mg/d Prednisolon) sowie **Thyreostatika.** Die Therapie der amiodaroninduzierten Thyreoiditis gehört in die Hand des Spezialisten. Häufig ist eine längerfristige, höher dosierte thyreostatische Medikation notwendig. Außerdem aufgrund des Iodexzesses (Speicherung von Amiodaron im Fettgewebe) Blockade der Iodaufnahme mit Perchlorat notwendig (häufig über einige Wochen).

24.2.6.7 Thyreoiditis Riedel

Extrem seltene, invasiv sklerosierende Entzündung (DD: Malignom).

Therapie

Palliative Entlastungsoperation, anschließend **L-T_4-Substitution** (▶Kap. 24.2.7, „Pharmakotherapie").

24.2.6.8 Spezifische Thyreoiditiden

Bei Tuberkulose, Sarkoidose, Mykobakterien, Pneumocystis jiroveci, Zytomegalie, HIV.

Therapie

Therapie der Grundkrankheit, ggf. L-T_4-Substitution (▶Kap. 24.2.7, „Pharmakotherapie").

24.2.7 Hypothyreose

24

Definition Schilddrüsenhormondefizit in den Zielorganen.

Ätiologie und Pathogenese

(1) **Primäre kongenitale Hypothyreosen** (1/4.000 Lebendgeburten) infolge von Iodverwertungsstörungen, TSH-Rezeptormutationen, wachstumsinhibierenden Autoantikörpern, Schilddrüsenhormonresistenz und v. a. durch eine Störung der Schilddrüsenanlage (Zungengrundstruma, Ektopie, Aplasie, Hypoplasie) sowie durch Thyreostatika während der Schwangerschaft (▶Kap. 24.2.3, „Thyreostatika").

(2) **Primär erworbene thyreogene Hypothyreosen** infolge extremen Iodmangels (nicht mehr in Europa), Zerstörung und/oder Verlust von Schilddrüsengewebe durch entzündliche Prozesse (▶Kap. 24.2.6.3), iatrogen durch Induktion von Zytokinen (nach Interferon-α-Therapie, ▶Kap. 24.2.6.6), Knochenmark- und Stammzelltransplantation, Hochdosis-Chemotherapie und Ganzkörperbestrahlung, iodhaltige Medikamente (Amiodaron), Überdosierung von Thyreostatika, strumigene Substanzen (Lithium), nach Strumaresektion, Thyreoidektomie, ^{131}I-Behandlung oder externer Strahlentherapie sowie Schädigung und Funktionsstörung durch Amyloidose, Sarkoidose, fibrös invasive Thyreoiditis Riedel (▶Kap. 24.2.6.7), Infiltration extrathyreoidaler Tumoren und Metastasen (▶Kap. 24.2.9), enterale Hormonverluste.

(3) **Sekundäre (hypophysäre) Hypothyreosen** durch seltene Funktionseinschränkung des HVL (z. B. durch Tumoren) mit erniedrigter oder aufgehobener TSH-Sekretion, gelegentlich mit sekundärer NNR-Insuffizienz.

(4) **Tertiäre Hypothyreosen** bedingt durch fehlende Bildung oder fehlenden Transport von TRH (sehr selten).

(5) **Periphere Resistenz** gegenüber Schilddrüsenhormonen infolge einer Mutation im T_3-Rezeptor-β-Gen mit Strumawachstum, kompensatorischer Erhöhung von TSH, FT_3 sowie FT_4 im Serum mit unzureichender Versorgung der Zielorgane.

Klinik Bei einer Prävalenz von etwa 10 % subklinischen und 3 % manifesten Hypothyreosen sollte öfter an eine Schilddrüsenunterfunktion gedacht werden. Frauen erkranken häufiger als Männer. Bei manifester Hypothyreose Symptomvielfalt: Müdigkeit, Antriebslosigkeit, Schwäche, Frieren, Gewichtszunahme, Obstipation, Haarausfall, Bradykardie, Myopathie, Hyporeflexie, Hörminderung, raue Stimme, Abnahme der Libido, trockene, schuppende, blasse, oft teigige Haut, brüchige Fingernägel, sprödes Haar.

(1) **Passagere Hypothyreosen** durch Thyreostatika (▶ Kap. 24.2.3, „Thyreostatika") oder Medikamente mit thyreostatischem Nebeneffekt (z. B. Lithium), durch Iodexzess, z. B. iodhaltige Röntgenkontrastmittel, Amiodaron (▶ Kap. 24.2.2) und durch Schilddrüsenentzündungen (▶ Kap. 24.2.6).

(2) **Permanente Hypothyreosen:** aufgrund schleichenden Krankheitsbeginns oft späte Diagnose.

Diagnostische Hinweise Sonografisch verminderte Echogenität, meist kleine oder atrophische, seltener hypertrophe Schilddrüse (Hashimoto-Thyreoiditis, DD: Morbus Basedow). TSH erhöht, FT_4 normal (subklinische Hypothyreose) oder erniedrigt (manifeste Hypothyreose), FT_3 meist normal, selten erniedrigt. In 90 % erhöhte TPO-AK, in 70 % erhöhte TAK, negative TRAK.

Differenzialdiagnose Im Zweifelsfall Szintigrafie zur Differenzierung gegenüber Morbus Basedow (hoher $^{99m}TcO_4$-Uptake).

Therapie

Pharmakotherapie

▶ Kap. 24.2.1, „Pharmakotherapie".

(1) *Subklinische Hypothyreose:* Bei oft über Jahre unverändertem Zustand **L-T_4-Substitution,** v. a. bei Struma, Thyreoiditis, nach Operation oder Strahlenbehandlung der Schilddrüse sowie bei Zuständen, die eine optimale L-T_4-Versorgung erfordern, z. B. Kinderwunsch, Gravidität (30–50 % höherer Bedarf in der Gravidität und unter Hormonersatztherapie in der Postmenopause), Stillphase, Hyperprolaktinämie. Probatorisch bei Störungen von Zyklus, Fertilität bzw. bei erhöhtem LDL-Cholesterin.

(2) *Passagere Hypothyreosen:* Bei Therapie mit **Thyreostatika, Lithium, Amiodaron,** bei Iodexzess, nach Schilddrüsenoperation, niedrig dosierter ^{131}I-Behandlung auftretenden vorübergehenden hypothyreoten Phasen bedarfsgerechte Substitution (s. u.). Nach Auslassversuch Entscheidung, ob Dauertherapie erforderlich ist.

(3) *Manifeste Hypothyreose:* bevorzugt Substitution mit **L-T_4** wegen der gegenüber L-T_3 längeren biologischen HWZ (7 Tage) und der durch Monodeiodierung bedarfsgerechten extrathyreoidalen kontinuierlichen Konversion zu stoffwechselaktivem T_3. Nüchterneinnahme 30 min vor dem Frühstück zur Gewährleistung einer optimalen Resorption von 80 %.

- Bei Erwachsenen: zeitlebens im Mittel 1,5 µg L-T_4/kg KG/d.
- Bei Stillenden, Schwangeren und bei Östrogensubstitution bis zu 40 % höherer Bedarf.

Einschleichende Dosierung, beginnend mit 25 µg L-T_4/d, nach 4 Wochen (bei > 60 Jahre alten Patienten nach 6 Wochen) Steigerung um je 25 µg auf eine Erhaltungsdosis von im Mittel 100 (selten bis 200) µg L-T_4/d, v. a., um eine Angina pectoris bei koronarkranken Patienten zu vermeiden, bei denen der L-T_4-Bedarf durch verminderte Clearance bis zu 30 % abnimmt.

(4) *Sekundäre Hypothyreose:* Vor L-T_4-Substitution Ausgleich einer sekundären NNR-Insuffizienz bzw. gonadotroper Partialfunktionen des HVL (▶Kap. 24.1.1, ▶Kap. 24.4.1).

(5) *Periphere Hormonresistenz:* Trotz laborchemisch peripherer Euthyreose hoher **L-T_4- und L-T_3-Bedarf** zur Suppression des TSH und Verhinderung eines Strumawachstums. Weitere Therapieoptionen: **3,5,3-Triiodothyreoessigsäure** (TRIAC).

Verlaufskontrollen

Initial TSH, FT_4 und FT_3 im Serum in 4- bis 6-wöchentlichen Abständen, Blutentnahme 24 h nach letzter Einnahme von L-T_4 zur individuellen Dosisermittlung, später in 6- bis 12-monatlichen Abständen. Eine subklinische Hypothyreose muss evtl. toleriert werden. Bei sekundärer Hypothyreose zusätzlich Beachtung weiterer HVL-Ausfallserscheinungen (▶Kap. 24.1.1, ▶Kap. 24.4.1). Die Überwachung der Adhärenz ist für die erfolgreiche Dauertherapie entscheidend.

UAW: koronare Komplikationen, erhöhter Insulinbedarf.

24.2.8 Hypothyreotes Koma

Definition Seltener lebensbedrohlicher hypothyreoter Zustand (50 % Letalität).

Ätiologie und Pathogenese Bei Hypothyreose können eine Unterbrechung der L-T_4-Substitution, Kälteexpositionen, Begleitkrankheiten (Infektionen), sedierend wirkende Pharmaka oder chirurgische Eingriffe durch zerebrale Insuffizienz infolge zunehmender Depression des Atemzentrums und der arteriellen zerebralen Zirkulation ein Koma verursachen.

Klinik Hypothermie (< 32–35 °C), Bradykardie (< 50/min), „Myxödemherz" mit Insuffizienz, Perikarderguss, Pleuraergüsse.

Therapie

24

Intensivmedizinische Überwachung, assistierte Beatmung wegen Hypoxie, wegen des Hypometabolismus initial 500 µg/d **L-T_4** i. v., bis zu 10 Tage 100 µg/d i. v. (▶Kap. 24.2.1, „Pharmakotherapie"). Bei vorbestehender oder gleichzeitiger NNR-Insuffizienz 100 mg **Prednisolon** i. v. oder 100 mg **Hydrocortison** per Infusion vor L- T_4 Gabe, Dosisreduktion im Verlauf. Bei Hyponatriämie i. v. Applikation einer hypertonen NaCl-Lösung, bei Hypotonie **Katecholamine,** bei Hypoglykämie **Glukosesubstitution,** bei Hypovolämie Plasmaexpander, bei Bradykardie temporäre Schrittmachertherapie, bei Herzinsuffizienz **Digoxin.** Bei Unterkühlung langsames Erwärmen. Infektprophylaxe und parenterale Ernährung. Nach Stabilisierung der Situation Reduktion der L-T_4-Substitution (▶Kap. 24.2.7, „Pharmakotherapie").

24.2.9 Schilddrüsenkarzinome

Definition **Differenzierte Karzinome** der Thyreozyten kommen vor als papilläre Tumoren (ca. 80 %) mit überwiegend lymphogener Ausbreitung, follikuläre Tumoren (ca. 15 %) mit überwiegend hämatogener Ausbreitung, selten als onkozytäre Tumoren. Medulläre Karzinome der C-Zellen (5–10 %) metastasieren lymphogen und hämatogen. **Wenig differenzierte und undifferenzierte** (spindel-, polymorph-, kleinzellige und anaplastische) **Tumoren** sowie **Metastasen** extrathyreoidaler Tumoren sind selten (ca. 2 %).

Ätiologie und Pathogenese Ionisierende Strahlen (außer ^{131}I) im Halsbereich bei Kindern haben mit langer Latenz einen karzinogenen Effekt. Möglicherweise begünstigt alimentärer Iodmangel die Entwicklung **follikulärer Schilddrüsenkarzinome,** da nach einer Prophylaxe mit Iod die weniger bösartigen papillären Karzinome überwiegen. Das **C-Zellkarzinom** entsteht durch Mutationen im RET-Protoonkogen (Chromosom 10), das einen in den C-Zellen der Schilddrüse, aber auch in den Nebennierenmarkzellen und PTH bildenden Zellen exprimierten Rezeptor mit Tyrosinkinaseaktivität kodiert. In 75 % sporadisch auftretende Mutationen mit multifokalem Befall, in 25 % autosomal-dominant vererbte familiäre Form mit Befall beider Schilddrüsenanteile, sog. multiple endokrine Neoplasie Typ IIa (medulläres Schilddrüsenkarzinom, Phäochromozytom und primärer Hyperparathyreoidismus) bzw. Typ IIb (medulläres Schilddrüsenkarzinom, Phäochromozytom, Schleimhautneurinome).

Klinik Pro Jahr erkranken in Deutschland ca. 7.000 Personen neu an einem Schilddrüsenkarzinom. Mortalität: 0,5 Sterbefälle pro 100.000 Einwohner. Frauen sind 2- bis 3-mal häufiger betroffen. Derbe Knoten bei Erwachsenen mit Wachstumstendenz, v. a. plötzlich auftretende Knoten bei älteren Patienten, sowie auffällige zervikale Lymphknoten weisen auf maligne Prozesse hin.

Diagnostische Hinweise Meist peripher euthyreote Stoffwechsellage, familiäre Disposition, Risikofaktoren (externe Bestrahlung der vorderen Halsregion). Das häufige Vorkommen von hypofunktionellen Knoten in lange unverändert bestehenden (multi-)nodösen Strumen erschwert die Diagnose.

Sonografie Lokalisiert verminderte Echogenität mit Hypervaskularisation, teilweise auch mit Mikroverkalkungen und unregelmäßigem Randsaum.

Schilddrüsenszintigrafie Funktionsgeminderte oder funktionslose Areale.

Zytologie Malignitätsverdächtige Thyreozyten.

Labor Nur bei dem relativ seltenen medullären Schilddrüsenkarzinom erhöhte CEA- und Kalzitoninkonzentration im Serum.

Therapie

Behandlungskonzept abhängig von Tumorart und -stadium. Interdisziplinäre Zusammenarbeit von Chirurgen, Nuklearmedizinern, Strahlentherapeuten und Internisten/Onkologen.

Differenzierte Karzinome

(1) *Totale Thyreoidektomie,* einschließlich systematischer zervikaler Lymphknotendissektion als Primärmaßnahme. Bei papillärem Mikrokarzinom (< 1 cm) ohne invasives Wachstum reicht bei Tumorstadium pT1a N0 M0 mit guter Prognose die Hemithyreoidektomie des befallenen Schilddrüsenlappens.

(2) *Radioiodtherapie:* Die Notwendigkeit einer Radioiodtherapie wird in neuen Empfehlungen (u.a. der *American Thyroid Association* 2016) diskutiert und hängt u.a. vom Tumorstadium und der Aggressivität des Tumors ab. Dementsprechend werden die Tumoren in Niedrig-, Intermediär- und Hochrisiko-Tumoren eingeteilt. Bei Niedrigrisiko-Tumoren (z. B. papilläre Karzinome ohne aggressive Histologie oder auch ≤ 5 Mikrometastasen [< 0,2 cm] u a.) besteht keine Indikation für eine Radioiodtherapie. Bei Intermediärrisiko oder auch bei Niedrigrisiko-Patienten mit größeren Tumoren (z. B. T3) oder > 5 Lymphknotenmetastasen (bzw. > 0,2 cm) sollte eine Radioiodtherapie in Erwägung gezogen werden. Patienten mit Hochrisiko-Tumoren müssen Radioiod-therapiert werden (weitere Details der insgesamt komplexen Empfehlungen: siehe Guidelines der American Thyroid Association). Eine deutsche S3-Leitlinie für die Behandlung von Schilddrüsenkarzinomen ist derzeit in Bearbeitung.

Voraussetzung: erhöhte TSH-Konzentration im Serum, sodass postoperativ eine L-T_4-Substitution erst nach ^{131}I-Therapie begonnen werden darf. Bei nachfolgenden Behandlungen mit ^{131}I L-T_4 mindestens 5 Wochen vorher absetzen und bis 14 Tage vor ^{131}I-Gabe durch das biologisch kurzlebige L-T_3 (z. B. 3 × 20 µg/d) ersetzen (▶ Kap. 24.2.1, „Pharmakotherapie"). Alternativ hierzu kommt heutzutage häufig rekombinantes TSH zum Einsatz (2-malige intramuskuläre Injektion in 2 aufeinanderfolgenden Tagen vor der Radioiodtherapie). Iodhaltige Medikamente und Röntgenkontrastmittel sind kontraindiziert. Perkutane Bestrahlungen sind nur selten angezeigt. Neue Multikinaseinhibitoren (Sorafenib, Lenvatinib) werden bei metastasierter und progredienter Erkrankung eingesetzt und zeigen ein deutlich verlängertes progressionsfreies Überleben (insbesondere für Lenvatinib).

(3) *Nachsorge:* In 6- bis 12-monatlichen Abständen Sonografie, Tumormarker, hoch sensitives Thyreoglobulin sowie FT_3, FT_4, TSH i. S. zur Überprüfung der optimalen TSH-suppressiven Substitution der Athyreose (▶ Kap. 24.2.9, „Medikamentöse Therapie nach Thyreoidektomie"). Radioiodtest und ggf. erneute Therapie bei speichernden Metastasen unter endogener (durch Hormonentzug) oder exogener (hTSH Thyrogen® 2 Tage 0,9 mg) TSH-Stimulation.

(4) *Prognose:* Günstige 10-Jahres-Überlebensraten bei differenzierten Karzinomen (> 98 % im Stadium I–III).

Medulläre Karzinome

Bei sporadischen, meist multifokalen C-Zellkarzinomen Thyreoidektomie und radikale zervikale Lymphknotendissektion. Bei postoperativ erhöhtem Kalzitonin im Serum Suche nach lokoregionären bzw. Fernmetastasen, die möglichst chirurgisch entfernt werden sollten. Keine Radioiodtherapie. Perkutane Bestrahlung bzw. Chemotherapie nicht sinnvoll. Bei sporadischen C-Zellkarzinomen ist die Prognose mit 10-Jahres-Überlebensraten von 50–60 % relativ günstig. Bei Blutsverwandten von Betroffenen mit sporadischem medullärem Schilddrüsenkarzinom empfiehlt sich eine einmalige Suche nach Mutationen im RET-Protoonkogen in dafür spezialisierten Zentren. Bei im Familienscreening identifizierten Genträgern ist zur „Heilung" eine prophylaktische kurative Thyreoidektomie bereits vor dem 6. Lebensjahr bei MEN IIa bzw. vor dem 1. Lebensjahr bei MEN IIb nahezulegen. Für das metastasierte, progrediente medulläre Schilddrüsenkarzinom stehen zwei zugelassene Multikinaseinhibitoren (**Vandetanib** und **Cabozantenib**) zur Verfügung.

Undifferenzierte/anaplastische Karzinome

Anaplastische Karzinome sind mit einer Inzidenz von 2 % selten. Mehr als zwei Drittel der Patienten kommen in einem nicht mehr resektablen Zustand zur Operation. Eine Tumorreduktion zur Freihaltung der Atemwege und eine palliative perkutane Bestrahlung sind abhängig vom Zustand des Patienten zu erwägen. **Zytostatika** (Paclitaxel, Doxorubicin, Adriamycin, Epirubicin) können bei rasch progredienten Verläufen versucht werden. Therapie mit Sorafenib ist in Erprobung. Die durchschnittliche Überlebenszeit nach Diagnose beträgt häufig < 1 Jahr.

Medikamentöse Therapie nach Thyreoidektomie

Nach Thyreoidektomie **L-T_4** zur Substitution der Athyreose in einer Dosis von 2,0–2,5 µg/kg KG/d mit Suppression der TSH-Konzentration auf < 0,1 mU/L im Serum. Bei medullären Schilddrüsenkarzinomen reicht eine L-T_4-Substitution mit 100–150 µg L-T_4/d ohne TSH-Suppression aus.

Nachsorge

In entsprechenden Zentren zunächst in kurzen, später einjährlichen Abständen: körperliche Untersuchung, Sonografie der vorderen Halsregion, Überprüfung der L-T_4-Substitution durch TSH, FT_4, FT_3 im Serum (zum Beleg einer ausreichenden Substitution bzw. zum Ausschluss einer Hyperthyreosis factitia). Bei differenzierten Schilddrüsenkarzinomen Tumormarker Thyreoglobulin im Serum. Bei Anstieg Röntgen der Thoraxorgane, ^{131}I-Ganzkörperszintigrafie, evtl. Skelettszintigrafie, Computer- oder Kernspintomografie sowie spezielle nuklearmedizinische Szintigrafiemethoden (z. B. PET). Bei medullärem Schilddrüsenkarzinom Tumormarker CEA und Calcitonin, ggf. nach Kalziumstimulation. Pentagastrin zur Stimulation ist aktuell nicht mehr erhältlich; der entsprechender Test wird aktuell somit nicht mehr durchgeführt.

24.3 Krankheiten der Nebenschilddrüse

24.3.1 Hyperparathyreoidismus

Kennzeichen dieses Krankheitsbilds ist eine pathologisch gesteigerte Sekretion von Parathormon. In Abhängigkeit von der Ursache können folgende Formen unterschieden werden:

(1) **Primärer Hyperparathyreoidismus,** verursacht durch autonome PTH-Mehrsekretion (Adenom, selten Karzinom, nicht der Regulation unterworfene Hyperplasie).

(2) **Sekundärer Hyperparathyreoidismus,** ausgelöst durch Störungen des Kalzium-Phosphat-Stoffwechsels mit erniedrigten Serumkalziumspiegeln und konsekutiv vermehrter PTH-Freisetzung (sekundär renaler bzw. sekundär intestinaler HPT). Hierbei kann die PTH-Überproduktion sekundär autonom werden mit Entwicklung eines

(3) **tertiären Hyperparathyreoidismus** (▶ Kap. 24.3.1.4).

24.3.1.1 Primärer Hyperparathyreoidismus (pHPT)

Ätiologie und Pathogenese Zugrunde liegt eine pathologisch gesteigerte PTH-Sekretion.

Ursachen:

(1) einzelne (83 %) oder multiple Adenome (4,3 %) der Epithelkörperchen,

(2) Hyperplasie aller vier Nebenschilddrüsen im Rahmen einer MEN-Erkrankung (10 %; häufig MEN 1 Erkrankung),

(3) Epithelkörperchenkarzinome (0,5 %).

Die Adenome können bis zu 10 % dystop bzw. ektop liegen (z. B. parakardial). Bei Diagnosestellung eines Hyperparathyreoidismus sollte eine mögliche MEN Typ I und II (in 85 % Nebenschilddrüsenhyperplasie oder -adenom) in Erwägung gezogen werden, deren entsprechender Drüsenbefall (z. B. Hypophyse, neuroendokrine Zellen des Gastrointestinaltrakts, C-Zellen der Schilddrüse und seltener der Nebennieren) auch noch mit einer Latenz von Jahren auftreten kann.

Klinik: Leitsymptome und -befunde

(1) **Allgemeine Symptome:** Müdigkeit, allgemeine Schwäche, Polydipsie, gastrointestinale Symptome wie Anorexie, Übelkeit, Erbrechen, Obstipation.

(2) **Renale Symptome:** rezidivierende Nephrolithiasis (70 %), Nephrokalzinose, herabgesetzte Konzentrationsfähigkeit bis Hypo-/Isosthenurie, Polyurie, Azotämie.

(3) **Ossäre Symptome** (10–20 %): „rheumatische Beschwerden" bis zu starken Knochenschmerzen, radiologisch nachweisbare Knochenveränderungen wie subperiostale Resorptionsherde (insbesondere an den Händen) und Zystenbildung (seltenes Vollbild: Osteodystrophia fibrosa cystica generalisata von Recklinghausen).

(4) **Neuropsychiatrische Symptome:** Antriebsstörung, depressive Verstimmung, mürrische Reizbarkeit (besonders bei älteren Patienten), Hypo- bis Areflexie.

Diagnostische Hinweise PTH-Erhöhung (Messung intaktes PTH) und Nachweis der Hyperkalzämie, Hypophosphatämie, Hyperkalzurie und Hyperphosphaturie unter kalzium- und phosphatbilanzierter Kost, Chlorid-Phosphat-Quotient im Serum > 40. Alkalische Phosphatase (AP), knochenspezifische AP, CICP, ICTP bei Knochenbeteiligung erhöht. Harnpflichtige Substanzen im Blut in Abhängigkeit vom Serumkalziumspiegel erhöht. Röntgenuntersuchung des Skelettsystems (Hände, Schädel, Akromioklavikulargelenk), Nierenparenchymverkalkungen und Konkremente, evtl. Weichteilverkalkungen. Essenziell für die Diagnose eines pHPT ist die reproduzierbar nachweisbare Hyperkalzämie in Verbindung mit dem Nachweis der erhöhten/im oberen Normbereich liegendem Parathormonsekretion und einzelnen Hinweisen der anderen Veränderungen. Verminderte Knochendichte (DXA-Verfahren, Wirbelsäule, Schenkelhals).

Lokalisationsdiagnostik Sonografie der Halsweichteile, evtl. Kernspintomografie Hals, MIBI-Szintigrafie. Der Lokalisationsnachweis ist keine Vorbedingung für die Operation! Ein selektiver Venenkatheterismus mit PTH-Bestimmung ist nur vor chirurgischem Zweit- oder Dritteingriff indiziert.

Differenzialdiagnose Hypokalzurische familiäre Hyperkalzämie (Serumkalzium erhöht, Urinkalziumausscheidung herabgesetzt, positive Familienanamnese, Kontraindikation für eine operative Therapie), „normokalzämischer" Hyperparathyreoidismus (Serumkalziumwerte mehrfach im oberen Normalbereich bei rezidivierender Nephrolithiasis und Hyperkalzurie), paraneoplastisch induzierte Hyperkalzämie (Produktion von PTH-related peptide [PTHrP], prinzipiell können hierbei alle Laborbefunde eines pHPT imitiert werden), Plasmozytom, maligne (Knochen-)Tumoren, Knochenmetastasen, Morbus Boeck, Thiazidtherapie, Milch-Alkali-Syndrom, Vitamin-D-Intoxikation, langfristig bestehende Hyperthyreose u. a.

Therapie

Die Indikation zur Operation bei bestehendem pHPT sind u. a. Alter < 50 Jahre, Serumkalzium > 0,25 mmol/L über dem jeweiligen Normbereich, eine Osteoporose, Nierensteine oder eine ausgeprägte Hyperkalziurie. Operation durch einen auf diesem Gebiet erfahrenen Chirurgen. **Cinacalcet** (Mimpara®) ist ein Modulator des kalziumsensitiven Rezeptors mit Erhöhung der Empfindlichkeit des Rezeptors für Kalzium und Hemmung der PTH-Sekretion. Dieser ist zugelassen für die medikamentöse Therapie des pHPT bei Kontraindikation für eine Operation. Häufigste *UAW* sind Übelkeit und Erbrechen.

24

Präoperative Behandlung der Hyperkalzämie

Bei Serumkalziumwerten > 3,5 mmol/L (> 7,0 mval/L, entsprechend > 14 mg%), Dehydratation und gleichzeitiger Retention harnpflichtiger Substanzen Infusionstherapie mit 2.000–6.000 ml **physiologischer NaCl- und 5-prozentiger Glukoselösung** im Wechsel unter Kontrolle der Ausscheidung, evtl. des ZVD, der Serumelektrolyte bei Furosemidgabe und Kaliumsubstitution. Ist eine Senkung des Serumkalziumspiegels hiermit nicht möglich, sind Infusionen mit **Pamidronat** 60 mg über 2 h in 250 ml 0,9 % NaCl, **Ibandronat** 2 mg oder **Zolendronsäure** 4–8 mg (Zometa®) wirkungsvoll. Bei paraneoplastisch bedingter Hyperkalzämie 30–100 mg/d **Prednison,** als i. v. Akuttherapie. **Cinacalcet** (Mimpara®) kann ebenfalls eingesetzt werden. Weiterhin kalziumarme Kost (keine Milch und Milchprodukte, 2–3 l kalziumarmes Mineralwasser/d). Eine orale Phosphattherapie ist wenig effektiv, eine i. v. Phosphattherapie risikoreich. Serumkalziumwerte > 4,0 mmol/L (> 8 mval/L; > 16 mg%) sind lebensbedrohlich und erfordern Intensivüberwachung (▶ Kap. 19.12.10), ggf. ist Hämodialyse indiziert.

> **! WICHTIG**
> Vorsicht bei der Anwendung von Digitalisglykosiden bei Hyperkalzämie aufgrund der positiv inotropen Effekte des Kalziums (Kammerflimmern und Asystolie). Bei Ulcus ventriculi oder duodeni kalziumfreie Antazida wie H_2-Antagonisten (z. B. Cimetidin) oder Protonenpumpenhemmer (z. B. Omeprazol).

Postoperative Behandlung

Engmaschige Serumkalziumkontrollen (alle 6 h für 2–3 Tage) bei Patienten mit ausgeprägter Skelettbeteiligung (hohe AP), da durch übersteigerte Rekalzifizierung das Serumkalzium rasch absinkt. Serumkalziumspiegel so einstellen, dass klinisch Beschwerdefreiheit besteht. Bei leichten tetanischen Symptomen orale **Kalziumgabe,** bei manifester Tetanie bis maximal 6 g/d bzw. akut 20 ml **Kalziumglukonat** 10 % i. v. Bei schwerer Tetanie langsame Infusion von 10 Amp. à 10 ml 10-prozentiges Kalziumglukonat auf 500 ml 0,9-prozentige NaCl-Lösung, danach orale Therapie, evtl. in Kombination mit Magnesium. Bei rezidivierenden schweren Hypokalzämien gleichzeitiger Therapiebeginn mit **Kalzitriol, Vitamin D_3** oder **Dihydrotachysterol** (0,25–1,0 µg/d) unter Kontrolle von Serumkalzium und -phosphat. Therapie reduzieren, sobald die Serumkalziumwerte im unteren Normalbereich liegen. Besteht die Hypokalzämie länger als 6 Wochen, muss ein permanenter Hypoparathyreoidismus angenommen werden. In diesem Fall ist eine Dauertherapie z. B. mit **Kalzitriol** 0,25–1,0 µg/d, **Vitamin D_3** oder **A. T. 10®** erforderlich (▶ Kap. 19.12.9, „Therapie“). Wegen der rascheren Wirkung und der besseren Steuerbarkeit sollte Kalzitriol (Rocaltrol®) der Vorzug gegeben werden; eine dauerhafte Kombinationsbehandlung mit Kalzium ist zu vermeiden. Serumkalzium, -phosphat, Nierenfunktion und Blutdruck bedürfen weiterer Kontrollen, Serumkalziumspiegel im unteren Normalbereich halten. Es ist, ein normales Calcium-Phosphat-Produkt im Serum anzustreben.

24.3.1.2 Akuter Hyperparathyreoidismus

▶ Kap. 19.12.10.

24.3.1.3 Sekundärer Hyperparathyreoidismus

Ätiologie und Pathogenese Gesteigerte Parathormonsekretion aufgrund erniedrigter Serumkalziumwerte bei

(1) chronischen Nierenerkrankungen mit fortgeschrittener Niereninsuffizienz (▶ Kap. 19.3),

(2) Dünndarmerkrankungen mit Kalzium- und Vitamin-D-Resorptionsstörung (Malassimilations- und Malabsorptionssyndrome jeder Art, ▶ Kap. 17.7).

Klinik: Leitsymptome und -befunde Im Vordergrund steht die Symptomatik der entsprechenden Grunderkrankung.

(1) **Renale Form:** Kalzium im Serum erniedrigt bis normal, Phosphat erhöht, harnpflichtige Substanzen erhöht, Kalzium- und Phosphatausscheidung im 24-h-Sammelurin erniedrigt. Vermehrte Kalziumresorption aus den Knochen führt zu der renalen Osteodystrophie (urämische Osteopathie ▶ Kap. 19.3, „Störungen des Kalzium-Phosphat-Stoffwechsels“).

(2) **Intestinale Form:** Kalzium und Phosphat im Serum normal bis erniedrigt, Kalziumausscheidung im Urin erniedrigt, Phosphatausscheidung normal bis erhöht.

Bei beiden Formen ist das intakte Parathormon im Serum erhöht bis stark erhöht.

Therapie

Beim sekundären Hyperparathyreoidismus steht die Behandlung der Grunderkrankung im Vordergrund. Therapie der intestinalen Malabsorption (▶ Kap. 17.7, „Therapie“). Bei chronischer Nierenkrankheit rechtzeitige Hemmung der intestinalen Phosphatresorption (Kalziumbikarbonatpräparate ▶ Kap. 19.3, „Störungen des Kalzium-Phosphat-Stoffwechsels“) und orale Kalziumgabe. Falls dies nicht ausreicht, Substitution mit **Kalzitriol** bzw. **Vitamin D_3** unter regelmäßiger Kontrolle des Serumkalziums (anfangs wöchentlich, später monatlich und länger). Bei dialysepflichtiger Niereninsuffizienz und Hyperkalzämiesyndrom bei sekundärem Hyperparathyreoidismus Indikation für **Cinacalcet** (Mimpara® Filmtbl. 30, 50, 90 mg), Anfangsdosis 1 × 30 mg/d zum Essen. Als laborchemisches Ziel gelten ein niedrig-normales Serumkalzium und ein im oberen Normalbereich liegendes intaktes Parathormon. Die Kalzitriol- bzw. Vitamin-D_3-Dosis muss individuell angepasst werden, bei Überdosierung besteht die Gefahr einer metastatischen Verkalkung.

Therapie der Hypokalzämie (▶Kap. 19.12.9, „Therapie", ▶Kap. 19.3, „Störungen des Kalzium-Phosphat-Stoffwechsels").

24.3.1.4 Tertiärer Hyperparathyreoidismus

Ätiologie und Pathogenese Der tertiäre Hyperparathyreoidismus entsteht aus dem sekundären HPT im Rahmen einer konsekutiven Autonomie der PTH-Sekretion. Bei der renalen Form (▶Kap. 24.3.1.3, „Leitsymptome und -befunde") kann das Serumkalzium erniedrigt sein (infolge Hyperphosphatämie). Bei Senkung des Phosphatspiegels mittels intestinaler Phosphatbindung durch Kalziumkarbonat erfolgt die Manifestation der Hyperkalzämie.

THERAPIE

Totale und subtotale Parathyreoidektomie mit Reimplantation von autologem Epithelkörperchengewebe in die Muskulatur (M. brachioradialis, M. sternocleidomastoideus).

24.3.2 Epithelkörperchenunterfunktion

24.3.2.1 Hypoparathyreoidismus

Ätiologie und Pathogenese Fehlende oder verminderte PTH-Sekretion.

Ursachen:

(1) Aplasie oder Hypoplasie der Epithelkörperchen (idiopathischer primärer Hypoparathyreoidismus),

(2) Schädigung der Epithelkörperchen bei Strumektomie (parathyreopriver Hypoparathyreoidismus),

(3) autoimmunologisch bedingter Untergang der Epithelkörperchen (z. B. auch im Rahmen des polyglandulären Autoimmunsyndroms [PAS] Typ I).

Der PTH-Mangel führt zu Hypokalzämie, Hyperphosphatämie und zum klinischen Bild einer Tetanie. Bei langfristig bestehender Hypokalzämie können Verkalkungen der Stammganglien und der Augenlinsen auftreten.

Klinik ▶Kap. 19.3, „Störungen des Kalzium-Phosphat-Stoffwechsels", ▶Kap. 19.12.9, „Klinik".

THERAPIE

Entsprechend der Hypokalzämie (▶Kap. 19.3, „Störungen des Kalzium-Phosphat-Stoffwechsels", ▶Kap. 19.12.9, „Therapie"). Eine subkutane Therapie mit rekombinantem PTH wurde in Studien getestet.

24.3.2.2 Pseudohypoparathyreoidismus

Ätiologie und Pathogenese Ein Hypoparathyreoidismus im eigentlichen Sinne liegt hierbei nicht vor, stattdessen handelt es sich um ein seltenes hereditäres Leiden mit PTH-Resistenz am Erfolgsorgan. Bei einigen Patienten wird hingegen ein biologisch nicht vollwertiges PTH-Molekül gebildet.

Klinik: Symptomatik Zeichen des Hypoparathyreoidismus, zusätzlich Kleinwuchs, Brachymetakarpie, Zahnanomalien, Katarakt, Oligophrenie und Weichteilverkalkungen, tetanische Anfälle.

Differenzialdiagnose Pseudo-Pseudohypoparathyreoidismus (klinische Zeichen des Pseudohypoparathyreoidismus ohne PTH-Resistenz mit Hypokalzämie).

THERAPIE

Individuelle Dosierung mit **Kalzitriol** (Rocaltrol®), **Vitamin** $\mathbf{D_3}$ oder **A. T. 10®**. Der Serumkalziumspiegel sollte im unteren Normalbereich liegen (▶ Kap. 19.3, „Störungen des Kalzium-Phosphat-Stoffwechels, ▶ Kap. 19.12.9, „Therapie"). Seit neuestem ist das rekombinante Parathormon (Natpara®) mit täglicher subkutaner Injekton für ansonsten schwer einstellbare Patienten zugelassen.

24.4 Krankheiten der Nebenniere

24.4.1 Nebennierenrindenunterfunktion

Als Nebennierenrindeninsuffizienz (NNR-Insuffizienz) wird ein Mangel an Gluko- und Mineralokortikoiden bezeichnet. Wichtig ist die Unterscheidung in primäre und sekundäre NNR-Insuffizienz. Die primäre NNR-Insuffizienz beruht auf einer Schädigung oder Zerstörung der Nebennierenrinde, bei der sekundären liegt eine hypothalamische oder hypophysäre Schädigung vor; die Nebenniere selbst ist nicht zerstört, sie ist atrophisch.

24.4.1.1 Primäre Nebennierenrindenunterfunktion

Akut auftretender oder chronisch sich entwickelnder Mangel an NNR-Hormonen (Glukokortikoide, Mineralokortikoide und Nebennierenandrogene).

Primäre Nebennierenrindeninsuffizienz (Morbus Addison)

Ätiologie und Pathogenese Häufigste Ursache: sog. idiopathische Atrophie (50–70 %) als Folge einer Immunadrenalitis (Autoantikörpernachweis). Es ist nur die Nebennierenrinde betroffen, das Mark bleibt erhalten. Seltener entzündliche Prozesse (Tuberkulose), Amyloidose, Tumormetastasen, Sarkoidose etc. Beim Morbus Addison sind Gluko- und Mineralokortikoide vermindert. Der erniedrigte Cortisolspiegel führt zur CRH-ACTH-Mehrsekretion, der Hypoaldosteronismus zu Hyponatriämie, Hyperkaliämie und Hyperreninämie. Wegen der engen strukturellen Verwandtschaft zwischen ACTH, β-MSH und seinen Vorläufermolekülen tritt durch den Überschuss eine Stimulation der Melanozyten und damit eine Braunfärbung der Haut ein.

Klinik Das klinische Bild wird durch Dauer und Ausmaß der Unterfunktion geprägt. Verstärkend wirken akut eintretende Stresszustände (Infekte, Operationen, Unfälle etc.).

Leitsymptome und -befunde Schwäche und Ermüdbarkeit, Gewichtsverlust, zunehmende braun-graue Pigmentierung (lichtexponierte Stellen, Mundschleimhaut etc., gelegentlich in Verbindung mit Vitiligo), Anorexie, Erbrechen, Übelkeit, Abdominalschmerzen, Obstipation, Salzhunger, Muskelschmerzen, Hypotonie, Ausfall der Schambehaarung bei der Frau. Psychosyndrom: Reizbarkeit, Schwäche, Antriebsarmut.

Diagnostische Hinweise Hyperkaliämie, Hyponatriämie, niedrige bis hypoglykämische Blutzuckerwerte, Eosinophilie, Retention harnpflichtiger Substanzen, selten Hyperkalzämie. Sicherung der Diagnose durch Nachweis der erniedrigten Cortisolkonzentrationen in Plasma und Urin. Das ACTH im Plasma ist erhöht, Aldosteron im Plasma und Urin vermindert, Reninaktivität wegen Hypovolämie erhöht. Geringe oder fehlende Stimulation der Cortisolsekretion im ACTH-Kurztest, DHEA-S erniedrigt.

Radiologische Diagnostik Nebennierenverkalkungen? Hinweise auf abgelaufene Lungen-, Nieren- oder Knochentuberkulose, MRT: atrophische Nieren.

Therapie

Die lebenslang erforderliche Substitutionstherapie muss den Glukokortikoid- wie den Mineralokortikoid-Mangel ausgleichen.

Standardtherapie

Als Glukokortikoid **Hydrocortison** als Standarddosis, 10 mg morgens, 5–10 mg mittags (Imitation der Sekretionsrhythmik). Die Tagesdosis richtet sich v. a. nach Wohlbefinden, Serumkalium und Blutdruck. Die Braunfärbung der Haut muss sich zurückbilden. Seit neuestem existiert ein Hydrocortison-Präparat mit verzögerter Freisetzung (als 5-mg- und 20-mg-Tablette, Plenadren®); dies hat den Vorteil einer potenziell physiologischeren Wirkweise.

Als Mineralokortikoid wird **Fludrocortisonacetat** 0,05–0,2 mg/d morgens verabreicht. Hierunter Normalisierung von Natrium und Kalium; bei hartnäckiger, sonst nicht erklärbarer Hypotonie Dosis erhöhen.

Adrenaler Androgenmangel der Frau führt gelegentlich zu Libidoverlust; Ersatz möglich unter Beachtung der UAW durch Androgene, bevorzugt DHEA 25–50 mg/d.

Bei Verdacht auf floride Tuberkulose zusätzlich Therapie mit Tuberkulostatika.

Cave: Unterdosierung mit Glukokortikoiden (Adynamie, Müdigkeit etc.), Überdosierung mit Glukokortikoiden (Cushing-Syndrom, Osteoporose etc.). Unterdosierung mit Mineralokortikoiden (Hyponatriämie, Hyperkaliämie, Hypotonie), Überdosierung mit Mineralokortikoiden (Hypokaliämie, Hypernatriämie, Ödeme, Hypertonie). Regelmäßige Kontrollen von Gewicht, Blutdruck, Elektrolyten, seltener Blutzucker, harnpflichtigen Substanzen. Ausstellen eines Notfallausweises, iatrogene Gefährdung der Patienten durch Verwechslung der Substitutionstherapie infolge Verkennung der Äquivalenzdosen mit den antiphlogistisch verwendeten Kortikoiden.

Bei Stresszuständen (Operationen, Infekte, Traumen) ist eine Erhöhung der Glukokortikoid-Dosis erforderlich.

Behandlung während Schwangerschaft und Entbindung

Fortsetzung der Substitutionstherapie, langsame Erhöhung der Dosis ab Mens III bis zu 50 mg/d. Bei Hyperemesis und bei der Geburt (grundsätzlich im Krankenhaus) parenterale Verabreichung (Hydrocortison 50 mg i. v. alle 8 h).

Akute Nebennierenrindeninsuffizienz (Addison-Krise)

Ätiologie und Pathogenese Traumen, Operationen, Infekte bei unbehandelter chronischer NNR-Insuffizienz, Unterbrechung der Steroidtherapie bei bekannter NNR-Insuffizienz, Blutung mit bilateraler NNR-Nekrose, hämorrhagische Diathese, Antikoagulanzientherapie bei Hypertonie, Nebennierenvenenthrombose, Sepsis, Waterhouse-Friderichsen-Syndrom. Einblutung in ein cortisolproduzierendes Nebennierenadenom.

> **! WICHTIG**
> Die Nebennierenrinde kann weitgehend regenerieren – daher Notwendigkeit, die Substitutionstherapie in angemessener Zeit zu überprüfen.

Klinik

(1) **Warnsignale:** zunehmende Adynamie, Hypotonie, Nausea, Erbrechen, Oligurie und Exsikkose, Unruhe, Körpertemperatur meist niedrig bis subnormal.

(2) **Vollbild:** Brechattacken, Diarrhöen, Schocksymptomatik, manchmal pseudoperitonitisches Bild mit Abwehrspannung und Druckschmerzhaftigkeit, gelegentlich pseudomeningitische Symptomatik; Somnolenz bis Koma. Terminal nicht selten Hyperpyrexie.

Diagnostische Hinweise Hyponatriämie (< 130 mmol/L [< 130 mval/L]) und Hypovolämie, Hämokonzentration (Hkt immer auf 0,5 [50 %] und mehr erhöht), Hyperkaliämie (5,0–5,5 mmol/L [5,0–5,5 mval/L], normale Werte schließen eine Krise jedoch nicht aus). Hypoglykämie, Retention harnpflichtiger Substanzen, Azidose, milde Hyperkalzämie.

Differenzialdiagnose Coma uraemicum, hypophysäres Koma (▶ Kap. 3.6).

Therapie

Zielsetzung

Ausreichende Substitution der ausgefallenen Hormone, Bekämpfung von Schock und Hypotonie, Normalisierung des Elektrolyt- (Natriumbilanz bei der Addison-Krise mit ca. 50–100 mval = ca. 2 g Natrium täglich negativ) und Wasserhaushalts, ausreichende Glukosezufuhr. Hohe Hormondosen sind erforderlich, da die Wirkungsbedingungen, besonders wegen des Natrium-Wasser-Mangels, schlecht sind. Wegen der schockbedingten verzögerten Resorption erfolgt die Medikation zunächst intravenös!

Vorgehen in der Praxis

Bei Entstehung von *Warnsignalen* (s. o.) 100 mg **Hydrocortison** oder 25–50 mg **Prednisolon** i. v., sofortige Klinikeinweisung.

Bei *Vollbild* (s. o.):

(1) Blutentnahme vor Therapiebeginn (zur Bestimmung von Natrium, Kalium, Hkt, Cortisol).

(2) 100 mg **Hydrocortison** i. v. Wenn nicht vorhanden, 25–50 mg **Prednisolon** i. v. (s. o.).

(3) Sofortige Klinikeinweisung. Auf dem Transport weitere 100 mg **Hydrocortison** oder 25 mg **Prednisolon** in 500 ml 0,9-prozentiger NaCl plus 50 ml 20- bis 40-prozentiger Glukoselösung.

(4) Bei Schockgefahr (RR systolisch < 100 mmHg) Therapie wie unter (2) und (3), Therapie entsprechend den Richtlinien zur Behandlung des hypovolämischen Schocks (▶ Kap. 13.1.2, „Therapie", ▶ Kap. 3.5.2.3, „Therapie"). **Cave:** Volumenbelastung.

Therapie im Krankenhaus

Initial:

(1) Überwachung (von Blutdruck, Puls, ZVD, Gewicht, EKG, Natrium, Kalium, Kreatinin, Glukose, Harnmenge) unter Intensivbedingungen nach den allgemeinen Richtlinien (▶ Kap. 3.3). Bei Hypothermie warme Decken.

(2) Fortsetzung der Hormonsubstitution im Rahmen der Infusionstherapie: 10 mg **Hydrocortison** (s. o.) oder 4–5 mg/h **Prednisolon** (s. o.). Bei ausgesprochener Hyponatriämie und Hyperkaliämie **Mineralokortikoidzusatz.**

(3) Volumensubstitution: Gesamtmenge wegen Volumenempfindlichkeit beachten.

(4) Schocktherapie (▶ Kap. 3.5.1, „Allgemeine Schocktherapie"). Ausreichende Cortisolsubstitution (ca. 300 mg/24 h) beachten. Bei Verwendung von Decortin, Prednisolon u. a. zusätzlich Mineralokortikoide p. o.

(5) Bei Hyperpyrexie: kalte Wadenwickel, **Acetylsalicylsäure** o. Ä.

(6) Antibiotische Therapie (▶ Kap. 9.1.3.19).

(7) Bei Fortbestehen (noch 12 h nach Therapiebeginn) der Einschränkung der Bewusstseinslage (Verdacht auf hypoglykämischen Hirnschaden) Erhöhung des Glukoseangebots: 500 ml 20-prozentige Glukose langsam (100–120 min) i. v. Eventuell neue differenzialdiagnostische Erwägungen anstellen.

Nach Besserung: Fortsetzung der Hormonsubstitution: im Rahmen der Infusionstherapie 10 mg **Hydrocortison** oder 2–5 mg **Prednisolon**/h i. v. oder bei Schluckfähigkeit p. o. (Hydrocortison 5 × 40 mg plus **Fludrocortison** 5 × 0,1 mg).

Anschließend: schrittweiser Abbau der Hormonsubstitution bis zur Dosis der Standardtherapie (s. o.). Nach Rekompensation Suche nach Ursache der Krise.

24.4.1.2 Sekundäre Nebennierenrindeninsuffizienz (sekundär hypothalamische oder hypophysäre Nebennierenrindeninsuffizienz)

Ätiologie und Pathogenese HVL-Insuffizienz mit nachfolgender sekundärer NNR-Insuffizienz, NNR-Insuffizienz nach Steroidtherapie, NNR-Insuffizienz als Folge einer hypothalamisch-hypophysären Schädigung.

Klinik: Leitsymptome und -befunde Adynamie, besonders nachmittags und abends, Hypotonie, gelegentlich leichte Hyperkaliämie und Hyponatriämie. Die klinische Symptomatik tritt unter Stresszuständen hervor. „Alabasterblässe" bei hypothalamisch-hypophysärer Insuffizienz. Bei Hypophysentumoren bzw. Schädigungen des Hypothalamus oder Hypophysenstiels gleichzeitiger Ausfall anderer hypophysärer Partialfunktionen mit entsprechender klinischer Symptomatik.

Diagnostische Hinweise Subnormaler oder fehlender Anstieg von Cortisol nach ACTH-Injektion, Aldosteronexkretionsrate vermindert. ACTH im Serum bei sekundär hypothalamischer und hypophysärer NNR-Insuffizienz niedrig. Sensitivität des ACTH-Tests jedoch nur ca. 70 %. Beweis der sekundären NNR-Insuffizienz durch Insulin-Hypoglykämie-Test.

24

Therapie

Entsprechend dem Allgemeinbefinden und der Kontrolle der Serummineralien (Natrium, Kalium) Substitution von Glukokortikoiden (10–30 mg), bei Mineralveränderungen sowie hartnäckiger Hypotonie 0,05–0,1 mg **Fludrocortison** täglich. Patienten, bei denen eine Dauersubstitution nicht erforderlich ist, sollten Cortison für außergewöhnliche Belastungen (Infekte, Zahnextraktionen etc.) mit sich führen. Dosierung 50–150 mg/d.

> **! WICHTIG**
> Alle Patienten mit bekannter manifester oder latenter NNR-Insuffizienz sollten mit einem Notfallausweis ausgestattet werden, da die Prognose im Notfall wesentlich von der frühen und richtigen Diagnosestellung abhängt.

24.4.2 Cushing-Syndrom und Morbus Cushing

Ätiologie und Pathogenese Das Cushing-Syndrom entsteht durch Überproduktion von Steroiden mit Glukokortikoid-Wirkung, die fast ausnahmslos im NNR-Gewebe gebildet werden. Die Mehrproduktion betrifft in erster Linie Cortisol, in wechselndem Ausmaß, aber insgesamt quantitativ geringer, Mineralokortikoide und Androgene. Das klinische Bild wird geprägt durch die gebildeten Hormone und Steroidmetaboliten. Als Ursachen des Morbus Cushing (Adenom des HVL) bzw. des Cushing-Syndroms (alle anderen Ursachen) kommen in Betracht:

(1) Mehrproduktion von ACTH als Folge eines Adenoms des HVL (Mikro- oder Makroadenom) oder einer hypothalamischen CRH-Mehrproduktion,

(2) autonom sezernierende noduläre NNR-Hyperplasie (meist beidseitig; mikronodulär, familiär als Teil des Carney-Komplexes mit multiplen Lentigines, perioralen oder atrialen Myxomen oder makronodulär bei Erwachsenen; sehr selten ektope adrenale Rezeptorexpression),

(3) autonom sezernierender NNR-Tumor (Adenom, seltener Karzinom),

(4) paraneoplastisch durch Produktion ACTH- und CRH-ähnlicher Polypeptide aus nichtendokrinen Tumoren (Bronchial-, Thymus-, Pankreaskarzinoide),

(5) iatrogen durch Verabreichung von steroidhormonhaltigen Pharmaka mit Glukokortikoid-Wirkung (Tabletten, Salben, Inhalationen, Depotinjektionen).

In (2) und (4) liegt eine Nebennierenhyperplasie vor, in (3) und (5) eine Atrophie der normalen Nebennierenrinde.

Klinik: Leitsymptome und -befunde Vollmondgesicht, Stammfettsucht, Hypertonie, gerötetes Gesicht, Amenorrhö bei Frauen, Hirsutismus bei Frauen, Muskelschwäche, Striae rubrae, Hautblutungen, Osteoporose, Knöchelödeme, Büffelnacken, Akne, Rückenschmerzen.

Diagnostische Hinweise Cortisol im Plasma und im Urin erhöht, Cortisoltagesrhythmik aufgehoben. Weitere Differenzierung durch Verhalten von Cortisol und ACTH im Dexamethasonhemmtest. MRT der Hypophyse mit Kontrastmittelbolus, transabdominale Sonografie, Endosonografie und Computertomografie der Nebennieren, ggf. Nebennierenkatheter mit seitengetrennter Bestimmung von Cortisol und anderen adrenalen Hormonen sowie Sinus-petrosus-Katheter mit gezielt vergleichender Blutentnahme zur Bestimmung von ACTH unter CRH-Stimulation. Bei Verdacht auf Metastasierung MRT/PET-CT; selten Etomidate-Szintigrafie. Bei Verdacht auf eine ektope ACTH- und/oder CRH-Produktion auch ein DOTATOC-PET-CT.

Differenzialdiagnose Adipositas, ferner Störungen der Cortisolsekretion bei Patienten mit neurotisch gefärbten Depressionen, chronischem Alkoholismus.

Bei Fehlen radiologischer Tumorzeichen, aber eindeutiger Hormondiagnostik, Suche nach paraneoplastischen Hormonproduktionsstellen (z. B. atypisches Bronchialkarzinoid etc.).

Therapie

Operative Therapie

Exakte Klärung der Differenzialtherapie

(1) *Mikro- oder (selten) Makroadenome des HVL:* mikrochirurgische Tumorentfernung auf transsphenoidalem Weg. Die funktionellen Ergebnisse hängen weitgehend von Kenntnisstand und Erfahrung des Operateurs ab. Bei Rezidiven Zweitoperation oder stereotaktische Bestrahlung („Gamma-Knife“ oder Linearbeschleuniger) der Hypophyse. Ist eine Normalisierung von ACTH und Cortisol nicht zu erreichen, ist eine medikamentöse Therapie mit **Pasireotid** (Signifor®) indiziert, 2 × 0,6–0,9 mg/d s. c.; hierunter in den meisten Fällen deutlicher Abfall des Urincortisols; ansonsten bilaterale Adrenalektomie. Überbrückende und, als im Einzelfall mögliche Alternative, andere medikamentöse Therapien kommen seit Einführung von Pasireotid kaum zum Einsatz (▶ Kap. 24.4.2, „Medikamentöse Therapie bei Nebennierenrindenkarzinom“).

(2) *Paraneoplastisch bedingtes Cushing-Syndrom:* Therapie des Primärtumors (Operation, zytostatische Therapie oder perkutane Bestrahlung). Bei ausgeprägtem Cushing-Syndrom Therapieversuch mit Inhibitoren der Steroidsynthese (▶ Kap. 24.4.2, „Medikamentöse Therapie bei Nebennierenrindenkarzinom“). Beim paraneoplastisch bedingten Cushing-Syndrom, bei Karzinoiden und neuroendokrinen Karzinomen mit ACTH-Sekretion

Therapie mit lang wirkenden **Somatostatinanaloga.** Inwieweit Pasireotid bei dieser Indikation eine Wirkung entfaltet, ist noch Gegenstand von Studien. Kontrolle der Wirksamkeit durch Cortisolbestimmung; ggf. zusätzliche Substitutionstherapie oder bilaterale Adrenalektomie.

(3) *Adenome bzw. Karzinome der NNR:* vollständige operative Entfernung des Tumorgewebes. Bei Vorliegen eines NNR-Karzinoms auch bei makroskopisch vollständiger Entfernung Nachbestrahlung des Tumorbetts und Adrenostatikagabe (s. u.). Die medikamentöse Therapie während der Operation muss wegen der funktionellen Atrophie des gesunden NNR-Gewebes zunächst wie bei der totalen Adrenalektomie erfolgen. Die spätere Substitutionstherapie richtet sich nach Größe und Funktionszustand der verbliebenen Nebenniere bzw. bei Karzinomen nach der Effektivität der medikamentösen Therapie. Auch nach scheinbar völliger Entfernung des Karzinoms scheinen eine Nachbestrahlung des Tumorbetts und eine adrenostatische Therapie insbesondere mit Mitotane (Lysodren®) über Jahre empfehlenswert. Weitere mögliche, mittlerweile zugelassen Therapien des Hyperkortisolismus mit: Ketokonazol und Metyrapon. Zur Therapie sind spezielle Erfahrungen erforderlich.

Operationsvorbereitung

Bei bestehendem Diabetes mellitus Insulintherapie, parenteraler Ausgleich einer Hypokaliämie. Die präoperative medikamentöse Blutdrucksenkung muss vorsichtig gehandhabt werden. Senkung auf Werte nicht < 160 mmHg systolisch. Gefahr des intra- und postoperativen Blutdruckabfalls.

Kortikoidsubstitution bei Adrenalektomie wegen bilateraler Hyperplasie und hormonaktiver Nebennierenrindentumoren

Von Beginn der Narkose an i. v. Infusion von 1 l **Glukose/physiologische NaCl-Lösung** (2 : 1) mit 200 mg **Hydrocortison** über 8 h. In den folgenden 16 h wieder 1 l derselben 2 : 1-Infusionslösung mit 200 mg Hydrocortison.

Bei Hypotonie (RR < 100 mmHg systolisch) 2. Infusion mit 10 mg Arterenol® oder anderen Sympathomimetika in 500 ml physiologischer NaCl-Lösung. Die Infusion soll nie unterbrochen werden.

(1) 1. und 2. postoperativer Tag: 2 l **2 : 1-Glukose/physiologische-NaCl-Lösung** mit je 100 mg **Hydrocortison**/L i. v.

(2) 3. postoperativer Tag: Wenn möglich, auf Cortisonpräparate p. o. übergehen in Dosierung 10–10–5 mg **Hydrocortison.**

(3) 4. postoperativer Tag: **Hydrocortison** p. o. (10–10–0 mg).

Danach je nach Verlauf schrittweise Reduktion im Verlauf von 6–8 Wochen auf die Erhaltungssubstitutionsdosis von **Hydrocortison** (10–5–0 mg) p. o. plus 0,1 mg **Fludrocortison** p. o.

Medikamentöse Therapie bei Nebennierenrindenkarzinom

Die bisher besten Behandlungserfolge wurden unter der Therapie mit **o, p'-DDD** (Mitotane = Lysodren®) bei Patienten mit Nebennierenkarzinom berichtet. Zunächst sollte möglichst viel Tumorgewebe operativ entfernt werden. Danach Bestrahlung des Tumorbetts und anschließende Behandlung mit 1,5–6 g/d Lysodren® (nach Zielwert) unter gleichzeitiger Substitution der NNR-Hormone, zur besseren Verträglichkeit auf mehrere Tagesdosen verteilt. o, p'-DDD stört die Bestimmung der Urinsteroide. Lange HWZ durch Akkumulation im Fettgewebe, deshalb auch lange Wirkzeit. Monitoring durch Bestimmung von Serumspiegeln erforderlich. Zielbereich: 14–20 µg/ml. Unter Lysodren® ist der Hydrocortisonbedarf erhöht und muss adaptiert werden (20–40 mg/d). *UAW:* Anorexie, Durchfälle, Erbrechen, Depressionen, Leukopenie, Neuropathie. Erfolge bei etwa zwei Drittel der behandelten Patienten, Regression von Metastasen bei etwa einem Drittel der Fälle.

Die Behandlung mit Enzyminhibitoren (Metyrapon, Aminoglutethimid, Trilostan, Ketoconazol und Etomidat), die die Kortikoidsynthese blockieren, hat einen gewissen therapeutischen Effekt bei inoperablen hormonaktiven NNR-Karzinomen; insbesondere Metyrapon zeigt häufig eine gute Hemmung der Cortisol-Produktion.

Eine Chemotherapie kann ebenfalls zur Partialremission führen. Eine randomisierte Studie hat eine gewisse (leichte) Überlegenheit einer Chemotherapie mit Doxorubicin, Cisplatin und Etoposid + Mitotane gegenüber Streptozotocin und Mitotane gezeigt.

24.4.3 Adrenogenitales Syndrom (AGS) mit und ohne Hypertonie und Salzverlustsyndrom

Durch Überproduktion androgen- oder mineralokortikoidwirksamer Steroide hervorgerufene Krankheitsbilder, die i. d. R. mit abnormer Virilisierung einhergehen. Sie werden unterteilt in kongenitale und erworbene Formen.

Ätiologie und Pathogenese

(1) **Kongenitale Formen:** Hervorgerufen durch Enzymdefekte der NNR (21β-Hydroxylasemangel, seltener 11α-Hydroxylasemangel oder 3β-Hydroxydehydrogenasemangel) mit nachfolgender Minderung der Cortisolsynthese und daraus resultierender ACTH-Mehrproduktion mit nachfolgender adrenaler Stimulation und Mehrproduktion von Steroidhormonvorläufern (androgen- und mineralokortikoidwirksame Steroide).

(2) **Erworbene Formen:** Tumoren von NNR, Ovarien oder Testes, die Steroidhormone oder Metaboliten mit androgener bzw. mineralokortikoider Wirkung produzieren.

(3) **Nichtklassisches adrenogenitales Syndrom (Synonym: Late-Onset-AGS):** Klinische Manifestation eines der o. g. Enzymdefekte im Erwachsenenalter, primär normale Geschlechtsentwicklung, dann bei Frauen Zeichen der Virilisierung und/oder Sterilität.

Klinik: Leitsymptome und -befunde Kongenitale Formen führen bei **Mädchen** zu Vermännlichung der äußeren Genitalien, Längenakzeleration mit vorzeitigem Epiphysenverschluss, männlichem Körperbau, Amenorrhö, Fehlen der weiblichen sekundären Geschlechtsmerkmale (Pseudohermaphroditismus femininus). Bei **Knaben** frühe Virilisierung, Muskelansatz, früher Wachstumsspurt mit vorzeitigem Epiphysenschluss. Unbehandelt geringe Erwachsenenendgröße.

Postpuberales Auftreten (Tumoren) Bei der Frau Rückgang sekundärer Geschlechtsmerkmale, zunehmende Virilisierung mit Hirsutismus und Klitorishyperplasie. Bei Salzverlustsyndrom Hypotonie, Exsikkose, Erbrechen. Bei 11β-Hydroxylasemangel Mineralveränderungen und Hypertonie.

Diagnostische Hinweise Stark erhöhte Ausscheidung von Pregnantriol und Pregnantriolon. Im Serum erhöhte Werte für 17α-Hydroxyprogesteron, 17α-Hydroxypregnenolon, DHEA-Sulfat, evtl. Testosteron bzw. andere Metaboliten der Steroidsynthese. Cortisol niedrig, ACTH erhöht. Steroidmuster und Supprimierbarkeit im Dexamethasonhemmtest weisen auf kongenitalen Enzymdefekt, fehlende oder unzureichende Hemmbarkeit auf Tumor hin, Mineralverschiebungen (Natrium, Kalium) auf Fehlen bzw. Überschuss mineralokortikoid wirksamer Steroide.

Differenzialdiagnose Hirsutismus, polyzystisches Ovarsyndrom, Pubertas praecox.

Therapie

(1) *Kongenitales AGS: Therapieziele:* Ausgleich des endogenen Cortisol- und eventuellen Mineralokortikoidmangels. Suppression der ACTH-Produktion und damit Drosselung der pathologischen Hormonbildung der NNR. Eventuell Korrekturoperationen im Genitalbereich. Bei bekanntem Enzymdefekt der Eltern pränatale Diagnosestellung und

intrauterine Therapie anstreben. Dies muss in einem hierfür spezialisierten Zentrum erfolgen.

(2) *Unkompliziertes kongenitales AGS* (ohne Salzverlustsyndrom mit Hypertonie): medikamentöse Dauertherapie mit **Cortisol.** Initial kann die lebensalterentsprechende NNR-suppressive Dosis von Prednison bzw. Dexamethason (0,5–1,0 mg spät abends) eingesetzt werden. Prinzipiell kleinste Dosis ermitteln, die zum Verschwinden der Symptomatik führt und eine normale Genitalentwicklung (Verschwinden der adrenalen Hormonproduktion, Rückgang von DHEA-S, 17α-Hydroxyprogesteron) und normale Wachstumsgeschwindigkeit erlaubt. Sowohl die Grunderkrankung als auch eine unzureichend eingestellte Therapie führen im Wachstumsalter zu einer Beeinträchtigung des Längenwachstums. Die optimale Therapieüberwachung liegt in Tagesprofilen von 17-Hydroxyprogesteron im Speichel und in Urinanalysen. Cortison bzw. Cortisol später anderen Glukokortikoiden vorziehen. Bei gleichzeitig bestehendem Salzverlustsyndrom zusätzlich täglich Kochsalzzufuhr, 1–5 g/d, bei gleichzeitig notwendiger Erhöhung der Trinkmenge und Mineralokortikoidgabe (Fludrocortison, Dosis individuell 0,025–0,1 mg/d p. o.). *Therapieziele:* Normalisierung von Serummineralien, 17α-Hydroxyprogesteron im Serum oder Speichel, Knochenalter und Wachstumsgeschwindigkeit sowie Pubertätsverlauf. Die Hypertonie bei Patienten mit 11β-Hydroxylase-Defekt sollte unter einer adäquaten Cortisoltherapie verschwinden. Sonst zusätzlich Gabe eines Antihypertensivums.

(3) *Nichtklassisches AGS:* Therapieziel: Suppression des ACTH, damit Verringerung der Produktion und Sekretion adrenaler Androgene. Hierzu kann, wie oben angegeben, **Prednison, Dexamethason, Hydrocortison** oder **Cortison** eingesetzt werden. Ziele sind die Rückbildung der Virilisierungserscheinungen, was mehrere Monate in Anspruch nimmt, sowie die Beseitigung der androgenbedingten Sterilität. Bei fehlendem Kinderwunsch ist beim Late-Onset-AGS auch **Ethinylestradiol** (Diane®-35) eine therapeutische Option. Diagnostik und Therapie in fachendokrinologischen Praxen und Kliniken.

(4) *Erworbenes AGS:* Nach vorausgegangener Diagnostik Operation des Tumors. Diagnostik, prä- und postoperative Therapie. Weitere medikamentöse Therapie entsprechend dem postoperativen Befund.

24.4.4 Hirsutismus

Definition Verstärkte Sexual-, Körper- und Gesichtsbehaarung sowie Akne bei Frauen, gelegentlich mit gleichzeitiger Virilisierung. Hirsutismus-Score nach Ferriman und Gallwey in neun androgensensitiven Hautarealen.

Ätiologie und Pathogenese Ursachen einer geschlechtsspezifisch maskulinen Mehrbehaarung sind neben einer fraglich stärkeren Empfindlichkeit der Testosteronrezeptoren der Haarfollikel (gesteigerte Aktivität der 5α-Reduktase, die die Umwandlung von Testosteron in das lokal wirksame Dihydrotestosteron katalysiert) ein oder mehrere gering ausgeprägte Enzymdefekte der Steroidhormonsynthese mit gering- bis mäßiggradig vermehrter Testosteron- und DHEA-Produktion (Ursprung: Ovarien häufiger als NNR). Dabei spielen Faktoren wie Alter (Pubertät, Menopause), Rasse und familiäre Belastung eine zusätzliche Rolle. Nicht selten ist die Ursache ein schwach ausgeprägtes bzw. ein Late-Onset-AGS.

Klinik: Leitsymptome und -befunde Stärkerer Haar- bzw. Bartwuchs an Wangen, Kinn, Hals, Brust (perimamillär und Busen), zeltförmig aufsteigende Schambehaarung, Akne, fettiges Haupthaar, sich ausbildende Stirnglatze und Geheimratsecken.

Diagnostische Hinweise Ausschluss einer NNR-Hyperplasie, eines NNR-Tumors, eines Ovarialtumors, polyzystischer Ovarien und eines Cushing-Syndroms. Bei wiederholt eindeutig erhöhtem Plasmatestosteron DHEA-S oder andere androgen wirksame Metaboliten der Steroidbiosynthese, Versuch der Lokalisationsdiagnostik durch selektive Blutentnahmen aus den Nebennierenvenen und Venae ovaricae zur Hormonanalyse. Tumorlokalisation mit FDG-PET.

Therapie

Beginnend mit 10–50 mg/d **Cyproteronacetat** (Androcur®) vom 5.–14. Zyklustag. **Ethinylestradiol** vom 5.–21. Tag, 3–6 Tage später erfolgt jeweils eine Entzugsblutung. Therapie muss individuell durchgeführt werden. Als *UAW* gelegentlich Übelkeit, Gewichtszunahme, Mastodynie, Depressionen, Libidominderung. Bei ausschließlich adrenalem Hirsutismus, ggf. alternativ bei Kinderwunsch, 0,25–0,75 mg Dexamethason abends. Ein Therapieeffekt tritt nach 2–3 Monaten ein. Ferner kosmetische Entfernung unerwünschter Haare durch Elektrokoagulation der Haarwurzeln, Wachs, Bleichung, Anwendung von Enthaarungscremes (Vaniqa® 11,5 % Creme, Eflornithin).

Bei Therapieversagen Kombination von Spironolacton und Diane®-35 möglich.

> **! WICHTIG**
> Unter Androcur®-Therapie wurden unter experimentellen Bedingungen bei Tieren Lebertumoren beschrieben. Bei Einnahme von Androcur® und/oder Spironolacton sichere Kontrazeption wegen des Risikos von kindlichen Malformationen.

24.4.5 Das „Inzidentalom" der Nebennieren

Unter einem Inzidentalom der Nebenniere versteht man eine adrenale Raumforderung, die sich klinisch nicht manifestiert und die zufällig bei einer schnittbildgebenden Untersuchung (CT oder MRT), die aus anderer Indikation durchgeführt wird, entdeckt wird. Es kann sich dabei z. B. um Adenome der Nebennierenrinde handeln (meistens lipidreich und daher niedrige Hounsfield-Einheiten < 10 im CT), um Lymphome, Hämatome, Karzinome, Metastasen oder Angiomyolipome. Inzidentalome mit HE 10–20 liegen im Graubereich; bei HE-Werten > 20 ist ein Malignom nicht auszuschließen. Ziel der Diagnostik ist es, eine hormonelle Aktivität auszuschließen bzw. zu beweisen. Bei homogenen Nebennierentumoren mit HE-Werten < 10 und einer Größe < 4 cm ist keine weitere Bildgebung notwendig (entsprechend aktueller ENSAT-Empfehlungen).

Therapie

Entsprechend älteren Empfehlungen bestand die Indikation zur Operation ab einer Tumorgröße > 4–6 cm. Entsprechend neuer Empfehlungen (ENSAT) ist dies keine alleinige OP-Indikation mehr. Relevant sind v. a. die Hounsfield-Einheiten. Therapie der Wahl ist die Operation, idealerweise extra-/retroperitoneal endoskopisch.

24.5 Erektile Dysfunktion

Definition Die erektile Dysfunktion ist als partielle oder vollständige Erektionsschwäche (**Impotentia coeundi**) ein Spezifikum des männlichen Geschlechts, während die **Impotentia generandi**, die Infertilität, beide Geschlechter betrifft. Die penile Erektion wird als Funktionszustand definiert, bei dem es zu einer Volumenzunahme des Penis kommt, wobei in aufrechter Position ein Erektionswinkel von 45 ° über die Horizontalebene erreicht werden soll. Unter einer erektilen Dysfunktion versteht man eine über 6 Monate andauernde Beeinträchtigung des Erektionsvermögens, die einen befriedigenden Geschlechtsverkehr nahezu ausschließt. Während man unter einer primären erektilen Dysfunktion eine seit der

Pubertät bestehende Erektionsstörung versteht, tritt die sekundäre erektile Dysfunktion meist nach dem 40. Lebensjahr auf. Sie beinhaltet altersabhängig einen z. T. beträchtlichen Leidensdruck und ist eng mit Versagens- und Erwartungsängsten verbunden.

Ätiologie und Pathogenese Potenzstörungen beruhen auf einer Vielzahl sich z. T. überlappender Ursachen. Eine Erektion wird physiologisch durch eine Relaxation der glatten Muskulatur eingeleitet, was zu einer bis 60-fachen Steigerung des arteriellen Einstroms zu Beginn der Tumeszenz führt. Parallel mit der Erhöhung des arteriellen Einstroms und der Relaxation der glatten Muskulatur kommt es zur erheblichen Drosselung des venösen Abstroms. Die Steuerung dieser vaskulären Prozesse unterliegt weitgehend sympathischer und parasympathischer Kontrolle. In etwa 80 % sind organische Ursachen für Störungen verantwortlich. Fokale penile Erkrankungen, neurogene Störungen, Gefäßerkrankungen, zentrale Funktionsstörungen, schwere Allgemeinerkrankungen sowie UAW unterschiedlichster Pharmakongruppen müssen neben psychischen Faktoren (z. B. Depressionen, Stress) in Betracht gezogen werden. Differenzialdiagnostisch müssen insbesondere endokrine Störungen (primärer und sekundärer Hypogonadismus, Hyperprolaktinämie, hyper- und hypothyreote Stoffwechsellagen, östrogenproduzierende Tumoren) ausgeschlossen werden.

Klinik und Diagnostik Im Vordergrund der Untersuchung steht die exakte Erhebung der **Anamnese.** Neben der Allgemeinanamnese mit Fragen nach Dauer der Beschwerden, Verlauf, auslösendem Ereignis, Situations- und Partnerabhängigkeit, morgendlichen und nächtlichen Erektionen, traumatischen Ereignissen muss insbesondere nach internistischen Risikofaktoren wie Nikotinabusus, Diabetes mellitus, arterieller Hypertonie, Hyperlipidämie sowie Medikamenteneinflüssen gefahndet werden. Die Konstanz der Befunde bei komplett fehlender Erektion und fehlender Stimulierbarkeit lässt auf eine organisch bedingte Genese schließen, während eine Partnerabhängigkeit bzw. eine situativ bedingte erektile Dysfunktion auf psychische Gründe bzw. exogene Noxen hinweist.

Im Rahmen der **körperlichen Untersuchung** ist auf Anzeichen eines Androgenmangels wie schütter werdendem Barthaar, fehlende Spannkraft, Ausfallen der Axillar- und Schambehaarung, kleine weiche Testes und einen gynoiden Fettansatz zu achten. Ein fehlender Hodendruckschmerz leitet den Verdacht auf autonome Innervationsstörungen.

Die **Labordiagnostik** umfasst neben Blutfetten, Blutzucker, Leber- und Nierenwerten die Bestimmung von Testosteron, Östrogenen, Prolaktin sowie TSH und FT_4. Gegebenenfalls kann die Durchführung einer oralen Glukosebelastung sinnvoll erscheinen, ebenso wie der Therapieversuch mit 25–50 mg Sildenafil. Die Registrierung der Tumeszenz und Rigidität während des nächtlichen Schlafs sowie nach audiovisueller Stimulation gilt als Screening-Methode. Dopplersonografische Untersuchungen dienen der Beurteilung der penilen Arterien und Schwellkörpergefäße. Eine weiterführende neurologische bzw. psychologische Diagnostik kann im Einzelfall erforderlich werden.

THERAPIE

Prinzipiell sollte vor Einleitung therapeutischer Maßnahmen eine ausführliche Problem- und Risikoabschätzung erfolgen unter Einschluss der vom Patienten derzeit eingenommenen Medikation.

(1) Medikamente und Noxen (Alkohol, Nikotin) mit potenziell hemmendem Einfluss auf die erektile Funktion sollten, wenn möglich, vermieden werden.

(2) Generalisierte Erkrankungen, die in einem ursächlichen Zusammenhang mit der erektilen Dysfunktion zu sehen sind, bedürfen einer kausalen Behandlung (z. B. Diabetes mellitus, Hyperlipoproteinämie, arterielle Hypertonie, Ausschluss einer klinisch manifesten koronaren Herzkrankheit, Schilddrüsenstörungen, Hyperprolaktinämie). Ein primärer oder sekundärer Hypogonadismus bedarf der Substitution mit Androgenen. Geeignet sind hierzu Testosterongele in Depotform.

(3) Arterielle Durchblutungsstörungen können ggf. mittels mikrochirurgischer Techniken revaskularisiert werden.

(4) Bei Patienten mit Störungen des kavernös-venösen Abstroms kann mithilfe einer Okklusion oder Ligatur der venösen Leakagen eine Verbesserung der erektilen Funktion erreicht werden.

(5) Medikamentöse Therapie der Wahl sind selektive Hemmstoffe der cGMP-spezifischen Phosphodiesterase Typ 5 (PDE5). Sie verstärken die relaxierende Wirkung von Stickstoffmonoxid (NO) auf das Corpus-cavernosus-Gewebe. Wenn unter sexueller Stimulation die Aktivierung des NO/cGMP-Stoffwechselwegs stattfindet, bewirkt die PDE5-Hemmung eine Verstärkung der Erektion. Eingesetzt werden **Sildenafil** (50 mg 1 h vor dem Geschlechtsverkehr, maximal 1 × 100 mg/d, evtl. Reduktion auf 25 mg), **Tadalafil** (10 mg ½–12 h vor dem Geschlechtsverkehr, maximal 1 × 20 mg/d) oder **Vardenafil** (10 mg ½–1 h vor dem Geschlechtsverkehr, maximal 1 × 20 mgl/d, evtl. Reduktion auf 5 mg). Eine niedrig dosierte Dauertherapie mit Cialis® 5 mg/d ist bei Männern empfehlenswert, die mehr als 2-mal pro Woche sexuell aktiv sind. Dosisreduktionen sind erforderlich bei Leber- und Nierenfunktionsstörungen. Die gleichzeitige Anwendung von PDE5-Inhibitoren und Nitraten oder NO-Donatoren (z. B. Amylnitrit) ist kontraindiziert (siehe ausführliche Patienteninformation). Der kardiovaskuläre Status des Patienten muss berücksichtigt werden.

(6) Die *Schwellkörperautoinjektionstherapie* (SKAT) mit vasoaktiven Substanzen ist damit in der symptomatischen Therapie erektiler Störungen zunehmend in den Hintergrund getreten. Zur Anwendung kommen hierbei Substanzgemische aus **Papaverin** und **Phentolamin** sowie in jüngster Zeit zunehmend Prostaglandin E_1 (**Alprostadil**).

(7) Die nichtinvasive transurethrale Applikation von Prostaglandinen (**Alprostadil**) erscheint für viele Patienten attraktiver als die intrakavernöse Injektionstherapie.

(8) Vakuumpumpen, mit denen mittels eines Unterdrucks eine Erektion erzeugt und durch Überstreifen eines Gummirings an der Penisbasis aufrechterhalten wird, scheitern häufig an der Akzeptanz des Patienten.

(9) Eine prothetische Versorgung mit semirigiden oder aufblasbaren Prothesen kommt heute nur noch bei ausgewählten Indikationen (z. B. schwere Traumata) in Betracht.

(10) Findet sich bei einem Patienten keine organische Ursache der Beschwerden und scheint anamnestisch eine psychische Genese der sexuellen Dysfunktion wahrscheinlich, kann der Patient einer weiteren psychologischen Betreuung und einer entsprechenden Partnertherapie zugeführt werden.

24.6 Osteoporose

Definition Die Osteoporose ist eine systemische Skeletterkrankung, die durch eine niedrige Knochenmasse und eine mikroarchitektonische Verschlechterung des Knochengewebes charakterisiert ist, mit einem konsekutiven Anstieg der Knochenfragilität und Neigung zu Frakturen. Sind bereits eine oder mehrere Frakturen als Folge der Osteoporose aufgetreten, liegt eine manifeste Osteoporose vor.

Ätiologie und Pathogenese Die Osteoporose ist meistens eine multifaktorielle Erkrankung. Eine wichtige Rolle spielen unter anderem Knochengröße, Knochendichte, Mikroarchitektur des Knochens und die jeweilige mechanische Krafteinwirkung, der der Knochen ausgesetzt ist. Ein nicht unerheblicher Teil (ca. 50–80 %) kann genetischer Ursache sein, wobei bisher wenige Genpolymorphismen bekannt sind. Die wichtigsten Risikofaktoren sind Glukokortikoid-Therapie/Hyperkortisolismus, Bewegungsarmut, Hypogonadismus (und damit auch Geschlecht), Rauchen. Alter, Sturzneigung, Vererblichkeit und weitere Erkrankungen (Niereninsuffizienz, Leberzirrhose). Weiterhin spielen der Kalzium-, Phosphat- und Vitamin-D-Stoffwechsel eine wichtige Rolle. Ein Hyperparathyreoidismus, z. B. als Folge eines Kalzium- bzw. Vitamin D-Mangels oder als primäre Form, ist ein begünstigender Faktor für eine erhöhte Knochenbrüchigkeit.

Klinik und Diagnostik Die Osteoporose ist nicht schmerzhaft (erst im Falle von Frakturen). Von einer manifesten Osteoporose spricht man, wenn Frakturen auftreten. Die häufigsten Frakturen sind Sinterungsfrakturen der Wirbelsäule. Die häufigsten peripheren Frakturen im Rahmen einer Osteoporose sind Frakturen von Unterarm und proximalem Humerus, Hüfte, Becken und Tibia sowie Rippen und Klavikula. Durch Sinterungsfrakturen der Wirbelkörper kann es zu Verformungen und Verkürzungen des Oberkörpers kommen (Abnahme der Körpergröße, „Witwenbuckel", „Tannenbaumphänomen", Verkürzung des Rippen-Becken-Abstands, Einengung des Brustkorbs sowie Vorwölbung des Abdomens). Es kommt teilweise zu erheblicher Einschränkung der Lebensqualität und Zunahme der Mortalität.

Die Basisdiagnostik besteht aus Anamnese, klinischem Befund, einer DXA-Knochendichte-Messung und einem Basislabor. Entsprechend der aktuellen DVO-Leitlinie wird eine Basisdiagnostik insbesondere bei folgender Konstellation empfohlen: Glukokortikoid-Therapie (≥ 7,5 mg/d Prednisolonäquivalent über mehr als 3 Monate im Jahr), niedrig traumatische Wirbelkörperfrakturen (singulär ≥ 2. Grades und multipel ≥ 1. Grades), niedrig traumatische multiple periphere Frakturen (mit Ausnahme von Knöchel-, Finger-, Hand- und Gesichtsfrakturen), Diabetes mellitus Typ 1 (> 70 Jahre) und Risiko für Wirbelkörper- und proximale Femurfrakturen ≥ 2 % jährlich (siehe Übersicht der DVO-Leitlinie).

Beim Standardverfahren der DXA-Osteodensitometrie werden T-Werte an der LWS (L1–L4) und am proximalen Gesamtfemur („total hip") mithilfe der DXA-Technik aus der gemessenen Knochendichte ermittelt. Zum Basislabor gehören Serumkalzium, Serumphosphat, alkalische Phosphatase, γ-GT, Kreatinin-Clearance, BSG/CRP, Serumeiweißelektrophorese und TSH.

Therapie

Basistherapie

Entsprechend der aktullen DVO-Leitlinie ist bei Patienten mit parenteraler antiresorptiver Therapie die tägliche Zufuhr von 1.000 mg Kalzium und eine ausreichende Versorgung mit Vitamin D (Zielwert > 20 ng/ml 25-Hydroxy-Vitamin D) sicherzustellen.

Spezifische Therapie

Indikation für spezifische Therapie

Indikationen für eine spezifische medikamentöse Therapie sind entsprechend der aktuellen DVO-Leitlinie (2015) unter anderem niedrig traumatische Wirbelkörperfrakturen (singulär ≥ 2. Grades und multipel ≥ 1. Grades, wenn DXA-BMD ≤ –2,0 SD im T-Score), niedrig traumatische multiple periphere Frakturen mit Ausnahme von Knöchel-, Hand-, Finger- und Gesichtsfrakturen, wenn DXA-BMD ≤ –2,0 SD T-Score (LWS, Hüfte und Oberschenkelhals), bestehende oder geplante Therapie mit oralen Glukokortikoiden (≥ 7,5 mg/d Prednisolonäquivalent) über mehr als 3 Monate, wenn DXA-BMD ≤ –1,5 SD T-Score (LWS, Hüfte und Oberschenkelhals) und/oder niedrig traumatische Wirbelkörperfrakturen oder multiple nichtvertebrale Frakturen, jährliches Risiko für Wirbelkörper- und proximale Femurfrakturen ≥ 3 %, wenn DXA-BMD ≤–2,0 SD T-Score (LWS, Hüfte und Oberschenkelhals). Daneben besteht die Indikation für eine knochenspezifische Therapie in Abhängigkeit von Geschlecht, Lebensalter, DXA-Knochendichte und weiteren Faktoren. Hierzu existieren entsprechende Tabellen (siehe DVO-Leitlinie). Weiterhin gehen verschiedene andere Risikofaktoren ein, die die Therapieindikation beeinflussen.

Substanzen

Bezüglich der medikamentösen Therapie sind verschiedene Substanzen zugelassen, z. B. Alendronat, Risedronat, Ibandronat, Zolendronsäure, Denosumab, Östrogene, PTH 1-34, PTH 1-84, Raloxifen, Bazedoxifen und Strontriumranelat. Für die individuelle Auswahl der Medikamente sollten die möglichen Neben- und Zusatzwirkungen, die Kosten und die Einnahmemodalität in die Überlegung einbezogen werden.

Dosierungen: **Alendronat** 1 × 10 mg/d p. o. oder 1 × 70 mg/Woche p. o., **Ibandronat** 1 × 150 mg/Monat p. o. oder 1 × 3 mg alle 3 Monate i. v., **Raloxifen** 1 × 60 mg/d p. o., **Risedronat** 1 × 5 mg/d p. o. oder 1 × 35 mg/Woche p. o., **Strontiumranelat** 2 g/d p. o., **Parathormon 1-34** (**Teriparatid**) 20 µg/d s. c. (Therapiedauer maximal 18 Monate), **Parathormon 1-84** (**Preotact**) 100 µg/d s. c. (maximale Therapiedauer 24 Monate), **Zolendronsäure** 1 × 5 mg/Jahr i. v.

Zu den Nebenwirkungen der Bisphosphonate zählen insbesondere Kiefernekrosen, unter Denosumab erhöhtes Hypokalzämierisiko (daher vor Beginn Kontrolle des Serumkalziums).

Verlaufskontrollen

Nach Beginn einer Therapie anfänglich alle 3–6 Monate Überprüfung der Verträglichkeit der Substanzen, Laborkontrollen bei Auffälligkeiten im Basislabor bzw. berechtigtem Verdacht auf Änderungen, Wiederholungsmessungen (DXA-BMD) bei Patienten ohne medikamentöse Therapie in Abhängigkeit von Gesamtrisiko und Vorbefunden (T-Score –1,5 bis –1,9 SD: nach 24 Monaten, bei Glukokortikoid-Therapie, Osteomalazie bzw. in Ausnahmesituationen auch bereits nach 12 Monaten; T-Score –1 bis –1,5 SD: nach 2–3 Jahren; T-Score +1 bis –1,0 SD: nach 5–10 Jahren).

Nach Beginn einer medikamentösen Therapie ist ein genereller Zusatznutzen routinemäßiger DXA-Verlaufskontrollen nicht belegt.

Therapieversagen ist zu erwägen bei deutlichem Abfall der Knochendichte (≥ 5 %) unter der Therapie mit Bisphosphonaten, Denosumab, Strontiumranelat und Raloxifen sowie bei mehr als zwei osteoporotischen Frakturen in 3 Jahren unter Therapie.

Basistherapie so lange durchführen, so lange ein erhöhtes Frakturrisiko besteht. Prinzipiell ist eine Dauertherapie bei einem hohen persistierenden Frakturrisiko unter Abwägung und regelmäßiger Überprüfung von Nutzen und Risiken der Therapie auf der derzeitigen Datengrundlage gerechtfertigt.

25 Ernährung und Stoffwechsel

25.1 Über- und Unterernährung

W. A. Scherbaum

Unter Berücksichtigung der interdisziplinären S3 Leitlinie „Prävention und Therapie der Adipositas“ von 2014.

25.1.1 Adipositas

Klassifizierung: Body-Mass-Index (BMI) Der BMI relativiert die durch die Körpergröße bedingten Unterschiede des Gewichts und zeigt eine enge Beziehung zum prozentualen und absoluten Fettgehalt des Körpers. Die Klassifikation des BMI stammt aus Beobachtungs- und epidemiologischen Studien und gibt lediglich einen Anhalt zur Einschätzung des relativen Erkrankungsrisikos im Vergleich zur Normalbevölkerung. Stark muskulöse Personen können als übergewichtig oder adipös eingestuft werden, obwohl sie nicht im eigentlichen Sinne adipös sind. Sehr kleine Menschen (< 1,52 m) können ebenfalls einen hohen

BMI haben, der nicht durch Übergewicht verursacht ist. Der Zusammenhang zwischen BMI und Körperfett kann mit Alter, Geschlecht, Wasserhaushalt und ethnischer Abstammung variieren.

Der **Body-Mass-Index** berechnet sich wie folgt:

Beispiel: Körpergröße 180 cm, Gewicht 80 kg → BMI $80/1{,}8^2 = 24{,}7\,\text{kg/m}^2$.

Nach dem BMI unterscheidet man folgende Kategorien:

(1) **Untergewicht:** BMI < 18,5 kg/m².

(2) **Normalgewicht:** BMI 18,5–24,9 kg/m².

(3) **Übergewicht (Präadipositas):** BMI 25,0–29,9 kg/m².

(4) **Adipositas Grad I:** BMI 30,0–34,9 kg/m².

(5) **Adipositas Grad II:** BMI 35,0–39,9 kg/m².

(6) **Adipositas Grad III:** BMI ≥ 40 kg/m².

Abdominelle Adipositas Neben dem BMI kommt der Fettverteilung bei der Abschätzung des metabolischen und kardiovaskulären Risikos eine besondere Bedeutung zu. Das intraabdominelle Fettgewebe besitzt eine hohe metabolische Aktivität, weshalb die Bestimmung einer abdominalen Adipositas von Bedeutung ist.

Man misst den Bauchumfang in der Mitte zwischen dem unteren Rippenbogen und Crista iliaca superior (Taille; ▶ Kap. 29, Tab. 29.3).

Eine abdominale Adipositas liegt vor, wenn der Bauch-/Taillenumfang bei Frauen ≥ 88 cm und bei Männern ≥ 102 cm liegt.

Das adipositasassoziierte Krankheitsrisiko wächst mit dem Bauch-/Taillenumfang (▶ Kap. 29, Tab. 29.3).

Therapie

Die **Indikation** zur Gewichtsreduktion wird nach medizinischen Erwägungen gestellt. Als behandlungsbedürftig gelten nach den Leitlinien der Deutschen Adipositas-Gesellschaft Personen

(1) mit einem BMI ≥ 30 kg/m²,

(2) mit einem BMI zwischen 25,0 und 29,9 kg/m² und gleichzeitigem Vorliegen

- adipositasassoziierter Begleiterkrankungen (z. B. Hypertonie, Diabetes mellitus Typ 2),
- eines abdominalen Fettverteilungsmusters,
- eines hohen psychischen Leidensdrucks,
- von Erkrankungen, die durch Übergewicht verschlimmert werden.

Auswirkungen einer Gewichtsreduktion

(1) **Vorteile:**

- Senkung der Gesamtmortalität.
- Senkung des Blutdrucks.
- Verbesserung der diabetischen Stoffwechsellage.
- Verbesserung des Lipidstatus.
- Steigerung der fibrinolytischen Aktivität.
- Senkung von Entzündungsparametern.
- Reduktion der Harninkontinenz bei Frauen.
- Verbesserung eines Schlafapnoesyndroms.
- Besserung depressiver Symptome.

(2) **Nachteile:**

- Entstehung von Gallensteinen.
- Abnahme der Knochendichte.
- Hinweise für eine erhöhte Inzidenz von Hüftfrakturen bei weißen Frauen > 50 Jahre.
- Psychosozialer Druck aufgrund des aktuellen Schlankheitsideals mit konsekutiver Essstörung oder psychosomatischen Krankheiten.
- Insbesondere Weight-Cycling führt längerfristig zu Gewichtszunahme und gesteigerter kardiovaskulärer und Gesamtmortalität.

Therapieziele

Wichtig sind realistische Therapieziele, wobei einer kontinuierlichen mäßigen Gewichtsabnahme gegenüber kurzfristigen Reduktionsdiäten der Vorzug gegeben werden soll. Das Basisprogramm besteht aus Ernährungs-, Bewegungs- und Verhaltenstherapie.

In einem Zeitraum von 6–12 Monaten sollten folgende Ziele für die Gewichtsreduktion angestrebt werden:

(1) BMI 25–35 kg/m^2: > 5% des Ausgangsgewichts.

(2) BMI > 35 kg/m^2: > 10% des Ausgangsgewichts.

Ernährungstherapie

Diäten

Es konnte gezeigt werden, dass für eine Gewichtsreduktion die Kalorienreduktion und weniger die Zusammensetzung der Nahrung bzgl. ihres Fett-, Protein- und Kohlenhydratanteils entscheidend ist.

(1) *Ausgewogene Mischkost:* Sie wird von der Deutschen Gesellschaft für Ernährung (DGE) empfohlen. Die Kost ist fettmoderat, stärkebetont, ballaststoffreich und mit mäßigem kalorischem Defizit. Es sollte ein tägliches Energiedefizit von 500–800 kcal angestrebt werden. Bei konsequenter Anwendung führt diese Kost in Kombination mit Bewegungssteigerung und Verhaltensmodifikation zu einem wöchentlichen Gewichtsverlust von 250–500 g bzw. 2 kg monatlich. Innerhalb von 6 Monaten ist eine Gewichtsabnahme von 5–10 % möglich. Unter einer Mischkostdiät oberhalb von 1.200 kcal besteht bei einer ausgewogenen Nahrungszusammensetzung kein Mangel an Vitaminen, Spurenelementen und Mineralien. Eine Flüssigkeitszufuhr von 2,5–3 l sollte beachtet werden.

(2) *Verringerung der Fettaufnahme:* Mit einer Verringerung der Fettaufnahme auf ca. 60 g/d bei nicht begrenztem Verzehr von Kohlenhydraten lässt sich ebenfalls eine moderate Gewichtsreduktion erreichen. Die tägliche und längerfristige Umsetzung dieser Ernährungsform ist für die Patienten oftmals schwierig, da sie dem allgemeinen Essverhalten entgegensteht. Studien zeigen allerdings keinen signifikanten Vorteil hinsichtlich einer längerfristigen Gewichtsreduktion gegenüber kalorienreduzierten Diäten.

Fettreduzierte Fertigprodukte: Viele fettreduzierte Fertigprodukte haben die gleiche Kalorienmenge wie normale Produkte. Gelegentlich ist die Kalorienmenge sogar höher, da den Produkten zur Geschmacksverbesserung mehr Zucker beigefügt wird. Sie sollten nur gelegentlich in einer ausgewogenen kalorienreduzierten Ernährung eingesetzt werden.

(3) *Drastische Kalorienreduktion:* Kostformen mit einer Kalorenzufuhr < 800 bis 1.200 kcal pro Tag können zu einer Gewichtsreduktion von 5–6 % des Ausgangsgewichts beitragen, die anfänglich stark ist und dann nachlässt. Nach einem Jahr finden sich keine relevanten Unterschiede in Bezug auf die Gewichtsreduktion zu einer Kost mit mäßigem kalorischen Defizit. Kalorienreduktionen < 800–1.200 kcal sollten mit Formuladiäten (s.u.) durchgeführt werden. Die Tagesration muss jedoch mindestens 800 kcal betragen. Dabei dürfen mindestens 25 %, höchstens jedoch 50 % des Brennwerts auf Proteine entfallen.

Studien zeigen auch eine Nachhaltigkeit nach Beendigung der diätetischen Maßnahme, allerdings sind die Aussagen wegen der Studienqualität eingeschränkt.

Eine drastische Kalorienreduktion ist oft nur mit einem rigiden und gezügelten Essverhalten zu erreichen, das längerfristig nicht durchzuhalten ist und zu einer erneuten Gewichtszunahme führen kann.

(4) *Nahrungsmittel mit niedrigem glykämischem Index:* Die Datenlage ist uneinheitlich, ob eine konsequente Ernährung mit entsprechenden Lebensmitteln zu einer längerfristigen Gewichtsreduktion führt.

(5) *Einseitige Diäten* können zwar kurzfristig zur Gewichtsreduktion beitragen. Sie können wegen ihrer fehlenden Nährstoffbilanzierung über einen längeren Zeitraum nicht sicher empfohlen werden.

- Nulldiäten: Nebenwirkung: Ketonkörperbildung bis zur Azidose, Elektrolytstörungen, Hypovitaminose, Mineralien- und Fettsäuremangel.
- Atkins-Diät: fettreich und wenig Kohlenhydrate. Nebenwirkungen: Ketonkörperbildung, Vitamin- und Kalziummangel.
- „Low-Carb(ohydrate)"-Diät: Nebenwirkungen: Ketonkörperbildung bis zur Azidose, Flüssigkeitsverlust, Ödeme nach Beendigung der Diät.
- „Low-Protein"-Diät: Nebenwirkungen: Haarausfall, Lethargie, Ödeme, Elektrolytstörungen, Immunsuppression, kardiale und renale Probleme, Zink- und Kalziummangel.
- „High-Protein"-Diät: Nebenwirkungen: Ketonkörperbildung bis zur Azidose, Dehydratation mit Exsikkose und Verwirrtheitszuständen, Kalzurie und Nierensteine, Anhäufung von Harnstoff und Stickstoff, Ödeme nach Beendigung der Diät.
- „High-Fat"-Diät (Montinac-Methode): Fett- und Kohlenhydratzufuhr erfolgt getrennt voneinander.

Modifiziertes Fasten

Geläufig sind die **Formuladiäten,** deren Anwendung erst bei Menschen mit einem BMI > 30 kg/m² empfohlen wird. Hierbei handelt es sich um industriell hergestellte Nährstoffpulver auf Milch- bzw. Sojaeiweißbasis, die als diätetische Lebensmittel die Vorgaben der Diätverordnung erfüllen müssen. Die minimale Energieaufnahme liegt dabei zwischen 400 und 700 kcal/d, die durchschnittliche bei 800–1200 kcal/d. Ein Gewichtsverlust von 1,5–3 bzw. 0,5–2 kg/Woche ist damit möglich.

Die Zufuhr dieser Eiweißpräparate wirkt dem Abbau von körpereigenen Proteinen entgegen und gleicht Eiweißverluste des Körpers aus. Vorgeschrieben wird dabei ein Mindestgehalt von 50 g hochwertigem Eiweiß, 90 g Kohlenhydraten und 7 g essenziellen Fettsäuren. Daneben sind die Mindestmengen von Eisen, Magnesium und der Vitamine A, B_1, B_6, B_{12}, C, D und E festgelegt, nicht aber die anderer wichtiger Nahrungsstoffe. Um dem Verlust an fettfreier Körpermasse zur verringern, ist begleitend eine Steigerung der körperlichen Aktivität zu empfehlen. Nach spätestens 12 Wochen ist eine Langzeittherapie mit einer kalorienreduzierten Mischkost notwendig.

Eine ärztliche Betreuung mit Kontrolle von Serumelektrolyten, Harnsäure, Kreatinin und Gesamteiweiß ist erforderlich, wenn das modifizierte Fasten über Wochen hin fortgeführt werden soll. Längerfristig ist die Anwendung von Formulaprodukten über eine Mahlzeitenersatzstrategie möglich. Hierbei werden ein bis zwei Hauptmahlzeiten pro Tag durch Formuladiätprodukte ersetzt.

Die Nachhaltigkeit von Formuladiäten ist allerdings nicht eindeutig belegt.

Indikationen: extreme Adipositas, medizinische Notwendigkeit einer schnellen Gewichtsreduktion (z. B. Indikation zu operativen Eingriffen oder diagnostischen Untersuchungen). Zur langfristigen Gewichtskontrolle können Formuladiäten aber auch für den regelmäßigen Ersatz einer bestimmten Anzahl von Hauptmahlzeiten pro Woche eingesetzt werden.

Kontraindikationen: Kinder, Schwangere, stillende Mütter, ältere Menschen, Gicht, akute Porphyrie, Diabetes mellitus Typ 1, schwere Herz-, Leber- und Nierenerkrankungen.

Handelsprodukte: Modifast®, Slimfast®, Cambridge-Diät®, Herbalife®.

Bewegungstherapie

Körperliche Aktivität allein führt nur zu einer moderaten Gewichtsabnahme und ist damit deutlich weniger effektiv als eine Reduktionsdiät.

Die Kombination aus Bewegungstherapie und Reduktionskost ist aber einer alleinigen Reduktionskost bei der langfristigen Gewichtsreduktion eindeutig überlegen.

(1) Epidemiologische Daten zeigen, dass die Steigerung der körperlichen Aktivität hilft, einer alterungsbedingten Gewichts- und Fettzunahme vorzubeugen. Der Ruheenergieverbrauch sinkt mit zunehmendem Alter und korreliert eng mit dem alterungsbedingten Abbau der Muskelmasse.

(2) Bei der Bewegungsform zur Unterstützung einer Gewichtsreduktion wird der Fokus auf aerobes Ausdauertraining gelegt. Krafttraining alleine gilt für die Gewichtsreduktion als weniger effektiv, jedoch konnten Studien bei regelmäßiger Durchführung eine Zunahme des Ruheenergieverbrauchs um 28–218 kcal je neuem Kilogramm Muskel und eine Reduktion des viszeralen Fettgewebes nachweisen.

(3) Wenn zusätzlich zur Adipositas eine arterielle Hypertonie besteht, sollte sowohl beim aeroben Ausdauertraining als auch bei Krafttraining darauf geachtet werden, dass die systolischen Blutdruckwerte nicht über 160 mmHg und die diastolischen Werte nicht über 100 mmHg liegen. Insbesondere beim Krafttraining sollte während der Belastungsphasen das Anhalten der Luft minimiert werden, um Blutdruckspitzen zu vermeiden.

(4) Für einen messbaren Effekt während einer Gewichtsreduktion ist ein zusätzlicher Kalorienverbrauch von 2.000–2.500 kcal/Woche erforderlich. Dieses ist durch mindestens 5 h moderate körperliche Aktivität oder 3–4 h Ausdauertraining pro Woche zu erreichen.

(5) Für einen Gewichtserhalt nach einer Phase der Gewichtsreduktion ist ein zusätzlicher wöchentlicher Energieverbrauch von mindestens 1.500 kcal erforderlich, der durch eine zusätzliche körperliche Aktivität von 3–5 h/Woche erreicht werden kann.

(6) Unter einer schnellen Gewichtsreduktion ist ein Muskelaufbautraining zu empfehlen. Unterbleibt das körperliche Training, führt die schnelle Erschlaffung des Gewebes zu einer für die Patienten unbefriedigenden Ästhetik, die dann den Wunsch zu weiteren chirurgischen Maßnahmen (z. B. Bauchdeckenstraffung) nach sich ziehen kann.

(7) Die Trainingsintensität sollte sich an einem Herz-Kreislauf-Training orientieren; dabei sollten ca. 75 % der maximalen Herzfrequenz erreicht werden. Unklar ist, wie Dauer und Intensität der Belastung für einen optimalen Gewichtseffekt zu gestalten sind.

Verhaltenstherapie

Eine psychologische Betreuung der Patienten kann zur Verbesserung des Selbstwertgefühls und der Körperakzeptanz bei den Patienten führen. Verhaltenstherapeutische Ansätze können die Adhärenz bei der Einhaltung der Ernährungs- und Bewegungsempfehlungen unterstützen. Verschiedene Techniken im Rahmen der Behandlung umfassen u. a.

(1) Selbstbeobachtung des Ess- und Trinkverhaltens, z. B. mit Ernährungstagebuch,

(2) Einübung eines flexiblen kontrollierten Essverhaltens,

(3) Rückfallprophylaxetraining.

Quellstoffe

Quellstoffe sind Medizinprodukte, bei denen i. d. R. pflanzliche Substanzen (z. B. Zellulose, Kollagen, Konjak-Extrakt) komprimiert verpackt nach oraler Einnahme im Magen aufquellen. Sie sollen zu einer Steigerung des Sättigungsgefühls führen. Die Produkte sind käuflich frei zu erwerben.

Für die aktuell vertriebenen Substanzen liegen jedoch keine Wirksamkeitsnachweise vor.

Pharmakotherapie

Pharmaka mit gewichtssenkendem Nebeneffekt

Substanzen wie Diuretika, Wachstumshormone, Amphetamine und Schilddrüsenhormone sind wegen ungesicherter Wirkung oder gefährlicher Nebenwirkungen für die Behandlung der Adipositas nicht zugelassen. Für Metformin und Acarbose konnte ein schwacher gewichtssenkender Effekt gezeigt werden.

Zugelassener Wirkstoff zur Gewichtsreduktion: Orlistat

Für eine medikamentöse Therapie der Adipositas ist besonders das Verhältnis zwischen therapeutischem Nutzen und gesundheitlichem Risiko zu beachten. Wegen der moderaten Effekte auf die Gewichtsreduktion sollte die Indikation für die Therapie mit **Orlistat** streng gestellt werden. Es fehlen dazu Endpunktstudien bezüglich Mortalität und kardiovaskulärer Morbidität. Nach Beendigung der Therapie kommt es wieder zu einer Gewichtszunahme.

Indikation: Adipositas mit BMI $\geq 28\,kg/m^2$ mit begleitenden Risikofaktoren oder BMI $\geq 30\,kg/m^2$.

Pharmakologie: dosisabhängige Hemmung der Fettabsorption durch Hemmung von Magen- und Pankreaslipasen, ohne wesentlichen Einfluss auf Amylase, Trypsin, Chymotrypsin und Phospholipasen. Durch die Lipasehemmung wird die Hydrolyse von Triglyzeriden und damit die Resorption von Monoglyzeriden und freien Fettsäuren im Dünndarm vermindert. Orlistat wirkt fast ausschließlich im Gastrointestinaltrakt.

Dosierung: 3-mal täglich zu den Hauptmahlzeiten, sofern Fette in der Nahrung enthalten sind. Hierdurch erhöht sich die Fettausscheidung von 4 auf bis zu 35 %. Die Therapie soll zusammen mit einer leicht hypokalorischen Kost erfolgen. Orlistat-Präparate sind in der Dosierung 60 mg/Kps. apothekenpflichtig, in einer Dosierung von 120 mg/Kps. verschreibungspflichtig.

Gewichtsabnahme: Mit der Einnahme von Orlistat in Kombination mit einer kalorienreduzierten Ernährung kann mit einer Dosierung von 3 × 120 mg binnen eines Jahres eine durchschnittliche Gewichtsabnahme von 2,9 kg erzielt werden. Damit ist ein Plateau erreicht. Bei Patienten mit Diabetes beträgt die Gewichtsreduktion durchschnittlich 1,9–2,6 kg. Die Therapiekosten liegen bei einer Einnahme von 3 × 120 mg/d bei ca. 900 Euro pro Jahr.

UAW: Durchfall, Meteorismus, Flatulenz. Je mehr Fett konsumiert wird, desto häufiger treten UAW auf. Fettlösliche Vitamine werden geringgradig in ihrer Resorption vermindert.

Kontraindikationen: Pankreasinsuffizienz, symptomatische Gallensteine und Psychosen.

Magenballon

Beispiel: Bioenterics Intragastrisches Ballonsystem®.

Das System besteht aus einem dehnbaren Ballon, einem Einsatzschlauch und einem Füllsystem, mit denen der Ballon oral eingeführt und wieder entfernt werden kann. Im Magen wird der leere Ballon mit steriler Kochsalzlösung gefüllt. Er bewegt sich frei im Magen. Eine Darmpassage ist wegen der Größe nicht möglich.

Indikationen: strenge Indikationsstellung, z. B. kurzfristige Gewichtsreduktion vor einem geplanten chirurgischen Eingriff zur Verringerung des Operationsrisikos. Prinzipiell ist eine solche Gewichtsreduktion jedoch auch diätetisch möglich.

Gewichtsabnahme: Die Gewichtsabnahme wird in der Literatur innerhalb von 3–4 Monaten mit 10–26 kg angegeben. Bei allen Patienten ist jedoch nach Ballonentfernung eine Gewichtszunahme zu beobachten.

Nebenwirkungen: Erbrechen, Übelkeit, abdominale Schmerzen, Gefahr der Ballonruptur.

Endobarrier

Der Endobarrier ist ein neues und reversibles Verfahren zur kurzfristigen Gewichtsabnahme und Mitbehandlung des Typ-2-Diabetes. Es handelt sich um eine dünne flexible schlauchförmige Auskleidung, die mit dem Gastroskop in das Duodenum platziert wird, damit eine physische Barriere zwischen Darmwand und verzehrter Nahrung schafft und auch über hormonelle Effekte zu einem Sättigungsgefühl führt. Die Patienten verlieren damit in 1 Jahr im Durchschnitt 20 % ihres Körpergewichts. Der Endobarrier muss nach den derzeitigen Vorschriften nach spätestens 1 Jahr entfernt werden, wobei es zu Perforation und Blutungskomplikationen kommen kann. Die Evidenzlage für dieses neue Verfahren ist noch gering. Erste Untersuchungen beschreiben das Verfahren über einen Zeitraum von 6 Monaten als eine sichere und effektive Möglichkeit zur Gewichtsreduktion und Verbesserung der Diabetesstoffwechsellage in Kombination mit einer Diät. Bisher gibt es keine langjährigen Nachbeobachtungsstudien zum Gewichtsverlauf nach Entfernung des Endobarriers.

25.1.2 Unterernährung

Unter Berücksichtigung folgender Leitlinien:

(1) Deutsche Gesellschaft für Ernährungsmedizin (DGEM) „DGEM-Terminologie in der Klinischen Ernährung" 2013)

(2) Deutsche Gesellschaft für Ernährungsmedizin (DGEM) „Klinische Ernährung in der Chirurgie" (2013)

(3) Deutsche Gesellschaft für Ernährungsmedizin (DGEM) „Klinische Ernährung in der Geriatrie" (2013)

Bezogen auf den BMI wird Untergewicht wie folgt klassifiziert:

(1) BMI < 16 kg/m^2 = starkes Untergewicht.

(2) BMI 16,0 bis < 17,0 kg/m^2 = mäßiges Untergewicht.

(3) BMI 17,0 bis < 18,5 kg/m^2 = leichtes Untergewicht.

Unterernährung wird im Wesentlichen verursacht durch:

(1) Malabsorptions- und Maldigestionssyndrome (▶ Kap. 17.7).

(2) Stenosierende Prozesse an Ösophagus, Magen und oberem Verdauungstrakt, die eine Nahrungsaufnahme behindern.

(3) Konsumierende Erkrankungen. Für onkologische Patienten gibt es keine international akzeptierten Standards zur Erfassung des Ernährungszustands; eine klinisch relevante Mangelernährung wird angenommen bei Verlust von mindestens 10 % des Körpergewichts oder einem Grad C bei der Einschätzung des Ernährungszustands mittels „Subjective-Global-Assessment"-Fragebogen. Die im Rahmen der Tumorerkrankung aktivierte systemische inflammatorische Reaktion ist ein wesentlicher Faktor für die Ausbildung von Appetitlosigkeit und Gewichtsverlust.

(4) Fortgeschrittenes Alter: Alte Menschen, besonders wenn sie zu Hause allein leben, ernähren sich oftmals ungenügend.

(5) Anorexia nervosa.

Definition Eine krankheitsspezifische Unterernährung ist das Resultat einer chronischen Unterernährung bei Personen, die unter ärztlicher oder pflegerischer Betreuung stehen und keine Entzündungszeichen aufweisen. Sie wird hauptsächlich durch eine verminderte Energieaufnahme von weniger als 60% des Nährstoffbedarfs verursacht (DGEM-Terminologie 2013).

Eine krankheitspezifische Unterernährung wird gemäß DGEM-Leitlinie durch drei unabhängige Kriterien definiert:

(1) BMI < 18,5 kg/m² **oder**

(2) unbeabsichtigter Gewichtsverlust > 10 % in den letzten 3–6 Monaten **oder**

(3) BMI < 20 kg/m² und unbeabsichtigter Gewichtsverlust > 5 % in den letzten 3–6 Monaten.

Darüberhinaus erhöhen folgende weitere Faktoren das ernährungsbedingte Risiko für ein verschlechtertes Outcome bei einer Erkrankung oder Operation:

(1) Nüchternphase > 7 Tage.

(2) Serumalbumin < 30 g/L bei chirurgischen Patienten. Das Serumalbumin gilt als unabhängiger Prädiktor für postoperative Komplikationen und sollte präoperativ zur Einschätzung des Ernährungsrisikos bestimmt werden.

Mit validierten Fragebögen bzw. Checklisten wie dem „Subjective Global Assessment" (SGA), dem „Nutrition-Risk Screening" (Screening auf Mangelernährung im Krankenhaus) oder dem „Mini Nutritional Assessment", einem Fragebogen zur Bestimmung des Ernährungszustands älterer Menschen, kann der Ernährungszustand zuverlässig eingeschätzt werden.

Therapie

Patienten, bei denen eine vollständige orale Ernährung nicht möglich ist, sollten nach 3 Tagen enteral ernährt werden. Dieses ist entweder via naturalis oder über eine nasogastrale/nasojejunale Sonde und ggf. über eine PEG möglich. Bei kritisch kranken, jedoch hämodynamisch stabilen Patienten mit intaktem Intestinaltrakt ist eine Ernährung innerhalb von 24 h zu beginnen.

(1) *Leichte Unterernährung (20–25 % Untergewicht):* Beispielsweise nach schweren Erkrankungen ist eine hochkalorische, eiweißreiche (1,5–2 g/kg KG/d), vitaminreiche Kost zu empfehlen. Gesamtkalorienzufuhr ca. 2.800–3.000 kcal/d.

(2) *Deutliche Unterernährung:* Patienten mit deutlicher Unterernährung sollten eine enterale Nahrungssubstitution von 25–30 kcal/kg KG/d erhalten. Solange eine enterale Ernährung möglich ist, sollte auf parenterale Nahrungsergänzung verzichtet werden. Ist das Ziel über eine enterale Ernährung nicht vollständig erreichbar, wird eine ergänzende parenterale Ernährung empfohlen.

(3) *Chirurgische Therapie bei Unterernährung:* Vor einem größeren operativen Eingriff ist bei mangelernährten Patienten eine enterale Ernährung für einen Zeitraum von 7–10 Tagen sinnvoll. Hiermit können postoperative Komplikaitonen reduziert werden. Die Nahrungsergänzung kann primär über Trinknahrung erfolgen.

Vor großen abdominalchirugischen Eingriffen können mangelernährte Patienten von einer Nahrungsergänzung mit immunmodulierenden Diäten (Arginin, n-3-Fettsäuren und Nukleotide) profitieren. Bei einer Applikationsdauer von 5–7 Tagen können hierüber die postoperative Morbidität und die Länge der Krankenhausverweildauer reduziert werden.

(4) *Unterernährung und Abmagerung infolge von Tumorerkrankungen:*

- Bei Tumorpatienten wurde eine Prognoseverbesserung durch Ernährungstherapie bisher nicht nachgewiesen. Allerdings können durch eine Ernährungstherapie ein Gewichtsverlust reduziert oder verhindert und die Lebensqualität verbessert werden.
- Auch mangelernährte Tumorpatienten können vor großen abdominalchirurgischen Eingriffen von einer immunmodulierenden Trinknahrung profitieren, wenngleich die Datenlage insgesamt eher gering ist (DEGM-Leitlinie „Klinische Ernährung in der Chirurgie").
- Aufgrund inflammatorisch veränderter Stoffwechselprozesse ist eine Anabolie durch Zufuhr von Energie nicht zu erzwingen. Kalorienbedarf: 25–30 kcal/kg/d.
- Die Indikation zur enteralen Ernährung bei begleitender Chemotherapie unterscheidet sich nicht von der generellen Indikation bei malignen Erkrankungen. Eine allgemeine Zusatzernährung bei Chemotherapie wird nicht empfohlen.

(5) *Geriatrische Patienten:*

- *Bedarf:* Ältere, kranke Menschen benötigen durchschnittlich 1 g Protein/kg KG/d und abhängig von ihrer körperlichen Aktivität 30 kcal/kg KG/d. Albuminwerte < 35 g/L, Appetitverlust, Reduktion der üblichen Nahrungsmenge und/oder stressbedingt erhöhter Bedarf weisen auf ein Risiko für eine Mangelernährung hin. Eine orale Nahrungsergänzung sollte bereits bei einem bestehenden Risiko für eine Mangelernährung begonnen werden, um den Ernährungszustand weitgehend zu erhalten. Insbesondere mit einem gesteigerten Proteinanteil können sowohl das Risiko von Dekubital-/Druckulzera reduziert als auch Heilungsprozesse beschleunigt werden. Eine enterale Zufuhr ist einer parenteralen Ernährung vorzuziehen und in den meisten Fällen auch möglich.
- *Indikation zur enteralen Ernährung:* Älteren Patienten mit Mangelernährung oder einem Risiko für Mangelernährung (z.B. bei unbeabsichtigtem Gewichtsverlust > 5 % in 3 Monaten oder > 10 % in 6 Monaten oder BMI < 20 kg/m^2) sollte die Nahrung hochkalorisch (z. B. mit Ölen, Sahne oder Butter) angereichert werden.
- Wenn dies nicht ausreicht, ist die Nahrungsergänzung mit hochkalorischer Trinknahrung sinnvoll. Diese Produkte bieten mit durchschnittlich 1–2,4 kcal/ml und einem Proteingehalt von 10–20 Energie-% einen höheren Energiegehalt als klassische Lebensmittel und sollten zwischen den Mahlzeiten und nicht zu den Hauptmahlzeiten angeboten werden. Auf ein abwechlungsreiches Angebot hinsichtlich Geschmack und Temperatur ist zur Verbesserung der Adhärenz zu achten.
- Wegen der Gefahr einer raschen Verschlechterung des klinischen Ernährungszustands sollte eine orale bzw. enterale Nahrungsergänzung mit Sondennahrung erwogen werden, wenn die orale Nahrungsaufnahme > 3 Tage nicht möglich oder > 10 Tage unzureichend ist. Sondenkost mit Ballaststoffanteil kann zu einer geregelten Darmtätigkeit beitragen. Orale Supplemente verkürzen die Krankenhausverweildauer bei geriatrischen Patienten mit manifester oder drohender Mangelernährung und steigern in der Gesamtgruppe der geriatrischen Patienten die Lebenserwartung, senken die Komplikationsrate und verbessern den funktionellen Status und die Lebensqualität. Über die Indikation zu einer enteralen Sondenernährung siehe auch die Leitlinie der Deutschen Gesellschaft für Ernährungsmedizin (DGEM) „Ethische und rechtliche Gesichtspunkte der Künstlichen Ernährung" (2013) unter www.dgem.de.
- *Applikation:* Bei längerfristiger enteraler Ernährung (> 4 Wochen) sollte eine PEG einer nasogastralen Sonde vorgezogen werden.
- *Ernährungsformen:* ballaststoffhaltige Sondenkost. Im Rahmen der normalen Ernährung wird eine Zufuhr von Ballaststoffen in Höhe von 15–30 g/d zum Erhalt einer guten Darmphysiologie und für die Blutzucker- und Fettstoffwechselkontrolle empfohlen. Obwohl hierzu bisher langfristige Studien für eine enterale Ernährung fehlen, wird der Einsatz in folgenden Situationen empfohlen:

- Gärbare Ballaststoffe können helfen, Diarrhöen bei kritischer Erkrankung und postoperativ zu reduzieren.
- Bei Patienten mit langfristiger enteraler Ernährung wird eine Mischung aus Soja-Polysacchariden kombiniert mit Hafer zur Steigerung des täglichen Stuhlgewichts und der Stuhlfrequenz empfohlen.

25.2 Diabetes mellitus und seine Komplikationen

W. A. Scherbaum, unter Mitarbeit von B. M. Lobnig

25.2.1 Diabetes mellitus

Definition Chronische Hyperglykämie unterschiedlicher Ursache mit dem Risiko der Entwicklung diabetesbezogener Organschäden. Mikroangiopathische Folgeerkrankungen manifestieren sich in Form einer diabetischen Retinopathie, Nephropathie oder Neuropathie. Makroangiopathische Organschäden manifestieren sich in Form einer früh einsetzenden und progredienten Arteriosklerose mit möglichen Komplikationen an Herz, Gehirn und Extremitäten.

Klassifikation

(1) Der **Typ-1-Diabetes** ist durch einen absoluten Insulinmangel als Folge einer Betazellzerstörung charakterisiert. Diese ist meist immunvermittelt. Bei Diagnosestellung finden sich im Serum der Patienten Autoantikörper gegen Inselzellbestandteile. Der sog. LADA (latent autoimmune diabetes in adults) wird dem Typ-1-Diabetes zugeordnet.

(2) Der **Typ-2-Diabetes** ist durch eine Kombination von Insulinresistenz und relativem Insulinmangel bedingt. Die Patienten sind meistens übergewichtig oder adipös und haben häufig eine assoziierte Hypertonie und Dyslipoproteinämie.

(3) **Sonstige Diabetesformen:** u. a. Pankreaserkrankungen, Cushing-Syndrome, medikamentös induzierte Diabetesformen, Diabetes bei Infektionskrankheiten, genetischen Defekten mit Störungen der Betazellfunktion (MODY-Formen) sowie genetische Defekte der Insulinwirkung und andere genetische Syndrome.

25

(4) Unter **Gestationsdiabetes** versteht man eine Glukosetoleranzstörung variablen Ausmaßes, die erstmals während der Schwangerschaft ab der 22. Schwangerschaftswoche (SSW) festgestellt wird. Nach der Leitlinie der Deutschen Diabetes Gesellschaft (DDG) zum Gestationsdiabetes von 2011 fallen die Erstdiagnose eines Diabetes mellitus Typ 1 in der Schwangerschaft und die Erstdiagnose eines Diabetes mellitus Typ 2, der nachweislich schon vor der 20. SSW bestanden hat, nicht mehr unter die Diagnoseklasse „Gestationsdiabetes". In der Regel endet der Gestationsdiabetes (zu ca. 90 % der Fälle) mit der Geburt. Ist dies nicht der Fall, muss der Diabetes nach der Entbindung neu klassifiziert werden.

Diagnosestellung Für die Diagnose des Diabetes mellitus dürfen nur qualitätsgesicherte Messmethoden von Vollblutglukose oder Plasmaglukose mit Laborqualität zum Einsatz kommen. Die In-vitro-Glykolyse kann mit Glykolysehemmstoffen, z. B. Natriumfluorid, gehemmt werden, ansonsten ist bei langer Lagerung der Blutprobe mit der Möglichkeit falsch niedriger Messwerte zu rechnen. Serumproben zur Bestimmung klinisch-chemischer Parameter ohne Zusatz von Glykolysehemmstoffen dürfen deshalb zur Glukosebestimmung nicht verwendet werden.

Die Diagnostik des Diabetes mellitus Typ 2 wurde in den Praxisleitlinien DDG/DGIM – Therapie des Typ-2 Diabetes mellitus von 2014 aktualisiert:

Bei folgenden Befunden wird eine weitere Diagnostik über HbA_{1c} und – bei auffälligen HbA_{1c}-Werten – über die Nüchternglukose bzw. den oGTT durchgeführt (▶ Tab. 25.1):

(1) Symptome des Diabetes melliltus (Gewichtsverlust, Polyurie, Polydipsie) und/oder

(2) erhöhtes Diabetes-Risiko (Diabetes-Risiko-Test, z.B. DRT, FINDRISK) und/oder

(3) auffällige Gelegenheitsglukose.

Tab. 25.1 Diagnostik des Diabetes mellitus Typ 2

HbA_{1c}	Nüchternglukose oder oGTT	Konsequenz
≥ 6,5 % (≥ 48 mmol/mol)	–	Diagnose: Diabetes mellitus
5,7 bis < 6,5 % (39 bis < 48 mmol/mol)	NPG ≥ 126 mg/dl und/oder 2-h-oGTT-PG ≥ 200 mg/dl	Diagnose: Diabetes mellitus
	NPG 100–125 mg/dl und/oder 2-h-oGTT-PG 140–199 mg/dl	Aufklärung über Diabetesrisiko, Lifestyle-Intervention, Behandlung von Risikofaktoren. Erneute HbA_{1c}- und Risikobestimmung nach 1 Jahr
	NPG < 100 mg/dl und/oder im oGTT NPG < 100 mg/dl, 2-h-PG < 140 mg/dl	Kein Diabetes mellitus
< 5,7 % (< 39 mmol/mol)	–	Kein Diabetes mellitus

Abkürzungen: NPG: Nüchtern-Plasmagukose, 2h-oGTT-PG: Plasmaglukose nach 2 Stunden erhoben im oralen Glukosetoleranztest mit 75 g Dextrose.

Bei der Messung der Plasmaglukose ist auf die korrekte Präanalytik zu achten: Die Blutröhrchen sollten neben dem vor 2014 geforderten Natriumfluorid (NaF) zur Glykolysehemmung durch die Erythrozyten nun auch einen Citrat/Citratpuffer zur Glykolysehemmung enthalten.

Bei *Diabetessymptomen* ist die alleinige Messung des HbA_{1c} keinesfalls ausreichend: Die sofortige Messung der Blutglukose ist erforderlich, schon um einen sofortigen Therapiebedarf aufzudecken.

Als Plausibilitätskontrolle ist bei unklaren HbA_{1c}-Messungen und in Situationen, die den HbA_{1c}-Wert verfälschen können wie hämolytische Anämien, Zustand nach Bluttransfusionen und Chemotherapien, die Blutglukosemessung erforderlich und ggf. als Diagnosekriterium vorzuziehen.

Durchführung des oGTT nach WHO Richtlinien: Die aktuell gültigen Richtlinien zur Testdurchführung sind wie folgt:

(1) Testdurchführung am Morgen nach 10- bis 16-stündiger Nahrungskarenz.

(2) Vor Testdurchführung vorzugsweise kohlenhydratreiche Ernährung (≥ 150 g/d) über 3 Tage.

(3) Alkoholkarenz für 10–16 h vor Testdurchführung.

(4) Zum Zeitpunkt 0: Trinken von 75 g Glukose/Dextrose in 250–300 ml Wasser innerhalb von 5 min.

(5) Venöse Blutentnahme zu den Zeitpunkten 0 (vor der Ingestion von Glukose/Dextrose) und 120 min (nach der Ingestion von Glukose/Dextrose).

(6) Sachgerechte Blutprobenaufbewahrung und -verarbeitung.

(7) Test nicht durchführen bei Kontraindikationen: akute Magen-Darm-Erkrankungen mit Veränderung der Passagezeit und Resorption sowie Zustände nach Magen-Darm-Resektionen (z.B. Whipple-Operation). Kontraindiziert ist der Test auch, wenn die Diagnose des Diabetes mellitus bereits gestellt wurde.

Nach Bestimmung der Nüchternglukose bzw. des oGTT ergeben sich folgende Diagnosen:

(1) Die Diagnose **Diabetes mellitus** außerhalb einer Schwangerschaft kann gestellt werden, wenn klassische Symptome des Diabetes wie Polyurie, Polydipsie und eines der folgenden Laborkriterien erfüllt sind oder wenn eines der nachfolgenden Laborkriterien bei nicht akut erkrankten Patienten an verschiedenen Tagen wiederholt positiv ist:

- Gelegenheitsblutglukosewert ≥ 11,1 mmol/L (≥ 200 mg/dl); im venösen Plasma oder kapillären Vollblut.
- Nüchternblutglukose ≥ 110 mg/dl (≥ 6,1 mmol/L) im kapillären Vollblut bzw. ≥ 126 mg/dl (≥ 7,0 mmol/L) im venösen Plasma.
- Im oGTT 2-h-Blutglukosewert im venösen Plasma oder kapillären Vollblut ≥ 11,1 mmol/L (≥ 200 mg/dl).
- HbA_{1c}-Wert ≥ 6,5 % (≥ 48 mmol/mol).

(2) **Abnorme Nüchternglukose (impaired fasting glukose, IFG):** Diese gilt für den Bereich der Nüchternglukose von ≥ 5,6 mmol/L (≥ 100 mg/dl) und < 6,9 mmol/L (< 125 mg/dl) im venösen Plasma oder ≥ 5,00 mmol/L (≥ 90 mg/dl) und < 6,11 mmol/L (< 110 mg/dl) im kapillären Vollblut.

(3) Eine **gestörte Glukosetoleranz (impaired glukose tolerance, IGT)** gilt für einen 2-h-Blutglukosewert im oGTT ≥ 7,8 mmol/L (≥ 140 mg/dl) im venösen Plasma oder im kapillären Vollblut bis 11,0 mmol/L (199 mg/dl) bei Nüchternglukosewerten unterhalb der diagnostischen Kriterien für einen Diabetes.

(4) **Diagnose des Gestationsdiabetes:** Hierzu wird der Nüchternglukosespiegel nach mindestens 8 h Nahrungskarenz bestimmt. Ist dieser ≥ 5,1 mmol/L (≥ 92 mg/dl) im venösen Plasma, liegt ein Gestationsdiabetes vor. Wird die Blutglukose im venösen Vollblut gemessen, muss der Wert mit einem Faktor von 1,11 (+ 11 %) in venöse Plasmawerte umgerechnet werden. Für den sicheren Ausschluss bzw. Nachweis eines Gestationsdiabetes empfiehlt die DDG einen oralen Glukosetoleranztest mit 75 g Glukose mit Blutglukosemessungen zu den Zeitpunkten 0, 60 und 120 min. Ein Gestationsdiabetes liegt vor, wenn mindestens einer der drei Werte die gestationsspezifischen Grenzbereiche überschreitet (▶ Tab. 25.2).

25

Tab. 25.2 Diagnosekriterien des Gestationsdiabetes. Oraler 75-g-Glukosetoleranztest (oGTT) [T797]

Messzeitpunkt	Venöses Plasma Neue Grenzwerte IADPSG		Venöses Plasma Alte Grenzwerte	
Nüchtern	≥ 5,1 mmol/L	≥ 92 mg/dl	≥ 5,3 mmol/L	≥ 95 mg/dl
60 min nach Glukosebelastung	≥ 10,0 mmol/L	≥ 180 mg/dl	≥ 10,0 mmol/L	≥ 180 mg/dl
120 min nach Glukosebelastung	≥ 8,5 mmol/L	≥ 153 mg/dl	≥ 8,6 mmol/L	≥ 155 mg/dl

Ein **Screeningtest auf Gestationsdiabetes** wird zwischen der 24. und 27. SSW durchgeführt. Zur Erleichterung des Screenings kann auch zu einer beliebigen Tageszeit eine Belastung mit 50 g Glukose oral durchgeführt werden. Die Bestimmung der Blutglukose erfolgt nach 60 min. Wird dabei ein Wert von 11,10 mmol/L (200 mg/dl) im venösen Plasma erreicht oder überschritten, ist ein Diabetes mellitus gesichert. Wenn der Wert darunter liegt, aber ≥ 7,5 mmol/L (≥ 135 mg/dl) im venösen Plasma erreicht oder überschreitet, besteht der Verdacht auf einen Gestationsdiabetes; dann ist die Durchführung eines standardisierten 75-g-oGTT indiziert.

Unterscheidungsmerkmale zwischen Typ-1- und Typ-2-Diabetes Zu den Charakteristika des Typ-1- und des Typ-2-Diabetes ▶ Tab. 25.3. Obwohl der Typ-1-Diabetes überwiegend im Kindes-, Jugend- und frühen Erwachsenenalter auftritt, kann er sich doch gelegentlich im höheren Lebensalter manifestieren. Das Auftreten des Typ-1-Diabetes im Kindes- und Jugendalter ist meist abrupt mit schweren Symptomen. Im Erwachsenenalter kann der

Typ-1-Diabetes jedoch langsamer auftreten und zunächst phänotypisch mit einem Typ-2-Diabetes verwechselt werden. Der Typ-2-Diabetes hat zwar die höchste Inzidenz zwischen dem 55. und dem 75. Lebensjahr, kann sich aber insbesondere bei ausgeprägter Adipositas schon im Jugendalter manifestieren.

Tab. 25.3 Differenzialdiagnostische Kriterien für Typ-1- und Typ-2-Diabetes bei Diagnosestellung [T797]

Kriterium	Typ-1-Diabetes	Typ-2-Diabetes
Manifestationsalter	Meist Kinder, Jugendliche, junge Erwachsene	Mittleres bis hohes Lebensalter, selten Jugend (bei Jugendlichen nur im Zusammenhang mit ausgeprägter Adipositas)
Auftreten/Beginn	Akut bis subakut	Meist schleichend; klinische Erstmanifestation oft im Rahmen von Infekten
Symptome	Polyurie, Polydipsie, Gewichtsverlust, Müdigkeit	Häufig keine Beschwerden, sonst wie Typ 1
Körpergewicht	Meist normalgewichtig	Meist übergewichtig oder adipös
Ketoseneigung	Ausgeprägt	Fehlend oder gering
Insulinsekretion	Vermindert bis fehlend	Hoch oder subnormal, qualitativ immer gestört
Insulinresistenz	Keine (oder gering)	Oft ausgeprägt
Familiäre Häufung	Gering	Typisch
Konkordanz bei eineiigen Zwillingen	30–50 %	50–80 %
Erbgang	Polygen	Nicht bekannt, am ehesten hochgradig polygen
HLA-Assoziation	Vorhanden	Nicht vorhanden
Antikörper[1]	Ca. 90–95 % bei Manifestation GADA[2], IA-2, ICA, IAA	Meist fehlend
Glukosestoffwechsel	Labil	Stabil
Betazytotrope Antidiabetika	Nicht wirksam	Meist gut wirksam
Insulintherapie	Primär erforderlich	Meist nach langjährigem Verlauf erforderlich

[1] Der LADA (latent insulinpflichtiger Diabetes im Erwachsenenalter) ist mit einem progredienten Verlust der Betazellfunktion bei fehlender Insulinresistenz verbunden, es ist ein rasches Versagen von oralen Antidiabetika zu erwarten. Bei Verdacht auf LADA ist zur Sicherung der Diagnose die Bestimmung von GAD-Antikörpern zu empfehlen.

[2] GADA: Glutaminsäuredekarboxylase-Antikörper, GAD65-AK; IA-2-AK: Thyrosinphosphatase-AK; ICA: zytoplasmatische Inselzellantikörper; IAA: Insulinautoantikörper.

LADA Diabetesform, die klinisch zwischen Typ-1- und Typ-2-Diabetes liegt. Wesentliche Diagnosekriterien sind das Auftreten im Alter von über 30 Jahren, Vorhandensein von Antikörpern gegen GAD und/oder IA-2 und/oder zytoplasmatischen Inselzellantikörper und fehlende Insulinpflichtigkeit in den ersten 6 Monaten nach Diagnosestellung des Diabetes. Beim LADA sind die C-Peptid-Spiegel im Gegensatz zum Typ-2-Diabetes von Anfang an erniedrigt. Die Insulinsekretion bleibt jedoch oft über einige Jahre hinweg erhalten. Früher gab es folgende synonyme Bezeichnungen für LADA: Typ-1½-Diabetes, Pseudo-Typ-2-Diabetes, autoantikörperpositiver Typ-2-Diabetes und langsam progredienter insulinpflichtiger Diabetes. Der LADA wird formal dem Diabetes mellitus Typ 1 zugeordnet.

THERAPIE

Therapieprinzipien und Therapieziele beim Diabetes mellitus

Langfristige Therapieziele:

(1) Erhaltung und Wiederherstellung von körperlichem Wohlbefinden, Leistungsfähigkeit und altersgemäßer Lebensqualität,

(2) Verhütung und Therapie akuter Komplikationen (Ketoazidose, Koma, Infektionen, Hypoglykämie),

(3) Verhütung und Behandlung von mikro- und makrovaskulären Folgeerkrankungen des Diabetes.

Prinzipiell sind die Normalwerte der Stoffwechselparameter bei Gesunden ein wünschenswertes Therapieziel, diese Werte sind aber meistens nur unter Inkaufnahme von Hypoglykämien zu erreichen. Mit den Patienten sollten realistische Ziele für die Blutglukoseeinstellung und eventuell für eine notwendige Reduktion des Körpergewichts vereinbart werden. Voraussetzung ist eine Schulung der Patienten, insbesondere zur Selbstmessung der Blutglukosespiegel.

Die Blutglukosewerte (und auch die Uringlukosewerte bei Typ-2-Diabetes) werden zur Beurteilung der aktuellen Stoffwechsellage herangezogen und geben Auskunft darüber, ob die vor 4 oder 12 h getroffene Maßnahme zur Stoffwechselkontrolle adäquat war. Sie dienen auch der Entscheidung, welche Intervention (z. B. Insulindosis) in einer akuten Situation gewählt werden muss.

Die Häufigkeit der Blutglukosemessungen richtet sich nach Diabetesart, Therapieregime und Unterzuckerungsrisiko.

Die dreimonatliche Bestimmung des HbA_{1c}-Werts gibt Auskunft über die Stoffwechseleinstellung der letzten 6–12 Wochen und spiegelt den mittleren Blutglukosespiegel über 24 h wider einschließlich der postprandialen Blutglukosespitzen. HbA_{1c} ist der Surrogatparameter, der mit diabetesbezogenen Organschäden am engsten korreliert. Er gibt deshalb sowohl den behandelnden Ärzten als auch den Patienten eine wertvolle Information über die Einstellungsqualität und einen Therapiezielparameter, der für verschiedene Situationen (Lebensalter, Diabetestyp, Schwangerschaft, Organvorschäden) unterschiedlich festgelegt ist.

Spezifische Therapie

Beim Typ-1-Diabetes und beim Typ-2-Diabetes werden unterschiedliche spezifische Therapieziele verfolgt.

Beim **Typ-1-Diabetes** stehen der Ausgleich des Insulinmangels und die Verhinderung von Ketoazidose und mikrovaskulären Spätkomplikationen im Vordergrund. Typische Spätfolgen bei Typ-1-Diabetes sind die mikrovaskulären Komplikationen; jedoch treten im Langzeitverlauf des Typ-1-Diabetes auch makrovaskuläre Komplikationen häufiger auf als bei Nichtdiabetikern.

Beim **Typ-2-Diabetes** liegen häufig Komorbiditäten im Rahmen des sog. metabolischen Syndroms vor mit Übergewicht oder Adipositas, Fettstoffwechselstörungen und arterieller Hypertonie, die schon zum Zeitpunkt der Erstdiagnose zu makrovaskulären Schäden und erhöhter Morbidität und Mortalität führen. Die typischen Spätfolgen des Typ-2-Diabetes sind makrovaskuläre Komplikationen. Jedoch treten mikrovaskuläre Komplikationen auch beim Typ-2-Diabetes gehäuft auf. Für die Therapie des Typ-2-Diabetes gilt ein Algorithmus, der in Abstimmung mit verschiedenen Ärztegruppen in der Nationalen Versorgungsleitlinie Typ-2-Diabetes festgelegt wurde (▶ Abb. 25.1). Nach aktueller Leitlinie sind ausschließliche Lebensstiländerungen über zunächst 3 Monate hinweg indiziert. Die DDG und die Amerikanische Diabetesgesellschaft empfehlen allerdings, wegen der Neigung zur Progression von Anfang an mit Metformin zu behandeln. Die Begrenzung der täglichen

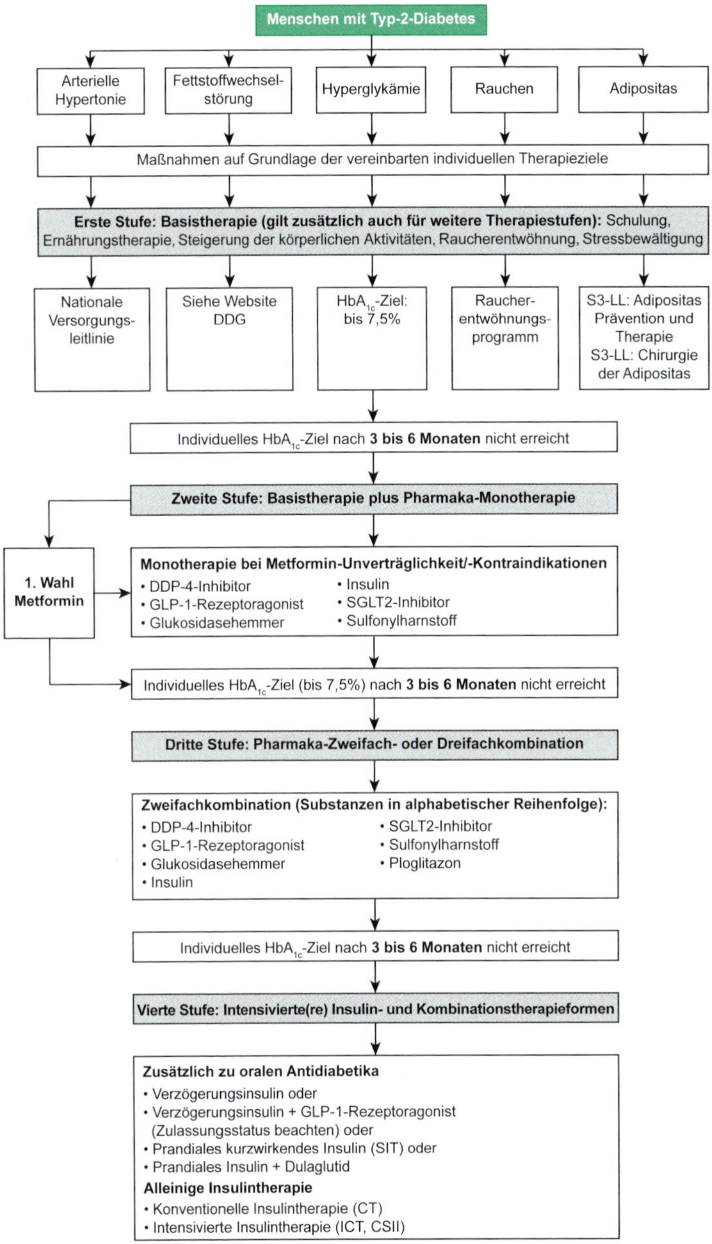

Abb. 25.1 Stufenplan der Therapie des Typ-2-Diabetes mellitus (Stand 2017) [T088]

Gesamtkalorienmenge wird die angestrebte Gewichtsreduktion durch frühzeitigen Einsatz von Metformin erleichtern.

In den ersten Wochen nach Diagnosestellung sind Blutglukoseselbstmessungen vor und testweise auch 2 h nach dem Frühstück, dem Mittagessen und dem Abendessen sowie gelegentlich testweise auch vor und nach körperlicher Aktivität zu empfehlen. Später sind nur bei Therapieänderung 4-mal tägliche Messungen an 1–3 Tagen der Woche ausreichend. Unter Dauertherapie mit oralen Antidiabetika empfehlen wir sonst i. d. R. nur noch 1× pro Woche den Nüchternblutzucker zu messen und für die Quartalskontrolle 3 komplette Blutzucker-Tagesprofile durchzuführen. Unter Insulintherapie sind jedoch häufigere Messungen indiziert, die sich an dem Regime der Insulintherapie ausrichten.

Die antihyperglykämische medikamentöse Therapie beim Typ-2-Diabetes erfolgt stufenweise (▶ Abb. 25.1).

In der UKPDS-Studie (United Kingdom Prospective Diabetes Study) war bei über 3.000 Patienten mit neu manifestiertem Typ-2-Diabetes mit einer ähnlichen Stufentherapie gezeigt worden, dass mit solchen Maßnahmen der HbA_{1c}-Wert von ursprünglich durchschnittlich 9,2 % innerhalb von 3 Monaten auf 7 % gesenkt werden kann.

Multifaktorielle Therapie beim Typ-2-Diabetes

Beim Typ-2-Diabetes sollen alle Facetten des metabolischen Syndroms berücksichtigt werden. Dies wurde in der STENO-II-Studie (Effect of a Multifactorial Intervention on Mortality in Typ-2-Diabetes) eindrucksvoll gezeigt. Durch komplexe Behandlung des Glukose- und Lipidstoffwechsels mit begleitender Lebensstilintervention und konsequenter Blutdruckeinstellung lässt sich das Risiko für mikro- und makrovaskuläre Spätkomplikationen des Diabetes deutlich senken.

Zur Therapie des Typ-2-Diabetes gehören folgende Punkte:

(1) *Lebensstilmaßnahmen:*

- Begrenzung der Gesamtkalorienzufuhr, Begrenzung der Zufuhr gesättigter Fettsäuren tierischer oder industrieller Herkunft, Begrenzung der Menge schnell resorbierbarer Kohlenhydrate, jedoch kein generelles Verbot von Zuckerkonsum, Bevorzugung von komplexen Kohlenhydraten oder solchen mit niedrigem glykämischem Index, Einschluss einfach ungesättigter Fettsäuren pflanzlicher Herkunft. Nicht empfohlen wird der Konsum sog. Diabetiker- oder Diätnahrungsmittel. Frisches Obst, Gemüse und Vollkorngetreideprodukte werden ausdrücklich empfohlen.
- Gewichtsreduktion bei übergewichtigen und adipösen Personen.
- Erhöhung der körperlichen Aktivität, mindestens über 20 min mit erhöhter Herzfrequenz (< 75 % Auslastungsfrequenz) 3-mal/Woche.
- Nikotinkarenz, evtl. Unterstützung der Abstinenzbestrebungen durch Vareniclin-Medikation für 3 Monate (Privatrezept), Nikotintabletten oder -pflaster oder alternative Methoden wie Akupunktur oder Hypnose.
- Begrenzung des Alkoholkonsums auf 1 bis 2 Gläser pro Tag.

(2) *Blutglukoseeinstellung* nach dem Algorithmus der DDG ▶ Abb. 25.1.

(3) *Blutdrucknormalierung.*

(4) Einsatz von **Statinen** als Mittel erster Wahl bei Hypercholesterinämie.

(5) **Thrombozytenaggregationshemmer** im Rahmen einer Sekundärpävention bei Nachweis von relevanten Gefäßprozessen an Koronarien oder Carotiden.

Körperliche Aktivität

Langfristiger Nutzen regelmäßiger körperlicher Aktivität

Der Nutzen vermehrter körperlicher Aktivität beim Typ-2-Diabetes geht über die blutglukosesenkende Wirkung hinaus und verbessert alle Surrogatmarker des metabolischen Syndroms wie Blutglukose, Triglyzeride, CRP, weitere Entzündungsparameter, Körpergewicht, Beweglichkeit und Koordinationsfähigkeit, Harninkontinenz, Schlafapnoe und Wohlbefinden. Nur LDL-Cholesterin wird nicht beeinflusst. Große prospektive Studien sind jedoch dabei gescheitert, eine Reduktion klinischer Endpunkte wie Herzinfarkt und Schlaganfall nachzuweisen (Look AHEAD-Studie 2013 und Metaanalysen aus 2015). Die Bedeutung dieser Studienergebnisses ist noch unklar. Personen mit Typ-1-Diabetes profitieren von sportlicher Aktivität genauso wie nicht an Diabetes erkrankte Personen, erhöhen durch Leistungssport jedoch ihr Unterzuckerungsrisiko, sodass hierzu immer besondere Therapieregimes ausgearbeitet werden müssen.

Akute Auswirkungen von körperlicher Aktivität

Körperliche Belastung bei 75 % der maximalen Leistung führt bei insulinbehandelten schlanken Personen mit Typ-1-Diabetes mellitus, im Gegensatz zu gesunden Normalpersonen, zu einem Blutglukoseabfall von 50 mg/dl in den ersten 10 min. Danach folgt eine zweite Phase mit einem Blutglukoseabfall von weiteren 50 mg/dl über einen variablen Zeitraum von z. B. 1–2 h, abhängig von der Intensität der sportlichen Belastung. Die erste Phase wird verursacht durch eine insulinvermittelte Vasodilatation im Muskel, wo es dann zu einer schnellen Verschiebung von Blutglukose in die Zellen kommt.

Auch Personen mit Typ-2-Diabetes mellitus zeigen in den ersten Minuten einer körperlichen Belastung schnelle Blutglukoseabfälle, bis zu insgesamt 100 mg/dl (5,6 mmol/L), wenn sie mit insulinotropen Substanzen (z. B. Sulfonylharnstoffen) oder Insulin behandelt werden.

Bei Patienten, die ausschließlich mit Diät, Metformin, DPP-4-Hemmern oder GLP1-Analoga behandelt werden, ist eine relevante Hypoglykämie nicht zu befürchten.

Eine Übersicht über die möglichen Maßnahmen vor, während und nach sportlichen Aktivitäten ▶ Tab. 25.4.

Therapie mit oralen Antidiabetika

Derzeit sind in Deutschland folgende Substanzgruppen von oralen Antidiabetika im Handel:

(1) Insulinsekretionssteigernde Substanzen: Sulfonylharnstoffe und Glinide.

(2) Nicht-insulinsekretionssteigernde Substanzen: Metformin und Glitazone (beides Insulinsensitizer) und α-Glukosidasehemmer (Resorptionsverzögerer).

(3) Substanzen mit gemischter insulinotroper und inkretinmimetischer Wirkung: Glukagon-like-peptide-1-(GLP-1-)Mimetika und Dipeptidylpeptidase-4-(DPP-4-)Inhibitoren.

(4) Substanzen, die die renale Exkretion von Glukose steigern durch selektive Inhibition des renalen selektiven Natrium-Glukose-Cotransporters (SGLT2), sog. SGLT2-Inhibitoren.

Metformin (Biguanid)

In Deutschland ist als einzig zugelassenes Biguanid **Metformin** im Handel.

(1) *Wirkungsweise und Wirkmechanismus:* Die Wirkungsweise von Metformin im Organismus ist weitgehend bekannt, der Wirkmechanismus auf Zellebene nicht. Hauptwirkort ist die Leber. Dort hemmt Metformin die Glukose-6-Phosphatase und somit die Glykogenolyse. Es wirkt über eine Senkung der hepatischen Glukoseproduktion günstig auf den Nüchternblutglukosespiegel. Der Wirkmechanismus an anderen Geweben ist nicht genau bekannt. Es erhöht aber in anderen Geweben die Insulinsensitivität. Am Skelettmuskel ist unter Metformin die insulinstimulierte Glukoseaufnahme verstärkt, jedoch weniger ausgeprägt als bei den Glitazonen. Des Weiteren findet sich eine insulinunabhängige Suppression der Fettsäureoxidation und somit eine Verminderung der Hypertriglyzeridämie.

Tab. 25.4 Anpassung der Therapie bei körperlicher Aktivität, gültig für Patienten mit Typ-1-Diabetes mellitus und Patienten mit Typ-2-Diabetes mellitus unter intensivierter konventioneller Insulintherapie (ICT)

Zeitpunkt	Sportdauer	Maßnahmen
Intervention vor Sport	Kurz (ca. 0,5–2 h)	**KH:** Bereitstellung schnell verfügbarer Glukose 10 min vor Sportbeginn in Form von Flüssigkeit, z. B. 1 Glas Limonade = 2 KE. **Mahlzeitenbezogenes Insulin:** Eine Mahlzeit näher als 2–3 h vor dem Sport wird nur mit 50 % der üblichen Insulinmenge abgedeckt. **Basalinsulin:** Reduktion vor kurzen Sportperioden nicht sinnvoll und nicht wirksam.
	Lange (4–6 h oder länger)	**KH:** Bereitstellung schnell verfügbarer Glukose 10 min vor Beginn in Form von Flüssigkeit, z. B. 1 Glas Limonade = 2 KE. Im weiteren Verlauf ggf. ½ KE Dextroseplättchen alle 30 min. **Mahlzeitenbezogenes Insulin:** Eine Mahlzeit näher als 2–3 h vor dem Sport wird nur mit 50 % der üblichen Insulinmenge abgedeckt. **Basalinsulin:** Reduktion der NPH-Insulindosis unmittelbar vor langen Sportperioden auf ca. 50 %, evtl. Auslassen der 15:00-Uhr-NPH-Insulindosis bei 3-mal täglicher Gabe. Dosisreduktion von Lantus je nach individueller Wirkdauer (20–36 h) nur wirksam, sofern die erforderliche Dosisreduktion 24 h vor z. B. einem Marathonlauf erfolgt. Reduktion von Levemir 12 h vor Sportbeginn. Die Basalrate einer Insulinpumpe 60 min vor Sportbeginn reduzieren, wenn während des Sports eine reduzierte Basalrate gewünscht wird, z. B. auf 70 % bei leichter und auf 30 % bei schwerer Belastung.
Intervention während des Sports	Kurz (ca. 0,5–2 h)	**KH:** Im weiteren Verlauf ggf. ½ KE Dextroseplättchen alle 30 min. **Mahlzeitenbezogenes Insulin:** entfällt. **Basalinsulin:** Das beliebte Ablegen der Pumpe während des Sports ist für 60 min ohne Weiteres möglich.
	Lange (4–6 h oder länger)	**KH:**1–3 KE Dextroseplättchen alle 60 min abhängig von den Erfahrungen bei ähnlichen Belastungen. **Mahlzeitenbezogenens Insulin:** entfällt. Alle KH während des Sports sind frei. **Basalinsulin:** Während des Sports temporäre Basalratenerniedrigung auf 70 % bei leichter und 30 % (selten 20 %) bei schwerer Belastung.
Intervention nach dem Sport	Kurz (ca. 0,5–2 h)	**KH:** Blutglukosekontrolle spätestens 60 min nach Sport. Freie KE, falls erforderlich. **Mahlzeitenbezogenes Insulin:** i. d. R. keine Reduktion erforderlich. **Basalinsulin:** i. d. R. keine Reduktion erforderlich. Insulinpumpe wird nach 1-stündiger Pause am besten ohne Insulin-„See"(Bolus) wieder angelegt, nach 2-stündiger Insulinpause wird unbedingt ein „See" (Insulinbolus von 0,3–0,5 IE) erforderlich. Basalinsulin zur Nacht kann unverändert gegeben werden.
	Lange (4–6 h oder länger)	**KH:** Blutglukosekontrollen alle 60 min nach Sport erforderlich. Freie KE, falls nötig. **Mahlzeitenbezogenens Insulin:** Reduktion der Insulinmenge zur ersten Mahlzeit oft erforderlich, z. B. 50 %. **Basalinsulin:** Insulinpumpe wird in den ersten Stunden nach Sport mit 70 % temporärer Basalratensenkung angelegt, auch für die Nacht. Basalinsulin zur Nacht (NPH-Insulin, Levemir, Lantus) muss meist reduziert werden, z. B. auf 75 % oder 50 %.

Die blutzuckersenkende Wirkung von Metformin ist an das Vorhandensein von Insulin gebunden. Die endogene Insulinproduktion lässt beim Typ-2-Diabetes mit zunehmender Diabetesdauer nach, was dann die Kombination mit anderen Antidiabetika oder die Einführung einer Insulintherapie erforderlich macht. Unter Monotherapie mit Metformin treten keine Hypoglykämien auf. Unter Monotherapie mit Metformin sinkt ein erhöhter HbA_{1c}-Wert in den meisten Studien im Mittel um 2,0 % (absolute Differenz). Im klinischen Alltag werden bei Personen mit frisch manifestiertem Diabetes mellitus Typ 2 anhaltende Verbesserungen des HbA_{1c} von absolut 5,0 % gesehen.

(2) *Pharmakologie:* Ausscheidung überwiegend über die Niere, kurze HWZ (3–5 h), keine Kumulationsneigung. Bei Nierenversagen kommt es in seltenen Fällen zur Akkumulation von Metformin.

(3) *Indikationen:* Sofern keine Kontraindikationen gegen Metformin vorliegen, ist es das Mittel der 1. Wahl zur Behandlung eines Typ-2-Diabetes, sowohl bei Adipositas als auch bei fehlender Adipositas. Prinzipiell kann Metformin bei Bedarf mit allen zugelassenen oralen Antidiabetika, GLP-Analoga und mit Insulin kombiniert werden.

(4) *Kontraindikationen:*

- Absolute Kontraindikationen: Niereninsuffizienz mit einer GFR < 30 ml/min, Schockzustände, Sepsis, drohendes Nierenversagen, Koma.
- Relative Kontraindikationen: eingeschränkte Nierenfunktion (GFR < 45 ml/min), schwere Lebererkrankungen, akute oder nekrotisierende Pankreatitis, schwerer Alkoholmissbrauch, konsumierende Krankheiten, Zustände mit schlechter Sauerstoffversorgung der Gewebe wie respiratorische Insuffizienz und schwere Herzinsuffizienz, unmittelbar vor, während und nach einem operativen Eingriff, der zu Schock und Nierenversagen führen kann, Schwangerschaft, Abmagerungskuren („Nulldiät"), 12 h vor und nach einer Kontrastmittelexposition oder einer größeren Operation (bis zur oralen Nahrungsaufnahme), 24 h vor und nach Kontrastmittelexposition im Falle einer vorbestehenden Niereninsuffizienz.
- Die offiziellen Kontraindikationen sind historisch entstanden und berücksichtigen alle Zustände, die potenziell mit dem erhöhten Risiko eines akuten Nierenversagens assoziiert sind. Danach kann man klinische Entscheidungen ausrichten: Sobald ein Patient postoperativ stabil ist und mit einer Sepsis/einem akuten Nierenversagen nicht zu rechnen ist, kann die Metformintherapie weitergeführt werden.

(5) *Applikation und Dosierung:* nach den Hauptmahlzeiten. Metformin ist in Deutschland als 500-mg-, 850-mg- und 1.000-mg-Tablette verfügbar. Eine einschleichende Dosierung mit 500 mg 0–0–1 und dann Steigerung in 3-tägigen Abständen um 500 mg/d verringert gastrointestinale Nebenwirkungen wie Flatulenz und Stuhlunregelmäßigkeiten. Die mittlere Dosierung beträgt 2.000 mg/d. Manche Patienten vertragen nur 2 × 850 mg/d. Zugelassen ist eine Dosierung bis 3 × 1.000 mg/d.

(6) *UAW:* Unter Einwirkung von Metformin ist die endogene Laktatproduktion auch unter Normalbedingungen leicht erhöht. Dies kann zu persistierend leicht erhöhten Laktatspiegeln führen, die durchaus 3,5 mmol/L ohne subjektive Beschwerden und Symptome erreichen können (Referenzbereich von 2–20 mg/dl [0,55–2,2 mmol/L]).

Die historisch gefürchtete Laktatazidose unter Biguaniden mit ihrer Mortalität von 50 % kommt bei Metformintherapie extrem selten vor, mit einer geschätzten Inzidenz von 1–5 Fällen auf 100.000 behandelte Patienten bzw. von 9 Fällen auf 100.000 Personenjahre. Prinzipiell ist Laktat ein Ischämiemarker und physiologischerweise unter anaerobem Training stark erhöht (bis 35 mg/dl nach einem 400-Meter-Sprint), pathologischerweise bei Darmwandischämie, Leberatrophie und Sepsis. Sollte eine pathologisch stark erhöhte Laktatproduktion mit einem akuten Nierenversagen zusammentreffen, sodass die renale Ausscheidung organischer Säuren wie Laktat minimiert ist, kann das Vollbild einer Laktatazidose entstehen, das wegen der schlechten Dialysierbarkeit des Laktats und der kreislaufdepressiven Wirkung der Azidose zu der bekannten Mortalität von 50 % führt. Methodisch saubere Analysen zeigen, dass Metformin in solchen Situationen keinen relevanten Anteil an der Laktatbildung hat, im Gegensatz zu dem seit einem halben Jahrhundert nicht mehr zugelassenen Biguanid Buformin.

Die erhöhte Mortalität im Zusammenhang mit metforminassoziierten Laktatazidosen korreliert mit dem Ausmaß der Hypoxie und der Grunderkrankung, nicht mit dem Ausmaß der Laktatkonzentration im Blut. Ein systematischer Cochrane Review ergab, dass der Gebrauch von Metformin per se nicht mit einer erhöhten Mortalität assoziiert war. Obwohl Ausschlusskriterien wie eingeschränkte Nierenfunktion oder Herzinsuffizienz in der Praxis häufig vernachlässigt werden, geben entsprechende Studien keine Hinweise darauf, dass in solchen Fällen vermehrt Laktatazidosen auftreten. Die Inzidenz von Laktatazidosen hat seit der Markteinführung von Metformin nicht zugenommen. Erleichternd wirkt sicher die kurze Plasmahalbwertszeit von Metfomin, die bei Erstgabe bei Gesunden nur 4 h beträgt, sodass bei Einstellen der oralen Zufuhr im Rahmen von akuten Erkrankungen die Plasmaspiegel relativ schnell fallen.

Die Indikationsbeschränkung von Metformin für Niereninsuffinzienz wurde 2015 revidiert. Metformin ist nun zugelassen für eine GFR > 45 ml/min unter den angezeigten Laborkontrollen.

(7) *Interferenzen mit anderen Pharmaka:* Erhöht die Insulinsensitivität bei gleichzeitiger Insulingabe unabhängig vom Insulinpräparat. Verstärkt auch die Wirkung insulinotroper Substanzen durch Verbesserung der Wirkung des endogenen Insulins. Akkumulation bei Einschränkung der Nierenfunktion (GFR < 30 ml/min) wie bei Verschlechterung der Nierenfunktion und akutem Nierenversagen infolge von Röntgenkontrastmittel oder nephrotoxischen Substanzen, meist auf dem Boden einer vorbestehenden Nierenerkrankung.

Sulfonylharnstoffe

(1) *Wirkungsmechanismen und klinisch relevante Wirkungen:* Sulfonylharnstoffe binden an den auf der Oberfläche der Betazellen des Pankreas exprimierten hochaffinen Sulfonylharnstoffrezeptor SUR1, der allosterisch den ATP-sensitiven Kaliumkanal der Betazelle hemmt. Durch den blockierten Kaliumefflux depolarisiert die Zelle, was zu einem erhöhten Kalziumeinstrom und nachfolgend zu einer vermehrten Sekretion von Insulin führt.

Sulfonylharnstoffe wirken bei einmaliger Gabe β-zytotrop, sie setzen aus den Betazellen des Pankreas Insulin frei. Dies kann einerseits in Abwesenheit von Glukose geschehen, andererseits wird aber auch die glukoseinduzierte Freisetzung potenziert. Im Durchschnitt senken Sulfonylharnstoffe den HbA_{1c}-Wert um 1–2 % abhängig von der Höhe des Ausgangswerts.

(2) *Präparate:* Die einzelnen Sulfonylharnstoffderivate unterscheiden sich durch ihre Wirkungsstärke und ihre pharmakokinetischen Eigenschaften (▶ Tab. 25.5). Präparate der 1. Generation wurden in Gramm-Mengen gegeben, sind nur kurz wirksam und führen relativ häufig zu UAW. Präparate der 2. Generation sind potenter und vergleichsweise ärmer an UAW. **Glimepirid** wurde als Sulfonylharnstoffderivat mit Langzeitwirkung zur einmal täglichen Gabe entwickelt. **Glibenclamid** hat die höchste Affinität zum kardialen Kaliumkanal, der eine Funktion zum Schutz des Myokards bei Ischämie hat. **Gliquidon** nimmt eine Sonderstellung ein, weil es fast ausschließlich hepatisch eliminiert wird.

(3) *Pharmakologie:* Die Sulfonylharnstoffe werden nach oraler Applikation rasch zu ca. 80 % resorbiert und anschließend in der Leber zu verschiedenen Metaboliten abgebaut, die teilweise noch hypoglykämische Wirkungen entfalten. Dann werden sie unterschiedlich renal und biliär eliminiert. Gliquidon bzw. seine Metaboliten werden zu 95 % über die Galle in den Stuhl ausgeschieden. Deshalb wird Gliquidon bei Patienten mit eingeschränkter Nierenfunktion eingesetzt. Alternativ kann Repaglinid für diese Indikation eingesetzt werden. Derzeit wird Gliquidon zugunsten von Repaglind nicht von allen GKV voll erstattet.

Tab. 25.5 Übersicht über die im Handel befindlichen Sulfonylharnstoffpräparate[1]

Chemische Kurzbezeichnung	Handelsname	Substanzmenge pro Tablette	Dosierung täglich	Biologische HWZ (h)	Elimination
Glimepirid	Amaryl®	1 mg	1–6 mg	5–8	Renal/ hepatisch
		2 mg			
		3 mg			
		4 mg			
		6 mg			
Glibenclamid	Euglucon® N	3,5 mg	1,75–15 mg	7	Renal
	Semi-Euglucon® N	1,75 mg			
	Euglucon®	5 mg			
	Glibenclamid®	1,75 mg, 3,5 mg			
Gliquidon	Glurenorm®	30 mg	15–120 mg	1,5–8	Hepatisch
Gliclazid	Diamicron Uno®	30 mg	30–120 mg		Renal

[1] Ohne Anspruch auf Vollständigkeit.

(4) *Indikationen:* erfolglose Behandlung mit Diät und Gewichtsreduktion bei Vorliegen einer endogenen Insulinsekretion, falls Metformin kontraindiziert ist, UAW verursacht oder zur Blutzuckersenkung allein nicht ausreicht. Für Gliquidon mit der Sonderindikation Diabetes mellitus Typ 2 bei fortgeschrittener Niereninsuffizienz besteht derzeit keine Erstattungspflicht der GKV, da diese Substanz mit geringem Marktanteil durch das Glinid Repaglinid verdrängt wurde. Ein medizinischer Anlass hierfür ist nicht bekannt.

(5) *Kontraindikationen:*

- Absolute Kontraindikationen: Insulinmangeldiabetes, Schwangerschaft, schwere Niereninsuffizienz (Akkumulationsgefahr, außer bei Gliquidon).
- Relative Kontraindikationen: schwere interkurrente Belastungen (Operation, Schock etc.), Niereninsuffizienz mit GFR < 30 ml/min sowie Leberinsuffizienz (Akkumulations- und Hypoglykämiegefahr).

(6) *Applikation und Dosierung:* Einnahme vor oder zu den Mahlzeiten. Bei Präparaten mit längerer Wirkungsdauer wird im Fall der Maximaldosierung eine Dosis zum Frühstück und eine zweite zum Abendessen verordnet. Glimepirid wird i. d. R. einmal täglich gegeben, wobei gegen eine zweimal tägliche Gabe medizinisch nichts einzuwenden ist, wenn darunter verbesserte Glukoseprofile nachweisbar sind. Ursache könnte die nicht ganz 24 Stunden erreichende Wirkdauer niedriger Dosen sein. Wegen der Hypoglykämiegefahr empfiehlt sich eine aufsteigende Dosierung in 8-tägigen Intervallen. Ein Überschreiten der angegebenen Maximaldosen (▶Tab. 25.5) hat keine Wirkungssteigerung zur Folge. Bei Glimepirid raten wir von der zugelassenen Maximaldosierung bei geriatrischen Patienten und Personen mit Niereninsuffizienz ab, da es bei passagerer Verschlechterung der Nierenfunktion zum Beispiel im Rahmen von Infekten zur Kumulation und zu einer hypoglykämischen Wirkung über 3 Tage nach Absetzen kommen kann. Hier empfiehlt es sich, die Dosis von 4 mg/d nicht zu überschreiten.

(7) *UAW:* Die häufigste UAW ist die Hypoglykämie aufgrund einer zu hohen Dosierung, Auslassen von Mahlzeiten oder Akkumulation insbesondere bei älteren Patienten und bei Niereninsuffizienz. Unter einer Therapie mit Sulfonylharnstoffen kommt es zu einer mittleren Gewichtszunahme um 3–5 kg im ersten Jahr.

Daneben werden u. a. allergische Hautreaktionen, Fotosensibilisierungen und hämatologische UAW beschrieben.

Die phamakologische Interferenz mit einem kardialen Kaliumkanal hatte viele Jahre den Verdacht einer möglichen erhöhten kardiovaskulären Mortalität genährt, der durch die UKPDS-Studie nicht abgebildet werden konnte. Hier waren jedoch relative junge Personen mit Typ-2-Diabetes ohne Makroangiopathie eingeschlossen worden. Aktuell publizierte retrospektive Kohortenstudien zeigen eine erhöhte Mortalität bei polymorbiden hochbetagten Personen mit Typ-2-Diabetes.

(8) *Interferenzen mit anderen Pharmaka:* Interferenzen bzw. Wirkungssteigerungen durch Kumulation infolge Hemmung des Abbaus in der Leber zu aktiven Metaboliten, durch kompetitive Verdrängung aus der Plasma-Eiweißbindung und durch direkte Eigenwirkung auf den Kohlenhydratstoffwechsel sind bei folgenden Pharmaka gegeben:

- *Steigerung* der Wirkung (Hypoglykämiegefahr) durch Salizylate, Phenbutazon, Chloramphenicol, Clofibrat, Probenecid und Allopurinol, Dicumarole (nicht bei Phenprocoumon), Hydrazinderivate, Betablocker, Alkohol, Disopyramid.
- *Abschwächung* der blutzuckersenkenden Wirkung durch blutglukoseerhöhende Substanzen.

Glinide

Im Handel sind **Repaglinid** (Prandin®, NovoNorm®, Enyglid®) und **Nateglinid** (Starlix®). Sie wirken prinzipiell wie Sulfonylharnstoffe, gehören aber chemisch zu einer anderen Substanzklasse. Seit 2010 ist die Verordnungsfähigkeit zulasten der GKV eingeschränkt. Ausnahme ist Repaglinid für die Indikation fortgeschrittene Niereninsuffizienz.

(1) *Indikationen:* Typ-2-Diabetes. Beide Substanzen sind kurz wirksam und werden zu den Mahlzeiten präprandial verabreicht („no meal – no tablet"), wenn die prandialen Hyperglykämien behandelt werden sollen. Nateglinid ist nur in Kombination mit Metformin zugelassen, was die Indikationsbreite stark einschränkt. Repaglinid kann in der Monotherapie oder in Kombination mit Metformin verwendet werden. Für Repaglinid gilt seit 2010 eine Ausnahme vom Verordnungsausschluss für folgende Situation: Die Erstattungsfähigkeit von Repaglinid wurde begrenzt auf Patienten mit Typ-2-Diabetes und Niereninsuffizienz mit einer GFR < 0,5 ml/s (< 30 ml/min), sofern keine anderen oralen Antidiabetika oder Insulin eingesetzt werden können.

25

Die Kombination von Gliniden mit Sulfonylharnstoffen ist prinzipiell nicht sinnvoll, weil beide Substanzgruppen β-zytotrop wirken.

(2) *Kontraindikationen:* Typ-1-Diabetes, diabetische Ketoazidose, Leberinsuffizienz, Schwangerschaft und Stillzeit, Überempfindlichkeit gegen Repaglinid oder Nateglinid. Repaglinid kann bis zu einer GFR > 30 ml/min eingesetzt werden.

(3) *Dosierung:*

- **Repaglinid:** Beginn mit 0,5 mg vor den Hauptmahlzeiten, bei Bedarf Steigerung auf maximal 3 × 2 mg/d,
- **Nateglinid:** Beginn mit 3 × 60 mg vor den Hauptmahlzeiten, kann auf 3 × 120 mg/d gesteigert werden (nur in Komedikation mit Metformin).

(4) *UAW:* Hypoglykämien. Außerdem sind gastrointestinale Störungen (z. B. Übelkeit, Erbrechen, Diarrhö) und allergische Reaktionen beschrieben.

(5) *Interferenzen* mit anderen Pharmaka: Nateglinid wird über das Cytochrom-P450-Isoenzym CYP2C9 metabolisiert und Repaglinid u.a. über CYP2C8. Deshalb können die Plasmaspiegel gefährlich steigen bei Komedikation mit starken Inhibitoren von CYP2C9 und CYP2C8, insbesondere Gemfibrozil und Fluconazol.

Glitazone (Thiazolidindione)

Im Handel ist nur noch **Pioglitazon** (Actos®), das 2010 von der Verordnungsfähigkeit zulasten der GKV ausgeschlossen wurde. Neu im Handel ist ein Kombinationspräparat mit Metformin (Competact®) in der Dosierung 15/850 mg. Glitazone vermindern die Insulinresistenz in Fettgewebe, Skelettmuskulatur und Leber.

(1) *Indikationen:* Typ-2-Diabetes in Monotherapie oder in Kombination mit Metformin oder Sulfonylharnstoffpräparat.

(2) *Kontraindikationen:* Herzinsuffizienz (NYHA I–IV), Leberfunktionsstörungen, Schwangerschaft, Stillzeit, schwere Niereninsuffizienz mit GFR < 0,5 ml/s (< 30 ml/min), aktives Harnblasenkarzinom oder Harnblasenkarzinom in der Vorgeschichte, nicht abgeklärte Makrohämaturie.

(3) *Dosierung:* Beginn der Therapie mit Pioglitazon mit 1 Tbl. à 15 mg/d. Wird das Therapieziel nicht erreicht, nach 8 Wochen Steigerung auf 30 mg/d und nach weiteren 8 Wochen evtl. auf 45 mg/d.

(4) *UAW:* Wichtigste UAW sind Gewichtszunahme (4–6 % der Fälle) mit Zunahme der extraabdominellen Fettmasse bei gleichzeitiger Abnahme der intraabdominellen Fettmasse, Hypervolämie mit Hämatokritabfall und Ödemen (in 3–4 % der Fälle) sowie ein erhöhtes Frakturrisiko bei Frauen. Unter einer Glitazontherapie treten vermehrt Fälle von Herzinsuffizienz auf. Sehr selten gibt es auch Cephalgien. In Studien zeigte sich ein positiver Einfluss auf die nichtalkoholische Fettleber bei Diabetes, bei klinischer Anwendung jedoch auch Transaminasenerhöhung und fulminates Leberversagen. Seltene UAW ist die erhöhte Inzidenz von Harnblasenkarzinomen. Nach 3–6 Monaten sollte der Behandlungserfolg von neu eingesetztem Pioglitazon überprüft werden, um festzustellen, ob die Behandlung einen angemessenen Erfolg zeigt; andernfalls ist die Medikation abzubrechen.

α-Glukosidasehemmer (Acarbose und Miglitol)

Im Handel sind **Acarbose** (Glucobay®) und **Miglitol** (Diastabol®), beide nicht mehr zulasten der GKV erstattungsfähig.

(1) *Wirkungsmechanismen und klinisch relevante Wirkungen:* Hemmung der α-Glukosidasen im Dünndarm, Hemmung und damit Verzögerung der Spaltung von Disacchariden, sodass die postprandialen Blutzuckeranstiege abgeflacht werden. Monosaccharide werden ungehindert resorbiert.

(2) *Indikationen:* Diabetes mellitus Typ 2, insbesondere bei postprandialen Hyperglykämien, wenn die Patienten nicht bereit sind, ihre Kohlenhydrate diätetisch zu begrenzen.

(3) *Kontraindikation:* Alter < 18 Jahren, Schwangerschaft, Stillzeit, chronische Darmerkrankungen, schwere Niereninsuffizienz.

(4) *Dosierung:* Beginn der Therapie bei beiden Medikamenten mit 1 × 50 mg/d, in Abständen von Tagen Steigerung auf 3 × 50 mg/d, maximal 3 × 100 mg/d.

(5) *UAW:* häufig Blähungen, Durchfall, Bauchschmerzen, selten Transaminasenanstieg.

GLP-1-Mimetika

Bisher sind **Exenatide** (Byetta®), **Exenatide-LAR** (Bydureon®), **Liraglutid** (Victoza®), **Lixisenatide** (Lyxumia®), **Albiglutid** (Eperzan®) und **Dulaglutid** (Trulicity®) zugelassen. Es handelt sich um stabile Analoga von GLP-1, die wie Glukagon-like-Peptide 1 (GLP-1) wirken, aber durch die veränderte Aminosäuresequenz eine längere Wirkdauer aufweisen. Nur Dulaglutid (Trulicity®) ist für die Monotherapie zugelassen. Die meisten der GLP-1-Mimetika sind nur zur Add-on-Therapie in Kombination mit Metformin zugelassen, alternativ mit einem Sulfonylharnstoff, wenn Metformin nicht vertragen wurde. Eine Kombination mit Basalinsulin (verzögert wirkende Insulinpräparate) ist in Europa zugelassen für Exenatide in Form der einmal täglichen Applikationsform (Byetta®) sowie für Lixisenatide (Lyxumia®) und Dulaglutid (Trulicity®). Darüber hinaus ist Dulaglutid (Trulicity®) in Kombination mit allen Insulinpräparaten und in Kombination mit allen möglichen oralen Antidiabetika (OAD) und allen Insulinen zugelassen. Die Präparate werden in Fertigpens angeboten. Der Trulicity®-Fertigpen enthält eine einzige Einmaldosis.

Liraglutid ist zugelassen in Kombination mit beliebigen oralen Antidiabetika, nicht jedoch in der Monotherapie. Dulaglutid (Trulicity®) ist zugelassen sowohl in der Monotherapie als auch in Kombination mit oralen Antidiabetika und mit **Basalinsulin.**

(1) *Dosierung:* Bei keinem der GLP-1-Mimetika muss die laufende Metformindosis bei Therapiebeginn reduziert werden und sollte dies auch nicht im Therapieverlauf. Alle Präparate sind für Erwachsene zugelassen.

- **Exenatide:** Beginn mit 2 × 5 µg/d s. c. 20 min vor dem Frühstück und 20 min vor dem Abendessen über 4 Wochen. Werden die metabolischen Therapieziele nicht erreicht, Steigerung auf 2 × 10 µg/d.
- **Exenatide einmal wöchentlich:** einmal pro Woche 2 mg s. c. Eine Aufsättigungsdosierung ist nicht vorgesehen; die Sättigungsspiegel werden automatisch nach 4–6 Wochen erreicht.
- **Liraglutid:** Beginn mit 0,6 mg/d s. c. zu einem beliebigen Zeitpunkt unabhängig von den Mahlzeiten. Wöchentlich schrittweise Steigerung auf eine Zieldosis von 1,2 bzw. 1,8 mg/d.
- **Liraglutid** in Kombination mit Insulin-degludec (Xultophy®): Beginn mit der Starterdosis 16 IE Insulin-degludec mit 0,6 mg Liraglutid. Dauertherapie mit 30 IE Insulin-degludec mit 1,3 mg Liraglutid entsprechend 33 Clicks.
- **Lixisenatide:** Beginn mit 10 µg s. c. einmal täglich über 2 Wochen, dann Fortführung mit 20 µg einmal täglich.
- **Dulaglutid:** Monotherapie mit 0,75 mg einmal wöchentlich s. c. ohne Dosissteigung. Kombinationstherapie mit 1,5 mg einmal wöchentlich s. c. ohne Dosissteigung, bei Personen > 75 Jahre kann 0,75 mg einmal wöchentlich s. c. erwogen werden.

In der Monotherapie mit GLP-1-Mimetika (bisher nur Dulaglutid) ist keine Blutzuckerselbstkontrolle erforderlich. Bei Einführung von Dulaglutid in die Kombinationstherapie mit Insulin oder Betazell-insulinotropen Substanzen sollte die Dosis derselben zu Beginn reduziert werden.

(2) *Kontraindikationen:* Typ-1-Diabetes, Niereninsuffizienz mit einer GFR < 30 ml/min, Schwangerschaft, Ketoazidose. Da tierexperimentelle Studien mit Dulaglutid eine Reproduktionstoxizität gezeigt haben, ist daraus zu folgern, dass die Anwendung von Dulaglutid und wahrscheinlich auch der anderen GLP-1-Mimetika für Frauen im gebährfähigen Alter nur unter sicherer Kontrazeption erfolgen sollte und eine Patientenaufklärung medizinethisch erforderlich ist.

(3) *UAW:* Sehr häufige UAW sind Übelkeit, Erbrechen, Durchfall; häufig sind auch andere gastrointestinale Beschwerden wie Dyspepsie, Reflux, Aufstoßen und Blähungen, gelegentlich auch Kopfschmerzen und Schwindel sowie vermehrtes Schwitzen. Für Dulagutid sind auch Sinustachykardie und AV-Block I° und Fatigue als häufige UAW angegeben. Lokale Hautreizungen an den Injektionsstellen können bei dem einmal wöchentlich verabreichten Exenatide auftreten.

In der Kombinationstherapie von Exenatide oder Liraglutid mit einem Sulfonylharnstoff oder mit Metformin plus Sulfonylharnstoff können Hypoglykämien auftreten, bei Dulaglutid in der Kombinationstherapie sehr häufig. Eine akute Pankreatitis tritt selten auf. Die erhöhte Inzidenz von Pankreaskarzinomen, möglicherweise damit assoziiert, ist sehr selten und umstritten.

Dipeptidylpeptidase-4-(DPP-4-)Inhibitoren

Im Handel sind in Deutschland bisher **Sitagliptin** (Januvia®, Xelexia®) und **Saxagliptin** (Onglyza®) als Einzelsubstanzen mit jeweils 100 mg, 50 mg und 5 mg pro Tablette. Festkombinationen existieren für Sitagliptin (Janumet®, Velmetia®) und Saxagliptin (Komboglyze®) und Saxagliptin (Komboglyze®) in Kombination mit 850 mg oder 1.000 mg Metformin.

(1) *Wirkungsmechanismus:* Hemmung der Dipeptidylpeptidase-4 und in der Folge Hemmung des Abbaus von endogenem GLP-1, das zu den Mahlzeiten freigesetzt wird. Damit Erhöhung der GLP-1-Spiegel, aber nur nach physiologischer prandialer Freisetzung. Die Präparate wirken somit milder und physiologischer als die GLP-1-Analoga. Sie heißen auch „Inkretin-Verstärker".

(2) *Indikationen:* Diabetes mellitus Typ 2. Alle Gliptine sind nun in der Monotherapie zugelassen. Sitagliptin, Vildagliptin und Saxagliptin sind in Kombination mit Metformin, einem Sulfonylharnstoff oder Pioglitazon in Zwei- oder Dreifachkombination zugelassen, auch in Kombination mit Insulin.

(3) *Kontraindikationen:* Für Saxagliptin Niereninsuffizienz im Stadium 5 NKF/KDOQI (GFR < 15 ml/min), Sitagliptin und Vildagliptin können bis Niereninsuffizienz Stadium 4 in reduzierter Dosierung gegeben werden. Schwangerschaft.

(4) *Dosierung:* **Sitagliptin** wird mit 1 Tbl. à 100 mg/d verabreicht, bei mäßiger Niereninsuffizienz mit einer GFR von 30– 50 ml/min mit 50 mg/d und bei einer GFR < 30 ml/min einschließlich Dialysepflicht mit 1 × 25 mg/d. **Saxagliptin** 5 mg/d bis zu einer GFR von 60 ml/min, im Niereninsuffizienzstadium 4–5 1 × 2,5 mg/d; bei terminaler Niereninsuffizienz kann Saxagliptin nicht empfohlen werden.

(5) *UAW:* gelegentlich gastrointestinale Beschwerden. In Kombination mit Glitazonen oder Gliptinen können Hypoglykämien auftreten. Selten traten Angioödeme auf, insbesondere in Kombination mit einem ACE-Hemmer. Sehr selten kam es zu Leberfunktionsstörungen bis zur Hepatitis.

Eine erhöhte Inzidenz von Pankreasaffektionen, ähnlich aber selterener als bei GPL-1-Mimetika, wird diskutiert.

Natrium-Glukose-Cotransporter-2-(SGLT2)-Inhibitoren

Seit 2012 ist in Deutschland mit **Dapagliflozin** (Forxiga®) ein reversibler Hemmer des SGLT2 auf dem Markt. Der Vertrieb von **Canagliflozin** (Invocana®) wurde 2014 in Deutschland eingestellt. Auch Dapagliflozin (Forxiga®) war 2014 vorübergehend aus dem Handel genomen worden. Jetzt ist es auch in Fixkombination mit Metformin erhältlich (Xigudo® 5/850 und 5/1.000). 2015 kam Empagliflozin (Jardiance®) in den Handel. Der medizinische Zusatznutzen speziell in der Monotherapie wird noch geprüft. Dapagliflozin ist prinzipiell für die Monotherapie zugelassen, Empagliflozin nicht mehr: es muss mit anderen OAD kombiniert werden.

(1) *Wirkungsmechanismus:* Die SGLT2-Inhibitoren hemmen reversibel den Natrium-Glukose-Cotransporter Subtyp 2 im proximalen Tubulus des Nephrons, der für die Glukoserückresorption aus dem Primärharn ins Blut zuständig ist, sodass eine pharmakologisch bedingte massive Glukosurie resultiert. Dadurch können eine renale Glukoseausscheidung von 70 g/d und eine passive Senkung des Blutglukosespiegels erreicht werden. Die HWZ beträgt etwa 13–17 h, sodass die einmal tägliche Einnahme nicht pünktlich erfolgen muss. Die Wirkung setzt nach 60 min ein. Bis zu 300 kcal gehen dadurch pro Tag verloren. Die Wirkung ist insulinunabhängig; der im Darm (und im distalen Nephron) lokalisierte SGLT1 wird durch die Wirkstoffgruppe nicht gehemmt.

(2) *Indikationen:* Diabetes mellitus Typ 2 als Mittel der dritten Wahl, wenn Diät und Bewegung den Blutglukosespiegel nicht ausreichend normalisieren, als Monotherapie bei

Metforminunverträglichkeit oder als Add-on-Medikament in Kombination mit Metformin und anderen OAD sowie Insulin zur Verbesserung der Blutglukosekontrolle.

(3) *Kontraindikationen:* Unverträglichkeit gegen den Wirkstoff.

(4) *Dosierung:* Dapagliflozin initial und bei Leberinsuffizienz 1 × 5 mg/d, bei Verträglichkeit später 1 × 10 mg/d. Dapagliflozin in Form von Xigudo® 2 × 5/850 mg oder 2 × 5/1.000 mg. Empagliflozin initial 1 × 10 mg, dann 1 × 20 mg/d.

(5) *UAW:* erhöhte Rate von Harnwegsinfekten, Kolpitis und Balanitis. Selten Hypoglykämien in Kombination mit Sulfonylharnstoffen und Insulin. Leicht erhöhte Rate von Harnblasen- und Mammakarzinomen in klinischen Studien ohne gesicherten Zusamenhang mit der Einnahme von Dapagliflozin. Verstärkung der diuretischen Effekte von Thiazid- und Schleifendiuretika kann zu Exsikkose und hypotonen Kreislaufproblemen führen.

Kombinationstherapie von Insulin mit oralen Antidiabetika (OAD)

Werden die glykämischen Therapieziele unter Kombination von zwei oder drei OAD nicht erreicht, gibt es zwei mögliche Konzepte für das weitere Vorgehen:

(1) Absetzen der OAD und Ersatz durch eine Insulintherapie in Form einer konventionellen Insulintherapie (CT) oder einer intensivierten konventionellen Insulintherapie (ICT),

(2) Weiterführung der Medikation mit OAD und ergänzende Zufuhr des fehlenden Insulinbedarfs („supportive Insulintherapie").

Vorteil der supportiven Insulintherapie ist, dass auf eine intensive Schulung der Patienten und die risikoreichere Neueinstellung auf hohe Insulinmengen verzichtet werden kann. Die fehlende Insulinmenge kann in dem Zeitraum ersetzt werden, in dem sich der relative Insulinbedarf tatsächlich anhand von Blutglukoseerhöhungen zeigt. Durch die geringere Insulinzufuhr ist das Hypoglykämierisiko deutlich geringer als bei Neueinstellung auf eine ausschließliche Insulintherapie. Entsprechend der gewünschten Wirkdauer können Insulinpräparate unterschiedlicher Wirkdauer und Kinetik eingesetzt werden: Nomal-, Basal- und Mischinsuline. Ein typisches Regime ist z. B. NPH-Insulin, Insulin levemir oder Insulin glargine vor dem Schlafengehen in einer Dosierung, mit der ein Nüchternblutzucker von 110–130 mg/dl erreicht wird; Beginn mit beispielsweise 6–12 E (abhängig vom Körpergewicht) und Dosissteigerung alle 3 Tage bis zum Erreichen der Zielwerte. Bei durchgehend erhöhten präprandialen Blutglukosewerten können auch primär die neuen lang wirksamen Insulinanaloga Insulin degludec (Tresiba®) und Insulin glargine in der U300-Formulierung (Toujeo® Solostar) eingesetzt werden.

Insulin

Eigenschaften der Insuline

Natürliches, endogenes Insulin: Die Inkretion des Insulins aus den Betazellen der Langerhans-Inseln des Pankreas erfolgt durch nervale und hormonelle Stimulation oder vermittelt durch eine erhöhte Glukosekonzentration im Blut. Der basale physiologische Insulinspiegel im Blut von gesunden nüchternen Normalpersonen liegt bei 0–2 μU/ml (0–12 pmol/L). Nach glukosestimulierter Freisetzung des Insulins aus dem Pankreas gelangen hohe Insulinmengen in das Portalsystem der Leber; die Konzentration im Portalblut erreicht 100 μU/ml (600 pM = 600 pmol/L). Während der ersten Leberpassage werden 50 % des Insulins extrahiert. Im peripheren Blut finden sich bei Gesunden im Nüchternzustand nur sehr niedrige Insulinkonzentrationen.

Bezüglich einer Übersicht über die Insuline, die derzeit in Deutschland im Handel sind, ▶Tab. 25.6.

Insulinanaloga: Um die pharmakokinetischen Eigenschaften des Insulins zu verändern, sind gentechnisch veränderte Insuline, sog. Insulinanaloga, auf den Markt gekommen ▶Tab. 25.6). Darunter finden sich Insuline, die eine schnellere Wirkung und eine kürzere

Tab. 25.6 Im Handel befindliche Insuline (Stand 2017)

Insulinwirkung[1]	Hersteller	Handelsnamen	Darreichungsform
Analoginsulin[2]			
Ultraschnell und sehr kurz wirkend	Novo Nordisk	Fiasp® U100	Flasche 10 ml, FP[3], Patrone
Sehr kurz wirkend	Berlin-Chemie	Liprolog® U100	Flasche 10 ml, FP, Patrone
		Liprolog® U200	FP
	Lilly	Humalog® U100	Flasche 10 ml, FP, Patrone
		Humalog® U200	FP
	Novo Nordisk	NovoRapid® U100	Flasche 10 ml, FP, Patrone
	Sanofi	Apidra® U100	Flasche 10 ml, FP, Patrone
Analoga-NPH-Mix[2, 4]			
Protamin- (50)	Berlin-Chemie	Liprolog® Mix 50 U100	FP, Patrone
	Lilly	Humalog® Mix 50 U100	FP, Patrone
Protamin- (30)	Novo Nordisk	NovoMix® 30 U100	FP, Patrone
Protamin- (25)	Berlin-Chemie	Lipolog Mix® 25 U100	FP, Patrone
	Lilly	Humalog Mix® 25 U100	FP, Patrone
Analoginsulin[2] Basal			
Lang wirkend	Lilly	Abasaglar® U100[5, 6]	FP, Patrone
	Novo Nordisk	Levemir® U100	FP, Patrone
	Sanofi	Lantus® U100	Flasche 10 ml, FP, Patrone
Ultralang wirkend	Sanofi	Toujeo® U300	FP
Humaninsulin			
Normalinsulin kurz wirkend	Berlin-Chemie	Berlinsulin® H Normal U100	Patrone
	Lilly	Humaninsulin® Normal U100	Flasche 10 ml, FP, Patrone
	Novo Nordisk	Actrapid® U100	FP, Innolet, Patrone
	Sanofi	Insuman® Rapid U40	Flasche 10 ml
		Insuman® Rapid U100	FP, Patrone
		Insuman® Infusat U100	Für Pumpe
Humaninsulin-NPH-Mix[3]			
Protamin- (50)	Novo Nordisk	Actraphane® 50 U100	Patrone
	Sanofi	Insuman® Comb 50 U100	Patrone
Protamin- (30)	Berlin-Chemie	Berlinsulin® H 30/70 U100	Patrone
	Lilly	Huminsulin® Profil III U100	Flasche 10 ml, FP, Patrone
	Novo Nordisk	Actraphane® 30 U100	FP, Innolet, Patrone
Humaninsulin-NPH-Mix[3]			
Protamin- (25)	Sanofi	Insuman® Comb 25 U40	Flasche 10 ml
		Insuman® Comb 25 U100	FP, Patrone
Protamin- (15)	Sanofi	Insuman® Comb 15 U40	Patrone

Tab. 25.6 Im Handel befindliche Insuline (Stand 2017) *(Forts.)*

Insulinwirkung[1]	Hersteller	Handelsnamen	Darreichungsform
Humaninsulin Basal			
NPH-Insulin	Berlin-Chemie	Berlinsulin® H Basal U100	Patrone
	Lilly	Huminsulin® Basal U100	Flasche 10 ml, PF, Patrone
	Novo Nordisk	Protaphane® U100	FP, Innolet, Patrone
	Sanofi	Insuman® Basal U40	Flasche 10 ml
		Insuman® Basal U100	FP, Patrone

[1] Zahl in Klammern: unverzögerter Anteil in %
[2] Wirkstoffe der Analoginsuline: Humalog®, Liprolog®: Insulin lispro; NovoRapid®, NovoMix®, Fiasp®: Insulin aspart; Apidra®: Insulin glulisin; Lantus®, Toujeo®, Abasaglar®: Insulin glargin; Levemir®: Insulin detemir.
[3] FP: Fertigpen
[4] NPH: Neutrales Protamin Hagedorn
[5] Saures Insulin: nicht mit anderen Insulinen mischbar.
[6] In Kooperation mit Boehringer Ingelheim

Wirkdauer aufweisen, und solche, die eine verlängerte Wirkung als Verzögerungsinsulin aufweisen, ohne dafür chemischer Hilfsstoffe zu bedürfen.

Alle kurz wirksamen Insulinanaloga sind zugelassen für die subkutane Injektion und für die Insulinpumpentherapie (CSII). Zur intravenösen Therapie durch ärztliches geübtes Personal (z.B. für die Indikationen Ketoazidose oder intensivmedizinische Behandlung) sind die Analoga Insulin lispro und Insulin aspart zugelassen, nicht aber Insulin glulisin. Insulin lispro ist ausdrücklich zur intramuskulären Injektion zugelassen, auch wenn dies nicht empfohlen wird.

Insulin glulisin darf ausdrücklich ausschließlich mit NPH-Insulin in einer Injektionsspritze frisch gemischt und appliziert werden.

Unter dem Handelsnamen Fiasp® wurde am 1. April 2017 Insulin aspart in einer neuen Formulierung auf den deutschen Markt gebracht. Durch Zusatz von Niacinamid wird der Zerfall in Insulin-Monomere beschleunigt und dadurch die Resorptionsgeschwindigkeit weiter erhöht. Fiasp® kann direkt vor und bis zu 20 min nach der Mahlzeit subkutan appliziert werden.

Seit Mai 2015 wird Insulin glargin in einer neuen Formulierung mit verlängerter Wirkdauer unter dem Namen Toujeo® angeboten. Bei einer Insulinkonzentration von 300 E/ml muss ein geringeres Volumen gespritzt werden und es entsteht ein gleichmäßigeres Wirkprofil. Bei der Umstellung von Lantus® auf Toujeo® ist daher eine Dosiserhöhung um 10–20 % erforderlich.

Alle Hersteller der Insulinanaloga garantieren eine Stabilität ihrer Analoga Insulin lispro, Insulin aspart und Insulin glulisin für die Insulinpumpentherapie CSII nur für 48 Stunden.

Das für Insulinpumpentherapie CSII zugelassene humanidentische gentechnisch hergestellte Präparat Insuman Infusat ist offiziell bis zu 72 h stabil. Es enthält als einziges Insulinpräparat auf dem Markt den Stabilisator Trometamol, der selten gewisse immunmodulatorische UAW haben kann.

Diverse **tierische Insuline** (Schweine- und Rinderinsuline) sind nur über Auslandsapotheken erhältlich; Anbieter ist Wockhardt UK Limited, UK.

Pharmakokinetik

(1) *Physikalische Eigenschaften von Insulinpräparationen:* Die Humaninsuline liegen bei einem pH-Wert von 2–3 als klare Lösungen vor. Auf dem Markt findet sich am häufigsten eine Insulinkonzentration von 10^{-3} mol/L, das entspricht 0,59 mmol/L bzw. 3,75 mg/ml (U100 Insulin = 100 IE/ml). In Deutschland üblich sind auch Formulierungen mit der Konzentration U40, das bedeutet 40 Einheiten Insulin/ml, entsprechend 0,24 mmol/L bzw. 1,5 mg/ml. In einer hochkonzentrierten Insulinlösung von 10^{-3} mol/L liegen die meisten Insulinmoleküle in Form von Monomeren, Dimeren, Tetrameren und höheren Zusammenlagerungsformen bis zum Hexamer vor. Bei 10^{-3} mol/L, wie im U100-Insulin, finden sich 75 % der Insulinmoleküle in Form von Hexameren. Dabei schließen sich 3 Dimeren mit 2 Zinkatomen zu einem Insulinkonglomerat zusammen. 2015 sind mehrere lang wirksame Insulinanaloga mit U200- und U300-Konzentrationen auf den Markt gekommen (▶ Tab. 25.6).

(2) *Pharmakokinetik nach Injektion in das Gewebe:* Bei Verdünnung des Insulins, wie z. B. durch Einstrom von Wasser in die Nähe der Insulininjektionsstelle im Gewebe oder durch pharmakologische Verdünnung mit Lösungsmitteln, zerfallen die Insulin-Hexamere in Dimere und später in Monomere. Dies gilt für die humanidentischen Normalinsuline, die in der handelsüblichen U100-Konzentration überwiegend als Hexamere vorliegen. Kurz wirksame Insulinanaloga liegen in der U100-Formulierung schon überwiegend als Dimere vor. Für alle Insuline und Insulinanaloga gilt: Nur als Monomere können sie durch die Kapillarwände ins Blut übertreten. Ein wesentlicher Faktor der Schnelligkeit der Insulinabsorption ist die Konzentration des Insulins. Normalinsulin liegt in U100-Formulierung zu 75 % in Hexamerform vor. Die Hexamere zerfallen nach Injektion in das Gewebe zu Dimeren und Monomeren, sobald eine Verdünnung der Insulinlösung um den Faktor 50–100 erfolgt. Die Verwendung von U40-Insulin (40 IE/ml) führt zu einer etwas schnelleren Insulinabsorption, das gilt besonders für höhere Verdünnungen wie U10-Insulin. Durch gentechnischen Austausch von Aminosäuren wurden die Insulinanaloga Lispro, Aspart und Glulisin so verändert, dass sich Hexamere schwer bilden und die Dimere bei Verdünnung schnell in Monomere zerfallen. Damit zeigen sie eine schnellere Resorption und einen früheren Wirkgipfel. Ziel aller Bemühungen ist es, die Insulinwirkung möglichst gut mit der postprandialen Hyperglykämie in Deckung zu bringen.

Pharmakokinetik der kurz wirksamen Insuline

Insulininjektionsstellen: Einer der wichtigen Einflussfaktoren auf Resorption und Wirksamkeit der Insuline ist der Injektionsort. Standardmäßig wird das Insulin in das abdominale Unterhautfettgewebe injiziert. Alternative Spritzstellen sind Hüfte, Oberschenkel und Subkutangewebe der Oberarme, letzteres ist aber aus Gründen der Praktikabilität nur bei Injektion durch eine andere Person zu empfehlen. Die versehentliche Injektion in einen Muskel führt aufgrund der starken Durchblutung zu einer unerwünscht beschleunigten Insulinabsorption mit der Gefahr einer Hypoglykämie. Das am besten vaskularisierte Fettgewebe ist das der Bauchwand, es sollte deshalb bevorzugt werden.

Erhöhte Temperaturen an der Injektionsstelle, wie z. B. bei einem Sonnenbad, können zu einer beschleunigten Insulinabsorption und -wirkung, zu einer unerwünscht schnellen Resorption und somit zu einer Hypoglykämie führen.

Pharmakokinetik nach Injektion in das Gewebe: Geschwindigkeit der Insulinresorption und Insulinwirkdauer sind von verschiedenen Faktoren abhängig:

(1) Ort der Insulininjektion, Gewebeart, Vaskularisation des Injektionsorts, Temperatur von Insulinpräparat und Injektionsort,

(2) mechanische Einwirkungen am Injektionsort,

(3) Konzentration des Insulins (U10, U40, U80, U100, U200, U300),

(4) Insulinart (Humaninsulin, Insulinanalogon) und Zusatzstoffe wie Zink, Proteine wie Neutralprotamin Hagedorn (NPH),

(5) pH-Wert der Insulinlösung, pH-Wert des Gewebes,

(6) Insulin-Gesamtdosis, die appliziert wurde,

(7) Insulinantikörperspiegel und Bindungsaffinität,

(8) Antikörper gegen Bestandteile des Lösungsmittels (selten).

Zusammenhang der Pharmakokinetik von Insulin und Kohlenhydratabsorption einer standardisierten Mischmahlzeit mit 70 g Kohlenhydraten bei gesunden Personen:

(1) nach 30 min maximale Resorptionsrate der Kohlenhydrate,

(2) nach 120 min Ende der resorptiven Phase,

(3) nach 180 min Ende der postprandialen Hyperglykämie nach kleinen Mahlzeiten,

(4) nach 300 min Ende der postprandialen Hyperglykämie nach großen Mahlzeiten.

Der Wirkungseintritt des Insulins beginnt 15 (U40-Insulin, U100-Insulinanalogon) bis 30 min (U100-Insulin) nach der Injektion. Die maximale Wirkung von humanem Normalinsulin liegt bei 120–150 min, 50–75 % der maximalen Wirkung nach 60 min. Die maximale Wirkung der schnell wirksamen Insulinanaloga liegt bei etwa 120 min. Die Wirkdauer aller Insulinpräparate ist auch dosisabhängig; die Wirkung von humanem Normalinsulin ist stark dosisabhängig.

Bei einer Dosierung von 0,05 IE/kg KG Normalinsulin findet sich das Wirkmaximum in der 2. Stunde nach Injektion, die Wirkung endet zwischen der 4. und 5. Stunde. Nach Injektion von 0,1 IE/kg KG liegt das Wirkungsmaximum zwischen der 2. und 3. Stunde, die Insulinwirkung beträgt hier schon knapp 7 h. Bei einer Dosis von 0,2 IE/kg KG Normalinsulin zeigt die Blutglukosewirksamkeit ein Maximum in der 3. Stunde und endet nach 10 h. Normalinsulindosen > 14 IE entsprechen somit funktionell einem intermediär wirksamen Insulin. Schnell wirksame Insulinanaloga wirken in Dosierungen bis 14 IE nur 4 h, in einer Dosis von 24 IE 5 h und in einer Dosis von 32 IE 6 h. Die Wirkdauer von schnell wirksamen Insulinanaloga ist deshalb in hohen Dosen erheblich kürzer als die von Humaninsulin.

Pharmakokinetik von verzögert wirksamem Insulin (Intermediärinsulin)

In der Insulintherapie ist für Typ-1-Diabetes zur Abdeckung des Basisbedarfs ein länger wirksames Insulin erforderlich. Das gebräuchlichste Verzögerungsinsulin ist das NPH-Insulin, Neutral-Protamin Hagedorn-Insulin, auch Isophan-Insulin genannt. Protamin ist ein hochgereinigtes Eiweiß, das meist aus Fischsperma (Lachs, Forelle) gewonnen wird. Auch hier findet sich eine Dosisabhängigkeit der Insulinwirkung. Charakteristisch ist das Wirkmaximum des NPH-Insulins zwischen der 4. und 7. Stunde nach Injektion. Diese Wirkung kann entweder unerwünscht sein, wegen einer erhöhten Hypoglykämiegefahr in diesem Zeitfenster, kann aber auch gezielt bei intensivierter oder konventioneller Insulintherapie eingesetzt werden. Nachteil von NPH-Insulin ist die gegen Ende exponenziell abfallende Insulinwirkung, sodass ein gleichmäßiges Insulin-Wirkungsprofil über 12 h nicht gewährleistet ist, insbesondere bei niedrigen Insulindosierungen (unter 10 IE). Um eine gleichmäßige Basalabdeckung zu erreichen, sind dann 3 NPH-Insulininjektionen/d nötig; NPH-Insulin wird aber meist nur 2-mal/d verabreicht, und zwar morgens vor dem Frühstück und spät abends vor dem Schlafengehen oder bei Kombinationspräparaten von NPH-Insulin plus Normalinsulin vor dem Frühstück und vor dem Abendessen. Die dreimalige NPH-Insulingabe ist bei Schwangeren mit Typ-1-Diabetes mellitus üblich.

Insulinanaloga mit langer Wirkdauer

Bei den lang wirksamen Insulinanaloga Insulin **glargin** und Insulin degludec beträgt die Wirkdauer bei subkutaner Injektion 26–36 h. Im Gegensatz zu NPH-Insulin erzeugt Glargin einen plateauartigen Wirkspiegel, der in der U300-Formulierung von Insulin **glargin** angeblich ausbleiben soll. Bei gleich bleibender Dosierung wird der maximale Wirkspiegel erst nach 3–4 Tagen erreicht.

Das lang wirksame Insulinanalogon **Detemir** erzeugt ebenfalls einen plateauartigen Wirkspiegel, hat aber nur eine Wirkdauer von 16–20 h. Im Gegensatz zu Insulin glargin muss Insulin detemir beim Typ-1-Diabetes deshalb 2-mal täglich appliziert werden.

Mischinsuline

Mischinsuline enthalten Normalinsulin oder schnell wirksame Insulinanaloga in Kombination mit NPH-Insulin oder lang wirksamen Insulinanaloga in unterschiedlichen Mischungsverhältnissen. Mischinsuline werden hauptsächlich zur Insulintherapie beim Typ-2-Diabetes verwendet.

Sicherheitsaspekte von Insulin

Als *akute UAW* von Insulin gilt als einzig relevante die Hypoglykämie.

Unerwünschte Langzeitwirkungen: Nach langjähriger Insulintherapie kommt es oft zu Lipodystrophie im Bereich häufig benutzter Spritzstellen verbunden mit lokalen entzündlichen Reaktionen gegen NPH an der Injektionsstelle. Sehr selten kommen auch Allergien gegen andere Komponenten von Insulinpräparationen vor. Bei der Insulintherapie wird die Bildung von Insulinantikörpern angeregt, was selten zu einer klinisch relevanten Abschwächung der Insulinwirkung führt.

Einfluss von Insulin und Insulinanaloga auf die Entstehung maligner Tumoren: In sehr großen Kollektiven zeigt sich, dass die Insulinbehandlung dosisabhängig mit einer erhöhten Rate von Tumoren, insbesondere Kolon-, Mamma- und Pankreaskarzinom assoziiert ist. Eine erhöhte Kanzerogenität von Insulinanaloga gegenüber Normal- oder NPH-Insulin konnte in einer großen prospektiv angelegten klinischen Studie nicht verifiziert werden. Aus Kostengründen sind i. d. R. die bewährten Normal- und NPH-Insuline angezeigt. Insulinanaloga werden im Rahmen einer Stufentherapie gewählt, wenn unter Humaninsulinpräparaten Probleme auftreten, die durch Präparate mit einer anderen Kinetik zu beheben sind.

Methoden der Insulinapplikation

Bei natürlicher Insulininkretion gelangt das Insulin über kleinere Venen in die V. portae und durch diese zur Leber, dem ersten Hauptzielorgan des Insulins. Über einen Sensor auf der Ebene der Betazellen wird die Insulinsekretion bei tiefem Blutglukosespiegel abgeschaltet. Andererseits kann die Insulinsekretion bei einer Mahlzeit durch zentrale neurale Impulse stimuliert werden, schon bevor die Blutglukose ansteigt (zephale Phase der Insulinsekretion).

Anders verläuft der Weg der gespritzten Insulinpräparate bei Patienten mit Diabetes mellitus. Hier erfolgt die Insulinapplikation in den Körper auf unphysiologische Weise in das subkutane Gewebe. Das Insulin verteilt sich im subkutanen Gewebe in die interzellulären Spalträume, kann jedoch nicht frei diffundieren, da es in Hexamer- oder Dimerform vorliegt. Erst nach Zerfall in Monomere wird es diffusionsfähig. Auch die Wahl der Spritzstelle ist relevant: bei verhärteten Stellen oder Lipodystrophie wird die Insulinresorption weiter verzögert.

Insulininjektionssysteme

In Deutschland sind **Insulinspritzen** mit passenden Kanülen oder mit fertig verlöteten Kanülen auf dem Markt. Bei den Insulinspritzen ist zwischen 0,3-ml- und 1,0-ml-Spritzen zu wählen, mit Eichung für U100 oder U40 Insulin. Bei der Wahl der Insulinspritze ist es wichtig, zu überprüfen, ob die verwandte Insulinkonzentration (U40 oder U100) mit der Skalierung auf den Spritzen übereinstimmt (▶ Tab. 25.7).
Insulin-Pens wurden entwickelt, um eine einfache und diskrete Applikation des Insulins zu ermöglichen. Sie haben die Form von Kugelschreibern, die mit Insulinpatronen bestückt

Tab. 25.7 Insulinspritzen – Auswahl

Insulinspritze	Insulinkonzentration	Volumen	Nadellänge
BD-Mikrofine	U40	0,5 ml, 1,0 ml	8 mm, 12,7 mm
BD-Mikrofine	U100	0,3 ml, 0,5 ml, 1,0 ml	8 mm, 12,7 mm
Omnican 20, 40	U40	0,5 ml, 1,0 ml	8 mm, 12 mm
Omnican 50, 100	U100	0,3 ml, 0,5 ml, 1,0 ml	8 mm, 12 mm
Mylife DailyDose	U100	0,1 ml, 0,3 ml	6 mm

werden. Die Hersteller der verschieden Insulinpräparate bieten Insulin-Pens in verschiedenen Farben und Ausführungen an, die jeweils für ihre Insulinampullen geeicht sind. Insulin-Pens sollten nur zusammen mit den vom Hersteller vorgeschenen Insulinampullen verwendet werden. Neben den Pens zum Nachfüllen gibt es auch Pens zum Einmalgebrauch (Fassungsvermögen 3 ml), die vom Hersteller bereits mit Insulin gefüllt sind und verworfen werden, wenn die Ampulle leer ist. Die mit Insulin vorgefüllten Einmalpens sind in Apotheken erhältlich.

Verschiedene Insuline werden in Form von Fertigpens zum Einmalgebrauch von den Insulinherstellern in der Apotheke angeboten, z.B. InnoLet®, FlexPen®, Optiset®, KwikPen® oder SoloStar®. Nachfolger für die entsprechenden Insuline sind FlexPen® und SoloStar®. Der Gebrauch des Pens ist unterweisungspflichtig. Technisch relevant ist, dass sich bei Erwärmung des Insulin-Pens das Insulin ausdehnt und aus der Nadelspitze austreten kann, bei Erkalten Luft in die Patrone gelangen kann. Die Luftblase in der Insulinpatrone kann eine Fehlerquelle bei der Dosierung des Insulinbolus darstellen. Vermeidbar ist dies, indem nach Gebrauch die Pen-Nadel entfernt wird. Es gibt besondere Pens für Personen mit eingeschränkten kognitiven Leistungen oder Visuseinschränkung.

Bei den Kanülen, die zum Gebrauch auf Insulin-Pens zugelassen sind, handelt es sich um sehr dünne, hochgradig scharf geschliffene Stahlkanülen mit einem Durchmesser von 29–34 G, die in den Nadellängen 4 mm, 5 mm, 6 mm, 8 mm, 10 mm, 12 mm und 12,7 mm verfügbar sind. Die Nadellänge 8 mm war früher der Standard für normalgewichtige Erwachsene. In letzter Zeit haben MRT-gestützte Versuche und die klinische Anwendung gezeigt, dass für Erwachsene in der Regel 5-mm-Nadeln ausreichend und sogar mit einem geringeren Risiko einer versehentlichen intramuskulären Injektion assoziiert sind.

Aus Sicht der Medizinprodukteverordnung sind Pen-Nadeln als Einmalprodukte zu bewerten. Daher werden Patienten angehalten, vor jeder Injektion die Pen-Nadel zu wechseln. In der Praxis können sie jedoch ohne Nachteil mehrmals verwendet und einmal täglich gewechselt werden. Bei häufigerem Gebrauch werden sie stumpf und traumatisieren die Haut stärker als notwendig.

Nadellose Insulininjektion: Die Insulininjektion per Nadel erscheint manchen Patienten unerträglich. Aus diesen Gründen wurden nadellose Injektionssysteme entwickelt, die mit Hochdruck die definierte Insulindosis in das subkutane Gewebe schleudern. Derzeit ist in Deutschland kein entsprechendes System im Handel verfügbar. Dafür ist inzwischen eine extrem dünne Pen-Nadel mit 34 G eingeführt worden, die so wenig Schmerzrezeptoren tangiert, dass die Schmerzschwelle unterschritten wird.

Insulinpumpensysteme

Auf dem Markt existieren derzeit folgende **Insulinpumpenmodelle:** Von der Firma Medtronic die Modelle Minimed Paradigm 512, 522, 712, 722 und MiniMed Paradigm Veo 554 (Reservoir 1,8 ml) und MiniMed Paradigm Veo 754 (Reservoir 3,0 ml). Nachfolgemodell ab 2015 ist die Medtronic MiniMed 640G. Das aktuelle Modell der Firma Roche (früher Disetronic) ist die Insulinpumpe Accu-Chek Spirit Combo, das Nachfolgemodell ist Accu-Chek Insight. Für das Vorläufermodell Accu-Chek D-Tron Plus wurde bereits die Produktion von Verbrauchsmaterial eingestellt. Die Nachfolgermodelle der alten Disetronic Dahedi-Pumpe, jetzt hergestellt von der Firma SOOIL in Korea, werden von IME-DC in Europa vertrieben als IME-DC DANA Diabecare IIS, IISG und R.

Das erste auf dem Markt befindliche Patch-Pumpen-Modell ist die MyLife OmniPod, Alleinvertrieb durch YpsoMed. Auch die Firmen Medtronic und Roche planen, in Zukunft Patch-Pumpen auf den Markt zu bringen.

Die einzelnen Insulinpumpen sind nur mit ausgesuchten Infusionssystemen kompatibel, gelegentlich auch von verschiedenen Anbietern.

Einführung und Betreuung von Insulinpumpensystemen erfordern besondere Kenntnisse und Erfahrungen und sollten deshalb diabetologischen Schwerpunktpraxen und Zentren vorbehalten bleiben.

Indikationen für eine Insulintherapie

(1) Alle Patienten mit Typ-1-Diabetes.

(2) Diabetisches Koma und jede erhebliche Stoffwechselentgleisung mit Ketonurie, die auf Insulinmangel zurückzuführen ist.

(3) Typ-2-Diabetes, wenn unter Diät und oralen Antidiabetika die therapeutischen Ziele nicht erreicht werden (Stufentherapie).

(4) Diabetiker unter oralen Antidiabetika, wenn sich der Insulinbedarf vorübergehend erhöht wegen einer entzündlichen Erkrankung oder Operation. Nach Genesung kann die orale Medikation später meist weitergeführt werden.

(5) Diabetiker mit Unverträglichkeitsreaktionen gegenüber oralen Antidiabetika, sofern eine Diättherapie allein nicht ausreicht.

(6) Gestationsdiabetes, wenn mit Diät allein die Zielwerte für die Schwangerschaft nicht erreicht werden und eine Off-Label-Medikation mit Metformin nicht infrage kommt oder nicht ausreicht.

(7) Personen mit Diabetes mellitus Typ 2, die eine hoch dosierte Glukokortikoid-Therapie erhalten.

Durchführung der Insulintherapie

(1) *Bedarfsschätzung:* Der tägliche Insulinbedarf liegt bei Patienten mit Typ-1-Diabetes bei ca. 0,5–1 E/kg KG/d. Bei Typ-2-Diabetikern mit Übergewicht ist der Insulinbedarf i.d.R. höher, oft 2 E/kg KG/d oder höher.

(2) *Spritz-Ess-Abstand:* Bei s.c. Applikation flutet Normalinsulin im Vergleich zur körpereigenen Insulinfreisetzung bei Gesunden zu den Mahlzeiten sehr langsam an. Dadurch kommt es zu einer unerwünschten postprandialen Hyperglykämie. Durch die Einhaltung eines Spritz-Ess-Abstands von ca. 30 min kann der postprandiale Blutzuckeranstieg reduziert werden. Schnell wirksame Insulinanaloga werden jedoch i.d.R. unmittelbar vor der Mahlzeit gespritzt. Zur Korrektur von präprandial überhöhten Glukosespiegeln kann jedoch auch bei Insulinanaloga ein Spritz-Ess-Abstand eingesetzt werden.

Konventionelle Insulintherapie bei Diabetes mellitus Typ 2

Indikation: Typ-2-Diabetiker mit Versagen der oralen Therapie.

Einstellung: Der Tagesbedarf von ca. 0,6 E/kg KG wird i.d.R. zu etwa zwei Drittel auf den Morgen, zu einem Drittel auf den Abend aufgeteilt. Der Insulinbedarf von Personen mit Diabetes mellitus Typ 2 liegt aber meist höher als 40 IE/d. Die gewählten Insulinpräparate enthalten meist 30 % schnell wirksames Insulin und 70 % verzögertes Insulin, es sind aber auch andere Mischungsverhältnisse üblich.

Dosisanpassung: Nach Ermittlung des Insulintagesbedarfs sind Dosisanpassungen i. d. R. nicht nötig. Es ergeben sich aber relevante Änderungen des Insulinbedarfs bei Erkrankungen und extremen Änderungen des Lebenstils.

Insulintherapie beim Diabetes mellitus Typ 1

Die Patienten mit Typ-1-Diabetes durchlaufen i. d. R. 3 Stadien. Die Manifestation des Typ-1-Diabetes erfolgt heute zunehmend seltener in Form einer Ketoazidose oder einer akuten schweren hyperglykämischen Entgleisung. Die Therapie der Ketoazidose ist im entsprechenden Kapitel (▶ Kap. 25.2.3.1) beschrieben. Die meisten Patienten stellen sich bereits wegen Polyurie und Gewichtsverlust in früheren Stadien vor. Nach Behandlung mit Insulin erholt sich die Betazellfunktion für einige Zeit; die meisten Typ-1-Diabetiker kommen in eine vorübergehende Teilremission mit einem deutlich geringeren Insulinbedarf. Wegen der zunächst noch verbliebenen Restfunktion der Betazellen brauchen einige Patienten vorübergehend kein Intermediär- oder Langzeitinsulin, andere können kurzfristig ganz ohne Insulin auskommen. Die Remissionsphase kann mehrere Monate andauern. Beim Wiederanstieg der Blutzuckerwerte muss dann aber die Insulindosis wieder entsprechend angepasst werden.

Schulung als Voraussetzung für die Einleitung einer intensivierten Insulintherapie: Die Patienten müssen die Blutzuckermessung beherrschen, d. h. die Technik der Blutgewinnung, die Bedienung der Blutzuckergeräte und die richtige Interpretation der Werte. Sie müssen in der Lage sein, eine Hypoglykämie anhand der Symptome sowie eine Ketoazidose zu erkennen. Sie müssen Kohlenhydrate abschätzen und das Insulin sachgerecht spritzen können. Eine umfangreiche Schulung der Patienten kann nur im Rahmen eines strukturierten Schulungsprogramms erreicht werden, wie es von der DDG in stationären Diabeteszentren und in diabetologischen Schwerpunktpraxen vorgehalten wird. Nach Manifestation eines Typ-1-Diabetes ist es zunächst ausreichend, im Rahmen des stationären Aufenthalts eine Kurzschulung durchzuführen, die alle wichtigen Belange bezogen auf die persönlichen Bedürfnisse des Patienten erfüllt.

Praktisches Vorgehen bei intensivierter Insulintherapie (ICT) nach dem Basis-Bolus-Prinzip: Der Goldstandard für die Behandlung des Typ-1-Diabetes ist die intensivierte Insulintherapie.

Ist der Typ-1-Diabetiker normalgewichtig und frei von Infektionen, beträgt der tägliche Insulinbedarf ca. 0,6 IE/kg KG, etwa 40 IE. Davon sind etwa 50 % für den Basalbedarf und 50 % für die Mahlzeiten vorgesehen. Das basale Insulin wird im Abstand von 12 h morgens beim Aufstehen und vor dem Schlafengehen, z. B. 22:00 Uhr, gespritzt. Die Aufteilung von NPH-Insulin kann z.B. 10–0–0–10 IE betragen.

Zu den Hauptmahlzeiten werden pro Kohlenhydrateinheit (KE, 10 g Kohlenhydrate) 1–2 IE unverzögertes Insulin gespritzt, z. B. 10–6–8 IE. Abhängig von der körperlichen Aktivität kann tagsüber die Basalinsulindosis etwas reduziert werden, weil durch körperliche Aktivität der Insulinbedarf sinkt. Zur Erreichung einer besseren Abdeckung in der Nacht ist manchmal eine höhere Insulindosierung am Abend wünschenswert, sodass in diesem Fall die Basalinsulindosierung 8–0–0–12 IE betragen könnte.

Bei Verwendung von Insulin Glargin reicht i. d. R. 1 Injektion/d, bei Detemir sind i. d. R. 2 Injektionen/d erforderlich. Die niedrigste wirksame NPH-Insulin-Dosis beträgt 4 IE, die niedrigste gut reproduzierbare Basalinsulindosis 6 IE. Sollte nach 2 Tagen der morgendliche Nüchternblutzucker nicht den Zielbereich erreicht haben, wird im Folgenden die Dosis des Basalinsulins zur Nacht in Schritten von 2 IE erhöht, wobei die Erhöhung jede zweite Nacht erfolgen kann.

Der morgendliche Blutzuckerwert sollte nicht unter 5,00 mmol/L (< 90 mg/dl) liegen, da statistisch um 3:00 Uhr morgens mit einem um 1,67–2,22 mmol/L (30–40 mg/dl) niedrigeren Blutzucker zu rechnen ist. Um die Hypoglykämiegrenze um 3:00 Uhr nicht zu unterschreiten, setzt man sich eine bestimmte Sicherheitsgrenze für den morgendlichen Blutzuckerwert, z.B. sollen 6,66 mmol/L (120 mg%) oder 5,55 mmol/L (100 mg%) nicht unterschritten werden.

In der Frühphase des Typ-1-Diabetes und in der Remissionsphase ist oft vorübergehend eine rein präprandiale Insulintherapie möglich.

Berechnungsgrundlage für kohlenhydratadaptierte Kost beim Typ-1-Diabetes

Eine Kohlenhydrat-Einheit (1 KE, 10 g Kohlenhydrate) erhöht den Blutzucker im Zustand des Insulinmangels um 1,7–2,2 mmol/L (30–40 mg%).

1–2 IE Insulin neutralisieren 1 KE. Initial kann also jede Kohlenhydrat-Einheit mit je 1 IE Insulin abgedeckt werden. Für 2 Scheiben Graubrot zum Frühstück, entsprechend 4 KE, erfolgt die Abdeckung mit 4 IE Insulin. Der Insulinbedarf pro KE ist meist abhängig von der Tageszeit. Dabei ergeben sich folgende Richtwerte: Insulin-Kohlenhydrat-Abdeckung morgens 2:1, mittags 1:1, abends 1,5:1. Sollten sich nach dem oben angegebenen Schema nach 1–2 Tagen weiterhin hohe Blutzuckerwerte ergeben, kann das Insulinschema entsprechend angepasst werden. Sollte unter einer korrekten Mahlzeitenabdeckung der Blutglukosewert 4–6 h postprandial zu hoch sein, spricht das für eine zu geringe Basalabdeckung; das Basalinsulin muss dann erhöht werden.

Anpassung der Insulindosis beim Typ-1-Diabetes

Der postprandiale Blutzuckerwert sollte im Alltag der Patienten nicht kontrolliert werden, da sich keine therapeutische Konsequenz daraus ergibt. Im Rahmen besonderer Situationen wie Dosisanpassung im Rahmen von Schwangerschaft oder Insulinpumpentherapie kann der postprandiale Blutzuckerwert vorübergehend zur Dosisfindung mit herangezogen werden. Die postprandial erreichten Blutzuckerwerte bei Gesunden erreichen in der 2. bis 4. Stunde postprandial 6,7–7,77 mmol/L (120–140 mg/dl). Übergewichtige und ältere Normalpersonen erreichen postprandiale Blutzuckerwerte von 8,88–9,99 mmol/L (160–180 mg/dl). In der 2. Stunde postprandial wird bei Typ-1-Diabetikern oft kurzfristig ein maximaler Blutzuckerwert über 11,1 mmol/L (> 200 mg/dl) erreicht. Solche kurzen postprandialen Blutzuckerspitzen sind wenig HbA_{1c}-wirksam (da keine kovalente Bindung zu Proteinen entstehen kann) und bei Typ-1-Diabetikern von eingeschränkter Bedeutung bzgl. des HbA_{1c}-Werts. Für längere Zeit postprandial erhöhte Blutzuckerwerte beeinflussen aber den HbA_{1c}-Wert signifikant. Bei HbA_{1c}-Werten bis etwa 7,5 % haben die postprandialen Werte eine dominierende Bedeutung für den HbA_{1c}; bei höheren HbA_{1c}-Werten, insbesondere bei Werten > 9 %, haben die Nüchternglukosewerte höhere Bedeutung für den HbA_{1c} als die postprandialen Blutzuckerwerte. Es ist jedoch davon auszugehen, dass bei richtig gewählter Insulindosis 4–5 h postprandial der Ausgangsblutzucker vor der Mahlzeit wieder erreicht wird.

Prospektive Anpassung der Insulindosis

Nachträgliche Korrekturen führen oft zu Hypoglykämien. Daher ist eine prospektive Dosisanpassung der Gabe einer Korrekturdosis vorzuziehen.

Beispiele für Insulindosisanpassungen bei Typ-1-Diabetes

(1) **Hypoglykämie 3,2 mmol/L (58 mg/dl) um 11 Uhr vormittags** und regelmäßig niedrige Blutzuckerwerte von 3,9–5,0 mmol/L (70–90 mg/dl) in diesem Zeitsegment.

- *Mögliche Ursachen:*
  - Dosis von Normalinsulin zum Frühstück um 7:00 Uhr zu hoch gewählt.
  - Basalinsulin um 7:00 Uhr zu hoch gewählt.
  - Ausnahmsweise stundenlang zu Fuß unterwegs, ohne eine Zwischenmahlzeit einzunehmen.

- Ein ausnahmsweise stattfindendes zweites Frühstück wurde mit zu viel Insulin abgedeckt.
- Kohlenhydratdosis zum Essen falsch zu niedrig geschätzt.
- *Prüfung der möglichen Ursachen und ärztlichen Empfehlungen:*
  - Wenn das Insulin-Kohlenhydrat-Verhältnis > 2 war, ist dieses zunächst auf 1,5 : 1 bis 1 : 1 zu reduzieren. Wenn die Hypoglykämie dann prospektiv behoben ist, war das die Ursache.
  - War die Zwischenmahlzeit (das zweite Frühstück) im gleichen Insulin-Kohlenhydrat-Verhältnis abgedeckt wie das Frühstück? Dann sollte eine Reduktion, typischerweise eine Halbierung des Insulin-Kohlenhydrat-Verhältnises zum zweiten Frühstück durchgeführt werden, da es sich um eine „Folgemahlzeit" handelt. Auch ein Insulin-Kohlenhydrat-Verhältnis von 0,5:1 ist für Folgemahlzeiten oft angezeigt.
  - Da man sich gelegentlich bei den Kohlenhydraten verschätzt, sollte man gelegentlich die KE-Tabelle aus der Schulung zur Hand nehmen, um die Abschätzung retrospektiv noch einmal zu überprüfen. Hier erscheint dieser Fehler aber unwahrscheinlich, weil die Blutzuckerwerte immer um 11:00–12:00 Uhr sehr knapp lagen.
  - Sollte das Insulin-Kohlenhydrat-Verhältnis morgens 1:1 gewesen sein und gleichzeitig der Blutzucker auch um 17:00 Uhr niedrig liegen, ist eine zu hoch gewählte Basalinsulindosis wahrscheinlich. In diesem Fall wird die Dosis gesenkt, bei Unsicherheit werden Reduktionsschritte zu 2 IE gewählt.

(2) **Hypoglykämie 3,2 mmol/L (58 mg/dl) um 6 Uhr** morgens beim Aufstehen, an anderen Tagen Blutzuckerwerte von 3,9–5,0 mmol/L (70–90 mg/dl), selten 6,7 mmol/L (120 mg/dl).

- *Mögliche Ursachen:*
  - Spätabendlicher Korrekturbolus mit Normalinsulin, um den Blutzucker zu senken.
  - Patient hat nachts gegessen und dafür zu viel Insulin gespritzt.
  - Nachts bis 4:00 Uhr in der Disko getanzt und Alkohol getrunken.
  - Basalinsulindosis zur Nacht zu hoch gewählt.
- *Prüfung der möglichen Ursachen und ärztliche Empfehlungen:* Wenn die ersten drei Hypothesen zurückgewiesen werden können, trifft die vierte Hypothese zu. In diesem Fall wird die Dosis gesenkt. Bei Unsicherheit werden Reduktionsschritte von 2 IE gewählt. Alternative: zweimal nachts den Wecker auf 4:00 Uhr stellen und den Blutzucker messen.

25

(3) **Hypoglykämie 3,2 mmol/L (58 mg/dl) um 17 Uhr** und regelmäßig niedrige Blutzuckerwerte von 3,9–6,1 mmol/L (70–110 mg/dl) in diesem Zeitsegment.

- *Mögliche Ursachen:*
  - Normalinsulindosis zum Mittagessen um 12:00 Uhr zu hoch gewählt.
  - Zwischenmahlzeit nachmittags zu hoch abgedeckt.
  - Kohlenhydratdosis zum Essen zu niedrig eingeschätzt.
  - Basalinsulindosis um 7:00 Uhr zu hoch gewählt.
- *Prüfung der möglichen Ursachen und ärztliche Empfehlungen:* Eine 1 : 1-Abdeckung ist für normalgewichtige Typ-1-Diabetiker für das Mittagessen optimal. In seltenen Fällen kann bei beruflich bedingter starker körperlicher Belastung eine reguläre Abdeckung von 0,5 IE Insulin/KE notwendig sein. Werden die ersten drei Hypothesen zurückgewiesen, ist am ehesten die Basalinsulindosis um 7:00 Uhr zu hoch gewählt. In diesem Fall wird versuchsweise in Schritten von 2 IE reduziert, bis sich Bewegung bei den Blutzuckerwerten zeigt. Danach wird die gewählte Basalinsulindosis 3–7 Tage beibehalten, bevor der weitere Dosisreduzierungsschritt vorgenommen wird.

Therapie mit Insulinpumpensystemen

Prinzip: Die Insulinpumpentherapie wird international als kontinuierliche Insulininfusionstherapie (CSII, continous insulin infusion) bezeichnet. Dabei wird unverzögertes Humaninsulin oder schnell wirksames Analoginsulin über eine subkutan liegende Stahlnadel oder einen Teflonkatheter in das Unterhautfettgewebe infundiert.

Manche Insulinpumpen applizieren alle 3 min $^1/_{20}$ der stündlichen Basalrate, andere nach einem anderen Algorithmus. Die von der Pumpe abzugebende Basalrate ist für 24 h mit stündlichen Veränderungen programmierbar. Dadurch kann dem tagesrhythmusbedingten Wechsel des Insulinbedarfs Rechnung getragen werden, ebenso ist eine schnelle Anpassung an unterschiedliche Tätigkeiten (Sport) oder Belastungen möglich. Die stündlichen Basalraten entsprechen bei normalgewichtigen Erwachsenen ca. 1 IE Insulin. Während der Nachtruhe ist i. d. R. ein niedriger Bedarf von z. B. 0,7 IE/h zu erwarten, am Vormittag ein höherer Bedarf von z. B. 1,2 IE/h. Beginnend 2 h vor dem morgendlichen Erwachen ist ein passager erhöhter Insulinbedarf von ca. 150 %, z. B. 1,5 IE/h, zu erwarten, über den Zeitraum von ca. 3 h, in dem der höchste Cortisolspiegel im Verlauf von 24 h besteht.

Das mahlzeitenbezogene Insulin wird als sog. Bolus über die liegende Infusionsnadel appliziert, quasi auf Knopfdruck. Die Geschwindigkeit der Insulinbolusabgabe ist ähnlich wie bei Injektion mit Spritze oder Pen, kann aber wahlweise langsamer abgegeben werden („verzögerter Bolus"). Ebenso können Korrekturboli über die liegende Nadel gegeben werden, vorteilhafterweise auch in Schritten von 0,5 IE Insulin oder weniger.

Besonders geeignet ist die CSII für Patienten mit ausgeprägtem Dawn-Phänomen, d. h. besonders starken frühmorgendlichen Blutzuckeranstiegen, und für Patienten mit nächtlicher Unterzuckerung und für solche, bei denen sich aufgrund ihrer Tätigkeit rasche Änderungen des basalen Insulinbedarfs ergeben (z. B. Schichtdienst, Landwirtschaft, Bauhandwerk, Sport).

Kosten der Insulinpumpentherapie (CSII): Die Kosten für eine Insulinpumpe liegen in Deutschland bei ca. 3.800 Euro, die Zusatzkosten durch Zubehör und Verbrauchsmaterial sind erheblich. Das Verbrauchsmaterial für die Insulinpumpentherapie kostet pro Jahr 2.000–3.000 Euro, je nach Pumpenmodell und je nach Häufigkeit des Wechsels des Insulininfusionssystems. Die Anschaffungskosten für das erste auf dem Markt befindliche Patch-Pumpenmodell betragen nur 500 Euro, dafür belaufen sich die Verbrauchsmaterialkosten für diese Insulinpumpen auf 3.600–4.000 Euro pro Jahr. Erforderlich sind eine besondere Genehmigung durch die Krankenkasse und ein ärztliches Gutachten, aus dem die besondere Indikation für die Insulinpumpentherapie hervorgeht, sowie der Erfolg der Therapie in der Probezeit. Eine CSII ist i. d. R. beim Typ-1-Diabetes indiziert, nur in Ausnahmefällen beim insulinpflichtigen Typ-2-Diabetes.

Pumpeninsuline: Die Insulinpumpen können praktisch mit allen Sorten Normalinsulin und schnell wirksamen Insulinanaloga beladen werden. Alle haben eine ausreichende Stabilität. Dennoch erfolgt der Gebrauch der meisten Insulinpräparationen off-label. Besondere Zulassung zum Gebrauch in der Pumpe haben das Humaninsulinpräparat Insuman Infusat® von Sanofi Aventis sowie die Insulinanaloga Apidra® von Sanofi Aventis, NovoRapid® von Novo Nordisk und Humalog® von Lilly.

Jedes Insulinpumpenmodell hat eine passende Patrone (Cartridge, Reservoir), die mit einem Insulinpräparat der Wahl befüllt werden kann. Für die Insulinpumpen Accu-Chek Spirit, Accu-Chek Spirit Combo und Accu-Chek Insight sind vorgefüllte Insulinampullen in der Apotheke erhältlich (Insuman Infusat®) und seit 2015 die Pumpenkassette NovoRapid PumpCart®.

Prinzipielle Risiken der Insulinpumpentherapie: So wie das Insulin bei CSII schneller anflutet, so flutet es auch schneller ab. Der „Insulinsee" an der Spitze der liegenden Insulinnadel kann nach Entfernung der Nadel den basalen Insulinbedarf für 2 h vollständig decken, bei Insulinanaloga kürzer, nur für 1–2 h. Danach sinkt der Insulinspiegel ab, spätestens nach 4 h beginnt die Entwickung einer Ketoazidose. Deshalb ist die Insulinpumpentherapie nur für Patienten mit hoher Zuverlässigkeit und Wachsamkeit geeignet. Eine besonders gute Schulung und Anbindung an die Schulungszentren und Schwerpunktpraxen ist erforderlich. Eine seltene typische Komplikation der CSII ist der Nadelabszess, der durch zuverlässige Hygiene und Desinfektion beim Nadellegen und frühzeitigen Nadelwechsel vermieden werden kann.

Insulininfusionssysteme: Die Insulinpumpen werden mit eigens hergestellten Insulininfusionssystemen mit einer subkutan zu legenden Nadel oder Teflonkanüle verbunden. Das Nadelsystem kann bis zu 4 Tage subkutan liegen bleiben. Dies gilt, wenn die Einstichstelle reizlos bleibt und das Insulin gut abflutet (Erfolgskontrolle durch die Stoffwechsellage). Bei Reizungen an der Einstichstelle wird das Nadelsystem eher gewechselt, bei empfindlichen Personen täglich. Im Median bleibt eine Stahlkanüle 3 Tage und ein Teflonkatheter 2 Tage liegen, da die Teflonkatheter im Subkutangewebe in der Praxis häufiger abknicken oder verstopfen als Stahlkatheter.

Praktisches Vorgehen: Die richtigen Dosen für die Basalrate und die mahlzeitenbezogenen Boli werden ermittelt aus dem Insulinbedarf unter intensivierter Insulintherapie. Aus lückenlosen Protokollen von 3–10 Tagen wird der durchschnittliche Tagesinsulinbedarf ermittelt. Von diesem werden zunächst 10 % abgezogen. Die verbleibende Menge wird zu 50 % für die Basalrate vorgesehen und zu 50 % zur Abdeckung der Mahlzeiten. Abweichungen von dieser Regel sind erforderlich bei Patienten mit extrem niedrigem oder extrem hohem Kohlenhydratkonsum. Ist z. B. der durchschnittliche Tagesbedarf 44 IE Insulin, verbleiben 40 IE/d für die Insulinpumpentherapie (bessere Wirksamkeit des Insulins bei besserer Insulinabsorption). 20 IE davon werden für die Basalrate vorgesehen. Es wird berechnet, dass durch stündliche Applikation von 0,8 IE Insulin der Basalbedarf von 20 IE/d gedeckt wird. Das übrige Insulin verteilt sich auf die Mahlzeiten. Bei Einleitung einer Insulinpumpentherapie empfiehlt es sich jedoch, zunächst eine Abdeckung von 1 IE Insulin pro Kohlenhydrat-Einheit einzuhalten und dieses Verhältnis in kleinen Schritten zu steigern.

Eine Pumpenneueinstellung sollte durch diabetologische Schwerpunktpraxen oder Diabeteszentren erfolgen. Nach ambulanter Vorschulung findet die eigentliche Neueinstellung unter stationären Bedingungen statt, da die ersten Therapietage immer mit einer hohen nächtlichen Hypoglykämierate einhergehen. Eine ausführliche Schulung der Patienten, insbesondere in den Themenbereichen Ketoazidose und Hypoglykämie, ist im Rahmen der Insulinpumpenschulung erforderlich.

Konventionelle Insulintherapie beim Diabetes mellitus Typ 1

Vor ca. 20 Jahren wurde noch häufig beim Typ-1-Diabetes eine konventionelle Insulintherapie durchgeführt. Dabei werden 2 fixe Dosierungen Mischinsulin morgens und abends appliziert. Aufgrund der Insulinkinetik mit einem deutlichen Insulinwirkmaximum um 11:00 Uhr vormittags und am späten Abend kann es notwendig sein, Zwischenmahlzeiten einzuhalten, um Unterzuckerungen zu vermeiden.

Als Therapie des Typ-1-Diabetes wird heutzutage die konventionelle Insulintherapie nicht mehr als Standard angesehen. Es gibt jedoch noch zahlreiche Patienten mit langjährigem Typ-1-Diabetes, die diese Form der Insulintherapie seit Jahren verfolgen und bei gutem Erfolg beibehalten wollen. Auch bei älteren Patienten mit weniger ambitionierten Therapiezielen ist die konventionelle Insulintherapie auch beim Typ-1-Diabetes durchaus noch gerechtfertigt. Anleitung zur praktischen Durchführung der konventionellen Insulintherapie ▶ Kap. 25.2.1, „Konventionelle Insulintherapie bei Diabetes mellitus Typ 2“.

Pankreas- und Inselzelltransplantation

Pankreastransplantation

Der Ersatz der Betazellen des Pankreas durch Transplantation des Pankreasorgans ist derzeit die einzige Möglichkeit beim Typ-1-Diabetes, um eine vollständige Normoglykämie durch Wiederherstellung der Feedback-kontrollierten, bedarfsgerechten endogenen Insulinsekretion wiederherzustellen. Aufgrund der damit verbundenen Notwendigkeit für eine lebenslange immunsuppressive Behandlung ist diese Therapieform i. d. R. solchen Diabetikern vorbehalten, die wegen einer Niereninsuffizienz auch eine Nierentransplantation bekommen.

Die Funktion des Transplantats bleibt bei gleichzeitiger Nierentransplantation in 84 % über 1 Jahr und in 75 % über 3 Jahre erhalten und ist dann relativ konstant. Transplantatfunktion wird jedoch als Nachweis von C-Peptid (C-Peptid > 0.3 ng/ml) und nicht als komplette Insulinunabhängigkeit definiert. Bei alleiniger Transplantation eines Pankreas sind die Ergebnisse schlechter. Die Pankreastransplantation ist mit erheblichen Risiken verbunden. Es kann zu Pankreatitiden, Abstoßungskrisen, duodenalen Ulzerationen, vaskulären Thrombosen und Fisteln kommen. Etwa 5–10 % der Patienten sterben infolge der Operation. Derzeit wird außerhalb von Studien eine Pankreastransplantation nur bei gleichzeitiger Indikation zur Nieren- oder Lebertransplantation durchgeführt.

Insel- und Inselzelltransplantation

Die Insel- und Inselzelltransplantation ist nicht mit Komplikationen seitens des exokrinen Pankreas belastet. Sie hat aber mit einer Reihe anderer Probleme zu kämpfen, wie der Gewinnung einer ausreichenden Zahl von Inseln mit entsprechender Reinheit. Die Notwendigkeit einer Immunsuppression besteht auch bei dieser Methode. Nach 1 Jahr waren bisher in den meisten Zentren nur 8–9 % der Transplantierten insulinunabhängig; mit verbesserten Immunsuppressionsprotokollen wird Insulinunabhängigkeit bei 44 % nach 1 Jahr und bei bis zu 25 % nach 3 Jahren erreicht. Die Kosten einer Transplantation liegen bei ca. 240.000 USD. Die Inselzelltransplantation kann derzeit nur als experimenteller Heilbehandlungsversuch mit begrenztem Nutzen eingestuft werden.

Im Jahr 2016 wurden allerdings in Deutschland nur 10 Pankreastransplantationen durchgeführt.

25.2.2 Spezielle klinische Situationen

Auf folgende Situation muss beim Diabetiker besonderes Augenmerk gerichtet werden:

(1) Schwangerschaft,

(2) Niereninsuffizienz,

(3) operative Eingriffe,

(4) intensivmedizinische Behandlung.

Therapie

Schwangerschaft

Es sind zwei unterschiedliche Situationen zu unterscheiden:

(1) Behandlung eines vorbestehenden Diabetes in der Schwangerschaft,

(2) Behandlung eines Gestationsdiabetes.

Die diabetologische Betreuung von schwangeren Frauen mit Diabetes mellitus kann grundsätzlich durch diabetologisch erfahrene Arztpraxen erfolgen; für die Betreuung von schwangeren Frauen mit Typ-1-Diabetes jedoch ist die Anbindung an eine diabetologische Schwerpunktpraxis oder ein Diabeteszentrum dringend anzuraten.

Therapieziele

Behandlungsziele bei präkonzeptionell bekanntem Typ-1- oder Typ-2-Diabetes in der Schwangerschaft und für Gestationsdiabetes ist die Vermeidung mütterlicher und fetaler Komplikationen durch eine normnahe Blutglukoseeinstellung unter Vermeidung postprandialer Hyperglykämien und Vermeidung einer relevanten Hungerketose. Eine schlechte Blutzuckereinstellung in der Frühschwangerschaft bedeutet ein hohes Risiko für kindliche Fehlbildungen, Aborte und intrauterinen Fruchttod. Erhöhte HbA_{1c}-Werte und Hyperglykämien im 2. und 3. Trimenon können u.a. eine fetale Makrosomie, eine verzögerte Lungenreifung und perinatale Komplikationen zur Folge haben. Dagegen scheinen Hypoglykämien keine Schädigungen des Kinds hervorzurufen. Das Erreichen normaler maternaler Blutglukosewerte bei Insulinmangel (und Ketoazidose) ist allerdings nicht günstig für den Schwangerschaftsausgang. Für eine Hungerketonurie ohne Insulinmangel konnte jedoch bisher keine schädliche Wirkung nachgewiesen werden.

Vorgehen

Wenn Diabetespatientinnen eine Schwangerschaft planen, sollte schon präkonzeptionell für mindestens 3 Monate eine normnahe Stoffwechseleinstellung mit $HbA_{1c} < 6,1$ % angestrebt werden. Mit Eintritt der Schwangerschaft müssen bei der Diabeteseinstellung auch die postprandialen Blutzuckerzielwerte beachtet werden (▶Tab. 25.8).

Tab. 25.8 Blutglukosezielwerte (kapillare Messung, neu: venös, plasmaäquilibiert) nach Eintritt der Schwangerschaft (nach: Praxis-Leitlinie DDG 2014) [F847-001] (©Georg Thieme Verlag KG)

Zeitpunkt	mg/dl	mmol/L
Nüchtern, präprandial	60–90	3,3–5,0
1 h postprandial	< 140	< 7,7
2 h postprandial	< 120	< 6,6
Nachts vor dem Schlafen	90–120	5,0–6,6
Nachts 2:00–4:00 Uhr	> 60	> 3,3
Mittlere Blutglukose	85–105	4,7–5,8

Nach Eintritt der Schwangerschaft werden Blutzucker-Tagesprofile mit 6 Werten bestimmt: vor den Hauptmahlzeiten und 1–2 h danach. Eine sofortige postprandiale Korrektur soll ab 200 mg/dl (11,1 mmol/L) vorgenommen werden, wobei im Einzelfall und speziell bei Typ-1-Diabetes in der Frühschwangerschaft schon ab 160 mg/dl (8,9 mol/L) korrigiert wird. Der HbA_{1c}-Wert sollte alle 4–6 Wochen bestimmt werden und möglichst im Referenzbereich für Gesunde liegen. Diese normnahe Einstellung wird limitiert durch das Hypoglykämierisiko der Mutter und ist nur bei Frauen mit hoher Adhärenz durchführbar. Nachteilige Auswirkungen von Hypoglykämien auf die Embryogenese sind nicht bekannt.

Frauen mit Typ-1-Diabetes leiden unter einer erheblichen Hypoglykämieneigung im 1. Trimenon. Es ist üblich, Typ-1-Diabetikerinnen im 1. Trimenon nüchtern auf 70–100 mg/dl (3,9–5,6 mmol/L) einzustellen. Ziel HbA_{1c}: < 6,5 % im 1. Trimenon, < 5,5 % im 2. und 3. Trimenon.

Bei Typ-1-Diabetes kann in einigen Fällen eine Umstellung auf eine Pumpenbehandlung (CSII) indiziert sein, um die Ziele erreichen.

Frauen mit Typ-2-Diabetes müssen bereits präkonzeptionell oder sofort nach Feststellung der Schwangerschaft von oralen Antidiabetika auf Insulin umgestellt werden. In kleineren kontrollierten klinischen Studien mit Metformin und auch mit Glibenclamid sind zwar keine nachteiligen Effekte auf die Fehlbildungsrate aufgefallen; die Datenlage ist derzeit aber noch zu dünn, sodass die in Deutschland noch bestehende Kontraindikation für orale Antidiabetika in der Schwangerschaft durchaus gerechtfertigt ist. Ziel HbA_{1c}: < 6,5 % im 1. Trimenon, < 5,5 % im 2. und 3. Trimenon.

Insulinbedarf in der Schwangerschaft: Im 1. Drittel der Schwangerschaft ist der Insulinbedarf niedrig. Der Bedarf steigt aber im 2. Schwangerschaftsdrittel ab der 22. SSW bis zur

Geburt kontinuierlich um 50–100 % an. Zum Zeitpunkt der Geburt sinkt er rasch um 50 % ab. Daher sollte peripartal nur mit kurz wirksamem Insulin behandelt werden.

Das Kind neigt in den ersten 48 h zu Hypoglykämien, in Abhängigkeit von der vorbestehenden Stoffwechsellage der Mutter bzw. der Hyperinsulinämie des Fetus oder Neugeborenen. Diese werden bei gutem Zustand des Kindes mit 10-prozentiger Glukoselösung in der Flasche bzw. bei schlechtem Zustand durch intravenöse Zufuhr behandelt.

Insulinanaloga in der Schwangerschaft: **Aspart** und **Lispro** können in der Gravidität angewendet werden. Diese kurz wirksamen Insulinanaloga sind günstig für die Vermeidung postprandialer Blutzuckerspitzen und unerwünschter Wirküberhänge zwischen den Hauptmahlzeiten. Sie werden eingesetzt, wenn das Einstellungsziel mit dem kurz wirksamen Humaninsulin nicht zu erreichen ist. Lang wirksame Insulinanaloga durften bisher wegen der ungenügenden Datenlage in der Schwangerschaft nicht eingesetzt werden. 2011 hat **Levemir** die Zulassung für die Anwendung in der Schwangerschaft unter Abwägung von Risiken und Nutzen unter engmaschiger Überwachung erhalten. Die Datenlage zu den Fehlbildungsraten in der Schwangerschaft bezieht sich auf eine nichtrandomisierte Beobachtungsstudie mit 152 mit Levemir behandelten Frauen. Auch nach Leitlinie der DDG bleiben verzögerte Humaninsulinpräparate oder eine Insulinpumpentherapie Mittel der ersten Wahl für die Ersatztherapie des basalen Insulinbedarfs in der Schwangerschaft.

Cave bei Frauen mit Hypertonie: ACE-Hemmer und AT_1-Rezeptorantagonisten sind während der gesamten Schwangerschaft kontraindiziert und müssen bereits präkonzeptionell abgesetzt werden. Mittel der Wahl ist α-Methyldopa. Reicht dieses als Monotherapie nicht aus, kann mit Metoprolol und bei ungenügendem Effekt auch mit einem Kalziumkanalblocker behandelt werden.

Gestationsdiabetes

Der Gestationsdiabetes ist definiert als eine Glukosetoleranzstörung, die erstmals in der Schwangerschaft diagnostiziert worden ist. Für die Diagnosestellung gelten besondere Grenzwerte (▶ Tab. 25.2). Die glykämischen Zielwerte wurden neu definiert (s. o.). Wenn die Stoffwechselziele nicht durch eine Lebensstilumstellung einschließlich einer speziellen Ernährungstherapie allein erreicht werden, muss innerhalb von 2 Wochen eine Insulintherapie eingeleitet werden. Ziel HbA_{1c}: < 5,5 % im 2. und 3. Trimenon.

Insulintherapie: Liegen die Nüchternglukosewerte > 110 mg/dl (> 6,1 mmol/L), ist oft schon die Gabe von NPH-Insulin zur Nacht ausreichend. Zusätzlich ist evtl. auch die Gabe von NPH-Insulin am Morgen und von kurz wirksamem Insulin vor den Hauptmahlzeiten erforderlich. Eine 2-mal tägliche Gabe eines Mischinsulins ist wegen der schlechten Steuerbarkeit und den engen Zielwerten in der Schwangerschaft nicht zu empfehlen.

Eine neue Therapieoption mit **Metformin** ergibt sich aus einer großen randomisierten Studie mit 751 Gestationsdiabetikerinnen, die zu einer primären Insulin- oder Metformintherapie randomisiert worden waren. Die primären Endpunkte bzgl. der Geburtskomplikationen waren nicht unterschiedlich, das Gewicht der mit Metformin behandelten Frauen war jedoch erheblich geringer. Aufgrund dieser Studie kann die Metformintherapie in der Schwangerschaft bei Gestationsdiabetes nach ausführlicher dokumentierter Aufklärung off-label durchgeführt werden.

Niereninsuffizienz bei Patienten mit Diabetes mellitus

Besonderheiten der blutzuckersenkenden Therapie bei nachlassender Nierenfunktion:

(1) **Metformin:** offiziell kontraindiziert bei GFR < 60 ml/min.

(2) **Sulfonylharnstoffe:** bei eingeschränkter Nierenfunktion Dosisreduktion erforderlich; kontrandiziert bei GFR < 30 ml/min, mit Ausnahme von Gliquidon.

(3) **Repaglinide und Nateglinide:** Dosisreduktion ist für Repaglinid erforderlich. Nateglinid entfällt wegen notwendiger Kombination mit Metformin.

(4) **Pioglitazon:** möglich.

(5) **α-Glukosidasehemmer:** wegen fehlender Studien nicht empfohlen.

(6) **DPP-4-Inhibitoren:** Für Sitagliptin, Vildagliptin und Saxagliptin gelten reduzierte Dosierungsempfehlungen (▶Kap. 25.2.1, „Dipeptidylpeptidase-4-[DPP-4]Inhibitoren").

(7) **Exenatide, Liraglutid:** Exenatide 1-mal wöchentlich: Dosisreduktion bei GFR von 50–30 ml/min. Kontraindiziert bei GFR < 30 ml/min.

(8) **Insulin:** Bei präterminaler Niereninsuffizienz ist meist vorübergehend eine Dosisreduktion erforderlich, die sich unter Nierenersatztherapie wieder normalisieren kann. An Hämodialysetagen muss die sonst erforderliche Insulindosis meist vor der Dialyse reduziert werden, z. B. um 25 %. Dabei können die Verminderung des Basalinsulins und/oder die Reduktion des mahlzeitenbezogenen Insulins erforderlich sein. Bei CAPD ist die erhebliche Glukoseresorption aus dem Peritonealdialysat zu berücksichtigen. Die Insulintherapie sollte hier in Zusammenarbeit mit einem spezialisierten Zentrum festgelegt werden.

Diabetestherapie bei operativen Eingriffen

Operationen bedeuten einerseits Stress und können damit zur Erhöhung des Insulinbedarfs führen; andererseits erfordern sie häufig Nahrungskarenz über eine gewisse Zeit, sodass die Diabetestherapie entsprechend anzupassen ist. Das Vorgehen hängt von der Art der Behandlung und der Schwere des Eingriffs ab.

(1) Bei *diätetisch Behandelten* sind außer einer 4-mal täglichen Blutglukosekontrolle keine speziellen Vorkehrungen zu treffen. Die Anästhesiologie bevorzugt perioperative Blutzuckerwerte von 4,44–8,33 mmol/L (80–150 mg/dl). Völlig normale Werte haben sich dabei aber als ungünstig erwiesen. Werte von 6,66–11,10 mmol/L (120–200 mg/dl) sind jedoch akzeptabel. Bei höheren Blutzuckerwerten ≥ 13,9 mmol/L (≥ 250 mg/dl) sind zelluläre Abwehr und Wundheilung eingeschränkt. Falls eine Entgleisung registriert wird, empfiehlt sich eine Therapie mit präprandial verabreichtem Normalinsulin (Einstellung, ▶Kap. 25.2.1, „Durchführung der Insulintherapie"). Falls damit keine ausreichende Blutzuckereinstellung zu erreichen sein sollte, ist eine Insulininfusionstherapie angezeigt.

(2) **Metformin** muss nur bei drohender Verschlechterung einer vorbestehenden Niereninsuffizienz vor Operationen abgesetzt werden (▶Kap. 25.2.1, „Metformin [Biguanid])". Bei normaler Nierenfunktion kann Metformin noch am Vorabend der Operation zum Essen eingenommen werden.

(3) Bei Behandlung mit **Sulfonylharnstoffen** wird bei kleineren und mittleren Eingriffen die Morgendosis am Tag der Operation weggelassen und erst nach Kostaufbau wieder eingesetzt. Bei Bedarf 5-prozentige Glukoseinfusion bis zur ersten Mahlzeit. Bei schweren Eingriffen ist eine perioperative Umstellung auf Insulin notwendig.

(4) Bei **Insulinbehandlung** ist sowohl bei Typ-1- als auch bei Typ-2-Diabetes das Basalinsulin vor dem Eingriff zu reduzieren. Die Nüchternphase wird zusätzlich gegen Hypoglykämien abgesichert mittels einer Infusion mit 5- bis 10-prozentiger Glukoselösung mit einer Rate von ca. 5 g Glukose/h, die bei Bedarf gesteigert werden kann. Bei leichten Eingriffen kann 75 % der üblichen Dosis Basalinsulin gegeben werden, bei längeren Eingriffen oder langer Wartezeit auf die Operation 50 %. Alternativ kann anstelle der morgendlichen Verzögerungsinsulingabe eine Insulininfusionstherapie mittels Perfusor mit 0,5–1,5 IE Insulin/h eingeleitet werden. Neben der Variation der Infusionsrate kann der Plasmaglukosespiegel durch Infusion einer 5-prozentigen Glukoselösung im Zielbereich gehalten werden. Die Plasmaglukose ist hier mindestens stündlich zu kontrollieren und ggf. die Insulininfusionsrate entsprechend zu modifizieren. Falls eine parenterale Ernährung postoperativ erforderlich wird, muss die zusätzliche Glukose mit Insulin abgedeckt werden.

Sobald wie möglich sollte, wie bei Nichtdiabetikern auch, auf eine enterale Ernährung umgestellt werden.

Blutzuckereinstellung bei intensivmedizinisch behandelten Patienten

Bei vielen Patienten auf der Intensivstation und den meisten Beatmungspatienten steigt der Blutzucker in dieser Stresssituation an. Der Insulinbedarf kann im Rahmen von Sepsis und Operationen auf 8–12 IE/h ansteigen. Nach den Ergebnissen der NICE-SUGAR-Studie ist es bei intensivmedizinisch behandelten Patienten ausreichend, den Blutzucker auf einen Bereich von 7,99–9,99 mmol/L (144–180 mg/dl) einzustellen. Nach diesen Daten und den Ergebnissen anderer Studien ist es – entgegen vorhergegangenen Empfehlungen – nicht ratsam, die Blutglukose bei solchen Patienten auf normnahe Werte einzustellen, weil darunter Morbidität und Mortalität nicht verbessert werden und vermehrt schwere Hypoglykämien auftreten.

25.2.3 Diabetisches Koma und andere Komazustände bei Patienten mit Diabetes mellitus

25.2.3.1 Diabetische Ketoazidose

Definition und Vorkommen Die Begriffe diabetische Ketoazidose, Präkoma und Koma werden verwendet, um verschiedene Grade einer akuten Stoffwechseldekompensation bei Diabetes mellitus zu beschreiben.

Für die Definition der Ketoazidose gibt es keine einheitlichen Kriterien. Nicht alle Kriterien müssen zutreffen, um die Diagnose zu stellen.

Kriterien der diabetischen Ketoazidose (▶ Tab. 25.9):

(1) Blutglukosespiegel > 13,9 °mmol/L oder > 19,43 mmol/L (> 250 mg/dl oder > 350 mg/dl), nach ADA (American Diabetes Association) 2006,

(2) Ketonurie oder Ketonämie > 5 mmol/L,

(3) pH < 7,30 venös oder pH < 7,35,

(4) Standardbikarbonat < 8–10 mmol/L oder > 15 mmol/L.

Tab. 25.9 Beziehung zwischen Ketonen in Urin und Blut

	β-Hydroxybutyrat	Aceton	Acetoacetat
Anteil im Blut	78 %	2 %	20 %
Blutspiegel normal	13–160 µmol/L Pathologisch › 0,5 mmol/L (500 µmol/L)	30–90 µmol/L	5–80 µmol/L
Ausscheidung im Urin	+	+	+
Nachweis im Urinstix (Ketostix®, Keto-Diastix®)	–	+	+

Ablesen der Urin-Keton-Teststreifen

(0) Urinstix negativ: Blutketonspiegel* < 0,4 mmol/L,

(1) Urinstix +: entsprechender Blutketonspiegel* beträgt ca. 0.6–0,8 mmol/L,

(2) Urinstix ++: entsprechender Blutketonspiegel* beträgt ca. 1,3–1,5 mmol/L,

(3) Urinstix +++: entsprechender Blutketonspiegel* beträgt ca. 1,8–8,0 mmol/L.

* β-Hydroxybutyrat

Ätiologie und Pathogenese Zur diabetischen Ketoazidose kommt es durch schweren Insulinmangel und Überschuss an insulinantagonistischen Hormonen. Dieser absolute oder relative Insulinmangel kann entstehen, wenn die endogene Insulinsekretion versagt (z. B. bei der Erstmanifestation des Diabetes mellitus), bei falscher Diabetesbehandlung (z. B. unzureichende Insulintherapie, fehlerhafte Diät), Insulinresistenz oder wenn sich der Insulinbedarf durch starken Stress erhöht (z. B. durch schwere Infektionen, Entzündungen, Trauma oder endokrinologische Störungen).

Die vitale Bedrohung geht aus von der **metabolischen Azidose** (durch die Ketogenese), der **Hyperosmolarität** (durch Hyperglykämie und Wasserverlust), der **Dehydratation** (durch osmotische Diurese) und vom **Erbrechen,** das die Azidose i. d. R. begleitet.

Im Rahmen der mangelnden Insulinwirkung kommt es zu Erhöhung der Blutglukose, Ketogenese, Flüssigkeits- und Elektrolytverlust, Kaliumverlust, Phosphatdepletion.

Klinik **Subjektive Beschwerden** sind Polydipsie, Polyurie, Inappetenz, Erbrechen, Muskelschwäche, Müdigkeit, unbestimmte Oberbauchbeschwerden.

Objektive Befunde sind Exsikkose, Gewichtsverlust, ausgetrocknete Schleimhäute, Hypotonie, Tachykardie, Schwäche, Apathie, Schläfrigkeit, tiefe Atmung (Kußmaul-Atmung) und charakteristischer Acetongeruch der Atemluft (fehlend bei hyperosmolarem, nicht ketoazidotischem Dehydratationssyndrom).

Bei einigen Patienten bestehen akute abdominale Beschwerden im Sinne der Pseudoperitonitis diabetica.

Prognose Die Gesamtletalität des diabetischen Komas liegt bei etwa 30 %, die unmittelbare Komaletalität nach retrospektiv durchgeführten Untersuchungen bei 5–25 %.

Die drei Haupttodesursachen sind

(1) Herz-Kreislauf-Versagen ohne pathologisch-anatomische Ursache,

(2) thromboembolische Komplikationen,

(3) Infektionen.

Der Anteil der Infektionen ist in den letzten Jahren zurückgegangen, die thromboembolischen Komplikationen haben als Todesursache zugenommen. Mit der Verbesserung der Infusionstherapie und der Einführung niedrig dosierter Insulinregimes hat sich die Prognose in den letzten Jahren deutlich gebessert. Im Wesentlichen geht dies auf den Rückgang der Frühletalität in den ersten 3 Tagen von 29 auf 3 % zurück, während die Spätletalität infolge schwerer Begleiterkrankungen nicht beeinflusst wurde.

Therapie

Therapieziele

(1) Stabilisierung der Kreislauffunktionen,

(2) Ausgleich des Wasser- und Elektrolytverlusts,

(3) Behebung der Insulinmangelsituation,

(4) Rückbildung der metabolischen Azidose durch Insulin auf zellulärer Ebene, im Extremfall auch symptomatisch durch Bikarbonatgabe,

(5) Behandlung der das Koma auslösenden Primär- bzw. Begleiterkrankungen.

Hierbei ist zu berücksichtigen, dass Stoffwechselentgleisungen, die sich über Tage entwickelt haben, nicht innerhalb weniger Stunden normalisiert werden sollten. Die Gradienten zwischen extra- und intrazellulären Räumen können zu Wasserverschiebungen und Hirndruckerhöhung bis zum Atemstillstand führen.

Therapie der leichten Ketoazidose

Die beginnende oder leichte Ketoazidose kann durch gut geschulte Typ-1-Diabetiker früh erkannt und schon im häuslichen Bereich behandelt werden, sodass Krankenhausaufenthalte i. d. R. vermeidbar sind. Zu den Diagnosekriterien ▶ Kap. 25.2.3.1.

Bemerken Patienten unerklärlich hohe Blutzuckerwerte, insbesondere bei Zeichen eines Infekts, sind sie gehalten, den Urin auf Ketone zu untersuchen. Ergibt der Teststreifen den Nachweis von Aceton (2- bis 3-fach positiv!), geben sich die Patienten eine Dosis von 20 % des Insulintagesbedarfs in Form eines Bolus sofort s. c. Bei einer Insulintagesdosis von 60 IE würde es sich um einen Bolus von 12 IE handeln.

Die Patienten müssen stündlich den Blutzucker messen und alle 2 h die Ketone im Urin. Eine erhöhte Trinkmenge und eine erhöhte Zufuhr von Salz werden empfohlen. Wenn der Blutzucker nach 2 h keine Bewegung nach unten zeigt, soll die Injektion der Insulindosis von 20 % des Tagesbedarfs stündlich wiederholt werden, bis der Blutzucker < 13,88 mmol/L (< 250 mg/dl) liegt. Danach ist die Gabe von zusätzlichem Insulin zu reduzieren. Als einfache Regel empfehlen wir den Patienten, 10 IE schnell wirkendes Insulin zu spritzen, wie oben angegeben, und dies alle 2 h zu wiederholen, bis der Blutzucker 11,10 mmol/L (200 mg/dl) erreicht.

Im Rahmen eines Infekts ist eine Erhöhung des Insulintagesbedarfs zu erwarten, z. B. auf 140 %. Bei schweren Infekten sollten die Patienten ihre Basalinsulindosis zunächst um 40 % anheben, z. B. von 12–0–0–16 IE auf 17–0–0–22 IE Verzögerungsinsulin. Dies parallel zur akuten Intervention. Außerdem soll zumindest telefonisch der Arzt um Rat gefragt werden. Die Patienten sollten auch wissen, dass nach längeren Nüchternperioden bei hochnormalen Blutzuckerwerten Nüchternketon im Urin (einfach positiv) auftauchen kann, das nicht auf Insulinmangel zurückzuführen ist und nicht mit einer Ketoazidose verwechselt werden darf.

Therapie der schweren Ketoazidose

Jede schwere Ketoazidose mit Präkoma oder Koma ist eine intensivmedizinische Indikation.

Erstmaßnahmen:

(1) Eigen-, Fremdanamnese erheben (Vorerkrankungen, bisherige Therapie, Prodrome, mögliche Auslöser).

(2) Klinisch orientierende Untersuchung insbesondere der Vitalparameter.

(3) Blutglukosemessung.

(4) Ketonkörpermessung im Blut (z. B. GlucoMen LX Plus β-Ketonsensoren) oder Urin (z. B. Keturtest, Ketostix®) oder laborgestützte Methoden.

(5) Falls keine Blutglukoseschnelltests zur Verfügung stehen und als Ursache der Bewusstlosigkeit auch eine Hypoglykämie möglich ist, ist zunächst die schnelle i. v. Gabe von 50 ml 40- bis 50-prozentiger Glukose indiziert. Aufwachen der Person unterstützt die Hypoglykämiehypothese. Bei Hyperglykämie wird die zusätzliche Gabe von 5 g Glukose keine messbare Verschlechterung auslösen.

(6) Vor dem Transport in die Klinik in jedem Fall Anlegen einer Infusion mit physiologischer Kochsalzlösung (ca. 8–10 ml/min, sofern keine akuten Überwässerungs- oder Herzinsuffizienzzeichen vorliegen).

(7) Rascher Transport in die Klinik – möglichst unter ärztlicher Begleitung.

Erstmaßnahmen

(1) *Venenzugang:* Ein großlumiger peripherer Zugang ist ausreichend. Ein zentraler Venenkatheter ist primär nur erforderlich bei bekannter Herzinsuffizienz, um ZVD-Messungen für eine hämodynamisch kontrollierte Rehydratation zu erlauben.

(2) *Intensivüberwachung:* In den ersten 60–120 min einer Insulintherapie fällt der Kaliumspiegel i. d. R. bedrohlich ab wegen Transmineralisation in die Zellen. Deshalb ist neben und trotz der sofortigen prophylaktischen Gabe von intravenösem Kalium eine stündliche Serumkaliumkontrolle erforderlich. Bei Bedarf muss Kalium mehrmals die Stunde kontrolliert werden. Alle 1–2 h zu kontrollieren sind Natrium, Blutglukose, Vitalparameter, venöser Blut-pH, Urinausscheidung.

(3) Bei Bedarf werden grobmaschig Nierenwerte, Phosphat, Gerinnung, Urinausscheidung und ZVD überprüft.

(4) *Sauerstoffzufuhr:* vorbeugend Zufuhr von 2–4 L O_2/min über eine Nasensonde, um eine Verstärkung der Azidose durch erhöhten Laktatanfall bei peripheren Mikrozirkulationsstörungen und Hypoxämie zu vermeiden.

(5) *Magensonde:* Bei bewusstseinsgetrübten Patienten sollte ein Magenschlauch gelegt werden, um eine Aspiration zu vermeiden. Häufig liegt bei diesen Patienten eine ausgeprägte Magenatonie mit erheblicher Magensaftansammlung vor.

(6) **Antibiotika:** Nur bei Anhalt für eine Infektion, nicht prophylaktisch. Entzündliche Foki werden behandelt. Abdominelle Schmerzsymptomatik kann Ausdruck einer Pseudoperitonitis sein. Bei Unklarheit oder Persistenz nach Ketoazidoseausgleich bildmorphologische oder chirurgische Abklärung.

(7) *Thromboseprophylaxe:* Essenziell ist eine sofortige Thromboeseprophylaxe für hohes Risiko aufgrund von Hypovolämie und Wasserverschiebungen.

Spezifische Maßnahmen

Im Vordergrund der Therapie steht die Aufrechterhaltung der vitalen Funktionen. Die Geschwindigkeit der Normalisierung der Blutglukosespiegel ist kein Therapieziel! Prinzipiell hat die Therapie 2 Phasen:

(1) *Phase 1:* Phase der Rehydrierung mit folgenden akuten Wirkungen:
- Verbesserung von Volumenmangel und Schocksituation,
- sofortige Senkung von Blutglukosekonzentration und Osmolalität durch Verdünnung,
- sofortige Verbesserung der Gerinnungssituation durch Verbesserung der Mikrozirkulation und Verdünnung von Gerinnungsfaktoren,
- Verminderung der Konzentration kontrainsulinärer Hormone,
- Verbesserung des Blut-pH durch Verdünnung der Ketonköper und Unterstützung der Ketonkörperdiurese.

25

(2) *Phase 2:* Phase der Insulinzufuhr zur kausalen Behandlung der Ketoazidose durch folgende Wirkungen:
- Restitution des Glukosetransports in die Zellen zur Normalierung des Energiestoffwechsels in Form einer „low dose" oder „very low dose" insulin application,
- insulinbedingte Hemmung der Ketonkörperbildung und des Nachschubs an sauren Valenzen,
- insulinbedingte Transmineralisation des Kaliums in die Zellen, sodass unbedingt sofort eine hoch dosierte intravenöse Kaliumsubstitution erfolgen muss,
- Abfall der Osmolalität mit möglichen Wasserverschiebungen in den Kompartimenten (**cave:** Hirnödem bei zu schneller Glukose-/Osmolalitätssenkung) „slow-motion reequilibration".

Konkreter Maßnahmenkatalog nach Empfehlungen der DDG und anderer wissenschaftlicher Gremien (z. B. ADA [American Diabetes Association]):

(1) Isotone Elektrolytlösung 1.000 ml in der ersten Stunde.

(2) Das Flüssigkeitsdefizit ist mit ca. 10–15 % des Körpergewichts anzunehmen. Gabe von z. B. 6 l in den ersten 24 h, z. B. isotone Elektrolytlösung 250 ml/h, urinbilanziert, 2/3-Lösung bei Hyperchlorämie oder Hypernatriämie.

(3) Initialer Insulinbolus: Normalinsulin 0,15 IE/kg (ADA) oder einfach 4–10 IE sofort (Plasma-HWZ 5 min).

(4) Sofort im Anschluss an den initialen Bolus intravenöse Insulininfusion mit mindestens 1 IE/h, am besten 2 IE/h, bis maximal 12 IE/h mittels Perfusor.

(5) Glukoseinfusion mit 10-prozentiger Lösung, sobald der Blutglukosespiegel unter Insulintherapie 13,88 mmol/L (250 mg/dl) unterschreitet. Die Blutglukose darf nicht schneller als 5,5 mmol/L/h bzw. 100 mg/dl/h sinken.

(6) KCl 13–20 mmol/h, sofern Serumkalium > 6 mmol/L, in den ersten beiden Stunden 20–40 mmol/h je nach Serumspiegel (**cave:** Pseudohyperkaliämie wegen Azidose).

(7) Keine Bikarbonatgabe bei pH < 7,0, nur bei pH < 7,0 und dekompensierter Herzinsuffizienz wegen möglicher Kreislaufdepression.

(8) Insulinperfusor parallel zur Glukosegabe, mindestens 48 h länger als Ketonurie nachweisbar ist, mit einer Mindestlaufrate von 1,0 IE/h (oder 2,0 IE/h), falls nötig unter gleichzeitiger Infusion von Glukose 10 % 50–100 ml/h entsprechend ½–1 KE/h. Die Glukoseinfusion dient dazu, sich die Insulininfusion in der Mindestdosis „leisten zu können", da das Insulin die Ketogenese hemmt. Nach Sistieren der Ketonbildung wird Insulin auf subkutane Gaben umgestellt. Die ADA benennt als Kriterien für die Überwindung der Ketoazidose eine venöse Plasmaglukose < 11,1 mmol/L (< 200 mg/dl), Serumbikarbonat > 18 mmol/L und einen venösen Blut-pH von 7,4.

25.2.3.2 Alkoholische Ketoazidose bei Patienten mit Diabetes mellitus

Definition und Vorkommen Bei Vorliegen einer Ketoazidose und vergleichsweise niedrigen Blutzuckerwerten bis zu 16,65 mmol/L (300 mg/dl) ist auch an eine alkoholische Ketoazidose zu denken. Möglicherweise gibt es eine genetische Prädisposition für die Entwicklung einer alkoholischen Ketoazidose.

Ätiologie und Pathogenese Alkohol inhibiert die Glukoneogenese, wodurch die hepatischen Glykogenvorräte reduziert werden können. Auch die hepatische Oxidation der freien Fettsäuren ist gehemmt. Auf diese Weise kommt es zu einem Aufstau von freien Fettsäuren, die bei Alkoholentzug und Entfallen der alkoholbedingten Inhibierung der Oxidation für eine verstärkte Ketogenese zur Verfügung stehen. Darüber hinaus ist die Insulinfreisetzung unter Alkoholeinfluss gehemmt. Im Alkoholentzug kommt es ferner zu einer erhöhten Katecholaminsekretion, die die Hemmung der Insulinsekretion und die Lipolyse weiter verstärkt. In eine ähnliche Richtung geht eine vermehrte Ausschüttung von Wachstumshormon und Glukokortikoiden. Kommt zu dem Alkoholentzug zusätzlich noch fehlende Nahrungsaufnahme, werden darüber hinaus die Glukagonspiegel erhöht, die freien Fettsäuren steigen stark, bis auf 2.800 mEq/L, und dementsprechend auch die Ketonkörper. Der Laktatspiegel ist bei der alkoholischen Ketoazidose selten auf mehr als 5 mmol/L erhöht.

Klinik Bei den Patienten handelt es sich meist um Alkoholkranke mit längeren Trinkphasen in der Anamnese. Wegen Appetitlosigkeit wurde keine Nahrung mehr aufgenommen. In dieser Hungerphase kommt es wie beim Gesunden zu vermehrtem Anfall von Ketonkörpern. Nach einer Phase des weiteren Alkoholkonsums sistiert meist bei anhaltendem Erbrechen auch die Alkoholaufnahme, es kommt zur Entzugssymptomatik. Der Patient ist typischerweise durch Polyurie und Erbrechen dehydriert, bewusstseinsgetrübt und atmet tief.

Diagnostische Hinweise Wenn die letzte Alkoholaufnahme 12–36 h zurückliegt, erbringen Blutalkoholbestimmungen häufig niedrigere Werte. Es besteht eine schwere metabolische Azidose mit deutlicher Hyperketonämie und Ketonurie. Der Laktatspiegel ist selten wesentlich erhöht, die Blutzuckerspiegel meist normal oder nur mäßig erhöht, bis 16,65 mmol/L (300 mg/dl). In der Anamnese ist kein Diabetes bekannt.

Therapie

Zur Behandlung werden Volumen-, Elektrolyt- und Glukosegaben und in Abhängigkeit von den Blutzuckerwerten eine Insulintherapie empfohlen. Hierdurch fallen die erhöhten freien Fettsäuren durch Hemmung der Lipolyse ab. Hypoglykämien und Hypokaliämien müssen vermieden werden. Für die Insulintherapie ist kein allgemeingültiger Algorithmus bekannt. Für die Allgemeinmaßnahmen gelten die gleichen Richtlinien wie bei der diabetischen Ketoazidose.

25.2.3.3 Hyperosmolares nicht ketoazidotisches Koma

Definition und Vorkommen Das hyperglykämische, hyperosmolare, nicht ketoazidotische Koma wird definiert durch:

(1) Hyperglykämie mit hohen Werten > 33,30 mmol/L (> 600 mg/dl),

(2) Hyperosmolarität > 310 mosmol/L (> 330 mosmol/L nach nordamerikanischen Fachgesellschaften),

(3) geringe bis fehlende Erhöhung der Ketonkörper und minimale Azidose.

Das hyperosmolare Koma wird bei ca. 10–20 % aller schweren hyperglykämischen Krisen mit und ohne Ketoazidose bei Diabetes mellitus beobachtet. Es betrifft bevorzugt alte Patienten.

Ätiologie und Pathogenese Warum sich in einem Fall ein hyperosmolares, im anderen Fall ein ketoazidotisches Koma entwickelt, ist letztlich nicht geklärt. Beim hyperosmolaren Koma steht die Dehydratation im Vordergrund. Es handelt sich meist um Typ-2-Diabetiker, die noch genügend Insulin haben, um die Lipolyse (mit Azidoseneigung) zu unterdrücken.

Ein weiterer prädisponierender Faktor ist ein ausgeprägtes Volumendefizit durch inadäquate Zufuhr von Flüssigkeit oder ausgeprägte, durch osmotische Diurese bedingte Flüssigkeitsverluste. Häufig liegt bei älteren Patienten ein gestörtes Durstempfinden vor, sodass eine kompensatorische Flüssigkeitsaufnahme unterbleibt.

Leitsymptome und -befunde Dehydratation und Bewusstseinstrübung. Anders als bei der Ketoazidose kommt es häufiger zu fokalen oder generalisierten Krämpfen. Oft wird das Auftreten einer Nackensteifigkeit bei normalem Liquorbefund beobachtet. Die zerebrale Symptomatik zeigt keine Korrelation zur Höhe des Glukosespiegels oder des pH-Werts im Blut oder Liquor. Es zeigt sich jedoch eine enge Korrelation zwischen dem Grad der zerebralen Funktionsstörung und der bestehenden Hyperosmolarität.

Laborchemische Befunde Die Abgrenzung gegenüber anderen Formen des diabetischen Komas erfolgt entsprechend der Definition aufgrund der Osmolarität und des Fehlens einer Ketoazidose. Der aktuelle Blut-pH-Wert kann nicht als Kriterium zur Differenzierung angesehen werden. Erniedrigte pH-Werte treten beim hyperosmolaren Koma infolge Schocksymptomatik und Hypoxie durch Laktaterhöhung auf. Häufig kommen beim hyperosmolaren Dehydratationssyndrom erhöhte Nierenretentionswerte vor.

Obwohl man bei der hypertonen Dehydratation eine Hypernatriämie erwartet, kann die Serumkonzentration von Natrium hoch, normal oder niedrig sein. Eine Hyponatriämie entwickelt sich besonders dann, wenn durch Hyperglykämie Wasser aus den Zellen in den Extrazellulärraum übertritt. Hinzu kommt, dass mit der Urinausscheidung Natrium in erheblichem Maß verloren wird. In der Regel ist das Serumnatrium pro 5,55 mmol/L (100 mg/dl) Blutzuckererhöhung um ca. 3 mmol/L (3 mval/L) erniedrigt. Die Natriumspiegel steigen unter der Therapie an, während das initial erhöhte Hb oder der Hkt fallen. Erhöhung der CPK in extrem hohe Bereiche bis 12.000 E/L müssen die Aufmerksamkeit auf eine Rhabdomyolyse lenken, die beim hyperosmolaren Koma vorkommen kann.

Therapie

Die therapeutischen Richtlinien gleichen denen bei der diabetischen Ketoazidose. Eine langsame Senkung des Blutglukosespiegels ≤ 50 mg/dl/h wird angestrebt. Die Plasmaosmolalität soll nicht schneller als 5 mosmol/kg/h sinken.

25.2.3.4 Laktatazidose

Definition und Vorkommen Eine Laktatazidose kann angenommen werden, wenn das Laktat im Serum auf > 8 mmol/L (> 72 mg/dl) erhöht ist und gleichzeitig eine metabolische Azidose vorliegt (pH < 7,25). Die Laktatkonzentration kann bis 35 mmol/L ansteigen.

Laktatazidosen sind sehr selten, aktuell wird eine Inzidenz von 0,03/1.000 Patientenjahre angenommen.

Ätiologie und Pathogenese Milchsäure entsteht als Endprodukt bei der anaeroben Glykolyse. Sie steht mit Pyruvat und der Wasserstoffionenkonzentration im Gleichgewicht. Laktatbildende Organe sind Blutzellen, Gehirn, Skelettmuskel, Darmschleimhaut und Haut. Leber, Niere und Herzmuskel können dagegen Laktat aufnehmen. Unter bestimmten Umständen können jedoch auch laktatutilisierende Organe wie die Leber zu Laktatproduzenten werden. Ein solches Umschalten geschieht in der Leber bei Bestehen einer metabolischen Azidose mit pH-Werten < 7,1.

Bei der **Typ-A-Laktatazidose** steht die Minderperfusion des Gewebes im Sinne einer Hypoxie im Vordergrund. Sie tritt auf im Rahmen von Schock und Sepsis.

Typ-B-Laktatazidosen werden bedingt durch eine Reihe toxischer Substanzen wie Biguanide, Zyanide, Äthanol, Methanol, Streptozotocin, aber auch durch hoch dosierte parenterale Applikation von Fruktose, Sorbit und Xylit, insbesondere bei Vorschädigungen der Leber- und begleitende Niereninsuffizienz.

Klinik

(1) Das **Prodromalstadium** ist gekennzeichnet durch Appetitlosigkeit, Übelkeit und Erbrechen, abdominale Schmerzen, Muskelschmerzen und -schwäche, Adynamie, zunehmende Verwirrtheit und auffallende Unruhe.

(2) Beim **Vollbild** werden zusätzlich Untertemperatur, Hinfälligkeit und Koma vorgefunden. Zusätzlich besteht eine tiefe Kussmaul-Atmung bei meist fehlendem „Acetongeruch". Der Patient ist sekundär hypoton. Es besteht eine Oligo-/Anurie, häufig fehlen Muskeleigenreflexe. Die Pupillen sind manchmal auch bei noch ansprechbaren Patienten lichtstarr und entrundet.

Diagnostische Hinweise Es liegen pH-Werte < 7,25 und Laktatwerte > 8 mmol/L vor. Der Kohlendioxidpartialdruck ist durch eine ausgeprägte Kussmaul-Atmung kompensatorisch stark erniedrigt. In der Regel ist diese Erniedrigung stärker ausgeprägt als bei der ketoazidotischen Entgleisung. Fast immer findet sich eine starke Erhöhung des Serumphosphats, z. T. > 3,22 mmol/L (> 10 mg/dl). Hierbei handelt es sich offenbar um einen Indikator für die schwere dekompensierte Azidose bei fehlender Nierenschädigung. Der richtungweisende, rasch verfügbare Parameter ist das Anionendefizit. Hierbei handelt es sich um die Differenz aus den Summen der Konzentrationen der beiden Kationen Na^+ und K^+ einerseits und der beiden Anionen Cl^- und HCO_3^- andererseits. Dieses Defizit ist meist auf Werte über 30 mmol/L erhöht. Gesichert wird die Diagnose nur durch eine direkte Laktatbestimmung im Blut.

Therapie

Die Laktatazidose kann mit folgenden Maßnahmen bekämpft werden:

(1) Abbruch bzw. Beseitigung der die Laktatazidose begünstigenden Noxen,

(2) Behebung des Schockzustands und Verbesserung der Zirkulation,

(3) Neutralisation der Azidose,

(4) Behebung einer diabetischen Ketoazidose – soweit sie vorhanden sein sollte – mit entsprechenden Mengen Insulin, Flüssigkeit und Elektrolyten,

(5) Sauerstoffzufuhr 2–4 l/min.

Bei biguanidinduzierter Laktatazidose kann durch *Hämodialyse* eine Elimination von Metformin und Laktat aus dem Blut erreicht werden. Die Mortalität ändert sich durch die Dialysebehandlung jedoch nicht. Bei oligo-/anurischen Patienten ist die Dialyse jedoch indiziert. Eine Hypoxie sollte durch Sauerstoffzufuhr bzw. künstliche Beatmung behandelt werden. Der häufig ursächliche, fast immer aber in der Folge der Azidose selbst auftretende Schockzustand muss konsequent mit den üblichen *Allgemeinintensivmaßnahmen* behandelt werden. Hierbei ist insbesondere auf ausreichende Blutdruckhöhe und adäquates Schlagvolumen zu achten. Zur Anhebung des pH-Werts dient i. d. R. Natriumbikarbonat. Da die Leber bei einem pH< 7,0 Laktat nicht abbaut, sondern produziert, muss sichergestellt werden, dass dieser pH-Wert so bald wie möglich erreicht wird. Die Indikation zur Hämodialyse besteht bei Nierenversagen und Hyperkaliämie, Hypernatriämie, Volumenüberlastung, Urämie und wenn eine nicht normalisierbare Azidose mit pH < 6,9 zur Kreislaufdepression führt.

25.2.4 Therapie häufiger Begleiterkrankungen des Diabetes mellitus

25.2.4.1 Arterielle Hypertonie und Hyperlipoproteinämie

▶ Kap. 15.1, ▶ Kap. 25.5.

25.2.4.2 Nierenkomplikationen

Diabetische Nephropathie

25

Im Frühstadium besteht eine Hyperfiltration und erhöhte Albuminausscheidung im Urin. Im Spätstadium kommt es zur Abnahme der glomerulären Filtrationsleistung und zur Entwicklung von Hypertonie, Dyslipoproteinämie und weiteren Morbiditäten.

Ätiopathogenese Die diabetesbedingten Veränderungen an der Niere sind beim Typ-1-Diabetes zuerst an der Basalmembran erkennbar, wo die interzelluläre Matrix, von Mesangiumzellen produziert, vermindert verschiedene Sorten von Heparansulfat-Proteoglycan enthält. Dadurch wird die Barrierefunktion der Basalmambran kompromittiert. Als erstes Zeichen kommt es zu einer vermehrten Ausscheidung von Albumin im Urin (Mikroalbuminurie). Bei Fortschreiten der Schäden kommt es zur unselektiven Proteinurie mit Verlust von größeren Eiweißkörpern und später zum Untergang von Glomeruli und zur Niereninsuffzienz. Beim Typ-2-Diabetes ist die Nierenschädigung häufig a priori ein gemischter Prozess, bei dem neben der diabetischen Nephropathie auch die hypertoniebedingte Glomerulosklerose zur Funktionseinschränkung der Nieren führt.

Nephropathie-Stadien ▶ Tab. 25.10. Nach 10–20 Jahren Diabetesdauer entwickeln ca. 40 % der Typ-1-Diabetiker eine Nephropathie im Rahmen der diabetesspezifischen Mikroangiopathie. Das am frühesten fassbare klinische Zeichen der diabetischen Nephropathie ist die Mikroalbuminurie (▶ Tab. 25.11). Dieses Stadium ist bei optimaler Blutzuckereinstellung und Blutdruckkontrolle potenziell reversibel.

Progressionsfaktoren und Therapieziele Die Progression einer diabetischen Nephropathie wird bei Typ-1-Diabetes erst deutlich beschleunigt bei einem langjährigen HbA_{1c}-Wert > 8,0 % (DCCT Studie). Bei allen Diabetesformen beschleunigen hypertensive Blut-

Tab. 25.10 Nephropathie-Stadien und assoziierte Begleiterkrankung (nach: Praxis-Leitlinien DDG 2014)

Stadium/Beschreibung		Albuminausscheidung (mg/L)	GFR	Bemerkungen
Nierenschädigung mit normaler Nierenfunktion	1a Mikroalbuminurie (▶ Tab. 25.11)	Männer: 20–200 Frauen: 30–300	› 90	Serumkreatinin und Blutdruck im Normalbereich, Blutdruck normal oder steigend oder Hypertonie, Dyslipidämie, rasche Progredienz von KHK, pAVK, Retinopathie und Neuropathie
	1b Makroalbuminurie (▶ Tab. 25.11)	Männer: › 200 Frauen: › 300	› 90	
Nierenschädigung mit Niereninsuffizienz (NI)[1]	2 leichtgradige NI	› 200	60–89	Hypertonie, Dyslipidämie, Neigung zu Hypoglykämie, rasche Progression von KHK, AVK, Retinopathie, Neuropathie, Anämie, Störung des Knochenstoffwechsels
	3 mäßiggradie NI	Abnehmend	30–59	
	4 hochgradige NI		15–29	
	5 terminale NI		‹ 15	

[1] nach KDOQI/NKF

Tab. 25.11 Grenzwerte für Albuminurie bei verschiedenen Sammelverfahren

Kategorie	24-h-Urin (mg)	Spot-Urin (mg/g Kreatinin)
Normal	Männer ‹ 20 Frauen ‹ 30	Männer ‹ 20 Frauen ‹ 30
Mikroalbuminurie	Männer 20–200 Frauen: 30–300	Männer 20–200 Frauen: 30–300
Makroalbuminurie	Männer › 200 Frauen › 300	Männer › 200 Frauen › 300

druckwerte > 130/80 mmHg und Nikotinkonsum die Progression einer Nephropathie. Empfohlen wird von der DDG 2014 für alle Diabetesformen ein Ziel-HbA_{1c} von 6,5–7,5 % (48–58 mmol/mol) für die Primärprävention und < 7,0 % (< 53 mmol/mol) für die Sekundärprävention. Auch exzessive Eiweißzufuhr ist ungünstig. Durch eine optimale Therapie aller Faktoren können Entwicklung und Progression einer diabetischen Nephropathie verzögert werden. Den größten Einfluss auf den Verlauf bei Typ-2-Diabetes hat die Blutdrucksenkung (UKPDS Studie).

Stadien der Niereneinsuffizienz nach DDG 2014 (▶ Tab. 25.10).

Therapie

Therapie: ▶ Kap. 19.

25.2.4.3 Augenkomplikationen

Diabetische Retinopathie und Makulopathie

Beim Typ-1-Diabetes entwickelt sich eine diabetische Retinopathie nach 10-jähriger Diabetesdauer in 60 % und nach 15- bis 20-jähriger Diabetesdauer in 95 % der Fälle. Die visusbedrohende proliferative Retinopathie tritt nach 20 Jahren Diabetesdauer bei 50 % der Patienten auf. Eine diabetische Makulopathie tritt nach 15-jähriger Diabetesdauer bei bis zu 15 % der Patienten auf.

Beim Typ-2-Diabetes besteht bereits bei Diagnosestellung in über 30 % der Fälle eine Retinopathie; nach 15–20 Jahren Diabetesdauer steigt die Häufigkeit auf etwa 50 % an.

Nur 10–20 % der Fälle von Typ-2-Diabetes entwickeln aber eine proliferative Retinopathie.

Symptome Die diabetische Retinopathie und die diabetische Makulopathie verlaufen lange Zeit symptomlos. Daher sollten auch ohne Verschlechterung des Sehvermögens regelmäßige ophthalmologische Kontrollen erfolgen.

Eine proliferative diabetische Retinopathie mit Blutung gehört in die Hände von netzhauterfahrenen augenärztlichen Spezialisten, dazu eignen sich ausgewiesene Zentren.

Therapie

Ophthalmologische Therapie

Die Aufgabe von Internisten ist es, Patienten an netzhauterfahrene Ophthalmologen und augenärztliche Zentren zu überweisen und auf augenärztliche Befunde entsprechend zu reagieren, insbesondere auf einen drohenden Visusverlust.

Internistische Therapie

Der erste Handlungsimpuls eines Internisten ist i. d. R. der Versuch, den Blutzuckerwert niedriger einzustellen. Eine Senkung des HbA_{1c} hemmt das Auftreten und die Progression einer diabetischen Retinopathie. **Cave:** Eine drastische Senkung des Blutzuckers kann bei zuvor schlecht eingestellten Diabetikern – insbesondere bei vorbestehender proliferativer Retinopathie – zu einer akuten Verschlechterung der Retinopathie mit Retinablutungen und Visusverlust führen. Bei drohender Blutungsgefahr bei proliferativer Retinopathie und bei visusvermindernder Makulopathie ist es erforderlich, akut die Blutglukosewerte anzuheben, z. B. auf durchschnittlich 11,1 mmol/L (200 mg/dl). Dies kann innerhalb weniger Tage zur Rückbildung des Makulaödems führen. Der Blutzucker sollte so lange angehoben bleiben, bis die akute Makulopathie und/oder die Gefäßneubildung der retinalen Gefäße gestoppt oder stabilisiert werden konnten. Dabei ist der mittlere Blutglukosespiegel so lange anzuheben, bis eine panretinale Laserkoagulation oder eine VEGF-antagonisierende Medikation mit Ranibizumab (Lucentis® von Novartis), Bevacizumab (Avastin® von Roche) oder Aflibercept (Eylea® von Bayer) mit der Indikation diabetische Makulopathie vollständig durchgeführt worden ist. Nach Abschluss der augenärztlichen Behandlung kann der mittlere Blutzucker dann wieder zügig in den Zielbereich abgesenkt werden. Bei Patienten mit langjährig hohen HbA_{1c}-Werten, die zu einer Verbesserung ihrer Stoffwechsellage bereit sind, ist es empfehlenswert, den HbA_{1c} nicht schneller als 0,5 % pro Monat abzusenken.

25.2.4.4 Diabetische Neuropathie

Die diabetische Neuropathie tritt in ihren verschiedenen Varianten nach 15–25 Jahren Diabetesdauer bei 50 % der Erkrankten auf. In 12 % ist sie bereits bei Diagnosestellung des Diabetes vorhanden. Während sich die distal-symmetrische Polyneuropathie und die autonome Neuropathie i. d. R. langsam entwickeln und mit einer diffusen Faserschädigung einhergehen, treten fokale und multifokale Neuropathien häufig abrupt auf und neigen zu kompletter oder partieller Remission innerhalb kürzester Zeit. Als pathogenetische Mechanismen werden verschiedene Hypothesen diskutiert, von denen bisher allerdings keine sicher belegt ist.

Therapie

Kausale Therapie und Schmerztherapie bei sensomotorischer diabetischer Polyneuropathie (PNP)

Eine gute Stoffwechseleinstellung ist die Maßnahme der Wahl zur Vorbeugung und Progressionsverzögerung der diabetischen Neuropathie. Alle anderen derzeit zur Verfügung stehenden Behandlungsmöglichkeiten sind unspezifisch und orientieren sich an den jeweils bestehenden Symptomen. Morphologische Spätschäden an den Nerven können durch Stoffwechselverbesserung nicht mehr rückgängig gemacht werden. Eine HbA_{1c}-Absenkung verbessert bei diesen Patienten die Dysästhesie und den Schmerz nicht mehr.

Bei der schmerzhaften diabetischen Neuropathie und bei lästigen Dysästhesien ist eine symptomatische Therapie zur Erhaltung der Lebensqualität angezeigt. Im Endstadium geht die schmerzhafte PNP in ein schmerzloses Stadium über; dann werden Analgetika verzichtbar.

Eine physikalische Therapie zeigt häufig einen günstigen Effekt. Des Weiteren kann auch eine Elektrostimulation (TENS) versucht werden, die in günstigen Fällen schon nach wenigen Wochen eine Besserung der Symptomatik ergibt.

Medikamentös können folgende Substanzen eingesetzt werden:

(1) **Analgetika aus der Gruppe der Antikonvulsiva,** z. B. Carbamazepin 200–600 mg, alternativ Gabapentin 400–800 mg oder Pregabalin 150–300 mg, alle vorzugsweise abends. Die Dosissteigerung erfolgt bis zum Wirkeintritt, der frühestens innerhalb einer Woche zu erwarten ist, bei Carbamazepin nach Serumspiegel, bei Gabapentin oder Pregabalin bis zum Erreichen der zugelassenen Höchstdosis.

(2) **Trizyklische Antidepressiva,** z. B. Amitriptylin, Clomipramin, Desipramin, Imipramin. Die analgetische Wirkung setzt schnell ein. Die Dosierung von Amitriptylin beträgt 25–50 mg zur Nacht, einschleichend gegeben.

(3) **Selektive Serotonin-Wiederaufnahmehemmer (SSRI),** z. B. Citalopram, Paroxetin.

α-Liponsäure hat in klinischen Studien nur bei intravenöser Anwendung einen nachweisbar positiven Einfluss auf Symptome und neurologische Defizite gezeigt.

Häufig ist die Schmerzkontrolle unter den First-Line-Analgetika unzureichend. Dann muss die Therapie mit **morphinartigen Analgetika** kombiniert werden, z. B. Tramadol oder Tilidin/Naloxon jeweils bis zur Höchstdosierung, am besten in retardierter Form (Kapseln), die die Toleranzentwicklung deutlich vermindern. Zeigen die Medikamente innerhalb von 2 Wochen keinen relevanten Effekt, sollten sie wieder abgesetzt werden. NSAR wirken i. d. R. nicht gegen neuropathische Schmerzen.

Symptombezogene Therapie bei autonomer diabetischer Neuropathie

Bei *autonomer Neuropathie* können abhängig von der spezifischen Symptomatik folgende Maßnahmen ergriffen werden:

(1) *Orthostatische Hypotonie:* **Fludrocortison** 0,05–1,0 mg/d, körperliches Training, Kompressionsstrümpfe, Schlafen mit erhöhtem Kopfteil.

(2) *Blasenentleerungsstörungen:* **Carbachol** i. v. oder oral etwa 2–4 × 2 mg/ d; evtl. Resektion des inneren Blasensphinkters; manuelle Expression der Blase.

(3) *Erektile Dysfunktion:* **Sildenafil** 50–100 mg, **Vardenafil** 10–20 mg oder **Tadalafil** 10–20 mg. Ferner sind möglich: Alprostadil intraurethral, Injektionen von Papaverin bzw. Phentolamin in das Corpus cavernosum (SKAT in Kooperation mit dem Urologen), Penisprothese.

(4) *Gastroparese:* 3 × 10 mg/d **Metoclopramid. Domperidon** (Motilium®) hat die Zulassung für die Dauertherapie wegen kardialer Nebenwirkungen verloren. Hier kann man sich die Tatsache zunutze machen, dass häufig Flüssigkeiten leichter aus dem Magen entleert werden als feste Speisen, indem man wenigstens die Hälfte der Kohlenhydrate in flüssiger Form zusammen mit den festen Speisen gibt. In schweren Fällen kann die Implantation eines Magenschrittmachers als Heilversuch erwogen werden, diese hat aber in kleinen Studien wenig Erfolg gezeigt.

(5) *Intestinale Neuropathie bei Diarrhö oder Obstipation:* Nach Ausschluss einer bakteriellen Übersiedlung bei Stase im Dünndarm kann die Obstipation symptomatisch mit **Loperamid** behandelt werden.

Bei Vorliegen einer chronischen *Obstipation* infolge einer autonomen Neuropathie können **Macrogol** (Movicol®) oder eine andere osmotisch wirksame Substanz mit reichlicher Flüssigkeitszufuhr, in Kombination mit Bisacodyl oder Natriumpicosulfat eingesetzt werden. Erythromycin wird nicht mehr empfohlen. Als Heilversuch kann unter Berücksichtigung aller Nebenwirkungen der selektive 5-HT_4-Rezeptoragonist **Prucaloprid** (Resolor®) verwandt werden, der aktuell nur für Frauen zugelassen ist.

(6) *Neuropathische Ödeme:* Versuch einer symptomatischen Therapie mit Lymphdrainage oder Diuretika.

(7) *Gustatorisches Schwitzen:* Keine Standardtherapie verfügbar. Behandlungsversuch mit **Clonidin** in niedriger Dosis oder Heilversuch mit Ipratropiumbromid-Rezeptur in einer Macrogol-Gel-Grundlage zum Einreiben der Haut. Kardiale Nebenwirkungen sind zu beachten.

25.2.4.5 Diabetischer Fuß

Das diabetische Fußsyndrom ist eine gravierende Komplikation des Diabetes mellitus, die zu Amputationen führen kann. Die Gesamtzahl der Major-Amputationen (jegliche Amputation oberhalb des Knöchelbereichs, ohne Angaben zu den Ursachen) in Deutschland lag bei 26.000 im Jahr 2003 und bei 22.000 im Jahr 2008. Die Zahl der Minoramputationen stieg jedoch im gleichen Zeitraum von 31.000 auf 39.000 an. Etwa 50 % davon stehen im Zusammenhang mit einem Diabetes mellitus.

Im Wesentlichen tragen drei Ursachen zur Entwicklung des diabetischen Fußes bei: Neuropathie, periphere arterielle Verschlusskrankheiten und Infektionen. Fehlende Schmerzempfindung in Zusammenhang mit Fehlstellungen durch distale sensomotorische Neuropathie und trophische Störungen im Rahmen der autonomen Neuropathie führen zum Auftreten von Druckulzera, die im Rahmen der reduzierten Infekabwehr und bei unterbleibender Schonung und Behandlung zu chronischen Infektionen führen.

Zur Klassifikation des diabetischen Fußsyndroms ▶ Tab. 25.12.

Tab. 25.12 Klassifikation des diabetischen Fußsyndroms

Klassifikation	Stadium	Befund
Wagner	0	Prä- oder postulzerativer Fuß
	1	Oberflächliche Wunde
	2	Wunde bis zur Ebene von Sehnen und Kapseln
	3	Wunde bis zur Ebene von Knochen und Gelenken
	4	Nekrose von Fußteilen
	5	Nekrose des gesamten Fußes
Armstrong	A	Ohne Infektion und Ischämie
	B	Mit Infektion
	C	Mit Ischämie
	D	Mit Infektion und Ischämie

Die **Charcot-Osteoarthropathie** ist eine Sonderform des diabetischen Fußsyndroms, die durch eine Neuropathie ausgelöst wird. Es handelt sich um eine zunächst schmerzlose Stressfraktur wegen PNP. Initial treten Überwärmung, Rötung und Schwellung des Fußes auf. Im MRT zeigt sich im Frühstadium ein Knochenmarködem. Später kommt es zu Knochenveränderungen bis hin zu Osteolysen, Frakturen, Knochenfragmentierungen und z. T. erheblichen Fehlstellungen des Fußes, dem sog. Charcot-Fuß, als Endstadium.

Therapie

Prophylaxe

Sachgerechte Fußpflege und tägliche Selbstinspektion durch die Patienten sowie regelmäßige Inspektion der Füße durch Podologen oder Ärzte.

Die entsprechenden Maßnahmen sind dem Patienten im Rahmen eines Schulungsprogramms und in Form einer Checkliste mit auf den Weg zu geben.

Therapie

Die wesentlichen Elemente der Behandlung des diabetischen Fußsyndroms sind

(1) mechanische Entlastung des Fußes, bei diabetischer PNP Verordnung und Gebrauch von konfektionierten Diabetikerspezialschuhen mit diabetesadaptierter Weichbettung von Lucro (einzige in Studien geprüfte konfektionierte Spezialschuhkollektion), Entlastungsschuhe, Orthesen, Halbschalengips,

(2) Wundbehandlung,

(3) Infektionsbehandlung,

(4) Behebung von Stoffwechselentgleisungen,

(5) vaskuläre Diagnostik und Therapie.

Beim *neuropathischen Fuß* besteht die wesentliche Behandlung in der vorbeugenden Fußpflege und Druckentlastung mittels Diabetikerspezialschuhen und in der Beseitigung von Hyperkeratosen.

Beim akuten *Charcot-Fuß* besteht die wichtigste therapeutische Maßnahme in der kompletten Druckentlastung, anfangs im Bett, dann im Rollstuhl und ggf. im Unterschenkelgips in Form von Casts mit Entlastung über mehrere Monate. In schweren Fällen sind eine operative Korrektur und eine Entlastung durch einen Fixateur externe erforderlich. Im chronischen Stadium helfen orthopädische Maßschuhe mit hohem Schaft und angepasster Sohle, um plantare Druckspitzen zu vermeiden und den Druck auf die gesamte Fußsohle und den Unterschenkel zu verteilen.

Der *neuropathisch infizierte Fuß* ist oft rein konservativ erfolgreich zu behandeln durch folgende Maßnahmen:

(1) Völlige Ruhigstellung und Entlastung des betroffenen Fußes (Bettruhe, Sitzrollstuhl). Keinesfalls Gehtraining.

(2) Abtragen von Nekrosen.

(3) Tiefer Wundabstrich und mikrobiologische Untersuchung.

(4) Antibiotische Behandlung nach Antibiogramm. Bis zum Eintreffen des Antibiogramms werden Antibiotika gegeben, die sowohl streptokokken- als auch staphylokokkenwirksam sind. Leitlinienentsprechend wäre dies z. B. **Cefalexin** 2–3 × 1.000 mg/d p. o. oder **Cefazolin** 2–3 × 2.000 mg/d i. v. Staphylokokkenwirksame knochengängige Antibiotika wie z. B. Clindamycin werden bei Knochenbeteiligung bevorzugt.

(5) Tägliche Reinigung der Wunde und steriler Verband.

(6) Feuchthalten der Wundoberfläche z. B. mit Fettgaze (Grassolind® neutral, Jodoform® Gaze) oder Wundverband (z. B. Varihesiv®), die durch ein Klebevlies fixiert werden (z. B. Fixomull®, Hypafix®), ist i. d. R. nicht erforderlich, wenn die Wunde sekretiert.

(7) Bei Nachweis von arteriellen Stenosen Revaskularisation (PTA, femoro-pedaler Bypass oder andere).

(8) Identifizierung osteomyelotisch befallener Fußknochen. Therapie mit knochengängigen Antibiotika (s. o.) und evtl. operative Entfernung im Intervall unter Berücksichtigung funktioneller Aspekte (orthopädische Chirurgie).

Die *ischämisch-gangränöse Form* wird nach den Regeln der sonst üblichen angiologischen Diagnostik und Therapie behandelt (▶Kap. 14.1.2). Hier ist die Behandlung durch ein spezialisiertes Fußzentrum zu steuern.

25.3 Hypoglykämien

W. A. Scherbaum, unter Mitarbeit von B. M. Lobnig

Definition Die Hypoglykämie ist ein klinisches Syndrom sehr unterschiedlicher Ätiologie. Eine internationale oder allgemeingültige Definition der Hypoglykämie existiert nicht.

Allgemeine Definition der Hypoglykämie Die (amerikanische) Endocrine Society hat die Hypoglykämie wie folgt definiert: „Eine klinische Hypoglykämie ist definiert durch eine Plasmaglukosekonzentration, die so tief ist, dass sie Symptome einschließlich einer Beeinträchtigung zerebraler Funktionen verursacht".

Die Grenzwerte für solche Symptome sind dynamisch. Sie verschieben sich bei Patienten mit rezidivierenden Hypoglykämien in einen tieferen Bereich und, wenn die Blutzuckerwerte chronisch zu hoch sind, in höhere Bereiche. Daher ist es nicht möglich, einen einzelnen Blutglukosewert anzugeben, der kategorisch eine Hypoglykämie definiert. Außerdem sind die Symptome einer Hypoglykämie unspezifisch.

Der sicherste Beleg für eine Hypoglykämie ist die **Whipple-Trias:**

(1) Symptome, die mit einer Hypoglykämie kompatibel sind,

(2) ein niedriger Plasmaglukosewert,

(3) Beseitigung der Symptome nach Anhebung der Plasmaglukosekonzentration.

Dies ist insbesondere für die Definition von Hypoglykämien außerhalb des Diabetes von Bedeutung, weil nur dann eine weitere Abklärung sinnvoll ist. Pathophysiologie, Diagnostik und Behandlung einer Hypoglykämie bei Patienten mit Diabetes und solchen ohne Diabetes sind sehr verschieden und werden daher im Folgenden separat behandelt.

Unterscheidung in leichte und schwere Hypoglykämien Aufgrund der klinischen Symptomatik kann allgemein zwischen leichten und schweren Hypoglykämien unterschieden werden.

(1) **Leichte Hypoglykämien** werden selbst wahrgenommen und können mit adäquaten Maßnahmen durch den Betroffenen selbst behandelt werden.

(2) **Schwere Hypoglykämien** bedürfen zu ihrer Überwindung fremder Hilfe, weil sie durch eine Wahrnehmungsstörung nicht oder zu spät erkannt werden oder weil durch die hypoglykämiebedingten zerebralen Einschränkungen adäquate Gegenmaßnahmen unterbleiben.

Klinik Folgende Symptome können bei einer Hypoglykämie auftreten:

(1) **Autonome Symptome (sympathikotone Symptome):** Schwitzen, Tremor, Herzklopfen, Tachykardie, Angst, Unruhe, Hitzegefühl.

(2) **Neuroglykopenische Symptome:** Schwindelgefühl, Verwirrtheit, Verhaltensstörung, Aggression, Kopfschmerzen, Sprechprobleme, psychomotorische Verlangsamung, fokale oder generalisierte Anfälle, Somnolenz, Bewusstlosigkeit.

(3) **Sonstige:** Heißhunger, Verschwommensehen, Benommenheit.

25.3.1 Hypoglykämien bei Patienten mit Diabetes mellitus

Die **Hypoglykämie bei Diabetes mellitus** wird durch die American Diabetes Association wie folgt definiert:

„Alle Episoden einer abnormalen niedrigen Blutglukosekonzentration, die das Individuum einer möglichen Schädigung aussetzen". Diese Definition umfasst also auch asymptomatische Episoden. Es wird empfohlen, einen Plasmaglukosespiegel von 3,9 mmol/L (70 mg/dl) als Grenzwert zu betrachten. Dabei wird der Tatsache Rechnung getragen, dass die Blutzucker-Selbstmessungen durch die Patienten ungenau sind und dass die Patienten bei einem solchen Grenzwert noch Zeit haben sollten, dagegen zu reagieren oder auch nur die Messung zu wiederholen.

Hypoglykämien werden beim Diabetes mellitus durch eine unangepasste pharmakologische Therapie mit Insulin oder Insulin-Sekretagoga ausgelöst. Iatrogene Hypoglykämien sind der limitierende Faktor bei der Blutzuckereinstellung des Diabetes. Hypoglykämien sind insbesondere ein Phänomen, das Menschen mit Typ-1-Diabetes lebenslang begleitet, wenn sie ihren Blutzucker normnah einstellen möchten. Im Durchschnitt erleben Typ-1-Diabetiker zwei symptomatische Hypoglykämien pro Woche und etwa eine schwere Hypoglykämie pro Jahr, zu deren Überwindung Fremdhilfe erforderlich ist. Hypoglykämien sind bisweilen verbunden mit Krampfanfällen oder Bewusstlosigkeit. Die Inzidenz von Hypoglykämien bei der Behandlung eines Typ-2-Diabetes ist viel niedriger als bei Typ-1-Diabetes und wird überwiegend bei Patienten beobachtet, die mit Insulin-Sekretagoga oder Insulin behandelt werden. Mit zunehmendem Verlust von Betazellen kommen aber auch im Krankheitsverlauf eines Typ-2-Diabetes immer häufiger Hypoglykämien vor, sodass das Risiko nach langer Diabetesdauer dem bei Typ-1-Diabetes nahekommt. Inzidenz und Prävalenz von Hypoglykämien im täglichen Leben werden bei Diabetes-Patienten allgemein unterschätzt. Asymptomatische Episoden werden häufig nicht registriert und symptomatische Episoden werden oft nicht als solche wahrgenommen.

Auswirkungen von Hypoglykämien auf den Diabetes Häufige Hypoglykämien beeinträchtigen die Patienten physisch und psychisch. Außerdem beeinträchtigen sie die Gegenreaktion und damit die frühzeitige Erkennung von Hypoglykämien, sodass ein Circulus vitiosus entsteht und weitere Hypoglykämien mit immer tieferen Blutzuckerwerten auftreten.

Passagere neurologische Störungen sind häufig. Dagegen kommt es bei Hypoglykämien selten zu permanenten neurologischen Ausfällen. Eine iatrogene Hypoglykämie kann tödlich verlaufen. Zwischen 2 und 10 % der Patienten mit Typ-1-Diabetes sterben an einer Hypoglykämie. Die meisten plötzlichen Todesfälle unter einer Hypoglykämie werden wahrscheinlich durch ventrikuläre Arrhythmien und eine abnormale Repolarisation des Herzens mit stark verlängerter QT-Zeit ausgelöst. Zugrunde liegende Ursachen sind eine maximale sympathoadrenale Stimulation und pathologische Repolarisationszeiten im kardialen Reizleitungssystem.

Ätiopathogenese **Diabetesassoziierte Hypoglykämien** sind i. d. R. durch die Behandlung bedingt:

(1) **Nüchternhypoglykämien** bei behandelten Diabetikern sind häufig auf eine inadäquate Medikation in der Nacht zurückzuführen, z. B.

- zu hohe Dosis eines Verzögerungsinsulins zur Nacht,
- zu hohe stündliche Insulinbasalrate in der Nacht bei Insulinpumpentherapie (CSII),
- zu hohe Insulingabe zu den Spätmahlzeiten,
- Genuss größerer Alkoholmengen vor der Nachtruhe mit längerer Nüchternphase,
- unerkannte Abnahme des Insulinbedarfs nach Gewichtsabnahme, nach Ausheilung chronisch-entzündlicher Erkrankungen mit passager erhöhtem Insulinbedarf,
- inadäquat hohe abendliche Dosis eines insulinsekretionsfördernden Medikaments (Sulfonylharnstoffe, Glinide),
- Kumulation besonders lang wirksamer Insulinanaloga bei geriatrischen Patienten, Kumulation von lang wirksamen insulinsekretionsfördernden Medikamenten (z. B. Glimepirid) bei geriatrischen Patienten oder bei Niereninsuffizienz Stadium III–IV.

(2) **Postprandiale Hypoglykämien** kommen beim behandelten Diabetiker vor z. B. bei

- inadäquat hoher Abdeckung der Mahlzeiten mit präprandialem, kurz wirksamem Insulin,

- Überschätzung des Kohlenhydratgehalts der Mahlzeit oder Emesis nach bereits erfolgter Insulingabe,
- Gastroparese mit Verzögerung der Magenentleerung,
- insulin- oder sulfonylharnstoffbedingten Tötungs- oder Suizidabsichten (auch bei Nichtdiabetikern möglich).

Gestörte Gegenregulation und Hypoglykämiewahrnehmungsstörung Der physiologische Schutz vor Hypoglykämien besteht im Wesentlichen aus 3 Mechanismen:

(1) Die Insulinsekretion wird bei niedrigen Blutglukosespiegeln abgeschaltet. Dieser Mechanismus ist bei exogener Gabe von Insulin oder bei Verabreichung von Insulin-Sekretagoga nicht vorhanden.

(2) Eine Herabsetzung der Insulinsekretion durch die Betazellen des Pankreas führt unter physiologischen Bedingungen über ein intrainsuläres Signal zur Steigerung der Glukagonsekretion mit nachfolgender Stimulation der Glykolyse durch die Leber.

(3) Bei stärkerer Hypoglykämie kommt es physiologischerweise zu einer sympathoadrenalen Reaktion mit Anstieg von Adrenalin und sympathoadrenergen Symptomen, die zu einer Wahrnehmung der Hypoglykämie führen und die Betroffenen zu einer koordinierten Nahrungsaufnahme veranlassen. Diese sympathoadrenerge Reaktion ist bei Menschen mit Diabetes mellitus abgeschwächt oder bisweilen sogar ganz aufgehoben.

Eine Hypoglykämiewahrnehmungsstörung wird bei Diabetes mellitus im Wesentlichen durch eine verminderte Freisetzung der sympathischen Neurotransmitter Adrenalin und Acetylcholin hervorgerufen.

Hypoglykämieassoziierte autonome Insuffizienz beim Diabetes mellitus Eine hypoglykämieassoziierte autonome Insuffizienz kann beim Diabetes mellitus durch vorangegangene Hypoglykämien und durch ausgiebigen Sport ausgelöst werden. Beim Sport tritt eine solche Hypoglykämie typischerweise 6–15 h danach, und meist nachts, auf. Ursachen sind in allen Fällen eine verminderte Hypoglykämiewahrnehmung und eine verminderte Gegenregulation aufgrund einer verminderten oder fehlenden sympathoadrenergen Reaktion. Die hypoglykämieassoziierte autonome Insuffizienz kommt bei Patienten mit autonomer Neuropathie häufiger vor, ist damit aber nicht identisch. Die Gefahr besteht in einer reduzierten Baroreflexempfindlichkeit und der Neigung zu ventrikulären Arrhythmien.

Risikofaktoren für eine hypoglykämieassoziierte autonome Insuffizienz sind

(1) absoluter endogener Insulinmangel,

(2) vorausgegangene schwere Hypoglykämien,

(3) starke und häufiger anhaltende körperliche Aktivität,

(4) Schlaf (vermindert den sympathoadrenergen Tonus),

(5) aggressive Blutzuckereinstellung auf normnahe Werte,

(6) starke Blutzuckerschwankungen durch Diätfehler.

Prävention von Hypoglykämien beim Diabetes Eine ausgiebige Schulung der Betroffenen ist Voraussetzung für die Prävention von Hypoglykämien beim Diabetes. Wichtig sind ein geregelter Tagesablauf mit geregelten Mahlzeiten und auch Blutzuckerselbstmessungen, die ein flexibles Regime einer Einstellung mit Insulin erlauben. Die Frequenz der Blutzuckerselbstmessungen richtet sich nach dem Therapieregime. Ferner ist für die Prävention von Hypoglykämien beim Diabetes eine professionelle Unterstützung durch das Diabetes-Team erforderlich. Beim Typ-1-Diabetes werden Blutzuckerselbstmessungen i. d. R. 4-mal/d und zwar vor den Hauptmahlzeiten und vor dem Schlafengehen vorgenommen, bei stärkeren Schwankungen im Rahmen von interkurrenten Infekten, Sport und anderen, den Blutzucker beeinflussenden Situationen auch häufiger. Bei Therapieänderungen im Verlauf einer Behandlung des Typ-2-Diabetes sind auch dort gelegentlich häufigere Blutzuckermessungen angezeigt, insbesondere bei Behandlung mit Insulin oder Insulin-Sekretagoga.

Therapie

Diabetesassoziierte akute Hypoglykämien werden durch Verbesserung des Therapieregimes behandelt. Dabei handelt es sich um komplexe Interventionen mit Diagnostik, Schulung der Patienten und Verhaltensänderungen (▶ Kap. 25.2).

Leichte Hypoglykämie

Orale Zufuhr zuckerhaltiger Getränke (Cola, Limonade, Saft), alternativ Zufuhr von 2 KE (1 KE = 10 g) Traubenzuckerplättchen, die zerkaut werden müssen und deren Wirkungseintritt durch anschließendes Trinken von 1 Glas Wasser beschleunigt werden kann. Anschließend muss entschieden werden, ob durch vorausgegangene Überinsulinierung in den nächsten 2 h weiter eine Hypoglykämiegefahr besteht. Ist das der Fall, sollten weitere 2 langsam resorbierbare KE (z. B. 1 Banane oder 1 belegtes Brötchen) gegessen werden.

Schwere Hypoglykämie

Die Therapie der schweren Hypoglykämie besteht für die Ersthelfer in der i. m. Applikation von 1 Amp. Glukagon. Der dadurch erreichte Blutglukoseanstieg beträgt nur 1,11–1,67 mmol/L (20–30 mg/dl) und überbrückt die Zeit bis zum Eintreffen des Notarzt-Teams. Wenn der Patient wach wird und die orale Gabe von Limonaden in der Zwischenzeit möglich ist, sollen Ersthelfer diese verabreichen. Anschließend erfolgt die schnellstmögliche Infusion von 2 KE in Form von 400 ml Glukose 5 % oder 200 ml Glukose 10 %. (40- oder 50-prozentige Glukoselösungen sklerosieren oft irreversibel die peripheren Venen und sind unbedingt zu vermeiden, im Notfall durch Parallelinfusion von Ringer-Lösung.) Anschließend ist eine stationäre Überwachung für 6–12 h zur Abklärung der Ursache indiziert. Bei ungeklärter Situation empfiehlt sich die weitere Infusion von ½–1 KE/h, z. B. Glukose 5 % 100 ml/h, insbesondere in Situationen wie Notaufnahmeeingangsbereich usw. Bei schweren Hypoglykämien mit Notwendigkeit zur Fremdhilfe oder bei Glukosewerten < 2,50 mmol/L (< 45 mg/dl) empfiehlt sich eine Kontrolle des Blutglukosespiegels nach spätestens 15 min, bei Blutglukosewerten < 3,33 mmol/L (< 60 mg/dl) oder symptomatischen Hypoglykämien sollte der Erfolg der Intervention spätestens nach 30 min kontrolliert werden. Ziel ist ein Glukosespiegel von etwa 4,44 mmol/L (80 mg/dl). Spiegel > 6,66 mmol/L (> 120 mg/dl) gehen nicht mit einem besseren klinischen und prognostischen Ergebnis einher.

Hypoglykämiewahrnehmungsstörung

Die Hypoglykämiewahrnehmung kann wiedererlangt werden durch eine konsequente Vermeidung von Hypoglykämien über 3 Wochen. Dazu müssen Interventionen mit stark hypoglykämischer Wirkung wie inadäquat hohe Insulinkorrekturdosen vermieden werden, meist unter Inkaufnahme hoher Blutzuckerwerte und einer Erhöhung des HbA_{1c}-Werts über diesen Zeitraum hinweg. Ein sog. Hypoglykämiewahrnehmungstraining beinhaltet eine intensive Schulung der Patienten zur besseren Abschätzung der Blutzuckerspiegel und -verläufe über den Tag hinweg, was sich für motivierte Patienten meist günstig auswirkt.

25.3.2 Hypoglykämien bei Menschen ohne Diabetes

Wenn bei Menschen ohne Diabetes mellitus eine Hypoglykämie vermutet wird, sollte möglichst die o. g. Whipple-Trias erfüllt sein, bevor eine detaillierte Abklärung erfolgt. Außerdem sollte auch ein fälschlich zu tief gemessener Blutzuckerwert („Pseudohypoglykämie") ausgeschlossen werden, der z. B. in Folge einer zu langen Lagerung des Bluts und Glykolyse im Blutröhrchen als Artefakt auftritt, wenn zuvor kein Glykolyseinhibitor hinzugefügt wurde.

Hilfreich ist hierbei auch eine Unterscheidung zwischen Nüchternhypoglykämien und postprandialen Hypoglykämien.

(1) **Nüchternhypoglykämien** kommen klassischerweise vor beim Insulinom, aber auch bei Leberversagen und Glykogenosen. Sie treten typischerweise nach Pankreasresektion als Folge des Glukagonmangels nach Organverlust auf.

(2) **Postprandiale Hypoglykämien** kommen typischerweise vor bei überschießender Insulinfreisetzung wie bei der Nesidioblastose und allgemein bei der häufigen idiopathischen „postprandialen Hypoglykämie" sowie bei anatomischen Veränderungen des Gastrointestinaltrakts, z. B. nach Billroth-I-Magenresektion.

Bei Menschen ohne Diabetes können Hypoglykämien nach dem klinischen Bild in 3 Kategorien eingeteilt werden:

(1) Hypoglykämien bei kranken Menschen und/oder durch Medikamente ausgelöst,

(2) Hypoglykämien bei scheinbar gesunden Individuen,

(3) Hypoglykämien bei Kleinkindern und Kindern.

25.3.2.1 Hypoglykämien bei kranken Menschen und/oder durch Medikamente ausgelöst

Eine ganze Reihe schwerer Krankheiten und dabei verabreichter Medikamente können Hypoglykämien verursachen, z.B. Sepsis, Marasmus, schwere Herzinsuffizienz, akutes Nierenversagen, akutes Leberversagen, Nebennierenrindeninsuffizienz oder Glukagonmangel (z.B. nach Pankreatektomie). Dabei sind jeweils verschiedene auslösende Ursachen beteiligt. Beim Nierenversagen spielen z. B. eine Sepsis, Medikamente und chronische Unterernährung eine Rolle. Insbesondere Patienten, die mit Insulin oder Insulin-Sekretagoga behandelt werden und bei denen dann die enterale oder parenterale Nahrungszufuhr unterbrochen wird, sind gefährdet. Alkohol ist die wichtigste hypoglykämieauslösende Droge, weil Äthanol die Glukoneogenese hemmt und die Betroffenen nach einem Alkoholexzess häufig auch lange schlafen und nichts essen.

Insbesondere eine vorausgegangene Einschränkung der Nahrungszufuhr führt zu einer Verminderung der Glykogenspeicher in der Leber, sodass bei vermehrter Glukoseutilisation bei Sepsis und relativer Nebennierenrindeninsuffizienz eine Hypoglyämie resultiert. Diese Hypoglykämien sind i. d. R. durch Glukokortikoide zu beeinflussen, weil Kortison die Glukoneogenese fördert.

Folgende Substanzen können eine Hypoglykämie auslösen: Alkohol, Salizylate, Haloperidol, Cibenzolin, Gatifloxacin, Pentamidin, Quinin, Indometacin.

25.3.2.2 Hypoglykämien bei scheinbar gesunden Individuen

Die Differenzialdiagnose umfasst im Wesentlichen 4 verschiedene Entitäten:

(1) Insulinom,

(2) Nesidioblastose,

(3) autoimmune Hypoglykämie,

(4) vorausgegangene bewusste oder unbewusste Zufuhr von Insulin oder Insulin-Sekretagoga.

Weiterhin gibt es sehr seltene Krankheitsbilder wie die belastungsinduzierte Hyperinsulinämie, Mutationen des Insulinrezeptors oder Antikörper, die den Insulinrezeptor stimulieren.

Das *Insulinom* ist die wichtigste Differenzialdiagnose, wenn bei einem sonst gesunden Individuum schwere Hypoglykämien auftreten. Insulinome sind zwar selten, aber dennoch die häufigste Form hormonaktiver Inselzelltumoren. Insulinome können Teil einer multiplen endokrinen Neoplasie Typ 1 (MEN 1) sein. Sie sind in 90 % der Fälle gutartig und in 90 % der Fälle solitär. Die meisten Insulinome sind kleiner als 1,5 cm.

Die *Diagnostik* des Insulinoms erfolgt klassischerweise im 72-h-Hungerversuch unter streng kontrollierten stationären Bedingungen. Das Ziel ist der Nachweis einer Hypoglykämie entsprechend den Kriterien der Whipple-Trias (▶ Kap. 25.3, „Allgemeine Definition der Hypoglykämie). 90 % der Insulinome zeigen innerhalb von 48 h eine Hypoglykämie. Der Hungerversuch wird bei Auftreten und Nachweis einer Hypoglykämie nach entsprechender Asservierung von Blutproben beendet oder nach 72 h abgebrochen. Die Blutglukose wird zunächst alle 2 h gemessen, bei Annäherung an hypoglykämische Werte < 2,78 mmol/L (< 50 mg/dl) alle 15 min. Bei Auftreten einer Hypoglykämie sollten im Abstand von 2–5 min mindestens 3 Blutentnahmen für laborgestützte Messungen von Glukose, Insulin, Proinsulin und C-Peptid abgenommen werden. Danach wird schnellstens Glukose oral oder i. v. zugeführt. Bleibt die Whipple-Trias aus, kann auf spezielle Hormonanalysen verzichtet werden. Wichtig ist die sofortige fachgerechte Versorgung der Blutproben.

Positiv im Sinne eines Insulinoms ist das Auftreten der Whipple-Trias verbunden mit dem Nachweis eines Insulinspiegels > 30 pmol/L (> 6 mU/L) und eines C-Peptid-Spiegels > 300 pmol/L, möglichst mit einem Insulin-Glukose-Quotienten > 0,3.

Zum sicheren Ausschluss von Fremdeinflüssen sollte mindestens bei Ende eines Hungerversuchs eine Blut- oder Urinprobe auf Sulfonylharnstoffe abgenommen werden. Das klinische Setting sollte die vorsätzliche Applikation von Insulin unwahrscheinlich machen, eine Laborkonstellation mit erhöhtem Insulinspiegel bei supprimiertem C-Peptid erweckt den Verdacht auf eine Hypoglycaemia factitia durch vorsätzliche Applikation von Insulinpräparaten.

Ist ein Insulinom durch den Hungerversuch belegt, muss eine Lokalisationsdiagnostik durchgeführt werden. Die Sensitivität verschiedener Untersuchungen ist wie folgt: abdominaler Ultraschall: 20–40 %; Somatostatinrezeptor-Szintigrafie plan: 42 %: in SPECT-Technik: 87,5 %; Spiral-CT oder MRT: 90 %. Insulinome mit einer Größe < 1 cm werden im CT nur selten erkannt. Wenn der Hungerversuch positiv ausfiel und mit den vorgenannten Methoden kein Lokalisationsnachweis erbracht wurde, sollte eine Endosonografie durchgeführt werden, die in der Hand des erfahrenen Untersuchers eine Sensitivität von 90–100 % erbringt. Goldstandard ist die operative chirurgische Exploration, die in fast allen Fällen die Lokalisation des Tumors erlaubt. Die präoperative bildgebende Lokalisationsdiagnostik kann aber die Operationsdauer verkürzen und das Aufspüren multilokulärer Insulinome erleichtern. Eine MRT-Untersuchung der Leber ist zum Ausschluss von Filiae des seltenen malignen Insulinoms indiziert.

Für die laborchemische Diagnose der *Nesidioblastose des Erwachsenen* mit inadäquater Insulinsekretion wird neben einem Hungertest auch ein intraarterieller Kalziumstimulationstest durchgeführt.

Therapie

Die Therapie des *Insulinoms* ist immer operativ. Auch bei schweren Fällen der *Nesiodoblastose* sollte die Operation erfolgen. Beide Erkrankungen müssen in spezialisierten endokrinologischen Tumorzentren betreut und von erfahrenen Viszeralchirurgen operiert werden. Eine kurative operative Behandlung ist die Regel, wenn das Insulinom sicher lokalisiert werden konnte. Nach erfolgreicher operativer Resektion ist die Prognose gut. Die 10-Jahres-Überlebensrate liegt bei 88 %.

Metastasierte Insulinome können, sofern die selektive Metastasenablation der Leber erfolglos war, symptomatisch behandelt werden. Dafür kommen folgende Verfahren zum Einsatz:

(1) Geregelte, häufige, auch nächtliche Zufuhr kleiner Mahlzeiten mit komplexen Kohlenhydraten.

(2) Medikamentöse Therapie mittels dem Somatostatinanalogon **Octreotid** (Somatostatin®) 200–600 µg/d s.c. über 7 Tage, überlappend mit **Somatostatin** 30 mg LAR® Monatsdepot streng i.m. alle 3–4 Wochen. Nur sandostatinpositive Tumoren sprechen auf die Medikation an; dies kann szintigrafisch geprüft werden.

(3) **Diazoxid** (Proglicem®) 100-mg-Tabletten, ca. 1–0–1, genauer 5 mg/kg KG/d aufgeteilt auf 2–3 Tagesdosen. Therapieversuch über 3 Wochen, bei Nichterreichen des Therapieziels Abbruch.

(4) **Glukokortikoide,** z.B. 2 × 100 mg/d Prednisolon oder 2 × 2 mg/d Dexamethason, ggf. zur Nacht höhere Dosis als tagsüber.

(5) Lebermetastasen können evtl. durch Embolisation der Leberarterie behandelt werden.

(6) Bei Nesidioblastose hilft meist auch Verapamil zur Vermeidung von Hypoglykämien.

(7) Eine erfolgreiche Chemotherapie beim Insulinom gibt es bisher noch nicht.

Idiopathische postprandiale Hypoglykämien werden durch Ernährungstherapie behandelt: Vermieden werden müssen alle Mahlzeiten, die eine starke oder überschießende Insulinfreisetzung triggern, z.B. zuckerhaltige Limonadengetränke, Dextrose, jegliche isolierte Kohlenhydrataufnahme > 20 g (> 2 KE), insbesondere bei Kohlenhydraten mit hohem glykämischem Index. Empfohlen werden kleine Mahlzeiten (z.B. 6/d), bei denen der glykämische Index niedrig ist (komplexe Kohlenhydrate) und die zudem durch Zugabe von Fett und Eiweiß in der Resorption verzögert werden können. Bei einer Menge von nur 2–4 KE pro Mahlzeit kann, sofern die Beigabe von Fett und Eiweiß beachtet wird, eine Hypoglykämievermeidung erwartet werden.

25.4 Gicht und Hyperurikämien

W. A. Scherbaum, unter Mitarbeit von B. C. Ostendorf

Definition Die Gicht ist Folge einer Störung des Harnsäurestoffwechsels, die sich monosymptomatisch oder mit kombinierten Symptomen manifestiert durch Hyperurikämie, Arthritisschübe (bzw. typische Gichtanfälle) infolge Uratablagerungen, paraartikuläre Kristallablagerungen (Tophi), interstitielle Nephritis (Uratnephropathie), Urolithiasis (Harnsäuresteine). Der erhöhte Ganzkörperbestand an Harnsäure (Hyperurikämie) entsteht meist durch purinreiche Überernährung bei genetisch bedingter renaler Exkretionsschwäche für Harnsäure. Nach dem Diabetes mellitus ist die Gicht die zweithäufigste Stoffwechselerkrankung, > 2 % der Gesamtbevölkerung sind an manifester Gicht erkrankt.

Ätiologie und Pathogenese 5 % der Hyperurikämien sind sekundär und Folge einer Vielzahl anderer Erkrankungen, 95 % primär. Der Ganzkörperbestand an Harnsäure steigt auf > 1.200 mg bei positiver Harnsäurebilanz an, im extrazellulären Raum und im Blut erhöht sich der Harnsäurespiegel bis zur Übersättigung und kristallinen Ausfällung in verschiedenen Geweben. Definitionsgemäß liegt eine Hyperurikämie vor, wenn der Harnsäurewert im Serum aus Nüchternblut bei zweimaliger Messung an verschiedenen Tagen > 384 µmol/L (> 6,4 mg/dl) beträgt.

(1) **Primäre Hyperurikämie und primäre Gicht:** In 98 % der Fälle besteht eine angeborene, verminderte renal-tubuläre Ausscheidung der Harnsäure durch verminderte Harnsäuresekretion, bei 2 % sind genetisch bedingte Enzymdefekte der Purinsynthese ursächlich (Verminderung der Hypoxanthin-Phosphoribosyl-Transferase [HPRT, angeboren: Lesch-

Nyhan-Syndrom], Steigerung der Phosphoribosylpyrophosphat-Synthetase [PRPP]). Die Manifestation der Gicht hängt vorwiegend von nutritiven Risiken der „Wohlstandsgesellschaft" ab: Bei 50 % aller Betroffenen ist Übergewicht nachweisbar, meist besteht ein erhöhter Konsum von Purinen (insbesondere in Fleisch), Fetten, Eiweiß, Alkohol, gefolgt von drastischen Fastenkuren. Männer erkranken im jüngeren Lebensalter (ab dem 30. Lebensjahr) und 7-mal häufiger als Frauen (nach der Menopause im 6. Lebensjahrzehnt) an Gicht.

(2) **Sekundäre Hyperurikämien:** Patienten mit sehr hohem Harnsäurespiegel, Gicht, Tophi oder Uratsteinen sollten hinsichtlich einer sekundären Hyperurikämie abgeklärt werden: 5 % aller Hyperurikämien sind Komplikationen von Erkrankungen, die sich im Lauf des Lebens entwickeln und zu einem vermehrten Umsatz oder zu einer verminderten Elimination von Harnsäure führen:

- **Aufgrund vermehrter Harnsäurebildung aus endogenen Purinen:** lympho-/myeloproliferative Erkrankungen wie chronisch-myeloische Leukämie, Polycythaemia vera, Osteomyelosklerose, maligne Lymphome, Plasmozytom oder andere Tumoren mit vermehrtem Anfall von Nukleoproteiden, insbesondere unter Zytostatika- oder Strahlentherapie; nach rascher Infusion von Fruktose, Xylit, Sorbit, bei hämolytischen Krisen, Nulldiät bei Adipositas.
- **Infolge verminderter renaler Harnsäureelimination:** chronisch bei Nierenerkrankungen oder schwerer Verminderung der Nierenperfusion (z. B. Schock, Herzinsuffizienz, Dehydratation), vermehrt anfallende Stoffwechselprodukte (Laktatanstieg, z. B. durch hohe Alkoholspiegel, bei schwerer körperlicher Belastung, Laxanzienabusus mit Alkalose, respiratorische Azidose, Ketoazidose) sowie medikamentös durch Beeinträchtigung der renalen Harnsäureelimination durch Thiazide, Schleifendiuretika, Levodopa, Ethambutol, Pyrazinamid, Nikotinsäure, Ciclosporin, Intoxikation mit Blei, Beryllium. Außerdem bei polyzystischer Nierenerkrankung, Laktatazidose, Ketose, schwerer Hypothyreose.
- **Aus unbekannter Ursache:** bei Penicillintherapie, Psoriasis, Sarkoidose, Adipositas, Down-Syndrom, Hyperparathyreoidismus, Ostitis deformans Paget, Schwangerschaftstoxikose.

Klinik: Leitsymptome und -befunde An Gicht ist v. a. zu denken bei akuter Monarthritis am Großzehengrundgelenk („Podagra"), mit absteigender Häufigkeit am Kniegelenk, an den Fingergelenken usw., insbesondere bei negativer Rheumaserologie und anamnestischen Risiken für Hyperurikämie (s. o.) sowie unklaren Gelenkbeschwerden. Die akute Gichtarthritis ist insbesondere durch die ausgeprägten entzündlichen Veränderungen des periartikulären Gewebes gekennzeichnet. Eine fragliche Gichtarthritis ist durch Gelenkpunktion mit polarisationsmikroskopischem Nachweis von Uratkristallen und Leukozyten in der Gelenkflüssigkeit oder im periartikulären Gewebe bzw. aus Tophi zu sichern. Wenn der mikroskopische Nachweis nicht möglich ist, werden zur Diagnosesicherung leitliniengemäß bildgebende Untersuchungen gefordert (Arthrosonografie [„Doppelkonturzeichen" oder Dual-Energy-CT (DECT]; S2e-Leitlinie DGRh/AWMF 2016, EULAR/ACR Klassifikationskriterien 2016). Das Risiko der Gicht besteht in der Gichtarthritis mit drohender ossärer Destruktion bzw. durch paraartikulär abgelagerte Harnsäure in der Subkutis mit Weichteilzerstörung, als Bursitis bzw. durch Ablagerungen im Nierengewebe mit Funktionsverlust oder durch Komplikationen bei Urolithiasis. Diese Kristallablagerungen in Form von Gichttophi mit granulomatöser Fremdkörperreaktion finden sich außerhalb von Gelenken auch an Sehnenscheiden (Achillessehne), Weichteilen (Ohrmuschel, Ellenbogen, Knie) oder im Nierenparenchym. Klinische Manifestationen von Gicht, Nephrolithiasis oder Tophi treten in zunehmender Häufigkeit mit Harnsäurespiegeln > 420 µmol/L (> 7 mg/dl) auf. Aber auch bei niedrigeren Harnsäurespiegeln ist eine manifeste Gicht durch regionale Ausfällung von Uratkristallen möglich, wenn zuvor hohe Harnsäurespiegel bestanden hatten.

Je höher die Harnsäurespiegel angestiegen sind, umso wahrscheinlicher ist eine Gicht. Gelegentlich wird ein Gichtanfall bei Beginn einer harnsäuresenkenden Therapie ausgelöst. Die Harnsäureausfällung erfolgt in Abhängigkeit von der Übersättigung (z. B. durch Dehydratation) und bevorzugt bei einem pH < 6,4.

Folgende **Krankheitsstadien** sind zu unterscheiden:

(1) **Asymptomatische Hyperurikämie:** erhöhte Harnsäurespiegel bei familiärer Belastung ohne Symptome eines Gelenk- oder Nierenbefalls bzw. einer Urolithiasis. Die asymptomatische Hyperurikämie ist im strengen Sinne keine Erkrankung, nur ein Risikoindikator.

(2) **Akuter Gichtanfall:** heftiger Schmerz, Rötung, Schwellung, meist nur eines Gelenks mit ausgeprägten Entzündungszeichen des periartikulären Gewebes. Dabei Fieber, Leukozytose, BSG-Erhöhung, leichter bis mäßiger CRP-Anstieg; eine Hyperurikämie ist im Gichtanfall nicht obligat. Im akuten Gichtanfall findet man einen Gelenkerguss mit 2–60 Gpt Leukozyten/L (2.000–60.000/µl). Die langen, spitzen, nadelartigen Natriumuratkristalle liegen sowohl frei in der Synovialflüssigkeit als auch im Anfall charakteristischerweise phagozytiert in polymorphkernigen Granulozyten vor. Im polarisierten Licht sind sie negativ doppelbrechend. Dieser mikroskopische Befund ist typisch und diagnoseweisend.

(3) **Interkritisches Stadium:** klinisch symptomlose Intervalle unterschiedlicher Dauer zwischen akuten Gichtanfällen.

(4) **Chronische Gicht:** gehäufte Anfälle und/oder anfallsfrei fortgesetzte Harnsäureablagerungen, zunehmend artikulärer Befall und schließlich Gelenkdeformierungen sowie Ausbildung der pathognomonischen Weichteil- und Knochentophi, durchschnittlich nach 7-jährigem Krankheitsverlauf bei 30–70 % der Gichtkranken. Dank frühzeitiger Therapie eher selten.

(5) **Harnsäurenephropathie:**

- **Akute Harnsäurenephropathie:** akutes Nierenversagen infolge Tumor- oder Zellzerfalls mit einer raschen und massiven Anflutung von Harnsäure; Plasmaspiegel für Harnsäure > 780 µmol/L (> 13 mg/dl) bei Männern bzw. > 600 µmol/L (> 10 mg/dl) bei Frauen sind Voraussetzung. Harnsäurespiegel bis 1.200 µmol/L (bis 20 mg/dl) und mehr werden beobachtet. Infolge der dadurch erheblich gesteigerten Harnsäureausscheidung kommt es zu Ausfällungen von Harnsäure in den Sammelrohren der Nieren in kristalliner oder amorpher Form, wodurch sich eine Obstruktion in den Tubuli entwickelt. Vorbestehende Einschränkung der Nierenfunktion durch Dehydratation, Azidose, Fasten und höheres Lebensalter fördern die Entwicklung dieser Form des ANV. Am häufigsten entsteht es als Folge der chemo- oder strahlentherapeutischen Behandlung von myeloproliferativen Erkrankungen als sog. **Tumorlyse-Syndrom,** seltener spontan bei Tumorerkrankungen. Es wurde auch im Status epilepticus, bei Rhabdomyolyse und nach großen Herzinfarkten beschrieben.
- **Chronische Harnsäurenephropathie:** Durch Harnsäureablagerungen im Nierenmark und Niereninterstitium entstehen Tophi im Nierenparenchym, meist auch in der Haut, an Gelenken oder am Knochen. Durch eine entzündliche Begleitreaktion entsteht eine chronische interstitielle Nephritis mit interstitieller Vernarbung und progredientem chronischem Nierenversagen. Es kommt zu Leukozyturie und tubulärer Proteinurie. Auch durch rezidivierende Nephrolithiasis (häufig Hämaturie) wird die Nierenfunktion durch eine chronische interstitielle Nephritis eventuell geschädigt. In Abhängigkeit von der Nierenfunktion sollte bei Kreatininwerten zwischen 132 und 176 µmol/L (1,5–2,0 mg/dl) der Harnsäurespiegel 600 µmol/L (10 mg/dl) nicht überschreiten, bei weiter fortgeschrittener Niereninsuffizienz sollte er nicht > 720 µmol/L (> 12 mg/dl) liegen (▶ Kap. 25.4, „Therapie").

Differenzialdiagnose **Pseudogicht** (Chondrokalzinose, Pyrophosphatgicht): Die Chondrokalzinose ist neben der Gicht die zweithäufigste Form der Kristallarthropathien. Durch Ablagerung von Kalziumpyrophosphatdihydrat-(CPPD-)Kristallen im Knorpel kommt es zur Induktion einer kristallinduzierten Synovialitis, insbesondere des Kniegelenks. Sie tritt

25

gehäuft idiopathisch im Alter oder assoziiert bei anderen Erkrankungen (z. B. Hyperparathyreoidismus, Hämochromatose, Hypomagnesiämie und Hypophosphatasie) auf. Diagnostisch gelingt der polarisationsmikroskopische Nachweis von CPPD-Kristallen im Gelenkpunktat, die doppelbrechend und rhomboid aussehen. Häufiger können in Röntgenaufnahmen sichtbare Verkalkungen in Gelenkknorpel, Menisken, Discus triangularis, Symphyse sowie im Bereich der Bandscheiben nachgewiesen werden. Für die Pseudogicht ist keine spezifische Therapie bekannt; medikamentöse Ansätze entsprechen den therapeutischen Maßnahmen der Gicht (NSAR, Kortikosteroide). Kausale Therapien treten nur bei sekundären Formen (s. o.) in Kraft.

Als weitere klinische Differenzialdiagnosen der Gicht sind zu nennen: Hyperlipoproteinämie Typ III, familiäres Mittelmeerfieber, infektiöse Arthritis, u. U. auch Erysipel, Weichteilphlegmone sowie Oligoarthritiden anderer Genese, einschließlich der Psoriasis-Arthritis und aktivierte Arthrosen (▶ Kap. 23).

Vor allem bei älteren Personen kann eine primäre chronische Gicht, oftmals mit schleichendem polyartikulärem Befall, auftreten. Weiterhin ist an das erbliche Syndrom der **familiären juvenilen schweren Hyperurikämie** und/oder Gicht mit Niereninsuffizienz zu denken. Die Blei-Nephropathie ist nur durch den Nachweis der Blei-Intoxikation (EDTA-Infusionstest) zu diagnostizieren, sie geht ebenfalls mit Gichtanfällen und interstitieller Nephritis mit gleichen klinischen Symptomen einher.

Begleiterkrankungen Häufig wird die Gicht von arterieller Hypertonie, Adipositas, Fettstoffwechselstörungen, pathologischer Glukosetoleranz oder Diabetes mellitus begleitet (**sog. metabolisches Syndrom**). Dadurch wird die Harnsäure oft zum Risikoindikator, ist aber selbst kein Risikofaktor für die Entwicklung einer progredienten und frühzeitigen Arteriosklerose.

! WICHTIG

Vorsicht mit größeren Dosen von Furosemid und Thiaziddiuretika bei Hypertonie wegen des Risikos steigender Harnsäurespiegel, besonders bei Hypovolämie.

Therapie

Therapieziele und therapeutische Ansätze

Therapieziele sind:

(1) Behandlung des akuten Gichtanfalls durch rasche Schmerzlinderung und Entzündungshemmung (sehr frühe Therapie, evtl. als Selbstmedikation).

(2) Abbau des Harnsäureganzkörperbestands durch Ausschwemmung von Harnsäuredepots aus Gelenken, Nieren und bei chronischer Gicht aus Tophi.

(3) Behandlung der Begleiterkrankungen (s. u.).

(4) Langfristige Ziele: Verhinderung weiterer Gichtanfälle, Verhinderung einer Uratlithiasis und Vorbeugung einer Gelenkzerstörung.

Die Therapie hat i. d. R. *lebenslang* zu erfolgen. Sie gilt als optimal, wenn der Harnsäurespiegel < 330 μmol/L (< 5,5 mg/dl) gesenkt wird, sodass keine Übersättigung und Auskristallisation der Harnsäure im Extrazellulärraum erreicht werden kann.

Therapeutische Ansätze (▶ Tab. 25.13):

(1) *Diät* mit drei Zielen:

- Verringerung der exogenen Purinzufuhr: Zu meiden sind u. a. Innereien (Leber, Nieren), Fleischextrakte, Hering, Makrelen, Ölsardinen, Sprotten, Fleisch- und Wurstwaren mit hohem Fettanteil, pflanzliche Eiweiße aus Erdnüssen, Bohnen, Linsen bzw. pflanzlichen

(4) **Neue Therapien:** Für die Gabe des IL-1-Inhibitors **Anakinra** (Kineret® 100 mg) im akuten Gichanfall an drei aufeinanderfolgenden Tagen 1 × 1 s. c. konnte eine Evidenz in kleinen Studien nachgewiesen werden. Auch der IL-1-Inhibitor **Rilonacept** kann die Häufigkeit von Gichtanfällen reduzieren, insbesondere zu Beginn einer harnsäuresenkenden Therapie. Die Zulassungsstudien dieser Substanzen für die Indikation „Gicht" sind noch nicht abgeschlossen.

> **! WICHTIG**
> Auch unbehandelt klingen Gichtanfälle nach Tagen bis spätestens 2 Wochen ab!

Langzeittherapie zur Harnsäuresenkung und Dauertherapie bei chronischer Gicht

Nach Abklingen eines akuten Gichtanfalls schließt sich die lebenslange *Dauerbehandlung* an. Zum Abbau der Harnsäuredepots in Gelenken, Nieren und Tophi und damit auch zur Verhütung weiterer Anfälle stehen neben der Diät Arzneimittel zur Verfügung, die entweder die renale Harnsäureausscheidung erhöhen (**Urikosurika**) oder die Harnsäurebildung hemmen (**Urikostatika,** Xanthinoxidasehemmer). Diese Substanzen besitzen keine antiphlogistischen Eigenschaften. Mittel der ersten Wahl ist Allopurinol, bei nicht ausreichendem Effekt ist die Gabe von Febuxostat angezeigt.

(1) **Urikostatika: Allopurinol:**

- *Wirkmechanismus:* Hypoxanthinisomer. Reduziert durch Hemmung der Xanthinoxidase die Produktion von Harnsäure aus ihren Vorstufen. Anstelle von Harnsäure vermehrte Ausscheidung von wasserlöslichem Xanthin und Hypoxanthin. Rasche Resorption nach oraler Gabe; der Harnsäurespiegel beginnt nach 24 h zu sinken, maximaler Effekt nach 4–5 Tagen. Unter Dauertherapie mit Allopurinol können Harnsäuredepots abgebaut werden. Bei eingeschränkter Nierenfunktion Dosis deutlich reduzieren wegen Kumulation mit der Gefahr toxischer UAW (s. u.).
- *Dosierung:* Beginn mit 100–300 mg/d oral als Einzeldosis nach dem Frühstück. Erhöhung oder Erniedrigung in 2-wöchigen Intervallen je nach erreichtem Serum-Harnsäurewert. Maximaldosis 600 mg/d in 2 Einzeldosen. Retardpräparate haben keine Vorteile.

25

> **! WICHTIG**
> Dosisreduktion bei Niereninsuffizienz: Kreatinin-Clearance 60–100 ml/min max. 200 mg/d, 40–60 ml/min: max. 150 mg/d, 20–40 ml/min: max. 100 mg/d, 10–20 ml/min: 100 mg jeden 2. Tag, < 10 ml/min: 100 mg 3-mal wöchentlich.

- *UAW:* Selten (2–3 %) und meist nicht bedrohlich: Hautexantheme (bis hin zur toxischen epidermalen Nekrolyse, insbesondere bei Trägern des HLA-B-*58101-Allels), Durchfall, Kopfschmerzen. Gelegentlich schwere UAW mit Hypersensitivitätsvaskulitis (bis 25 % Letalität) und Multiorganversagen (v. a. bei Patienten mit eingeschränkter Nierenfunktion oder unter Furosemid- bzw. Thiazidmedikation). Knochenmarksuppression, Lymphadenopathie, Hepatotoxizität, interstitielle Nephritis, Alopezie bleiben die Ausnahmen. **Cave:** Durch Hemmung des Abbaus von Zytostatika wie 6-Mercaptopurin und Azathioprin bei gleichzeitiger Gabe von Allopurinol kumulieren diese und wirken dann toxisch (Blockierung der Xanthinoxidase).Daher bei Kombination Dosisreduktion von Azathioprin auf 25 % der ursprünglichen Dosis! Auch die Toxizität von Cyclophosphamid steigt. Führendes Symptom ist die Leukopenie bis zur Agranulozytose mit bedrohlicher Infektanfälligkeit. Kombination dieser Präparate mit Allopurinol möglichst vermeiden oder Leukopenie bei reduzierter Dosis dieser Zytostatika sehr sorgfältig kontrollieren. Unter Allopurinolmedikation treten Ampicillinexantheme 3-mal häufiger auf.

(2) **Urikosurika: Benzbromaron** (Benz-Bromaron AL 100®):

- *Wirkmechanismus:* vermehrte renale Harnsäureausscheidung durch Hemmung der tubulären Rückresorption. Verlust der Wirkung bei einer Kreatinin-Clearance < 30 ml/min. Bei niedrigem Urin-pH ist zusätzlich eine Urin-Alkalisierung zur Prophylaxe einer Uratlithiasis angezeigt.
- Wegen der erhöhten Harnsäureausscheidung für eine ausreichende Diurese (2–3 l/d) sorgen sowie – zur Vermeidung von Harnsäureausfällung im Nierenhohlraumsystem – Anhebung („Alkalisierung") des meist sauren Harn-pH auf > 6,5 (3 × 3 g/d Uralyt-U oder 10–15 g Natriumbikarbonat p. o.). Dosierung niedrig beginnen und allmählich steigern.
- *Kontraindikationen:* Niereninsuffizienz, Uratlithiasis, verstärkte Harnsäureausscheidung, gesteigerte Harnsäurebildung (Harnsäureausscheidung > 800 mg/24 h bzw. 12 mg/kg KG/24 h).

! WICHTIG

Gleichzeitige Gabe von Salizylaten und Acetylsalicylsäure mit Urikosurika vermindert deren Wirkung und hebt sie u. U. völlig auf.

- *Dosierung:* anfänglich niedrig dosieren (20 mg/d p. o.), evtl. Steigerung auf 100 mg/d, maximal 200 mg/d je nach Effekt auf die Harnsäurekonzentration. 20 mg Benzbromaron gibt es nur in Kombinationspräparaten z. B. Acifugan®.
- Maximale hypourikämische Wirkung nach etwa 5-tägiger Therapie. Nach Absetzen kehren die Harnsäurewerte im Lauf von Tagen zur ursprünglichen Höhe zurück. Die Harnsäure-Clearance wird 4- bis 8-fach gesteigert. Nach Erreichen eines niedrigeren Harnsäurespiegels geht die anfängliche Hyperuraturie zur Norm zurück. In einer Dosis von 100 mg/d auch zur Senkung der Hyperurikämie nach Nierentransplantation geeignet.
- *UAW:* Hautausschläge bis zur lebensbedrohlichen Hypersensitivitätsvaskulitis (25 % Mortalität!), selten gastrointestinale Störungen, Kopfschmerzen, Diarrhö, Somnolenz, Alopezie u. a.

(3) **Probenecid** und **Sulfinpyrazon** spielen nur noch eine untergeordnete Rolle als Urikosurika.

(4) **Kombinationstherapie:** Kombinationen von **Allopurinol und Benzbromaron** wirken additiv, sodass Dosisverringerungen der Einzelsubstanzen möglich sind. Als fixe Arzneimittelkombinationen sind Präparate im Handel, die 20 mg Benzbromaron und 100 mg Allopurinol (z. B. Acifugan®, Allomaron®) enthalten. Nur in äußerst seltenen Fällen ergibt sich die Notwendigkeit zu dieser kombinierten Therapie, wenn nämlich mit den Einzelsubstanzen als Monotherapie keine ausreichende Wirkung zu erzielen ist. Harnneutralisierung ist nicht erforderlich. Bezüglich der harnsäuresenkenden Wirkung ist ein Kombinationspräparat einer Monotherapie mit 300 mg Allopurinol ebenbürtig, gelegentlich auch etwas überlegen. Hinsichtlich der UAW-Quote bestehen keine Unterschiede zwischen den beiden Therapieformen. Die *Kontraindikationen* sind die gleichen wie bei der Therapie mit Urikosurika.

In Kombination mit einem Xanthinoxidasehemmer kann für die begleitende Behandlung einer Hyperurikämie bei Gichtpatienten, die den Harnsäurezielwert im Serum mit einer adäquaten Dosis eines Xanthinoxidasehemmers (Allopurinol oder Febuxostat) allein nicht erreicht haben, der selektive Inhibitor des URAT-1-Rücktransporters (SURI) **Lesinurad** eingesetzt werden. Lesinurad wurde in den USA im Jahr 2015, in der EU im Jahr 2016 und in der Schweiz im Jahr 2017 in Form von Filmtabletten zugelassen (Zurampic®).

! WICHTIG

Zu Beginn der medikamentösen Therapie mit den genannten Pharmaka können infolge rascher Konzentrationsverschiebungen zwischen der Harnsäure im Blut und in den Geweben (sog. **Gerölldynamik**) Gichtanfälle provoziert werden. Gichtanfälle in dieser Phase der Behandlung dürfen nicht zu dem Fehlschluss führen, die medikamentöse Therapie sei unwirksam. Treten Gichtanfälle anfangs auf, ist eine Prophylaxe mit Colchicin 0,5–1,5 mg/d über mehrere Wochen wirksam.

(5) Harnsäuredepots werden abgebaut und der Harnsäureganzkörperbestand vermindert durch 2(–3) l Diurese und Harnalkalisierung (Uralyt-U®), bei großen Tophi auch durch deren operative Entfernung.

(6) **Febuxostat** (Adenuric®), ein seit 2010 in Deutschland zugelassener Xanthinoxidasehemmer, scheint bei der Therapie der chronischen Gicht effektiver als Allopurinol zu sein. Bei vergleichbarem UAW-Profil wird eine effektivere Harnsäuresenkung erreicht als mit Allopurinol. Dosis: 80–120 mg/d.

Bei Therapiebeginn häufig Provokation von Schüben. Einsatz auch bei Niereninsuffizienz möglich (wird über die Leber verstoffwechselt). Verträglichkeit etwas schlechter als von Allopurinol (mehr Diarrhöen, Kopfschmerzen). 5-mal so hohe Therapiekosten wie bei Allopurinol.

(7) Bisher nur für das Tumorlyse-Syndrom zugelassen ist die rekombinant hergestellte **Uratoxidase** sowie eine länger wirksame pegylierte Form (= pegylierte Urikase = Pegloticase, Krystexxa). Als UAW können dabei schwere anaphylaktische Reaktionen auftreten.

(8) **IL-1 Antagonisten: Canakinumab** (Ilaris®) ist ein biotechnologisch hergestelltes Medikament (anti-IL-1β), das 2013 in der EU zur Behandlung von chronischen Gichtanfällen zugelassen wurde. Sein Einsatzspektrum ist stark eingeschränkt: Es darf nur eingesetzt werden, wenn der Therapiestandard des Gichtanfalls (NSAR, Cortison oder Colchicin) nicht eingesetzt werden kann. Canakinumab wird einmalig in einer Dosis von 150 mg s. c. appliziert. Die Wirkung tritt nach etwa 6 h ein. Wenn in Ausnahmefällen eine zweite Injektion erfolgen soll, müssen zwischen den Injektionen mindestens 12 Wochen liegen. Die Kosten pro Injektion belaufen sich auf 13.540 Euro (Stand Juni 2017).

Anfallsprophylaxe

Als Anfallsprophylaxe wird während der ersten 6 Monate Colchicin 0,5–1 mg/d empfohlen, mit einer Dosisreduktion bei eingeschränkter Nierenfunktion. Bei Intoleranz oder Kontraindikation gegen Colchicin sollte eine Prophylaxe mit einem niedrig dosierten NSAR erfolgen, sofern keine Kontraindikation vorliegt.

Therapie der Harnsäurenephropathie

(1) *Akute Harnsäurenephropathie:* Zur Therapie oder Prophylaxe (z. B. vor einer Chemotherapie) einer schweren Hyperurikämie kann **Rasburicase** (Fasturtec®) über 5 Tage infundiert werden, dagegen sprechen der hohe Preis und ein eventuelles Restrisiko einer Anaphylaxie. Bei oligo-anurischem ANV ist die Hämodialysebehandlung erforderlich, mit dem Ziel einer raschen Senkung der harnpflichtigen Substanzen, der Hyperurikämie und zur Alkalisierung des Bluts (bis pH 7,45) und in den Nieren zur besseren Löslichkeit ausgefällter Harnsäurekristalle. Bei ausreichender Diurese über orale/parenterale Gabe von **Bikarbonat** (Nephrotrans®-Kps.) oder 250–500 mg **Acetazolamid** (Diamox®) Anhebung („Alkalisierung") des Urin-pHs auf ca. 7 anstreben, begleitend Harnsäurekristalle durch hohe Diurese und Schleifendiuretika ausspülen. Die Prognose ist gut, wenn die Therapiemaßnahmen früh einsetzen. Die besten Maßnahmen zur Prophylaxe des Tumorlyse-

Syndroms sind eine hohe Diurese, 300–600 mg/d Allopurinol 2 Tage vor der Tumortherapie beginnend und eventuell Harnalkalisierung.

(2) *Chronische Harnsäurenephropathie:* Therapie der Hyperurikämie mit Diät, Allopurinol, bei Vorliegen einer Nephrolithiasis hohe Diurese von 2(–3) l ohne Urikosurika. Vermeidung der Bleibelastung. Bei Uratsteinen ist die Steinauflösung mit Harnalkalisierung (Uralyt-U®) unter hoher Diurese angeraten.

Literatur:

Kiltz U et al. Full version of the S2e guidelines on gouty arthritis: Evidence-based guidelines of the German Society of Rheumatology (DGRh). Z Rheumatol. 2016 Aug;75 Suppl 2:11–60.

Neogi T et al. 2015 Gout classification criteria: an American College of Rheumatology/European League Against Rheumatism collaborative initiative. Arthritis Rheumatol 2015 Oct;67(10):2557–68.

Engel B et al. Treatment Options for Gout. Dtsch Arztebl Int 2017 Mar 31;114(13):215–222.

25.5 Fettstoffwechselstörungen

E. Windler

Vorbemerkungen und Definition Erhöhte Konzentrationen des LDL-Cholesterins und niedrige Spiegel des HDL-Cholesterins im Blutplasma sind als Risikofaktoren für die Entwicklung von Arteriosklerose gesichert. Eine besonders enge Beziehung besteht zwischen der Höhe des LDL-Cholesterins und dem Manifestationsalter und Ausmaß einer koronaren Herzkrankheit (KHK). Diese Beziehung wird wesentlich durch das HDL-Cholesterin und das Lipoprotein(a) als weitere Lipidparameter sowie andere Risikofaktoren wie Hypertonie, Diabetes mellitus oder Rauchen beeinflusst. Erhöhte Triglyzeridwerte zeigen zwar ein kardiovaskuläres Risko an, sind aber vermutlich kein eigenständiger kausaler Risikofaktor. Das Risiko ist vielmehr auf das konsekutiv erniedrigte HDL-Cholesterin und einen vermehrten Cholesteringehalt der triglyzeridreichen Lipoproteine zurückzuführen. Daher wird das atherogene Cholesterin auch als Non-HDL-Cholesterin zusammengefasst – Gesamtcholesterin minus HDL-Cholesterin. Sehr stark erhöhte Triglyzeride bergen jedoch die Gefahr einer Pankreatitis. Wegen der Komplexität der Beziehungen hat die Bestimmung von Lipoproteinfraktionen Eingang in die klinische Routine gefunden. Die Notwendigkeit der Lipiddiagnostik und Therapie ergibt sich aus den erfolgreichen Ergebnissen zur Vorbeugung und Behandlung arteriosklerotischer Gefäßerkrankungen, namentlich der KHK und zerebraler Ischämien.

Ätiologie und Pathogenese Triglyzeride (TG) als Energieträger und Cholesterin (Chol) als Strukturmolekül der Zellmembranen und Myelinscheiden sowie als Ausgangsmolekül der Steroidhormon- und Gallensäurensynthese werden wegen ihrer Wasserunlöslichkeit in Form von Lipoproteinen im Blut transportiert. Nach ihrer Zusammensetzung lassen sich 4 Hauptklassen der Lipoproteine unterscheiden, denen verschiedene Aufgaben in den 3 Lipidtransportsystemen zukommen.

(1) Lipide der Nahrung und Galle werden in **Chylomikronen** über die mesenteriale Lymphe dem Blutkreislauf zugeführt. Ein Großteil der Triglyzeride wird anschließend durch Hydrolyse den Geweben zur Verfügung gestellt, vornehmlich der Muskulatur und dem Fettgewebe. Die verbleibenden Restpartikel der Chylomikronen (Remnants genannt) nimmt die Leber auf.

(2) Von der Leber synthetisierte Fette werden als **Very-low-density-Lipoproteine (VLDL)** in den Kreislauf sezerniert. Ähnlich den Chylomikronen wird ein Großteil ihrer Triglyzeride hydrolysiert, die verbleibenden VLDL-Remnants werden von der Leber aufgenommen. VLDL unterscheiden sich allerdings von Chylomikronen in ihrem Strukturmolekül. Dieses Apolipoprotein-B-100-Molekül ist wahrscheinlich dafür verantwort-

lich, dass ca. 40 % in cholesterinreiche, triglyzeridarme Low-density-Lipoproteine (LDL) umgewandelt werden. LDL versorgen extrahepatische Gewebe mit Cholesterin, werden aber großenteils, zu ca. 70 %, über den LDL-Rezeptor ebenfalls von der Leber aufgenommen.

(3) **HDL** werden vom Darm, jedoch überwiegend von der Leber als scheibenförmige Doppelmembranen sezerniert. Auch das durch die Triglyzeridhydrolyse von Chylomikronen und VLDL überflüssig gewordene Phospholipid und Cholesterin der Oberfläche dieser Lipoproteine tragen zu den HDL bei. Die typischen sphärischen Partikel entwickeln sich erst durch Aufnahme von Cholesterin aus extrahepatischen Geweben und Veresterung des Cholesterins. Durch Austausch von Cholesterinestern gegen Triglyzeride der VLDL und Chylomikronen stehen HDL-Cholesterin und Plasmatriglyzeride in einem reziproken Verhältnis. HDL mediieren den Rücktransport von Cholesterin aus den peripheren Geweben und Arterienwänden zur Leber. Nach Aufnahme von Cholesterin werden intakte HDL-Partikel, aber vor allem selektiv Cholesterinester, von der Leber internalisiert. HDL können Cholesterinester zusätzlich auf VLDL und LDL transferieren, die ihrerseits von der Leber aufgenommen werden.

Entsprechend ihrer Zusammensetzung und physiologischen Funktion haben die Lipoproteinklassen bei gestörtem Stoffwechsel und veränderter Plasmakonzentration unterschiedliche klinische Bedeutung:

(1) **LDL:** Vermehrte LDL spiegeln sich in erhöhtem Cholesterinspiegel wider. Sie stehen in direktem Zusammenhang mit frühzeitiger und beschleunigter Entwicklung einer Arteriosklerose. Wie für HDL beschrieben, kommt es bei Hypertriglyzeridämie, z. B. bei Diabetes mellitus, auch zwischen VLDL und Chylomikronen und LDL zu einem Austausch von Triglyzeriden gegen Cholesterinester, sodass kleine dichte LDL (small dense LDL) entstehen, die besonders atherogen zu sein scheinen. Die Konzentration des LDL-Cholesterins ändert sich nicht messbar, da diese LDL eine längere Halbwertszeit haben. Dadurch kann bei unveränderten LDL-Cholesterinspiegeln das Atheroskleroserisiko zwischen Patienten variieren.

(2) **HDL** wirken, bedingt durch ihre Funktion im Cholesterinrücktransport, den LDL entgegen. Entsprechend erhöhen verminderte HDL-Konzentrationen das Arterioskleroserisiko. Allerdings spiegeln durch Lebensstil oder Medikamente veränderte HDL-Spiegel nicht notwendigerweise eine veränderte Funktion der HDL wider und damit auch kein günstigeres oder ungünstigeres kardiovaskuläres Risiko. Erhöhtes HDL-Cholesterin kann im Einzelfall statt hohem Cholesterinrücktransport eine Aufnahmestörung des Cholesterins durch die Leber signalisieren und mit erhöhtem Arterioskleroserisiko einhergehen.

(3) **Triglyzeride:** Extreme Hypertriglyzeridämien aufgrund vermehrter **VLDL oder Chylomikronen** bringen die Gefahr einer Pankreatitis mit sich. In einen direkten Zusammenhang mit dem Risiko für Arteriosklerose bringt sie lediglich das reziproke Verhältnis der Höhe des Triglyzeridspiegels zu der des HDL-Spiegels.

Klinik und diagnostische Hinweise Primäre Hyper- (HLP) und Dyslipoproteinämien werden von sekundären unterschieden. Die **primären** haben eine genetisch definierte Ursache und treten deshalb oft familiär auf (▶ Tab. 25.14). **Sekundäre Fettstoffwechselstörungen** sind die Folge einer Erkrankung oder eines Medikaments (▶ Tab. 25.15). Häufig wird allerdings dadurch lediglich eine primäre Veranlagung manifest oder aggraviert. Das zeigt den fließenden Übergang zwischen primären und sekundären Ursachen, denn selbst streng genetisch determinierte Störungen werden durch äußere Einflüsse, insbesondere Ernährung, beeinflusst. Andererseits hängt die Ausprägung einer überwiegend diätetisch bedingten Hypercholesterinämie von der individuellen genetischen Prädisposition ab.

25

Tab. 25.14 Klassifizierung und wesentliche Merkmale der primären Hyperlipoproteinämien

Phänotyp	Pathophysiologie, Genetik, Klinik
Hypercholesterinämie	Reine Hypercholesterinämie durch LDL-Erhöhung
	(1) Hypercholesterinämie
	a) Polygene Hypercholesterinämie, häufigste Form, Veranlagung durch Zusammenspiel mehrerer, nicht im Einzelnen identifizierbarer Genvarianten. Manifestation durch Umwelteinflüsse, insbesondere hochkalorische Ernährung, reich an gesättigten Fetten und Cholesterin
	b) Sekundäre Hypercholesterinämie
	(2) a) Familiäre Hypercholesterinämie, autosomal-dominanter Erbgang: • homozygot oder meist kombiniert heterozygot mit Chol zwischen 500 und 1.200 mg/dl (12,9–30,0 mmol/L), Häufigkeit 1:1.000.000. Fehlen oder Defizienz der LDL-Rezeptoren, • heterozygot mit Chol zwischen 300 und 500 mg/dl (7,74–12,9 mmol/L), Häufigkeit 1:500; ca. 50-prozentige Reduktion bzw. Fehlfunktion der LDL-Rezeptoren
	b) Familiärer Apo-B-100-Defekt (FBD): autosomal-dominant vererbter Ligandendefekt im Apo B-100 durch Punktmutation. Häufigkeit 1:700. Lipide wie bei a). Vorzeitige Atherosklerose, Xanthome, Xanthelasmen
	c) Mutationen im Gen für PCSK9, einem wichtigen Regulator des Katabolismus der LDL-Rezeptoren
	(3) Im Rahmen der familiären kombinierten HLP (s. u.)
	Klinik: 2a bei Homozygoten bzw. kombiniert Heterozygoten bereits im Kindesalter manifest, KHK vor dem 10. Lebensjahr möglich. Sehnenxanthome und tuberöse Xanthome früh und typisch, Aortenstenose. Diagnose bereits aus Nabelschnurblut möglich. 2a bei Heterozygoten im frühen Erwachsenenalter manifest, KHK um das 30.–40. Lebensjahr möglich. Sehnenxanthome im Lauf des Lebens zunehmend. Bei 1 und 3 Manifestation im mittleren Lebensalter, nicht im Kindesalter, Xanthome selten. Hohes Atheroskleroserisiko. Bei allen Formen Plasma stets klar.
Kombinierte Hyperlipidämie	Dominante Vererbung bei Manifestation im Erwachsenenalter von LDL- und/oder VLDL-Erhöhung. Daher Wechsel bei einem Individuum und zwischen Betroffenen von Hypercholesterinämie und Hypertriglyzeridämie. Bei Hypertriglyzeridämie HDL erniedrigt
	Familiäre kombinierte Hyperlipidämie. Die heterozygoten Mitglieder der betroffenen Familien zeigen entweder eine Typ-IIa-, Typ-IIb- oder Typ-IV-HLP zu je etwa einem Drittel. Wahrscheinlich dominante monogenetische Vererbung. Manifestation im frühen Erwachsenenalter. Häufigkeit 3–5 pro 1.000. Häufig gleichzeitig Adipositas und Glukoseintoleranz. Hohes Atheroskleroserisiko. Familienuntersuchungen zur Diagnostik erforderlich. Überhöhte Apo-B-Produktion. Pathogenese nicht geklärt
Chylomikronämie-Syndrom	Exogene Hypertriglyzeridämie infolge fehlenden Abbaus der Chylomikronen (Typ I); meist genetisch bedingte LPL-Defizienz bei autosomal-rezessiver Vererbung; seltener angeborener Apolipoprotein-CII-Mangel. Exzessive TG-Erhöhung auf 2.500 bis über 10.000 mg/dl (28,3–113,0 mmol/L); Chol weniger erhöht; Quotient TG/Chol > 5. Aufrahmen der Chylomikronen beim Stehenlassen, Unterstand klar. LDL und HDL erniedrigt. Atheroskleroserisiko nicht erhöht
	Klinik: Manifestation der HLP im Kindesalter; typische Abdominalkrisen, eruptive Xanthome, gelegentlich akute Pankreatitis, Lipaemia retinalis, Hepatosplenomegalie. Häufigkeit etwa 1:1.000.000 geschätzt

Tab. 25.14 Klassifizierung und wesentliche Merkmale der primären Hyperlipoproteinämien *(Forts.)*

Phänotyp	Pathophysiologie, Genetik, Klinik
Gemischte Hyperlipidämie	Gemischte endogen-exogene Hypertriglyzeridämie durch Erhöhung der VLDL und Chylomikronen (Typ V); TG stark erhöht auf etwa 2.000–10.000 mg/dl (22,6–113,0 mmol/L). Plasma stark lipämisch durch VLDL, Aufrahmen der Chylomikronen beim Stehenlassen, Unterstand bleibt lipämisch durch VLDL. Chol mäßig erhöht, TG/Chol > 5. HDL erniedrigt. LPL-Aktivität normal. Vorkommen:
	A) Primär familiär-erblich. Erbgang und Defekt heterogen, z.B. Mutanten der Gene der Lipoproteinlipase oder des Apo A5. Selten, Genetik heute bestimmbar
	B) Bei primärem Typ IV (s. o.) durch Hinzutreten von Alkohol, erhöhter Fettzufuhr
	C) Sekundär
	Klinik: Im Wesentlichen wie bei Typ IV. Pankreatitisgefahr! Eruptive Xanthome. Atheroskleroserisiko oft erhöht.
Typ-III-Hyperlipoproteinämie	Fettstoffwechselstörung infolge Auftretens von Remnants („β-VLDL") bei Apo-E_2-Homozygotie. Mäßige, etwa gleich starke Erhöhung von TG auf etwa 600 mg/dl (6,8 mmol/L) und Chol bis etwa 600 mg/dl (15,5 mmol/L). Vorkommen:
	A) Familiär erblich (Häufigkeit 1–2:10.000)
	B) Sekundär
	Diagnose durch Nachweis der β-VLDL und E_2-Homozygotie. Hinzutreten eines zweiten Faktors (Genetik, Ernährung, Menopause) für Manifestation erforderlich. Manifestation im Erwachsenenalter, bei Frauen postmenopausal. Pathognomonische gelbe Xanthome längs der Handlinien, ferner tuberoeruptive Xanthome bei über 50 %. Hohes Atheroskleroserisiko (KHK und pAVK). Plasma trüb, gelegentlich Chylomikronämie, dann TG bis 1.500 mg/dl (17,0 mmol/L) erhöht
Familiäre Hypoalphalipoproteinämie	Genetisch fixierte niedrige HDL-Chol-Spiegel < 35 mg/dl (< 0,9 mmol/L). Hohes Atheroskleroserisiko. Häufigkeit: ca. 5 %
Endogene Hypertriglyzeridämie	Endogene Hypertriglyzeridämie durch VLDL-Erhöhung, TG bis ca. 1.000 mg/dl (11,3 mmol/L), zeitweise bis 2.000 mg/dl (22,6 mmol/L). Vorkommen:
	A) Primäre familiäre Erkrankung, heterozygoter Status bei autosomal-dominantem Erbgang. Häufigkeit 2–3:1.000. Verstärkte VLDL-Synthese; Defekt heterogen, z.B. Mutationen der Gene der Lipoproteinlipase oder von Apo A5
	B) Im Rahmen der kombinierten familiären HLP. Häufigkeit 3–5:1.000
	C) Sporadische, nichtfamiliäre Formen
	D) Sekundäre Hypertriglyzeridämien
	Bei TG > 400 mg/dl (> 4,5 mmol/L) Trübung des Plasmas, kein Aufrahmen beim Stehenlassen. Bei Werten > 1.500 mg/dl (> 17,0 mmol/L) meist zusätzlich Chylomikronen vorhanden = Typ V (gemischte Hyperlipidämie). Quotient TG/Chol bis etwa 5. HDL meist vermindert
	Klinik: Manifestation überwiegend erst im Erwachsenenalter jenseits des 20. Lebensjahrs; meist Übergewicht, Glukoseintoleranz, Fettleber, Hyperurikämie, Hepatosplenomegalie. Bei TG-Werten > 1.000 mg/dl (> 11,3 mmol/L) drohen Oberbauchkoliken, Pankreatitis; Lipaemia retinalis; eruptive Xanthome bei 30–50 %. Atheroskleroserisiko erhöht bei familiärer kombinierter HLP oder durch begleitende bzw. aggravierende Risikofaktoren

Tab. 25.15 Ursachen von sekundären Dys- und Hyperlipoproteinämien

Fettstoffwechselstörung	Ursachen
Hypercholesterinämie	• Akute intermittierende Porphyrie • Anorexia nervosa
Hypercholesterinämie, Hypertriglyzeridämie	• Lupus erythematodes • Morbus Cushing • Alkoholismus • Thiazide • Glukokortikoide • Östrogene
Erniedrigtes HDL	• Rauchen • Hepatopathien • Hyperthyreose • Lymphome
Hypercholesterinämie und Hypertriglyzeridämie, erniedrigtes HDL	• Diabetes mellitus • Niereninsuffizienz • Nephrotisches Syndrom • Hypothyreose • Gammopathien • Betablocker

Therapie

Allgemeine Richtlinien

Risikoeinstufung und Therapieziele

Empfohlene Zielwerte für Cholesterin sind durch Beobachtungs- und Interventionsstudien belegt. Das Behandlungsziel orientiert sich am LDL-Cholesterin als primärem beeinflussbarem Risikofaktor und wird durch weitere Risikofaktoren einschließlich HDL-Cholesterin und Lipoprotein(a) sowie dem Nachweis arteriosklerotischer Gefäßveränderungen moduliert. Einfacher und bei erhöhten Triglyzeriden besser ist die Orientierung am Non-HDL-Cholesterin. Je höher Zahl und Intensität der Risikofaktoren und je weiter fortgeschritten die Arteriosklerose, desto stärker steigt das Risiko für kardio- und zerebrovaskuläre Ereignisse. Daher muss bei höherem Risiko das LDL-Cholesterin tiefer gesenkt werden, um ein niedrigeres Risiko zu erreichen. Wegen des exponentiellen Risikoanstiegs ist mit der Reduktion höherer Cholesterinwerte eine stärkere Risikoreduktion verbunden. Da die Studien zur Prävention der KHK auch eine Wirkung auf die Apoplexrate und die arterielle Verschlusskrankheit gezeigt haben, können diese arteriosklerotischen Komplikationen analog zur KHK behandelt werden. Dies gilt insbesondere auch deshalb, weil kardiale Ereignisse die Haupttodesursachen der Patienten mit TIA oder Apoplex sowie arterieller Verschlusskrankheit darstellen.

Bevölkerungen ohne wesentliche koronare Morbidität haben Cholesterinwerte deutlich unter 200 mg/dl (< 5,2 mmol/L) und ein LDL-Cholesterin < 100 mg/dl (< 2,6 mmol/L). Für Prävention und Therapie sind entsprechend dem KHK-Risiko in 3 Stufen Zielwerte definiert (▶ Tab. 25.16). Sinnvoll ist die Einstufung nach *dem globalen Risiko*, das das Alter und die relevanten Risikofaktoren auf der Basis der PROCAM- oder Framingham-Studie berücksichtigt. Der Risiko-Kalkulator unter http://www.assmann-stiftung.de/procam-studie/procam-tests/ bzw. https://www.framinghamheartstudy.org/risk-functions/cardiovascular-disease/10-year-risk.php gibt die Wahrscheinlichkeit eines koronaren Ereignisses für die nächsten 10 Jahre wieder, die ESC-Risiko-Charts die kardiovaskuläre Mortalität (www.heartscore.org/de_DE/access-heartscore). Das Risiko von Frauen bis zum 65. Lebensjahr beträgt nur etwa ein Viertel des Risikos gleichaltriger Männer, es sei denn, sie leiden an einem Diabetes mellitus. Die relativ hohen Zielwerte in der Primärprävention haben auch medizinökonomische Gründe, die aufgrund der sehr niedrigen Statinpreise keine Rolle mehr spielen. Deshalb sollte bedacht werden, dass das 10-Jahres-Risiko sich im jüngeren und mittleren Alter trotz Risikofaktoren häufig noch niedrig berechnet und über einen erheblichen Risikoanstieg im höheren Alter hinweg täuscht. Deshalb sollte das Risiko auch für ein höheres Alter des Patienten berechnet werden, um einen Eindruck vom Lebensrisiko zu gewinnen.

Ausführliche Richtlinien zur Lipidtherapie der European Society of Cardiology und der European Atherosclerosis Society stehen unter https://www.nvvc.nl/media/richtlijn/127/2016_Dyslipidaemias_%28management%20of%29.pdf zur Verfügung.

Kardiovaskuläre Risikofaktoren:

(1) *Beeinflussbare Risikofaktoren:* Hyperlipidämie, arterielle Hypertonie, Nikotinabusus, Diabetes mellitus, Adipositas, Niereninsuffizienz,

(2) *Nicht beeinflussbare Risikofaktoren:* Alter, männliches Geschlecht, familiäre Dispositon, Lipoprotein(a).

Es ist selbstverständlich, dass man versuchen sollte, begleitende Risikofaktoren, z. B. Rauchen, abzubauen. Es sei aber auch betont, dass die medikamentöse Senkung erhöhter Blutdruckwerte das Schlaganfallrisiko zwar deutlich reduziert, die kardiale Mortalität aber lediglich um 20–30 % senkt. Der überwiegende Teil des Risikos ist durch andere Faktoren wie Fettstoffwechselstörungen bedingt, die oft mit Hypertonie einhergehen. Noch weniger wirksam ist die isolierte Einstellung des Blutzuckers bei Diabetes mellitus Typ 2 hinsichtlich KHK, während die Lipidtherapie bei diesen Patienten ausgesprochen erfolgreich ist. Nicht oder nur unzureichend behandelbare Risikofaktoren wie Lipoprotein(a) oder erniedrigtes HDL-Cholesterin führen zur Einordnung des Patienten in eine höhere Risikokategorie (Richtwerte ▶Tab. 25.16).

Tab. 25.16 Zielwerte der Serumlipide (in Anlehnung an 2016 ESC/EAS Guidelines for the Management of Dyslipidaemias; https://www.nvvc.nl/media/richtlijn/127/2016_Dyslipidaemias_%28management%20of%29.pdf)

	Primärprävention		**Sekundärprävention**			
Risikofaktoren	**Niedriges bis mittleres Risiko 0–1 Risikofaktor**		**Hohes Risiko Arteriosklerose, komplizierter Diabetes**		**Sehr hohes Risiko Herz-Kreislauf-Erkrankung, Niereninsuffizienz**	
Globales Risiko pro 10 Jahre[1] bzw. Mortalität[2]	< 20 % < 5 %		≥ 20 % < 10 %		≥ 20 % ≥ 10 %	
	mg/dl	mmol/L	mg/dl	mmol/L	mg/dl	mmol/L
Non-HDL-Cholesterin	< 145	< 3,8	< 130	< 3,5	< 100	< 2,6
LDL-Cholesterin	**< 115**	**< 3,0**	**< 100 (mind. 50%)**	**< 2,6**	**< 70 (mind.50%)**	**< 1,8**[2]
HDL-Cholesterin (m/w)	> 40/50	> 1,0/1,2	> 40/50	> 1,0/1,2	> 40/50	> 1,0/1,2
Triglyzeride	< 150	< 1,7	< 150	< 1,7	< 150	< 1,7

Nach z. B. [1]PROCAM-Algorithmus (http://www.assmann-stiftung.de/procam-studie/procam-tests/) oder [2]ESC-Score (Deutschland) (http://leitlinien.dgk.org/files/2007_Leitlinie_Risikoadjustierte_Praevention.pdf).

Hinweise für die Praxis: Für die Praxis ist die *Aufschlüsselung der Lipoproteinfraktionen* notwendig, die Bestimmung des LDL-Cholesterins nach der *Friedewald-Formel* aber ausreichend:

Gesamtcholesterin = LDL-Cholesterin + HDL-Cholesterin + $\frac{1}{5}$ Triglyzeride (mg/dl).

Aus Gesamtcholesterin, HDL-Cholesterin und VLDL-Cholesterin (entspricht $\frac{1}{5}$ der Triglyzeride bis 400 mg/dl [4,5 mmol/L]) wird das LDL-Cholesterin errechnet. Bei höheren Triglyzeriden werden direkte LDL-Cholesterin-Bestimmungsmethoden angewandt, die aber nicht notwendigerweise weniger von hohen Triglyzeriden beeinflusst werden!

! WICHTIG

Cave: Bei Triglyzeriden > 400 mg/dl (> 4,5 mmol/L) ist die Bestimmung des LDL-Cholesterins anhand der Formel fehlerhaft. Die Triglyzeride müssen deshalb zunächst gesenkt werden.

Eine zusätzliche Bestimmung der Apolipoproteine ergab in prospektiven Studien keinen Vorteil in der Evaluierung des KHK-Risikos.

Auch Gesamtcholesterinwerte um 200 mg/dl (5,2 mmol/L) können aufgrund eines niedrigen HDL ein atherogenes Potenzial beinhalten, sodass zumindest anfänglich eine Trennung von LDL und HDL sinnvoll ist. Nicht die Messung des Gesamtcholesterins, aber die der Triglyzeride macht eine 12-stündige Nüchternperiode notwendig. Bei weiterhin erhöhten Werten ist eine längere Alkoholkarenz von mindestens 24 h einzuhalten. Eine praxisnahe Alternative bietet die Orientierung am Non-HDL-Cholesterin, also dem Wert aus Gesamtcholesterin minus HDL-Cholesterin, was keinen Nüchternzustand voraussetzt und zu jeder Tageszeit bestimmt werden kann. Die Werte liegen ca. 30 mg/dl höher, sodass die Zielwerte entsprechend angepasst werden müssen. Das Non-HDL-Cholesterin schließt auch das Cholesterin in triglyzeridreichen Lipoproteinen ein und erlaubt dieselbe Aussage wie das LDL-Cholesterin, bei erhöhten Triglyzeriden wie bei Diabetes hat es eine bessere Voraussagekraft. Vor einer Therapie, die immer eine Langzeitbehandlung bedeutet, muss die Indikation durch mindestens zweifache, besser mehrfache Messung der Lipide gesichert sein. Konzentrationen des Lipoproteins(a) ≥ 30 mg/dl (≥ 300 mg/L) verdoppeln das Risiko etwa. Für die Therapieentscheidung braucht es dank der überwiegend genetischen Grundlage nur einmal bestimmt zu werden.

Die Behandlung einer Hypertriglyzeridämie dient primär der Erhöhung des HDL-Cholesterins und bei sehr hohen Werten der Vermeidung einer Pankreatitis.

(1) Eine *Pankreatitis* wird i. d. R. erst durch Triglyzeride von mehreren tausend mg/dl ausgelöst. Dennoch gilt ein Nüchternwert um 500 mg/dl (5,7 mmol/L) als Obergrenze, da bei höheren Werten durch Sättigung der Lipoproteinlipase postprandial die Triglyzeride in die Höhe schnellen können.

(2) Hinsichtlich *arteriosklerotischer Gefäßerkrankungen* sind die Zielwerte für die Triglyzeride ungewisser. Isoliert erhöhte Triglyzeride bis etwa 500 mg/dl (5,7 mmol/L) bedürfen im Allgemeinen keiner Therapie.

(3) Sicherlich lohnt es, die Triglyzeride < 150 mg/dl (< 1,7 mmol/L) mit dem Ziel zu senken, das HDL-Cholesterin zu erhöhen. Bei *Diabetikern* zeigen erhöhte Triglyzeride eine unzureichende Stoffwechsellage hinsichtlich Blutzucker und Lipiden an.

(4) Bei familiärer kombinierter Hyperlipidämie haben auch Familienangehörige mit alleiniger Hypertriglyzeridämie ein erhöhtes Risiko. Deshalb sollten in diesen Fällen – ob als kausaler Faktor oder Risikomarker – die Triglyzeride gesenkt werden. Mit diesen Einschränkungen unseres derzeitigen Wissens sind die Zielwerte für die Triglyzeride zu verstehen.

Differenzialtherapeutische Überlegungen

Drei Behandlungsoptionen müssen bei jedem Patienten individuell geprüft werden: Die Möglichkeit der sekundären Fettstoffwechselstörung, der Ernährungsumstellung und der körperlichen Aktivität oder der medikamentösen Therapie.

Sind die Lipidveränderungen *sekundärer Natur,* sollte man versuchen, die zugrunde liegende Krankheit zu behandeln oder ein verursachendes Medikament zu ersetzen. Diabetes mellitus und eine nicht erkannte Hypothyreose sind neben Alkoholkonsum die praktisch wichtigsten Auslöser sekundärer Fettstoffwechselstörungen. Bei vielen sekundären Fettstoffwechselstörungen steht allerdings die Grundkrankheit ganz im Vordergrund.

Ist die Fettstoffwechselstörung *diätetisch* begründet, kann die Ernährungsumstellung allein zum Erfolg führen. Das hängt vom genetischen Einfluss ab. Der ist bei der familiären Hypercholesterinämie und dem familiären Apolipoprotein-B-Defekt am stärksten. Bei uns sind allerdings die landläufigen mäßigen Hypercholesterinämien mit LDL-Cholesterinwerten im Bereich von 140–160 mg/dl für die überwiegende Zahl arteriosklerotischer Gefäßkrankheiten verantwortlich. Sie sind wesentlich durch unsere fettreiche Ernährung begründet und können dementsprechend diätetisch korrigiert werden. Seit den 1950er-Jahren ist der Fettkonsum in Deutschland um das 4-Fache gestiegen und ein wesentlicher Grund für den enormen Anstieg der Herz-Kreislauf-Erkrankungen. In Ländern mit anderen Ernährungsgewohnheiten war dies nicht zu erkennen.

Trotz dieses bekannten Zusammenhangs ist die Ernährungstherapie im Allgemeinen ineffizient, da sie bei Arzt und Patient unbeliebt ist und daher nicht oder nur halbherzig durchgeführt wird. Daraus wird fälschlicherweise eine Wirkungslosigkeit abgeleitet. Eine Ernährungsumstellung kann aber erheblich zum Erreichen der Zielwerte beitragen, was dem Patienten eingehend mitgeteilt werden sollte.

Auch wenn die meisten Patienten dieses Angebot nur in einem Ausmaß annehmen werden, das das Cholesterin geringfügig senkt, ist die Beratung aus mehreren Gründen wichtig.

(1) Der Patient muss seine Entscheidung für eine meist **lebenslange Therapie mit Lipidsenkern** treffen.

(2) Selbst eine Behandlung mit Statinen kann bei exzessiver Ernährung versagen.

(3) Darüber hinaus scheint auch schon eine mäßige Veränderung des Verhältnisses von gesättigten zu ungesättigten Fettsäuren unabhängig von einer Cholesterinsenkung einen eigenständigen Effekt auf die Gefäßwand zu haben. Klar ist, dass Obst und Gemüse einen unabhängigen, über ihre Wirkung auf die Risikofaktoren hinausgehenden Effekt auf die KHK haben.

Diät

Eine Ernährungsumstellung verfolgt zwei Ziele:

(1) Kalorienreduktion zum Erreichen und Erhalten des Normalgewichts,

(2) Änderung der Nahrungszusammensetzung zur Beeinflussung der Ursachen der Hyperlipoproteinämie und Arteriosklerose.

Der stigmatisierte Ausdruck „Diät“ sollte vermieden werden und durch den Ausdruck „Ernährungsumstellung“ ersetzt werden, da es sich um eine bewusste Korrektur der bei uns üblich gewordenen, aber ungünstigen Ernährungsweise handelt. Praktikabel sind Diätempfehlungen entsprechend den genannten Prinzipien in Form von einfachen Auflistungen nach zu bevorzugenden und zu vermeidenden Nahrungsmitteln (▶ Tab. 25.17).

Erreichen und Erhalten des Normalgewichts

Bei Übergewicht wird zunächst Normalgewicht durch Kalorienrestriktion um etwa 1.000 kcal/d auf 800–1.200 kcal/d angestrebt (▶ Kap. 25.1.1, „Therapie“). Um einen Jojo-Effekt zu vermeiden, muss auch langfristig die Kalorienzufuhr 500–800 kcal unter der bisherigen liegen. Durch die Gewichtsreduktion selbst wird der Triglyzeridspiegel gesenkt, nicht aber das LDL-Cholesterin. Die Kalorienrestriktion kann aber genutzt werden, die Qualität der Ernährung zu verbessern (s. u.).

Tab. 25.17 Nahrungsmitteltabelle bei Fettstoffwechselstörungen insbesondere Hypercholesterinämie

	Empfehlenswert	In Maßen bzw. gelegentlich	Ungeeignet
Getreideprodukte	Uneingeschränkt Vollkornprodukte, dunkles Mehl, ungeschälter Reis, Vollkornnudeln	Weißes Mehl, helles Brot, Nudeln, geschälter Reis, Müsli mit Cerealien, Nüssen, und fettarmer Milch	Croissants, Schmalzgebackenes
Gemüse	Reichlich alle Arten Gemüse und Kartoffeln, frisch, tiefgefroren oder Konserven	Oliven, Bratkartoffeln mit geeignetem Öl zubereitet	Avocado, Pommes frites, Kroketten, Kartoffelpuffer, Kartoffelchips u. Ä.
Suppen	Klare Gemüsesuppen, Gemüsebrühen	Tütensuppen, Fleischbrühe	Cremesuppen mit Ei, Sahne, Käse, Butter
Obst	Frisch oder tiefgefroren, ungezuckerte Konserven	Zuckerreiches Obst wie Bananen, Weintrauben, Trockenobst	Obst in Sirup, kandierte Früchte
Fisch	Fettarmer Seefisch (Schellfisch, Kabeljau, Scholle, Seezunge)	Fettreicher Seefisch (Thunfisch, Lachs, Hering, Steinbutt, Makrele), Süßwasserfische (Forellen), Räucherfisch, gebratener Fisch in Diätöl	Panierte oder frittierte Meeresfrüchte, fette Süßwasserfische (Aal, Karpfen), fette Fischkonserven, Fischfrikadellen, Schalen- und Krustentiere (Muscheln, Krabben)
Fleisch	Grundsätzlich beschränken	Huhn, Pute, Kalb, Wild, Geflügelwurst, fettreduzierte und fettmodifizierte Diätwurst	Fettes Fleisch, Geflügel (Ente, Gans, Geflügelhaut), Wurst, Aufschnitt, Innereien, Speck, Fleischsalat
Gewürze	Alle Kräuter, Essig	Zucker, Süßstoff, Salz	
Soßen	Soßen aus Obst und Gemüse, mehlgebunden	Fettarme Soßen, fettreduzierte Mayonnaise und Joghurtsoßen	Sahne- und Käsesoßen, Mayonnaise, Remoulade
Streich- und Kochfette	Grundsätzlich beschränken. 20–25 g phytosterinhaltige Diätmargarine	Pflanzenöl, ungehärtete fettreduzierte Pflanzenmargarine	Butter, Bratenfett, Schmalz, Palmöl, Kokosöl, gehärtete Fette
Milchprodukte	Magermilchprodukte, Joghurt (0,1–0,5 % Fett), Harzerkäse, Hüttenkäse, Magerquark, Kochkäse	Halbfette Milchprodukte (1,5 % Fett), fettarmer Käse (‹ 30 % Fett), fettreduzierter und fettmodifizierter Diätkäse	Vollmilchprodukte, Sahne, Kondensmilch, Crème fraîche, vollfetter Käse, üblicher Schnitt-/Frischkäse, Camembert, Brie
Eier	Eiweiß, cholesterinfreie Eizubereitungen	Gekochtes Ei	Eigelb, Eierspeisen

Tab. 25.17 Nahrungsmitteltabelle bei Fettstoffwechselstörungen insbesondere Hypercholesterinämie *(Forts.)*

	Empfehlenswert	In Maßen bzw. gelegentlich	Ungeeignet
Gebäck, Desserts, Süßigkeiten, Nüsse	Obstsalat	Fettfreie Puddingsorten, Götterspeise, Eischnee, Sorbet, Gebäck mit Diätfett zubereitet, Hefegebäck, Pudding aus fettreduzierter Milch, Marmelade, Honig, Fruchtbonbons, Weingummi, Lakritze, Walnüsse, Erdnüsse, Haselnüsse, Mandeln	Fertiggebäck, Kekse, Crème- und Sahnekuchen, Blätterteig, Vollmilchpudding, Milchspeiseeis, Schokolade, Nougat, Marzipan, Sahnebonbons, Süßigkeitsriegel, Kokosnuss
Getränke	Tee, Filterkaffee, Mineralwasser, Gemüsesäfte	Fruchtsaftschorle, Kakao mit fettarmer Milch, Alkohol (max. ¼ l Wein)	Vollmilchgetränke, zuckerhaltige Limonaden, Fruchtsäfte, Kakao mit Sahne, Eierlikör

1. **Empfehlenswerte** Nahrungsmittel enthalten wenig Fett und Zucker, dafür reichlich Ballaststoffe. Sie sollten regelmäßig Bestandteil einer cholesterinsenkenden Ernährung sein. Geeignetere Lebensmittel führen die Tabelle an.

2. **In Maßen** gestattete Nahrungsmittel sind entweder fettreduziert, enthalten aber gesättigte Fette und sind deshalb nur bedingt geeignet. Oder sie enthalten vorzugsweise einfach und mehrfach ungesättigte Fette; ihr Verzehr ist wegen der günstigen Wirkungen der Fettsäuren zwar empfehlenswert, muss aber wegen der Kaloriendichte beschränkt werden. Das gilt auch für sehr zuckerhaltige Nahrungsmittel, insbesondere bei Übergewicht oder Hypertriglyzeridämie.

3. **Ungeeignete** Nahrungsmittel enthalten reichlich gesättigtes Fett und Zucker und sollten wegen Art und Menge der Fette vermieden werden. Sie sind i. d. R. auch reich an Cholesterin.

Zubereitungsverfahren
Günstig sind fettarme Garverfahren wie Kochen, Dünsten, Grillen, Foliengaren und Braten in beschichteten Pfannen. Fett des Garguts im kalten Zustand entfernen.
Ungünstig ist Braten und Garen im Fett, insbesondere harte bzw. gehärtete Fette. Fett nicht zu stark erhitzen oder bräunen und nicht wiederverwenden. Gegebenenfalls zum Braten geeignetes Öl verwenden.

Triglyzeridsenkung und HDL-Steigerung

Das wesentliche Prinzip der Triglyzeridsenkung besteht in der Reduktion der Kalorien speziell durch Verminderung der rasch resorbierbaren Kohlenhydrate sowie des Alkohols. Zur Prävention arteriosklerotischer Gefäßerkrankungen ist die Triglyzeridsenkung selbst von untergeordneter Bedeutung. Wesentlich ist, dass dadurch konsekutiv das HDL-Cholesterin erhöht und „small dense LDL" normalisiert werden. 2–6 g Omega-3-Fettsäuren senken die Triglyzeride um 20–40 %, nicht aber das Cholesterin. Als Seefisch sind damit allerdings erhebliche Kalorien verbunden, weswegen bei ausgeprägten Hypertriglyzeridämien Kapseln zu bevorzugen sind, die zudem schwermetallfrei sind. Die Ernährungsumstellung kann durch körperliche Aktivität und bei Diabetikern durch die Einstellung des Blutzuckers unterstützt werden. Eine messbare HDL-Erhöhung setzt eine regelmäßige, pro Woche mehrstündige Aktivität als Sport oder Alltagsbewegung voraus. Raucherentwöhnung steigert sehr wirksam das HDL-Cholesterin. Alkohol erhöht zwar den HDL-Spiegel, solange die Triglyzeride nicht erhöht werden, sollte aber aufgrund der toxischen und kanzerogenen Langzeitwirkung nicht empfohlen werden.

Senkung des LDL-Cholesterins

Senkung des LDL-Cholesterins beruht auf einer fettreduzierten und modifizierten, cholesterinarmen und ballaststoffreichen Ernährung. Das wesentliche Prinzip ist die Erhöhung der Aktivität des LDL-Rezeptors. In dieser Hinsicht am wirkungsvollsten ist die Reduktion bestimmter gesättigter Fette aufsteigend in der Reihenfolge Laurin-, Palmitin- und Myristinsäure. Stearinsäure hat keinen Effekt, vermutlich da sie in Ölsäure umgewandelt wird, die ebenfalls keine nennenswerte Wirkung auf das LDL-Cholesterin hat.

Einen zusätzlichen Effekt auf das LDL-Cholesterin hat die ω-6-mehrfach ungesättigte Linolsäure im Gegensatz zu Omega-3-Fettsäuren. Offenbar entscheidend ist die Reduktion des Nahrungscholesterins. Sie selbst reduziert zwar das LDL-Cholesterin nur moderat um ca. 5 %. Aber nach experimentellen Befunden ist Linolsäure bei hoher Cholesterinzufuhr unwirksam.

Diese Maßnahmen sind praktisch kaum voneinander zu trennen, da Nahrungsmittel von Landsäugetieren (Rind, Schwein, Milchprodukte) die wesentliche und gemeinsame Quelle von gesättigten Fetten und Cholesterin sind und pflanzliche Nahrungsmittel i. d. R. ungesättigte Fette und Ballaststoffe enthalten.

10–15 % des Energiebedarfs sollten Eiweiß ausmachen. Um Fett einzusparen, können 50–70 kcal% mit komplexen Kohlenhydraten gedeckt werden; das bedeutet stärkehaltige Nahrungsmittel und Produkte aus Vollkornmehlen, während rasch resorbierbare Kohlenhydrate wie Zucker, Honig, Süßwaren, Kuchen, Gebäck, Süßigkeiten und Weißmehlprodukte wegen ihres triglyzeriderhöhenden Effekts gemieden werden müssen. Die Kost sollte mindestens 35 g Ballaststoffe/d enthalten. Sie sind das aktiv Wirksame hinsichtlich des LDL-Cholesterins. Ähnlich wie Ionenaustauscher binden sie Gallensäuren, die so dem enterohepatischen Kreislauf entzogen werden und reaktiv den LDL-Rezeptor stimulieren, um Cholesterin für die Gallensäurensynthese dem Blut zu entziehen. Alkohol ist bei normalgewichtigen Patienten mit Hypercholesterinämie in kleinen Mengen bis etwa 20 g/d für Männer und 10 g/d für Frauen tolerabel.

Der tägliche Fettkonsum ist bei 2.000–2.400 kcal Gesamtenergiebedarf auf maximal 70–80 g entsprechend maximal 30 kcal%, besser 15 kcal% zu beschränken. Dabei kommt es auf die Einsparung von gesättigten Fetten an. Derzeitig liegt er bei ca. 100 g/d, wovon etwa zwei Drittel als verstecktes Fett auf vorwiegend gesättigte Fettsäuren tierischen Ursprungs in Fleisch-, Wurst- und Vollmilchprodukten und etwa ein Drittel auf Streich- und Kochfett entfallen. Sichtbares Fett ist von allen Nahrungsmitteln zu entfernen. Magere Fleisch- und Wurstsorten, Magermilchprodukte und Käse mit < 30 % Fettgehalt i.Tr. sind zu bevorzugen. Statt Vollmilchprodukte sollten fettarme oder nahezu fettlose Produkte (0,1–0,5 % Fettgehalt) gewählt werden. Der tägliche Konsum von Fleisch- und Wurstwaren sollte höchstens 150 g betragen. Statt Fleisch sollten mindestens 2-mal/Woche Hochseefische verzehrt werden, da die im Fischöl enthaltenen hochungesättigten langkettigen Fettsäuren (Eicosapentaensäure, Docosahexaensäure) einen vasoprotektiven und triglyzeridsenkenden Effekt haben und Fisch sehr wenig gesättigte Fette enthält.

Statt Kohlenhydrate können auch einfach ungesättigte Fette, in der Praxis Ölsäure (Olivenöl), verwandt werden. Nachteil von Öl ist die hohe Energiedichte und das Fehlen von Ballaststoffen. Ungeeignet sind wegen ihres hohen Gehalts an gesättigten Fettsäuren Kokos- und Palmkernfett. Wirksam hinsichtlich des LDL-Cholesterins sind hingegen linolsäurereiche Pflanzenfette (z.B. Becel®-Produkte, Maiskeimöl, Sonnenblumenkernöl, Rapsöl, Distelöl u. a.). Als essenzielle Fette sollten sie ca. 10 kcal% ausmachen.

Der Cholesterinkonsum sollte so niedrig wie möglich sein und höchstens 300 mg/d betragen (derzeitiger Bundesdurchschnitt: 500 mg/d). Hauptquellen gemeinsam für Cholesterin und gesättigte Fettsäuren sind in unserer Ernährung, überwiegend als versteckte Fette, Fleisch- und Wurstwaren, Eier, Butter, Milch und Käse, wobei kein Zusammenhang von Milchprodukten und Arteriosklerose gezeigt worden ist, möglicherweise aufgrund schützender Fettsäuren. Der cholesterinsenkende Effekt der Reduktion dieser Nahrungsmittel geht allerdings überwiegend auf die Reduktion gesättigter tierischer Fette und nur zu einem kleinen Teil auf die verminderte Cholesterinaufnahme zurück. Jedoch ist die Reduktion des resorbierten Cholesterins offenbar Voraussetzung für die Wirksamkeit von Linolsäure. Dies kann durch Hemmung der Wiederaufnahme des Cholesterins der Galle unterstützt werden. Pflanzensterine vermindern durch Kompetition die Cholesterinresorption einschließlich der Wiederaufnahme des Cholesterins der Galle und senken dadurch effektiver als die Reduktion allein des Nahrungscholesterins das Plasma-LDL-Cholesterin. 25 g phytosterinhaltige Diätmargarine (z. B. Becel proactiv®) enthalten ca. 2 g Pflanzensterine und senken das LDL-Cholesterin um ca. 10–15 %.

! WICHTIG

Der größte Teil der Hyperlipidämien kann prinzipiell durch Ernährung erfolgreich behandelt werden. Den Beweis liefern andere Länder mit mittleren Cholesterinkonzentrationen von 160–200 mg/dl (4,1–5,2 mmol/L) aufgrund Lebens- und Ernährungsgewohnheiten, die insbesondere durch fett- und zuckerarme Ernährung charakterisiert sind. Bei Hypercholesterinämie ist die Reduktion tierischer, gesättigter Fette am wirksamsten, bei Hypertriglyzeridämien ist der Effekt einer Alkoholkarenz und einer Reduktion rasch resorbierbarer Kohlenhydrate drastisch. Obst- und gemüsebetonte Ernährung hat darüber hinaus einen eigenständigen Effekt auf die Arterien. Praktisch kann es vorteilhaft sein, dem Patienten für 2–3 Wochen zu einer streng vegetarischen Ernährung zu raten, damit Arzt und Patient sich von der individuellen Wirksamkeit einer Ernährungsumstellung überzeugen können.

Pharmakotherapie

Da die Lipidtherapie eine Langzeitbehandlung ist, müssen das Risiko der UAW und das Risiko der Fettstoffwechselstörungen sorgsam gegeneinander abgewogen werden. Eine Pharmakotherapie ist bei erhöhtem koronarem Risiko durch zusätzliche Risikofaktoren oder sehr hohem LDL-Cholesterin und regelhaft bei Nachweis arteriosklerotischer Gefäßveränderungen indiziert (▶Tab. 25.18). Sie wird eingeleitet, wenn eine mehrwöchige Ernährungsumstellung nicht ausreichend wirksam ist, vom Patienten nicht durchgeführt wird oder das koronare Risiko so hoch ist, dass es unverzüglich sicher gesenkt werden muss. Das ist bei instabiler Angina oder Infarkt der Fall. Bei Versagen der Pharmakothe-

Tab. 25.18 Übersicht über die wichtigsten Medikamente zur Behandlung von Fettstoffwechselstörungen

Medikament	Indikation	Tagesdosis	Hauptwirkung
Statine (= HMG-CoA-Reduktase-Hemmer)			
Lovastatin	Hypercholesterinämien = LDL-Erhöhung, kombinierte Hyperlipidämie, Remnant-Erhöhung: Typ-III-Hyperlipoproteinämie	10–80 mg	Hemmung der Cholesterinbiosynthese durch Hemmung der HMG-CoA-Reduktase, verstärkte Bildung von LDL-Rezeptoren. Erhebliche Cholesterinsenkung mit gewisser Senkung der Triglyzeride und Erhöhung von HDL
Pravastatin		5–40 mg	
Simvastatin		5–40 mg	
Fluvastatin		20–80 mg	
Atorvastatin		10–80 mg	
Rosuvastatin		5–40 mg	
PCSK9-Hemmer (Antikörper gegen Proprotein convertase subtilisin-like kexin type 9)			
Alirocumab	Bei schweren, mit Statinen unzureichend behandelbaren Hypercholesterinämien erstattungsfähig	75 oder 150 mg/2 Wochen s. c.	Durch Hemmung von PCSK9 Vermehrung von LDL-Rezeptoren
Evolocumab		140 mg/2 Wochen oder 420 mg/4 Wochen s. c.	

Tab. 25.18 Übersicht über die wichtigsten Medikamente zur Behandlung von Fettstoffwechselstörungen *(Forts.)*

Medikament	Indikation	Tagesdosis	Hauptwirkung
Cholesterinresorptionshemmer			
Ezetimib	Hypercholesterinämie	10 mg	Intestinale Hemmung der Cholesterinresorption, dadurch Erhöhung der LDL-Rezeptoraktivität der Leber, aber auch der Cholesterinsynthese
Ezetimib plus Statin	Hypercholesterinämie	10 mg Ezetimib plus Simvastatin oder Atorvastatin 10–80 mg	Siehe Statine und Ezetimib
Anionenaustauscherharze			
Colestyramin	Reine Hypercholesterinämie = LDL-Vermehrung	4–32 g	Intestinale Bindung der Gallensäuren und Hemmung der Wiederaufnahme, Unterbrechung des enterohepatischen Kreislaufs. LDL-Rezeptorenvermehrung. LDL-Senkung und Erhöhung der HDL. Anstieg der Triglyzeride möglich
Colestipol		5–30 g	
Colesevelam		3,75–4,375 g	
Fibrate			
Bezafibrat	Hypertriglyzeridämien durch VLDL-Remnanterhöhung: Typ-III-Hyperlipoproteinämie. Mäßige LDL-Erhöhung	200–600 mg	Durch Aktivierung von $PPAR_{\alpha}$ verminderte hepatische Triglyzeridproduktion und verstärkter peripherer Abbau der VLDL, erhöhte biliäre Cholesterinsekretion. Überwiegende Triglyzeridsenkung, gewisse Cholesterinsenkung, deutliche HDL-Erhöhung
Fenofibrat		200–300 mg	
Gemfibrozil		900–1.350 mg	
Nikotinsäure zurzeit in Deutschland nicht im Handel			
Nikotinsäure retardiert	Erniedrigung der HDL; Erhöhung von VLDL-TG, LDL-Cholesterin und Remnants.	0,375–2 g	Hemmung der Lipolyse im Fettgewebe durch Bindung an Rezeptor HM74A. Dadurch deutliche Triglyzeridsenkung und starke Anhebung des HDL-Cholesterins. Gewisse Senkung des LDL- und Gesamtcholesterins und von Lipoprotein(a)
Nikotinsäure + Laropiprant		0,5–0,75 g	
Omega-3-Fettsäuren			
Omacor®, Zodin®	Hypertriglyzeridämie	1–6 g	Senkung der Triglyzeridsynthese, manchmal geringe LDL-Erhöhung

rapie kommt bei nachgewiesener Arterioklerose im Fall schwerster oder nicht behandelbarer Hypercholesterinämien wie bei der familiären Hypercholesterinämie sowie bei hohem Lipoprotein(a) eine Lipidapherese zur Anwendung (▶ Kap. 25.5, „Lipidapherese“).
Im Folgenden werden die wichtigsten Eigenschaften der meistverwendeten Lipidsenker dargestellt. Differenzialtherapie ▶ Kap. 25.5, „Behandlung definierter Fettstoffwechselstörungen.

Statine (HMG-CoA-Reduktase-Hemmer)

(1) *Wirkung:* **Statine** (**Lovastatin, Pravastatin, Simvastatin, Fluvastatin, Atorvastatin, Rosuvastatin**) hemmen v. a. in der Leber dosisabhängig kompetitiv das Schlüsselenzym der Cholesterinsynthese, die HMG-CoA-Reduktase. Der verminderte zelluläre Cholesteringehalt führt zu vermehrter Synthese und Expression von LDL-Rezeptoren an der Zellmembran, sodass LDL und Remnants des Plasmas verstärkt in die Leber aufgenommen und abgebaut werden. Auch die Rate der VLDL-Synthese in der Leber wird gehemmt, sodass weniger LDL durch intraplasmatischen Abbau von VLDL entsteht. LDL-Cholesterin kann dosisabhängig bis ca. 60 % (insbesondere mit Atorvastatin und Rosuvastatin), Triglyzeride können bis ca. 40 % gesenkt werden, während dosisabhängig das HDL-Cholesterin um bis zu ca. 10 % ansteigt, unter Rosuvastatin am stärksten, unter Atorvastatin wenig und bei höheren Dosen wieder abnehmend.

(2) *Pharmakokinetik:* ausgeprägter First-Pass-Effekt und geringe systemische Verfügbarkeit. Lovastatin und Simvastatin stellen Prodrugs dar, die erst bei der Leberpassage durch Hydrolyse der Laktonform in die wirksame freie Säureform überführt werden. Resorptionsquoten nach oraler Zufuhr: 30 bzw. 60–85 %. Nur etwa 5 % der applizierten Dosis sind systemisch verfügbar. Im Plasma finden sich mehrere inhibitorisch wirksame Metaboliten. Beide Substanzen hemmen auch in geringem Maß die Cholesterinsynthese in den peripheren Geweben und durchdringen die Blut-Hirn-Schranke, alle anderen Statine praktisch nicht. Resorptionsquote von Fluvastatin 98 %, von anderen Statinen 30–35 % mit hohem First-Pass-Effekt und niedriger systemischer Bioverfügbarkeit von etwa 20 %, bei Atorvastatin einschließlich aktiver Metaboliten. Die Halbwertszeiten von Atorvastatin und Rosuvastatin sind mit 14 bzw. 19 h länger, verglichen mit 2–4 h bei anderen Statinen und < 1 h bei Fluvastatin. Die Plasmaeiweißbindung liegt um 90–98 % mit Ausnahme von Pravastatin (ca. 50 %). Alle Substanzen werden überwiegend biliär-fäkal eliminiert, nur geringe Mengen werden renal ausgeschieden (< 10 %, Pravastatin ca. 30 %). Die Pharmakokinetiken lassen keine prinzipiellen Unterschiede bzgl. der klinischen Wirkungen und UAW erkennen. Allerdings sind Atorvastatin, Lovastatin und Simvastatin Substrate für CYP450 3A4 und können entsprechend mit anderen Substanzen interagieren. Fluvastatin und Rosuvastatin sind Substrate für CYP450 2C9, während für Pravastatin keine relevante Interaktion mit dem CYP-System bekannt ist.

(3) *Indikationen:* Erhöhung von LDL und Remnants: nichtfamiliäre polygene Hypercholesterinämie, familiäre heterozygote Hypercholesterinämie, familiärer Apolipoprotein-B-100-Defekt, kombinierte Hypercholesterinämie, Typ-III-Hyperlipoproteinämie. Bei homozygoter familiärer Hypercholesterinämie zeigen die Substanzen wegen fehlender LDL-Rezeptoren nur in Höchstdosen einen gewissen Effekt.

(4) *Präparate:* V. a. im Handel sind Mevinacor® (Lovastatin), Zocor® und Denan® (Simvastatin), Pravasin®, Liprevil®, Mevalotin® (Pravastatin), Cranoc® und Locol® 20/40 und 80-mg-Retardtablette (Fluvastatin), Sortis® (Atorvastatin) sowie Crestor® (Rosuvastatin).

(5) *Dosierung und Anwendung:* **Rosuvastatin** 5–40 mg/d, **Lovastatin** 10–80 mg/d, **Simvastatin** 10–40 mg/d (80 mg/d zugelassen, aber mit hoher Rhabdomyolyserate belastet), **Pravastatin** 10–40 mg/d, **Atorvastatin** 10–80 mg/d und **Fluvastatin** 20–80 mg/d oral. Möglichst Applikation zur Nacht. Bei Höchstdosierung auch in 2 Portionen. Allmähliche Dosissteigerung je nach Effekt in 4-wöchentlichen Abständen. Die Kombinationstherapie mit Anionenaustauschern oder Ezetimib ist besonders sinnvoll und kann das LDL um mehr als 50 % senken.

WICHTIG

Kombination mit Nikotinsäure und Fibraten ist **problematisch** wegen der Möglichkeit der Auslösung einer Myopathie (s. u.). Niaspan® und Tredaptive® sind für die Kombination ausdrücklich zugelassen, aber zurzeit nicht im Handel.

(6) *UAW:* selten und i. d. R. ohne klinische Bedeutung. Abdominelle Schmerzen, Übelkeit, Durchfall, Verstopfung, Flatulenz und Kopfschmerzen, bei 2–3 % Schlafstörungen. Erhöhte Transaminasen, meist reversibel und nicht über das 3-Fache der Norm hinausgehend, bei etwa 3 %. Hautausschläge bei 0,4 %. Häufig (> 1 %) Myalgien, < 1 % erhöhte Kreatininkinasewerte, teils verbunden mit Myalgien oder einem myositischen Syndrom, meist ohne klinische Begleiterscheinungen. Eine *Rhabdomyolyse* ist selten (< 1:10.000, unter Fluvastatin am seltensten), wurde aber in bis zu 30 % bei gleichzeitiger Therapie mit Immunsuppressiva, besonders Ciclosporin, ferner bei Kombinationstherapie mit Nikotinsäure (2 %), Fibraten (5 %), Erythromycin und Gemfibrozil beobachtet. Allerdings wurden unter entsprechender Überwachung Kombinationstherapien ohne nennenswerte UAW mitgeteilt. Dennoch Vorsicht und reduzierte Dosis bei Kombination mit den genannten Substanzen, insbesondere Immunsuppressiva. Regelmäßige blutchemische Kontrollen der Leber- und Muskelenzyme werden empfohlen. Kontraindiziert bei aktiver Lebererkrankung oder Transaminasenerhöhung > 3-Fache der oberen Norm sowie bei Anzeichen oder Prädisposition für Muskelerkrankungen oder CK-Werten > 3–5-Fache der oberen Norm. Relevante Störungen der Steroidhormonsynthese (Nebenniere und Gonaden) konnten nicht nachgewiesen werden.

(7) *Interaktionen:* erhöhtes Myopathierisiko bei gleichzeitiger Gabe von u. a. Itraconazol, Ketoconazol, Erythromycin, Clarithromycin, Nefazodon, Fibraten, Ciclosporin und Nikotinsäurederivaten sowie Grapefruitsaft. Lovastatin und Simvastatin werden über Cytochrom-P450 3A4 abgebaut.

(8) *Kontraindikationen:* Unverträglichkeit, schwere Lebererkrankungen, anhaltende Transaminasenerhöhung, Myalgien, Myositis und Myopathien, Schwangerschaft, Stillzeit, wegen fehlender Erfahrung. Unterschiedliche Zulassungen bei Kindern und Jugendlichen unter 18 Jahren.

Ezetimib

(1) *Wirkung:* Hemmung der Cholesterinresorption im Darm aus Nahrung und Galle. Reaktiv erhöht die Leber die Cholesterinsynthese und -aufnahme aus dem Plasma durch Aktivierung des LDL-Rezeptors. Ezetimib senkt das LDL-Cholesterin um etwa 20 % allein und zusätzlich zu anderen Lipidsenkern, namentlich Statinen. Statine wirken der Aktivierung der Cholesterinsynthese entgegen und erhöhen vermutlich dadurch die zusätzliche Wirkung von Ezetimib. Es hat keinen signifikanten Effekt auf HDL-Cholesterin oder Triglyzeride. Ezetimib ist das einzige Medikament, das bei Sitosterolämie, einer sehr seltenen angeborenen Stoffwechselstörung, die erhöhten Phytosterol-Plasmaspiegel senkt.

(2) *Pharmakokinetik:* Es unterliegt nach oraler Gabe fast vollständig einem First-Pass-Effekt. In der Leber wird es überwiegend glukuronidiert, folgt dann wiederholt dem enterohepatischen Kreislauf und hemmt auf diesem Weg in den Enterozyten die Cholesterinaufnahme. Dies begründet die lange Wirkdauer, bis die Substanz zu fast 90 % mit den Fäzes, der Rest renal ausgeschieden wird. Tierversuche lassen eine direkte Wirkung auf ein für die Cholesterinaufnahme spezifisches Protein vermuten.

(3) *Indikationen:* Ezetimib kann bei Statinunverträglichkeit zur Senkung erhöhter Cholesterinwerte eingesetzt werden, i. d. R. aber Anwendung in Kombination mit einem Statin, entweder, um die Statindosis niedrig zu halten oder um einen zusätzlichen Effekt zu einer maximalen Statindosis zu erzielen. 10–20 mg eines Statins plus 10 mg Ezetrol® sind i. d. R. so wirksam wie die Höchstdosis des jeweiligen Statins.

(4) *Präparate und Dosierungen:* Es ist nur eine Substanz (Ezetrol®) zugelassen, die einen optimalen Effekt in einer Dosierung von 10 mg/d zeigt. Diese Dosierung wird in fixer Kombination mit 10–80 mg Simvastatin oder Atorvastatin unter den Handelsnamen Inegy® bzw. Atozet® angeboten.

(5) *UAW:* Verträglichkeit subjektiv und objektiv sehr gut. Am häufigsten wird über abdominale Beschwerden und Durchfall geklagt. Es sind Fälle mit Hepatitis, Pankreatitis und Thrombopenie beobachtet worden. Es ist noch nicht klar, inwieweit Meldungen von Myopathie und einzelne Fälle mit Rhabdomyolyse auf Ezetrol® oder auf Komedikation und Komorbidität oder eine vorausgegangene Statintherapie zurückzuführen sind. Für das Kombinationspräparat gelten selbstverständlich alle Besonderheiten der Statintherapie.

(6) *Interaktionen:* Zur gleichzeitigen Einnahme von gallensäurebindenden Ionenaustauschern muss ein mehrstündiger Abstand gehalten werden. Zusammen mit Fibraten ist eine vermehrte Gallensteinbildung möglich. Unter Marcumar® muss die Gerinnung kontrolliert werden.

(7) *Kontraindikationen:* Unverträglichkeit der Substanz sowie Schwangerschaft und Stillen.

Anionenaustauscherharze

(1) *Eigenschaften und Wirkung:* **Colestyramin** (Quantalan® 50) und **Colestipol** (Colestid®, Cholestabyl®) sind wasserunlösliche nicht resorbierbare Anionenaustauscherharze, **Colesevelam** (Cholestagel®) ist ein synthetisches Molekül mit optimierter Fähigkeit, Gallensäuren zu binden. Sie unterbrechen den enterohepatischen Kreislauf der Gallensäuren durch Bindung von Gallensäuren im Intestinaltrakt. Die gesteigerte Gallensäurenbildung erhöht den Bedarf an Cholesterin. Dies führt zu einer Stimulation der LDL-Rezeptoraktivität der Leberzellen und dadurch zu einer Senkung des LDL-Cholesterins im Blut bis ca. 30 %. HDL wird durch Colestyramin und Colestipol nicht oder nur geringfügig erhöht, während Colesevelam das HDL-Cholesterin signifikant um ca. 6 % erhöht. Unter Colestyramin und Colestipol zu Beginn häufig vorübergehende Anstiege der Triglyzeride durch VLDL-Vermehrung, insbesondere bei bereits erhöhten Triglyzeridausgangswerten.

(2) *Pharmakokinetik:* keine enterale Resorption, vollständige Ausscheidung mit dem Stuhl.

(3) *Dosierung:* 4–32 g/d **Colestyramin** bzw. 5–30 g/d **Colestipol** in 2–4 Portionen jeweils vor oder zum Essen in mindestens 100 ml Flüssigkeit (Fruchtsaft) einnehmen. **Colesevelam** wird als Tablette à 625 mg 1- bis 2-mal/d bei einer Tagesdosis von 6–7 Tbl. eingenommen. Mit kleinen Dosen beginnen und langsam bis zur gewünschten Wirkung steigern.

(4) *UAW:* Unter **Colestyramin** und **Colestipol** häufig Obstipation (deshalb viel Flüssigkeit und Ballaststoffe), ferner Oberbauchbeschwerden, Meteorismus, Übelkeit, Sodbrennen. In Einzelfällen hyperchlorämische Azidose. Fettmalabsorption und Mangel an fettlöslichen Vitaminen spielen praktisch keine Rolle. Diese UAW sind unter Colesevelam deutlich schwächer.

(5) *Interaktionen:* Bei Colestyramin und Colestipol, nicht aber unter Colesevelam, klinisch relevante Resorptionsbehinderungen für Marcumar®, Schilddrüsenhormone, Thiazide, Kortikoide, Tetrazykline, Digitalisglykoside, Eisenpräparate u. a., daher Einnahme aller begleitenden Medikamente 1 h vor oder 4 h nach Gabe des Anionenaustauschers.

(6) *Kontraindikationen:* Schwangerschaft und Stillzeit, Niereninsuffizienz mit Azidose.

! WICHTIG

Eine konsequente lang dauernde Therapie namentlich mit hohen Dosen Colestyramin und Colestipol erfordert ein hohes Maß an Motivation und Einsicht. Viele Behandelte brechen die Therapie wegen subjektiver Unverträglichkeit ab. Colesevelam ist eine besser verträgliche Alternative.

PCSK9-Hemmer

PCSK9 ist ein Enzym, dass sich im Plasma und intrazellulär an LDL-Rezeptoren bindet, ihren Kreislauf von Internalisierung der LDL und Rückkehr an die Zelloberfläche unterbindet und die Rezeptoren dem Katabolismus zuführt, sodass ihre Halbwertszeit auf etwa 100 Zyklen innerhalb 20 h begrenzt ist. Die HWZ kann durch Inhibition des PCSK9 mittels s.c. applizierter humaner Antikörper verlängert werden, sodass LDL vermehrt dem Plasma entzogen wird und das LDL-Cholesterin um bis zu 60% sinkt. Dieser Effekt ist zusätzlich zu der Wirkung eines Statins und auch bei heterozygoter familiärer Hypercholesterinämie möglich. Es sind LDL-Cholesterinwerte < 15 mg/dl ohne Anhalt für unerwünschte Wirkungen erreicht worden. Auch bei homozygoter bzw. kombiniert heterozygoter familiäre Hypercholesterinämie mit Rezeptorrestaktivität ist eine gewisse Wirkung zu erwarten. Lipoprotein(a) sinkt um 20–30 %. Die Gefahr einer Myopathie ist nach bisherigen Erfahrungen deutlich geringer als unter Statinen, evtl. nicht gegeben. Deshalb werden PCSK9-Hemmer in Zukunft zunächst bei schweren Hypercholesterinämien und bei Statinintoleranz eine zunehmende Rolle spielen.

Erstattungsfähig sind zwei Präparate für die Behandlung von Erwachsenen mit primärer Hypercholesterinämie (heterozygote familiäre und nicht-familiäre) oder gemischter Dyslipidämie, bei denen die LDL-Zielwerte trotz maximal tolerierter Statindosis nicht erreicht werden sowie bei klinisch eindeutiger Statinintoleranz: Alirocumab (Praluent®) 75 mg oder 150 mg alle 2 Wochen s.c. und Evolocumab (Repatha®) 140 mg alle 2 Wochen oder 420 mg einmal im Monat s.c.

Fibrate

(1) *Wirkung:* Die **Fibrate** (**Bezafibrat, Fenofibrat, Gemfibrozil**) sind eine im Allgemeinen gut verträgliche, UAW-arme Stoffklasse mit in erster Linie triglyzeridsenkenden Eigenschaften, vornehmlich durch Beschleunigung des VLDL-Katabolismus infolge Aktivitätssteigerung der LPL und Hemmung der VLDL-Sekretion aus der Leber. Konsekutiv steigt das HDL-Cholesterin an. Mittelbar können auch in geringem Maße VLDL-Remnants und LDL gesenkt werden. Mäßige Verminderungen der Thrombozytenaggregationsfähigkeit, des Fibrinogenspiegels sowie leichte Verbesserung der Glukoseverwertung gelten als zusätzliche Vorteile. Bei Fenofibrinsäure Senkung des Harnsäurespiegels um 30 %. In Einzelfällen reversible Nierenfunktionseinschränkung bei immunsupprimierten Patienten. Triglyzeride werden je nach Ausgangswert um 50–70 %, LDL-Cholesterin bis ca. 20 % gesenkt, es kann aber auch infolge erhöhter VLDL-Konversion steigen. HDL-Cholesterin steigt um 10–20 % an.

(2) *Pharmakokinetik:* nahezu vollständige enterale Resorption, rasche Umwandlung in die metabolisch aktiven Fibrinsäuren, die überwiegend renal eliminiert werden. Daher besteht bei allen Präparaten **Kumulationsgefahr bei Niereninsuffizienz;** Plasmahalbwertszeiten sehr unterschiedlich und interindividuell schwankend zwischen 2 und 25 h. 95-prozentige Plasmaeiweißbindung, daher nicht dialysabel.

(3) *Indikationen:* Hypertriglyzeridämien infolge erhöhter Konzentrationen von VLDL, IDL-Remnants und Chylomikronen, evtl. in Kombination mit leichter Hypercholesterinämie; Typ-III-Remnants. Schwere Hypertriglyzeridämie zusammen mit Diät zum Schutz vor Pankreatitiden.

Mit Fenofibrat konnte in zwei Studien (ACCORD 2010, FIELD 2012) kein signifikanter Effekt bei Diabetikern bzw. kein Zusatznutzen in Kombination mit einem Statin gezeigt werden; möglicherweise Wirkung bei erhöhten Triglyzeriden mit erniedrigtem HDL-Cholesterin. Es gibt keine vergleichbaren Daten für Bezafibrat. Gemfibrozil war in früheren Studien wirksam, sollte aber nicht mit einem Statin kombiniert werden.

(4) *Präparate und Dosierungen:*

- **Bezafibrat** (Cedur®, Cedur® ret.): 3 × 200 mg/d oder 1 × 400 mg/d des Retardpräparats.

- **Fenofibrat** (Lipidil®, Normalip® pro u. a.): 1 × 200 mg/d als Kapsel.
- **Gemfibrozil** (Gevilon®): Valeriansäurederivat, aber in der Wirkungsweise den Fibraten sehr ähnlich: 900 mg abends.

(5) *UAW:* gelegentlich gastrointestinale Unverträglichkeit und allergische Hautreaktionen (Rötung, Pruritus, Urtikaria). In Einzelfällen photoallergische oder -toxische Reaktion (Erythem, Pruritus, Urtikaria, lichenoide Veränderungen). Selten Myalgien, Myositis, i. d. R. von CPK-Erhöhung begleitet, in Einzelfällen Rhabdomyolyse, unter Umständen mit Nierenversagen. Gelegentlich leichter Anstieg der Transaminasen, sehr selten Hepatitis oder Cholestase mit Ikterus. In Einzelfällen geringe Abnahme von Hämoglobin und Leukozyten, durch Gemfibrozil auch Knochenmarkschäden. Manchmal Potenzstörungen, Alopezie sowie leichter Anstieg von Kreatinin und Harnstoff. Erhöhung des lithogenen Index mit dem Risiko einer Cholelithiasis bei Langzeittherapie.

(6) *Interaktionen:* potenzierende Wirkung auf Marcumar®, sodass die Dosis auf zwei Drittel oder weniger reduziert werden muss; Wirkungsverstärkung von Phenytoin und oralen Antidiabetika.

> **! WICHTIG**
>
> Dosisreduktion bei Niereninsuffizienz entsprechend der Präparatebeschreibungen bis 529 µmol/L (6 mg/dl) Kreatinin. Retardpräparate ab Kreatinin von 133 µmol/L (1,5 mg/dl) kontraindiziert.
>
> Wegen erhöhtem Risiko für Myopathie und Rhabdomyolyse größte Vorsicht und engmaschige Überwachung bei Kombination mit einem Statin.

(7) *Kontraindikationen:* Unverträglichkeit, Lebererkrankungen und Niereninsuffizienz, Schwangerschaft, Stillperiode, Kindes- und Jugendalter, Gallenblasenerkrankungen mit und ohne Lithiasis, Muskelerkrankungen. Vorsicht bei gleichzeitiger Verabreichung von Immunsuppressiva. Etofyllinderivate: frischer Herzinfarkt, dekompensierte Herzinsuffizienz, Blutung.

Nikotinsäure und Derivate

25

Nikotinsäure (in retardierter Form Niaspan® und Tredaptive®, eine Kombination aus retardierter Nikotinsäure und Laropiprant, einem Hemmer des Prostaglandin-D2-Rezeptors zur Verminderung des Flushes) ist zurzeit in Deutschland nicht im Handel, da in zwei Studien kein signifikanter Effekt zusätzlich zu einem Statin gezeigt werden konnte.

Omega-3-Fettsäuren

Omega-3-Fettsäuren (Eicosapentaensäure [EPA], Docosahexaensäure [DHA]) aus Fischölen vermindern die Synthese der VLDL und senken die Triglyzeride um ca. 20 %. Keine oder steigernde Wirkung auf LDL-Cholesterin. Eine Reduktion insbesondere des plötzlichen Herztods durch 1 g ω-3-Fettsäuren pro Tag (Omacor®, Zodin® – erstattungsfähige Präparate) ist in der Sekundärprävention nachgewiesen, beruht aber vermutlich nicht auf Lipidveränderungen, sondern auf den zahlreichen anderen Wirkungen u. a. auf den Prostaglandinstoffwechsel, die Thrombozytenfunktion, die arterielle Hypertonie, die Fließeigenschaften des Bluts, Blutgerinnung, physikalische Membraneigenschaften der Zellen, und wahrscheinlich auf einem antiarrhythmischen Effekt. In Japan konnte auch ein Effekt von 1,8 g EPA in der Primärprävention nachgewiesen werden. Inuit nehmen 5–10 g/d mit der Nahrung zu sich. Drei große Studien in Europa und Amerika mit 400–900 mg EPA- und DHA-Kapseln (Alpha Omega Trial 2010, Origin Trial 2012, Risk and Prevention Study 2013) haben allerdings keinen Effekt auf kardiovaskuläre Endpunkte zeigen können. Ölkapseln sind kalorienreich. Mindestens 2 Fischmahlzeiten/Woche können im Austausch gegen Fleischprodukte empfohlen werden. Sie enthalten ω-3-Fettsäuren und haben den Vorteil des geringen Gehalts gesättigter Fette und vermindern den Fleischkonsum.

Lipidapherese

Durch verschiedene Verfahren werden LDL, teils auch VLDL und Lp(a), extrakorporal selektiv aus Blut oder Plasma entfernt; anschließend werden das behandelte Plasma ebenso wie die Blutzellen dem Patienten wieder zugeführt. Mehrere Verfahren, die in entsprechend ausgerüsteten Zentren durchgeführt werden können, sind bewährt (s. u.). Bei ein- bis zweiwöchentlich durchzuführenden Behandlungen lässt sich die mittlere LDL-Konzentration auf 50–60 % des Ausgangswerts einstellen, ein Gleichgewicht wird nach etwa 4–6 Behandlungen erreicht. Der Lipidanstieg nach Apherese binnen 1 Woche kann durch Lipidsenker (Anionenaustauscher, Statin, Ezetimib) verlangsamt werden, sodass die Behandlungsintervalle i. d. R. auf 2 Wochen oder die Effektivität des Verfahrens auf maximal 80 % Senkung erhöht werden können.

Die LDL-Apherese vermag auch Lipoprotein(a) zu eliminieren. Ferner kommt es zu Verbesserungen der Plasmaviskosität und beim HELP-Verfahren zur teilweisen Eliminierung von Fibrinogen.

Die Behandlung wird von den Patienten i. d. R. gut toleriert. Schwerwiegende UAW wurden bisher nicht berichtet, außer anaphylaktische Reaktionen unter ACE-Hemmern beim DALI-Verfahren (s. u.). Ein arteriovenöser Shunt ist i. d. R. nicht erforderlich.

Indikationen: wegen des hohen Aufwands strenge Indikationsstellung. Homozygote familiäre Hypercholesterinämie, schwere Hypercholesterinämie anderer Genese, insbesondere infolge heterozygoter familiärer Hypercholesterinämie und familiärem Apolipoprotein-B-Defekt sowie sehr hohe Lipoprotein(a)-Spiegel, sofern eine konsequente medikamentöse Kombinationstherapie und Diät nicht zum Therapieziel führen und progressive arteriosklerotische Gefäßveränderungen nachgewiesen sind.

Methoden:

(1) *Immunadsorption über Sepharose-Säulen,* die mit Anti-Apolipoprotein-B-100-Antikörpern vom Schaf beladen sind (Therasorb-Säulen, kovalente Bindung, regenerierbar, ca. 50-mal verwendbar). Meist reicht pro Behandlung die Durchleitung von 4–5 l Plasma aus, um eine Absenkung des LDL auf 35 % des Ausgangswerts zu erzielen. HDL, Serumproteine, Immunglobuline und Fibrinogen sind unmittelbar nach der Behandlung um ca. 20 % vermindert, 24 h später wieder im Normalbereich. Behandlungsdauer 3–4 h.

(2) *Heparininduzierte extrakorporale LDL-Präzipitation (HELP):* Nach Plasmaseparation wird LDL im sauren Milieu von pH 5,1 mit Heparin präzipitiert; die Präzipitate werden durch Filterung entfernt, das „gereinigte“ Plasma wird nach Neutralisation und Entfernung überschüssigen Heparins dem Körper wieder zugeführt. Bei 2,5–3 l behandelten Plasmas sinken LDL-Cholesterin auf 45 %, Triglyzeride auf 60 % der Ausgangswerte. Gleichzeitig werden Fibrinogen, Plasminogen, C3- und C4-Komplement um 50 %, HDL um 10 % gesenkt. Wegen des Fibrinogenabfalls pro Sitzung nicht mit mehr als 3 l behandeln. Behandlungsdauer 2–3 h, Behandlungshäufigkeit 1-mal wöchentlich.

(3) *Adsorption von LDL an Dextransulfat:* Das separierte Plasma wird durch Patronen mit Zellulosedextran (MG = 45.000 D) geleitet, wobei LDL- und VLDL-Cholesterin absorbiert werden. Bei Apherese pro Behandlung von 3–4 l Absenkung von LDL auf 35–40 %, der Triglyzeride auf 70 % der Ausgangswerte. Keine Beeinflussung von HDL und Immunglobulinen. Fibrinogen um 30 % reduziert. Bei Apherese von mehr als 4 l Abfall des Quick-Werts. Bisher keine dextraninduzierten allergischen Reaktionen, kein Nachweis von Dextranantikörpern bekannt geworden bis auf mögliche anaphylaktische Reaktionen bei Patienten unter Therapie mit ACE-Hemmern. Behandlungsdauer 2,5–3,5 h.

(4) *Direkte Adsorption von Lipoproteinen (DALI-System):* Die Adsorption von LDL und Lp(a) erfolgt aus dem Vollblut. Der Apolipoprotein-B-100-Anteil des LDL und Lp(a) bindet spezifisch an Polyacrylsäure. Die Polyacrylsäure ist kovalent an die Polyacrylamidmatrix des Adsorbers gebunden. Nach der Behandlung von 6–9 l Vollblut sinkt das LDL

auf 25–35 % und das Lp(a) auf 30–40 % der Ausgangswerte. HDL wird kaum gesenkt (unter 10 %). Gute Verträglichkeit, aber mögliche anaphylaktische Reaktionen bei Patienten unter Therapie mit ACE-Hemmern. Behandlungsdauer 1,5–2 h.

Operative Verfahren

(1) *Lebertransplantation* bedeutet eine kausale Therapie bei homozygoter familiärer Hypercholesterinämie im Kindesalter. LDL-Cholesterinsenkung bis zu 80 % möglich.

(2) *Partieller Ileum-Bypass* mit Ausschaltung von 200–250 cm Ileum führt zu einer LDL-Absenkung von 25–38 %, heutzutage als Nebeneffekt einer bariatrischen Operation möglich.

Behandlung definierter Fettstoffwechselstörungen

Reine Hypercholesterinämien

Hypercholesterinämien bis 300 mg/dl (< 7,7 mmol/L)

Meist liegt keine familiäre Hypercholesterinämie, sondern eine polygene oder multifaktorielle Form vor, sodass die beschriebenen Diätmaßnahmen oftmals ausreichen, den Gesamtcholesterinspiegel auf Werte um etwa 200 mg/dl (5,2 mmol/L) und LDL-Cholesterin auf < 160 mg/dl (< 4,1 mmol/L) zu senken. Reichen die Diätmaßnahmen nicht aus, ist bei Vorliegen einer erheblichen Risikokonstellation eine Pharmakotherapie in erster Linie mit **Statinen,** evtl. in Kombination mit **Ezetimib oder Anionenaustauschern** indiziert. Bei Nichterreichen des Therapieziels Kombinationen von Anionenaustauschern (Colesevelam ist besser verträglich) mit Statinen. Bei Jugendlichen bewährt sind Anionenaustauscher; allerdings eingeschränkte Adhärenz bei hoher subjektiver UAW-Rate.

> **! WICHTIG**
> Ein erhöhter Gesamtcholesteringehalt bis etwa 280 mg/dl (7,2 mmol/L) kann durch einen stark erhöhten HDL-Spiegel zustande kommen. In diesen Fällen ist oft keine Therapie erforderlich.

Schwere Hypercholesterinämien über 300 mg/dl (> 7,7 mmol/L)

25

Bei LDL-Cholesterin > 190 mg/dl (> 4,9 mmol/L) besteht der dringende Verdacht auf das Vorliegen einer *heterozygoten Form der familiären Hypercholesterinämie* oder eines familiären Apolipoprotein-B-Defekts. Hier muss wegen des sehr hohen Atheroskleroserisikos eine drastische Senkung in den Zielbereich (▶ Tab. 25.16) durch Diät *und* Pharmakotherapie erzwungen werden.

Die Kombination von **Statin, Ezetimib** und **Anionenaustauscherharzen** vermag eine Senkung des LDL-Cholesterins um > 50 %, bei Maximaldosierung bis zu 70 % zu erzielen. Wird trotz Maximaltherapie das gewünschte Therapieziel nicht erreicht, sollten bei fortschreitender Arteriosklerose zunächst PCSK9-Antikörper in Erwägung gezogen werden und bei unzureichendem Effekt eine Apheresetherapie angewandt werden.

Erhöhte Lipoprotein(a)-Spiegel können u. U. für mangelnde Regression atherosklerotischer Läsionen nach ansonsten erfolgreicher Senkung erhöhter Cholesterinwerte verantwortlich sein. Sie lassen sich in manchen Fällen moderat mittels PCSK9-Antikörpern und effektiv mittels Lipidapherese senken (▶ Kap. 25.5, „Maßnahmen bei erhöhtem Lipoprotein(a)").

Bei Hypercholesterinämien > 500 mg/dl (> 12,9 mmol/L) muss eine homozygote bzw. kombiniert heterozygote Form der familiären Hypercholesterinämie als wahrscheinlich gelten; genetische Untersuchungen zum Nachweis des LDL-Rezeptordefekts sind angezeigt. Diät und Pharmakotherapie sind wegen fehlenden oder defekten LDL-Rezeptors nur ungenügend bzw. gar nicht wirksam. Senkung mit **Statinen** und PCSK9-Antikörpern von

> 20 % durch Hemmung der VLDL-Synthese und Aktivierung einer LDL-Rezeptor-Restaktivität möglich. In diesen Fällen kommen die etwa 1-mal wöchentlich durchzuführenden Verfahren der LDL-Apherese zur Anwendung (▶ Kap. 25.5, „Lipidapherese“). In Ausnahmefällen Lebertransplantation.

Kombinierte Hyperlipidämie

Hypercholesterinämie leichten bis schweren Grades kombiniert mit mäßiger Erhöhung des Triglyzeridspiegels bis etwa 400 mg/dl (4,5 mmol/L). Typisch bei einer familiären kombinierten Hyperlipidämie. Kommt auch bei etwa 10 % der heterozygoten familiären Hypercholesterinämien vor. Kann Ausdruck der seltenen Hyperlipidämie Typ III sein. Oft Ausdruck eines ungesunden Lebensstils. Diät wie bei Hypercholesterinämien. Wegen des hohen Atheroskleroserisikos sollen die Therapieziele erreicht werden (▶ Tab. 25.16). Meist ist zusätzlich eine Pharmakotherapie erforderlich, i. d. R. ein **Statin.** Je nach vorherrschender Hyperlipidämie kommen aber auch **Fibrate,** evtl. auch in Kombination mit einem Statin unter Beachtung der Kontraindikationen und Vorsichtsmaßnahmen, insbesondere hinsichtlich der Gefahr der Myositis, in Betracht. Wegen der fehlenden oder sogar triglyzeridsteigernden Wirkung ist eine Monotherapie mit Anionenaustauschern nicht indiziert.

Hypertriglyzeridämien

Vorbemerkungen und Therapieziele

Hypertriglyzeridämien entstehen infolge vermehrter Synthese und Sekretion und/oder vermindertem Katabolismus der endogenen VLDL oder infolge gestörten Abbaus der exogenen Nahrungsfette (Chylomikronen).

Bei Hypertriglyzeridämie besteht zumeist eine inverse Relation zur Höhe des HDL-Cholesterins, was bei der Beurteilung des atherogenen Risikos zu berücksichtigen ist. Größe und Zusammensetzung der VLDL-Partikel sowie möglicherweise auch deren Katabolismus über Remnants zu LDL weisen Unterschiede bei den einzelnen Formen der endogenen Hypertriglyzeridämie auf (▶ Tab. 25.14), woraus sich das unterschiedliche atherogene Risiko der einzelnen Formen erklären mag. Klinisch ist dies i. d. R. nicht zu differenzieren. Deshalb wird eine allgemeine Normalisierung auf Triglyzeridwerte < 150 mg/dl (< 1,7 mmol/L) als Therapieziel empfohlen.

Infolge Störungen im Klärmechanismus der Chylomikronen unter fettreicher Ernährung, durch vermehrten Alkoholkonsum, Hinzutreten eines Diabetes mellitus oder Einwirkung verschiedener Pharmaka kann sich ein Chylomikronämiesyndrom entwickeln. Bei exzessiv erhöhten Triglyzeriden > 2.000 mg/dl (> 22,6 mmol/L) bis zu etwa 10.000 mg/dl (113 mmol/L) besteht das Risiko einer akuten Pankreatitis. Therapieziel ist daher die Senkung der Triglyzeride auf Werte < 1.000 mg/dl (< 11,3 mmol/L), besser mit Sicherheitsmarge auf < 500 mg/dl (< 5,7 mmol/L).

Bei der Beurteilung der Triglyzeride ist in Rechnung zu stellen, dass nahrungsabhängige Schwankungen von mehr als 50 % durchaus vorkommen können. Insbesondere muss eine Alkoholkarenz von mehreren Tagen zur korrekten Bestimmung der Triglyzeride eingehalten werden.

Endogene Hypertriglyzeridämie aufgrund vermehrter VLDL

Wichtigste Maßnahmen sind Kalorienrestriktion, Gewichtsnormalisierung, Ausschaltung auslösender Faktoren und Diät. Absolutes Alkoholverbot. In manchen Fällen kann bei fettarmer und somit kohlenhydratreicher Kost eine Verstärkung der Hypertriglyzeridämie induziert werden, sodass die Kohlenhydratzufuhr, insbesondere der rasch resorbierbaren Zucker, drastisch auf etwa 30–25 kcal% reduziert werden muss. Mit Diät und Gewichtsreduktion häufig erheblicher Rückgang der VLDL- bzw. Triglyzeridkonzentrationen. Eine

Pharmakotherapie kommt erst nach konsequenter Ausschöpfung der diätetischen Möglichkeiten und unzureichender Wirkung infrage: in erster Linie **Fibrate,** in zweiter **Statine.** Ionenaustauscherharze sind kontraindiziert.

! WICHTIG

Pharmakotherapie ohne gleichzeitige Diät führt häufig nicht zur Normalisierung. Durch den erhöhten Katabolismus der VLDL unter Fibraten kann vorübergehend eine Erhöhung der LDL-Fraktion eintreten. Sollte diese fortbestehen, ggf. mit einem Statin unter Beachtung der Vorsichtsmaßnahmen kombinieren.

Hypertriglyzeridämie aufgrund vermehrter VLDL und Chylomikronen (Chylomikronämiesyndrom)

Fettfreie Reduktionskost führt binnen 1–2 Wochen zum Rückgang der extremen Hypertriglyzeridämie. Auslösende Faktoren wie Alkoholkonsum, entgleister Diabetes mellitus, Therapie mit Östrogenen, Thiaziden, Steroiden u. a. ausschalten. Bei anhaltend hohen Triglyzeridwerten > 2.000 mg/dl (> 22,6 mmol/L) und *Chylomikronämiesyndrom* mit Pankreatitis Wirkungen einer fettarmen Kost nicht abwarten, sondern durch Nulldiät, evtl. auch Plasmapherese, rasch eine drastische Senkung der erhöhten Triglyzeride herbeiführen. In der Dauertherapie extrem fettarme Ernährung mit maximal 30 g Fett (Triglyzeride) täglich; ggf. kalorischer Ausgleich mit mittelkettigen Triglyzeriden (Ceres®-Produkte), die ohne Chylomikronenbildung portal resorbiert werden. Bei Übergewicht Reduktionskost bis zum Erreichen des Normalgewichts. *Medikamentös* kommen **Fibrate** und **Fischölkonzentrate** (bis 4 g/d ω-3-Fettsäuren), ggf. in Kombination zur Anwendung.

Bei *familiärem Lipoproteinlipase- oder Apolipoprotein-C-II-Defekt* helfen keine Medikamente. Deshalb Restriktion des täglichen Fettkonsums auf maximal 40 g; zum kalorischen Ausgleich Zulage mittelkettiger Triglyzeride (Ceres®-Fett). Auf Dauer können Triglyzeridwerte im Blutplasma auf 500–800 mg/dl (5,7–9,0 mmol/L) eingestellt werden. Unter diesen Bedingungen sind keine abdominalen Krisen und keine Xanthome zu erwarten. Im akuten Stadium kann bei Apolipoprotein-C-II-Defekt dieser Aktivator der Lipoproteinlipase, z. B. durch Gabe von Plasma, ersetzt werden.

Typ-III-Hyperlipoproteinämie ist eine seltene Erkrankung (▶ Kap. 25.5, „Kombinierte Hyperlipidämie"). Mit Auftreten cholesterinreicher Remnants („β-VLDL") steigen Cholesterin und Triglyzeride in etwa gleichem Maß an. Exogene Manifestationsfaktoren, namentlich diätetische Einflüsse und andere Erkrankungen wie z. B. Hypothyreose, Östrogenmangel in der Postmenopause, Diabetes mellitus, sind für die Manifestation entscheidend. In erster Linie Behandlung dieser auslösenden Faktoren sowie Gewichtsnormalisierung durch Reduktionskost und Einhalten einer fett- und cholesterinarmen Ernährung (▶ Kap. 25.5, „Diät"). Striktes Alkoholverbot. Konsequente Diät allein führt häufig zur Normalisierung, konsequente Langzeittherapie wegen des sehr hohen Risikos zwingend.

Pharmakotherapie: **Statine,** bei vorherrschender Hypertriglyzeridämie ggf. **Fibrate.**

Maßnahmen bei erniedrigtem HDL-Cholesterin

Ein erniedrigter HDL-Cholesterinspiegel < 40 mg/dl (< 1,0 mmol/L) bei Männern bzw. < 50 mg/dl (< 1,3 mmol/L) bei Frauen ist als unabhängiger Risikofaktor für die Koronarsklerose in zahlreichen Studien nachgewiesen. Es gibt familiäre, genetisch fixierte Verminderungen des HDL-Cholesterins, die sog. Hypoalphalipoproteinämie, bei denen trotz ansonsten günstiger Lipidkonstellation das koronare Risiko erhöht ist. Ca. 5 % der Bevölkerung sind davon betroffen. Bei einigen sehr seltenen HDL-Erniedrigungen wie der Tangier-Krankheit besteht trotz vermindertem HDL kein erhöhtes Atheroskleroserisiko, teilweise weil LDL auch vermindert ist. Auch nicht jede genetisch determinierte HDL-Erhöhung wirkt schützend. Einschätzung des Arterioskleroserisikos mittels Gefäßdarstellung, z. B. Duplexsonografie.

Es gibt eine Reihe von Faktoren, die sekundär zur Verminderung des HDL führen: Übergewicht, sitzende bewegungsarme Lebensweise, Rauchen, Diabetes mellitus, sehr fettarme Diät, die Anwendung von Betablockern, Progesteron u. a. m. Auf die inverse Verminderung bei Hypertriglyzeridämien wurde bereits hingewiesen.

Studien zeigen, dass eine medikamentöse Anhebung eines verminderten HDL durch **Fibrate** von Nutzen ist. Andererseits spielt die Höhe des HDL-Cholesterins bei niedrigem LDL-Spiegel nur noch eine geringe oder gar keine Rolle, sodass die LDL-Senkung z.B. mittels Statin bei niedrigem HDL-Cholesterin indiziert ist. In erster Linie sollten die Faktoren ausgeschaltet werden, die zu einer Verminderung führen können.

Maßnahmen bei erhöhtem Lipoprotein(a)

Lipoprotein(a) kann isoliert oder im Zusammenhang mit anderen Fettstoffwechselstörungen erhöht sein; bei höheren Konzentrationen etwa ab 25–30 mg/dl (250–300 mg/L) kommt ihm eine eigenständige atherogene Wirkung zu. Zahlreiche genetisch determinierte Isoformen unterschiedlicher molekularer Größe bestimmen die Höhe des Lp(a).

Symptomatische Erhöhungen sind bei chronischer Nierenkrankheit im Stadium der Dialyse, bei Typ-1-Diabetes mit Mikroalbuminurie, in der Menopause, hier reversibel durch Hormonsubstitution, in der Schwangerschaft und bei verschiedenen malignen Tumoren beschrieben.

Nikotinsäure (Niaspan®) senkt Lipoprotein(a) um 20–30 %, ist aber zurzeit nicht im Handel erhältlich. Einen ähnlich diskreten Effekt haben PCSK9-Antikörper. Chronischer Alkoholabusus und Leberzirrhose jedweder Genese haben eine Verminderung des Lipoprotein(a) zur Folge. Statine zeigen keine Wirkung.

Am wirksamsten wird Lp(a) durch Lipidapherese, und zwar um 50–60 %, gesenkt. Pharmakologisch können nur die Östrogensubstitution in der Postmenopause und Nikotinsäure effektiv das Lp(a) um ca. 20 % senken.

Sekundäre Fettstoffwechselstörungen

Phänotypisch gleichen die symptomatischen Hyper- und Dyslipoproteinämien den beschriebenen primären Formen. Zu den häufigsten sekundären Hyper- und Dyslipoproteinämien ▶ Tab. 25.15.

Grundsätzlich wird zunächst die Grundkrankheit behandelt. Ist das nicht möglich oder der Effekt unzureichend, kommen die Therapiemaßnahmen der primären Form zur Anwendung.

Diabetes mellitus und Dyslipoproteinämien

Absoluter Insulinmangel bei *Typ-1-Diabetes* führt infolge herabgesetzter LPL-Aktivität und vermehrter Lipolyse zu Hypertriglyzeridämien durch Erhöhung der VLDL und Chylomikronen, gelegentlich zum klassischen Chylomikronämiesyndrom (▶ Kap. 25.5, „Hypertriglyzeridämie"). HDL ist meist stark vermindert. Optimale **Insulinsubstitution** beseitigt diese Dyslipidämie vollständig. Intensiviert behandelte Diabetiker haben oft ein überdurchschnittliches HDL-Cholesterin. Die LDL-Fraktion steigt nur bei längerfristigem Insulinmangel an (Glykylierung von LDL, Beeinträchtigung der LDL-Rezeptorbindung, qualitative Veränderungen der LDL-Lipidzusammensetzung).

Bei *nicht insulinpflichtigem Diabetes mellitus Typ 2* kommt es unter dem Einfluss von Hyperglykämie mit Hyperinsulinämie bzw. von relativem Insulinmangel bei peripherer Insulinresistenz, von Adipositas und vermehrter Lipolyse zu einer Reihe von Veränderungen in Konzentration, qualitativer Zusammensetzung und Stoffwechsel der Lipoproteine des Blutplasmas. Es resultiert im Wesentlichen eine unterschiedlich stark ausgeprägte Hypertriglyzeridämie durch vermehrte Synthese und verzögerten Abbau von VLDL mit qualitativ veränderten Merkmalen; HDL-Cholesterin ist meist vermindert, Cholesterin gemäß seines Anteils im VLDL mäßig erhöht, LDL-Cholesterin meist nicht quantitativ verändert, aber qualitätiv im Sinne besonders atherogener „small dense LDL". Typ-2-Diabetiker können deshalb annähernd normalwertige LDL-Spiegel aufzeigen. Eine Änderung hin zu „small dense LDL" birgt ein in der Laborroutine nicht darstellbares kardiovaskuläres Risiko.

Nach guter Stoffwechseleinstellung kann diese Dyslipidämie ganz verschwinden. Ansonsten sollten zunächst diätetische Maßnahmen zur Senkung erhöhter Triglyzeride und erhöhter Blutzuckerwerte eingesetzt werden. Nach Ausschöpfen dieser Maßnahmen kommt eine Behandlung mit **Fibraten** und nach mehreren Studien in erster Linie mit **Statinen** infrage. Mit Fenofibrat konnte in zwei neueren Studien kein signifikanter Effekt bei Diabetikern bzw. kein Zusatznutzen in Kombination mit einem Statin gezeigt werden. Auch bei Typ-2-Diabetes können sich eine massive Hypertriglyzeridämie mit Werten bis zu mehreren 1.000 mg/dl sowie das Vollbild eines Chylomikronämiesyndroms entwickeln (▶ Kap. 25.5, „Hypertriglyzeridämie"). Fettfreie Kost und u. U. Insulintherapie kommen zum Einsatz, notfalls Insulinpumpe.

Alkohol und Dyslipoproteinämien

Bei regelmäßigem Alkoholkonsum treten bei den meisten Personen mäßige asymptomatische Triglyzeriderhöhungen infolge verstärkter VLDL-Synthese auf. Alkoholkarenz führt zur Rückbildung. Bei individueller Prädisposition kann sich eine exzessive Hypertriglyzeridämie, häufig vom Typ V, entwickeln, u. U. mit Auftreten von Symptomen des Chylomikronämiesyndroms (▶ Kap. 25.5, „Hypertriglyzeridämie"). Verstärkte Fettsäure- und Triglyzeridsynthese in der Leber mit Fettleberbildung und verstärkter Bildung und Sekretion von VLDL sind die pathogenetischen Mechanismen. Bei starker VLDL-Vermehrung kommt es zur Hemmung der LPL, damit zum Typ V. Alkoholkarenz kann sämtliche Symptome binnen 8–10 Tagen zum Verschwinden bringen. Ein Leberschaden erniedrigt regelmäßig das LDL-Cholesterin und insbesondere HDL.

Nierenerkrankungen und Dyslipoproteinämien

Beim *nephrotischen Syndrom* entwickelt sich überwiegend eine gemischte Hyperlipidämie mit erhöhten LDL- und weniger stark erhöhten VLDL-Werten (also ein Typ IIb). HDL ist häufig infolge renaler Verluste vermindert. Lp(a) wird erhöht gefunden. Als Ursache ist ein verminderter Abbau der genannten Lipoproteine anzusehen. Eine verminderte Aktivität der LPL, LCAT sowie der LDL-Rezeptoren wurde nachgewiesen.

Bei *chronischer fortgeschrittener Niereninsuffizienz* findet man bei 60–80 % der Betroffenen eine Hypertriglyzeridämie durch Vermehrung der VLDL und Remnants. Ursache ist ein eingeschränkter VLDL-Katabolismus infolge verminderter LPL- und LCAT-Aktivität. Letztere bedingt auch eine Senkung der HDL. Im Stadium der chronischen Hämodialyse ist diese Dyslipoproteinämie häufig besonders stark ausgeprägt. Hingegen zeigt sich bei einer kontinuierlichen Peritonealdialyse (CAPD) häufig auch eine kombinierte Hyperlipidämie. In zwei Studien konnte vermutlich wegen der sehr hohen Ereignisrate und Mortalität kein oder nur ein geringer Effekt einer Statintherapie auf kardiovaskuläre Endpunkte bei Hämodialysepatienten gezeigt werden.

Nach *Nierentransplantation* entwickelt sich in 30–60 % eine Hypercholesterinämie durch LDL-Vermehrung, oft gepaart mit leichter VLDL-Erhöhung. Die HDL-Fraktion bleibt unbeeinflusst. Bei der Entstehung muss auch der Einfluss der regelmäßig verabreichten Medikamente Prednisolon und Ciclosporin auf die Lipoproteine bedacht werden.

Die medikamentöse Therapie erfolgt, sofern die Beseitigung der Grunderkrankung nicht möglich ist, nach den in diesem Kapitel dargelegten Grundsätzen, wobei die Interaktionen von Immunsuppressiva und Statinen beachtet werden und entsprechend den Vorgaben die Dosen reduziert werden müssen (▶ Kap. 25.5, „Behandlung definierter Fettstoffwechselstörungen). Allerdings nimmt der Effekt einer Cholesterinsenkung hinsichtlich kardiovaskulärer Ereignisse mit zunehmender Niereninsuffizienz insbesondere bei einer GFR < 15 ml/min deutlich ab und ist unter chronischer Dialyse praktisch nicht mehr nachweisbar.

25.6 Hepatische Porphyrien

T. Poralla

Definition Gruppe von Defekten der Hämsynthese, die im Gegensatz zu den erythropoetischen Porphyrien in der Leber vorliegen, jedoch extrahepatische Symptome hervorrufen.

Klassifikation, Ätiologie und Pathogenese

(1) Bei den **akuten Formen** führt ein per se klinisch inapparenter angeborener Enzymdefekt zu einer Störung der Hämbiosynthese, die durch exogene Faktoren (insbesondere Medikamente, Alkohol, Reduktionsdiät, Infektionen, „Stress“ sowie bei Frauen hormonelle Schwankungen, bevorzugt prämenstruell bzw. während der Menstruation) zu Symptomen führen kann. Häufigste Form aus dieser Gruppe ist die akute intermittierende Porphyrie (autosomal-dominanter Porphobilinogen-Desaminase-Defekt mit inkompletter Penetranz).

(2) Die wesentlich häufigeren **chronischen hepatischen Porphyrien,** insbesondere die **Porphyria cutanea tarda** als häufigste Porphyrieform überhaupt (Uroporphyrinogen-Decarboxylase-Defekt, autosomal-dominant, „sporadisch“, toxisch oder paraneoplastisch), führen zu einer Porphyrinspeicherung, die sich vor allem als Fotodermatose und Lebererkrankung äußert. Manifestationsfördernd wirken starker Alkoholkonsum, Rauchen, Eisenüberladung, Östrogene, nichtalkoholische Steatohepatitis (NASH), Hepatitis C und HIV-Infektion, insbesondere wenn mehrere dieser Risikofaktoren vorliegen.

25.6.1 Akute intermittierende Porphyrie (AIP) und andere akute hepatische Porphyrien

Klinik Etwa 90 % der Heterozygoten bleiben klinisch asymptomatisch. Die akuten Attacken betreffen überwiegend Frauen. Führend sind i. d. R. starke abdominale, auch ausstrahlende Schmerzen, die mit Erbrechen und Ileus verbunden sein (Abwehrspannung, Fieber und Leukozytose fehlen dabei allerdings meistens) und den Einsatz von Opiaten erforderlich machen können. Puls und Blutdruck steigen häufig stark an, oft bestehen Dehydratation und Hyponatriämie. Begleitend können eine überwiegend proximal betonte motorische Neuropathie und psychiatrische Symptome (Verhaltensauffälligkeiten, Halluzinationen, schwere Agitation sowie Krampfanfälle, letztere auch durch Hyponatriämie begünstigt) auftreten. AIP-Symptome entwickeln sich über Stunden bis Tage und persistieren über Tage bis Wochen. Sicherung der Diagnose durch erhöhte δ-Aminolävulinsäure und Porphobilinogenausscheidung im Urin (typischerweise Erhöhungen auf das 20- bis 50-Fache der Norm, die auch aus einer spontan gelassenen Urinprobe [und nicht nur im 24-h-Urin] nachgewiesen werden können). Normale Werte dieser Parameter während der akuten Symptomatik schließen eine AIP aus! Die charakteristische Rotverfärbung des Urins ist nur bei etwa 30 % der Patienten zu beobachten. Im symptomlosen Intervall kann durch PBG-Bestimmung im Sammelurin bei fast 90 % der AIP-Patienten die Diagnose gesichert werden. Bei Nachweis einer Porphyrie sollte in Speziallaboratorien die jeweilige

Porphyrieform genau differenziert werden. Wichtig sind Lichtschutz (z. B. Alufolie) und Kühlung der Proben, sofern die Analyse nicht sofort erfolgen kann.

Therapie

Therapie der akuten Attacke

Intensivmedizinische Überwachung, ggf. sofortiges Absetzen auslösender Medikamente (s. u.). Grundsätzlich indiziert zur Hemmung der Porphyrinsynthese ist eine hoch dosierte Kohlenhydratzufuhr (4–5 g/kg/d) oral bzw. per Magensonde, wenn enteral nicht möglich als hochprozentige Glukose über einen ZVK (**Cave:** Induktion einer Hyponatriämie durch große Mengen Glukoselösung!).

Bei schweren Attacken (persistierende abdominale Koliken, Ileus, Tachykardie und Blutdruckanstieg oder neurologische Symptomatik [auch bei früheren Attacken]) und gesicherter Diagnose (!) ist unverzüglich **Hämarginat** (Normosang® [rund um die Uhr erhältlich unter der Notfall-Telefonnummer 06074812160] 3 mg/kg innerhalb von 15 min als Kurzinfusion streng i. v. über 3–5, maximal 7 Tage, maximal 250 mg/d) indiziert. Dieses wirkt umso besser, je früher die Therapie beginnt.

UAW: im Wesentlichen Thrombophlebitis, daher Infusion in 20-prozentiger Albuminlösung oder über ZVK (!), Koagulopathie und anaphylaktische Reaktionen.

Kontraindikationen: Schwangerschaft (bei schweren Attacken allerdings bei Schwangeren auch schon mehrfach ohne relevante UAW eingesetzt), Stillzeit, Leber- und Niereninsuffizienz sowie Gerinnungsstörungen – Antikoagulanzien ggf. absetzen.

Zusätzlich sind i. d. R. *symptomatische Maßnahmen* erforderlich:

(1) Korrektur des Elektrolyt- und Flüssigkeitshaushalts: bei Dehydratation Elektrolytlösung, bei Hyponatriämie i. d. R. zunächst Flüssigkeitsrestriktion, evtl. NaCl (3-prozentige Lösung), Ausgleich nur langsam, maximal 8(–12) mmol/L innerhalb von 24 h. Bei Ödemen Furosemid.

(2) Gegen abdominale Schmerzen Acetylsalicylsäure, Paracetamol, Buprenorphin oder Morphin.

(3) Gegen Erbrechen Ondansetron oder Domperidon.

(4) Bei paralytischem Ileus Neostigmin.

(5) Bei Krampfanfällen Magnesiumsulfat, ggf. Elektrolytausgleich, Leviracetam, Gabapentin oder Clonazepam.

(6) Bei Psychosen Clonazepam.

(7) Bei therapiebedürftiger Tachykardie oder arterieller Hypertonie Propranolol, initial niedrig dosiert.

(8) Bei aszendierender Lähmung mit Ateminsuffizienz rechtzeitige Beatmung.

(9) Bei motorischer Neuropathie frühzeitige Physiotherapie.

(10) Bei Infektionen Penicilline oder Gentamicin (Infektion als Trigger einer Attacke nicht übersehen und ggf. parallel behandeln!).

(11) Bei Obstipation osmotische Laxanzien wie Macrogol.

Bei progredienter neurologischer Symptomatik trotz Therapie kann eine Lebertransplantation erwogen werden.

Prophylaxe

Medikamente, die Attacken auslösen, sind dringend zu vermeiden. Als ungefährlich geltende Medikamente sowie solche, die eine Porphyrieattacke auslösen können, sind der

„Roten Liste" im Anhang sowie dem Internet (www.porphyria-europe.org und www.drugs-porphyria.com) zu entnehmen. Die Patienten sollen einen Notfallausweis (erhältlich über Orphan europe bzw. unter www.medicalert.org, dort auch Notfallarm- und -halsbänder) und eine Liste der bei ihnen jeweils „erlaubten" und „verbotenen" Medikamente bei sich tragen (die ggf. aufgrund individueller Erfahrungen von den Angaben der Tabellen abweichen kann!).

Alkohol in mehr als geringer Menge sowie eine strenge Reduktionsdiät oder längeres Fasten, Rauchen und Cannabis sind zu vermeiden. Schutz vor Infektionen und strenge Indikationsstellung zu operativen Eingriffen sind empfehlenswert (perioperativ Glukose-Infusion). Bei Patientinnen mit prämenstruellen Attacken kann eine erhöhte Kohlenhydratzufuhr in der zweiten Zyklushälfte, evtl. auch die Gabe von agonistischen LH-RH-Analoga hilfreich sein. Traubenzucker (den die Patienten deshalb stets bei sich haben sollen!) unmittelbar nach Beginn der Symptomatik kann ggf. eine Attacke kupieren. Bei hoher Anfallsfrequenz kann eine Intervalltherapie mit **Hämarginat** (1-mal wöchentlich oder alle 2 Wochen 1 Ampulle) versucht werden, evtl. auch nur jeweils einmal prämenstruell. Eine Schwangerschaft scheint für Mutter und Kind kein wesentlich erhöhtes Risiko zu bedeuten. Nicht versäumt werden sollten auch eine Untersuchung der Angehörigen sowie wegen des erhöhten Risikos, ein hepatozelluläres Karzinom (HCC) zu entwickeln, ab dem 50. Lebensjahr einmal jährlich eine Sonografie der Leber.

25.6.2 Porphyria cutanea tarda (PCT)

Klinisch führend ist eine bevorzugt ab dem 40. Lebensjahr auftretende Fotodermatose mit erhöhter Verletzlichkeit der Haut, Vesikel- und Blasenbildung (ggf. mit Einblutungen), Hyper- und Depigmentierungen und bei längerem Bestehen sklerodermieähnlichen Läsionen an belichteten Hautarealen. Sie ist generell mit einer – allerdings häufig klinisch asymptomatischen – Lebererkrankung assoziiert. Die Höhe der Transaminasen, bevorzugt der ALT (GPT), korreliert dabei mit dem Grad der Leberschädigung und der Akkumulation von Porphyrinen. Wegen erhöhter HCC-Inzidenz ist auch hier ein Screening (s. o.) empfehlenswert. Die Diagnose wird durch Nachweis erhöhter Uro- und Heptacarboxy-Porpyhrinausscheidung im Urin gesichert.

Therapie

Oft lässt sich eine deutliche Besserung bereits durch strikte Alkoholkarenz erreichen. Rauchen und Östrogene sind zu vermeiden, Lichtschutz (Meiden direkter Sonnenbestrahlung, geeignete Kleidung, Sonnenschutzcreme mit sehr hohem Lichtschutzfaktor [mindestens 30]) ist dringend zu empfehlen. Individuell als Auslöser wirksame Medikamente sind kontraindiziert; generell führen die bei den akuten hepatischen Porphyrien potenziell gefährlichen Medikamente jedoch nicht zur Manifestation einer PCT.

Bei erhöhter Transferrinsättigung Aderlässe zunächst wöchentlich, Ziel: Ferritin initial 20 ng/ml, im Verlauf < 50 ng/ml. Bei chronischer Hepatitis C antivirale Therapie, die die PCT in anhaltende Remission bringen kann.

Medikamentös hat sich niedrig dosiertes **Chloroquin** (2 × 125 mg/Woche, Kontraindikation fortbestehender Alkoholabusus) bewährt, das mit Porphyrinen Komplexe bildet und so deren Exkretion erleichtert. Eine Besserung tritt typischerweise allerdings erst nach 6–9 Monaten ein. Initial ist sogar eine vorübergehende Verschlechterung möglich. Bei schwerem Verlauf können Aderlässe und Chloroquin (Dosierung nicht höher als 250 mg/Woche) kombiniert werden. Zur Prophylaxe neuerlicher Symptome sollte auf Alkohol und Rauchen sowie Östrogene verzichtet werden sowie ein Screening auf HIV, HCV und Hämochromatose (HFE-Genmutation?) und ggf. eine entsprechende Therapie erfolgen.

26 Infektionskrankheiten

H. Lode und R. Stahlmann

Vorbemerkung Vor Beginn spezieller therapeutischer Maßnahmen muss eine gezielte Diagnostik stehen (Kulturen anlegen, je nach Erkrankung von Sputum, Urin, Stuhl, Blut, Liquor usw.; Ausstrich mit Färbung anfertigen). **Keine routinemäßige Anwendung von Antibiotika** (▶Kap. 9.1)! **Antipyretika** (▶Kap. 1.1) nur nach Diagnosestellung oder bei Gefährdung des Patienten durch kardiale oder zerebrale Komplikationen bei erhöhter Körpertemperatur.

26.1 Bakterielle Infektionskrankheiten

26.1.1 Septikämie (Sepsis)

Definition Sepsis ist definiert als eine lebensbedrohliche Organdysfunktion, die auf einer nicht adäquaten Wirtsreaktion gegenüber einer Infektion beruht (Internat. Sepsisleitlinien 2016). Symptome, die auf eine Sepsis hinweisen, sind eine erhöhte Atemfrequenz > 22/min, ein systolischer Blutdruck < 100 mmHg und eine eingeschränkte Bewusstseinslage (q-SOFA-Score) mit folgenden nicht obligatorischen Symptomen: Hypoxämie, erhöhtes Plasmalaktat, Oligurie oder intravasale Gerinnungsstörung.

Ätiologie und Pathogenese Häufigste Erreger (≥ 5 %) sind Staphylococcus aureus, koagulasenegative Staphylokokken, Enterokokken, Pneumokokken, Escherichia coli, Klebsiella-Spezies. Mögliche Ausgangspunkte sind diagnostische und therapeutische Eingriffe (Punktionen, Venen-, Blasenkatheter etc.), offene Verletzungen, septischer Abort, Infektionen des tiefen Respirationstrakts, des Urogenital- (Urosepsis) und Gastrointestinaltrakts (cholangitische Sepsis, Peritonitis), Infektionen des Uterus postpartal (Puerperalsepsis) und eine schwere Mukositis (unter zytostatischer Chemotherapie). Gefährdet sind v.a. immunsupprimierte Patienten. Septische Krankheitsbilder können auch durch Toxine, Pilze und andere Erreger (z.B. Plasmodien) hervorgerufen werden.

Klinik: Leitsymptome und -befunde Klassische Symptome wie rezidivierender steiler Fieberanstieg, Schüttelfrost und Milzvergrößerung fehlen häufig! Bei gramnegativer Sepsis entwickelt sich in ca. 25 %, bei grampositiver Sepsis in ca. 11 % ein septischer Schock. Frühsymptome sind Hyperventilation mit respiratorischer Alkalose, Zeichen der Kreislaufzentralisation, Übelkeit, Erbrechen, schweres Krankheitsgefühl, später zunehmende Desorientiertheit, septische Hautmetastasen, Oligo- bis Anurie. Gefahr der Entwicklung einer Laktatazidose (▶ Kap. 19.13.2) und Verbrauchskoagulopathie (▶ Kap. 21.3). Eine Beurteilung der Organfunktionen mittels SOFA-Score wird empfohlen.

Die **Diagnose** ist häufig durch die Vorgeschichte (instrumentelle Eingriffe, Partus, Harnwegsinfekt, Grunderkrankung wie Diabetes, Leukämie) und die klinischen Symptome zu klären, kann jedoch bei uncharakteristischem Verlauf Schwierigkeiten bereiten. Zum Nachweis des Erregers zwei **Blutkulturen** vor Einleitung der antimikrobiellen Therapie im Abstand von mindestens 10 min, zusätzlich anderes geeignetes Material.

> **! WICHTIG**
> Grunderkrankung, mögliche Eintrittspforte, Verdacht auf Endokarditis oder Systemmykosen oder intravasalen Katheter auf dem Begleitzettel dem mikrobiologischen Labor mitteilen.

Therapie

Therapeutische Prinzipien

(1) Sofortige (jede Stunde zählt!) und ausreichend **lange Antibiotikabehandlung in hoher Dosierung,** bevorzugt mit bakteriziden Antibiotika (▶ Kap. 9.1). Bei unbekanntem Erreger richtet sich die Wahl der Antibiotika nach dem – je nach Eintrittspforte – wahrscheinlichen Erreger.

(2) Sanierung des Sepsisherds (Entfernung infizierter Katheter, operative Beseitigung von Sepsisherden).

(3) Behandlung des Schocks und intensive symptomatische Behandlung (s. u.).

(4) Behandlung der Grunderkrankung, soweit möglich (Kontrolle eines Diabetes mellitus, Absetzen immunsuppressiver Medikamente etc.).

Vorgehen bei schwerer Sepsis

Sepsis kann in mehreren Stadien ablaufen. Sie kann zu Beginn als „einfach" imponieren, kann jedoch schnell in „schwere Sepsis" (eine Organdysfunktion zusätzlich zu Zeichen einer Infektion) und in „septischen Schock" übergehen. Daher sind bei jedem Verdacht auf Sepsis eine intensive engmaschige Kreislaufüberwachung (venöser Zugang, ZVD-Kontrolle, Überwachung vitaler Parameter, Freihaltung der Atemwege etc. [▶ Kap. 3.3.3, ▶ Kap. 3.4]), eine *frühe hämodynamische Stabilisierung* (Volumen- und Elektrolytsubstitution, ▶ Kap. 19.12.1), eine rechtzeitige *Azidosebekämpfung* (▶ Kap. 19.13.2), O_2-Gabe, evtl. assistierte Beatmung (▶ Kap. 16.11) erforderlich. Bei manifestem septischem Schock vasoaktive Substanzen, wenn trotz Volumenersatz keine ausreichende Steigerung von Herzindex (HI) und arteriellem Mitteldruck (MAP), zunächst Dobutamin und bei ungenügender Steigerung von HI und MAP Noradrenalin (0,05–1,0 µg/kg KG/min), erwägen. Der Einsatz von Immunglobulinen und Antikoagulanzien (ATIII) ist umstritten. Das gilt auch für die Gabe von Kortikoiden, die nur bei mangelnder hämodynamischer Stabilisierung in Form von 200 mg Hydrocortison täglich empfohlen werden.

Eine ausführliche Darstellung der „Prävention, Diagnose, Therapie und Nachsorge der Sepsis" erfolgt in den „Leitlinien der Deutschen Sepsis-Gesellschaft und der Deutschen Interdisziplinären Vereinigung für Intensiv- und Notfallmedizin" (Dezember 2010, www.awmf.org) sowie in den internationalen aktuellen Sepsisleitlinien (Crit Care Med 2017;45:1–68.).

Antibakterielle Chemotherapie

▶ Kap. 9.1.3.

Vorgehen bei bekanntem Erreger

Siehe spezielle Kapitel. Staphylokokken-, Streptokokken-, Pneumokokken-, Enterokokken-, Meningokokken-, Gonokokken-, E.-coli-, Klebsiella-, Enterobacter-, Proteus-, Pseudomonassepsis: Wahl des Antibiotikums entsprechend Antibiogramm und Dosierung in höchster zulässiger Form (**cave:** eingeschränkte Nierenfunktion ▶ Kap. 9.1).

Vorgehen bei unbekanntem Erreger

Hier richtet sich die Wahl der Antibiotika nach dem vermuteten Erreger (▶ Kap. 9.1, Tab. 9.2), der lokalen Resistenzepidemiologie, der Grunderkrankungen des Patienten und einer antibiotischen Vorbehandlung.

(1) *Urosepsis:*
- Ohne Vorkrankheiten/diagnostische oder operative Eingriffe: Enterobacteriaceae, meist E. coli: **Cefotaxim** oder ein **Carbapenem.**
- Nach urologischen Eingriffen: resistentere gramnegative Stäbchen wie indolpositive Proteus, Serratia, Enterobacter, Pseudomonas: initial **Cefepim + Gentamicin** oder **Piperacillin/Tazobactam + Gentamicin** oder **Ciprofloxacin** bzw. **Levofloxacin;** bei ESBL-Verdacht auch Carbapeneme oder Ceftazidim/Avibactam oder Ceftolozan/Tazobactam.

(2) *Sepsis bei Wunden:*
- In erster Linie Staphylokokken, teilweise auch Streptokokken: intravenöse Therapie mit **Cefuroxim** (2–3 × 1,5 g i. v.), bei MRSA Vancomycin, Linezolid u. a.
- Bei Verdacht auf Mischinfektionen mit Enterobakterien und Anaerobiern (fäkulenter Geruch), nach Darmchirurgie oder gynäkologischen Eingriffen: **Cefotaxim + Metronidazol** oder **Clindamycin** bzw. **Carbapenem-Monotherapie.**

(3) *Fremdkörpersepsis:*
- Ausgang von infiziertem Fremdkörper wie Venenkatheter, Spitz-Holter-Ventil, Scribner-Shunt etc.: meist Staphylokokken (oxacillinresistente Stämme kommen häufiger vor): Entfernung des Fremdkörpers anstreben. **Cefuroxim** (2–3 × 1,5 g i. v.) oder **Vancomycin** (2 g/d i. v.) oder **Teicoplanin** (400–800 mg/d i. v.) oder **Flucloxacillin** (bis 12 g/d i. v.) oder **Linezolid** (1.200 mg/d) oder **Daptomycin** 6 mg/kg KG/d.
- Candida-Infektionen (▶ Kap. 26.4).

(4) *Sepsis bei myeloischer Insuffizienz:* Infektion durch grampositive und -negative Keime: Monotherapie mit einem **Carbapenem** (z. B. Imipenem oder Meropenem 1.000 mg alle 8 h oder **Piperacillin/Tazobactam** (3 × 4,5 g).

(5) *Puerperalsepsis/septischer Abort:* Monotherapie mit einem **Carbapenem** (z. B. Imipenem) oder **Piperacillin/Tazobactam** oder Cefotaxim kombiniert mit Metronidazol oder Clindamycin.

(6) *Cholangiosepsis:*

- Enterobacteriaceae, mikroaerophile und anaerobe Streptokokken: **Cefuroxim, Mezlocillin** oder **Cefotaxim.**
- Nach ERCP oft Pseudomonas aeruginosa: **Piperacillin** oder **Imipenem** in Kombination mit einem **Aminoglykosid** (z. B. Gentamicin oder Tobramycin

(7) *Tonsillogene Sepsis:* Meist Mischinfektion grampositiver und -negativer aerober und anaerober Keime: **Imipenem** oder **Meropenem** (1.000 mg alle 8 h) oder **Piperacillin/Tazobactam** (4,5 g alle 8 h).

(8) *Sepsis bei Endokarditis:* (▶ Kap. 13.5.2).

Erfolgskontrolle

An der Verbesserung der peripheren Durchblutung (warme Haut), der Normalisierung der Puls- und Blutdruckwerte, der Laborwerte (CRP, Procalcitonin, Blutbild) und der Aufhellung des Sensoriums ist der einsetzende Therapieerfolg zu erkennen.

Gründe für ein Therapieversagen sind Schwere der Grunderkrankung, Irreversibilität des Schockzustands, schwere Verbrauchskoagulopathie, zu niedrige Dosierung oder falsche Wahl des Antibiotikums bzw. unzureichende Sanierung des Sepsisherds. Erregerwechsel bzw. Resistenzentwicklung des Erregers spielen eine untergeordnete Rolle.

26.1.2 Meningitis

Vorbemerkungen Trotz unterschiedlicher Ätiologie und klinischen Verlaufs sind den Meningitiden klinische und labordiagnostische Charakteristika gemeinsam (▶ Tab. 26.1). Häufigste *bakterielle* Erreger sind Meningokokken (ca. 40–50 %) und Pneumokokken (ca. 20 %). *Virusmeningitiden* werden in Mitteleuropa am häufigsten durch Enteroviren (Coxsackie- und ECHO-Viren), Herpes-simplex- und Paramyxoviren (Mumpsviren) hervorgerufen.

Erreger, Klinik und differenzialdiagnostische Hinweise Da die Prognose entscheidend von einer schnellen und wirksamen antibakteriellen Chemotherapie abhängt, Diagnose vor Behandlungsbeginn so weit und so schnell wie möglich sichern.

! WICHTIG

Nicht immer sind klassische Symptome nachweisbar. So kann die Erkrankung bei alten Menschen und chronischen Alkoholikern oligosymptomatisch beginnen.

Liquordiagnostik Liquordruckmessung, Beurteilung von Farbe und Transparenz des Liquors. Nach Zentrifugieren Ausstrich und Gram-Färbung. Bei niedriger Zellzahl (< 3.000/3/mm^3) auch Ziehl-Neelsen-Färbung. Weitere Laboruntersuchungen sind vorzunehmen (▶ Tab. 26.1). Wichtig für die differenzialdiagnostische Beurteilung des Liquorzuckers ist die gleichzeitige Bestimmung des Blutzuckers (diagnostisch: < 60 % der Serumglukose). Weiterhin Liquorkultur (Liquor nativ und in Ausnahmefällen in Transportmedium, z. B. Blutkulturflasche).

Tab. 26.1 Erreger, Klinik und Differenzialdiagnose verschiedener Meningitisformen (Listerienmeningitis/Pilzmeningitis, ▶ Kap. 26.1.6, ▶ Kap. 26.4)

	Erreger	Symptome	Allg. Diagnostik	Liquor	Zellz.	Leukozyten	Druck	Prot.	Gluk.	Cl^-	Laktat
Bakterielle Meningitis	Meningokokken Pneumokokken H. influenzae Streptokokken Staphylokokken E. coli P. aeruginosa Proteus Listeria u. a.	Akuter Beginn, Fieber, Kopfschmerzen, Erbrechen, Verwirrtheit, Koma, Krämpfe, Nackensteifigkeit, Kernig-, Brudzinski-Zeichen pos., Petechien	Diff.-BB, BSG, CRP, Blutkultur, Augenhintergrundspiegelung, Liquorkultur, CCT	Trüb	↑↑	Granulozytose	↑	↑	↓	N	↑
Tuberkulöse Meningitis	Mycobacterium tuberculosis	Allmählicher Beginn. Übrige Symptome wie oben	S. o., zusätzlich Hauttest, Interferontest	„Sonnenstäubchen", „Spinnengewebsgerinnsel"	↑	Überwiegend Lymphozytose	↑	↑	↓	↓	↑
Virusmeningitis	ECHO-Viren, Coxsackie A u. B, Mumpsvirus, Poliovirus, Herpes-simplex-Virus, Choriomeningitisvirus u. a.	Meist akuter Beginn. Hinweise durch Grunderkrankung wie Parotitis, Lähmung (Polio) etc.	S. o., zusätzlich Virusnachweis (Zellkultur) in Stuhl, Rachenspülwasser und Liquor, Antikörpertiteranstieg	Klar	↑	Wie tuberkulöse Meningitis	↑	N bis ↑	N	N	↓

N: normal.

! WICHTIG
Blutkulturflasche als Transportmedium nicht geeignet bei Verdacht auf Haemophilusmeningitis, die extrem selten vorkommt.

Kulturen auf Pilze und Mykobakterien empfehlenswert. Bei Verdacht auf Virusmeningitis (seröser Liquor, gering erhöhte Zellzahl < 3.000/3/mm³) virologische Diagnostik (spezielle Liquor- und Stuhlkulturen, Serologie auf Viren, 2 Proben im Abstand von 10 Tagen).

Zusätzliche Diagnostik Mindestens 2 Blutkulturen, HNO-ärztliches, ophthalmologisches (Stauungspapille?) und neurologisches Konsil einschließlich CT des Kopfs.

Therapie

Therapeutische Prinzipien

(1) **Antibiotikatherapie:** schneller Beginn der antibakteriellen Chemotherapie (**Cefotaxim** 2 g alle 8 h oder **Ceftriaxon** 2 g alle 12 h in Kombination mit Ampicillin 6 × 2,0 g/d), d. h. innerhalb von 1–2 h nach Diagnosestellung (klinischer Verdacht genügt!). Therapie bereits außerhalb des Krankenhauses einleiten, wenn der Transport sich verzögert. Penicillinresistenz der Meningokokken in Deutschland: 1,0 % im Jahr 2015.

(2) *Therapiedauer:* Mindestdauer bei Meningokokken 5 Tage, bei Pneumokokken 10–14 Tage, bei Staphylokokken und gramnegativen Erregern 3 Wochen. Klinischen Verlauf und Liquorbefund beachten (s. u.)! Bei nachgewiesenem Erreger Therapiemodifikation.

(3) **Intrathekale Antibiotikagabe:** Nur bei Meningitis durch weniger empfindliche Erreger wie Pseudomonas aeruginosa kann **Gentamicin** intralumbal instilliert werden (▶ Kap. 26.1.2 „Bakterielle Meningitiden“ [4]).

(4) Intensivpflege und -überwachung, evtl. notwendige Senkung des intrakraniellen Drucks (▶ Kap. 3.6.1, „Hirnödemtherapie“) und symptomatische Therapie (s. u.).

(5) Therapieüberwachung: Bei kontinuierlicher klinischer Besserung keine wiederholte Lumbalpunktion erforderlich. Wichtige Parameter: Normalisierung des Blutbilds und CRP-Rückgang.

(6) Die frühzeitige Gabe von **Dexamethason** (0,15 mg/kg KG alle 6 h für 4 Tage) erbrachte positive Ergebnisse bei Pneumokokkenmeningitis.

Spezielle Therapie

Bakterielle Meningitiden

(1) *Meningokokken- und Streptokokkenmeningitis:* Mittel der Wahl ist **Penicillin G** in der Dosierung von 5–10 Mio. IE i. v. alle 6–8 h als Kurzinfusion. Bei Nachweis von penicillinresistenten Pneumokokken und Meningokokken **Cefotaxim** bzw. **Ceftriaxon.** In Kombination mit **Vancomycin** (1 g alle 8–12 h). Geeignet ist auch **Chloramphenicol** 2–3 g/d i. v.

Prophylaxe für Kontaktpersonen:

- *Medikamentös:* indiziert nur bei epidemischem Auftreten von Meningokokkenmeningitis bei engem persönlichem Kontakt oder Unterbringung in Heimen (z. B. Kasernen). Mittel der Wahl ist **Ciprofloxacin** (500 mg alle 12 h) oder **Levofloxacin** (500 mg alle 24 h) für 1–2 Tage. Geeignet ist auch **Rifampicin** (600 mg alle 12 h) für 2 Tage.
- *Schutzimpfung:* Die „Ständige Impfkommission“ (STIKO) am Robert Koch-Institut empfiehlt die Impfung gegen Meningokokken der Serogruppe C mit einem Konjugat-Impfstoff für alle Kinder ab dem 2. Lebensjahr; für Risikogruppen wird eine Impfung gegen die Serogruppen A, C, W, Y und/oder B empfohlen.

(2) *Meningokokkensepsis:* (Waterhouse-Friderichsen-Syndrom): **Penicillin G** (5 Mio. IE i. v. alle 6–8 h). Nebenniereninsuffizienz ausschließen.

(3) *Haemophilus-influenzae-Meningitis:* selten primär beim Erwachsenen, daher nach extrameningealem Fokus suchen. Mittel der Wahl ist **Cefotaxim,** 6–8 g/d i. v.

(4) *Weitere Meningitiden durch gramnegative Keime:* (▶ Tab. 26.1): Differenzialdiagnostische Abgrenzung von anderen bakteriellen Meningitiden nur durch kulturellen Nachweis möglich. Bei *Pseudomonas-aeruginosa-Meningitis* (nach diagnostischen oder operativen Eingriffen) Kombination von **Piperacillin** (5 g alle 6–8 h) oder **Meropenem** (1 g alle 8 h) und **Gentamicin.** Zusätzliche intrathekale Applikation von 4 mg **Gentamicin** alle 18 h als Einzeldosis. Besonders geeignet ist hierfür lyophilisiertes Gentamicin, z. B. Refobacin®. Wegen sehr guter Liquorpenetration ist auch **Chloramphenicol** (Dosierung: 3–4 g/d i. v.) gut geeignet

(5) *Staphylokokkenmeningitis:* Tritt selten primär auf, häufiger als Komplikation von Staphylokokkenprozessen im Kopfbereich (Sinusitis, Otitis, Furunkel, Abszesse mit hämatogener Streuung, nach neurochirurgischen Eingriffen oder unfallbedingten Schädel-Hirn-Traumen). Mittel der Wahl sind penicillinasefeste **Isoxazolyl-Penicilline,** z. B. **Flucloxacillin,** 8–12 g/d i. v. Ergibt die Kultur penicillinsensible Staphylokokken, sofort auf **Penicillin G** wechseln. Dosierung wie unter (1).

(6) *Shunt-Meningitis:* Bei oxacillinempfindlichen Staphylokokken wie bei (5). Bei Oxacillinresistenz **Vancomycin** i. v. + **Rifampicin** (450–600 mg alle 8 h) und zusätzlich Vancomycin 5 mg lokal. Auch **Fosfomycin** (10 g alle 8 h) kombiniert mit Rifampicin sowie **Linezolid** sind geeignet.

(7) *Listerienmeningitis* ▶ Kap. 26.1.6.

Virale Meningitis

Da eine spezifische Behandlung nur bei Meningoenzephalitis durch Herpesviren möglich ist, beschränkt sich die Therapie der übrigen Formen auf allgemeine und unterstützende Maßnahmen.

Meningitis tuberculosa

▶ Kap. 9.2.

Pilzmeningitis

▶ Kap. 26.4.

26.1.3 Lues (Syphilis)

Ätiologie und Pathogenese **Erreger:** Treponema pallidum.

Infektionsmodus und Immunitätslage: Der Erreger gelangt durch kleine Haut- und Schleimhautläsionen in den Organismus. Übertragung fast ausschließlich durch Geschlechtskontakt. Feten werden diaplazentar infiziert. Inkubationszeit: 3–6 Wochen. Keine Immunität nach Ausheilung der Erkrankung. Seit 2010 deutlicher Anstieg der Syphilisfälle in Deutschland (2015: 6.834 gemeldete Infektionen).

Klinik: Leitsymptome und -befunde **Primäraffekt** im genitalen, oralen oder analen Bereich. Im **Sekundärstadium** makulopapulöses Exanthem, Iritis, Alopezie, Meningoenzephalitis. Im **Tertiärstadium** können sich Gummen, Mesaortitis, evtl. zerebrale Paralyse und Tabes dorsalis entwickeln. Sowohl Primär- als auch Sekundärstadium sind infektiös.

Diagnostische Hinweise Neben der klinischen Symptomatik spielt die serologische Diagnostik eine große Rolle. 2–3 Wochen nach der Infektion wird der Treponema-pallidum-Hämagglutinationstest (TPHA-Test), der als **Luessuchreaktion** eingesetzt wird, positiv. Bei Verdacht Wiederholung nach 2–3 Wochen. Bei positivem oder zweifelhaftem Ergebnis des TPHA-Tests FTA-ABS-Test. Fallen beide Tests positiv aus, müssen weitere Tests durchgeführt werden: Bestimmung des gegen Kardiolipin (KBR) gerichteten Antikörpers;

das Ergebnis dient bei infizierten Patienten als Ausgangswert für die Verlaufskontrolle und die Beurteilung des Therapieerfolgs. Der Nachweis von Treponema-pallidum-spezifischen IgM-Antikörpern rechtfertigt die Annahme einer aktiven, behandlungsbedürftigen Infektion. Rasche Eliminierung der IgM-Antikörper bei frühzeitiger Behandlung. Der direkte mikroskopische Nachweis der Erreger kann im Dunkelfeld geführt werden.

> **! WICHTIG**
> Die Sensitivität der Serologie sinkt auf 62 % bei symptomatischen HIV-infizierten Patienten.

Liquoruntersuchungen Trotz normaler Zellzahl und normalen Eiweißbefunds kann eine ZNS-Beteiligung vorliegen. Wichtig ist die serologische Untersuchung des Liquors, v. a. bei HIV-infizierten Patienten!

Therapie

Vorbemerkungen

Der Erkrankte muss vom Arzt über sein Leiden, die Ansteckungsfähigkeit und die Notwendigkeit der sexuellen Karenz bis zum Abschluss der Therapie aufgeklärt werden. Der Arzt ist nach dem Gesetz verpflichtet, ein Stammblatt anzulegen und dem Patienten ein Merk- und später ein Entlassungsblatt mitzugeben. Weiterhin muss er mit den ihm zur Verfügung stehenden Mitteln versuchen, die Ansteckungsquelle und spätere Kontaktpersonen zu ermitteln. Nichtnamentliche Meldung an das Robert Koch-Institut, Berlin.

Nachkontrollen: serologische Reaktionen bei Behandlungsbeginn, während des 1. Jahres vierteljährlich, während des 2. Jahres halbjährlich, dann bis zu 5 Jahre jährlich kontrollieren.

Pharmakotherapie

Mittel der Wahl ist **Penicillin G.** Bereits eine Penicillinkonzentration von 0,0025 IE/ml Blut hat in vitro einen bakteriziden Effekt auf die Treponemen. Wegen der langen Generationszeit von 30–33 h ist eine lang anhaltende Penicillinkonzentration im Blut erforderlich.

Behandlung der Frühsyphilis (Primär- und Sekundärlues)

Depot-Penicillin (Clemizol- oder Procain-Penicillin G) 1,0–2,0 Mio. IE einmalig. Bei Frühsyphilis (Lues I) auch **Benzathin-Penicillin G,** 2 oder 3 Injektionen von je 2,4 Mio. IE in Abständen von 1 Woche.

Alternativpräparate bei Penicillinallergie: **Doxycyclin** 100 mg alle 12 h für 2–4 Wochen oral oder **Azithromycin** 2,0 g einmalig (Resistenz möglich!). Geeignet ist auch **Ceftriaxon** in der Dosierung von 2,0 g/d als Kurzinfusion für 2 Wochen.

Behandlung der Lues latens

Bei Lues, die länger als 1 Jahr besteht oder deren Dauer nicht bekannt ist, 1 Amp. 2,4 Mio. IE **Benzathin-Penicillin G** i. m. in der 1., 2. und 3. Woche. Bei Penicillinallergie Doxycyclin oder Erythromycin 500 mg alle 6 h oral für 4 Wochen.

Behandlung der Spätsyphilis (Tertiär- und Neurolues)

Behandlung unter stationären Bedingungen anstreben, täglich 3 × 5 oder 2 × 10 Mio. IE i. v. **Penicillin-G-Natrium** für 10 Tage, anschließend 3 Wochen lang je 1 i. m. Injektion von 2,4 Mio. IE **Benzathin-Penicillin G** pro Woche.

Liquorkontrollen bei behandelter Neurolues im 1. Jahr alle 3, im 2.–5. Jahr alle 6 Monate.

Lues und Schwangerschaft

Bei der Erstinfektion Behandlung wie für die Frühsyphilis angegeben. Hat eine Schwangere früher eine Lues durchgemacht, nach demselben Schema im 4. Monat eine prophylaktische Therapie durchführen. Bei negativem TPI- oder FTA-Absorptionstest ist diese Vorsichtsmaßnahme nicht nötig. Neugeborenes klinisch und serologisch untersuchen! Bei Penicillinallergie Cefuroxim (vorher Kreuzallergie ausschließen).

Lues und HIV-Infektion

Bei einer HIV-Infektion spricht die Lues auf die Therapie schlecht an. Daher ist eine höhere Penicillindosierung (2 × 10 Mio. IE/d i. v.) für eine längere Periode (3–4 Wochen) notwendig. Auf jeden Fall ist zum Ausschluss einer Neurolues eine Liquoruntersuchung erforderlich.

Jarisch-Herxheimer-Reaktion

Sie tritt bei der Therapie der Frühsyphilis in 60–90 % der Fälle auf. Hauptsymptome sind Fieber, Schüttelfrost und Abgeschlagenheit. Bei der Neurolues wird sie seltener gesehen. Die Reaktion wird auf einen plötzlichen Anfall von Treponemenzerfallsprodukten zurückgeführt. Eine besondere Behandlung ist meistens nicht erforderlich, die Penicillintherapie kann meist fortgesetzt werden. Allerdings ist bei der Spätsyphilis Vorsicht geboten. Zur Prophylaxe können **Glukokortikoide** bei Therapiebeginn i. m. oder i. v. gegeben werden (z. B. 40–80 mg Prednisolon oder Methylprednisolon u. a. für 1–3 Tage).

26.1.4 Gonorrhö

Ätiologie und Pathogenese **Erreger:** Neisseria gonorrhoeae (Gonococcus).

Infektionsmodus und Immunitätslage: Ansteckung beim Erwachsenen fast ausschließlich durch Geschlechtsverkehr. Inkubationszeit 2–10 Tage. Immunität wird nicht erworben.

Klinik: Leitsymptome und -befunde Beim **Mann** entwickelt sich meist 2–5 Tage nach der Infektion eine Urethritis mit Dysurie und schleimig-eitrigem Ausfluss. Bei Übergreifen auf die hinteren Abschnitte der Urethra und weiterer Aszension kann Fieber mit allgemeinem Krankheitsgefühl auftreten. Schwere und seltene Komplikationen/Lokalisationen sind Gonokokkenarthritis (▶ Kap. 23.2.7), ulzeröse Pharyngitis und Gonokokkenendokarditis.

Bei der **Frau** sind die Symptome oft weniger ausgeprägt und können als vorübergehende Zystitis oder Kolpitis fehlgedeutet werden. Daher ist die Gefahr der Aszension (Endometritis, Salpingitis) mit schweren Allgemeinsymptomen (hohes Fieber, heftige Oberbauchschmerzen und peritonitische Erscheinungen) und der Ausbildung von Spätkomplikationen (Menstruationsstörungen, Sterilität) besonders groß.

Diagnostische Hinweise Abstrich von Urethra oder Rachen, bei Frauen zusätzlich von der Zervix, mikroskopischer Nachweis gramnegativer Diplokokken in den Leukozyten. **Beweisend ist der kulturelle Nachweis.** Serologie (KBR) ist obsolet und ergibt oft falsch positive Befunde.

Differenzialdiagnose Urethritiden anderer Genese, Trichomonadeninfektionen und andere Ursachen für Kolpitis und Prostatitis. Oft folgt eine Postgonokokkenurethritis durch Chlamydien.

Therapie

Die Verschleierung frühsyphilitischer Symptome bei gleichzeitig erworbener Lues durch unzureichende Antibiotikadosen ist unbedingt zu vermeiden. Die **Luesserologie** muss daher nach 6–12 Wochen kontrolliert werden (TPHA- bzw. FTA-ABS-Test). Entscheidend für den Therapieerfolg ist weiterhin die gleichzeitige **Partnerbehandlung.** Die komplizierte aszendierte Gonorrhö sollte fachärztlich nachbeobachtet werden.

Pharmakotherapie

Wegen der zunehmenden Verbreitung von Penicillin-G-, Makrolid-, Chinolon- und Tetrazyklin-resistenten Gonokokkenstämmen ungezielte Behandlung der unkomplizierten Gonorrhö mit einem betalaktamasestabilen Cephalosporin, z. B. **Cefixim** (800 mg p. o. einmalig) oder **Ceftriaxon** (1.000 mg i. v. oder i. m.) plus Azithromycin 1,5 g oral als Einzeldosis. **Cave:** Resistenz!

Alternativpräparate bei Penicillinallergie: **Spectinomycin:** 2 g bei Männern, 4 g bei Frauen als einmalige i. m. Injektion. Weitere Alternativen bei nachgewiesener Empfindlichkeit: **Chinolone** (z. B. Ciprofloxacin 500 mg alle 12 h für einen Tag), **Azithromycin** (2 g für einen Tag) oder **Doxycyclin** (100 mg oral alle 12 h für 7 Tage).

Erfolgskontrolle

Erste klinische Kontrolle (Ausstrich und Kultur) nach 2–4 Tagen. Zweite Kontrolle beim Mann nach 10 Tagen, bei der Frau nach der nächsten Menstruation. Kontrollabstrich empfehlenswert. Bei noch positivem Befund Wiederholung der Behandlung, evtl. mit einem anderen Präparat. Differenzialdiagnostisch ist bei immer noch positivem Befund die Reinfektion (Partnerbehandlung!) von den echten „Therapieversagern" zu trennen.

Therapie der komplizierten (aszendierten, disseminierten) Gonorrhö

Bei Penicillinempfindlichkeit **Penicillin** 5 Mio. IE/8 h für 10 Tage oder bei Penicillinresistenz Ceftriaxon 1,0 g/d für 7 Tage (**cave:** Resistenz!).

26.1.5 Leptospirosen

Ätiologie und Pathogenese **Erreger:** Verschiedene Leptospirenarten, am häufigsten Leptospira (L.) icterohaemorrhagica, L. canicola und L. pomona.

Infektionsweg: Erregerreservoirs sind Tiere (Ratte, Maus, Hund, Schwein, Rind). Meist indirekte Übertragung durch Kontakt mit Gegenständen, die durch Leptospiren verunreinigt sind, oder mit kontaminiertem Wasser (stehende Gewässer), besonders durch tierischen Urin. Inkubationszeit 2–26 Tage, im Mittel 10 Tage. Namentliche Meldepflicht beim Nachweis des Erregers.

Klinik **Biphasischer Verlauf:** „septikämische" Phase für 3–7 Tage, Entfieberung für 1–3 Tage; 2. „ikterische" Phase für 4–30 Tage.

Leitsymptome und -befunde Akut auftretendes hohes Fieber, Schüttelfrost, Kopfschmerzen (retroorbital), Übelkeit, Erbrechen, Diarrhö, Glieder- und Muskelschmerzen, besonders in den Waden. In 80–90 % der Fälle Konjunktivitis. In etwa 50 % entwickelt sich ein Ikterus, v. a. bei Infektion mit L. icterohaemorrhagica (Morbus Weil). Bei schweren Verlaufsformen können Myokarditis, Meningitis, Hepatitis, Nephritis und Hämorrhagien auftreten.

Diagnostische Hinweise Neben den laborchemischen Zeichen der Leber- und Nierenbeteiligung kann die Diagnose durch den Erregernachweis im Blut (Dunkelfeld) während der ersten 10 Tage in der Kultur, im Tierversuch und später im Urin geführt werden. Serologischer Nachweis: Objektträger-Agglutinationstest, Antikörpernachweis durch ELISA. Teststreifen, mit dem man schnell leptospiraspezifische Antikörper im Serum nachweisen kann, ist entwickelt worden. Leukozytose bis 50 Gpt/L (bis 50.000/µl) mit überwiegend Segmentkernigen im Differenzialblutbild, CPK-Erhöhung. Bei Nierenbeteiligung Proteinurie, Hämaturie, Azotämie.

Therapie

Der größte Erfolg wird erzielt, wenn die Therapie so schnell wie möglich (innerhalb von < 7 Tagen nach Erkrankungsbeginn) begonnen wird.

Penicillin G: 1 Mio. IE eines mittellang wirkenden Penicillins i. m. täglich für mindestens 7 Tage. Bei Verdacht auf Morbus Weil oder bei schwerem Verlauf 5–10 Mio. IE als Kurzinfusion alle 8 h. Empfohlen werden auch **Tetrazykline,** z. B. Doxycyclin: 200 mg am 1. Tag i. v., dann 2 × 100 mg/d, nach Besserung p. o. Alternativpräparate bei Penicillinallergie sind **Ceftriaxon** und **Erythromycin.**

Bei den ersten Anzeichen einer **Herxheimer-Reaktion** sofort Gabe von Glukokortikoiden (▶ Kap. 26.1.3, „Jarisch-Herxheimer-Reaktion“).

26.1.6 Listeriose

Ätiologie und Pathogenese **Erreger:** Listeria monocytogenes.

Infektionsmodus Ansteckung v. a. durch Kontakt mit erkrankten Tieren oder durch Genuss von infiziertem Fleisch (Rind, Schaf) oder kontaminierten Milchprodukten bzw. Gemüse. Feten können diaplazentar infiziert werden, wonach es zum Spontanabort oder bei fortgeschrittener Schwangerschaft zur Totgeburt kommen kann. Abwehrschwäche, Schwangerschaft und Steroidmedikation erhöhen die Infektionsanfälligkeit.

Klinik: Leitsymptome und -befunde Meist uncharakteristischer Verlauf, dadurch häufig als „grippaler Infekt“ fehlgedeutet. Bei schwerem, u. U. septischem Verlauf können Lymphknotenvergrößerungen, Meningitis, Pneumonie, Empyem und typhusähnliche Symptome auftreten.

Differenzialdiagnose Influenza, Typhus, infektiöse Mononukleose und bakterielle Meningitiden anderer Genese.

Diagnostische Hinweise Es gibt keine klinischen Symptome, die für die Listeriose allein pathognomonisch wären. Wichtig ist daher der kulturelle oder mittels PCR geführte Erregernachweis im Blut, im Rachenabstrich, im Liquor bei meningitischen Symptomen und im Urin. Serologische Diagnostik ist obsolet.

Therapie

Mittel der Wahl ist **Ampicillin oder Amoxicillin.** Zur Beseitigung aller Erreger im granulomatösen Gewebe muss sich die Therapie über mindestens 3–4 Wochen erstrecken. Dosierung: 2 g alle 8 h i. v. für 3–4 Wochen. Bei septischer Verlaufsform und Meningitis 5 g alle 8 h als Kurzinfusion, evtl. in Kombination mit **Gentamicin.** Bei milder Verlaufsform während der Schwangerschaft 3–6 g/d i. v., evtl. auch oral für mindestens 2–3 Wochen. Co-trimoxazol, Erythromycin, Tetrazykline und Chloramphenicol sind nur bei Penicillinallergie indiziert. Cephalosporine sind unwirksam, Chinolone sind in vitro nur mäßig wirksam, klinische Erfahrungen fehlen. Im Tierversuch ist Linezolid wirksam. Ein Fallbericht über erfolgreiche Behandlung mit Linezolid in Kombination mit Rifampicin liegt vor.

26.1.7 Brucellosen

Ätiologie und Pathogenese **Erreger:** Brucella abortus (Erreger des Morbus Bang), B. suis und B. melitensis (Malta-Fieber).

Infektionsweg und Immunitätslage: Ansteckung v.a. durch direkten Kontakt mit erkrankten Tieren oder durch Genuss von nichtpasteurisierter erregerhaltiger Milch. Besonders gefährdet sind Bauern, Metzger, Veterinärmediziner etc. Laborinfektionen kommen vor. Inkubationszeit 6–30 Tage, manchmal sogar Monate. Vorübergehende Immunität.

Klinik: Leitsymptome und -befunde Häufigstes Symptom ist das wochen- bis evtl. monatelang anhaltende Fieber, das septisch, kontinuierlich oder undulierend (Febris undulans, Morbus Bang) sein kann, mit Schüttelfrost und Nachtschweiß. Charakteristisch sind weiterhin der meist schleichende Beginn und Verlauf mit leichter Ermüdbarkeit, Gliederschmerzen, gastrointestinalen Symptomen, Gewichtsabnahme und psychischer Labilität bis Depression. In etwa 50 % der Fälle Milzvergrößerung und Lymphknotenschwellungen. Komplikationen sind v.a. destruierende Spondylitis, Meningitis, bakterielle Arthritis und Endokarditis.

Diagnostische Hinweise Leukozytenzahl meistens normal oder erniedrigt mit Granulozytopenie und relativer Lymphozytose bis zu 80 %. Erregernachweis in Blutkultur (Blutabnahme bei Fieberanstieg!), Knochenmark, Lymphknoten sowie in Punktaten möglich, weiterhin im Liquor und Urin. Antikörpernachweis durch Serumagglutinationstest oder ELISA.

Differenzialdiagnose Morbus Hodgkin, Tuberkulose, Typhus, infektiöse Mononukleose, Malaria.

Therapie

Allgemeine Maßnahmen

Wegen der psychischen Instabilität und der leichten körperlichen Ermüdbarkeit der Erkrankten ist eine 2- bis 3-wöchige Bettruhe für den Behandlungserfolg wichtig.

Pharmakotherapie

26

Tetrazykline: Doxycyclin 0,2 g/d in Kombination mit **Rifampicin** 600–900 mg/d oder einem Fluorchinolon für mindestens 6 Wochen. Bei Rezidiv **Doxycyclin** in Kombination mit **Streptomycin** 500 mg 12-stdl. (für 14 Tage).

Alternativpräparate: Co-trimoxazol (2 × 1,44 g/d) oder Chloramphenicol (immer in Kombination).

Unter der Therapie kann die massive Freisetzung von Brucella-Endotoxin besonders am 2. Behandlungstag zu einer Herxheimer-ähnlichen Reaktion führen. Bei den ersten Anzeichen Glukokortikoid-Gabe (▶ Kap. 26.1.3, „Jarisch-Herxheimer-Reaktion“): 15 mg **Prednison** 6-stdl. für 2–3 Tage p. o.

Rezidive sind sehr häufig, da die im RES befindlichen Erreger durch die antibakterielle Behandlung nicht eliminiert werden.

26.1.8 Dysenterie (Ruhr)

Ätiologie und Pathogenese **Erreger:** verschiedene Shigella-Arten. Vorkommen typischerweise bei schlechten hygienischen Bedingungen; durch Massentourismus erneute Aktualität der Erkrankung. Ein besonders schweres Krankheitsbild wird durch Shigella dysenteriae (Shiga-Kruse) verursacht.

Infektionsweg: vor allem fäkal-oral durch Kontakt mit Erkrankten bzw. Ausscheidern sowie über kontaminierte Nahrungsmittel. Erregernachweis wird vom mikrobiologischen Labor gemeldet.

Inkubationszeit: 2–7 Tage.

Klinik: Leitsymptome und -befunde Unterschiedliche schwere Verläufe; akuter Beginn mit Fieber und heftigen, schmerzhaften Durchfällen (bis zu 30 pro 24 h), die Schleim-, häufig auch Blutbeimengungen und Eiter enthalten. Außerdem Tenesmen, Nausea und Myalgien. Rascher Wasser- und Elektrolytverlust, dadurch arterielle Hypotonie, Adynamie und zunehmende Apathie.

Diagnostische Hinweise Neben der klinischen Symptomatik Hinweise durch Leukozytose, Exsikkose, kulturellen Nachweis im Stuhl, selten im Blut. Serologie unzuverlässig. Bei der Rektosigmoidoskopie entzündliche Veränderungen der Schleimhaut nachweisbar, in ausgeprägten Fällen blutende Geschwüre.

Differenzialdiagnose Enteritiden anderer Genese. Eine Doppelinfektion mit anderen fäkal-oral übertragenen Erregern (z. B. Amöben) kann vorliegen.

THERAPIE

Praktisches Vorgehen

(1) Allgemeine Maßnahmen: Behandlung der Störung des Wasser- und Elektrolythaushalts (▶ Kap. 19.12).

(2) Symptomatische Behandlung der Enteritis: ▶ Kap. 1.4.4.1.

(3) Spezifische Therapie (▶ Kap. 9.1.3): Vor Behandlungsbeginn Stuhlkultur und Antibiogramm veranlassen. Mittel der Wahl sind **Chinolone** (z. B. Ciprofloxacin 750 mg/d für 3 Tage). Bei nachgewiesener Empfindlichkeit: **Co-trimoxazol** 2 Tbl. alle 12 h oder **Ampicillin** 0,5 g alle 8 h oder **Azithromycin** 500 mg/d p. o. für 3 Tage.

Erfolgskontrolle

Isolierung erst aufheben, wenn drei Stuhlkulturen im Abstand von 1 Woche negativ sind.

Prophylaxe

Ein wirksamer Impfstoff ist nicht verfügbar.

26.1.9 Salmonellosen

Ätiologie und Pathogenese **Erreger:** Salmonella typhi (Typhus abdominalis), S. paratyphi A und B, S. typhimurium und viele andere Enteritissalmonellen (Salmonellenenteritiden, bakterielle Lebensmittelvergiftung).

Infektionsweg: fäkal-oral. Inkubationszeit: Typhus 1–3 Wochen, Paratyphus 1–7 Tage, Salmonellenenteritis 1–2 Tage. Enteritissalmonellen werden meist über kontaminierte Nahrungsmittel (Milch, Eis, Geflügel etc.) aufgenommen. Bei Verdacht/Erkrankung/Tod an Typhus/Paratyphus namentliche Meldung durch den behandelnden Arzt. Nachweis von Salmonellen wird vom mikrobiologischen Labor gemeldet.

Klinik: Leitsymptome und -befunde

(1) **Typhus abdominalis:** Kopfschmerzen, Pharyngitis, Husten, erhebliches Krankheitsgefühl. Allmählicher Fieberanstieg, Milztumor, relative Bradykardie, Bewusstseinstrübung. Komplikationen: Darmperforation mit Peritonitis und Blutung, Bronchopneumonie, Meningitis, Myokarditis, septischer Schock, Dauerausscheidung der Erreger.

(2) **Paratyphus A** zeigt eine ähnliche Symptomatologie, verläuft aber milder. **Paratyphus B** beginnt meist akut und hochfieberhaft, der Krankheitsverlauf ist aber im Allgemeinen kürzer, die Entfieberung setzt früher ein.

(3) **Salmonellenenteritis:** akuter Beginn mit Erbrechen und Diarrhö („Brechdurchfall"), mäßiger Temperaturanstieg, Exsikkose, evtl. Kreislaufkollaps.

Als **Dauerausscheider** werden Personen verstanden, die Monate nach der klinischen Heilung noch Erreger mit dem Stuhl oder Urin ausscheiden.

Diagnostische Hinweise

(1) **Typhus und Paratyphus:** neben der klinischen Symptomatik Leukopenie, Proteinurie, positive Blutkultur (ab 1. Woche), evtl. Kultur aus Knochenmarkblut (speziell bei antibiotischer Vorbehandlung höhere Erfolgsrate), positive Stuhlkulturen, steigender Titer der Widal-Reaktion.

(2) **Salmonellenenteritis** (▶Kap. 1.4.4.1).

Differenzialdiagnose Brucellosen, Leptospirosen, Tuberkulose und andere schwere, protrahiert verlaufende Infektionskrankheiten.

Therapie

Behandlung bei Typhus abdominalis, Paratyphus A, B und C

Neben allgemeinen Maßnahmen (▶Kap. 26.1.1) und symptomatischer Behandlung der Enteritis (▶Kap. 1.4.4) ist die antiinfektiöse Pharmakotherapie für den Erfolg entscheidend.

(1) *Spezielle Maßnahmen:* Mittel der Wahl sind **Chinolone** in hoher Dosis, initial i.v., nach Besserung des Allgemeinzustands und/oder Entfieberung kann die Therapie auf oral umgestellt werden. Bei resistenten Stämmen **Cefotaxim** (3 × 2,0 g i.v.). Alternativ kann auch gezielt **Co-trimoxazol forte, Ampicillin** oder **Chloramphenicol** eingesetzt werden. Herxheimer-Reaktionen (▶Kap. 26.1.3, „Jarisch-Herxheimer-Reaktion") durch anfallende Bakterientoxine können auftreten. Bei Darmperforation zusätzlich gegen Anaerobier wirksame Substanzen, z. B. Metronidazol.

(2) *Rezidivbehandlung:* Wiederholung des Behandlungsschemas. Resistenzentwicklungen unter Therapie sind nicht bekannt.

(3) *Typhusprophylaxe:* neben allgemeinen hygienischen Vorsichtsmaßnahmen zeitlich begrenzter Schutz (für 3 Jahre) durch den Impfstoff „TYPHIM Vi®" (einmalig 0,5 ml i.m.). Antikörperbildung bereits nach 7–14 Tagen. Schutzrate ca. 82 %, daher Vorsichtsmaßnahmen nicht vernachlässigen.

Behandlung der Salmonellenenteritis

(1) *Unkomplizierte Erkrankungsfälle* (enteritische Verlaufsform) klingen ohne weitere Therapie spontan innerhalb einiger Tage ab. Symptomatische Therapie (▶Kap. 1.4.4.1). Ausreichende orale Flüssigkeitszufuhr (▶Kap. 26.1.10)! Antibiotika sind nicht indiziert, da hierdurch der Krankheitsverlauf nicht verkürzt und die Keimausscheidung eher verlängert wird (s. u.).

(2) *Septikämische, invasive Verlaufsform* (positive Blutkultur, Organmanifestationen): Therapie der Wahl sind **Chinolone** (Ciprofloxacin 2 × 750 mg/d p.o. bzw. 3 × 400 mg/d i.v.). Geeignet sind auch **Cefotaxim** (3 × 2 g/d), **Chloramphenicol** (3 g/d) oder **Co-trimoxazol forte** (2–3 Tbl., 12-stdl. p.o.).

Behandlung von Salmonellendauerausscheidern

(1) *Ausscheidung von Typhus- und Paratyphussalmonellen:* **Ciprofloxacin** (0,5–0,75 g 12-stdl.) über 2–4 Wochen. Alternativpräparate (nur gezielt, da Resistenzen bekannt): **Amoxicillin** 3 × 2 g/d p. o. für 4 Wochen bzw. **Ampicillin** 4–10 g i. v. auf 8-stündliche Intervalle verteilt über 10–14 Tage. Falls erforderlich, 3 × 1 g/d Amoxicillin p. o. für weitere 8–10 Wochen. **Co-trimoxazol forte** 2 × 2 Tbl./d für 3 Monate ist ebenfalls wirksam. *Erfolgskontrolle:* Nach Absetzen der Antibiotika müssen 3 aufeinander folgende Stuhlkulturen negativ sein. Die Cholezystektomie kann – zusammen mit der Antibiotikatherapie – zur vollständigen Ausheilung indiziert sein, wenn mehrere Behandlungsversuche erfolglos geblieben sind und eine chronische Gallenblasenerkrankung (Cholezystitis, Cholelithiasis) besteht.

(2) *Ausscheidung von Enteritissalmonellen:* Die Dauerausscheidung ist bei der Salmonellenenteritis selten (< 1 %). Die Erreger verschwinden in diesen Fällen spontan innerhalb von 4 Wochen bis 12 Monaten aus dem Darm. Zur Sanierung eignen sich **Chinolone** (Dosierung s. o.) oder **Lactulose** (Bifiteral®) 3 × 1–2 Essl./d, bis Stuhlproben negativ werden. Selten kommt die Gallenblase als Ausscheidungsherd in Betracht. In diesen Fällen kann das unter (1) genannte Vorgehen indiziert sein.

26.1.10 Cholera

Ätiologie und Pathogenese **Erreger:** Klassischer Erreger ist Vibrio cholerae, jedoch in neuerer Zeit auch Zunahmen von Vibrio-El-Tor-Pandemien.

Infektionsweg: fäkal-oral bzw. kontaminierte Nahrungsmittel (z. B. Meeresfrüchte). Inkubationszeit 1–5 Tage. Erregernachweis wird vom mikrobiologischen Labor gemeldet.

Klinik: Leitsymptome und -befunde Durch Toxine bedingtes schlagartiges Einsetzen häufiger, flüssigkeitsreicher Stuhlentleerungen („Reiswasserstühle“), Erbrechen ohne vorausgehende Übelkeit, rasche Entwicklung von Exsikkose, Azidose, Untertemperatur, Muskelkrämpfen, akutem Nierenversagen und Schock.

Diagnostische Hinweise Neben der eindrucksvollen klinischen Symptomatik Hinweise durch Anamnese (Aufenthalt in einem Endemiegebiet, Kontakt mit einem Erkrankten), positive Stuhlkulturen.

Differenzialdiagnose Enteritiden anderer Genese.

Therapie

Im Gegensatz zu anderen akuten Enteritiden kommt der antibakteriellen Therapie bei der Cholera nur eine nachgeordnete Bedeutung zu. Entscheidend für den Verlauf sind die ausreichende Substitution der verlorenen Flüssigkeit (evtl. bis zu 20 l/d!) und der **Elektrolyte** (▶ Kap. 19.12) sowie der **Ausgleich der metabolischen Azidose** (▶ Kap. 19.13.2), im akuten Stadium durch parenterale Ernährung, bei **milderen Verlaufsformen** auch oral, am besten mit der von der WHO empfohlenen Lösung, die **auch bei Durchfallerkrankungen anderer Genese** verwendet werden kann: In 1 l Wasser werden gelöst: ½ Teel. Kochsalz (3,5 g NaCl), ¼ Teel. Kaliumchlorid (1,5 g KCl), ¼ Teel. Natriumbikarbonat (2,5 g Bikarbonat) und 2 Essl. Glukose (20 g). Dosierung: 0,5–2 l/d bzw. 10–30 ml/kg KG/d.

Antibakterielle Therapie: Sie kann den Krankheitsverlauf verkürzen. Aufgrund ihrer hohen Wirksamkeit sind **Chinolone** (Ciprofloxacin 250–500 mg alle 12 h) Mittel der Wahl oder **Doxycyclin** (300 mg Einzeldosis) oder **Co-trimoxazol** 2 × 2 Tbl. p. o. für mindestens 5 Tage.

Prophylaxe

Neben der Beachtung hygienischer Vorsichtsmaßnahmen bei Reisen durch Endemiegebiete aktive Immunisierung durch Impfung, die auch Vibrio El Tor einschließen sollte. Der Wert der routinemäßigen Impfung wird jedoch angezweifelt. Soweit für bestimmte Länder eine Impfbestätigung gefordert ist, genügt eine einmalige Impfung.

26.1.11 Tuberkulose

▶ Kap. 9.2.

26.1.12 Endokarditis

▶ Kap. 13.5.2.

26.1.13 Atemwegsinfektionen

▶ Kap. 16.

26.1.14 Gallenwegsinfektionen

▶ Kap. 18.2.

26.1.15 Harnwegsinfektionen

▶ Kap. 19.14.

26.1.16 Toxinvermittelte Erkrankungen

Definition Erkrankungen, die durch Toxine des Erregers verursacht werden. Am häufigsten werden Nahrungsmittelvergiftungen, selten andere toxininduzierte Erkrankungen wie Toxic-Shock-Syndrom (Staphylococcus aureus, neuerdings auch hämolysierende Streptokokken), Botulismus, Diphtherie oder Tetanus beobachtet.

26.1.16.1 Nahrungsmittelvergiftungen

26

Ätiologie und Pathogenese Als häufigste Toxinbildner kommen Vibrio cholerae, E. coli (hitzelabiles und -stabiles Toxin) und Staphylococcus aureus infrage. Seltener sind Clostridium perfringens, Shigella dysenteriae und Bacillus cereus, die durch Aktivierung von cAMP und/oder zytotoxische Wirkung Diarrhöen verursachen.

Klinik Die Erkrankung manifestiert sich als schweres Erbrechen, meist mit unblutigen, wässrigen Diarrhöen ohne Fieber. Tenesmen können vorhanden sein. Betroffen sind meist mehrere Personen (Massenspeisung). Mikroskopisch findet man im Stuhl keine Leukozyten. Der Erregernachweis in Speiseresten ist möglich.

Therapie

Je nach Schwere der Erkrankung sind Elektrolyt- und Flüssigkeitssubstitution erforderlich (▶ Kap. 19.12). Antibiotika können gezielt, v. a. bei Cholera, E. coli und Shigella, die Ausscheidungsdauer verkürzen, sind jedoch primär nicht indiziert.

26.1.16.2 Shiga-Toxin-assoziierte Infektionen

Ätiologie und Pathogenese Erreger der hämorrhagischen Kolitis (HC) und des hämolytisch-urämischen Syndroms (HUS) sind Shiga-Toxin (früher Verotoxin) produzierende

Escherichia coli-(STEC-)Stämme. Die Erreger werden überwiegend mit kontaminierten Nahrungsmitteln, v.a. unzureichend gegartem Rindfleisch oder nichtpasteurisierter Milch, übertragen. Kontaktpersonen können sekundär infiziert werden. Von 608 Patienten mit STEC im Stuhl hatten 59 % unblutige, 14 % blutige Stühle und 3,5 % ein HUS; bei 11 % lag ein asymptomatisches Trägertum vor.

Klinik 4–9 Tage nach Infektion treten plötzlich sehr schmerzhafte, kolikartige Darmkrämpfe, Erbrechen und zunächst wässriger Durchfall auf, der nach 12–48 h in eine profuse hämorrhagische Diarrhö übergeht. Selten besteht Fieber > 38 °C. In etwa 3–20 % der Fälle kommt es zu lebensbedrohlichen Komplikationen in Form des HUS und/oder neurologischer Komplikationen mit myoklonischen Krämpfen und Verwirrtheit. Die Letalität kann bei geriatrischen Patienten sehr hoch sein (bis zu 30 %). Hinweisend auf HUS sind eine hämolytische Anämie mit LDH-Erhöhung und das Auftauchen von Fragmentozyten im Blutausstrich, eine Thrombozytopenie und ein Anstieg der Retentionswerte bzw. Oligo- oder Anurie.

Differenzialdiagnostisch kommt neben anderen Enteritiden v.a. die Exazerbation einer Colitis ulcerosa infrage. Die einzig verlässliche Diagnostik beruht auf dem Nachweis des Shiga-Toxins im Stuhl.

Therapie

Die Behandlung des HUS ist im Wesentlichen supportiv, die Maßnahmen richten sich v.a. nach Grad und Dauer der Nierenfunktionseinschränkung und dem Ausmaß der Hämolyse. Die Rolle von Antibiotika und Antidiarrhoika ist bei STEC-Infektionen einschließlich des akuten, STEC-assoziierten HUS umstritten. Es wird sogar die Möglichkeit einer antibiotikagetriggerten Toxinfreisetzung in vivo und damit eine ungünstige Beeinflussung des Verlaufs von STEC-Infektionen diskutiert.

26.1.16.3 Botulismus

Ätiologie und Pathogenese Die Erkrankung, die durch ein von Clostridium botulinum produziertes Neurotoxin verursacht wird, ist in Mitteleuropa sehr selten. C. botulinum, ein anaerobes grampositives, sporenbildendes Stäbchen, ist weltweit verbreitet. Das von ihm gebildete Toxin ist bereits ab einer Dosis von 0,1 µg tödlich. Während die Sporen von C. botulinum hitzeresistent sind, wird durch Kochen für 10 min das Toxin zerstört. Obwohl die günstigste Temperatur für die Toxinbildung 30 °C beträgt, kann sie auch bei Kühlschranktemperatur erfolgen. Inkriminiert werden ungenügend sterilisierte Konserven (Bohnen!), ungenügend geräuchertes Fleisch bzw. Fisch sowie Wurstwaren. Das Toxin entfaltet seine Wirkung durch Blockierung der Freisetzung des Neurotransmitters Acetylcholin.

Klinik Je nach Menge des aufgenommenen Toxins kommt es innerhalb von wenigen Stunden bis maximal 8 Tagen zu absteigenden symmetrischen Lähmungserscheinungen mit Trockenheitsgefühl in Augen und Mund. Übelkeit und Erbrechen können fehlen. Die Hirnnerven sind zunächst betroffen, Sehstörungen (Doppelbilder, Photophobie) sind sehr häufig. Die Patienten sind örtlich und zeitlich orientiert. Fieber fehlt! Mit dem Fortschreiten der Erkrankung wird die neurologische Symptomatik immer auffälliger, es kommt zu Tachykardie und Ateminsuffizienz.

Zur Diagnosesicherung ist die Untersuchung der inkriminierten Speisereste erforderlich. Das Botulinus-Toxin kann auch im Blut nachgewiesen werden.

Differenzialdiagnose Andere Intoxikationen (Atropin), Poliomyelitis oder neurologische Erkrankungen wie Guillain-Barré-Syndrom.

THERAPIE

Neben intensivmedizinischen Maßnahmen sofort bei klinischem Verdacht – nach konjunktivaler oder kutaner Testung zum Ausschluss einer vorbestehenden Allergie – i. v. 500 ml polyvalentes **Botulinum-Antitoxin** (polyvalentes Immunserum vom Pferd von Behringwerke, Marburg) verabreichen. Gleichzeitig über Magensonde Speisereste entfernen.

26.1.16.4 Tetanus

Ätiologie und Pathogenese Tetanus wird durch ein Neurotoxin des Bakteriums Clostridium tetani ausgelöst. Die vegetativen Formen des C. tetani können durch Hitze und Desinfektionsmittel rasch inaktiviert werden. Sie sind gegenüber Penicillin hoch empfindlich. Die Sporen von C. tetani sind jedoch hitze- und desinfektionsmittelresistent. Der Erreger kommt ubiquitär vor. Bei kleinsten Verletzungen können Sporen eingebracht werden, und das von den Bakterien produzierte Toxin wird über die Blutbahn verteilt.

Klinik Die Inkubationszeit beträgt Tage bis mehrere Wochen und ist länger bei peripheren Eintrittspforten. Die Erkrankung kann lokalisiert mit persistierenden Muskelkontraktionen auf der Seite der Verletzung oder als schwerere generalisierte Form (> 80 % aller Fälle) ablaufen. Die Eintrittspforte kann zu diesem Zeitpunkt bereits abgeheilt sein. Das charakteristische Zeichen ist der Trismus durch einen Krampf der Kiefermuskulatur. Gelegentlich kann Fieber vorhanden sein. Muskelkrämpfe können durch kleinste Reize wie Licht, Berührung etc. ausgelöst werden. Die Patienten sind örtlich und zeitlich voll orientiert!

Der Erreger kann oft nicht nachgewiesen werden. Die Diagnose stützt sich auf anamnestische Hinweise wie kleinste Verletzungen und fehlendem oder ungenügendem Impfschutz. Zwischen dem 60. und 70. Lebensjahr kommt es zu einem rapiden Verlust des Impfschutzes.

Differenzialdiagnose Vor allem bei Tropenrückreisenden Tollwut.

THERAPIE

Empfohlen wird die Gabe von **Tetanushyperimmunglobulin** 500–1.500 E (Tetagam®) und zusätzlich in den ersten 3 Tagen **Metronidazol** 6 × 500 mg/d. Die Patienten sollten in einem abgedunkelten Zimmer gepflegt werden; eine leichte Sedierung ist ebenfalls erforderlich. Bei schwerem Verlauf können evtl. Relaxierung und künstliche Beatmung erforderlich sein. Nach überstandener Erkrankung muss eine aktive Immunisierung durchgeführt werden, da die Infektion keine ausreichende Immunität hinterlässt.

26.1.16.5 Diphtherie

Ätiologie und Pathogenese Die Erkrankung wird durch das hitzelabile Exotoxin von Corynebacterium diphtheriae bzw. C. ulcerans verursacht. Es kommt zu ausgedehnten Nekrosen und membranösen Belegen v. a. an den Schleimhäuten des oberen Respirationstrakts. Je nach Größe und Lokalisation der Nekrosen erfolgt Toxineinschleppung in die Blutbahn, die zu neuro-, kardio- und nephrotoxischen Symptomen führt. Neben dem Befall der Schleimhäute von Tonsillen, Pharynx und Larynx gibt es auch Wund-, Bindehaut- und Hautdiphtherie. In Deutschland wurden im Jahr 2015 14 Infektionen erfasst, davon 12 als Hautinfektionen.

Klinik Bei Lokalisation der Erkrankung im oberen Respirationstrakt akuter Beginn mit Schluckbeschwerden, Kopfschmerzen und allgemeinem Unwohlsein. Nur mäßige Temperaturerhöhung. Die Tonsillen sind beidseitig stark geschwollen und mit scharf begrenzten, dicken, weißen Belägen bedeckt, die beim Fortschreiten der Erkrankung konfluieren. Beim Versuch der Entfernung des Belags kommt es leicht zu Blutungen. Auffällig sind ein fauligsüßlicher Geruch und eine eigenartig nasale Sprache. Beim Befall des Kehlkopfs liegt ein massiver trockener Husten vor, dem rasch die typischen Zeichen einer Stenose mit inspiratorischer Dyspnoe und Stridor folgen. Im Verlauf der Erkrankung können eine schwere toxische Myokarditis, eine Neuritis mit motorischer und sensibler Beteiligung, eine Gaumensegellähmung, Augenmuskellähmungen und eine Zwerchfellparese auftreten.

Diagnose Nachweis des Erregers im Ausstrichpräparat sowie kulturell auf Spezialnährböden. Verdachtsdiagnose dem Labor mitteilen!

Differenzialdiagnose Andere Tonsillitiden, Mononukleose bzw. Tonsillitis im Rahmen einer Agranulozytose.

Therapie

Empfohlen wird die Gabe von 30.000–60.000 E **Hyperimmunglobulin** und zusätzlich **Penicillin G** 5 Mio. IE alle 8 h für 3 Tage. Bei Penicillinallergie kann **Clarithromycin** verabreicht werden. Makrolidresistente Stämme kommen vor.

> **! WICHTIG**
> Da die Immunität im Alter nachlässt, ist eine Diphtherieauffrischimpfung alle 10 Jahre, v. a. bei medizinischem Personal, dringend erforderlich.

26.1.16.6 Toxic-Shock-Syndrom (TSS)

Ätiologie und Pathogenese Die Erkrankung wird nach einer Infektion durch toxinproduzierende Staphylococcus aureus (Toxic-Shock-Syndrom-Toxin 1) oder Streptococcus pyogenes (Lancefield-Gruppe A, Toxin A, B oder C, Superantigene) und Toxineinschleppung in die Blutbahn und Zytokinausschüttung ausgelöst. Die Bakterien können von der Schleimhaut (z. B. Pharyngitis) oder von Wundinfektionen ausgehen. TSS durch S. aureus ist häufiger bei jüngeren Frauen in der Menstruationsphase, v. a. bei Benutzung von Tampons.

Klinik Akuter Beginn mit Myalgien, Fieber, Erbrechen, Diarrhö, Kopfschmerzen, Pharyngitis und Konjunktivitis. Rasch progredienter Verlauf mit schwerer Hypotonie durch Volumenmangel. Bei der körperlichen Untersuchung fällt vor allem ein Exanthem auf. In der Rekonvaleszenzphase kommt es zu Schuppung der Palmar- und Plantarhaut. Die Diagnose kann durch den Nachweis von toxinbildendem S. aureus oder S. pyogenes gesichert werden.

Therapie

Da sowohl S. aureus als auch S. pyogenes die Erkrankung auslösen können, muss die Initialtherapie beide Erreger erfassen: **Clindamycin** (3 × 900 mg/d i. v.) oder **Cefuroxim** (2–3 × 1,5 g/d) kombiniert mit Vancomycin oder Linezolid. Intravenöses **Immunglobulin G** (2 g/kg KG einmalig, 2. Gabe bei Ausbleiben einer klinischen Besserung) verbessert die Prognose zumindest bei streptokokkeninduziertem TSS.

26.1.17 Aktinomykose

Ätiologie und Pathogenese Subakute bis chronische Infektion durch fakultativ bis obligat anaerobe grampositive unbewegliche Stäbchenbakterien (14 Spezies bekannt), die z. T. zur physiologischen Schleimhautflora gehören. Inkubationszeit 4 Wochen und länger. Häufig aerob-anaerobe Mischinfektion von A. israelii oder A. gereneseriae mit anderen in der Humanmedizin wichtigen Keimen wie Staphylokokken, Streptokokken etc.

Klinik: Symptomatik Häufig im zervikofazialen Bereich: Beginn als wenig schmerzhafter, derber odontogener Abszess oder Mundbodenphlegmone mit zentraler Einschmelzung und Spontanentleerung. Es entstehen harte, derbe Infiltrate, die sich jetzt auch peripher entleeren. Aus den Fisteln mit schlechter Heilungstendenz entleert sich typischer kerniger Eiter (mikroskopisch sog. Drusen). Durch hämatogene Streuung kann eine thorakale, abdominale und generalisierte Aktinomykose mit Fernmetastasen, z. B. in Gehirn, Muskel, Leber, Niere etc., entstehen. In diesen Fällen ist eine Unterscheidung zu Malignomen oder Tuberkulose oft schwierig.

Diagnostik Kultureller Nachweis im Punktat.

Therapie

Neben chirurgischer Drainierung Gabe von **Cefotaxim** oder **Ampicillin + Sulbactam** oder **Co-Amoxiclav** zunächst parenteral. Anschließend **Sultamicillin** oder **Co-Amoxiclav** oder **Doxycyclin** (2 × 100 mg/d) für 2–6 Monate oral. Clindamycin-resistente Stämme kommen offenbar vor, deshalb kein ungezielter Einsatz. Ungenügend wirksam sind Chinolone, Aztreonam, Fosfomycin und Aminoglykoside (mit Ausnahme von Streptomycin).

26.1.18 Bazilläre Angiomatose

Ätiologie und Pathogenese Erreger ist *Bartonella henselae* (Erreger der Katzenkratzkrankheit) bzw. B. quintana: kleine gramnegative Stäbchenbakterien, die ubiquitär in der Erde vorkommen. Die Infektion steht häufig im Zusammenhang mit Kontakt zu Katzen. Die Erreger wurden gelegentlich auch aus Blutkulturen angezüchtet.

Klinik: Symptomatik Bekannt sind kutane (einzelne oder multiple kutane oder subkutane rötliche Papeln, die häufig schmerzhaft sind) und systemische Manifestationen, wobei fast alle Organe betroffen sein können (z. B. Herz, Schleimhaut, Leber, Milz, Knochen, Muskel und ZNS), mit Appetitlosigkeit, Erbrechen, Gewichtsverlust und Fieber mit Schüttelfrost. Beim Befall des Skelettsystems können lokale Schmerzen vorliegen. HIV-Infizierte sind häufiger betroffen.

Diagnostik Kulturell auf speziellen Nährmedien; Blutkulturen 8 Wochen bebrüten. Serologische Methoden sind unbefriedigend (Sensitivität von Enzymimmunoassay für B.-henselae-Antikörper 71 %). Durch Nukleinsäure-Amplifikationsmethoden (PCR) kann der Nachweis in der Biopsie erfolgen.

Therapie

Azithromycin 500 mg am 1. Tag, gefolgt von 250 mg/d für 6 Tage oder **Erythromycin** (4 × 500 mg/d p. o.) oder **Doxycyclin** (2 × 100 mg/d) für 3–4 Wochen. Bei Endokarditis Azithromycin (500 mg/d) + Levofloxacin (2 × 500 mg/d) für 6 Wochen.

26.1.19 Lyme-Borreliose

Ätiologie und Pathogenese **Erreger:**Borrelia burgdorferi, B. garinii (aus Liquor ca. 70 %) und B. afzelii (aus Hautbiopsien 80–90 %). Grundsätzlich können alle drei sowohl von der Haut als auch aus Liquor angezüchtet werden. Die Anzüchtung ist schwierig und gelingt nur in Spezialmedien. Übertragung überwiegend in den Monaten April bis September v. a. durch die Schildzecke Ixodes ricinus (Holzbock). Infizierte Zecken kommen in ganz Deutschland vor. Als Reservoir kommen hauptsächlich Nager, Igel, Wild, Vögel und Haustiere in Betracht. Da die Wahrscheinlichkeit einer Infektion mit der Dauer des Saugakts zunimmt, Zecke baldmöglichst mechanisch mit einer Pinzette herausziehen. Die Anwendung von Öl, Cremes, Alkohol oder ähnlichen Substanzen zur Zeckenentfernung wird nicht empfohlen. Eine Impfung ist nicht möglich.

Klinik: Leitsymptome und -befunde Zwischen den Früh- und Spätmanifestationen gibt es fließende Übergänge, wobei atypische Verläufe sehr häufig sind:

(1) **Frühmanifestationen (früher Stadium I, lokalisiert):** meist als Erythema migrans (EM). Tage bis wenige Wochen nach dem Zeckenstich bildet sich um die Stichstelle ein Erythem, das sich langsam zentrifugal ausbreitet und im weiteren Verlauf zentral abblasst. Zusätzlich können Allgemeinsymptome wie Fieber, Myalgien, Kopfschmerzen und Lymphknotenschwellungen auftreten. Das EM klingt meist nach Wochen bis Monaten spontan ab. Gelegentlich Borrelienlymphozytom. Die häufigste **disseminierte Frühmanifestation (früher Stadium II)** ist die lymphozytäre Meningoradikulitis Bannwarth (Garin-Bujadoux-Bannwarth-Syndrom). Sie tritt Wochen bis Monate nach einem Zeckenstich auf. 50 % der Patienten können sich an einen Zeckenstich erinnern, nur bei 40 % gibt es anamnestische Hinweise auf ein EM. Leitsymptome sind brennende radikuläre Schmerzen mit und ohne Paresen. Im „sterilen“ Liquor findet man eine lymphozytäre Pleozytose und Eiweißvermehrung. Zusätzlich können Karditis mit AV-Block Grad I–III, Chorioiditis und in seltenen Fällen Lymphadenosis cutis benigna Bäfverstedt (LCB, rötlich-livide Schwellung an Ohrläppchen, Mamillen oder Skrotum) auftreten.

(2) **Spätmanifestation (früher Stadium III):** Monate bis Jahre später können Arthritis und Acrodermatitis chronica atrophicans (ACA) auftreten. Zu der Spätmanifestation gehören die chronische Enzephalomyelitis mit Para- und Tetraparesen, Kardiomyopathie und Keratitis.

Diagnostische Hinweise Bei typischem Exanthem bzw. klinischen Symptomen nach Zeckenstich kann die Diagnose durch den Nachweis von spezifischen Antikörpern im Serum und v. a. im Liquor bestätigt werden (bei chronischen ZNS-Symptomen zwingend im Liquor-Serum-Paar und Bildung des Liquor-Serum-Quotienten!). Im sehr frühen Stadium kann die Serologie noch negativ ausfallen und muss wiederholt werden. Andererseits können hohe IgG-Antikörper nach einer inapparenten Infektion über Jahre persistieren. Falsch positive Reaktionen können bei Autoimmunerkrankungen, Lues und einigen viralen Infektionen (z. B. EBV-Infektion) auftreten. Das Hauptproblem bei der Interpretation ist das Fehlen der Standardisierung der Labormethoden. Bei LCB und ACA kann die Diagnose auch histologisch abgesichert werden. Der kulturelle Nachweis (in wenigen spezialisierten Labors möglich) gelingt im Liquor (10–20 % positiv) bzw. in Biopsien (> 50 %). PCR befindet sich noch im experimentellen Stadium.

Therapie

Makrolide sind weniger wirksam als Doxycyclin oder Betalaktame, die Mittel der Wahl sind:

Manifeste Erkrankung:

(1) *Frühmanifestation:* Doxycyclin (2 × 100 mg/d), Amoxicillin (2–3 × 1,0 g/d). *Stadium II:* Penicillin G (3 × 5 Mio. E/d), Cefotaxim (3 × 2 g/d) oder Ceftriaxon (1–2 × 2 g/d).

(2) *Spätmanifestation:* Cefotaxim (3 × 2 g/d) oder Ceftriaxon (2 × 2 g/d), Penicillin G (3 × 5 Mio. E/d) oder Doxycyclin oder Amoxicillin.

Bei der Frühmanifestation reicht eine kürzere Therapiedauer von 10, während bei der Spätmanifestation eine längere Therapiedauer von bis zu 30 Tagen erforderlich ist. Nicht selten müssen in den späteren Stadien mehrere Therapiezyklen durchgeführt werden. In den ersten Tagen kann bei Therapieeinleitung eine Jarisch-Herxheimer-Reaktion auftreten.

26.2 Virusinfektionen

26.2.1 Grippe (Influenza)

Vorbemerkungen Klinisch muss die **echte Virusgrippe** (**Influenza,** meist bedingt durch das Influenzavirus A und seine Subtypen) von dem **„grippalen Infekt"** unterschieden werden. Dieser wird durch zahlreiche andere Erreger hervorgerufen, die den oberen Respirationstrakt befallen, ohne jedoch wie die Influenza bedrohliche Komplikationen hervorzurufen (s. u.). Daher ist die Schutzimpfung hier wirkungslos. Eine rein symptomatische Therapie ist i. d. R. ausreichend, eine virostatische Behandlung nicht indiziert.

Ätiologie und Pathogenese **Erreger:** Myxoviren der Gruppen A, B und C.

Infektionsweg: Ansteckung über den Respirationstrakt durch Tröpfcheninfektion. Die Erkrankung tritt epi- und pandemisch, seltener endemisch auf, bevorzugt während der kalten Jahreszeit, da hier die Verbreitung der UV-Licht-sensiblen und austrocknungsempfindlichen Viren erleichtert ist.

Inkubationszeit: 1–4 Tage.

Klinik: Leitsymptome und -befunde Die typischen Symptome, plötzlicher Beginn mit Fieber > 38 °C, Abgeschlagenheit, Kopf- und Gliederschmerzen sowie trockener Husten während einer Epidemie (wertvolle Hinweise liefern die Sentineldaten, www.rki.de), erleichtern die Diagnose. Im Übrigen Symptome der Infektion des oberen Respirationstrakts mit Rhinitis, Pharyngobronchitis und Tracheitis, mit quälendem Gefühl des Wundseins retrosternal. Bleibt das Fieber länger als 3–4 Tage bestehen, wird der Husten produktiv und steigt die Leukozytenzahl deutlich an, ist dies als Zeichen einer bakteriellen Superinfektion zu werten. Hierdurch ergibt sich die Indikation zur Behandlung mit einem Breitbandantibiotikum (s. u.). Die Influenza verläuft in der größten Zahl der Fälle gutartig. Gefährdet sind v. a. Kinder und alte Menschen durch Komplikationen wie Otitis media, eitrige Bronchitis und Pneumonien, die überwiegend bakteriell bedingt sind (Pneumo-, Staphylokokken).

Diagnostische Hinweise Neben den klinischen Symptomen kann die Diagnose durch den Erregernachweis im Rachenabstrich (Kultur) oder serologisch gestützt werden. Nur der Titeranstieg bei zwei- oder mehrmaliger Kontrolle ist beweisend. Es gibt auch Schnelltests (Spezifität 92 %, Sensitivität 88 %), die in der Praxis sofort durchgeführt werden können.

Differenzialdiagnose Infektionen des oberen Respirationstrakts anderer Genese mit meist geringeren Allgemeinreaktionen und niedrigerem Temperaturverlauf.

THERAPIE

Pharmakotherapie

Im Vordergrund steht die symptomatische Therapie mit Bettruhe, Analgetika, Antipyretika und Antitussiva (▶ Kap. 1). Der Einsatz von Antibiotika ist nur gerechtfertigt, wenn der Verdacht auf eine Sekundärinfektion, z. B. durch Röntgenbild, Erhöhung von CRP, Sputumbefund oder erneutem Fieberanstieg, bestätigt wird. **Zanamivir** (10 mg alle 12 h per inhalationem; ▶ Kap. 9.3.2.2.3) und **Oseltamivir** (75 mg alle 12 h; ▶ Kap. 9.3.2.2.2) verkürzen die Erkrankungsdauer, wenn sie innerhalb von 30 h nach Erkrankungsbeginn eingesetzt werden. Selten Resistenzen gegen Oseltamivir.

Infektionsprophylaxe

Die rechtzeitige **Impfung** mit einem polyvalenten Grippevirusimpfstoff stellt die bisher beste Möglichkeit dar, um einen zumindest vorübergehenden Schutz vor Erkrankung zu erreichen. Vor allem sollten gefährdete Patienten (Patienten mit chronischen Herz- und Lungenerkrankungen) und besonders exponierte Personen (Ärzte, Lehrer, Militärangehörige usw.) geimpft werden. Die Immunität hält nur kurze Zeit an (3–4 Monate). Wegen der Variabilität der Antigenstruktur (sog. Antigenshift und -drift) sind für einen wirksamen Impfschutz jährlich Wiederholungsimpfungen mit dem jeweils neuen, angepassten Impfstoff im November durchzuführen.

Kontraindikationen: fieberhafte Erkrankungen, Überempfindlichkeit gegen Hühnereiweiß.

Zu Beginn einer Epidemie kann bei gefährdeten Personen nach einer Exposition präventiv Zanamivir oder Oseltamivir (s. o.) über 10 Tage in halber Dosis eingesetzt werden. Die früher empfohlene Prophylaxe mit Amantadin wurde durch die Neuraminidase-Inhibitoren abgelöst.

26.2.2 Infektiöse Mononukleose

Ätiologie und Pathogenese **Erreger:** Epstein-Barr-Virus (EBV).

Infektionsweg und Immunitätslage: sporadisches und epidemisches Auftreten. Sporadische Fälle meist zwischen dem 10. und 30. Lebensjahr.

Inkubationszeit: 30–50 Tage.

Übertragung: vor allem durch Speichel. Überstehen der Krankheit hinterlässt meist eine Dauerimmunität.

Klinik: Leitsymptome und -befunde Nach einem mehrtägigen, uncharakteristischen Prodromalstadium mit Abgeschlagenheit, Fieber, Hals- und Kopfschmerzen treten Lymphknotenschwellungen zervikal und okzipital, im weiteren Verlauf auch inguinal auf. Deutliche Milzvergrößerung in etwa 50 % der Fälle. Häufig entwickelt sich eine Hepatitis, die anikterisch verlaufen kann (transitorische Erhöhung der Leberenzyme im Serum in 80–90 % der Fälle). Bei exsudativer Pharyngitis und Tonsillitis können diphtherieähnliche Beläge auftreten. Seltener sind neurologische Symptome, masernähnliche Exantheme, Myokarditis oder pulmonale Affektionen.

Diagnostische Hinweise Neben der klinischen Symptomatik führen das Blutbild, der meist positive Mononukleose-Schnelltest (Monosticon®, Fa. Organon) auf heterophile Antikörper und der in 70 % positive Paul-Bunnell-Test zur Diagnose. Im Differenzialblutbild vorwiegend lymphozytäre Leukozytose, wobei abnorme Lympho- und Monozyten stark vermehrt sind. In unklaren Fällen spezifische EBV-Serologie.

Differenzialdiagnose Pharyngotonsillitiden anderer Genese (Plaut-Vincent-Angina, Diphtherie, Angina tonsillaris, Stomatitis aphthosa), Leukämien, infektiöse Lymphozytose, Hepatitis und Ikterus anderer Ätiologie.

Therapie

Allgemeine Maßnahmen

Bettruhe, bis eine bleibende Entfieberung eingetreten ist bzw. die Zeichen der Hepatitis, Myokarditis oder neurologische Komplikationen abgeklungen sind. Sonografische Bestätigung der Splenomegalie statt Palpation (Gefahr der Ruptur).

Pharmakotherapie

Da eine kausale Therapie bisher noch nicht möglich ist, stehen die symptomatische Behandlung und die Behandlung der Sekundärkomplikationen im Vordergrund. **Antibiotika** nur bei begründetem Verdacht auf eine bakterielle Sekundärinfektion. Im Mund- und Rachenraum sind Sekundärinfektionen meist durch Streptokokken bedingt. Liegt noch kein Antibiogramm vor, können **Penicillin V** (3 × 1 Mio. IE/d p. o.) oder **Makrolide** (▶ Kap. 9.1.3.14) gegeben werden. Ampicillin und Amoxicillin wegen des bei dieser Erkrankung besonders häufig auftretenden Hautexanthems vermeiden. **Glukokortikoide** (▶Kap. 7) können bei sehr schwerer Verlaufsform (mit Komplikationen wie Pharynxödem mit Atemwegsobstruktion, hämolytischer Anämie, Herz- und ZNS-Beteiligung) eingesetzt werden. Sie bewirken eine deutliche symptomatische Besserung, ohne jedoch die Prognose zu beeinflussen.

26.2.3 HIV-Infektion und AIDS (erworbenes Immundefektsyndrom)

Ätiologie und Pathogenese **Erreger:** Humanes Immundefizienzvirus (zwei Typen sind bekannt, HIV-1 und HIV-2) aus der Gruppe der Retroviren. Der Erreger wurde u.a. nachgewiesen in Blut, lymphatischem Gewebe, Speichel, Samenflüssigkeit, Vaginalsekret und ZNS.

Infektionsweg: Übertragung bei intensivem körperlichem Kontakt, durch Blut bzw. Blutprodukte, durch Inokulation erregerhaltiger Körperflüssigkeiten oder von der Mutter auf das Kind während der Gravidität bzw. perinatal. Als Hauptrisikogruppen gelten weiterhin promiskuide homo- oder bisexuelle Männer und Drogenabhängige mit parenteraler Applikationsgewohnheit.

Eine zunehmende heterosexuelle Transmission und Neuinfektionen bei homosexuellen Männern werden beobachtet.

Inkubationszeit: einige Monate bis zu 4–5 Jahren, möglicherweise auch länger. Der genaue Ablauf der Infektion ist noch unzureichend bekannt. Die Übertragung von HIV ist wahrscheinlich in allen Stadien der Infektion (s.u.) möglich.

Klinik Nach einer HIV-Infektion kommt es zunächst zu einem grippeähnlichen Erkrankungsbild mit Fieber, Gliederschmerzen und allgemeinem Unwohlsein mit Abgeschlagenheit und Müdigkeit. Eine kurzzeitige Virämie lässt sich etwa 2 Wochen nach der Infektion nachweisen. Antikörperpositiv werden die Patienten erst Wochen bis Monate später. Patienten können jahrelang asymptomatisch sein. Die HIV-Infektion wird in verschiedene Stadien eingeteilt (▶Tab. 26.2).

Tab. 26.2 Einteilung der HIV-Infektion nach den von den Centers for Disease Control, Atlanta, Georgia, USA, 1993 vorgeschlagenen Kriterien

Anzahl CD4-Zellen/µl	Keine Symptome A	Weder A noch C B	Symptome/AIDS C
› 500	A1	B1	C1
200–500	A2	B2	C2
‹ 200	A3	B3	C3

In Europa gelten die klinischen Kategorien C1, C2 und C3 als AIDS. Demgegenüber werden in den USA auch alle Patienten mit weniger als 200 CD4-Zellen/µl als AIDS definiert.

Die Manifestation des Endstadiums der Erkrankung, das Vollbild von AIDS, ist durch die klinischen Komplikationen geprägt wie Infektionen mit opportunistischen Erregern (Pneumocystis jiroveci, Hefen, Schimmelpilze, Kryptokokkose, Mykobakteriose, Zytomegalie- und andere Viren, Toxoplasmen, Kryptosporidiose etc.), die persistieren oder rezidivieren, und/oder Kaposi-Sarkom bzw. Tumoren des retikulären Systems. Durch Einführung der antiretroviralen Kombinationstherapie (ART) hat sich der „natürliche" Verlauf der Erkrankung stark verändert.

Diagnostische Hinweise Anamnese und Symptomatik bei Risikogruppen, Ausschluss anderer Ursachen eines erworbenen Immundefektsyndroms (Blutbild, Antikörperbestimmung für Epstein-Barr-, Zytomegalie- und Hepatitis-B-Virus, Lymphknotenbiopsie, die bei HIV-Infektion nur eine unspezifische Aktivierung zeigt), Nachweis von HIV-Antikörpern (ELISA als Suchtest, bei positivem Befund **immer** Bestätigungstest, z.B. Immunoblot), Lymphopenie, CD4-Zellen stark vermindert oder fehlend, Immunglobuline vermehrt (IgG, IgA), im späteren Krankheitsstadium vermindert. Quantitativer Erregernachweis (HI-Viruslast) mittels PCR.

Therapie

Antiretrovirale Therapie

Indikation: Ein sofortiger Therapiebeginn nach gesicherter Diagnose einer HIV-Infektion wird aufgrund der Studienlage empfohlen.

Die gewählte Kombinationstherapie soll die Virusreplikation maximal unterdrücken und die Resistenzentwicklung verhindern. Häufig angewandt werden nukleosidische Hemmstoffe der reversen Transkriptase (z. B. Tenofovir + Emtricitabin) in Kombination mit einem Hemmstoff der Integrase (z. B. Elvitegravir) oder einem nicht-nukleosidischen Hemmstoff der reversen Transkriptase (Efavirenz, Rilpivirin) oder einem Proteaseinhibitor (Lopinavir, Fosamprenavir oder Atazanavir).

Die regelmäßige Einnahme der Arzneimittel – also eine hohe Compliance oder Adhärenz des Patienten – gehört bei dieser Erkrankung zu den wesentlichen Voraussetzungen einer dauerhaft erfolgreichen Therapie. Da zahlreiche Studien gezeigt haben, dass die Zuverlässigkeit der Einnahme umso besser ist, je weniger Tabletten genommen werden müssen, stellen die festen Kombinationspräparate, die drei Wirkstoffe in einer Tablette enthalten, einen wesentlichen Fortschritt bei der Behandlung der HIV-Infektion dar. Inzwischen sind sechs verschiedene Fixkombinationen im Handel. Bzgl. eines Überblicks über Vor- und Nachteile der Arzneimittel ▶ Tab. 26.3.

Tab. 26.3 Eigenschaften der Kombinationspräparate zur einmal-täglichen antiretroviralen Therapie

Handelsname (Jahr), Inhaltsstoffe	Vorteile	Nachteile	Interaktionen, Praktische Hinweise
Atripla (2008) EFV, TDF, FTC	• Lange Erfahrung mit dieser Kombination • Tenofovir und Emtricitabin wirken auch bei Hepatitis B	• Präparat ist nur bei vorbehandelten Patienten indiziert • EFV verursacht relativ häufig neuropsychiatrische Nebenwirkungen (**cave:** Patienten mit Depression, Psychose etc.) und Exantheme (leichte bis mittlere Ausprägung) sowie einen Anstieg der Blutlipide • EFV besitzt ein teratogenes Potenzial	• Nicht bei Patienten mit Cl_{CR} ‹ 50 ml/min • Einnahme am Abend wird empfohlen, um ZNS-Wirkungen abzuschwächen • Einnahme nüchtern, da Nahrung die Resorption verbessert und unerwünschte Wirkungen häufiger sein können
Eviplera (2011) RPV, TDF, FTC	• Rilpivirin besser verträglich als Efavirenz (neuropsychiatrische Wirkungen, Exantheme, Blutlipide) • Tenofovir und Emtricitabin wirken auch bei Hepatitis B	• Kombination wird nicht empfohlen bei Patienten mit hohen HIV-RNA-Werten (› 100.000/ml)	• Nicht bei Patienten mit Cl_{CR} ‹ 50 ml/min • Rilpivirin verursacht QT-Verlängerung in *supratherapeutischen* Dosen. **Cave** bei gleichzeitiger Einnahme von Arzneimitteln, die das QT-Intervall verlängern • RPV wird im sauren Milieu resorbiert (**cave:** Protonenpumpenhemmer, Antazida) • Tabletten müssen mit Nahrung genommen werden

Tab. 26.3 Eigenschaften der Kombinationspräparate zur einmal-täglichen antiretroviralen Therapie *(Forts.)*

Handelsname (Jahr), Inhaltsstoffe	Vorteile	Nachteile	Interaktionen, Praktische Hinweise
Stribild (2013) EVG/COB, TDF, FTC	• Elvitegravir/Cobicistat besser verträglich als Efavirenz (neuropsychiatrische Wirkungen, Exantheme, Blutlipide) • Tenofovir und Emtricitabin wirken auch bei Hepatitis B	• Zusatz von Cobicistat erforderlich, um die Kinetik von Elvitegravir zu verbessern • Cobicistat hemmt die Sekretion von Kreatinin in der Niere	• Nicht bei Patienten mit Cl_{CR} < 70 ml/min • Arzneimittelinteraktionen – CYP-Inhibition durch Cobicistat (Ursache von Interaktionen mit zahlreichen Arzneistoffen) – Komplexbildung mit di- und trivalenten Kationen (nicht zusammen mit Antazida) • Einnahme zusammen mit Nahrung (sonst u.U. zu niedrige Spiegel)
Triumeq (2014) DTG, ABC, 3TC	Dolutegravir-basierte Therapien waren überlegen im Vergleich zu Efavirenz- oder Darunavir-basierten Regimen, sie waren Raltegravir-basierten Regimen nicht unterlegen	• Schwerwiegende Exantheme v. a. bei Patienten mit dem HLA Allel B5701 • Dolutegravir hemmt die Sekretion von Kreatinin in der Niere	• Nicht bei Patienten mit Cl_{CR} < 50 ml/min • Vor Beginn der Therapie: Untersuchung, ob das HLA-Allel B5701 vorliegt • Arzneimittelinteraktionen (relativ wenige): Komplexbildung mit di- und trivalenten Kationen (nicht zusammen mit mineralischen Antazida) • Einnahme mit einer Mahlzeit oder nüchtern
Genvoya (2015) EVG/COB, TAF, FTC	• Tenofovir-Alafenamid verursacht weniger unerwünschte renale Wirkungen und eine geringere Abnahme der Knochendichte als Tenofovir-Disoproxol • Tenofovir und Emtricitabin wirken auch bei Hepatitis B	• Zusatz von Cobicistat erforderlich, um die Kinetik von Elvitegravir zu verbessern • Cobicistat hemmt die Sekretion von Kreatinin in der Niere (s. Text)	• Nicht bei Patienten mit Cl_{CR} < 30 ml/min • Arzneimittelinteraktionen – CYP-Inhibition durch Cobicistat (Ursache von Interaktionen mit zahlreichen Arzneistoffen) – Komplexbildung mit di- und trivalenten Kationen (nicht zusammen mit mineralischen Antazida) • Einnahme zusammen mit Nahrung (sonst u. U. zu niedrige Spiegel)
Odefsey (2016) RPV, TAF, FTC	• Tenofovir-Alafenamid verursacht weniger unerwünschte renale Wirkungen und eine geringere Abnahme der Knochendichte als Tenofovir-Disoproxol • Tenofovir und Emtricitabin wirken auch bei Hepatitis B	Kombination wird nicht empfohlen bei Patienten mit hohen HIV-RNA-Werten (> 100.000/ml)	• Nicht bei Patienten mit Cl_{CR} < 30 ml/min • Rilpivirin verursacht QT-Verlängerung in *supratherapeutischen* Dosen. **Cave** bei gleichzeitiger Einnahme von Arzneimitteln, die das QT-Intervall verlängern • RPV wird im sauren Milieu resorbiert (**cave:** Protonenpumpenhemmer, Antazida) • Tabletten müssen mit Nahrung genommen werden

ABC = Abacavir; CL_{CR} = Kreatinin-Clearance; DTG = Dolutegravir; EFV = Efavirenz; EVG/COB = Elvitegravir/Cobicistat; FTC = Emtricitabin; RPV = Rilpivirin; TAF = Tenofovir-Alafenamid Fumarat; TDF = Tenofovir-Disoproxil Fumarat; 3TC = Lamivudin

Kontrolluntersuchungen während einer antiretroviralen Therapie: CD4-Zellzahl-Bestimmung monatlich. Viruskonzentrationsbestimmung 2-mal vor Beginn der Therapie, danach monatlich bis zum Erreichen der Zielgröße (möglichst unter der Nachweisgrenze), anschließend alle 2–3 Monate.

Aktuelle Informationen zur antiretroviralen Therapie finden sich im Internet: www.daignet.de oder http://aidsinfo.nih.gov/guidelines.

Prophylaxe der HIV-Infektion

Aufklärung der Bevölkerung:

(1) Nachdrücklicher Hinweis, dass Infizierte ihre Intimpartner gefährden. Kein Partnerwechsel, Verwendung von Kondomen.

(2) Information darüber, dass infizierte Personen kein Blut, Samen oder Gewebe spenden dürfen.

(3) Infizierte Personen sollen ihre behandelnden Ärzte und Zahnärzte über den Befund in Kenntnis setzen.

Für sonstige Kontaktpersonen (Wohngemeinschaft, Pflegepersonal) gelten die gleichen Hygienevorschriften wie bei Hepatitis B. Eine Vakzine zur Aktivimmunisierung steht nicht zur Verfügung.

Präexpositionsprophylaxe (PrEP)

Die bedarfsorientierte Präexpositionsprophylaxe (PrEP) mit antiretroviralen Substanzen ist möglich. Die Inzidenz neuer Infektionen lag bei 6,6/100 Patientenjahren unter Placebo gegenüber 0,91/100 Patientenjahren unter der Kombination aus Tenofovir-Disoproxil und Emtricitabin. Sie kann nur Teil eines Gesamtkonzepts sein, bei bestimmten Risikokonstellationen aber zur Prävention beitragen.

Postexpositionsprophylaxe (PEP)

Bei einer perkutanen Verletzung z. B. mit einer Injektionsnadel und Exposition gegenüber Blut oder einer anderen Körperflüssigkeit mit hoher Viruskonzentration wird eine Postexpositionsprophylaxe empfohlen. Von HIV-infizierten Personen, die eine wirksame antiretrovirale Therapie erhalten, geht kaum noch ein HIV-Übertragungsrisiko bei sexuellen und wahrscheinlich auch nicht bei akzidentellen perkutanen Expositionen aus.

Als Standardprophylaxe wird die Kombination von Isentress® (400 mg Raltegravir; 2 × 1 Tbl/d) plus Truvada® (245 mg Tenofovir + 200 mg Emtricitabin, 1 × 1 Tbl./d) empfohlen. Die Einnahme sollte möglichst innerhalb von 24 h nach der Exposition erfolgen und für 28 Tage fortgesetzt werden.

Aktuelle Information zur Postexpositionsprophylaxe stehen im Internet zur Verfügung: www.daignet.de (Deutsch-Österreichische Leitlinien zur Postexpositionsprophylaxe der HIV-Infektion).

26.2.4 Enzephalitis

▶ Tab. 26.4, ▶ Kap. 9.3.

Tab. 26.4 Häufige virale Erreger von Erkrankungen des Zentralnervensystems (in Klammern = zeitliche Extremvarianten)

Virus	Inkubationszeit (Tage)			Meningitis	Enzephalitis	Spezifische Therapie
FSME	(3)	4–14		Selten	Häufig	Keine bekannt
Herpes simplex	(2)	3–9	(20)	Selten	Selten	(▶ Kap. 9.3.2.1)
HI	Monate bis Jahre			Selten	Häufig	(▶ Kap. 9.3.2.5)

Tab. 26.4 Häufige virale Erreger von Erkrankungen des Zentralnervensystems (in Klammern = zeitliche Extremvarianten) *(Forts.)*

Virus	Inkubationszeit (Tage)			Meningitis	Enzephalitis	Spezifische Therapie
LCM		6–13		Selten	Gelegentlich	Keine bekannt
Masern	(8)	9–12	(18)	Selten	Häufig	Hyperimmunglobulin
Masern (SSPE)		Jahre		Selten	Selten	Keine bekannt
Mumps	(12)	16–20	(26)	Selten	Häufig	Hyperimmunglobulin
Coxsackie		2–4		Selten	Häufig	Keine bekannt
Rabies (Tollwut)	(6)	20–100	(> 300)	Nein	Häufig	Hyperimmunglobulin
Röteln (PRP)		Jahre		Nein	Selten	Hyperimmunglobulin
Varicella Zoster	(9)	14–21	(28)	Selten	Häufig	(▶ Kap. 9.3.2.1)
Zytomegalie		30–50		Selten	Häufig	(▶ Kap. 9.3.2.6)

FSME = Frühjahr-Sommer-Meningoenzephalitis, HI = Human Immunodeficiency, LCM = lymphozytäre Choriomeningitis, PRP = progressive Rötelnpanenzephalitis, SSPE = subakut sklerosierende Panenzephalitis.

Ätiologie und Pathogenese Akute oder chronische Entzündung von Gehirngewebe im Rahmen einer Infektion durch Bakterien, Viren oder andere Erreger. Klinisch wichtig sind die Enzephalitiden viraler Genese. Sie laufen oft unter meningealer Beteiligung ab.

Die Hirnbeteiligung ist durch Überschreitung der Blut-Hirn-Schranke durch das Virus (direkter Befall) oder indirekt (parainfektiös) bedingt. Indirekte Enzephalitiden treten auf z. B. im Rahmen von Masern oder Mumps. Varicella-Zoster-Viren können das Gehirngewebe direkt befallen und schwere Enzephalitiden auslösen. Die virale Meningitis (auch aseptische Meningitis genannt) ist weltweit verbreitet. Sie verläuft meist mild, kann aber – wenn auch selten – letal verlaufen. Die Prävalenz der viralen Enzephalitis ist niedriger als die der benignen aseptischen Meningitis. Das Verhältnis aseptische Meningitis zu viraler Enzephalitis in Mitteleuropa soll 10–100:1 sein.

Erreger: Häufigste Erreger der viralen Enzephalitis in Mitteleuropa sind Coxsackie-, Varicella-Zoster-, LCM(lymphozytäre Choriomeningitis)-, HIV-1- und FSME-Viren. Als Importinfektionen nach außereuropäischen Reisen können gelegentlich Enteroviren-, West-Nil-Virus-, Japanese-, Western-Equine- oder Eastern-Equine-Enzephalitis oder Rabies auftreten.

Klinik Fieber, Kopfschmerzen, Bewusstseinsstörung, neurologische Herdsymptome wie Krämpfe etc. Auffällig sind EEG-Veränderungen.

Differenzialdiagnose Tuberkulose, Zerebralabszess, Schlaganfall oder Tumor.

Therapie

Eine gezielte Chemotherapie ist nur bei Varicella-Zoster- bzw. Herpes-simplex-Enzephalitis durch **Aciclovir** (▶ Kap. 9.3.2.1) und bei Zytomegalievirusenzephalitis (▶ Kap. 9.3.2.6) möglich. Die Behandlungserfolge bei der HIV-Enzephalitis durch **Zidovudin** sind eher enttäuschend (▶ Kap. 9.3.2.5). Bei Masern- bzw. Mumpsenzephalitis kann man spezifische Hyperimmunglobuline 0,25 bzw. 0,2 ml/kg KG i. m. verabreichen. Bei West-Nile-Virus-Enzephalitis gibt es Fallberichte über erfolgreiche Therapien mit intravenösem **IgG** (0,5 g/kg/d für 5 Tage) oder mit **Interferon α2b** (3 Mio. E i. v., gefolgt von 3 Mio. E/d s. c. für 14 Tage).

Frühjahr-Sommer-(Meningo-)Enzephalitis (FSME): Die wichtigsten Endemiegebiete für FSME sind Österreich, baltische Länder, Russland, Polen, Tschechien, Slowakei, Ungarn, Südschweden, Slowenien und Albanien (aktuelle Information über www.rki.de). In der Bundesrepublik sind Infektionen aus Baden-Württemberg, Hessen und Bayern bekannt. In den Endemiegebieten Süddeutschlands weisen im Mittel 1,2–2 % der Bevölkerung FSME-Virus-Antikörper auf, vereinzelt bis zu 6 %. Diese nur mäßige Durchseuchung ist damit zu erklären, dass auch in Endemiegebieten keineswegs jedes Zeckenbiotop verseucht ist und selbst in aktiven Naturherden nur jede 900. Zecke das Virus beherbergt. Für den Ungeimpften lässt sich das Risiko, durch den Stich einer Zecke in einem FSME-Naturherd infiziert zu werden, auf 1:900 schätzen, das Risiko zu erkranken auf 1:5.400 und das auf bleibende Schäden auf allenfalls 1:78.000.

Die FSME kann durch **aktive Impfung** verhindert werden. Schnellimmunisierung (je eine Injektion am 1., 7. und 21. Tag) oder Langzeitschema (je eine Injektion an Tag 1, zwischen 30. und 180. Tag und nach 9–12 Monaten, eine Booster-Injektion nach 3–5 Jahren), Impfschutz 98–99 %. Hyperimmunglobulin für eine passive Impfung steht in Deutschland nicht mehr zur Verfügung.

> **! WICHTIG**
> Im Allgemeinen besteht die Indikation zur passiven Impfung nur bei > 5 Zeckenstichen in einem Endemiegebiet. In den letzten 2 Wochen vor dem aktuellen Zeckenstich sollte der Patient sich nicht in einem Endemiegebiet aufgehalten haben.

26.2.5 Herpes zoster

Ätiologie und Pathogenese Als Folge einer Infektion mit dem Varicella-Zoster-Virus (VZV) kommt es im Lauf des Lebens bei etwa 20–30 % aller Menschen zu einem Herpes zoster. Die Häufigkeit der Zweiterkrankung nimmt nach dem 50. Lebensjahr deutlich zu. Das Virus persistiert nach einer Varizellen-Erkrankung in den Ganglien, bei reduzierter Immunität kommt es zur Aktivierung und zu einer Ausbreitung entlang der sensiblen Nerven. Charakteristische Symptome sind ein einseitig lokalisiertes bläschenförmiges Exanthem im Versorgungsgebiet eines Spinal- oder Hirnnerven sowie sehr schmerzhafte Neuralgien und Fieber. Die Schmerzen können nach Abklingen der Hautreaktion persistieren („postzosterische Neuralgie“).

Therapie

Es stehen mehrere antiviral wirksame Nukleosidanaloga zur oralen Therapie zur Verfügung (Aciclovir, Valaciclovir, Famciclovir oder Brivudin), die sich in ihrer Dosierung unterscheiden (▸ Kap. 9.3.2.1 [▸ Tab. 9.15]). Bei immunsupprimierten Patienten ist i.d.R. die intravenöse Gabe von **Aciclovir** notwendig. Entscheidend für einen Therapieerfolg ist ein rechtzeitiger Behandlungsbeginn innerhalb von 48–72 h nach Auftreten des Exanthems. Die Dauer der Therapie beträgt im Allgemeinen 7 Tage. Problematisch ist, dass die antivirale Therapie kaum einen Einfluss auf die Häufigkeit der postherpetischen Neuralgien hat.

Prävention: In einer umfangreichen Studie wurde ein Impfstoff zur Prävention des Zosters (ZOSTAVAX) bei Personen über 60 Jahren untersucht. Im Vergleich zu Placebo reduzierte die Impfung die Häufigkeit der Erkrankung um ca. 50 %, damit verbunden war eine Reduktion der Fälle mit postherpetischer Neuralgie um etwa zwei Drittel. Ein praktisch einsetzbarer Impfstoff ist seit 2 Jahren in Europa verfügbar.

26.2.6 Herpes simplex labialis und genitalis

▸ Kap. 9.3.2.1 (▸ Tab. 9.15).

26.2.7 Virushepatitis

▸ Kap. 18.1.1.

26.3 Protozoenerkrankungen

26.3.1 Malaria

Ätiologie und Pathogenese **Erreger:** Plasmodium vivax (Malaria tertiana), P. falciparum (Malaria tropica), P. malariae (Malaria quartana). Infektionen mit P. ovale vergleichsweise selten.

Infektionsweg: Nach einer Übertragung (durch Moskitostich oder erregerhaltiges Blut) kommt es beim Menschen zunächst zu einer Vermehrung der Erreger in der Leber (exoerythrozytäre Entwicklungsphase der Erreger). Sie können als Hypnozoiten längere Zeit überleben und sind für Rezidive bei M. tertiana verantwortlich. Anschließend erfolgt eine Invasion in die Erythrozyten mit nachfolgendem Zerfall derselben in charakteristischen Abständen, wobei Schizonten und Gameten frei werden (erythrozytäre Entwicklungsphase).

Inkubationszeiten der verschiedenen Malariaformen: ≥ 7–35 Tage.

Klinik: Leitsymptome und -befunde Paroxysmale Anfälle mit Schüttelfrost, hohem Fieber (40–41 °C) und Schweißausbruch sind charakteristisch, finden sich jedoch nicht immer in ausgeprägter Form. Weitere häufige Befunde sind Splenomegalie, hämolytische Anämie, Leukopenie, Thrombozytopenie, Hypocholesterinämie und akutes Nierenversagen. Die Infektion mit P. falciparum (M. tropica) kann zu besonders schweren, u. U. tödlichen Komplikationen führen. Sie ist die häufigste der eingeschleppten Malariaformen.

> **! WICHTIG**
> Jeder Fall von Malariaverdacht ist als Notfall zu behandeln. Wird der Beginn einer spezifischen Therapie verzögert – bei Malaria tropica können hierbei einige Stunden entscheidend sein –, kann dies einen letalen Ausgang bedingen.

Diagnostische Hinweise Entscheidend ist der Erregernachweis im luftgetrockeneten dünnen Blutausstrich und/oder im „dicken Tropfen" (auch im fieberfreien Intervall). Färbung wie beim Differenzialblutbild, besser nach Giemsa. Mehrere Ausstriche sind mitunter nötig, bis ein positiver Befund erhoben werden kann. Die Differenzierung der verschiedenen Plasmodientypen erfolgt im dünnen Blutausstrich. Für die Schnelldiagnostik („Bedside") stehen hochsensitive und spezifische Teststreifen zur Verfügung. Die Serologie ist im akuten Fall ungeeignet. Neben der klinischen Symptomatologie stützt auch die Anamnese eines vorausgegangenen Tropenaufenthalts die Diagnose.

Differenzialdiagnose Vor allem infektiöse Hepatitis, Typhus abdominalis, akute Pyelonephritis, Leptospirosen und Septikämien anderer Genese.

Therapie

Zielsetzung

Bei der Behandlung der akuten Erkrankung ist die Vernichtung der Blutschizonten (erythrozytäre Phase) durch Chloroquin oder Chinin entscheidend. Zur Rezidivprophylaxe ist bei Malaria tertiana die Beseitigung der Gewebsschizonten (exoerythrozytäre Phase) durch Primaquin erforderlich. Die Beseitigung der Gameten (z. B. bei Malaria tropica) ist in Mitteleuropa nicht erforderlich.

Pharmakotherapie in der akuten Phase

Chloroquindiphosphat (Resochin®, Nivaquin®, Aralen®) 600 mg der Base (= 1 g Diphosphat = 4 Tbl. Resochin®) initial p. o., nach 6 h 300 mg, dann 12 h nach der letzten Gabe

300 mg, weitere 300 mg nach 24 h. Bei schwerer Verlaufsform oder bei Erbrechen parenterale Gabe durch Infusion (**cave:** Blutdruckabfall). Die Gesamtdosis der Behandlung über 3 Tage liegt bei 1.500–1.800 mg Base; innerhalb von 24 h 900 mg nicht überschreiten (Erwachsenendosis).

Chloroquinresistente P. falciparum sind aus Ost-, Süd- und Westafrika, Südamerika, Südostasien und dem indischen Subkontinent gemeldet. Chloroquinresistente P. vivax sind in Papua-Neuguinea, Myanmar, Thailand, Borneo, Indien und Brasilien bekannt. Bei Patienten mit **P.-falciparum-Infektion** stationäre Behandlung erwägen unter Berücksichtigung der durchgeführten medikamentösen Prophylaxe (evtl. Konsultation mit einem Infektiologen): Bei unkomplizierter Malaria tropica ist das Mittel der Wahl **Malarone®** (je 4 Tbl. als Einzeldosis an 3 aufeinander folgenden Tagen). Alternativ **Mefloquin** (initial 3 Tbl. à 0,25 g Base, nach 6 h 2 Tbl., nach 12 h 1 Tbl.). Riamet® (20 mg **Artemether** + 120 mg **Lumefantrin,** initial 4 Tbl., dann je 4 Tbl. nach 8, 24, 36, 48 und 60 h). Sowohl bei Malarone® als auch bei Mefloquin sind Resistenzen und klinische Versager beschrieben, daher nur unter Kontrolle anwenden.

Parenterales Chinin steht nur als Importpräparat (Quinamax® 250 mg/2 ml = 385 mg Chininglukonat = 240 mg Chininbase) zur Verfügung. Bei komplizierter Malaria Chinin initial 20 mg/kg KG, gefolgt von 10 mg/kg KG alle 8 h als langsame Infusion. Die Behandlung muss über 10 Tage fortgeführt werden (sobald orale Therapie möglich, in 3 Einzeldosen/d). Bei Niereninsuffizienz oder ausgeprägter Leberbeteiligung Dosisreduktion auf 2 × 10–15 mg/kg KG. EKG-Kontrolle (▶ Kap. 9.5.1.2).

> **! WICHTIG**
>
> Entfieberung kann nach > 72 h eintreten. Keine Kortikosteroide. Paracetamol verzögert die Eradikation der Parasiten. Bei ungenügendem Ansprechen und/oder Fortbestehen bzw. Zunahme der Parasitämie zusätzlich zu Chinin Clindamycin (3 × 300–600 mg oder 3 × 5–10 mg/kg KG/d vor allem bei ZNS-Beteiligung).

Allgemeine intensivmedizinische Maßnahmen bei schwerem Verlauf (▶ Kap. 3).

Erfolgskontrolle: Der Behandlungserfolg ist aus dem klinischen Verlauf und der Abnahme der Parasitendichte aus dem peripheren Blut (tägliche Blutausstriche zur Kontrolle) zu ersehen. Das völlige Verschwinden kann ≥ 3 Tage benötigen.

Nachbehandlung (Vernichtung persistierender Gewebsformen = Rezidivprophylaxe) bei Malaria tertiana

Primaquin (Importpräparat): für 2 Wochen 15 mg/d p. o. Höhere Dosierung (30 mg/d), wenn Malaria in Gebieten mit Resistenzen (s. o.) erworben wurde. Auf Hämolysezeichen achten (s. u.).

Chemoprophylaxe (Suppressivtherapie)

Wegen der zunehmenden Resistenz gegen Chloroquin in vielen Regionen wird zur Prophylaxe **Chloroquin** (s. o.), Dosierung: 300 mg (2 Tbl. Resochin®) 2-mal wöchentlich p. o. **in Kombination mit Proguanil** (Paludrine®) 200 mg/d empfohlen, Beginn der Prophylaxe 1 Woche vor Ankunft/Absetzen der Medikamente 4 Wochen nach Verlassen des endemischen Gebiets (Empfehlung der WHO). Alternative: **Atovaquon + Proguanil** (1 Tbl./d, 1–2 Tage vor bis 7 Tage nach Aufenthalt im Malariagebiet). Zwischen den beiden Regimen gibt es hinsichtlich ihrer Effektivität keine Unterschiede.

Bei Auftreten von Fieber und mangelnden diagnostischen Möglichkeiten kurative Einnahme von **Mefloquin** als „Notfall"-Therapie. Allerdings schließt auch dieses Vorgehen ein Weiterbestehen der Malaria wegen möglicher Resistenzen nicht aus. Es kann auch von Anfang an eine Prophylaxe mit Mefloquin durchgeführt werden.

Bei kurzen Reisen in Gebiete mit niedriger Malariatransmission (Reisedauer < 2 Wochen, Aufenthalt in klimatisierten Räumen in Großstädten und Einhaltung allgemeiner Vorbeugungsmaßnahmen s. u.) kann bei einem zuverlässigen, aufgeklärten Patienten auf die Chemoprophylaxe verzichtet werden. Der Patient soll beim Auftreten einer mit Malariainfektion kompatiblen Symptomatik eine „Notfall"-Therapie durchführen, wenn vor Ort eine ärztliche Konsultation nicht möglich ist.

! WICHTIG

Häufigste Ursache der Letalität in Deutschland bei P.-falciparum-Malaria ist nicht die Resistenz der Erreger gegenüber der Chemoprophylaxe, sondern die Verkennung der Erkrankung, die Wochen, u. U. Monate nach Rückkehr mit z. T. uncharakteristischen Symptomen (Fehldiagnosen „Grippe", „Hepatitis" u. a.) auftreten kann! Aktuelle Informationen sind unter folgender Internetadresse abrufbar: http://www.dtg.org/empfehlungen.html.

Während der *Schwangerschaft* kann die Chemoprophylaxe mit Chloroquin und Proguanil unbedenklich durchgeführt werden. Unter Behandlung mit Mefloquin sind mehr Totgeburten als unter Chinin aufgetreten.

Die wichtigsten *UAW* der Antimalariamittel sind gastrointestinale Reizerscheinungen (daher Einnahme nach der Mahlzeit), hämolytische Anämie durch Primaquin bei Patienten mit Glukose-6-phosphat-Dehydrogenase-Mangel, Megaloblastenanämie bei Pyrimethamin, Leukopenie, Sehstörungen, irreversible Retinopathie nach langjähriger Chloroquineinnahme (▶ Kap. 9.5.1). Bei Mefloquin sind psychische Störungen (Halluzination, paranoide Zustände) und Herzrhythmusstörungen beschrieben. Die meisten dieser Erscheinungen sind nach Absetzen der Medikation voll reversibel.

Allgemeine Vorbeugungsmaßnahmen

(1) Geeignete Kleidung (lange Hosen, lange Ärmel).

(2) Mückenabwehrmittel. Wirkung hält nur ca. 1 h an.

(3) Moskitonetze.

26.3.2 Toxoplasmose

26

Ätiologie und Pathogenese **Erreger:** Toxoplasma gondii.

Infektionsweg: Konnatal läuft die Infektion diaplazentar ab. Im Erwachsenenalter v. a. durch engen Kontakt mit infizierten Katzen oder Genuss von infiziertem rohem Fleisch. Die Dauer der Inkubationszeit ist unsicher. Die Durchseuchung der Bevölkerung durch unbemerkte Infektion wird je nach Altersgruppe mit 20–70 % angegeben.

Klinik: Leitsymptome und -befunde Bei der erworbenen akuten Infektion oft nur uncharakteristische, grippeähnliche Symptome mit Fieber, unklaren Abdominalbeschwerden, Kopf- und Halsschmerzen sowie schmerzhaften Lymphknotenschwellungen. Bei schwerem Verlauf kann sich eine Enzephalitis, Pneumonie oder Myokarditis entwickeln. Hat sich eine Frau vor der Konzeption infiziert, liegt praktisch keine Gefährdung der Frucht vor. Bei Neuinfektionen im 1. Trimenon können bis zu 14 % der Feten, im 2. und 3. Trimenon 29 bzw. 59 % der Feten infiziert sein. Kinder von Müttern, die sich im 3. Trimenon infizieren, haben meist (89 %) keine klinischen Zeichen einer Infektion.

Diagnostische Hinweise Der direkte mikroskopische Nachweis gelingt in der Praxis zu selten, z. B. im Liquor bei ZNS-Befall oder in der Biopsie. Indirekte Verfahren: Nachweis von Antikörpern gegen Toxoplasma gondii im Serum ab der 1. Woche – zunächst IgM, später IgG-Klasse. Suchmethode rein qualitativ, direkte Agglutination (DA) oder Latexagglutination (LA). Sensitivität, Spezifität sowie positiver und negativer Vorhersagewert der DA liegen bei > 99 %. Demgegenüber liegt die Empfindlichkeit von Enzymimmunoassays

(EIA) auf IgG-Antikörper bei 97 %. Geeignet sind als quantitative Suchmethoden auch der Sabin-Feldman-Test (SFT, IgG-Antikörper, verdächtig > 1:1.000) und der indirekte Immunfluoreszenztest (IFT, verdächtig ≥ 1:256). Wenn vor einer Schwangerschaft die DA positiv ausfällt, sind keine weiteren Untersuchungen erforderlich. Wird eine „DA-negative“ Patientin während der Schwangerschaft „DA-positiv“, IgM-Antikörper-Bestimmung (EIA oder Immunosorbent Agglutination Assay = ISAGA) bzw. weitere Tests (SFT oder IFT) zur Abklärung der aktiven Infektion. Bei Patienten mit Abwehrschwäche (HIV-Infektion) ist die Serologie unzuverlässig.

Differenzialdiagnose Meningitis, Lymphadenitis, Myokarditis, Sepsis anderer Genese.

Therapie

Vorbemerkungen

Auch bei erhöhtem serologischem Titer ist eine Behandlung nur indiziert, wenn gleichzeitig klinische Symptome bestehen. Ausnahme: Gravidität (wegen der möglichen teratogenen Schäden keine Behandlung in den ersten 3 Schwangerschaftsmonaten mit Pyrimethamin + Sulfonamid; stattdessen kann Spiramycin eingesetzt werden).

Pharmakotherapie

Pyrimethamin ist Mittel der Wahl. Optimal ist die Kombination von Pyrimethamin (75 mg/d für 3–5 Tage [bei AIDS 50–100 mg], dann 25–50 mg/d für 2–4 Wochen) mit **Sulfonamiden** (z. B. Sulfadiazin-Heyl®, 4 g/d oral für 2–4 Wochen). Wegen der Gefahr der Leuko- und Thrombozytopenie sind kurzfristig wiederholte Blutbildkontrollen unerlässlich. Prophylaktische oder therapeutische Gabe von **Folinsäure** (Leucovorin®) 2 × 5 mg/d. Alternative: Spiramycin 3 g oder Clindamycin 1,8–2,4 g.

Der *Behandlungserfolg* kann anhand von wiederholten Sabin-Feldman-Tests und dem Verlauf der Komplementbindungsreaktion kontrolliert werden. Die Therapie hat jedoch keinen gesetzmäßigen Einfluss auf den Titerverlauf.

Prophylaxe: Meiden von Verzehr von rohem oder unzureichend gebratenem Fleisch sowie von Kontakt mit Katzen. Rezidivprophylaxe: Vor allem bei Hirntoxoplasmose bei AIDS 50 mg/d **Pyrimethamin** oder 0,96 g Co-trimoxazol, 3 Tbl./Woche.

26.3.3 Lambliasis

Ätiologie und Pathogenese **Erreger:** Giardia lamblia. Der Erreger findet sich häufig bei asymptomatischen Trägern im Duodenum oder Jejunum. Er besitzt eine geringe Menschenpathogenität.

Klinik: Symptomatik Bei ausgedehnterem Befall akute oder chronische Diarrhö, Gewichtsverlust, Malabsorption, diffuse Oberbauchbeschwerden, Blähungen, evtl. leichte Cholezystitis.

Diagnostische Hinweise Makroskopischer Nachweis der Flagellaten im frisch gewonnenen Duodenalsaft, in der Duodenalbiopsie (häufig auch reversible Schleimhautatrophie) histologisch nachweisbar sowie von Zysten im Stuhl (Konzentrationsverfahren).

Therapie

Metronidazol 3 × 250–500 mg/d oral für 1 Woche oder 1 g alle 12 h für 3 Tage oder Einmaltherapie mit **Tinidazol** (1 × 2,0 g). Bei Rezidiv Wiederholung des Therapieschemas.

26.3.4 Amöbiasis

Ätiologie und Pathogenese **Erreger:** Entamoeba histolytica.

Infektionsweg: fäkal-oral.

Klinik Im Hinblick auf die Therapie muss zwischen der kommensal im Kolonlumen lebenden Minuta-Form, aus der Zysten entstehen, und der gewebeinvasiven Magna-Form unterschieden werden. Nach heutiger Auffassung sollte auch die erste Form, die ohne Gewebsschädigung und ohne Krankheitserscheinungen verläuft, therapiert werden, da sie als potenziell pathogen anzusehen ist. Die Häufigkeit der Amöbiasis hat im Zuge des interkontinentalen Reiseverkehrs in den Ländern der westlichen Welt zugenommen.

Leitsymptome und -befunde Allmählich zunehmend blutig-schleimige Durchfälle, abdominale Schmerzen, Tenesmen, bei häufig noch gutem Allgemeinzustand gelegentliches leichtes Fieber. Schwere Verläufe kommen jedoch vor. Häufigste Komplikationen sind Leberabszesse, selten Befall von Pleura, Myokard oder Gehirn.

Diagnostische Hinweise Antigennachweis im Stuhl und histologisch im Randgebiet von Dickdarmulzerationen, typischer Rektosigmoidoskopiebefund (Ulzera inmitten von intakter Schleimhaut), Antikörpernachweis im Serum.

Differenzialdiagnose Enteritiden anderer Genese, Morbus Crohn, Colitis ulcerosa, akute Appendizitis (palpable Resistenz im rechten Unterbauch = Amöbom).

THERAPIE

(1) *Darmlumeninfektion* (asymptomatische Zystenträger): **Paromomycin** 25 mg/kg/d, auf 3 Tagesdosen verteilt für mindestens 5 Tage, oder **Tetrazyklin-Hydrochlorid** 250 mg alle 6 h für 8–10 Tage.

(2) *Darmwandamöbiasis* (chronische intestinale Infektion durch Gewebsformen): **Metronidazol** 3 × 750 mg/d für 7–10 Tage.

(3) *Akute Amöbendysenterie:* **Metronidazol** (s. o.) 3 × 750 mg/d.

(4) *Leberabszess und andere extraintestinale Manifestation:* **Metronidazol** (wie bei [3]). Sehr gute Heilungserfolge werden bei nachfolgender Gabe von **Chloroquin** beschrieben: 1 g/d (600-mg-Base) für 2 Tage, dann 500 mg/d für 2–3 Wochen p. o. Zur Beseitigung der Darmlumenformen anschließend **Paromomycin** oder **Diloxanidfuroat** (3 × 0,5 g/d, Furamide®, in Deutschland nicht zugelassen) für 10 Tage.

26

! WICHTIG

Leberabszesse heilen meist unter konservativer Therapie ab. Die Rückbildung nimmt auch bei erfolgreicher Therapie oft mehrere Monate in Anspruch. Große Abszesse unter sonografischer Kontrolle unter Chemotherapie evtl. mehrmalig abpunktieren. Chirurgische Intervention nur bei Komplikationen (Perforation etc.) oder fehlendem Behandlungserfolg.

Erfolgskontrolle: Stuhluntersuchung 2 Wochen nach Absetzen der Medikamente.

26.3.5 Trichomoniasis

Ätiologie und Pathogenese **Erreger:** Trichomonas vaginalis (Flagellat). Häufigste Parasitose des Menschen der gemäßigten Zone.

Übertragung: meist durch Sexualverkehr.

Klinik: Symptomatik Bei der **Frau** Kolpitis mit Fluor und Pruritus, Zervizitis, Urethritis, Zystitis. Beim **Mann** Urethritis, Prostatitis (häufig asymptomatisch).

Diagnostische Hinweise Mikroskopischer Nachweis der ovalen Flagellaten im Urethral- oder Vaginalabstrich bzw. im Spontanurin.

Therapie

Metronidazol 6 Tage lang 2 × 250–500 mg/d oral. Bei Frauen zusätzlich abends 1 Vaginaltablette (100 mg) lokal. Wiederholung der Therapie nicht vor 4–6 Wochen. Einzeittherapie (bei wenig zuverlässigen Patienten): 1–2 g **Metronidazol** p. o.; Resistenz gegen Imidazolderivate kommt vor.

UAW: ▶ Kap. 9.1.3.15. Keine orale Therapie während des ersten Trimenons!

> **! WICHTIG**
> Immer Sexualpartner gleichzeitig mit behandeln. Kondomprophylaxe bis zur Sanierung (negativer Erregernachweis).

26.4 Systemmykosen

Vorbemerkungen Obligat pathogene Mykosen, wie z. B. die Kokzidioidomykose, Blastomykose u. a., kommen in Europa so gut wie nicht vor. Von zunehmender Bedeutung sind dagegen die sekundär auftretenden opportunistisch-pathogenen Hefen (Candida, Kryptokokken) und Schimmelpilze (Aspergillen, Mukor). Häufigkeit: Candida 70–75 %, Aspergillen 10–15 %, Kryptokokken und Mukor je 5 % der Fälle.

Ätiologie und Pathogenese Wegbereiter für die Infektion sind herabgesetzte Abwehrlage und/oder Störungen des ökologischen Gleichgewichts durch Zytostatika, Immunsuppressiva, Kortikosteroide, Breitbandantibiotika, Stoffwechselkrankheiten (z. B. Diabetes mellitus), konsumierende Erkrankung, Antikörpermangelsyndrome, Strahlentherapie, Alkoholismus und invasive bzw. apparative Eingriffe, z. B. im Rahmen der Intensivtherapie (Dauer-, Venenkatheter, maschinelle Beatmung).

Klinik: Leitsymptome und -befunde Die klinische Symptomatik der einheimischen Mykosen ist mit Ausnahme der Lungenaspergillose (▶ Kap. 16.5) vielgestaltig, sie kann nicht von der anderer Infektionskrankheiten unterschieden werden.

Diagnostische Hinweise Entscheidend für Diagnose und Differenzialdiagnose ist es, an die Möglichkeit einer Organmykose zu denken. Nachweis des Erregers: Direktpräparat aus Sputum (nach Mundreinigung), besser Bronchialsekret oder direkte Lungenbiopsie, Kultur aus frischen Punktaten (Blut, Liquor, Harnblase). Pilzuntersuchungen aus Sputum ohne besondere Vorkehrungen (s. o.) und Stuhl sind nicht beweisend für das Vorliegen einer Infektion. Verdächtige Veränderungen in bildgebenden Verfahren (z. B. High-Resolution-CT) bei gefährdeten Patienten erhärten die Diagnose. Die Serodiagnostik der Systemmykosen (sowohl Antigen- als auch Antikörpernachweis) kann wegen ihrer Unzuverlässigkeit – geringe Spezifität und Sensitivität – als Routinemethode nicht empfohlen werden. Vor allem bei Patienten mit Abwehrschwäche bzw. unter immunsuppressiver Therapie kann eine Antikörperantwort ausbleiben. Ein positiver Antikörpernachweis im Liquor ist immer pathologisch. Bei Candida-Sepsis nach septischen Metastasen in Retina und Chorioidea forschen.

Therapie

Allgemeine Maßnahmen

Behandlung der Grundkrankheit (z. B. Einstellung eines Diabetes mellitus), wenn möglich, Absetzen von Zytostatika, Immunsuppressiva, Kortikosteroiden und Antibiotika, wenn anzunehmen ist, dass die Mykose durch diese Therapie gebannt wurde. Ausschaltung von Noxen, z. B. Alkohol, Entfernung infizierter Venen- oder Blasenkatheter.

Therapie spezieller Systemmykosen

▶ Tab. 26.5, ▶ Tab. 26.6, ▶ Tab. 26.7.

Tab. 26.5 Pharmakokinetische Parameter der Azol-Antimykotika zur systemischen Anwendung

	Fluconazol	Itraconazol	Posaconazol	Voriconazol
Applikation	i. v./oral	i. v./oral	Oral	i. v./oral
$t_{1/2}$ in Stunden	25–40	20–40	35	6
Eiweißbindung (%)	12	99	99	58
Liquorkonzentration	= Plasma	< Plasma	?	≥ Plasma?
Urinausscheidung (%)	63	35[1]	< 0,2	2[1]
Dialysierbar	Ja	Nein	Nein	s. Fachinfo

$t_{1/2}$ = Eliminationshalbwertszeit (überwiegend in der Betaphase).
[1] Dosisanpassung bei Leberinsuffizienz empfohlen.

Tab. 26.6 Pharmakokinetische Parameter der Echinocandine sowie von Amphotericin B und Flucytosin

	Anidulafungin	Caspofungin	Micafungin	Amphotericin	Flucytosin
Applikation	i. v.	i. v.	i. v.	i. v.	i. v.
$t_{1/2}$ in Stunden	26	9–11	13	24–48	4–6
Eiweißbindung (%)	84	97	>99	> 90	Keine
Liquorkonzentration	?	?	?	< Plasma	= Plasma
Urinausscheidung (%)	<1 %	ca. 1[1]	<1	5–40	90
Dialysierbar	Nein	Nein	Nein	Nein	Sehr gut

$t_{1/2}$ = Eliminationshalbwertszeit (überwiegend in der Betaphase).
[1] Dosisanpassung bei Leberinsuffizienz empfohlen.

Tab. 26.7 Therapieempfehlungen für Systemmykosen

Infektion	Therapieschema	Bemerkungen/Alternative
A) Candidiasis		
a) disseminiert	AMB	Caspofungin
b) Endokarditis	OP unter AMB	Orale Nachbehandlung mit Flu
c) mukokutan	Flu	Bei Therapieversagen: AMB oder Caspofungin
B) Aspergillose		
a) disseminiert	AMB	Caspofungin/Itraconazol/Voriconazol
b) Endokarditis	OP unter AMB	Caspofungin/Itraconazol/Voriconazol, orale Nachbehandlung mit Itraconazol oder Voriconazol
c) pulmonal	AMB (evtl. operative Sanierung)	Caspofungin/Itraconazol/Voriconazol, orale Nachbehandlung mit Itraconazol oder Voriconazol

Tab. 26.7 Therapieempfehlungen für Systemmykosen *(Forts.)*

Infektion	Therapieschema	Bemerkungen/Alternative
C) Kryptokokkose	AMB + Flu	Orale Nachbehandlung mit Flu
D) Histoplasmose	AMB oder Itraconazol	Importinfektion, Therapie für ≥ 12 Wochen
E) Kokzidioidomykose	AMB oder Flu	Importinfektion, Therapie für ≥ 12 Wochen
F) Parakokzidioidomykose	Ketoconazol	Importinfektion, Therapie für ≥ 12 Wochen
G) Sporotrichose	AMB oder Itraconazol	Therapie für ≥ 12 Wochen
H) Mukormykose	AMB	Diabetes in der Anamnese, Nachbehandlung mit Itraconazol

AMB = Amphotericin B; Flu = Fluconazol.

Allgemeine intensivmedizinische Therapie: ▶Kap. 3.

! WICHTIG

Die Indikation zur antimykotischen Therapie bei einer generalisierten Systemmykose ist gegeben, wenn z. B. Candida-Spezies im Gewebe nachgewiesen werden, die Blutkulturen positiv sind bei fiebernden Patienten mit Leukozytenzahlen < 500/µl oder Blutkulturen positiv sind bei fiebernden Patienten ohne Venenkatheter.

Lungenmykosen ▶Kap. 16.5.

Prävention

Durch die lokale Anwendung von Antimykotika oder Gabe von **Fluconazol** (400 mg/d) kann die Rate von oberflächlichen und systemischen Mykosen (▶Kap. 9.4.4.2) bei primär oder sekundär immunsupprimierten Patienten reduziert werden. Bei der prophylaktischen Gabe von Fluconazol können jedoch Selektion und Fungämie durch Candida krusei, die auch gegenüber Amphotericin B und Voriconazol resistent sein kann, auftreten.

26.5 Wurminfektionen

Vorbemerkungen Neben den in unseren Breiten häufigsten Wurmerkrankungen wie Askaridiasis, Oxyuriasis, Taeniasis u. a. haben die zunehmende Reisetätigkeit und Immigration zur Einschleppung von Wurmerkrankungen geführt, die früher differenzialdiagnostisch nicht in Betracht gezogen werden mussten. Aus epidemiologischer Sicht ist es jedoch wesentlich, dass solche bei uns nicht endemischen Wurminfektionen zu keiner größeren Verbreitung führen, da klimatische Voraussetzungen und die für die Vermehrung notwendigen Zwischenwirte fehlen.

! WICHTIG

Bei unklarem Krankheitsbild und anamnestischem Hinweis auf einen Tropenaufenthalt muss differenzialdiagnostisch immer an das Vorliegen einer Parasitose gedacht werden!

Klinisch manifest werden diese Infektionen oft mehrere Monate nach Rückkehr aus den Tropen. Neuentwicklung auf dem Gebiet der Labormethoden (z. B. Antigennachweis im Stuhl) erleichtert die Diagnostik der intestinalen Protozoeninfektion.

Klinik ▶Tab. 26.8.

Therapie

Pharmakotherapie

▶ Tab. 26.8.

UAW der Anthelminthikatherapie

Einige hochwirksame Substanzen haben praktisch keine UAW, z. B. Niclosamid, oder nur geringe wie Piperazin. Die meisten Anthelminthika können jedoch in unterschiedlichem Maß zu UAW führen. Am häufigsten treten gastrointestinale Beschwerden auf wie Nausea, Erbrechen, abdominale Schmerzen und Diarrhö, Kopfschmerz, Schwindel, Benommenheit, Sehstörungen und Abgeschlagenheit. Auch Arzneimittelexantheme werden beobachtet. Durch Pyrviniumembonat werden Stuhl und Kleidung rot verfärbt, worauf der Patient bei Beginn der Behandlung hingewiesen werden sollte.

Prophylaxe

Eine Herabsetzung des Infektionsrisikos von Bandwurmerkrankungen (T. solium, T. saginata, Diphyllobothrium latum) kann bereits durch eine Umstellung der Essgewohnheiten erreicht werden, d. h. Meiden von rohem oder halbrohem Fleisch (Tatar, Beefsteak) oder rohem Fisch, Muscheln und Krabben. Im Übrigen kann die Beachtung der allgemeinen hygienischen Regeln auch beim Umgang mit Haustieren oder Wild die Infektionsgefahr für eine Reihe von Wurmerkrankungen vermindern (z. B. Echinokokkose, Zystizerkose, Oxyuriasis, Askaridiasis). Baden in möglicherweise verseuchten tropischen Gewässern sollte vermieden werden (Bilharziose).

Eine **medikamentöse Prophylaxe** vor Reisen in tropische/subtropische Länder ist zur Verhütung von Filariosen möglich mit **Diethylcarbamazin** (Hetrazan®, über die Internationale Apotheke erhältlich), 5 mg/kg/d an 3 Tagen. Die Wirkung hält einen Monat an (▶ Tab. 26.8).

Tab. 26.8 Diagnostik, Klinik und Therapie wichtiger Wurmerkrankungen

Parasit	Infektionsweg	Klinik	Diagnostik	Therapie	
				Freiname	Dosierung
Ascaris lumbricoides (Spulwurm)	Oral, Ei mit infektiöser Larve, Wanderung über Leber und Lunge zum Dünndarm. Verbreitung weltweit	Oberbauchbeschwerden, Pneumonie, flüchtiges eosinophiles Infiltrat, Hämoptyse, Urtikaria, Pankreas-Gallengang-Invasion, mechanischer Ileus. Bei geringem Befall oft keine Symptome	Einachweis im Stuhl, Abgang von adulten Würmern, evtl. Eosinophilie und Larvennachweis im Sputum; evtl. röntgenologisch Lungeninfiltrat	Albendazol	400 mg (einmalige Einnahme) p. o.
				alternativ:	
				Mebendazol	2 × 100 mg/d für 3 Tage

26

Tab. 26.8 Diagnostik, Klinik und Therapie wichtiger Wurmerkrankungen *(Forts.)*

Parasit	Infektionsweg	Klinik	Diagnostik	Therapie	
				Freiname	Dosierung
Enterobius vermicularis (Madenwurm) (Oxyuris)	Oral, Ei mit infektiöser Larve, Schmierinfektion, auch aerogene Infektion, v. a. Zökumbefall. Verbreitung weltweit	Perianaler Juckreiz, v. a. nachts, Unruhe, uncharakteristische gastrointestinale Beschwerden	Einachweis im Perianalabstrich oder auf Zellophanklebestreifen (nicht im Stuhl), Wurmnachweis im Stuhl, geringe Eosinophilie	Albendazol	400 mg (einmalig) Wiederholung nach 2 Wochen
				oder	
				Pyrviniumembonat	5–10 mg/kg, max. 250 mg/d, Wiederholung nach 2 Wochen

! WICHTIG

Mituntersuchungen der Familienangehörigen, strikte Hygiene, Fingernägel kurz schneiden, Bettwäsche wöchentlich wechseln und kochen, nachts enge Unterbekleidung, um anal-orale Reinfektion zu vermeiden

Parasit	Infektionsweg	Klinik	Diagnostik	Freiname	Dosierung
Trichinella spiralis (Trichine)	Oral, durch Genuss von trichinenhaltigem Fleisch (hauptsächlich Schweinefleisch). Verbreitung weltweit	Muskelschmerzen, Lidödem, Durchfall, Übelkeit, Erbrechen, Eosinophilie (bis zu 75 %)	KBR, positiver Hauttest, Muskelbiopsie (Larvennachweis)	Mebendazol	1. Tag 3 × 250 mg, 2. Tag 4 × 250 mg, 3. Tag 3 × 500 mg
				Zur Abschwächung schwerer Symptomatik:	
				Prednison	20–60 mg/d, nach 3–5 Tagen Dosisreduktion
Trichuris trichiura (Peitschenwurm)	Oral, Ei mit infektiöser Larve (z. B. Salat), Dickdarmparasit. Verbreitung weltweit	Meist asymptomatischer Verlauf, bei schwerer Infektion abdominale Schmerzen, Meteorismus, Diarrhö, Anämie, mäßige Eosinophilie	Einachweis im Stuhl	Mebendazol	2 × 100 mg/d für 3 Tage
				oder	
				Albendazol	400 mg/d für 3 Tage
Ancylostomiasis (Hakenwurmkrankheit), Ancylostoma duodenale, Necator americanus	Perkutan durch die am Boden lebende Larve, Wanderung durch den Körper. Dünndarmparasit. Vorkommen: Tropen und Subtropen, sporadisch auch in Bergwerken	Diarrhö, Gewichtsabnahme bis zur Kachexie, Husten, Heiserkeit, Hämatemesis, Dermatitis	Einachweis im Stuhl, Eosinophilie im peripheren Blut	Albendazol	200 mg/d für 3 Tage
				oder	
				Mebendazol	2 × 100 mg/d für 3 Tage

Tab. 26.8 Diagnostik, Klinik und Therapie wichtiger Wurmerkrankungen *(Forts.)*

Parasit	Infektionsweg	Klinik	Diagnostik	Therapie: Freiname	Therapie: Dosierung
Strongyloides stercoralis (Zwergfadenwurm)	Perkutan durch die am Boden lebende Larve, Wanderung durch den Körper. Dünndarmparasit. Vorkommen: Tropen, sporadisch auch in Bergwerken	Dermatitis, Übelkeit, Oberbauchschmerzen, Durchfall, Urtikaria, Eosinophilie	Larven im frischen Stuhl und Duodenalsaft	Albendazol	1–2 × 400 mg/d für 3–7 Tage
				Alternativ:	
				Mebendazol	2 × 200–500 mg/d für 3–7 Tage p. o.
				Ivermectin	200 µg/kg KG an 2 Tagen
Zestoden (Bandwürmer)					
Taenia saginata (Rinderbandwurm) Taenia solium (Schweinebandwurm)	Oral durch Aufnahme der Finne mit infiziertem Fleisch (Tatar, halbrohes Schweine- bzw. Rindfleisch). Dünndarmparasit. Verbreitung weltweit	Uncharakteristische gastrointestinale Symptome, Diarrhöen, Gewichtsabnahme, Eosinophilie	Proglottiden im Stuhl, selten Eier	Niclosamid	2 g als einmalige Dosis nach dem Frühstück, Tbl. gründlich zerkauen
! WICHTIG Vorsicht beim Umgang mit den Proglottiden von T. solium! Durch orale Aufnahme der Eier kann der Mensch zum Zwischenwirt werden mit Entwicklung der medikamentös schwer beeinflussbaren Zystizerkose (evtl. Praziquantel: 50 mg/kg, verteilt auf 2–3 Einzeldosen, für 15 Tage plus Dexamethason 4–16 mg/d)				Alternativ: Praziquantel	10 mg/kg als einmalige Dosis
Hymenolepis nana (Zwergbandwurm)	Oral			Niclosamid	1. Tag: 2 g p. o., 2.–7. Tag: 1 g
				Alternativ:	
				Praziquantel	15 mg/kg als einmalige Gabe
				Nach dieser Therapie Abführmittel; evtl. mehrmalige Wiederholung dieser Behandlungsschemata erforderlich	

26

Tab. 26.8 Diagnostik, Klinik und Therapie wichtiger Wurmerkrankungen *(Forts.)*

Parasit	Infektionsweg	Klinik	Diagnostik	Therapie	
				Freiname	Dosierung
Echinokokkose (Hundebandwurm, Fuchsbandwurm)	Oral durch Aufnahme der Eier aus Hundekot, Entwicklung solitärer (E. granulosus) oder multilokulärer Zysten (E. multilocularis), die Skolizes enthalten. Verbreitung weltweit	Zysten in Leber und Lunge, seltener in anderen Organen, Urtikaria, Eosinophilie	Passive Hämagglutination, Immunfluoreszenz, KBR, positiver Casoni-Intrakutantest, Röntgen, Szintigramm, Sonografie	Operative Entfernung (vorher Injektion von Formalin 0,5 %, Silbernitrat oder wässriger Jodlösung zur Abtötung der Skolizes). Prognose bei E. multilocularis meist infaust	
				Albendazol	2 × 10–15 mg/kg KG/d für mindestens 2 Jahre nach kurativer OP, ansonsten lebenslang
Filariasis					
Wuchereria bancrofti, Brugia malayi, Loa loa, Onchocerca volvulus	Perkutan durch Stechmücken, Mikrofilarien im Blut, adulte Erreger in den Lymphdrüsen. Verbreitung: Tropen und Subtropen	Hautjucken, Lymphknotenschwellung, Lymphangitis, Fieber, Orchitis, Hydrozele, Elefantiasis der Beine, Arme, des Genitales oder der Brust, Eosinophilie	Mikrofilarien im frischen Blut („dicker Tropfen"), KBR, Hauttest	Ivermectin	150 µg/kg, Wiederholung nach 6–12 Monaten
Schistosomiasis					
(Bilharziose) Schistosoma haematobium	Perkutan durch Eindringen der Zerkarie (Larve) beim Baden in verseuchten Gewässern. Vorkommen: Tropen, Subtropen	Hämaturie durch Sitz in den Venen des Urogenitaltrakts, blutige Durchfälle, Hepatosplenomegalie, „Badedermatitis" (Zerkariendermatitis), Eosinophilie	Eier im Urin, Zerkarienhüllenreaktion (CHR), indirekter Hämagglutinationstest, Schlupftest	Praziquantel	1 × 40 mg/kg p. o.
S. mansoni			Eier im Stuhl	S. o.	Wie S. haemat.
S. japonicum				S. o.	2 × 30 mg/kg p. o. an 1 Tag
Isosporiasis	Kontaminierte Nahrungsmittel	Infektion des Gastrointestinaltrakts mit Durchfall	Mikroskopische Stuhluntersuchung	Co-trimoxazol	2 × 960 mg/d für 7 Tage

Tab. 26.8 Diagnostik, Klinik und Therapie wichtiger Wurmerkrankungen *(Forts.)*

Parasit	Infektionsweg	Klinik	Diagnostik	Therapie	
				Freiname	Dosierung
Cyclosporiasis	Kontaminierte Nahrungsmittel	Infektion des Gastrointestinaltrakts mit Durchfall	Mikroskopische Stuhluntersuchung	Co-trimoxazol	4 × 960 mg/d für 10 Tage, anschl. 2 × 960 mg/d für 3 Wochen
Mikrosporidiose	Kontaminierte Nahrungsmittel	Infektion des Gastrointestinaltrakts mit Durchfall	Histologischer Nachweis im Biopsat	Albendazol	2 × 400 mg/d
				oder	
				Co-trimoxazol	2 × 2 Tbl. jeweils für 14 Tage
Kryptosporidiose	Kontaminierte Nahrungsmittel	Infektion des Gastrointestinaltrakts mit Durchfall	Mikroskopische Stuhluntersuchung	Keine befriedigende Therapie, evtl. Paromomycin	3 × 500 mg/d für > 7 Tage

[1] Stromectol kann über internationale Apotheken besorgt werden

27 Neurologische Krankheiten

H.-C. Diener

27.1 Zerebrale Durchblutungsstörungen

27.1.1 Primärprävention

Die regelmäßige Einnahme von Acetylsalicylsäure bei gefäßgesunden Männern im mittleren Lebensalter führt zu einer Reduktion von Myokardinfarkten, aber nicht von Schlaganfällen. Bei Frauen kommt es zu einer Reduktion der Schlaganfälle, aber nicht von Myokardinfarkten. Der größte prophylaktische Effekt wird durch die konsequente Behandlung der arteriellen Hypertonie erzielt. Damit lässt sich eine relative Reduktion der Schlaganfallinzidenz von durchschnittlich 42 % erzielen. Bei Patienten mit koronarer Herzkrankheit und Hypercholesterinämie beugen Statine auch dem Schlaganfall vor. Dies gilt auch für Patienten mit Hypertonie oder Diabetes mellitus.

27.1.2 Vorhofflimmern und absolute Arrhythmie

Das jährliche Schlaganfallrisiko bei absoluter Arrhythmie beträgt 4–5 % und bis zu 20 % bei vergrößertem linken Vorhof und ventrikulärer Dysfunktion. Das Risiko lässt sich individuell durch den CHA_2DS_2-VASc-Score berechnen.

Prophylaxe

Orale Antikoagulation mit **Vitamin-K-Antagonisten** mindert das Schlaganfallrisiko bei Patienten mit Vorhofflimmern im Vergleich zu Placebo um 60–80 %. Der INR-Wert sollte auf 2,0–3,0 eingestellt werden. Der direkte Thrombinantagonist **Dabigatran** (2 × 150 mg/d) ist zur Schlaganfallprävention wirksamer als Vitamin-K-Antagonisten (Warfarin) bei einer vergleichbaren Häufigkeit schwerwiegender Blutungskomplikationen und einer Reduktion intrakranieller Blutungen um 60–80 %. Bei Patienten > 75 Jahre, eingeschränkter Nierenfunktion (Kreatinin-Clearance < 50, > 30 ml/min) und einem erhöhten Blutungsrisiko sollte Dabigatran in einer niedrigeren Dosis gegeben werden (2 × 110 mg/d). Der Faktor-X-Antagonist **Apixaban** ist deutlich wirksamer als Acetylsalicylsäure bei vergleichbarer Rate an schwerwiegenden Blutungskomplikationen. Apixaban (2 × 5 mg) ist in der Vorbeugung von Schlaganfall und systemischer Embolie wirksamer als Warfarin. **Edoxaban** (1 × 60 mg) und **Rivaroxaban** (1 × 20 mg) sind Warfarin nicht unterlegen. Bei den neuen Antikoagulanzien muss die Nierenfunktion überwacht werden. Ab einer Kreatinin-Clearance ≤ 50 ml/min muss die Dosis angepasst werden (Apixaban 2 × 2,5 mg, Edoxaban 1 × 30 mg, Rivaroxaban 1 × 15 mg). Alle neuen Antikoagulanzien reduzieren signifikant das Risiko intrazerebraler Blutungen. Eine Schlaganfallprophylaxe ist nicht notwendig bei Vorhofflimmern ohne weitere Risikofaktoren (lone atrial fibrillation).

27.1.3 Asymptomatische Stenosen und Verschlüsse hirnversorgender Arterien

Ätiologie und Pathogenese Nachweis einer extra- oder intrakraniellen Stenose (> 60 %) oder eines Gefäßverschlusses im Bereich der Karotiden oder Vertebralarterien (z. B. mit Doppler-, Duplexsonografie, CT- oder MR-Angiografie) ohne neurologische Ausfälle. 20 % der Betroffenen haben klinisch stumme ischämische Defekte im CT oder MRT. Die jährliche Inzidenz späterer zerebraler ischämischer Insulte liegt zwischen 0,5 und 2 %.

Therapie

(1) Konsequente Behandlung von Risikofaktoren wie Hypertonie, Diabetes mellitus, Rauchen, Fettstoffwechselstörungen.

(2) Aufklärung des Patienten über die möglichen Symptome einer TIA oder eines Schlaganfalls.

(3) Doppler-duplexsonografische Kontrolluntersuchungen im Abstand von 12 Monaten.

(4) Die Operation einer asymptomatischen Karotisstenose mit einem Stenosegrad > 60 % nach doppler- oder duplexsonografischen Kriterien reduziert signifikant das Schlaganfallrisiko. Dies gilt aber nur, wenn die kombinierte Mortalität und Morbidität des Eingriffs innerhalb von 30 Tagen < 3 % liegt. Die Lebenserwartung sollte > 5 Jahre betragen.

(5) Beim Stenting mit Angioplastie ist die Komplikationsrate höher als bei der Operation.

(6) Der prophylaktische Nutzen einer Behandlung mit Thrombozytenfunktionshemmern ist nicht gesichert.

(7) Wahrscheinlich ist eine aggressive Therapie vaskulärer Risikofaktoren genauso wirksam wie eine Karotisoperation oder ein Karotis-Stenting.

27.1.4 Transitorische ischämische Attacke (TIA)

Ätiologie, Pathogenese und Definition Fokale neurologische Ausfälle, die innerhalb von 24 h vollständig rückgebildet sind. Dauer meist 5–60 min. Zeigt sich in der diffusionsgewichteten Kernspintomografie eine zerebrale Ischämie, wird das Ereignis als akuter ischämischer Insult eingestuft, auch wenn die klinischen Ausfälle < 24 h bestehen.

Klinik Klinische Symptome im **Karotisversorgungsgebiet** sind Amaurosis fugax, brachiofazial betonte Hemiparese, Hemihypästhesie, Dysarthrie oder Aphasie. Klinische Symptome im **vertebrobasilären Kreislauf** sind Drehschwindel mit Sensibilitätsstörungen im Gesicht, Schluckstörungen, Ataxie, Doppelbilder. Nicht auf eine TIA zurückzuführen sind isolierter Schwindel, isolierte Bewusstseinsstörung oder amnestische Lücken. Das jährliche Insultrisiko nach TIA beträgt 5–10 %. Etwa die Hälfte der Schlaganfälle treten in den ersten 48 h nach einer TIA auf.

Die Abklärung erfolgt nach internistischer und neurologischer Untersuchung mit Ultraschall (Doppler-, Duplex-, transkranielle Doppler-Sonografie) und Computertomografie (CT, CTA) bzw. Kernspintomografie bzw. -angiografie. Bei 40 % aller Patienten mit einer TIA finden sich in der MRT klinisch stumme Infarktbezirke. Ausschluss einer koronaren Herzerkrankung bzw. kardialen Emboliequelle oder einer Gerinnungsstörung.

Therapie (Sekundärprävention)

(1) Behandlung mit **Thrombozytenfunktionshemmern**, z. B. **Acetylsalicylsäure** (ASS) 100 mg/d. Bei Kontraindikationen gegen ASS (Ulkus, Asthma bronchiale, chronische Alkoholkrankheit) oder Unverträglichkeit oder TIA plus pAVK: **Clopidogrel** (1 × 75 mg/d).

(2) Karotisendarteriektomie bei ipsilateraler Carotis-interna-Stenose mit über 50-prozentiger Lumeneinengung (NASCET-Kiterien). Voraussetzung: operatives Zentrum mit Mortalität < 1,5 %, Morbidität < 6 %.

(3) Stent-Implantation und Ballondilatation: etwas höhere Komplikationsraten als bei Endarteriektomie und vergleichbare Restenoseraten. Stent-Implantation daher bevorzugt bei Patienten mit weichen, nicht verkalkten Stenosen, Rezidivstenose nach OP, hochsitzenden Stenosen, Stenosen nach Strahlentherapie oder hohem Narkoserisiko.

(4) Bei Nachweis einer kardialen Emboliequelle orale **Antikoagulation** (nach Ausschluss einer Blutung im CT): Vitamin-K-Antagonisten (INR 2,0–3,0) bzw. moderne Antikoagulanzien wie Dabigatran, Apixaban, Rivaroxaban oder Edoxaban. Die Prophylaxe mit diesen Substanzen kann am Tag der TIA beginnen.

(5) Ballondilatation ggf. mit Stent-Implantation einer Subclaviastenose bei Subclaviansteal-Syndrom und wiederholter TIA im vertebrobasilären Stromgebiet.

27.1.5 Akuter ischämischer Insult

Ätiologie und Pathogenese Plötzliches Auftreten neurologischer Ausfälle, die sich nicht oder nur unvollständig zurückbilden. Etwa 70–80 % der Schlaganfälle sind ischämischer Genese. Sie sind meist thrombotisch (lokal entstanden, arterioarterielle Embolie, kardiale Embolie) oder selten hämodynamisch bedingt. 15–20 % sind kardioembolischer Genese. Den übrigen „Schlaganfällen" liegen in 13 % eine zerebrale Blutung und in 5 % eine Subarachnoidalblutung (SAB) zugrunde. Andere Ursachen wie eine zerebrale Arteriitis, Dissektionen und Sinus- oder zerebrale Venenthrombosen machen weniger als 2 % der Schlaganfälle aus.

Klinik: Symptomatik Je nach Versorgungsgebiet (Hemi-)Parese, Hemihypästhesie, Sensibilitätsstörungen, Bewusstseinstrübung, Kopfschmerzen, Schwindel, Übelkeit, Erbrechen, Doppelbilder, Hemianopsie, Schluckstörungen, Aphasie u. a. Bei Basilarisverschluss Para- oder Tetraparese mit rascher Bewusstseinstrübung.

Diagnostik CT zum Ausschluss einer Blutung, Infarktnachweis, ggf. Erfassung von Frühzeichen eines raumfordernden Infarkts, CT-/MR-Angiografie zur Erfassung des Gefäßstatus der extra- und intrakraniellen hirnversorgenden Arterien.

MRT ist die Methode der Wahl bei lakunären Infarkten und Infarkten der hinteren Schädelgrube.

Notfalllabor Blutbild, Blutzucker, Elektrolyte, Nierenwerte, Gerinnungswerte.

Therapie

Notfalltherapie

Patienten mit Schlaganfall sollten bevorzugt in einer Stroke Unit behandelt werden.

(1) Atmung überwachen, ggf. Pulsoxymeter oder Blutgasanalyse. Bei bewusstseinsgetrübten oder komatösen Patienten ggf. Intubation und Beatmung.

(2) Initial-EKG bei Aufnahme, Behandlung von Herzrhythmusstörungen ▶Kap. 13.3.

(3) Keine generelle Blutdrucksenkung. Häufig normalisiert sich der Blutdruck innerhalb weniger Stunden spontan. Therapie nur bei diastolischen Werten > 110 mmHg oder systolischen Werten > 220 mmHg über mehrere Stunden. Blutdruck maximal um 20 % gegenüber Ausgangswert und nicht abrupt senken.

(4) Arterielle Hypotonie vermeiden.

(5) Bei wiederholt erhöhten Blutzuckerwerten vorübergehend Therapie mit **Altinsulin** (Blutzucker < 11,1 mmol/L, [< 200 mg%] bei Diabetikern und < 8,3 mmol/L [< 150 mg%] bei Nichtdiabetikern). Blutzucker muss langsam gesenkt werden.

Überwachung und Prophylaxe

(1) Tägliche Kontrolle von Elektrolyten und Blutzuckertagesprofil in den ersten 3 Tagen.

(2) Ausgleich einer Exsikkose unter Bilanzierung des Flüssigkeitshaushalts, bei bewusstseinsgetrübten Patienten ggf. zentraler Venenkatheter und Magensonde.

(3) Herz-Kreislauf- und Atmungsmonitoring bei schweren Schlaganfällen.

(4) Achten auf Hirndruckzeichen: sekundäre Eintrübung, Stauungspapille, Pupillendifferenz.

(5) Magensonde bei Schluckstörungen (schon an Tag 1 enterale Ernährung anstreben, bei Erbrechen parenterale Ernährung).

(6) Lungenembolieprophylaxe und Prophylaxe tiefer Beinvenenthrombosen mit **Low-Dose-** oder **niedermolekularem Heparin,** Durchbewegen der Beine. Thrombosestrümpfe sind nicht wirksam.

(7) Bei erhöhter Temperatur (> 38,5 °C) **Paracetamol,** Wadenwickel.

(8) Bei Hyperglykämie langsamer Blutzuckerausgleich mit **Altinsulin.**

Pflegerische Maßnahmen

(1) Bei Inkontinenz Blasenkatheter, bei länger bestehender Inkontinenz suprapubischer Katheter.

(2) Lagerung nach Bobath, regelmäßiges Umlagern (60 min) und Dekubitusprophylaxe.

(3) Unterstützung des Schultergelenks bei Hemiplegie.

(4) Kontrakturprophylaxe.

(5) Krankengymnastik 2 × 15 min/d mit frühzeitiger Mobilisierung (Sitzen, Stehen).

(6) Logopädie bei Sprach- oder Sprechstörungen.

Wirksame Therapie

(1) Systemische Thrombolyse (Fibrinolyse) mit **rt-PA** 0,9 mg/kg KG bei frischem Insult und Ausschluss einer zerebralen Blutung im CT innerhalb von 4,5 h nach Beginn der Symptome. Wichtigste Kontraindikationen: raumfordernder Infarkt im CT, ausgeprägte neurologische Ausfälle mit Hemiplegie und Blickwendung oder erhöhte Blutungsneigung. Bei Vorbehandlung mit Vitamin-K-Antagonisten ist eine Thrombolyse möglich, wenn die INR < 1,7 beträgt. Die Einnahme von Faktor-Xa Hemmern wie Apixaban, Edoxaban oder Rivaroxaban ist eine Kontraindikation für die systemische Thrombolyse. Unter Einnahme von Dabigatran kann nach Antagonisierung mit Idaruzicumab (2 × 2,5 g) eine systemische Thrombolyse durchgeführt werden.

(2) Thrombektomie durch den Neuroradiologen beim distalen Verschluss der A. carotis interna oder beim Verschluss der A. cerebri media in einem Zeitfenster bis zu 4,5 h nach vorheriger systemischer Thrombolyse und im Zeitfenster zwischen.4,5 und 24 h ohne Thrombolyse.

(3) Bei malignem Hirnödem mit progredienter Bewusstseinstrübung Verlegung auf die Intensivstation, Intubation, Oberkörperhochlagerung in einem Winkel von 30 °.

(4) Bei Hirnödem Osmotherapie mit initial 125 ml **Mannit** 20 %, gefolgt von 0,15–0,5 g/kg KG, je nach Klinik und Bewusstseinslage. Milde Hypothermie (32–34 °C) unter Sedierung in spezialisierten Zentren.

(5) Bei großen raumfordernden Mediainfarkten kann in spezialisierten Zentren eine Hemikraniektomie mit Duraplastik als lebensrettende Maßnahme durchgeführt werden.

(6) **Vollheparinisierung** bei Karotis- oder Vertebralisdissektion. Kontinuierlich 1.000 IE/h über Perfusor; Ziel PTT: 2-fache Erhöhung der Ausgangs-PTT. Umstellung nach 5–10 Tagen auf **Phenprocoumon** (Marcumar®). Kontraindikationen: zerebrale und Subarachnoidalblutung, raumfordernde Infarkte und schlecht eingestellte Hypertonie.

Rezidivprophylaxe

(1) Behandlung der Risikofaktoren (▶ Kap. 27.1.3).

(2) Bei Patienten mit fokaler Ischämie sind **Thrombozytenfunktionshemmer** in der Sekundärprophylaxe wirksam. Dies gilt für **ASS** (100 mg) und **Clopidogrel** (75 mg), ▶ Kap. 27.1.4.

(3) Bei Patienten mit hohem Rezidivrisiko (> 4 %/Jahr) und zusätzlicher PAVK bzw. Unverträglichkeit von ASS wird **Clopidogrel** 75 mg empfohlen.

(4) Antikoagulation mit **Dabigatran, Apixaban, Edoxaban** oder **Rivaroxaban** bei kardialer Emboliquelle. Bei leichten Infarkten und kleinem Infarktareal in der zerebralen Bildgebung kann die Antikoagulation nach 2–5 Tagen beginnen. Bei großen Infarkten zunächst Rezidivprophylaxe mit ASS, später orale Antikoagulanzien. Eine frühe Antikoagulation mit Heparin reduziert das Rezidivrisiko geringfügig, erhöht aber das Risiko zerebraler Blutungen signifikant.

27.1.6 Subkortikale arteriosklerotische Enzephalopathie (SAE, Morbus Binswanger)

Ätiologie, Pathogenese und Klinik Hyalinisierung und Arteriosklerose der kleinen penetrierenden Hirnarterien, die zu einer Demyelinisierung des Marklagers (periventrikuläre Dichteminderungen im CT) und zu lakunären Insulten im Marklager führen. Im MRT Leukoaraiose und Lakunen, auch „microbleeds" in T2*/SWI Sequenzen. Klinische Leitkriterien sind eine vaskuläre Demenz, eine apraktische Gangstörung (Verwechslung mit Morbus Parkinson), Blasenstörungen und wiederholt auftretende lakunäre Infarkte mit leichteren fokal-neurologischen Ausfällen mit guter Remissionstendenz („Schlägle").

27

Therapie

Behandlung von Hypertonie, Diabetes mellitus und anderen vaskulären Risikofaktoren. Möglicherweise sind Thrombozytenfunktionshemmer wirksam.

27.1.7 Zerebrale Blutung

Ätiologie und Pathogenese Hypertone Massenblutung durch die Ruptur kleiner Gefäße, Ruptur eines Aneurysmas, Blutung aus einer arteriovenösen Fehlbildung, Gerinnungsstörung (Antikoagulanzien).

Klinik Initial Kopfschmerzen, Übelkeit und Erbrechen, danach Bewusstseinstrübung bis zum Koma. Fakultative Begleitsymptome sind Paresen, Sensibilitätsstörungen, Schwindel, fokale oder generalisierte Krampfanfälle und vegetative Störungen (Bradykardie, Fieber, Blutdruckanstieg). Zerebrale Blutungen treten fast immer unter körperlicher Tätigkeit oder bei Aufregung, fast nie aus dem Schlaf heraus auf. Blutungen treten in abnehmender Häufigkeit in den Stammganglien, im Thalamus, im Marklager der Hemisphären und in der hinteren Schädelgrube auf. Eine klinische Differenzierung zwischen zerebraler Blutung und Ischämie ist nicht sicher möglich.

Therapie

Basisbehandlung

(1) Wie beim ischämischen Insult (▶ Kap. 27.1.5) inkl. **Thromboseprophylaxe** (bei großen Blutungen in den ersten Tagen mit intermittierender pneumatischer Kompression der Beine); Behandlung epileptischer Anfälle.

(2) Bei Verschlechterung des klinischen Bilds mit Eintrübung oder Zunahme der neurologischen Ausfälle Behandlung des erhöhten intrakraniellen Drucks und des Hirnödems mit **Mannit** 20 % 125 ml rasch i. v. als Kurzinfusion oder **Sorbit** (Tutofusin® S 40) 50 ml i. v. als Infusion, danach alle 3–4 h wiederholen. Wirksamkeit von Dexamethason nicht bewiesen.

Operative Therapie

(1) Hämatomausräumung bei oberflächennahen Blutungen im Bereich des Frontal-, Temporal- oder Okzipitallappens mit sekundärer Eintrübung des Patienten oder bei Blutungen im Kleinhirn von > 3 cm im Durchmesser.

(2) Keine Hämatomausräumung bei Blutungen im Thalamus und Putamen oder im Bereich von Brücke oder Hirnstamm.

(3) Externe Liquordrainage bei Hydrocephalus occlusus infolge intraventrikulärer Einblutung oder Ventrikelkompression.

Therapie bei Blutung durch Antikoagulanzien

(1) **Prothrombinkonzentrat** (PPSB) 200–500 E: Dosis (E) = Faktorenerhöhung (%) × ⅔ KG. Kontrolle der INR nach 30–60 min.

(2) Bei Marcumar®-Blutung außerdem **Vitamin K_1** (Konakion®) 20 mg (2 ml) langsam i. v.

(3) Für Dabigatran ist ein spezfisches Antidot verfügbar (Idaruzicumab, 2 × 2,5 g).

27.1.8 Sinus- und Hirnvenenthrombosen

Ätiologie und Pathogenese Bedingt durch Einnahme hormoneller Kontrazeptiva, in der Schwangerschaft und im Wochenbett, aber auch spontan; bei Malignomen, septisch infolge lokaler Entzündungen im Bereich von Gesicht (Sinusities, Furunkel) und Ohr (Mastoiditis).

Klinik Meist subakut oder schleichend initial mit zunehenden Kopfschmerzen, fokale oder diffuse neurologische Störungen, fokal eingeleitete und sekundär generalisierte epileptische Anfälle, zentrale Paresen, Stauungspapillen, Verwirrtheitszustände oder Psychosen. Diagnosesicherung durch Angio-MR, Angio-CT oder Angiografie.

THERAPIE

Vollheparinisierung, **Heparin** i. v. 1.000 IE/h bis zur Verdopplung der PTT auch bei Stauungsblutung. Nach 2–3 Wochen Umstellung auf orale Antikoagulanzien (▶ Kap. 10.5.8). Antikoagulation über 6–12 Monate fortführen.

27.2 Epileptischer Anfall und Status epilepticus

27.2.1 Grand-Mal-Anfall

Ätiologie und Pathogenese Idiopathisches Anfallsleiden, symptomatische Anfälle bei zerebraler Blutung, nach Schädel-Hirn-Trauma, Hirntumor, Meningoenzephalitis, Alkoholentzug, diabetischem Koma, Hypoglykämie, Schlafentzug, Pharmaka (Neuroleptika, Thymoleptika, Penicillin, Immunsuppressiva), Drogen (Heroin, Kokain).

Klinik Bewusstlosigkeit, passagere Hypoventilation mit Zyanose, Steifwerden (tonische Komponente) des Körpers und der Extremitäten (Dauer etwa 10 s), gefolgt von rhythmischen Zuckungen, Anfallsdauer 1–3 min. Fakultative Symptome: Zungenbiss, Einnässen, Speichelfluss. Postiktal: Verwirrtheit, Dämmerzustand.

THERAPIE

(1) Verhindern weiterer Verletzungen, z. B. Abpolstern durch Kopfunterlage.

(2) Kein Zungenkeil.

(3) Bei einem nur wenige Minuten dauernden Anfall keine Applikation von Benzodiazepinen, da der Anfall spontan aufhört.

(4) Nach Abklingen der klonischen Phase bewusstlosen Patienten in stabile Seitenlage bringen. Atemwege freihalten, bis das Bewusstsein wiedererlangt ist. Danach weitere ätiologische Abklärung.

27.2.2 Status epilepticus (generalisiert)

Ätiologie, Pathogenese und Klinik Sich wiederholende Grand-Mal-Anfälle, zwischen denen der Patient das Bewusstsein nicht wiedererlangt, oder klonische Konvulsionen über mehr als 10 min.

Ursache des Status epilepticus ist bei einem Drittel der Patienten eine idiopathische Epilepsie, häufig nach abruptem Absetzen der Antiepileptika, bei schlechter Adhärenz, fieberhaften Infekten oder Kombination von Alkohol- und Schlafentzug. Bei zwei Drittel der Patienten ist der Status Ausdruck einer symptomatischen Epilepsie: Meningoenzephalitis, Schädel-Hirn-Trauma, zerebrale Tumoren, intrazerebrale Blutung, Schlaganfall, Hirnabszess, Intoxikation (z. B. Heroin, Kokain) und metabolische Störungen (Hypoglykämie, Niereninsuffizienz, hepatische Enzephalopathie, Hyper- oder Hypokalzämie).

Differenzialdiagnose

(1) Nonkonvulsiver Status epilepticus (keine motorischen Entäußerungen).

(2) Psychogene Anfälle: keine Bewusstlosigkeit, Patient kneift die Augen zusammen. Bei echten Anfällen sind die Augen geöffnet.

(3) Iatrogene Bewusstseinstrübung bei hochdosierter Benzodiazepin- oder Opioidgabe.

(4) Konvulsive Synkopen.

Therapie

Notfallmaßnahmen

(1) Sofortige antikonvulsive Intervention (s. u.)

(2) Schutz vor Verletzungen

(3) Gebiss herausnehmen

(4) Kleidung lockern

(5) Freihalten der Atemwege, bei Gefahr einer Aspiration ggf. Intubation

(6) Stabile Seitenlage

(7) Venöser Zugang

(8) Blutzucker-Stix

(9) Kontinuierliche Überwachung der Vitalfunktionen

In der Klinik:

(1) Neurologische Untersuchung.

(2) Wenn medikamentöse Therapie nicht greift und kein idiopathisches Anfallsleiden vorbekannt, CT.

(3) Notfalllabor: BZ, Elektrolyte, CRP, Kreatinin, Leberwerte, Alkohol, ggf. Toxikologie-Screening.

(4) EEG, möglichst bald nach dem Anfall.

Initialtherapie

(1) Venöser Zugang, **Lorazepam** 0,05 mg/kg i. v. (2 mg/min, 2–10 mg), ggf. wiederholen.

(2) Falls fehlende individuelle Erfahrung des Erstbehandelnden mit Lorazepam alternativ **Diazepam,** Maximaldosis 30 mg.

(3) Alternativ 1 mg **Clonazepam** i. v. langsam injizieren. Gefahr von Atemdepression.

(4) Wenn eine i. v. Injektion nicht möglich ist: **Diazepam** als Rektiole (10–20 mg). Alternativ **Midazolam** 0,2 mg/kg KG i. m oder bukkal. Diazepam zur i. m. Applikation nicht geeignet.

(5) Beobachten (Transport in das Krankenhaus bestellen, wenn Status nach 5 min nicht durchbrochen).

(6) **Phenytoin** i. v. 750 mg Infusionskonzentrat in 500 ml 0,9-prozentiger NaCl-Lösung; Infusion über 15 min (15–20 mg/kg KG, maximal 50 mg/min) über sicheren venösen Zugang (Hautnekrosen bei Paravasat). Kontrolle von Puls und Blutdruck. Alternativ **Valproat** i.v bis 3.000 mg oder **Lacosamid** i.v. bis 300 mg.

(7) Bei Eintreffen des Krankentransports Dosis und Uhrzeit der verabreichten Medikamente angeben.

Weitere Behandlung in der Klinik

(1) Blutdruck, Atmung und EKG fortlaufend kontrollieren, ggf. Sauerstoffgabe (10 l/min), Laboruntersuchungen (Nierenwerte, BZ, Elektrolyte, Magnesium).

(2) Infusion mit physiologischer **Kochsalzlösung,** Bolusinjektion von 50 ml 50-prozentiger **Glukose** (wenn V. a. Hypoglykämie).

(3) Wenn nur Benzodiazepin gegeben wurde, zusätzlich Therapie mit **Phenytoin** beginnen (max. Dosis 1.500 mg i. v.). Alternativ **Valproinsäure** i. v. (10–20 mg/kg KG als Bolus, ggf. wiederholen, dann max. 6 mg/kg KG/h).

(4) Magensonde legen.

(5) Blasenkatheter (Einfuhr-/Ausfuhrbilanz).

(6) EEG.

(7) Bei weiterbestehendem Status **Phenobarbital**-Infusion (nicht in Kombination mit Clonazepam oder bei Vorbehandlung mit Phenobarbital oder Primidon) initial 2 × 200 mg (Injektionsgeschwindigkeit max. 50 mg/min). Wenn Status fortbesteht, 200 mg Phenobarbital i. v. bis zu einer maximalen Gesamtdosis von 1.000 mg.

(8) Können Barbiturate nicht gegeben werden, alternativ (insbesondere bei chronischen Alkoholikern) **Valproat** 10–25 mg/kg als Bolus, ggf. wiederholen, dann max. 6 mg/kg/h.

Weiterbehandlung

Nach Unterbrechung des Status perorale Weiterbehandlung bei fokalen Epilepsien mit **Lamotrigin, Levetiracetam, Carbamazepin oder Topiramat oder Lacosamid.** Bei primär generalisierten epilpetischen Anfällen antikonvulsive Therapie mit Lamotrigin, Topiramat oder Valproinsäure. Valproinsäure wird bei Frauen im gebährfähigen Alter wegen seiner Teartogenität nicht empfohlen.

27.3 Akuter Migräneanfall und Prophylaxe der Migräne

Akuter Migräneanfall

Ätiologie und Pathogenese Erbliche Disposition. In der Aura Änderung der kortikalen Hirnaktivität („spreading depression"), Modulation des trigeminalen nozizeptiven Systems, Freisetzung von Neurotransmittern wie CGRP (calcitonin-gene related peptide) und Serotonin.

Klinik

(1) **Migräne ohne Aura:** wiederkehrende Kopfschmerzattacken, zwischen 4 und 72 h anhaltend. Der Kopfschmerz ist in 60 % der Fälle halbseitig, pulsierend von mittlerer bis starker Intensität und wird durch körperliche Anstrengung verstärkt. Typische Begleitsymptome: Übelkeit, Erbrechen, Photo- und Phonophobie.

(2) **Migräne mit Aura (früher: Migraine accompagnée, klassische Migräne):** neurologische Symptome, die meist dem Kortex (Sensibilitätsstörungen, Sehstörungen mit Flimmern, Skotome, Hemianopsie, Aphasie) oder dem Hirnstamm (Paraparese, Schwindel mit Nystagmus, Ataxie) zuzuordnen sind, sich über einen Zeitraum von 5–20 min langsam entwickeln und spätestens nach 60 min wieder vollständig abgeklungen sind. Unmittelbar danach oder innerhalb 1 h tritt dann der typische Kopfschmerz mit den vegetativen Begleiterscheinungen auf.

Sonderformen: isolierte Auraphasen ohne nachfolgende Kopfschmerzen (Differenzialdiagnose: TIA), Migräne mit verlängerter Aura (> 60 min), retinale Migräne (monokuläre Skotome, monokuläre flüchtige Amaurose), chronische Migräne (Migräne an über 15 Tagen/Monat).

Diagnose Ausschließlich aus Anamnese und klinischem Befund. Apparative Zusatzuntersuchungen sind bei typischer Klinik nicht erforderlich.

27

Therapie und Prophylaxe

Therapie der Migräneattacke

(1) Reizabschirmung in einem dunklen, geräuscharmen Raum, Schlaf, lokale Eisbehandlung.

(2) Die Gabe von **Antiemetika** (▶ Tab. 27.1) wie **Metoclopramid** oder **Domperidon** bessert nicht nur die vegetativen Begleitsymptome, sondern führt zu einer besseren Resorption und Wirkung von Analgetika und Migränemitteln.

Tab. 27.1 Therapie der akuten Migräneattacke bei Erwachsenen

Substanz	Dosis	Indikation	UAW
I. Antiemetika			
Metoclopramid	10–20 mg p. o.	Bessert Übelkeit und Erbrechen, verbessert Resorption von Analgetika	Extrapyramidalmotorische Störungen, Blickkrämpfe (dann Akineton® i. v.)
	20 mg rektal		
	10 mg i. v.		
Domperidon	10–20 mg p. o.	Wie Metoclopramid	Wie Metoclopramid
II. Analgetika			
Acetylsalicylsäure	500 mg bis 1 g p. o. als Brausetablette	Bei mittelschweren Kopfschmerzen	Magenschmerzen, Asthmaanfall
	500–1.000 mg i. v.		
Paracetamol	500 mg bis 1 g p. o. rektal (Supp.)	Bei mittelschweren Kopfschmerzen	Leberschaden

(3) **Analgetika, nichtsteroidale Antirheumatika:** ASS und Paracetamol sind die Analgetika erster Wahl bei leichten und mittelschweren Migräneattacken. Sie sollten bevorzugt in Form einer Brausetablette eingenommen werden. Die Kombination von ASS, Paracetamol und Koffein ist wirksamer als die Gabe von Analgetika in der Monotherapie. NSAR wie Naproxen, Ibuprofen oder Diclofenac-Kalium sind ebenfalls empfehlenswert.

(4) Die **Serotonin-(5-HT)Rezeptoragonisten** (▶ Tab. 27.2) Sumatriptan, Zolmitriptan, Naratriptan, Rizatriptan, Eletriptan, Almotriptan und Frovatriptan sind spezifische Migränemittel, die beim Spannungskopfschmerz unwirksam sind. Naratriptan und Almotriptan sind auch rezeptfrei (OTC) erhältlich.

- *Wirkung:* Triptane wirken zu jedem Zeitpunkt innerhalb der Attacke (d. h. sie müssen nicht notwendigerweise unmittelbar zu Beginn der Attacke genommen werden) und auch auf die typischen Begleiterscheinungen der Migräne, nämlich Übelkeit, Erbrechen, Lichtscheu und Lärmempfindlichkeit, und reduzieren signifikant die Einnahme von Schmerzmitteln.
- *Problematik „headache recurrence":* Ein Problem aller Migränemittel ist, dass bei lange dauernden Migräneattacken gegen Ende der pharmakologischen Wirkung die Migränekopfschmerzen wiederauftreten können (sog. headache recurrence). Dieses Problem ist bei den Triptanen ausgeprägter als bei Ergotamintartrat oder ASS, da die HWZ deutlich kürzer ist. So kommt es bei etwa 50 % der Patienten nach subkutaner Gabe und bei 30–40 % nach oraler Gabe von Sumatriptan zu einem Wiederauftreten der Kopfschmerzen, wobei dann die zweite Gabe der Substanz wieder wirksam ist. Ist die erste Gabe eines Triptans unwirksam, ist es sinnlos, in derselben Migräneattacke eine zweite Dosis zu applizieren. Zu Dosierungen der Triptane, UAW und Kontraindikationen ▶ Tab. 27.2.

Tab. 27.2 Therapie der akuten Migräneattacke mit 5-HT-Agonisten

Substanz	Dosis	UAW	Kontraindikationen
Sumatriptan	50–100 mg p. o.	Engegefühl im Bereich der Brust und des Halses, Parästhesien der Extremitäten, Kältegefühl, Lokalreaktion an der Injektionsstelle	Hypertonie, koronare Herzerkrankung, Angina pectoris, Myokardinfarkt in der Vorgeschichte, Morbus Raynaud, arterielle Verschlusskrankheit der Beine, TIA oder Schlaganfall, Schwangerschaft, Stillzeit, Kinder, Alter > 65 Jahre, schwere Leber- oder Niereninsuffizienz, multiple vaskuläre Risikofaktoren
	10–20 mg Nasenspray		
	6 mg s. c. (Autoinjektor)		
Zolmitriptan	2,5 mg p. o.	Wie Sumatriptan	Wie Sumatriptan
	2,5 mg Schmelztablette		
	5 mg Nasenspray		
Naratriptan	2,5 mg p. o.	Geringer als Sumatriptan	Wie Sumatriptan
Rizatriptan	5 mg oder 10 mg p. o.	Wie Sumatriptan plus Benommenheit	Wie Sumatriptan
	Oder Schmelztablette		
Eletriptan	40 mg p. o.	Wie Sumatriptan plus Schwächegefühl	Wie Sumatriptan
Almotriptan	12,5 mg	Weniger als Sumatriptan	Wie Sumatriptan
Frovatriptan	2,5 mg	Weniger als Sumatriptan	Wie Sumatriptan

- *Substanzen:*
  - Das älteste „Triptan", **Sumatriptan,** steht in oraler Form (50–100 mg), als Nasenspray (10–20 mg) und für die subkutane Gabe (6 mg) zur Verfügung. Es bietet die größte Variationsbreite in Applikationsart und Dosis.
  - **Naratriptan** ist weniger wirksam, hat aber auch weniger UAW als Sumatriptan.
  - **Zolmitriptan** ist bei einem Teil der Patienten wirksam, die nicht auf Sumatriptan ansprechen. Das Nasenspray eignet sich für Patienten mit Brechreiz oder Übelkeit.
  - **Rizatriptan** (10 mg) ist etwas rascher und besser wirksam als Sumatriptan. Patienten, die eine Migräneprophylaxe mit Propranolol erhalten, dürfen nur mit 5 mg Rizatriptan behandelt werden.
  - **Eletriptan** ist das potenteste orale Triptan.
  - **Almotriptan** ist ähnlich wirksam wie Sumatriptan, hat aber weniger UAW.
  - **Frovatriptan** hat eine lange HWZ bei langsamem Wirkungseintritt.
  - Naratriptan und Almotriptan sind auch OTC erhältlich
- *UAW:* medikamenteninduzierte DauerkKopfschmerzen (wie Ergotamin). Lebensbedrohliche UAW (Myokardinfarkt, schwere Herzrhythmusstörungen, Schlaganfall) wurden nach der Gabe von Sumatriptan in einer Häufigkeit von 1:1 Mio. beobachtet. Bei fast allen Patienten lagen entweder eindeutige Kontraindikationen vor (z. B. koronare Herzkrankheit) oder die Diagnose Migräne war falsch.

(5) *Behandlung der Migräneattacke durch den Arzt:* Wird der Arzt zu einem Patienten während einer mittelschweren oder schweren Migräneattacke gerufen, hat der Patient i. d. R. bereits ohne Erfolg eine orale Schmerztherapie versucht. Behandlung mit 0,5–1 g **Acetylsalicylsäure** i. v.

27

Prophylaxe der Migräne

Indikationen

Patienten mit häufigen Migräneattacken neigen dazu, diese mit zunehmend häufiger Einnahme von Migränemischpräparaten und Analgetika zu behandeln. Vor allem Mischpräparate, die Codein, peripher wirksame Analgetika und Tranquilizer sowie Antihistaminika, Spasmolytika und Anticholinergika enthalten, bergen dabei die Gefahr, dass sich ein medikamenteninduzierter Dauerkopfschmerz entwickelt. Auch die „Triptane" können bei häufiger Einnahme (> 10 Tage/Monat) zu gehäuften Migräneattacken und Dauerkopfschmerzen führen. Die Indikation zu einer medikamentösen Prophylaxe der Migräne ergibt sich bei Migräneattacken, die nur unbefriedigend behandelt werden können. Sie besteht bei

(1) drei oder mehr Migräneattacken pro Monat,

(2) Migräneattacken, die regelmäßig länger als 72 h anhalten,

(3) Attacken, die auf eine Therapie entsprechend den oben gegebenen Empfehlungen (inkl. Triptanen) nicht ansprechen, und/oder wenn Nebenwirkungen der Akuttherapie nicht toleriert werden,

(4) Zunahme der Attackenfrequenz und Einnahme von Schmerz- und Migränemitteln an mehr als 10 Tagen pro Monat,

(5) komplizierten Migräneattacken mit lang anhaltenden Auren.

(6) deutlicher Einschränkung der Lebensqualität.

Sinn der medikamentösen Prophylaxe ist eine Reduzierung von Häufigkeit, Dauer und Schwere der Migräneattacken und die Prophylaxe des medikamenteninduzierten Dauerkopfschmerzes. Ein vollständiges Sistieren der Migräne durch eine medikamentöse Migräneprophylaxe ist nicht zu erwarten oder zu erreichen. Der Therapieeffekt ist meist erst nach 3-monatiger Behandlung abzusehen.

Medikamente

Die gängigsten Migräneprophylaktika sind **Betablocker**, **Flunarizin** und **Topiramat** (▶ Tab. 27.3). Bei Patienten die gleichzeitig unter einer Depression leiden ist Amitriptylin für beide Erkrankungen wirksam. Der Erfolg der Migräneprophylaxe sollte über ein Kopfschmerztagebuch kontrolliert werden. Dosierung grundsätzlich ganz langsam einschleichen (Migränepatienten reagieren weitaus empfindlicher auf Medikamente aller Art als andere Menschen). Zu beachten ist weiterhin der ausgeprägte Placeboeffekt zu Beginn der Behandlung, der den Erfolg vieler anderer Verfahren wie Akupunktur, chiropraktischer Behandlung, Massagen oder autogenem Training erklären kann. Bei chronischer Migräne (> 15 Kopfschmerztage/Monat) ist **Onabotulinumtoxin-A** wirksam (Therapie nur in ausgewiesenen Kopfschmerzzentren). Im Moment werden neue Substazen zur Migräneprophylaxe entwickelt – monoklonale humanisierte Antikörper gegen CGRP oder den CGRP-Rezeptor.

Tab. 27.3 Migräneprophylaxe

Substanz	Tagesdosis	Bemerkungen Wirkungsmechanismus	UAW
Sicher wirksame Substanzen in der Reihenfolge des therapeutischen Einsatzes			
I. Betablocker (1. Wahl)			
Metoprolol	Initial 50 mg, später 150–200 mg	β_1-selektiver Blocker	Müdigkeit, Hypotonie, Bradykardie, Schlafstörungen, Hypoglykämie, Bronchospasmus, Exanthem
Propranolol	Initial 40 mg, später 160–200 mg	Nichtselektiver Betablocker	

Tab. 27.3 Migräneprophylaxe *(Forts.)*

Substanz	Tagesdosis	Bemerkungen Wirkungsmechanismus	UAW
II. Kalziumantagonist (1. Wahl)			
Flunarizin	Frauen 5 mg, Männer 10 mg	Lange Halbwertszeit	Müdigkeit, Gewichtszunahme, gastrointestinale Beschwerden, Depression, Parkinson
Sicher wirksame Substanzen in der Reihenfolge des therapeutischen Einsatzes			
III. Topiramat (1. Wahl)			
Topiramat	50–100 mg	Antiepileptikum	Parästhesien, kognitive Störungen, Depression, Persönlichkeitsveränderungen, Glaukom
IV. Andere (2. Wahl)			
Valproinsäure[1]	2 × 300 mg	Antiepileptikum	Haarausfall, Tremor, Gewichtszunahme
Naproxen	2–3 × 250 mg	Prostaglandininhibitor	Magenschmerzen, Blutbildveränderungen

[1] Nicht bei Frauen im gebärfähigen Alter.

27.4 Periphere Fazialisparese

Ätiologie und Pathogenese In den meisten Fällen (90 %) idiopathisch (im Sinne einer parainfektiösen Hirnnervenneuritis). Andere Ätiologien: Zoster oticus (heftige Schmerzen, Bläschen im Gehörgang), Neuroborreliose (bilaterale Fazialisparese), basale Meningitis (Tuberkulose, Lues), Otitis media, Mastoiditis, Felsenbeinfraktur.

Klinik Lagophthalmus mit Bell-Phänomen beim Versuch des Lidschlusses, Funktionsstörung von Stirnrunzeln, Lidschluss, Naserümpfen. Mundwinkel hängt, Flüssigkeit läuft aus dem Mund. Zusätzlich verminderte Tränensekretion, Hyperakusis und Geschmacksstörung ipsilateral. Prognose gut: Vollremission bei der idiopathischen Fazialisparese 90 %.

THERAPIE

Pharmakotherapie

(1) Eine Behandlung mit Cortison verkürzt die Zeit bis zur Rückbildung der Symptome und verbessert die Prognose. Dosis: 1 mg/kg KG/d **Prednison** über 5 Tage.

(2) Beim Zoster oticus **Aciclovir** oral 5 × 800 mg/d über 7 Tage plus **Prednison** 100 mg/d mit langsamer Dosisreduktion über 10–14 Tage.

Nichtmedikamentöse Maßnahmen

(1) Uhrglasverband (v. a. nachts) und künstliche Tränen, Bepanthen®-Augensalbe,

(2) mimische Bewegungsübungen.

Allgemeine Maßnahmen

(1) Venöser Zugang (zentraler Venenkatheter).

(2) Überwachung vitaler Funktionen (Atmung, Blutdruck, EKG).

(3) Magensonde.

(4) Ernährung parenteral.

(5) Pneumonieprophylaxe (mit häufigem Absaugen bei Intubation).

(6) Fiebersenkung (Wadenwickel, Paracetamol). **Cave:** maligne Hyperthermie bei Neuroleptika.

(7) Flüssigkeitsbilanz, Flüssigkeitssubstitution (3–6 l/d), hochkalorische Ernährung.

(8) Engmaschige Kontrolle der Elektrolyte. Na^+-Mangel langsam ausgleichen (Gefahr einer pontinen Myelinolyse).

Spezifische Maßnahmen

(1) **Clomethiazol** (Distraneurin®): initiale Behandlung mit 6- bis 8-mal (max. 12-mal) 2 Kps. à 192 mg/d p. o. plus Haloperidol 3 × 5–10 mg/d p. o. oder i. v. Ständige Überwachung von Atemfunktion (Atemdepression, verstärkte Bronchialsekretion) und Blutdruck (RR-Abfall). **Cave:** Hyperthermie durch Neuroleptika.

(2) **Diazepam** initial 10 mg/h, bis Halluzinationen aufhören. Erhaltungsdosis 20 mg/6 h.

(3) **Kaliumsubstitution:** 40–80 mmol/d über Perfusor bei 3- bis 4-mal täglicher Kontrolle der Kaliumwerte.

(4) Initiale **Substitution von Vitamin B_1** 100 mg/d (Betabion® 50 mg = 1 ml i. m., 50 mg langsam i. v.) zur Vermeidung einer Wernicke-Enzephalopathie.

(5) Nach Abklingen der deliranten Symptomatik langsames Ausschleichen von Clomethiazol, Umsetzen auf orale Medikation, Absetzen von Haloperidol.

(6) Behandlung vegetativer Symptome mit **Clonidin** mittels Perfusor (1.800 µg/50 ml) mit Dosistitration nach Blutdruck und Herzfrequenz (Beginn mit 1–2 ml/h).

(7) Gabe von Magnesiumaspartathydrochlorid 3 × 10 mg/d p.o.

Weiterführende Maßnahmen

Psychiatrisches Konsil.

27.8 Polyneuritis und Polyneuropathie

27.8.1 Akute Polyneuritis und -radikulitis (Guillain-Barré-Syndrom, GBS)

Definition, Ätiologie und Pathogenese Idiopathisch, postinfektiös und postvakzinal auftretende Entzündung peripherer Nerven und Nervenwurzeln, die mit progredienten, meist distal beginnenden Extremitätenparesen, Areflexie und typischem Liquorbefund mit Eiweißerhöhung bei normaler Zellzahl oder minimaler Pleozytose einhergeht. Ätiopathogenetisch sind zellvermittelte Immunreaktionen die wichtigsten Faktoren.

Klinik Die schlaffen Paresen nehmen über einen Zeitraum bis 4 Wochen zu und führen in der Hälfte der Fälle zu Gehunfähigkeit und bei 20 % zu Beatmungspflicht. Die Paresen sind meist symmetrisch, die sensiblen Ausfälle gering ausgeprägt. Die Mitbeteiligung von Hirnnerven ist häufig. Ein besonderes Risiko stellt die Mitbeteiligung autonomer Fasern dar, die auch bei geringer klinischer Symptomatik zum plötzlichen Herzstillstand führen kann. Schon früh lässt sich mit elektrophysiologischen Verfahren die Diagnose sichern.

Therapie

Allgemeine Maßnahmen

(1) Aufnahme auf einer Intensivstation mit Monitoring von Blutdruck und Herzaktion und Überwachung der Vitalkapazität, bis die Krankheit ihre Plateau-Phase erreicht hat.

(2) Bei bradykarden Rhythmusstörungen und Entwicklung eines AV-Blocks Indikation zur passageren Anlage eines Schrittmachers.

(3) Thromboseprophylaxe mit Low-Dose-Heparin.

Spezifische Therapie

(1) Intravenöse Gabe von **Immunglobulinpräparaten** in einer Dosis von 0,4 g/kg KG/d über 3–5 Tage (Vorsicht bei Patienten mit selektivem Mangel an IgA-Antikörpern).

(2) Bei Unwirksamkeit der Immunglobuline, Fortschreiten der Erkrankung oder sekundärer Verschlechterung: Plasmaseparation mit einer Fließrate von 10–40 ml/min. Plasmaaustausch gegen 5-prozentige Humanalbumin-Elektrolyt-Lösung. Austauschmenge: 40–50 ml Plasma/kg KG. Fünf Plasmaaustauschbehandlungen innerhalb von 8 Tagen.

(3) Als Alternative Immunadsorption, bevorzugt mit Tryptophansäulen, wobei die einzelnen Adsorptionssäulen mit max. 2 l Plasma beladen werden sollten. Fünf Immunadsorptionen innerhalb von 8 Tagen sind als Richtlinie anzustreben. An den ersten beiden Behandlungstagen werden jeweils 4 l Plasma behandelt.

27.8.2 Chronisches Guillain-Barré-Syndrom (GBS, chronisch inflammatorische demyelinisierende Polyradikuloneuropathie = CIDP)

Definition, Ätiologie und Pathogenese Das chronische GBS hat einen langsamen subakuten oder chronischen Beginn und einen progredienten oder rezidivierenden Verlauf, meist über Monate. Selten kann ein akutes GBS in eine CIDP übergehen. Sensible Ausfälle sind gegenüber dem akuten GBS deutlicher ausgeprägt, und es besteht auch hier die typische zytoalbuminäre Dissoziation im Liquor. Ätiopathogenetisch sind humoral vermittelte Immunreaktionen die wichtigsten Faktoren.

Therapie

(1) **Prednison** (Decortin®) initial 100 mg/d mit langsamer Dosisreduktion über die nächsten 3–6 Monate.

(2) In schweren Fällen bzw. bei Therapieresistenz Plasmaseparation oder Gabe von **Immunglobulinen** 0,4 g/kg KG/d über 5 Tage. Gabe ggf. auch subcutan über Pumpe.

27.8.3 Meningoradikulitis und Polyneuritis bei Borreliose

Definition, Ätiologie und Pathogenese Die Borreliose wird durch Zeckenstich übertragen. Im Rahmen der subakut auftretenden Meningoradikuloneuritis kommt es neben Hirnnervenausfällen (N. facialis, N. abducens) zu außerordentlich schmerzhaften, z. T. radikulären Schmerzen und Missempfindungen am Rumpf oder in den Extremitäten (wird häufig mit Zervikalsyndrom oder „Ischias" verwechselt). Weitere neurologische Manifestationen sind die Mononeuritis multiplex, Plexusaffektionen, Myelitis und Vaskulitis. Diagnostisch führend ist der Nachweis einer geringen Pleozytose im Liquor mit leichter Erhöhung des Gesamteiweißes und Schrankenstörung. Spezifischer Nachweis durch Bestimmung von Antikörpern gegen Borrelia burgdorferi im Serum und Liquor.

Therapie

(1) **Ceftriaxon** 1 × 2 g/d i. v. über 14 Tage.

(2) **Doxycyclin** 2 × 100 mg/d oral über 21 Tage.

(3) Bei heftigen Schmerzen während der ersten 5–10 Tage **Prednison** 80 mg/d in absteigender Dosis.

27.8.4 Polyneuropathie

Diagnose Leitsymptome sind Reflexabschwächung oder Reflexausfall, distal betonte sensible Störungen in Form von Hypästhesie, Hypalgesie, Parästhesien, brennenden Missempfindungen und Verminderung der Vibrationsempfindung; motorische Störungen in Form von distal betonten Paresen und autonome Störungen.

Häufigste Ursachen Diabetische Polyneuropathie, chronischer Alkoholismus, urämische Polyneuropathie, hepatische Polyneuropathie, medikamenteninduzierte Polyneuropathien (v. a. Vincaalkaloide und Cisplatin), hereditäre Polyneuropathien, Dysproteinämien.

Therapie

Eine **kausale Therapie** ist nur bei den toxischen Polyneuropathien durch frühzeitige Beendigung der Exposition oder Alkoholkarenz zu erreichen.

Bei allen anderen Polyneuropathien ist nur eine **symptomatische Therapie** möglich:

(1) *Sensible Reizerscheinungen:* Bei kribbelnden und brennenden Missempfindungen, die sich bei Wärme und in Ruhe verstärken, sowie vermehrter Schmerzempfindlichkeit **Clomipramin** 50–100 mg/d p. o. oder **Amitriptylin** 50–100 mg/d p. o. bzw. **Duloxetin** 75–100 mg/d.

(2) Bei *neuralgiformen Schmerzen* mit einschießenden kurzen Schmerzattacken: **Carbamazepin** 200–600 mg/d (einschleichend dosieren, Serumspiegel um 4 µg/ml), **Gabapentin** 1.600–2.400 mg/d oder **Pregabalin** 150–300 mg/d.

(3) *Motorische Reizerscheinungen* in Form von Crampi, Myoklonien oder Faszikulationen: Behandlung mit **Chinin** (Limptar®) 60–300 mg/d oder **Dantrolen** (Dantamacrin®) 25 mg/d.

27.9 Alzheimer-Demenz

Ätiologie und Pathogenese Die Alzheimer-Krankheit ist eine neurodegenerative Erkrankung. Neuropathologisch finden sich ein Untergang von Neuronen des Kortex, Amyloidplaques und neurofibrilläre Filamente. Bei einzelnen Familien lässt sich eine genetische Mutation auf den Chromosomen 21, 14 oder 1 nachweisen.

Klinik: Leitsymptome Im Vordergrund steht die Störung des Gedächtnisses. Zusätzlich bestehen eine Beeinträchtigung des abstrakten Denkens, des Urteilsvermögens, der Raumorientierung, der Fähigkeit, komplexe Handlungen durchzuführen (Apraxie), sowie im weiteren Verlauf Persönlichkeitsveränderungen (Affektinkontinenz, depressive Verstimmung, paranoide Verkennung), weitere neuropsychologische Defizite wie Aphasie und Akalkulie. Später kommt es zu Gangstörung, Inkontinenz und letztendlich Pflegebedürftigkeit. Die Prävalenz liegt in der Altersgruppe zwischen 60 und 70 Jahren bei 5 %, ab dem 85. Lebensjahr bei 30 %. In einer Alterspopulation von 75-Jährigen mit Demenz leiden 80–85 % an einer Alzheimer-Demenz.

Differenzialdiagnose Vaskuläre Demenz (▶ Kap. 27.1.6, in 30 % kommt es zu einer Überlappung der beiden Krankheitsbilder), Demenz im Rahmen eines Morbus Parkinson, ernährungsbedingte Enzephalopathien (Dehydratation, Eiweiß- und Vitaminmangel), metabolische und endokrinologische Erkrankungen (hepatische und urämische Enzephalopathie, Hypothyreose), infektiöse Ursachen (AIDS, Lues), Liquorzirkulationsstörungen (Normaldruck-Hydrozephalus) und zerebrale Raumforderungen. Bei bis zu 10 % aller Patienten mit einer beginnenden Demenz besteht eine chronische Intoxikation mit Schlafmitteln, Neuroleptika oder Anticholinergika.

Therapie

Nichtmedikamentöse Therapie

(1) Vorstrukturierte Pläne zum Tagesablauf,

(2) Orientierungshilfen,

(3) Hirnleistungstraining,

(4) verhaltenstherapeutisch und kognitiv zentrierte Interventionen,

(5) gewohnte Umgebung nicht verändern.

(6) Einbeziehung von Angehörigen oder Bezugspersonen in das Behandlungskonzept.

Medikamentöse Therapie

Substanzen mit belegter Wirksamkeit

(1) **Cholinesterasehemmer** erhöhen die Konzentration des Neurotransmitters Acetylcholin. Sie bewirken eine Besserung der klinischen Symptome bei Patienten mit leichter bis mittelschwerer Symptomatik und verlängern die Zeit bis zur Einweisung in ein Pflegeheim. **Donepezil** (Aricept®) 5–10 mg/d, **Rivastigmin** (Exelon®) 6–12 mg/d. **Galantamin** (Reminyl®) wird in einer Initialdosis von 2 × 4 mg/d und einer Enddosis von 2 × 12 mg/d gegeben.

(2) **Memantin** (Axura®) ist in einer Dosis von 2 × 10 mg/d zur Behandlung der mittelschweren und schweren Alzheimer-Demenz zugelassen.

Substanzen mit fraglicher Wirksamkeit

Es gibt eine geringe Evidenz für die Wirkung von Ginkgo-Präparaten, Kalzium-Antagonisten, Nootropika oder Antioxidanzien. Immunglobuline sind unwirksam.

Therapie von Begleitsymptomen

▶ Kap. 11.

(1) Begleitdepression: SSRI, z. B. Citalopram (z. B. Cipramil®).

(2) Depression mit Unruhe: Mirtazapin (z. B. Remergil®).

(3) Schlafstörungen: Melperon (Eunerpan®).

(4) Paranoid-halluzinatorische Phasen: Risperidon (z. B. Risperdal®).

(5) Angstzustände: Lorazepam, zeitlich begrenzt.

28 Interpretation von Laborwerten anhand von Referenzbereichen

C. M. Niederau

Laborwerte stellen im Krankenhaus ca. 70 % aller objektiven Daten innerhalb einer Krankenakte dar. Auch ist eine moderne Diagnostik ohne Laborwerte nicht mehr vorstellbar. Die sachgerechte Bewertung von Labordaten ist daher eine unabdingbare Voraussetzung für eine gute Diagnostik und Therapie.

Für eine sachgerechte Bewertung von Labordaten wird in erster Linie der Referenzbereich eines Parameters herangezogen, um eine Erhöhung oder eine Erniedrigung des Patientenwerts in Bezug auf ein gesundes Referenzkollektiv festzustellen. Die International Federation of Clinical Chemistry (IFCC) hat eine Empfehlung für die Ermittlung und Anwendung von Referenzbereichen erarbeitet. Diese Referenzbereiche, oftmals auch Normalbereiche genannt, leiten sich aus mathematisch-statistischen Überlegungen ab. Definitionsgemäß stellen die Referenzbereiche die zentralen 95 % der bei einer Referenzgruppe erhobenen Messwerte dar. Die Vorstellung ist dabei, mit einem Fehler von ≤ 5 % einen „normalen" Probanden als „nicht normal" oder umgekehrt klassifizieren zu können. Bei der Berechnung müssen verteilungsunabhängige statistische Methoden verwendet werden, um das 2,5 %- und 97,5 %-Perzentil festzulegen, da im Allgemeinen biologische Parameter nicht normal verteilt sind. Bei Parametern, die nur erhöht oder nur erniedrigt gefunden werden, verwendet man das jeweilige 95 %-Perzentil. Zur Erstellung eines Referenzbereichs sollten ein möglichst großes Kollektiv (mindestens 120) von Referenzindividuen untersucht werden und alle relevanten, unveränderlichen und unbeeinflussbaren (z. B. Geschlecht, Alter, Hautfarbe, zirkadiane Rhythmen) wie auch veränderlichen und beeinflussbaren Einflussfaktoren (z. B. Körpergröße und -gewicht) kontrolliert werden. Grundsätzlich darf ein Referenzbereich nur für die Messmethode bzw. die Standardisierung gelten, mit der er erstellt bzw. mit der die Methode kalibriert wurde. Im Allgemeinen wird sogar empfohlen, dass jedes Labor seine eigenen Referenzbereiche erstellt. Da diese Forderung oftmals nicht zu erfüllen ist, kann hilfsweise auf Werte zurückgegriffen werden, die vom Reagenzhersteller angegeben wurden oder die mit der gleichen Standardisierung erstellt wurden. Insbesondere bei den sog. Tumormarkern sind die meisten Labors dazu übergegangen, mit der Ergebnisübermittlung auch die Messmethode bzw. die Standardisierung mitzuteilen.

Die vorstehend beschriebene Herleitung der Referenzbereiche bedeutet definitionsgemäß, dass der jeweilige Labortest eine Falsch-positiv-Rate von 5 % aufweist. Hieraus und aus der Prävalenz einer Erkrankung von z. B. 1:1.000 lässt sich eine Wahrscheinlichkeit von nur 2 % berechnen, dass bei positivem, d. h. pathologischem, Testergebnis die Erkrankung auch tatsächlich vorliegt. Bei bestimmten Erkrankungen kann es daher sinnvoll sein, die Falsch-positiv-Rate auf 1 % zu senken, wodurch der Referenzbereich auf die zentralen 99 % erweitert werden muss. Bei der serologischen Diagnostik des Myokardinfarktes geben die aktuellen Leit-/Richtlinien vor, dass ein Troponinwert erst dann als pathologisch erhöht gilt, wenn er größer ist als der Wert des 99. Perzentils einer gesunden Referenzgruppe.

Einige Laborparameter werden nicht nur anhand von Referenzbereichen bewertet. Insbesondere für die sog. Tumormarker werden gemeinhin „Cut-off-Werte" angegeben. Hierbei orientiert sich dieser Grenzwert an der Möglichkeit, mit optimaler Sensitivität und Spezifität zwischen Tumorkranken und Nicht-Tumorkranken zu differenzieren. Die „Nicht-Tumorkranken" müssen dabei nicht gesund sein, sondern können oftmals auch benigne Erkrankungen haben. Cut-off-Werte liegen daher im Allgemeinen höher als die zugehörigen Referenzbereichsgrenzen. Über die Methode zur Festlegung dieses Grenzwerts wird häufig gestritten. Optimale Sensitivität, höchstmögliche Spezifität oder maximale diagnostische Effizienz sind am häufigsten als Kriterien verwandt worden. Um eine Vergleichbarkeit verschiedener Tests oder Assays zu gewährleisten, wird heute meistens der Grenzwert angegeben, bei dem eine 95-prozentige Spezifität (Anteil der „richtig Gesunden") gegeben ist. Es muss aber davor gewarnt werden, aus erhöhten „Tumormarker"-Messwerten ein Karzinom zu diagnostizieren. Auch für den Parameter HbA_{1c} ist ein „Cut-off-Wert" publiziert worden. Aus den Ergebnissen großer internationaler Studien (DCCT, UKPDS) konnte abgeleitet werden, dass ab einem HbA_{1c}-Wert > 7 % (> 53 mmol/mol nach der Referenzmethode der IFCC) die Wahrscheinlichkeit für Spätkomplikationen des Diabetes mellitus erheblich zunimmt. Dieser Grenzwert wird hier als Therapieziel definiert. Ähnliches gilt auch für einige Parameter des Fettstoffwechsels. Hier werden heute meist risikoadaptierte Therapieziele angegeben.

In der Normalwerttabelle sind grundsätzlich die Referenzbereiche für Erwachsene angegeben und die jeweilige Standardisierung, soweit vorhanden, ergänzt. Auf einige signifikante Abhängigkeiten von Einflussfaktoren wird verwiesen. Für fast alle Parameter sind neben den konventionellen Maßeinheiten auch die Einheiten nach dem Systems International d' Unites (SI-Einheiten) aufgelistet, da es in Deutschland bisher keine verbindliche Empfehlung für die Verwendung eines Maßeinheitensystems gibt.

Folgende Informationen sind online zu finden:

(1) **Tab. 28.1:** Referenzbereiche wichtige Laborparameter für Erwachsene.

(2) **Tab. 28.2:** Therapeutische Bereiche ausgewählter Medikamente.

(3) **Tab. 28.3:** Wichtige Autoantikörper in der Inneren Medizin.

(4) **Tab. 28.4:** Formeln zur Berechnung der glomerulären Filtrationsrate bei Erwachsenen.

(5) **Tab. 28.5:** Molekulargenetische Parameter, die Eingang in die Routinediagnostik gefunden haben.

29 Kapitelübergreifende Tabellen

T. R. Weihrauch und B.-C. Zyriax

Folgende Tabellen sind online zu finden:

(1) **Tab. 29.1:** Ermittlung der Körperoberfläche aus Größe und Gewicht.

(2) **Tab. 29.2:** Tabellennomogramm zur Bestimmung des Body-Mass-Index (BMI) aus Körpergröße in m und Gewicht in kg (Berechnung: BMI = kg/m^2).

(3) **Tab. 29.3:** Übersicht der Messgrößen zur Beurteilung des Körpergewichts.

(4) **Tab. 29.4:** Umrechnungsfaktoren von g in mval.

(5) **Tab. 29.5:** Basis der „Evidenzgrade": Center of Evidence based Medicine Oxford (Quelle: http://cebm.net/levels_evidence.asp).

(6) **Tab. 29.6:** Häufigkeitsangaben zur Bewertung von Arzneimittelnebenwirkungen (Quelle: Packungsbeilagen).

(7) **Tab. 29.7:** Lebensmittel mit niedrigem Gehalt an Natrium/Kochsalz1 (B.-C. Zyriax in Anlehnung an GU Nährwert Kalorien Tabelle 2014/2015).

(8) **Tab. 29.8:** Lebensmittel mit hohem Gehalt an Natrium/Kochsalz1 (B.-C. Zyriax in Anlehnung an GU Nährwert Kalorien Tabelle 2014/2015).

(9) **Tab. 29.9:** Auswahl an Lebensmitteln mit moderatem Kaliumgehalt (B.-C. Zyriax in Anlehnung an GU Nährwert Kalorien Tabelle 2014/2015).

(10) **Tab. 29.10:** Auswahl an Lebensmitteln mit höherem Kaliumgehalt (B.-C. Zyriax in Anlehnung an GU Nährwert Kalorien Tabelle 2014/2015).

(11) **Tab. 29.11:** Puringehalt ausgewählter Lebensmittel (B.-C. Zyriax in Anlehnung an GU Nährwert Kalorien Tabelle 2014/2015).

(12) **Tab. 29.12:** Lebensmittel mit niedrigem Energiegehalt (B.-C. Zyriax in Anlehnung an GU Nährwert Kalorien Tabelle 2014/2015).

(13) **Tab. 29.13:** Lebensmittel mit hohem Energiegehalt (B.-C. Zyriax in Anlehnung an GU Nährwert Kalorien Tabelle 2014/2015).

(14) **Tab. 29.14:** Einfluss von Nahrungsmitteln und ernährungsabhängige anthropometrische Größen auf ausgewählte Krebserkrankungen (B.-C. Zyriax; in Anlehnung an WCRF-Report 2007 und regelmäßigen Aktualisierungen).

IV Verzeichnisse

Abkürzungsverzeichnis

5-FU	5-Fluorouracil
$^{99m}TcO_4$	^{99m}Tc-Pertechnetat
µl	Mikroliter
µm	Mikrometer
A./Aa.	Arteria/Arteriae
a. p.	anterior-posterior
ABDM	ambulante Langzeit-Blutdruckmessung
ABI	ancle-brachial-index, Knöchel-Arm-Index
ACE	Angiotensin-converting enzyme
ACPA	antizytoplasmatische Antikörper
ACR	American College of Rheumatology
ACS	akutes Koronarsyndrom
ACT	aktivierte Clotting Time
ACTH	adrenokortikotropes Hormon
ADH	antidiuretisches Hormon = Vasopressin
ADPKD	autosomal-dominante polyzystische Nierenerkrankung
AECOPD	akute Exazerbation einer chronisch-obstruktiven Lungenerkrankung
AED	automatischer externer Defibrillator
AFP	Alpha-Fetoprotein
AGS	adrenogenitales Syndrom
AIDS	Acquired Immune Deficiency Syndrome, erworbenes Immundefektsyndrom
AIHA	autoimmunhämolytische Anämie
AIN	akute interstitielle Nephritis
AIO	All-in-One
AK	Antikörper
AL	akute Leukämie
ALL	akute lymphatische Leukämie
AMA	antimitochondriale Antikörper
AML	akute myeloblastische Leukämie
ANA	antinukleäre Antikörper
ANCA	antineutrophile zytoplasmatische Antikörper
ANE	Anorexie, Nausea, Emesis
ANP	atriales natriuretisches Peptid
ANV	akutes Nierenversagen
AP	alkalische Phosphatase
APAH	assoziierte pulmonale arterielle Hypertonie
APC	aktivierter Protein-C-Komplex
Apo	Apolipoprotein(e)
APS	Antiphospholipid-Syndrom
APSAC	Anisoyl-Plasminogen-Streptokinase-Aktivator-Komplex = Antistreplase
aPTT	aktivierte partielle Thromboplastinzeit
ARDS	adult respiratory distress syndrome (akute respiratorische Insuffizienz des Erwachsenen)
ARFI	acoustic Radiation Force Impulse
ARNI	Angiotensin-Neprilysin-Inhibitoren
ARPKD	autosomal-rezessive polyzystische Nierenerkrankung
ASB	assistance spontaneous breathing
ASL	Antistreptolysin O
ASS	Acetylsalicylsäure
AST	Antistreptolysintiter
AT	Antithrombin
AT 10	Dihydrotachysterol
AUC-	area under curve, Fläche unter der Kurve
AV-	atrioventrikulär
AVNRT	AV-Knoten-Re-entry-Tachykardie
aXa-	Anti-Faktor-Xa-
AZ	Allgemeinzustand
AZV	Atemzugvolumen
BAL	bronchoalveoläre Lavage
BB	Blutbild
BC	Bronchialkarzinom
BE	Broteinheit
BIPAP	biphasic airway pressure
BLI	Betalactamase-Inhibitor(en)
BMD	Bone mineral densitiy
BMI	Body-Mass-Index
BNP	brain-natriuretic peptide
BSG	Blutkörperchensenkungsgeschwindigkeit
Btl.	Beutel
BZ	Blutzucker
CAP	ambulant erworbene Pneumonie
CARS	compensatory anti-inflammatory response syndrome
CAVHF	kontinuierliche arteriovenöse Hämofiltration
CDT	carbohydrate-deficient-transferrin
CEA	carcino-embryonales Antigen
CH	chronische Hepatitis
Chol	Cholesterin
chron.	chronisch/e/er/es
CIDP	chronisch inflammatorische demyelinisierende Polyradikuloneuropathie
CIN	chronische (nichtbakterielle) interstitielle Nephritis
CK	Kreatinkinase
CKD	chronic kidney disease, chronische Nierenkrankheit
CLL	chronische lymphatische Leukämie
CML	chronische myeloische Leukämie

CMMoL	chronisch-myelomonozytäre Leukämie
CNI	Calcineurininhibitor(en)
CO	Kohlenmonoxid
CO_2	Kohlendioxid
COPD	chronic obstructive pulmonary disease, chronisch-obstruktive Lungenerkrankung
COX	Cyclooxygenase
CP	cardiac power
CPAP	continuous positive airway pressure
CPC	chronisches Cor pulmonale
CPi	Cardiac-Power-Index
CPPV	continuous positive pressure ventilation
CR	komplette Remission
CREST	Calcinosis, Raynaud-Symptomatik, Störung der ösophagealen (engl. „esophageal") Motilität, Sklerodaktylie, Teleangiektasien
CRF	Corticotropin-releasing Factor
CRH	Corticotropin-releasing Hormon
CRP	C-reaktives Protein
CRT	kardiale Resynchronisationstherapie
CSF	colony stimulating factor, Kolonie stimulierender Faktor
CSII	kontinuierliche konventionelle Insulininfusion
CT	Computertomografie, Computertomogramm
CTEPH	chronische thromboembolische pulmonale Hypertonie
CUP	Karzinom mit unbekanntem Primärtumor
CVI	chronische venöse Insuffizienz
CVVHD	kontinuierliche veno-venöse Hämodialyse
CVVHF	kontinuierliche veno-venöse Hämofiltration
CYC	Cyclophosphamid
DAA	directly acting antiviral(s)
DD	Differenzialdiagnose(n)
DDAVP	Desamino-D-8Arg-Vasopressindiacetat
DFO	Deferoxamin
DGE	Deutsche Gesellschaft für Ernährung
DGHO	Deutsche Gesellschaft für Hämatologie und Onkologie
DHC	Ductus hepaticus communis
DHEA	Dihydroandrosteronacetat
DHSG	Deutsche Hodgkin-Studiengruppe
DIC	disseminierte intravasale Koagulopathie
DM	Diabetes mellitus
DMARD	Disease modifying antirheumatic Drug(s)
DN	diabetische Nephropathie
DNA	Desoxyribonukleinsäure
DOAC	direkte orale Antikoagulanzien
Dos.	Dosis/Dosierung
DÖS	diffuser Ösophagusspasmus
DPLD	diffuse parenchymal Lung Disease(s), diffuse Lungenparenchymerkrankung(en)
DPP	Dipeptidylpeptidase
DSA	digitale Subtraktionsangiografie
DXA	Dual Energy X-ray Absorptiometry
E	Einheit(en)
EBV	Epstein-Barr-Virus
ECT	Ecarin clotting time
EF	ejection fraction, Austreibungsfraktion
EGF	epithelian growth factor
EGPA	eosinophile Granulomatose mit Polyangiitis
EIA	Enzym-Immunoassay
EK	Erythrozytenkonzentrat(e)
EKG	Elektrokardiogramm
ELISA	enzyme-linked immunosorbent assay
EMB	Ethambutol
EPO	Erythropoetin
EPT	endoskopische Papillotomie
ER	Östrogenrezeptor
ERA	Endothelinrezeptorantagonist(en)
ERC(P)	endoskopische retrograde Cholangio(pankreatiko)grafie
ERD	erosive Refluxerkrankung
ES	Extrasystole(n)
ESA	Erythropoese-stimulierenden Agenzien
ESBL	extended spectrum β-lactamases, β-Lactamasen mit erweitertem Spektrum
Essl.	Esslöffel
EUS	endoskopische Ultraschalluntersuchung
EZ	Einzelzustand
EZR	extrazellulärer Raum
EZV	Extrazellularvolumen
F	Faktor(en)
FAP	familiäre adenomatöse Polyposis
FEV	forciertes exspiratorisches Volumen
FEV_1	forciertes exspiratorisches Volumen in 1 Sekunde
FFTF	freedom from treatment failure
FIGO	International Federation of Gynecology and Obstetrics
FiO_2	fraction of inspired oxygen
FSGN	fokal segmental sklerosierende Glomerulonephritis

FSME	Frühjahr-Sommer-Meningoenzephalitis
GADA	Glutaminsäuredekarboxylase-Antikörper
GBS	Guillain-Barré-Syndrom
G-CSF	granulocytes colony stimulating factor, Granulozyten-Kolonie stimulierender Faktor
GEP-NET	gastroenteropankreatische neuroendokrine Tumoren
GERD	gastroösophageale Refluxkrankheit
GFP	gefrorenes Frischplasma
GFR	glomeruläre Filtrationsrate
GH	Wachstumshormon, growth hormone
GI	Glykämischer Index
GIT	Gastrointestinaltrakt
GIST	gastrointestinaler Stromatumor
GLP	glucagon like peptide
GMA	Mischung aus den Immunglobulinen A, G und M
GM-CSF	granulocyte/monocyte colony stimulating factor
GN	Glomerulonephritis
GnRH	Gonadotropin-releasing Hormon
GOLD	Global Initiative On Chronic Obstructive Lung Disease
GOT	Glutamat-Oxalacetat-Transaminase
GPI	Glucosyl-Phosphatidyl-Inositol
GPT	Glutamat-Pyruvat-Transaminase
Gpt/L	Gigapartikel (10^9)pro Liter
GvHD	Graft-versus-Host-Disease
Gy	Gray
h	Stunde
HAP	nosokomiale Pneumonie, hospital-acquired pneumonia
Hb	Hämoglobin
HBV	Hepatitis-B-Virus
HCC	hepatozelluläres Karzinom
HCG	human chorionic gonadotropin
HCV	Hepatitis-C-Virus
HD	Hämodialyse
HDF	Hämodiafiltration
HDL	Lipoproteine mit hoher Dichte (high density lipoproteins)
HE	hepatische Enzephalopathie
HF	Hämofiltration
HFpEF	Herzinsuffizienz mit erhaltener Ejektionsfraktion
HFrEF	Herzinsuffizienz mit reduzierter Ejektionsfraktion
hGH	humanes Wachstumshormon, human growth hormone
HIT	heparininduzierte Thrombozytopenie
HIV	humanes Immundefizienzvirus
Hkt	Hämatokrit
HLP	Hyperlipoproteinämie
HMV	Herzminutenvolumen
HNPCC	hereditäres non-polypöses kolorektales Karzinom
HOCM	hypertrophisch obstruktive Kardiomyopathie
HPT	Hyperparathyreoidismus
HRS	hepatorenales Syndrom
HSV	Herpes-simplex-Virus
HUS	hämolytisch-urämisches Syndrom
HVL	Hypophysenvorderlappen
HWS	Halswirbelsäule
HWZ	Halbwertszeit
HZV	Herzzeitvolumen
i. a.	intraarteriell
i. m.	intramuskulär
i. S.	im Serum
i. U.	im Urin
i. v.	intravenös
IA	inspiratorische Assistenz
IAA	Inselzellautoantikörper
ICA	zytoplasmatische Inselzell-antikörper
ICD	implantierbarer Kardioverter/Defibrillator
ICR	Interkostalraum
ICS	inhalative Kortikosteroide
ICT	intensivierte konventionelle Insulintherapie
IDL	Intermediär-Lipoprotein
IE	Internationale Einheit(en)
IF	Intrinsic Faktor
IFG	impaired fasting glucose, abnorme Nüchternglukose
IFT	Immunfluoreszenztest
Ig	Immunglobulin(e)
IGF	insulin-like growth factors
IGRA	Interferon-Gamma-Release Assay
IGT	impaired glucose tolerance, gestörte Glukosetoleranz
IHD	intermittierende Hämodialyse
IHF	intermittierende Hämofiltration
IL	Interleukin
IMCU	Intermediate Care Unit
IMV	intermittierende maschinelle Ventilation (intermittant mandatory ventilation)
INH	Isoniazid
INR	International Normalized Ratio
IPF	idiopathische Lungenfibrose(n)
IPI	Internationaler prognostischer Index
IPSS	International prognostic scoring system
IPPV	assistierte intermittierende Überdruckbeatmung (intermittent positive pressure ventilation)
ISAGA	immunosorbent agglutination assay

ISG	Iliosakralgelenk(e)
ISIS	International Staging System
isTh	immunsuppressive Therapie
ITP	idiopathische thrombozytopenische Purpura
IU	international unit(s)
IZR	Intrazellularraum
IZV	Intrazellularvolumen
J	Joule
KBR	Komplementbindungsreaktion
KDIGO	Kidney Disease Improving Global Outcomes
KDOQI	Kidney Disease Outcomes Quality Initiative
kg	Kilogramm
KG	Körpergewicht
/kg KG/d	pro Kilogramm Körpergewicht pro Tag
KE	Kohlenhydrat-Einheit
KH	Kohlenhydrate
KHK	koronare Herzkrankheit
KI	Kontraindikation(en)
KKE	Kolon-Kontrasteinlauf
KM	Knochenmark
KMT	Knochenmarktransplantation
KO/KOF	Körperoberfläche
kPa	Kilopascal
KUP	Karzinom mit unbekanntem Primärtumor
L/l	Liter
LABA	lang wirksames β_2-Sympathomimetikum
LAD	left anterior descending artery, Ramus interventricularis anterior
LADA	latent autoimmune diabetes in adults
LAMA	lang wirksames Anticholinergikum
LCAT	Lecithin-Cholesterin-Acyltransferase
LCM	lymphozytäre Choriomeningitis
LDH	Lactatdehydrogenase
LDL	Lipoproteine mit niedriger Dichte (low density lipoproteins)
LHRH	gonadotropin releasing hormon
LITT	laserinduzierte Thermoablation
Lj.	Lebensjahr
LK	Lymphknoten
LKM	Antikörper gegen mikrosomale (M) Antigene in Leber (L) und Niere (kidney, K)
LP	Lipoprotein
Lp(a)	Lipoprotein(a)
LPL	Lipoprotein-Lipase
LV	linker Ventrikel
LVEF	linksventrikuläre Ejektionsfraktion
LWS	Lendenwirbelsäule
M.	Musculus
/m² KOF/d	pro Quadratmeter Körperoberfläche pro Tag
MAO	Monoaminooxidase
MAP	mittlerer arterieller Blutdruck
max.	maximal
MCGN	Minimal-Change-Glomerulonephritis
MCH	mean cell hemoglobin, mittlerer Hämoglobingehalt/Erythrozyt
MCL	Medioklavikularlinie
MCT	mittelkettige Triglyzeride
MCV	mean cell volume, mittleres Zellvolumen
MDP	Magen-Darm-Passage
MDRD	Modification of Diet in Renal Disease
MDS	myelodysplastisches Syndrom
MET	metabolic equivalent task
MG	Molekulargewicht
MGUS	monoklonale Gammopathie unbekannter Signifikanz
MHK	mittlere Hemmkonzentration
MIC	minimalinvasive Chirurgie
min	Minute(n)
MM	multiples Myelom
MMF	Mycophenolat-Mofetil
MMS	Monozyten-Makrophagen-System
MMSE	Mini-Mental-State-Examination
MODS	Multiorgan-Dysfunktionssyndrom
MODY	Maturity-onset Diabetes of the Young
MPGN	membranoproliferative Glomerulonephritis
MPN	myeloproliferative Syndrome
MRA	Magnetresonanzangiografie
MRCP	Magnetresonanz-Cholangiopankreatikografie
MRSA	methicillinresistente Staphylococcus aureus
MRT	Magnetresonanztomografie, Kernspintomografie
MTHFR	Methylentetrahydrofolatreduktase
MTX	Methotrexat
n	normal
n. W.	nach Westergren
NaCl	Natriumchlorid, Kochsalz
NASH	nichtalkoholische Steatohepatitis
NC	no change, stationäres Verhalten
NERD	nichterosive Refluxkrankheit
NHL	Non-Hodgkin-Lymphome
NIV	nichtinvasive Beatmung
NMH	niedermolekulares Heparin
NMR	Kernspintomografie (nuclear magnetic resonance), Magnetresonanztomografie
NNR	Nebennierenrinde

NPH	Neutralprotamin Hagedorn
NSAR	nichtsteroidale Antirheumatika
NSCLC	nichtkleinzelliges Bronchialkarzinom
NSMRI	Nichtselektive Monoamin-Rückaufnahmeinhibitoren
NSTEMI	Myokardinfarkt ohne ST-Streckenhebung (non-ST-elevation myocardial infarction)
OAD	orale Antidiabetika
OAK	orale Antikoagulation
oGTT	oraler Glukosetoleranztest
OP	Operation
OSAS	obstruktives Schlafapnoesyndrom
OTC	over the counter, nicht verschreibungspflichtiges Medikament
p. a.	posterior-anterior
p. m.	punctum maximum
p. o.	per os
PAI	Plasminogenaktivator-Inhibitor
paCO_2	arterieller Kohlendioxidpartialdruck
paO_2	arterieller Sauerstoffpartialdruck
PAH	pulmonale arterielle Hypertonie
PAK	Pulmonalarterien-Einschwemmkatheter
PAVK	periphere arterielle Verschlusskrankheit
PBC	primäre biliäre Cholangitis
PCI	perkutane Koronarintervention
PCJ	Pneumocystis jiroveci
PCR	polymerase chain reaction, Polymerasekettenreaktion
PCSK9	Proprotein convertase subtilisin-like kexin type 9
PCWP	pulmonary capillary wedged pressur, pulmonaler kapillärer Staudruck
PD	Peritonealdialyse; progressive disease, Progression
PDE	Phosphodiesterase
PE	Probeexzision
PEA	pulslose elektrische Aktivität
PEEP	positive endexpiratory pressure
PEG	perkutane endoskopische Gastrostomie
PEI	perkutane Ethanolinstillation
PET	Positronenemissionstomografie
PgR	Progesteronrezeptor
PH	pulmonale Hypertonie
PI	Proteinaseinhibitor
PMF	primäre Myelofibrose
PNH	paroxysmale nächtliche Hämoglobinurie
PNP	Polyneuropathie
PPI	Protonenpumpeninhibitor(en)
PPSB	Komplex aus den Faktoren II, VII, IX und X
PR	Teilremission
PRCA	poor red cell anemia
PRPP	Phosphoribosylpyrophosphat-Synthetase
PRVC	pressure-regulated volume control
PSA	prostataspezifisches Antigen
PSC	primäre sklerosierende Cholangitis
PTA	perkutane transluminale Angioplastie
PTC	perkutane transhepatische Cholangiografie
PTCA	perkutane transluminale Koronarangioplastie
PTCD	perkutane transhepatische Cholangiografie
PTH	Parathormon
PTT	partielle Thromboplastinzeit
RA	rheumatoide Arthritis, refraktäre Anämie
RAAS	Renin-Angiotensin-Aldosteron-System
rad	radiation absorbed dose
RARS	refraktäre Anämie mit Ringsideroblasten
REE	Ruheenergieumsatz
RES	retikuloendotheliales System
RF	Rheumafaktor
RFA	radiofrequenzinduzierte Thermoablation
RIA	Radioimmunoassay
RNA	Ribonukleinsäure
Rö.	Röntgen
RPGN	rasch progrediente Glomerulonephritis
RPI	Retikulozytenproduktionsindex
RR	Blutdruck nach Riva-Rocci
rt-PA	recombinant tissue type plasminogen activator
RV	rechter Ventrikel
s. c.	subkutan
SAA	schwere aplastische Anämie
SAB	Subarachnoidalblutung
SABA	kurz wirksames β_2-Sympathomimetikum
SACE	Serum-Angiotensin-Converting-Enzyme
SAE	subkortikale arteriosklerotische Enzephalopathie
SAMA	kurz wirksames Anticholinergikum
SaO_2	arterielle Sauerstoffsättigung
SAPV	spezialisierte ambulante Palliativversorgung
SAS	Schlafapnoesyndrom
SBP	spontane bakterielle Peritonitis

SCIT	subkutane Immuntherapie
SCLC	kleinzelliges Bronchialkarzinom
$ScvO_2$	zentralvenöse Sauerstoffsättigung
SD	stable disease, stabile Erkrankung
sec	Sekunde(n)
SGLT	Natrium-Glukose-Cotransporter
SIMV	synchronisierte intermittierende maschinelle Ventilation, synchronized intermittent mandatory ventilation
SIRS	systemisches Inflammations-Reaktions-Syndrom
SIRT	selektive interne Radiotherapie
SIT	spezifische Immuntherapie
SLA	Antikörper gegen lösliche (soluble, S) Leberantigene
SLE	systemischer Lupus erythematodes
SLED	slow extended dialysis
SLIT	sublinguale Immuntherapie
SM	Schrittmacher, Streptomycin
SMA	Antikörper gegen glatte (smooth muscle, S) Muskulatur
SNRI	Serotonin-Noradrenalin-Wiederaufnahmehemmer
SPECT	Single-Photon-Emissions-CT
SSNRI	selektive(r) Serotonin-Noradrenalin-Wiederaufnahmehemmer
SSRI	selektive(r) Serotonin-Wiederaufnahmehemmer
SSW	Schwangerschaftswoche
stdl.	stündlich
STEC	Shiga-Toxin-produzierende Escherichia coli
STEMI	Myokardinfarkt mit ST-Streckenhebung (ST-elevation myocardial infarction)
STH	Wachstumshormon
STI	Signaltransduktionsinhibitor
SVR	systemischer Gefäßwiderstand; sustained virologic response
SZT	Stammzelltransplantation
T_3	Trijodthyronin
T_4	Thyroxin
TACE	transarterielle Chemoembolisation
TAK	Thyreoglobulin-Antikörper
TAT	Thrombin-Antithrombin-Komplex
TAVI	transkutane Aortenklappenimplantation
Tbc	Tuberkulose
Tbl.	Tablette(n)
TCA	trizyklische bzw. tetrazyklische Antidepressiva
TDM	Therapeutic Drug Monitoring
TEE	transösophageale Echokardiografie
Teel.	Teelöffel
TG	Triglyzeride
TIA	transitorische ischämische Attacke
TIPSS	transjugulärer intrahepatischer portosystemischer Stent-Shunt
TK	Thrombozytenkonzentrat(e)
TKI	Tyrosinkinaseinhibitor(en)
TME	totale Mesorektumentfernung
TMN	Tumorklassifikationssystem, das auf der Tumorgröße (T1–3[4]), dem Befall von Lymphknoten (N0–3) und dem Nachweis von Metastasen (M0/1) beruht
tPA	Gewebsplasminogenaktivator
TPMT	Thiopurin-Methyltransferase
TPO	thyreoidale Peroxidase
TPZ	Thromboplastinzeit
Tr.	Tropfen
TRA	Thrombopoetinrezeptoragonisten
TRAK	TSH-Rezeptor-Antikörper
TRH	Thyreotropin-releasing-Hormon
TSH	Thyreoidea-stimulierendes Hormon
TSS	Toxic-Shock-Syndrom
TTE	transthorakale Echokardiografie
TTP	thrombotisch-thrombozytopenische Purpura
TVT	(tiefe) Venenthrombose
U	Unit(s)
UAW	unerwünschte Arzneimittelwirkungen
UF	Ultrafiltration
UFH	unfraktionierte Heparine
UÖS	unterer Ösophagussphinkter
V./Vv.	Vena/Venae
VAP	ventilatorassoziierte Pneumonie
VC	Vitalkapazität
VEGF	vascular endothelial growth factor
VES	ventrikuläre Extrasystole(n)
VKA	Vitamin-K-Antagonist(en)
VLDL	Lipoproteine mit sehr geringer Dichte (very low density lipoproteins)
VRE	vancomycinresistente E. faecalis
VTE	venöse Thromboembolie
vWF	von-Willebrand-Faktor
vWF:Ag	von-Willebrand-Faktor-Antigen
vWF:Rco	Ristocetin-Kofaktor
vWS	von-Willebrand-Syndrom
Wdh.	Wiederholung
WHO	Weltgesundheitsorganisation, World Health Organization
WPW	Wolff-Parkinson-White
wö.	wöchentlich
ZNS	Zentralnervensystem
ZVD	zentraler Venendruck

Index

Hauptfundstellen sind durch **halbfette** Seitenzahlen gekennzeichnet.

C

G

H

J

K